北京儿童医院建院 80 周年献礼
内分泌遗传代谢科

Brook's Clinical Pediatric Endocrinology

Brook 临床儿科内分泌学

·原书第7版·

原著 [英] Mehul T. Dattani
[英] Charles G. D. Brook
主译 巩纯秀

中国科学技术出版社
·北 京·

图书在版编目（CIP）数据

Brook 临床儿科内分泌学：原书第 7 版 /（英）梅胡尔 · T. 达塔尼 (Mehul T. Dattani)，（英）查尔斯 · G.D. 布鲁克 (Charles G. D. Brook) 原著；巩纯秀主译 . — 北京：中国科学技术出版社，2022.4

书名原文：Brook's Clinical Pediatric Endocrinology, 7e

ISBN 978-7-5046-9223-8

Ⅰ . ① B… Ⅱ . ①梅… ②查… ③巩… Ⅲ . ①儿科学—内分泌学 Ⅳ . ① R725.8

中国版本图书馆 CIP 数据核字 (2021) 第 199869 号

著作权合同登记号：01-2022-1870

策划编辑 靳 婷 延 锦

责任编辑 靳 婷

文字编辑 郭仕薪

装帧设计 佳木水轩

责任印制 徐 飞

出 版 中国科学技术出版社

发 行 中国科学技术出版社有限公司发行部

地 址 北京市海淀区中关村南大街 16 号

邮 编 100081

发行电话 010-62173865

传 真 010-62179148

网 址 http://www.cspbooks.com.cn

开 本 889mm × 1194mm 1/16

字 数 1194 千字

印 张 48

版 次 2022 年 4 月第 1 版

印 次 2022 年 4 月第 1 次印刷

印 刷 天津翔远印刷有限公司

书 号 ISBN 978-7-5046-9223-8 / R · 2859

定 价 498.00 元

（凡购买本社图书，如有缺页、倒页、脱页者，本社发行部负责调换）

版权声明

Title：*Brook's Clinical Pediatric Endocrinology, 7e*
By Mehul T. Dattani, Charles G. D. Brook
ISBN：978–1–119–15268–2

This edition fifirst published 2020

Edition History: Wiley - Blackwell（6e, 2009）

译校者名单

主　　译　巩纯秀

副 主 译　（以姓氏汉语拼音为序）

曹冰燕　陈佳佳　刘　敏

译 校 者　（以姓氏汉语拼音为序）

曹冰燕　首都医科大学附属北京儿童医院

陈佳蕙　首都医科大学附属北京儿童医院

陈佳佳　首都医科大学附属北京儿童医院

程　明　首都医科大学附属北京儿童医院

丁　圆　首都医科大学附属北京儿童医院

范丽君　首都医科大学附属北京儿童医院

丰利芳　华中科技大学附属武汉儿童医院

高芬琦　首都医科大学附属北京儿童医院

高新颖　北京市房山区良乡医院

巩纯秀　首都医科大学附属北京儿童医院

谷　奕　首都医科大学附属北京儿童医院

何子君　首都医科大学附属北京儿童医院

黄　慧　中国民航总医院

靳景路　首都医科大学附属北京儿童医院

客建新　北京爱育华妇儿医院

李　川　广西医科大学第二附属医院

李　禾　首都医科大学附属北京妇产医院

李乐乐　首都医科大学附属北京儿童医院

李晓侨　首都医科大学附属北京儿童医院

梁学军　首都医科大学附属北京儿童医院

刘美娟　首都医科大学附属北京儿童医院

刘　敏　首都医科大学附属北京儿童医院

孟　曦　首都医科大学附属北京儿童医院

潘丽丽　深圳儿童医院

秦　森　首都医科大学附属北京儿童医院
任潇亚　首都医科大学附属北京儿童医院
施玉婷　首都医科大学附属北京儿童医院
宋艳宁　首都医科大学附属北京儿童医院
苏　畅　首都医科大学附属北京儿童医院
隋圣斌　首都医科大学附属北京儿童医院
唐　芳　成都市妇女儿童中心医院
王琳琳　首都医科大学附属北京儿童医院
王　峤　首都医科大学附属北京儿童医院
王稀欧　首都儿科研究所附属儿童医院
王　毅　首都医科大学附属北京儿童医院
魏丽亚　首都医科大学附属北京儿童医院
闫牧乔　首都医科大学附属北京儿童医院
杨　阳　首都医科大学附属北京儿童医院
袁　峥　首都医科大学附属北京儿童医院
张贝贝　首都医科大学附属北京儿童医院
赵　岫　深圳儿童医院

学术秘书　（以姓氏汉语拼音为序）

程　明　首都医科大学附属北京儿童医院
李晓侨　首都医科大学附属北京儿童医院

内容提要

本书引进自世界知名的 Wiley 出版社，由国际儿童内分泌领域的权威专家 Mehul T. Dattani 和 Charles G. D. Brook 联合编写，主要介绍了内分泌疾病的基础科学理论和临床治疗方法，包括经典的内分泌疾病如糖尿病和低血糖、生长障碍、甲状腺疾病和青春期疾病、性腺分化、钙代谢、类固醇代谢和垂体功能减退。

书中涵盖了新近的学科进展，特别是遗传学和基因组学在内分泌学中的研究发现；对胎儿内分泌学进行了系统讲解；对内分泌激素的检测方法做了系统深入的讲解，对理解和进行内分泌激素检测结果的正确解读颇为有益。本书不仅对传统的内分泌疾病进行了深入详述，包括下丘脑－垂体轴、生长障碍性疾病的评估和管理，性发育异常、肾上腺皮质及其相关疾病的评估和管理，青春期疾病的评估与管理，甲状腺、内分泌多腺体病的病因、病理基础，水平衡失调，甲状旁腺、钙、磷及骨代谢疾病的诊断治疗，还对儿童内分泌腺肿瘤及癌症治疗后的内分泌评估和管理，儿童青少年糖尿病及低血糖的评估和管理进行了集中阐述，同时对儿童肥胖和近几年来研究深入的单基因肥胖综合征的机制和治疗进行了较全面的叙述，并介绍了儿童内分泌学中的伦理问题等相关知识。

本书内容系统，阐释清晰，图文互参，几乎涵盖该领域当前的全部进展，可作为儿科内分泌医师在内分泌疾病学习和诊疗过程中的实用参考书。

译者前言

与中医不同，现代医学源于西方，因此其理论或前沿进展基本以英文为载体传播。随着当今科技飞速发展，特别是遗传学相关研究手段的快速飞跃，使用二代测序（NGS）技术可在全基因组范围内检测变异，并快速获得新的基因变异与疾病的关系，实现快速的精准病因诊断。同时，众多新的发现使我们对儿科和内分泌疾病的理解发生了巨大变化，亦冲击甚至颠覆了我们对传统的认知。作为一名有着 30 余年儿科内分泌临床经验的资深医生，我非常荣幸受到中国科学技术出版社的邀约，主持翻译这部 *Brook's Clinical Pediatric Endocrinology, 7e*。如今，内分泌系统疾病的机制、诊断及新的治疗手段等都有了很大进展，本书可以帮助我们理解内分泌系统疾病的机制和遗传的多样性，以及基因变异在健康和疾病中的意义，同时尝试更多诊断和治疗方法，让更多的患儿和家庭获益。

翻译这样一部经典著作，能够帮助从事儿童及青少年内分泌研究的临床医师，从国际层面的最新进展获得新知并践行，进而对国内医学教育与发展起到促进作用。参与本书翻译和审校工作的人员，多为首都医科大学附属北京儿童医院内分泌遗传代谢中心的各级医师、博士及硕士研究生，他们倾注了心血，在忠于原著的基础上，更追求译文表述的“信、达、雅”。这不仅是我对各位译者的要求，也是我对自己最终审阅时的要求。本书的翻译工作历时半年余，几经修改，特别是根据临床实践和经验解读的部分，大家都会共同探讨。虽然过程艰辛，但最终成书，心中倍感欣慰。尽管我们在翻译过程中力求表述准确、阐释明晰，但中文翻译版仍可能存在有待提高之处，望各位同仁海涵并批评指正！

此外，我要感谢中国科学技术出版社对我及整个科室的认可，也感谢他们对本书引进、翻译及出版过程中的大力支持。本书能够顺利出版，离不开大家的默默奉献。

北京儿童医院 巩纯秀

原书前言

自本书第 1 版问世至今，已有四十余年。在这些年中，儿科内分泌学的临床实践几乎未发生本质改变，但分子生物学已完全改变了人们对书中所述多种疾病病因的理解。在未来，它终将用于指导临床实践。

互联网使人们获取信息的方式发生了重大变化，现在世界各地出版著作或汇编作品的方式也发生了重大变化。易于获取的原始文献，很可能会使与本书类似的教科书变得多余。由于可获得的信息繁多且复杂，使得对权威数据的理解及其以临床应用形式的呈现变得更加重要。这正是本书一直以来的宗旨。

互联网时代使得编辑、作者及出版商之间的联系变得不再像过去那样紧密，现在一部作品的编写会有许多人参与，以至于很难明确每个人负责的部分。尽管如此，我还要感谢各位作者和出版社工作人员所做的贡献。

虽然前言唯一的署名者是我（这可能是我最后一次参与编写），但本书的最终出版离不开我的同事、导师及朋友 Mehul T. Dattani 在这三十年中所做的长期努力。我与其他人一样都尊敬和钦佩他的成就，如果没有他，本书的第 7 版可能不会顺利出版。我一直在努力，希望可以让本书更具可读性，但这并不容易。以 20 世纪 80 年代作为分水岭，全世界临床儿科内分泌学专业医师至少增加了两个数量级。因此，本书的第 7 版不再只是献给欧洲儿科内分泌学协会和 Lawson Wilkins 儿科内分泌学协会，而是献给所有努力推进儿科内分泌领域的工作者。最后，我要怀着爱与感激的心情，感谢我的妻子 Catherine 多年来与我携手共进退。

Charles G. D. Brook

Hadspen Farm, Somerset, UK

目 录

第1章 遗传学与基因组学

Genetics and Genomics

Anu Bashamboo　Ken McElreavey　著
高芬琦　陈佳蕙　译　李晓侨　巩纯秀　校

一、概述

人类基因组计划于2003年完成，但直到现在我们才真正地进入基因组时代。下一代测序（next-generation sequencing，NGS）可在全基因组范围内检测变异，新的致病基因以每周新增3个的速度被鉴定出，NGS通过识别致病性或有疾病风险的突变，正以前所未有的规模改变着我们对儿科和内分泌疾病的理解。我们的DNA序列有所不同，医学遗传学家的目标是理解这种遗传多样性在健康和疾病中的意义，开创基因组医学的时代。

理解遗传多样性对于我们理解从简单的孟德尔或单基因遗传病到更复杂的多因素疾病等各种疾病的生物学，以及在群体和个体水平上的治疗策略选择是至关重要的。我们可以将人类基因组作为一个整体来研究，而不是一次只研究一个基因，医学和临床遗传学已经成为更广泛的基因组或精准医学领域的一部分，该领域力求对人类基因组进行大规模分析，以提供个性化和基于知识的医疗方法。

已经开发的许多网络资源和基于网络的工具，可帮助临床医生浏览和解释正在生成的大量基因组数据（表1-1）。

“组学”一词旨在对转化为生物体的结构、功能和动力学的生物分子库的表征和量化进行集合。基因组学可分为：①比较基因组学，即研究基因组结构和功能在不同生物物种或菌株之间的关系；②功能基因组学，即描述基因和蛋白质的功能和相互作用；③宏基因组学，即研究直接从环境样品中提取的所有微生物的遗传物质；④表观基因组学，即对细胞遗传物质的一整套表观遗传修饰即表观基因组的研究。

二、人类遗传学和基因组学的基本概念

（一）基因和染色体

遗传信息储存在细胞核内染色体的DNA中。DNA是一种由戊糖（脱氧核糖）、含氮碱基和磷酸基团组成的聚合核酸大分子。DNA的碱基有嘌呤和嘧啶2种。嘌呤包括腺嘌呤（adenine，A）和鸟嘌呤（guanine，G），嘧啶包括胸腺嘧啶（thymine，T）和胞嘧啶（cytosine，C）。DNA是由2条多核苷酸链沿相反的方向延伸形成的螺旋结构分子，2条多核苷酸链通过碱基对的氢键结合，2条链的A和T相互配对，G和C相互配对。在基因的编码序列中，每3个碱基构成1个编码特定氨基酸的密码子。基因组是指细胞或生

表 1-1 人类遗传学和基因组分析中常用的数据库

网 站	内 容	网 址
美国国家生物技术信息中心	提供丰富的生物医学和基因组信息的门户网站，包括 PubMed、OMIM、dbSNP、Clinvar、表达数据集。数据和序列分析工具组件（如 BLAST）	http://www.ncbi.nlm.nih.gov
人类孟德尔遗传数据库（Mendelian Inheritance in Man，MIM）	人类基因和遗传病的综合数据库	http://www.ncbi.nlm.nih.gov/omim
ClinGen	权威中心资源，用于定义精准医学和研究中基因和变异的临床相关性	https://www.clinicalgenome.org
Ensembl	脊柱动物基因组浏览器，支持比较基因组学、进化、序列变异和转录调控的研究。基因注释、多重比对分析、预测调控功能和疾病数据收集	http://www.ensembl.org
美国加州大学圣克鲁兹分校（University California，Santa Cruz，UCSC）基因组浏览器	基因组浏览器，提供脊椎动物和无脊柱动物及主要模式生物的基因组序列数据。集成大量分析工具	https://genome.ucsc.edu
GeneCards	提供有关人类基因的全面信息。集成了来自约 125 个网站来源的基因数据，包括基因组、转录组、蛋白质组、遗传、临床和功能的信息	http://www.genecards.org
人类基因突变数据库（Human Gene Mutation Database，HGMD）	整理已发表的与人类遗传病有关的致病基因	http://www.hgmd.cf.ac.uk/ac
美国杰克森实验室小鼠基因组数据库	实验室小鼠的国际数据库资源，提供综合的遗传、基因组和生物学数据，以促进人类健康和疾病的研究	http://www.informatics.jax.org
DECIPHER 数据库	收集罕见基因组变异的临床信息，并将这些信息显示在人类基因组图谱中	https://decipher.sanger.ac.uk
基因组变异数据库（Database of Genomic Variants，DGV）	精选的人类基因组结构变异目录	http://dgv.tcag.ca/dgv/app/home
外显子组整合数据库（Exome Aggregation Consortium，ExAC）浏览器	超过 60 000 个无相关个体的外显子组数据集。提供等位基因频率的参考集和提供基因对变异的耐受性或不耐受性的约束量度	http://exac.broadinstitute.org
ClinVar	汇总基因组变异信息及其与人类健康的相关信息	http://www.ncbi.nlm.nih.gov/clinvar
序列变异命名	提供序列变异命名准则	http://varnomen.hgvs.org
dbSNP	不同物种内和不同物种间的遗传变异。不限于 SNP，包含一系列的分子变异	http://www.ncbi.nlm.nih.gov/SNP
F-SNP	提供了从 16 个生物信息学工具和数据集中获得的 SNP 功能作用的综合信息	http://compbio.cs.queensu.ca/F-SNP
生物通用交互数据集库（Biological General Repository for Interaction Datasets，BioGRID）	蛋白质-蛋白质相互作用、遗传相互作用、化学相互作用和翻译后修饰的数据库	http://thebiogrid.org

（续表）

网 站	内 容	网 址
PhenomicDB	多种生物表型－基因型数据库，包括人类、小鼠、果蝇、秀丽隐杆线虫和其他模式生物	http://www.phenomicdb.de
Phencode	将各种特定基因座突变数据库的人类表型和临床数据与 UCSC 基因组浏览器中的基因组序列、进化史和功能数据联系起来	http://phencode.bx.psu.edu
人类表观基因组图谱	包括人类参考表观基因组及其综合比较分析的结果。提供特定位点的表观基因组状态的详细信息，如跨组织和细胞类型、发育阶段、生理条件、基因型和疾病状态中的组蛋白标记和 DNA 甲基化	http://www.genboree.org/epigenomeatlas
DNA 因子百科全书（Encyclopedia of DNA Elements，ENCODE）	人类基因组中的功能元件目录，包括在蛋白质和 RNA 水平上起作用的元件，以及控制细胞和基因活性环境的调节元件	https://www.encodeproject.org
英国 10 万人基因组计划	该项目将对约 7 万人的 10 万个基因组进行测序。参与者是英国国家卫生服务的一种罕见疾病患者及其家属，以及癌症患者	www.genomicsengland.co.uk/the-100000-genomes-project

物体携带的全部遗传信息，而基因型是单个细胞或生物体的遗传组成。除了发育成配子（生殖系）的细胞外，所有对机体有贡献的细胞都称为体细胞。

体细胞核中的人类基因组由排列成 23 对的 46 条染色体组成，其中 22 对在男性和女性中均存在，被称为常染色体，另一对是性染色体，女性有 2 条 X 染色体，男性有 1 条 X 染色体和 1 条 Y 染色体。同源染色体是指在相似组织中携带相同基因的一对染色体。

基因是基因组中表达功能产物（包括多肽或 RNA 分子）所需的 DNA 序列（图 1-1）。大部分人类基因由称为外显子的编码区组成，外显子被一个或多个称为内含子的非编码区中断。内含子最初在细胞核中转录成 RNA，但不存在于成熟的 mRNA 中，mRNA 也有侧翼 5′ 和 3′ 非翻译区（untranslated regions，UTR）。3′ UTR 包含一个添加至成熟 mRNA 末端的腺苷残基（polyA 尾）信号。

3′UTR 中的其他序列对翻译的效率、定位和稳定性非常重要，而 5′UTR 对 RNA 翻译的调控非常重要。在讨论基因时，定义反式和顺式的含义很重要。反式作用通常意味着“在不同的分子起作用”，而顺式作用意味着“在同一分子起作用”。在遗传学和基因组学中，顺式作用元件是指该基因表达所需的基因附近的 DNA 序列；蛋白质或某些类型的 RNA 分子等反式作用因子通过与顺式作用序列结合来控制基因表达。

许多基因不仅产生一种蛋白质，而是通过基因编码片段的选择性剪接或对所产生的蛋白质进行多种类型的生化修饰，从而产生多种蛋白质，因此人类基因组中的 19 000 个基因估计能产生 100 多万种不同的蛋白质。另一点要记住的是，很少有蛋白质单独发挥作用。细胞是由模块化的超分子聚合物组成，每个聚合物执行独立的、离散的生物学功能，这些功能是聚合物的独立成分所不能实现的。信息从 DNA 链传递到蛋白质是由 RNA 介导的，RNA 指导多肽的合成和排序。

遗传信息以遗传密码的形式储存在基因中，

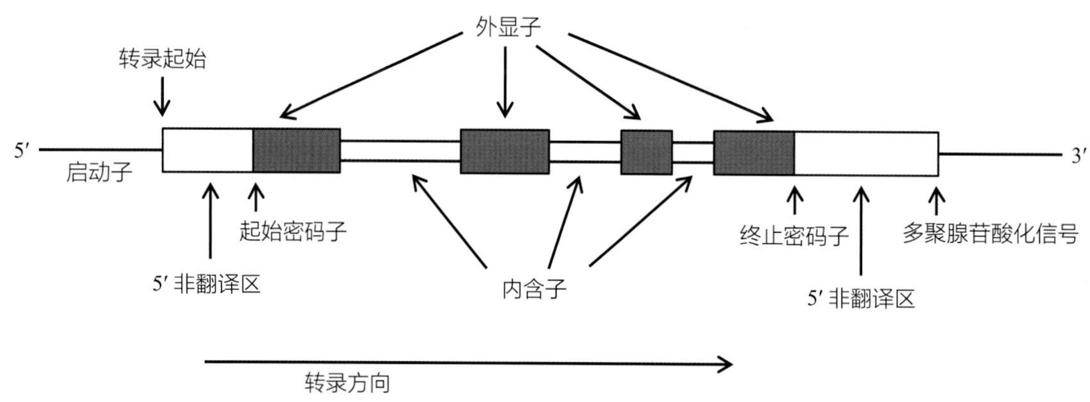

▲ 图 1-1 典型哺乳动物基因结构的示例

典型的基因在编码的外显子前有调控区域，其间分布着非编码的内含子。在正文中详细讨论了各个标注的特征

其中碱基序列决定了多肽中氨基酸的序列。DNA 转录成 RNA，携带编码信息的 RNA 被称为信使 RNA（messenger RNA，mRNA），它从细胞核转移到细胞质，在细胞质中翻译并合成蛋白质。此即构成了分子生物学的中心法则。

（二）基因表达的调控

基因表达是产生正确的 RNA，这是一个复杂的过程，RNA 必须在正确的细胞类型中以正确的量表达，在某些情况下必须在精确的发育时间内表达。位于编码序列侧翼的核酸序列及一些编码序列，在某些情况下为基因的转录提供分子信号。包含启动转录所需的启动子区域，位于大多数基因的 5′ 端。增强子是 DNA 的一个短序列区域（50～1500bp），与蛋白质（转录因子）结合，从而增强特定基因转录发生的可能性。增强子通常位于距离基因 1Mb 的位置，可以位于其调控基因的上游或下游。增强子的方向甚至可以为反向，并不影响其功能。

复杂多样的发育过程所必需的基因通常具有许多功能重叠的增强子。*SOX9* 基因座就是一个很好的例子，*SOX9* 的发育时间和组织特异性转录调节非常复杂，涉及位于至少上游 1Mb 和下游 1.6Mb 侧翼区域的多个元件，这些元件突变后的表型显著不同。位于上游两个相隔约 400kb 的基因簇内的重排与丘脑发育不良相关。5′ 至 *SOX9*（即下游）的大片段重复（>1Mb）与短趾无甲（手 / 脚的对称短指 / 趾、甲下皮或无甲）相关。Pierre Robin 序列征（小下颌、腭裂和巨舌症）是由 *SOX9* 上游 1.38Mb 的片段或下游 1.56Mb 的片段缺失引起的。

另一个被称为 *RevSex* 的调节元件位于 *SOX9* 基因上游的 600kb 处。三拷贝的 *RevSex* 与睾丸或卵睾发育障碍（disorders of sex development，DSD）有关，而 *RevSex* 的缺失（单拷贝）与 46, XY 性腺发育不全有关。

（三）RNA 编辑

RNA 编辑是一个分子过程，通过该过程细胞可以对 RNA 分子中的特定核苷酸序列进行各自的改变。RNA 编辑包括核苷酸添加和插入及碱基修饰，如胞苷（cytidine, C）到尿苷（uridine, U）和腺苷（adenosine，A）到肌苷（inosine，I）的脱氨作用。mRNA 中的 RNA 编辑改变了编码蛋白质的氨基酸序列，导致其不同于基因组中通过 DNA 序列预测的氨基酸序列。

蛋白质生物合成后的各种翻译后修饰是通过引入新的功能基团，如磷酸酯、乙酸酯、酰胺基或甲基，从而扩展至 20 种氨基酸的化学组。这可能发生在氨基酸侧链或蛋白质的羧基或氨基末端。最常见的翻译后修饰频率由高到低依次为磷酸化、乙酰化、N- 连接糖基化、棕榈酰化和 O- 连接糖基化。

三、RNA 分子的分类及其功能

近年来，人们对生物过程中不同类型 RNA 分子重要性的认识发生了重大转变。90% 的人类基因组被转录，但许多转录本和调控它们的转录因子仍未被鉴定。绝大多数转录基因组包含不同种类的非编码 RNA（non-coding RNA，ncRNA），它们可能在不同的生化和细胞过程中发挥关键作用，对人类健康和疾病有着深远影响。细胞内的 ncRNA 库由小的管家 RNA 和长链非编码 RNA（Long ncRNA、IncRNA）组成，其中前者包括核糖体 RNA（rRNA）、tRNA 和微小 RNA 等。对 ncRNA 的分子、细胞和生理功能的充分了解是当前该领域的挑战。在儿科和内分泌疾病中，ncRNA 正在成为关键角色。

（一）微小 RNA、小干扰 RNA 和 Piwi 互作 RNA

小 RNA 通常指任何一类 19～32nt 的非编码 RNA（表 1-2）。小 RNA 的作用仍在继续探索中，目前主要功能是通过 RNA 介导机制进行的基因沉默。RNA 沉默是所有小 RNA 介导的抑制转录和翻译及转座元件失活的总称。RNA 沉默广泛被认为是基因调控的主要控制者，而小 RNA 在越来越多的真核生物过程中起着重要作用。例如，小 RNA 可能在隔代遗传和表观遗传印记中发挥作用。

在真核生物中，参与转录后调控的小 RNA 主要有三类，即微小 RNA（microRNA，miRNA）、小干扰 RNA（small interfering RNA，siRNA）和 Piwi 互作 RNA（Piwi-interacting RNA，piRNA）。它们都是通过互补序列的碱基配对找到靶 RNA，导致靶 RNA 降解和（或）翻译抑制。每种小 RNA 都与自己匹配的靶 RNA 结合，发挥它们的生物学功能。miRNA 和 siRNA 与 Argonaute 亚家族的蛋白质结合，而 piRNA 与 Piwi 亚家族的蛋白质结合。

微小 RNA 是一类丰富的进化上保守的小分子调控 RNA，全长为 19～22nt。目前认为，它们在包括疾病在内的很多生物过程中都发挥着深远作用。目前已鉴定出超过 1500 种 miRNA，它们可调节多达 60% 的哺乳动物基因的表达。经典的 miRNA 途径首先是 miRNA 基因在 RNA 聚合酶作用下转录为初级 miRNA（primary miRNA，pri-miRNA）。pri-miRNA 转录产物被 Drosha/DGCR8 组成的蛋白质复合物切割，生成约 80bp 的前体 miRNA（precursor miRNA，pre-miRNA），其特征性的发夹二级结构对于其从细胞核输出至关重要。

Dicer 是一种 RNase Ⅲ / 解旋酶多结构域酶，将 pre-miRNA 加工成约 22bp 的 miRNA。编码 Dicer 的基因称为 *DICER1*。*DICER1* 综合征是一种遗传性疾病，会增加多种恶性和良性肿瘤的风险，包括胸膜肺母细胞瘤、囊性肾瘤、多结节甲状腺肿和卵巢支持 - 间质细胞肿瘤，这些肿瘤通常发生在十几或二十多岁的女性中。一些支持 - 间质细胞肿瘤会释放睾酮导致男性化表现。

RNA 诱导的沉默复合体（RNA-induced silencing complex，RISC）是 Argonaute（Ago）蛋白家族的成员之一，通常是由一种成熟的 miRNA 与 mRNA 的 3′ UTR 结合，并通过多种机制（包括 mRNA 剪接）抑制其翻译。识别靶序列的关键决定因素是 miRNA 种子序列（miRNA 的第 2～8 个核苷酸）和靶 mRNA 的短序列互补。miRNA 的成熟和功能很大程度依赖于多种 RNA 结合蛋白的协同作用。

miRNA 基因主要聚集在基因组中，以多顺反

表 1-2　参与转录后调控的三大类小 RNA 的特征

属　性	miRNA	piRNA	siRNA
长度（nt）	20～24（通常为 22）	26～31	20～25
来源	内源性和广泛性	内源性生殖细胞谱系	外源性或内源性
进化保守性	真核生物	脊椎动物和无脊椎动物	真核生物
前体	单链 RNA	单链 RNA	双链 RNA
生物合成	依赖 Dicer	不依赖 Dicer	依赖 Dicer
碱基与靶标配对	不完全	完全	完全
分布	细胞质和细胞核	细胞质和细胞核	细胞质
Ago 依赖性	Ago 亚家族	Piwi 亚家族	Ago 亚家族
靶核酸	3′UTR，5′UTR、启动子、编码区、假基因	转座子	mRNA、启动子
主要功能	翻译抑制、mRNA 降解、转录和转录后沉默	转座子沉默、转录和转录后沉默	mRNA 降解、转录和转录后沉默

子的形式进行转录。40% 的 miRNA 基因位于编码蛋白基因的内含子中和非蛋白编码基因中。这些基因通常在正链方向上被发现（并非是唯一），并与它们的宿主基因一起受到调控。从内含子中直接剪接出来的 pre-miRNA 被称为 *Mirtron*。约 16% 的 pre-miRNA 被核 RNA 编辑修饰，导致生物功能改变。这种改变主要是通过腺苷脱氨酶作用于 RNA 来催化腺苷向肌苷（A 到 I）的转变所介导的。RNA 编辑可以导致核加工的中断并改变其下游过程，包括细胞质内 miRNA 的加工及与靶基因的特异性。

miRNA 对基因的调控在细胞分化、增殖、迁移和凋亡等许多基本生物学过程中至关重要。在疾病中，某些循环血液中 miRNA 水平与疾病的严重程度呈正比，如药物性肝损伤、心血管感染、癌症、阿尔茨海默病、炎症和代谢性疾病（肥胖症）。糖尿病中 miRNA 表达改变会导致胰岛素释放功能障碍和胰岛素抵抗。将 miRNA 作为 1 型糖尿病（diabetes mellitus type 1，T1DM）风险的生物学标志物是具有研究潜力的，因为这些标志物可以在症状出现之前识别出有潜在 T1DM 风险的个体。与年龄匹配的对照组相比，新诊断为 T1DM 的儿童和青少年，血清中有 12 种 miRNA 浓度更高。其中，miR-25 与改善血糖控制和更好的 B 细胞残余功能相关，提示该 miRNA 可用于新诊断糖尿病的早期和强化管理，以控制和改善血糖，减少微血管并发症。

piRNA 是在动物细胞中表达最多的一类小的非编码 RNA 分子。piRNA 是由长的单链前体 RNA 的不同部分产生的，而这些前体 RNA 是从基因组上称为 piRNA 簇的位点转录而来的，piRNA 簇大小通常 > 100kb。piRNA 与 miRNA 的区别在于其大小（26～31nt），缺乏序列保守性及较高的序列复杂性。大多数是转座子序列的反义序列，表明转座子是 piRNA 的靶标。piRNA 将 Piwi 蛋白导向转座子靶位，以实现基因沉默。piRNA 介导的转座子抑制在生殖系中表现得最为明显。piRNA 是人类精子发生所必需的。

siRNA 来源于长的双链前体 RNA（double-stranded precursor RNA，dsRNA）。内源形成的

dsRNA 被运输到细胞质中，在那里被 Dicer 切割成 20～25nt 的双链。将这些片段中的一条链（通常是反义链）整合到多蛋白 RISC 中，RISC 由 Argonaute 蛋白家族中的一种蛋白及延伸或修饰功能的辅助蛋白组成。与 miRNA 不同的是，siRNA 有一个与其靶基因完全互补的序列，并且通常只有一个靶 mRNA。根据 dsRNA 前体来源的不同，siRNA 可以进一步分为外源性和内源性 siRNA（分别为 exo-siRNA 和 endo-siRNA）。

（二）lncRNA

lncRNA 是非编码蛋白的 RNA 转录产物，其长度超过 200nt，是多种细胞过程中的关键调控因子。lncRNA 的定义在不断演变。*H19* 转录物是第一个被报道的 lncRNA，它缺乏大的开放阅读框，不能翻译成蛋白质。后来的研究揭示了人类基因组中存在数千个 lncRNA。lncRNA 的表达通常较低，但它们以高度调控的方式转录，无论从其自身的启动子序列调控转录，还是作为其他转录过程的副产物。虽然一些 lncRNA 位于基因间序列内，但大多数是以复杂的交错网络形式进行转录，这些网络通常包含蛋白质编码基因，由重叠的正义和反义转录产物组成。它们通常（并不是唯一）被剪接、5′ 端加帽和 3′ 端多聚腺苷酸化，并由 RNA 聚合酶Ⅱ转录。

1/3～1/2 的 lncRNA 与蛋白编码基因重叠。lncRNA 基因可以进一步分为在正义或反义方向上与编码蛋白位点重叠的基因，以及与编码蛋白基因的外显子或内含子区域重叠的基因。目前还没有通用的分类。因此，以 200nt 为界限来定义其大小是武断的，并不能代表生物学上的区别。lncRNA 可以编码多肽，但它必须具有独立编码功能，如类固醇受体 RNA 激活剂（steroid receptor RNA activator，SRA）。SRA 是一种特征明确的双功能 lncRNA，参与核受体介导的基因表达调控。*SRA1* 基因表达 SRA RNA 和 SRA 蛋白质（SRA protein，SRAP）。该基因参与许多 NR 和非 NR 活性的调控，包括代谢、脂肪生成和染色质组装。编码的蛋白质 SRAP 通过与非编码 RNA 结合而充当转录阻遏物。SRA 通过与其他共调控蛋白的直接相互作用，以配体依赖性方式共激活一系列核受体（包括 ERα 和 ERβ）。lncRNA 在肿瘤学中越来越重要。与蛋白编码基因相比，lncRNA 表达失调对癌症类型具有高度特异性。lncRNA 被认为是癌症的驱动因素，其潜在功能正在被预测。这为癌症诊断、分层和精确治疗新的发展提供了依据。

（三）其他类型的小 ncRNA

小核仁 RNA（small nucleolar RNA，snoRNA）是一类小 RNA 分子，主要指导其他 RNA（主要是核糖体 RNA、转运 RNA 和小核 RNA）的化学修饰。snoRNA 包括两大类，分别是与甲基化相关的 C/D 盒 snoRNA 和与假尿嘧啶化相关的 H/ACA 盒 snoRNA。

Y 非编码 RNA 最初在哺乳动物细胞的细胞质中发现。人类有 4 种非编码 Y RNA：hY1、hY3、hY4 和 hY5 RNA。虽然 Y RNA 片段不参与 miRNA 途径，但它们是人类细胞核染色体 DNA 复制起始步骤所必须的。其机制尚不清楚，但认为是通过染色质和转录起始蛋白的相互作用介导的。

小核 RNA（small nuclear RNA，snRNA）在真核细胞细胞核的剪接散斑和 Cajal 小体中发现。一个 snRNA 的平均长度约为 150 个核苷酸。它们的主要功能是处理细胞核中的前信使 RNA。它们还协助调控转录因子（7SK RNA）或 RNA 聚合酶Ⅱ（B2 RNA）及端粒的维持。

环状 RNA（circular RNA，circRNA）是一类分布广泛、功能多样的天然内源性 ncRNA 家族。这些长约 100 个核苷酸的单链 RNA 分子通过共价结合形成一个环。circRNA 主要来源于蛋白编码基因的外显子，但也可以来源于已知转录本的内含子、非翻译区、基因间位点和反义序列。circRNA 在真核转录组中很常见，在外泌体中也很丰富。circRNA 在不同发育阶段的不同组织中具有特异性表达，表现出高度的序列保守性。一些 circRNA 可以与 miRNA 相互作用，并在哺乳动物细胞中起到 miRNA 封闭海绵的作用。circRNA 作为动脉粥样硬化、神经退行性疾病和癌症非侵入性诊断的生物标志物，在医学上变得越来越重要。

四、基因突变和遗传

基因组 DNA 序列中任何永久可遗传的改变都称为突变。

（一）基因突变的分类

50% 的致病性突变是错义的，是由于 DNA 编码序列中的单核苷酸替换（点突变）导致最终蛋白产物中的一种氨基酸被替换为另一种氨基酸。一种嘌呤替换另一种嘌呤（A 替换 G 或 G 替换 A）或一种嘧啶替换另一种嘧啶（C 替换 T 或 T 替换 C）的核苷酸改变称为转换（transition）。嘌呤替换嘧啶（反之亦然）称为颠换（transversion）。错义突变通常被称为非同义突变，同义突变指点突变不改变最终蛋白质产物中的氨基酸。由于同义突变不会导致功能性改变，因此在很大程度上被忽略，但人们逐渐认识到它们可以通过影响 mRNA 的稳定性、mRNA 折叠、翻译保真度和 miRNA–mRNA 相互作用或产生新的 RNA 剪接位点，导致疾病发生。有 50 多种疾病与同义突变有关，包括克罗恩病、Treacher Collins 综合征和 Crouzon 综合征。

DNA 编码序列中氨基酸密码子被替换为 3 个终止密码子之一的点突变称为无义突变。根据其发生位置，预测产生的转录本会被无义介导的衰变检测复合体所识别并降解。如果不发生这种机制，产生的截短蛋白通常不稳定易被降解。10% 的致病突变是无义突变，这可能会影响 RNA 的加工。为了切除未加工的 RNA 中的内含子，使外显子拼接在一起形成成熟的 mRNA，需要位于外显子–内含子（5′ 供体位点）或内含子–外显子（3′ 受体位点）连接处的特定核苷酸序列。位于剪接供体或受体位点的碱基突变会干扰（在某些情况下会消除）该位点的正常 RNA 剪接。第二类剪接突变为不涉及供体或受体位点序列本身的内含子的碱基替换。这类突变产生了替代正常供体或受体的位点，在 RNA 加工过程中与正常位点竞争。因此，在这种情况下，至少一部分成熟的基因可能含有不正确剪接的内含子序列。

DNA 序列的插入、倒位、易位或缺失也可引起突变。这可能只涉及一个碱基对或多达几百万个碱基对。当编码序列中出现小的缺失或插入，且涉及的碱基数不是 3 的倍数时，就会发生移码突变。它们在插入或缺失点产生不同的密码子序列，导致其下游产生终止密码子。

基因转换是另一种形式的突变，是遗传信息由一个 DNA 向其同源序列单向传递的过程，经过转换后两者序列变得相同。基因转换可以是等位的，即同一基因的一个等位基因替换另一个等位基因，也可以是异位的，即一条旁系同源的 DNA 序列被转换成另一条 DNA 序列。基因同源性在 *CYP21A2* 基因突变导致的先天性肾上腺发育不良中发挥重要作用，该基因位于染色体 6p21.3 上，距离 *CYP21A1P* 假基因 30kb。*CYP21A2* 和 *CYP21A1P* 外显子之间和内含子的同源性序列分别为 98% 和 96%。由于 *CYP21A2* 和 *CYP21A1P* 具有高度的序列同源性和相似性，两者可发生基因转换，导致有害突变从假基因转移到 *CYP21A2*。据统计，25% 的致病突变是由缺失或插入引起的。

（二）患者和家族史

患者自身及其家族史及全面的临床和生化检查对于了解该疾病到底是遵循单基因遗传病的 5 种基本遗传模式之一，还是遵循具有不完全外显率或可变表现度的更复杂的遗传模式至关重要。家族史应包括家系图的绘制，其中个体用符号表示（通常女性用圆圈，男性用方块），实心表示受累个体，空心表示未受累。文中（图 1–2）说明了绘制家系图时遵循的一些惯例。详细的系谱分析可以揭示一个家族的遗传模式，系谱分析也可用于分析多代子代数据有限的群体。

（三）孟德尔遗传模式

遗传的基本规律对于理解疾病的传递模式很重要。单基因遗传病通常以几种模式中的一种方式遗传，这取决于基因在基因组中的位置，以及正常生物活性是需要单个还是两个基因拷贝。单基因遗传病的 5 种遗传方式是常染色体显性、常染色体隐性、X 连锁显性、X 连锁隐性和线粒体遗传（表 1–3）。有 2% 的人在一生中的某个时候会受到单基因疾病的影响。

单基因遗传病有显性和隐性 2 种。显性是指等位基因突变的纯合子和杂合子均有表型，而隐性是指等位基因突变仅在纯合子中有表型。显性疾病大多很罕见，通常为杂合状态。因此，约一半的子代会遗传一个显性性状。显性性状的纯合子通常具有更严重的表型或无法存活。许多常染

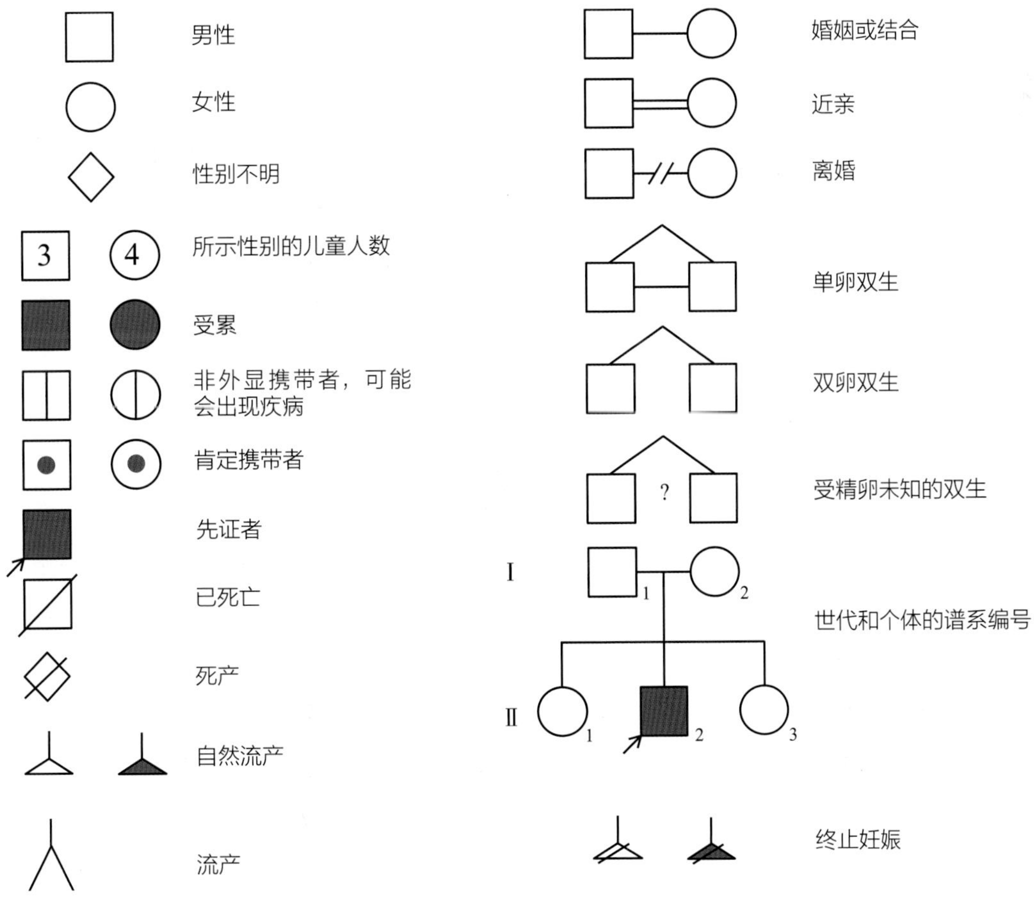

▲ 图 1–2　常用的谱系图绘制符号

表 1-3 遗传类型及其相关的家族史

遗传类型	家族史模式
常染色体显性	携带 1 个突变基因拷贝的个体会有疾病表现。每个受累的个体其父母通常有 1 个会受累，但也会发生新生突变。通常家族中的每一代均会受累
常染色体隐性	携带 2 个突变基因拷贝的个体将受累。父母通常不受累，双方肯定携带 1 个突变基因（携带者）拷贝。通常不是每代人都有受累患者
线粒体遗传	母系遗传。男性和女性均可发病，家族的每一代均可受累
X 连锁显性	女性比男性更易受累。父亲不会将与 X 相关的性状传递给儿子
X 连锁隐性	男性比女性更易受累。每一代都能观察到受累男性。受累女儿的父母双方都是肯定携带者。受累儿子只有其母亲是肯定携带者

色体显性突变导致单倍体剂量不足，即当基因的单个拷贝不能产生足够的基因产物来维持正常表型时，就会发生单倍体剂量不足。

显性负性突变通过突变产生的缺陷蛋白或 RNA 分子干扰同一细胞内的正常基因产物从而影响表型。大多数隐性疾病是由于功能缺失性突变引起，即突变导致有功能的基因产物减少或消失。例如，由于 *SRD5A2* 基因的常染色体隐性突变导致的 5α 还原酶缺乏症，以及由于 *CYP21A2*、*CYP11B1* 或 *CYP11A1* 基因的纯合突变导致的先天性肾上腺皮质增生症。

X 染色体上的大部分基因座都表现为 X 连锁遗传，因为它们只在有 2 条 X 染色体的雌性配子发生过程中参与减数分裂重组；在雄性配子发生过程中，X 染色体不能与 Y 染色体重组。男性只有 1 个 X，因此就 X 连锁的基因而言是半合子。46, XY 男性在 X 连锁基因座上的等位基因不可能是杂合的，而女性在 X 连锁基因座上的等位基因可以是杂合或纯合的。为了平衡女性 X 连锁基因的双重互补，在任何给定的细胞中大多数 X 连锁基因的等位基因仅表达其中的一条。

限性性状是指仅在一种性别中出现的表型，但决定该性状的基因由两性携带，因此呈常染色体遗传。这是一种开或关的现象。尽管具有相同的基因型，但性别限制的基因导致两性表现出不同的表型。它们负责两性差异，即可直接观察到的同一物种的雄性和雌性之间的表型差异（如哺乳）。这不能与性连锁性状混淆，性连锁性状是个体性染色体上等位基因的表型表达。一个典型的例子是男性受限的性早熟，这是一种常染色体显性疾病，受累的男孩在约 4 岁时会有第二性征表现并经历青春期生长猛增。在某些家族中，这种表型是由编码黄体生成素受体（luteinizing hormone，LCGHR）的基因突变所致。从性性状是指表型的表达受到性别的影响，如身体和面部毛发。

对于许多表型，遗传方式可能取决于所涉及的基因。睾丸决定的非综合征性疾病，46, XY 完全或部分性腺发育不良，可通过多种不同方式遗传，包括性别限制性常染色体隐性遗传（如 *DHH*）、具有可变表达率和不完全外显率的性别限制性常染色体显性遗传（如 *NR5A1*）、Y 连锁（SRY）或 X 连锁（NR0B1 的半合子重复）遗传。

（四）非孟德尔遗传模式

线粒体 DNA（mitochondrial DNA，mtDNA）分子在每个细胞中有数千到数万个拷贝。如果一个细胞的线粒体内只含有一种同样突变的 mtDNA 群体，这种细胞被称为同质性。相反，如果细胞中的线粒体，有些有突变，有些没有突变，这被称为异质性。涉及 mtDNA 突变的疾病呈母系遗传。精子的线粒体并不进入胚胎内，所以 mtDNA 只能从母亲那里遗传下来。因此，同质性 mtDNA 突变的女性所有后代都会遗传该突变，而携带同种突变男性的后代并不会遗传。mtDNA 突变导致的人类疾病通常涉及中枢神经和肌肉骨骼系统。不同组织的细胞中正常和突变 mtDNA 的比例通常会导致表型的不完全外显率、可变的表达及多效性。

在亨廷顿病和脆性 X 综合征等疾病中观察到重复序列的扩增。在前者中，是由于位于编码区的一个简单的三核苷酸重复转录所致，而在后者则由于位于 *FRM1* 基因的非翻译区重复。三核苷酸重复障碍通常具有亲本效应。引起幼年亨廷顿病扩增的 CAG 重复序列通常是来自父源，而脆性 X 综合征中扩增的 CGG 重复序列通常是来自母源。

嵌合体是指在一个个体或一个组织中至少存在 2 个遗传上不同但来源于单个合子的细胞系。嵌合可分为体细胞和（或）生殖细胞。染色体数量或结构异常的嵌合现象在临床上很重要，体细胞突变是许多类型癌症的主要原因。体细胞嵌合体是指在体内某些组织中携带突变的细胞群，但在配子中不携带，而在生殖腺嵌合体中突变的细胞可能仅限于生殖系。在一些个体中，体细胞和生殖细胞系都可能受到影响。45, X/46, XY 是一种与性染色体非整倍性和 Y 染色体嵌合相关的性发育异常，具有高度可变的临床表型，从出生时部分男性化和生殖器模糊到表现为完全男性或女性性腺的个体。

（五）复杂遗传模式的常见疾病

许多常见的疾病，如心肌梗死、阿尔茨海默病和糖尿病，并不遵循单基因疾病中的孟德尔遗传模式。它们是由遗传和环境因素的复杂相互作用所导致，遵循多因素或复杂的遗传模式。

复杂的表型可以分为质量和数量性状。质量性状是指疾病的存在或不存在，而数量性状是疾病的可测量的生理或生化指标，如肥胖的体重指数。

具有家族性聚集的共同表型并不总是遗传的。家庭成员可能会偶然患上某种疾病，因为除了基因，家庭成员通常拥有共同的环境、饮食、社会经济地位和文化水平。疾病的家族性聚集可以通过比较受影响先证者亲属中疾病的频率和其在普通人群中的频率来衡量。在普通人群中疾病越常见，家族聚集越有巧合的可能。

另一种确定家族性聚集的方法是病例对照研究。将患有这种疾病的患者与没有这种疾病的对照个体进行比较。通常是配偶进行对照，因为他们通常在年龄、血统（以前被称为种族）和环境方面匹配。这些类型的研究容易出现错误，包括确定性偏差和未能正确匹配的病例对照研究对象。对照与病例个体的区别仅在于他们的疾病状态。其他因素都要匹配。如果其他因素不匹配，病例对照研究发现的显著相关性，可能是由于例如祖先的差异性引起，而不是疾病的存在与否。

复杂疾病的遗传因素可以通过检测患病和非患病者的等位基因来分析。这个概念很简单，当遗传因素对患病很重要时，亲缘等级增加，疾病一致性随着而增加。单卵双胎（monozygotic twins，MZ）是最极端的例子，因为他们所有等位基因都是相同的。一级亲属共享 1/2 的等位基因，二级亲属共享 1/4 的等位基因，三级亲属共享 1/8 的等位基因，依此类推。从环境中分离遗传因素的最常见方法之一是研究单卵双胎和异卵双胎（dizygotic twins，DZ）。一起抚养的异卵双胎可以在相似的环境中检测疾病的一致性，而单卵双胎提供了研究相同基因型个体在相似或不同环境中成长的机会。单卵双胎比异卵双胎的疾病一致性更强，这是对该疾病遗传因素的有力证据。

遗传性是量化遗传的差异性，针对的是性状数量变异。数量性状由基因决定，是总体变异的一部分。由于个体间的遗传差异，遗传性越高，表型的变异就明显。遗传性衡量的是可归因于遗传的表型变异比例，但它并不表明遗传对个体性状发育的影响程度。

复杂或多因素疾病的典型例子，包括尿道下裂和 T1DM。尿道下裂是男性最常见的先天性疾病之一，新生男婴发病率为 1 ：（200～300）。前型（阴茎头型）和中间型（阴茎型）分别占 70%～80% 和 15%～20%。尿道下裂表现出家族性聚集，7% 的病例受一级、二级或三级亲属影响。受累男孩的兄弟也有尿道下裂的概率为 9%～17%。对家族和已知受精卵的双胞胎的研究估计尿道下裂的遗传率为 57%～77%，这意味着 57%～77% 的表型变异可归因于遗传。像许多其他常见疾病（如不孕症）一样，目前的数据表明，尿道下裂可能在少数家族中是单基因遗传（如 *NR5A1*、*AR*、*FGFR2* 和 *MAMLD1* 基因的突变），但在大多数病例中是由多因素引起的。

T1DM 是遗传易感性、环境因素和免疫系统重新编程相互作用的结果。胰腺 B 细胞的破坏影响胰岛素分泌，从而导致疾病。胰腺 B 细胞的破坏是由遗传异常导致了免疫应答改变，致使促炎细胞因子和自身反应性 T 淋巴细胞和 B 淋巴细胞的增加。芬兰的双胞胎研究估计，88% 的 T1DM 表型变异是由遗传因素引起的，其余的是由不同的环境因素引起的。全基因组关联研究已经确定了 50 多种与 T1DM 风险增加相关的变异。HLA Ⅱ类基因区对 T1DM 风险的影响最大。然而，已经确定了 40 多种影响 T1DM 发病风险的非 HLA Ⅱ类基因区位点。其中许多基因与免疫功能相关，包括白细胞介素（*interleukin*，*IL*）*-2Ra*、*PTN22*、*IL-10*、*CCR5* 和 *IL-2*。

（六）单亲二倍体

当个体仅得到父母一方一条染色体或一条染色体的一部分的两个拷贝，而没有从另一方得到拷贝时，就会发生单亲二倍体（uniparental disomy，UPD）。UPD 通常是由一对染色体中的两部分在亲本生殖系的减数分裂过程中未能正确地分裂成两个子细胞（不分离）而引起的。产生的配子要么含有一条染色体的两个拷贝（二体性），要么不含该染色体的拷贝（缺体性）。这样的配子与正常配子结合后要么产生三个拷贝（三体）一条染色体的，要么产生一个拷贝（单体）一条染色体的。

如果接下来的事件是三体中一条额外染色体丢失或单体中一条染色体重复，那么核型正常细胞可能比非整倍体细胞具有生长优势。

受精后的错误也可能通过体细胞重组或基因互换导致 UPD。UPD 可以定义为两种类型——单亲异源二倍体（uniparental heterodisomy, UPhD），即同一亲本的两个不同等位基因被传递；单亲同二体（uniparental isodisomy，UPiD），即贡献亲本的一个等位基因有两个相同的拷贝。

UPD 可能具有临床相关性，原因有几个。例如，无论是同源二体或异源二体都可以破坏亲本特异性基因组印记，导致印记障碍。此外，同源二体导致大的纯合性区域，这可能导致隐性基因的暴露。印记基因的单亲遗传会导致表型异常，如 Prader-Willi 综合征、Angelman 综合征和 Silver-Russell 综合征。Prader-Willi 综合征的特征是下丘脑 - 垂体异常，是由父系遗传的 15 号染色体上的基因缺失或失活引起，而母系拷贝序列可能是正常的，但由于被印记而沉默。Angelman 综合征是一种神经发育障碍，由 15 号染色体上母系遗传基因的缺失和父系基因印记引起。Silver-Russell 综合征是一种临床异质性疾病，其特征是严重的宫内生长受限和出生后发育不良、肢体不对称、不规则的颅面特征和其他一些轻微畸形。其病因很复杂，目前的证据强烈暗示与印记基因有关。约一半的患者表现出 *H19/IGF-2* 印记区域的 DNA 低甲基化，约 10% 患者为 7 号染色体的母源 UPD。

（七）外显率和表达率

个体携带导致家族中其他成员表型的突变，却没有出现表型，这种情况用外显率描述，即定义为突变基因表达表型的概率。外显率是一个全或无的概念。如果只有一部分携带基因型的人有表型，则认为该性状表现出不完全外显。如果所有携带者都表现出该表型，则认为该性状表现出完全外显。例如，中枢性性早熟的家族性病例显示外显率降低或不完全外显。

表现度是指携带相同致病基因型的不同个体中表型的严重程度。如果在具有相同致病基因型的人群中，表型的严重程度不同，表型表现出可变表现度。疾病表现度包括发病年龄、进展速度、严重程度和其他共病的表现。有许多研究非同卵双胎的例子，他们共享相同的环境，携带相同的致病基因型，但表现出不同的表型。这表明遗传因素充当表型的修饰因子。一个基因或等位基因对另一个基因或基因座的表型影响被称为异位显性、遗传相互作用、双基因遗传、寡基因遗传或遗传修饰。虽然这些本质上是同义词，但还是有重要的区别。

如果第一基因的突变是致病的必要且充分条件，第二基因的存在纯粹是修饰表型的严重程度。因此，对需要两个（二）或更多（寡）基因的等位基因才发病的，称为双基因或寡基因遗传。实际上，这种区别往往是模糊的。值得注意的是，表型表达的可变性可能是由环境因素引起，也可能是遗传变异相互作用。遗传修饰的例子包括相互作用的蛋白质伴侣的变异。或者，如果该蛋白是结合 DNA 的转录因子，即其结合靶序列的变异。可变表现度的一个例子是与 *NR5A1* 基因突变相关的表型，其涉及相同氨基酸变化的突变在某些 46, XY 个体与完全性腺发育不良相关，在其他个体与不孕有关。据报道，在患有中枢性低促性腺激素性性腺功能减退症（central hypogonadotropic hypogonadism，CHH）的个体中存在双基因遗传和更罕见的寡基因遗传。CHH 的 80% 以上已确定致病突变为单基因遗传致病。另外，有约 12% 为双基因遗传，2.5% 为寡基因遗传。

五、人类种群和遗传变异

（一）人类遗传变异概述

孟德尔表型是由改变蛋白质功能、定位和（或）存在的突变引起。尽管蛋白质编码序列仅占人类基因组的 2% 左右，但对各种疾病家系的连锁分析表明，绝大多数致病突变都是直接影响蛋白质表达或功能的变异，且排除了确定偏差。总体而言，约 0.4% 的活产婴儿表现出临床可识别的孟德尔表型，8% 的活产婴儿具有可在成年早期识别的遗传疾病。人类基因组计划和随后的注释工作已经确定，人类约有 19000 个预测蛋白质编码基因。已知有超过 2300 多个基因为胚系突变 [单核苷酸变异（single nucleotide variant，SNV）和拷贝数变异（copy number variant，CNV）]。约 3300 个基因与孟德尔疾病有关，这个数字以每年新增 300 个左右的速度增长。

人类的 DNA 序列有 99.9% 是相同的。一个明显健康个体的典型人类基因组与参考基因组有 410 万～500 万个位点（>99.9%SNV 或插入）存在差异，并携带 300～600 个仅在＜ 1% 的普

通人群中发现 [次要等位基因频率（minor allele frequency，MAF）＜ 0.01] 的非同义突变。其中包括约 150 个突变目前还没有出现在任何公共变异数据库中，而且是新生的、家族性的或群体特异性的 DNA 变异。我们所有人都从父母那里继承了约 100 个可能的功能缺失或无义变异，每个基因组有 25～30 个变异据报道与罕见疾病有关（ClinVar，http：//www.ncbi.nlm.nih.gov/clinvar）。

近年来，从健康对照人群中产生的大量基因组数据，如千人基因组计划，令人惊讶的是，既往报道的导致严重疾病的突变发生率相对较高。这表明，不完全外显、致病性的错误分配或表型表现度的广泛范围可能是疾病突变更常见的特征，而不是通常所认为的那样。

普通人群的遗传变异可以通过 dbSNP（http://www.ncbi.nlm.nih.gov/SNP）或外显子组聚合联盟（Exome Aggregation Consortium，ExAC）（http：//exac.broadinstitute.org）查询。ExAC 数据集包含来自 60000 多个具有特定地理血统的个体的外显子序列数据。ExAC 参考队列中约 60.9% 的样本具有欧洲血统，相比之下，南亚血统的样本为 13.7%，拉丁美洲血统的样本为 9.6%，非洲（非裔）血统的样本为 8.6%，东亚血统的样本为 7.2%。

（二）不同人群的等位基因频率不同

虽然大多数变异在人群中很常见，但罕见的基因变异在不同的人群中表现出明显不同的模式。千人基因组计划证实，在地理和祖先不同的人群中，有几十万个 SNV 显示出等位基因频率的显著差异。对此有几种解释，如当地人群可能已经适应了他们特定的环境，促进这种适应的遗传变异是通过进化（正向选择）选择的，这可以解释欧洲血统的个体中囊性纤维化跨膜传导调节因子（*CFTR*）基因的高频率突变。*CFTR* 突变的携带者可能对霍乱和其他脱水性肠道疾病具有更强的抵抗力，或者对结核病的抵抗力更强。

人群的地域流动史也会对现代群体中的等位基因频率产生巨大的影响。迁徙可以通过基因流动改变等位基因频率，基因流动被定义为基因跨越屏障的缓慢弥散。这通常涉及一个大的群体和基因频率的逐渐变化。迁徙群体的基因以其特征的等位基因频率逐渐并入其原住群体的基因库中。历史上小的和（或）孤立的群体或经历了群体瓶颈的群体也会影响等位基因频率。德系犹太人的 Tay-Sachs 病就是一个例子，Tay-Sachs 突变在一个小的繁殖群体中偶然出现，并导致了奠基者效应。

机会事件对小群体等位基因频率的影响比大群体大得多。如果群体较小，与携带的突变等位基因无关的原因而发生的随机效应，如突变携带者的生育力或存活率增加，可能导致无关等位基因频率的改变从一代传递到下一代。这被称为基因漂移。无论其机制如何，大规模测序项目显示，特定人群和群体中致病等位基因的相对高频率及罕见变异可能是常见疾病的重要促成因素。这对患者的临床检查有重要的影响，在此情况下确定受影响个体的祖先至关重要。

（三）拷贝数变异

人类群体还表现出广泛的结构多态性，包括染色体片段的缺失和重复，以及这些片段中基因的数量。在人类基因组中，约 2/3 由重复序列组成，而基因组的 4.8%～9.5% 构成拷贝数变异（copy Number Variation，CNV）。事实上，CNV 被认为约占两个个体间变异的 1%。相比之下，SNV 被认为解释了约 0.1% 的变异。CNV 既可以在减数分裂中产生，也可以在体细胞中产生，因此会导致同卵双胞胎的差异，以及同一个体不同器官和组织的差异。

较小的缺失和插入（通常 > 50kb）可以通过比较基因组杂交（comparative genomic hybridization，CGH）或多重连接依赖探针扩增（multiplex ligation-dependent probe amplification，MLPA）分析来检测。MLPA 是多重聚合酶链式反应的一种变体。对于短序列的目标 DNA，两个相邻的探针被设计为分别包含正向和反向引物序列。此外，一个或两个探针包含一个填充序列，其长度在实验过程中可以改变。探针与目标 DNA 杂交，然后连接。只有发生连接时，才会出现 PCR 扩增链，因此只有当样品中存在目标 DNA 时才会发生扩增，且 RCR 产物的数量与样品中存在的目标 DNA 的数量成比例，这使得该技术适用于定量测定。

比较基因组杂交是一种分子细胞遗传学方法，即与参考样品相比，比较受试样品 DNA 中的倍数。通常，这是通过对参考和受试基因组进行差异标记，并与固定的底物如微阵列杂交来完成的。荧光比率代表了相对的 DNA 的 CNV。目前，这是通过将未标记的 DNA 与目标寡聚体杂交及酶促单碱基延伸并结合掺入标记的核苷酸进行分析读数来进行的，但在不久的将来很可能被全基因组测序（whole genome sequencing，WGS）所取代。

CNV 的临床解释仍有许多阻碍，它们相对常见，并且有许多已知致病性 CNV 表现出外显率降低和（或）可变表现度的例子，如从看似正常的父母那里遗传了一个 CNV，可能导致孩子受累严重。22q11.2 缺失（del）综合征就是一个典型的例子。一般来说，由于大量的遗传和表型证据，因此大而罕见的重复性缺失很容易解释。通常，在大型多中心诊所中，15%～20% 的发育迟缓病例与全基因组染色体微阵列（chromosomal microarray，CMA）分析的诊断结果相关。在这些诊断病例中，发现了许多罕见的 CNV，其潜在的功能意义未知，被称为意义不明（或未知）的变异 [variants of uncertain（orunknown）significance，VUS]。需要注意的是，约 100 个基因可以从人类基因组中完全删除，且不会产生表型。

该领域的主要挑战是检测和解释小的（>1kb）重排。它们通常太小，不能被常规微阵列检测到，但可以被 WGS 检测到。目前的数据表明，每个人携带这种成千上万的小型 CNV。由于公共数据库中缺乏关于这些小重排的信息，因此解释这些小变异具有挑战性。CNV 在儿科内分泌学中相当重要。相当一部分卵睾 / 睾丸 DSD 患者在 *SOX9* 和 *SOX3* 基因两侧的非编码区携带缺失和重复。Xp22 的重复和 9p24 的缺失与 46, XY 性腺发育不良有关，约 10% 的特发性矮小症患者携带致病性 CNV。

六、表观遗传学

（一）表观遗传机制

“表观遗传学”一词的字面意思是“除了基因序列之外的改变”。实际上该术语已经涵盖了所有在不改变基因序列情况下而发生基因表达活性的异常基因表达程序。这些修饰可以传递给子代细胞，子代可逆转但又遗传给次代细胞（隔代表观遗传）。目前已经确定包括甲基化、乙酰化、磷酸化、泛素或类泛素化等在内的多种表现观遗传学表达形式。

最广为人知的表观遗传过程是 DNA 甲基化，因为该遗传形式在现有实验技术情况最容易被检测。这是一个甲基（CH_3）的添加或去除过程，主要是胞嘧啶碱基连续出现。

除了 DNA 甲基化，在我们的表观基因组中还编码了其他不同类型的表观遗传信息，包括但不限于任何特定 DNA 序列上组蛋白的存在与否、染色质重塑、组蛋白翻译后修饰、组蛋白的结构和功能的变异体及 ncRNA 的转录。在哺乳动物中，染色质由核小体整合而成，核小体由组蛋白及缠绕组蛋白八聚体两圈的 DNA 组成，每个组蛋白八聚体包含四种高度保守组蛋白的两个拷贝，即 H2A、H2B、H3 和 H4。核小体上的组蛋白末端的特定氨基酸在翻译后被修饰，包括甲基化、乙酰化、磷酸化、泛素化、生物素化、类泛素化和 ADP 核糖基化。这些修饰与基因转录的激活和抑制的变化有关。组蛋白修饰（或组蛋白编码）通过特异性识别被修饰的组蛋白来招募其他蛋白，随后募集的蛋白质主动改变染色质结构或促进转录。

（二）基因组印记

基因组印记是指以亲本来源特异性方式表达的基因。如果遗传自父亲的等位基因被印记，那么它就会被沉默，只有来自母亲的等位基因被表达；如果来自母亲的等位基因被印记，那么只有来自父亲的等位基因被表达。已有超过 95 种人类基因被证实可被印记，另外有 100 多种其他基因预测能被印记（http：//www.geneimprint.com）。

印记是由于 DNA 的改变，如胞嘧啶甲基化形成 5– 甲基胞嘧啶，或者在不改变遗传序列的情况下对特定组蛋白类型的染色质进行修饰。这些表观遗传标记是在亲本的生殖系中建立或印记的，并通过生物体细胞有丝分裂来维持。因此，印记基因的等位基因表达取决于它是存在于前代的男性还是女性。印记基因的表达也可因组织、发育阶段和物种而异。

1.5 亿年前，有袋类动物和真哺乳动物亚纲的共同祖先进化出了基因组印记现象，此现象显示了亲本间为了控制母亲对后代资源的消耗而进行的斗争。父系表达的印记基因倾向于促进生长，而母系表达的基因则抑制生长。因此，父系基因的表达在妊娠期间促进了从母体摄取营养物质，而母系基因的表达则会抑制该过程。哺乳动物使用印记基因来调节胚胎和新生儿的生长的原因尚不清楚。

大多数配子印记可以作用于含有多达 12 个基因的基因簇，并且可以跨越基因组 DNA 的数千个碱基。任一簇中的大多数基因都可编码蛋白质，但至少有一个基因总是印记 lncRNA，与印记基因编码的蛋白质表达相比，lncRNA 通常表现出相互的亲本特异性表达。簇中的印记基因分组使得它们可以共享共同的调节元件，如非编码 RNA 和差异甲基化区域（differentially methylated region，DMR）。当这些调控元件控制一个或多个印记基因时，就被称为印记控制区（imprinting control regions，ICR）。

尽管细节尚不清楚，但人们对印记机制如何在印记基因簇中发挥作用的一般原理有所了解。假设有两种主要的顺式沉默机制来控制印记，它们是绝缘体模型簇和 lncRNA 介导的沉默模型。绝缘体被定义为置于增强子和启动子之间，并阻止它们相互作用的元件。例如，在母体等位基因的 *H19* 位点，CTCF（一种介导绝缘体活性的蛋白质）与 ICR 结合，并阻断 *IGF-2* 和 *Ins2* 与位于这 3 个基因下游的 *H19* lncRNA 共享的增强子的通路。这使得 *H19* 可以独自使用增强子。在父系等位基因上，ICR 在男性生殖系中获得了 DNA 甲基化，阻断了 CTCF 与其结合。因此，在父系染色体上，*IGF-2* 和 *Ins2* 与增强子相互作用，并从这条染色体上表达。父系 ICR 上的 DNA 甲基化导致 *H19* 启动子甲基化，并在父系染色体上沉默。lncRNA 可能通过在 mRNA 和 lncRNA 之间形成双链 RNA 并诱导 RNA 干扰（RNA interference，RNAi）来控制印记。这种正义 – 反义链重叠也可能导致启动子或增强子发生转录干扰，这将诱导整个集簇的转录基因沉默。

一些人类疾病表现出一种显示印记缺陷的表型遗传模式（见“单亲二倍体”）。在这里，疾病表型的表达取决于突变等位基因或异常染色体是从父亲遗传还是从母亲遗传。经典的印记基因病包括 Angelman 综合征和 Prader-Willi 综合征。Angelman 综合征以运动功能障碍、智力障碍、言语障碍、癫痫发作和自闭症谱系障碍为共同特征。70% 的 Angelman 综合征患者的母亲 15 号染色体（15q11.2～q13）中含有 *UBE3A* 基因片段的缺失。11% 的 Angelman 综合征是由来源母亲的 *UBE3A* 基因突变引起的。

Prader-Willi 综合征的特征是婴儿早期严重的张力减退和喂养困难，随后在婴儿晚期或儿童早期逐渐发展为病态肥胖，运动里程碑和语言发育延迟。所有患儿存在一定程度的认知障碍和独特的行为异常。性腺功能减退和身材矮小在男性和女性中都存在。Prader-Willi 综合征是由 15 号染色体父源印记区缺失引起的。

基因组印记的改变也可能在青春期发育启动异常中起关键作用。已确定青春期发育异常的家族携带 *MKRN3* 基因突变，*MKRN3* 基因编码 Makorin 环指蛋白 3，具有泛素连接酶活性。*MKRN3* 是青春期启动的负调控因子，其功能缺失性突变会导致中枢性性早熟。但仅在父源性染色体上可见 *MKRN3* 基因出现基因印记修饰。因此，所有患儿的遗传突变均来源于父系。

（三）跨代和多代表观遗传

跨代表观遗传是通过配子在多代之间传递“信息”，而不依赖于 DNA 碱基序列。跨代表观遗传指的是表型在后代间的遗传，而非初始 DNA 序列的遗传。需要明确区分代际效应和跨代效应。例如，如果怀孕的母亲（被指定为 F0）暴露于不利因素刺激下，其子代（F1）可能会由于在子宫内直接暴露于相同因素刺激下而被影响。由于子代 F1 的生殖细胞在整个妊娠期间均存在发育，因此孙代（F2）子代受母体直接暴露因素影响。F2 孙代中观察到的效应被描述为多代效应，而 F3 隔代中观察到的与原始刺激没有直接关系的效应则被描述为跨代效应。当通过父系遗传时，跨代遗传是通过两代传递给孙代（F2）的表型来建立的。

哺乳动物跨代表观遗传的一个主要障碍是种系重编程，在此过程中组蛋白变异及其修饰，以及小 RNA 和 DNA 甲基化都被重置。在哺乳动物中，受精后立即在生殖系和受精卵中进行重编程。印记基因座进行种系重编程，但不是受精卵后重编程。在动物中，个体基因的可遗传性表观遗传变异的例子相对较少，但有多数表观遗传性状的例子似乎反应了对前几代所经历的环境，特别是营养方面的差异所做出的相应性改变。在线虫发育早期暴露于嗅觉信号会影响成年后遇到这种化学物质时的行为，这种行为可以遗传超过 40 代。没有令人信服的证据表明人类存在跨代遗传。

七、基因组分析的进展

（一）家系连锁分析与 GWAS 研究

连锁是指同一条染色体上的基因或区域的关联。染色体上相互靠近的区域（基因座）在染色体互换过程中分布在不同染色质上的可能性较低。这些基因座更有可能一起遗传，因此被称为连锁遗传。进行连锁研究是为了确定连锁遗传的区域是否与某一性状相关，特别是疾病。同源染色体互换过程中两个基因座分离的频率定义为重组频率（θ），以厘摩根（centimorgans，cM）为单位。当两个基因座位于同一条染色体上或位于不同的染色体上时，由于各自独立，重组频率为 50%。连锁基因座不太可能独立。重组频率越高意味着两个基因座的距离越远，因此重组频率可用于绘制遗传学图谱。

连锁基因座的距离是根据对数优势比（logarithm of odds，LOD）（以 10 为底数）计算的。LOD 分值为 3 或更高表示连锁，因为 2 个给定基因座的 LOD 分数为 3 意味着它们连锁的概率为 1000∶1。如果基因座是独立分类，当等位基因的分离频率高于或低于预期时，基因座就被称为连锁不平衡（linkage disequilibrium，LD），连锁不平衡的定义是等位基因在不同基因座的非随机关联。这可能是由以下任何因素造成的，上位性自然选择、突变、随机漂移、基因搭车或基因流动。LD 依赖于并可能受到包括连锁、重组频率、突变率、选择和群体结构等多种因素的影响。在已定义的基因座上分析 LD 可以深入了解进化和种群统计学事件，并有助于绘制与数量性状和遗传疾病相关的基因座。

随着技术的进步，针对复杂疾病的关联研究，无论是替代或补充连锁研究的方法都有所增加。全基因组关联研究（genome-wide association studies，GWAS）是一种无假设、表型优先、病例对照的方法，首先根据某一性状的存在与否对参与者进行分类。然后使用 SNP 阵列、全外显子组测序（whole exome sequencing，WES）或 WGS 的方法评估全基因组变异。如果一个或多个变异以统计学上更高的频率与给定性状分离，则认为它们与该性状相关。这是通过计算携带该性状变异的概率与不携带该性状变异的概率之比来衡量的，该比值被定义为比值比（odds ratio，OR）。在 OR ＞ 1 且 *P* 值有统计学意义时，表明该变异体与该性状相关。

连锁研究是基于对大家族病例的连锁分析，而关联研究是基于检测到连锁不平衡的特定人群，对多个受累个体和对照人群间的研究。虽然连锁研究最适用于单基因疾病，但它们仍可应用于多因素疾病的基因座定位，并已广泛应用于多种复杂疾病分析。GWAS 是更强有力的检测与多因素疾病相关变异的方法。

GWAS 可以识别亚分层的群体中的假阳性，这并非连锁分析的危险因素。为了识别具有显著统计学意义 OR 值的变异，GWAS 需要大量定义明确的病例对照人群和具有所有变量特征的临床表型，举例来说，在丹麦进行的 GWAS 研究中，其中 1006 例经手术证实的尿道下裂病例和 5486 例对照病例，随后在对丹麦、荷兰和瑞典的另外 1972 例病例和 1812 例对照病例再次进行基因分型后，有 18 个基因组区域显示出独立的相关性（$P < 5 \times 10^{-8}$），总体预测患尿道下裂的风险增加 9%。

连锁研究和 GWAS 研究的结合可以识别出与疾病潜在相关的基因座，但即使应用于数十万个体，在大多数情况下，GWAS 研究也不能解释任何特定性状的主要遗传成分。遗传性缺失的问题在于，GWAS 依赖于人群中常见的变异，而在某些疾病中，新生的或罕见的突变会显著增加疾病发生率，GWAS 没有考虑这些突变。

（二）核酸测序的进展

第一代自动化 DNA 测序仪本质上是电泳仪，它使用 Sanger 测序法检测荧光标记的 DNA 片段的迁移。虽然其仍作为测序的金标准，但该方法不能进行高通量测序，且费用较高。

二代测序技术或 NGS 依赖于基于 DNA 簇的替代系统，涉及在表面克隆扩增 DNA（图 1-3）。在这个过程中，前体碱基在其 3′ 端被封闭，每一步对应添加一个用特定荧光染料标记的单核苷酸。合并后，仪器会记录发出的核苷酸特异性量子光。摄像机拍摄荧光标记的核苷酸图像。然后，用化学方法将染料和 3′ 端的阻断剂一起从 DNA 移除，反应可以继续进行下一

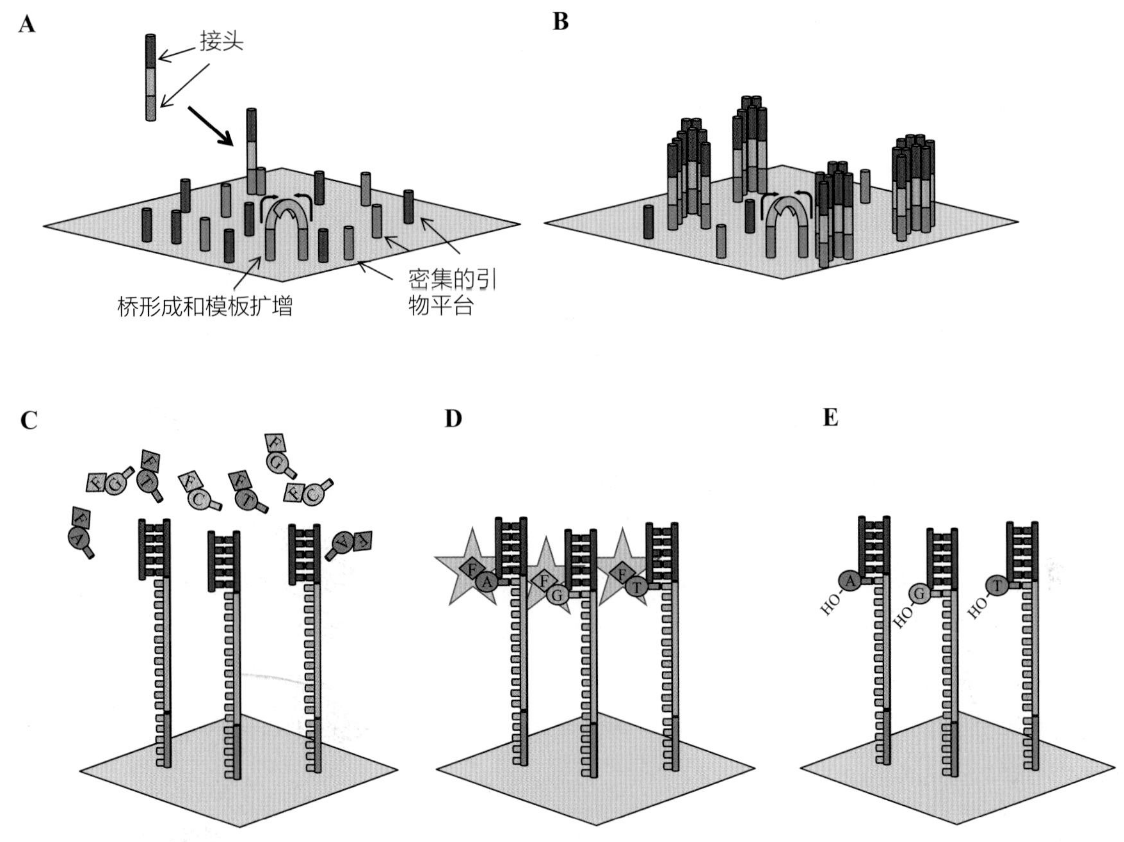

▲ 图 1-3　合成测序（如 Illumina）

A. 用接头（红色和蓝色）标记随机打断的 DNA（或外显子片段），单链 DNA 片段（模板）与流动池中的互补引物杂交，杂交模板的末端与附近可以发生扩增的引物相互作用；B. 经过几轮扩增，形成 1 亿～2 亿个克隆簇；C. 荧光基团标记的末端封闭的核苷酸与互补碱基杂交，每个簇可以包含不同的碱基；D. 暴露在激光下会导致每个簇发出与循环过程中加入的碱基相对应的颜色；E. 从流动池中裂解和洗涤去荧光基团，3′ 羟基再次出现，新的测序周期即可开始

步的合成。这是目前使用最广泛的 NGS 系统之一（如 HiSeq2000 Illumina），但可能在最终输出中产生伪像，因为图像检测是通过电荷耦合器件（charge-couple device，CCD）相机进行的，并且该方法基于合成测序，其合成过程中有引入错误碱基的可能。

而三代测序技术可以克服上述问题，如半导体测序或纳米孔测序。前者允许在不需要前体核苷酸或用于图像检测的摄像设备的情况下检测 DNA 序列，该方法基于一种半导体的 H^+ 检测系统，H^+ 是合成测序的副产品。纳米孔测序使用的是嵌入到耐电性聚合物膜中的蛋白质纳米孔。通过设置跨膜的电压，离子电流通过纳米孔。如果分析物穿过孔隙或靠近孔隙，这种情况会在电流中产生特征性的电流干扰。对合成电流的测量使得区分四种标准 DNA 碱基 G、A、T 和 C 及修饰碱基成为可能。纳米孔测序的错误率很高，尽管在病原体检测中非常有用，但对于人类突变分析而言仍然不够可靠。

（三）NGS 流程

目前已经发表了 40 多种不同的 NGS 样品制备方案，以解决与 DNA 与蛋白质相互作用、染色质构象、DNA 甲基化、转录组分析和 RNA-蛋白质相互作用等不同的生物学问题。文中（表 1-4）列出了最常用的流程。

（四）全基因组测序和全外显子测序

一个单基因遗传病患者最多有两个致病性变

表 1-4 不同的 NGS 流程旨在解决特定的生物学问题

NGS SP	注 释
	RNA 分析
RNA-Seq	给定时间生物样品中 RNA 分子的存在及其数量
ChIRP-Seq	通过 RNA 纯化进行染色质分离，检测非编码 RNA 及其蛋白质在基因组中结合的位置
GRO-Seq	全景连续测序图谱绘制转录活性 RNA 聚合酶 Ⅱ 的结合位点
CLIP-Seq	交联法和免疫沉淀测序法绘制体内蛋白质 -RNA 结合位点图谱
CLASH-Seq	绘制 RNA-RNA 相互作用的交联、连接和杂交产物测序。RNA- 蛋白质复合物是紫外线交联和亲和纯化的。然后 RNA-RNA 杂交产物被连接、分离并反转录成 cDNA，然后进行 NGS
NET-Seq	通过捕获 3′RNA 绘制天然延伸转录本测序图谱。RNA 聚合酶 Ⅱ 延伸复合物经免疫沉淀、RNA 提取和反转录成 cDNA。cDNA 的 NGS 允许新生 RNA 的 3′ 末端测序
SHAPE-Seq	通过引物延伸测序分析的选择性 2′- 羟基酰化提供了关于 RNA 的结构信息
RIBO-Seq	检测核糖体正在加工的 RNA，以监控翻译过程
RIP-Seq	RNA 免疫沉淀测序绘制了 RNA- 蛋白质复合物中特定蛋白质与 RNA 结合的位点
	DNA 甲基化
MeDIP-Seq	甲基化 DNA 免疫沉淀测序通常用于研究 5mC 或 5hmC 修饰
MethylCap-Seq	甲基化捕获测序利用蛋白质捕获基因组中甲基化的 DNA。超声处理的基因组 DNA 与标记的结合甲基化胞嘧啶的 MBD 蛋白一起孵育。蛋白质 -DNA 复合物随后沉淀。NGS 提供 MBD 的甲基化 DNA 的全基因组定位
	DNA- 蛋白质相互作用
ChIP-Seq	染色质免疫沉淀测序绘制特定的蛋白质结合位点。在这种方法中，DNA 蛋白质复合物在体内交联。然后将样品片段化，用核酸外切酶处理，修剪未结合的寡核苷酸。蛋白质特异性抗体用于免疫沉淀 DNA- 蛋白质复合物。将提取的 DNA 测序，从而得到蛋白质结合位点的高分辨率序列
DNase-Seq	DNase Ⅰ 超敏位点测序是基于 DNase Ⅰ 足迹法，它提供了基因组中调控蛋白的准确位置
FAIRE-Seq	甲醛辅助调控元件的分离是基于 DNA 和核小体或序列特异性 DNA 结合蛋白之间的交联效率差异。NGS 提供了未被组蛋白占据的 DNA 区域的信息
	基因组结构与相互作用
Hi-C	染色体构象捕获测序用于以全基因组范围内识别染色体间和染色体内的长距离相互作用。DNA- 蛋白质复合物用甲醛进行交联。样本被碎片化，DNA 被连接和消化。NGS 提供了连接片段的碱基对解析。Hi-C 识别染色体在细胞核内三维空间中 DNA 的明确位置
RC-Seq	反转座子捕获测序是一种高通量的方案，用于绘制和研究反转座子插入
Tn-Seq	转座子测序准确地确定了定量遗传的相互作用

异，真正的阳性突变必须与个体中其他 20000 个与表型无关的变异（假阳性）区分开来。基于 NGS 的基因检测方法逐渐成为疑似单基因遗传病（包括儿科内分泌疾病）诊断评估的一线工具。临床医生和研究人员需要的是以尽可能低的测序成本产生准确而稳定基因数据的测序方案。基于 NGS 基因检测的主要成本及选择该检测方式的考虑因素之一为覆盖范围，即“覆盖深度”（图 1-4）。通

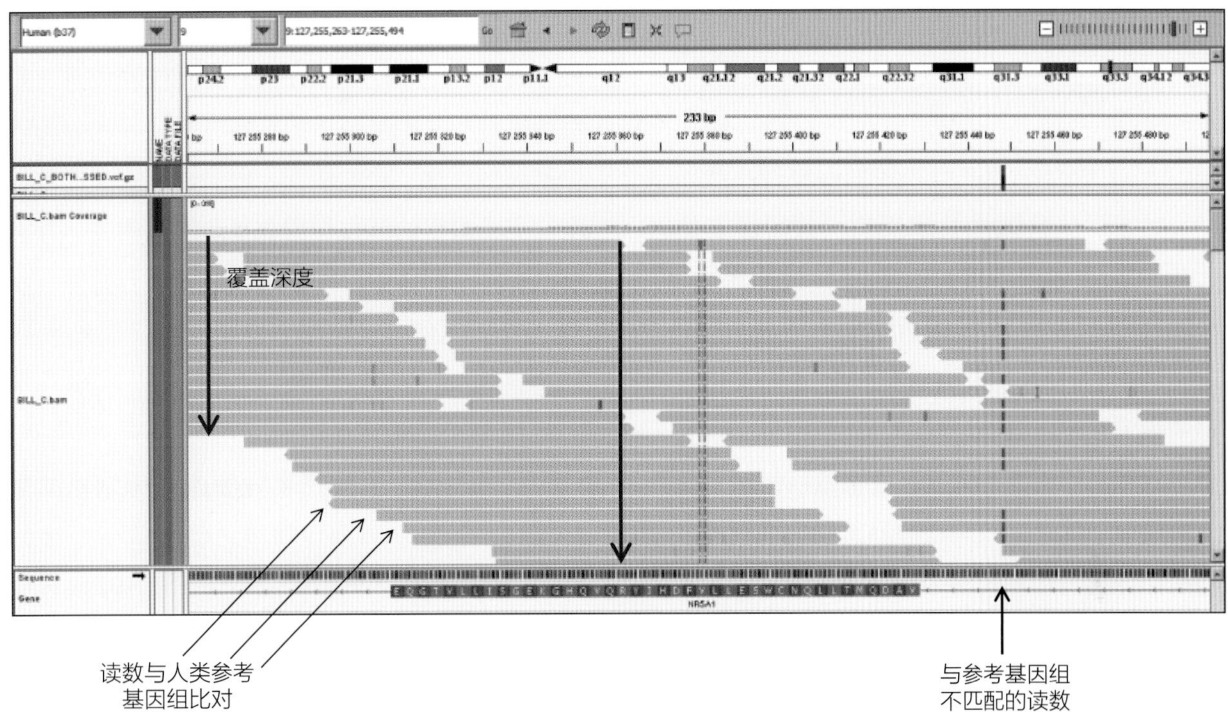

▲ 图 1-4　NGS 外显子组序列读取比对数据示例，使用由 Broad 研究所开发的综合性基因组学可视化工具（integrative genomics viewer，IGV），可以对大型基因组数据集进行交互式探索

本例显示了染色体 9q33.3 与 NR5A1 基因部分重叠的覆盖图，突出显示了参考基因组序列的各个比对读数（灰色条）；显示了与参考序列不匹配的读段；表示了序列在两个位置的覆盖范围或深度（向下的箭）

常是指覆盖基因组中特定位置的序列读数的数量，或者与目标基因组上所有位置重叠的比对读数的平均数量。后者假定读数在所有的目标序列中均是随机分布的，实际上并非如此，因为存在显示序列偏差的基因组区域。与研究要求相比，基于序列的临床诊断测试需要足够的覆盖广度和深度，以确保高灵敏度。覆盖深度如深可以显著减少可能作为测序错误而引入的假阳性突变。

当使用 WES 时，需要更大的平均读取深度来获得与 WGS 相同的靶序列宽度。在 WGS，整个基因组 30× 的平均覆盖深度足以检测到＞99% 的纯合变异和 98% 的杂合变异。

与 WES 相比，WGS 是了解一个个体的整体遗传背景的首选方法，WGS 无须富集，即可对人类基因组中的编码和非编码区的所有变异类型（大的结构重排、CNV，插入和缺失和 SNV）进行分类。然而，与典型的 ×50 覆盖率的 WES 相比，精确、高覆盖的 WGS 的成本高昂，其主要缺点是在测序之前需要富集。根据平台的不同，外显子组捕获技术在性能和稳定性方面表现出差异，并且每种技术都引入了序列偏差。但如果所有已知的导致遗传疾病的基因都已确定，一个特征明确、准确和敏感的靶向基因检测就能解决上述问题。

此外，识别变异也很有挑战性。目前还没有单一的软件工具可以同等准确地识别所有不同类别的变异。多种软件可用于变异识别，但这些工具对突变的识别关键信息并不一致。在分析 WES 数据集时应当谨慎，包括仔细检查对阳性和阴性结果的注释，尤其对于难以在 WES 中识别的插入性突变。尽管在提高识别插入变异方面做出了相当大的努力，但这类遗传变异在外部数据集上无法充分表现。尽管耗时，但应用多名变异识别人员 [和（或）参数设置]，以优化对不同变异类型的检测仍具有必要性。

八、建立基因变异的因果关系

（一）从非致病变异中剖析出致病变异

对于下一代测序技术而言，其所面临的一大挑战就是如何确定出候选变异的因果关系。而对于序列变异数据的后续解释（downstream interpretation）的一大障碍是理解遗传变异与表型的相关性。在某些情况下，如果基因突变与表型之间存在明确因果关系，那么致病性解释就会比较简单，反之，致病性解释就较为困难。因此功能性分析包括系统性的体内或体外实验，并用于确定变异是否会影响基因表达产物，通过这些实验可对基因突变后表达产物的生物活性和生化功能进行判定。

当前可供使用的功能分析方法很多，而选择哪种方法有相应的标准，包括携带突变的蛋白质的已知功能（如转录因子、配体或跨膜受体）、突变在基因或蛋白质中的位置（如 DNA 结合域、蛋白 - 蛋白结合域、启动子突变、剪接位点突变等）。另外，所选择的分析方法还取决于突变的氨基酸本身，因为某些氨基酸还会发生特定的翻译后修饰。

功能分析过程耗时且成本高，因此目前需要通过计算分析推断出个体基因组中的许多错义突变的生物学重要性。与通过对候选基因传统的 Sanger 测序方法相比，NGS 方法在人类基因组中筛选出的大量可能存在因果关系的候选突变更容易引起误解。例如，在 NGS 研究中，在特定病理特征患者中发现的新发突变并不意味具有致病性，这是因为新发突变亦可能发生在所有健康个体中。

几种计算方法可用于评估序列变异的致病性。变异水平指标可用来预测 DNA 突变后的生化影响，从而为特定表型确定候选变异的优先顺序，表 1–5 给出了当前应用最为广泛的预测工具。其中，CADD 方法作为一种元注释工具，是目前进行相关突变分析的首选方法。其评分与等位基因多样性、功能注释、致病性、疾病严重程度、实验测得的调控作用和复杂性状相关，并能够对个体基因组中已知的致病变异进行排序。然而，当前所有用于预测突变水平的工具都存在一个普遍问题，即尽管它们可以相对准确地推断突变对相应蛋白质生化功能的影响，但它们对疾病发病率、疾病严重程度或临床结果的预测能力比较差。当前该领域已经形成了一个共识，即功能推理评分系统依旧缺乏适用于临床应用的敏感性和特异性。在很多没有临床症状的个体基因组上也可以发现一些明确的与疾病相关的变异。

基因水平指标（gene–level metrics）提供与变异水平指标（variant–level metrics）互补的信息。这些工具通过使用每个基因座的群体遗传学数据，而不是单个体的变异，对基因本身进行优先排序。这些信息，可用于进一步确定变异的优先级。基因水平的优先排序工具包括通过残余变异不耐受评分（residual variation intolerance score，RVIS）评估基因不耐受、新发过度（de novo excess，DNE）和人类基因损伤指数（gene damage index，GDI）（表 1–6）进行衡量。这些工具是基于致病基因对编码变异的耐受性低于其他基因的假设。例如，编码葡萄糖激酶的基因 *GCK*（葡萄糖代谢关键酶，有助于调节胰岛素分泌）的 RVIS 得分为 28.9%，其功能缺失变异（%Exac_RVIS）得分小于人类基因组低限得分 7.5%。相比之下，编码 LH 受体的基因 *LHCGR* 的 RVIS 得分为 74.63%，功能缺失变异低于人类基因组低限 30.3%。简而言之，这意味着 *LHCGR* 基因比 *GCK* 基因对遗传突变的耐受性更强。基因水平指标的基本逻辑很简单：在普通人群基因

表 1-5　常用的变异水平预测工具，用于了解突变潜在的生物学后果

工　具	描　述	参　考
SIFT	预测氨基酸替代是否影响蛋白功能，其预测是基于与同源序列比对的氨基酸残基的保守性	http://sift.jcvi.org
MutationAssessor	突变的功能影响是基于受影响的氨基酸在蛋白质同源物中的进化保守性来进行评估。该方法已经在一大组（60k）疾病相关和多态性变异上得到验证	http://mutationassessor.org/r3
Align-GVGD	Align-GVGD 是结合了氨基酸和蛋白质多重序列比对的生物物理特性，以预测在从有害到中性富集的光谱中，感兴趣基因中的错义替换落在哪个位置。Align-GVGD 是原始 Grantham 差分到多个序列比对的扩展	http://agvgd.hci.utah.edu
MAPP	计算比对序列之间的进化关系，并权重每个序列控制系统发育相关性。每个比对列中的 20 个可能氨基酸中的每一个都由在比对中相应位置携带的氨基酸序列的权重之和表示。应用物理化学性质的得分来捕获变异	http://mendel.stanford.edu/SidowLab/downloads/MAPP/index.html
PANTHER	评估 SNP 改变的特定氨基酸影响蛋白质功能的可能性。其能计算出一种特定的氨基酸在蛋白质谱系中保存的时间长度（以数百万年为单位）。保存时间越长，功能影响的可能性越大	http://pantherdb.org/tools/csnpScoreForm.jsp?
GERP	基因组进化率分析（Genomic Evolutionary Rate Profiling，GERP）分数是衡量跨物种遗传序列的进化保守性。序列的 GERP 得分越高，序列发生变异越罕见。GERP 得分高的变异意味着是有害的	http://mendel.stanford.edu/SidowLab/downloads/gerp
PolyPhen2	基于一系列特征进行预测，包括碱基替代后的序列、系统发育和结构信息	http://genetics.bwh.harvard.edu/pph2
CADD	预测大多数基因组变异类型的影响，并整合来自许多不同功能注释的信息，将这些信息简缩为一个分数	http://cadd.gs.washington.edu

表 1-6　常用的基因水平工具，用于确定一个基因可容忍变异的程度

工　具	描　述	参　考
RVIS	残差变异不耐受评分根据人类基因与全基因组突变量相似的基因中发现的非同义突变的平均数的偏差来对人类基因进行排序	http://genic-intolerance.org
DNE	过度新发突变比较每个人类基因潜在和观察到的新发突变的速率和性质	Samocha KE et al，*Nat Genet*.2014；46：944–950.
GDI	人类基因损伤指数评估了一般人群中每个编码蛋白的人类基因积累的突变损伤，从而反映了遗传漂移和选择的综合影响。GDI 工具用于识别不太可能与疾病表型相关的罕见外显子变异，而 RVIS 和 DNE 更适合于检测可能与疾病相关的真阳性突变	http://pec630.rockefeller.edu：8080/GDI

中非多态性且预测损害 / 有害的罕见或新发变异比多态性较多的基因中预测的良性变异更有可能是致病变异。

如果表型十分罕见且（或）可能由许多不同基因的低频变异引起，那么明确遗传病例是否存在基因型及表型关系就较为困难。若有多个具有相同表型的受累家庭都由同一个基因的不同位点突变引起，则可支持该基因与疾病间存在因果联系。目前有几个数据库提供突变数据共享的平台（如 PhenomeCentral，https://www.phenomecentral.org；LOVD，http://www.lovd.nl/3.0/home；Gene Matcher，https://genematcher.org），这些平台可提高识别与特定表型相关联的可能致病突变的概率。参与者可以向这些平台提交基因组和表型数据，目的是通过与其他可比病例的匹配来识别先前未鉴定的疾病相关基因。MatchMatcher Exchange（www.matchmakerexchange.org）充当不同数据共享网站之间的通信工具。除此之外，还需对种族匹配适合的健康对照人群进行分析，以排除候选致病突变是在特定区域才发生的突变。需要注意的是，在公开可用的变异数据库中（如 dbSNP138 或 ExAC 数据库），确实缺少某些种群的数据。公共数据库中缺乏这些群体和许多其他群体的基因组数据可能会导致错误的遗传关联。

由于家系数据量庞大，WGS 或 WES 在临床遗传分析中可操作性更强。其中最重要的是未被关注或偶然发现的基因组，且被判断为致病或可能致病，而这些基因改变显然与需要测序检测的临床表现无关。根据人群血统的不同，偶然发现的概率估计为 1%～8%，为分析这些发现，人们提出了能够改进基因组数据集整体解释的一些方案。

第一，为了避免被动或无法解释的基因突变结果，最好使用“靶向基因 panel”作为首选检测方法。第二，只有在基因型与临床型有相应关系时，才会报道相应阳性结果报告结果。目前基于证据的实用性方案正处于开发阶段，这些方案可帮助消除可操作决策中的主观性偏差（www.clingen.org）。第三，关于决定反馈的数据是基于病例自身；第四，可无任何数据反馈。临床 NGS 信息学分析的良好实验室实践指南（包括序列变异分析模型）正快速发展，图 1–5 则列举了临床中可实施的方案，用于解释与疾病相关的罕见或新发变异。

（二）基因组编辑是一种用于建立因果关系的强有力工具

基因编辑是一种将 DNA 插入、删除或替换特定生物体基因组的工程。成簇规律间隔短回文重复（clustered regularly interspaced short palindromic repeat，CRISPR）/Cas9 系统是一项强大的技术，该技术能够通过剪切、替换或添加 DNA 序列来编辑部分基因组。它是目前最简单、最全面且最精确的基因操作方法，正影响着生物学的许多领域。在原核生物中，CRISPR/Cas9 对质粒和噬菌体起着后天免疫系统的作用，其中 CRISPR RNA（crRNA）和反式激活 crRNA（trans-activating crRNA，tracrRNA）共同调节 Cas9 的 DNA 结合和核酸酶活性。在哺乳动物细胞中使用 CRISPR/Cas9 进行基因组编辑时，可以通过将 crRNA 和 tracrRNA 融合到单个分子中来使用单个向导 RNA（single guide RNA，sgRNA）（图 1–6）。Cas9 核酸酶通过在 sgRNA 的 crRNA 部分与靶 DNA 上称为原间隔元件的区域形成 RNA–DNA 复合物，仅依赖于 100nt sgRNA 来赋予序列特异性。sgRNA 的 tracrRNA 部分能够与 Cas9 相互作用。然后 Cas9 核酸酶在前间区序列邻近基序（protospacer adjacent motif，PAM）序列的三个碱基对的位点上进行双链断裂，作为目前最常用 CRISPR 核酸酶，化脓性链球菌 Cas9 的 PAM 序

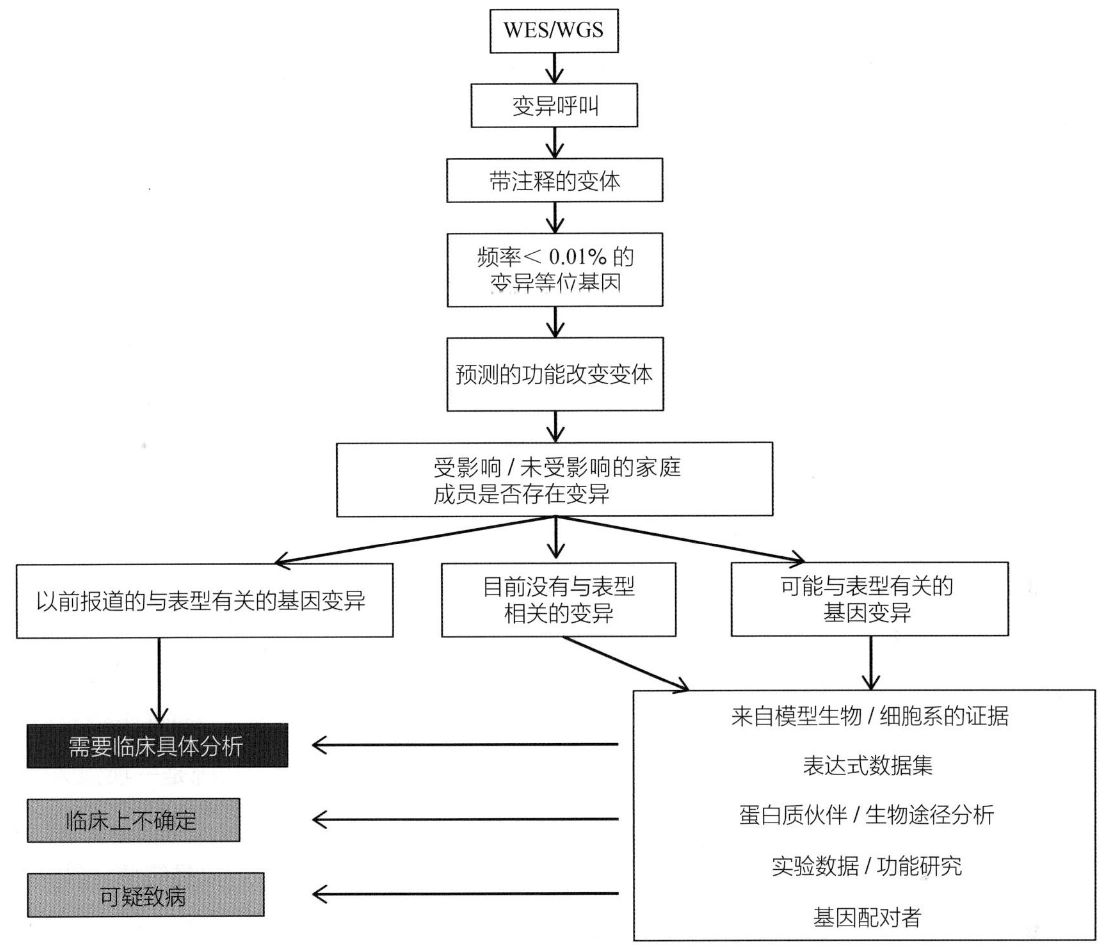

▲ **图 1–5　一个临床行动能力评估计划的例子 WGS 或 WES**

该方案是开发过滤变异，以确定与表型相关的潜在致病性突变。数据分析将导致三个结果之一：证据首先是变异可能导致疾病和临床行动是必需的，其次是临床参与的变异是不确定的基础上目前的知识和第三是变异不可能是致病性的

列是 NGG。

来源于其他物种的 CRISPR/Cas9 核酸酶使用不同的 PAM 序列，并且几乎可以覆盖基因组中的每一个核苷酸。CRISPR/Cas9 介导的 DNA 双链断裂（double–stranded breaks，DSB）可通过非同源末端连接（non–homologous end joining，NHEJ）修复过程或同源定向修复（homology–directed repair，HDR）途径修复。NHEJ 修复通常导致目标位点发生小的插入或缺失，而 HDR 途径可实现完美的修复或精确的基因修饰。通过这两种 DNA 修复途径可以实现多种遗传修饰。

NHEJ 介导的 DNA 修复途径可以被用来产生无效突变等位基因，例如小鼠敲除，而 HDR 系统可通过产生外源 DNA 分子的精确插入（敲入）来对基因组进行修饰。CRISPR/Cas9 系统的修改用于产生特定的点突变。在这种情况下，共注入 HDR 模板有助于同源定向修复 DSB。这一类的 HDR 模板由 200 个核苷酸长的单链 DNA（single–stranded DNA，ssDNA）分子组成，除了修饰序列外，该分子侧翼为包含设计突变的同源臂，使其改变位点能被检测，且具有 Cas9 核酸外切酶抗性。

该系统的修饰对于研究转录调控也非常有用，可以通过使核酸酶结构域内的两个关键残基发生突变产生失活的 Cas9（deactivated Cas9，

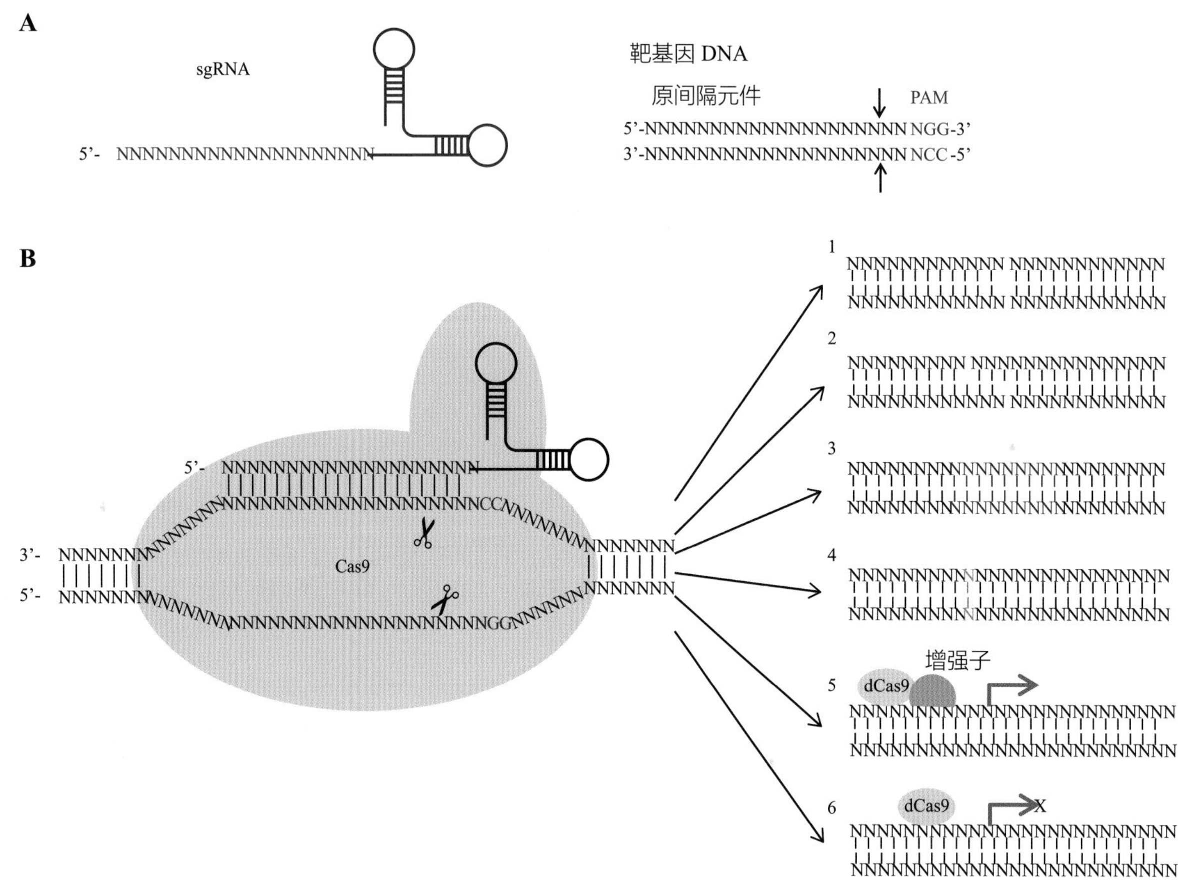

▲ 图 1-6 主要 **CRISPR/Cas9** 系统及实验方法概述

A. 左侧，示意性地展示了一个单独的向导 RNA，这是一个合成的 RNA 分子，由 crRNA（红）和支架 tracrRNA（蓝）融合而成；右侧，靶基因 DNA 队列。这包括一个 20 个核苷酸的原间隔元件（黑）直接上游的原间隔基序（PAM），NGG（红）。由 Cas9 核酸酶产生的双链断裂的位置(箭)。B. 左侧，靶基因 DNA 上 CRISPR/Cas9 sgRNA 系统的图示；右侧，不同类型的基因组操作。1. 双链断裂。2. 单链断裂用改进的 Cas9 镍基化合物。两个相邻的 sgRNA 针对不同的 DNA 链会导致 DNA 缺口，并可能产生插入或删除。这增加了目标的专一性。3. 例如，可以用荧光蛋白或蛋白质标记编码基因的蛋白质，这些蛋白质作为选择成功的敲入事件的选择标记。4. 引入单点突变。5. 与转录激活肽融合的非活性催化剂 Cas9（dCas9）能够通过切割 DNA 来诱导或增加基因的转录。6. CRISPR/dCas9 可通过阻断转录起始或延伸而立体抑制转录。将一个抑制因子结构域融合到 dCas9 可以通过诱导异染色质化进一步抑制转录（见插入的颜色表示的数字）

dCas9），这是一种 RNA 可编程的 DNA 结合蛋白。dCas9 将结合但不切割靶 DNA 序列，并可用于将转录激活因子或抑制因子定位于特定的 DNA 序列，以调节转录激活或抑制。由于具易于使用，CRISPR/Cas9 系统已迅速成为对细菌、植物、细胞系、原代细胞和组织进行高效基因组编辑的最常用的工具。由于其精确性，这项技术可以用来重新审视人类细胞系中发现的各种致病突变，并可用于纠正这些突变从而实现基因治疗。

九、精准医学的时代

精准医学一词被定义为根据个体差异进行疾病预防和治疗。它的目的是依据个体特定的基因组变异模式及生活方式和环境，优化疾病预防和治疗的有效性，并将潜在的不良反应降至最低。这个术语包含了以前使用的短语，如个性化医疗、分层医疗和靶向治疗。NGS 技术和共识，以及细胞和基因治疗的进步，正在成为精准医学的主要驱动力，特别是在癌症和罕见病方面。

虽然诊断和治疗一种疾病被认为是精准医学的简单形式，但现在对这一概念有了更细致的描述，它概括了本章中的许多主题。由于建立了大规模生物数据库（如人类遗传和基因组变异数据库）（表 1-1）和各种高通量方法来表示患者的生物标志物（即蛋白质组学、代谢组学、基因组学、转录组学），精准医学现在可以广泛应用于大量疾病。所有这些数据都必须与分析技术产生大量信息所需的计算工具（生物信息学）的重大进步相结合。精准医学的出现推动了对患者表型描述的特征化和标准化，诞生了表型组学领域，通常定义为对表型组（生物体的物理和生化特征）及它如何随着基因突变和环境影响而变化的研究。

这种大规模数据集的整合，正在逐渐改变医疗实践。大多数正在进行的癌症治疗研究和临床项目，都是基于精准医学的。对于几种罕见病，如家族性高胆固醇血症、血友病和脊髓性肌萎缩症，使用干扰 RNA 的方法现在正在获得监管部门的批准或正处于后期临床开发。在经历了最初的挫折之后，欧洲药品管理局监管部门批准了针对家族性脂蛋白脂酶缺乏症患者的靶向 LPL 基因治疗和反转录病毒介导的治疗儿童重症联合免疫缺陷（ADA-SCID），基因治疗获得极大推动。

十、临床指南

随着精准医学的出现，人们越来越意识到有必要对患者的完整表型尽可能给出详细、准确、一致的标准化描述。这在目前正在产生大量基因组数据却很难解释的情况下，显得至关重要（如英国 100000 基因组计划之类的倡议）。当受累的儿童和家庭寻求医学建议时，应该考虑给出一些指导方针。

必须收集患者的全面临床和生化评估及详细的家族史，包括完整的大家族谱系图及有关祖辈的信息。由于存在年龄相关的表现（如与 *NR5A1* 突变相关的过早闭经），可能需要在不同时机进行反复收集。如果遗传性疾病已被确定，其来自谱系的信息将显示携带者或可能患该病风险的个体。这些信息对于遗传咨询和有潜在患病风险个体的早期临床干预至关重要。

如果需要进行基因筛查，则需要在父母知情同意后才能对儿童进行检测。在某些情况下，针对一个特定的基因或基因组套检测可能足以鉴定致病突变，至少在一定比例的情况下是这样。分子细胞遗传学可发现很多与表型相关的 CNV，但在很多儿童内分泌疾病中，大多数疾病的遗传原因尚不清楚，如性发育障碍、特发性矮小或垂体功能减退。在这些情况下，通常在有科研环境中可能会提出采用外显子组或全基因组测序。如果有多个个体受累，则应对所有患者进行测序。如果只有孩子受累，尽可能进行包括父母的测序。

全基因组数据的解释可能具有挑战性。临床可操作性方案（图 1-6）可与基于网络的工具相结合来确定基因或特定突变的优先级（表 1-4 和表 1-5）。在其他家庭成员中是否存在候选突变应有助于解释候选突变的致病性。美国医学遗传学和基因组学学院（ACMG，https://www.acmg.net）和欧洲人类遗传学学会（ESHG，https://www.eshg.org）提供定期更新的基因组变异报告指南。

如果因果关系尚未确定，则应考虑进行涉及功能和动物学实验的进一步的研究。应考虑共享有关候选变异的信息，并通过基因 / 突变匹配位点进行关联，以加强因果关系的遗传证据。

致谢

这项工作得到了欧洲儿科内分泌学学会（ESPE 合作项目基金号：40000767）的部分资助。

术　语

3′ 端或侧翼区　链的 3′ 末端终止于糖环中第三个碳的羟基。3′ 侧翼区是未复制到成熟 mRNA 中的 DNA 区域。它通常包含影响转录信息 3′ 端形成的序列。除此之外，它还可能含有增强子或蛋白质可能结合的其他位点，并且可能会对基因表达的调控产生重要影响。

5′ 端或侧翼区　指脱氧核糖或核糖末端的糖环中的第 5 个为碳原子的 DNA 或 RNA 链末端。基因的 5′ 侧翼区通常表示不能转录成 RNA 的 DNA 区域，5′ 侧翼区包含基因启动子，也可能包含增强子或其他蛋白结合位点。该区域对于基因表达的正常调控非常重要。

等位基因　等位基因通常是在表型中表达的基因的另一种形式。然而，在下一代测序中，等位基因是序列变异的一种形式，它可出现在任何染色体上任何位置，或者是与基因组比对读取的任何序列上的序列变异。在某些情况下，等位基因术语可与基因型术语互换使用。

选择性剪接　将 mRNA 前体的外显子或部分外显子或非编码区域被差异连接或跳过的过程，通过此过程，产生由一个基因编码的多个蛋白异构体。

注释——识别基因和其他所有元件在基因组中的位置及其功能的过程。这可能包括变异可能带来的功能影响。

Argonaute　一类蛋白质家族，在 RNA 沉默过程中起核心作用，是 RNA 诱导沉默复合体的重要催化成分。RISC 负责 RNA 干扰。AGO 蛋白与不同类别的非编码小 RNA 结合。这些 RNA 通过序列碱基配对将 AGO 蛋白引导到其特定的靶点，然后抑制 mRNA 切割或翻译。

常染色体　除性染色体以外的任何核染色体。

BAM 文件　BAM 是使用 BZGF 压缩和索引的二进制序列文件格式。它是序列比对 / 映射（sequence alignment/map，SAM）格式的二进制压缩版本，包含有关 NGS 数据集中读取的每个序列的信息。这包括它在参考基因组上的比对位置、Read 中相对于参考基因组的变异、作图质量和序列质量。

生物信息学　生物和实验数据的计算分析和存储，广泛应用于基因组研究。

生物素化　将生物素共价连接到蛋白质、核酸或其他大分子上的过程。

临床可操作性——利用基因组数据改变临床管理或治疗的能力。

覆盖率　覆盖基因组中特定位置的序列读取数，或与目标基因组上所有位置重叠的排列读取数的平均数。

染色质　构成染色体的蛋白质 –DNA 复合体。染色质的状态（开放或关闭）通常决定基因是否表达。

顺式　是指位于同一染色体上的两个序列之间的关系。

比较基因组杂交技术　一种用于测量特定 DNA 区域或测试 DNA 样品与参考 DNA 样品之间相对含量的荧光杂交技术。通常在预定义寡核苷酸（aCGH）的微阵列上进行。

复合杂合子　在同一基因座有两个不同等位基因的基因型。

拷贝数变异　根据 DNA 片段在 DNA 序列中重复或缺失而定义的一种变异。按照惯例，这些片段通常在 200bp～2Mb。

CRISPR/Cas9　一种通常用于执行基因组编辑的技术。

从头测序　对新的、以前未测序的生物体或 DNA 片段的基因组进行测序。当不使用已知参考序列而通过序列重叠的方法组装基因组（或序列数据集）时，也使用该术语。从头测序也可以用于已知基因组的一个区域，当该区域与参考基因相比有明显突变和（或）结构变异。

显性　指的是一对等位基因，即使都存在，但其中一个基因控制生物体形状表达，而另一个等位基因则不表达。它是隐性的反义词。

显性负突变　一种影响表型的显性突变，通过编码缺陷蛋白或 RNA 分子干扰同一细胞中正常基因产物的功能。

增强子　顺式作用调控基因转录的 DNA 序列，可能位于基因上游或下游的几百个 kb 的地方。

表观遗传学　关于染色质结构而不是 DNA 序列本身的改变如何影响遗传特征的研究。DNA 及其相关组蛋白化学变化的总和有时被称为表观基因组。

真核生物　指其细胞内含有由膜包裹着的细胞核和其他细胞器的生物。

外显子组测序　用于富集和测序基因组中大部分或全部编码蛋白质的基因片段（外显子）的技术。

外显子　存在于成熟信使 RNA 中的基因转录区域。

表现度　缺陷基因表达的程度。

FASTQ 文件　NGS 读取的文本文件格式，包含每个碱基的 DNA 序列和质量信息。

奠基者效应　由一个小的祖先群体或个人在一个群体中创立的一种变异。

移码突变　编码序列中不是 3 的倍数的缺失或插入。改变突变下游序列的阅读框。通常下游会产生无义密码子。

功能获得突变　通常是指导致基因正常产物的生物学功能增加的突变。在某些情况下，它指的是基因产物产生新的生物学活性的突变。

基因　产生功能性产物所需的染色体 DNA 序列。基因符号以斜体形式表示。

基因转换　在减数分裂过程中，杂合子中的一个等位基因通过错配修复过程转换为另一个等位基因的过程。

基因沉默　阻止某一特定基因表达的能力。基因沉默可能发生在转录或翻译过程中。

遗传漂移　一个小群体中等位基因频率的随机变化。

基因组　属于细胞或有机体的遗传信息的总和。

基因组编辑　一种允许以高特异性和高效率将特定突变引入基因组的技术。

基因组医学　一门涉及将个人的基因组信息作为其临床护理及临床应用的健康结果和政策含义的一部分的医学学科。

基因型　单个细胞或有机体的遗传构成。

单倍体不足　一种解释表型的作用机制，即一个二倍体生物失去了一个基因拷贝，只剩下该基因的另一个功能拷贝。这与半合性形成对比，半合性指的是基因的两个拷贝中的一个缺失。半合性描述的是基因型，而单倍性不足是可能引起表型的一种机制。

半合子　只有一个拷贝的染色体、染色体片段或基因的个体的基因型，常用于描述男性的 X 或 Y 连锁基因。

遗传力　总表型差异中由基因型变异引起的比例。

异质性　在单个个体的线粒体中存在一种以上类型的线粒体 DNA。

杂合子　在给定基因座上具有两个不同等位基因的个体或基因型。

组蛋白　在染色质中 DNA 缠绕其形成核小体，再形成染色体。

同源基因 —— 两个或多个共同祖先基因衍生的序列相似的基因之一。

同源染色体　两条染色体，一条来自父本，另一条来自母本，在减数分裂过程中外观和配对完全相同。

同质性　在单个个体的线粒体中只存在一种类型的线粒体 DNA。

纯合子　在给定的位点上具有相同等位基因的个体或基因型。

印记　等位基因的不同表达方式，取决于等位基因来源的亲本。

计算机模拟　在计算机上或通过计算机模拟执行的分析。

插入缺失　一个 DNA 序列相对于另一个 DNA 序列的插入或缺失，可能是 DNA 测序错误的产物，也可能是一个序列相对于另一个序列的比对错误或真实突变的结果。在 NGS 中，插入缺失在与参考基因组比对后在序列读取中被检测到。

内含子　DNA 或 RNA 分子的一部分，它不编码蛋白质并打断基因序列。

敲除小鼠　一种完全缺乏特定基因并可能模拟人类某些方面表型的小鼠。

连锁　位于同一染色体上的两个相互靠近的基因座共同遗传。两个基因座距离越近，连锁越大，它们之间重组的可能性越低。

连锁不平衡　群体中的单倍型频率偏离每个位点的基因随机组合时的值。两个基因座之间的 LD 通常表明它们在一条 DNA 链上的物理距离很近。

基因座（基因座复数形式）　通常指的是基因在染色体上所处的位置，可以指染色体上的任何位置。

功能丧失突变　导致基因产物减少或完全丧失，从而损害其生化功能的变异。大多数功能丧失的变异通常只在没有实验证据支持的情况下进行预测。

孟德尔病　一种由单个基因座决定的遗传病，表现出遵循孟德尔定律的遗传模式。

次要等位基因频率　给定人群中 SNP 频率较低的等位基因频率。

嵌合体　从单个受精卵发育而来的一个个体中存在两个或两个以上具有不同基因型的细胞群体。

修饰基因 / 位点　修饰与非等位基因突变相关的表型的基因 / 基因座。

小鼠模型　一种基因改造小鼠，其可模拟人类疾病表型的某些方面。这可能是因为它在导致人类表型的同一基因或相关基因中存在 DNA 改变。

突变　由于 DNA 中单个碱基的改变，或基因或染色体较大部分的缺失、插入或重排而导致的 DNA 结构的改变，并可能遗传给后代的变异形式。

下一代测序　任何可以非常快速地对整个基因组或相关的 DNA 分子群体进行测序的技术，也称为深度测序。单个反应体积内从数百万个 DNA 模板中进行 DNA 碱基测序。所有模板的序列是并行确定的（大规模并行测序），也可用于检测基因表达（RNAeq）和染色质结构（ChIPseq）。

非同义　改变蛋白质氨基酸序列的核苷酸突变。

肯定携带者　可能无临床表现，但根据家系分析携带特定突变的个体。

末端配对测序　一种从 DNA 片段模板的两端获得序列读数的技术。其可以使重叠群包含来自单个模板片段的读对，从而极大地提高总体测序质量。

棕榈酰化　指脂肪酸，如棕榈酸，与半胱氨酸共价结合，较少与蛋白质的丝氨酸和苏氨酸残基结合。棕榈酰化可增强蛋白质的疏水性，并有助于膜结合。它还在膜间隔之间的亚细胞蛋白运输及调节蛋白之间的相互作用中发挥作用。

外显率　基因型导致特定表型的频率，以分数或百分比表示。如果只有一部分携带该基因型的人有表型，那么该性状就被称为不完全外显；如果所有携带者都有表型，则称该性状完全外显。

表型复制　环境诱导的非遗传表型改变类似于已知基因突变所观察到的表型结果。

表型　个体可观察或可测量特征的集合。

Phred 评分　广泛用于 NGS（vid sup）以衡量序列质量。Phred 为每个碱基分配一个质量分数，该分数等同于该碱基出错的概率。Phred 评分是错误概率的负对数（以 10 为基数），因此精度为 99% 的碱基会得到 20 的 Phred 评分。较低的 Phred 评分表示质量较差，表明数据可能不准确。

多效性　一个基因影响两个或更多看似无关的表型性状的能力。多效基因的突变可能同时对某些或全部性状产生影响。

多态性　在至少 1% 的人群中出现的变异。这个值是任意的，并且已经按照惯例在人类遗传学中确立。

启动子　位于启动转录的基因 5′ 端的 DNA 序列。

质量性状　一个人身上存在或不存在的性状。

数量性状　不同个体之间的数量差异。数量性状是可测量的表型，其程度不同，如身高，可归因于多基因效应。

隐性　当显性等位基因存在时不能在生物体的表型中表达的一对等位基因的成员。也指只有隐性等位基因的个体的表型。

参考序列　已知基因组、基因或人工 DNA 构建体的正式认可的正式序列。参考序列通常存储在公共数据库中，并且可以用登录号或其他名称（如人类基因组 hg19）来引用。

RNA 编辑　RNA 剪接以外的任何导致 RNA 转录本序列发生变化从而不同于 DNA 模板序列过程。

RNA 沉默　非编码 RNA（如 miRNA）对基因表达的负调控。它也可能指的是引入一种合成的反义 RNA 分子来沉默基因的表达。

桑格测序　Frederick Sanger 于 1975 年开发的一种方法，用于确定克隆纯化的 DNA 片段的核苷酸序列，该方法基于在体外 DNA 复制过程中 DNA 聚合酶选择性地掺入链终止双脱氧核苷酸。广泛用于验证 NGS 确定的潜在候选突变。

序列比对　一种算法方法，寻找一个序列（代表 DNA 或蛋白质序列的聚合物亚基的文本符号）中的连续字母与另一个序列的最佳匹配。通常，序列比对方法可以平衡缺口和错配，并且用户可调整这两个特征的相对得分。

序列拼接　用于发现一组序列片段中相同（或几乎相同）的字母字符串的重叠，并迭代地将它们连接在一起以形成更长序列的计算过程。

序列读取　当通过任何实验方法（包括 Sanger 和 NGS）获得 DNA 序列时，数据从作为一串核苷酸碱基（G、A、T、C）的单个模板分子中获得。这串字母被称为序列读取。

性别影响　一种在遗传模式中没有 X 连锁特征，但在男性和女性中表现不同的特征。

限性　一种只在一种性别中表现出来的特征。决定性状的基因非 X 连锁基因。

性连锁　X 或 Y 染色体上不重组的基因或性状。

单核苷酸多态性　个体间 DNA 序列中单个位置的多态性变异。如果一个基因中出现 SNP，那么该基因就被描述为有不止一个等位基因。

体细胞突变　受孕后发生的 DNA 改变。

SUMO　一个小蛋白家族，它们与细胞中的其他蛋白共价连接和分离，以改变它们的功能。这个过程被称为总酰化，是一种翻译后修饰，可以改变蛋白质的功能，包括核 - 胞质转运、转录调控、凋亡、蛋白质稳定性、应激反应及细胞周期的进展。

同义　不改变氨基酸顺序的核苷酸替换。

转基因小鼠　有时用来指任何类型的小鼠突变体；传统上，它指的是一种小鼠的基因组中插入了一段外来的或改变的 DNA（转基因），呈高表达水平表达一种新的基因产物。

转换突变　一种嘌呤核苷酸改变为另一种嘌呤，或将一种嘧啶核苷酸改变为另一种嘧啶的点突变。

颠倒突变　由嘌呤取代嘧啶或嘧啶取代嘌呤的突变。

泛素化　将泛素（一种存在于真核生物几乎所有组织中的小蛋白）连接到另一种目标蛋白上的过程。泛素化对靶蛋白有不同的影响。大多数情况下，它会通过蛋白酶体导致靶蛋白降解，但它也可能改变细胞位置，影响蛋白质的活性，促进或阻止蛋白质的相互作用。

单亲二体　在二倍体生物中，来自一个亲本的单条染色体的两个拷贝。

非翻译区　两个部分中的任何一个，在 mRNA 链上编码序列的两边各一个。如果在 5′ 侧发现，则称为 5′ 非翻译区，如果在 3′ 侧发现，则称为 3′ 非翻译区。

变异调用格式　1000 基因组计划使用的一种通用文件格式，用于存储 DNA 多态性数据，如 SNP、插入、缺失和结构变异，以及丰富的注释。VCF 通常以压缩的方式存储，并且可以被编入索引，以便从参考基因组上的一系列位置快速检索变异的数据。

变异识别　识别目标序列和参考序列之间的核苷酸或结构差异。

变异效应预测工具　ENSEMBL 中广泛使用的工具，用于对 NGS 生成的变异进行功能注释。

变异　两个比对序列之间特定位置的差异。变异包括单核苷酸多态性（SNP）、插入和缺失、拷贝数变异和结构重排。

参考文献

[1] 1000 Genomes Project Consortium, Abecasis, G.R., Altshuler, D. et al. (2010). A map of human genome variation from population-scale sequencing. *Nature* 467:1061–1073.

[2] 1000 Genomes Project Consortium, Auton, A., Brooks, L.D. et al. (2015). A global reference for human genetic variation. *Nature* 526: 68–74.

[3] Amendola, L.M., Dorschner, M.O., Robertson, P.D. et al. (2015). Actionable exomic incidental findings in 6503 participants: challenges of variant classification. *Genome Res.* 25: 305–315.

[4] Beermann, J., Piccoli, M.T., Viereck, J. et al. (2016). Noncoding RNAs in development and disease: background, mechanisms, and therapeutic approaches. *Physiol. Rev.* 96: 1297–1325.

[5] Cassa, C.A., Tong, M.Y., and Jordan, D.M. (2013). Large numbers of genetic variants considered to be pathogenic are common in asymptomatic individuals. *Hum. Mutat.* 34: 1216–1220.

[6] Cirulli, E.T. and Goldstein, D.B. (2010). Uncovering the roles of rare variants in common disease through whole-genome sequencing. *Nat. Rev. Genet.* 11: 415–425.

[7] Goldstein, D.B., Allen, A., Keebler, J. et al. (2013). Sequencing studies in human genetics: design and interpretation. *Nat. Rev. Genet.* 14: 460–470.

[8] Green, R.C., Berg, J.S., Grody, W.W. et al. (2013). ACMG recommendations for reporting of incidental findings in clinical exome and genome sequencing. *Genet. Med.* 15:565–574.

[9] Hunter, D.J. (2016). Uncertainty in the era of precision medicine. *N. Engl. J. Med.* 375: 711–713.

[10] Knoppers, B.M., Zawati, M.H., and Sénécal, K. (2015). Return of genetic testing results in the era of wholegenome sequencing. *Nat. Rev. Genet.* 16: 553–559.

[11] Lapin, V., Mighion, L.C., da Silva, C.P. et al. (2016). Regulating whole exome sequencing as a diagnostic test. *Hum. Genet.* 135: 655–673.

[12] Leone, S. and Santoro, R. (2016). Challenges in the analysis of long noncoding RNA functionality. *FEBS Lett.* 590:2342–2353.

[13] Lu, Y.F., Goldstein, D.B., Angrist, M., and Cavalleri, G. (2014). Personalized medicine and human genetic diversity. *Cold Spring Harb. Perspect. Med.* 4:a008581.

[14] MacArthur, D.G., Balasubramanian, S., Frankish, A. et al. (2012). A systematic survey of loss-of-function variants in human protein-coding genes. *Science* 335: 823–828.

[15] Oliverio, M., Schmidt, E., Mauer, J. et al. (2016). Dicer1-miR-328-Bace1 signalling controls brown adipose tissue differentiation and function. *Nat. Cell Biol.* 18: 328–336.

[16] Philippakis, A.A., Azzariti, D.R., Beltran, S. et al. (2015). The Matchmaker Exchange: a platform for rare disease gene discovery. *Hum. Mutat.* 36: 915–921.

[17] Precone, V., Del Monaco, V., Esposito, M.V. et al. (2015). Cracking the code of human diseases using nextgeneration sequencing: applications, challenges, and perspectives. *Biomed. Res. Int.* 2015: 161648.

[18] Quinn, J.J. and Chang, H.Y. (2016). Unique features of long non-coding RNA biogenesis and function. *Nat. Rev. Genet.* 17: 47–62.

[19] Samocha, K.E., Robinson, E.B., Sanders, S.J. et al. (2014). A framework for the interpretation of de novo mutation in human disease. *Nat. Genet.* 46: 944–950.

[20] Sauna, Z.E. and Kimchi-Sarfaty, C. (2011). Understanding the contribution of synonymous mutations to human disease. *Nat. Rev. Genet.* 12: 683–691.

[21] Schmitz, S.U., Grote, P., and Herrmann, B.G. (2016). Mechanisms of long noncoding RNA function in development and disease. *Cell. Mol. Life Sci.* 73:2491–2509.

[22] Sullenger, B.A. and Nair, S. (2016). From the RNA world to the clinic. *Science* 352: 1417–1420.

[23] van der Velde, K.J., Kuiper, J., Thompson, B.A. et al. (2015). InSiGHT Group. Evaluation of CADD scores in curated mismatch repair gene variants yields a model for clinical validation and prioritization. *Hum. Mutat.* 36: 712–719.

[24] Waddington, S.N., Privolizzi, R., Karda, R., and O'Neill, H.C. (2016). A broad overview and review of CRISPR-Cas technology and stem cells. *Curr. Stem Cell Rep.* 2: 9–20.

第2章 激素检测

Measuring Hormones

Gerhard Binder 著
袁 峥 译 陈佳佳 巩纯秀 校

学习重点

- 内分泌疾病很少单独依靠激素值来诊断。
- 在连续的值中定义一个将疾病与健康分开的阈值是武断和人为的，而且容易出错。
- 因为没有 100% 的敏感性和特异性，任何的检测结果都可能是不可靠的。
- 如检测结果出乎意料，应考虑技术原因并排除。
- 通过将检测限制在有症状和体征的个体身上，可以增加这种疾病的预测概率。
- 针对具体情况选择灵敏度和特异性最高的内分泌检查。
- 应用对患者管理的检测结果很重要。

一、概述

与其他医学专业相比，内分泌学的优势在于，可以检测感兴趣目标，即激素，通过检测激素水平，根据其改变可以预测概率，以确认或排除某个诊断，并可监测治疗效果或进行研究。因为受体和受体后事件并不能直接被观察到，所以人体激素水平仅能反映内分泌系统的部分功能。不同个体对激素的敏感性有很大差异。此外，激素的自分泌和旁分泌效应通常不能通过血液中的激素浓度反映。

激素包括肽、多肽、蛋白质、类固醇、儿茶酚胺和碘酪氨酸，这些不同的化学物质需要不同的分析方法。肽易于快速降解，需要分析前进行保存处理。类固醇激素的免疫原性比肽类低，但它们具有非常相似的结构，因此，尽管通过质谱法（mass spectrometry，MS）可以很好地鉴别它们，但免疫分析法难以区分。

一份有关激素浓度的实验室报告具有客观性和准确性，但不能取代患者的病史和临床观察结果，并且内分泌疾病很少仅基于激素的值来诊断。本章的目的是解释如何使用和批判性地评估激素测量检测。

二、激素测定

目前使用的主要检测方法是免疫检测测定

法。一种激素的检测是因为它的免疫原性能够与针对它的捕获抗体结合，或者因为它与特定的激素受体或结合蛋白的亲和力。自从 1959 年放射免疫分析（radioimmunoassay，RIA）发明以来，技术已经有了相当大的进步[1]。新技术如用于抗体的生产和纯化、标准品蛋白的重组表达，以及多种非放射性标记技术，如酶 – 生成颜色、荧光团和发光分子等，都已开发出来。此外，新的分离方法，如抗体包被的微板、试管和微珠，已经彻底革新并简化了免疫分析方法[2, 3]。最近引入的自动化和多重分析缩短了从样品运送到实验室报告的时间，并降低了内分泌诊断的成本。这个过程包括缩短孵育时间，但有时可能会牺牲检测的质量。

经典竞争免疫分析（试剂限量分析）的原理是未知浓度的激素（样品）与已知量的标记激素（示踪剂）的竞争地结合有限的特异性抗体（图 2–1）。分离未结合的反应物后，待测的激素浓度与结合的示踪剂成反比。在这类检测中，灵敏度随着抗体数量的减少和孵育时间的延长而增加。另外，免疫分析灵敏度的一个相关决定因素是抗体的质量。使用激素标准品（校准剂）的稀释系列进行校准和计算样品浓度，从而将示踪信号转换为激素浓度。

非竞争性免疫分析（试剂过量分析）的原理是未知浓度的激素几乎完全与固相载体表面的大量特异性抗体（捕获抗体）结合。通过洗涤分离未结合的反应物后，与用第二个标记的特异性抗体（检测抗体）孵育，即可在双位点非竞争性免疫分析中检测激素，即所谓的三明治夹心法

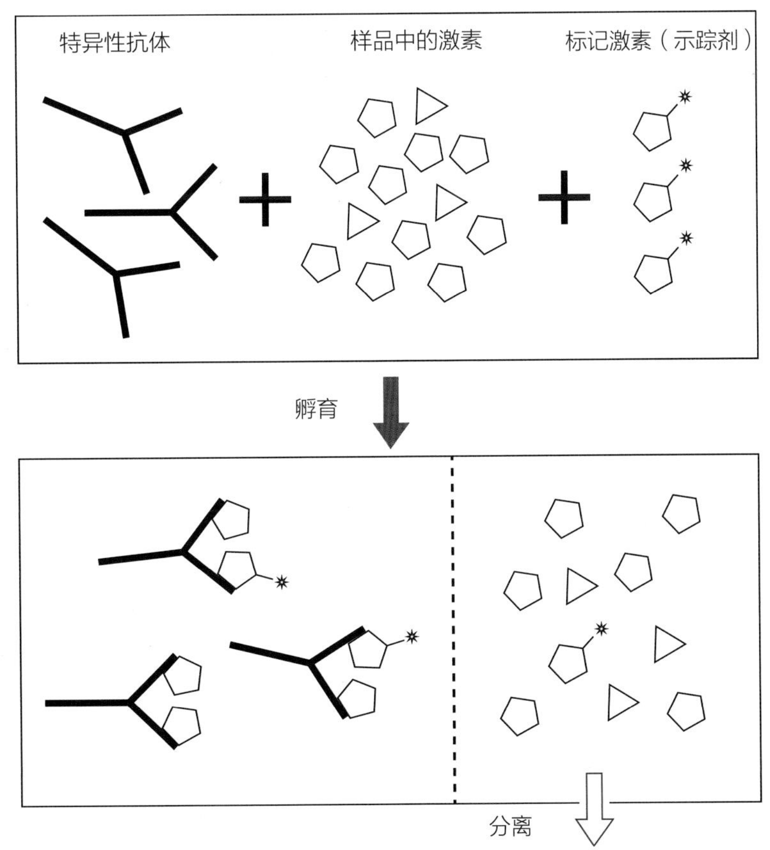

▲ **图 2–1　竞争免疫分析的原理**

样本中的激素（五边形）与有限数量的示踪剂（标记的五边形）竞争结合特定抗体。在分离未结合的示踪剂之后，剩余示踪剂的信号与样品中激素浓度呈负相关

（图 2–2）。在单个位点非竞争性免疫分析中，捕获抗体需满足检测抗体的特性。在非竞争性免疫分析中，激素的量与信号强度成正比。校准剂的稀释系列可以将信号转换成待测激素浓度。常用免疫分析的首字母缩略语见表 2–1。

多重技术可以在一个样品中同时测量多种激素。常用的基本免疫分析技术有是酶联免疫吸附实验测定和酶免疫分析测定。复合抗体可以通过将抗体耦联到微球珠子上并将不同的珠子混合，也可以或将不同的抗体点样到玻璃、硝酸纤维素或孔板上实现多重分析。多重分析的优点是节省了样品量、试剂、时间和金钱。多重技术适合大样本数或小样本量的无假设探究。

另一种测量激素的方法是基于质谱法的方法，如气相色谱 – 质谱（gas chromatography–MS，GC–MS）或液相色谱 – 串联质谱（liquid chromatography–tandem MS，LC–MS/MS）[4]。它的主要用途是测定类固醇激素的浓度，也可以用于儿茶酚胺的测量。基于质谱 MS 的方法通过激素的质量和电荷的物理特性来检测激素[5]。GC–MS 是识别鉴定几乎所有类固醇代谢紊乱异常疾病最佳的方法[6]。与免疫分析法相比，其主要优点是分析特异性更高，但主要缺点是样品的初始化学修饰（衍生化）耗时较长，才能使样品具有足够的挥发性进入气相。LC 简化了分离过程，不需要衍生化，但其特异性较低。GC 或 LC 可以分离类固醇，而 MS 或 TMS 在确定不同的类固醇代谢物时具有最高的特异性。其结果是一个离子色谱图，它可以与适当的标准相比较来定量样品中的类固醇。

由于 GC–MS 和 LC–MS/MS 的特异性，类固醇激素，特别是性激素，应通过这些方法来测定，但情况并非总是如此[7, 8]。最近关于这一话题的争论结果是内分泌协会的一个特别小组制定了一项指南强调，无论具体技术如何，类固醇激

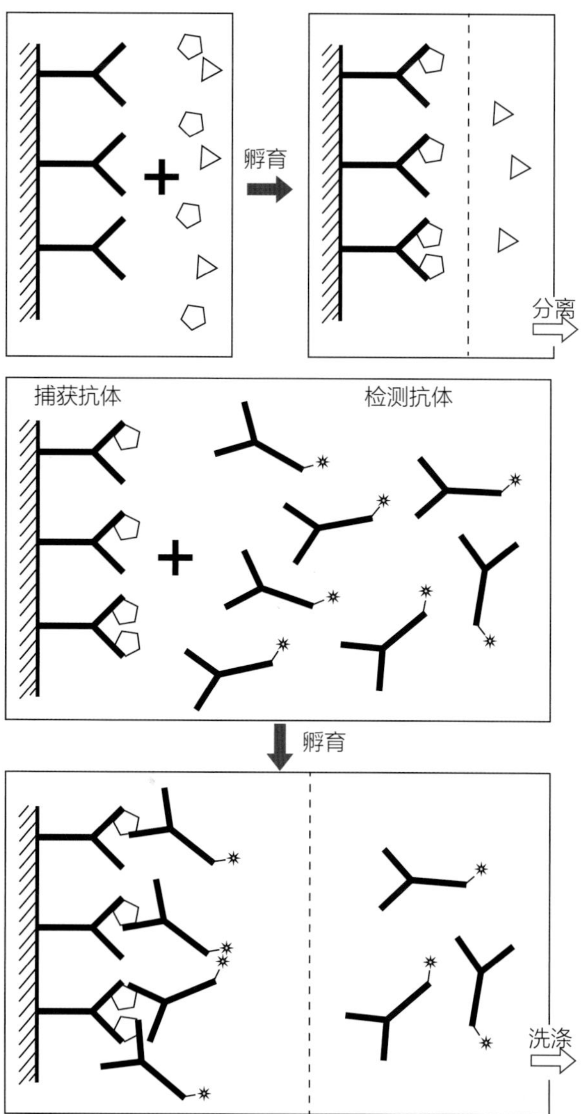

▲ 图 2–2　非竞争性双位点免疫分析的原理

样本中的激素（五边形）与过多的固相固定的特异性捕获抗体结合。在分离出未结合的抗体后，用第二个带有标记的所谓检测抗体与激素结合。分离未结合的检测抗体后，其余检测抗体的信号与样本中的激素浓度直接相关

素检测的有效性和质量是最重要的，因此没有推荐一个特定的检测技术[9]。与免疫分析相比，正在进行的 LC–MS/MS 的小型化和自动化试验可能会提高该方法的竞争力，并且促进该方法对激素的测定。

生物测定法是测定激素浓度的首选方法。例如，生长激素浓度首先是通过其对切除垂体的大鼠的胫骨近端骺软骨宽度的影响来测量[10]。在这

表 2-1　免疫测定方法的分析首字母缩略语及其含义

缩略语	分　析	标记（示例）	试　剂
RIA	放射免疫分析	^{125}J（抗原）	—
IRMA	免疫放射分析	^{125}J（抗体）	—
ELISA	酶联免疫吸附实验	碱性磷酸酶	测定以磷酸对硝基苯酚
EIA	酶免疫分析	过氧化物酶	正 - 苯二胺
FIA	荧光免疫分析	异硫氰酸荧光素	—
CLIA	化学发光免疫分析	鲁米诺	过氧物酶，H_2O_2
ECLIA	电化学发光免疫分析	钌	三丙胺

里测量的是激素的生物活性，而不是激素本身。生物测定法需要活的动物或细胞，而且耗时耗力，因此只能用于激素制剂（IRP，世界卫生组织的国际生物参考制剂）的标准化、药物开发和在研究实验室检测罕见的生物活性激素失活综合征或激素不敏感综合征。生物测定法可以解释激素缺乏的临床表现与免疫测定法测得的正常或高激素浓度之间的差异[11]。

三、激素检测有效性

第一个问题是，化验分析是否测量了它打算测量的东西。在一组相关患者和健康对照组的队列中，将相关分析的检测方法与参考的方法（即所谓的金标准分析）进行比较是回答这个问题的理想方法。但在儿科内分泌学中，金标准大部分是缺失的，唯一的例外是类固醇激素的测定，即气相色谱 - 质谱。作为确保检测有效性的另一种方法，GC–MS 已经定义了准确描述检测质量的标准[12, 13]，从而生成检测验证报告，其中包括检测的灵敏度（检测的局限性）、特异性、精密度和准确性的信息。

敏感性描述的是在极低浓度下的检测性能。检测甚至即使在没有激素的情况下，化验也可以给出检测信号，因此分析灵敏度的一种描述方法是最低检测浓度。该极限通常被定义为至少 20 次测量的不含激素的零标准测量值的平均值 +3SD 值。

定义分析灵敏度的一种更普遍流行的方法是所谓的定量极限或功能灵敏度。众所周知，激素浓度越低，重复测量的差异越大。因此，定量的极限是以批内变异系数（coefficient of variation，CV）低于 20% 的激素的最低浓度来定义的。定量的极限度在分析报告中规定，低于此水平的浓度不能测量，通常报告为"＜ X"，其中 X 是检测的下限。这样的报告并不能证明在样本中不存在这种有激素，但它显示了一个非常低的、不可检测的浓度。

测定灵敏度的差异是由抗体的质量、信号的类型及其放大扩增和所用的检测方法引起的。为了准确定量极低的激素浓度，应选择定量最低限度的测定法。

特异性要求检测抗体只检测激素而不检测其他。对于某些激素来说，检测分析特异性是一个巨大的挑战，如具有非常相似和微小结构的类固醇激素，或者以不同亚型或亚单位循环的蛋白质激素，如生长激素、人绒毛膜促性腺激素或甲状腺旁腺激素。在这些情况下，有必要确定应该检测到哪些异构体。

结合特异性是检测抗体的一个重要质量指标特性。来源于多个 B 细胞克隆的多克隆抗体比仅检测激素的一个表位的单克隆抗体特异性更低。然而，即使是针对一个表位的单克隆抗体的这种特异性也可能不足以防止与其他激素的交叉反应。为了提高夹心三明治法的特异性，我们使用了两种不同的单克隆抗体来检测同一激素上的两个不同的表位。另一种提高特异性的方法是通过吸附、溶剂萃取或层析，从样品中分离出交叉反应物。交叉反应应保持在非常低的水平，并在分析验证报告中记录和指定说明。除了抗体特异性外，其他因素，如结合蛋白、抗激素自身抗体或异嗜性抗体，也都可能显著地影响免疫分析的特异性。

精密度描述的是一种化验方法在样品的重复测量中产生相同数值的能力。重复性取决于分析过程中的几个因素，包括移液量、手动或自动移液器、孵化时间、洗涤步骤、温度、试剂稳定性和质量。低浓度的激素比高浓度的激素更难测量精确。精密度是通过计算分析批内和批间的变异系数来量化的。包含不同浓度的 2～3 个质量控制样品（理想情况下覆盖激素的相关浓度范围），在每次试验中重复测量。检测批间变异系数是 20 次不同测定批次的标准差与平均值的比值，在特定所需的一种激素浓度下应低于 15%[3]。由于是基于同一样品在一次批内的多次测量，批内的方差应低于 10%。通常，批间的变异系数要高于批内的变异方差系数。

由于检测的批间精度低于批内精度，建议的做法是对纵向研究样本集中一次性检测。应该记住，在患者的随访期间，实验检测值的增加或减少，部分是由分析的精确度不足引起的。出乎意料的高或低激素值往往倾向于回归平均值，这是一种统计现象，可以使重复数据中的自然变化看起来像真正的变化[14]。

准确性描述了测定值与“真实”值的距离接近程度。全国实验室间比较项目旨在提供质量控制，使来自不同实验室和不同检测分析方法的激素测量保持在可容忍一定的准确度范围内。经认证的激素实验室必须参加此类外部质量评估程序项目。使用的比较标准很少是金标准测试，如 GC-MS。更多的情况是选择参加外部质量评估计划的所有实验室的测量结果的平均浓度作为“真实”激素浓度。

准确度也通过每次化验运行过程中包含的对照样品进行验证，因此必须进行内部质量控制，在每次化验运行过程中夹带三个激素浓度不同的标准质控样品。为此，质控样品必须事先在单独的化验程序中测量 15～20 次。计算了这些测量值的平均值 ±2 标准差，并定义了每个质量控制样品的目标范围。质量控制样品的测量浓度需要在规定的目标范围内，以确保分析运行的正确技术性能（图 2-3）。当质控样品结果脱离目标范围时，应重新分析，直到质控样品的值在规定的置信区间内。反复化验失败表明存在技术或操作员问题，必须予以纠正。

免疫分析试剂中含有随时间变化的生物化学物质，厂家应告知购入者相应信息，因为这些物质可能导致化验测量值异常，影响测量的准确性。

四、测量激素时的技术陷阱

当测定结果出乎意料时，可能是技术原因，应予以排除。在竞争性免疫分析测定中，信号量与样品中的激素量成反比，从而计算出激素浓度。任何能够干扰抗体与标记抗原（示踪剂）结合或干扰示踪剂沉淀的混杂因素都会导致激素浓度的低信号和错误明显增加。在非竞争性免疫测定中，信号量与激素量直接相关，但如果抗体与激素的结合受到干扰也可能会导致错误信号。

内源性自身抗体，如自身免疫性甲状腺炎中的甲状腺球蛋白自身抗体或治疗中的生长激素缺

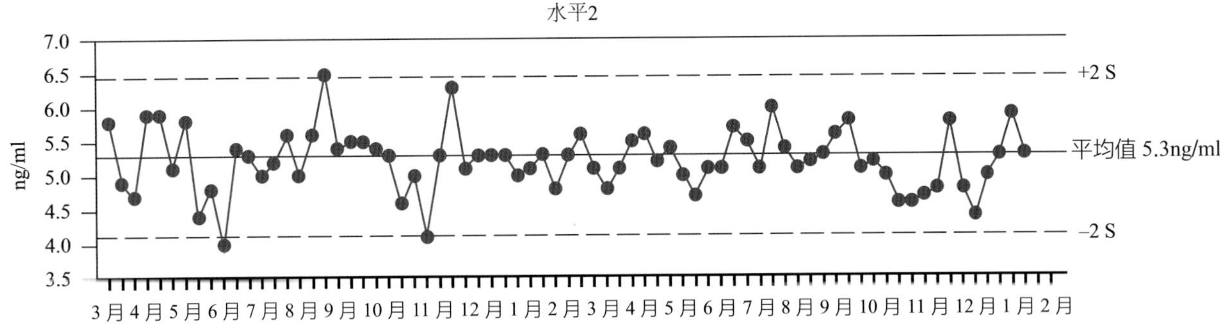

▲ 图 2–3 内部质量控制的控制图

三个不同激素浓度的质控样品被纳入任何一次化验。结果绘制在内部控制图上。当质量控制样本的结果在定义的置信区间内时，可以发布患者数据。该图中只显示了三个质量控制样本中的一个样本的结果，所有内部控制结果都应在置信区间内

乏症儿童中存在的抗生长激素抗体，在使用竞争性检测时可能会导致虚高值[15]。这可能是由于冲洗掉了与人类抗激素抗体结合的示踪剂。但是在非竞争性分析测定中，这种抗体可能会干扰“抗体–配体–抗体”夹心，导致错误的低值。在这种情况下，用特异性方法检测样品中的干扰抗体是有帮助的。此外，当测量到的信号不是呈线性方式减少或增加时，对样品稀释系列的测量可能会提示干扰抗体的存在。

异嗜性和人源性抗小鼠抗体包括一组不明确的 IgM 或 IgG 类抗体[16, 17]，亲和力低，反应性广。它们最初被描述为单核细胞增多症中的绵羊红细胞凝集剂。它们在约 40% 的血液样本中浓度很低，而且大多数都具有抗牛的特性，可能是由于喝牛奶和吃肉引起的。在有自身免疫性和炎症的个体中，可能存在较高浓度的异嗜性抗体或抗鼠抗体，在非竞争性免疫分析测定中，在没有激素的情况下，它们能建立捕获抗体和检测抗体的桥接。这种桥接会导致错误的高数值假高或假阳性结果（图 2–4）。

另外，异嗜性抗体可以选择性地仅结合或阻断捕获检测抗体，导致错误的假低数值或假阴性结果。为了避免这种干扰，免疫分析测定的制造商在大多数免疫分析试剂中添加来自动物血清的非免疫原性 γ–免疫球蛋白作为阻断试剂，允许

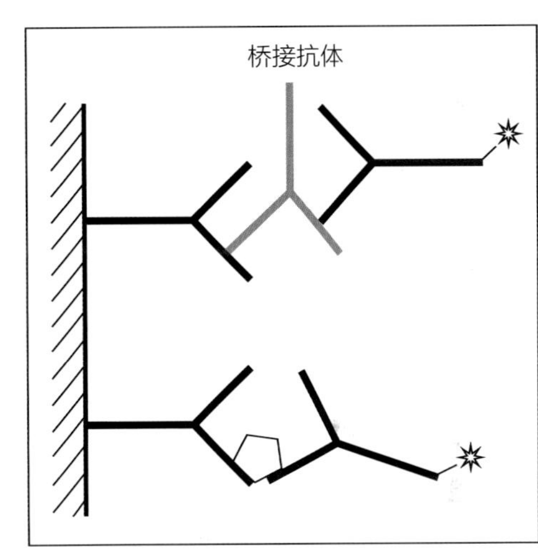

▲ 图 2–4 通过桥接抗体进行干扰

异嗜性抗体广泛存在于人血清中，虽然亲和力较低，但具有广泛的反应性。该方案图示说明了这些抗体在非竞争性双部位免疫分析中的作用。异嗜性抗体可以在没有激素的情况下在捕获抗体和检测抗体之间架起一座建立桥梁，这种桥接会导致错误的假高结果

干扰异嗜性抗体结合。然而，在异嗜性抗体和免疫分析抗体存在 Fab–Fab 相互作用的情况下，这样的阻断试剂可能不会有效。从动物血清中提取非免疫原性的 γ–免疫球蛋白来丰富大多数免疫分析试剂，这些免疫球蛋白充当封闭试剂，允许干扰性异嗜性抗体结合。然而，在异嗜性抗体和免疫分析抗体的 Fab 段和 Fab 段相互作用的情况下，这种封闭剂可能无效的。

竞争性免疫分析不太容易受异嗜性抗体的影响，因为捕获抗体数量的减少很少足以降低信

号。据报道，由于异嗜性抗体或抗小鼠抗体导致 fT_4、fT_3、TSH、降钙素、IGF–1、睾酮、LH、FSH 和催乳素的测量不正确[16, 17]。

“钩状效应”描述的是，免疫测定法分析在激素含量升高超过分析校准器化验校验仪最高浓度的情况下时测出的虚假低测量值[18]。这种故障主要发生在非竞争性的双位点夹心分析中，当所有反应物都一起加到反应管中时。可能的机制是，与捕获抗体结合后，剩余的游离激素几乎完全与检测抗体结合，从而阻止了捕获抗体与检测抗体之间的桥接。随后的洗涤步骤消除了大多数检测抗体，从而导致重大的信号明显损失和错误的低样品值（图 2–5）。有趣的是，在两步非竞争性分析中也观察到了“钩状效应”。这里，激素和两种抗体的复杂相互作用被提出。已经观察到降钙素、促甲状腺素、催乳素和人绒毛膜促性腺激素的检测均具有“钩状效应”。

基质效应描述的是除了激素以外样品的任何特征，当检测对血清进行验证的测定用于其他液体（如唾液、羊水或胸膜液）时，基质效应很明显。为了将效价维持在同一水平，需要改变化验方法及其试剂。重要的是，校准品的制备必须与样品采用相同的基质，并且对于内部和外部质量控制也是如此，这有时具有挑战性。溶血过程中释放的物质还可能由于血细胞释放的酶的比色效应或蛋白水解效应而干扰血清中激素的准确测量。因此，应始终监测血清和血浆的溶血程度，如果可能，应根据溶血程度校正化验结果。

结合蛋白（如 TBG、GHBP 或 IGFBP3）在测量激素时是潜在的混杂因素，因为它们与检测抗体竞争结合激素。这种干扰可以通过沉淀、提取或水解及使用高亲和力抗体来减少这种干扰。在 IGF–1 检测中，样品的初始酸化导致 IGF–1 与 IGFBP 解离，并加入具有第一高特异性抗体和过量未测 IGF–2 的再重新中和缓冲液。IGF–2 占据了 IGFBP 的 IGF 结合位点并阻断了对检测的干扰。

五、临床检测的有效性

检测是否能预测激素缺乏、过量，还是正常这一问题，是测量激素用以区分健康和非健康情况的主要原因。激素分析或测定经常声称对诊断是敏感或特异的，但临床比实验室结果更重要。对每个病例鉴别疾病与非疾病情况，其准确性并没有实现[19, 20]。

理想的情况是，阳性的检测结果意味着疾

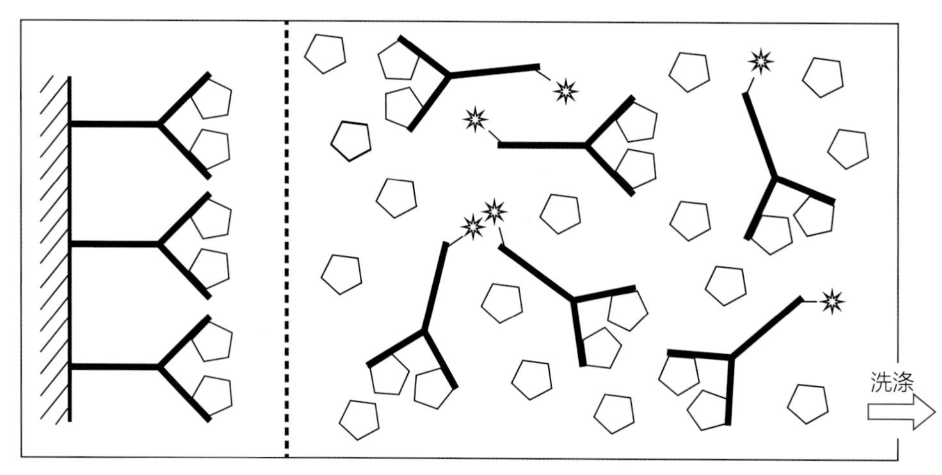

▲ 图 2–5 钩状效应

在非竞争性双部位夹心检测中，激素含量过高超过检测校准器的最高浓度可能会导致假的低检测结果或假阴性检测结果。该图显示了所有可用的抗体结合位点的完全饱和，阻断了捕获抗体和检测抗体的桥梁

病，而阴性的检测结果则意味着排除疾病，但实际情况要复杂得多。阳性结果可能是假阳性，阴性结果可能是假阴性[21]，原因是个体和检测间的变异差异、随机（随机和不可预测的）事件、错误的适应证、分析前错误、样品混淆、异嗜性抗体、分析错误和内分泌系统的复杂性，这些都不能通过单一激素试验完全反映出来。要处理这种缺陷，需要对使用激素测试的可能性和局限性进行批判性审视。

在 2×2 的表格中显示了测试结果和患者的真实状态（表 2–2）。灵敏度是指患病个体通过检测发现患病的概率，而特异性是指健康个体通过测试错误检测的可能性（表 2–3）。灵敏度和特异性接近 100% 的测试是非常好的，但这些测试特性是在最初的审批过程中研究的，估计有时过于乐观。在适当的临床环境招募申请批准的人中，可能不会涵盖健康和疾病个体的全部表型谱，这可能会引发不能实现的预期结果[20]。对于临床决策，重要的是要记住，如果没有 100% 的灵敏度和特异度，任何检测结果都可能有错误。

对于临床医生来说，检测的预测价值比其敏感性和特异性更重要。一个阳性或阴性的检测结果，如何准确地预测疾病或没有疾病？阳性预测值描述的是检测呈阳性的患者实际患病的概率，而阴性预测值描述的是检测阴性的患者实际没有患病的概率，这两个值称为测试后概率。预测值不仅取决于测试的敏感性和特异性，而且在很大程度上取决该疾病与被检测受试者群体中疾病的患病率或测试前的预检测概率（图 2–6）。因此，这些值结合了测试的准确性（产生真实值的内在能力）和医生的诊断观点思维和决策的质量。只在没有疾病的情况下才使用的高准确率测试（预测试概率为 0）将只产生假阳性结果，而仅在有疾病的情况下使用的低准确度测试（预试概率为 100%）将只产生真阳性结果。如果疾病的预测概率高，则阳性测试结果可能是正确的，如果疾病的预测概率低，则测试结果阴性可能是正确的。

表 2–2　一个显示诊断测试可能结果的 2×2 表格

测试结果	真实疾病状态	
	患病组	健康组
阳性	真阳性	假阳性
阴性	假阴性	真阴性

表 2–3　定义测验效度的主要参数的公式

参　数	公　式
诊断灵敏度（以 % 为单位）	测试呈阳性的患者 / 全部患者 ×100
诊断特异性（以 % 为单位）	测试呈阴性的非患者无病者 / 全部非患无病者 ×100
阳性预测值（PPV）	测试呈阳性的患者 / 全部化验呈测试阳性的人
阴性预测值（NPV）	测试呈阴性的无病者测试呈阴性的非患者 / 全部所有测试呈阴性的人
阳性似然比（LR+）	患者测试呈阳性的百分比 / 非患者无病者测试呈阳性的百分比
阴性似然比（LR–）	患者测试呈阴性的百分比 / 非患者无病者测试呈阴性的百分比

相反解释的后测概率很低，因为两个后测概率的总和总是 100%。

站在实际的角度，只有当检测结果明显改变达到内分泌疾病的大概率时，才应该使用这种检测。如果检测前诊断是有把握的（预试概率接近 100%），即使是高灵敏度和高特异度的测试也不会助于诊断（图 2-6）。相反，如果检测前诊断概率很低（＜ 0.1），则检测后诊断概率没有显著差异，检测不会对诊断做出贡献（图 2-6）。

阳性似然比是一个新的术语，它描述了在有疾病的情况下获得阳性结果可能性与在没有疾病的情况下获得相同阳性结果可能性的比值。换句话说，即患有疾病的人比健康的人高数倍的概率取得阳性结果。该测试特性与疾病的预测概率无关，因此阳性似然比是比阳性预测值更好的内分泌测试质量标准。一个好的诊断测试应该 LR+ 显著高于 1。根据有的疾病试验前可能性和 LR+ 的知识，如果试验呈阳性，则有可能计算试验后的概率。阴性似然比被定义为存在疾病的情况下错误地获得阴性检测结果的可能性与健康情况下正确获得阴性结果的可能性的比值。因此，一个好的检测应该使 LR– 明显低于 1。

就像所有的数量性状一样，来自大量人群（包括患病个体）的激素值已经建立了一个从很低到很高的连续体。因此，在这个连续体中定义一个将疾病与健康分开的界限是随机任意的、人为的，容易出错。在阅读对实验值的解释时，牢记这一点是有帮助的。因为它可以防止仅仅基于激素值的错误判断。许多检查并不能为医疗实践提供很好的依据。

针对内分泌检测，我们可以解决设置两种不同的决策临界值。常用的限值是激素浓度在健康人群中个体激素浓度的 95% CI，但 95% CI 外的 5% 也可以出现在健康个体中。因此，必须强调的是，存在疾病的可能性与患者的激素水平和判定界值的距离有关。例如，TSH 值为 6.5mU/L 会使原发性甲状腺功能减退的可能性低于 TSH 值为 120mU/L，但两者都超出了 95% CI 的范围。

儿科激素分析的一个主要问题是缺少参考值，这需要大量的健康儿童队列，涵盖从早产儿

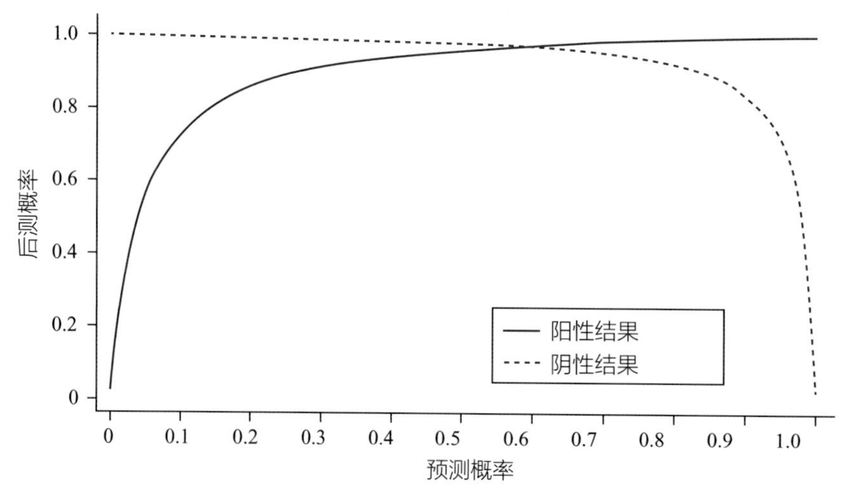

▲ **图 2-6　测试后概率取决于疾病的测试前概率**

测试前概率（被测试组中患病个体的患病率）是测试预测中的一个主要因素：给定一个诊断测试灵敏度为 98%、特异度为 96% 的诊断测试，该图显示了阳性测试正确提示地指示存在疾病的测试后概率如何从预测概率几乎为 0 的非常低的值增加到预测概率为 50% 时的约 96%。此正向预测值由连续线表示。相反，当前测概率低于 50% 时，阴性测试正确指示无病状态的后测概率非常高，达到 98%，但当前测概率在 50%～100% 时，该概率会增加。此负预测值由虚线表示（改编自 Matthews and Farewell[21]）

到青少年的整个年龄范围，并包括相同数量的男女个体。对于具有昼夜节律的激素，也需要白天的参考区间。但是由于伦理原因，很难在健康的未成年儿童中进行这样的检查，特别是采血。因此，血液中激素的大多数参考值都是通过疾病诊断性静脉穿刺后的剩余血标本测定的，没有提高儿科参考数据报告的质量。关键在于查看厂家提供的用于计算儿科参考数据的血液样本数量，从而发现这些参考数据是否可靠。远低于 50 的样本不太可能构成从 2.5 个百分位数到 97.5 个百分位数的参考范围，计算这些百分位数至少应该有 120 例来计算。早产儿的激素参考值大多缺乏，当没有可用的参考数据时，对测试结果的解释是一种猜测。

另一种确定界限定义临界值的可能方法是进行比较研究。因表型相似而接受测试的患者的测试结果并长期跟踪，直到每个人的疑似诊断得到证实或排除[22]。理想的临界值（切点值）被定义为真正阳性和真阴性之和达到最高值时。这样的分析通常由受试者操作者特征曲线图来完成。这种不偏不倚的分析使用诊断测试的每个可能结果作为潜在可能的临界值，并计算其灵敏度和特异性。将这些对数据的集合绘制在图表上，x 轴为特异性（假阳性），y 轴为敏感性（真阳性）（图 2-7）。在灵敏度和特异性的权衡中，使用结合了最多真实测试结果（阳性和阴性）的临界值，并且在 ROC 分析图中，通常选择曲线上最接近左上角的点。曲线下面积表示正确测试结果的概率，并能够比较同一诊断目的的不同测试的准确性。

测量激素的一个主要问题是缺少免疫分析的标准化。标准化的目的是用不同的分析方法获得相同且正确的结果[23]。气相色谱 - 质谱可用作类固醇激素、儿茶酚胺和甲状腺激素的分析比较器，但不能用于蛋白质激素的测定，因为 GH 和

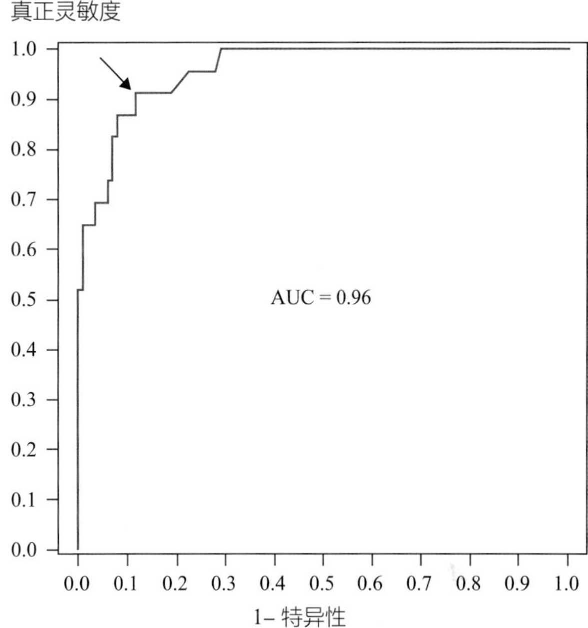

▲ 图 2-7 受试者操作特征曲线图分析

ROC 分析是一种统计工具，通过最大化检测的临床敏感性和特异性来定义无偏见的诊断界值。这项分析的前提是存在两个准确定义的群体，包括患病个体和非疾病个体，理想情况下群体大小相同。然后，对于每个可能的检测结果，在图表上绘制灵敏度（患病个体的阳性检测，y 轴）和 1– 特异性（无疾病个体的阳性检测结果，x 轴）。选择正确结果数最多的测试结果（箭）作为分界点。在这里，确定了青少年 GHRH–精氨酸试验的分界值

IGF–1 等激素浓度大多依赖于测定而不能直接比较[24]。因此，这些激素的决定限度切点值取决于化验结果，但这一事实并未反映在内分泌指南中，该指南建议只推荐一个浓度值作为临界值。在缺乏标准化测量的情况下，内分泌诊断在很大程度上依赖于样本被送往的实验室。这在诊断生长激素缺乏症、生长激素过多和其他内分泌疾病时得到了证明，在这些疾病中，实验室化验值尤其重要[25, 26]。

只要测定方法的差异是系统性的，降低实验室间差异是可行的，但是使用不同的校准品成为一个主要问题。重组激素标准的出现，是由质量单位而不是生物活性来定义的，朝着标准化迈出了一大步。现在建议以质量单位而不是生物活性

来报告检测结果，因为这一特性不是通过免疫分析测定来衡量的。引入一种单一的重组标准制剂作为所有生长激素检测的校准品，显著降低批间差异。此外，因为多克隆抗体的可用性总是有限的，也有人呼吁某些免疫测定要使用专用单克隆抗体来增加的抗体特异性，并减少批次间的差异。

对于基础激素浓度，标准差分数有可能解决这个问题，至少在一定程度上是这样。SD 评分是基于参考队列的，与年龄相关的标准化浓度。它们被其定义为参考组的测量浓度和参考队列平均浓度的差值除以参考组的标准差。当存在正态分布时，-1.88～+1.88 的 SD 得分区间包含第 3～97 个百分位数的值。与激素浓度相比，SD 评分理想情况下是不依赖于检测，能够直接比较不同测定的测量值，但 SD 得分的质量取决于参考队列（与年龄、性别和青春期相关）的充分适当性，以及用于计算 SD 值的数学模型，然而这一点经常被忽略。

根据参数或非参数方法的使用，相同的原始数据可以转换为不同的平均值和 SD。健康对照组的激素浓度值很少呈现正态分布，但有必要使用参数统计分析来进行 SD 计算。在 SD 计算中需要使用参数统计分析。这个问题的一个常见解决方案是浓度值的对数变换，因为对数值经常遵循正态分布，从而可以正确计算平均值和 SD[3]。因此，要正确计算患者样本浓度的单个 SD 分数，首先需要对测量的浓度进行对数转换。如果没有数学方法得出原始数据的正态分布时，则应使用百分位数。

与标准化（standardization）相反，同化（harmonization）的目的是在不同的分析测定中提供相似的结果，但这些结果可能都存在偏差。因此，在没有标准的情况下，同化是一个可接受的目标。例如，在荷兰生长激素测量是通过一个中央对照样品来进行同化的，该样品具有确定的生长激素含量，并被送到所有常规实验室[26]。该样本是从一组健康成年人运动后捐献的血清池中制备的，包含最初的每次 GH 测定，当检测 10 次后，通过共识值除以检测的平均值来计算同化因子。然后，根据同化因子对实验室测得的所有生长激素值进行校正。这一程序显著减少了荷兰生长激素测量的实验室间差异。另一种调和的方法是，根据每个免疫测定在相关浓度区间内的个体表现，通过转换因子或其他数学方法调整单个测定的生长激素测量值[27]。

六、刺激试验、抑制试验和节律谱系

内分泌学的一个硬核是动态检测。虽然激素谱的目的是显示自发激素分泌的内源性动力学，但刺激和抑制试验用于阐明基础激素值未能满意反映的内分泌腺或途径的功能状态。这些试验测试很耗时，可能需要住院治疗，特别是当这些试验有风险时。

部分激素缺乏症似乎可以通过刺激性激素水平而不是非刺激性激素水平更早地被发现[28]。此外，生长激素和促性腺激素的脉冲式分泌不能用单一的激素值来衡量。使用重组下丘脑或垂体激素作为刺激物的刺激试验是一种强大的挑战，它会导致目标腺体以特定的时间依赖方式最大限度地释放一种激素。这些试验的反应，反映了对刺激的敏感性和短时间内对刺激的敏感性和可获得激素的数量，但与神经分泌功能障碍相比，它们并不一定反映腺体的整体功能，就像在经典 GHD 与神经分泌功能障碍相比中所看到的那样。一些刺激试验属于内分泌诊断的标准，如 GnRH 试验（促性腺激素释放激素试验）用于诊断性早熟，GH 刺激试验（生长激素刺激试验）用于诊断生长激素缺乏症。

刺激试验的主要缺点是标准化程度低，缺乏

完善的临界值[29]。在循证医学和医学经济约束的时代，多种刺激试验（如联合垂体刺激试验）的联合应用已逐渐被合理的检验方法取代。当检测的预测诊断概率足够高、检测被充分地评价，而且基础检测的结果不足以支持诊断时应用。例如，对于中枢性甲状腺功能减退的诊断来说，连续的 T_4 测定至少与 TRH 试验（甲状腺激素释放试验）有同样的信息量[30]。目前仅少数抑制试验还被使用，如库欣综合征的地塞米松抑制试验和生长激素过量而进行的葡萄糖抑制试验。

激素的谱系描述最能代表激素分泌，但除常规诊断所需外，能获得的额外信息有限。以特定的时间间隔多次抽取血样或由泵连续抽取。关于如何从原始数据中提取信息，有许多不同的数学选项，平均值和标准差、AUC（平均值乘采样持续时间）和最大值或最小值是可用的参数，最有价值的通常是平均值和最大峰值[29]。更困难的是如何确认峰的数目和幅度，已经开发了几种计算机化的峰检测算法，如脉冲星（PULSAR）和星系团（Cluster）。这些不同的方法具有科学研究意义，但与激素过多或缺乏的常规诊断无关。常规使用这种谱系的缺点是重现性差和费用高。

七、激素试验的正确应用

医生勾选内分泌激素的检测项目，信息发送到一个涵盖所有人体液体分析物（包括激素）测量的普通医学实验室。患者的实验室报告通常附有由实验室医生确认的自动推导的解释。虽然该程序看起来方便快捷，但它并不会改变儿科医生的责任，即正确选择测试参数、测试环境、采集瓶的适当使用、正确运输到实验室（表 2–4）和临床评估。临床医生可以遵循以下几条规则来减少无意义或错误的检测结果的频率[3]。

表 2–4 主要分析前步骤和选项

步 骤	选 择
预约时间	早晨或晚些时候，进食或禁食状态
药物处理	服药前或服药后，服药暂停时间
标本	收集管，立即冷却，快速离心
对标本的记录	管材标签和记录
中间存储器	温度和时间
运送	温度和时间

1. 通过将试验限制在有体征和症状的个体或属于高危险组的度可疑的群个体中，从而增加疾病的预测概率。换句话说，病史和临床检查是第一位的，然后才是实验室检查。

这一规则最突出（尽管不好）的例子是 GHD 的诊断。GH 刺激试验的敏感性和特异性相对较低，均为 80%。如果在一定的年龄没有使用激素诱导，特异性可能会降低到低于 70%[31, 32]。GHD 的发病率为 1/4000，远低于特发性矮小（患病率为 1/33），并且在推荐的起始年龄段出现。因此，将检测试验限制在持续低生长速度、骨龄明显延迟和血清 IGF–1 浓度低的个体是可取的。这些规则显著增加了预测概率，并显著减少了假阳性的数量。

规则的例外也有一些，最好的例子就是新生儿先天性甲状腺功能减退和先天性肾上腺增生的筛查试验。筛查试验独立于患者的临床表型和医生的判断，因为它是推荐给每个新生儿的。这些检测需要很高的敏感度来检测疾病，并且界限值是由专门的实验室定义。非选择性使用和所需的高灵敏度会导致很高的假阳性率（表 2–5）。在必须检测所有受影响患病的新生儿的情况下，这种检测弱点是可以容忍的。

2. 根据具体情况选择灵敏度和特异性最高的内分泌试验。

表 2-5 新生儿筛查试验的召回率、阳性预测值和患病率

疾病	召回（n）	召回（%）	确诊病例（n）	阳性预测值（%）	患病率	漏诊
甲状腺功能减退	528	0.08	207	35.2	1∶3277	9
先天性肾上腺增生	2164	0.33	39	1.3	1∶17394	2

经筛查的新生儿人数为 678 362 人，数据引自 2010 年德国的筛查

遵循这条规则可能是最困难的任务。这本书包含了许多针对特定疾病的特定内分泌测试的建议，但这只是一方面。另一方面是具体化验的分析和临床有效性，我们可能不能确切地知道这一点。临床医生的任务是获得实验室提供的激素检测质量的相关信息。

3. 只使用那些试验结果对患者管理很重要的测试。

致谢

感谢 Jürgen Kratzsch、Markus Langkamp、Michael B. Ranke 和 Karin Weber 批判性地阅读了手稿，并提供了宝贵的建议，并感谢 Peter-Michael Weber 绘制了大部分图表。

参考文献

[1] Yalow, R.S. and Berson, S.A. (1959). Assay of plasma insulin in human subjects by immunological methods. *Nature* 184 (Suppl 21): 1648–1649.

[2] Elmlinger, M.W. (2011). Laboratory techniques, quality management and clinical validation of hormone measurements in endocrinology. In: *Diagnosticsf Endocrine Function in Children and Adolescents*, 4th Revised and extendede (ed. M.B. Ranke), 1–31. Basel:Karger.

[3] Nakamoto, J. and Fuqua, J.S. (2007). Laboratory assays in pediatric endocrinology: common aspects. *Pediatr. Endocrinol. Rev.* 5 (Suppl 1): 539–554.

[4] Eneroth, O., Hellstroem, K., and Ryhage, R. (1964). Identification and quantification of neutral fecal steroids by gas-liquid chromatography and mass spectrometry: studies of human excretion during two dietary regimens. *J. Lipid Res.* 5: 245–262.

[5] Sanchez-Guijo, A., Hartmann, M.F., and Wudy, S.A. (2013). Introduction to gas chromatography-mass spectrometry. In: *Hormone Assays in Biological Fluids, 2nd Edn., Methods in Molecular Biology*, vol. 1065 (ed. M.J. Wheeler), 27–44. New York: Springer Science+Business Media.

[6] Krone, N., Hughes, B.A., Lavery, G.G. et al. (2010). Gas chromatography/mass spectrometry (GC/MS) remains a pre-eminent discovery tool in clinical steroid investigations even in the era of fast liquid chromatography tandem mass spectrometry (LC/MS/MS). *J. Steroid Biochem. Mol. Biol.* 121 (3–5): 496–504.

[7] Taieb, J., Mathian, B., Millot, F. et al. (2003). Testosterone measured by 10 immunoassays and by isotope-dilution gas chromatography-mass spectrometry in sera from 116 men, women, and children. *Clin. Chem.* 49 (8): 1381–1395.

[8] Huhtaniemi, I.T., Tajar, A., Lee, D.M. et al. (2012). Comparison of serum testosterone and estradiol measurements in 3174 European men using platform immunoassay and mass spectrometry; relevance for the diagnostics in aging men. *Eur. J. Endocrinol.* 166 (6):983–991.

[9] Wierman, M.E., Auchus, R.J., Haisenleder, D.J. et al. (2014). Editorial: the new instructions to authors for the reporting of steroid hormone measurements. *J. Clin. Endocrinol. Metab.* 99 (12): 4375.

[10] Evans, M.E., Simpson, M.E., Marx, W., and Kibrick, E. (1943). Bioassay of the pituitary growth hormone. Width of the proximal epiphyseal cartilage of the tibia in hypophysectomised rats. *Endocrinology* 32: 13–16.

[11] Binder, G., Benz, M.R., Elmlinger, M. et al. (1999). Reduced human growth hormone (hGH) bioactivity without a defect of the GH-1 gene in three patients with rhGH responsive growth failure. *Clin. Endocrinol. (Oxf)* 51 (1): 89–95.

[12] Findlay, J.W., Smith, W.C., Lee, J.W. et al. (2000). Validation of immunoassays for bioanalysis: a pharmaceutical industry perspective. *J. Pharm. Biomed. Anal.* 21 (6): 1249–1273.

[13] Andreasson, U., Perret-Liaudet, A., van Waalwijk van Doorn, L.J. et al. (2015). A practical guide to immunoassay method validation. *Front. Neurol.* 6: 179.

[14] Barnett, A.G., van der Pols, J.C., and Dobson, A.J. (2005). Regression to the mean: what it is and how to deal with it. *Int. J. Epidemiol.* 34 (1): 215–220.

[15] Schneider, A.B. and Pervos, R. (1978). Radioimmunoassay of human thyroglobulin: effect of antithyroglobulin autoantibodies. *J. Clin. Endocrinol. Metab.* 47 (1): 126–137.

[16] Kricka, L.J. (1999). Human anti-animal antibody interferences in immunological assays. *Clin. Chem.* 45(7): 942–956.

[17] Brugts, M.P., Luermans, J.G., Lentjes, E.G. et al. (2009).

Heterophilic antibodies may be a cause of falsely low total IGF1 levels. *Eur. J. Endocrinol.* 161 (4): 561–565.

[18] Leboeuf, R., Langlois, M.F., Martin, M. et al. (2006). "hook effect" in calcitonin immunoradiometric assay in patients with metastatic medullary thyroid carcinoma: case report and review of the literature. *J. Clin. Endocrinol. Metab.* 91 (2): 361–364.

[19] Ransohoff, D.F. and Feinstein, A.R. (1978). Problems of spectrum and bias in evaluating the efficacy of diagnostic tests. *N. Engl. J. Med.* 299 (17): 926–930.

[20] Reid, M.C., Lachs, M.S., and Feinstein, A.R. (1995). Use of methodological standards in diagnostic test research. Getting better, but still not good. *JAMA* 274 (8):645–651.

[21] Matthews, D.E. and Farewell, V.T. (2015). Diagnostic tests. In: *Using and Understanding Medical Statistics*, 5th, revised and extendede, 295–308. Basel: Karger.

[22] Binder, G., Schweizer, R., Blumenstock, G., and Braun, R. (2015). Inhibin B plus LH vs GnRH agonist test for distinguishing constitutional delay of growth and puberty from isolated hypogonadotropic hypogonadism in boys. *Clin. Endocrinol. (Oxf)* 82 (1):100–105.

[23] Stenman, U.H. (2013). Standardization of hormone determinations. *Best Pract. Res. Clin. Endocrinol. Metab.* 27 (6): 823–830.

[24] Clemmons, D.R. (2011). Consensus statement on the standardization and evaluation of growth hormone and insulin-like growth factor assays. *Clin. Chem.* 57 (4):555–559.

[25] Bidlingmaier, M. and Freda, P.U. (2010). Measurement of human growth hormone by immunoassays: current status, unsolved problems and clinical consequences. *Growth Horm. IGF Res.* 20 (1): 19–25.

[26] Ross, H.A., Lentjes, E.W., Menheere, P.M. et al. (2014). Harmonization of growth hormone measurement results: the empirical approach. *Clin. Chim. Acta* 432:72–76.

[27] Müller, A., Scholz, M., Blankenstein, O. et al. (2011). Harmonization of growth hormone measurements with different immunoassays by data adjustment. *Clin. Chem. Lab. Med.* 49 (7): 1135–1142.

[28] Rose, S.R., Ross, J.L., Uriarte, M. et al. (1988). The advantage of measuring stimulated as compared with spontaneous growth hormone levels in the diagnosis of growth hormone deficiency. *N. Engl. J. Med.* 319 (4):201–207.

[29] Binder, G., Huller, E., Blumenstock, G., and Schweizer, R. (2011). Auxology-based cut-off values for biochemical testing of GH secretion in childhood. *Growth Horm. IGF Res.* 21 (4): 212–218.

[30] Mehta, A., Hindmarsh, P.C., Stanhope, R.G. et al. (2003). Is the thyrotropin-releasing hormone test necessary in the diagnosis of central hypothyroidism in children. *J. Clin. Endocrinol. Metab.* 88 (12):5696–5703.

[31] Marin, G., Domené, H.M., Barnes, K.M. et al. (1994). The effects of estrogen priming and puberty on the GH hormone response to standardized treadmill exercise and arginine-insulin in normal girls and boys. *J. Clin. Endocrinol. Metab.* 79: 537–541.

[32] Molina, S., Paoli, M., Camacho, N. et al. (2008). Is testosterone and estrogen priming prior to clonidine useful in the evaluation of the growth hormone status of short peripubertal children? *J. Pediatr. Endocrinol. Metab.* 21: 257–266.

第3章 胎儿内分泌学

Fetal Endocrinology

Harshini Katugampola，Evelien F. Gevers，Mehul T.Dattani 著

隋圣斌 译 李乐乐 巩纯秀 校

学习重点

- 由于存在胎盘屏障，胎儿的内分泌环境独立于母体。母体激素在穿越胎盘屏障时大多由有生物活性转变为无生物活性的激素。
- 正常的垂体发育有赖于复杂的基因的共同调控。大多数先天性垂体功能减退病例是特发性的，可能涉及未知的或多个基因和（或）环境因素共同作用。
- 肾上腺功能的发育是胎儿－胎盘单元的一个组成部分。类固醇基因的转录受到严格的时空调控，该过程产生的类固醇激素在维持子宫内环境稳态、胎儿成熟及娩出后适应宫外环境起到了非常重要的作用。
- 婴儿的 HPA 轴非常容易受到外界环境的影响。内源性糖皮质激素会被胎盘灭活，而人工合成的糖皮质激素则很容易穿透这个屏障，所以在使用外源性糖皮质激素时需要权衡利弊，对于有明确获益者方可使用。
- 从功能性角度说，妊娠中期胎儿表现为原发性和三发性甲状腺功能减退，到妊娠晚期表现为轻度的三发性甲状腺功能减退，直至生后 2 个月，下丘脑－垂体－甲状腺轴的功能才发育完全成熟。
- 依据 TSH 水平不能鉴别继发性和三发性甲状腺功能减退。
- SRY 是男性性分化过程中的一个重要调控因子。卵巢的发育同样也是一个动态的过程，并不是一个默认的过程，一些重要的调节因子包括 WNT/FZD/CTNNB1，FOXO/FOXL2 和 TGF-β/SMAD 通路参与其中。
- 男性的表型分化是由睾丸支持细胞分泌的睾酮和 AMH 共同介导的。
- DSD 的性别判定需要全面的临床、生化和分子评估，之后由多学科医师参与共同讨论决定。
- 儿茶酚胺由交感神经原、肾上腺髓质的神经内分泌嗜铬细胞和肾上腺外的嗜铬细胞产生，在胎儿的心血管功能、胎儿对缺氧的反应及生存方面发挥至关重要的作用。分娩过程中被激发释放出的儿茶酚胺有助于胎儿适应子宫外环境。

- 胎儿的糖代谢基本上不依赖于糖调节激素。胎儿能量来源于母体胎盘源源不断的葡萄糖，胎儿自己内源生成的葡萄糖则很少。
- 一个正常足月产的婴儿在出生后数小时内血糖浓度会立即下降，与此同时反调节激素迅速活化从而保证了血糖的稳定。
- 在低血糖时采血化验相关指标大多可以明确新生儿低血糖的病因，采血后立即纠正低血糖可以避免相关并发症和死亡的发生风险。
- 与母体相比，胎儿的钙和磷的浓度维持在一个相对高的调定点水平，尤其是在孕晚期，该阶段胎儿的骨钙化需求最高。钙敏感受体存在于甲状旁腺、肾小管、骨和软骨及其他多种组织中，这些受体通过调节甲状旁腺激素、降钙素、FGF23、维生素 D 的产生和分泌及尿钙的排泄来调节钙的水平，从而在全身钙代谢中发挥重要作用。
- 当新生儿出现血钙水平异常时，评估婴儿及母亲钙、白蛋白、磷酸盐、肌酐、碱性磷酸酶、维生素 D、尿钙 – 肌酐比值和磷的重吸收率等指标对阐明遗传病因具有重要意义。
- 胎儿的生长是一个复杂的过程，涉及基因、表观遗传和环境因素的相互作用。IGF 对胎儿生长至关重要，而 IGF 由母体供应的营养物质调节。出生后生长的调节因子如 T_4、生长激素和性激素对子宫内胎儿生长的作用有限。
- 在胎儿期，由于程序化的激素系统的作用，合成代谢过程很少受到激素的干扰从而维持胎儿遗传物质本身的保守性。分解和产热激素的产生也受到限制。胎盘介导的基质供应过程也很少变化，这主要是因为影响该过程的激素作用有限。
- 胎儿的肾上腺皮质和自主神经系统，对胎儿生后从宫内环境过渡至宫外环境至关重要。随后，由于生后不再有母体连续的营养供应和短暂的基质缺陷，需要依赖甲状旁腺激素 – 降钙素系统和内分泌胰腺调节机制的成熟。

一、概述

正常妊娠的终止是以足月成熟胎儿的娩出为标志，这需要母体 – 胎盘 – 胎儿的自分泌、旁分泌、内分泌网络的相互协调。激素水平的剧变是妊娠期最具特征性的变化。

在 20 世纪初，人们认识到胎儿和胎盘共同发挥内分泌功能。一个经典的概念假设，胎盘作为一个临时的内分泌器官，合成妊娠期类固醇激素。Egon Diczfalusy 在 50 年前的工作是研究母 – 胎激素复合体，并定义了胎儿 – 胎盘单位的概念，这在儿科内分泌领域具有开创性的意义[1]。

胎盘激素分泌对妊娠很重要，并受到严格的调控。它们可以调节蜕膜化、胎盘发育、血管生成、子宫内膜容受性、胚胎着床和免疫耐受等过程。着床和胎盘形成后，维持妊娠对于胎儿的发育至关重要。从胎儿到新生儿的内分泌变化很重要——因为分娩的开始意味着失去子宫内环境特有的保护，而相应内分泌激素变化可以使胎儿迅速适应子宫外生活（表 3–1）。人们对激素作用机制的认识及分子遗传学的进展有助于阐明胎儿内分泌系统和许多先天性内分泌疾病的病生理基础。此外，胎儿 – 围产期内分泌系统的形成对成年期内分泌系统的功能也具有一定影响。

本章我们将综合讲述胎儿发育内分泌学，包括胎儿内分泌系统的发育、宫内到宫外环境的过渡，以及胎儿和新生儿内分泌学的前沿发现；阐明一些先天性内分泌疾病的遗传学病因，能够促进对内分泌疾病的诊断及新治疗药物的发展。

二、激素的胎盘转运

胎盘扩大了母体和胎儿间物质交换的面积。绒毛膜的绒毛结构是胎盘的基本结构单位，它包括外部被胎儿的血管突出包围的合体滋养层和内部的细胞滋养层，其中胎盘外部的合体滋养层能在绒毛内部空间和母体直接进行物质交换[2]。随着绒毛的成熟，细胞滋养层明显缩小，到胎儿足月时，只有一层合胞滋养细胞分离母体血液和胎儿毛细血管内皮[2]。由于大多数多肽不能穿过胎盘屏障，胎儿内分泌环境很大程度上是独立于母体激素的。随着激素分子量的增加，由胎盘介导的物质转运减少，分子量在 0.7～1.2kDa 的激素转运受到限制或不能进入胎儿腔室[3]。不过，母体的 IgG 是一个例外，因为它在妊娠早期能通过胞饮方式主动转运给胎儿，并在妊娠晚期呈指数增长[4]。这一过程提供产后的被动免疫，在婴儿降生后的数月内非常重要。

激素经胎盘转运可能涉及代谢和灭活机制（表 3-1 和图 3-1），如皮质醇、雌二醇、甲状腺素、三碘甲状腺原氨酸和儿茶酚胺[5-8]。

母体和胎儿的皮质醇浓度相差近 10 倍，高浓度的皮质醇对胎儿有害，因此皮质醇在穿过胎盘时会被胎盘酶灭活以保护胎儿[9]。重要的是，胎盘细胞含有Ⅱ型 11β- 羟类固醇脱氢酶（11β-HSD2）亚型，这种酶可以将有生物活性的母体皮质醇转化为无活性的可的松[9]。但是，外源性给予母体地塞米松却不能被该酶灭活，会使胎儿暴露于合成糖皮质激素环境中。这一机制可以促进早产儿胎肺成熟。单剂量地塞米松对母亲和婴儿看似安全，但长期慢性接触却可能产生相反作用[10]。最近，一篇综述纳入了超过 4730 的女性和 5650 名婴儿的实验得出的结论认为，产前多次应用糖皮质激素虽然能减少呼吸窘迫综合征和严重婴儿结局的发生风险[11]，但同时会导致胎盘和胎儿严重生长迟缓[12]。低出生体重和生后出现的不良后果，如高血压、2 型糖尿病、脑卒中和冠状动脉相关疾病。啮齿类动物模型显示产前接触糖皮质激素对血压、血糖、下丘脑 – 垂体 – 肾上腺（hypothalamo–pituitary–adrenal，HPA）轴和后代记忆功能有不良影响[13, 14]。此外，最近的研究表明在大鼠模型中，与对照组相比，子宫内糖皮质激素接触导致未来两代会出现出生体重下降和糖耐量异常。这些效应是通过母系或父系遗传的，是一种表观遗传机制。对于有早产风险的孕妇，产前常规使用糖皮质激素对新生儿有明确获益。然而，对于怀疑患有先天性肾上腺皮质增生症（congenital adrenal hyperplasia，CAH）的胎儿，不推荐在妊娠期使用糖皮质激素来减少胎儿男性化，但是尚需进一步研究[16, 17]。

在妊娠前 3 个月，母体甲状腺激素经胎盘进入胎儿循环，这对胎儿的神经发育至关重要，之后胎儿甲状腺发育可以合成甲状腺激素。血 – 绒膜 – 胎盘调节 TH 的转运数量以确保在胎儿发育的每个阶段都有足够浓度的 TH，从而保护发育中的胎儿免受高浓度碘化酪氨酸（与胎儿流产有关）的影响[18]。胎盘组织中有内环单脱碘酶，它可以把大部分甲状腺素去碘化为无活性的反式三碘甲状腺原氨酸，并将有活性的 3, 5, 3- 三碘甲状腺原氨酸转化为无活性的二碘甲状腺原氨酸[8, 19]。妊娠早期，部分 T_4 通过胎盘进入胎儿，胎儿体液中存在高浓度的游离 T_4（0.5～2nmol/L），而在妊娠 8 周，胎儿脑组织中仅能检测到很低浓

表 3-1 胎儿内分泌环境

胎儿特有的内分泌系统	胎儿	• 主动脉旁的嗜铬细胞系统 • 中间垂体 • 胎儿肾上腺区
	胎盘	• 黄体酮的生成 • 垂体样激素（hCG、hCS，或 hPL、GH、hCT、ACTH、α-MSH）的异位生成 • 下丘脑样神经肽（TRH、GnRH、GHRH、CRH、生长抑素）的异位产生 • 生长因子（IGF-1、IGF-2、VEGF、EGF、FGF、PDGF、TGF）的产生
	胎儿 - 胎盘单位	• 雌激素的产生（雌二醇、雌酮、雌三醇、雌三醇）
主要的胎儿激素及代谢物		• 催产素 • 降钙素 • 皮质酮 • 反式三碘甲状腺原氨酸 • 硫酸化的碘甲状腺原氨酸
胎儿激素活动的中和作用	受体或受体后不成熟	• T_3 • GH • 泌乳刺激素 • 雌激素
	无活性代谢物的产生	• 皮质醇灭活为皮质酮 • T_4 转化为 rT_3 • T_3 转化为 T_2 • 儿茶酚胺被儿茶酚胺降解酶代谢 • 雌二醇转化为雌激素
胎儿的内分泌适应		• 胎儿肾上腺→胎盘雌激素分泌的调节 • 胎儿睾丸→性分化的调控

子宫的内分泌环境很特殊，其有独特的内分泌适应以及强效激素灭活机制，使胎儿存活并成功过渡到子宫外生活。ACTH. 促肾上腺皮质激素；α-MSH.α 黑素细胞刺激激素；CRH. 促肾上腺皮质激素释放激素；EGF. 表皮生长因子；FGF. 成纤维细胞生长因子；GH. 生长激素；GHRH. 生长激素释放激素；GnRH. 促性腺激素释放激素；hCG. 人绒毛膜促性腺激素；hCS. 人绒毛膜促生长激素；hPL. 人胎盘催乳素；hCT. 人绒毛膜促甲状腺素；IGF-1/IGF-2. 胰岛素样生长因子 -1/2；PDGF. 血小板源性生长因子；rT_3. 3, 3′, 5′-（反式）三碘甲状腺原氨酸；T_2. 二碘甲状腺原氨酸；T_3.3, 5, 3′- 三碘甲状腺原氨酸；T_4. 甲状腺素；TGF. 转化生长因子；TRH. 促甲状腺素释放激素；TSH. 促甲状腺激素；VEGF. 血管内皮生长因子

度的 T_4[20-22]。据报道，亚临床型或轻度未治疗甲状腺功能减退症的母亲，其所生婴儿有行为和智力障碍 [23]。不过，这也可能与甲状腺过氧化物酶抗体经胎盘转运有关 [23]。

胎盘是雌激素合成的主要部位。Edward Doisy 的开创性研究发现了存在于孕妇尿液中的三种形式雌激素（雌二醇、雌三醇和雌酮），在整个妊娠期胎儿循环血液中和出生时的脐带血中也发现了这类激素。按照时间来算，孕期女性比未怀孕女性的雌二醇及雌酮浓度高 100 倍，雌三醇浓度要高达 1000 倍。胎盘 17β - 羟类固醇脱氢酶（17β-HSD）把有活性的雌三醇转变成无活性

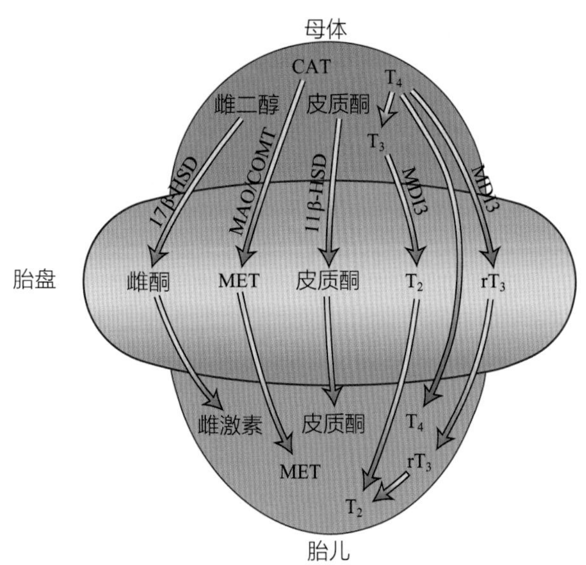

▲ **图 3-1 母体 – 胎儿转运过程中胎盘对激素的灭活作用**

相关酶 17β– 羟类固醇脱氢酶和 11β–HSD 如下。CAT. 儿茶酚胺；COMT. 儿茶酚 –O– 甲基转移酶；MAO. 单胺氧化酶；MDI3. 三碘甲状腺原氨酸单去碘酶；MET. MET 外显子；rT_3. 3, 3′, 5′–（反式）三碘甲状腺原氨酸；T_2. 二碘甲状腺原氨酸；T_3. 3, 5, 3′– 三碘甲状腺原氨酸；T_4. 甲状腺素

的雌酮，这样就避免了成熟胎儿暴露于过多的雌激素环境中[7]。

三、胎儿内分泌系统的发育

胎儿内分泌系统于妊娠早期开始发育，并受到精确而严密的调控。内分泌学的一个核心原则是激素的循环浓度受到严格调控，即激素的调控有一个调定点，负反馈机制将浓度维持在这个调定点上下的一定范围内。妊娠期是一种特殊的状态，即胎儿和母亲的内分泌系统通过第三内分泌系统，即短期存在的胎盘相互作用。到分娩时已经有许多内分泌轴形成了反馈机制。在胎儿的内分泌系统内及胎儿、母体和胎盘组织之间形成了一个动态的生物分子交换，但这些相互作用的复杂性仍有待充分阐明。

（一）垂体发育

1. 垂体胚胎学

成熟的垂体由腺垂体（前叶和中叶）和神经垂体（后叶）组成。发育中的垂体具有双重胚胎起源，即前叶和中叶来自口腔外胚层，后叶来自神经外胚层，起源于漏斗部。漏斗部形成于腹侧间脑中线，是发育中的中枢神经系统的一个特定区域。虽然目前缺乏有关人类垂体发育过程的直接证据，但在其他物种中有许多发现。这些过程似乎在所有脊椎动物中高度保守，如斑马鱼、两栖动物、鸡和啮齿动物，重要的是其中小鼠垂体的发育已被阐明[25-28]。垂体的形成和功能依赖于一系列信号分子和转录因子有序的时空表达，这些信号分子和转录因子在器官形成、细胞增殖、模式选择和终末分化中发挥关键作用。垂体形成所需的诱导交互作用（诱导物与调节蛋白相互作用而启动基因转录的过程）的迭代性质使得它对功能丧失和突变都非常敏感[29]。

人类垂体开始形成于妊娠第 4～6 周。垂体后叶由神经元的轴突组成，起源于下丘脑的大细胞体，被分别定义为视上核、视交叉上核和室旁核。前两者释放精氨酸加压素，后者释放催产素[30]。垂体前叶起源于垂体基板。在小鼠中，垂体基板出现在胚胎发育的 7.5 天。在胚胎第 9 天时基板内陷形成初步 Rathke 囊，随后发育成腺垂体的前叶和中叶。在垂体器官发生的早期需要维持 Rathke 囊和间脑的毗邻关系，而神经外胚层和口腔外胚层之间的相互作用对垂体发育的初始阶段至关重要。

2. 下丘脑和垂体柄的发育

下丘脑从前部视交叉延伸到后部乳头体，被划分为不同的吻端 – 尾端区域（视上区、视前区、结节区和乳头体部）及三个内侧 – 外侧区（脑室周围区、内侧区和外侧区）[31]。视前核、下丘脑前核、背内侧核、腹内侧核和结节乳头核位于内侧区，视前核和下丘脑外侧核在外侧区[31]。

Rathke 囊内陷使部分腹侧间脑的腹侧外翻形成漏斗，而后形成垂体后叶和垂体柄。垂体柄包含垂体门脉系统及穿过下丘脑正中隆起的神经元连接。下丘脑基部的正中隆起内部是毛细血管床，其中的下丘脑细小细胞神经元分泌垂体激素。通过垂体门脉系统释放 7 种前 / 中垂体激素。细小细胞神经元也能分泌催产素和精氨酸加压素，尽管其浓度远低于大细胞神经元，但小细胞来源的精氨酸加压素与促肾上腺皮质激素释放激素协同作用来调节促肾上腺皮质激素的释放[30]。因此，下丘脑很明显是通过作用于垂体来发挥作用的，而垂体是调节生长、生殖和代谢的重要中枢[32]。

关于下丘脑发育的研究在缓慢前进中，因为它本身的复杂性——可能因为其解剖位置和不同的细胞群和神经元亚型的存在，目前很缺乏其在分子水平调控的相关数据[33, 34]。此外，下丘脑内基因表达的研究对多种神经元亚型和下游生理过程具有敲除作用，使得这些过程难以破译。

3. 人类胎儿下丘脑和垂体的发育

早在妊娠 3 周时，就可辨别出胎儿前脑，到妊娠 5 周可以区分间脑和端脑。妊娠 5 周时，Rathke 囊与原始咽口分离[33, 35, 36]，7 周时下丘脑、垂体柄和垂体后叶发育基本完成。这时，蝶鞍的底部发育已完成，并将腺垂体与原始肠分开。到妊娠 10～14 周时，下丘脑神经元中已有多种神经肽，如生长抑素、生长激素释放激素、促甲状腺激素释放激素和促性腺激素释放激素。妊娠 15～18 周时，神经束之间的连接形成。妊娠 30～35 周时，即门静脉血管延伸到下丘脑时，垂体门静脉血管系统继续成熟并开始发挥功能。

终末 Rathke 囊由祖细胞增殖形成，它们会逐渐迁移到腹侧。在小鼠胚胎发育中，有一个能表达 Sox2 且在垂体前叶形成所有类型细胞的祖细胞增殖带，该增殖带位于腔隙周围区域并在成年小鼠中持续存在[37–39]。分化的垂体前叶细胞类型，包括泌乳素细胞、生长激素细胞、促肾上腺皮质激素分泌细胞、促甲状腺激素细胞和促性腺细胞，这些细胞出现在妊娠 7～16 周[36]。妊娠 10～12 周时垂体前叶细胞内分泌颗粒变得明显，在妊娠 10～17 周时可通过免疫分析法识别出垂体激素[36, 40]。

4. 垂体发育的基因调控

正常垂体发育是一个紧密合作、细致协调的过程，受到一系列复杂的基因相互作用的级联调控，其中涉及转录因子和信号分子。它们在器官功能、细胞增殖、细胞模式和终末分化中发挥关键作用[32]（图 5–3）。

最初，垂体原基内的细胞能够分化成所有类型的细胞。信号分子和转录因子在垂体发育的关键时期相继表达，其后再减弱（图 3–2）。随着垂体发育的最早期标志物如同源盒基因（*Hesx1*）在胚胎干细胞中表达，形成了后续一系列信号通路并介导这些干细胞向不同的终末形态分化。早期表达的基因涉及器官的功能和下游靶基因的抑制和激活，这些靶基因在引导细胞走向特定的命运中有特定的作用。

人们从小鼠自发或人工诱导突变的研究中认识到很多人类垂体疾病，而识别与人类垂体疾病相关的突变，反之又可以帮助我们明确负责这一重要内分泌器官在胚胎发育中的基因级联反应。具体涉及人类下丘脑 – 垂体疾病的基因突变见表 3–2[41]。

许多基因与下丘脑 – 垂体疾病相关的综合征有关。

GLI3：在声呐刺猬蛋白（sonic hedgehog，SHH）信号通路中发挥作用，单倍体剂量不足可导致与多指、下丘脑功能紊乱、下丘脑错构瘤和垂体功能减退相关的 Pallister–Hall 综合征[42, 43]。

PITX2：该基因突变被确定为 Axenfeld–Rieger 综合征的病因之一，该综合征涉及眼部、牙齿和下丘脑异常[44]。*Pitx2* 敲除小鼠表现为垂

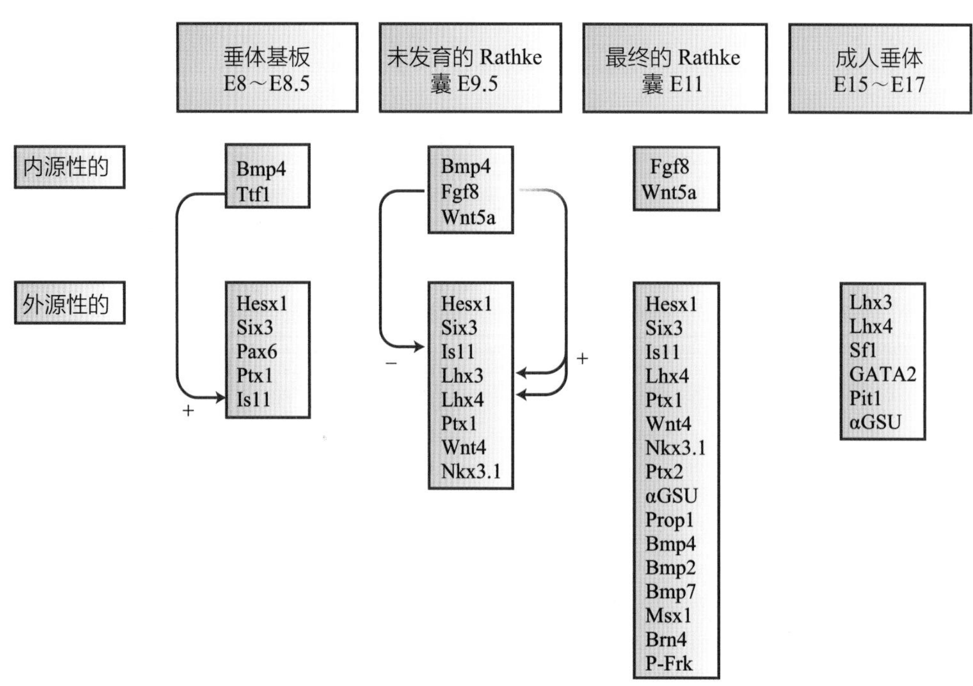

▲ 图 3-2　参与垂体前叶发育的转录因子和信号分子

体发育不全及 *Ghrh* 受体、*Gh*、*Fsh*、*Lh*、*Tsh* 基因表达的降低 [44]。

ARNT2：一种基本的螺旋 – 环 – 螺旋结构的转录因子，对室旁核和视上核的正常发育至关重要。该基因的突变与严重的垂体功能低下相关，包括生长激素、促甲状腺激素和促肾上腺皮质激素不足及尿崩症伴进行性小头畸形、癫痫、严重的视力障碍、严重学习困难、肾和泌尿系异常 [45]。

罕见的单纯性垂体激素缺乏与相应下丘脑释放激素或释放激素受体的突变有关。例如，由于 *GHRHR* 突变导致的家族性 GH 缺乏，由于 *TRHR* 突变导致的 TSH 缺乏，以及由于 *GNRHR* 突变导致的促性腺激素缺乏 [46–48]。在大多数先天性垂体功能减退的病例中，并没有明确的基因方向的病因，这说明还涉及其他未知基因或环境因素的作用。

5. 胎儿垂体 GH 及 PRL 的产生

人类 GH 和 PRL 都是由垂体前叶的促生长激素细胞产生的。在妊娠 8～10 周时胎儿垂体可以合成并分泌 GH。垂体 GH 含量从妊娠 10 周时的 1nmol（20ng）左右增加到妊娠 16 周时的 45nmol（1000ng）。在妊娠早期，胎儿血浆 GH 浓度在 1～4nmol/L，在妊娠中期时增加到约 6nmol/L。血浆 GH 浓度在妊娠后半期逐渐下降到 1.5nmol/L 的平均浓度 [36]。人类促生长激素细胞在妊娠 9～16 周时主要对 GHRH 产生反应，而对生长抑素的反应则在妊娠后期产生，导致妊娠后期血浆 GH 水平进行性下降到 1.5nmol/L[36]。人类足月婴儿中，血浆 GH 对 SS 和 GHRH 及胰岛素和精氨酸的反应已经成熟 [36, 49]。妊娠中期垂体门静脉血管系统发育成熟后血浆中高 GH 浓度表明其无限制的分泌 [36]。生后不久，就开始出现生长激素脉冲分泌 [50]，此时的峰值浓度高于以后任何时期，因此生后不久随机采集 GH 样本可用于检测新生儿期的生长激素缺乏症，但是在后期是不能的。

与生长激素相比，胎儿血浆中 PRL 的浓度在妊娠 30 周之前较低，足月时达到平均峰值浓度，约为 11nmol/L（图 3–3）[51–53]。脑垂体 PRL 含量在妊娠 12～15 周逐渐增加，TRH 促进 PRL 的释放，多巴胺抑制 PRL 的释放。PRL 的下丘

表 3-2　小鼠和人类下丘脑 – 垂体发育表型的比较 [41]

基　因	*HESX1*	*OTX2*	*SOX2*	*SOX3*	*GLI2*	*FGF8*	*LHX3*	*LHX4*	*PROP1*	*POU1F1*	*ARNT2*	*PNPLA6*	*TCF7L1*
蛋　白	HESX1	OTX2	SOX2	SOX3	GLI2	FGF8	LHX3	LHX4	PROP1	POU1F1（PIT1）	ARNT2	PNPLA6	TCFL1
小鼠的功能缺失突变的表型	无眼或小眼，胼胝体发育不全，透明隔缺失，垂体发育不良或发育不全	前脑和中脑，嗅觉基板，视觉基板的缺失	纯合子缺失突变：致死；杂合子小鼠和剂量不足：生长不良，生育率降低，中枢神经系统异常，无眼；垂体发育不全，所有细胞类型减少	生长不良，虚弱，颅面异常，ACC，下丘脑和漏斗畸形	N/A	前脑无裂，抗利尿激素和催产素减少，GnRH 神经元减少	Rathke 囊发育不良	轻度的垂体前叶发育不全	垂体前叶发育不全伴促生长激素细胞、催乳素细胞、甲状腺细胞、促肾上腺皮质激素细胞和促性腺激素细胞减少	垂体前叶发育不全，生长激素细胞、催乳素细胞和甲状腺细胞减少	垂体前叶发育不全，TRH，生长抑素，催产素和 CRH 缺乏，抗利尿激素神经元减少	N/A	前脑、眼和脑垂体的缺陷
人类的表现型	多样性：SOD、CPHD、IGHD 伴 EPP。垂体前叶发育不全或缺失；垂体后叶异位或正位。突变频率：＜ 1%	无眼症，APH，垂体后叶异位，漏斗部缺失突变频率：2%～3% 的无眼症 / 小眼症案例	促性腺激素分泌不足性性腺机能减退；APH、海马体异常，双侧无眼 / 小眼，胼胝体异常、学习困难、食道闭锁、感音神经性听力丧失，下丘脑错构瘤。突变频率：8/235	IGHD、智力减退、垂体功能低下、APH、漏斗发育不全、EPP、中线异常。突变频率：6%(重复)，1.5%(突变)	前脑无畸形、垂体机能减退、颅面畸形、多指，单一鼻孔，单一中切牙，部分 ACC。突变频率：1.5%	前脑无裂症，促性腺激素性腺功能减退症，ACTH 和 TSH 缺乏、尿崩症	GH、TSH、促性腺激素缺乏伴垂体发育不全。ACTH 不足的各种表现，颈短而硬。多样性感音神经性听力损失。突变频率：13%	GH、TSH、皮质醇缺乏、颅咽管持续存在、小脑扁桃体异常；APH，异位 / 正位的垂体后叶，漏斗缺失。突变频率：1.2%	GH、TSH、PRL 和促性腺激素缺乏，进展性 ACTH 缺乏，脑下垂体增大伴退化。突变频率：散发病例 1.1%，家族性病例：29.5%	多样性的垂体前叶发育不全伴 GH、TSH 和 PRL 不足。突变频率：散发病例 3.8%，家族性病例 18%	TSH、GH、ACTH 缺乏症、尿崩症、垂体前叶小、膀胱输尿管反流、肾损害、视力损伤、进行性小头畸形的新生儿癫痫发作	Oliver-Mc-Farlane 综合征；睫毛粗长，先天性垂体功能低下，视网膜变性伴脉络膜萎缩；促性腺激素减少性性腺功能减退	视 – 隔发育不良伴多样性垂体功能低下
遗传学（人类和小鼠）	人类：显性或隐性；小鼠：隐性	杂合子：单倍体剂量不足 / 显性抑制	人类：从头的单倍体不足；小鼠：单倍体不足相关的杂合突变	小鼠和人类：X 连锁隐性	人类：单倍体不足	人和鼠都有：AR，部分病例为 AD	两物种都为隐性遗传	小鼠：隐性；人类：隐性 / 显性	都为隐性	小鼠：隐性；人类：显性 / 隐性	常染色体隐性	常染色体隐性	常染色体显性

ACC. 胼胝体发育不全；ACTH. 促肾上腺皮质激素；APH. 垂体前叶发育不良；CNS. 中枢神经系统；CPHD. 联合性垂体激素缺乏症；EPP. 垂体后叶异位症；GH. 生长激素；IGHD. 孤立性生长激素缺乏；N/A. 不适用；PRL. 催乳素；TSH. 甲状腺激素刺激素

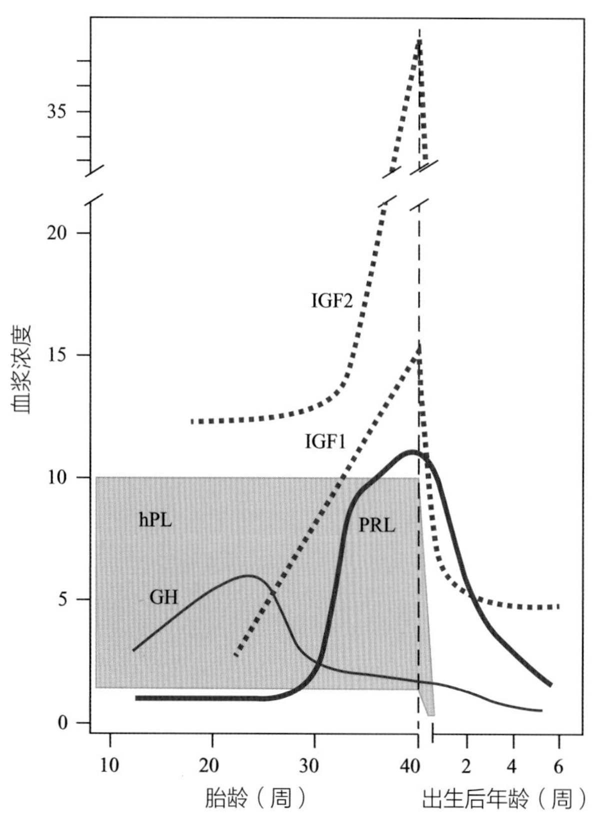

▲ 图 3-3 人胎盘催乳素（hPL）、生长激素（GH）、催乳素（PRL）、胰岛素样生长因子 -1（IGF-1）和胰岛素样生长因子 -2（IGF-2）在妊娠期和新生儿期的血浆变化模式，阴影部分表示胎儿血浆 hPL 浓度的范围

引自 Bala et al[51]，Bennett et al[52]，Kaplan et al[53]

脑调控机制直到妊娠后期和生后数月内才逐渐成熟[36, 49]。妊娠最后 3 个月，胎儿血浆 PRL 浓度明显升高，与胎儿血浆雌激素浓度的上升基本一致，但 PRL 的升高滞后了数周[36, 49]。

生长激素在生后婴儿体内通过作用于肝脏和其他组织中的受体刺激 IGF-1 的产生，并在较小程度上刺激 IGF-2 的产生。尽管其受体 mRNA 存在于胎儿其他组织中，但胎儿肝脏中 GH 受体 mRNA 水平和受体结合较低[36]。然而，无脑儿的生长及先天性生长激素缺乏的新生儿的生长几乎正常，这表明除 GH 外有其他因素在刺激胎儿胰岛素样生长因子的产生和营养方面起重要作用[54, 55]。妊娠前 3 个月，大多数胎儿组织中都存在 PRL 受体，这表明促进乳汁分泌的激素可能在妊娠早期的器官和组织发育中发挥重要作用[40, 55]。特别是 PRL 可能促进胎儿生长和骨骼 / 脂肪组织的成熟，也可能刺激肺表面活性物质的合成，因为在呼吸窘迫综合征的婴儿的脐带血清中 PRL 的浓度降低。

胎盘催乳素也被称为绒毛膜促生长激素，由 3 个基因编码：*PL-A*、*PL-B* 和 *PL-L*。其位于染色体 17q22 上，包含生长激素 / 胎盘催乳素基因簇——包括两个分别编码垂体 GH（GH-N）和胎盘 GH（GH-V）的基因。胎盘生长激素由合胞体滋养层细胞产生[56]。它在妊娠中后期急剧上升，于 34～37 周达到峰值并在胎盘娩出后的 1 小时内从血液循环中消失[57]。胎盘分泌的 GH 进入母体循环并降低了母体对胰岛素的敏感性，从而为胎儿生长保留葡萄糖及其他营养物质。

PL 在结构上与 GH 同源，但在功能上与 PRL 更相似，其能直接分泌到胎儿和母亲的循环中。妊娠 6 周时可在母体循环中检测到 PL，足月时胎儿 PL 浓度为 20～50ng/ml。在啮齿类动物中，催乳素影响胰岛素的产生，有证据表明 PRL 和 PL 信号通过作用于 PRL 增加胰腺 B 细胞团的数量[58]。PL 也可以影响母体下丘脑的基因表达和瘦素的功能，从而维持代谢稳态并为胎儿和新生儿提供营养底物。

6. 胎儿异位下丘脑样及垂体样激素的产生

新生大鼠胰腺和肾脏中存在相对高浓度的 ACTH 样免疫活性[59]，推测是由存在于胎儿肠道和其起源的组织中的下丘脑神经肽 - 前阿黑皮素原（POMC）的亲本分子引起的。POMC 由胎儿肺部的神经内分泌细胞分泌，它可能是应激反应的重要组成部分，或通过改变肾上腺对循环 ACTH 的敏感性来决定分娩时间。这些细胞也产生血管活性肠肽（vasoactive intestinal peptide，VIP）和血清素。

据报道，新生大鼠胰腺和胃肠道组织中存

在高浓度的促甲状腺激素释放激素和生长抑素[60, 61]。下丘脑的 TRH 浓度较低，在大鼠实验中显示脑切除术不会改变新生大鼠循环中 TRH 水平，但胰腺切除术则导致 TRH 显著降低。在羊胎儿中，甲状腺激素可调节胰腺和肠道 TRH 的浓度，表明 TH 可控制胎儿下丘脑以外的 TRH 浓度[62]。TRH 和 SS 也存在于人类新生儿的胰腺和血液中，这两种激素大多来源于下丘脑以外[63-66]。这些数据表明在下丘脑 TRH 成熟之前，下丘脑外 TRH 在控制胎儿垂体 TSH 分泌中的作用。但下丘脑外来源的 SS 在胎儿中的作用尚不清楚。食欲刺激素在胎儿胰腺中与生后婴儿（主要在胃和下丘脑中表达）相比更为丰富，其在胎儿肺中也有表达，功能有待研究[67, 68]。

人绒毛膜促性腺激素是由人类胎儿的肾、肝和睾丸在妊娠 16～20 周生成的，在体外具有生物活性[59, 69]。hCG/LH 受体存在于胎儿的肾、肝、肺、脾和肠中，hCG 还可促进器官的生长和分化，但迄今为止没有明确的功能研究证明[70]。

（二）肾上腺发育

1. 肾上腺胚胎学

肾上腺皮质由性腺脊的中胚层增厚而来，而肾上腺髓质来自于外胚层。人的肾上腺在妊娠 28～30 天表现为双向潜能的肾上腺性腺原基（adrenogonadal primordium，AGP）[71]，这是由于转录因子类固醇原因子 1（steroidogenic factor-1，SF-1）（NR5A1）的表达，NR5A1 是一种有关肾上腺发育和类固醇形成的核受体（图 3-4）。

性腺细胞向尾部迁移。拟生成肾上腺皮质的细胞表达 NR5A1 的水平最高，并在受孕后 33 天时迁移到中肾的顶部形成肾上腺原基（adrenal primordium，AP）。神经嵴来源的细胞在受孕后约 48 天向肾上腺原基部迁移，这些细胞分散地分布在整个胎儿肾上腺组织中。出生后，这些神经嵴来源的细胞合并、分化为肾上腺髓质的嗜铬细胞。神经嵴侵入 AP 并在妊娠 7 周被包裹，这使发育中的肾脏上方形成一个独立的器官。

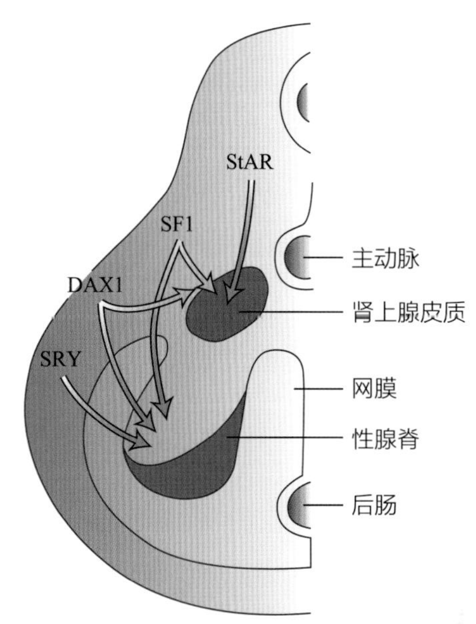

▲ **图 3-4 人胚胎 5 周的胚胎半横切面显示肾上腺原基（肾上腺皮质）和性腺脊的位置**

类固醇因子 1（SF-1）（NR5A1）参与睾丸和卵巢的发育，SRY 是睾丸胚胎发生的关键调控因子，DAX1（剂量敏感性反转，先天性肾上腺发育不良，X 染色体因子），NR0B1 基因失活导致肾上腺发育不全。类固醇急性调节蛋白（StAR）是肾上腺类固醇形成的限速因子（详见正文）

受孕后 50～52 天形成两个不同的发育中的肾上腺皮质区。较大的内皮质区被称为胎儿区（fetal zone，FZ），其中包含大量富含嗜酸性物质的多面体细胞，这些细胞表达高水平的类固醇酶。狭窄的外皮层区被称为决定区（definitive zone，DZ），由小而致密的富碱性细胞组成，其表达低水平的类固醇酶。第三个区域为过渡区（transition zone，TZ），在妊娠 14 周可以识别出来。TZ 位于 DZ 和 FZ 之间并同时具有两种组织学外观的细胞[72, 73]。

胎儿肾上腺（fetal adrenal，FA）在被包裹独立后迅速生长，并随着妊娠进展发生巨大的变化，这些变化很大程度上是由于 FZ 的扩大导致的，FZ 到妊娠中期占肾上腺组织质量的

80%～90%[74, 75]。人类胎儿肾上腺（human fetal adrenal，HFA）在妊娠中期生长最快，到 18 周时肾上腺达到接近肾脏的大小。妊娠的最后 6 周生长最快，这主要是由于 FZ 的迅速增大。FA 在婴儿足月时可占体重的 0.4%，重 3～5g，相当于成年肾上腺大小的 10～20 倍[72]。

妊娠期胎儿肾上腺的主要作用是生成类固醇，特别是 C19 雄激素，并在关键时期增加皮质醇的分泌。这些类固醇维持子宫内稳态并为胎儿的宫外生活做准备。

FZ 细胞高度表达细胞色素 P450 17α（CYP17）酶，该酶同时具有 17- 羟化酶和 17，20- 裂解酶的活性。CYP17 将孕烯醇酮转化为脱氢表雄酮（DHEA）。脱氢表雄酮再被硫酸化为硫酸脱氢表雄酮（DHEA-S），后者为胎盘芳香化的底物[72]。FZ 的细胞也产生其他硫化型 Δ5 类固醇，包括硫酸孕烯醇酮和 17α- 羟基硫酸孕烯醇酮，但它们的功能尚不清楚[71, 72]。

新生儿时期发生肾上腺皮质重塑，但这个过程还未被阐明。有研究表明 FZ 的消退在生后立刻通过细胞凋亡作用实现，肾上腺雄激素的产生也随之减少[71]。据报道，产后的前 2 周肾上腺的重量减少 50%[76]。然而，FZ 的退化时间是由出生决定还是由妊娠决定仍存在争议。有报道指出 FZ 雄激素的产生在早产儿中持续存在[77]，因此 FZ 的退化可能与肾上腺的成熟有关，而不是出生这件事本身。

最近的一项研究表明了类似的肾上腺快速退化模式，根据超声检查显示，无论婴儿出生胎龄为何，在所有新生儿的检查中肾上腺的大小都会在生后的前 2 周内减少到正常大小[72]。在大多数情况下，FZ 在 6 个月时消失。

肾上腺网状带（zona reticularis，ZR）细胞从形态学可以见到是始于 3 岁，直到持续的网状带细胞形成（约 6 岁）。此时，肾上腺雄激素开始合成，这一阶段被称为肾上腺（皮质）功能初现期[78]。有关 ZR 生长的确切机制及调节肾上腺（皮质）功能初现期的因素仍不明。成人肾上腺皮质由 DZ 和 TZ 发展而来，随后分别形成球状带（zona glomerulosa，ZG）和束状带（zona fasciculata，ZF）。

2. 肾上腺发育的遗传调控

一些基因和生长因子调节胎儿肾上腺皮质的发育，人类和动物发育异常模型研究揭示了一些潜在机制（见第 9 章）。

关键基因的适时表达在控制肾上腺发育中至关重要。那些调节中胚层和泌尿生殖脊形成的基因会影响肾脏、肾上腺和性腺的发育，控制 AGP 发育的基因会影响肾上腺和性腺的发育，也有一些基因只影响肾上腺发育（表 3-3）。

编码 *NR5A1* 和 *DAX-1*（剂量敏感性性逆转、先天性肾上腺发育不全、X 染色体因子、NR0B1）的基因是核受体超家族中的一个孤儿成员，它在 AGP 的发育调控中发挥关键作用，并在肾上腺皮质、睾丸、卵巢、下丘脑和垂体中表达[73]。如果 *NR5A1* 不表达，就不会形成肾上腺[71]。人类 *NR5A1* 的严重突变可导致肾上腺功能障碍，尽管人类大多数 *NR5A1* 致病变异导致睾丸发育损伤和间质细胞功能障碍，而不是肾上腺功能不全。*Nr5a1* 在小鼠中过表达导致小鼠肾上腺不典型增生和肿瘤，而 *Nr5a1* 单倍体不足导致不完全的或延迟的肾上腺发育。在发育中的肾上腺中，研究指出 *WT1* 调节 AGP 中 *NR5A1* 的表达，而 AGP 中与 Cbp/P300 作用的反式激活因子与富含 Glu/Asp 的羧基末端结构域 2（CITED2）的表达对 AP 和 FZ 的分化是必要的[71]。

Zubair 等发现 *Nr5a1* 基因位点存在一种胎儿肾上腺特异性增强子（FAdE），用于引导胎儿肾上腺皮质表达[79]。研究证明，这种增强子受 *Nr5a1* 的自动调节并在小鼠 AP 中调节 *Nr5a1* 的

表 3-3　小鼠和人类肾上腺发育表型的比较

基　因	蛋　白	功能缺失的小鼠的表现型	人的表现型
		泌尿生殖脊的发育	
Odd1	Odd1	*Odd1* 缺失突变体：胚胎致死。后肾间质未发生凝结，泌尿生殖嵴的形成受损。存活妊娠 15.5 天的小鼠完全缺失肾上腺、性腺和肾脏	
WT1	WT1	*Wt1* 缺失突变体：胚胎致死。肾脏的发育并不超出体腔上皮增厚的部分，该突变体部分被人类 WT1 转基因救下并存活到出生，且伴随泌尿生殖系统异常和严重受损的肾上腺发育	生殖系突变导致性腺和肾脏形成缺陷
Sall1	Sall1	*Sall1* 缺失突变体：严重的肾脏发育不全或发育不良，出生时肾上腺发育不全，小鼠的该突变的模拟表型出现在 Townes-Brocks 综合征中；妊娠 16 天时肾上腺和肾脏消失，性腺发育不全	Townes-Brocks 综合征（杂合子突变），肾脏和生殖器官异常
Pbx1	Pbx1	*Pbx1* 敲除：因肾上腺发育不全而在胚胎期致死，睾丸发育受损。$Pbx1^{+/-}$ 突变体：小肾上腺，其 ZF 在被膜下区域包含较少的过度肥大的细胞和较少的增生性细胞	
Wnt4	Wnt4	缺陷，肾脏发育受损，睾丸支持细胞分化降低及肾上腺 CYP11B2 和 Pref1/Dlk1 表达降低	WNT4 纯合子错义突变被证明与妊娠 19 周后的肾发育不全、性腺缺陷和肾上腺发育不全有关
FoxD1	FoxD1	纯合子 *FoxD1* 和 *FoxD2* 缺失的突变体：出生时肾上腺发育不良以及肾脏和输尿管发育缺陷	
FoxD2	FoxD2		
		肾上腺性腺原基的发育	
NR5AI	SF1	*Nr5a1* 基因敲除突变体：肾上腺和性腺发育不全、促性腺激素缺乏和下丘脑腹内核缺失	杂合的功能缺失突变 -46, XY 和 XX DSD，完全性腺发育不良，原发性肾上腺衰竭，迄今为止没有纯合子突变的病例报道
DAX-1	Dax1	肾上腺发育不全，促性腺激素缺乏	AHC- 肾上腺糖皮质激素和盐皮质激素缺乏症，肾上腺皮质区发育不良，但巨细胞 FZ 细胞保留
IGFR1	IGFR1	胰岛素受体和 *Igflr* 组成性缺失的小鼠模型；生长迟缓，性腺发育不良伴男到女的性反转，以及从严重发育不良到发育不全的肾上腺发育缺陷	
		肾上腺原基的发育	
Wnt/β-Catenin	β-Catenin	β-Catenin 缺失突变体的肾上腺：在妊娠 14.5 天时比野生型肾上腺小，到妊娠 18.5 天时 Sf-1- 阳性细胞较少，腺体不再能被检测到	
Cited2	Cited2	*Cited2* 缺失：妊娠 17.5 天的肾上腺发育不全导致胚胎致死	

Od1. 奇数相关基因 1；WT1. wilms 肿瘤；SF1. 类固醇原性因子 1；DAX1. 剂量敏感性反转，先天性肾上腺发育不良（AHC），X 染色体因子；IGFR1. IGF-1 受体；Cited2. GBP/p300 与 ED 厚尾的反激活因子相互作用

基因表达。转录复合物包含同源盒蛋白 *PKNOX1*（*Prep1*）、同源盒基因 *9b*（*Hox9b*）和前 B 细胞白血病转录因子 1（*Pbx1*），它们用于启动 FAdE 介导的 Nr5a1 在 AGP 中的表达。Nr5a1 随后通过维持 AP 中 FAdE 介导的 *Nr5a1* 的表达来调节自身表达。在小鼠 E14.5 后，FAdE 不再起作用。在新生成的 DZ 中，*Nr5a1* 的表达调控转移到另一个决定性的未被表明的增强子中。然而，在人类中，还没有证实存在类似 FAdE 或 DZ 的增强子[71]。

啮齿类动物 *Nr5a1* 上调 *Nr0b1* 进而抑制 *Nr5a1* 的转录活性，并促进类固醇生成。目前还不清楚破坏 *Nr5a1* 及其负性调节因子是如何导致类似缺陷的。当 *Nr0b1* 表达量高时，Nr0b1 在类固醇细胞中可作为 *Nr5a1* 转录的共激活因子，而这些因子的多效性可能使体内观察复杂化。

人类 *NR0B1* 的致病变异或缺失是 X 连锁 AHC 的病因[80]。敲除 *Nr0b1* 可导致小鼠肾上腺皮质祖细胞的过早分化。然而，这些都是以消耗肾上腺皮质重要的基础细胞群为代价，并会最终导致肾上腺衰竭。因此，Nr0b1 在维持干细胞 / 祖细胞多能性方面发挥重要作用。Nr5a1 与旁分泌 Wnt 信号和成人肾上腺皮质合成的糖皮质激素共同激活 Nr0b1 转录。相反，ACTH 是一种成熟的糖皮质激素刺激因子，已被证明可以影响 Nr0b1 启动子中 Nr5a1 复合物的释放，从而有效抑制 Nr0b1 转录[81, 82]。预计这将增强 Nr5a1 阳性的祖细胞对 ACTH 的反应，并随后启动类固醇激素生成。

3. 肾上腺皮质的生长和分化成带

肾上腺皮质细胞的准确起源仍有争议。推测可能由存在于肾上腺皮质的未分化的多能干细胞来维持成人体的稳态。啮齿类动物的去核研究和染色标记观察研究表明这些干细胞起源于被膜。小鼠的增殖研究和谱系追踪实验表明这些原始干细胞位于被膜下 /DZ 池[79]，并在它们穿过腺体的不同区域做向心移动时分化为不同的细胞群[73]。另一种理论是，有一群干细胞存在于 FZ/TZ 区域中，后来进行双向迁移分别填充 DZ 区及 FZ 区。其他研究集中于 hedgehog 通路的下游激活因子——胶质瘤相关癌基因同源物 1（Gli1）（一种锌脂蛋白），研究表明 DZ 是由肾上腺被膜细胞构成的。表达 Gli1 的细胞位于肾上腺被膜但不表达 Sf–1。King 等表明该细胞亚群能够在胚胎发育过程中分化出表达 Sf–1 的肾上腺皮质细胞[83]。最近的证据表明，可以将这些理论结合起来，即 FZ 形成了一个干细胞群，随后分化并在发育成熟的肾上腺中维持稳定的不同细胞群[73]。Wood 等的研究表明，只要在增强子 FAdE 的调控下 FZ 细胞表达了 Sf–1，那么 FZ 细胞以后就会形成一个包膜细胞群。这些位于肾上腺包膜内的 FZ 细胞后代表达 Gli1，这表明部分 FZ 细胞可以转变为不表达 Sf–1 的包膜细胞，从而生成潜在的 DZ/ 成人肾上腺皮质[84]。

一些与肾上腺发育不全相关的情况（如 IMAGe 综合征、X 连锁 AHC）可能与早期胎儿发育过程中干细胞的增殖缺陷有关。

4. 肾上腺发育中的信号传导通路

声呐刺猬（Sonic hedgehog，Shh）（控制着大脑发育相关基因活动的调节性蛋白）是脊椎动物 hedgehog 家族中分泌配体的一员并在胚胎发育过程中有多种重要作用。它在成人组织形态维持、分化和干细胞调控中发挥作用。分泌的 Hh 配体结合 12 次跨膜蛋白 patch1（Ptch1）受体后，解除其对 G 蛋白耦联受体 smoothened（Smo）的抑制作用，从而阻止 Gli 转录因子发挥作用。完整的 Gli3 和 Gli2 可作为转录激活因子，而只能作为转录激活因子的 Gli1z，在 Hh 缺失的情况下不表达，但会被该通路上调。与 NR5A1 和 DAX1 相比，Shh 信号在肾上腺正常发育后期更重要。小鼠 Shh 表达于发育中肾上腺被膜下的细胞[83, 85, 86]。Shh 的表达标志着肾上腺皮质祖细胞[85]及表达 Shh 的细胞能够在皮质区分化出所有生成类固醇的细胞。在小鼠胚胎中，Shh 纯合缺失致死。然而，对 Shh 无义突变小鼠的胚胎妊娠 14.5 天和 16.5 天的肾上腺分析表明，其能形成比野生型小鼠多的 AP[83, 86]。

Hh 通路失活会导致前脑无裂畸形，在 SHH[87]、PTCH1 和 GLI2 中也能观察到这种缺陷，通常这种疾病常与肾上腺发育不良相关[88]。Smith–Lemli–Opitz 综合征（Smith–Lemli–Opitz syndrome，SLOS）是一种由形成胆固醇所需的 7- 脱氢胆固醇还原酶突变引起的疾病，该病出现的异常与 Hh 信号通路受损病例中出现的异常相重叠，包括前脑无裂畸形[89]。SLOS 也与肾上腺功能不良有关[90]，这可能是由于胆固醇作为类固醇合成原料或由于 hhs 需要共价连接胆固醇这一至关重要的信号转导过程[91]，再或者因为积累在 SLOS 患者血浆中的 7- 脱氢胆甾醇可以通过 Ptch1 运出细胞并负性调控 Smo[92]。

成纤维细胞生长因子信号已被证明是许多早期发育过程的重要调节因子，如前 / 后轴的程序化发育和器官发生[93]。FGF 是一个庞大的分泌糖蛋白家族，可与 4 种 FGF 受体结合（FGFR1～FGFR4）。敲除 Fgfr2b 的胚胎表现为肾上腺发育不良[94]，从能生成类固醇的组织中同时敲除两种亚型 Fgfr2 的胚胎表现包括了上述表型并可导致男性 - 女性性反转，这意味着 Fgfr2 不是 AGP 形成所必需的，但对于随后的生长和肾上腺发育是必需的[95]。

表皮生长因子可以刺激 FZ 和 DZ 增殖。胎儿肾上腺高度表达 IGF–2 mRNA 和其对应的 ACTH 敏感蛋白[96]。IGF–2 增强 ACTH 刺激的类固醇酶表达，并在胎儿肾上腺皮质细胞中刺激类固醇激素的产生。胎儿肾上腺中酶程序性成熟表明皮质醇的生成并不是直到妊娠 30 周才由胆固醇从头合成而来，而是在更早的时候以孕酮为前体合成[96]。

CDKN1C（cyclin–dependent kinase inhibitor 1c，*P57KIP2*）是一个位于染色体 11p 上的父系印记基因，其编码的 CDKN1C 蛋白抑制细胞周期[73]。*CDKN1C* 或其基因组印记突变可导致肾上腺病变。*CDKN1C* 功能失活突变导致 Beckwith–Wiedemann 综合征（Beckwith–Wiedemann syndrome，BWS），这是一种导致过度生长及肾上腺癌易感性的综合征。IMAGe[宫内生长受限（intrauterine growth restriction，IUGR）、干骺端发育不良、AHC 和生殖器异常] 综合征是一种罕见的多系统疾病[97]，类似于 BWS，是由 CDKN1C 功能获得突变引起。IMAGe 综合征临床上最重要的表现是肾上腺功能不全，包括盐皮质激素和糖皮质激素合成障碍，出生后不久会有生命危险[97]。

5. 胎儿肾上腺的类固醇生成

胎儿肾上腺与成人肾上腺表达相同的 5 种生成类固醇酶蛋白[72]：CYP17A1（P450 c17，17- 羟化酶 /17，20- 裂解酶）、CYP21A2（P450 c21，21 羟化酶）、CYP11A1（P450 scc，侧链裂解）和 CYP11B1/CYP11B2（P450 c11/ 醛固酮合成酶）。第 5 种酶由滑面内质网生成，同时具有 3β–HSD 和 Δ^4, Δ^5– 异构酶活性

类固醇基因的转录受到严格的时空调控，导致这些酶在不同带的活性存在差异[72]。

妊娠期胎儿肾上腺主要分泌产物为 FZ 分泌的 DHEA。DZ/TZ 仅占胎儿肾上腺类固醇总生成量的小部分。DHEA 在 FZ 被硫酸化为 DHEA–S，随后被胎盘芳香化酶转化为雌激素。人胎盘不能从头合成雌激素，在母体循环中，50% 雌激素和雌二醇和 90% 雌三醇的合成是通过芳香化途径实现的[72]。

皮质醇由 TZ 产生，其早期峰值在妊娠 8～9

周，这与 2 型 3β– 羟类固醇脱氢酶（HSD3B2）的一过性表达平行 [98]。此时 HPA 轴对糖皮质激素介导的反馈很敏感，46, XX 女性胎儿中有类固醇合成酶缺陷者（如 CYP21 或 CYP11）缺乏皮质醇并有 ACTH 的升高。这会刺激胎儿雄激素过量产生，而此时生殖褶皱对暴露于过量的雄激素很敏感，可能导致女性外生殖器男性化 [98]。皮质醇可以减缓胎儿和胎盘的生长，在胎盘和胎儿组织中 2 型 11β 羟类固醇脱氢酶（11βHSD2）可以将皮质醇转化为生物活性低的可的松。这样，胎儿在子宫内就不会受到高浓度皮质醇的影响。妊娠中期胎儿体内循环可的松浓度是皮质醇浓度的 4～5 倍（图 3–5）[99–101]。

随着妊娠推进，11βHSD2 的表达及活性降低使部分胎儿组织（如肝和肺）开始表达 11βHSD1。这使母体糖皮质激素可以转运给胎儿，并促进胎儿重要器官的成熟。胎儿皮质醇生成的增加对新生儿存活和宫外环境的适应有重要作用。绵羊胎儿下丘脑的糖皮质激素受体数量在足月时增加，这表明胎儿的某些过程使得 GR 的自我调节在足月时被替代 [102]。GR 功能缺陷小鼠表现出大而乱的肾上腺皮质，萎缩的肾上腺髓质，肺发育不全和糖异生障碍 [71]，导致胎儿在出生后不久夭折。

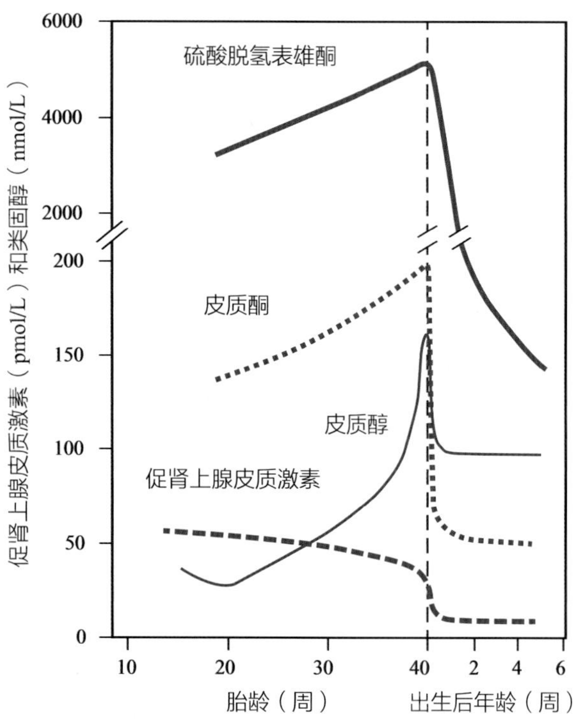

▲ **图 3–5 妊娠期和新生儿期胎儿血浆促肾上腺皮质激素、皮质醇、可的松和硫酸脱氢表雄酮的变化模式**

以纳摩尔每升表示的每种激素的平均值的变化趋势，注意硫酸脱氢表雄酮的片段的大小（引自 Winters et al[99]、Murphy[100] and Winter[101]）

早产在生理学上是一个特殊事件。对于早产儿来说，最重要的是存活下来，这一反应本身就是一种压力，他们不太可能显示出应激反应的激素爬坡和肾上腺皮质功能不全的表现，尤其是在出生后的第 1 周。出生后，循环中主要有生物活性的是皮质醇而不是皮质酮。健康足月婴儿一出生就有脉冲式的皮质醇分泌，并在生后 1 个月形成昼夜节律，但这一节律会有相当大的变化幅度。然而，有关早产儿“正常”的皮质醇浓度还没有达成共识，而且这一浓度可能会因出生时胎龄的不同而有很大差异。研究表明，皮质醇浓度会在生后约 8 周内降至最低，并在至少几周内保持在较低水平 [103]。产前应用类固醇来治疗有生命危险的早产儿可明显降低死亡率，但合成的糖皮质激素与胎盘中被 11βHSD2 灭活的内源性糖皮质激素不同——合成的很容易穿过胎盘。羊胎儿的下丘脑和垂体 GR 存在于妊娠中期，而促肾上腺皮质激素抑制可在妊娠晚期的中点得到证实 [102]。过早暴露于生理类固醇浓度可能会产生不良后果，因为 HPA 轴在发育过程中非常容易受到外界因素的影响，但长期接触的影响尚不清楚。对用倍他米松治疗的有早产风险的女性后代进行纵向随访研究显示，治疗 30 年后通常出现胰岛素抵抗，特别是在女性后代中。如果一个母亲既往生育过患有 CAH 的孩子，那么在下一胎第 8～12 周时给母亲口服地塞米松来进行产前治疗预防女性胎儿男性化。但其有效性和安全性方面缺乏明显的高质量的证据，所以这是一种具有高度争议的实验性治疗 [17]。长期使用地塞米松会导致糖皮质激素浓度超过胎儿正常生理浓度的 60 倍左右。目前已经报道了一些相关的不良反应，如导致后代的神经发育异常 [17]。

早产儿产后使用类固醇激素缩短拔管时间可降低慢性肺部疾病的风险，但这种治疗与高血糖、高血压、胃肠道出血和穿孔、肥厚性心肌病、生长衰竭和脑瘫有关，所以不推荐使用 [104]。有报道称，早期低剂量氢化可的松治疗可提高无支气管肺发育不良的极早产儿存活率。在 PREMILOC 前期随机临床试验（早期低剂量氢化可的松可提高早产儿生存率且无支气管肺发育不良后果）的次要结果分析中，早期低剂量氢化可的松治疗与 2 岁时神经发育统计学上的显著差异没有相关性 [105]。目前很多生理剂量氢化可的松临床试验正在进行，所有全身和吸入类固醇都与新生儿肾上腺抑制有关，但还需要进一步纵向研究。

随着 DZ 的功能发育，HFA 腺体在足月时可以分泌醛固酮。醛固酮可调节羊胎儿和早产儿肾脏钠排泄 [106]。据报道，剖宫产婴儿的胎儿期血浆醛固酮浓度比产妇高 3～4 倍 [101]。阴道分娩和母亲限盐饮食会增加母亲和婴儿的醛固酮浓度。胎儿和新生儿期醛固酮浓度高的机制尚不清楚。胎儿醛固酮浓度高是因为胎儿肾上腺分泌增加，这种高浓度会持续到婴儿 1 岁。盐皮质激素受体（mineralocorticoid receptor，MR）存在于 10～14 周的胎儿组织中 [107]。MR 免疫反应可在多种胎儿组织中检测到，如肾脏、皮肤、毛囊、气管、细支气管、食管、胃、小肠、结肠和胰腺外分泌组织，但 MR 在这些组织中的作用尚不清楚。MR 敲除小鼠出生时表现正常，但生后出现盐皮质激素功能和肾素 - 血管紧张素系统（renin-angiotensin system，RAS）缺陷 [108]。

羊胎儿的血管紧张素Ⅱ浓度与母体相近，血管紧张素转换酶（angiotensin-converting enzyme，ACE）抑制药对胎儿生成血管紧张素Ⅱ的阻断会降低胎儿肾小球滤过率（glomerular filtration rate，GFR）[109]。血管紧张素受体的两种亚型，即 AT1 和 AT2，在胎儿发育早期可在肾脏等各种组织中检测到 [108]。在绵羊中激素调节胎儿肾脏血管紧张素受体 *AT* 基因的表达，血管紧张素Ⅱ抑制 *AT1* 和 *AT2*，皮质醇增加肾脏和肺部 *AT1* 基因的表达 [110]。血浆肾素活性（plasma renin activity，PRA）与脐带血醛固酮浓度的相关性不大 [106]。RAS 在胎儿发育中的作用尚不清楚，它不是通过醛固酮来调节肾脏的钠排泄，而是通过肾脏把盐和水排泄到羊水的功能以防止羊水过少 [109]。

由于醛固酮缺乏或其他类固醇如 17- 羟孕酮（17-OHP）与肾 MR 结合的竞争，足月新生儿会有盐皮质激素缺乏的表现。新生儿 GFR 的相对降低最初限制钠的丢失，但到 1 周时醛固酮缺乏则会出现低钠血症、高钾血症和容量耗竭的特征性表现。

6. 肾上腺发育的内分泌调节

促肾上腺皮质激素是一种由垂体前叶分泌的受 CRH 调控的 39 肽氨基酸，是胎儿肾上腺功能的主要刺激因子。ACTH 结合肾上腺皮质细胞的跨膜肾上腺皮质受体 2（MC2R），并通过下游信号通路发挥作用。ACTH 的促进生长作用部分是通过刺激局部生长因子（如 IGF-2 和 FGFβ）实现的 [71]。在怀孕的前 3 个月，肾上腺皮质的生长和分化似乎与 ACTH 无关，但在孕 13 周后 ACTH 开始在肾上腺的形态和功能发育中发挥重要作用 [111]。

ACTH 在体内通过激活 StAR 酶来增加胆固醇向 P450 scc 的转运从而刺激类固醇激素生成 [101]，ACTH 过量与 CAH 胎儿中的高雄激素水平明显相关。体外研究表明 ACTH 可直接刺激 DHEA-S 和皮质醇的产生。HPA 轴在胎儿早期就起明显作用，但在缺乏垂体 ACTH 的无脑儿中，其肾上腺仍含有正常类固醇激素生成的补充酶，并保留其类固醇生成能力[73]。此外，妊娠期间胎儿肾上腺的发育和类固醇激素生成的增加与胎儿血浆中 ACTH 浓度的增加不平行。再者，胎儿肾上腺组织对 ACTH 的反应可能与胎龄有关，胎儿肾上腺发育的调节同时有 ACTH 依赖和 ACTH 不依赖的调节机制。

人类肾上腺中所有 CRH 及其受体的存在表明该系统可能对肾上腺的生长和发育至关重要。胎盘产生的 CRH 是妊娠期 CRH 的重要来源，胎盘在妊娠期间向胎儿循环中释放 CRH。随着妊娠的推进，CRH 的浓度升高。妊娠末期胎盘 CRH 的快速增加是通过一个前馈反射使胎儿肾上腺皮质醇和 DHEA/DHEA-S 产生增加，从而促进分娩过程。CRH 在体外通过提高 StAR（类固醇急性调节蛋白）mRNA 及其他类固醇合成酶如 HSD3B2、CYP21A2、CYP11B1 的表达水平来刺激原代培养的胎儿肾上腺皮质细胞中皮质醇的产生。此外，CRH 可增强肾上腺对 ACTH 的反应，进一步促进皮质醇和 DHEA/DHEA-S 的产生[112]。CRH 基因敲除的小鼠因肺发育不良在新生儿期就死亡表明了 CRH 刺激糖皮质激素的产生对肾上腺髓质和正常的肺发育至关重要。

随着妊娠进展，血液中循环的 CRH 水平可升高将近 1000 倍[113]，足月时可达到 0.5～1nmol/L，而正常非妊娠期女性体内该物质水平＜ 0.01nmol/L。妊娠结束时，由于 CRH 结合蛋白水平降低，其生物利用度增加，导致妊娠 35 周到足月期间的母体 CRH 水平呈指数式增长[113, 114]。CRH 在分娩后的 24 小时内降至非妊娠状态，证实了胎盘为妊娠期 CRH 主要来源的假说[113, 114]。胎盘来源的 CRH 具有生物活性，与母体皮质醇水平高低相关，这表明血液循环中的胎盘 CRH 在刺激母体促肾上腺皮质激素的释放中起作用。妊娠中期的胎儿血浆中的 ACTH 的平均值约为 55pmol/L（250pg/ml），可以最大限度地刺激胎儿肾上腺类固醇激素的合成，尽管其在临产期时有所下降，但在整个妊娠期 ACTH 的水平仍高于产后[59, 101]（图 3-5）。

7. 胎儿 - 胎盘单位

HFA 的功能矛盾点在于生成的类固醇激素多是无生物活性的物质[101]。肾上腺由类固醇合成多种酶的表达模式调控（如 3β-HSD 相对缺乏），从而产生无活性的 DHEA 和孕烯醇酮及其硫酸盐耦联物，即使被全面激活去维持胎儿皮质醇浓度和 ACTH 反馈的稳态。胎儿大部分 DHEA 在肾上腺和肝脏转化为 16- 羟基 DHEA，这是为了给胎盘雌酮和雌二醇的生成提供 DHEA 底物。随后 16 羟 DHEA 在胎盘中代谢成雌二醇。胎儿产生的 DHEA-S 和母体的雌三醇浓度随孕周逐渐增加，DHEA-S 可以达到约 200mg/d[59]。芳香化酶抑制药抑制妊娠狒狒的胎盘产生的雌激素进而显著扩大 FZ 的面积[115]。这种作用可以通过加用雌激素逆转，提示在灵长类动物妊娠的后半阶段雌激素选择性地抑制了 FZ 的生长发育。这被认为是一种调节胎儿肾上腺 DHEA 分泌的反馈机制，进而维持正常的胎儿 - 胎盘功能[115]。

8. 新生儿肾上腺功能不全

新生儿出现的肾上腺功能不全是一种罕见的情况，它可能继发于 ACTH 缺乏或肾上腺衰竭。这种情况将在其他章节（见第 9 章）详细介绍，但实际处理新生儿肾上腺功能不全的方法将在下面简要讨论（图 3-6）。肾上腺功能不全的诊断必须及时，并鉴别由于糖皮质激素和盐皮质激素缺乏给婴儿生命带来的潜在威胁。

（三）甲状腺的发育

1. 甲状腺的胚胎形成

甲状腺是最先发育的内分泌器官之一。生

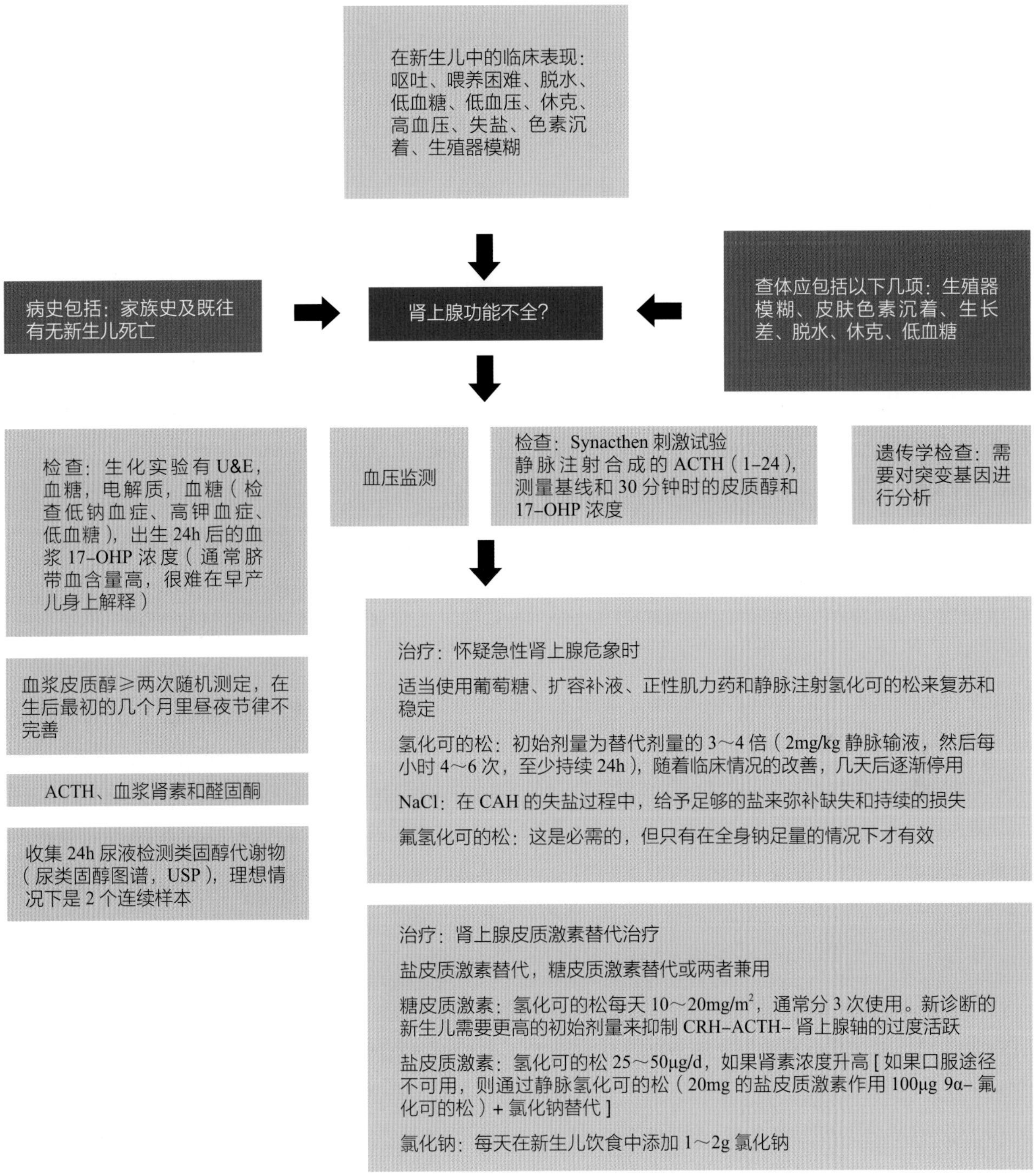

在新生儿中的临床表现：呕吐、喂养困难、脱水、低血糖、低血压、休克、高血压、失盐、色素沉着、生殖器模糊

病史包括：家族史及既往有无新生儿死亡

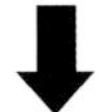

肾上腺功能不全？

查体应包括以下几项：生殖器模糊、皮肤色素沉着、生长差、脱水、休克、低血糖

检查：生化实验有 U&E，血糖，电解质，血糖（检查低钠血症、高钾血症、低血糖），出生 24h 后的血浆 17-OHP 浓度（通常脐带血含量高，很难在早产儿身上解释）

血压监测

检查：Synacthen 刺激试验
静脉注射合成的 ACTH（1–24），测量基线和 30 分钟时的皮质醇和 17-OHP 浓度

遗传学检查：需要对突变基因进行分析

血浆皮质醇≥两次随机测定，在生后最初的几个月里昼夜节律不完善

ACTH、血浆肾素和醛固酮

收集 24h 尿液检测类固醇代谢物（尿类固醇图谱，USP），理想情况下是 2 个连续样本

治疗：怀疑急性肾上腺危象时

适当使用葡萄糖、扩容补液、正性肌力药和静脉注射氢化可的松来复苏和稳定

氢化可的松：初始剂量为替代剂量的 3～4 倍（2mg/kg 静脉输液，然后每小时 4～6 次，至少持续 24h），随着临床情况的改善，几天后逐渐停用

NaCl：在 CAH 的失盐过程中，给予足够的盐来弥补缺失和持续的损失

氟氢化可的松：这是必需的，但只有在全身钠足量的情况下才有效

治疗：肾上腺皮质激素替代治疗

盐皮质激素替代，糖皮质激素替代或两者兼用

糖皮质激素：氢化可的松每天 10～20mg/m^2，通常分 3 次使用。新诊断的新生儿需要更高的初始剂量来抑制 CRH–ACTH– 肾上腺轴的过度活跃

盐皮质激素：氢化可的松 25～50μg/d，如果肾素浓度升高[如果口服途径不可用，则通过静脉氢化可的松（20mg 的盐皮质激素作用 100μg 9α– 氟化可的松）+ 氯化钠替代]

氯化钠：每天在新生儿饮食中添加 1～2g 氯化钠

▲ 图 3–6　新生儿出现肾上腺功能不全的症状和体征的处理方法

成 T_4 的滤泡细胞前体在妊娠 22 天由咽底部的中线（又叫中原基）增厚形成。滤泡旁降钙素分泌细胞来自于第四咽鳃囊的双侧鳃体，又称为外侧原基 [22]。

妊娠 28～48 天时甲状腺前体细胞发生尾侧迁移、增殖和侧向扩张，这个过程被称为分叶。外侧与正中原基的融合约发生在妊娠 44 天。在下降过程中，甲状腺舌管（一个持续存在的上皮性柄）将甲状腺与咽部连接起来 [116]。在发育的舌头上的甲状腺舌管插入口腔前庭的底部形成的孔称为盲肠孔。在正常的发育过程中，甲状腺舌管通常在妊娠 37 天后消失，只留下盲肠孔切迹[116]。如果甲状腺下降异常，可导致甲状腺异位或甲状腺舌管持续存在。

到妊娠 51 天时，腺体形成两个由峡部相连的侧叶，并在甲状软骨下方继续下降直到妊娠 9 周到达最终位置。妊娠 10 周时胎儿甲状腺重约 80mg，足月时增至 1～1.5g。迁移结束后的终末分化过程约开始于妊娠 60 天。在分化过程中，编码 TSH 受体（TSHR）、钠 – 碘 – 同向转运体（NIS）、甲状腺球蛋白（Tg）和甲状腺过氧化物酶（TPO）的基因表达使得甲状腺滤泡具有功能[117]。TSH 刺激甲状腺后，碘是生成 TH 的底物。到妊娠 70 天，组织学上可见胶质成分，同时甲状腺表达编码 13 次跨膜结构域糖蛋白 NIS 的 SLC5A5，使甲状腺吸收 TH 生物合成所需的碘。在妊娠 9 周胎儿甲状腺和妊娠 10 周胎儿血液中均可检测到 TH[118-121]。

2. 甲状腺激素的生成

在人类胎儿的垂体和血浆中 TSH 的浓度在妊娠中期开始升高，直到垂体门静脉血管形成（图 3–7）[122-124]。

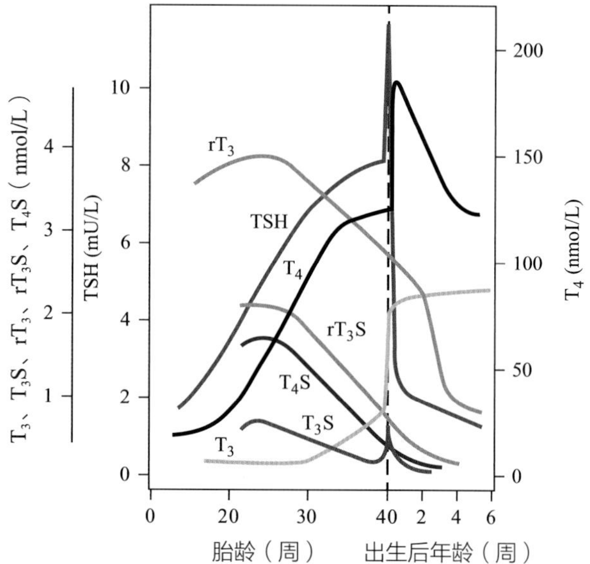

▲ **图 3–7 妊娠期和新生儿期胎儿血浆中 TSH、T_4、T_3、rT_3 和硫化碘甲状腺原氨酸（T_4S、rT_3S 和 T_3S）的变化模式**

T_4S 和 rT_3S 的变化来源于 30 周的有限的数据（引自 Burrow et al[122]，Santini et al[123]，Fisher and Klein[124]）

大鼠 *Tshr* 基因表达在胎儿第 17 天显著上调，并伴随着甲状腺结构和功能的快速增长。Tg 和 TPO 表达明显增加而且可见有甲状腺激素生成能力的甲状腺滤泡，这些提示 TSHR 在这些过程中发挥了重要作用。与大鼠 *Tshr* 突变有关的表型包括严重的甲状腺功能减退和位置正常但甲状腺滤泡结构发育不良的甲状腺发育不良，这些表现型在有强效 TSHR 阻断抗体的母亲的婴儿及严重 TSHR 缺失突变的婴儿中得到证实。

妊娠后期血浆 TSH 浓度逐渐升高。血浆 T_4– 结合球蛋白和总 T_4 浓度在妊娠 14～16 周增加到最大浓度。游离 T_4 浓度随 T_4 总量的增加而增加。随着妊娠进程，下丘脑 – 垂体 – 甲状腺轴逐渐成熟，甲状腺对垂体 TSH 的反应增强，尤其是在妊娠晚期，从而导致血浆 T_4 升高。垂体分泌 TSH 以应对甲状腺功能低下及妊娠晚期起始阶段 TRH 的作用[119]。妊娠后期胎儿 TSH 和游离 T_4 浓度的升高与新生儿早期 TSH 和游离 T_4 的升高相继发生。随后出现一个 TSH/ 游离 T_4 值与成人值相近的平衡期[122, 125-127]。在此期间，下丘脑 TRH 分泌、垂体对 TRH 敏感性、TSH 负反馈调控机制及甲状腺滤泡细胞对 TSH 反应都逐步成熟。此外，胎盘和胎儿胰腺产生的异位 TRH 或 TRH 在循环中的分解水平降低都会导致胎儿血清 TRH 浓度高于母体浓度。在功能上讲，胎儿从妊娠中期原发性和三发性甲状腺功能减退表现到围产期的轻度三发性甲状腺功能减退表现，最后到出生后 2 个月时 HPT 轴完全成熟。

3. 甲状腺发育的基因调控

至少有 5 个基因参与了甲状腺和甲状旁腺胚胎发生（见第 8 章）。其中包括甲状腺转录因子的基因 *PAX8*（配对盒 8）、*NKX2-1*（NK2 同源盒

1，以前称为 TTF1）、*HHEX*、*FOXE1*（forkhead 盒子 E1，以前称为 TTF2）和 *NKX2-5*（NK2 同源框 5）（图 3–8）[121, 128, 129]。

这些转录因子除了参与甲状腺的形成，还促进甲状腺功能分化，调节 TH 合成相关基因的表达，并维持甲状腺成熟。*NKX2-1*、*PAX8* 和 *FOXE1* 等基因突变均与人类甲状腺发育不良有关 [119, 121, 130–132]。

4. 甲状腺发育相关的信号通路

小鼠和斑马鱼研究表明甲状腺的形态发育受到一些外部因素的调控，如血管的允许信号 [133]。在动物模型实验中已知参与甲状腺形态发生的基因包括 Notch 配体 *Jag1*、甲状腺和心脏转录因子 *Nkx2-5* 和 *Ntn1*——参与斑马鱼主动脉弓动脉形成和甲状腺形态发生 [134–137]。其他可能参与甲状腺形态形成的自主因子包括 FGF 信号通路成分，如 *Tbx1*（一种 FGF 信号通路的转录调控因子 [120] 和凋亡调控因子 [138]）。

音猬因子 Shh 信号通路也与小鼠甲状腺发育有关 [133]。Shh 在器官发生后期的对称性分化、形成过程及抑制甲状腺滤泡细胞异位表达中发挥重要作用 [139]。

5. 早产儿的甲状腺功能

早产儿的甲状腺功能表现出 HPT 轴与胎龄负相关的不成熟现象 [127]。与足月儿相比，妊娠 31～34 周出生的早产儿游离 T_4 的增量减少，妊娠 28～30 周的进一步减少，妊娠 23～27 周的婴儿缺失 T_4[140]。甲状腺功能的年龄特异性改变在 SGA 和正常出生体重儿中的差异有数据支持 [141]。早产终止了妊娠晚期 TH 的代谢过程，导致随早产儿胎龄增加而明显的低水平 T_4 和 T_3[140]。TH 浓度比预计中子宫内水平还要低 [142]，因为此时缺乏母体提供的游离 T_4，与未成熟的 HPT 轴、碘离子储备低、碘甲腺原氨酸脱碘酶 1（DIO1）活性降低有关。

甲状腺素浓度在生后 7 天自然下降到最低值，随后上升 [127, 140, 143]。下述为可发生在早产儿中的几种类型的甲状腺功能障碍 [140, 144, 145]。

(1) 一过性的早产儿甲状腺功能减退症：在 50% 的妊娠期＜ 28 周的早产儿中发生，最可能的原因是下丘脑 – 垂体轴不成熟。出生后 TSH 激增在所有胎龄的婴儿中都很明显，但在极早产

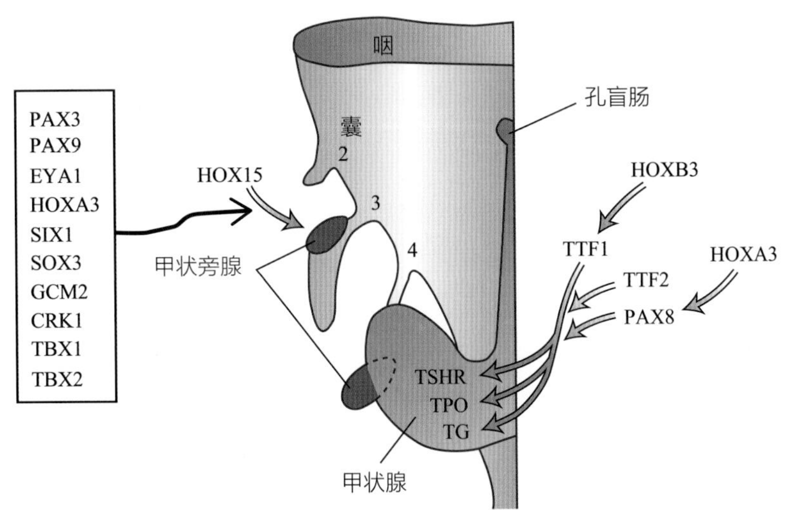

▲ 图 3–8 有关调控甲状腺和甲状旁腺发育的同源盒基因的描述

HHEX 参与早期甲状腺胚胎发生的综合级联反应。*HOXB3* 和 *HOXA3* 可能分别负责早期胚胎发生时甲状腺转录因子 NKX2–1 和 FOXE1 的激活。*PAX8* 在级联中是必不可少的。这些因子也参与甲状腺滤泡细胞的功能，促进甲状腺球蛋白（TG）、甲状腺过氧化物酶（Tpo）和甲状腺刺激激素受体（TSHR）基因的转录。*HOX15* 基因敲除小鼠可导致甲状旁腺发育不全 [121, 128, 129]

儿中反而减少。生化结果显示游离 T_4 低，TSH 正常，这种情况无须治疗。

(2) 原发性甲状腺功能减退：极低出生体重儿发生原发性甲状腺功能减退的风险较高，表现为 TSH 的持久的升高。在这些婴儿中，相当多的甲状腺功能减退是一过性的。这种情况应该开始 TH 治疗并持续到至少 3 岁，此时 TH 依赖的大脑成熟已完成，应重新评估甲状腺功能。

(3) 碘过量导致的甲状腺功能减退：早产儿中有含碘抗菌剂和造影剂接触史的有风险。

(4) 碘缺乏导致的甲状腺功能减退：早产儿的碘储备不足（通常在妊娠晚期形成），且肠内和肠外营养中碘含量少，导致缺碘的风险。

(5) 非甲状腺疾病引起的甲状腺功能障碍：生化结果显示为低 T_4/FT_4、T_3/FT_3 和 TSH，不需要治疗，建议每 1～2 周复查 1 次。

6. 甲状腺激素促进胎儿的程序化发育

越来越多的证据显示 TH 在胚胎发育早期对胎儿组织作用的重要性。基因转录的调控主要通过 T_3 及结合 THRA 和 THRB 基因编码的核受体来实现。甲状腺激素受体是受配体调控的转录因子。TR 作为一种分子开关，调控大多数对 TH 有反应的组织成熟时间 [146, 147]。T_3 缺乏时未结合配体的载脂蛋白受体招募辅阻遏子来抑制基因转录。非 T_3 结合受体也可以通过抑制受体 DNA 的结合来抑制转录。组织的局部成熟是由 T_3、结合配体的 T_3 受体、T_3 介导的共阻遏物和共激活物的受体交换来生成有活性的全受体及激活相应的基因转录启动。DIO1 可以启动或终止 TH 作用，因此对 TH 介导的生物效应至关重要。去碘激活酶（D_2）和去碘灭活酶（D_3）可以局部增强或减弱 TH 信号，有组织和时间特异性而不依赖于 TH 血清浓度的变化。

目前已有对转基因小鼠大脑、肝脏、心脏、肠道和骨组织、生热反应及脾脏红细胞生成等过程的研究来证实这一事件 [146, 148–153]。这一过程在小鼠中是从妊娠第 15 天的中脑神经元发育开始，经过围产期激活肝酶、生成心脏离子通道和脾脏红细胞到生后大脑发育、肠道功能和骨骼成熟与生热反应的形成。

小鼠甲状腺中抑制性受体的作用为抑制大脑、心脏、骨骼、脾脏和肠道等组织的成熟 [152]。TH 刺激的视觉和听觉的发育似乎是由 D_2 的局部表达触发的。局部 T_3 产生的这一调控过程在小鼠中发生在产后，而在人类胎儿中最可能发生在妊娠中期末 [154]。在小鼠和人类分娩时，可以看到循环 T_3 增加，从而触发组织功能的成熟，而这些功能对产后宫外环境过渡至关重要（如肝脏、心脏和肠道功能及棕色脂肪产热功能）。

在人类中，T_3 介导胎儿组织成熟（如肝脏、心脏、棕色脂肪组织和骨骼），这使它们在妊娠后期和围产期对 TH 有反应 [155]。旁分泌 TH 对胎儿的正常发育至关重要，如耳蜗中 D_2 在紧邻感觉上皮的结缔组织中和含 TR 的螺旋神经节中表达。这表明有 D_2 的结缔组织细胞从循环中吸收 T_4 并将其转化为 T_3，然后释放出 T_3 给邻近的应答细胞。类似的是，大脑中 D_2 主要在胶质细胞中表达 [156]，而 TR 在邻近的神经元和少突胶质细胞中表达。在垂体、海马体和尾状核等其他脑区也有 D_2 和 TR 的共表达。此外，D_3 在神经元中与 TR 共表达，从而保护 TH 敏感的组织免受过量 TH 的影响。

TH 的作用及其在大脑中的发育调节很复杂。TH 在功能上对于大脑发育关键时期神经回路的建立至关重要 [155, 156]。他们参与感应信号的许多过程，包括神经发育和神经细胞迁移（妊娠 5～24 周）、神经元分化、树突和轴突生长、突触发生、胶质细胞再生（从妊娠晚期到产后 6 个月）、髓鞘形成（从怀孕中期到产后 24 个月）和神经递质酶合成。TR 在发育中的神经元和胎儿大脑的多个区域，包括大脑、小脑，听觉和视觉皮层中的浓度最高[156]。这些激素与受体结合并刺激一些基因的表达，如编码髓磷脂、神经营养物质及其受体、细胞骨架成分、转录因子、细胞外基质蛋白、黏附分子、细胞内信号分子、线粒体及小脑基因。

正常的骨骼生长也依赖于 TH。TR 在成骨细胞和生长板软骨细胞上表达且 T_3 的靶基因存在于骨中。T_3 在体内和体外都可以调节生长板上的软骨内成骨和软骨细胞分化，在体内还可以促使颅缝闭合[157]。

围生期 TH 对内稳态很重要。TH 可激活热原蛋白（thermogenin，uncoupling protein 1，UCP1）转录。UCP1 解耦联核苷酸磷酸化和以三磷酸腺苷为载体的能量储存过程，这对棕色脂肪的非寒战产热非常重要[158]。

7. 先天性甲状腺功能减退

先天性甲状腺功能减退很少与新生儿呼吸窘迫相关，且在新生儿期没有特征性表现。先天性甲状腺功能减退症的典型症状包括嗜睡、便秘、黄疸、喂养困难、巨舌症、黏液水肿、体温过低、生长发育不良和进行性发育迟缓。这些表现出现在产后最初的几周到几个月内，即产妇 T_4 被耗尽而非中枢神经系统组织对 TH 的作用有反应时[22, 122]。TH 对神经发育至关重要，特别在生后 3 年内，因此大多数国家都有完善的筛查流程以促进早期诊断和早治疗[159]。由于甲状腺发育异常、激素生成异常、TH 转运或作用异常导致的先天性甲状腺功能减退的机制，以及参与这些机制的基因和处理，将在其他章节（见第 8 章）详细介绍。

（四）性腺发育

未分化的双向潜能性腺在一系列分子相互作用完成的性别决定后被分化成为睾丸或卵巢。随后通过性腺产生的因子进行性别分化，这些因子控制性腺表型发展。Alfred Jost 在胎儿性别发育领域有开创性研究——通过对自然形成的不孕不育牛犊的病理生理学研究阐明了体细胞性别分化机制。

在一对异卵双胞胎妊娠中出现了不孕不育表型，其中一个核型上为女性的胎儿在孪生雄性胎儿的影响下雄性化。这种“不孕不育”现象是一种性发育异常。这解释为牛的胎盘血管解剖学上的融合导致孪生犊牛的循环相连，使得雄性犊牛的睾酮和抗米勒管激素影响雌性犊牛的生殖器发育。后来在性别发育的遗传调控和病理生理学方面的研究进展表明，性别分化过程在不同阶段都有可能出错，而错误的性质将决定临床表型。

1. 性腺胚胎学

哺乳动物性腺起源于中胚层，并从中胚层分化出泌尿生殖嵴。泌尿生殖嵴是泌尿生殖系统和肾上腺皮质的共同前体。它们在中肾的腹侧面分为尿脊和肾上腺脊，而后分化为性腺和肾上腺。

性腺嵴具有双向分化潜能，可发育成卵巢或睾丸。一些基因，包括编码 *NR5A1*、*WT1*、*EMX2*（empty spiracles homeobox 2）、*CBX2*（chromobox 2）和 *PBX1* 的基因，是双向潜能性腺嵴形成所必需的[160]。性腺来源于两种组织的原基，即卵黄囊壁的原始生殖细胞和从原始中肾迁移而来的体细胞间质细胞[161, 162]。生殖细胞从妊娠 2～3 周由卵黄囊迁移至妊娠 4 周进入发育中的性腺嵴。原始性腺包括表面的上皮组织，通过上皮组织相连接的原始性腺索和 AGP[162]。随着 AGP 的生长，细胞从体腔上皮分层并侵入到下层的间质中连同中肾附近的细胞向背外侧迁移从而形成性腺原基。

特定性别表型的发育需要复杂的转录因子联系和信号的级联作用来控制细胞命运和从孕 6 周开始的由双向潜能性腺向睾丸或卵巢的分化。在此之前胎儿的生殖腺是无法分辨出来的，这一时期前支持细胞组成的睾丸索形成。

性别决定基因 SRY（Y 染色体上）是阐明性腺发育遗传途径的重要一步。现在发现许多其他基因对睾丸的正常发育也是必需的，如 *NR5A1*、*SOX9* 和 *NR0B1*[163, 164]。SRY 被认为是由 SOX3 进化而来的男性性腺的重要调控因子。X 染色体上的 *SOX3* 基因通常不在发育中的性腺表达。因此，当它异位表达时可能会替代 SRY 在驱动睾丸发育中的作用。*Sox3* 的功能缺失突变不会影响性别决定，但在小鼠 XX 性腺中 *Sox3* 的过表达会导致睾丸分化，而且在人类中，已经在 46, XX 睾丸发育不良的个体中发现了 *SOX3* 重复突变或 *SOX3* 调控区的重排突变[165]。

NR5A1 介导 AMH 基因表达和促性腺激素产生是睾丸和卵巢发育所必需的。*SRY* 基因在孕 7 周前表达于 XY 性腺的前支持细胞中并上调 *SOX* 表达，进一步通过 *SRY* 和 *NR5A1* 的协同作用增强上调作用，使得支持细胞正确分化。*SRY* 和 *NR5A1* 结合到 *SOX9* 核心区域（位于 SOX9 上游约 13kb 处）的睾丸特异性增强子（TESCO）并介导转录激活。位于远高于 TESCO 增强子区域上游（500kb）的影响 *SOX9* 调控元件的基因重排（如重复和三倍重复）在 46, XX 性反转患者中被发现[160]。

一旦达到 *SOX9* 的表达阈值，*SOX9* 就会自主调控转录并通过成纤维细胞生长因子 9（FGF9）和前列腺素 D2（PGD2）等下游信号通路形成前馈环。*SOX9* 调节睾丸支持细胞产生 AMH，并可能抑制参与卵巢发育的基因，如 *WNT4*（无翼型 MMTV 整合位点家族，成员 4）和 *FOXL2*。*DMRT1* 也可能参与其中[160]。

位于 11p13 的 *WT1* 在双向潜能的性腺嵴中表达，它对正常男性性分化同样重要。*WT1* 的亚型协同 *NR5A1* 增强 AMH 表达。此外，*WT1* 结合并激活 *RYS* 启动子。Denys-Drash 综合征中与 46, XY DSD 相关的 *WT1* 错义突变无法与 *NR5A1* 协同来发挥作用[166]。

SRY 基因表达受 *WT1*、*NR5A1*、*GATA-4*、其辅助因子锌脂蛋白 *FOG-2*（*ZFPM2*）和色素框同源物 2（*CBX2*）的转录调控[167]。*SRY* 基因存在的情况下，男性性腺分化开始由性腺原基向间质和有生殖细胞的睾丸索组织发展。索内有原始支持细胞和精原细胞，同时上皮细胞会分化形成白膜[168]。通过 hedgehog 信号通路可产生雄激素和 INSL3（胰岛素样家族的一员），而睾丸支持细胞在妊娠 8～9 周诱导间质细胞发育[169]。INSL3 是睾丸下降所必需的[160]，该基因的罕见突变在隐睾症的病例中有报道[170, 171]。在睾酮和 AMH 的影响下发生米勒管退化和沃尔夫管分化为附睾、输精管和精囊。在 46, XY 雄性中，睾酮通过 5-α 还原酶转化为双氢睾酮。DHT 是雄激素受体的强效激动药，结合配体后启动男性外生殖器的发育。

在妊娠 12 周时，胎儿睾丸开始生长，从 20mg 增加到出生时的 800mg。在 5～6 个月时睾丸与输精管和附睾一起下降到腹股沟管[168]。胎儿的性腺、肾上腺和肾脏最初都是在身体近端发育的，随着睾丸的下降，可能会残余的肾上腺皮质细胞。如果长期受到 ACTH 刺激（如 CAH 控制不佳的患者），这些肾上腺残余组织可导致肥大、睾丸增大。

没有 SRY 时，卵巢于妊娠 5 周开始分化。XX 核型性腺的 SRY 基因缺失使 *SOX9* 不能达到表达阈值。R-spondin 1（*RSPO1*）/*WNT4* 信号通路、*FST*（follistatin）和 *FOXL2*（forkhead box L2）等基因表达共同引导卵巢形成。在某种程度上讲，这是通过抑制“睾丸”基因转录实现的。46, XX 女性的雄激素缺失引起女性生殖器的发育，即沃尔夫管退化及米勒导管分化为输卵管、子宫、宫颈和阴道上部[160]。性腺原基分化为间质和含有原始生殖细胞（卵原细胞）的髓索。随后髓索退化并出现表面上包含单个小卵原细胞的由上皮组织构成的皮质层。妊娠9～10周皮质内的索细胞包裹卵原细胞，而在髓质中主要由结缔组织组成[172]。从妊娠10周开始，原始颗粒细胞开始增殖，而许多皮质层最深部的大型卵原细胞开始第一次减数分裂。卵原细胞在被称为生殖细胞囊或卵母细胞巢的细胞簇中发育，随后进入减数分裂而成为卵母细胞。之后卵母细胞巢分裂成单个细胞并被包裹形成原始卵泡。

原始卵泡在约妊娠16周时出现，随后数量迅速增加[173]，但卵母细胞的数量下降是从妊娠5个月时的峰值（300万～600万）到足月时约200万[59, 173]。生殖细胞的增殖和凋亡同时发生，卵母细胞虽聚集在一起，但它们随着卵泡的发育而破坏。只有被发育中的颗粒细胞包裹的卵母细胞形成原始卵泡才能存活[59, 173]。在妊娠第7个月，基质来源的卵膜细胞在原始卵泡成熟形成原始卵泡时围绕着它们，这一过程在出生后继续进行。

每个胎儿的卵巢从妊娠12周约15mg逐渐增加到足月时的300～350mg[172]。出生时原始卵泡存活数量与随后青春期的排卵时间有关。具有产生类固醇激素功能特征的间质细胞出现在孕12周后，而在妊娠晚期，具有产生类固醇激素功能特征的卵泡膜细胞被发育中的卵泡包裹。芳香化酶的活性很高但很少发挥作用，如果说有的话，就是在胎儿发育过程中卵巢产生的类固醇激素是由其介导的[59, 172]。

潜在调控卵巢发育的遗传机制在逐步被阐明，最具影响力的一些调控因子包括WNT/FZD/β-catenin、FOXO/FOXL2和TGF-β/SMAD通路[167, 174]。*FOXL2*转录一种卵巢发育所需的转录因子[175]，而在睾丸中表达的DMRT1可阻止*FOXL2*的表达从而在出生后的睾丸中阻止女性化[176]。XX性腺中的*RSPO1*、*WNT4*、*CTNNB1*、*FOXL2*和*FST*也以女性特异方式表达从而促进卵巢发育而抑制睾丸发育。在人类和小鼠中，RSPO1可能通过*WNT4*来增强β-catenin信号传导[177]。据报道，*RSPO1*纯合子突变导致掌跖角化过度综合征和46, XX DSD伴性反转和睾丸发育不良或卵睾[178]。*WNT4*突变与Mayer-Rokitansky综合征和SERKAL（性反转、肾、肾上腺和肺的功能不全）综合征相关[173, 179]。

2. 胎儿性腺类固醇激素生成

在男性胎儿中，间质细胞的发育导致胎儿妊娠8～18周睾酮生成增加（图3-9）[53, 168, 180-182]。在妊娠7～10周，AR在上皮表达[179]，两种性别间AR的表达无明显差异。

体外实验表明，hCG与大鼠胎儿的睾丸细胞结合不会下调LH受体。胎儿LH可能参与胎儿间质细胞功能，但数量上hCG是主要的促性腺激素。睾酮结合AR从而刺激原始沃尔夫管向双

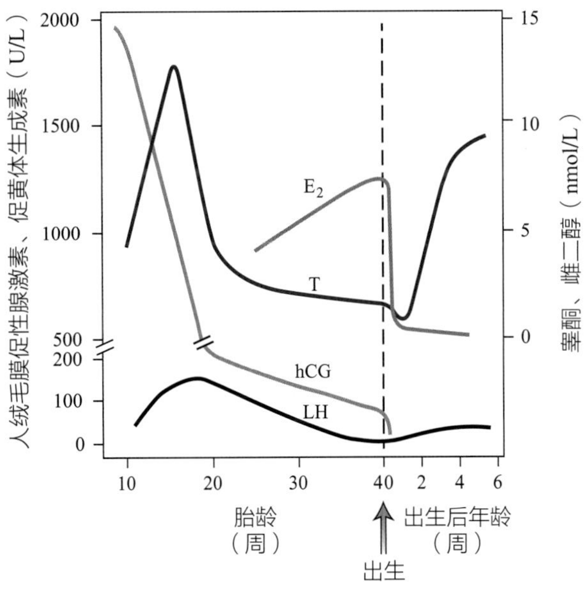

▲ **图3-9 一个男性胎儿妊娠期和新生儿期的人绒毛膜促性腺激素（hCG）、促黄体生成素（LH）、睾酮（T）和雌二醇（E_2）在血浆中的变化规律**

引自Penny et al[180]，Reyes et al[181]，Kaplan et al[53]，Forest and Cathiard[182]

侧输精管、附睾、精囊和射精管分化。DHT 刺激男性泌尿生殖窦和外生殖器分化，包括前列腺分化，生殖结节形成阴茎和泌尿生殖器官褶皱融合形成阴茎尿道。DHT 调节在沃尔夫管中睾酮作用。

胎儿睾丸产生 AMH 导致男性胎儿米勒管结构退化[183, 184]。睾丸支持细胞产生的 AMH 主要通过扩散方式到达米勒管，体外实验表明米勒管退化需要 24～36 小时 AMH 的持续作用。AMH 在妊娠早期产生并在米勒管退化时达到峰值，此后妊娠期持续合成，最后于分娩后下降。AMH 基因表达由 *SRY* 和 *SF-1* 基因激活[183]。此外，AMH 对胎儿期睾丸激素生成具有自分泌和旁分泌作用[184]。男性性别的表型分化发生在妊娠 6～12 周，并由睾丸分泌的睾酮和 AMH 介导。

在没有 AMH 的情况下，女性胎儿的米勒管分化，沃尔夫管在没有睾酮的情况下无法发育，使得未分化的泌尿生殖窦和外生殖器分化为女性结构。AMH 基因突变导致 XY 胎儿持续存在米勒管，也称为米勒管永存综合征[183]。

雌激素的作用是由同源受体介导的[185, 186]。已知有两种雌激素受体——ERα（由 6 号染色体的 ESR1 编码）和 ERβ（由 14 号染色体的 ESR2 编码），这两种受体在 DNA 结合域和配体结合域分别有 96% 和 58% 的同源性。这些受体表达于妊娠 14～21 周，而且在大多数组织中都存在一种或两种受体 mRNA，主要转录的是 ESR2，特别在睾丸、卵巢、脾脏、胸腺、肾上腺、大脑、肾脏和皮肤中。ESR1 转录本在子宫中多，在大多数其他组织中水平相对较低[185, 186]。

敲除小鼠 *Esr1* 基因不影响胎儿任何组织的发育，但会有成年雌性不育，子宫和多囊卵巢发育不全，成年雄性则表现出生育能力下降[186]。*Esr2* 基因敲除小鼠发育正常，成年雌性可生育且性行为正常；成年雄性生殖正常，但有前列腺和膀胱增生[185]。ER 在胎儿发育中的意义尚不清楚，但已知雌激素调节狒狒 DHEA 和 HFA 产生[185]。

敲除 Esr1 和 Esr2 基因对胎儿发育影响不大，但女性出生后子宫、输卵管、阴道和宫颈发育不全，对雌激素反应迟钝[186]。在人类中，男性 ESR1 突变与身高、胰岛素不敏感和骨质疏松症有关[187]。

雄激素和雌激素都参与大鼠大脑的结构发育[188]。性腺激素也控制大脑中促性腺激素产生，从而维持卵巢的循环功能和睾丸的正常功能[189, 190]。给新生雌性大鼠服用睾酮可通过局部芳香化为雌二醇和结合内质网来永久抑制下丘脑调控。灵长类动物和人类的雌激素似乎在这方面更有效，尽管这些作用机制在胎儿中尚不清楚。此外，没有证据表明灵长类动物体内存在永久不变的程序化过程，而且子宫内两种性别主要的组织生化差异也不足以解释性别二态性行为或促性腺激素程序化[189]。

图 3-10 是目前对性腺分化基因编程途径的观点[163, 164]。下游基因靶点的全谱系尚待确定，但最终结果显示性腺发育和性分化表型的高度程序化。性腺发育或性别分化不需要胎儿垂体促性腺激素，LH 或 FSH 受体敲除小鼠出生时表型正常[191]。

（五）性腺发育异常（见第 4 章）

护理 DSD 婴儿需要一个经验丰富的多学科团队，正如 2005 年芝加哥共识所强调的需要更多的数据共享、研究和临床专家沟通。越来越多关于性别决定和性别分化的认知，以及不断变化的对性别身份和性别角色本质的认知，促进对以前 DSD 管理的重新评价。在第 4 章中详细描述了几个程序化性腺分化基因的人类突变，未来的技术革新可能会导致对潜在异常更好的理解，并解释表型变异。

（六）胎儿自主神经系统的发育

人类胎儿成熟的关键是调节胎儿中枢神经系

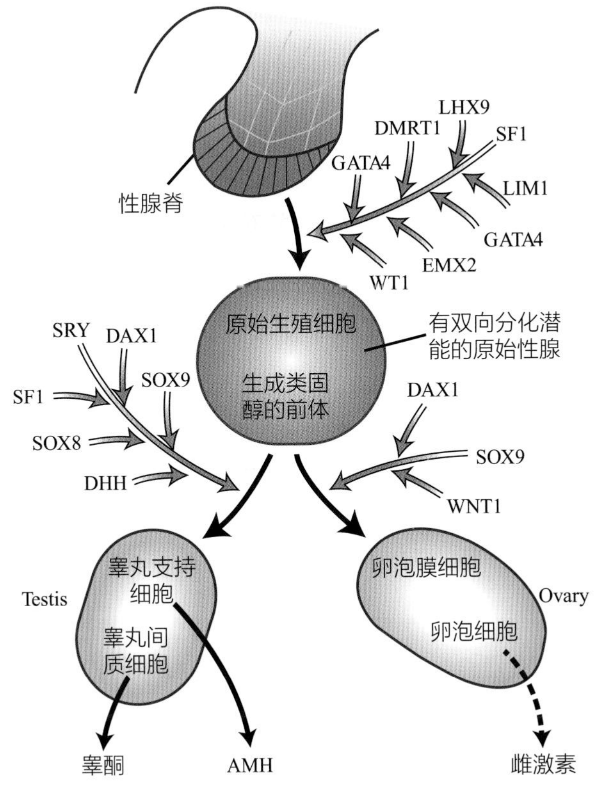

▲ 图 3-10 有关性腺分化的分子和细胞水平上的总结
引自 Harley et al[163] and Park and Jameson[164]

统和适应稳态紊乱的自主调节能力的发育形成。交感神经和副交感神经系统的相互作用通过大脑皮质、延髓、交感神经节和迷走神经节实现。胎儿在子宫内自主调节过程的发育需要在整个孕期达到高度专一化并且在产后消失。胎儿发育过程中，这一点在交感神经系统及其对应的内分泌系统－肾上腺髓质中表现得最为明显。

1. 自主神经系统胚胎学

人类早在胎儿于妊娠 4 周就可见交感干神经节基质。交感肾上腺（SA）细胞构成了神经外胚层（NC）衍生物的一个主要分支，产生交感神经元、肾上腺髓质的神经内分泌嗜铬细胞和肾上腺外的嗜铬细胞[192]。这表明 NC 细胞受到向 SA 细胞发展的指令，且局部信号对 SA 细胞向交感神经元和嗜铬细胞的分化起重要作用。该机制在很大程度上是未知的。SA 祖细胞向背外侧迁移形成贯穿整个腹部和盆腔交感神经丛[193]的髓外交感副神经节[192]。副神经节在妊娠 28 周时可达直径 2～3mm，足月时可达 10～15mm，其中最大的是位于肠系膜下动脉起始点附近的 Zuckerkandl 神经节。出生后，副神经节逐渐萎缩直至 3 岁时消失。

SA 细胞向腹侧迁移到胸主动脉并形成表达酪氨酸羟化酶的儿茶酚胺能神经元细胞[194]，以此响应胸主动脉壁细胞和周围间叶细胞的骨形态发生蛋白（BMP）信号[195]。部分细胞从妊娠 6 周开始由胸主动脉向 AP 颅端迁移[196, 197]，以获得嗜铬细胞表型。部分 SA 细胞进入肾上腺后仍表达 NC 标志物，随后表达酪氨酸羟化酶和多巴胺 β- 羟化酶，但不再表达神经元标志物[198]。在 SA 细胞系的发育过程中发现了许多转录因子，如 *PHOX2B*、*MASH1*、*PHOX2A* 和 *HAND2*[192]。证实 *PHOX2B* 在自主神经系统的发育中起关键作用。*Phox2b*- 缺失的小鼠在子宫内会因自主神经系统神经元无法发育或退化而死亡。人类 *PHOX2B* 突变导致一种罕见的自主神经功能异常综合征（先天性中枢性低通气综合征），并易患神经母细胞瘤[199]。

啮齿动物中的神经生长因子是发育中交感神经元存活必需的。给新生大鼠注射抗 NGF 血清可导致未成熟嗜铬细胞和交感细胞变性[200]。目前尚不清楚 NGF 与其他生长因子是否在人类胎儿自主神经系统成熟中起到作用。

2. 交感肾上腺的发育

肾上腺髓质的内分泌细胞被称为嗜铬细胞，这是由于其组织在水溶液中会被铬盐染成黑色。嗜铬细胞在胎儿发育过程中位于肾上腺和肾上腺外区，但肾上腺外组织的嗜铬细胞的功能尚不清楚，而且这些嗜铬细胞在出生后会退化消失。嗜铬细胞最初分散的分布于肾上腺内并大多为去甲肾上腺素能。在妊娠 10 周左右，小嗜铬细胞岛表达苯乙醇胺 N- 甲基转移酶（PNMT），将去甲肾上腺素转化为肾上腺素使之成为肾上腺素能[201]。随着胎龄的增加，肾上腺髓质逐渐生长，伴儿茶酚胺含量增加和功能渐进成熟。在组织学上，肾上腺髓质在出生时还不成熟，在 1 岁时达到与成人肾上腺相似。

儿茶酚胺在妊娠 8～13 周存在于主动脉旁的嗜铬组织中，其浓度会一直增加直到分娩。NA 是主要的儿茶酚胺，可能是因为 PNMT 在主动脉旁嗜铬组织中的活性较低。相反，肾上腺髓质中 PNMT 活性高。肾上腺 PNMT 被糖皮质激素激活并从肾上腺皮质扩散到肾上腺髓质[193, 202]，皮质醇和儿茶酚胺的浓度在怀孕后期显著增加，这对胎儿由宫内到宫外环境的过渡发挥重要作用。胎儿如何承受子宫内相对缺氧的环境是一个研究了超过 1 个世纪的领域。绵羊模型为胎儿的生理和发育研究提供了一个适用于人类的比较系统。基础血浆肾上腺素、NA 和多巴胺浓度在妊娠最后 3 个月由于清除机制成熟[204]而下降[203, 204]。该模型被用于研究胎盘功能不全时胎儿对慢性缺氧和营养缺乏的适应性反应。羊胎儿通过增加儿茶酚胺浓度来应对缺氧[205]，这种反应也存在于妊娠晚期的人类胎儿中[206]。在胎儿缺氧时，胎儿肾上腺和主动脉旁嗜铬组织将大量儿茶酚胺直接释放到循环中[202]。此外，通过心脏 α- 受体介导的儿茶酚胺作用是未成熟动物特有的应对缺氧的方式。α- 肾上腺素能受体在未成熟的心脏组织中占主导地位，后随着胎儿的成熟逐渐减少并伴 β- 肾上腺素能受体的数量增加。胎儿的嗜铬组织同时受阿片受体的神经支配，含有相对大量的阿片肽，并与儿茶酚胺一同分泌[202]。中枢和肾上腺脑啡肽参与胎儿自主神经系统功能，用纳洛酮和美沙酮预处理可抑制对缺氧的儿茶酚胺反应[193, 207]，这些多肽参与调节胎儿儿茶酚胺分泌的程度尚不清楚。

儿茶酚胺对胎儿心血管功能和生存至关重要。酪氨酸羟化酶或多巴胺 β 羟化酶的小鼠基因敲除模型研究显示胎儿出现儿茶酚胺缺乏及 90% 的突变胎儿死于妊娠中期[208, 209]。此外，儿茶酚胺是胎儿的主要应激激素[202, 206, 207, 210]。新生儿分娩时血浆肾上腺素和 NA 浓度升高，这一反应会被缺氧和酸中毒增强[205, 208, 209]。在新生儿中，受冷和低血糖都会使儿茶酚胺的分泌增加[202, 206]。分娩诱导的儿茶酚胺释放可能是新生儿适应子宫外环境的重要机制。

（七）胰腺内分泌发育

胰腺胚胎学

胰腺发育是一个复杂有趣的多步骤过程，形态和功能上不同的外分泌和内分泌组织来源于共同的内胚层祖细胞。外分泌组织包括分泌消化液的腺泡细胞、腺泡中心细胞和引流消化液进入肠道的导管系统。内分泌组织为离散的朗格汉斯岛，其中有多种细胞类型分泌至少有五种不同的激素 [A 细胞，胰高血糖素；B 细胞，胰岛素；D 细胞，生长抑素；ε 细胞，胃饥饿素；γ（或 PP）细胞，胰多肽]。

对人类胰腺发育的理解是从其他物种（特别是小鼠）的数据中推断出来的。胰腺胚胎发育是由一系列同源盒基因和转录因子介导的。这些过程包括胰腺从肠管出芽，分支导管和未分化上皮细胞发育，外分泌和内分泌细胞系分化及内分泌细胞形成朗格汉斯岛[211]。原肠形成后最早启动胰腺发育的是在毗邻脊索的背侧内胚层的 SHH 清除。这最初是在小鸡模型中发现的，该过程部分通过激活脊索发出的信号实现的。生长因子的 EGF 家族成员、层粘连蛋白及 IGF 等其他生长因子也促进胰腺的生长和分化[212, 213]。

小鼠细胞系决定从第 8 天（总长 21 天的妊娠期）开始一直持续到生后 2～3 周[214]。一些转录因子证实对多能胰腺祖细胞的建立和增殖至关重要。前侧的内胚层内陷形成标志着前肠－中肠边界的前肠门（AIP），这是胰腺特异性形成的地方（小鼠中出现在 E7.5）。和小鼠相比，人类胚胎的胰腺诱导发生在相同的位置且过程非常相似，但时间上稍晚——卡内基 10 期（CS）（与小鼠的 E8～E8.5 期相对应）内胚层折叠（从而形成 AIP）明显 [215]。

清除 Shh 导致关键转录因子——胰腺和十二指肠同源盒因子 1（*pdx1*）在这些细胞中表达，没有它们胰腺就无法形成 [215]。在人类胚胎中，可以在 CS10 时检测到 *SHH*，在 CS12 时检测到 *PDX1*，小鼠与人 *PDX1* 纯合缺失导致胰腺发育不全的表型相似。*Pdx1* 表达紧随在螺旋－环－螺旋结构的胰腺蛋白质特定转录因子 1（*Ptf1a*）之后，这被内分泌和外分泌胰腺的进一步发育所需，包括 Foxo1、Nkx2.2、Nkx6.1 和 Nkx6.2 [215, 216]。调节因子 X6（*Rfx6*）在小鼠的早期也有表达，但它似乎仅需在内分泌胰腺发育中，这与人类 *Rfx6* 突变有相同的表型 [215]。

在人类胰腺发育中由 *SOX9*、*PDX1* 和 *GATA* 结合蛋白 4（GATA4）转录因子标记的腹侧和背侧胰腺在 CS13 出芽。在 CS13 出芽的背侧具有微腔的特征，腺泡分泌物最终通过微腔流入肠道。在胚胎期的剩余时间中，人类胰腺大量扩增可增殖的祖细胞。与小鼠不同，在人类中这些细胞中未检测到 NKX2.2 蛋白。

之前被称为 Hlbx9 或 Hb9 的 Mnx1 在早期表达，但与之前提到的转录因子不同，Mnx1 缺失小鼠无法发育背侧胰腺，而且发育出的胰腺有较少且功能失调的胰岛 [211, 214, 215]，这种表型在 *MNX1* 突变的人中可见。

小鼠缺失 hes 家族中的 BHLH 转录因子 1（Hes1）（一种 notch 信号通路成分）会干扰胰腺的正常发育，但还可形成外分泌和内分泌细胞 [216]。在此期间，唯一形成的内分泌细胞是少量的胰高血糖素阳性细胞，但目前不清楚这些细胞是否在发育和产后功能中发挥作用 [211]。

小鼠中，螺旋－环－螺旋结构转录因子神经元素 3（Ngn3）在 E13.5 表达，标志着内分泌祖细胞将分化为成熟的能产生激素的朗格汉斯细胞岛 [211, 215, 216]。*Ngn3* 只在激素表达之前表达，而 *Ngn3* 缺失会阻碍内分泌祖细胞的发育和随后的胰岛发育。敲除 *Ngn3* 的小鼠显示出明显的 B 细胞发育不良 [214]。在人类胰腺发育过程中，*NEUROG3* 的表达在胎儿 B 细胞（第一个主要的胰岛细胞类型）出现后立即增加。*SOX9* 在 NEUROG3 浓度高的细胞中缺乏，且在此后的内分泌细胞中也不能检测到，尽管它确实在胰管细胞中存在。

Ngn3 为内分泌细胞系的分化和维持启动了一套新的发育程序。其中包括 LIM 同源盒蛋白岛 1（*Isl1*）、配对 box4 和 6（*Pax4* 和 *Pax6*）、aristaless 相关同源 box（*Arx*）和神经元分化 1（*Neurod*），这些都在 Ngn3 缺陷小鼠中丢失。在小鼠中，Ngn3 敲除导致内分泌细胞完全缺失，而敲除其下游基因会损害特定胰岛细胞的分化 [214]。*Nkx2.2*、*Nkx6.1*、*Pax-4* 或 *Pax-6* 功能缺失突变会导致内分泌细胞发育不全或发育不良 [217–219]。祖细胞的潜能随着时间的变化而变化，发育早期出现的 Ngn3$^+$细胞优先分化为胰高血糖素$^+$细胞，后期出现的 Ngn3$^+$细胞则形成胰岛素$^+$或 SS$^+$细胞 [215]。

PDX1、*MNX1*（以前称 *HLXB9*）或 *ISL1* 基因的敲除与胰腺发育的早期停滞有关。*MNX1* 敲除导致胰腺背侧的芽体发育障碍并伴残余胰腺中的 B 细胞数量的减少。*HES1*、*PTF1A* 或神经原素 3（neurogenin 3，*NGN3*）的损害导致胰岛发育不全或发育不良。下游转录因子的破坏损害了 B 细胞或 A 细胞的形成。*SOX9* 和 *HNF3B* 为早期前肠形成和胰腺特化所必需。

MafB 和 *MafA*（V-maf 肌筋膜纤维肉瘤癌基因同源物 B 和 A）转录因子在 B 细胞分化的后期发挥重要作用。在 B 细胞的分化中，胰岛素的转录由 *MafB*、*Pdx1*，*Neurod1*、*Pax6* 和 *MafA* 启动和维持。此外，*Pax4*、*NKX6.1* 和 *Pdx1* 抑制胰高血糖素的表达，从而防止 B 细胞胰高血糖素的表达 [215]。

Arx 是最早决定生成胰高血糖素的 A 细胞系的转录因子之一，它的缺失会在阻碍 A 细胞发育的同时导致 B 和 D 细胞增加 [215]。*Arx* 和 *Pax4* 的相互作用决定了 A 和 B 细胞命运的选择。*Arx* 在早期参与 A 细胞的命运决定并直接参与维持 A 细胞的数量。*Pax4* 相关因子 *Pax6* 由 A 和 B 细胞表达，Pax6 缺陷小鼠缺乏 A 细胞。*Pax6* 除了在 B 细胞中发挥胰岛素转录的作用外，还通过直接与胰高血糖素启动子结合或间接诱导其他转录因子如 c-Maf、MafB 和 Neurod1 的表达来协调胰高血糖素在 A 细胞中的转录，这些转录因子也激活胰高血糖素的表达。

Forkhead box A2（*Foxa2*）在 *Arx* 和 *Pax6* 下游发挥作用，是第三个对后期 A 细胞发育的重要因素 [215]。1 例 FOXA2 的全新杂合子突变的患儿表现出颅面畸形、脉络膜缺损和肝、肺和胃肠道内胚层来源的器官畸形特征并患有先天性高胰岛素血症（HI）和先天性垂体功能低下 [220]。在人类胚胎中，免疫组化的表达谱显示 FOXA2 在胰腺等内胚层来源的器官中表达量高，转染和蛋白免疫印迹实验证实了 FOXA2 在该综合征中的病因作用。

A 细胞系成功完成分化后，*Foxa1*、*Brn4* 和 *Isl-1* 进一步促进了前胰高血糖素的表达。在所有能够促进胰高血糖素表达的转录因子中，成年小鼠 A 细胞中，与 B 细胞相比，只有 Brn4 和 MafB 这两种转录因子表达丰富 [215]。

最新的研究涉及胰腺发育的基因调控网络。这些网络不仅包括前面提到的基因，还包括 *Tle2*、*Dll*、*Onecut1* 和 *BMP7* 等 [218]。*Ngn3*、*Arx* 和 *Gli-similar 3*（*GLIS3*）的表达局限于后期的内分泌祖细胞（或 *GLIS3* 表达的内分泌和导管细胞）的形成。*GLIS3* 转录因子与新生儿糖尿病的发生有关 [221]。GLIS3 功能缺失性突变导致出生后 B 细胞和 PP 细胞数量的严重减少及囊性胰管的形成。人类 *NeuroD1*、*PDX1*、*PTF1A* 和 *GATA6* 的突变与胰腺发育不良引起的新生儿糖尿病有关。*EIF2AK3*、*HNF1B*、*MNX1*、*NKX2.2* 和 *RFX6* 的突变导致了新生儿胰腺发育不良，从而导致糖尿病 [222-225]。*PTF1A* 远端增强子的隐性突变也会导致胰腺发育不良 [226]。

（八）胰腺内分泌功能发育

人类胎儿胰腺在妊娠 4 周时就已经显现，在妊娠 6～7 周可以看到 A 细胞和 B 细胞。胰岛素、胰高血糖素、生长抑素和 PP 在妊娠 6～8 周时可检测到 [227]。

虽然 A 细胞和 B 细胞来自于共同的祖细胞，但它们在调节葡萄糖稳态中起相反的作用。小鼠模型表明 β 到 α 和 α 到 β 的转分化可以在特定的实验环境下发生，这揭示了胰腺内分泌细胞的可塑性 [215]。在妊娠前半段 A 细胞比 B 细胞多，并在妊娠中期达到一个相对峰值，然而在妊娠后半段 B 细胞持续增加，因此到足月时 A 细胞与 B 细胞的比例大致相等。

B 细胞在妊娠 12 周时能够生成胰岛素，并且在整个孕期中其浓度超过成人 B 细胞的产量，约有 14pmol/g（2U/g）。胰腺的胰岛素浓度从妊娠 5～8 周时的＜ 3.6pmol/g（0.5U/g）增加到妊娠 14～23 周时的 30pmol/g（4U/g）最后到足月时的 93pmol/g（13U/g）[228]。内分泌细胞在妊娠 18 周时分散地分布于外分泌组织，至妊娠 29 周时胰岛分化很明显。

胎儿血糖稳态在很大程度上不依赖于胰岛素和胰高血糖素[229-231]，急性低血糖或高血糖与胰岛素或胰高血糖素浓度的显著变化无关。尽管胎儿 B 细胞在妊娠 12～22 周时就开始发挥作用，但进入血液中的胰岛素量低。在体外，小鼠胎儿的胰腺只分泌最小量的胰岛素以应对葡萄糖的作用，然而它可以被亮氨酸、精氨酸、甲苯丁酰胺或氯化钾刺激分泌，这表明分泌机制涉及的一些因子在胎儿中发挥作用[228, 229, 232]。成年胰岛的胰岛素分泌是由电压门控钙通道的激活介导的，然而这在胎儿的胰岛中并不发生[232]。在孕妇中，注射葡萄糖或精氨酸不能刺激胎儿在妊娠中期或围产期的胰岛素分泌，且人类胎儿的血浆胰岛素浓度对临产前的高葡萄糖浓度基本没有反应[228]。

在人类无脑儿中，只要母体碳水化合物的代谢不中断，胰腺的内分泌就会正常发育。慢性高血糖的无脑儿 B 细胞不会发生肥大和增生，这可能是因为缺乏 GH 和（或）IGF-1。GH 刺激胰岛素基因的表达并且可能在 B 细胞增生和肥大中发挥允许作用[213]。慢性胎儿高血糖确实会引起高胰岛素血症和胰高血糖素抑制，而慢性低血糖则可能会抑制胎儿胰岛素的分泌并促进胎儿胰高血糖素的释放[218]。

胎儿血浆胰高血糖素浓度相对较高，且随孕周增加[228, 229]。胎儿胰高血糖素在妊娠中期的浓度约为6μg/g，而成人胰高血糖素的含量为2μg/g。与胰岛素一样，胎儿分泌胰高血糖素的能力较低。高血糖不会抑制大鼠、猴子或羊的胎儿血浆的胰高血糖素分泌，急性低血糖也不会刺激大鼠胎儿胰高血糖素的分泌。氨基酸在成人中促进胰岛素和胰高血糖素分泌，但在早产儿中可能几乎没有调节作用，给产程中的母体注射丙氨酸可同时增加母体和脐带血中胰高糖素的浓度，这揭示了足月产胎儿胰高血糖素对氨基酸的反应。儿茶酚胺也会引起临产绵羊胎儿的胰高血糖素的分泌[228]。

出生时胰岛细胞分泌胰岛素和胰高血糖素的功能不成熟，这很可能是由于通过胎盘转运的母体葡萄糖使得胎儿的血糖浓度一直维持在相对稳定的状态。另一种可能的原因是由于缺乏由喂养介导的肠降血糖素的分泌导致的胎儿胰腺中的肠内信号缺乏。胰岛素和胰高血糖素分泌能力的削弱与胎儿胰岛细胞缺乏生成 cAMP 的能力和（或）磷酸二酯酶对 cAMP 的快速破坏有关[228]。在新生儿期，足月儿和早产儿对葡萄糖的反应迅速成熟。人类在出生时已有（200～300）$\times 10^6$ 个 B 细胞，约是成人数量的 1/3。大多数胰岛质量的改变发生在新生儿时期，并与 B 细胞大小的变化有关，而不是数量[233]。随后，细胞数量迅速扩增，但 B 细胞质量特别是在孕期内的波动尚不清楚。

胎儿的能量需求是通过胎盘不间断的葡萄糖供应来满足的，而很少内源性来源。持续的葡萄糖供应通常不需要内源性糖异生糖异生酶在胎儿肝脏中的表达和功能都较低。胎儿对葡萄糖的摄取与母体血糖浓度和胎盘梯度均有直接关系，而胰岛素和胰高血糖素通常不是胎儿底物代谢所必需的[229]。胎儿的呼吸商约为 1，这提示葡萄糖为其主要的能量底物。其他如氨基酸和乳酸的底物也可用于人和羊的胎儿中，这些与葡萄糖一起作为脂肪和糖原储存起来为生产做准备[228]。糖原在胎儿体内受糖皮质激素的调节，到妊娠后期，胎儿胰岛素变得越来越重要，来增加胎儿葡萄糖摄取和脂肪生成[228, 229]。胰岛素受体存在于许多胎儿组织中且其浓度远高于成人组织，而且即使在高胰岛素血症中受体结合也不会下调。相反，胎儿肝脏胰高血糖素受体的数量减少，而且胎儿肝脏对胰高血糖素作用相对抵抗[231]，这些条件在妊娠最后 3 个月胎儿的快速生长期往往会增强胎儿的合成代谢环境。

胰腺对葡萄糖稳态的调节

分娩切断了胎盘的葡萄糖来源，足月新生儿出生后前 2～4 小时血糖浓度会急速下降，约至 2.5mmol/L（45g/dl）[234, 235]。新生儿低血糖是适应子宫外生活的正常的反应，且通常是无症状且一过性的。反调节激素的作用通常在出生后约 72 小时内形成葡萄糖稳态[234]。由胰腺 A 细胞释放的胰高血糖素促进肝糖原分解和糖异生。儿茶酚胺在分娩时显著升高，刺激胰高血糖素的释放而抑制胰岛素分泌[229, 231, 236]，从而有助于维持血糖浓度的稳定。糖异生酶——磷酸烯醇式丙酮酸羧激酶（PEPCK）的活性也在此期间增加。

产后游离脂肪酸因儿茶酚胺和生热作用而增加。脂肪酸氧化是糖异生的核心，它不仅提供了支持糖异生的能量来源，还提供了乙酰辅酶 A（acetyl-CoA）来激活丙酮酸羧化酶从而实现糖异生。此外，葡萄糖可以被大脑等依赖性组织利用[219]，这一系列生理变化失败可能导致低血糖，这在出生后最初的数小时最常见。

HI 继发性低血糖可以是一过性或是永久性的，这是由低血糖时胰岛素的分泌不当所致[237]。高胰岛素血症性低血糖是新生儿和儿童严重、持续、复发性低血糖最常见的原因。一过性 HI 会持续几天，这与产妇糖尿病、磺酰脲类药物治疗和分娩时输注葡萄糖有关。持续数天至数月的一过性 HI 可能是由于宫内生长迟缓（IUGR）、围产期窒息或 BWS 引起的，并可能需要治疗[238]。永久性 HI 在组织学上可分为散发遗传的局灶性 HI 和常染色体遗传的弥漫性 HI。在分子水平上已发现 12 个与胰岛素分泌途径相关的基因突变[238–240]（见第 16 章）。

如果母亲有高血糖也会导致婴儿 HI 和 B 细胞增生。母亲糖尿病控制不良与巨大儿、自然流产和胎儿畸形的风险增加有关。患糖尿病的母亲生产的婴儿易患红细胞增多症、肾静脉血栓形成、低钙血症、呼吸窘迫综合征、黄疸、持续胎儿循环、心肌病、先天性心脏病和其他器官畸形。

新生儿糖尿病是一种单基因糖尿病，涉及严重的 B 细胞功能缺陷，该病以发病率 1 :（20 万～25 万）[241] 列为罕见病且多在生后 6 个月内确诊。新生儿糖尿病可以是永久性且需要终身治疗的，也可以是一过性的。在这两种类型中，新生儿一过性糖尿病更常见（60% 的病例），其中有 18 个月前糖尿病就缓解的或病情轻不需要治疗的，但常在青春期复发。新生儿糖尿病有许多不同的亚型，大多数病例为孤立型糖尿病。许多已知的单基因病因是以多种症候群表现为特征的，这反映了在日益增多的致病基因列表中，伴随症候群的表现型也在扩展（见第 15 章）。

（九）甲状旁腺 / 降钙素系统的发育

1. 甲状旁腺的胚胎学

甲状旁腺起源于鳃器，在妊娠 3～4 周期间发育。鳃器由 4 个外胚层起源的外鳃裂和 5 个内胚层起源的内鳃囊组成，它们中间是中胚层起源的鳃弓。鳃器退化并留下包括甲状旁腺、甲状腺、胸腺、多鳃体、咽鼓管、中耳、外耳道等衍生物[242]。

甲状旁腺是由第 3 鳃囊和第 4 鳃囊的背侧内胚层上皮增厚发育形成。第 4 鳃囊形成上甲状旁腺和甲状腺，第 3 鳃裂上部形成下甲状旁腺和胸腺。根据其最终位置命名的上下腺的相对位置由于胚胎组织的迁移而发生变化，且甲状旁腺的发育与甲状腺的胚胎发生同步进行[22, 243]。

随着胸腺进入胸腔，相连的下甲状旁腺也由尾部携带着下降，直到与胸腺分离，因此与上甲状旁腺相比，它位于颈部下方的甲状腺叶的下极[22, 243]。随后，第 4 腺囊与甲状腺角相遇于甲状腺叶的上极，称为上甲状旁腺[22, 243]。甲状旁腺从妊娠 12 周的＜ 0.1mm 扩大到足月时的 1～2mm。甲状旁腺有两种细胞类型，即主细胞和嗜酸细胞。主细胞（也称为甲状旁腺主细胞）占主导地位，并在维持钙稳态中发挥关键作用。主细胞产生并分泌甲状旁腺激素以响应细胞膜受体检测到的细胞外的低钙浓度。较大的嗜酸细胞在主细胞之间形成分散簇，其功能尚不清楚。由于正常的钙稳态，主细胞大部分时间处于静止状态。第 5 小袋形成成对的多鳃体，进入发育中的甲状腺从而形成分泌降钙素的滤泡旁细胞或 C 细胞。新生儿甲状腺 C 细胞的降钙素含量在组织中高达 540～2100mU/g，是正常成人腺体的 10 倍 [244]。这两个内分泌系统在妊娠中期和后期都发挥功能。

2. 参与甲状旁腺发育的转录因子

对甲状旁腺功能减退患者的研究和适当的小鼠模型提供了涉及甲状旁腺发育的分子信号通路的了解，包括 Hox 和 Pax 家族成员的一些转录因子已被证实在咽囊内胚层分化为甲状旁腺细胞中发挥重要作用。小鼠 *Hox15* 的破坏导致甲状旁腺发育不全，表明该基因对甲状旁腺的正常发育至关重要。小鼠中某些基因的缺失，如 Hox 的家族成员（*Hoxa3* 导致甲状旁腺发育不全，*Pbx1* 编码一种作为 Hox 转录因子辅因子的蛋白质）和 *Pax*（*Pax1*、*Pax3*、*Pax9*）家族、*Eya1* 和 *Six1*（*Pax1/9-Eya1-Six1* 网络已被确认作用于下游的 *Hoxa3*），导致不正常的如甲状旁腺缺陷的发展和程序化发育 [129]。然而，这些发育异常在人类中尚未见报道。

甲状旁腺功能低下可单独发生，它可作为多种自身免疫性内分泌疾病的一部分或一种复杂的先天性缺陷。先天性甲状旁腺功能低下的患者中发现了 GATA3（甲状旁腺功能低下、耳聋和肾发育不良综合征）、AIRE1（自身免疫性多内分泌病 – 念珠菌病 – 外胚层营养不良综合征或自身免疫性多腺体病 1 型）和微管蛋白折叠辅因子 E（TBCE）（kenneth–caffey 综合征）的基因突变。*TBX1*（T–box 家族的一种 DNA 结合转录因子）和 *CRK1* 突变与 22q11 缺失综合征有关 [245]。

孤立的甲状旁腺功能减退与 *PTH*、*GCMB*（Gcm2 仅在甲状旁腺中表达）及 SRY 相关的 HMG–box 基因 3（*SOX3*）突变有关 [129]。据报道，在两个多代家系中，X 连锁隐性遗传的甲状旁腺功能低下的 *SOX3* 下游缺失 – 插入可能对 SOX3 的表达产生位置效应，这些发现提示了 *SOX3* 基因在甲状旁腺发育中的潜在作用。

3. 胎儿骨代谢

在子宫内，胎儿钙浓度似乎与母体钙浓度无关（图 3–11）。在动物模型中，由母亲限钙饮食、甲状旁腺切除术或维生素 D 受体缺失模型诱导的低钙血症中，已报道的胎儿表现钙质正常。

(1) 钙转运：人类早产儿和足月儿的动物研究和测量表明大多数钙在妊娠晚期被输送到胎儿体内。胎儿循环中的总钙浓度（妊娠晚期为 2.75～3mmol/L）、离子化钙及磷酸盐和镁的浓度与母体相比更高，表明钙在胎盘中用逆浓度梯度的主动转运 [246, 247]。大多数钙被胎儿用于骨骼矿化 [248]。一个经胎盘钙转运的三步模型已被提出 [247, 249]：①钙离子通过电压依赖性钙离子通道（瞬时受体电位阳离子通道 TRPV6，它是一种在合胞体滋养层细胞面向母体基底膜开放的能够使钙进入细胞的钙通道）从母体循环通过胎盘膜流入，它们位于母体 – 胎盘界面的滋养层细胞顶端刷状缘的膜上；②钙在细胞内钙结合蛋白（calbindin D9K）的介导下通过滋养层细胞的胞质，将钙转运到基膜；③钙离子通过基底外侧的胎盘膜从胞质中流出，该过程需要基底外侧膜上的 ATP 依赖的钙泵（PMCA3，在胎盘 – 胎儿界面）将钙转运到胎儿循环。

(2) 磷酸盐转运：胎儿循环中磷酸盐的浓度

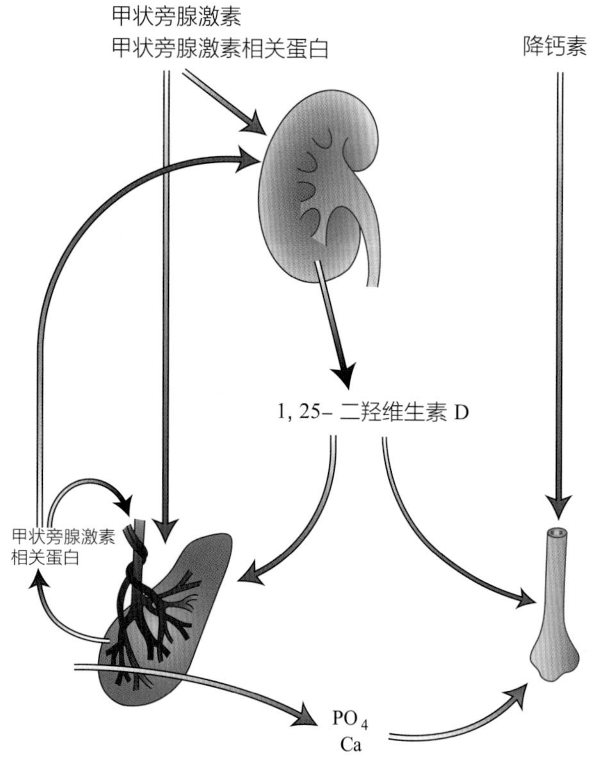

▲ **图 3-11　甲状旁腺激素、甲状旁腺激素相关蛋白和降钙素在胎儿中的作用**

甲状旁腺分泌的甲状旁腺激素和胎盘甲状旁腺激素相关蛋白作用于胎盘来促进钙（Ca）和磷酸盐（PO_4）的从母体到胎儿循环的运输来保持胎儿相对的高血钙和胎儿在妊娠晚期的快速的骨骼形成。甲状旁腺激素相关蛋白也作用于肾脏，促进 1- 羟基化 25- 羟基胆钙化至 1, 25- 二羟维生素 D（骨化三醇），从而增强胎盘的钙转运并促进胎儿的骨骼生长。胎儿高降钙素水平倾向于促进骨增生

也比母体循环中的高（妊娠后期浓度为 1.5mg/dl）以满足胎儿骨矿化的需求 [250]。Ⅱ b 型钠依赖性无机磷酸盐转运蛋白（NaPi- Ⅱ b）在胚胎的内脏和壁层的内胚层及胎盘的迷路细胞中表达，并可能在胎儿的磷酸盐稳态中发挥作用 [249]。虽然胎儿镁的浓度也比母体浓度高，但镁的梯度小于钙和磷酸盐的梯度（约 0.12mg/dl）[250]。钙经胎盘转运的分子机制虽已被阐明，但磷和镁的转运机制尚不清楚。25- 羟维生素 D 和 1, 25- 二羟维生素 D 通过胎盘运输，而且胎儿血液中的游离维生素 D 浓度与母体浓度相似或更高 [246, 251]。

(3) PTH/PTHrP 介导的钙稳态调节：甲状旁腺的主细胞分泌甲状旁腺素——一种由 84 个氨基酸组成的在血浆低钙时释放的蛋白。目前还不清楚人类胎盘是否能产生 PTH。PTH 刺激骨骼对钙的重吸收，增加肾脏对钙的吸收，并促进肾脏合成有活性的 1, 25$(OH)_2$D，从而刺激肠道对钙的吸收。羊的胎儿的循环中甲状旁腺激素浓度较低，但乙二胺四乙酸（EDTA）诱导的血清钙浓度的下降可使胎羊血清中 PTH 浓度升高，并可迅速分泌降钙素以应对钙浓度的升高。在该模型中，胎儿甲状旁腺切除术使得胎盘的钙转运减少及胎儿血清钙降低。

在人类胎儿中，PTH 对胎盘钙转运的影响尚不确定，但 PTH 相关蛋白（PTHrP）存在于胎儿组织和胎盘中并刺激钙的转运。很多组织都可产生 PTHrP（如胎盘和甲状旁腺），并作用于 PTH 受体。PTH 的主要受体是 PTHR1，它对 PTH 和 PTHrP 具有同等的亲和力。第二种受体为 PTHR2（存在于中枢神经系统中），但只能与 PTH 结合而不能结合 PTHrP，然而 PTHrP 在胎盘中的作用可能是通过一种特异性的只结合 PTHrP 而不能结合 PTH 的受体实现的 [249, 252]。

妊娠末期胎儿的 PTH 浓度（$<$ 4.72pg/ml）低于母体的浓度。脐带血中的 PTHrP 浓度比足月时 PTH 的浓度高 15 倍，这在围产期的钙的稳态和维持胎儿较高的钙调节点中起着关键作用 [247, 253]。

与未怀孕的成人相比，孕妇的 PTH 浓度在怀孕期间受到抑制，而胎儿的 PTH 浓度似乎受到更强的抑制。免疫测定法在胎儿血浆中几乎检测不到 PTH[254]，然而尽管胎儿 PTH 浓度很低，但缺乏甲状旁腺或 PTH/PTHrP 受体的小鼠胎儿会导致低钙血症并骨矿化不足 [248, 255, 256]。这种生物活性主要由 PTHrP 而不是 PTH 负责。

然而 *PTH/PTHrP* 基因敲除的小鼠在胎盘钙转运正常或增加的情况下表现出低钙血症，这表明

还有其他因素参与胎儿血清钙浓度的维持[246, 257]。

PTH 基因缺失小鼠出现无法生成 PTH 的肿大的甲状旁腺，而 *Gcm2* 缺失小鼠缺乏甲状旁腺，但有来源于胸腺的 PTH。*PTH* 敲除小鼠是 PTH 完全缺失的模型，而 *Gcm2* 敲除是严重甲状旁腺功能低下的模型。PTH 敲除模型表明 PTH 在胎儿矿物质稳态的维持中起作用，因为胎儿低甲状旁腺素会导致低钙血症、低镁血症、高磷血症、低羊水矿物质和缺乏 PTH 导致的骨骼矿物质含量降低。尽管 PTHrP 与 PTH 协同调节胎儿体内矿物质的稳态和胎盘的钙转移，但与 PTH 不同，PTHrP 并不能上调以应对胎儿低钙血症。

胎儿甲状旁腺 – 胎盘轴促进骨矿物质的母胎转运和胎儿骨矿物质的增加。PTHrP 在胎儿的骨骼发育和代谢及钙稳态中起重要作用。*PTHrP* 基因敲除小鼠表现出颅底部、长骨、椎体和骨盆的骨化增加和肋骨和胸骨正常软骨部分的矿化，这将导致小鼠在新生儿早期因窒息死亡[247, 253, 258, 259]。*PTH* 联合 *PTHrP* 或 *PTH/PTHrP* 受体基因缺失的动物骨骼软骨发育不良更为严重[256, 260]。敲除降钙素或维生素 D 受体基因的小鼠尽管在出生时看起来正常[261]，但随后会分别表现出骨硬化和骨软化。这可能由于胎儿 PTH 和 PTHrP 作用于胎儿肾脏从而完成 25- 羟维生素 D 的 1α- 羟基化，而 1, 25(OH)$_2$D 参与调节胎盘的钙转运。1, 25(OH)$_2$D 和 24, 25(OH)$_2$D 也在胎儿软骨生长和骨骼矿物质的累计中发挥作用[262]。

(4) 1, 25(OH)$_2$D：妊娠期间，母体的 25OHD 可以穿过胎盘，因此足月时胎儿 25OHD 的浓度达到母体浓度的 75%～100%[263]。然而，胎儿 1, 25(OH)$_2$D 浓度低于母亲（＜ 50%）[264]。妊娠期孕妇体内 1, 25(OH)$_2$D 的浓度比非妊娠期的孕妇高 2～3 倍。研究表明母体肾脏可增加母体内 1, 25(OH)$_2$D 的浓度[265]。羊胎儿的肾切除术会降低胎儿血清钙浓度，这可以通过预先给予 1, 25(OH)$_2$D 来预防。此外，给羊胎儿输注抗 –1, 25(OH)$_2$D 抗体可降低胎盘的钙梯度[246]。胎儿的肾脏可以产生 1, 25(OH)$_2$D，胎盘上有 1, 25(OH)$_2$D 受体和维生素 D 依赖性钙结合蛋白[259]。人们认为胎儿体内 1, 25(OH)$_2$D 的合成受到高浓度钙和磷及低浓度 PTH 的抑制。

(5) 降钙素：降钙素是由甲状腺滤泡旁细胞（C 细胞）产生的，参与调节血液中钙和磷的浓度并对抗 PTH 的作用。胎儿体内高浓度的降钙素可能是由于胎儿高钙血症的慢性刺激，这被认为有助于胎儿骨矿物质的累积[246, 256]。胎盘降钙素的产生可能增加了胎儿在子宫内的降钙素浓度，但新生儿血浆中持续的高浓度被认为主要是由胎儿产生的。甲状腺 C 细胞在约妊娠 10 开始分化[266]，降钙素在约妊娠 13 周能够检测到。胎儿循环中降钙素的浓度约是母体的 2 倍[250, 267, 268]。胎盘的滋养层细胞也可产生降钙素[269]。因为在小鼠或大鼠中降钙素不能穿过胎盘[270]，所以胎儿循环中的降钙素为胎儿自身来源。

(6) 钙敏感受体（CaSR）和 FGF23：在钙代谢中，钙敏感受体（CaSR）通过调节 PTH、降钙素、FGF23 和维生素 D 等钙调节激素的产生和分泌及尿钙排泄发挥关键作用[271, 272]。CaSR 位于甲状旁腺、肾小管、骨和软骨等组织。镁结合 CaSR 影响 PTH 的分泌。CaSR 的突变或导致受体失活从而引起高钙血症，或导致受体过度激活从而引起低钙血症[273]。其失活突变在低钙浓度时停止 PTH 的分泌，随后继发高钙血症。肾脏的钙分泌会减少。

与 *CASR* 基因失活突变相关的高钙性疾病可以是杂合子型 [常染色体显性家族性良性高钙血症（FBH），还被称为高尿钙性低钙血症综合征 1 型(hypocalciuric hypercalcaemia syndrome type 1)] 或纯合子型（严重的新生儿甲状旁腺功能亢进）。

其鉴别诊断包括 2 型低钙血症综合征（涉及 *GNA11*）和 3 型低钙血症综合征（涉及 *AP2S1*，参与 G 蛋白的内化作用）、甲状旁腺功能亢进症、*CYP24A1* 和 *SLC34A1* 基因相关的维生素 D 代谢异常及 GFR 降低。

更为罕见的是低钙性疾病，这与 *CASR* 基因（1 型）的杂合子激活突变有关，包括常染色体显性低钙血症，有时表现为假性巴特综合征。鉴别诊断包括 *GNA11* 和其他甲状旁腺功能低下病因相关的 2 型高钙血症低钙综合征。

4. 新生儿钙稳态的紊乱

一些可以影响钙稳态的情况在新生儿期尤为重要。当新生儿出现钙浓度异常时，同时评估婴儿和父母的钙、白蛋白、磷酸盐、肌酐、碱性磷酸酶、维生素 D 和尿钙 – 肌酐比值和磷酸盐重吸收将有助于诊断。胎儿和其母亲由于缺乏维生素 D 导致的低钙血症比较常见。偶尔有严重的新生儿维生素 D 缺乏可能与扩张性心肌病相关，但这是可逆的[274, 275]。窒息可导致皮下脂肪坏死，这是由于巨噬细胞释放 1, 25(OH)$_2$D 从而导致高钙血症。水化、类固醇治疗、低钙牛奶和间断的双磷酸盐治疗可以降低钙浓度。

FBH 和家族性高钙血症（FHH）可出现在轻度至中度升高钙、PTH 正常（非抑制）偏高的和尿钙 – 肌酐比值较低的新生儿中[276]。FHH 也可表现为新生儿甲状旁腺功能亢进，从而导致骨病和多种高钙血症症状。这种情况尤其在婴儿从父亲那里遗传了失活的 *CaSR* 突变，而母亲是正常的情况下发生。胎儿会认为母亲是低钙的，因此会产生过多的 PTH。西那卡塞治疗可能通过促进钙结合而解决甲状旁腺功能亢进，但有时需要行甲状旁腺切除术。低钙血症和高钙血症也可能是由 GNA11、AP2S1、钙通道 TRPV5 和 TRPV6 的突变所致[277, 278]。

FGF23 是调节磷酸转运的主要激素。它主要由骨细胞产生并分泌到血液循环中，当它被 GALNT3 糖基化激活后，结合肾小管上的 FGFR1c 和 FGFR4 来增加钠 – 磷交换子介导的磷酸盐的排泄（NaPi– ⅡC，SLC34A3）[279]。Alpha-Klotho 作为 FGF23 与 FGFR1c 结合的辅助因子，增加了 FGFR1c 对 FGF23 的特异性。FGF23 可被枯草杆菌素 / 呋喃样酶裂解失活。*PHEX*（与 X 染色体内肽酶具有同源性的磷酸盐调节基因）调控 FGF23 的裂解，因此 *PHEX* 突变使 FGF23 具有持续的活性。FGF23 除能增加肾小管磷酸的排泄外，还能抑制 1-α 羟化酶从而降低 1, 25- 维生素 D 的活性。FGF23 或 FGF23 网络成员（GALNT3、FGF23、alpha-Klotho）的缺失会导致高磷血症、骨骼外钙化和早期死亡，FGF23 或其通路成分的过量 [FGF23、PHEX、SLC34A3、枯草素（PCSK）、磷酸盐转运蛋白 NPT2a 和 NPT2c] 会导致伴有佝偻病或骨软骨病的低磷血症[280]。然而，FGF23 在胎儿发育过程中可能并不重要。Ma 等的研究[281]显示 *FGF23* 缺失（FGF23 null）和 *FGF23* 过表达（Phex 缺失）不会改变胎儿磷或骨骼有关的参数。虽然存在于胎儿循环中的 *FGF23* 可能与成人相当，且 *FGF23* 靶基因在胎盘和胎儿肾脏中高表达，但 FGF23 本身可能不是胎儿磷代谢的重要调节因子。

（十）胎儿生长的内分泌调节

胎儿生长受母体、胎盘和胎儿因素之间复杂的相互作用调控，其中包括营养，环境和激素等因素。对出生后生长重要的激素（T_4、GH 和性腺类固醇激素）在子宫中的作用有限[282]。PL 发挥的作用很小，它可能促进早期胚胎的生长，并可能刺激 IGF 和胰岛素的产生[282]。胰岛素和 IGF 系统是调节胎儿正常生长的关键。IGF-1 和 IGF-2 由胎盘产生，它们可能对胎盘生长起自分泌 – 旁分泌作用。IGF-1 和 IGF-2 及其受体在胎儿组织中广泛表达并在调控胎儿生长中发挥关键作用[283, 284]。

1. IGF 系统

哺乳动物的 IGF 系统包括两个配体（IGF-1 和 IGF-2）、两个受体（IGF1R 和 IGF2R）和 6 个结合蛋白（IGFBP）。研究提出 IGF 在子宫和胎盘组织中有自分泌和旁分泌的作用。从胚胎着床前到胎儿足月这段时间里 IGF-1 和 IGF-2 都在胎儿组织中表达。IGF-2 主要支持胚胎生长，而 IGF-1 随着妊娠的进展越来越重要。IGF-1 是子宫内膜间质细胞的一种有丝分裂原，且母猪早期胚胎发育阶段子宫内膜 *IGF-1 mRNA* 和 *IGF-1* 的表达量高[285]。胎盘组织中也含有 IGF-1、IGF-2 和 IGF-1 受体[59]。小鼠胚胎组织在胰腺发育前的阶段就能生成 IGF-1 和胰岛素且两者都能刺激小鼠胚胎细胞的生长[286]。IGF-2 在胎儿和胎盘中有基因印迹和父系表达模式。成熟的 IGF-2 蛋白是在原蛋白转化酶 4 的作用下由非生物活性的前 IGF-2 产生的。之前的研究指出了 IGF-2 决定胎盘的营养供应，进一步决定胎儿的生长[287]。在缺乏胎盘特异性 IGF-2 转录本的突变小鼠中，胎盘的生长从妊娠早期就改变了，然而胎儿的生长直到妊娠晚期都是正常的，这表明胎盘有功能性适应机制来满足胎儿的需求。得到公认的是这种适应可能是由胎盘转运蛋白——葡萄糖转运蛋白 3（glucose transporter 3，GLUT3）表达改变介导的，它也被称为溶质载体家族 2（solute carrier family 2）、易化葡萄糖转运蛋白 3（faciltglucose transporter member 3，Slc2a3）和 Slc38a4/SNAT4（一个氨基酸转运蛋白 A 系统的印迹成员）[288]。GLUT3 和 Slc38a4 似乎在胎盘供应和胎儿需求间起着中心的联系作用。

对 *IGF-1*、*IGF-2* 或 *IGF1R* 的无效突变的转基因小鼠的研究已经确定了这些生长激素的作用。缺乏 IGF-1 或 IGF-2 的胎儿的出生体重仅为对照组的 60%，且当 *IGF-1* 和 *IGF-2* 均失活时出生体重会进一步减少 30%。单个 IGF 结合蛋白的敲除对胎儿的生长影响不大[55]。缺乏 *IGF1R* 的小鼠的出生体重平均为对照组的 45%[55]。*IGF-2* 缺陷小鼠也表现出与小胎盘相关的 IUGR。它们有近乎正常的出生后生长，但骨发育延迟[55]。IGF-2 受体敲除的小鼠胎儿体重超过对照的 30%，表明该受体具有负性生长调节作用。在 IGF-1 受体（*IGF1R*）和 IGF-2 受体（*IGF2R*）都被敲除的胎儿可以正常生长，这是由于 IGF-1 信号还可以通过胰岛素受体传递；IGF-1、IGF-2 和胰岛素受体都敲除可导致严重的 IUGR 和胎儿死亡。IGF 系统在胎儿生长中起着至关重要的作用，然而 IGF 系统的自发突变在人类中非常罕见。人类 *IGF-1* 或 *IGF1R* 突变与 IUGR 相关[289, 290]表明 IGF-1 信号对胎儿生长有重要作用。人类脐部 IGF-1 浓度与出生体重存在关联，因为吸烟的孕妇的脐部 IGF-1 和胎儿出生体重会同时降低[291, 292]。此外，对小鼠的研究表明，IGF-1 和 IGF1R 是妊娠晚期肺成熟所必需的[293]，这对向子宫外环境的过渡很重要。

2. 基因印记和胎儿生长

基因组印记在胎儿生长中很重要，这一点可以用在小鼠和人类单亲二倍体中观察到的表型来证明。父源性二倍体似乎表现为促进生长，而母源性二倍体则表现为抑制生长。许多与生长有关的基因，包括那些调节 IGF 系统的基因，都是印记性的。例如，*IGF-2* 基因为父系表达，而 *IGF2R* 基因为母系表达。父系表达的 *IGF-2* 基因位于 11p15 的印迹区域。一些对小鼠模型的研究表明该区域在胎儿生长中起着关键作用。11p15 区域还包含其他父系表达基因（如 *IGF-2* 和 *KCNQ1OT1*）和母系表达基因（如 *CDKN1C* 和 *H19*）。鉴于其在胎儿生长中的作用，11p15 区域内的印记基因也是 IUGR 相关疾病病因学研究很好的候选基因。11p15 印迹区域的低甲基化与拉塞尔 – 西尔弗综合征（SRS）的表型有关，患儿有严重的 IUGR 和出生后生长迟缓和面部畸形及身体不对称 [294]，其结果是印迹低下和双等位基因表达 *H19* 而下调了 *IGF-2*。此外，胎盘中原蛋白转化酶 4 还对 IGF-2 异常处理，提示了是胎儿生长受限的原因 [295]。与对照组相比，有 IUGR 胎儿的孕妇体内的前 IGF-2 浓度更高。近期报道了一个 *IGF-2* 基因的基因组突变家系，有四个表现出严重的宫内和产后生长迟缓和 SRS 症状 [296]。该缺陷是由一个预测会导致前 – 原 –IGF-2 严重截断的无义突变导致的，其异常来自父系，受累的儿童血清 IGF-2 浓度降低。

IUGR 是缺乏 *IGF-2* 的敲除小鼠的主要特征。据报道，人类严重 IUGR 与胰岛素抵抗继发的非典型糖尿病与 *IGF-2* 基因调控中断有关 [297]。另一方面，胎儿的过度生长是由 11p15 区的基因遗传或表观遗传改变引起的，从而导致母源基因表达的下调和（或）父源基因表达上调。由印迹缺失导致的 *IGF-2* 过表达与父源性单亲二倍体有关，*CDKN1C* 的功能缺失突变，*KCNQ1OT1* 差异性甲基化区域（DMR）的改变或人类 *H19* DMR 中的微缺失都与 BWS 中的过度生长有关 [298]。如前所述，*CDKN1C* 的 PCNA 结合域突变已被证明导致 IMAGe 综合征 [97]。PCNA 结合域的错义突变已被证实通过抑制 PCNA 与 CDKN1C 的结合对体内的生长和分化发挥抑制作用。对比 *CDKN1C* 在 BWS 与 IMAGe 综合征中的突变显示出了特异性 *CDKN1C* 突变的双重和相反作用。

3. IGF 和 IGFBP

IGF 和 IGFBP 在产前和产后循环中共存，IGFBP 早在妊娠 5 周时就出现了 [55]。小鼠体内高浓度的循环 *IGFBP1* 与 IUGR 相关，这类似于人体内胎儿 *IGFBP1* 的过表达 [299, 300]。IGFBP4 在母体蜕膜中表达并被其金属蛋白酶 PAPP-A（妊娠相关血浆蛋白 A）剪切，从而抑制 IGF 功能的发挥。母体高浓度的 IGFBP4 与胎儿生长受限有关 [295]。

在胎儿期和出生后期，血浆 IGF 浓度相比于组织浓度较高。在胎儿中，IGF-2 的浓度是 IGF-1 的 5～6 倍（与儿童和成人中的浓度相反）。IGF-1 和 IGF-2 的浓度在整个妊娠期逐渐升高 [301] 至足月时胎儿浓度为成人浓度的 30%～50%。小鼠胎儿血清中高浓度的 IGF-2、小鼠胎儿组织中高浓度的 IGF-2 mRNA 及人类胎儿脑组织中 IGF-1 的截短形式表明这些肽具有独特的发育过程。

PAPP-A2 调控 IGFBP，推测可以通过特异性的 IGFBP3 和 IGFBP5 的蛋白水解作用增加 IGF-1 的生物活性。研究表明 *PAPPA-A2* 突变可导致由 IGF-1 低活性导致的身材矮小，这是一种新的生长障碍综合征的一部分 [302]。这两种突变导致 PAPP-A2 蛋白水解活性的完全缺失，结合的 IGF-1 显著增加及游离 IGF-1 浓度的降低，都展现了 PAPP-A2 在其 BP 释放 IGF-1 中的关键作用。

在大多数研究中，脐带血 IGF-1 浓度与出生时婴儿的大小相关。尽管 IGF-2 具有促进胎儿生长的作用，但其血浆中的浓度与出生时大小的关系并不明显，这主要是因为可溶性 IGF2R 的抑制作用 [284]，也因为 IGF-2 在妊娠早期发挥其大部分促生长作用。IGF 受体早在妊娠 5 周就出现了并广泛存在于胎儿组织中 [303]。

胎儿期和出生后，GH 对 IGF 生成的调控是不同的。胎儿期 GH 受体出现但是以 PL 受体为主。GH 刺激生后 IGF-1 的产生，但在胎儿 IGF 的产生中作用有限 [283]。GH 在胎儿生长中的作用并不大，就像在生长激素抵抗（Laron 侏儒症）和生长激素缺乏的婴儿中，IGF 浓度降低而出生体重和身高只略有下降 [304]。PL 刺激 IGF-1 的产生并增强胎儿成纤维细胞和肌肉细胞的氨基酸运输和 DNA 合成[40]。在蛋白质缺乏的怀孕大鼠胎儿中 IGF–1 和 IGF–2 浓度降低，但低 IGF–2 浓度可被 PL 逆转[305]。妊娠晚期给羊胎儿行甲状腺切除术会损害骨骼肌的生长，导致肌肉 GH 受体 mRNA 和 IGF–1 mRNA 的降低，但对 IGF–2 浓度没有影响[306]。糖皮质激素可能通过抑制 *IGF* 基因转录抑制胎儿生长，但也可能直接影响生长板的软骨细胞[306]。营养是调节胎儿 IGF 生成的主要因素。在缺乏乳汁的哺乳大鼠中 IGF 浓度下降，而在蛋白质缺乏的怀孕大鼠和胎盘功能不全的绵羊胎儿的 IGF–1 和 IGF–2 浓度下降[54, 55]。最近的研究表明光刺激可以改变循环和大脑中的 IGF–1 浓度，并通过增加 IGF–1 信号控制神经元迁移[307]。每周在羊膜内注射 IGF–1 可促进生长受限的羊胎儿生长[308]。这些数据都支持 IGF 在胎儿生长中有重要作用，而且 IGF 在胎儿中至少部分受到 PL 和经胎盘获得的营养物质的调节。

4. 胰岛素

胰岛素在胎儿生长中起重要作用，有报道指出低出生体重与胰岛素分泌受损及胰岛素抵抗有关。患有糖尿病的母亲，其出生的婴儿可能患有与出生体重增加相关的高胰岛素血症[309]。增加的体重大部分为体脂，也有部分器官的肥大，但身长几乎没有增加。先天性 HI 或 BWS 导致的高胰岛素血症的婴儿也可能在子宫内出现体细胞生长的增速并在正常胎龄出生时体型较大，这主要是由于胰岛素或 IGF–1 受体介导的脂肪生成增加。相反，胰腺发育不全则会导致胎儿体积小、肌肉量少及减少甚至消失的脂肪组织[309]。

胰岛素受体在胎儿细胞中增加并抵抗下调的指令。在有胰岛素或胰岛素受体突变的小鼠中表现出出生体重下降 10%，新生儿高血糖和酮症导致的早期死亡[55]。人类胰岛素受体突变导致严重的 IUGR 和出生后体重不增[55]。与小鼠相比，人类胎儿在妊娠后半程出现对胰岛素高度敏感的脂肪组织量的显著增加。用 IGF–1 治疗可在一定程度上改善其临床状况[310]。

5. 表皮生长因子 / 肿瘤生长因子系统

在整个妊娠期间，母体循环中的 EGF 浓度持续增加。EGF 是一个由巨大的 1207 个氨基酸构成的前体分子产生的 6kDa 的多肽，通过一个 170kDa 的膜受体糖蛋白发挥作用。它具有像 IGF 受体类似的内在酪氨酸激酶活性，而这种酪氨酸激酶介导的自磷酸化是 EGF 信号转导的关键。EGF 在体内大多数器官中具有促有丝分裂的作用，因此它还能调节胎儿的生长发育也就不足为奇了。EGF 家族包括 14 种不同的配体，包括 TGF–α、双向调节蛋白、结合肝素的 EGF、betacellulin 和 neuregulins[311, 312]。EGF 通过结合其受体 EGFR（ErbB1）发挥其刺激内在酪氨酸磷酸化的活性及后续促有丝分裂信号级联激活的作用。另外三种受体在动物中被称为 ErbB2、ErbB3 和 ErbB4，在人类中被称为 HER2、HER3 和 HER4[312]。TGF–α 与小鼠 EGF 有 35% 的氨基酸同源性，与人 EGF 有 44% 的同源性，它也通过 EGF 受体系统发挥作用[311, 312]。

小鼠胎儿中 EGF 和前 – 前 –EGF mRNA 的水平较低或缺失，并且在新生早期小鼠组织中仍保持在较低水平[313]。在产后啮齿动物中，EGF、前 – 前 –EGF mRNA 和 EGF 受体存在于大多数组织中。*EGF* 受体敲除小鼠表现出上皮的不成熟和多器官衰竭并伴有早期死亡[313]。在出生后 2 个月，小鼠的 EGF 和 EGF mRNA 的组织浓度都在增加，而大多数激素刺激的生长和发育在这段时间里发生。小鼠唾液腺中的 EGF 浓度在 3 周至 3 月龄期间增加了几千倍。在 1 周至 2 月龄期间，小鼠尿的水平增加 200 倍，肾脏浓度增加了 10 倍。在生后的第 1 周，小鼠眼组织中的 EGF 浓度增加了 100 倍[312]。肝脏 EGF 浓度增加较慢，这与发育中的小鼠血清浓度相关[312]。啮齿动物和羊的 EGF 使得眼睑分开及新生动物牙齿萌发，刺激肺成熟，促进腭的发育，刺激胃肠道成熟，促进垂体激素（包括 GH、PRL、ACTH）的分泌，以及刺激 hCG 和胎盘催乳素的分泌[312, 313]。

小鼠和人类胎儿组织中有高浓度的 TGF-α[311, 314, 315]。免疫反应性 TGF-α 浓度可在啮齿动物的胎儿 / 新生儿的肺、脑、肝和肾组织中检测到，而且 TGF-α 的发生具有组织特异性[314]。在新生啮齿动物中，EGF 和 TGF-α 相互竞争与 EGF 受体的结合来加速睁眼和出牙[312]。

大量证据表明，生长因子 EGF 家族在哺乳动物中枢神经系统发育中的作用[316]。EGF、TGF-α、神经调节蛋白和 EGF 受体广泛分布于神经系统中[312, 317–320]。EGF 作为一种星形胶质细胞分化因子促进星形胶质细胞的增殖，并增强特定神经元细胞的生存和生长[317, 318]。缺乏神经调节蛋白、ErbB2、ErbB3 或 ErbB4 的转基因小鼠在子宫内死亡，并伴有心脏异常和后脑、中脑和腹侧前脑的发育异常[319, 320]。

EGF 在啮齿动物妊娠中也起重要作用。母鼠的唾液腺和血浆 EGF 浓度在怀孕期间增加了 5 倍[321]。去除母鼠唾液腺可以防止血浆 EGF 的增加，使母鼠足月妊娠的数量减少 50%，减少幼崽存活的比例，并减少出生胎儿的顶臀长度[321]。给无唾液腺的妊娠母鼠抗 EGF 血清会进一步增加流产率，而给予 EGF 可以改善妊娠结局[321]。由于母体 EGF 的分子量太大，无法通过胎盘屏障，可能会对母体代谢或胎盘产生影响[321]。胎盘富含 EGF 受体，胎盘组织结合并降解 EGF 为氨基酸[312]。在啮齿动物中，母体蜕膜也产生 TGF-α，它刺激蜕膜组织的增殖和蜕膜 PRL 的产生。

6. 参与胎儿生长的其他生长因子和信号通路

参与胎儿生长发育的其他生长因子包括造血生长因子、血小板衍生生长因子、成纤维细胞生长因子、血管内皮生长因子和 TGF-β 家族成员[322]。TGF-β 超家族的细胞外生长因子包括超过 35 个成员，包括 TGF-β、BMP、生长和分化因子、激活素、抑制素、米勒管抑制物、节点蛋白和 Lefty 蛋白[323]。这些配体激活多种组织中表达的 12 种跨膜丝氨酸 / 苏氨酸激酶受体。该家族是胚胎早期发育、左右不对称性、心脏和血管系统发育、颅面发育、神经系统发育和骨骼形态发生中的关键，同时在身体组成和生长中起着重要作用。

造血生长因子在胎儿发育过程中很活跃，羊胎儿的促红细胞生成素是由肝脏而不是肾脏产生的，它的基因表达受糖皮质激素的调节[324]。在出生后转向肾脏生产[325]。出生后，TH、睾酮和缺氧可调节促红细胞生成素的产生。

PDGF A～C 及其受体 PDGFR-α 和 PDGFR-β 被证明可促进细胞反应，如增殖、生存和迁移[326]。小鼠 *Pdgfa* 基因失活导致肺、皮肤、肠道、睾丸和大脑缺陷，从而导致出生后早期死亡[326]。在小鼠中，编码 *Pdgfb* 或 *Pdgfr-β* 的基因缺失导致多种胎盘发育缺陷，其中包括滋养层细胞增殖的少，而 *Pdgfr-β* 的激活突变会诱导绒毛膜板的过度增殖。虽然报道称 PDGF 对人类胎儿生长调节的作用是有限的，但产妇血清 PDGFB 的浓度在怀有巨大儿并患有妊娠期糖尿病的母亲中增高，而且据报道，胎盘 PDGFR-α 的浓度在生长受限的胎儿中较低[326]。

FGF 家族包括 18 个成员，FGF1～FGF10 和 FGF16～FGF23，并不是所有的成员都具有发出信号的潜力，但那些能与四种酪氨酸蛋白激酶受体（FGFR1～FGFR4）相互作用来刺激有丝分裂、分化和细胞迁移的成员，对发育、血管生成、伤口愈合和其他生物系统有着不同的影响[327, 328]。几种受体亚型是 RNA 不同拼接的不同产物[311]。

靶向破坏小鼠 *Fgf* 和 *Fgfr* 基因证实了它们在发育中有关键作用[327]。*Fgfr1* 缺陷小鼠表现出严重的 IUGR，*Fgfr1* 基因敲除则导致早期胎儿死亡。人类妊娠研究表明母体及脐带血中 FGF2 浓度与胎儿体重呈正相关，其对胎儿生长的影响还伴随着胎盘生长的改变，这提示 FGF2 可能通过影响胎盘发育来发挥作用。*Fgf3* 缺陷小鼠表现出尾部和内耳缺陷。敲除 *Fgf4* 基因是致命的，导致过早的死亡。*Fgf10* 基因敲除小鼠因肺发育不全而在出生时死亡。缺乏 *Fgf4*、*Fgf8*、*Fgf9*、*Fgf10* 或 *Fgf17* 与肢体畸形有关。*Fgf8* 缺陷导致异常的左–右轴模式。在小鼠中，*Fgfr3* 敲除导致软骨细胞肥大和骨骼长度的增加[311]。人类多种 FGFR 的功能获得突变与软骨发育不良和颅缝早闭综合征相关[311]。FGFR1 和 FGF8 的功能缺失突变与卡尔曼综合征相关。FGF8 突变也与前脑无裂畸形相关[329–331]。FGF 类似于 EGF，刺激绒毛膜癌细胞株产生 hCG[328]。这些观察结果及胎盘中含有 FGF、TGF-α、TGF-β、IGF-1 和 IGF-2 的事实表明胎盘在调节胎儿生长中起重要的作用。

Wnt 信号、Notch 信号、BMP 信号和 hedgehog 信号在胚胎发生和胎儿器官的生长发育中起主要作用。这些信号通路也参与骨骼的发育和生长，因此对胎儿大小有重要影响[332]。

四、胎儿体内激素活性的中和作用

在怀孕期间，内分泌和代谢系统被设定在面对外部环境变化时维持胎儿内环境的稳态。生长因子和持续的胎盘底物供应促进胎儿生长发育，以维持合成代谢。分解代谢和产热相关的激素的产生减少了，这些激素改变的代谢底物的供应减少对产热分布的影响也减弱了（表 3–4）。

表 3–4 胎儿激素作用的中和作用

有活性激素	相应无活性代谢物
皮质醇	肾上腺皮质酮
甲状腺素	rT_3、T_4S、rT_3S
三碘甲状腺原氨酸	T_3S、T_2
受体的表达延迟或中和	
活性激素	受体
生长激素	GHR
甲状腺激素	TRα、TRβ
儿茶酚胺	β-AR
雌激素	ERα、ERβ
胰高血糖素	GR
激素分泌受限	
活性激素	分泌细胞
胰岛素	胰岛 β 细胞
胰高血糖素	胰岛 A 细胞
无活性代谢物的生成	

AR. 肾上腺素能受体；T_2. 二碘甲状腺原氨酸；rT_3. 反式三碘甲状腺原氨酸；T_4S.T_4 硫酸盐

（一）激素分泌的限制

人类胎儿胰岛的功能在妊娠中期表现出来，然而胰岛素的分泌直到出生后都是受限的[228, 289]。尽管有活性的胰高血糖素在胎儿循环中的浓度相对较高，它的分泌也受到限制。给胎儿输注精氨酸、亮氨酸或甲苯丁酰胺后可发生急性胰岛素分泌[229, 232]。慢性高血糖（如某些母亲妊娠合并糖尿病）导致胎儿胰岛细胞增生和胰岛素分泌。直到新生儿期胰岛细胞才对葡萄糖产生反应。目前还不清楚这是由子宫内稳定的血糖所致，还是由分泌胰岛素和胰高血糖素的细胞成熟过程受到暂时性调控所致。

（二）无活性激素代谢物的产生

大多数母体生成的皮质醇和胎儿产生的皮

质醇在通过胎盘时被胎儿组织中和胎盘中的 HSD11B2 酶灭活为皮质酮。在胎盘雌激素的调控下，妊娠后半期胎盘 HSD11B2 的活性增加，在足月时酶活性高 [59, 111]。在胎儿期，总体上皮质酮向皮质醇的转化有限。然而在妊娠中期，胎盘 HSD11B2 的活性较低，一些皮质醇被转移到胎儿。在妊娠 30 周之前，胎儿血浆中的皮质酮浓度是皮质醇的 3～4 倍（图 3–5）。这有助于保护胎儿的合成代谢和促进生长的微环境。妊娠 30 周后，由于胎儿皮质醇的分泌增多及体内皮质醇向皮质酮的转化减少，胎儿组织和血浆中皮质醇与皮质酮的比值升高 [111]。皮质醇对几个足月的胎儿组织有重要的成熟作用，并在分娩开始中起重要的作用。

（三）受体作用的延迟表达或中和

胎儿 TH 代谢的特点是由有活性的 TH 转化为无活性的代谢物，以及 T_4 在妊娠的大部分时间中主要代谢为 rT_3 和各种硫化的 TH，它们不具有生物活性。这取决于在特定组织中受发育调控的脱碘酶的活性、硫化过程及特定组织中有限的受体和受体后特定组织对 TH 的反应 [122, 333]。D3 单去碘酶催化 T_4 内环的去碘化成无转录活性的 rT_3，并催化 T_3 到无活性的 T_2 的去碘化。这种酶在子宫、胎盘和羊膜中高度表达，在调节胎盘将母体 TH 转移到胎儿中发挥重要作用 [122, 333]。子宫内的另一个重要过程是硫酸化，如甲状腺产生的约 80% 的 T_4 被代谢为无生物活性的硫酸化形式，如 T_4S、T_3S 和 rT_3S[122, 333]。被硫转移酶硫化的 TH 主要存在于胎儿肝脏，但肾脏、大脑和肠道中也存在。与成年羊的肝脏和肾脏相比，幼年羊的肝脏和肾脏表现出低浓度的 D1 外环单去碘酶活性，因此 T_4 向有活性 T_3 的转化有限，因此大量失活的碘甲状腺原氨酸硫耦联物积累下来 [122, 334]，所以胎儿血浆 T_3 浓度一直保持在较低水平直到妊娠的最后几周，此时脱碘酶活性发生了巨大的变化（图 3–7）。特定的胎儿组织（大脑、BAT）具有活跃的 D2 外环单去碘酶活性，这有助于局部组织 T_3 的浓度，局部 T_3 在发育中很重要，尤其是在甲状腺功能低下的胎儿中 [122, 335]。在人类胎儿的临产期和新生儿期，血浆 T_3 浓度显著增加及 T_3 的生成预示着 TH 开始作用于生长发育和代谢（图 3–7）。

TH 的生物活性也取决于转运体和靶组织中细胞内 TR 的表达及受体后的结合途径。TH 的反应延迟很明显，除了碘甲状腺原氨酸单去碘酶表达的发育程序外，通过非配体 TR 或 TR 作用的辅抑制药可能对基因表达的调控起作用。不同 TRα（THRA）和 TRβ（THRB）亚型在胎儿中以组织特异性的方式表达，并且在妊娠期通常早于胎儿循环中出现 TH，这表明对某些物种来说，母体 TH 可能在胎儿 TH 开始起作用之前就对早期胚胎的生长发育起到了控制作用。胎儿大脑、肺、骨骼肌、肝脏和心脏中 TR 结合的发育变化是明显的，而且是物种特异性的。胎儿的肝脏和肾脏在妊娠晚期的生热作用对外源性 T_3 无反应，而许多组织（心脏、肝脏、肾脏和皮肤）的 TH 反应仅在围产期才出现 [336]。小猪胎儿出生时骨骼肌中 TRα 的表达减少，心脏和骨骼肌中 TRβ 表达增加。妊娠期胎儿组织中 TR 丰度的变化与血浆皮质醇浓度在两个物种中都近乎平行，然而妊娠晚期皮质醇激增对子宫内 TH 转运体和受体表达的影响尚不清楚。啮齿类动物在出生时的发育与人类妊娠中期的胎儿发育相当，垂体 GH 浓度仅在出生早期几周对 TH 有反应 [337]。小鼠下颌下腺的 EGF 和 NGF 浓度在生后的第 2 周对 TH 产生反应，尿液和肾脏 EGF 浓度和肝脏 EGF 受体水平也类似 [338, 339]。小鼠皮肤中 EGF 水平和 EGF 受体在新生儿的第 1 周反应 [340, 341]。因此，尽管在发育中的大鼠和绵羊胎儿中存在大量的

核 T_3 受体，但这些物种中的许多 TH 反应都被延迟了[342]。

同样，胎儿 GH 在循环中的浓度也很高，但它的效果是有限的。胎儿生长仅部分依赖于生长激素，事实上，GH 缺陷的胎儿很少有或没有 IUGR[40, 304]。胎儿 GH 效应的缺乏是由于 GH 受体的成熟延迟或其他受体后机制。在羊等动物中，肝脏 GH 受体的结合只出现在新生儿期[40]。受体缺乏也可能是胎儿围产期中 PRL 生物活性有限的一个因素[40]。

我们对其他系统中胎儿的激素反应了解甚少。β 肾上腺素能受体结合在羊胎儿的心脏和肺中，它们对妊娠晚期的 T_3 无反应，但对新生儿期的 T_3 反应增强[22, 336]。早产羔羊出生时血浆的儿茶酚胺激增，但血浆游离脂肪酸的浓度只有轻微升高，这表明儿茶酚胺的反应被削弱了[343]。胎儿血液中高浓度的孕激素和雌激素似乎对胎儿作用也有限。孕激素受体在妊娠中期以低浓度存在于豚鼠胎儿的肾、肺和子宫中，并逐渐增加直到足月[344]。ER 在生后前 10 天时先在新生小鼠的子宫、输卵管、子宫颈及阴道中，ERα 和 ERβ mRNA 在妊娠中期的人类胎儿组织中存在[186, 345]。轻微的乳房增大可发生在出生时的人类新生儿中，证据显示女婴阴道有雌激素作用，然而雌激素的作用看起来有限（表 3–4）。

五、胎儿内分泌系统的可塑性

广泛的母体 – 胎盘 – 胎儿内分泌相互作用的网络联系和发育中的内分泌和代谢系统的表观可塑性促进了内分泌系统的形成。胎儿内分泌系统可塑性的概念是从几个物种的实验中得来的，这些实验表明激素的生成发生在胎儿或围产期的关键发育时期。在新生儿期给雌性啮齿动物瞬时的雄激素处理会出现几个作用：①下丘脑对 GnRH 分泌和垂体促性腺激素分泌的男性化模式调控，成人行为和成人性行为；②永久性改变 GH 分泌的模式；③增加长骨的生长和重量；④肝类固醇代谢模式的男性化[346, 347]。在绵羊中，产前注射雄激素可以改变青春期的时间；产前应用睾酮的剂量越高，青春期 LH 激增的开始时间就越早[348]。给妊娠晚期的孕鼠注射雌激素可产生有隐睾的雄性后代，并可能永久性地抑制成年雄性精子的生成[349]。给新生啮齿动物短暂服用左甲状腺素可导致生长迟缓、青春期延迟、成年垂体重量降低、垂体 TRH 浓度降低、血清 TSH 浓度降低及 TSH 对丙基硫脲刺激反应性降低[350, 351]。给新生大鼠注射胰岛素可产生永久性的葡萄糖耐量的改变[352]。给新生大鼠注射单剂量的加压素会永久性地增强成年大鼠对催产加压素的反应[353]。大鼠胎儿暴露于高浓度的母体糖皮质激素会抑制胎儿生长，导致后代继发性高血压。此外，纵向观察表明永久性改变可以传递给后代[15, 352]。通过观察胎儿和新生儿 / 儿童健康指标（如出生大小、婴儿死亡率）与成人疾病的联系扩大了胎儿程序化的概念。这个概念是在 20 世纪 80 年代发展起来的，也被称为巴克假说[354]，现在已有了大量的相关文献，如 IUGR 与增加晚期高血压、胰岛素抵抗、糖尿病、心血管和冠心病的风险的关系[355–362]。胎儿程序化涉及复杂的环境、表观遗传和遗传因素、神经内分泌、激素受体和涉及胎盘和胎儿的代谢改变的相互作用。表观遗传效应包括遗传印记。印记基因是一类在胎盘哺乳动物的表达依赖于亲代起源的基因，它们仅从父方或母方的基因拷贝中表达。迄今为止，已有超过 150 个人类基因被证明是印记基因[363]。在大多数印记性疾病中描述了四类分子变化：①单亲二倍体；②染色体失衡；③甲基化异常（表观遗传突变）；④印记基因的基因组点突变。这些都改变了印记基因的表达，但受突变影响的亲本等位基因决定了表型。

越来越多的表观遗传效应和相应的临床症状被证实。目前印记基因的基因组点突变仅在 BWS、SRS 和 Angelman 综合征、性早熟和假性甲状旁腺功能减退（PHP）中被报道。印记是通过 DNA 甲基化、翻译后的组蛋白修饰、染色质结构和非编码 RNA 等表观遗传因素控制的（如营养等因素）。在具有相同 DNA 序列的细胞中，印记位点通常包含几个受表观遗传调控的基因，导致阶段特异性和组织特异性的转录活性。在大多数印记疾病中，只有疾病特异性位点受到影响，但越来越多的报道显示有多位点的甲基化印记障碍（MLID）[364]，其机制目前尚不清楚。

许多印记基因调节胎儿的生长[365]。父系表达的印记基因通常促进生长，母系表达的基因往往抑制胎儿生长。敲除父源性表达的 *IGF-2*、*PEG1*、*PEG2* 和胰岛素基因会导致 IUGR，而敲除母源基因 *H19* 和 *IGF2R* 或过表达 *IGF-2* 则会导致胎儿过度生长[366]。最近，在生长受限的患者中发现的 *IGF-2* 突变表明 *IGF-2* 不仅促进产前胎儿的生长，而且有助于胎儿的产后生长，它具有多效性作用[296]。*IGF-2* 突变在过度生长和生长受限的表型中的作用是可以想象的，正如已经证明 11p15.5 中 *CDKN1C* 的功能性相反的突变[367]。超过 50% 的 SRS 患者出现 H19/IGF-2 结构域 DNA 甲基化（LOM）的缺失[368]。相反，在 10% 的 BWS 患者中发现该区域甲基化的增加。其他的基因改变，包括胰岛素基因串联重复序列的修饰也已经被指出[369]。

其他胎儿程序化的例子包括历史性观察，给孕妇用己烯雌酚会增加女性后代在生命的第 20 年和第 30 年阴道腺癌的患病率[360]。后来的研究表明，在仓鼠和小鼠的产前或新生儿期暴露于己烯雌酚，这会通过影响子宫分化的遗传通路从而破坏正常的子宫发育，最后导致增生性和肿瘤性子宫病变[370, 371]。

胎儿时期过多的雄激素暴露与未来多囊卵巢综合征的发生有关[360]。激素程序化在多种细胞系和单细胞生物中也可观察到，在单细胞生物中，暴露于某一特定激素会引起该激素反应特征的改变或其激素原加工的永久性改变[353, 372]。妊娠期母体营养不良导致大鼠成年后肥胖、高胰岛素血症和高瘦素血症，当后代被喂以高脂肪食物时，这种表型会更严重。给予新生儿瘦素治疗使程序化表型正常，这表明在发育可塑性时期的代谢程序化可能是可逆的[373]。

母体和胎儿的糖皮质激素都对胎儿有广泛的影响，它能改变妊娠晚期胎儿各种细胞和组织中的受体、酶、离子通道和转运体，还能诱导其他内分泌系统的程序化进程。在整个妊娠过程中，它们修饰胎盘和胎儿中 *GLUT* 基因的表达，进而影响各种组织中 *IGF* 和 *GR* 基因的表达，这会进一步影响多种转录因子的表达及胎盘、肝脏、肾脏、肠道和肺中的多种酶[374]。母体营养不良、应激和胎盘功能障碍与母体和胎儿糖皮质激素浓度的升高有关，而糖皮质激素浓度升高会导致 IUGR 和成人内分泌系统和代谢的程序性改变[358, 374, 375]。

六、胎儿娩出后适应性改变

从宫内到宫外生活的转变，包括从有胎盘支持的保护环境突然到相对不利的环境，在这个过程中需要复杂的生理反应来保证新生儿的存活。所有的器官系统在一定程度都参与其中，但重要的即时适应反应包括胎儿肺液的清除、表面活性物质的分泌和呼吸的开始，以及从胎儿循环到新生儿循环的转变。其他重要的包括内分泌功能、底物代谢和产热方面的改变，以防止由于胎盘提供的能量和物质的消失带来的低体温、低血糖和低钙。在产后初期，肾上腺皮质和自主神经系统对于适应子宫外的生活都是必不可少的。长期的转变还包括 PTH- 降钙素系统和内分泌胰腺的分泌调控机制的成熟。

（一）皮质醇

皮质醇是影响胎儿终末成熟和新生儿出生适应的关键性调节激素。在大多数哺乳动物中，皮质醇的激增是由于在胎儿下丘脑控制下，从母体通过胎盘获得的皮质类固醇转变为胎儿肾上腺产生的皮质醇[111]。有人提出胎儿皮质醇激增是由于雌激素逐步刺激胎盘 HSD11B2 的活性，使得胎盘皮质酮向皮质醇转化增加[111]。随后母体到胎儿皮质醇的转运减少刺激了胎儿 CRH 和垂体 ACTH 的分泌。胎盘 CRH 还可能促进胎儿肾上腺的激活，有数据表明妊娠后期胎盘和胎膜中 *HSD11B1* 的表达和活性增加，从而使分娩准备过程中局部皮质醇的生成增加[376]。皮质醇浓度从妊娠 28 周到 34 周逐渐升高，并在足月分娩前进一步升高。皮质醇浓度在分娩过程中升高，并在足月分娩后数小时达到峰值。皮质醇的激增给多种能够促进新生儿正常适应的生理变化提供支持（图 3-12）[377, 378]。

- 增加肺组织表面活性物质的合成。
- 增加肺液的重吸收。
- 增加肾上腺髓质的 PNMT 活性，从而增加 NA 到肾上腺素的甲基化。
- 提高肝脏碘甲状腺素外环单去碘酶活性，从

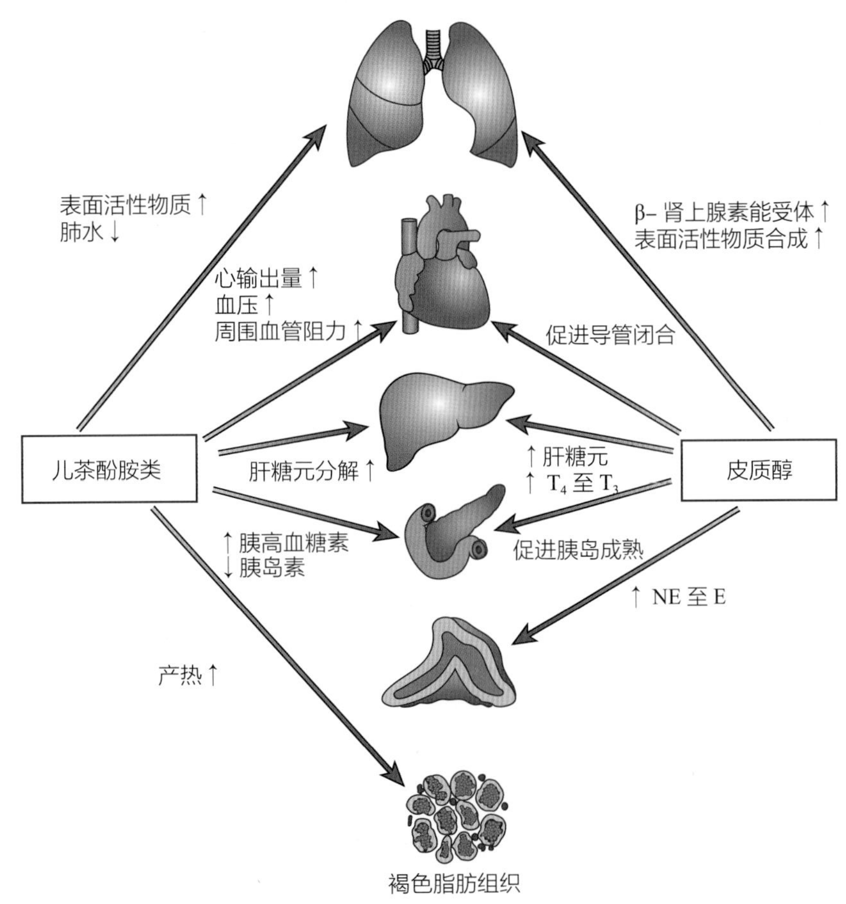

▲ 图 3-12 皮质醇和儿茶酚胺在胎儿适应子宫外环境中的作用

产前皮质醇激增可以促进几个器官的功能成熟，新生儿儿茶酚胺的激增可以触发或增强许多对子宫外生存至关重要的子宫外心肺和代谢的功能适应。E. 肾上腺素；NE. 去甲肾上腺素；T_3. 三碘甲状腺原氨酸；T_4. 甲状腺素

而促进 T_4 向 T_3 的转化。

- 降低动脉导管对前列腺素的敏感性，从而促进导管闭合。
- 诱导多种酶和小肠的运输过程的成熟。
- 诱导肝酶成熟。

皮质醇的次级作用也会促进出生后的适应性。T_3 浓度的增加刺激 β 肾上腺素能受体的结合，从而增强肺组织中表面活性物质的合成并增加 BAT 对 NE 的敏感性。基因靶向 CRH 或 GR 缺陷对小鼠胚胎皮质醇生成的影响证明了其重要性，CRH 纯合缺陷或 GR 纯合缺陷动物的后代会在生后 12 小时内死于肺发育不良和表面活性物质的缺乏[379, 380]。鉴于已知产前皮质醇激增的影响，近期提出了给有早产风险的孕妇产前使用皮质类固醇的建议。一般来说，产前接触外源性糖皮质激素治疗的早产儿比未接受治疗的婴儿的总体发病率和死亡率低。

（二）儿茶酚胺

足月胎儿可以从肾上腺髓质和其他交感神经组织中释放出儿茶酚胺（包括 NA、肾上腺素和多巴胺）以应对胎儿的应激反应。分娩会引起儿茶酚胺的激增，因此脐带血中儿茶酚胺浓度升高[193]。由于外周和肾上腺髓质及主动脉旁儿茶酚胺的释放，所以血浆中 NA 浓度超过肾上腺素的浓度。足月自然分娩的脐血 NA 浓度常见为 15nmol/L（2500pg/ml），肾上腺素浓度为 2nmol/L（370pg/ml）[193]。测定早产儿的脐血中 NA 浓度为 25nmol/L（4200pg/ml），肾上腺素浓度为 35nmol/L（640pg/ml）。这些变化可引起心血管重要的适应性变化，如血压升高、心肌收缩力效应增强和胰高血糖素分泌的增多、胰岛素分泌减少、BAT 的生热增加、肺液减少和表面活性物质释放增加[193, 376]。

（三）生热效应

褐色脂肪组织（BAT）是新生儿生热的主要部位，最多包绕于肾脏和肾上腺周围，较少部分包绕在纵隔和颈部血管周围[381]。BAT 的数量在足月时达高峰，在生后几周内逐渐减少。手术切除这种组织会导致新生儿体温过低。NE 通过作用于 β 肾上腺素能受体刺激 BAT 产热，其最佳的功能依赖于 TH[382]。BAT 富含有 UCP1 的线粒体，UCP1 是一种独特的 32kDa 的蛋白（也被称为热原蛋白），它可以解除二磷酸腺苷的氧化和磷酸化从而减少 ATP 的生成，进而增强非寒战产热[381]。UCP1 依赖于 T_3，而 BAT 含有能将 T_4 局部脱碘转化成 T_3 的 5′– 单碘甲状腺原氨酸脱碘酶[381]。羊胎儿分娩前，BAT 的由儿茶酚胺刺激的细胞呼吸作用完全成熟，而这需要 TH[381]。该物种的胎儿甲状腺切除术导致显著的低体温，伴随血浆游离脂肪酸浓度的降低及血浆肾上腺素浓度的升高[383]。

BAT 非寒战产热的快速启动对新生儿存活至关重要。切断脐带、新生儿降温处理、儿茶酚胺刺激及新生儿期 BAT 中由 T_4 向 T_3 的转化增强是调节新生儿期产热的重要特征[382]。胎儿缺氧和胎盘抑制药（包括前列腺素 E_2 和腺苷）似乎可以抑制子宫内 BAT 的产热作用[382]。此前人们认为 BAT 的退化发生在出生后不久，但使用 ^{18}F– 氟脱氧葡萄糖正电子发射断层扫描（^{18}F–FDG–PET）和计算机断层扫描（CT）相结合的功能成像技术识别出了成人体内有活性的 BAT，并证明了基础代谢率和 BAT 活性之间的高度正相关性[384–386]。

（四）钙稳态

新生儿适应包括从由 PTHrP 和降钙素控制的高钙环境到由 PTH 和维生素 D 控制的低钙环境的快速调节。随着足月婴儿的胎盘移除，血浆总钙浓度下降，并达到约为 2.3mmol/L（9mg/dl）的最低值[247]和钙离子的浓度在生后 24 小时内下降到约 1.2mmol/L（4.8mg/dl）[387]。血浆 PTH 的浓度在新生儿期相对较低，其在产后 2～3 天对低钙血症的反应最小。脐带血降钙素浓度很高（约 2000ng/L）并在产后几天继续升高，之后的几天会维持在一个高水平 [247, 388]。新生儿 PTH 应答的相对削弱和高降钙素浓度导致新生儿持续 2～3 天的一过性低钙血症 [388, 389]。随后抑制降钙素分泌和刺激 PTH 分泌逐渐引起血清钙浓度升高。新生羔羊 PTHrP 的消失与钙离子浓度恢复到成人范围的时间重合 [247]。然而，新生儿甲状旁腺从 PTHrP 到 PTH 分泌的转化机制尚不清楚。

新生儿钙稳态也会受到生后长达几天的持续低 GFR 的影响 [388, 389]。此外，在生后前几天婴儿对 PTH 的反应被削弱。这些因素限制磷酸盐的排泄，使新生儿易发生高磷血症。早产儿的 PTH 浓度较低，降钙素的浓度较高，肾功能较不成熟。因此，新生儿低钙血症在早产儿中可能会更加明显，而且症状性低钙血症的发生率会更高。新生儿低钙血症的其他易感因素包括出生窒息 [389] 和与甲状旁腺功能亢进相关的母体高钙血症。在后一种情况下，婴儿甲状旁腺功能明显受到抑制，并在新生儿期出现持续时间较长的一过性甲状旁腺功能低下。足月儿 PTH 的分泌和钙稳态通常在生后 1～2 周内恢复正常，而早产儿一般在 2～3 周内恢复正常。

（五）葡萄糖稳态

子宫内源性的葡萄糖产量很少，但葡萄糖和其他底物在分娩前以脂肪和糖原的形式储存。分娩过程中应激激素（如糖皮质激素和儿茶酚胺）的分泌会导致胎儿血糖升高。分娩时夹闭脐带会突然终止母体的葡萄糖供应。一个健康足月婴儿在生后 2～4 小时内血糖浓度会立即下降，从近乎产妇的浓度约下降到 2.5mmol/L（45g/dl）[228, 229]。低血糖通常是无症状且一过性的，是对子宫外环境正常适应的一步。在足月婴儿中用其他能源底物替代，并以一种看似简单的方式完成了到间歇性摄食和通过肠道吸收的母乳喂养的过渡。当儿茶酚胺、胰高血糖素、GH 和糖皮质激素的浓度升高及胰岛素浓度下降时，反调节激素迅速活化 [228, 229]。通常胰岛素浓度在出生时很低，并在低血糖时进一步下降。早期胰高血糖素上升很短暂，在最初的 12～24 小时内保持在 100ng/L 左右的浓度，并且胰高血糖素 / 胰岛素比值足够让血糖浓度在此期间稳定在 2.8～4mmol/L（50～70mg/dl）的水平。早期胰高血糖素和儿茶酚胺的激增耗尽了肝糖原的储备。12～18 小时后血糖浓度恢复正常的过程需要肝脏糖异生的增加，这是由高血浆胰高血糖素 / 胰岛素比值激发的 [229]。胰高血糖素的分泌在生后数小时内逐渐增加，特别是因为牛奶蛋白喂养刺激了肠道胰高血糖素的释放和胰腺胰高血糖素的分泌 [228, 229]。总之，这些机制维持了血糖稳定，尽管直到生后约 72 小时后才能达到成人的血糖浓度。

这一系列生理变化的错误都可以导致新生儿低血糖，最常见的是在生后的最初数小时内发生的。如果婴儿早产或有 IUGR，调节葡萄糖的稳态机制就会受到损害。由于早产儿的糖原储备减少且肝糖异生被损坏了，因此有发生更严重和持续更长时间的低血糖的风险。糖尿病母亲的婴儿因相对性 HI 而出现更严重的新生儿低血糖。健康足月婴儿的血糖可以在 5～7 天内达到稳态，相比之下，早产儿可能需要 1～2 周。

（六）其他内分泌系统适应性改变

产后新生儿的雌激素、孕酮、hCG 和 PL 浓度下降。雌激素的下降被认为是由于消除了对垂体 PRL 释放的主要刺激。PRL 的浓度在数周内下降，这种下降相对延迟可能是由于新生儿垂体中的催乳素细胞的增生或下丘脑多巴胺分泌的延迟成熟所致。在生后的前几周，GH 浓度的逐步下降是由于下丘脑 – 垂体延迟成熟对 GH 的反馈调节所致 [36]。在新生的灵长类动物中，血浆 GH 浓度和 GH 对外源性 GHRH 的反应度会相伴下降 [390]，但其机制尚不清楚，可能与分泌变化或垂体对 GHRH 和（或）生长抑素的敏感性有关。IGF–1 和 IGF–2 的浓度会在几天内降至婴儿期水平，这可能是由于 PL 的消失和胎盘 IGF 的生成（图 3–3）。

在男性婴儿中，随着 hCG 刺激的消退，睾酮浓度会有一个短时的明显下降（图 3–9）。随后垂体 LH 的分泌增加，血浆睾酮将有一个持续数周的激增 [36, 180]。这种激增是由下丘脑 GnRH 介导的。在新生的猴子中，GnRH 激动药阻断了新生儿下丘脑 – 垂体 – 性腺轴的激活，导致了 LH 和睾酮的最小增量 [391]。这种阻滞还导致这些动物的血浆 LH 和睾酮浓度低于正常水平的增加及青春期睾丸发育不良，这表明新生儿通过垂体 – 睾丸激活释放的 GnRH 可能对雄性灵长类动物的正常性成熟至关重要 [391]。在女性中，短暂的二次 FSH 的激增可能会短暂地提高雌激素的浓度。

尽管血浆促肾上腺皮质激素浓度相对较低，但给药后新生儿血浆皮质醇浓度较高（图 3–5）。肾上腺皮质萎缩，血浆 DHEA–S 和 DHEA 浓度下降。

出生后几分钟内血清 TSH 浓度的升高是由胎儿接触宫外冷环境所致 [22, 122]。足月新生儿 TSH 高峰出现在 30 分钟，浓度约为 70mU/L（图 3–7）。这个峰值引起甲状腺分泌更多的 T_4 和 T_3。此外，肝脏和其他组织增加了 T_4 向 T_3 的转化，使 T_3 在子宫外的浓度范围为 1.6～3.4nmol/L（105～220ng/dl）。在新生儿出生的前几周，血清 T_3 浓度的重新调整和 TH 反馈控制 TSH 的成熟，重新平衡了新生儿 TSH 浓度 [22, 392]。新生儿组织产生的 rT_3 在 3—4 周龄时减少，这时血清 rT_3 达到成人浓度。

七、胎儿和新生儿内分泌学的前沿进展

胎儿医学作为一个专业在过去几十年中已经在诊断和治疗方面有了巨大进步。对妊娠期间内分泌环境特殊性的认识和理解加上在胎儿成像、基因组学和微创技术领域的突破，已经完成了对一些胎儿和新生儿内分泌条件管理的改革。此外，了解发育内分泌学和许多内分泌疾病的自然史对于早产儿和 IUGR 患者的治疗及阐明许多成人内分泌疾病的发病机制越来越重要。

直接进入宫内环境对其进行操作，预示着胎儿治疗的新时代，但目前对其益处和不良反应风险的证据有限 [393]。羊水胎儿细胞取样、母体血浆 DNA 分析和宫内胎儿血液取样在产前胎儿的诊断方面取得了突破 [394]。用于胎儿评估的无创技术（如从母体血液中分析胎儿游离 DNA 和分析在母体部位可获得的胎儿产物）正在实现低风险诊断的前景。出生后，对产前环境和（或）胎儿药物接触的评估可以通过胎粪、毛发和其他基质的分析进行回顾性评估 [395]。在宫内对胎儿的肾上腺和甲状腺疾病进行诊断正在形成标准 [396, 397]，宫内治疗的前景也被密切关注，尽管这尚有争议。诊断性羊膜穿刺术和羊膜内治疗对胎儿甲状腺功能低下性甲状腺肿的处理具有重大风险（包括流产），这些风险往往排除了最佳产前治疗的主要研究。动物模型为新的胎儿疗法提供了一些证据，但该领域仍处于实验阶段，必须仔细考虑伦理和安全问题，还有临床转化为人体试验的可行性问题。给羊胎儿静脉营养补充可以防止某些形式的生长受限，同时通过留置泵进行慢性胚胎治疗也是可行的 [399]。

这些方法联合可利用性更高的人工合成激素和生长因子激动药和拮抗药，可以推进直接胎儿内分泌治疗。妊娠早期的胎儿是细胞治疗和胎儿细胞移植的理想接受者，已成功地用于纠正先天性血液疾病，这可能适用于某些内分泌疾病的治疗[400]。有关内分泌胰腺的研究证明绵羊宫内干细胞移植后，人胰岛素能长期循环，这有可能转化为糖尿病的细胞治疗[401]。

胎儿基因治疗的作用和应用开始成为一种新的治疗策略，给某些疾病的治愈及产前或出生后不久发生的不可逆转的器官损害的预防提供了可能性[402]。例如，胎盘内基因治疗利用的是一个在出生时就会被丢弃的器官，在兔体进行的初步研究结果表明胎盘基因治疗可能是治疗 IUGR 的有效方法[403]。

医疗的进步往往需要有超越既定范围去大胆尝试的新技术、科技和实验的决心。胎儿干预是最令人兴奋的发展学科之一，然而由于存在许多灰色地带，该领域也存在复杂的伦理和医疗法律的挑战，强调对明确的、负责任的以证据为基础的指南的需求[404]。在欧美国家，胎儿的法律地位已经得到提升，与此同时，胎儿 – 母体医学的专业也在不断发展[405]。胎儿干预研究受到严格的道德规范的管理和保护，但随着专业体系的建立，需要更多的法律关注。临床医生并不支配立法，但坚实的临床原则构架可以帮助制定未来的立法[405]。在国际同行评审会议上沟通信息会发现，相关患者 / 公共利益团体的参与也是很重要的。通过这种方式，证据将指导操作共识的达成，积极推动具有潜力的治疗进入严格的临床试验，最后加上周到而安全的操作让疾病的护理达到高水平。

参考文献

[1] Benagiano, G. and Merialdi, M. (2011). Egon R. Diczfalusy, the discovery of the fetoplacental unit and much more. *Contraception* 84: 544–548.

[2] Moore, K. and Persaud, T. (2015). The placenta and fetal membranes. In: *The Developing Human 10th Edition Clinically Oriented Embryology*. London: Elsevier Health Sciences.

[3] Fisher, D. (2006). Fetal and neonatal endocrinology. In: *Endocrinology* (eds. L. DeGroot and J. Jameson), 3369–3386. Philadelphia, PA: Elsevier.

[4] Malek, A. (2013). Role of IgG antibodies in association with placental function and immunologic diseases in human pregnancy. *Expert Rev. Clin. Immunol.* 9:235–249.

[5] Sodha, R.J., Proegler, M., and Schneider, H. (1984). Transfer and metabolism of norepinephrine studied from maternal-to-fetal and fetal-to-maternal sides in the in vitro perfused human placental lobe. *Am. J. Obstet. Gynecol.* 148 (4): 474–481.

[6] Benediktsson, R., Calder, A.A., and Edwards, C.R.S.J. (1997). Placental 11 beta-hydroxysteroid dehydrogenase: a key regulator of fetal glucocorticoid exposure. *Clin. Endocrinol. (Oxf)* 46 (2): 161–166.

[7] Takeyama, J., Sasano, H., Suzuki, T. et al. (1998). 17Beta-hydroxysteroid dehydrogenase types 1 and 2 in human placenta: an immunohistochemical study with correlation to placental development. *J. Clin. Endocrinol. Metab.* 83 (10): 3710–3715.

[8] Krysin, E. and Brzezin, E. (1997). Divergent deiodination of thyroid hormones in the separated parts of the fetal and maternal placenta in pigs. *J. Endocrinol.* 155 (2): 295–303.

[9] Asztalos, E. (2012). Antenatal Corticosteroids : A Risk Factor for the development of chronic disease. *J. Nutr. Metab.* 2012.

[10] Roberts, D. and Dalziel, S. (2013). Antenatal corticosteroids for accelerating fetal lung maturation for women at risk of preterm birth (Review). *Cochrane Database Syst. Rev.* July (3).

[11] Peltoniemi, O., Kari, M., Tammela, O. et al. (2007). Randomized trial of a single repeat dose of prenatal betamethasone treatment in imminent preterm birth. *Pediatrics* 119 (2): 290–298.

[12] Garite, T.J., Kurtzman, J., Clark, R., and Obstetrix Collaborative Research Network (2009). Impact of a "rescue course" of antenatal corticosteroids: a multicenter randomized placebo-controlled trial. *Am. J. Obstet. Gynecol.* 200 (3): 248.e1–248.e9.

[13] Benediktsson, R., Edwards, C., Lindsay, R. et al. (1993). Glucocorticoid exposure in utero: new model for adult hypertension. *Lancet* 341 (8841): 339–341.

[14] Yau, J., Olsson, T., Morris, R. et al. (1995). Glucocorticoids, hippocampal corticosteroid receptor gene expression and antidepressant treatment: relationship with spatial learning in young and aged rats. *Neuroscience* 66 (3): 571–581.

[15] Drake, A.J., Walker, B.R., Seckl, J.R. et al. (2005). Intergenerational consequences of fetal programming by in utero exposure to glucocorticoids in rats. *Am. J. Physiol. Regul. Integr. Comp. Physiol.* 288 (1): R34–R38.

[16] Speiser, P.W., Azziz, R., Baskin, L.S. et al. (2010). Congenital adrenal hyperplasia due to steroid 21-hydroxylase deficiency: an Endocrine Society clinical practice guideline. *J. Clin. Endocrinol. Metab.* 95 (9):4133–4160.

[17] Hindmarsh, P. (2012). Endocrine Society Congenital Adrenal Hyperplasia Guidelines: great content but how to deliver? *Clin. Endocrinol. (Oxf)* 76 (4): 465–466.

[18] Anselmo, J., Cao, D., Karrison, T., and Weiss, R.E.R.S. (2004).

Fetal loss associated with excess thyroid hormone exposure. *JAMA* 292 (6): 691–695.
[19] Roti, E., Gnudi, A., and Braverman, L. (1983). The placental transport, synthesis and metabolism of hormones and drugs which affect thyroid function. *Endocr. Rev.* 4: 131–149.
[20] Contempré, B., Jauniaux, E., Calvo, R. et al. (1993). Detection of thyroid hormones in human embryonic cavities during the first trimester of pregnancy. *J. Clin. Endocrinol. Metab.* 77 (6): 1719–1722.
[21] Morreale de Escobar, G., Obregon, M.J., and Escobar del Rey, F. (2004). Role of thyroid hormone during early brain development. *Eur. J. Endocrinol.* 151: U25–U37.
[22] Brown, R., Huang, S., and Fisher, D. (2005). The maturation of thyroid function in the perinatal period and during childhood. In: *The Thyroid*, 9the (eds. L. Braverman and R. Utiger), 1013–1028. Philadelphia, PA: JB Lippincott.
[23] Ghassabian, A., Bongers-Schokking, J.J., de Rijke, Y.B. et al. (2012). Maternal thyroid autoimmunity during pregnancy and the risk of attention deficit/hyperactivity problems in children: the Generation R Study. *Thyroid* 22 (2): 178–186.
[24] Kaludjerovic, J. and Ward, W.E. (2012). The interplay between estrogen and fetal adrenal cortex. *J. Nutr. Metab.* 2012: 837901.
[25] Kawamura, K., Kouki, T., Kawahara, G., and Kikuyama, S. (2002). Hypophyseal development in vertebrates from amphibians to mammals. *Gen. Comp. Endocrinol.* 126 (2): 130–135.
[26] Rubenstein, J.L., Shimamura, K., Martinez, S., and Puelles, L. (1998). Regionalization of the prosencephalic neural plate. *Annu. Rev. Neurosci.* 21 (445–477).
[27] Osumi-Yamashita, N., Ninomiya, Y., Doi, H., and Eto, K. (1994). The contribution of both forebrain and midbrain crest cells to the mesenchyme in the frontonasal mass of mouse embryos. *Dev. Biol.* 164 (2): 409–419.
[28] Pogoda, H.M. and Hammerschmidt, M. (2007). Molecular genetics of pituitary development in zebrafish. *Semin. Cell Dev. Biol.* 18 (4): 543–558.
[29] Davis, S.W., Ellsworth, B.S., Peréz Millan, M.I. et al. (2013). Pituitary gland development and disease: from stem cell to hormone production. *Curr. Top. Dev. Biol.* 106: 1–47.
[30] Pearson, C.A. and Placzek, M. (2013). Development of the medial hypothalamus: forming a functional hypothalamic-neurohypophyseal interface. *Curr. Top. Dev. Biol.* 106: 49–88.
[31] Szarek, E., Cheah, P.S., Schwartz, J., and Thomas, P. (2010). Molecular genetics of the developing neuroendocrine hypothalamus. *Mol. Cell. Endocrinol.* 323 (1): 115–123.
[32] Kelberman, D., Rizzoti, K., and Lovell-Badge, R. (2009). Genetic regulation of pituitary gland development in human and mouse. *Endocr. Rev.* 30: 790–829.
[33] Tosches, M.A. and Arendt, D. (2013). The bilaterian forebrain: an evolutionary chimaera. *Curr. Opin. Neurobiol.* 23 (6): 1080–1089.
[34] Blackshaw, S., Scholpp, S., Placzek, M. et al. (2010). Molecular pathways controlling development of thalamus and hypothalamus: from neural specification to circuit formation. *J. Neurosci.* 30 (45): 14925–14930.
[35] RS, C.L.E. (2002). Molecular basis of combined pituitary hormone deficiencies. *Endocr. Rev.* 23 (4):431–442.
[36] Grumbach, M. and Gluckman, P. (1994). The human fetal hypothalamus and pituitary gland: the maturation of neuroendocrine mechanisms controlling secretion of fetal pituitary growth hormone, prolactin, gonadotropins, adrenocorticotropin-related peptides, and thyrotropin. In: *Maternal Fetal Endocrinology*, 2e (eds. D. Tulchinsky and A. Little), 193–261. Philadelphia, PA: WB Saunders.
[37] Rizzoti, K. and Lovell-Badge, R. (2005). Early development of the pituitary gland: induction and shaping of Rathke's pouch. *Rev. Endocr. Metab. Disord.* 6: 161–172.
[38] Fauquier, T., Rizzoti, K., Dattani, M., and Lovell-Badge, R. (2008). RI. SOX2-expressing progenitor cells generate all of the major cell types in the adult mouse pituitary gland. *Proc. Natl. Acad. Sci. U. S. A.* 105 (8):2907–2912.
[39] Castinetti, F., Davis, S.W., and Brue, T.C.S. (2011). Pituitary stem cell update and potential implications for treating hypopituitarism. *Endocr. Rev.* 32 (4): 453–471.
[40] Gluckman, P. and Pinal, C. (2004). Growth hormone and prolactin. In: *Fetal and Neonatal Physiology*, 3e (eds. R. Polin, W. Fox and S. Abman), 1891–1895. Philadelphia, PA: WB Saunders.
[41] Fang, Q., George, A.S., Brinkmeier, M.L. et al. (2016). Genetics of combined pituitary hormone deficiency: roadmap into the genome era. *Endocr. Rev.* 37 (6): 636–675.
[42] Johnston, J.J., Olivos-Glander, I., Killoran, C. et al. (2005). Molecular and clinical analyses of Greig cephalopolysyndactyly and Pallister-Hall syndromes: robust phenotype prediction from the type and position of GLI3 mutations. *Am. J. Hum. Genet.* 76 (4):609–622.
[43] Démurger, F., Ichkou, A., Mougou-Zerelli, S. et al. (2015). New insights into genotype–phenotype correlation for GLI3 mutations. *Eur. J. Hum. Genet.* 23 (1): 92–102.
[44] Semina, E.V., Reiter, R., Leysens, N.J. et al. (1996). Cloning and characterization of a novel bicoid-related homeobox transcription factor gene, RIEG, involved in Rieger syndrome. *Nat. Genet.* 14 (4): 392–399.
[45] Webb, E., AlMutair, A., Kelberman, D. et al. (2013). ARNT2 mutation causes hypopituitarism, post-natal microcephaly, visual and renal anomalies. *Brain* 136: 3096–3105.
[46] Collu, R., Tang, J., Castagné, J. et al. (1997). A novel mechanism for isolated central hypothyroidism: inactivating mutations in the thyrotropin-releasing hormone receptor gene. *J. Clin. Endocrinol. Metab.*82 (5): 1561–1565.
[47] Alatzoglou, K., Turton, J., Kelberman, D. et al. (2009). Expanding the spectrum of mutations in GH1 and GHRHR: genetic screening in a large cohort of patients with congenital isolated growth hormone deficiency. *J. Clin. Endocrinol. Metab.* 94: 3191–3199.
[48] de Roux, N., Young, J., Misrahi, M. et al. (1997). A family with hypogonadotropic hypogonadism and mutations in the gonadotropin-releasing hormone receptor. *N. Engl. J. Med.* 337: 1597–1602.
[49] Suganuma, N., Seo, H., Yamamoto, N. et al. (1989). The ontogeny of growth hormone in the human fetal pituitary. *Am. J. Obstet. Gynecol.* 160 (3): 729–733.
[50] Adcock, C., Ogilvy-Stuart, A., Robinson, I. et al. (1997). The use of an automated microsampling system for the characterization of growth hormone pulsatility in newborn babies. *Pediatr. Res.* 42: 66–71.
[51] Bala, R.M., Lopatka, J., Leung, A., and McCoy, E.M.R. (1981). Serum immunoreactive somatomedin levels in normal adults, pregnant women at term, children at various ages, and children with constitutionally delayed growth. *J. Clin. Endocrinol. Metab.* 52 (3): 508–512.
[52] Bennett, A., Wilson, D., and Liu, R.J. (1983). Levels of insulin-like growth factors I and II in human cord blood. *J. Clin. Endocrinol. Metab.* 57: 609–612.
[53] Kaplan, S.L., Grumbach, M.M., and Aubert, M. (1976). The ontogenesis of pituitary hormones and hypothalamic factors in the human fetus: maturation of central nervous system regulation of anterior pituitary function. *Recent Prog. Horm. Res.* 32: 161–243.
[54] Kind, K.L., Owens, J.A., Robinson, J.S. et al. (1995). Effect of restriction of placental growth on expression of IGFs in fetal sheep: relationship to fetal growth, circulating IGFs and binding

proteins. *J. Endocrinol.* 146 (1): 23–34.

[55] DeLeon, D., Cohen, P., and Katz, L. (2004). Growth factor regulation of fetal growth. In: *Fetal and Neonatal Physiology*, 3e (eds. R. Polin, W. Fox and S. Abman), 1880–1890. Philadelphia, PA: WB Saunders.

[56] Newbern, D. and Freemark, M. (2011). Placental hormones and the control of maternal metabolism and fetal growth. *Curr. Opin. Endocrinol. Diabetes Obes.* 18:409–416.

[57] Ho, Y., Liebhaber, S.A., and Cooke, N. (2004). Activation of the human GH gene cluster: roles for targeted chromatin modification. *Trends Endocrinol. Metab.* 15 (1): 40–45.

[58] Auffret, J., Freemark, M., Carre, N. et al. (2013). Defective prolactin signaling impairs pancreatic beta-cell development during the perinatal period. *Am. J. Physiol. Endocrinol. Metab.* 305: E1309–E1318.

[59] Mesiano, S. and Jaffe, R. Neuroendocrine-metabolic regulation of pregnancy. In: *Reproductive Endocrinology* (eds. J. Strauss and R. Barbieri), 327–366. Philadelphia, PA: WB Saunders.

[60] Wu, P. and Jackson, I. (1988). Identification, characterization and localization of thyrotropinreleasing hormone precursor peptides in perinatal rat pancreas. *Regul. Pept.* 22 (4): 347–360.

[61] Koshimizu, T. (1983). The development of pancreatic and gastrointestinal somatostatin-like immunoreactivity and its relationship to feeding in neonatal rats. *Endocrinology* 112: 911–916.

[62] Polk, D., Reviczky, A., Lam, R., and DA F. (1991). Thyrotropin releasing hormone in the ovine fetus: ontogeny and effect of thyroid hormone. *Am. J. Physiol. Endocrinol. Metab.* 260 (23): E53–E58.

[63] Rahier, J., Wallon, J., and Henquin, J. (1980). Abundance of somatostatin cells in the human neonatal pancreas. *Diabetologia* 18 (3): 251–254.

[64] Leduque, P., Aratan-Spire, S., Czernichow, P., and Dubois, P. (1986). Ontogenesis of thyrotropin-releasing hormone in the human fetal pancreas. A combined radioimmunological and immunocytochemical study. *J. Clin. Invest.* 78 (4): 1028–1034.

[65] Saito, H., Saito, S., Sano, T. et al. (1983). Fetal and maternal plasma levels of immunoreactive somatostatin at delivery: evidence for its increase in the umbilical artery and its arterio-venous gradient in the fetoplacental circulation. *J. Clin. Endocrinol. Metab.* 56 (3):567–571.

[66] Koshimizu, T., Ohyama, Y., Yokota, Y., and Ohtsuka, K. (1985). Peripheral plasma concentrations of somatostatin-like immunoreactivity in newborns and infants. *J. Clin. Endocrinol. Metab.* 61 (1): 78–82.

[67] Steculorum, S.M. and Bouret, S. (2011). Developmental effects of ghrelin. *Peptides* 32 (11): 2362–2366.

[68] Volante, M., Fulcheri, E., Allia, E. et al. (2002). Ghrelin expression in fetal, infant, and adult human lung. *J. Histochem. Cytochem.* 50 (8): 1013–1021.

[69] Goldsmith, P., McGregor, W., Raymoure, W. et al. (1983). Cellular localization of chorionic gonadotropin in human fetal liver and kidney. *J. Clin. Endocrinol. Metab.* 57 (3): 654–661.

[70] Cole, L.A. (2010). Biological functions of hCG and hCG-related molecules. *Reprod. Biol. Endocrinol.* 8(102): 1–14.

[71] Xing, Y., Lerario, A., Scholar, V. et al. (2015). Development of adrenal cortex zonation. *Endocrinol. Metab. Clin. North Am.* 44 (2): 243–274.

[72] Ishimoto, H. and Jaffe, R.B. (2011). Development and function of the human fetal adrenal cortex: a key component in the feto-placental unit. *Endocr. Rev.* 32 (3): 317–355.

[73] Yates, R., Katugampola, H., Cavlan, D. et al. (2013). Adrenocortical development, maintenance, and disease. *Curr. Top. Dev. Biol.* 106: 239–312.

[74] Keene, M. (1927). Observations on the development of the human suprarenal gland. *J. Anat.* 61 (3): 302–324.

[75] Spencer, S.J., Mesiano, S., Lee, J.Y., and Jaffe, R. (1999). Proliferation and apoptosis in the human adrenal cortex during the fetal and perinatal periods:implications for growth and remodeling. *J. Clin. Endocrinol. Metab.* 84 (3): 1110–1115.

[76] Jirásek, J.E. (1980). *Human Fetal Endocrines*. Dordrecht: Springer Netherlands.

[77] Midgley, P.C., Russell, K., Oates, N. et al. (1996). Activity of the adrenal fetal zone in preterm infants continues to term. *Endocr. Res.* 22 (4): 729–733.

[78] Hui, X.-G., Akahira, J., Suzuki, T. et al. (2009). Development of the human adrenal zona reticularis: morphometric and immunohistochemical studies from birth to adolescence. *J. Endocrinol.* 203 (2): 241–252.

[79] Zubair, M., Parker, K., and Morohashi, K. (2008). Developmental links between the fetal and adult zones of the adrenal cortex revealed by lineage. *Mol. Cell. Biol.* 28 (3): 7030–7040.

[80] Muscatelli, F., Strom, T.M., Walker, A.P. et al. (1994). Mutations in the DAX-1 gene give rise to both X-linked adrenal hypoplasia congenita and hypogonadotropic hypogonadism. *Nature* 372 (6507): 672–676.

[81] Ragazzon, B., Lefrancois-Martinez, A., Val, P. et al. (2006). Adrenocorticotropin-dependent changes in SF-1/DAX-1 ratio influence steroidogenic genes expression in a novel model of glucocorticoidproducing adrenocortical cell lines derived from targeted tumorigenesis. *Endocrinology* 147 (4): 1805–1818.

[82] Gummow, B., Scheys, J., Cancelli, V., and Hammer, G. (2006). Reciprocal regulation of a glucocorticoid receptor-steroidogenic factor-1 transcription complex on the Dax-1 promoter by glucocorticoids and adrenocorticotropic hormone in the adrenal cortex. *Mol. Endocrinol.* 20 (11): 2711–2723.

[83] King, P., Paul, A., and Laufer, E. Shh signaling regulates adrenocortical development and identifies progenitors of steroidogenic lineages. *Proc. Natl. Acad. Sci. U. S. A.* 106 (50): 21185–21190.

[84] Wood, M. and Hammer, G. (2011). Adrenocortical stem and progenitor cells: unifying model of two proposed origins. *Mol. Cell. Endocrinol.* 336 (1): 206–212.

[85] Guasti, L., Paul, A., Laufer, E., and King, P. (2011). Localization of Sonic hedgehog secreting and receiving cells in the developing and adult rat adrenal cortex. *Mol. Cell. Endocrinol.* 336 (1–2): 117–112.

[86] Huang, C.-C.J., Miyagawa, S., Matsumaru, D. et al. (2010). Progenitor cell expansion and organ size of mouse adrenal is regulated by sonic hedgehog. *Endocrinology* 151 (3): 1119–1128.

[87] Nanni, L., Ming, J.E., Bocian, M. et al. (1999). The mutational spectrum of the sonic hedgehog gene in holoprosencephaly: SHH mutations cause a significant proportion of autosomal dominant holoprosencephaly. *Hum. Mol. Genet.* 8 (13): 2479–2488.

[88] Dubourg, C., Bendavid, C., Pasquier, L. et al. (2007). Holoprosencephaly. *Orphanet J. Rare Dis.* 2 (8).

[89] Kelley, R.I. and Hennekam, R. (2000). The Smith-Lemli-Opitz syndrome. *J. Med. Genet.* 37 (5): 321–335.

[90] Chemaitilly, W., Goldenberg, A., Baujat, G. et al. (2003). Adrenal insufficiency and abnormal genitalia in a 46XX female with Smith-Lemli-Opitz syndrome. *Horm. Res.* 59 (5): 254–256.

[91] Riobo, N. (2012). Cholesterol and its derivatives in Sonic Hedgehog signaling and cancer. *Curr. Opin. Pharmacol.* 12 (6): 736–741.

[92] Bijlsma, M., Spek, C., Zivkovic, D. et al. (2006). Repression of smoothened by patched-dependent (pro-)vitamin D3 secretion. *PLoS Biol.* 4 (8): e232.

[93] Turner, N. and Grose, R. (2010). Fibroblast growth factor signalling: from development to cancer. *Nat. Rev. Cancer* 10 (2):

116–129.
[94] Guasti, L., Sze, W., McKay, T. et al. (2013). FGF signalling through Fgfr2 isoform IIIb regulates adrenal cortex development. *Mol. Cell. Endocrinol.* 371:182–188.
[95] Kim, A.C. and Hammer, G. (2007). Adrenocortical cells with stem/progenitor cell properties: recent advances. *Mol. Cell. Endocrinol.* 265–266: 10–16.
[96] Mesiano, S. and Jaffe, R.B. Developmental and functional biology of the primate fetal adrenal cortex. *Endocr. Rev.* 18 (3): 378–403.
[97] Arboleda, V.A., Lee, H., Parnaik, R. et al. (2012).Mutations in he PCNA-binding domain of CDKN1C cause IMAGe syndrome. *Nat. Genet.* 44 (7): 788–792.
[98] Goto, M., Piper Hanley, K., Marcos, J. et al. (2006). In humans, early cortisol biosynthesis provides a mechanism to safeguard female sexual development. *J. Clin. Invest Am. Soc. Clin.Invest.* 116 (4): 953–960.
[99] Winters, A.J., Oliver, C., Colston, C. et al. Plasma ACTH levels in the human fetus and neonate as related to age and parturition. *J. Clin. Endocrinol. Metab.* 39 (2): 269–273.
[100] Murphy, B. (1982). Human fetal serum cortisol levels related to gestational age: evidence of a midgestational fall and a steep late gestational rise, independent of sex or mode of delivery. *Am. J. Obstet. Gynecol.* 144(3): 276–282.
[101] Winter, J. (2004). Fetal and neonatal adrenocortical physiology. In: *Fetal and Neonatal Physiology* (eds. R. Polin, W. Fox and S. Abman), 1915–1925. Philadelphia, PA: WB Saunders.
[102] Rose, J.C., Turner, C.S., Ray, D., and Rawashdeh, N. (1988). Evidence that cortisol inhibits basal adrenocorticotropin secretion in the sheep fetus by 0.70 gestation. *Endocrinology* 123 (3): 1307–1313.
[103] Ogilvy-Stuart, A. and Midgley, P. (2006). *Practical Neonatal Endocrinology [Internet]*, 2e. Cambridge: Cambridge University Press.
[104] Halliday, H. (2017). Update on postnatal steroids. *Neonatology* 111 (4): 415–422.
[105] Baud, O., Trousson, C., Biran, V. et al. (2017). Association Between Early Low-Dose Hydrocortisone Therapy in Extremely Preterm Neonates and Neurodevelopmental Outcomes at 2 Years of age. *JAMA* 317 (13): 1329–1337.
[106] Katz, F., Beck, P., and Makowski, E. (1974). The renin-aldosterone system in mother and fetus at term. *Am. J. Obstet. Gynecol.* 118: 51–55.
[107] Berger, S., Bleich, M., Schmid, W. et al. (1998). Mineralocorticoid receptor knockout mice: pathophysiology of Na+ metabolism. *Proc. Natl. Acad. Sci. U. S. A.* 95 (16): 9424–9429.
[108] Hirasawa, G., Sasono, H., Suzuki, T. et al. (1999). 11B-hydroxysteroid dehydrogenase type 2 and mineralocorticoid receptor in human fetal development. *J. Clin. Endocrinol. Metab.* 84 (4):1453–1458.
[109] Lumbers, E. (1995). Functions of the reninangiotensin system during development. *Clin. Exp. Pharmacol. Physiol.* 22 (8): 499–505.
[110] Robillard, J.E., Page, W.V., Mathews, M.S. et al. (1995). Differential gene expression and regulation of renal angiotensin II receptor subtypes (AT1 and AT2) during fetal life in sheep. *Pediatr. Res.* 38 (6): 896–904.
[111] Pepe, G.J. and Albrecht, E. (1990). Regulation of the primate fetal adrenal cortex. *Endocr. Rev.* 11 (1): 151–176.
[112] Sirianni, R., Rehman, K.S., Carr, B.R. et al. (2005). Corticotropin-releasing hormone directly stimulates cortisol and the cortisol biosynthetic pathway in human fetal adrenal cells. *J. Clin. Endocrinol. Metab.* 90 (1): 279–285.
[113] McLean, M., Bisits, A., Davies, J. et al. (1995). A placental clock controlling the length of human pregnancy. *Nat. Med.* 1 (5): 460–463.
[114] Smith, R. and Nicholson, R.C. (2007). Corticotrophin releasing hormone and the timing of birth. *Front. Biosci.* 12: 912–918.
[115] Albrecht, E., Aberdeen, G., and Pepe, G. (2005). Estrogen elicits cortical zone-specific effects on development of the primate fetal adrenal gland. *Endocrinology* 146 (4): 1737–1744.
[116] Sprinzl, G., Koebke, J., Wimmers-Klick, J., and Eckel, H. (2000). Morphology of the human thyroglossal tract: a histologic and macroscopic study in infants and children. *Ann. Otol. Rhinol. Laryngol.* 109 (12): 1135–1139.
[117] Macchia, P. (2000). Recent advances in understanding the molecular basis of primary congenital hypothyroidism. *Mol. Med. Today* 6: 36–42.
[118] Szinnai, G. (2014). Genetics of normal and abnormal thyroid development in humans. *Best Pr. Res. Clin. Endocrinol. Metab.* 28 (2): 133–150.
[119] De Felice, M. and Di Lauro, R. (2004). Thyroid development and its disorders: genetics and molecular mechanisms. *Endocr. Rev.* 25 (5): 722.
[120] Fagman, H. and Nilsson, M. (2010). Morphogenesis of the thyroid gland. *Mol. Cell. Endocrinol.* 323 (1): 35–54.
[121] Fernandez, L., Lopez-Marquez, A., and Santisteban, P. (2015). Thyroid transcription factors in development, differentiation and disease. *Nat. Rev. Endocrinol.* 11(1): 29–42.
[122] Burrow, G., Fisher, D., and Larsen, P. (1994). Maternal and fetal thyroid function. *N. Engl. J. Med.* 331:1072–1078.
[123] Santini, F., Chiovato, L., Ghirri, P. et al. (1999). Serum iodothyronines in the human fetus and the newborn: evidence for an important role of placenta in fetal thyroid hormone homeostasis. *J. Clin. Endocrinol. Metab.* 84 (2): 493–498.
[124] Fisher, D.A. and Klein, A. (1981). Thyroid development and disorders of thyroid function in the newborn. *N. Engl. J. Med.* 304 (12): 702–712.
[125] Murphy, N., Hume, R., van Toor, H. et al. (2004). The hypothalamic-pituitary-thyroid axis in preterm infants; changes in the first 24 hours of postnatal life. *J. Clin. Endocrinol. Metab.* 89 (6): 2842–2831.
[126] Lee, D.K., Nguyen, T., O'Neill, G.P. et al. (1999). Discovery of a receptor related to the galanin receptors. *FEBS Lett.* 446 (1): 103–107.
[127] Williams, F., Simpson, J., Delahunty, C. et al. (2004). Developmental trends in cord and postpartum serum thyroid hormones in preterm infants. *J. Clin. Endocrinol. Metab.* 89 (11): 5314–5320.
[128] Kameda, Y., Arai, Y., Nishimaki, T., and Chisaka, O. (2004). The role of Hoxa3 gene in parathyroid gland organogenesis of the mouse. *J. Histochem. Cytochem.* 52 (5): 641–651.
[129] Grigorieva, I. and Thakker, R. (2011). Transcription factors in parathyroid development: lessons from hypoparathyroid disorders. *Ann. N. Y. Acad. Sci.* 1237:24–38.
[130] Kimura, S., Hara, Y., Pineau, T. et al. (1996). The T/ebp null mouse: thyroid-specific enhancer-binding protein is essential for the organogenesis of the thyroid, lung, ventral forebrain, and pituitary. *Genes Dev.* 10 (1): 60–69.
[131] Mansouri, A., Chowdhury, K., and Gruss, P. (1998). Follicular cells of the thyroid gland require Pax8 gene function. *Nat. Genet.* 19 (1): 87–90.
[132] Martinez Barbera, J.P., Clements, M., Thomas, P. et al. (2000). The homeobox gene Hex is required in definitive endodermal tissues for normal forebrain, liver and thyroid formation. *Development* 127 (11):2433–2445.
[133] Alt, B., Elsalini, O.A., Schrumpf, P. et al. (2006). Arteries define the position of the thyroid gland during its developmental relocalisation. *Development* 133 (19): 3797–3804.

[134] Hermanns, P., Grasberger, H., Refetoff, S., and Pohlenz, J. (2011). Mutations in the NKX2.5 gene and the PAX8 promoter in a girl with thyroid dysgenesis. *J. Clin. Endocrinol. Metab.* 96 (6): E977–E981.

[135] Opitz, R., Hitz, M., Vandernoot, I. et al. (2015). Functional zebrafish studies based on human genotyping point to netrin-1 as a link between aberrant cardiovascular development and thyroid dysgenesis. *Endocrinology* 156 (1): 377–388.

[136] de Filippis, T., Marelli, F., Nebbia, G. et al. (2016). JAG1 loss-of-function variations as a novel predisposing event in the pathogenesis of congenital thyroid defects. *J. Clin. Endocrinol. Metab.* 101 (3):861–870.

[137] Porazzi, P., Marelli, F., Benato, F. et al. (2012). Disruptions of global and JAGGED1-mediated notch signaling affect thyroid morphogenesis in the zebrafish. *Endocrinology* 153 (11): 5645–5658.

[138] Porreca, I., De Felice, E., Fagman, H. et al. (2012). Zebrafish bcl2l is a survival factor in thyroid development. *Dev. Biol.* 366: 142–152.

[139] Chisaka, O.C.M. (1991). Regionally restricted developmental defects resulting from targeted disruption of the mouse homeobox gene hox-1.5. *Nature* 350 (6318): 473–479.

[140] Mercado, M., Yu, V., Francis, I. et al. (1988). Thyroid function in very preterm infants. *Early Hum. Dev.* 16 (2): 131–141.

[141] Lem, A., de Rijke, Y., van Toor, H. et al. (2012). Serum thyroid hormone levels in healthy children from birth to adulthood and in short children born small for gestational age. *J. Clin. Endocrinol. Metab.* 97:3170–3178.

[142] van Wassenaer, A.G., Kok, J.H., Dekker, F.W., and de Vijlder, J. (1997). Thyroid function in very preterm infants: influences of gestational age and disease.*Pediatr. Res.* 42 (5): 604–609.

[143] Greaves, R., Zacharin, M., Donath, S. et al. (2014). Establishment of hormone reference intervals for infants born < 30 weeks' gestation. *Clin. Biochem.* 47(15): 101–108.

[144] Korzeniewski, S.J., Kleyn, M., Young, W.I. et al. (2013). Screening for congenital hypothyroidism in newborns transferred to neonatal intensive care. *Arch. Dis. Child. Fetal Neonatal Ed.* 98 (4): F310–F315.

[145] Wassner, A.J. and Brown, R. (2013). Hypothyroidism in the newborn period. *Curr. Opin. Endocrinol. Diabetes Obes.* 20 (5): 449–454.

[146] Sadow, P., Chassande, O., and Koo, E. (2003). Regulation of expression of thyroid hormone receptor isoforms and coactivators in liver and heart by thyroid hormone. *Mol. Cell. Endocrinol.* 203: 65–75.

[147] Flamant, F. and Samarut, J. (2003). Thyroid hormone receptors: lessons from knockout and knockin mutant mice. *Trends Endocrinol. Metab.* 14 (2): 85–90.

[148] Angelin-Duclos, C., Domenget, C., Kolbus, A. et al. (2005). Thyroid hormone T3 acting through the thyroid hormone alpha receptor is necessary for implementation of erythropoiesis in the neonatal spleen environment in the mouse. *Development* 132(5): 925–934.

[149] Harvey, C.B., O'Shea, P.J., Scott, A.J. et al. (2002). Molecular mechanisms of thyroid hormone effects on bone growth and function. *Mol. Genet. Metab.* 75 (1):17–30.

[150] Quignodon, L., Legrand, C., Allioli, N. et al. (2004). Thyroid hormone signaling is highly heterogeneous during pre- and postnatal brain development. *J. Mol. Endocrinol.* 33 (3): 467–476.

[151] Plateroti, M., Gauthier, K., Domon-Dell, C. et al. (2001). Functional interference between thyroid hormone receptor alpha (TRalpha) and natural truncated TRDeltaalpha isoforms in the control of intestine development. *Mol. Cell. Biol.* 21 (14): 4761–4772.

[152] Mai, W., Janier, M., and Allioli, N. (2004). Thyroid hormone receptor α is a molecular switch of cardiac function between fetal and postnatal life. *Proc. Natl. Acad. Sci. U. S. A.* 101: 10332–10337.

[153] Marrit, H., Schifman, A., and Stepanyan, Z. (2004). Temperature homeostasis in transgenic mice lacking thyroid receptor α gene products. *Endocrinology* 146:2872–2884.

[154] St. Germain, D., Hernandez, A., and Schneider, M. (2005). Insights into the role of deiodinases from studies of genetically modified animals. *Thyroid* 15:905–916.

[155] Gereben, B., Zavacki, A.M., Ribich, S. et al. (2008). Cellular and molecular basis of deiodinase-regulated thyroid hormone signaling. *Endocr. Rev.* 29 (7):898–938.

[156] Bernal, J. (2017). Thyroid hormone regulated genes in cerebral cortex development. *J. Endocrinol.* 232 (2):R83–R97.

[157] Williams, G. (2013). Thyroid hormone actions in cartilage and bone. *Eur. Thyroid J.* 2: 3–13.

[158] Bianco, A. and McAninch, E. (2013). The role of thyroid hormone and brown adipose tissue in energy homeostasis. *Lancet Diabetes Endocrinol.* 1 (3):250–258.

[159] Haddow, J., Palomaki, G., and Allan, W. (1999). Maternal thyroid deficiency during pregnancy and subsequent neuropsychological development of the child. *N. Engl. J. Med.* 341: 549–555.

[160] Kyriakou, A., Lucas-Herald, A., McGowa, R. et al. (2015). Disorders of sex development: advances in genetic diagnosis and challenges in management. *Adv.Genomics Genet.* 5: 165–177.

[161] Lee, M. (2004). Molecular genetic control of sex differentiation. In: *Pediatric Endocrinology* (eds. O. Pescovitz and E. Eugster), 231–242. Philadelphia, PA:Lippincott Williams & Wilkins.

[162] Erickson, R. and Blecher, S. (2004). Genetics of sex determination and differentiation. In: *Fetal and Neonatal Physiology*, 3e (eds. R.A. Polin, W.W. Fox and S. Abraham), 1935–1941. Philadelphia, PA: WB Saunders.

[163] Harley, V., Clarkson, M., and Argentaro, A. (2003). The molecular action and regulation of the testisdetermining factors, SRY (sex determining region of the Y chromosome) and SOX9 (SRY-related highmobility group [HMG] Box 9). *Endocr. Rev.* 24:466–487.

[164] Park, S. and Jameson, J. (2005). Minireview: transcriptional regulation of gonadal development and differentiation. *Endocrinology* 146: 1035–1042.

[165] Sutton, E., Hughes, J., White, S. et al. (2011). Identification of SOX3 as an XX male sex reversal gene in mice and humans. *J. Clin. Invest.* 121 (1):328–341.

[166] Larson, A., Nokoff, N., and Travers, S. (2012). Disorders of sex development: clinically relevant genes involved in gonadal differentiation. *Discov. Med.* 14: 301–309.

[167] Ono, M. and Harley, V. (2013). Disorders of sex development: new genes, new concepts. *Nat. Rev. Endocrinol.* 9: 79–91.

[168] Aslan, A., Kogan, B., and Gondos, B. (2004). Testicular development. In: *Fetal and Neonatal Physiology* (eds. R. Polin, W. Fox and S. Abmans), 1950–1955.Philadelphia, PA: WB Saunders.

[169] Nef, S. and Parada, L. (1999). Cryptorchidism in mice mutant for Insl3. *Nat. Genet.* 22: 295–299.

[170] Bay, K., Main, K.M., and Toppari, J.S.N. (2011). Testicular descent: INSL3, testosterone, genes and the intrauterine milieu. *Nat. Rev. Urol.* 8 (4): 187–196.

[171] Ivell, R. and Anand-Ivell, R. (2011). Biological role and clinical significance of insulin-like peptide 3. *Curr. Opin. Endocrinol. Diabetes Obes.* 18 (3): 210–216.

[172] Byskov, A. and Westergaard, L. (2004). Differentiation of the ovary. In: *Fetal and Neonatal Physiology*, 3e (eds. R. Polin, W. Fox and S. Abman), 1941–1949.Philadelphia, PA: WB Saunders.

[173] Fulton, N., da Silva, S., and Bayne, R. (2005). Germ cell proliferation and apoptosis in the developing human ovary. *J. Clin. Endocrinol. Metab.* 90: 4664–4670.
[174] Richards, J.S. and Pangas, S. (2010). The ovary: basic biology and clinical implications. *J. Clin. Invest.* 120(4): 963–972.
[175] Uhlenhaut, N.H., Jakob, S., Anlag, K. et al. (2009). Somatic sex reprogramming of adult ovaries to testes by FOXL2 ablation. *Cell* 139 (6): 1130–1142.
[176] Matson, C. and Zarkower, D. (2012). Sex and the singular DM domain: insights into sexual regulation, evolution and plasticity. *Nat. Rev. Genet.* 13: 163–174.
[177] Biason-Lauber, A., Konrad, D., Meyer, M. et al. (2009). Ovaries and female phenotype in a girl with 46,XY karyotype and mutations in the CBX2 gene. *Am. J.Hum. Genet.* 84: 658–663.
[178] Tomaselli, S., Megiorni, F., and De Bernardo, C. (2008). Syndromic true hermaphroditism due to an R-spondin 1 (RSPO1) homozygous mutation. *Hum. Mutat.* 29: 220–226.
[179] Sajjad, Y., Quenby, S., Nickson, P. et al. (2004). Immunohistochemical localization of androgen receptors in the urogenital tracts of human embryos.*Reproduction* 128 (3): 331–339.
[180] Penny, R., Parlow, A., and Frasier, S. (1979). Testosterone and estradiol concentrations in paired maternal and cord sera and their correlation with the concentration of chorionic gonadotropin. *Pediatrics* 64: 604–608.
[181] Clements, J.A., Reyes, F.I., Winter, J.S., and Faiman, C. (1976). Studies on human sexual development. III. Fetal pituitary and serum, and amniotic fluid concentrations of LH, CG, and FSH. *J. Clin. Endocrinol. Metab.* 42: 9–19.
[182] Forest, M. and Cathiard, A. (1975). Pattern of plasma testosterone and delta4-androstenedione in normal newborns; evidence for testicular activity at birth. *J. Clin. Endocrinol. Metab.* 41: 977–980.
[183] Josso, N., Belville, C., and Picard, J.-Y. (2003). Mutations of AMH and its receptors. *Endocrinologist* 13 (3): 247–251.
[184] Roviller Fabre, V., Carmona, S., and Abou, M.A. (1998). Effect of anti-müllerian hormone on Sertoli and Leydig cell functions in fetal and immature rats.*Endocrinology* 139: 1213–1220.
[185] Couse, J. and Korach, K. (1999). Estrogen receptor null mice: what have we learned and where will they lead us? *Endocr. Rev.* 20 (3): 358–417.
[186] Brandenberger, A.W., Tee, M.K., Lee, J.Y., and Chao, V.J.R. (1997). Tissue distribution of estrogen receptors alpha (ER-alpha) and beta (ER-beta) mRNA in the midgestational human fetus. *J. Clin. Endocrinol. Metab.* 82 (10): 3509–3512.
[187] Smith, E., Boyd, J., Frank, G. et al. (1994). Estrogen resistance caused by a mutation in the estrogenreceptor gene in a man. *N. Engl. J. Med.* 331:1056–1061.
[188] Falgueras, A., Pinos, H., and Collado, P. (2005). The role of the androgen receptor in CNS masculinization. *Brain Res.* 1035: 13–23.
[189] Sholl, S.A., Goy, R.W., and Kim, K. (1989). 5 alphareductase, aromatase, and androgen receptor levels in the monkey brain during fetal development. *Endocrinology* 124 (2): 627–634.
[190] Naftolin, F. and Brawer, J. (1978). The effect of estrogens on hypothalamic structure and function. *Am. J. Obstet. Gynecol.* 132: 758–765.
[191] Zang, F., Poutanen, M., and Wilbertz, J. (2001). Normal prenatal but arrested postnatal sexual development of luteinizing hormone receptor knockout (LURKO) mice. *Mol. Endocrinol.* 15:172–183.
[192] Huber, K., Karch, N., Ernsberger, U. et al. (2005). The role of Phox2B in chromaffin cell development. *Dev. Biol.* 15 (279): 2.
[193] Padbury, J. (1989). Functional maturation of the adrenal medulla and peripheral sympathetic nervous system. *Baillieres Clin. Endocrinol. Metab.* 33: 689–705.
[194] Anderson, D., Carnahan, J., Michelsohn, A., and Patterson, P. (1991). Antibody markers identify a common progenitor to sympathetic neurons and chromaffin cells in vivo and reveal the timing of commitment to neuronal differentiation in the sympathoadrenal lineage. *J. Neurosci. Off. J. Soc. Neurosci.* 11 (11): 3507–3519.
[195] Reissmann, E., Ernsberger, U., Francis-West, P.H. et al. (1996). Involvement of bone morphogenetic protein-4 and bone morphogenetic protein-7 in the differentiation of the adrenergic phenotype in developing sympathetic neurons. *Development* 122(7): 2079–2088.
[196] Ehrhart-Bornstein, M., Breidert, M., Guadanucci, P. et al. (1997). 17 alpha-Hydroxylase and chromogranin A in 6th week human fetal adrenals. *Horm. Metab.Res.* 29 (1): 30–32.
[197] Yamamoto, M., Yanai, R., and Arishima, K. (2004). Study of migration of neural crest cells to adrenal medulla by three-dimensional reconstruction. *J. Vet. Sci. Jpn.Soc. Vet. Sci.* 66 (6): 635–641.
[198] Ernsberger, U., Esposito, L., Partimo, S. et al. (2005). Expression of neuronal markers suggests heterogeneity of chick sympathoadrenal cells prior to invasion of the adrenal anlagen. *Cell Tissue Res.* 319(1): 1–13.
[199] Gaultier, C., Trang, H., Dauger, S., and Gallego, J. (2005). Pediatric disorders with autoimmune dysfunction: What role for PHOX2B? *Pediatr. Res.* 58(1): 1–6.
[200] Aloe, L. and Levi-Montalcini, R. (1979). Nerve growth factor-induced transformation of immature chromaffin cells in vivo into sympathetic neurons:effect of antiserum to nerve growth factor. *Proc. Natl. Acad. Sci. U. S. A.* 76: 1246–1250.
[201] Jozan, S., Aziza, J., Chatelin, S. et al. (2007). Human fetal chromaffin cells: a potential tool for cell pain therapy. *Exp. Neurol.* 205 (2): 525–535.
[202] Slotkin, T.A. and Seidler, F. (1988). Adrenomedullary catecholamine release in the fetus and newborn: secretory mechanisms and their role in stress and survival. *J. Dev. Physiol.* 10 (1): 1–16.
[203] Palmer, S.M., Oakes, G.K., and Lam, R. (1984). Catecholamine physiology in the ovine fetus. I: Gestational age variation in basal plasma concentrations. *Am. J. Obstet. Gynecol.* 149: 420–425.
[204] Palmer, S.M., Oakes, G.K., Lam, R.W. et al. (1984). Catecholamine physiology in ovine fetus. II. Metabolic clearance rate of epinephrine. *Am. J. Physiol.* 246 (4):E350–E355.
[205] Palmer, S.M., Oakes, G.K., Champion, J.A. et al. (1984). Catecholamine physiology in the ovine fetus. III. Maternal and fetal response to acute maternal exercise. *Am. J. Obstet. Gynecol.* 149 (4): 426–434.
[206] Pryds, O., Christensen, N., and Friis-Hansen, B. (1990). Increased cerebral blood flow and plasma epinephrine in hypoglycemic, preterm neonates. *Pediatrics* 85: 172–176.
[207] Stonestreet, B.S., Piasecki, G.J., Susa, J.B., and Jackson, B. (1989). Effects of insulin infusion on plasma catecholamine concentration in fetal sheep. *Am. J. Obstet. Gynecol.* 160 (3): 740–745.
[208] Zhou, Q., Ouaife, C., and Palmiter, R. (1995). Targeted disruption of the tyrosine hydroxylase gene reveals that catecholamines are required for mouse fetal development. *Nature* 374: 640–643.
[209] Thomas, S., Matsumoto, A., and Palmiter, R. (1995). Noradrenaline is essential for mouse fetal development. *Nature* 374: 643–646.
[210] Cohen, W.R., Piasecki, G.J., and Cohn, H.E.J.B. (1987). Plasma catecholamines in the hypoxaemic fetal rhesus monkey. *J. Dev. Physiol.* 9 (6): 507–515.

[211] Gittes, G. (2009). Developmental biology of the pancreas: A comprehensive review. *Dev. Biol.* 326: 4–35.

[212] Jiang, F.X. and Harrison, L. (2005). Laminin-1 and epidermal growth factor family members co-stimulate fetal pancreas cell proliferation and colony formation. *Differentiation* 73 (1): 45–49.

[213] Formby, B., Ullrich, A., and Coussens, L. (1988). Growth hormone stimulates insulin gene expression in cultured human fetal pancreatic islets. *J. Clin. Endocrinol. Metab.* 66 (5): 1075–1079.

[214] Habener, J.F., Kemp, D.M., and Thomas, M. (2005). Minireview: transcriptional regulation in pancreatic development. *Endocrinology* 146 (3): 1025–1034.

[215] van der Meulen, T. and Huising, M. (2015). The role of transcription factors in the transdifferentiation of pancreatic islet cells. *J. Mol. Endocrinol.* 54 (2):R103–R117.

[216] Scoville, D. and Jetten, A. (2016). Studying pancreas development and diabetes using human pluripotent stem cells. *Stem Cell Investig.* 3: 80.

[217] Cano, D., Soria, B., Martin, F., and Rojas, A. (2014). Transcriptional control of mammalian pancreas organogenesis. *Cell. Mol. Life Sci.* 71: 2383–2402.

[218] Arda, H.E., Benitez, C., and Kim, S. (2013). Gene regulatory networks governing pancreas development. *Dev. Cell* 25 (1): 5–13.

[219] Girard, J., Ferre, P., Pegorier, J., and Duée, P.H. (1992). Adaptations of glucose and fatty acid metabolism during perinatal period and suckling-weaning transition. *Physiol. Rev.* 72: 507–562.

[220] Giri, D., Vignola, M.L., Gualtieri, A. et al. (2017). Novel FOXA2 Mutation Causes Hyperinsulinism, Hypopituitarism with Craniofacial and Endoderm-Derived Organ Abnormalities. *Hum. Mol. Genet.*

[221] Greeley, S., Naylor, R., Philipson, L., and Bell, G. (2011). Neonatal diabetes: an expanding list of genes allows for improved diagnosis and treatment. *Curr. Diab. Rep.* 11 (6): 519–532.

[222] 222 Haldorsen, I.S., Ræder, H., Vesterhus, M. et al. (2011). The role of pancreatic imaging in monogenic diabetes mellitus. *Nat. Rev. Endocrinol.* 8 (3): 148–149.

[223] Lango Allen, H., Flanagan, S., Shaw-Smith, C. et al. (2012). GATA6 haploinsufficiency causes pancreatic agenesis in humans. *Nat. Genet.* 44: 20–22.

[224] Flanagan, S., De Franco, E., Lango Allen, H. et al. (2014). Analysis of transcription factors key for mouse pancreatic development establishes NKX2-2 and MNX1 mutations as causes of neonatal diabetes in man. *Cell Metab.* 19: 146–154.

[225] Franco, B., Guioli, S., Pragliola, A. et al. (1991). A gene deleted in Kallmann's syndrome shares homology with neural cell adhesion and axonal path-finding molecules. *Nature* 353: 529–536.

[226] Weedon, M., Cebola, I., Patch, A. et al. (2014). Recessive mutations in a distal PTF1A enhancer cause isolated pancreatic agenesis. *Nat. Genet.* 46: 61–64.

[227] Edlund, H. (2002). Pancreatic organogenesisdevelopmental mechanisms and implications for therapy. *Nat. Rev. Genet.* 3 (7): 524–532.

[228] Sperling, M. (1994). Carbohydrate metabolism: insulin and glucagons. In: *Maternal-Fetal Endocrinology*, 2e (eds. D. Tulchinsky and A. Little), 380–400. Philadelphia, PA: WB Saunders.

[229] Girard, J. (1989). Control of fetal and neonatal glucose metabolism by pancreatic hormones. *Baillieres Clin. Endocrinol. Metab.* 3: 817–836.

[230] Rao, P.N., Shashidhar, A., and Ashok, C. (2013). In utero fuel homeostasis: lessons for a clinician. *Indian J. Endocrinol. Metab.* 17 (1): 60–68.

[231] Aldoretta, P.W.H.W.J. (1995). Metabolic substrates for fetal energy metabolism and growth. *Clin. Perinatol.* 22 (1): 15–36.

[232] Ammon, H.P., Glocker, C., and Waldner, R.G.W.M. (1989). Insulin release from pancreatic islets of fetal rats mediated by leucine b-BCH, tolbutamide, glibenclamide, arginine, potassium chloride, and theophylline does not require stimulation of Ca2+ net uptake. *Cell Calcium* 10 (6): 441–450.

[233] Meier, J., Butler, A., and Saisho, Y. (2008). Beta-cell replication is the primary mechanism subserving the postnatal expansion of beta-cell mass in humans. *Diabetes* 57: 1584–1594.

[234] Hawdon, J.M. (2013). Definition of neonatal hypoglycaemia: time for a rethink? *Arch. Dis. Child. Fetal Neonatal Ed.*: 98.

[235] Rozance, P. and Hay, W. (2016). New approaches to management of neonatal hypoglycemia. *Matern Heal Neonatol. Perinatol.* 2 (1): 3.

[236] Guenther, M., Bruder, E., and Raff, H. (2012). Effects of body temperature maintenance on glucose, insulin, and corticosterone responses to acute hypoxia in the neonatal rat. *Am. J. Physiol. Regul. Integr. Comp. Physiol.* 302: R627–R633.

[237] Arya, V.B., Mohammed, Z., Blankenstein, O. et al. (2014). Hyperinsulinaemic hypoglycaemia. *Horm. Metab. Res.* 46 (3): 157–170.

[238] Kapoor, R.R., James, C., and Hussain, K. (2009). Hyperinsulinism in developmental syndromes. *Endocr. Dev.* 14: 95–113.

[239] Senniappan, S., Arya, V.B., and Hussain, K. (2013). The molecular mechanisms, diagnosis and management of congenital hyperinsulinism. *Indian J. Endocrinol. Metab.* 17 (1): 19–30.

[240] Nessa, A., Rahman, S.A., and Hussain, K. (2016). Hyperinsulinemic Hypoglycemia - The Molecular Mechanisms. *Front Endocrinol. (Lausanne)* 7: 29.

[241] Kanakatti Shankar, R., Pihoker, C., Dolan, L. et al. (2013). Permanent neonatal diabetes mellitus: prevalence and genetic diagnosis in the SEARCH for Diabetes in Youth Study. *Pediatr. Diabetes* 14 (3):174–180.

[242] Frisdal, A. and Trainor, P. (2014). Development and evolution of the pharyngeal apparatus. *Wiley Interdiscip. Rev. Dev. Biol.* 3 (6): 403–418.

[243] Santisteban, P. (2005). Development and anatomy of the hypothalamic-pituitary axis. In: *The Thyroid*, 9e(eds. L. Braverman and R. Utiger), 8–25. Philadelphia,PA: JB Lippincott.

[244] Wolfe, H.J., DeLellis, R.A., Voelkel, E.F., and Tashjian, A.J. (1975). Distribution of calcitonin-containing cells in the normal neonatal human thyroid gland: a correlation of morphology with peptide content. *J. Clin. Endocrinol. Metab.* 41 (6): 1076–1081.

[245] Papangeli, I. and Scambler, P. (2013). The 22q11 deletion: DiGeorge and velocardiofacial syndromes and the role of TBX1. *Wiley Interdiscip. Rev. Dev. Biol.* 2: 393–403.

[246] Prada, J. (1998). Calcium-regulating hormones. In: *Fetal and Neonatal Physiology*, 2e (eds. R. Polin and W. Fox), 2287–2296. Philadelphia, PA: WB Saunders.

[247] Kovaks, C. and Kronenberg, H. (1997). Maternal-fetal calcium and bone metabolism during pregnancy, puerperium and lactation. *Endocr. Rev.* 18: 832–872.

[248] Simmonds, C., Karsenty, G., Karaplis, A., and Kovacs, C. (2010). Parathyroid hormone regulates fetalplacental mineral homeostasis. *J. Bone Miner. Res.* 25: 594–605.

[249] Mitchell, D.M. and Jüppner, H. (2010). Regulation of calcium homeostasis and bone metabolism in the fetus and neonate. *Curr. Opin. Endocrinol. Diabetes Obes.* 17 (1): 25–30.

[250] Pitkin, R., Cruikshank, D., Schauberger, C. et al. (1980). Fetal calcium, calcitropic hormones and neonatal homeostasis. *Pediatrics* 66: 77–82.
[251] Bowl, M., Nesbit, M., and Harding, B. (2005). An interstitial deletion/ insertion involving chromosomes 2p25.3 and Xq27.1 near SOX3 causes X-linked recessive hypoparathyroidism. *J. Clin. Invest.* 115:2822–2831.
[252] Vilardaga, J.P., Romero, G., Friedman, P.A., and Gardella, T. (2011). Molecular basis of parathyroid hormone receptor signaling and trafficking: a family B GPCR paradigm. *Cell. Mol. Life Sci.* 68 (1): 1–13.
[253] Kovacs, C.S., Lanske, B., Hunzelman, J.L. et al. (1996). Parathyroid hormone-related peptide (PTHrP) regulates fetal-placental calcium transport through a receptor distinct from the PTH/PTHrP receptor. *Proc.Natl. Acad. Sci. U. S. A.* 93 (26): 15233–15238.
[254] Allgrove, J. (1985). Cytochemical bioassay of parathyroid hormone in maternal and cord blood. *Arch. Dis. Child.* 60 (2): 110–115.
[255] Kovacs, C., Chafe, L., Fudge, N. et al. (2001). PTH regulates fetal blood calcium and skeletal mineralization independently of PTHrP. *Endocrinology* 142: 4983–4993.
[256] Miao, D., He, B., and Karaplis, C. (2002). Parathyroid hormone is essential for normal fetal bone formation. *J. Clin. Invest.* 109: 1173–1182.
[257] Care, A.D., Abbas, S.K., Pickard, D.W. et al. (1990). Stimulation of ovine placental transport of calcium and magnesium by mid-molecule fragments of human parathyroid hormone-related protein. *Exp. Physiol.*75 (4): 605–608.
[258] Karaplis, A., Luz, A., and Glowacki, J. (1994). Lethal skeletal dysplasia from targeted disruption of the parathyroid hormone-related protein gene. *Genes Dev.* 8: 277–289.
[259] Kovacs, C. (2014). Bone metabolism in the fetus and neonate. *Pediatr. Nephrol.* 29: 793–803.
[260] Lanske, B., Amling, M., Neff, L. et al. (1999). Ablation of the PTHrP gene or the PTH/PTHrP receptor gene leads to distinct abnormalities in bone development. *J. Clin. Invest.* 104: 399–407.
[261] Hoff, A.O., Catala-Lehnen, P., Thomas, P.M. et al. (2002). Increased bone mass is an unexpected phenotype associated with deletion of the calcitonin gene. *J. Clin. Invest.* 110 (12): 1849–1857.
[262] Ross, R., Halbert, K., and Tsang, R. (1989). Determination of the production and metabolic clearance rates of 1, 25-dihydroxyvitamin D3 in the pregnant sheep and its chronically catheterized fetus by primed infusion technique. *Pediatr. Res.*26: 633–638.
[263] Hillman, L. and Haddad, J. (1974). Human perinatal vitamin D metabolism. I. 25-Hydroxyvitamin D in maternal and cord blood. *J. Pediatr.* 84: 742–749.
[264] Steichen, J., Tsang, R., Gratton, T. et al. (1980). Vitamin D homeostasis in the perinatal period: 1,25-dihydroxyvitamin D in maternal, cord, and neonatal blood. *N. Engl. J. Med. Med.* 302: 315–319.
[265] Turner, M., Barré, P., Benjamin, A. et al. (1988). Does the maternal kidney contribute to the increased circulating 1,25-dihydroxyvitamin D concentrations during pregnancy? *Miner. Electrolyte Metab.* 14:246–252.
[266] Chan, A. and Conen, P. (1971). Ultrastructural observations on cytodifferentiation of parafollicular cells in the human fetal thyroid. *Lab. Invest.* 25:249–259.
[267] Wieland, P., Fischer, J., Trechsel, U. et al. (1980). Perinatal parathyroid hormone, vitamin D metabolites, and calcitonin in man. *Am. J. Physiol.* 239: E385–E390.
[268] Woloszczuk, W., Kovarik, J., and Pavelka, P. (1981). Calcitonin in pregnant women and in cord blood. *Gynecol. Obstet. Invest.* 12 (5): 272–276.
[269] Balabanova, S., Kruse, B., and Wolf, A. (1987). Calcitonin secretion by human placental tissue. *Acta Obstet. Gynecol. Scand.* 66 (4): 323–326.
[270] McDonald, K.R., Fudge, N.J., Woodrow, J.P. et al. (2004). Ablation of calcitonin/calcitonin gene-related peptide-alpha impairs fetal magnesium but not calcium homeostasis. *Am. J. Physiol. Endocrinol. Metab.* 287 (2): E218–E226.
[271] Riccardi, D., Brennan, S.C., and Chang, W. (2013). The extracellular calcium-sensing receptor, CaSR, in fetal development. *Best Pr. Res. Clin. Endocrinol. Metab.* 27(3): 443–453.
[272] Brown, E. (2013). Role of the calcium-sensing receptor in extracellular calcium homeostasis. *Best Pr. Res. Clin. Endocrinol. Metab.* 27: 333–343.
[273] Hannan, F.M. and Thakker, R. (2013). Calciumsensing receptor (CaSR) mutations and disorders of calcium, electrolyte and water metabolism. *Best Pr. Res. Clin. Endocrinol. Metab.* 27 (3): 359–371.
[274] Maiya, S., Sullivan, I., Allgrove, J. et al. (2008). Hypocalcaemia and vitamin D deficiency: an important, but preventable, cause of life-threatening infant heart failure. *Heart* 94 (5): 581–584.
[275] Bansal, B., Bansal, M., and Bajpai, P.G.H. (2014). Hypocalcemic cardiomyopathy-different mechanisms in adult and pediatric cases. *J. Clin. Endocrinol. Metab.* 99 (8): 2627–2632.
[276] Hannan, F.M., Nesbit, M.A., Zhang, C. et al. (2012). Identification of 70 calcium-sensing receptor mutations in hyper- and hypo-calcaemic patients: evidence for clustering of extracellular domain mutations at calcium-binding sites. *Hum. Mol. Genet.* 21 (12): 2768–2778.
[277] Nesbit, M., Hannan, F., Howles, S. et al. (2013). Mutations affecting G-protein subunit alpha11 in hypercalcemia and hypocalcemia. *N. Engl. J. Med.* 368:2476–2486.
[278] Nesbit, M.A., Hannan, F.M., Howles, S.A. et al. (2013). Mutations in AP2S1 cause familial hypocalciuric hypercalcemia type 3. *Nat. Genet.* 45 (1): 93–97.
[279] Hu, M.C., Shiizaki, K., Kuro-o, M., and Moe, O. (2013). Fibroblast growth factor 23 and Klotho: physiology and pathophysiology of an endocrine network of mineral metabolism. *Annu. Rev. Physiol.* 75: 503–533.
[280] Christov, M.J.H. (2013). Insights from genetic disorders of phosphate homeostasis. *Semin. Nephrol.* 33 (2): 143–157.
[281] Ma, Y., Kirby, B.J., Fairbridge, N.A. et al. (2017). FGF23 is not required to regulate fetal phosphorus metabolism but exerts effects within 12 hours after birth. *Endocrinology* 158 (2): 252–263.
[282] Murphy, V.E., Smith, R., Giles, W.B., and Clifton, V.L. (2006). Endocrine regulation of human fetal growth : the role of the mother, placenta, and fetus. 27 (2):141–169.
[283] Russo, V.C., Gluckman, P.D., Feldman, E.L., and Werther, G. (2005). The insulin-like growth factor system and its pleiotropic functions in brain. *Endocr. Rev.* 26 (7): 916–943.
[284] Ong, K., Kratzsch, J., Kiess, W. et al. (2000). Size at birth and cord blood levels of insulin, insulin-like growth factor I (IGF-I), IGF-II, IGF-binding protein-1 (IGFBP-1), IGFBP-3, and the soluble IGF-II/mannose-6-phosphate receptor in term human infants. The ALSPAC Study Team. Avon Longitudinal Stu. *J. Clin. Endocrinol. Metab.* 85: 4266–4269.
[285] Simmen, F., Simmon, R., and Letcher, L. (1989). IGFs in pregnancy: developmental expression in uterus and mammary gland and paracrine actions during embryonic and neonatal growth. In: *Molecular and Cellular Biology of Insulin-Like Growth Factors and Their Receptors* (eds. D. LeRoith and M. Raizada). New York: Plenum.

[286] Spaventi, R., Antica, M., and Pavelic, K. (1990). Insulin and insulin-like growth factor I (IGF I) in early mouse embryogenesis. *Development* 108: 491–495.

[287] Sibley, C.P., Coan, P.M., Ferguson-Smith, A.C. et al. (2004). Placental-specific insulin-like growth factor 2 (IGF2) regulates the diffusional exchange characteristics of the mouse placenta. *Proc. Natl. Acad. Sci. U. S. A.* 101 (21): 8204–8208.

[288] Constancia, M., Angiolini, E., and Sandovici, I. (2005). Adaptation of nutrient supply to fetal demand in the mouse involves interaction between the IGF2 gene and placental transporter systems. *Proc. Natl. Acad. Sci. U. S. A.* 102: 19219–192224.

[289] Abuzzahab, M., Schneider, A., and Goddard, A. (2003). IGF-1 receptor mutations resulting in intrauterine and postnatal growth retardation. *N. Engl. J. Med.* 349: 2211–2222.

[290] Woods, K., Camacho-Huebner, C., Savage, M.O., and Clark, A.J. (1996). Intrauterine growth retardation and postnatal growth failure associated with deletion of the insulin-like growth factor 1 gene. *N. Engl. J. Med.* 335: 1383–1387.

[291] Geary, M.P., Pringle, P.J., Rodeck, C.H. et al. (2003). Sexual dimorphism in the growth hormone and insulin-like growth factor axis at birth. *J. Clin. Endocrinol. Metab.* 888: 3708–3714.

[292] Pringle, P.J., Geary, M.P., Rodeck, C.H. et al. (2005). The influence of cigarette smoking on antenatal growth, birth size, and the insulin-like growth factor axis. *J. Clin. Endocrinol. Metab.* 90 (5): 2556–2562.

[293] Epaud, R., Aubey, F., Xu, J. et al. (2012). Knockout of insulin-like growth factor-1 receptor impairs distal lung morphogenesis. *PLoS One* 7 (11): e48071.

[294] Gicquel, C., Rossignol, S., and Cabrol, S. (2005). Epimutation of the telomeric imprinting center region on chromosome 11p15 in Silver-Russell syndrome. *Nat. Genet.* 37: 1003–1007.

[295] Qiu, vQ., Basak, A., Mbikay, M. et al. (2005). Role of pro-IGF-II processing by proprotein convertase 4 in human placental development. *Proc. Natl. Acad. Sci. U. S. A.* 102 (31): 11047–11052.

[296] Begemann, M., Zirn, B., Santen, G. et al. (2015). Paternally Inherited IGF2 Mutation and Growth Restriction. *N. Engl. J. Med.* 373: 349–356.

[297] Murphy, R., Baptista, J., and Holly, J. (2008). Severe intrauterine growth retardation and atypical diabetes associated with a translocation breakpoint disrupting regulation of the insulin-like growth factor 2 gene. *J. Clin. Endocrinol. Metab.* 93: 4373–4380.

[298] Sparago, A., Cerrato, F., and Vernucci, M. (2004). Microdeletions in the human H19 DMR result in loss of IGF2 imprinting and Beckwith-Wiedemann syndrome. *Nat. Genet.* 36: 958–960.

[299] Ben Lagha, N., Seurin, D., and Le Bouc, Y. (2006). Insulin-like growth factor-binding protein (IGFBP-1) involvement in intrauterine growth retardation: study on IGFBP-1 overexpressing transgenic mice. *Endocrinology* 147: 4730–4737.

[300] Watson, C., Bialek, P., and Arizo, M. (2006). Elevated circulating insulin-like growth factor-binding protein-1 is sufficient to cause fetal growth restriction. *Endocrinology* 147: 1175–1186.

[301] Forhead, A.J., Li, J., Gilmour, R.S., and Dauncey, M.J.F.A. (2002). Thyroid hormones and the mRNA of the GH receptor and IGFs in skeletal muscle of fetal sheep. *Am. J. Physiol. Endocrinol. Metab.* 282 (1):E80–E86.

[302] Dauber, A., Munoz-Calvo, M., Barrios, V. et al. (2016). Mutations in pregnancy-associated plasma protein A2 cause short stature due to low IGF-I availability. *EMBO Mol. Med.* 8 (4): 363–374.

[303] De Leon, D.D. and Stanley, C.A. (2016). Congenital hypoglycemia disorders: new aspects of etiology, diagnosis, treatment and outcomes: highlights of the proceedings of the congenital hypoglycemia disorders symposium, Philadelphia April 2016. *Pediatr. Diabetes* 18 (September 2016): 3–9.

[304] Mehta, A., Hindmarsh, P., and RG S. (2005). The role of growth hormone in determining birth size and early postnatal growth, using congenital growth hormone deficiency (GHD) as a model. *Clin. Endocrinol. (Oxf)* 63: 223–231.

[305] Pilistine, S. and Moses, A. (1984). HN. M. Placental lactogen administration reverses the effect of low protein diet on maternal and fetal somatomedin levels in the pregnant rat. *Proc. Natl. Acad. Sci. U. S. A.* 81: 5853–5857.

[306] Gohlke, B., Fahnenstich, H., and Dame, C. (2004). Longitudinal data for intrauterine levels of fetal IGF-I and IGF-II. *Horm. Res.* 61: 200–204.

[307] Li, Y., Komuro, Y., Fahrion, J.K. et al. (2012). Light stimuli control neuronal migration by altering of insulin-like growth factor 1 (IGF-1) signaling. *Proc. Natl. Acad. Sci. U. S. A.* 109 (7): 2630–2635.

[308] Wali, J., de Boo, H., Derraik, J. et al. (2012). Weekly intra-amniotic IGF-1 treatment increases growth of growth-restricted ovine fetuses and up-regulates placental amino acid transporters. *PLoS One* 7:e37899.

[309] Accili, D., Drago, J., Lee, E.J. et al. (1996). Early neonatal death in mice homozygous for a null allele of the insulin receptor gene. *Nat. Genet.* 12 (1): 106–109.

[310] Semple, R.K., Savage, D.B., Cochran, E.K. et al. (2011). Genetic syndromes of severe insulin resistance. *Endocr. Rev.* 32 (4): 498–514.

[311] Rotwein, P. (2006). Peptide growth factors other than insulin-like growth factors or cytokines. In: *Endocrinology* (eds. L. DeGroot and J. Jameson),675–695. Philadelphia, PA: Elsevier Saunders.

[312] Fisher, D.A. and Lakshmanan, J. (1990). Metabolism and effects of epidermal growth factor and related growth factors in mammals. *Endocr. Rev.* 11 (3): 418–442.

[313] Meittinen, P., Berger, J., and Menesses, J. (1995). Epithelial immaturity and multiorgan failure in mice lacking epidermal growth factor receptor. *Nature* 376:337–341.

[314] Brown, P.I., Lam, R., and Lakshmanan, J.F.D. (1990). Transforming growth factor alpha in developing rats. *Am. J. Physiol.* 259 (2): E256–E260.

[315] Hemmings, R., Langlais, J., and Falcone, T. (1992). Human embryos produce transforming growth factor α activity and insulin-like growth factor II. *Fertil. Steril.* 58: 101–104.

[316] Giordano, T., Pan, J., and Casuto, D. (1992). Thyroid hormone regulation of NGF, NT3 and BDNF RNA in the adult rat brain. *Mol. Brain Res.* 16: 239–245.

[317] Mazzoni, I. and Kenigsberg, R. (1992). Effects of epidermal growth factor in the mammalian central nervous system. *Drug Dev. Res.* 26: 111–128.

[318] Kitchens, D.L., Snyder, E.Y., and Gottlieb, D. (1994). FGF and EGF are mitogens for immortalized neural progenitors. *J. Neurobiol.* 25 (7): 797–807.

[319] Santa-Olalla, J. and Covarrubias, L. (1995). Epidermal growth factor, transforming growth factor-α, and fibroblast growth factor differentially influence neural precursor cells of mouse embryonic mesencephalon. *J. Neurosci. Res.* 42: 172–183.

[320] Lee, K.F., Simon, H., Chen, H. et al. (1995). Requirement for neuregulin receptor erbB2 in neural and cardiac development. *Nature* 23 (378): 6555.

[321] Kamei, Y., Tsutsumi, O., and Kuwabara, Y. (1993). Intrauterine growth retardation and fetal losses are caused by epidermal growth factor deficiency in mice. *Am. J. Physiol.* 264: R597–R600.

[322] Gospodarowicz, D. (1981). Epidermal and nerve growth factors in mammalian development. *Annu. Rev. Physiol.* 43: 251–263.
[323] Weiss, A. and Attisano, L. (2013). The TGFbeta superfamily signaling pathway. Wiley interdisciplinary reviews. *Dev. Biol.* 2: 47–63.
[324] Lim, G., Dodic, M., and Earnest, L. (1996). Regulation of erythropoietin gene expression in fetal sheep by glucocorticoids. *Endocrinology* 137: 1658–1663.
[325] Moritz, K., Lim, G., and Wintour, E.M. (1997). Developmental regulation of erythropoietin and erythropoiesis. *Am. J. Physiol.* 273: R1829–R1844.
[326] Betsholtz, C. (2000). Functions of platelet-derived growth factor and its receptors deduced from gene inactivation in mice. *J. Clin. Ligand Assay.* 223:206213.
[327] Lewandoski, M. and Sun, X. (2000). GR. M. Fgf8 signalling from the AER is essential for normal limb development. *Nat. Genet.* 26: 460–463.
[328] Oberbauer, A.M., Linkhart, T.A., Mohan, S., and Longo, L. (1988). Fibroblast growth factor enhances human chorionic gonadotropin synthesis independent of mitogenic stimulation in Jar choriocarcinoma cells. *Endocrinology* 123 (6): 2696–2700.
[329] Falardeau, J., Chung, W.C., Beenken, A. et al. (2008). Decreased FGF8 signaling causes deficiency of gonadotropin-releasing hormone in humans and mice. *J. Clin. Invest.* 118 (8): 2822–2831.
[330] Dode, C., Levilliers, J., Dupont, J. et al. (2003). Loss-offunction mutations in FGFR1 cause autosomal dominant Kallmann syndrome. *Nat. Genet.* 33: 463–465.
[331] McCabe, M.J., Gaston-Massuet, C., Tziaferi, V. et al. (2011). Novel FGF8 mutations associated with recessive holoprosencephaly, craniofacial defects, and hypothalamo-pituitary dysfunction. *J. Clin. Endocrinol. Metab.* 96 (10): E1709–E1718.
[332] Dwivedi, P., Lam, N., and Powell, B. (2013). Boning up on glypicans--opportunities for new insights into bone biology. *Cell Biochem. Funct.* 31: 91–114.
[333] Polk, D., Reviczky, A., and Wu, S. (1994). Metabolism of sulfoconjugated thyroid hormone derivatives in developing sheep. *Am. J. Physiol.* 266: E892–E896.
[334] Richard, K., Hume, R., and Kaptein, E. (1998). Ontogeny of iodothyronine deiodinases in human liver. *J. Clin. Endocrinol. Metab.* 83: 2868–2874.
[335] Ruiz de Ona, C., Obregon, M., and Escobar del Rey, F. (1988). Developmental changes in rat brain 5′-deiodinase and thyroid hormones during the fetal period: the effects of fetal hypothyroidism and maternal thyroid hormones. *Pediatr. Res.* 24: 588–594.
[336] Polk, D., Cheromcha, D., and Reviczky, A. (1989). Nuclear thyroid hormone receptors: ontogeny and thyroid hormone effects in sheep. *Am. J. Physiol.* 256:E543–E549.
[337] Coulombe, P., Ruel, J., and Dussault, J. (1980). Effects of neonatal hypo- and hyperthyroidism on pituitary growth hormone content in the rat. *Endocrinology*107: 2027–2033.
[338] Lakshmanan, J., Perheentupa, J., and Macaso, T. (1985). Acquisition of urine, kidney and submandibular gland epidermal growth factor responsiveness to thyroxine administration in neonatal mice. *Acta Endocrinol.* 109: 511–516.
[339] Alm, J., Scott, S., and Fisher, D. (1986). Epidermal growth factor receptor ontogeny in mice with congenital hypothyroidism. *J. Dev. Physiol.* 8:377–385.
[340] Hoath, S., Lakshmanan, J., and Fisher, D.A. (1985). Epidermal growth factor binding to neonatal mouse skin explants and membrane preparations: effect of triiodothyronine. *Pediatr. Res.* 19: 277–280.
[341] Hoath, S., Lakshmanan, J., and Fisher, D. (1985). Thyroid hormone effects on skin and hepatic epidermal growth factor concentrations in neonatal and adult mice. *Pediatr. Res.* 19 (3): 277–281.
[342] Perez Castillo, A., Bernal, J., and Ferriero, B. (1985). The early ontogenesis of thyroid hormone receptor in the rat fetus. *Endocrinology* 117: 2457–2461.
[343] Padbury, J., Lam, R., and Newnham, J. (1985). Neonatal adaptation: greater neurosympathetic system activity in preterm than full term sheep at birth. *Am. J. Physiol.* 248: E443–E449.
[344] Pasqualini, J., Sumida, C., and Gelly, C. (1976). Progesterone receptors in the fetal uterus and ovary of the guinea pig: evolution during fetal development and induction and stimulation in estradiol-primed animals. *J. Steroid Biochem.* 7: 1031–1038.
[345] Yamashita, S., Newbold, R., and McLachlan, J. (1989). Developmental pattern of estrogen receptor expression in female mouse genital tracts. *Endocrinology* 125: 2888–2896.
[346] Dohler, K. (1986). The special case of hormonal imprinting: the neonatal influence on sex. *Experientia* 42: 759–769.
[347] Resko, J. and Roselli, C. (1997). Prenatal hormones organize sex differences in the neuroendocrine reproductive system: observations on guinea pigs and nonhuman primates. *Cell. Mol. Neurobiol.* 17:627–648.
[348] Kosut, S.S., Wood, R.I., Herbosa-Encarnación, C., and Foster, D. (1997). Prenatal androgens time neuroendocrine puberty in the sheep: effect of testosterone dose. *Endocrinology* 138 (3): 1072–1077.
[349] Grocock, C.A., Charlton, H.M., and Pike, M. (1988). Role of the fetal pituitary in cryptorchidism induced by exogenous maternal oestrogen during pregnancy in mice. *J. Reprod. Fertil.* 83 (1): 295–300.
[350] Martin, S. and Moberg, G. (1981). Effects of early neonatal thyroxine treatment on development of the thyroid and adrenal axes in rats. *Life Sci.* 29: 1683–1688.
[351] Walker, P. and Courtin, F. (1985). Transient neonatal hyperthyroidism results in hypothyroidism in the adult rat. *Endocrinology* 116 (6): 2246–2250.
[352] Csaba, G., Inczefi-Gonda, A., and Dobozy, O. (1984). Hereditary transmission to the F1-generation of hormonal imprinting (receptor memory) induced in rats by neonatal exposure to insulin. *Acta Physiol. Hung.* 63 (2): 93–99.
[353] Csaba, G. (1986). Receptor ontogeny and hormonal imprinting. *Experientia* 42: 750–759.
[354] Lackland, D. (2004). Fetal and early life determinants of hypertension in adults: implications for study. *Hypertension* 44: 811–812.
[355] Barker, D. (2002). Fetal programming of coronary heart disease. *Trends Endocrinol. Metab.* 13 (9):364–368.
[356] Barker, D. (2004). The developmental origins of chronic adult disease. *Acta Paediatr. Suppl.* 93 (446):26–33.
[357] Ozanne, S.E. and Hales, C. (2002). Early programming of glucose-insulin metabolism. *Trends Endocrinol. Metab.* 13 (9): 368–373.
[358] Matthews, S. (2002). Early programming of the hypothalamo-pituitary-adrenal axis. *Trends Endocrinol. Metab.* 13 (9): 373–380.
[359] Young, B. (2002). Programming of sympathoadrenal function. *Trends Endocrinol. Metab.* 13 (9): 381–385.
[360] Davies, M. and Norman, R. (2002). Programming and reproductive function. *Trends Endocrinol. Metab.* 13:386–392.
[361] Holt, R. (2002). Fetal programming of the growth hormone-insulin-like growth factor axis. *Trends Endocrinol. Metab.* 13 (9): 392–397.

[362] Dodic, M., Moritz, K., Koukoulas, I., and Wintour, E. (2002). Programmed hypertension: kidney, brain or both? *Trends Endocrinol. Metab.* 13 (9): 403–408.

[363] Eggermann, T., Perez de Nanclares, G., Maher, E.R. et al. (2015). Imprinting disorders: a group of congenital disorders with overlapping patterns of molecular changes affecting imprinted loci. *Clin. Epigenetics* 7: 123.

[364] Mackay, D.J., Eggermann, T., Buiting, K. et al. (2015). Multilocus methylation defects in imprinting disorders. *Biomol. Concepts* 6 (1): 47–57.

[365] Waterland, R.A. and Jirtle, R. (2004). Early nutrition, epigenetic changes at transposons and imprinted genes and enhanced susceptibility to adult chronic diseases. *Nutrition* 20 (1): 63–68.

[366] Reik, W., Constancia, M., Fowden, A. et al. (2003). Regulation of supply and demand for maternal nutrients in mammals by imprinted genes. *J. Physiol.*547 (1): 35–44.

[367] Brioude, F., Oliver-Petit, I., Blaise, A. et al. (2013). CDKN1C mutation affecting the PCNA-binding domain as a cause of familial Russell Silver syndrome. *J. Med. Genet.* 50 (12): 823–830.

[368] Azzi, S., Abi Habib, W., and Netchine, I. (2014). Beckwith-Wiedemann and Russell-Silver Syndromes: from new molecular insights to the comprehension of imprinting regulation. *Curr. Opin. Endocrinol. Diabetes Obes.* 21 (1): 30–38.

[369] Ibáñez, L., Ong, K., Potau, N. et al. (2001). Insulin gene variable number of tandem repeat genotype and the low birth weight, precocious pubarche, and hyperinsulinism sequence. *J. Clin. Endocrinol. Metab.* 86 (1): 5788–5793.

[370] Huang, W., Yin, Y., and Bi, Q. (2005). Developmental diethylstilbestrol exposure alters genetic pathways of uterine cytodifferentiation. *Mol. Endocrinol.* 19:669–682.

[371] Zheng, X. and Hendry, W. (1997). Neonatal diethylstilbestrol treatment alters the estrogenregulated expression of both cell proliferation and apoptosis-related proto-oncogenes (c-jun, c-fos, cmyc, bax, bcl-2, and bcl-x) in the hamster uterus. *Cell Growth Differ.* 8 (4): 425–434.

[372] Sato, S.M. and Mains, R. (1988). Plasticity in the adrenocorticotropin-related peptides produced by primary cultures of neonatal rat pituitary. *Endocrinology* 122 (1): 68–77.

[373] Vickers, M.H., Gluckman, P.D., Coveny, A.H. et al. (2005). Neonatal leptin treatment reverses developmental programming. *Endocrinology* 146 (10):4211–4216.

[374] Fowden, A. and Forhead, A. (2004). Endocrine mechanisms of intrauterine programming. *Reproduction* 127: 515–526.

[375] Slone-Wilcoxon, J. and Redei, E. (2004). Maternalfetal glucocorticoid milieu programs hypothalamicpituitary-thyroid function of adult offspring.*Endocrinology* 145 (9): 4068–4072.

[376] Alfaidy, N., Li, W., and Macintosh, T. (2003). Late gestation increase in 11beta-hydroxysteroid dehydrogenase 1 expression in human fetal membranes: a novel intrauterine source of cortisol. *J. Clin. Endocrinol. Metab.* 88: 5033–5038.

[377] Liggins, G. (1994). The role of cortisol in preparing the fetus for birth. *Reprod. Fertil. Dev.* 6: 141–150.

[378] Wallace, M., Hooper, S., and Harding, R. (1995). Effects of elevated fetal cortisol concentrations on the volume, secretion, and reabsorption of lung liquid. *Am. J. Physiol.* 269: R881–R887.

[379] Cole, T., Blendy, J., and Monaghan, P. (1995). Targeted disruption of the glucocorticoid receptor gene blocks adrenergic chromaffin cell development and severely retards lung maturation. *Genes Dev.* 9: 1608–1621.

[380] Muglia, L., Jacobson, L., Dikkes, P., and Majzoub, J. (1995). Corticotropin-releasing hormone deficiency reveals major fetal but not adult glucocorticoid need. *Nature* 373 (6513): 427–432.

[381] Polk, D. (1988). Thyroid hormone effects on neonatal thermogenesis. *Semin. Perinatol.* 12 (2): 151–156.

[382] Gunn, T. and Gluckman, P. (1995). Perinatal thermogenesis. *Early Hum. Dev.* 42: 169–183.

[383] Polk, D., Padbury, J., and CC C. (1987). Effect of fetal thyroidectomy on newborn thermogenesis in lambs. *Pediatr. Res.* 21: 453–457.

[384] Lidell, M., Betz, M., Dahlqvist Leinhard, O. et al. (2013). Evidence for two types of brown adipose tissue in humans. *Nat. Med.* 19: 631–634.

[385] van Marken Lichtenbelt, W., Vanhommerig, J., Smulders, N. et al. (2009). Cold-activated brown adipose tissue in healthy men. *N. Engl. J. Med.* 360:1500–1508.

[386] Cypess, A. and Kahn, C. (2010). The role and importance of brown adipose tissue in energy homeostasis. *Curr. Opin. Pediatr.* 22 (4): 478–484.

[387] Longhead, J., Minouni, F., and Tsang, R. (1988). Serum ionized calcium concentrations in normal neonates. *Am. J. Dis. Child.* 142: 516–518.

[388] Venkataraman, P.S., Tsang, R.C., Chen, I.W., and Sperling, M. (1987). Pathogenesis of early neonatal hypocalcemia: studies of serum calcitonin, gastrin, and plasma glucagon. *J. Pediatr.* 110 (4): 599–603.

[389] Mimoumi, F. and Tsang, R. (1994). Perinatal mineral metabolism. In: *Maternal-Fetal Endocrinology* (eds. D. Tulchinsky and A. Little), 402–417. Philadelphia, PA: WB Saunders.

[390] Wheeler, M.D. and Styne, D. (1990). Longitudinal changes in growth hormone response to growth hormone-releasing hormone in neonatal rhesus monkeys. *Pediatr. Res.* 28 (1): 15–18.

[391] Mann, D., Gould, K., and Collins, D. (1989). Blockade of neonatal activation of the pituitary-testicular axis: effect on peripubertal luteinizing hormone and testosterone secretion and on testicular development in male monkeys. *J. Clin. Endocrinol. Metab.* 68:600–607.

[392] Fisher, D., Nelson, J., and Carlton, E. (2000). Maturation of human hypothalamic-pituitary-thyroid function and control. *Thyroid* 10: 229–234.

[393] Flake, A. (1999). Fetal therapy: medical and surgical approaches. In: *Maternal-Fetal Medicine*, 4e (eds. R. Creasy and R. Resnik), 365–377. Philadelphia, PA: WB Saunders.

[394] Harman, C. (2004). Assessment of fetal health. In: *Maternal-Fetal Medicine* (eds. R. Creasy and R. Resnik), 357–401. Philadelphia, PA: WB Saunders.

[395] Geaghan, S. (2012). Fetal laboratory medicine: on the frontier of maternal-fetal medicine. *Clin. Chem.* 58(2): 337–352.

[396] Fisher, D. (1997). Fetal thyroid function: diagnosis and management of fetal thyroid disorders. *Clin. Obstet. Gynecol.* 40: 16–31.

[397] New, M., Carlton, A., and Obeid, J. (2003). Update: prenatal diagnosis for congenital adrenal hyperplasia in 595 pregnancies. *Endocrinologist* 13: 233–239.

[398] Vasudevan, P., Powell, C., Nicholas, A.K. et al. (2017). Intrauterine death following intraamniotic triiodothyronine and thyroxine therapy for fetal goitrous hypothyroidism associated with polyhydramnios and caused by a thyroglobulin mutation. *Endocrinol. Diabetes Metab. Case Rep.*17: 40.

[399] Charlton, V. and Johengen, M. (1987). Fetal intravenous nutritional supplementation ameliorates the development of embolization-induced growth retardation in sheep. *Pediatr. Res.* 22: 55–61.

[400] Lin, R., Kubo, A., and Keller, G. (2003). Committing embryonic stem cells to differentiate into thyrocytelike cells in

vitro. *Endocrinology* 144: 2644–2649.

[401] Goodrich, A., Ersek, A., Varain, N. et al. (2010). In vivo generation of beta-cell-like cells from CD34(+) cells differentiated from human embryonic stem cells. *Exp. Hematol.* 38 (6): 516–525.

[402] Waddington, S., Kennea, N., and Buckley, S. (2004). Fetal and neonatal gene therapy: benefits and pitfalls. *Gene Ther.* 11: 592–597.

[403] Keswani, S.G., Balaji, S., Katz, A.B. et al. (2015). Intraplacental gene therapy with Ad-IGF-1 corrects naturally occurring rabbit model of intrauterine growth restriction. *Hum. Gene Ther.* 26 (3): 172–182.

[404] Moon-Grady, A., Baschat, A., Cass, D. et al. (2017). Fetal treatment 2017: the evolution of Fetal Therapy Centers – A Joint Opinion from the International Fetal Medicine and Surgical Society (IFMSS) and the North American Fetal Therapy Network (NAFTNet).*Fetal Diagn. Ther.* 42 (4): 241–248.

[405] Cae, K.X., Booth, A., Ourselin, S. et al. (2018). The legal frameworks that govern fetal surgery in the United Kingdom, European Union, and the United States. *Prenat. Diagn.* 38 (7): 475–481.

第4章 性发育异常

Disorders of Sex Development

Martine Cools　Birgit Köhler　著
李乐乐　陈佳蕙　译　宋艳宁　巩纯秀　校

学习重点

- 了解人类性腺分化、性激素产生和作用的基本原理。
- 熟悉目前性发育异常（disorders of sex development，DSD）疾病分类和相关术语，并能够在与患者沟通交流时选择恰当言辞。
- 了解最新医疗方法及目前管理中普遍存在的挑战和争议。
- 了解DSD患者性腺生殖细胞肿瘤发生的基本机制，并识别高危群体。
- 能够根据不同医疗机构的客观条件，为生后外生殖器模糊的新生儿制定基本的诊疗计划，并与区域专业DSD团队保持联系。

性发育异常在新生儿期可能表现为外生殖器模糊，但也可能在儿童期或青春期诊断，罹患此病患者可能终身需要多学科的关注。在过去的20年里，DSD相关术语、分类和管理一直存在争议，然而，尽管最终并无定论，相关指南和共识也已得到彻底修订。近年来，在DSD的遗传学及致病机制方面取得了重大进展并逐步转化应用于临床和服务于病患。患者群体的积极倡议、社会和政府对DSD群体的关注，使得相关伦理问题也得到重视。

欲了解更详细、更实用的DSD管理方案，请参阅ESPE电子学习模块中的DSD章节（http://www.espe-elearning.org/.）。

一、正常的性发育

最近的文献和综述[1-4]中已经详细介绍了生殖系统胚胎的发育过程及这一过程中涉及的遗传和激素调控机制，专业DSD临床医师需要掌握生殖系统发育的相关知识，这是临床工作中进行鉴别诊断、评估及给予恰当管理的基础，详细内容请参阅Http://www.erasmusmc.nl/pathologie/Research/LEPO/4530687/，该网站以动画模式详细描述了正常和异常性发育过程。

双向分化潜能性腺分化为睾丸或卵巢，其过程需要精细的时空调控，促进和（或）抑制Y染色体上性别决定基因（SRY）后触发一系列级联反应。男性内生殖器和外生殖器后续发育的关键时期依赖于足够的雄激素及其是否能发挥作用，若缺乏雄激素或雄激素不能充分发挥作用，就会发育为女性内生殖管道及外生殖器（图 4–1 和图 4–2）。

染色体核型为 XY 的 DSD，其病因包括睾丸发育不良、雄激素的产生和（或）作用缺陷[4, 5]。在性发育早期参与调控的基因如 *WT1* 和 *NR5A1* 也参与肾脏和肾上腺的分化和发育，这也是为什么在评估 DSD 时需要评估肾脏和肾上腺的原因。染色体核型为 XX 的 DSD，其病因包括原发性卵巢发育缺陷，但更常见的病因是胎儿期肾上腺雄激素产生过多（如先天性肾上腺皮质增生症）或母体雄激素分泌过多（如卵巢肿瘤）导致胎儿男性化。正确的性别决定和性分化有赖于持续抑制相反性别的分化发育途径，这一观点也越来越得到清晰地认识。因此，某种途径激活丧失则意味着相反途径的部分激活，这是由于缺乏相应的拮抗因素。一些基因缺陷（如 *NR5A1*）可能导致 XY 睾丸发育不良和 XX 原发性卵巢功能不全的概念相对较新，预计在不久的将来，在其他基因中也将描述类似的机制。

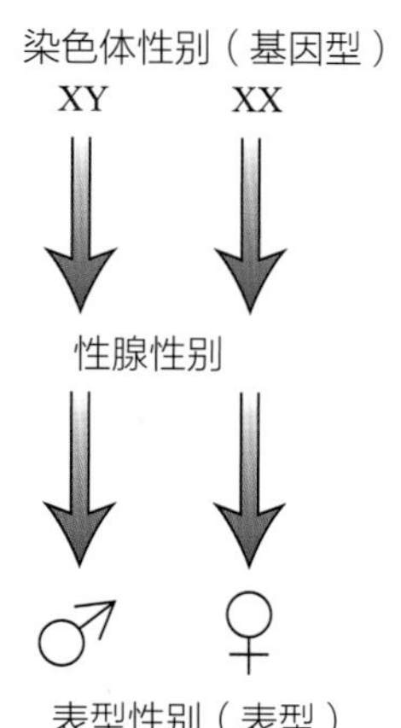

▲ 图 4–1　性分化过程的示意图

性染色体异常，如 X/XY 嵌合体或性染色体非整倍性，可能与外生殖器和（或）性腺发育异常有关。

二、相关术语

2005 年，由于不能准确涵盖相关信息及带有“羞辱和不文明”色彩，“兼性”这个词被弃用，取而代之的是“disorders of sex development”，缩写为 DSD，中文译为“性发育异常”[6]。作为一个医学术语，目前被广泛接受和应用，本章中也采用这一术语，其定义是染色体性别、性腺性别和（或）表型性别不一致的一组先天性疾病。然

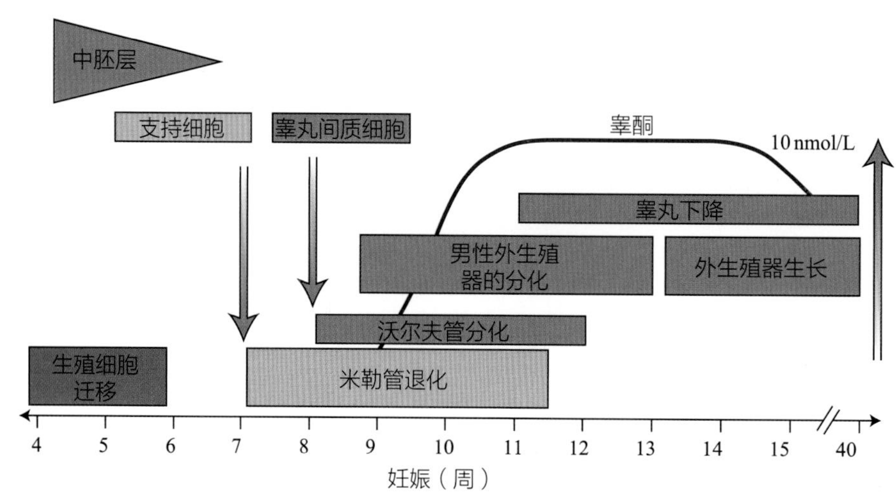

▲ 图 4–2　男性性分化相关事件

中胚层是支持细胞和间质细胞形成的组织来源。实线描绘了胎儿血清睾酮的升高，峰值浓度约为 10nmol/L

而，也有一些学者指出，外生殖器异常个体在社会上也可能被认为具有（二元）性别，在这一点上，医学概念和社会概念也存在不一致，用纯医学概念对定义也不够恰当。因此，有学者提出性发育"差异"或"变异"等术语。罹患 DSD 的个体倾向于使用具体疾病名称而不是通用的术语"DSD"。

采用荧光原位杂交技术（FISH）分析 Y 和 X 染色体着丝粒情况获得患儿的染色体核型，依据染色体核型将 DSD 分为 46, XY、46, XX 或性染色体 DSD。"假两性畸形"和"真两性畸形"等术语容易导致混淆，也已被弃用。在多数情况下，使用新的诊断技术可以获得更精确的诊断。进一步的评估检查旨在区分性腺发育不良和激素产生减少或增多或作用异常。随着研究进展及新的表现形式和病因的发现，DSD 的分类会被定期更新。表 4–1 详细列出了 DSD 的各种病因。

出生后的性心理发育和社会文化对性别的影响也促使产生了一些患者群体自己的术语。评估和管理 DSD 的患者及对其父母进行咨询时，应熟悉这些概念和术语。易癖症和 DSD 是病因不同的疾病，大多数 DSD 患者不会经历性别焦虑 [7]。关于"性"和"性别"这两个术语的使用也存在争议，前者更强调生物学方面，而后者强调性 / 性别的心理社会因素。

1. 性别（性）分配是对子女抚养性别（性）的决定，通常是在出生时立即做出的，因此对一个人未来的性别身份具有不确定性。

2. 性别认同是个体作为男性、女性或介于两者之间的自我意识。

3. 性别角色指的是男性和女性在社会行为方面的不同或社会预期表现不同。

4. 性取向指的是一个人对性伴侣的自然偏好。

5. 性别焦虑是由于一个人的性别认同和其抚养性别（性）的差异而引起的不适或痛苦。

三、DSD 的病因

评估 DSD 病因及其后果时需要分别考虑。

1. 双向分化潜能性腺形成受损或随后分化为睾丸和卵巢异常导致的疾病，包括性染色体嵌合性疾病。

2. XY 个体有睾丸发育，但睾酮分泌或作用不足。

3. 卵巢发育正常的 XX 个体，由于性腺外（主要是肾上腺）产生过量雄激素（如 CAH）而发生男性化（表 4–1）。

尽管仍存在一些如 Mayer–Rokitansky 综合征和孤立性尿道下裂病因，上述分类方法可涵盖大多数 DSD 病例。

Turner 综合征和 Klinefelter 综合征因其性染色体结构异常而被纳入 DSD 分类中。这些患者通常由于性腺发育不良导致成年后不孕不育，但这类疾病也表现出一些共性，这使他们成为一个独立的群体。他们和典型的 DSD 患者一样可以从多学科管理中得到临床获益，但他们通常不会被认为患有 DSD，在其他章节（见第 7 章）中将着重介绍这一部分。

四、性腺发育不良

（一）46, XY DSD

1. 完全和部分性性腺（睾丸）发育不良

XY 个体双向分化潜能性腺不能发育或分化为功能性睾丸会导致性腺发育不良。支持细胞和间质细胞的正常发育和功能维持对于激素依赖的男性内外生殖器的分化发育至关重要，这些过程受到不同程度的干扰决定了其临床表型。性腺组织学同样也存在异常，反映出相反（女性）途径的拮抗作用丧失及睾丸分化不完全。性腺分化具有高度的异质性，甚至在同一个性腺内也存在

表 4-1　DSD 的分类

46, XY DSD	46, XX DSD	性染色体 DSD
性腺发育不良	**性腺发育不良**	**45, X**
卵睾型 DSD	（卵）睾型 DSD	Turner 综合征及其变异型
完全或部分性性腺发育不良、单基因类型（*SRY*、*NR5A1*、*WT1* 等）	原发性卵巢功能不全的单基因形式（与性腺（卵巢）发育有关的基因突变，如 *NR5A1*、*WT1* 等）	
睾丸退化综合征		
雄激素合成障碍	**雄激素生成过多**	**47, XXY**
仅与雄激素生物合成缺陷有关（*HSD17B3*、*SRD5A2* 等的突变 / 缺陷）	芳香化酶缺陷症	Klinefelter 综合征及其变异型
先天性肾上腺皮质增生症和早期雄激素生物合成缺陷（*STAR*、*CYP11A1*、*HSD3B2*、*POR*、*CYP17A1* 等突变 / 缺失）	先天性肾上腺皮质增生症（主要是 *CYP21A2* 基因突变 / 缺失）	
与胎盘功能不全或内分泌紊乱有关	黄体瘤	
综合征形式（如 Smith-Lemli-Opitz）	医源性雄激素过多	
雄激素作用障碍		**45, X/46, XY 和 46, XX/46, XY**
完全和部分性雄激素不敏感		混合性性腺发育不全
未分类的疾病	**未分类的疾病**	**其他复杂的染色体重排**
不明原因的尿道下裂	Mayer-Rokitansky Ⅰ型和Ⅱ型综合征	
尿道上裂	其他复杂症候群	
米勒管永存综合征		
其他复杂症候群		

DSD. 性发育异常；SRY.Y 染色体性别决定区域；NR5A1. 核受体亚家族 5，A 组，成员 1；WT1. 肾母细胞瘤 1；HSD17B3.17-β 羟类固醇脱氢酶 3；SRD5A2. 类固醇 -5-α- 还原酶，α 多肽 2；CYP11A1. 细胞色素 P450，家族 11，A 亚家族，多肽 1；STAR. 类固醇急性调节蛋白 1；CYP21A2. 细胞色素 P450，21 家族，A 亚家族，多肽 2

很大异质性，且应被视为是一个连续变化的谱系，可能反映了局部微环境的影响。有时性腺前体会退行性变，我们在腹腔镜检查时找不到性腺组织。

条索状性腺主要由纤维组织组成，没有生殖细胞、支持细胞、间质类固醇分泌细胞、小管或卵泡。当双侧均为条索状性腺或双侧性腺缺失时，就不会产生胎儿性激素，所以出生时的表型是女性。因此，几乎所有的 XY 完全性腺发育不良（以前称为“Swyer 综合征”）患者出生时均表现为典型女性内外生殖器结构及性别认同为女性。通常在青春期时因无第二性征而诊断。

部分性性腺发育不良由于还留有残存的间质细胞功能，往往出生时表现为外生殖器模糊。可能有米勒管残留结构，表现出支持细胞分泌的抗米勒管激素不足。组织学显示白膜薄而松散，曲细精管发育不良，伴有分支小管，管间间隙较宽，有丰富的幼稚支持细胞，生殖细胞稀少或缺如。在某些情况下，性腺结构发育幼稚，如同原始性索，而非未成熟的睾丸小管，通常还可看到孤立的原始生殖细胞，性/卵索中没有任何明确组织，被称为“未分化性腺组织”，或有时被误称为“卵巢型基质”，而不应被认为是卵巢分化，后者意味着卵泡中存在减数分裂的生殖细胞。

部分性性腺发育不良与原始性腺具有相同的特征，反映出性腺未发育成熟，而支持细胞系往往还存在支持细胞（SOX9阳性）和颗粒细胞（FOXL2阳性）分化细胞，这表明向女性分化途径抑制不完全[8]。此类患者罹患性腺肿瘤的风险很高，如性腺母细胞瘤及侵袭性精原细胞瘤、非精原细胞瘤和无性细胞瘤，尤其是性腺组织未分化病例。

许多基因参与了性腺的早期分化和发育途径，当这些基因发生突变时，可能由于完全性或部分性性腺发育不良而导致46, XY DSD[2, 4]。10%～15%的患者携带*SRY*基因突变，突变位点通常位于SRY蛋白HMG盒的DNA结合域[9, 10]，也有XY完全性性腺发育不良的家系报道，其遗传机制不明，可能为X连锁或常染色体隐性遗传[11]。

类固醇生成因子1（SF1，又称NR5A1）是一种核受体，它调节几个与性腺和肾上腺发育及类固醇合成相关基因的转录。XY完全或部分性腺发育不良合并肾上腺功能不全或预期表型很少在（主要）纯合子和复合杂合子SF1突变的患者中观察到。*SF1*杂合突变和缺失突变是肾上腺功能正常的部分性性腺发育不良的常见原因。其机制可能是单倍体剂量不足，性腺比发育中的肾上腺对基因剂量效应的变化更敏感。具有*SF1*基因杂合突变的个体，其临床表型和激素检测可能在新生儿期与部分性雄激素不敏感综合征（PAIS）有很大重叠，但携带*SF1*基因突变并保留性腺的个体在青春期可能会出现明显的男性化过程，包括生殖器发育，而PAIS患者在青春期通常不会经历这一过程。在双侧无睾症或孤立小阴茎的男性中，也有散发*SF1*基因杂合突变。虽然通常伴性遗传的方式从母亲那里遗传，但最近的研究表明，携带XX *SF1*基因突变的个体可能会出现原发性卵巢功能不全（primary ovarian insufficiency，POI）[12–14]。此外，还有个别合并有脾脏发育不良的报道[15]。http：//www.steroidogenicfactor-1.info是目前正在建设中的一个旨在总结有关SF1基因的现有科学数据的网站。

对于合并有肾脏发育异常的部分或完全性性腺发育不良患者，应考虑两种疾病，分别是Denys-Drash综合征和Frasier综合征，这两种疾病均由*WT1*基因突变引起，后者是性腺发育和肾脏发育的关键基因。Denys-Drash综合征患者通常出生时表现为外生殖器异常、弥漫性系膜硬化症引起的特征性肾病，在中位发病年龄12月龄时易患肾母细胞瘤。*WT1*基因的第9号外显子上存在一个相对的热点突变区域，大多数杂合突变均发生在该区域。Frasier综合征患者可能存在严重的部分甚至完全性性腺发育不良、局灶节段性肾小球硬化为特征的肾病，通常易患性腺肿瘤而非肾母细胞瘤。终末期肾衰竭通常在10—20岁发生。

Frasier综合征是由于*WT1*基因第9号内含子供体剪接位点突变引起的，这导致WT1蛋白异构体的正常比例发生改变。无肾病或肾母细胞瘤依据的孤立性尿道下裂患者，*WT1*突变检出率很低。鉴于此，无须对所有尿道下裂婴儿进行*WT1*突变筛查，但是需要对此类患儿进行肾病（蛋白尿）和肾母细胞瘤（肾脏超声）的筛查。

WAGR综合征（肾母细胞瘤、无虹膜、生殖器异常、智力发育落后）是一种邻近基因缺失综合征，涉及染色体11p位点，该区域包含*WT1*和*PAX6*基因[16–18]。

其他导致综合征型DSD的突变基因包括

SOX9、*ATRX*、*DMRT1* 和 *GATA4*。短指发育不良是一种多系统疾病，由 *SOX9* 基因杂合突变引起，*SOX9* 是一种 *SRY* 基因相关转录因子，参与软骨形成和早期睾丸分化。并非所有 *SOX9* 基因突变个体均有性腺发育不良表现，这与 SOX9 蛋白以二聚体还是单体形式与 DNA 结合有关，二聚体是软骨形成的必要条件，但对于性腺发育并不是必需的。

ATR–X 综合征包括 α– 珠蛋白生成障碍性贫血、智力发育落后和性腺发育不良，由位于 X 染色体的 ATRX 基因突变引起。

包含 *DMRT1*、*DMRT2* 和 *DMRT3* 基因的 9p 缺失可能导致复杂的临床表型，包括智力发育落后和不同程度的性腺发育不良。这些基因导致 9p 单体综合征的各种临床表型的作用机制仍有待阐明，研究发现，Dmrt1 直系同源基因在其他物种（果蝇、秀丽隐杆线虫）中参与性别决定，但在小鼠研究中发现该基因对于性别决定并不是必需的，不过在成年小鼠睾丸中其持续表达是维持睾丸结构所必需的。

在部分性性腺发育不良的个体，也有 *GATA4* 及其辅因子 *FOG2* 基因杂合突变的报道，这两个基因有时与先天性心脏缺陷有关 [19]。

2. 睾丸退化（无睾症）

对于出生后单侧或双侧均未发现睾丸、外生殖器男性表型或表现为阴茎短小的 46, XY DSD 患者，应考虑胚胎睾丸退化。尿道开口于阴茎说明在妊娠早期是存在睾丸的 [20]。大多数病例被认为是由于妊娠后期睾丸扭转引起的血管意外所致 [21]。也有报道家系病例或不育和隐睾症家族史，但仅在 1 例病例中记录到致病性基因突变 [22]。

婴儿时期 FSH 升高，或青春期 AMH 和（或）抑制素 B 水平低下，绒毛膜促性腺激素刺激后睾酮水平可证实该病诊断 [23]。腹腔镜探查可能会发现阴囊内有一个小的纤维结节，但通常无须这种有创检查。有些观点认为此类患者发生生殖细胞肿瘤的风险会增加，但是是否应该切除这种纤维结节仍存有争议。在这些患者中，尤其是年幼儿童，也发现了可以存活的生殖细胞，但是这些细胞的存活率值得怀疑。可行的方案是在青春期植入睾丸假体的同时去除可能的睾丸残余物 [24]。婴儿期或儿童期短期服用睾酮可能会促使小阴茎增长，但是对于成年后阴茎长度能否有改善目前尚不清楚 [25]。

（二）46, XX DSD

1. 睾丸和卵睾 DSD

85% 的 46, XX 睾丸 DSD 患者具有典型的男性外生殖器，表现为成年期不育（“XX 男性”），有时伴有乳房发育。沃尔夫管发育正常，米勒管结构缺如。大多数患者都携带 SRY 基因的 Xp：Yp 易位。Y 染色体的优先失活和隐匿嵌合体（*SRY* 表达局限于睾丸）被认为是不完全男性化的结果。

46, XX 睾丸 DSD 患者，青春期时性腺活检往往显示生精小管细小，唯有支持细胞和间质细胞增生。即使 *SRY* 基因阴性时，支持细胞 *SOX9* 染色也呈阳性，这表明男性睾丸决定途径通过其他机制激活。在老年患者中，生精小管变得越来越硬化，正常的睾丸结构逐渐被纤维组织所取代。

卵睾型 DSD 指同时具有分化良好且有功能的睾丸和卵巢组织（即存在睾丸间质细胞和生精小管，有 / 无生殖细胞和由颗粒细胞、卵泡膜细胞和卵细胞组成的卵泡）或合并成卵睾，或性腺发育不对称的个体 [8]。在青春期，睾丸和卵巢均产生性激素，导致阴茎生长和乳房发育。文献中报道的大家系中一些患者表现为卵睾型 DSD，有些表现为睾丸 DSD，也有无症状携带者，因此认为该疾病具有外显率不同的特征 [26]。

SRY 异位表达通常不会导致 XX（卵）睾丸 DSD 和外生殖器模糊。已经确立了一些其他的遗传因素，如男性性别决定基因或其调节区（如 *SOX9*）的功能激活性突变，或女性性别决定基因（如 *RSPO1*）的功能失活突变，这两个基因与一种罕见的综合征有关，其特征性表现为 XX 睾丸 DSD、掌跖角化过度和易患鳞状细胞癌。基因组重排（重复和微缺失）导致 SRY 相关基因调节区，如 *SOX3* 和 *SOX10* 结构破坏也有报道。据推测，这些基因在性发育关键阶段的异位表达触发了 *SOX9* 的转录，并启动了随后的男性决定途径。*NR5A1* 基因除了在睾丸发育中起关键作用外，还与 *WNT4/β-* 连环蛋白等早期卵巢决定基因的激活有关[19]。在一些家庭成员中，*NR5A1* 基因 c.274C>T（R92W）位点突变导致出现卵睾或睾丸 DSD，而另一些家庭成员则表现为无症状携带者。确切的机制仍有待阐明，推测是 R92W 特异性干扰了 *NR5A1* 介导的卵巢发育途径激活，导致受累个体睾丸发育途径抑制不足[27, 28]。

卵巢和睾丸的分化，有时被移行区分隔，这是卵睾的组织学特征。FOXL2 和 SOX9 免疫染色阳性分别证实颗粒细胞和支持细胞的分化。生殖细胞很少出现在睾丸组织部分，且往往在青春期前就消失。目前尚未观察到生精作用，成年期的睾丸小管逐渐玻璃化和硬化。与之相反，年轻患者的卵巢组织部分通常有丰富的卵泡，在青春期后可能会出现排卵。

2. 卵巢发育不良和 POI

目前对双向分化潜能性腺分化为具有功能的卵巢这一过程的认识不如睾丸的分化和发育明确，但也发现这一过程与一系列基因有关，当这些基因发生突变时，会导致卵巢发育不良[29, 30]。POI 通常不被认为是 DSD，以卵泡损伤后卵泡闭锁加速并导致纤维条索形成为特征，在许多病例中已被发现是自身免疫性或医源性（如化疗后）。然而，某些形式的 POI 和 46, XY DSD 的共同机制被认为是由 *NR5A1* 基因特定位点突变引起的，46, XY 性腺发育不良与女性家庭成员 POI 的发生共分离[13]。

NR5A1 和 *WT1* 基因突变已在一些患有 POI 的女性中得到证实，表明这些基因及其他早期性别决定基因可能是睾丸发育不良和 POI 的基础[31, 32]。迄今为止，已鉴定出越来越多单基因导致罕见 POI，包括调控卵泡发育（如 *BMP15*、*NOBOX*、*FOXL2*、*NUP107*、*NANOS3*、*FIGLA*）和减数分裂（如 *HFM1*、*MSH4*、*DMC1*、*TUBB8*）的基因发生突变，但性染色体的数量异常和 CGG 重复序列扩增导致的 FMR1 排列异常仍然是最常见的形式。总体而言，估计有 10%～20% 的卵巢发育不良是由卵巢发育基因突变引起的[30, 32]。

（三）性染色体数量异常

1. 45, X/46, XY 嵌合体及其变异型

45, X/46, XY 嵌合体及其变异型相关疾病通常被称为“混合型性腺发育不良”，此类患者可能一侧为条索状性腺，另一侧为睾丸。其性腺活检组织学结果复杂，异质性强，需要详细描述方可诊断。因此，“混合型性腺发育不良”这个术语应该被摒弃。

45, X/46, XY 及其变异型的患病率约为 1.5/10000，可能的原因是由于 Y 染色体在减数分裂后期丢失，或者是由于染色体重排而最终丢失了结构异常的 Y 染色体。也有父系遗传异常的 Y 染色体丢失的描述，但这种情况比较罕见[33]。

约 95% 的 45, X/46, XY 患者表现为正常男性表型[33]，但是此类患者生长、青春期发育、生育能力及性腺肿瘤发生状况目前缺乏证据信息。其余 5% 的患者临床表型变异度很大，其表现谱包括孤立性尿道下裂、外生殖器模糊、Turner 综合征女性表型。不同细胞系在外周血、成纤维细胞甚至性腺中的比例与临床表型没有明确的相关性[34]。通常表现出如身材矮小、第四掌骨和跖骨

短、马蹄肾、乳头间隔宽和盾状胸等与 Turner 综合征相关体征。值得注意的是，45, X/46, XY 男性中亦存在心脏结构异常和心血管病理异常，其程度与 Turner 综合征女性患者相似，需要随访[35]。此外，也可表现为轻度精神发育迟滞、自闭症和面部畸形。

性腺组织学结果具有很强的异质性，但在一定程度上与表型具有一定的相关性，染色体核型为 45, X/46, XY 的 Turner 综合征女孩通常双侧条索状性腺，甚至性腺缺如；出生后外生殖器模糊通常与存在发育不良的睾丸或未分化的性腺有关，而表型为男性者通常至少存在一侧睾丸。沃尔夫管和米勒管与同侧性腺发育不对称较常见，因此，对于有该表型的 46, XY 患者应行性染色体核型分析除外性染色体嵌合体。45, X/46, XY 患者卵巢组织学检查几乎看不到生殖细胞包裹在原始和成熟的卵泡中[36, 37]。

2. 46, XX/46, XY 嵌合体及其变异型

46, XX/46, XY 嵌合体及其变异型是指同时存在两个或两个以上不同遗传来源的细胞系，在受精时或受精后立即出现。46, XX/46, XY 嵌合体可能导致卵睾 DSD。

五、雄激素分泌或作用障碍

（一）雄激素生物合成异常

图 4–3 显示了胚胎期睾丸雄激素分泌途径。妊娠前 3 个月末，胎儿血清睾酮浓度上升至正常成年男性水平，促使沃尔夫管分化为附睾、精囊和输精管，之后是外生殖器和前列腺的发育（图 4–2）。雄激素和 AMH 浓度升高的时间和幅度是男性性分化的决定因素。生物合成途径异常可能会导致雄激素分泌不足和男性化程度不足。有时也会影响肾上腺皮质类固醇激素的合成。

胎儿间质细胞雄激素的合成最初受胎盘 hCG 的调控，但依赖于妊娠中期胎儿脑垂体分泌的黄体生成素的刺激。这两种配体都与一个共同的受体结合。*LHCGR* 基因的失活突变会引起一系列男性化不足，表型从典型的女性表型到生殖器模糊的严重尿道下裂、隐睾或孤立性小阴茎。内分泌激素测定表现为睾酮水平低、LH 水平升高，且 hCG 刺激后睾酮无明显升高。

睾丸组织学活检显示可见支持细胞，但无间质细胞，在青春期前儿童中很难得到证实。有趣的是，尽管胎儿期缺乏睾酮生成，仍旧存在沃尔夫管结构。而由于缺乏 AMH，导致米勒管衍生结构缺如[38]。

胆固醇介导的类固醇激素合成最初阶段在肾上腺和性腺中是相同的。因此，由 STAR 缺陷（*STAR* 基因突变）或 P450 侧链裂解酶缺陷（*CYP11A1* 基因突变）引起的 46, XY 类脂性先天性肾上腺皮质增生症婴儿表现为女性表型。17α– 羟化酶 /17，20– 裂解酶联合缺陷的 XX 和 XY 个体通常表现为女性表型，无青春期发育、低肾素性高血压和低钾性碱中毒。3β– 羟基类固醇脱氢酶缺陷症（*HSD3B2* 基因突变）、17，20– 裂解酶缺陷症（*CYP17* 基因突变）、细胞色素 B5 缺乏症和 P450 氧化还原酶缺陷症（POR）的 46, XY 个体均存在不同程度的男性化不足。POR 是一种关键的电子供体酶，为所有 P450（CYP）酶提供电子。POR 缺陷症主要与 Antley–Bixler 综合征有关（颅缝早闭、肘部骨性联结、各种骨骼异常和死亡率增加）[39]。

睾丸特异性缺陷包括 17β– 羟类固醇脱氢酶 3 型和 5α– 还原酶酶 2 型缺陷。睾酮合成的倒数第二步由 17β– 羟类固醇脱氢酶 3 型催化，底物为雄烯二酮。5α– 还原酶 2 型催化睾酮向其活性更强的代谢产物双氢睾酮转化。这两种酶缺陷在出生时就已存在，通常表现为严重的男性化不足，然而，即使表现为完全女性外生殖器且以女性性别抚养的 XY 患儿，青春期时外生殖器也会出现

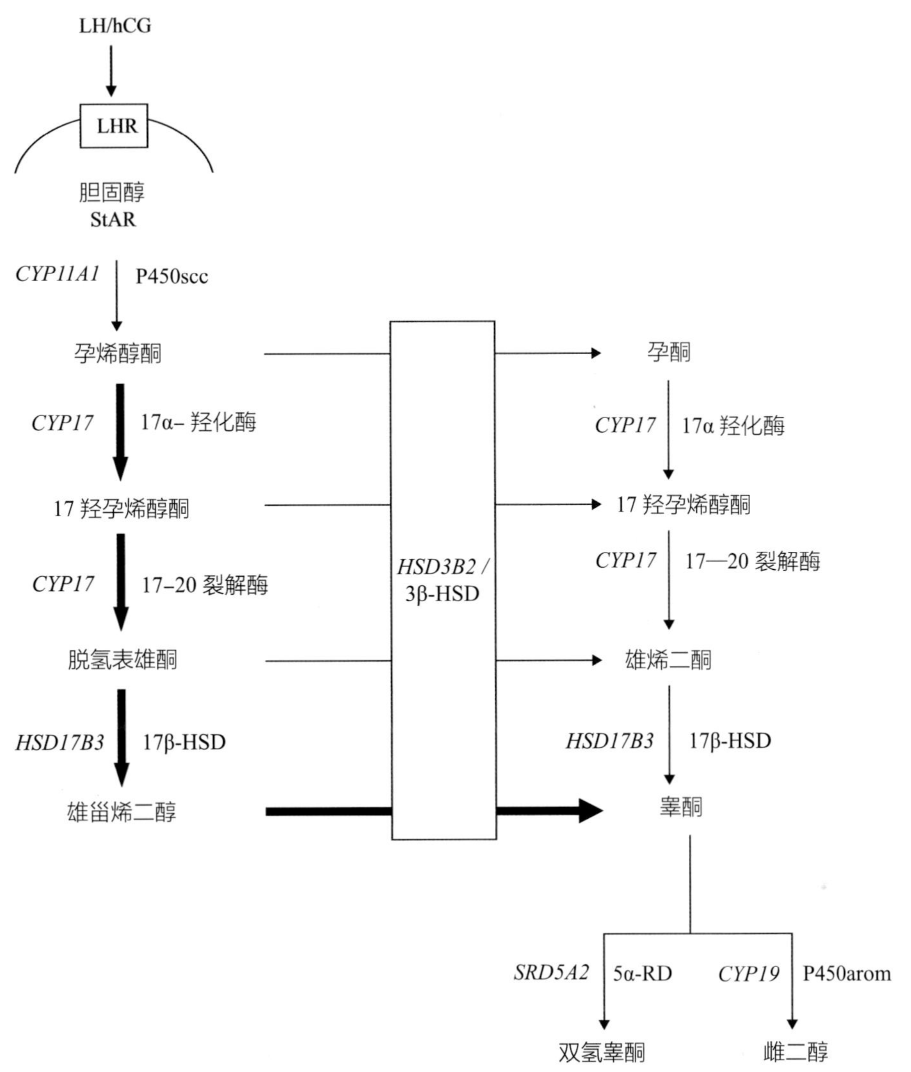

▲ 图 4-3　睾丸中睾酮合成途径

主要路径由粗箭表示。图中显示了各自基因编码的酶（斜体）。LHR. LH 受体；P450scc. 细胞色素 P450 侧链裂解酶；17β-HSD. 17β- 羟类固醇脱氢酶；3β-HSD. 3β- 羟类固醇脱氢酶；P450arom. 细胞色素 P450 芳香化酶；5α-RD. 5α- 还原酶

明显的男性化表现。这一现象目前难以解释，有猜测可能青春期睾酮和双氢睾酮在外周组织可以在替代同工酶的作用下产生。

已经有 *HSD17B3* 基因突变谱的相关报道 [40]。由于睾丸能够产生足够的 AMH，因此子宫缺如，但是存在沃尔夫管结构，这可能是由于高浓度雄烯二酮在局部产生了足够的雄激素作用，该酶缺陷的女性患者通常没有任何症状。

双氢睾酮与雄激素受体结合更紧密，活性更强。2 型 5α- 还原酶在生殖嵴中表达，因此生殖结节的生长和阴囊褶皱的融合是依赖双氢睾酮的过程。*SRD5A2* 基因突变在世界范围内均有报道，通常好发于少数民族区域。这些地区包括多米尼加共和国（首例报道于该国家）、新几内亚、土耳其和埃及。受累婴儿通常出生时外生殖器模糊，可能按男性性别抚养。与其他类型的 46, XY DSD 及生活在男女性别平等社会环境中相比，按女性性别抚养的 5α- 还原酶缺陷症患者因青春期出现明显男性化而转换为男性性别的比例更高 [41]。采用辅助生殖技术存在成功妊娠的可能，也有患者出现自然妊娠 [42]。

在胎儿期，17- 羟孕酮可以通过其他替代途

径（也称后门途径）产生双氢睾酮，而不需要经过脱氢表雄酮、雄烯二酮或睾酮。累及替代途径的 *AKR1C2* 和 *AKR1C4* 基因复合杂合突变 46, XY 患者存在男性化不足，这显示经典途径和替代途径对于完全男性化都是必要的（图 4-4）[43]。

（二）雄激素作用缺陷

雄激素不敏感综合征（androgen insensitivity syndrome，AIS）是指 46, XY 个体睾丸发育正常，并能产生与年龄相当的雄激素，由于雄激素作用信号通路受阻（即雄激素抵抗）导致男性化程度不全。完全性雄激素不敏感综合征（CAIS）表现为女性表型、有双侧睾丸、子宫缺如、阴道短且为阴道盲端。若身体部分组织对雄激素作用存在反应，那么会引起部分性雄激素不敏感综合征（PAIS），可能表现为轻度的阴蒂肥大、外生殖器模糊、孤立尿道下裂或生育能力受损的正常男性表型，也称轻度 AIS[44]。17β- 羟类固醇脱氢酶缺陷症、5α- 还原酶缺陷症、*NR5A1* 基因突变和 PAIS 的临床表型可能非常相似，其鉴别诊断困难。

对于临床表型、生化检测结果及组织学依据支持CAIS的患者，约90%可以检出*AR*基因突变，而对于疑似 PAIS 的患者，只有 15%～20% 可以检出 *AR* 基因突变。对于没有 *AR* 基因突变的患者，睾酮替代治疗、尿道下裂修补术的临床获益更大，男性乳房发育的发生率也更高，提示雄激素抵抗并不能解释此类患者为何会出现外生殖器异常[45]。此外，低出生体重也与这种情况有关。

CAIS 和 PAIS 的病理生理学与雄激素的细胞内作用缺陷有关[46]。循环中的睾酮主要与性激素结合球蛋白（SHBG）结合，以游离形式进入细胞，在细胞内它被转化为活性更强的双氢睾酮（DHT）。这两种雄激素都与单一的细胞质雄

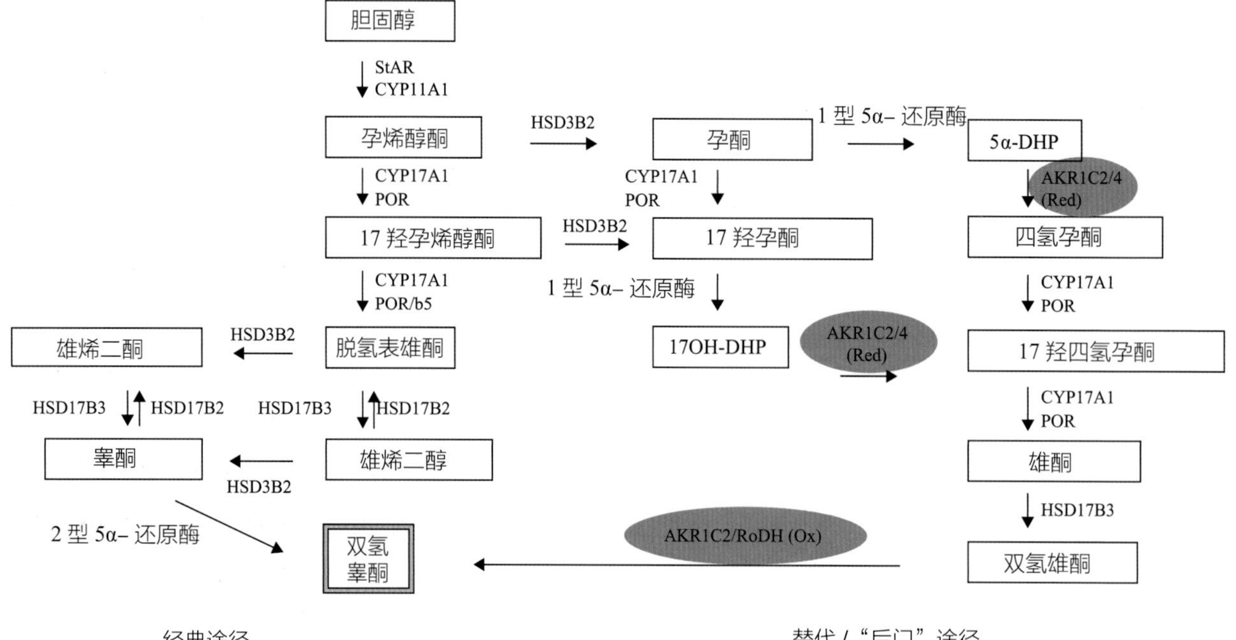

▲ 图 4-4 左侧是类固醇生成双氢睾酮的经典途径，右侧是替代途径，也就是“后门”途径

经典途径中的主要酶包括 CYP11A1（胆固醇侧链裂解酶，P450 scc）、StAR（类固醇生成急性调节蛋白）、CYP17A1（17α- 羟化酶 /17，20- 裂解酶，P450 c17）、HSD3B2（2 型 3β- 羟类固醇脱氢酶）和 HSD17B3（17β-HSD3（3 型 17β- 羟类固醇脱氢酶）和 5α 还原酶。替代途径的特征是存在额外的酶：5α- 还原酶 1（1 型 5α- 还原酶，由 SRD5A2 编码）、AKR1C2 3（3 型 3α- 还原酶），可能还有 AKR1C4（1 型 3α- 还原酶）和 RoDH（3- 羟基差向异构酶，由 *HSD17B6* 编码）

激素受体结合，AR 位于雄激素靶细胞的细胞质中，激素受体复合体移动到细胞核时，与热休克蛋白形成复合物，之后与睾酮或 DHT 结合。作为一种转录因子，该复合体以同源二聚体的形式与辅助调节蛋白结合，促进雄激素应答基因的表达。在这一途径中可能有许多步骤可能导致对雄激素抵抗，如雄激素结合缺陷或激素受体复合体与 DNA 的相互作用中断，但这些机制目前仍属推测，尚缺乏研究证据。

雄激素受体基因位于染色体 Xq11～12，长度约 90kb，目前报道了 1000 多种位点突变导致 CAIS 或 PAIS，这些突变被记录在国际数据库（http://andogue endb.mcgill.ca/）中。严重的突变，如缺失和提前出现终止密码子，可能导致 AR 功能完全缺陷，表现为 CAIS 表型，但大多数突变是错义突变，位于配体结合域。同一个位点突变可能在一个家族中引起 CAIS，但在另一个家族中表现为 PAIS。

调节受体活性和雄激素反应引起表型异质性的因素目前尚不清楚，可能包括体细胞嵌合和 *AR* 基因三核苷酸重复长度的变异。*AR* 包含一个编码多聚谷氨酰胺区的多态三核苷酸 CAG 重复序列，在 N- 末端结构域的下游，编码多甘氨酸链的多态三核苷酸 GGN 重复序列。在正常人群中，这两个区域的重复序列的范围为 10～35。

在脊髓性和延髓性肌萎缩症（SBMA）中，多聚谷氨酰胺束扩张，受累男性表现出轻度雄激素不敏感。AR 在体外的转录效率与 CAG 重复序列成反比，但在体内较弱的 AR 活性似乎可以被较高的睾酮浓度所补偿。然而，CAG 重复序列的实际数量似乎具有生物学意义，因为 CAG 重复序列高于或低于平均值 22～23 与不育症的风险增加有关，而 CAG 重复序列在正常范围与几种雄激素相关疾病有关，如前列腺癌、卵巢高雄激素血症、雄激素性脱发和冠状动脉疾病的严重程度。GGN 重复序列的生物学意义目前尚不清楚[46]。

目前对男性生殖系统中雄激素应答基因的表达知之甚少。载脂蛋白 D 是一种 AR 靶基因，经 DHT 治疗后，在生殖器皮肤成纤维细胞中表达上调。因此，定量检测未发现 *AR* 基因突变的 AIS 患者阴唇阴囊隆起成纤维细胞中 APOD 的诱导是评估 AR 功能和确认 AIS 诊断的有效替代方法[47]。此外，AR 信号已被证明可以诱导性腺组织基因组 DNA 的表观遗传改变[48]。

六、46, XX 男性化

染色体核型为 46, XX 且外生殖器模糊的新生儿，约 95% 为 21- 羟化酶缺陷症，其他导致男性化的病因相对罕见。胎盘含有芳香化酶系统，该系统通常在保护女性胎儿免受母体循环中雄激素的影响方面具有重要意义，但是肾上腺和卵巢的雄激素分泌肿瘤可以造成母体和女性胎儿雄性化，主要是由于雄激素浓度过高，超过了胎盘芳香化酶系统的负荷能力。妊娠黄体瘤是一种良性肿瘤，但会产生巨大的卵巢肿块。黄体瘤主要发生在非洲加勒比可能患有多囊卵巢综合征的多产女性中。肿瘤在产后消退，但在之后的妊娠中可能会复发，其他卵巢雄激素分泌肿瘤包括（卵巢）雄性细胞瘤、肺门细胞瘤和 Krukenberg 瘤。

使用具有一定雄激素活性的孕激素来预防复发性流产的方法已经被临床淘汰，但是达那唑（一种 17β- 乙炔睾酮的衍生物），对于子宫内膜异位症的治疗有一定疗效。但因为该药易通过胎盘，有造成女婴男性化的案例报道[49]。

胎盘芳香化酶缺陷症是公认的可以导致女婴外生殖器模糊的原因，其母亲在怀孕期间也可能出现男性化表现[50]。单个 *CYP19* 基因通过组织特异性启动子的作用在性腺、胎盘和脂肪等组织中表达。芳香化酶是胎儿 – 胎盘 – 母体单位中雄

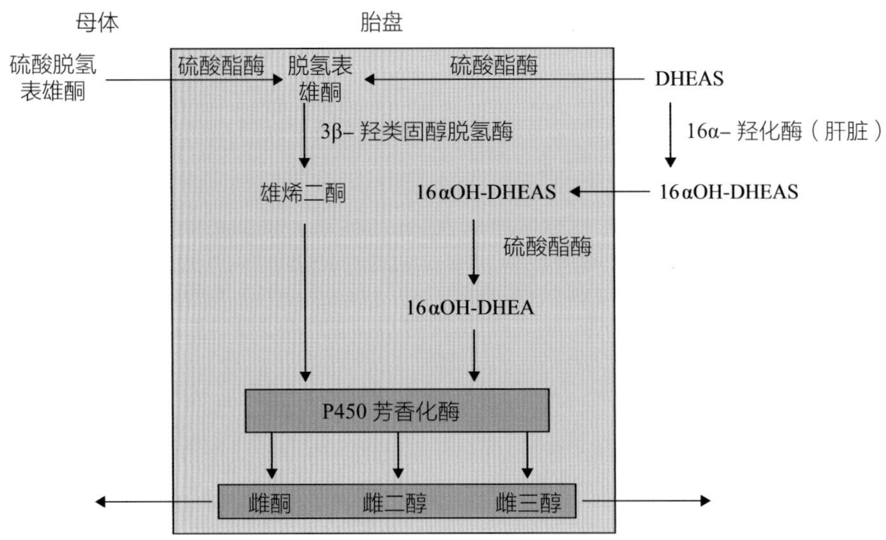

▲ 图 4-5 胎儿 - 胎盘 - 母体类固醇单元

雄激素底物 DHEAS 在母体和胎儿肾上腺中合成，并被胎盘硫酸酶去磷酸化为 DHEA。在此之前，胎肝也会使 DHEAS 羟基化。雄激素底物芳香化成雌激素，特别是雌三醇。DHEA. 脱氢表雄酮；DHEAS. 硫酸脱氢表雄酮

激素产生雌激素的关键调节因子（图 4-5）。胎儿肾上腺产生大量硫酸脱氢表雄酮，在胎儿肾上腺和肝脏中均有 16β- 羟硫酸脱氢表雄酮。转移到胎盘后，16OH-DHEAS 的硫酸部分被胎盘硫酸酯酶去磷酸化。DHEA 和 16OH-DHEA 被转化为活性更强的雄激素，如雄烯二酮和睾酮，它们分别被芳香化为雌激素和雌二醇。雄激素也被芳香化产生大量的雌三醇。连续测定尿雌三醇对监测地塞米松产前治疗 CAH 有重要意义 [51]。胎盘芳香化酶缺陷症的母婴男性化程度可能相当严重，但当突变酶活性低至 1%～2% 时，母体可能会不出现男性化的迹象。这说明了芳香化酶将雄激素转化为雌激素的能力。受累女婴的内生殖器是正常的，但可能会在儿童后期出现卵巢囊肿。青春期，会出现乳房发育不良、男性化表现及卵巢多囊样改变。*CYP19* 基因突变分布于整个基因上。对于生殖器模糊的女性新生儿在排除 CAH 时，应考虑芳香化酶缺陷症。

P450 17α- 羟化酶和 21- 羟化酶的联合缺陷也可导致轻度的母体和胎儿男性化，在出生后呈自限性过程，导致该病的基因突变不是在 *CYP17* 或 *CYP21A2* 基因中发现的，而是在编码细胞色素 POR 的基因中发现的，这种酶作为微粒体细胞色素 P450 的电子供体 [52, 53]。这可能部分解释了由于胎盘芳香化酶部分缺陷导致胎儿肾上腺源性雄激素累积而造成女婴男性化，但氧化还原酶缺陷也会影响雄激素的生物合成，因此会造成男婴男性化不足。

“后门”途径可用于解释在男婴和女婴体内发生的这一不同现象。在“后门”途径中，高生物活性 DHT 可以由前体类固醇 17- 羟孕酮和雄甾烷二醇产生，并避免睾酮作为中间底物。这种途径存在于人类胎儿中，只是为了在出生后转换到更经典的雄激素生物合成途径（图 4-4）[43]。推测 21- 羟化酶缺陷的 46, XX 婴儿与 3 例 β- 羟类固醇脱氢酶缺陷婴儿在男性化程度方面的差异与这一“后门”途径的存在有关，因为前者会产生双氢睾酮，而后者并不会。大多数 POR 缺陷症患者都有 Antley-Bixler 综合征的骨骼畸形。

3- 磷酸腺苷 -5- 磷酸硫酸合酶 2（PAPSS2）的双等位基因突变破坏了 DHEA 向 DHEAS 的硫酸化反应，也被证明会导致女孩体内雄激素增

加。这种情况似乎导致性早熟和高雄激素性无排卵，而非外生殖器男性化[54]。

外生殖器模糊的 46, XX DSD，21- 羟化酶缺陷症是最常见的病因，也最容易被诊断。由于糖皮质激素和盐皮质激素缺乏威胁婴儿生命，因此必须立即采取措施。在妊娠早期给予母亲地塞米松可以有效防止患病女婴的外生殖器男性化。不过，这种治疗方法也引起了激烈的争论，这是因为有报道 7 例未受影响的胎儿因为接受了不必要治疗暴露于高剂量的糖皮质激素环境中，这种高糖皮质激素环境可能导致脑功能受损害，而疾病本身并不受这种治疗的影响[55]。

七、性发育异常的管理

表 4–2 列出了在新生儿或儿童时期存在的可能与 DSD 相关的问题。研究表明，在活产婴儿中，存在生殖器解剖学异常（其中包括性染色体非整倍体、远端尿道下裂和单侧睾丸发育不良）的新生儿的比例竟高达 2%[56]。

对 DSD 评估过程，包括阴茎 / 阴蒂长度、直径和睾丸体积测量时，应将不同队列之间的群体差异和种族差异考虑在内。一般认为，肛门与外生殖器间的距离（AGD）是一种能够反映早期胎儿雄激素作用，也能反映出男性行为及其生殖潜力等结局密切相关的参数[57]。不过，需要注意的是，人们针对 AGD 这一标准评估方法尚未达成共识，这是因为这一指标存在主观性。而关于女性外生殖器的测量则有相关参考数据，其中包括阴蒂大小、阴唇长度和会阴长度[58]。这些能够为 CAH 等疾病计划重建手术提供重要信息。

当前有一个国际 DSD（“I–DSD”）注册研究（www.i–dsd.org），在该注册研究，医疗保健专业人员在获得知情同意的前提下，在安全的虚拟研究环境中对患者进行注册。该中心在全球范围内共包含超过 3000 名患者的数据，在促进临床和转化研究方面提供诸多便利。

（一）初步评估和诊断方法

在实施紧急医疗护理和获得适当（父母）支持后，所有存性特征异常的新生儿、儿童、青少年（甚至是老年人）都应该被转诊到由多学科 DSD 团队（需要在 DSD 方面经验丰富的儿科内分泌学家、儿科泌尿科医生和儿童心理学家）组成的医院。根据当地情况，其他小组成员可能包括遗传学家、新生儿科医生、妇科医生、专科护士、社会工作者和伦理学家。需要注意的是，在决定抚养（rearing）性别时，应使用一种不带有偏见的方法，使用非二元和非污名化词汇来描述外生殖器情况。“正常”和“异常”等术语可以用“典型”或“变异”等更为中性的术语来代替；“兼

表 4–2 在新生儿或儿童时期存在的可能与 DSD 相关的问题

外生殖器性别不清	具有明显的女性外生殖器	• 阴蒂增大 • 阴唇后联合 • 腹股沟 / 唇部肿块
	具有明显的男性外生殖器	• 双侧隐睾或无法触及的睾丸 • 孤立性近端尿道下裂 • 孤立小阴茎 • 远端或中段尿道下裂伴睾丸未降 • 至少一个隐睾，包括家族性不育症
DSD 家族史	与综合征相关的外生殖器异常	• 例如，CAIS，在 NR5A1 突变的情况下发生 POF 的风险
	外生殖器外观与产前核型不一致	

性”一词则可以使用“DSD”或“障碍”或“性发育异常”来进行代替。医院工作人员的充分支持可能有利于强化亲子的纽带和接受这种状况。DSD 团队应确保家长和患者在综合资讯和心理支援方面的需要得到全面且及时的支持[59]。

（二）体格检查

应对存在相关家族史及接触潜在生殖道畸形诱变物质的个体进行体检。当前人们已经设计出了一些分级系统来对特定阶段（如 AIS[60]、患有 CAH[61] 的女婴或男性化不足的男婴[62] 的男性化程度）下的生殖器进行描述。可根据是否存在小阴茎、尿道开口位置（正常、腺体、阴茎体、会阴）、阴囊是否融合及性腺位置（阴囊、腹股沟、腹部、缺失）进行评分。目前正在验证这一适用于所有婴儿的评分系统的修改版本。

阴茎牵伸长度≤ 2.5cm（约相当于 –2SD）通常被用作评价是否为小阴茎的分界点，但是由于需要考虑种族差异，因此有必要进行进一步研究[63]。妊娠 24～36 周的早产儿阴茎长度有一个正常范围。因此可通过定量系统来评估 XY 婴儿的男性化程度，特别是如果需要尝试雄激素治疗的对象[64]。评估的其余部分应包括关于肾上腺功能不全的证据，并考虑任何与生殖器异常相关的先天畸形综合征。

（三）激素评估

在新生儿中，约 95% 的生殖器异常由 21– 羟化酶缺乏引起的 CAH，因此在进行其他检查之前，应首先排除这一情况。

尽管针对存在外生殖器性别不清的新生儿，人们已经提出了多种检查时间表，但每个单位都必须根据当地实际情况来制定相应方案[65]。尽管许多医疗中心已经配备了进行相应筛查的设备，但仍有必要在其他医疗单位进行更为详细的检查，以明确病因。对于血浆或血清类固醇分析而言，人们应使用色谱 – 质谱联用分析方法在专业实验室进行[5]。表 4–3 列出了一系列能够对大多数外生殖器性别不清的新生儿进行功能性诊断，并能够帮助人们确定抚养性别[67]。

事实上，造成外生殖器性别不清的主要原因包括 CAH、NR5A1 和 AR 突变及 X/XY 嵌合体。根据表 4–1 概述的分类，通过核型结果可以得到 DSD 的类别，并将指导进一步的检查[5, 68]。除此之外，还可以通过 FISH 或带有 X 和 Y 特异性探针的 qPCR 快速获得性染色体的临时指示。但是为证实 FISH 或 qPCR 结果，就需要完整的核型，并且必须分析足够数量的细胞数以排除可能存在的嵌合体现象。

46, XX DSD 病例中大多数是不同病因的 CAH 引起，可以通过尿液或血浆特定类固醇激素谱进行相应诊断[5]。研究显示，对于 46, XX 外生殖器模糊的婴儿，通过测定血清 17OH– 孕酮（> 300nmol/L）浓度和盆腔超声，对于诊断是否患有 21– 羟化酶缺乏症是一种可靠的方式。尽管所有经典 CAH 婴儿都应该开始盐皮质激素替代治疗，但仍有必要借助生化测试方法确定婴儿是否同属失盐型[67]。

如果怀疑早产儿患有 CAH 或有罕见的酶缺乏症，则有必要进行 ACTH 刺激试验。使用 GC 和 MS 方法对尿类固醇代谢产物进行检测可明确 CAH 酶缺陷的类型[5, 68]。所有具有男性外观，而无法触及睾丸的婴儿，必须立即进行染色体核型和激素检查，以确定其是否患有 21– 羟化酶缺乏症。

CAIS 和 PAIS 中的激素浓度与激素抵抗一致，睾酮显著升高，LH 浓度不受抑制。雄激素会被芳香化酶转化成雌激素，进而导致患者乳房发育。因此，除了阴毛和腋毛缺失或稀少，患有 CAIS 的女孩与青春期早期的同龄正常女孩相比并无什么区别。而临床表现通常用于评估原发性闭经。

表 4–3　对 1 名疑似 DSD 的婴儿进行的调查

与基因有关的调查

基因测试	备　注
FISH	位点特异性，检测明显的 CNV，如缺失或重复，排除嵌合体所需的大量计数细胞
qPCR	基因特异性，可检测高达外显子水平的细微 CNV（缺失、重复）
核型	可以检测染色体异常（非整倍体和多倍体）和染色体结构异常（如平衡易位和罗伯逊易位情况下可用的组织）
MLPA	基因特异性，检测细微 CNV（缺失、重复），直到外显子水平，甲基化缺陷
阵列 CGH	全基因组，检测 CNV，嵌合体
Sanger 测序	基因特异性，检测 SNV 和小的插入和缺失，确认 WES 识别的序列变体
目标捕获 NGS	大量的相关基因，检测 SNV 和（有时）CNV，需要生物信息学分析
WES 和 WGS	全基因组，检测 SNV 和结构变异，包括 CNV 和平衡重排，允许在研究环境中识别新的基因和遗传途径，需要广泛的生物信息管道，附带发现的风险（伦理问题）

与临床项目相关的调查

基因测试	备　注
内分泌和其他	
17OH– 孕酮、11– 脱氧皮质醇、17OH– 孕烯醇酮、DHEA、肾素、ACTH	在诊断不清和怀疑 CAH 的情况下考虑 ACTH 试验，最好用液相色谱和质谱法进行分析
24 小时尿类固醇（或尿斑）	气相色谱 – 质谱联用分析
蛋白尿	如果阳性，检查 WT1 突变（Frasier 综合征）
睾酮雄烯二酮	出生后小青春期后可给予 hCG 刺激实验
LH、FSH、AMH、抑制素 B	需依据不同年龄和青春期状态进行解释
影像学检查	
盆腔、肾上腺、心脏 / 肾脏超声	子宫的可视化可能很困难，大的肾上腺提示肾上腺增生，排除 Wilms 瘤（可能存在 WT1 突变），心脏和肾脏超声检查（适合 45, X/46, XY 病例）
外科手术	
腹腔镜	对和（或）腹部性腺疑似生殖腺发育不全的内部解剖和性腺活检进行可视化检查
性腺活检	性腺发育的特异性标志物（OCT3/4、DDX4/TSPY/VASA、SOX9、FOXL2、KITLG）的免疫组织化学染色是必要的，可提供大量信息
生殖器皮肤活检	基因表达研究

改编自 Achermann et al[66]

FISH. 荧光原位杂交技术；CNV. 拷贝数变异；qPCR. 定量聚合酶链反应；MLPA. 多重连接探针扩增技术；CGH. 比较基因组杂交；SNV. 单核苷酸变异；WES. 全外显子组测序；NGS. 下一代基因测序；WGS. 全基因组测序；CAH. 先天性肾上腺皮质增生症；WT1. wilms 的肿瘤 1；DHT. 二氢睾酮；hCG. 人绒毛膜促性腺激素

不过，在某些情况下，这类患儿在婴儿期会出现腹股沟疝，通常在对患儿进行手术修复时，医生会发现睾丸的存在，因此应该对患有腹股沟疝的女婴进行核型分析。1.1% 的经前腹股沟疝女孩患有 CAIS，这也可以从产前性别鉴定和出生性别不匹配中发现。对于存在尿道下裂或隐睾病史的男童，伴有男性乳房发育应排除 PAIS。

怀疑为卵睾型 DSD 的患儿，核型为 46, XX，男性外生殖器性别不清或不典型，类固醇激素水平正常，但 AMH 和睾酮浓度高于女性范围，并且可能存在子宫或残余子宫结构。对于 46, XX 典型男性生殖器的患儿，对 Y 染色体上的性别决定基因（*SRY*）进行 FISH 或 PCR 的检测结果显示，*SRY* 易位到 X 染色体或一个常染色体之上。在 *SRY* 阴性的 XX 卵睾性 DSD 患者中，进一步的基因检测包括高分辨率阵列 CGH 和（或）靶向拷贝数分析（如通过多重连接依赖探针扩增或 MLPA），以检测是否有 *SOX9* 重复、*SOX3* 区基因组重排或 *SOX10* 拷贝数变异。除此之外，建议人们进行 *NR5A1* 测序分析，以排除 p.R92W 突变体的存在。并且当婴儿存在皮肤异常时，必须排除 *RSPO1* 突变。对于未能够确定病因的婴儿，建议进行靶向下一代测序或整个外显子组测序。

在外生殖器性别不清的 XY 或 X/XY 婴儿中，目的是确定是否存在睾丸组织及其功能。对于这类患儿，需要根据 AMH 和（或）抑制素 B 的测定结果来评估睾丸支持细胞功能。除此之外，产后促性腺激素激增（有时被称为“小青春期”）对 AMH 和抑制素 B 的浓度影响并不显著[20, 69]。其中，AMH/ 抑制素 B 浓度较高（即在男性参考范围内）表示睾丸发育良好，睾丸支持细胞功能良好，提示患儿存在类固醇激素生成障碍或 AIS；而低 AMH/ 抑制素 B 浓度表示患儿部分生殖腺发育不良，若检测不到或 AMH/ 抑制素 B 浓度低则在男性提示无睾症或女性表现完全生殖腺发育不良。促性腺激素浓度在出生后高峰期或青春期升高，但在这些时期以外可能不明显。出生后缺乏促性腺激素激增提示低促性腺激素性性腺功能减退，但也可出现在 AIS 患儿中[23, 70]。

在小青春期或真正青春期之外，需要进行 hCG 激发试验来评估间质细胞的功能。不过目前该试验缺乏统一标准。一般情况下，对于新生儿和婴儿，一次注射（1500U IM）和 72 小时后采集 hCG 后血液样本就已足够。对于年龄较大的儿童，另一种更麻烦但更可靠的选择是每天注射 1500U，连续 3 天，最后一次注射后 24 小时进行血样采集。有时，需要进行更长时间的试验，使用每周 2 次的注射方案，持续 3 周[71]。经人绒毛膜促性腺激素治疗前后的血样应检测雄烯二酮、睾酮和 DHT。

hCG 试验后睾酮 / 雄烯二酮比值和睾酮 / 双氢睾酮比值可作为 XY DSD 患者中 17β- 羟类固醇脱氢酶缺乏症和 5α- 还原酶缺乏症的筛查指标。然而，单纯根据激素水平鉴别这两种疾病及 *NR5A1* 突变和 PAIS 仍具有挑战性，只有通过分子研究才能确诊[69]。当怀疑合并肾上腺和睾丸类固醇激素性疾病时，基于色谱和（或）血清类固醇分析的尿液和（或）血清类固醇分析可在 ACTH 刺激试验之后进行[5]。

超声探查及磁共振成像可用于分析内生殖器解剖细节，包括定位泌尿生殖器汇合处和位置，也能用于对性腺的形态性质。对于非常小的子宫，可能很难实现可视化[72]。只有组织学检查才能提供性腺分化模式的信息，许多外生殖器性别不清的婴儿需要腹腔镜检查才能做出诊断。

（四）基因检测

明确诊断对于排除其他器官系统受累（如 45, X/46, XY 的主动脉扩张和 Frasier 综合征的肾衰竭）或确定可能危及生命的相关情况（如

CAH 的急性肾上腺危象和 Denys-Drash 综合征的 Wilms 瘤）非常重要。除此之外，还将有助于遗传咨询和指导在辅助生殖中植入前关于抚养婴儿性别及可能的胚胎基因图谱的管理。尽管目前有进行大规模基因组方法检测的可能性，但选择适合每种情况的基因检测方法仍然是良好临床实践的基石[66]。表 4-3 两个调查概述了常用的基因测试及其最重要的特征。

如果第四掌骨 / 跖骨较短或身材较矮，推测为 46, XY 生殖腺发育不良，应及时进行检查，以排除 45, X/46, XY 嵌合体。用 X 和 Y 着丝粒探针在来自 2 个不同组织（如外周血液和口腔涂片、皮肤成纤维细胞或直接在性腺组织上）的至少 100～200 个间期细胞中进行 FISH 可以识别低度嵌合体。

候选基因 Sanger 测序方法最适用于表型、生化或家系数据提示特定单基因病因的情况。存在尿道下裂病史的男孩或患有原发性闭经的青春期女孩出现不明原因的蛋白尿，应对 *WT1* 基因进行分析[66]。POI 家族史提示存在 *NR5A1* 突变。与 46, XY DSD 相关的原发性肾上腺功能不全可能表明罕见的纯合子 *NR5A1* 突变或类固醇激素合成早期受阻（如 *STAR*、*Cyp11a1*、*HSD3B2*、*POR* 突变）。在伴有 *GATA4* 缺陷的个体中发现了与 46, XY 部分性腺发育不良相关的先天性心脏病。

阵列比较基因组杂交技术对于具有复杂表型儿童而言为首选方法[69]。在基于鉴别表型和激素数据情况下，基于下一代测序方法和一组已知的导致 DSD 的基因临床高通量测序可以在高达 30% 的病例中进行分子诊断[73]。全外显子组和全基因组方法大多应用于研究中，数据过滤和解释方面的困难及关于产生"旁观者信息"（即对无关遗传决定的疾病的易感性）的伦理考量阻碍了它们在诊断中的大规模实施[66]。

（五）性别分配、性别发育、早期生殖器手术和病情告知

虽然大多数早期诊断为 CAH 的 46, XX 患儿被认定为女性，在有既定新生儿筛查计划的国家中进行性别分配总体上符合这一点，但依旧有许多生活在"男性世界"的 46, XX 患者，并且这种情况在缺乏筛查计划的国家中最为常见[74-76]。

在 5α- 还原酶缺乏症患儿中，女性在抚养过程中的性别转换高达 60%，这在很大程度上与社会背景有关。而性别转换在 17β- 羟基类固醇脱氢酶缺乏症患儿中并不常见，而后者出生时以女性为主，青春期时出现高度男性化特征[41]。

当前越来越多的政客和患者倡导团体坚决反对对性和性别的二分法观点，并且医疗专业人员也越来越愿意接受上述论点。然而，尽管一些人表示反对任何关于出生时抚养性别的决定，但似乎仍然有一个普遍的共识，即长期未确定抚养性别对其成长可能并非好事[6]。但是需要指出的是，在一些 DSD 患者中，性别决定可能极具挑战性，这是因为早期阶段向父母提供的资料必须确保准确，并以事实为根据，而不是臆测，因为错误信息可能会为家庭带来终身负担。

需要注意的是，只有完成多项调查之后，方能对抚养性别作出决定。这一决定主要是基于所有调查结果所期望的性别认同，而不是核型、外生殖器性别不清程度、是否需要和是否具有专门的生殖器手术，或者是否存在睾丸或子宫。除此之外，还必须考虑到社会和宗教问题及有关男性性功能的观点。因为这一决定需要来自多个学科的支撑，并且应符合父母的期望。与过去相比，在产前雄激素水平过高的情况下，该类患者更倾向于被定为男性个体。需要指出的是，尽可能早的在合适年龄段向孩子解释病情[77-79]。

关于旨在使儿童生殖器外观正常化的生殖器手术越来越受争议，因此在作决定时应非常谨慎，并与父母一起探讨所有选择。目前，人们已经很少对 CAH 且阴蒂肥大分期低于 Prader Ⅲ期的女孩进行手术。因为对成年 CAH 女性研究表明，尽管这些女性接受了生殖器成形术，但随后其生殖器敏感性就会降低，并会对性功能产生不利影响 [80]。除此之外，咨询儿童心理学家和(或)其他精神卫生保健工作者与寻求外科建议一样重要 [81]。如有可能，关于对患儿进行普通外科手术的决定应作适当推迟，直到孩子具备自己做决定的能力，但避免或治疗并发症（如瘘管修补）的手术不应推迟。除此之外，只有在获得知情同意后才能由专门团队进行生殖器手术 [82]。

及早告知信息对于共同决策至关重要，可以使患者个人和家庭通过良好沟通做好决策。考虑到未来发育情况，早期诊断可以让孩子在父母和医生的指导下，做出属于自己的决定 [83]。

八、临床管理

一旦诊断明确，那么就预示着人们已经在抚养性别和早期手术的需要做出了决定，而临床管理就取决于患者病情，并可以根据个体需要和个体期望量身定做。

在整个童年时期，父母和儿童需要被告知随时可以获得专家医疗评估、心理支持和披露过程中的帮助。对于年龄较大者且性别不明确的儿童，在决定是否切除和（或）开始青春期诱导之前，应该对性别认同进行正式评估。

证据表明，婴儿时期短期睾酮治疗（如 Sustanon® 每月 25mg，肌内注射 3～6 个月）可以增加阴茎长度，但是否会引起成年阴茎长度增加尚不清楚。一些患有阴茎功能不全的成年男性可能会从阴茎成形术中受益，但考虑到这一手术的复杂性和影响，有必要对候选患者进行咨询并谨慎考虑所有其他治疗方案 [84]。

性腺功能和青春期诱导的随访计划通常遵循与原发性性腺功能衰竭相关的其他条件。虽然有一些特定情况的数据，如 CAH 和 CAIS[85, 86]，但缺乏一般健康、代谢结果或骨骼健康的长期随访结果。如有必要，应讨论准备后期辅助生殖程序的可能干预措施，如性腺 / 生殖细胞冷冻保存。细胞重编程技术带来的未来临床应用可能会为当前许多患有 DSD 的儿童带来福音。

对于存在阴道过短的女孩，需要在适当的时候就其阴道重建的可能性进行探讨。在由心理学家、妇科医生和理疗师组成专门团队的支持下，阴道扩张术可以在高达 80% 的病例中作为一线治疗方案获得成功 [87]。而对于那些难以进行阴道扩张术的女孩而言，可以在医院进行 Vecchietti 阴道成形术之类的强迫扩张术。当然也可以接受子宫移植术进行治疗 [88]。

（一）性腺肿瘤发生风险和性腺切除术的适应证

对于存在性腺肿瘤风险，或激素分泌异常(与性别特征不一致）或者两者兼而有之的患者，可能需要接受性腺切除术进行治疗。尽管在 46, XY 和 45, X/46, XY DSD 个体中，生殖细胞肿瘤发病率会有所增加，但其发病风险高度依赖于具体情况。其中，与生殖腺发育不良相关的疾病发生生殖细胞肿瘤风险比由激素缺陷引起的疾病高得多。除此之外，似乎与性腺分化的程度有关，如 *SRY* 或 *WT1* 突变等导致性腺发育早期受阻的疾病风险最高。

其他影响肿瘤风险的因素包括雄激素的水平（青春期后肿瘤风险显著增加）、性腺的初始位置（阴囊中的性腺风险预计比腹股沟或腹股沟或腹股沟的性腺低）和年龄。在一般男性人群中，生殖细胞肿瘤的发病率最高，发生在成年早期。侵袭性生殖细胞肿瘤（主要是精原细胞瘤），多年来一直伴随着恶性前病变，称为生殖细胞原位瘤（GCNIS）。GCNIS 可能表现为睾丸原位癌或发育不良性腺的性腺母细胞瘤，这些早期肿瘤性改变很微小，需要专家评估和专门的免疫组织化学来与良性改变（如生殖细胞成熟延迟）相鉴别。由于与后一种情况相混淆，过去 DSD 患者生殖细胞肿瘤的发病率被明显高估，特别是在存在睾酮生物合成或作用障碍的个体中。当前已发现的信息性标记包括诸如 Oct3/4 和 NANOG 之类的多能（pluripotency）标志物，诸如 TSPY、VASA 或 DDX4 之类的生殖细胞标志物，包括 SOX9 和 FOXL2 在内的男性或女性性腺发育特异性标志物，以及对鉴别生殖细胞成熟延迟与早期肿瘤至关重要的 KITLG。

对性腺功能不全且肿瘤风险较高（30%～50%）的病例，如生殖腺发育不良的 46, XY 女孩，一般在确诊后作为选择性手术进行预防性性腺切除术。在一些部分生殖腺发育不良病例中，间质细胞功能似乎比支持细胞功能得到了更好的保护，导致青春期出现不同程度的男性化，因此有必要在青春期前切除性腺。在发生 *NR5A1* 突变的某些病例中，这些女孩会在青春期中出现过度男性化特征 [14]。

而对于患有部分生殖腺发育不良的男孩而言，很难就其是否进行预防性性腺切除术作出决定，这是因为即使这类患者发生生殖细胞肿瘤风险高，但其会因内源性激素产生而获益，因此有必要对其进行重复性腺活检和专家评估，以尽可能早地发现早期恶变。

尽管目前还没有关于睾酮合成障碍和 PAIS 的肿瘤风险的可靠数据，但人们普遍认为上述个体要比生殖腺发育不良个体发生肿瘤风险要低。缺乏睾酮可能会起到保护作用。对于患有间质细胞发育不良、PAIS、17β– 羟基类固醇脱氢酶缺乏症或 5α– 还原酶缺乏症的女孩，应在其青春期前进行性腺切除以避免在青春期出现男性化特征。在后两种情况下，在青春期会观察到明显的男性化特征，这主要归因于交替同工酶的激活。建议这些疾病的男孩从青春期开始定期自我检查和每年 1 次的睾丸超声检查。青春期晚期的睾丸活检可能对 GCNIS 的存在提供重要信息 [89, 90]。在性别认同不明确的情况下，GnRH 类似物偶尔会被用来暂时抑制内源性激素的产生。

目前对于 CAIS 患儿是否需要性腺切除术尚无共识，手术应该在青壮年期讨论。相关数据表明，约 10% 的 CAIS 成年女性有 GCNIS 的风险，但流行病学证据表明，这些患者中大多数病变并不具有侵袭性。一些患有 CAIS 的成年人可以选择不接受性腺切除术，一方面，这些个体的肿瘤发生风险确实较低，并能够从内源性雌激素（通过雄激素芳香化形成）中获益 [91]，另一方面是因为他们认为雄激素的存在有助于改善其生活质量，并且一些早期接受性腺切除术的个体往往会要求进行雄激素替代治疗。

如果人们接受这样一种观点，即所有的雄激素都是通过配体激活一种在全身（包括大脑）普遍表达的单一 AR 来调节它们的作用，那么这种效应的机制在生物学上就会变得很难调和。现有的肿瘤标志物（PLAP、β-hCG）都不能可靠地发现精原细胞瘤，即 CAIS 中的先天肿瘤，因此对于那些选择不行性腺切除术的成年人来说，监测肿瘤的发展必须依靠磁共振和超声波，其中任何一种都对腹部位置的性腺提供了足够的信息。目前人们正对一些筛查方法进行评估，例如检测肿瘤特异性 microRNA 或生殖细胞癌易感等位基因的遗传图谱[92]。

（二）为患有 DSD 问题孩子的父母提供信息和技术支持

对于患儿父母而言，他们所面临的第一个问题就是“孩子是女孩还是男孩？”如果这个问题不能清楚地回答，那么就会导致严重的痛苦。

如果出现上述情况，就有必要为他们提供全面的医疗信息和心理社会支持。相关报道显示，对于有 DSD 孩子的家庭会存在明显的创伤后应激障碍（PTSD），且非常需要获得心理层面的支持[93]。不理解和混淆信息是预测应激和 PTSD 的唯一因素[94, 95]。一般情况下，与此相关的复杂医疗信息将由 DSD 专科儿科内分泌学家向孩子父母提供。重要的是，在诊断后的几次探视中，应以全面且理智的方式传达相关信息，并鼓励该家庭接受心理支持，以便在典型外生殖器问题孩子的家庭中和医生构建一个沟通的纽带。需要再次指出的是，DSD 属于一种慢性疾病，其会对孩子的未来身份、性取向和生育能力产生巨大影响，因此在进行处理时必须相当谨慎。

心理咨询所提供的一种重要指示就是让父母亲自体验“性”和“性别”对他们意味着什么。要让他们明白，对这些孩子立即进行外科手术并不能解决与 DSD 相关的外生殖器性别不清的问题。这对于认识和接受儿童本身及根据儿童的个人需要支持他 / 她在整个童年期间的发展至关重要，并且这一过程可能需要相当长的时间。与其他同样有 DSD 孩子的家庭建立联系可能会有所帮助，并可以通过支持小组、信息手册和网站（如 www.dsdfamilies.org）获得相应帮助，建议在一些国家提供同伴咨询机制。

（三）为儿童和青少年提供信息和信息支持

当在童年阶段或青春期确诊时，那么必须采用一种能够与其年龄相符的方式让儿童或青少年参与信息管理和决策过程。这是因为相关研究显示，对于患有 DSD 的成年人，以前不披露诊断和没有参与有关医疗程序的过程对他们来讲是一件极为痛苦的事情。心理学家可以帮助儿童与社会环境分享信息，通过提高对性别差异的认识讨论性别角色行为，以及在与激素治疗和手术等医疗干预有关的决策过程中，在向儿童和青少年提供适合年龄的情况下发挥重要作用。当达到特定的里程碑（如开始日托、上学和青春期）时，就特别需要对孩子提供心理咨询。除此之外，心理咨询还应根据家庭和儿童的个人需求及时提供。与其他家庭或来自支持组织的同龄人接触和交流非常有用，但在一生中，可以处理 DSD 问题的方法有很多种，因此每个家庭和儿童或青少年都必须找到最适合自己个人情况的方法[83]。

（四）过渡期诊疗

从青春期到成年期早期（AYA）的过渡期是个体必须对未来生活做出决定的时期。处于 AYA 的个体需要发挥自主性，学会平衡职业、学业、家庭、经济、个人和浪漫的需求。

处于慢性病状态的 AYA 必须熟悉对其病情进行自我管理。在这一阶段，有必要让他们了解涉及健康行为、性取向和心理健康等一般问题。尤其对患有 DSD 的 AYA 必须了解他们的激素治疗、身体形象、生育问题及可能的外生殖器手术。他们应明白接受激素治疗的效果和不良反应，并且应该就 DSD 对性行为和性取向变化的影响进行适当处理。目前，人们已经制定了一份针对 DSD 的核查表，已就该患者从儿科向成人护理过渡进行必要沟通（表 4-4）[96]。

一些外生殖器发育不典型的患者未来可能需要进行外生殖器成形术或阴道扩张术，并且该手

表 4-4　修改后的检查表用于评估患有 DSD 的青少年或年轻人是否准备将他们的医疗保健过渡到其他成人医疗专家

医疗保健技能	• 我已经决定了谁将是我成人护理的 DSD 医生 • 我可以向不熟悉的医生解释我的 DSD • 我可以在网上找到有关我的病情的信息，我知道如何与 DSD 的倡导和支持团体联系 • 我为自己的医疗预约安排日程，并保存一份日程表 • 我戴着"医疗警报器"，提醒别人我有危及生命的过敏症或病症（需要时） • 我做好准备并向我的医疗团队成员提问 • 我可以解释我的药物的不良反应 • 我可以解释与我的 DSD 相关的并发症及如何避免它们 • 我知道我的 DSD 的什么症状需要紧急护理，以及去哪里寻求这种护理 • 我可以描述我的 DSD 是如何影响青春期发育、性功能和生育能力的 • 我会记录我的月经（在需要的时候） • 我被告知计划生育的知识，并且可以（在需要的时候）获得避孕工具 • 我知道如何联系遗传咨询师来讨论我的病情 • 我会进行乳房自检（必要时） • 我会进行睾丸自检（必要时）
健康史知识	• 什么是 DSD？您是什么类型的 DSD？ • 您目前在吃什么药？吃多少药，多久吃一次？您为什么吃这些药？如果您吃得太多或太少会发生什么？ • 您的 DSD 是何时及如何诊断出来的？ • 您的 DSD 做过手术吗？若有，手术为何，时间为何？ • 您有医疗记录的复印件吗？如果没有，您知道怎么弄到这个吗？ • 您的 DSD 的病史是什么（如果知道）？ • 您有生育能力吗？ • 您知道随着年龄的增长，有哪些心理健康和医疗保健专家（如精神心理学家、生殖内分泌学家、夫妻咨询师）可以帮助您吗？

术通常会在上述过渡期进行。需要注意的是，在这个过渡期，患者可能会较为脆弱。如果要想塑造自己身份，那么 AYA 就必须获得性自信。AYA 应被告知，在接受外生殖器手术之后，有必要由专门妇科 / 泌尿科医生进行适当的随访。除此之外，性治疗师也应该参与进来。AYA 经常无法面对不孕不育的问题。因此重要的是要让患者知道，当前已有多种辅助生殖技术可以实现，并且未来会有更多选择。

在过渡阶段，心理支持非常重要，这种支持可以帮助 AYA 减轻心理负担，并能够有效缓解他或她的"疾病"状态，但是他们常常会拒绝接受这类支持。如果一些 AYA 更加乐于接受来自同龄人的支持，那么应鼓励这种情况。最后同时非常重要的是，AYA 需要完全了解其需要接受的医疗和手术史（表 4-4）。除此之外，获得对新医生的信心和建立新的信任治疗关系对于成功过渡非常重要，可能需要与儿科和成人专家进行多次联合就诊。许多成人护理专业人员对 DSD 不熟悉，因此儿科多学科 DSD 团队在协助成人专家和当地医疗保健提供者方面具有非常重要的作用[97]。

（五）DSD 患者成年后结局

截至目前，人们已经针对患有 DSD 的个体进行了几项研究。其中大多数患者包括大量 CAH 患者，但仅有少数或异质性的罕见 XY 疾病患者的报道，如部分和完全性生殖腺发育不良，45, X/46, XY 嵌合体和雄激素合成或作用缺陷。这些研究的主要结果指标包括生活质量、心理健康、一般健康和性功能，但是这些研究并没有获得一致性良好的结果，其中一些研究显示这些个体的临床结局相当好，而另一些研究显示这些个体的总体生活质量很差。与性染色体为“XY”的女性相比，患有 CAH 的女性通常具有更好的生活质量[95, 96]。这些个体在成年后存在的问题大多数是心理障碍、身体形象受损和性功能受损[7, 98, 99]，最近，德国的一项多中心研究（包括 CAH 和 XY 个体）显示，患有 CAH 的个体和年龄较小的患者对治疗更为满意。除此之外，与当地支持团体合作进行的一项意大利单中心研究发现，年轻患者的心理社会适应能力更好[7, 100]。

一项来自巴西的研究显示，在多学科单一中心接受治疗的患者生活质量（QoL）正常。研究结果显示，包括心理支持在内的早期多学科护理最为重要[101]。这些结果表明，护理的改善而不是病情本身是预测成年 DSD 患者积极结果的主要因素。另一个促成更好结局的因素可能是社会变化，对性和性别的双模式连续体更加开放。尽管无一项研究报道性别转换的发生率很高，但应该对结果进行因果解读，这是因为所有研究都容易出现选择偏倚，因为对结局满意的人比对此不满意的人更有可能参与这类研究。此外，现有的生活质量问卷可能不足以检测 DSD 对心理健康的影响。

九、关于 XY DSD 的其他病例

一些相对常见的 XY DSD 属于 DSD 的一般范畴，但不存在外生殖器性别不清，这些包括尿道下裂和隐睾，后者偶尔伴有米勒管永存综合征。

（一）尿道下裂

尿道下裂是一种男性尿道开口位置异常的先天缺陷（不完全融合），尿道口可分布在正常尿道口至会阴部的连线上，多数患者可伴有阴茎向腹侧弯曲。在较为严重的病例中，每 1000 名男性活产儿中有 3.5～7 名患有先天性尿道下裂[102]。简单的尿道下裂分类包括腺状、阴茎（阴茎体中部）和阴囊周围尿道下裂（最严重的类型）。虽然大多数个体病例的病因尚不清楚，但与尿道下裂有关的环境和遗传因素已被确认。这与胎儿生长受限存在密切相关性，除此之外，导致尿道下裂和 DSD 的基因突变存在一些重叠（如 *AR*、*NR5A1* 和 *WT1* 的突变）[103]。

与显性分离的尿道下裂相关的泌尿生殖系统异常十分常见，因此应对所有无症状的尿道下裂患者进行尿路超声、膀胱造影、尿液分析和尿培养的筛查[104]。在童年时期患有尿道下裂的成年人中，关于激素功能、生育能力和性功能的研究数据很少，但有证据表明，青春期心理社会功能存在一些障碍，包括性行为开始延迟、射精困难、精子生成异常的发生率较高[105]。鉴于与 DSD 存在重叠，患有孤立中段或前段尿道下裂的男孩可通过进行内分泌检查获得一定帮助。

旨在将尿道开口重新定位到龟头所需的外科手术正在发展中，这些手术可以达到令人满意的美容和功能效果。根据患者、其父母和泌尿科医生对阴茎的尿道、龟头、皮肤和一般外观的评估，人们设计了一个小儿阴茎知觉评分量表[106]，该方法在评估尿道下裂修复术后儿童的阴茎自我知觉方面似乎较为可靠。一般情况下，他们对阴茎外观的满意度与年龄匹配的对照组相当。

（二）隐睾

隐睾是男孩中最常见的先天畸形，其中包括一些无睾畸形病例，隐睾在活产男婴中的发生率为 2%～9%。在病因学上，隐睾与低出生体重存在强相关性，并且母亲吸烟和饮酒、妊娠期糖尿病及可能暴露于环境化学物质也会使其发病率发

生显著提高。低促性腺激素性性腺功能减退症和AIS 的较高患病率证实了雄激素在睾丸下降中的作用，特别是在腹股沟阴囊第二阶段。睾丸下降过程最初的经腹阶段由胰岛素样因子 3（INSL3）及其受体（LGR8/GREAT）控制，不过这两个基因的突变很少会导致隐睾症的发生。显然，激素、基因和环境（胎儿暴露于抗雄激素和雌激素化合物）的相互关系是隐睾症多因素病因的基础[107]。

睾丸固定术通常是治疗隐睾的首选方法，不过这与可伸缩的睾丸相比依旧存在明显区别。相关研究已经证实，成年后睾丸癌与既往睾丸发育不良存在密切相关性，而且相关证据表明，在青春期前对患者施行睾丸固定术可以显著降低患睾丸癌的风险[108]。为尽可能提高患者的生育能力，建议在 1 岁之前进行睾丸固定术[109]。

（三）米勒管永存综合征

在这种综合征中，睾丸下降本质上是机械性的，因为它附着在 *AMH* 缺陷的男性的输卵管和子宫上，或者是由 *AMH* 基因或编码 *AMH* Ⅱ型受体的基因突变所致[110]。超过 80% 的病例中检测到了基因突变。在 *AMH* 基因突变的病例中，血清 AMH 水平很低或检测不到，而在 *AMH* Ⅱ型受体突变的病例中，血清 AMH 水平在正常范围内。需要注意的是，该类综合征患者的男性外生殖器发育正常。该诊断可在隐睾的睾丸固定术中或在腹股沟疝修补术中发现阴囊内含有子宫或输卵管结构时确诊。有时阴囊中还含有对侧睾丸和输精管，而这种横向睾丸异位属于 PMDS。

手术的目的是将睾丸松解至阴囊内，但会存在血液供应和输精管受损的风险，如果两个睾丸都已位于一侧阴囊内，则存在横向睾丸异位的患者更适合接受保守治疗。当前似乎没有发现将子宫留在原位的禁忌证。

十、未来展望

随着新的诊断工具（如下一代测序技术和激素检测）被广泛应用，许多情况下可以对该类患者进行更为精确的分子诊断。除此之外，诊断的基因和通路数量也在不断地增加。对性腺发育和性腺组织学的认识与遗传风险分析相结合，以及新的血清肿瘤标志物的开发，将导致性腺保留的个体化决策。在一些国家，会适当推迟外生殖器手术，直到患者能够亲自做出决策，但目前尚缺少关于推迟重建生殖器手术和（或）性腺切除术利弊的数据。

在决策（如开始激素治疗）方面，儿童和青少年应进行更多地参与，以适合年龄和敏感的方式解释医疗信息应从儿童早期开始。除此之外，还应对患者进行及时的心理咨询和性教育。除此之外，还应开发心理调节工具来评估患者及其家庭的需求。

当前已有许多国家具备提供新型辅助生殖技术的能力（其中通过捐献卵细胞或精子，甚至子宫移植和细胞重编程来治疗不育症），而这些技术在未来可能会成为性腺发育不完全或没有子宫患者的不错选择。为减少对存在异常性特征个人的歧视和污名化，应该通过与患者代表和支持团体的互动来为医疗保健专业人员提供教育。除此之外，医疗保健专业人员在促进和加速接受非规范性和社会性别概念方面处于有利地位。因此，应进一步鼓励与 DSD 患者生活在一起的个体参与这些道德和社会问题讨论。

参考文献

[1] Hughes, I.A. and Achermann, J.C. (2007). *Disorders of Sex Differentiation*, 11e (ed. H. Kronenberg, S. Melmed, K. Polonsky and P.R. Larsen). Philadelphia: Saunders Elsevier.
[2] Eggers, S., Ohnesorg, T., and Sinclair, A. (2014). Genetic regulation of mammalian gonad development. *Nat. Rev. Endocrinol.* 10 (11): 673–683.
[3] Welsh, M., Suzuki, H., and Yamada, G. (2014). The masculinization programming window. *Endocr. Dev.* 27: 17–27.
[4] Ono, M. and Harley, V.R. (2013). Disorders of sex development: new genes, new concepts. *Nat. Rev. Endocrinol.* 9 (2): 79–91.
[5] Kamrath, C., Wudy, S.A., and Krone, N. (2014). Steroid biochemistry. *Endocr. Dev.* 27: 41–52.
[6] Hughes, I., Houk, C., Ahmed, S.F., and Lee, P.A. (2006). Consensus statement on the management of intersex disorders. *Arch. Dis. Child.* 91 (7): 554–563.
[7] D'Alberton, F., Assante, M.T., Foresti, M. et al. (2015). Quality of life and psychological adjustment of women living with 46,XY differences of sex development. *J. Sex. Med.* 12 (6): 1440–1449.
[8] Cools, M., Wolffenbuttel, K.P., Drop, S.L. et al. (2011). Gonadal development and tumor formation at the crossroads of male and female sex determination. *Sex. Dev.* 5 (4): 167–180.
[9] Mendonca, B.B., Domenice, S., Arnhold, I.J., and Costa, E.M. (2009). 46,XY disorders of sex development (DSD). *Clin. Endocrinol. (Oxf)* 70 (2): 173–187.
[10] Wilhelm, D. and Koopman, P. (2006). The makings of maleness: towards an integrated view of male sexual development. *Nat. Rev. Genet.* 7 (8): 620–631.
[11] Sarafoglou, K. and Ostrer, H. (2000). Clinical review 111: familial sex reversal: a review. *J. Clin. Endocrinol. Metab.* 85 (2): 483–493.
[12] Kohler, B., Lin, L., Mazen, I. et al. (2009). The spectrum of phenotypes associated with mutations in steroidogenic factor 1 (SF-1, NR5A1, Ad4BP) includes severe penoscrotal hypospadias in 46,XY males without adrenal insufficiency. *Eur. J. Endocrinol.* 161 (2):237–242.
[13] Lourenco, D., Brauner, R., Lin, L. et al. (2009). Mutations in NR5A1 associated with ovarian insufficiency. *N. Engl. J. Med.* 360 (12): 1200–1210.
[14] Cools, M., Hoebeke, P., Wolffenbuttel, K.P. et al. (2012). Pubertal androgenization and gonadal histology in two 46,XY adolescents with NR5A1 mutations and predominantly female phenotype at birth. *Eur. J. Endocrinol.* 166 (2): 341–349.
[15] Zangen, D., Kaufman, Y., Banne, E. et al. (2014). Testicular differentiation factor SF-1 is required for human spleen development. *J. Clin. Invest.* 124 (5):2071–2075.
[16] Royer-Pokora, B., Beier, M., Henzler, M. et al. (2004). Twenty-four new cases of WT1 germline mutations and review of the literature: genotype/phenotype correlations for Wilms tumor development. *Am. J. Med. Genet. A* 127A (3): 249–257.
[17] Klamt, B., Koziell, A., Poulat, F. et al. (1998). Frasier syndrome is caused by defective alternative splicing of WT1 leading to an altered ratio of WT1 +/-KTS splice isoforms. *Hum. Mol. Genet.* 7 (4): 709–714.
[18] Kohler, B., Biebermann, H., Friedsam, V. et al. (2011). Analysis of the Wilms' tumor suppressor gene (WT1) in patients 46,XY disorders of sex development. *J. Clin. Endocrinol. Metab.* 96 (7): E1131–E1136.
[19] Bashamboo, A. and McElreavey, K. (2015). Human sex-determination and disorders of sex-development (DSD). *Semin. Cell Dev. Biol.* 45: 77–83.
[20] Rey, R.A. (2014). Mini-puberty and true puberty: differences in testicular function. *Ann. Endocrinol.* 75 (2): 58–63.
[21] Smith, N.M., Byard, R.W., and Bourne, A.J. (1991). Testicular regression syndrome – a pathological study of 77 cases. *Histopathology* 19 (3): 269–272.
[22] Philibert, P., Zenaty, D., Lin, L. et al. (2007). Mutational analysis of steroidogenic factor 1 (NR5a1) in 24 boys with bilateral anorchia: a French collaborative study. *Hum. Reprod.* 22 (12):3255–3261.
[23] Grinspon, R.P., Loreti, N., Braslavsky, D. et al. (2014). Spreading the clinical window for diagnosing fetalonset hypogonadism in boys. *Front Endocrinol. (Lausanne)* 5: 51.
[24] Storm, D., Redden, T., Aguiar, M. et al. (2007). Histologic evaluation of the testicular remnant associated with the vanishing testes syndrome: is surgical management necessary? *Urology* 70 (6):1204–1206.
[25] Blanc, T., Ayedi, A., El-Ghoneimi, A. et al. (2011). Testicular function and physical outcome in young adult males diagnosed with idiopathic 46 XY disorders of sex development during childhood. *Eur. J. Endocrinol.* 165 (6): 907–915.
[26] Tomaselli, S., Megiorni, F., De Bernardo, C. et al. (2008). Syndromic true hermaphroditism due to an Rspondin1 (RSPO1) homozygous mutation. *Hum. Mutat.* 29 (2): 220–226.
[27] Baetens, D., Stoop, H., Peelman, F. et al. (2017). NR5A1 is a novel disease gene for 46,XX testicular and ovotesticular disorders of sex development. *Genet. Med.* 19 (4): 367–376.
[28] Bashamboo, A., Donohoue, P.A., Vilain, E. et al. (2016). A recurrent p.Arg92Trp variant in steroidogenic factor-1 (NR5A1) can act as a molecular switch in human sex development. *Hum. Mol. Genet.* 25 (16):3446–3453.
[29] Bashamboo, A. and McElreavey, K. (2013). Gene mutations associated with anomalies of human gonad formation. *Sex. Dev.* 7 (1–3): 126–146.
[30] Pelosi, E., Forabosco, A., and Schlessinger, D. (2015). Genetics of the ovarian reserve. *Front. Genet.* 6: 308.
[31] Qin, Y., Jiao, X., Simpson, J.L., and Chen, Z.J. (2015).Genetics of primary ovarian insufficiency: new developments and opportunities. *Hum. Reprod. Update* 21 (6): 787–808.
[32] Wang, H., Li, G., Zhang, J. et al. (2015). Novel WT1 Missense mutations in Han Chinese women with premature ovarian failure. *Sci. Rep.* 5: 13983.
[33] Chang, H.J., Clark, R.D., and Bachman, H. (1990). The phenotype of 45,X/46,XY mosaicism: an analysis of 92 prenatally diagnosed cases. *Am. J. Hum. Genet.* 46 (1):156–167.
[34] Cools, M., Boter, M., van Gurp, R. et al. (2007). Impact of the Y-containing cell line on histological differentiation patterns in dysgenetic gonads. *Clin. Endocrinol. (Oxf)* 67 (2): 184–192.
[35] De Groote, K., Cools, M., De Schepper, J. et al. (2013). Cardiovascular pathology in males and females with 45,X/46,XY mosaicism. *PLoS One* 8 (2): e54977.
[36] Cools, M., Pleskacova, J., Stoop, H. et al. (2011). Gonadal pathology and tumor risk in relation to clinical characteristics in patients with 45,X/46,XY mosaicism. *J. Clin. Endocrinol. Metab.* 96 (7):E1171–E1180.
[37] Wunsch, L., Holterhus, P.M., Wessel, L., and Hiort, O. (2012). Patients with disorders of sex development (DSD) at risk of gonadal tumour development: management based on laparoscopic biopsy and molecular diagnosis. *BJU Int.* 110 (11 Pt C): E958–E965.
[38] Latronico, A.C. and Arnhold, I.J. (2012). Inactivating mutations of the human luteinizing hormone receptor in both sexes. *Semin. Reprod. Med.* 30 (5): 382–386.

[39] Miller, W.L. and Auchus, R.J. (2011). The molecular biology, biochemistry, and physiology of human steroidogenesis and its disorders. *Endocr. Rev.* 32 (1):81–151.

[40] Lee, Y.S., Kirk, J.M., Stanhope, R.G. et al. (2007). Phenotypic variability in 17beta-hydroxysteroid dehydrogenase-3 deficiency and diagnostic pitfalls. *Clin. Endocrinol. (Oxf)* 67 (1): 20–28.

[41] Cohen-Kettenis, P.T. (2005). Gender change in 46,XY persons with 5alpha-reductase-2 deficiency and 17beta-hydroxysteroid dehydrogenase-3 deficiency. *Arch. Sex. Behav.* 34 (4): 399–410.

[42] Katz, M.D., Kligman, I., Cai, L.Q. et al. (1997). Paternity by intrauterine insemination with sperm from a man with 5alpha-reductase-2 deficiency. *N. Engl. J. Med.* 336 (14): 994–997.

[43] Fluck, C.E., Meyer-Boni, M., Pandey, A.V. et al. (2011). Why boys will be boys: two pathways of fetal testicular androgen biosynthesis are needed for male sexual differentiation. *Am. J. Hum. Genet.* 89 (2): 201–218.

[44] Hughes, I.A., Davies, J.D., Bunch, T.I. et al. (2012). Androgen insensitivity syndrome. *Lancet* 380 (9851):1419–1428.

[45] Lucas-Herald, A., Bertelloni, S., Juul, A. et al. (2016). The long term outcome of boys with partial androgen insensitivity syndrome and a mutation in the androgen receptor gene. *J. Clin. Endocrinol. Metab.* jc20161372.

[46] Jaaskelainen, J. (2012). Molecular biology of androgen insensitivity. *Mol. Cell. Endocrinol.* 352 (1–2): 4–12.

[47] Hornig, N.C., Ukat, M., Schweikert, H.U. et al. (2016). Identification of an AR-mutation negative class of androgen insensitivity BY DETERMINING endogenous AR-ACTIVITY. *J. Clin. Endocrinol. Metab.* jc20161990.

[48] Ammerpohl, O., Bens, S., Appari, M. et al. (2013). Androgen receptor function links human sexual dimorphism to DNA methylation. *PLoS One* 8 (9):e73288.

[49] Brunskill, P.J. (1992). The effects of fetal exposure to danazol. *Br. J. Obstet. Gynaecol.* 99 (3): 212–215.

[50] Jones, M.E., Boon, W.C., McInnes, K. et al. (2007). Recognizing rare disorders: aromatase deficiency. *Nat. Clin. Pract. Endocrinol. Metab.* 3 (5): 414–421.

[51] Coleman, M.A. and Honour, J.W. (2004). Reduced maternal dexamethasone dosage for the prenatal treatment of congenital adrenal hyperplasia. *BJOG* 111(2): 176–178.

[52] Fluck, C.E., Tajima, T., Pandey, A.V. et al. (2004). Mutant P450 oxidoreductase causes disordered steroidogenesis with and without Antley-Bixler syndrome. *Nat. Genet.* 36 (3): 228–230.

[53] Arlt, W., Walker, E.A., Draper, N. et al. (2004). Congenital adrenal hyperplasia caused by mutant P450 oxidoreductase and human androgen synthesis:analytical study. *Lancet* 363 (9427): 2128–2135.

[54] Noordam, C., Dhir, V., McNelis, J.C. et al. (2009). Inactivating PAPSS2 mutations in a patient with premature pubarche. *N. Engl. J. Med.* 360 (22):2310–2318.

[55] Heland, S., Hewitt, J.K., McGillivray, G., and Walker, S.P. (2016). Preventing female virilisation in congenital adrenal hyperplasia: the controversial role of antenatal dexamethasone. *Aust. N. Z. J. Obstet. Gynaecol.* 56 (3):225–232. doi: 10.1111/ajo.12423.

[56] Blackless, M., Charuvastra, A., Derryck, A. et al. (2000). How sexually dimorphic are we? Review and synthesis. *Am. J. Hum. Biol.* 12 (2): 151–166.

[57] Thankamony, A., Pasterski, V., Ong, K.K. et al. (2016). Anogenital distance as a marker of androgen exposure in humans. *Andrology* 4 (4): 616–625. https://doi. org/10.1111/andr.12156.

[58] Lloyd, J., Crouch, N.S., Minto, C.L. et al. (2005). Female genital appearance: "normality" unfolds. *BJOG* 112 (5):643–646.

[59] Ahmed, S.F., Achermann, J.C., Arlt, W. et al. (2016). Society for Endocrinology UK guidance on the initial evaluation of an infant or an adolescent with a suspected disorder of sex development (Revised 2015). *Clin. Endocrinol. (Oxf)* 84 (5): 771–788. https://doi.org/10.1111/cen.12857.

[60] Quigley, C.A., De Bellis, A., Marschke, K.B. et al. (1995). Androgen receptor defects: historical, clinical, and molecular perspectives. *Endocr. Rev.* 16 (3):271–321.

[61] Prader, A. (1974). Male pseudohermaphroditism. *Helv. Paediatr. Acta* Suppl 34: 79–86.

[62] Ahmed, S.F., Khwaja, O., and Hughes, I.A. (2000). The role of a clinical score in the assessment of ambiguous genitalia. *BJU Int.* 85 (1): 120–124.

[63] Cheng, P.K. and Chanoine, J.P. (2001). Should the definition of micropenis vary according to ethnicity? *Horm. Res.* 55 (6): 278–281.

[64] Tuladhar, R., Davis, P.G., Batch, J., and Doyle, L.W. (1998). Establishment of a normal range of penile length in preterm infants. *J. Paediatr. Child Health* 34(5): 471–473.

[65] Ogilvy-Stuart, A.L. and Brain, C.E. (2004). Early assessment of ambiguous genitalia. *Arch. Dis. Child.* 89(5): 401–407.

[66] Achermann, J.C., Domenice, S., Bachega, T.A. et al. (2015). Disorders of sex development: effect of molecular diagnostics. *Nat. Rev. Endocrinol.* 11 (8):478–488.

[67] Speiser, P.W., Azziz, R., Baskin, L.S. et al. (2010). Congenital adrenal hyperplasia due to steroid 21-hydroxylase deficiency: an Endocrine Society clinical practice guideline. *J. Clin. Endocrinol. Metab.* 95 (9):4133–4160.

[68] Kamrath, C., Hartmann, M.F., Boettcher, C. et al. (2016). Diagnosis of 21-hydroxylase deficiency by urinary metabolite ratios using gas chromatographymass spectrometry analysis: reference values for neonates and infants. *J. Steroid Biochem. Mol. Biol.* 156:10–16.

[69] Baetens, D., Mladenov, W., Delle Chiaie, B. et al. (2014). Extensive clinical, hormonal and genetic screening in a large consecutive series of 46,XY neonates and infants with atypical sexual development. *Orphanet J. Rare Dis.* 9 (1): 209.

[70] Bouvattier, C., Carel, J.C., Lecointre, C. et al. (2002). Postnatal changes of T, LH, and FSH in 46,XY infants with mutations in the AR gene. *J. Clin. Endocrinol. Metab.* 87 (1): 29–32.

[71] Ahmed, S.F., Keir, L., McNeilly, J. et al. (2010). The concordance between serum anti-Mullerian hormone and testosterone concentrations depends on duration of hCG stimulation in boys undergoing investigation of gonadal function. *Clin. Endocrinol. (Oxf)* 72 (6):814–819.

[72] Michala, L., Aslam, N., Conway, G.S., and Creighton, S.M. (2010). The clandestine uterus: or how the uterus escapes detection prior to puberty. *BJOG* 117 (2):212–215.

[73] Baxter, R.M., Arboleda, V.A., Lee, H. et al. (2014). exome sequencing for the diagnosis of 46,XY disorders of sex development. *J. Clin. Endocrinol. Metab.* jc20142605.

[74] Dessens, A.B., Slijper, F.M., and Drop, S.L. (2005). Gender dysphoria and gender change in chromosomal females with congenital adrenal hyperplasia. *Arch. Sex. Behav.* 34 (4): 389–397.

[75] Ediati, A., Juniarto, A.Z., Birnie, E. et al. (2015). Gender development in Indonesian children, adolescents, and adults with disorders of sex development. *Arch. Sex. Behav.* 44 (5): 1339–1361.

[76] Lee, P.A. and Houk, C.P. (2010). Review of outcome information in 46,XX patients with congenital adrenal hyperplasia assigned/reared male: what does it say about gender assignment? *Int. J. Pediatr. Endocrinol.* 2010: 982025.

[77] Hiort, O., Birnbaum, W., Marshall, L. et al. (2014). Management of disorders of sex development. *Nat. Rev. Endocrinol.* 10 (9): 520–529.

[78] Brain, C.E., Creighton, S.M., Mushtaq, I. et al. (2010). Holistic management of DSD. *Best Pract. Res.* 24 (2):335–354.

[79] Kolesinska, Z., Ahmed, S.F., Niedziela, M. et al. (2014). Changes over time in sex assignment for disorders of sex

development. *Pediatrics* 134 (3): e710–e715.

[80] Nordenstrom, A., Frisen, L., Falhammar, H. et al. (2010). Sexual function and surgical outcome in women with congenital adrenal hyperplasia due to CYP21A2 deficiency: clinical perspective and the patients' perception. *J. Clin. Endocrinol. Metab.* 95 (8):3633–3640.

[81] Liao, L.M., Wood, D., and Creighton, S.M. (2015). Parental choice on normalising cosmetic genital surgery. *BMJ* 351: h5124.

[82] Siminoff, L.A. and Sandberg, D.E. (2015). Promoting shared decision making in disorders of sex development (DSD): decision aids and support tools. *Horm. Metab. Res.* 47 (5): 335–339.

[83] Nordenstrom, A. and Thyen, U. (2014). Improving the communication of healthcare professionals with affected children and adolescents. *Endocr. Dev.* 27: 113–127.

[84] Callens, N., De Cuypere, G., Van Hoecke, E. et al. (2013). Sexual quality of life after hormonal and surgical treatment, including phalloplasty, in men with micropenis: a review. *J. Sex. Med.* 10 (12):2890–2903.

[85] Bertelloni, S., Baroncelli, G.I., and Mora, S. (2010). Bone health in disorders of sex differentiation. *Sex. Dev.* 4 (4–5): 270–284.

[86] Arlt, W., Willis, D.S., Wild, S.H. et al. (2010). Health status of adults with congenital adrenal hyperplasia: a cohort study of 203 patients. *J. Clin. Endocrinol. Metab.* 95 (11): 5110–5521. https://doi.org/10.1210/jc.2010-0917.

[87] Callens, N., De Cuypere, G., De Sutter, P. et al. (2014). An update on surgical and non-surgical treatments for vaginal hypoplasia. *Hum. Reprod. Update* 20 (5):775–801.

[88] Brannstrom, M., Johannesson, L., Bokstrom, H. et al. (2015). Livebirth after uterus transplantation. *Lancet* 385 (9968): 607–616.

[89] Cools, M., Drop, S.L., Wolffenbuttel, K.P. et al. (2006). Germ cell tumors in the intersex gonad: old paths, new directions, moving frontiers. *Endocr. Rev.* 27 (5):468–484.

[90] van der Zwan, Y.G., Biermann, K., Wolffenbuttel, K.P. et al. (2015). Gonadal maldevelopment as risk factor for germ cell cancer: towards a clinical decision model. *Eur. Urol.* 67 (4): 692–701.

[91] Deans, R., Creighton, S.M., Liao, L.M., and Conway, G.S. (2012). Timing of gonadectomy in adult women with complete androgen insensitivity syndrome (CAIS):patient preferences and clinical evidence. *Clin. Endocrinol. (Oxf)* 76 (6): 894–898.

[92] Cools, M., Looijenga, L.H., Wolffenbuttel, K.P., and T'Sjoen, G. (2014). Managing the risk of germ cell tumourigenesis in disorders of sex development patients. *Endocr. Dev.* 27: 185–196.

[93] Bennecke, E., Werner-Rosen, K., Thyen, U. et al. (2015). Subjective need for psychological support (PsySupp) in parents of children and adolescents with disorders of sex development (dsd). *Eur. J. Pediatr.* 174 (10): 1287–1297.

[94] Pasterski, V., Mastroyannopoulou, K., Wright, D. et al. (2014). Predictors of posttraumatic stress in parents of children diagnosed with a disorder of sex development. *Arch. Sex. Behav.* 43 (2): 369–375.

[95] Crissman, H.P., Warner, L., Gardner, M. et al. (2011). Children with disorders of sex development: a qualitative study of early parental experience. *Int. J. Pediatr. Endocrinol.* 2011 (1): 10.

[96] Hullmann, S.E., Chalmers, L.J., and Wisniewski, A.B. (2012). Transition from pediatric to adult care for adolescents and young adults with a disorder of sex development. *J. Pediatr. Adolesc. Gynecol.* 25 (2):155–157.

[97] Gleeson, H. and Wisniewski, A.B. (2014). Working with adolescents and young adults to support transition. *Endocr. Dev.* 27: 128–137.

[98] Kohler, B., Kleinemeier, E., Lux, A. et al. (2012). Satisfaction with genital surgery and sexual life of adults with XY disorders of sex development: results from the German clinical evaluation study. *J. Clin. Endocrinol. Metab.* 97 (2): 577–588. https://doi.org/10.1210/jc.2011-1441.

[99] Callens, N., van der Zwan, Y.G., Drop, S.L. et al. (2012). Do surgical interventions influence psychosexual and cosmetic outcomes in women with disorders of sex development? *ISRN Endocrinol.* 2012: 276742.

[100] Thyen, U., Lux, A., Jurgensen, M. et al. (2014). Utilization of health care services and satisfaction with care in adults affected by disorders of sex development (DSD). *J. Gen. Intern. Med.* 29 (Suppl 3):S752–S759.

[101] Amaral, R.C., Inacio, M., Brito, V.N. et al. (2015). Quality of life of patients with 46,XX and 46,XY disorders of sex development. *Clin. Endocrinol. (Oxf)* 82 (2): 159–164.

[102] Canon, S., Mosley, B., Chipollini, J. et al. (2012). Epidemiological assessment of hypospadias by degree of severity. *J. Urol.* 188 (6): 2362–2366.

[103] van der Zanden, L.F., van Rooij, I.A., Feitz, W.F. et al. (2012). Aetiology of hypospadias: a systematic review of genes and environment. *Hum. Reprod. Update* 18(3): 260–283.

[104] Friedman, T., Shalom, A., Hoshen, G. et al. (2008). Detection and incidence of anomalies associated with hypospadias. *Pediatr. Nephrol. (Berlin, Germany)* 23(10): 1809–1816.

[105] Mieusset, R. and Soulie, M. (2005). Hypospadias: psychosocial, sexual, and reproductive consequences in adult life. *J. Androl.* 26 (2): 163–168.

[106] Weber, D.M., Schonbucher, V.B., Landolt, M.A., and Gobet, R. (2008). The Pediatric Penile Perception Score: an instrument for patient self-assessment and surgeon evaluation after hypospadias repair. *J. Urol.* 180 (3): 1080–1084. discussion 4.

[107] Foresta, C., Zuccarello, D., Garolla, A., and Ferlin, A. (2008). Role of hormones, genes, and environment in human cryptorchidism. *Endocr. Rev.* 29 (5): 560–580.

[108] Pettersson, A., Richiardi, L., Nordenskjold, A. et al. (2007). Age at surgery for undescended testis and risk of testicular cancer. *N. Engl. J. Med.* 356 (18):1835–1841.

[109] Park, K.H., Lee, J.H., Han, J.J. et al. (2007). Histological evidences suggest recommending orchiopexy within the first year of life for children with unilateral inguinal cryptorchid testis. *Int. J. Urol.* 14 (7):616–621.

[110] Josso, N., Belville, C., di Clemente, N., and Picard, J.Y. (2005). AMH and AMH receptor defects in persistent Mullerian duct syndrome. *Hum. Reprod. Update* 11(4): 351–356.

第5章

下丘脑–垂体轴疾病

Disorders of Hypothalamo-Pituitary Axis

Hoong-Wei Gan　Kyriaki-Sandy Alatzoglou　Mehul T. Dattani 著
王 毅 赵 岫 译 秦 淼 巩纯秀 校

学习重点

- 下丘脑和垂体的神经内分泌网络通过调节广泛的外周靶器官控制生长、生殖、代谢、应激反应及盐水稳态。
- 先天畸形或后天因素所致该区域的解剖损伤，会影响这些通路的功能，进而导致内分泌缺陷或更罕见的激素过量综合征。
- 随着引起垂体功能减退单基因突变的发现，一些与下丘脑–垂体轴发育有关的基因被发现。先天性垂体功能减退症几乎总是特发性的，可能涉及多个基因和（或）环境因素。
- 后天性垂体功能减退症可由多种中枢神经系统损伤引起，包括肿瘤、肿瘤相关治疗、炎症、浸润、感染、创伤、铁沉积和情感虐待。
- 不管是什么原因，垂体功能减退症都有可能随着时间的推移而发展，包括功能缺陷的复发和恢复，因此所有患者都需要终身随访，并制定明确的计划，向成人诊疗过渡。

一、概述

下丘脑和垂体的神经内分泌网络通过协调从大脑到各种靶器官（如肾上腺、甲状腺和性腺）的信号，负责调节生长、生殖、新陈代谢和稳态。神经血管和内分泌结构的网络位于脑实质的深处，垂体位于一个叫作蝶鞍的骨腔中。下丘脑位于上面，在第三脑室周围，由密集的核团形成，核团分泌刺激性和抑制性释放激素进入下丘脑–垂体–门脉系统（来源于垂体上动脉，流入盖仑静脉），调节垂体前叶细胞或投射轴突（起源于下丘脑室旁核和视上核的大细胞神经元）进入垂体后叶，催产素（OXT）和精氨酸加压素（AVP）从垂体后叶分泌到血液循环中。垂体柄或漏斗部将门脉系统输送至垂体前叶，将神经束输送至垂体后叶，因此其损伤很容易导致垂体功能低下。

据估计，在一般人群中，垂体功能低下的患病率为（290～455）/100万，年发病率为42.1/100万[1]。该神经网络邻近周围结构，包括视交叉、第三脑室、海绵窦、丘脑和基底节，这意味着涉及该区域的先天性和后天性疾病常常导致下丘脑–垂体功能障碍。本章涵盖了下丘脑–垂体疾病的常见病因、临床特征、诊断评估和处理，中枢神经系统肿瘤的手术和放射治疗效果见第 13 章。

二、下丘脑 – 垂体神经内分泌轴

下丘脑由密集的核团组成，位于垂体上方，围绕着第三脑室。它有许多轴突投射到大脑皮质、脑干、网状结构、边缘系统和自主神经系统，其中许多环路才刚刚开始了解。下丘脑通过分泌刺激性和抑制性释放的肽类激素进入正中隆起的毛细血管丛来调节垂体前叶，这些激素在血液中通过下丘脑 – 垂体 – 门脉系统输送到垂体。下丘脑室旁核和视上核的大细胞神经元有轴突直接投射到垂体后叶（下丘脑 – 神经垂体束），负责合成 OXT 和 AVP（也称为抗利尿激素）（表 5–1 和图 5–1）。门脉系统和轴突的投射都由漏斗（垂体柄）到达垂体，因此形成了一个关键的结构连接。

成熟的垂体由腺垂体（前叶和中叶）和神经垂体（后叶）组成。腺垂体由 6 种不同类型的细胞组成，每种类型细胞由它产生的激素和它们在 HE 染色上的表现来描述，如嗜酸细胞是促生长激素细胞（生长激素）和泌乳细胞（催乳素）；嗜碱性细胞是促性腺激素（促黄体生成激素和促卵泡激素）、促肾上腺皮质激素和促甲状腺激素；嫌色细胞是黑色素细胞（α– 黑素细胞刺激素和 β– 内啡肽，这两种都是阿黑皮素原的分解产物）。到了成年期，黑色素营养细胞主要分布的中间叶已经退化并且无血管[2]。神经垂体包含下丘脑轴突投射的末端，这些轴突投射通过周围的毛细血管网直接分泌 AVP 和 OXT 到血液中。文中（表 5–1）总结了各种垂体激素、下丘脑的刺激性或抑制性激素与其作用终末器官的关系。

三、下丘脑 – 垂体发育

尽管人类脑垂体发育的直接证据很少，但这个过程在所有脊椎动物中都是高度保守的[3]，而且在小鼠模型中脑垂体的发育具有很好的特征（图 5–2）。垂体有双重胚胎起源，如前叶和中叶来自口腔外胚层，垂体后叶来自神经外胚层[5–8]。这两个外胚层在整个神经发育过程中的紧密结合和相互作用对正常垂体的形成和功能至关重要[8, 9]，并与下丘脑的发育密切相关。这一过程依赖于一系列信号分子和转录因子在时间和空间上的连续表达，这些信号分子和转录因子在器官支撑、细胞增殖、模式形成和终末分化中起着至关重要的作用。

表 5–1　垂体前叶和后叶分泌的激素及其与下丘脑各核团依次分泌的各种下丘脑调节激素的关系

垂体激素	细胞类型	垂体前叶细胞群百分比	下丘脑激素	肽长度	下丘脑核
GH	生长激素细胞	40%～50%	GHRH（+）SS（–）	44a.a's 14a.a's	弓状核、室旁核
LH/FSH	促性腺激素细胞	10%～15%	GnRH（+）	10a.a's	视前内侧核、弓状核、室旁核
ACTH	促肾上腺皮质激素细胞	15%～20%	CRH（+）AVP（增加 CRH）	41a.a's	室旁核、弓状核
TSH	促甲状腺激素细胞	3%～5%	TRH（+）SS（–）	3a.a's 14a.a's	室旁核、弓状核
PRL	催乳素细胞	10%～25%	TRH（+）DA（–）	3a.a's 1a.a	室旁核、弓状核
AVP	下丘脑大细胞神经元	–	–	9a.a's	室旁核、视上核
OXT	下丘脑大细胞神经元	–	–	9a.a's	室旁核、视上核

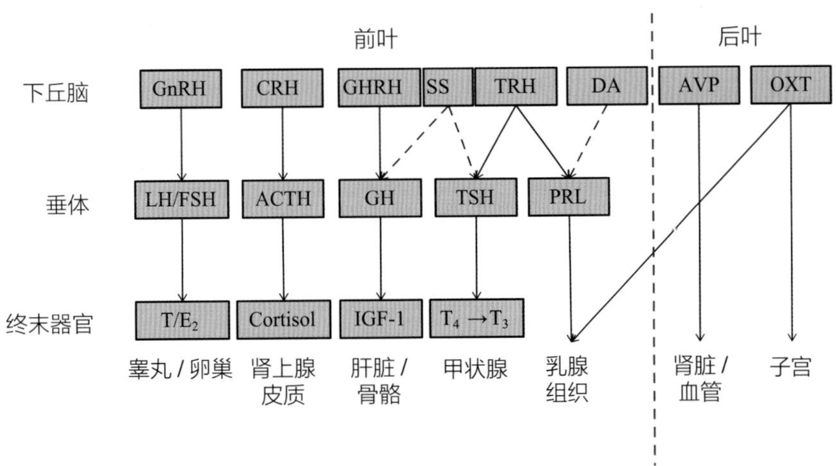

▲ 图 5-1　垂体激素、其下丘脑刺激（实箭）和抑制（虚箭）对应激素及其作用终末器官的关系

GnRH. 促性腺激素释放激素；CRH. 促肾上腺皮质激素释放激素；GHRH. 促生长激素释放激素；SS. 生长抑素；TRH. 促甲状腺激素释放激素；DA. 多巴胺；AVP. 精氨酸加压素（抗利尿激素）；OXT. 催产素；LH. 促黄体生成素；FSH. 卵泡刺激素；GH. 生长激素；TSH. 促甲状腺激素；PRL. 催乳素；T. 睾酮；E_2，雌二醇；IGF-1. 胰岛素样生长因子 -1；T_4. 甲状腺素；T_3. 三碘甲状腺原氨酸

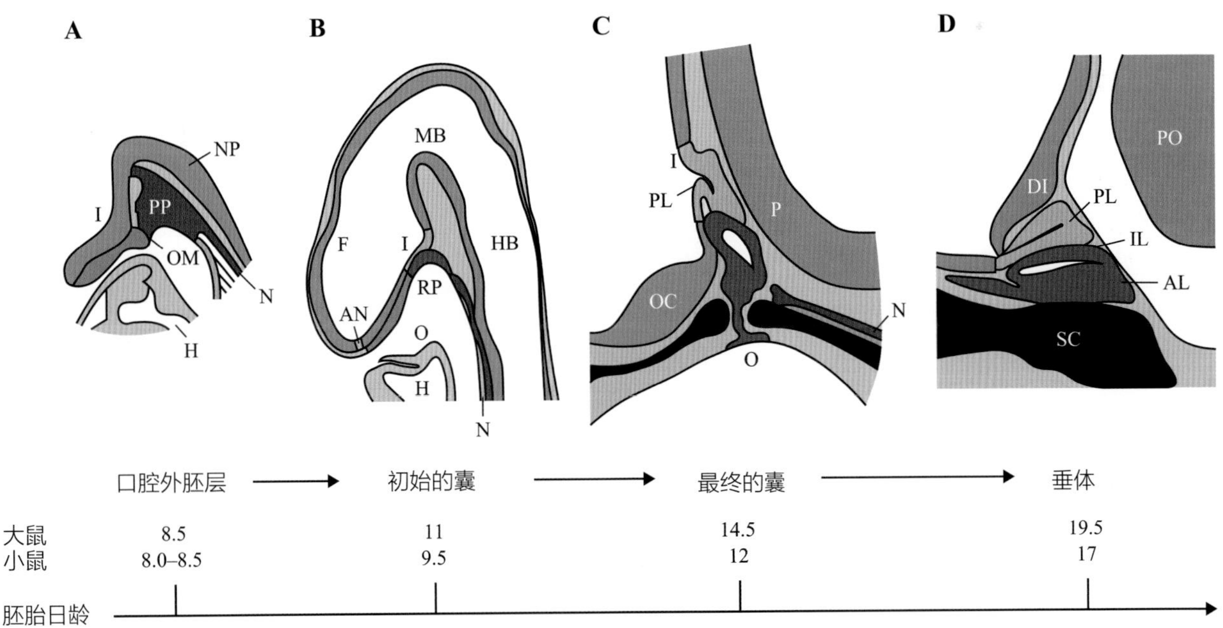

▲ 图 5-2　啮齿类动物的垂体发育按受孕后天数分为四个主要阶段

A. 发育开始于在妊娠 8.5 天口部增厚（口腔外胚层）；B. 原始的 Rathke 囊（RP）内陷，使其与上覆的腹侧间脑神经外胚层保持接触；C. 当与口腔外胚层的连接被切断时，RP 最终形成，同时腹侧间脑内陷形成漏斗（I）和垂体后叶；D. 分泌激素的不同细胞类型的祖细胞增殖和分化形成由前叶（AL）、中间叶（IL）和后叶（PL）组成的成熟垂体。NP. 神经板；N. 脊索；PP. 垂体板；OM. 口腔膜；H. 心脏；F. 前脑；MB. 中脑；HB. 后脑；AN. 前神经孔；O. 口腔；OC. 视交叉；P. 脑桥屈曲；DI. 间脑；SC. 蝶软骨（引自 Sheng and Westphal[4]）

（一）下丘脑 – 垂体器官发生

垂体前叶由垂体或垂体板发育而来，垂体板是六个颅板之一，在发育中的胚胎头部短暂的表现为局部外胚层增厚。垂体板出现在小鼠胚胎第（E）7.5 天，位于前神经嵴中线腹侧，与位于神经板头端后部的下丘脑漏斗区连续[10, 11]。到 E8.5，神经管在头端弯曲，原始口腔顶部增厚形成垂体板[8, 9]。人类垂体器官发生的起始期相当于妊娠 4～6 周。

在 E9，板状体内陷并形成初步 Rathke 囊，腺垂体的前叶和中叶由此衍生[12, 13]。Rathke 囊最终自我折叠，并在 E10.5 时开始关闭，而发育中间脑底部的神经外胚层外翻，形成垂体后叶[14]。在 E10.5～E12，囊上皮继续增殖，并在 E12.5 完全脱离口腔，形成最终的 Rathke 囊。分泌激素的细胞类型的前体细胞在 E12.5～E17.5 从囊的腹侧增殖，并形成成熟的前叶[15, 16]。囊背部分的残余物将形成中间叶，而囊腔则保留为垂体裂缝，将腺垂体的两个叶分开。

伴随着这些事件，下丘脑原基在神经外胚层的形态学在 E9.5 变得明显，下丘脑神经发生从 E10 开始，与此同时，对下丘脑前体细胞区域模式形成重要的基因如 *Sim1*、*Sim2*、*Arx* 和 *NrSal* 高水平表达[17]。虽然下丘脑终末分化标志物的表达在出生后达到高峰，但 E16 下丘脑神经发生即完成[17]。

（二）垂体前叶细胞的分化、组织和可塑性

发育垂体中分化的产生激素的细胞以时间和空间调节的方式出现。垂体前叶分化的最早标志是在 E11.5，腹侧 Rathke 囊的一个有限细胞团表达的 a– 糖蛋白亚单位（aGSU）（由 Cga 编码）[9]。这些细胞相当于未来的促甲状腺激素细胞，也表达转录因子胰岛 –1（*Jsll*），并在胚胎 E12.5 通过启动促甲状腺激素 β 亚单位（*Tshβ*）的表达分化[9]。这种早期细胞群是短暂的，出生时会消失；在成人成熟的垂体中，aGSU 仅在最终的促甲状腺激素细胞和促性腺激素细胞中检测到[18–20]。

在 E12.5，表达 *Pomc* 的促肾上腺皮质激素细胞在预期的促甲状腺素细胞背侧区域处开始分化[18, 19, 21]。明确的促甲状腺素细胞，特点是表达 *Tshβ*，在 E14.5 被检测到。在 E15.5，Gh（生长激素）和 Prl（催乳素）的表达分别是生长激素和催乳素谱系分化的标志，后者出现在发育中腺体的前外侧翼中，随后数量急剧增加，并在 E18.5 迁移穿过整个前叶的中央和外侧部分。催乳素仍然局限于中间叶腹侧表面附近的内侧区。促性腺激素是最后出现的细胞谱系，从 E16.5 LH 的 *β* 亚单位（*Lhβ*）表达开始，1 天后出现 FSH 的 *β* 亚单位（*Fshβ*）表达[9, 19]。

最近，对序贯细胞分化的经典描述受到了出生日期研究的挑战，这些研究暗示了迁移到指定位置的内分泌细胞早期规范，表明了更广泛的规范范围，而不是离散时间的顺序模式[22]。垂体内产生激素的细胞组织不是随机的，如细胞维持结构和功能的同型网络，促进有助于腺体的可塑性刺激的协调生理反应[23–25]。泌乳素细胞的网络组织增加了它们的功能连接和交流，从而增加了激素的分泌，同时也促进了可塑性和“记忆”的发展。因此，在随后的妊娠第二次哺乳期间激素的分泌会增加。

在发育中的和成年的垂体中，在垂体裂缝周围区域发现 *Sox2* 阳性的垂体前体细胞（干细胞），这进一步改变了我们对垂体发育的认识。这些细胞保持自我增殖的能力，在体外形成垂体球，并能被诱导分化成任何垂体谱系，通过置于不同的培养条件下，并暴露于各种诱导因子中的小鼠胚胎干细胞产生功能性的三维垂体前叶证实了这一点[26]。它们在胚胎发育期间及成年期产生可以生

成激素的细胞，因此有助于垂体内环境的稳定，与垂体的再生潜能有关，也能够在非细胞自主的方式诱导肿瘤的发生。

（三）早期发育基因和转录因子

垂体前叶的发育依赖于级联编码的外源性和内源性转录因子和信号分子，这些转录因子和信号分子以时间和空间受限的方式表达和沉默。来自腹侧间脑的外源性分子（BMP4、FGFS、FGF4、NKX2-1、WNT5A）、口腔外胚层（SHH）、周围的间充质（BMP2、IHH、chordin）和 Rathke 囊本身（BMP2、WNT4）形成了一个对早期垂体发育非常重要的信号梯度网络（图 5-3）。

在老鼠身上自发的和人工诱导的突变导致了对人类垂体疾病的深刻认识。与人类垂体疾病相关的突变的发现在确定垂体发育的遗传级联中也是非常宝贵的。全外显子组和全基因组测序等新技术的出现，导致人类下丘脑 - 垂体疾病相关遗传因素的列表不断扩大。表 5-2 和表 5-3 分别列出了与孤立性或多发性垂体激素缺乏症有关的遗传因素。它们的表型将在下一节讨论。

1. 形态发生信号（BMP、FGF、SHH、Wntβ-Catenin 信号通路）

Rathke 囊的初始诱导和维持依赖于骨形态发生蛋白 4（BMP4）和成纤维细胞生长因子 8（FGF8）的表达。BMP4 是 E8.5～El4.5 在可能的

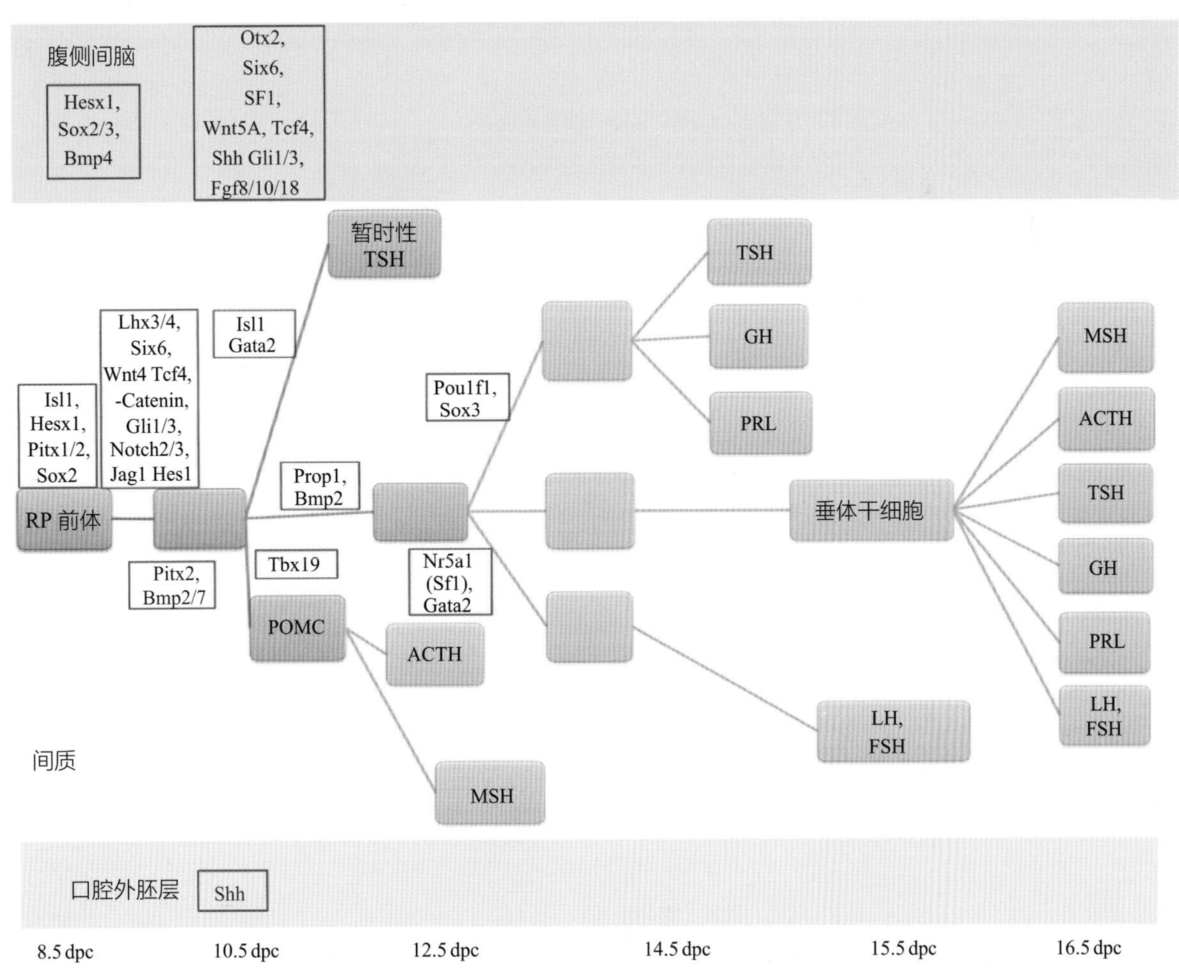

▲ 图 5-3　参与垂体前叶发育的转录因子和信号分子的发育级联的示意图

ACTH. 促肾上腺皮质激素；FSH. 促卵泡素；GH. 生长激素；LH. 促黄体素；MSH. 促黑素；PRL. 催乳素；POMC. 阿黑皮素原；TSH. 促甲状腺激素

表 5-2 下丘脑 – 垂体发育的遗传性疾病导致孤立性垂体缺陷

基 因	表 型	遗传模式
GH1	GH 缺乏	AR，AD
GHRHR	GH 缺乏	AR
RNPC3	GH 缺乏	AR
KAL1	卡尔曼综合征，单侧肾发育不良，连带运动	XL
FGFR1	卡尔曼综合征，嗅觉正常的低促性腺性性腺功能减退症，不同程度的促性腺激素缺乏，唇 / 腭裂，骈胝体畸形	AD
FGF8	卡尔曼综合征，嗅觉正常的低促性腺性性腺功能减退症，不同程度的促性腺激素缺乏，唇 / 腭裂，屈指畸形	AD
PROK2	卡尔曼综合征，肥胖	AD，AR
PROKR2	卡尔曼综合征	AD，AR
HS6ST1	卡尔曼综合征	AD
WDR11	卡尔曼综合征	AD
SEMA3A	卡尔曼综合征	AD
SOX10	卡尔曼综合征，Waardenburg 综合征（耳聋，皮肤 / 毛发 / 虹膜色素减退）	AD
FEZF1	卡尔曼综合征	AR
GNRH1	嗅觉正常的低促性腺性性腺功能减退症	AR
GNRHR	嗅觉正常的低促性腺性性腺功能减退症	AR
KISS1（Kisspeptin）	嗅觉正常的低促性腺性性腺功能减退症	AR
KISS1R（formerly *GPR54*, Kisspeptin receptor）	嗅觉正常的低促性腺性性腺功能减退症	AR
LEP（Leptin）	嗅觉正常的低促性腺性性腺功能减退症，肥胖	AR
LEPR（Leptin receptor）	嗅觉正常的低促性腺性性腺功能减退症，肥胖	AR
TAC3	低促性腺性性腺功能减退症	AR
TAC3R	低促性腺性性腺功能减退症	AR
CHD7	低促性腺性性腺功能减退症，卡尔曼综合征，CHARGE 变异	AD
FSHβ	原发性闭经，精子生成障碍，低 FSH	AR
LHβ	青春期发育延迟，低或高的 LH	AR
DAX1	低促性腺性性腺功能减退症，先天性肾上腺发育不良	XL
TSHβ	TSH 缺乏	AR
TRHR	TSH 缺乏	AR
IGSF1	TSH ± PRL 缺乏，暂时性 GH 缺乏，男性大睾丸，女性卵巢囊肿	XL
PC1	ACTH 缺乏，低血糖，低促性腺激素性性腺功能减退症，肥胖	AR
POMC	ACTH 缺乏，肥胖，红色毛发	AR
CRH	CRH 缺乏	AR
AVP-NPH	中枢性尿崩症	AR，AD

AR. 常染色体隐性；AD. 常染色体显性；XL. X 连锁

表 5-3　下丘脑 – 垂体发育的遗传性疾病，导致垂体功能减退综合征或多发垂体激素缺陷

基　因	内分泌表型	MRI 表型	其他相关表型	遗　传
综合征性垂体功能减退				
HESX1	全垂体功能减退症，GH 缺乏症，GH 伴进行性 ACTH 和 TSH 缺乏症 全垂体功能减退症，GH、LH、FSH、进行性 ACTH 和 TSH 缺乏症	APH、EPP、ONH、ACC，正常 AP 伴 EPP 和 ONH（p.S170L） APH、EPP、ONH、ACC，正常 ON 伴 EPP 和 APH（p.I26T）；垂体发育不良伴正常 PP 和 ON 缺损	视中隔发育不良及其变异	AD[27–29] AR[30–33]
TCF7L1	孤立性的 GH 缺乏或低 IGF–1，轻度升高的 TSH 伴正常 fT_4	APH、无 PP、ONH、视束薄、胼胝体部分发育不良、透明隔缺失、前连合薄	视中隔发育不良	AD 伴不同外显[34]
LHX3	GH、TSH、PRL、LH、FSH 缺乏，ACTH 缺乏	APH、增大的 / 囊性的 AP、正常 PP 和柄	颈部旋转受限、颈椎短、感音神经性耳聋	AR[35–38]
LHX4	全垂体功能减退症，GH 伴不同程度 TSH、ACTH、LH 和 FSH 缺乏 ACTH、TSH、PRL 和大量 GH 缺乏	APH、正常 PP 或 EPP、Chiari 畸形、小脑异常 垂体不发育、EPP	— 生命最初几周的致死性、严重败血症、音调低、肺不张、面部中线发育不良、耳位低	AD[39–41] AR[42]
SOX2	LH 和 FSH 缺乏，罕见 GH 缺乏	APH、薄 CC；海马畸形，下丘脑错构瘤，进展缓慢的下丘脑 – 垂体肿瘤	双侧 / 单侧无眼、痉挛性双瘫、发育迟缓、气管食管瘘、感音神经性耳聋	AD[43–47]
SOX3	全垂体功能减退症，GH、TSH、ACTH、LH 和 FSH 缺乏，孤立性 GH 缺乏	APH、EPP，持久性颅咽管	不同程度智力低下	XL[48–52]
OTX2	孤立性或部分性 GH 缺乏，GH、TSH、ACTH、LH 和 FSH 缺乏	正常垂体，APH、EPP、Chiari 畸形	无眼球，双侧 / 单侧视网膜营养不良；正常眼表型	AD[53–56]
ARNT2	中枢性尿崩症，GH、ACTH、TSH 缺乏	APH、PP 缺如、薄 CC，额叶和颞叶发育不良、大的外侧裂	小头畸形，癫痫发作，视力损害，肾脏异常	AR[57]
GLI2	全垂体功能减退症，GH、TSH、ACTH、LH 和 FSH 缺乏，孤立性 GH 缺乏	APH、正常 PP 或 EPP、发育不良的 PP、ONH、前脑无裂畸形、透明隔腔	面中部缺损，唇腭裂，单中切牙，轴后多指	AD[58–61]
PITX2	GH 浓度降低	蝶鞍发育不良	Axenfeld–Rieger 综合征（眼前段畸形、牙齿发育不全、脐突、脑畸形）	AD[62, 63]
FGF8[a]	生长激素临界峰值浓度 中枢性尿崩症、ACTH 和 TSH 缺乏	ACC、ONH 半前脑无裂畸形、膨大的 AP、正常 PP	Moebius 综合征，痉挛性双瘫，发育迟缓 小头畸形、小下颌、高腭弓	AD[64, 65] AR[64]

（续表）

基　因	内分泌表型	MRI 表型	其他相关表型	遗　传
FGFR1[a]	GH、ACTH、TSH、LH 和 FSH 缺乏，中枢性尿崩症	APH、EPP、薄或正常的垂体柄、ACC、ONH	唇腭裂，指短，单中切牙	AD[65, 66]
PROKR2[a]	GH、ACTH、TSH、LH 和 FSH 缺乏、孤立性 GH 缺乏	APH 或正常 AP、EPP、垂体柄缺如、CC 发育不良	面部不对称、脑裂、小脑发育不良、视盘发育不良	AD[65–67]
PNPLA6	GH、TSH、LH 和 FSH 缺乏，孤立性的低促性腺性性腺功能减退症	APH、小脑发育不良	Oliver Mcfarlane 和 Gordon Holmes 综合征，共济失调、脉络膜视网膜萎缩、痉挛	AR[68, 69]
KAL1[a]	GH、ACTH 和 TSH 缺乏	APH、ONH	视神经发育不良、女性患者	XL[70]
多种垂体激素缺陷				
POU1F1	GH、PRL 和 TSH 缺乏（TSH 缺乏可能出现早或进展晚）	APH 或正常 AP、正常 PP 和漏斗管、无其他垂体畸形	—	AD，AR[71–75]
PROP1	GH、TSH、PRL、LH、FSH 和进行性 ACTH 缺乏、起病时间和严重程度不同	APH、正常或增大的 AP 可能随时间改变、正常 PP 和柄	—	AR[76–81]

ACC. 胼胝体缺失；AD. 常染色体显性遗传；AP. 垂体前叶；APH. 垂体前叶发育不良；AR. 常染色体隐性遗传；CC. 胼胝体；EPP. 异位的垂体后叶；ON. 视神经；ONH. 视神经发育不良；PP. 垂体后叶；XL.X 连锁

a. 这些基因也是已知可引起孤立性垂体激素缺陷的基因

漏斗部检测到最早分泌的分子[18, 82]。在 *Bmp4* 表达开始后，FGF8 和 FGF 家族的其他成员（*Fgfl*、*Fgf18*）从 E9.5 开始在间脑表达[8, 18, 64, 83, 84]。FGF 信号对于 Rathke 囊的细胞增殖是必需的，LIM 同源框 3（*Lhx3*）和 LIM 同源框 4（*Lhx4*）的激活对于从原始囊发育成最终的囊是必不可少的[6, 18, 85–88]。

SHH 及其下游的激活因子（GLI2）或抑制因子（GLI3）的信号通路对腺体的模式和腹侧细胞类型的分化和表达也很重要。*Shh* 在腹侧间脑和口腔外胚层中表达，在 El4.9 之前保持在前者；一旦出现囊，其表达就从 Rathke 囊中排除[83, 84]。许多 Wnt 家族成员（WNT4、WNT5A）和下游信号通路的组成部分（β-catenin）在 Rathke 囊、脑内和周围组织中表达[84, 89, 90]。Wnt/β- 连环蛋白信号通路的成员与其他早期转录因子（SOX2[91]、SOX3[92]）相互作用，这些相互作用对各种发育过程，包括垂体的发育过程都很重要。

2. 早期转录因子

(1) Hesx1：*Hesxl* 是成对类同源框基因的一员，也是垂体原基最早的标记之一[93]。E9～E9.5 表达仅限于腹侧间脑和发育中的 Rathke 囊，随后在与进行性垂体细胞分化相对应的时空序列中逐渐消失，并在 E15.5 检测不到[6, 30, 94–96]。*Hesxl* 是一种转录抑制因子，其下调对下游的 *Prop1* 激活和 *Poulfl* 细胞谱系（促生长激素、促甲状腺激素和催乳素细胞）的出现非常重要[6]。伴随的 *Hesxl* 抑制和 *Poulfl* 激活是通过 β-catenin 和 PROPl 的直接相互作用介导的[97]。*Hesxl* 敲除小鼠（*Hesxr1-/-*）的表型多变，使人联想到视隔发育不良（SOD）患者，伴有无眼症、严重的小眼畸形、下丘脑异常和 Rathke 囊的异常形态发生（表 5–4）[30]。垂体对 *Hesxl* 剂量的变化可能比眼睛或前脑更敏感[98]。

(2) 同源框基因 LIM 家族（Lhx3、Lhx4、Lhx2）：*Lhx3* 是最早在 Rathke 囊（E9.5）和发育中的垂体前叶和中叶表达的转录因子之一，但不表达在垂体后叶，它的表达一直持续到成年[99, 100]。*Lhx3* 对于建立产生激素的细胞类型和维持成熟垂体中至少某些细胞类型非常重要[101, 102]。*Lhx4* 也在 Rathke 囊中表达，并在 E15.5 下调[99]。*Lhx4* 在发育中的后脑、大脑皮质和脊髓运动神经元中也有表达[101, 103]。*Lhx3*- 和 *Lhx4*- 敲除小鼠的表型如表 5–4 所示。双突变体（*Lhx3-/-*、*Lhx4-/-*）表型比单基因突变体更为严重，这表明它们的作用存在重叠[4]。最近发现，*Lhx2* 在间脑和后叶表达[104]。

(3) SOX 转录因子家族（Sox2 和 Sox3）：SOX 家族转录因子的特点是存在一个 79 个氨基酸的高迁移率族（HMG）DNA 结合域，类似于哺乳动物性别决定基因 *SRY* 的 HMG 结构域。*Sox2* 和 *Sox3* 在整个 CNS 发育过程中都有表达，是某些神经决定的最早标志物。在垂体发育期间，*Sox3* 在腹侧间脑和漏斗部表达，但在 Rathke 囊中不表达[105, 106]。在小鼠中缺失 *Sox3* 会导致一种复杂多变的表型，如 1/3 的小鼠没有明显异常，但受影响更严重的小鼠表现出严重的生长激素缺乏、体型小、不孕、垂体功能低下和中线和颅面缺损。垂体 GH、LH、FSH、TSH 水平低于野生动物，但内分泌功能缺损程度不同。*Sox3* 突变体的胚胎垂体具有异常扩张和分叉的 Rathke 囊（Ell.5），这可能导致在成年垂体中观察到额外的裂缝。漏斗外翻不明显，推测的下丘脑明显变薄变短，且细胞增殖显著降低[105, 107, 108]。

Sox2 从小鼠发育的早期开始在整个发育中的中枢神经系统及感觉板、内耳、耳蜗和发育中的晶状体、视网膜和视神经中表达。E11.5，*Sox2* 在 Rathke 囊和漏斗中均匀表达，并在垂体裂的 –小群细胞中持续表达。这些细胞保持其增殖和分化为所有垂体细胞类型的潜能，代表祖细胞 / 干细胞池[26]。*Sox2-/-* 敲除胚胎在植入后不久死

表 5-4 自发或诱导垂体转录因子和信号分子表达中断小鼠模型中的垂体表型

基　因	鼠模型	垂体形态	其他表型
Bmp4	Bmp4 KO	无垂体板或囊形成	早期胚胎致死
Fgf8	Fgf8 KO		早期胚胎致死
	fgf8 hypomorph	多种多样：正常至严重 APH，有 / 无 PP 缺失，中线缺损提示前脑无裂	下丘脑分泌 AVP 和 OXT 的神经元数量减少
Shh	下丘脑 $Shh^{\Delta hyp}$ 条件性缺失	Rathke 囊异常内陷，漏斗异常	促生长激素、促肾上腺皮质激素和促甲状腺激素细胞数量减少，视盘发育不良
Wnt4	$Wnt4^{-/-}$	垂体发育不良	促生长激素和促甲状腺激素数量减少
Wnt5	$Wnt5a^{-/-}$	畸形分叉的囊	
Hesx1	$Hesx1^{-/-}$	Rathke 囊形态异常，垂体发育不良，多发性内陷及分支异常，明显形成多个垂体腺	头体积明显缩小，前脑缩小，严重的小眼畸形，视小泡、视杯和嗅觉板缺失，下丘脑异常
Tcf7l1	下丘脑 $Tcf7l1^{fl/-}$ 条件性敲除	异常垂体分裂伴增生但分化正常，口咽部垂体组织异位，后叶 / 中叶不可区分	小眼症、无眼畸形、端脑小泡小 / 缺失、神经管缺陷（如前脑）、侏儒症
Lhx3	$Lhx3^{-/-}$	垂体发育受阻	早期致死
Lhx4	$Lhx4^{-/-}$	垂体发育不良	垂体前叶细胞系数量明显减少
Lhx2	$Lhx2^{-/-}$	神经外胚层外翻失败，前叶和中叶紊乱	所有细胞系存在
Sox3	雌性：$Sox3^{-/x}$	正常	轻度颅面部表型
Sox3	雄性：$Sox3^{-/-}$	Rathke 囊延伸及分叉，推测的下丘脑变薄，小 AP，存在其他异常分裂，胼胝体发育不良	40% 不能活到断奶，体积和生育力下降，垂体功能减退，中线和颅面部缺陷，前牙过度生长和错位，耳廓异常或缺失
Sox2	$Sox2^{\beta geo/+}$ Sox2 杂合缺失	囊分叉，APH，成人垂体额外裂	生长激素和促性腺激素细胞数量减少，GH、LH、ACTH 和 TSH 含量减少
Sox2	垂体 Sox2 选择性缺失	APH	围产期致死，促生长激素和促甲状腺激素细胞分化减少，促性腺激素细胞和下丘脑 GnRH 神经元数量减少
Prop1	Ames 小鼠	APH（体积缩小近 50%），异常环	严重成比例的侏儒，不育，GH，TSH 和 PRL 缺乏，低水平的 LH 和 FSH
Pou1f1	Snell 小鼠	APH	缺乏促生长激素、促乳激素和促甲状腺激素细胞
Pou1f1	Jackson 小鼠		

APH. 垂体前叶发育不良；AVP. 精氨酸升压素；ACTH. 促肾上腺皮质激素；FSH. 促甲状腺激素；GH. 生长激素；GnRH. 促性腺激素释放激素；KO. 敲除；OXT. 催产素；PPI. 垂体后叶

亡[109]，但杂合子动物（$Sox2^{\beta geo/+}$）在一些成年垂体中表现出异常的腺体形态发生，并伴有分叉囊和随后的额外裂口。胚胎垂体减小，伴有促生长激素细胞和促性腺激素细胞数量显著减少，GH、LH、ACTH 和 TSH 含量减少[43]。

Sox2 表达降低的效果似乎是剂量依赖性的，因为在受影响的突变体中，*Sox2* 表达水平降低到正常值的 40% 以下会导致无眼症。在发育的垂体中选择性缺失 *SOX2* 的转基因动物（*HesxlCre/+*、*Sox2fl/fl*）具有从 E12.5 中可检测到的严重垂体前叶发育不良，伴有 *Poulfl* 的表达显著降低，进一步导致促生长激素细胞和促甲状腺激素细胞分化减少。尽管与野生型垂体相比，促性腺激素细胞的数量较少，但细胞仍然存在，同时伴随着 GnRH 神经元的显著减少，这表明性腺功能低下的表型可能是由于下丘脑功能失调引起的[110]。

(4) 转录因子 7- 样 1（Tcf7l1）：T 细胞因子 / 淋巴增强子因子（TCF/LEF）家族成员是与 β- 连环蛋白相互作用的主要靶点，其 N 末端含有一个与 β- 连环蛋白相互作用的结构域。在发育的垂体中选择性缺乏这一家族成员 TCF7Ll（*Hesxlcre/+*、*Tcf7l1fl/-*）的转基因条件性敲除小鼠胚胎已显示出与 *Hesx-/-* 基因敲除小鼠不同的表型，包括眼睛（小眼症、无眼症）、前脑（端脑小囊泡缺乏）和垂体（异常垂体分裂、垂体增生和位于口咽顶部无后叶和中间叶的异位垂体组织）[34]。虽然这些突变体产生激素的细胞分化正常，但 25% 的小鼠表现出侏儒症，提示可能存在下丘脑 - 垂体功能减退。此外，包括 Fgf8、Fgfl0、Bmp4、Tbx2 和 Tbx3 在内的几个早期下丘脑 - 垂体信号分子的表达在下丘脑尾部前移，伴 SHH 表达降低。对缺乏 β- 连环蛋白相互作用域的 $Tcf7l1^{\Delta N/\Delta N}$ 小鼠的进一步实验证实垂体发育正常，表明 *Tcf7l1* 作为转录抑制物的作用独立于 β- 连环蛋白。

（四）终末细胞分化

1. Prop1

PIT-1 祖先蛋白（PROPl）是最早表达的垂体特异性转录因子。其表达在 El2.0 达到高峰，并且在 E15.5 时检测不到[111, 112]。*Propl* 起始表达是 *Pou1f1* 谱系（促生长激素细胞、催乳素细胞和促甲状腺激素细胞）出现所必需的[113-115]，随着促性腺激素细胞谱系的出现，NOTCH2 激活[115-117]，*Hesxl* 和 *Otx2* 抑制[97]。它的过早表达可能通过抑制 *Hesxl* 而导致垂体前叶发育不良，而它的持续存在延迟了促性腺激素的分化[118, 119]。通过在整个囊中表达特定活性形式的 β- 连环蛋白，Olson 等[97]证实 β- 连环蛋白和 PROPl 的相互作用介导了这种双重作用，即同时抑制 *Hesxl* 和激活 *Poulfl*。在人类，*PROPl* 突变是垂体激素联合缺乏症（CPHD）最常见的遗传原因[76, 120, 121]。除了 ACTH 和促性腺激素缺乏可能在年轻时出现或随着时间的推移而发展外，其隐性突变与 GH、PRL 和 TSH 缺乏症有关[76-79, 122-128]。垂体前叶可能发育不良或增大，其体积会随着时间推移有增减[79, 80, 128]。

2. Pou1f1

POU1F1（以前称为 PIT-1）是一种垂体特异性转录因子，属于 POU 同源域家族。它在垂体发育后期表达（E13.5），并在整个成年期持续表达[20, 129]。POUlFl 对生长激素细胞、催乳素细胞和促甲状腺激素细胞的分化和扩增，抑制促性腺激素细胞死亡，以及基因本身的转录调节具有重要意义，这表明一旦蛋白质达到临界阈值，其自身调节对维持基因表达就是必须的[130-135]。在人类，*POU1F1* 突变表现为生长激素、促甲状腺激素和催乳素缺乏[71, 136-138]。

3. 其他参与终末细胞分化的晚期转录因子

许多转录因子决定促性腺细胞的命运（如 GATA2、SFI、EGRI、PITXI、PITX2 和 PROP1），引起成熟细胞表达 GnRH 受体（GnRHR）和激素特异性 β- 亚单位 LH（LHβ）和 FSH（FSHβ）等终末细胞分化标志物[9]。类固醇生成因子 I（*Sf1*）在促性腺激素细胞和下丘脑腹内侧及发育中的性腺和肾上腺中表达[9, 139–142]。它是一种锌脂核受体，调控一系列基因，包括 *Cga*（生成蛋白 a–GSU，LH、FSH 和 TSH 的共同亚单位）、*LHβ*、*FSHβ* 和 *Gnrhr*[139–143]。*Sf1* 的垂体特异性失活导致小鼠性腺发育不良，垂体促性腺激素的表达显著降低，并且不能形成正常的第二性征，肾上腺和下丘脑不受影响[144]。

垂体前叶促性腺激素细胞的功能受视前核神经元合成的下丘脑 GnRH 的控制，视前核将轴突投射到分泌激素的正中隆起。GnRH 细胞起源于嗅板，*Pax6* 是其产生所必需的[145]。*Pax6* 突变的小鼠不能同时发育视神经和嗅板[146]。GnRH 神经元产生后，沿着嗅神经通路穿过筛板，移向嗅球，最后到达下丘脑。据估计，人类的 GnRH 细胞在妊娠第 6 周开始迁移[147]。越来越多的基因与 GnRH 神经元（*KALl*、*FGFRl*、*FGF8*、*PROKR2*、*KISSl*、*GPRS4*、*LEP*、*CHD7*、*TAC3*、*TACR3*）的迁移和成熟有关，在孤立性低促性腺激素性性腺功能减退症患者中发现的突变突出了它们的作用[148, 149]。

尽管垂体促肾上腺皮质激素细胞是第一个达到终末分化的细胞类型，但对决定促肾上腺皮质激素和促黑素的特性及对 POMC 表达的控制因素知之甚少。促肾上腺皮质激素在 E12.5 开始分化，产生 POMC[18, 21]。转录因子 *Tbx19*（*T-pit*）在促肾上腺皮质激素细胞和促黑素滋养细胞中表达，与 *Pitxl* 一起激活 *Pomc* 启动子[21, 150, 151]。最近，*Pax7* 被认为是决定促黑素滋养细胞特性的一个重要因素。*Pax7* 失活导致促黑素基因表达丧失，细胞转向分化为促肾上腺皮质激素细胞[152]。

四、下丘脑 – 垂体发育的先天性疾病

先天性垂体功能减退症可能由垂体发育相关的任何基因突变引起。据报道，其发病率为每 3000～4000 例新生儿中有 1 例[153]。这是一种高度异质性疾病，可能表现为孤立性激素缺乏症，最常见的是孤立性生长激素缺乏症（IGHD），或当 2 种或 2 种以上垂体激素受到影响时表现为 CPHD。临床特征在严重程度和出现时间上各不相同，在新生儿早期或晚些时候可能起病（表 5–5）。先天性垂体功能减退症也可能是一种综合征的一部分，除了垂体激素缺乏症外，还可能出现与垂体有共同胚胎起源的垂体外结构异常（如眼、中线和前脑异常）（表 5–3）。大多数患者的病因尚不清楚。

（一）联合垂体激素缺乏症（CPHD）

1. 非综合征性 CPHD

(1) PROP1 突　变：*PROP1*（OMIM 601538）由三个外显子组成，编码 226 个氨基酸组成的蛋白质。*PROP1* 突变是 CPHD 最常见的病因，占家族病例的 50%。第一个突变是在四个无亲缘关系的垂体功能低下家系中发现的，这些家系的特征是 GH、TSH、PRL 和促性腺激素缺乏症，患者不能进入青春期[154]。随后在不同国家的家系中报道了该基因的突变，在散发病例中的发病率要低得多[76, 80, 120, 121]。大多数报道的纯合子突变涉及高度保守的结合 DNA 的同源结构域，通过破坏 DNA 结合和转录激活，导致突变蛋白质的功能完全或部分丧失[154, 155]。

最常见的突变（占所有家族性 *PROP1* 突变的 50%～72%）是 2 号外显子 2 个碱基对缺失导致截短蛋白（S109X）[76, 120, 156]。缺失发生在三个串联 GA 重复中，因此无法定义删除的两个

表 5-5　先天性垂体功能减退症患者的症状和体征

<table>
<tr><td rowspan="4">内分泌相关症状和体征</td><td>症状</td><td colspan="2">• 低血糖、神经过敏
• 呼吸暂停
• 黄疸延长、伴发性高胆红素血症
• 体温不稳定
• 喂养不良和体重增加
• 反复败血症
• 嗜睡
• 电解质异常（低钠血症而无高钾血症、高钠血症）
• 生长障碍 / 缺陷
• 青春期延迟</td></tr>
<tr><td rowspan="3">体征</td><td>生殖器外观</td><td>• 小阴茎
• 双侧隐睾
• 睾丸功能障碍（成人 IGSF1 突变）</td></tr>
<tr><td>中线缺损和颅面畸形</td><td>• 唇腭裂
• 单中切牙
• 前脑无裂畸形
• 无透明隔
• 无胼胝体</td></tr>
<tr><td>眼缺损</td><td>• 无眼球 / 严重双侧小眼球
• 视神经发育不良
• 视网膜发育不良
• 眼球震颤</td></tr>
<tr><td rowspan="6">与垂体功能减退相关的综合征</td><td>AEG</td><td colspan="2">• 无眼症
• 食管闭锁
• 生殖器异常</td></tr>
<tr><td>PHACE（S）</td><td colspan="2">• 颅后窝畸形（如 Dandy-Walker 囊）
• 血管瘤（面部和颈部）
• 动脉畸形
• 心脏缺损
• 眼部异常
• 胸骨缺损（裂口、脐上中缝）</td></tr>
<tr><td>Rieger</td><td colspan="2">• 眼前房畸形
• 脐突出
• 牙列异常
• 智力低下</td></tr>
<tr><td>Johanson-Blizzard</td><td colspan="2">• 小头
• 胰腺外分泌胰岛不足
• 直肠尿道畸形
• 原发性甲状腺功能减退</td></tr>
<tr><td>Pallister-Hall</td><td colspan="2">• 多指
• 肛门闭锁
• 下丘脑错构瘤</td></tr>
</table>

碱基对。在不同的报道中，被称为 c.296delGA 和 c.301_302delAG。它很可能代表了基因的突变热点，而不是常见的创始人突变[120]。加上 c.150delA，这些突变占到了 *PROP1* 所有突变的 97%。

纯合 *PROP1* 突变通常与 GH、TSH、PRL 和促性腺激素缺乏有关，但激素缺乏症的起病时间和严重程度甚至在携带相同突变的兄弟姐妹各不相同，这表明尚未确定的遗传或表观遗传修饰因子可能在发病机制中发挥作用。大多数患者表现为早发性 GH 缺乏和生长迟缓。但据报道，有 1 例患者儿童早期生长速度正常，在未接受生长激素替代治疗的情况下达到正常成人身高。该例患者生命后期出现促性腺激素缺乏及包括生长激素在内的其他激素缺乏。正常的成人身高是以牺牲青春期体重显著增加为代价[123, 157]。

TSH 缺乏可能是最初的症状，也可能在以后的生活中出现[76–79]。ACTH 缺乏的发病与年龄的增长有关，大多数患者在生命早期具有正常的 ACTH 和皮质醇浓度，随着时间的推移出现缺乏，但皮质醇缺乏已在 1 名 7 岁的患者中被描述，强调有必要持续对 *PROP1* 突变患者进行临床评估[122, 124–128]。皮质醇缺乏的潜在机制尚不清楚，尤其在促肾上腺皮质激素细胞不表达 *PROP1*，但它是维持促肾上腺皮质激素细胞群所必需的。

尽管 *PROP1* 在小鼠促性腺激素细胞的分化中起着关键作用，但人类促性腺激素缺乏的谱系差异很大，从以小阴茎和隐睾为表现的性腺功能减退到缺乏青春期发育。虽然通常会延迟，但青春期可能是自发的，促性腺激素缺乏可能会表现为青春期停滞和不孕[76–78, 80, 127, 129]。促性腺激素缺乏的时间和严重程度不同表明，*PROP1* 在促性腺激素的维持和终末分化中而不是在其初始发育中发挥作用[158]。激素缺乏的演变性质表明垂体前叶功能在进行性下降，这表明需要持续监测激素缺乏的发展，因为激素缺乏在最初可能并不明显。

此外，垂体形态也不同。大多数患者的垂体前叶较小或正常，后叶和垂体柄正常，但也有报道称垂体前叶增大，老年患者的垂体大小会随着随后的受累而增减[79, 80, 128]。垂体增大包括一个位于前叶和后叶之间的肿块，可能起源于中间叶，但其潜在机制尚不清楚[79]。研究表明，*PROPl* 缺陷小鼠的胎儿脑垂体在 Rathke 囊的管腔周围区域保留了突变细胞，这些细胞无法分化，表现出凋亡增强和增殖减少[117]，这为人类的影像学发现提供一个可能的解释。

(2) *POU1F1* 突变：*POU1F1*（OMIM 173110）由 6 个外显子组成，编码 291 个氨基酸组成的蛋白质。POUlFl 有三个功能域，即反式激活域、POU 特异区域和 POU 同源区域。这两个 POU 结构域对 DNA 结合到 GH 和 PRL 启动子上的高亲和力至关重要[129, 159, 160]。

与 GH、PRL 和 TSH 缺乏及不同程度垂体发育不良相关的 *POU1F1* 突变由 4 个独立的研究组首次报道[71, 136–138]。*POU1F1* 突变的发生率在散发性 CPHD 病例中较低（3%～6%），在家族性病例中较高（25%）[72, 161]。功能分析表明，一些突变会破坏 DNA 结合，而另一些突变会破坏转录激活或其他特性，如自动调节[72, 162, 163]。大多数突变是隐性遗传（如 p.R172X、p.A158P、p.P239S、p.E230K），但是杂合的 p.R271W 突变似乎是 *POU1F1* 的“热点”突变，并且已经在来自不同种族背景的几个无关患者中被证实[136, 137, 164–170]。这种突变蛋白能够与 DNA 结合，似乎是作为野生型 POUlFl 蛋白转录的显性负性抑制药[137, 171]。

POU1Fl 突变的患者在生命早期出现 GH 和 PRL 缺乏。TSH 缺乏可能是高度可变的，大多数患者早期出现，但也有报道称甲状腺功能减退出现在儿童晚期[71, 172, 173]。据报道，一个 *POU1F1*

突变在 1 名甲状腺功能正常的 21 岁 GH 和 PRL 缺乏患者，他与 1 名在生命第 2 年发展为中枢性甲状腺功能减退的无血缘关系的患者携带相同突变，表明其他遗传或环境因素可能会改变 TSH 缺乏的发病[72]。*POUlFl* 突变患者的垂体前叶体积较小或正常、垂体后叶和漏斗正常、垂体外结构无异常[9]。

2. 综合征性 CPHD

(1) 视 – 隔发育不良（SOD）及其变异：SOD 是一种罕见的先天异质性疾病，涉及前脑、眼和垂体异常，患病率为（6.3～10.9）/100 000[174]。它包括以下至少 2 种表型，即视神经发育不全（ONH）、中线前脑缺损（如胼胝体发育不全、透明隔缺失）和垂体发育不良伴不同程度的垂体功能减退[175]。30% 的患者患有完全性三联征，60% 的患者患有透明隔缺失，62% 的患者患有不同程度的垂体功能低下[176]。

ONH 可以是单侧（12%）或双侧（88%），可能是第一个表现特征，随着病程发展逐渐进展为垂体激素缺乏[176, 177]。视神经大小与视觉功能似乎没有什么相关性，但眼部畸形可能更严重，包括双侧无眼或严重的小眼畸形。相关特点包括透明隔腔、小脑发育不良、脑裂畸形和穹隆发育不良。神经系统表现很常见（75%～80%），范围从局部缺陷到全面发育迟缓[177]。

75%～80% 的 ONH 患者有神经影像学异常，垂体前叶发育不良、垂体后叶未显影（异位）和垂体柄缺如是垂体功能减退的预测因素。在我们的系列研究中，垂体后叶未显影患者的垂体功能低下风险是垂体后叶正常位置患者的 27.2 倍[178]。垂体发育不良可能表现为不同程度的内分泌缺陷，从 IGHD 到全垂体功能减退。最常见的内分泌疾病是 GH 缺乏，其次是 TSH 和 ACTH 缺乏，而促性腺激素的分泌可能会保留。内分泌疾病可能会随着时间的推移而发展[177]。

SOD 的病因是多因素的，遗传和环境因素（病毒感染、血管或退行性改变、酒精或药物暴露）都与此有关。SOD 在年轻母亲所生的孩子中表现得更为普遍，在少女怀孕频率较高的地理区域中表现为聚集[95, 175]。由于前脑和垂体的发育是密切相关的，都发生在妊娠 3～6 周，因此，在这个发育阶段的任何损伤都可以解释 SOD 及其变异。

在这些阶段，信号分子和转录因子在可能的前脑、垂体和感觉板中具有广泛和重叠的表达模式，并在多个水平上直接或间接地促进下丘脑 – 垂体轴的发育。因此，越来越多的证据表明，以前被认为是互不相关的疾病（如 SOD、CPHD 和卡尔曼综合征）的病因学存在重叠，这并不奇怪，因为同一系列基因（*KAL1*、*PROKR2*、*FGF8*、*FGFR1*）中的突变与它们的病因学有关[64, 65, 67]。例如，在人类，已经报道了杂合或隐性遗传的 *FGF8* 突变与卡尔曼综合征相关[179, 180]，但是杂合 *FGF8* 突变（p.Q216E）也已经报道与 SOD 相关，而常染色体隐性遗传的前脑无裂畸形（HPE）的也被归因于 *FGF8*（p.R189H）突变[64]。

(2) HESX1 突变：*HESX1*（OMIM 601802）定位于染色体 3p21.1～21.2，其编码的区跨越 1.7kb，具有由四个编码外显子组成的高度保守的基因组结构[30]。在人类，首个纯合的 *HESX1* 突变（p.R160C）在一个有高度血缘关系的家系的两个同胞中被描述，表现为与 ONH 相关的垂体发育不良、胼胝体缺如、垂体前叶发育不良和垂体后叶异位[30]。这种错义突变是在两个同胞的 *HESXl* 同源异型框中发现的，而表型正常的父母是杂合的。

即使突变的杂合子没有表现出表型，但是突变也导致 DNA 完全不能结合，并且突变与体外显性负效应异常相关。随后，在高度不同表型且无明显基因型 – 表型相关性的患者中描述了 *HESXl* 的纯合和杂合突变[9, 175]。相较于表型相对重的 SOD，杂合突变（p.E149K、p.S170L、p.TISIA、g.1684delG）可与表型相对轻的 IGHD 患者相关，这些患者可能有或可能没有 ONH、垂体后叶异位或前叶发育不良[27, 181, 182]。*HESX1* 突变是导致垂体功能低下和 SOD 的一个罕见原因，占比小于总病例的 1%（表 5-3 和表 5-6）[182]。

(3) TCF7L1 变异：在人类，已经发现与 SOD 形式相关的 *TCF7L1* 的两个变异[34]。第 1 例是 p.R92P，出现在一名男婴，他患有胼胝体部分发育不良、前连合薄、右侧视束发育不良和 IGF-1 浓度略低。这种变异也出现在他的父亲和叔父身上，他们没有症状。第 2 例男婴有双侧 ONH、垂体前叶发育不良、透明隔缺如及垂体后叶亮点，被发现有第二种变异，即 p.R400Q，他未受影响的母亲和两个兄弟姐妹也携带该突变。这两个变异在体外和体内斑马鱼模型中均显示 *TCF7L1* 抑制活性降低，提示它们在人类表现为不完全外显。

(4) 先天性垂体功能减退和严重的眼部畸形：以下为具体表现。

① SOX2：*SOX2*（OMIM 184429）是位于染色体 3q26.3～27 上的单外显子基因，编码 317 个氨基酸组成的蛋白质[183]。SOX2 杂合新发功能缺失突变最初在双侧无眼或严重小眼患者中被描述，并且在这些个体中有 10%～20% 被检测到 SOX2 突变[43, 44, 184, 185]，其他异常包括发育迟缓、痉挛性双瘫、癫痫、食管闭锁、气管食管瘘、感音神经性耳聋和男性生殖器异常[43, 185, 186]。

SOX2 缺失与垂体功能减退的关系首次在一组患有严重眼部畸形（无眼症、双侧小眼症）并伴有或不伴有其他发育缺陷的患者中报道[43]。所有患者都有孤立的促性腺激素缺陷、垂体前叶发育不良和中线或前脑缺损，提示 SOD 范围内的

表 5-6　HESX1 突变和相关表型

突　变	遗传方式	内分泌表型	MRI 表型
p.Q6H	AD	GH、TSH、LH、FSH、进行性 ACTH 缺乏	APH、EPP
p.Q117P	AD	GH、TSH、LH、FSH、ACTH 缺乏	APH、EPP
p.E149K	AD	GH 缺乏	APH、EPP、漏斗发育不良
p.S170L	AD	GH 缺乏	正常 AP、EPP、ONH、部分 ACC
p.K176T	AD	GH、进行性 ACTH 和 TSH 缺乏	EPP
p.T181A	AD	GH 缺乏	APH、无 PP 亮点、正常 ON
p.1684delG	AD	GH 缺乏	APH、无 PP 亮点、ONH、ACC
c.306_307insAG	AD	GH、TSH、LH、FSH 缺乏	APH、ONH
p.R160C	AR	GH、TSH、LH、FSH、ACTH 缺乏	APH、EPP、ONH、ACC
p.I26T	AR	GH、LH、FSH、进行性 ACTH 和 TSH 缺乏	APH、EPP、正常 ON
c.357+2T>C	AR	GH、TSH、ACTH、PRL 缺乏	APH、正常 PP 和 ON
Alu insertion（*exon 3*）	AR	全垂体功能减退	APH、正常 PP 和漏斗
c.449_450delCA	AR	GH、TSH、ACTH 缺乏	AP 不发育、正常 PP 和 ON、薄 CC、脑积水

ACC. 胼胝体发育不良；AD. 常染色体显性遗传；AP. 垂体前叶；APH. 垂体前叶发育不良；AR. 常染色体隐性遗传；CC. 胼胝体；EPP. 异位垂体后叶；ON. 视神经；ONH. 视神经发育不全；PP. 垂体后叶

临床表型。除垂体前叶发育不良外，其他畸形如白质广泛缺损、海马发育不良、颞叶内侧结构旋转、脑积水或单脑室囊性扩张、下丘脑错构瘤（或慢性进展性下丘脑 – 垂体肿瘤）、透明隔缺如和发育不良、胼胝体发育不良或部分发育不良。

在这些患者中经常发现低促性腺激素性性腺功能减退，在某些情况下可能观察到生长激素不足[44, 45, 187]。垂体发育不良对促性腺激素缺乏的明显选择性和其他激素轴的保留表明 SOX2 在多个水平上独立参与下丘脑 – 垂体轴的发育过程。事实上，在给予持续 GnRH 刺激后，*SOX2* 失活突变（p.P79L、c.60insG）和低促性腺激素性性腺功能减退症的患者表现出 LH 和 FSH 的升高[110]，这表明即使在发育不良的腺体中，也存在能够接收 GnRH 信号并对其做出反应的功能性促性腺激素细胞。

尽管大多数患者都有严重的双眼畸形，但表型可能不那么严重，1 例在 HMG 结构域（p.L75Q）内有杂合功能突变的年轻女性，患有孤立的低促性腺激素性性腺功能减退，但垂体前叶正常，单侧而非双侧无眼[45]，并非所有 SOX2 突变的患者都有发育迟缓或垂体外畸形的所有表型。这可能是由于其他 SoxBl 转录因子的功能代偿或 SOX2 在发育中的中枢神经系统和其他组织不同区域表达水平的差异敏感性所致[188, 189]。

② OTX2：邻位齿状同源盒 2（*OTX2*，OMIM 600037）是一种转录因子，位于染色体 14q22 上，是前脑结构形成和维持所需的转录因子[190]。它与人类 2%～3% 的无眼症或小眼症有关[191–193]。纯合敲除小鼠在妊娠中期死亡，伴有严重的大脑异常，而杂合突变者具有从正常到严重的眼睛和大脑畸形（无眼症、HPE 或无脑）的不同表型[194–196]。*OTX2* 转录本在腹侧间脑和 Rathke 囊的 El0.5 中检测到，但在 El2.5 中，仅在腹侧间脑中持续表达。从 El6.5 和出生后，两个位置都检测不到 *OTX2* 的表达[197]。

杂合 *OTX2* 突变在各种眼部畸形（无眼症、小眼症、视网膜退行性变）患者中有描述，在无眼部畸形的患者中更为罕见[53, 54, 191, 193, 198, 199]。垂体表型范围从部分到完全生长激素缺乏或垂体功能减退伴或不伴核磁上垂体后叶异位。即使在具有相同突变的患者中，也没有明显的基因型 – 表型相关性（表 5–7）。由于这些报道中的随访数据相对短，不能排除随着时间的推移出现其他垂体激素缺陷。

(5) 先天性垂体功能减退伴或不伴智力迟滞：*SOX3*（OMIM 313430）是单外显子基因，定位于染色体 Xq27，编码一个转录本，包含短 N 末端结构域，79 个氨基酸组成的结合 DNA 的 HMG 结构域和一个较长的包含参与转录激活的四个聚丙氨酸片段 C– 末端区域[200, 201]。SOX3 参与 X 连锁垂体功能减退的发病，在伴有或不伴有智力低下或学习困难的 IGHD 或 CPHD 患者中，*SOX3* 剂量具有高度可变的表型[48, 202–204]。大多数患者有垂体前叶发育不良和垂体后叶异位，但据报道，SOX3 剂量改变的患者也有垂体后叶位置正常或包括永久性颅咽管在内的其他畸形（表 5–8）[49]。

SOX3 大片段（3.9～13Mb）[203, 205–207] 或亚显微的（685.6kb）[48] 重复与垂体功能减退有关。此外，首个聚丙氨酸区被 7 或 11 个残基或框内缺失导致 6 个丙氨酸残基丢失已报道与不同程度表型（IGHD 或 CPHD）有关[48, 50]。体外实验显示了不同的作用机制。由于改变蛋白滞留在细胞质中而无法转位到细胞核，所以多聚丙氨酸束延伸导致靶基因的转录激活减少[48]。聚丙氨酸束缺失导致体外转录激活增加，这可能与基因重复中观察到的基因剂量增加相当[51]。在任何情况下，SOX3 聚丙氨酸束大小的变异都是导致垂体功能减退或 IGHD 的罕见原因，目前还没有报道可导

表 5-7　OTX2 突变和相关表型

突　变	突变类型	内分泌表型	MRI 表型	其他相关表型
p.R90S	错义突变	IGHD	APH、EPP	单侧无眼、学习困难
p.S138X	无义突变	低水平 IGF-1 和 IGF-BP3	正常	视网膜营养不良、生长受限
p.G188X	无义突变	GH、LH、FSH、TSH、PRL 缺乏	APH、EPP	双侧小眼症
		无缺乏	未获取	双侧小眼、癫痫
c.221_236del15	移码突变	IGHD	APH、EPP	右侧无眼、左侧小眼、发育迟缓
p.N233S[a]	错义突变	GH、LH、FSH、TSH、ACTH 缺乏	APH、EPP APH	眼睛正常 眼睛正常
c.402_403insC	移码突变	部分 GH 缺乏	正常	双侧无眼、发育迟缓、唇裂
c.576_577insCT[b]	移码突变	GH、LH、FSH、TSH、ACTH 缺乏	APH、EPP、Chiari 畸形	双侧无眼、发育迟缓
OTX2 gene deletion		IGHD	APH	左侧无眼、右侧小眼

APH. 垂体前叶发育不良；EPP. 垂体后叶异位；IGHD. 孤立性 GH 缺乏症
a. 当使用不同的转录本进行命名时，后续报道中称为 p.N225S
b. 当使用不同的转录本进行命名时，后续报道中称为 c.404_405insCT

致 SOX3 功能受损的点突变。

(6) 前脑无裂畸形：HPE 是一种前脑发育异常，在一般人群中发病率为 1/(10 000～20 000)[208, 209]。它的定义是大脑半球和脑室的分离存在不同程度的缺陷，而额叶和顶叶不能向后分离则导致胼胝体缺失。不同程度的面部中线缺损与这种情况有关，范围从单眼畸形或无眼症到面部中线发育不良、眼距过窄、唇裂和（或）腭裂及单个中切牙。虽然垂体前叶激素缺乏也有描述，但是最常见的垂体异常是尿崩症。

约 25% 的 HPE 患者存在细胞遗传学异常[208, 210]。在那些细胞遗传学正常的患者中，只有 17% 有可检测的突变，这提示许多遗传因素尚未被描述。越来越多的基因被发现与其病因有关，包括 SHH 信号通路的成员（如 *SHH*、*ZIC2*、*TGIFl*、*PTCHl*、*GLI2*、*DISPl*、*TDGFl*、*GASl*、*EYA4* 和 *FOXHl*[208]）。*GLI2* 杂合突变在不同程度颅面部异常、IGHD 或全垂体发育不良和垂体形态异常（垂体缺如或发育不良）的患者中已有报道[58]。*FGF8* 突变也被认为是常染色体隐性遗传 HPE 的第一个遗传原因[64]。

(7) 先天性垂体功能低下伴颈部或小脑异常：以下为具体表现。

- LHX3（OMIM 600577）：*LHX3* 纯合或复合杂合突变的患者表现为 GH 缺乏，伴 TSH、促性腺激素或 PRL 缺乏，伴或不伴 ACTH 缺乏[35-37]。尽管大多数患者的 ACTH 分泌得以保留，但已有 1 例早发性 ACTH 缺乏症的患者被报道，表现为严重的早发型垂体功能减退、新生儿低血糖和低随机皮质醇浓度，对 ACTH 刺激的反应受损[37]。MRI 可能显示正常、发育不良或增大的垂体前叶，异常的垂体改变甚至可出现在正常扫描十年后[35]，或者在一个病例中显示与微腺瘤一致

表 5-8　SOX3 剂量改变和相关表型

剂量改变	内分泌表型	MRI 表型	其他相关表型
		缺　失	
2.31Mb	GH 和促性腺激素缺乏，低至正常的 fT_4 和 TSH	永久的颅咽管、小 AP、正常 PP	血友病 B、发育迟缓
		重　复	
3.9～13Mb	GH 缺乏，不同程度 ACTH，TSH 和促性腺激素缺乏	未获取	不同程度发育迟缓、智力低下、脊柱裂
7.5Mb	矮身材、垂体功能减退	未获取	影响女性，面部畸形、听力和语言障碍
6Mb	生长迟缓、阴囊发育不良	未获取	XX 男性性反转、发育迟缓、小头畸形
685.6kb	GH 缺乏、进行性 TSH 缺乏	APH、EPP	无精神发育迟滞或颅面部畸形
		PA 束扩张	
+11PA	GH 缺乏	未获取	精神发育迟滞、部分患者面部畸形
+7PA	全垂体功能减退	APH、EPP	无精神发育迟滞、无颅面部畸形
+7PA	GH 缺乏	APH、EPP	部分家庭有 / 无精神发育迟滞
		PA 束缺失	
del6PA	GH、TSH 和促性腺激素缺乏	囊样 AP 表型、正常 PP	影响女性、发育正常
del9PA	未见报道	未获取	精神发育迟滞

AP. 垂体前叶；APH. 垂体前叶发育不良；EPP. 异位垂体后叶；PA. 聚丙氨酸；PP. 垂体后叶

的低信号 [38]，其他相关特征包括颈短且旋转受限、脊柱畸形、皮肤松弛和不同程度的感音神经性听力损失 [36, 37]。

① LHX4（OMIM 602146）：直到最近，*LHX4* 的杂合突变只在 GH 缺乏和身材矮小的患者中报道，且与不同程度的内分泌缺陷（ACTH、TSH、促性腺激素缺乏）或全垂体功能低下有关 [39–41, 211]。然而，即使在同一个家族中，表型也有显著的变异，从全垂体功能低下到 GH 缺乏伴部分 TSH 缺乏，或部分 GH 缺乏，成年后诊断为身材矮小，不伴有其他的激素缺陷。神经影像学表现包括垂体前叶发育不良、正常或增大，垂体后叶异位（近 1/3 病例）、胼胝体发育不良和 Chiari 畸形，颈部转动和听力正常。

首个 *LHX4* 纯合错义突变（p.T126M）是在 2 名巴基斯坦籍男性患者中报道的，他们患有严重的全垂体功能低下、垂体前叶发育不良和垂体后叶异位 [42]。两人同胞出生时都为小于胎龄儿，伴有小阴茎、隐睾、面部中线发育不良、生后出现严重呼吸窘迫。尽管迅速开始使用氢化可的松和甲状腺素，但都在生后 1 周内死亡。呼吸系统疾病的严重程度与小鼠模型一致，在小鼠模型中，敲除突变小鼠在生后 1 周内死于肺未发育成熟而不能膨胀。

② PNPLA6（OMIM 603197）：*PNPLA6* 编码神经病变靶向酯酶（NTE），一种溶血磷脂酶，在整个大脑的神经元中表达，包括大脑皮质和小脑的浦肯野细胞。据报道，*PNPLA6* 功能缺失突

变在进行性小脑共济失调或萎缩、脉络膜视网膜营养不良和不同程度垂体功能异常，包括 GH 和 TSH 缺陷及嗅觉正常的低促性腺性性腺功能减退（后者表现为无青春期）患者中被报道。这些发现表明，迄今无法解释的 Oliver-McFarlane 和 Laurence-Moon 综合征存在遗传重叠 [68]。

(8) 其他综合征形式：以下为具体表现。

① PITX2（OMIM 601542）：*PITX2*（OMIM 601542）突变与 Axenfeld-Rieger 综合征相关。Rieger综合征是一种异质性常染色体显性遗传病，表型多样，包括眼前房畸形、牙齿发育不良、脐部隆起、智力低下和垂体畸形。迄今为止，在 *PITX2* 中发现的所有突变都是杂合的，影响基因的同源结构域。一些患者 GH 浓度降低，垂体前叶发育不良，而另一些患者可能有异常蝶鞍，但没有内分泌功能障碍 [62, 63]。尽管这些观察结果表明 *PITX2* 在垂体发育中起作用，但其重要性和作用仍有待确定。

② ARNT2（OMIM 606036）：*ARNT2*（OMIM 606036）是一种与下丘脑发育有关的基因，其纯合突变（c.1373-1374dupTC）在一个高度近亲家庭的 6 名受影响儿童中被报道 [57]。所有患者在生后第 1 个月出现继发于中枢性尿崩的高钠血症和皮质醇不足。一些儿童表现为或随后发展为中枢性甲状腺功能减退和（或）生长模式异常，生长迟缓或保持线性生长，并伴有肥胖。在这种情况下，多发性垂体激素缺乏与出生后小头畸形、额颞叶发育不良、癫痫发作、严重视力损害及肾脏和尿道畸形有关。MRI 显示垂体后叶缺如、垂体柄薄、垂体前叶发育不良、胼胝体薄、脑髓鞘形成延迟。

（二）孤立性垂体激素缺乏

1. 孤立性生长激素缺乏症（IGHD）

先天性 IGHD 是最常见的垂体激素缺乏症，发病率为 1/（4000～10 000）。虽然大多数病例是散发性的，但 3%～30% 为家族性 [212-215]。IGHD 根据遗传模式被分为 4 类遗传，即常染色体隐性遗传（Ⅰ A 和Ⅰ B 型）、常染色体显性遗传（Ⅱ型）和 X 连锁隐性遗传（Ⅲ型）（表 5-9）[216, 217]。与散

表 5-9　孤立性 GH 缺乏症（IGHD）的遗传形式

分　型	遗传模式	表　型	基　因	突　变
Ⅰ A	AR	• GH 测不出，rhGH 治疗中产生抗 GH 抗体	• *GH1*	• 缺失（6.7，7.0，7.6，45kb） • 移码 • 无义
Ⅰ B	AR	• 低水平可检测到的 GH，rhGH 治疗中不产生抗体	• *GH1 GHRHR* • ? 其他	• 剪切位点 • 错义 • 无义 • 移码
Ⅱ	AD	• 不同程度身矮（严重到正常身高），也许有进行性内分泌激素缺陷	• *GH1*	• 剪切位点 • 剪切位点增强子 • 错义
Ⅲ	XL	• IGHD 或合并其他激素缺陷，EPP 精神发育迟滞	• *SOX3*	• PA 束缺失 / 延伸 • 基因缺失 / 重复
			HTK，未知	

AD. 常染色体显性；AR. 常染色体隐性；EPP. 异位垂体后叶；PA. 聚丙氨酸；rhGH. 重组人 GH

发性 IGHD 相比，在家族性病例（34%）中高达 11% 的患者发现了突变[218, 219]，涉及最常见的基因是编码 GH（GHl）和 GHRH 受体（GHRHR）。IGHD 也可由影响垂体前叶和生长激素细胞发育的早期发育转录因子杂合突变引起（HESXl、SOX3、SOX2、OTX2）。这可能是多发性垂体激素缺乏症发生前的初始表现，如参与垂体细胞分化后期的转录因子 PROP1 或 POUlFl 突变就可发生该表现[216]。

2. GH1 和 GHRHR

GHl（OMIM 139250）基因位于 17 号染色体长臂（17q22～24），由 5 个同源基因组成[220]。它由 5 个外显子组成，其全长产物是 1 个 191 个氨基酸（22kDa）的肽，约占循环 GH 的 75%[216, 217, 221]。选择性剪接可能导致外显子 3 的完全跳过而产生 17.5kDa 的变异体，该变体缺乏氨基酸 32～71，占循环 GH 的 1%～5%。另一个异常剪接的产物是 20kDa 分子，占循环 GH 的 5%～10%。

编码 GHRHR（OMIM 139191）的基因定位于染色体 7p15，由 13 个外显子组成，跨度约 15kb[222]。编码 423 个氨基酸组成的 G 蛋白耦联受体，包含 7 次跨膜结构域。*GHRHR* 的表达被 *POUlFl* 上调，是生长激素增殖所必需的[223]。

3. GH1 突变引起的 IGHD

不同大小的纯合 *GH1* 缺失首先在早期严重生长落后（身高＜ -4.5SDS）、GH 浓度检测不到和由于抗体产生（ⅠA 型 IGHD）而对治疗反应差的家族中被描述[217, 224–229]。类似的表型可能是由于纯合或复合杂合突变导致 GH 分子严重截断或缺失[219, 230–232]。另一方面，由于 *GH1* 突变导致的ⅠB 型 IGHD 患者也可以表现为明显的身材矮小，GH 浓度低但可检测，对重组人 GH（rhGH）治疗反应良好[216]。

IGHD 最常见的遗传形式是常染色体显性遗传（Ⅱ型）[218, 233, 234]。患者的发病年龄和生长异常程度各不相同，从严重的矮小到甚至正常的身高[235, 236]。他们有低但可检测到 GH，伴或不伴有核磁垂体前叶发育不良（35%～80%）[236, 237]。GH 缺乏症的严重程度有很大的差异，具有相同突变（如 p.R183H）的同一家系的患者在身高上可能有很大的差异（≤ -4SDS 到正常值），甚至在未经治疗的情况下达到正常成人身高[235, 236]。

常染色体显性遗传的 GH 缺乏症患者可能出现其他垂体激素缺乏，包括 ACTH、TSH、PRL 和促性腺激素缺乏[221, 238, 239]，他们需要终身随访。更严重的表型可以通过 *GH1* 杂合突变导致 IGHD 的机制来解释，因为 17.SkDa 亚型对 22kDa 分子的产生具有显性负效应[240, 241]。在体外和体内研究中，17.SkDa 分子具有剂量依赖性的有害作用。它滞留在内质网中，引发蛋白质错误折叠和巨噬细胞聚集，导致高尔基体破坏。因此，GH 和其他激素（如 ACTH、TSH 和 LH）的追踪和分泌途径受损。

另一个 *GH1* 杂合突变（p.R77C）已在生长迟缓和青春期延迟患者中报道，该患者通过 rhGH 替代疗法表现出正常的追赶生长，但没有明确的表型 - 基因型相关性，因为同样的突变也已在正常身高的家庭成员中发现[242]。这种突变的患者 GH 分泌可能正常或轻微增加但 IGF-1 和生长激素结合蛋白（GHBP）浓度降低。突变型和野生型 GH 分子在结合 GH 受体和激活下游 JAK2/STAT5 通路的功能研究没有显示出差异，但与野生型分子相比，突变可能导致诱导 *GHR/GHBP* 基因转录的能力降低。

4. GHRHR 突变引起的 IGHD

GHRHR 突变首次在有血缘关系的家系中报道，2 名患者由于 *GHRHR* 纯合突变（p.E72X）引起提前终止和缺失受体所有跨膜结构域的截短蛋白引起严重的 IGHD[243]。许多纯合或复合杂合突

变（错义、无义、剪接位点、缺失或调节突变）导致常染色体隐性遗传的ⅠB 型 IGHD[244–256]。患者通常有血缘关系，有特定的种族背景，包括印度次大陆、巴基斯坦、斯里兰卡、索马里和巴西[257–259]。

儿童通常有严重的生长障碍，身高达 −7.4SDS，GH 浓度检测不到，GH 对各种刺激反应迟钝，低水平 IGF−1 和 IGF−BP3，对 rhGH 治疗反应良好。与隐性 *GH1* 突变的患者相比，面中部发育不良、新生儿低血糖和小阴茎并不常见[216]。最近，一名来自有血缘关系的家庭的 2 岁儿童严重身材矮小（−5SDS），据报道出现低血糖导致惊厥[260]。随后诊断为 GH 缺乏症，发现该患儿携带外显子 3 的纯合突变 p.C64G。

由于 GHRH 在体细胞增生中的作用，几乎所有的患者都可以 MRI 上发现垂体前叶发育不良[216]。一些报道表明，甚至在具有相同 *GHRHR* 突变的家族成员垂体前叶的大小亦不同。这一发现是因为患者年龄不同，缺乏良好的匹配年龄的参考标准[244]。就作用机制而言，*GHRHR* 突变可能损害配体结合和信号转导，或影响受体向细胞膜的运输和定位[216]。最近 *GHRH* 杂合突变在散发性 IGHD 患者被报道[247]。尽管这些患者不能除外双基因致病，但有人认为这可能是由 *GHRHR* 显性突变外显不全引起的一种新的 IGHD 形式。

5. 其他遗传因素和 IGHD

生长激素促分泌素受体（GHSR，OMIM 601898）在下丘脑 – 垂体区域表达，其内源性配体生长激素释放肽在 GH 释放调节中发挥作用[261, 262]。据报道，隐性和显性 *GHSR* 突变（p.W2X、p.R237W、p.A204E）可导致从正常到部分 IGHD 的表型，其作用机制尚未完全阐明，但可能与受体组成活性缺失有关[263, 264]。

在双等位基因 *RNPC3*（OMIM 618016）突变的患者中已经报道了严重的 IGHD 和垂体前叶发育不良[265]。该基因编码一种微小的剪接体蛋白。在这种情况下，来自非近亲家系的三姐妹出生时身长和体重正常，出生后表现出严重的匀称性生长迟缓（身高 −5～−6.6SDS），典型的 GH 缺乏的生理特征，骨成熟延迟但无骨发育不良和轻度小头畸形。患儿刺激后 GH 检测不到，IGF−1 和 IGF−BP3 检测不到，PRL 浓度低于正常。垂体 MRI 证实垂体前叶发育不良。

6. 先天性中枢性甲状腺功能减退

中枢性甲状腺功能减退症的报道患病率为 1/50000 活产儿[266, 267]。其特点是 TSH 分泌不足和甲状腺激素浓度低。家族性病例有报道，也可以是散发的。中枢性甲状腺功能减退通常比原发性甲状腺功能减退症状轻，新生儿可能出现嗜睡、喂养不良、发育不良、长期高胆红素血症和寒冷不耐受等非特异性症状。

先天性孤立性 TSH 缺乏症可能由 TSH*β* 基因纯合突变（OMIM 188540）或 TRH 受体基因失活突变（OMIM 188545）引起 TSH*β* 突变可导致患者 TSH 缺乏[268, 269]，而在 TRH 受体突变的情况下，TSH 和 PRL 对 TRH 的反应受损[270, 271]。

免疫球蛋白超家族成员 1（*IGSF1*，OMIM 300137）突变是最近发现的中枢性甲状腺功能减退症的病因，估计发病率高达 1/10 万[272, 273]。*IGSF1* 位于 X 染色体上，编码一种在 Rathke 囊和成人垂体中表达的膜糖蛋白[274]。有报道在患有中枢性甲状腺功能减退症的男性患者中发现 *IGSF1* 的功能缺失突变，中枢性甲减可以是孤立的，也可能与低催乳素血症有关[272, 274–276]。少数患者需要治疗儿童期短暂部分生长激素缺乏症[272]。虽然青春期生长高峰延迟，但所有受影响的个体在成年后都会出现巨睾症[273, 274]。在促甲状腺激素、促生长激素和催乳素细胞中检测到 IGSF1 蛋白，但在促性腺激素细胞中检测不到[274]。在大鼠中，垂体的表达也局限于 *Pou1f1*

系的细胞。此外，高达 33% 的女性携带者表现出 TSH 缺乏的表型特征[272]。

7. 孤立性促肾上腺皮质激素缺乏症

先天性孤立性 ACTH 缺乏症很少见，ACTH 缺乏症通常与其他垂体激素缺乏症相关。临床特征不明确，患者通常在新生儿期出现非特异性症状（喂养不良、发育不良、低血糖）或肾上腺功能不全的急性症状（血管萎陷、休克）。盐排泄异常是不常见的，因为醛固酮分泌主要由肾素－血管紧张素系统控制。

据报道，有少数孤立性 ACTH 缺乏症是由于 *POMC*（OMIM 176830） 和 *TBX19*（T-PIT，OMIM 604614）的突变引起。*POMC* 纯合或复合杂合突变的患者可出现早发性孤立性 ACTH 缺乏症、肥胖和由于缺乏 MSH 产生所致红色毛发[277, 278]。隐性 *T-PIT* 突变是先天性新生儿孤立性 ACTH 缺乏症的主要分子原因，该病往往严重，可导致伴癫痫发作的长期低血糖和长期胆汁淤积性黄疸[21, 279–282]。据报道，有多达 25% 的 *T-PIT* 突变家庭出现新生儿死亡，这表明孤立性 ACTH 缺乏可能作为新生儿死亡的一个原因是被低估的[281]。患者基础血浆 ACTH 和皮质醇的浓度非常低，对 CRH 刺激 ACTH 反应不明显。

激素原转化酶 1（PCSKl，OMIM 162150）突变很少见，可导致 ACTH 缺乏症合并促性腺激素性性腺功能减退症，亦可导致更复杂的表型，已有报道 1 名患有孤立性 ACTH 缺乏症、红色毛发和严重肠病的儿童[283]。*PCSKl* 复合杂合突变也在 1 名女性患者中被描述，该女性患者患有极度早发性肥胖和 ACTH 缺乏症、促性腺激素性性腺功能减退症、其他激素原合成过程缺陷和胰岛素依赖型糖尿病[284]。

8. 中枢性尿崩症

先天性中枢性尿崩症很罕见，可能是中线疾病（SOD、HPE）的一个特征，也可能是由于 AVP 分泌相关基因突变所致。编码 AVP 前体激素的基因 AVP- 神经垂体素 Ⅱ（*AVPNPII*，OMIM 192340）的多个突变可导致常染色体显性遗传的中枢性尿崩症[285–288]。该基因位于染色体 20 上，由 3 个外显子组成[289, 290]。外显子 1 编码前体激素和 AVP 的信号肽，外显子 3 编码糖蛋白和肽素，而载体蛋白 NP Ⅱ由 3 个外显子编码。

这种罕见的家族性 AVP 分泌障碍中，通常在出生后的前 10 年出现，但新生儿起病并不常见，这表明家族性中枢性尿崩症的病理生理学与产生 AVP 的大细胞神经元的进行性退化有关。提出的机制是，突变等位基因发挥显性负效应，错误折叠的突变激素前体积聚在内质网中，导致 AVP 神经元的进行性损伤和尿崩症的最终临床表现（见第 14 章）[291, 292]。

中枢性尿崩症是罕见的隐性遗传疾病 Wolfram 综合征的一个特点，其他特点包括糖尿病、视神经萎缩、感音神经性耳聋和进行性神经退行性变（DIDMOAD 综合征）。基因 *WFS1*（OMIM 606201）位于 4p16.1 上，编码 wolframin 蛋白质[293]。该蛋白质定位于内质网，是错误折叠蛋白质 / 应激反应机制的组成部分[294]。在海马、杏仁核和嗅结节的部分神经元中可检测到 *WFS1* 表达[295]。

五、获得性下丘脑－垂体功能障碍疾病

虽然对啮齿动物模型和人类遗传学研究中各种先天性下丘脑－垂体功能障碍形式的研究揭示了垂体发育相关途径的复杂性，但先天性垂体功能减退是罕见的，仅占成人垂体功能减退的 4.5%[296]。下丘脑－垂体轴与各种重要结构的密切连接意味着对该区域的获得性损伤很容易导致垂体功能减退。

在成人队列研究中，鞍上肿瘤导致大多数下

表 5-10 常见的下丘脑 – 垂体功能紊乱获得性病因

鞍上肿瘤	• 肿瘤 • 颅咽管瘤 • 低级别视觉通路胶质瘤（主要是毛细胞星形细胞瘤） • 生殖细胞肿瘤（主要是生殖细胞瘤） • 垂体腺瘤 • 错构瘤 • 脊索瘤 • 脑膜瘤 • 转移瘤（霍奇金淋巴瘤、鼻咽癌） • 非肿瘤 • Rathke 裂囊肿 • 蛛网膜囊肿 • 表皮样 / 皮样囊肿
放射治疗	• 中枢神经系统肿瘤放射治疗 • 血液恶性肿瘤和骨髓移植放射治疗
脑外伤	• 创伤性脑损伤（意外和非意外） • 神经外科手术
炎症 / 感染	• 脑膜炎 / 脑炎 • 垂体脓肿 • 结节病 • 结核 • 自身免疫性（淋巴细胞性垂体炎）
浸润	• 朗格汉斯细胞组织细胞增多症 • 铁超载（遗传性血色病，反复输血引起的继发性血色病，如珠蛋白生成障碍性贫血）
社会心理剥夺	

丘脑 – 垂体功能障碍（50%～60%）[1, 296]，其他原因包括手术或放射治疗、创伤性脑损伤、感染、自身免疫过程、肉芽肿性疾病浸润、铁负荷状态和血管原因（表 5-10 和表 5-11）。肿瘤治疗如手术和放疗对下丘脑 – 垂体轴的影响参见其他章节（见第 13 章）。

（一）中枢神经系统肿瘤

中枢神经系统肿瘤是仅次于白血病的最常见的儿童恶性肿瘤，占 15 岁以下儿童癌症的 25%，年发病率为 35/100 万[301-304]。与所有儿童癌症一样，全世界的发病率都在增加[301, 302, 305]，主要是由于诊断和肿瘤登记的改善[306-308]。HeadSmart 项目等活动旨在提高对儿童脑瘤症状的认识，从而早期诊断（http:///www.headsmart.org.uk/）[309]。

在过去的 10 年中，由于多模式癌症治疗的改进和更好的支持治疗，CNS 肿瘤的 5 年生存率从 57% 提高到 65%（低级别胶质瘤约为 95%）[310-312]。日益强化的治疗策略旨在提高少数病例的治愈率，高生存率会导致更高的毒性负担，对于迅速扩大的幸存者群体，将面临由于疾病晚期和不断加重的多器官毒性而造成的生活质量下降的问题[313-315]。超过 80% 的中枢神经系统肿瘤幸存者至少有 1 种内分泌疾病，最常见的是 GH 缺乏[316]。

肿瘤位置和组织学取决于年龄，儿童期（＜ 14 岁）和青年期（15—24 岁）诊断的 CNS

表 5-11 基于神经影像学特点对儿科鞍上肿瘤的鉴别诊断

病 变	原始位置	T_1 加权像表现	T_2 加权像表现	对比强化	其他特点
颅咽管瘤	鞍上＞鞍内	不同程度，混杂	高信号	是（囊边缘）	多囊，钙化
低级别胶质瘤	鞍上、视觉通路	低信号	高信号	是	通常均匀的
垂体腺瘤	鞍内	低信号	高信号	否	蝶鞍扩张
生殖细胞瘤 [a]	鞍上、漏斗部	相同 – 低信号	相同 – 低信号	是	垂体后叶亮点消失，与松果体肿瘤共存
错构瘤	鞍上（灰结节）	相同信号	相同 – 低信号	否	—
朗格汉斯组织细胞增生症 [a]	鞍上、漏斗部	相同信号	相同信号	是	垂体后叶亮点消失，与骨性病变共存
淋巴细胞性垂体炎 [a]	鞍上、漏斗部、鞍内	相同信号	相同信号	是	垂体后叶亮点消失
肉芽肿（结节病，TB）[a]	鞍上、漏斗部	相同 – 低信号	相同 – 低信号	是	与脑实质和软脑膜病变共存
Rathke 囊肿	鞍内	相同 – 高信号	相同 – 低信号	否	圆滑壁
蛛网膜囊肿	鞍上	低信号（与脑脊液信号相同）	高信号（与脑脊液信号相同）	否	—

a. 注意生殖细胞瘤、LCH、淋巴细胞性垂体炎和肉芽肿病变仅凭影像学特征不易鉴别 [297–300]

肿瘤中有 5% 和 16% 位于鞍上 [317]。10% 的儿童 CNS 肿瘤位于鞍上或鞍内 [317, 318]，可以是良性或恶性、囊性或实性。在儿童中，这些肿瘤主要是原发性病变，从远处器官转移到该区域的继发性肿瘤非常罕见。

无论是在起病时或在几十年的疾病进展过程中，病变靠近下丘脑 – 垂体轴则意味着存活者由于肿块效应和（或）治疗表现出的内分泌功能障碍的风险增加。与脑室、视神经和视交叉等其他重要结构的密切关系，也意味着绝大多数患者出现颅内压升高或视觉障碍的症状或体征 [319]。肿瘤还可以通过激素分泌过多引起临床上明显的内分泌症状和体征，尽管这种情况在儿童期不太常见。下丘脑损伤也会导致非内分泌后遗症，如温度调节障碍、贪食、肥胖和睡眠障碍，其病理生理学仍不清楚。

1. 颅咽管瘤

(1) 流行病学与组织学：颅咽管瘤是良性非胶质瘤性 CNS 肿瘤（WHO 分类 Ⅰ 级 [320]），起源于 Rathke 囊的胚胎残留 [321]。尽管罕见 [年发病率为（1.1～1.7）/100 万 [322–324]）]，但它们是儿童时期最常见的鞍上肿瘤，占该区域肿瘤的 80% [325, 326]，占所有儿童 CNS 肿瘤的 1.5%～11.6% [297, 298, 322, 327, 328]。发病率在年龄方面有一个公认的双峰分布，峰值为 5—14 岁和 65—74 岁 [322, 323]。因此，儿童人群中颅咽管瘤发病率略高，最近一项流行病学研究估计，世界卫生组织标准化的 15 岁以下儿童年龄特异性年发病率为 2.1/100 万 [323]。然而，颅咽管瘤可以在任何年龄被诊断，新生儿时期有病例报道 [329–331]。

组织学上，儿童期颅咽管瘤几乎都是牙釉质型的，指的是相当大比例的钙化，并且它们与釉质瘤（一种罕见的骨癌）相似 [332, 333]。乳突状亚型更为罕见，几乎只见于成人。在接受手术的儿童颅咽管瘤亚组中，56.7% 主要为囊性，16.7% 有多囊性，13.3% 主要为实性，10.0% 完全为实性，3.3% 完全为囊性[334]。囊液黏稠，富含胆固醇晶体，产生所谓的“机油”稠度。尽管组织学是良性的，但因其具有侵袭性及位置接近重要的下丘脑 – 垂体结构，使得颅咽管瘤成为引起肿瘤和治疗相关效应引起的神经内分泌功能障碍的典型鞍上肿瘤。

(2) 遗传学：颅咽管瘤通常是散发性的，在已发表的英语文献中只有 2 例家族性颅咽管瘤的病例报道，其中 1 例发生在近亲家系的同胞中[335]，而第 2 例发生在一对母女中，不过后者属于乳突状亚型[336]。颅咽管瘤可与其他 CNS 肿瘤（如多形性胶质母细胞瘤）[337] 及特纳[338]、Russell-Silver[339]、卡尔曼[340]、Acardi[341]、Duane[342]、Gardner[343, 344] 和 Bardet-Biedl 综合征[345] 共存。虽然据报道少部分病例存在多种染色体异常，但并非所有病例如此[346-348]。

抑癌基因 *PTCHl*（patched homologue 1）突变通常与 Gorlin 综合征（一种与痣样基底细胞癌、角化性牙源性颌骨肿瘤、髓母细胞瘤、卵巢纤维瘤、心脏纤维瘤和其他中枢神经系统肿瘤相关的致癌疾病[349]）有关，该基因杂合缺失已被发现可导致颅咽管瘤和 β-catenin 表达增加[350]。对人类和小鼠模型中对这些突变的详细研究揭示了 SHH 和 Wnt/β-catenin 通路激活增加在颅咽管瘤发生中的作用[351, 352]。SHH 是 PTCHl 的配体，与受体结合导致 SMO（smoothened）积累，进而促进细胞增殖。同样，Wnt 与 Frizzled 受体结合并阻止 β-catenin（*CTNNBl*）的降解，β-catenin 是一种细胞质蛋白，可积聚并作为转录共激活剂，介导细胞 – 细胞黏附。事实上，人类牙釉质型颅咽管瘤样本的突变筛查表明，*CTNNBl* 的突变率很高，这种突变与蛋白质的异常积累相一致[353-356]。β-catenin 聚集发生在过度表达 SHH 的细胞簇中，是牙釉质型颅咽管瘤的组织病理学标志[351, 357, 358]。最近的实验表明，突变的 β-catenin 仅可导致 Rathke 囊胚胎祖细胞的肿瘤发生，而不会导致分化细胞的肿瘤发生，强调了这些肿瘤的胚胎起源[22, 352]。

(3) 临床表现：与许多其他鞍上肿瘤一样，从发生初始症状到诊断的时间往往明显延迟，由于其位于脑实质深处，中位症状持续时间从 8 个月至 8 年（表 5-12）[359-361, 365, 370, 371]。儿童期最常见的症状与 ICP 升高有关，51%～78% 的患者出现头痛，31%～61% 的患者出现恶心和（或）呕吐[359-364]，所有这些症状在儿童期比成人期更常见[360]。视力恶化是第二常见的症状，表现为视力下降（23%～84%）或视野受限（17%～57%），考虑到症状出现的典型年龄，这可能直到症状严重时才被发现[359-362, 364-366]。在 29% 的患者中观察到视盘水肿[360, 363]，包括上睑下垂、脑神经麻痹、共济失调、偏瘫、癫痫、认知障碍和行为改变在内的神经认知性症状不常见。

虽然下丘脑 – 垂体功能障碍相关的症状认识不足，但依然是诊断中第三常见的症状。Muller 等[318] 证实，在诊断颅咽管瘤之前，早在 6—7 月龄和 10—12 月龄时，分别出现 BMI 增加，线性生长受损。DeVile 等[367] 显示，报道内分泌相关症状（如线性生长迟缓、体重减轻或增加、多尿和多饮为首发症状）的患者比例与直接问询或检查时报告这些症状的患者比例存在显著差异。

线性生长受损是诊断时最常见的内分泌相关症状（14%～86%）[359-363, 365, 367, 368]，与 GH 缺乏是最常见的内分泌缺陷相一致。中枢性尿崩症尤其不容易诊断，直到患者出现脱水及因全身感觉丧失、昏迷或围手术期进一步的下丘脑损伤而失去意识后确诊，并伴有潜在的致命的神经后遗症。非特异性症状，如嗜睡、反复感染后恢复时间延长、嗜睡和寒冷不耐受可能与 ACTH 和（或）TSH 缺乏有关。颅咽管瘤常表现为青春期延迟或停滞[362]，但也可发生性早熟[372]。下丘脑功能紊

表 5-12 按中位频率排列颅咽管瘤的常见症状和体征

症状 / 体征	中位频率（范围）
头痛 [359-364]	64%（51%～78%）
视力下降 [359-366]	51%（23%～73%）
视野缺损 [359-365]	46%（17%～61%）
恶心 / 呕吐 [359-364]	43%（31%～61%）
线性生长减速 / 矮身材 [359-363, 365, 367-369]	33%（14%～86%）
视盘水肿 [363]	29%
嗜睡 / 昏睡 [359, 360, 367]	21%（5%～22%）
脑神经麻痹 [359, 360, 363]	20%（11%～27%）
体重下降 [359, 360, 365, 367]	17%（5%～31%）
多尿 / 多饮 [359, 360, 362, 363, 365, 367]	16%（9%～28%）
青春期发育延迟 / 停滞 [359, 360, 362, 363, 367]	10%（5%～24%）
认知障碍 [360]	10%
失明 [360, 365]	9%（3%～15%）
共济失调 [321, 359, 363]	8%（7%～18%）
偏瘫 [321, 359, 363, 365]	8%（7%～12%）
意识下降 [360, 363]	8%（5%～10%）
摄食增多 / 体重增加 [359, 360, 365, 367]	6%（5%～30%）
抽搐 [359, 363, 365]	5%（5%～6%）
视神经萎缩 [360]	5%
行为异常 / 精神症状 [359, 360, 365]	4%（3%～10%）
男性乳房发育 / 溢乳 [359]	4%
不耐受寒冷 [359, 360]	3%（0%～5%）
性早熟 [362, 363, 365, 367]	2%（0%～3%）
睡眠 / 觉醒障碍 [359]	2%

粗体显示的是不被认识的可能提示潜在下丘脑 – 垂体功能障碍的症状

乱可能表现为贪食、肥胖加剧、睡眠 – 觉醒周期紊乱和体温失调。具有上述任何特征的患者需要警惕内分泌疾病和完善神经影像学检查。

(4) 检查评估：具体有以下几点。

①影像学：神经影像学上实体、囊性和（或）钙化结构共存通常足以做出诊断，而无须活检。在 T_1 和 T_2 加权 MRI 序列上，病变的囊性边缘通常高信号，并显示对比度增强。囊肿内容物的强度取决于蛋白质和游离高铁血红蛋白的比例 [333, 373]。肿瘤的实体成分在 T_2 加权像上通常是高信号并呈不均匀强化 [373]。65%～93% 的肿瘤含有钙化成分 [332, 333]。

75% 的颅咽管瘤位于鞍上并向鞍内延伸，20% 仅位于鞍上，5% 仅位于鞍内。超过 50% 累及下丘脑，近 1/3 侵犯第三脑室底部，导致梗阻性脑积水 [298, 360, 366]。已经提出了几种影像学分级系统来进行下丘脑的完整性、肿瘤相关和治疗相关的长期风险评估，以协助治疗方案和手术计划的制定，但对于哪种是最好的评估尚未达成共识 [365, 374–376]。

②内分泌系统：根据队列研究，46%～100% 的患者在诊断时存在下丘脑 – 垂体功能障碍，高达 20% 的患者存在全垂体功能障碍 [359, 363]。与大多数其他鞍上肿瘤一样，生长激素缺乏是最常见的内分泌异常（35%～100%），该比例的差异主要取决于是否对所有患者进行动态监测还是仅对那些出现生长迟缓的患者进行动态监测 [359, 360, 363, 367, 368, 377]。80% 的生长激素缺乏患者 IGF–1 浓度较低 [362, 369, 378]。

其次是 LH/FSH 缺乏（10%～85% 依据实验室检查，5%～24% 出现青春期延迟 / 停滞）、ACTH 缺乏（21%～71%）、TSH 缺乏（13%～32%）、PRL 降低（8%～32%）和 ADH 缺乏（17%～29%）[359, 360, 362, 363, 367, 369, 377]。由垂体柄受压引起的高泌乳素血症发生率为 11%～52%，但通常无症状 [359, 362, 367]。3% 的高泌乳素血症患者可表现为性早熟 [362, 363, 365]。

所有患者在治疗前都建议进行垂体功能基线评估，根据临床需要还应进行动态监测。手术前必须排除危及生命的内分泌激素缺乏，如 ACTH 缺乏和中枢 DI，尤其是在未使用地塞米松治疗肿瘤周围水肿前。

③眼科和神经心理学：鉴于神经系统和眼部的症状和体征较常见，应该在病初由专家对患者进行神经系统、视力、视野和色觉评估。视觉诱发电位（VEP）越来越多地被用于评估不能配合传统视力检查的儿童。应尽早由专家对视力异常患者进行神经心理评估，为未来治疗后神经心理问题发生率评估提供基线分析。

(5) 治疗和预后：颅咽管瘤的治疗是复杂的，最好是在专科医院通过多学科协助的方式来完成。在英国国家卫生与护理研究所、皇家儿科和儿童健康学院、英国儿科内分泌和糖尿病学会及英国儿童癌症和白血病组成协作组的支持下，正在对旧版的英国共识的基于风险的治疗策略指南 [379] 进行更新。

治疗应以减轻颅高压的症状、保护视力和减少下丘脑 – 垂体功能障碍为目标，同时需要长期控制和降低复发率 [379, 380]。手术治疗是造成急性和长期下丘脑损害的高风险因素，建议采用较低损伤性的手术方法来避免不可逆、潜在、致命的下丘脑损害。预后不良的危险因素包括年龄＜5 岁、肿瘤中线高度＞3.5cm、严重脑积水及手术时肿瘤与周围健康组织粘连 [334, 365, 374, 375, 381, 382]。

与次全切除相比，肿瘤完全切除增加了总体和无进展生存（PFS）率 [10 年 PFS 为（73%～100%）vs.（28%～53%）] [334, 359, 360, 371, 374, 383]。但有些研究存在偏倚，且缺乏随访，没有评估其他研究中发现的长期下丘脑 – 垂体功能障碍的发病率 [334, 361, 363, 365, 374, 384–386]。一些作者提倡在不完全切除后进行辅助放疗，因为已被证明其 PFS 率与完全切除相似，并且下丘脑 – 垂体功能障碍发生率可能更低（5 年 PFS 为 73%～82%）[360, 387, 388]。放疗的最佳时机是在切除后还是在肿瘤增大时仍有待确定，这也是德国一项多中心随机研究的主题（KRANIOPHARYNGEOM 2007）[383]。新的技术正在探索中，如质子束治疗。在儿童放射外科治疗或囊内治疗（如干扰素 α 等）的经验很少。

术后下丘脑 – 垂体内分泌功能障碍非常普遍，由于存在垂体后叶功能障碍的高钠 – 低钠 – 高钠三相现象，围手术期必须密切监测。在术后 48 小时内出现的中枢性尿崩症，紧接着第二阶段出现可以长达 2 周的抗利尿激素分泌不当，而后出现永久性的中枢性尿崩症 [389–391]。由于并存 ACTH 缺乏、脑性耗盐综合征、手术所致下丘脑渴感缺乏和使用抗利尿激素诱导抗惊厥，液体和电解质紊乱发生频繁，且这些情况可能很难治疗（图 5–4）。

97% 的经手术治疗患者至少有 1 种下丘脑 – 垂体功能障碍，31%～84% 患有全垂体功能功能减退 [359, 361, 363, 364, 367, 371, 374, 382, 386, 392–394]。内分泌障碍参考其他鞍上肿瘤的术后表现和术前已观察到的功能障碍，具体为 GH 缺乏最常见（20%～99%），其次是 LH/FSH 缺乏（30%～95%）、TSH 缺乏（39%～97%）、ACTH 缺乏（39%～89%）和 ADH 缺乏（42%～94%）[359–361, 363, 364, 367, 371, 382, 386, 392–395]。

颅咽管瘤患者的生长激素替代并不会促进肿瘤进展或复发的风险 [383, 396]。下丘脑性肥胖或下丘脑综合征是一种常见的且目前对其了解甚少的并发症，多达 2/3 的颅咽管瘤患者会出现这种无法治疗的并发症并出现由该并发症所带来的诸多风险 [385]。因此，所有患者都应仔细随访，确定儿科和成人的治疗过渡计划以终身监测内分泌功能障碍和肥胖所继发的心血管代谢并发症。

2. 低级别胶质瘤

(1) 流行病学和组织学：低级别胶质瘤（LGG）是一种良性Ⅰ级或Ⅱ级星形细胞肿瘤 [320]，占儿童中枢神经系统肿瘤的 40% 以上 [304, 308]。发病年龄呈双峰分布，高峰为 3—5 岁和 13—15 岁 [308, 312]。尽管肿瘤其他组织学亚型包括弥漫性纤维状细胞、绒毛黏液样细胞和室管膜下巨细胞星形细胞瘤已明确，但大多数还是小年龄组毛细胞性星形细胞瘤。这些肿瘤 30%～50% 累及视神经通路、下丘脑及鞍上中线部位，LGG 成为该区域仅次于颅咽管瘤的第二大常见肿瘤 [312, 397]。鞍上 LGG 表现出同样不可预测的生长模式，尽管它们的组织学是良性的，但也可以发生自发退化和晚发性进展和（或）软脑膜转移 [398–401]。这些可能对肿瘤自身和治疗相关的神经内分泌疾病的发病率具有重要意义。

(2) 遗传学：10%～16% 的 LGG 与 1 型神经纤维瘤病（NF–1）有关，NF–1 是一种常染色体显性遗传疾病，由 NF–1 肿瘤抑制基因的失活突变引起。LGG 中神经纤维蛋白功能的丧失导致 Ras 致癌基因通路的过度激活和肿瘤发生 [402]。与 NF–1 的关系强烈依赖于肿瘤位置，27%～40% 的下丘脑视交叉和 70% 的孤立视神经 LGG 与 NF–1 相关 [311, 312, 397, 403]。NF–1 患者的 LGG 尽管更多的发生在视通路的前部、双侧和多发病灶，但往往更多地无明显症状表现（MRI 筛查出 LGG 的 NF–1 患者中 15% 是无症状者 [404]），也更加难以被识别 [312, 401, 405–407]。

儿童特异性毛细胞星形细胞瘤的分子遗传学研究表明，很大一部分为原癌基因 *KIAA1549* 和 *BRAF* 融合的改变，导致丝裂原活化蛋白激酶（MAPK）通路的激活，这是许多肿瘤发生的一个必要环节 [408]。这些突变一直是开发新型分子疗法的靶点 [409]，但目前还没有进入临床应用阶段。

(3) 临床表现：诊断时最常见的症状是视觉损害（50%～100%），其次是颅内压升高（22%～86%）[398, 410–412]。眼科症状如斜视（15%～38%）、眼球震颤（11%～38%）和眼球突出（3%～38%）等也比较常见，感觉运动功能障碍、癫痫发作和发育或行为改变也比较常见 [400, 405, 406, 410, 413–415]。内分泌功能障碍一直被认为是不常见的表现，但不同报道中发生率差异很大，最高达 59% 的 LGG 会出现内分泌紊乱相关的症状和体征 [406, 413, 416, 417]。

与颅咽管瘤不同的是，促性腺激素（LH/FSH）轴紊乱似乎是 LGG 最为常见的症状，中枢性性早熟特别常见，但青春期延迟 / 停滞也很常见。下丘脑 LGG 在婴儿期可表现为间脑综合

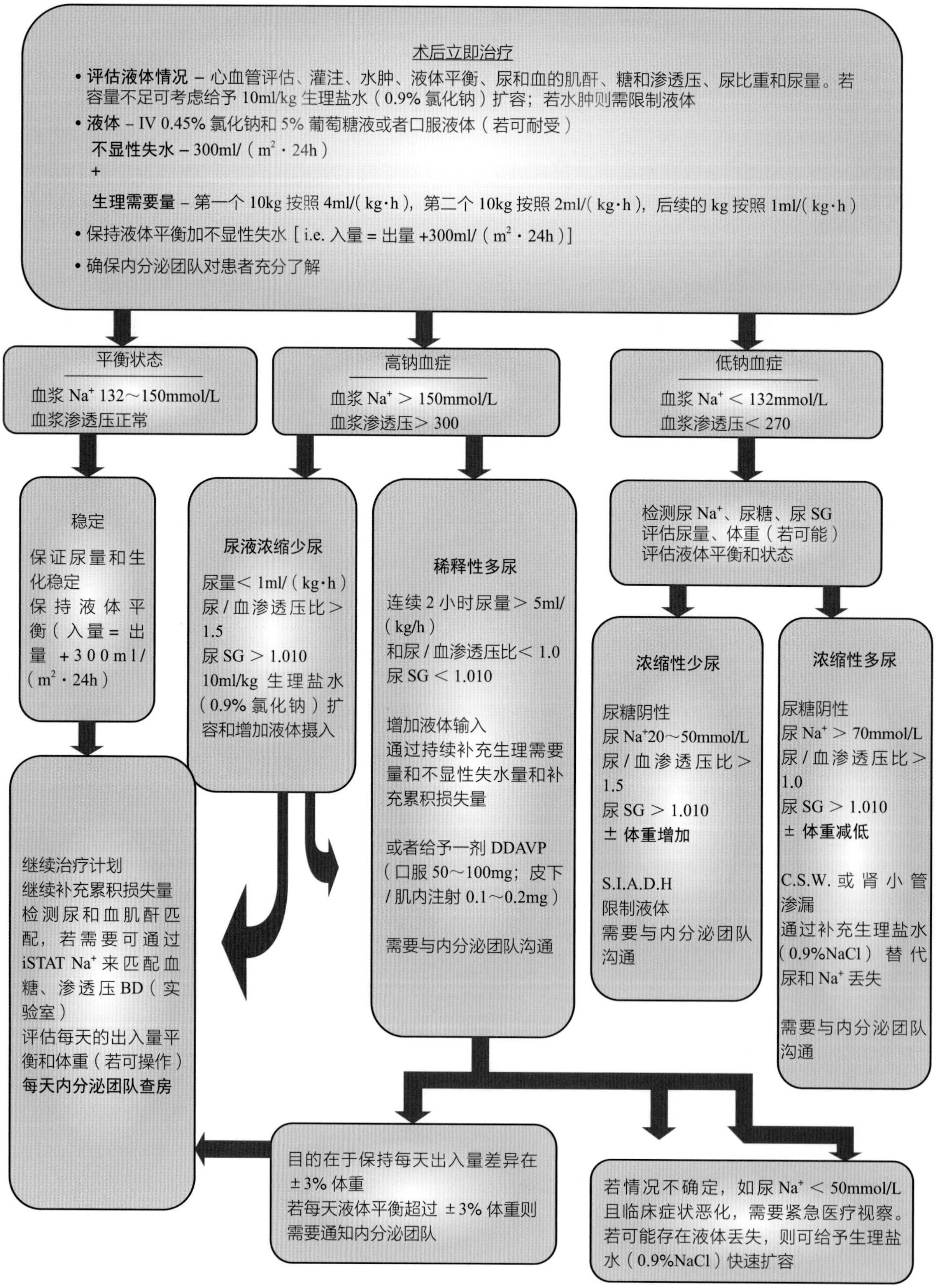

术后立即治疗

- **评估液体情况** – 心血管评估、灌注、水肿、液体平衡、尿和血的肌酐、糖和渗透压、尿比重和尿量。若容量不足可考虑给予 10ml/kg 生理盐水（0.9% 氯化钠）扩容；若水肿则需限制液体
- **液体** – IV 0.45% 氯化钠和 5% 葡萄糖液或者口服液体（若可耐受）

  不显性失水 – 300ml/（m^2 · 24h）
  \+
  生理需要量 – 第一个 10kg 按照 4ml/(kg·h)，第二个 10kg 按照 2ml/(kg·h)，后续的 kg 按照 1ml/(kg·h)
- 保持液体平衡加不显性失水 [i.e. 入量 = 出量 +300ml/（m^2 · 24h）]
- 确保内分泌团队对患者充分了解

平衡状态
血浆 Na^+ 132～150mmol/L
血浆渗透压正常

稳定
保证尿量和生化稳定
保持液体平衡（入量 = 出量 +300ml/（m^2 · 24h）

继续治疗计划
继续补充累积损失量
检测尿和血肌酐匹配，若需要可通过 iSTAT Na^+ 来匹配血糖、渗透压 BD（实验室）
评估每天的出入量平衡和体重（若可操作）
每天内分泌团队查房

高钠血症
血浆 Na^+ > 150mmol/L
血浆渗透压 > 300

尿液浓缩少尿
尿量 < 1ml/（kg·h）
尿 / 血渗透压比 > 1.5
尿 SG > 1.010
10ml/kg 生理盐水（0.9% 氯化钠）扩容和增加液体摄入

稀释性多尿
连续 2 小时尿量 > 5ml/（kg/h）
和尿 / 血渗透压比 < 1.0
尿 SG < 1.010

增加液体输入
通过持续补充生理需要量和不显性失水量和补充累积损失量

或者给予一剂 DDAVP（口服 50～100mg；皮下 / 肌内注射 0.1～0.2mg）

需要与内分泌团队沟通

目的在于保持每天出入量差异在 ±3% 体重
若每天液体平衡超过 ±3% 体重则需要通知内分泌团队

低钠血症
血浆 Na^+ < 132mmol/L
血浆渗透压 < 270

检测尿 Na^+、尿糖、尿 SG
评估尿量、体重（若可能）
评估液体平衡和状态

浓缩性少尿
尿糖阴性
尿 Na^+ 20～50mmol/L
尿 / 血渗透压比 > 1.5
尿 SG > 1.010
± **体重增加**

S.I.A.D.H
限制液体
需要与内分泌团队沟通

浓缩性多尿
尿糖阴性
尿 Na^+ > 70mmol/L
尿 / 血渗透压比 > 1.0
尿 SG > 1.010
± **体重减低**

C.S.W. 或肾小管渗漏
通过补充生理盐水（0.9%NaCl）替代尿和 Na^+ 丢失

需要与内分泌团队沟通

若情况不确定，如尿 Na^+ < 50mmol/L 且临床症状恶化，需要紧急医疗视察。若可能存在液体丢失，则可给予生理盐水（0.9%NaCl）快速扩容

▲ 图 5-4 中枢性尿崩症、脑性耗盐综合征和抗利尿激素分泌不当综合征（SIADH）鉴别

征，包括伴随身高增长正常或增快的严重消瘦、GH 过度分泌、精神过度活跃和亢奋，其病理生理学机制尚不清楚 [311, 417–419]。

(4) 实验室检查：具体有以下几点。

①影像学：儿童的鞍上 LGG 在 MRI 上表现为边界清楚的 T_1 低信号和 T_2 高信号肿瘤，伴不同程度的囊性成分和强化 [401, 420]。与颅咽管瘤不同，钙化极为罕见 [298]。直接累及视神经通路的发生频率意味着组织学诊断并非总是必要的，特别是在 NF-1 的情况下。1958 年，首次提出了 LGG 视神经通路分期的解剖学分类系统 [209]，经过改进有助于区分双侧、非对称和多灶性肿瘤及区分视神经束的后方、上下丘脑和软脑膜远处转移的受累情况 [407]。

②内分泌系统：下丘脑 – 垂体 – 内分泌功能障碍的发生率变化较大。高达 56% 的患者在诊断时出现中枢性性早熟，其次是 GH 缺乏（27%）、LH/FSH 缺乏（12%）、TSH 缺乏（10%）和 ACTH 缺乏（3%）[413, 414, 416, 421]。发生中枢性尿崩症的患者稍高于 10%[416, 422]。在间脑综合征患者中，GH 分泌过多通常伴有 IGF 水平正常或偏低 [418, 419] 和静息状态能量消耗增加 [423, 424]，其他不常见的内分泌疾病包括肢端肥大症 [425] 和 SIADH[426]。

③眼科、神经心理学：在诊断时应记录视觉和认知功能。观察中发现影像学改变与观察到的视力障碍程度无关，也不能预测治疗后视力水平 [398, 427–429]。VEP 有助于帮助确定视觉功能和指导年幼儿童的治疗方案。

(5) 治疗和预后：长期以来，完整的肿瘤切除被证明是一个有利的生存风险因素 [312, 397]，但鞍上和（或）视神经区域肿瘤全切手术几乎无法避免地造成视觉和神经内分泌系统损伤。因此，尽管经计算 5 年总生存率（OS）很高（高达 95%），但 PFS 率（无进展生存时间）显著降低（34%～69%）并可能导致晚期肿瘤进展和死亡 [311, 312, 397, 416, 430–432]。治疗试验集中在治疗这些肿瘤的医疗方案的改变方面，出于对幼儿认知功能障碍 [433]、瘤多发 [434] 和放疗辐照相关血管病变 [435] 的担忧，应最大限度地推迟放疗，而更倾向于化疗 [通常应用卡铂、长春新碱、环磷酰胺和（或）顺铂]。迄今为止，国际多模态 LGG 试验 –LGG1（1997—2004）和 LGG2（2005—2010）都是随机的，这些观察性研究的目的是评估改善视力的情况，但报道很少成功 [31, 312]。LGG3 目前正在实施对视觉和神经内分泌预后进行仔细的长期前瞻性观测。

Gan 等一项 30 年的分析 [416] 表明，与 OS 或 PFS 相比，长期内分泌无事件生存（EEFS）显著降低，20 年后 5 名幸存者中有 4 名存在下丘脑 – 垂体 – 激素轴功能障碍。在这个多变量分析中，下丘脑肿瘤的位置预测了内分泌病的早期发病，而不是放射治疗，后者预测了其受影响的范围（即受影响的下丘脑 – 垂体轴的数目）。另一项研究表明，一些内分泌疾病（如 GH 缺乏症），随着治疗的进展而发病率逐渐增多，在尚未切除肿瘤时也可出现垂体后叶功能障碍（如肿瘤活检或插入分流器）。

内分泌功能障碍的发生率与颅咽管瘤相似，以 GH 缺乏症最为常见，其次是中枢性性早熟和 LH/FSH 缺乏，最后是 TSH、ACTH 缺乏和中枢性尿崩症 [397, 416]。下丘脑肥胖相对常见，有近 1/3～1/2 的幸存者面临着肥胖问题 [397, 416]，因此与颅咽管瘤类似，有必要终身随访。

3. 垂体腺瘤

(1) 流行病学和组织学：与成人不同的是，垂体腺瘤在儿童时期罕见，所有幕上肿瘤中垂体腺瘤发生率＜ 3%，每年发生率为 0.1/100 万 [436, 437]。这意味着在这个年龄组，鞍上肿瘤的鉴别诊断通常不考虑垂体腺瘤。垂体腺瘤的治疗策略与颅咽管瘤或 LGG 不同。需要强调常规内分泌评估在所有此类患者非常重要。无功能垂体腺瘤不常见[438, 439]，大部分垂体腺瘤具有激素活性，可导致垂体前叶的 5 种类型的细胞分泌相应的激素，从而引发相应激素分泌过多所致的症状与体征。

泌乳素瘤（PRL，53%）是最常见的，其次是促肾上腺皮质激素瘤（ACTH，35%）和生长激素瘤（GH，9%），以及更少见的促甲状腺激素瘤或促性腺激素瘤[440]。肿瘤亚型的分布与年龄有关，垂体前叶瘤最常见于青春期，促皮质激素瘤最常见于 10 岁前[439, 440]。所有垂体腺瘤在 T_1 和 T_2 加权磁共振序列上均表现为低信号、低强化。

(2) 遗传学：9%～22% 的儿童垂体腺瘤与遗传性肿瘤易感综合征有关，其中已知最多的是多发性内分泌瘤 1 型（MEN–1），发病率为（0.02～0.2）/1000[441, 442]。MEN–1 是常染色体显性遗传病，其特征为甲状旁腺腺瘤（导致严重甲状旁腺功能亢进）、垂体腺瘤、肠胰腺肿瘤、无功能肾上腺皮质腺瘤、血管纤维瘤、胶原瘤、甲状腺腺瘤、脑膜瘤和其他神经内分泌肿瘤[443]。原发性甲状旁腺功能亢进是 MEN–1 最常见的表现，17% 的患者有垂体腺瘤，通常是泌乳素瘤[444]，其他与垂体腺瘤相关的遗传综合征（及其相关基因）包括家族孤立性垂体腺瘤（FIPA）综合征（*AIP*）、多发性内分泌肿瘤病 4 型（*CDKNIB*）、Carney 综合征（*PRKARIA*）、McCune–Albright 综合征（*GNAS*）、SDH 相关垂体腺瘤综合征（*SDHD*、*SDHB*、*SDHC*）和 DICER1 综合征[445, 446]。伴有体细胞 *USP8* 突变的促肾上腺皮质激素瘤复发风险增加[447]。这些突变大多引起癌基因激活或者抑癌因子失活。鉴于垂体腺瘤极其罕见，因此 1 例儿童的垂体腺瘤可能是家族性肿瘤易感性综合征的提示线索。一些作者提倡检测最常见的两个引起垂体腺瘤的致病基因突变，即 *MEN-1*（主要是泌乳素瘤）和 *AIP*（主要是生长激素瘤），这也是 Korbonits 等提出的一种检测策略[446]（图 5–5）。

(3) 泌乳素瘤：泌乳素瘤占儿童垂体腺瘤的 50%～70%[439, 448, 449]，分为微泌乳素瘤（1cm）、大泌乳素瘤（1cm）和巨大泌乳素瘤（4cm），血清 PRL 随肿瘤大小增大而升高。高泌乳素血症的鉴别诊断包括肿瘤压迫垂体柄（阻断了多巴胺对 PRL 分泌的抑制）、药物（如吩噻嗪类、甲氧氯普胺）和存在巨泌乳素（IgG 结合 PRL）。这些情况下无症状者的 PRL 浓度一般＜ 2000mU/L[450]。在真正的泌乳素瘤中，PRL 浓度通常为＞5000mU/L，可导致抗体 – 抗原复合物形成饱和，“钩状效应”可导致检测的泌乳素值呈假阴性，在这些情况下需要稀释样品以进行准确测定 PRL[451]。大泌乳素瘤在男孩中更为常见，在青春期前儿童中非内分泌因素导致颅内压增高症状比激素分泌过多表现更为常见[452–454]。溢乳、青春期延迟及闭经是大龄女性较常见的表现。在较大的肿瘤中伴发下丘脑 – 垂体内分泌功能紊乱更为常见[453]。

在无神经外科急症情况下，建议使用多巴胺受体激动药单药治疗作为泌乳素瘤一线治疗药物。该药具有极好的疗效，能保护残余下丘脑 – 垂体功能减少不良反应低的优点。卡麦角林剂量最高每周 3.5mg 疗效优于溴隐亭[450]。

MEN–1 与肿瘤体积增大和治疗耐药性增高相关[442, 444]，二线治疗包括最大限度地使用卡麦角林（高达 11mg/ 周）、手术切除、替莫唑胺化疗和放疗[450, 451, 455]。对于卡麦角林最大安全治疗剂量（特别是有长期积累导致心脏瓣膜畸形的长期风险[456]）、剂量增加的速度、替莫唑胺的长期毒性及小儿经颅手术切除的经验都很有限。幸存者的长期肿瘤和（或）治疗相关的疾病已报道的包括垂体功能减退、肥胖、血脂异常、不孕和骨

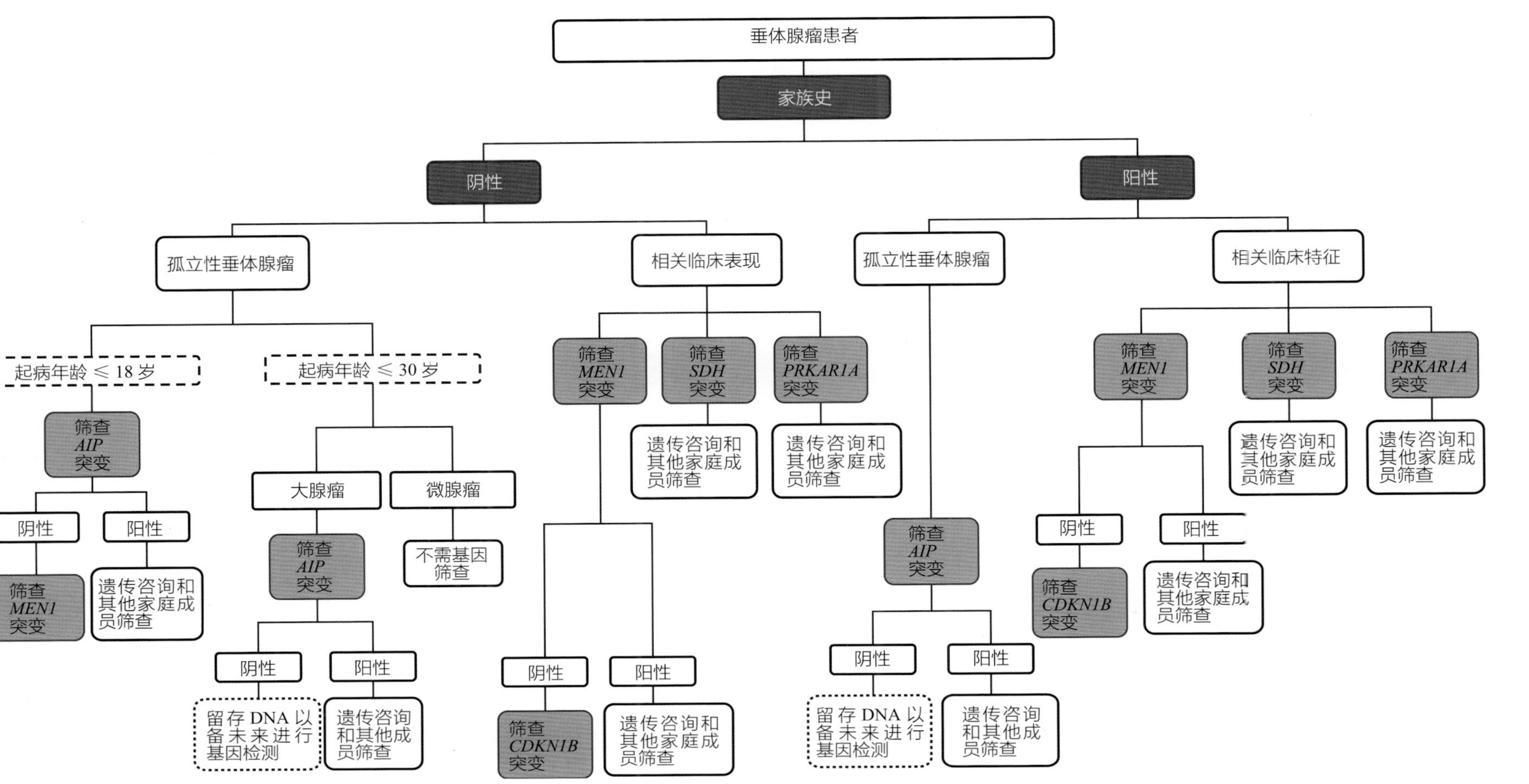

▲ 图 5-5 垂体腺瘤基因筛查流程（经 John Wiley and Sons 许可转载，引自 Korbonits et al[446]）

密度降低[449, 452, 453]。

(4) 促肾上腺皮质激素瘤：促肾上腺皮质激素瘤发病率占青春期前（＜11 岁）垂体瘤的 70%，其中库欣病由分泌 ACTH 的下丘脑 – 垂体腺瘤引起，是>5 岁儿童库欣综合征最常见的病因[44, 457]。促肾上腺皮质激素瘤几乎都是微腺瘤[440]，但也有 MEN–1 相关的巨大腺瘤病例报道[458]。这些肿瘤通常的临床表现为体重迅速增加（94%～100%）、面容改变（100%）、线性生长障碍（96%）、易疲劳（59%～64%）、皮肤紫纹（53%～64%）、多毛症（38%～56%）、情感障碍（53%）、高血压（32%～50%）、痤疮（44%～50%）和头痛（16%）[457, 459, 460]。通常患者身材矮小（40% 的患者身高＜ –2SDS）伴有 BMI 升高[457]。神经行为改变包括学习成绩差和心理状态异常[460]。

库欣病诊断是确认存在库欣综合征的表现（即皮质醇增多症），即午夜皮质醇浓度>121nmol/L（敏感性 99%、特异度 100%），随后进行过夜大剂量地塞米松抑制试验（敏感度 97.5%、特异度 100%）[461]，但也可以联合运用其他方法包括小剂量地塞米松抑制试验和 CRH 试验[457, 460]。MRI 可作为双侧岩下窦取样（BIPSS）检查外的辅助方法，它是一种专门的神经放射学技术，有助于成功定位微腺瘤的位置[457, 459]。

经蝶骨肿瘤切除术是儿童促肾上腺皮质瘤的一线治疗方法，已经取代了双侧肾上腺切除术，后者在术后有较高的纳尔逊综合征风险[462]，手术治愈率为 45%～78%，但近 40% 术后需要辅助放射治疗[463–465]。长期术后并发症中垂体功能低下、GH 缺乏症和 ACTH 缺乏症比其他下丘脑 – 垂体激素缺乏症更常见（在一个病例队列中 GH 缺乏症占 44%，ACTH 缺乏症占 38%，TSH 缺乏症占 19%，LH/FSH 缺乏症占 13%，持续的中枢性尿崩症占 13%）[460]。肥胖和胰岛素抵抗被认为是幸存者的长期并发症[449, 457, 459, 460]。

(5) 生长激素瘤：小于 20 岁患者垂体腺瘤中生长激素瘤占 8%～15%[440, 466]。鉴于它们在垂体发育中的起源类似，生长激素瘤合并分泌 PRL 和 TSH 的情况较常见。生长激素瘤更多表现为 GH 过度分泌，在成人发病导致肢端肥大症，在儿童和青少年时期发病则表现为巨人症。生长加速通常伴发轻度肥胖和巨颅[438]。肢端肥大症的其他表现常表现为肢端增大（鞋码的快速变化）、额部隆起和下颌增大[467]。像其他垂体腺瘤一样，部分生长激素瘤可出现综合征的临床特征，如 MEN–1、Carney 综合征和 McCune–Albright 综合征[445]。但这些肿瘤中有一部分是以常染色体显性方式遗传的，在家族内由于不完全外显而有成员没有任何临床特征，这种情况被称为 FIPA 综合征。这些家族中有 20% 在 *AIP* 基因中存在杂合胚系突变，这与肿瘤的更大体积和治疗抵抗有关[446]。随机 GH 和 IGF–1 浓度升高、GH 脉冲消失及口服糖耐量试验中 GH 不被抑制均可诊断生长激素瘤[438]。

与成人经验比较，经蝶骨肿瘤切除术仍然是最好的治疗选择[468–470]，但终身全垂体功能减低的风险仍很高，且相当一部分患者仍需要辅助药物治疗，通常选用生长抑素类似物（如奥曲肽、兰瑞肽）、多巴胺受体激动药（如卡麦角林、溴隐亭）或 GH 受体拮抗药培维索孟。培维索孟在成人肢端肥大症已显示出不错的疗效[471]。放疗的效果有限，且存在恶性疾病如 McCune–Albright 综合征和 MEN–1 的恶性肿瘤复发风险及对神经认知影响[469, 470]。

4. 生殖细胞瘤

(1) 流行病学、组织学和遗传学：生殖细胞瘤是一种罕见的肿瘤，仅占所有儿童和青年原发性中枢神经系统肿瘤的 3%～4%。特别在青少年和青年中发病率增高，随着年龄的增加其年发病率从 0.9/100 万上升到（1.3～2.1）/100 万[317, 472]。

男孩患病率几乎是女孩的 3 倍，这种差异在青春期前后可增加至男：女为 8 : 1[317]。生殖细胞瘤是最常见的中枢神经系统肿瘤，可见于染色体非整倍体，如克兰费尔特和唐氏综合征[473]。颅内胚细胞瘤不常见，它是生殖细胞肿瘤的一个亚型（约占所有此类肿瘤的 34%），在分泌甲胎蛋白和人绒毛膜促性腺激素方面与性腺肿瘤类似（如卵巢畸胎瘤、睾丸精原细胞）[474]。

(2) 临床表现和评估：生殖细胞瘤生长极其缓慢，放射学特征在发病时往往很不明显，有报道称其诊断延迟长达 21 年[475, 476]。在诊断时候最常表现为中枢性尿崩症（30%～93%），但也常出现颅内压升高（头痛、恶心、呕吐）、视力障碍、生长衰减和性早熟等症状[475–477]。

MRI 上生殖细胞瘤特别倾向于垂体柄和鞍上区域（32%～53%）及松果体（12%～57%），因此松果体和鞍上区域的同步病变（发生率高达 26%）是生殖细胞瘤的特异性改变[475–478]。MRI 表现（T_1 和 T_2 等信号且不被增强）不容易与其他原因如朗格汉斯细胞组织细胞增生症和淋巴细胞性垂体炎所致垂体柄增粗鉴别（表 5-11）。这些疾病所致垂体柄增粗经常伴发中枢性尿崩症和垂体后叶高信号消失，鉴别非常困难[479–480]。

最困难是缺乏对儿童垂体柄增粗定义的共识：建议是在视交叉处垂体柄直径超过 3.8mm、在插入垂体处直径超过 2.7mm 作为截断值，特别是如果漏斗从正中隆起到垂体插入的正常平滑变细过程中出现中断[299]。对垂体漏斗部进行活检以获得明确的组织形态学诊断是不可行的，并可能导致全垂体功能减退和中枢性尿崩症[481]。因此，针对垂体柄增粗提出了各种诊断方法，其中中枢性尿崩症的存在且同时存在的垂体前叶功能障碍和漏斗部大小较正常值进行性增加 15% 被认为是需要加强随访或活检的危险因素[481, 482]。

(3) 治疗和预后：生殖细胞瘤有通过脑脊液转移的倾向，但它们对辐射极为敏感，意味着整个神经系统照射治疗已经是几十年来最有效的治疗方法，OS 和 PFS 率接近 100%[473, 477, 478]。单纯化疗的生存期较低[483]，用辅助化疗减少辐照强度以保护认知功能，却几乎无法降低 OS[473, 484, 485]。对于其他的鞍上肿瘤，长期随访发现治疗后下丘脑–垂体功能障碍较为常见，50%～60% 的患者至少存在 1 种内分泌障碍[477]。

5. 下丘脑错构瘤

(1) 流行病学、组织学和遗传学：下丘脑错构瘤是一种极为罕见的发育异常（而非肿瘤），由灰质异位构成，位于灰质结节和下丘脑[297, 298, 486]。鉴于其神经发育起源，其真实发病率尚不清楚，但估计每 5 万～100 万人中就有 1 人患病[487–489]。错构瘤本身可能只是更广泛的大脑皮质发育不良的迹象，使患者有癫痫发作的风险。很少情况下丘脑错构瘤与 Pallister–Hall 综合征有关，这是一种常染色体显性遗传疾病，由 GLI3 基因突变所致，可表现为多指趾畸形和其他中线结构缺陷（肛门闭锁、会厌分叉、全垂体功能减退和早衰）[488, 490]。下丘脑错构瘤也可能与人类的 *SOX2* 突变有关[43]。

(2) 临床表现和检查：通常癫痫是首发症状，发生于婴儿至儿童早期（6 周龄 — 5 岁）[489, 491–493]。癫痫发作为典型的痴笑发作（“大笑”发作），可能难以识别，但会进展成多种更严重的发作类型，以及临床三联征的另外两种典型表现，即中枢性性早熟和发育迟缓[486]。不断进展的癫痫发作通常对抗癫痫药物治疗无效，并伴有不断恶化的行为和精神异常。

隐匿性内分泌功能障碍（尤其是 GH 和 TSH 缺失）很常见，可能会被遗漏，但也有一些患者存在中枢性性早熟，从未发生癫痫[494]。在 MRI

上，错构瘤表现为不被增强的等信号病变[297, 298]。

(3) 治疗和预后：难治性癫痫可通过各种外科手术或立体定向放射外科技术来切除或消除癫痫病灶，有报道称该治疗可成功地缓解癫痫发作和行为障碍，但仅可轻微地改善认知功能[486, 487, 495–497]。GnRH 类似物是治疗性早熟的药物。一些病例报道表明，成功的手术治疗错构瘤少数情况下会引起迟发性内分泌异常[498]。然而，其他作者在更大规模的队列研究中经常观察到手术治疗后的下丘脑 – 垂体功能障碍，包括中枢性尿崩症、SIADH 和下丘脑性肥胖[494, 499, 500]。

6. 各种囊性病变

(1) Rathke 囊肿：Rathke 囊肿是良性的 Rathke 囊残余，是在垂体发育过程中 Rathke 囊未能内卷融合。它们由来自中间叶的单层柱状或长方体上皮排列，但通常向上延伸[297]。一般为偶然发现，没有任何相关症状（11% 的尸检病例可发现）[501]，也可能有症状，其中垂体功能减退和泌乳素升高比视力障碍或头痛更为常见[502, 503]。由于囊液内容物不同而导致囊肿表现出不同的信号强度，所以不太容易区分 Rathke 囊肿和颅咽管瘤，尤其是在囊肿没有钙化的情况下。手术切除囊肿是治疗该病的治疗方案，其复发率低，但更积极的手术切除通常与垂体功能减退高发生率相关[504, 505]。

(2) 蛛网膜囊肿：蛛网膜囊肿是由蛛网膜结构和其包围的脑脊液构成，被认为是在发育过程中由于蛛网膜的分裂或重复而产生的。16% 的囊肿位于鞍上区域，少数病例位于鞍内[506–508]。常见的表现通常与颅内压升高有关，尤其是巨颅伴脑积水，但也会出现视力障碍、垂体功能减退和发育迟缓[508, 509]。在 1/3 的患者中可以看到中枢性性早熟[510]。内镜开窗术是一种能够很好地解决巨颅、发育迟缓和癫痫发作的治疗方法[509, 511, 512]。

（二）浸润性和炎性疾病

1. 朗格汉斯细胞组织细胞增生症

(1) 流行病学和组织学：LCH 以前称为“组织细胞增多症 X”，是三种主要的组织细胞疾病之一，涉及骨髓源性抗原呈递（朗格汉斯）细胞的克隆增殖，这些细胞聚集在各种器官中，导致单器官或多器官功能障碍[513]。年发病率极低，为（2.6～8.9）/10 000，大部分在 1 岁以下婴儿中发生 [（9.0～15.3）/10 000]，诊断中位年龄为 2—3.8 岁，无性别倾向性[514–517]。临床特征取决于所涉及的器官，从单一的自愈性皮肤损伤到致命的多器官疾病，特别是涉及肝脏、脾脏、肺和造血系统（“危险”器官）[513]。27%～56% 的病例存在多系统受累[514–516, 518, 519]。

(2) 临床特征：25% 的病例为 LCH 累及下丘脑 – 垂体区，特别是漏斗区，几乎总会导致中枢性尿崩症（如果伴有眼眶和骨性病变，以前称为 Hand–SchÜller–Christian 病）[514, 515, 517, 520, 521]。中枢性尿崩症在多器官 LCH 中最为常见，特别是涉及“危险”器官，即颅面骨、胃肠道、皮肤或生殖器[521, 522]，而且常常在 LCH 诊断之前就被发现[523]。垂体前叶浸润不常见，但也可导致生长迟缓和（或）垂体功能减退[513]。随着时间的推移，可能会出现 GH 缺乏症（9%～15%）、TSH 缺乏症（3%～4%）、LH/FSH 缺乏（3%～5%）和 ACTH 减低（2%）[52, 524, 525]。垂体前叶功能受累可在无尿崩症的情况下发生[520, 525]。

(3) 实验室检查：LCH 是垂体柄增粗的鉴别诊断之一，其放射学表现不能轻易与生殖细胞瘤或垂体炎鉴别（表 5–11）。增粗的垂体柄可进展为占位性病变，而尿崩症的存在与垂体后叶亮点的缺失有关[526]。LCH 是中枢性尿崩症和颅内占位患者最常见的鉴别诊断，70% 的患者诊断为该病[527]。

无论如何治疗，MRI 表现与临床的恢复和尿崩症的持续存在无关。75% 的 LCH 合并尿崩症的患者在诊断时垂体柄增粗，但只有 24% 的患者在 5 年后仍然存在该改变 [521, 528]。放射学表现与垂体前叶功能障碍并不一致，也不能逆转治疗后垂体前叶功能障碍 [525, 528–530]。

(4) 治疗和预后：治疗涉及的多个器官的相应处理。皮肤和骨骼局部的 LCH 可以通过活检和（或）刮除来治疗，但需注意这些病变也有自愈的倾向 [531]，其他选择包括类固醇药物治疗 [532]、局部放疗 [522]、吲哚美辛 [533] 治疗骨损害和氮芥治疗皮肤损害 [534]。全身化疗和（或）放射治疗与局部治疗对多发性“中枢神经系统受累”的骨病（即“单器官”，但涉及颅面骨且导致尿崩症高风险）比较，在 5 年无事件生存率上没有差异，这表明不良反应较小的局部治疗方案可能更合适 [535]。

LCH 本身就是中枢性尿崩症和长期下丘脑－垂体功能障碍的高危因素。目前已报道几项有关治疗 LCH 多脏器损伤的最佳的化疗方案的前瞻性随机临床试验。LCH-Ⅰ和 LCH-Ⅲ研究的结果表明，给予长春花碱和口服泼尼松标准治疗 12 个月，存在多脏器受累的和无多脏器受累的 LCH 患者 5 年的复发率分别为 27% 和 37%，总生存期在有多脏器受累和无多脏器受累器官的 LCH 患者中分别为 84% 和 99%[536]。

其他已被使用的尤其用于难治病例的药物包括阿糖胞苷、克拉曲滨和氯法拉宾 [537–539]。异体造血干细胞移植已被尝试，3 年生存率高达 77%[540]。*BRAF*、*ARAF* 和 *MAP2Kl* 癌基因的突变已被发现，这为 β-Raf 阻滞剂等更有针对性的治疗开辟了可能 [541]。值得注意的是，任何治疗方案都不能逆转中枢性尿崩症和其他内分泌疾病，而这些内分泌疾病是显著影响幸存者的长期生活质量 [522, 542] 和导致预后较差的因素 [520]。GH 替代不影响 LCH 的复发或生存 [529]。

2. 淋巴细胞性垂体炎

(1) 流行病学和组织学：垂体炎是指垂体的炎症，可为原发性或继发性，后者是由感染、全身性疾病或邻近病灶刺激引起的（表 5-13）。原发性垂体炎按组织学分为 3 种主要亚型，即淋巴细胞性、肉芽肿性和黄色瘤性（有些作者还提到坏死性和黄色肉芽肿性亚型）[543]。

淋巴细胞亚型最常见，解剖学上可进一步分为淋巴细胞腺垂体炎（仅影响垂体前叶）、淋巴细胞神经垂体炎（影响垂体后叶）或全垂体炎 [544]。原发性淋巴细胞垂体炎的发生公认与免疫有关，往往合并免疫疾病（如桥本甲状腺炎、Grave 病、克罗恩病、干燥综合征、自身免疫性多腺体综合征）、怀孕和各种自身免疫性抗体的存在，包括抗垂体自身抗体时更容易被确诊 [544–548]。无论组织学如何，潜在的免疫机制似乎都与 $CD8^+$ T 细胞介导的细胞毒性有关 [545]。

淋巴细胞性垂体炎在儿童中极为罕见。最近的一项研究发现，只有 96 例发生在＜ 18 岁的儿童 [298]。儿童的流行病学与成人略有不同——女

表 5-13 垂体炎的病因

原发性垂体炎
- 淋巴细胞性
- 肉芽肿性
- 黄色瘤性
- （坏死性）
- （黄色肉芽肿性）

继发性垂体炎
- 局部病变
- 生殖细胞瘤
- 颅咽管瘤
- 垂体腺瘤
- Rathke 囊肿
- 全身疾病
- 朗格汉斯细胞组织细胞增多症
- 结节病
- 韦格肉芽肿病
- 肺结核

性发病偏少（成人中男性 / 女性比例为 1∶8），与自身免疫性疾病的相关性较低（6%，成人 16%）[546, 549]。

(2) 临床特征与预后：头痛是成年人中最常见的表现特征[546]，但儿童更容易表现出下丘脑 – 垂体功能障碍的症状和体征，中枢性尿崩症的发生率为 85%[549]。在成年人中，最常见的垂体前叶激素缺乏是 ACTH，其次是 TSH、LH/FSH、PRL 和 GH[544, 546]。在这种情况下，针对垂体中间叶或对糖皮质激素特异性转录因子（如 TPIT）的自身免疫被认为是导致 ACTH 缺乏发生率高的原因[548, 550]。在儿童导致内分泌功能障碍较其他鞍上区病变更为常见，GH（76%）、LH/FSH（32%）、TSH（29%）和 ACTH（20%），其中 11% 患有全垂体功能减退[549]。

像 LCH 一样，淋巴细胞性垂体炎是垂体柄增厚的鉴别诊断（表 5–11）。在 11 名因存在垂体柄增厚神经放射学表现而活检的成年和儿科患者中，有 27% 存在垂体炎的证据[551]。垂体炎的出现也可能预示着生长缓慢的生殖细胞瘤的进展，可能要几年才能在临床上表现出来[552, 553]。

(3) 治疗和预后：淋巴细胞性垂体炎的自然病史可以自然消退，因此采取对症治疗的方案。在成人中，经蝶骨入路通常可通过手术缓解 ICP 升高或与包块占位相关的症状和体征[544]。另外也可采用糖皮质激素（如甲泼尼龙或泼尼松龙，如果存在继发性肾上腺皮质功能减退症两者均可替代）和类固醇保护剂（如硫唑嘌呤和甲氨蝶呤）治疗[544]。鉴于在幼儿中进行经蝶骨手术的困难及引起进一步内分泌疾病的风险，后一种方法是首选，但无论如何治疗，大多数下丘脑 – 垂体功能障碍均无法缓解[549]。

(4) 结节病：结节病患者中 5%～15% 会出现中枢神经系统受累[554]。下丘脑和垂体很少受到影响。在多达 78% 的患者中中枢性尿崩症是最常报道的内分泌疾病[555]。高泌乳素血症和全垂体功能减退相对普遍，其次是 LH/FSH、TSH、GH 和 ACTH 缺乏[555, 556]。结节病在儿童中很少见[556–558]，血管紧张素转换酶浓度升高可帮助诊断结节病[558]。尽管用糖皮质激素或其他免疫抑制药治疗，神经结节病的预后仍较差。尽管某些情况治疗后的确会有所恢复，但垂体功能减退通常会持续或进展[555, 556]。

（三）外伤性脑损伤

1. 流行病学和组织学

儿童外伤性脑损伤（TBI）的年发生率是 180/10 万，其中 5.6/10 万为严重需要重症监护的患者，而近 1/3 者需要神经外科治疗[559]。发病率＞250/10 万，以男性占多数，随着年龄增长，发病在青春期和成年早期达到顶峰[560]。儿童头部受伤的原因比成人更多样化，幼儿到青春期可发生跌倒、道路交通事故及与运动有关的伤害，而在婴儿期和幼儿期摇晃婴儿综合征等非偶然性伤害则更为常见[559, 561]。

尽管人们早就知道 TBI 与垂体功能减退有关，一些研究报道说成年 TBI 幸存者的患病率为 28%～69%，但儿童流行病学的研究较少。尽管通常认为 TBI 儿童幸存者的临床结局更好，但最初的病例报道和病例队列研究表明垂体功能减退症发生率更高，GH 和 LH 或 FSH 缺乏发生率为 80%～85%[562, 563]。前瞻性研究表明，有 16%～42% 的儿童幸存者经历了一定程度的垂体功能减退[564–566]。

尽管受到蝶鞍的保护，但下丘脑和垂体丰富的神经血管网络（尤其是漏斗部）极易受损伤。垂体和漏斗周围的垂体上动脉和门静脉毛细血管易受外伤影响而破裂出血，导致局部缺血和梗死。垂体梗死也可能由组织肿胀和水肿导致腺体的供血动脉在蝶鞍的入口狭窄处受到压迫所致。

尸检病理研究表明，病变与下丘脑和垂体前叶的出血、梗死、坏死和纤维化相一致，并伴有漏斗部的偶发性横断 [567, 568]。GH 轴的特殊敏感性可能与以下情况有关，如位于垂体侧面部分的促生长细胞远离囊膜，其血供仅依赖于门脉血管，因此它们最容易受到影响。而位于垂体中部的周围垂体细胞如分泌 ACTH 和 TSH 的垂体细胞具有来自门脉血管和垂体前囊动脉的双重血供 [569]。

2. 临床表现和检查

下丘脑 – 垂体功能障碍可能在受伤后的最初数天至数周（急性期）被发现，或者随着时间的推移而逐渐进展。所有 TBI 幸存者普遍经历的慢性神经心理学症状与垂体功能减退的症状存在明显的重叠，这可能意味着其中一些临床特征容易被忽视，内分泌异常的诊断可能被漏诊，最多可延迟 42 年方被诊断 [570]。使用 Glasgow 昏迷量表或 Glasgow 结果评分 [571] 进行了多种分析以期发现最初损伤的程度与内分泌功能障碍的关联，但尚未发现明确的关系 [564, 566, 572]。

急性期内分泌功能的改变可能反映了机体对急性疾病的适应性反应。与神经外科手术后患者一样，临床上重要的下丘脑 – 垂体功能障碍主要涉及体液和电解质平衡的调节（中枢尿崩症、SIADH、脑性耗盐综合征）和 ACTH 缺乏。这些激素缺乏大多是暂时性的，并不一定预示着发生永久性垂体功能减退 [573]。在成人研究中，促性腺激素缺乏症在急性期最为常见，有 40%～80% 的患者受累 [572, 573]。儿童的促性腺激素轴评估更加困难，真正的促性腺激素缺乏症的发生频率未知。

在一项前瞻性亚组分析中，23% 的急性期患者中发现 T_3 浓度低，其中 10% 患有脑性耗盐综合征，1 名患者有中枢尿崩症 [353]。这些患者中很大一部分（36%）患有 ACTH 缺乏症，尽管其临床意义和替代治疗的必要性尚不明确 [354]。危重疾病可激活下丘脑 – 垂体 – 肾上腺轴，同时降低了皮质醇结合球蛋白的浓度，增加了游离皮质醇浓度和对糖皮质激素的敏感性 [574]。同时存在中枢性尿崩症可能会使急性体液管理复杂化，并预示不良预后和致死率。在 19 例中枢性尿崩症儿童（12 例为 TBI）中，只有 3 例幸免于急性损伤 [575]。

下丘脑 – 垂体内分泌功能障碍可能持续存在或在急性期后恢复，并且可能出现新的缺陷。GH 缺乏最常见（85%），其次是 LH/FSH（80%）、TSH（75%）、ACTH（55%）和 ADH（10%）的缺乏 [562, 563]。最近的前瞻性数据表明，内分泌功能障碍的发生率可能不像以前想象的那么高，但仍较显著，在初次受伤后的 1～2 年中，有 30%～61% 的儿童出现内分泌功能障碍，包括 GH（4%～42%）、ACTH（8%～34%）、LH/FSH（17%）和 TSH（6%～12%）缺乏 [564–566, 576]。从长期来看，垂体后叶似乎更不易受损（中枢性尿崩症的发生率为 4.3%），并且大多数急性病变均可恢复 [576]。偶有中枢性性早熟的病例报道 [566, 576]。

3. 治疗

已经制定了相应的管理共识和指南，建议所有 TBI 患者应在初次损伤时及之后的 3 个月和 12 个月进行前瞻性评估 [577]。评估应包括晨起皮质醇和对多尿者检测血和尿渗透压。基线检查的结果可指导判断进一步的动态检查和补充检查的必要性。在儿童和青少年过渡时期治疗很重要，因此提倡采用多学科治疗 [563]。尽管内分泌功能障碍对神经认知和生活质量的负面影响才刚刚开始被理解，但与成人相比儿童的 TBI 的长期预后似乎更为乐观 [578, 579]。

（四）中枢神经系统感染

1. 流行病学和病因学

中枢神经系统感染引起下丘脑 – 垂体功能

障碍很少见，但在脑膜炎和脑炎后已有报道。长期以来，人们已经知道结核性脑膜炎在成人和儿童中都会导致垂体出血，其中 20%～50% 的患者内分泌功能会受到影响 [580, 581]。下丘脑 – 垂体内分泌功能障碍与各种各样的感染相关，尽管发生率略低（表 5–14）[582, 583]。考虑到许多研究的选择偏倚，该并发症的真实发生率可能更低。下丘脑 – 垂体结核的发生可能会使结核性脑膜炎复杂化 [584]，但细菌性脑脓肿也可能导致内分泌病变 [583]。

2. 临床表现和检查

鉴于结核性脑膜炎的内分泌障碍较为常见，可获得下丘脑 – 垂体轴功能障碍发病率的更详细数据。在一项针对 49 位结核性脑膜炎患者的前瞻性研究中，发现 20% 的患者存在内分泌疾病，其中最常见的是 GH 缺乏症（70%），其次是 LH/FSH 缺乏（50%）、ACTH 缺乏（10%）和高泌乳素血症（10%）[360]。

表 5–14 已知报道的可引起垂体功能降低的 CNS 感染

结核分枝杆菌
细菌
• B 组链球菌
• 流感嗜血杆菌
• 肺炎链球菌
• 伯氏疏螺旋体
原生动物 / 寄生性
• 克鲁锥虫
• 囊虫
真菌
• 隐球菌
• 曲霉
病毒
• 巨细胞病毒
• 柯萨奇病毒
• 单纯疱疹病毒
• 肠道病毒
• 甲型流感病毒
• 水痘 – 带状疱疹病毒
• 蜱传脑炎病毒

MRI 表现包括强化的鞍上区病变包括下丘脑 – 垂体和漏斗部、垂体萎缩和脑室扩张。一项对 75 名患者的研究发病率也与之相似 [LH/FSH 缺乏（20%～36%）、ACTH 缺乏（31%）、TSH 缺乏（25%）]，但高泌乳素血症的发生率较高（49%），并且没有发现 GH 缺乏症。MRI 表现相似，其中 2 名患者同时有肺结核 [360]。

下丘脑 – 垂体结核瘤的诊断很困难，因为只有不到 1/3 的患者存在先前或同时发生的结核病感染史 [585, 586]。MRI 表现很难与肉芽肿性垂体病变的其他原因（如结节病或韦格纳肉芽肿病）区分开来，其病变通常为抗酸杆菌阴性 [586, 587]。常见的症状包括头痛和视力障碍，超过 60% 的患者发生垂体前叶功能障碍，而 10% 的患者发生中枢性尿崩症 [584]。

在非分枝杆菌所致中枢神经系统感染中，内分泌功能障碍的发生率似乎较低。Schaefer 等 [582] 的前瞻性研究中，只有 21% 的患者出现 ACTH 缺乏，11% 的患者出现低促性腺激素性性腺功能减退症，GH、TSH、PRL 或 ADH 轴均未见异常。Dhanwal 等 [583] 的研究发现 ACTH 缺乏（23%）、LH/FSH 缺乏（23%）和 TSH 缺乏（3%）发生率相似，30% 发生高泌乳素血症，而未见中枢性尿崩症发生。

3. 治疗和预后

治疗取决于病原体。BCG 疫苗接种计划和更好的抗结核药物治疗已导致发达国家的结核性脑膜炎和下丘脑 – 垂体功能障碍的发病率降低。结核瘤的治疗方法定义不清，但已提倡手术引流结合抗结核药物治疗和类固醇治疗 [584]。在所有中枢神经系统感染中观察到的内分泌障碍可以是暂时、复发的或永久性的，因此需要仔细随访 [584, 588–590]。

（五）血色素沉着病

1. 流行病学和病因学

血色素沉着病可能是由于直接调节铁吸收和储存的基因突变引起，也可能是继发的［由于其他遗传、获得性和医源性条件导致铁超载（表 5–15）］。

原发性血色素沉着症是由多种基因突变引起，这些基因突变导致铁调素缺乏或导致其功能中断。铁调素是一种肝脏衍生的激素，在铁超负荷和炎症情况下增加，在铁缺乏症、缺氧和无效的红细胞生成情况下降低。它通过铁转运蛋白 1 向胃肠道发出信号，以减少其吸收的铁释放到血液中[591, 592]。该信号传导途径发生基因突变（*HFE*、*HJV*、*HAMP*、*TJR2*、*SLC40A1*）会导致非转铁蛋白结合铁的病理性增加，然后铁被肝脏、胰腺、垂体、性腺、心脏、关节和皮肤吸收[591, 592]。尽管 HFE 相关的血色素沉着病是成人中最常见的遗传性原发性铁超负荷病，但它并不出现在儿童期。极罕见的非 HFE 相关的基因突变在儿童期更常见。

继发性血色素沉着病可能在儿童时期更为常见，其原因是先天性和后天性疾病间接影响铁调节途径，其中最常见的是铁负荷性贫血，以重型和中间型 β– 珠蛋白生成障碍性贫血最为常见。全世界所有类型的 β– 珠蛋白生成障碍性贫血的患病率为 1/10 万，在地中海、中东、中亚、印度和远东的患病率明显更高[593]。珠蛋白生成障碍性贫血反复输血引起的铁超负荷是继发性血色素沉着症的主要原因，而缺氧、可溶性铁调素调节蛋白升高和促红细胞生成素的表达导致铁调素表达降低也参与其间[591]。其他潜在的继发性铁超负荷的人群包括因其他原因接受多次输血的儿童，包括化疗引起的免疫抑制，其对内分泌功能的影响尚不确定[594]。继发性甲状腺功能减退症已在新生儿血色素沉着病有报道[595]。

表 5–15 血色素沉着病的主要和次要原因

原发性血色素沉着病	• 与 HFE 相关（1 型）	
	• 非 HFE 相关	• 青少年血红细胞增多症（2 型：铁调素调节蛋白 / 铁调素突变）[a] • 转铁蛋白受体 2 血色素沉着症（3 型）[a] • 铁转运蛋白血色素沉着症（4 型）[a]
继发性血色素沉着病	• 铁负荷性贫血	• 珠蛋白生成障碍性贫血（重型和中型 β– 珠蛋白生成障碍性贫血）[a] • 铁粒性贫血[a] • 慢性溶血性贫血[a] • 再生障碍性贫血[a] • 丙酮酸激酶缺乏症[a]
	• 慢性肝病	• 丙型肝炎 • 非酒精性脂肪性肝病 • 酒精性肝病 • 迟发性皮肤卟啉症
	• 医源性	• 反复红细胞输注[a] • 长期血液透析[a]
	• 其他	• 遗传性铜蓝蛋白缺乏症 • 非洲铁超载 • 新生儿血色病[a]

a. 见于儿童

2. 临床特征和检查

过量的非转铁蛋白结合铁可被多个内分泌器官摄取，包括胰腺（导致糖尿病）、性腺（导致原发性腺功能低下）和甲状腺（导致原发性甲状腺功能低下或甲状腺功能亢进）[591, 596, 597]。下丘脑和垂体也易受铁沉积的影响，其中促性腺激素轴（GnRH 和 LH/FSH）尤为脆弱[598, 599]。在一组 17 名继发性血色素沉着病患者中，35% 出现青春期延迟；与健康对照组相比，14 名处于青春期的患者出现 LH 脉冲异常[600]；35% 的患者也存在 GH 缺乏症。40%～59% 的珠蛋白生成障碍性贫血患者发生性腺功能减退，表现为青春期延迟或停滞、原发和继发性闭经或不育，而 33%～36% 的患者出现生长迟缓[601-603]，尤其在青春期阶段生长障碍更为明显[604]。

由 Atkin 等[605]对垂体腺瘤的免疫细胞化学研究显示只有促性腺激素细胞转铁蛋白受体表现出免疫阳性，这部分解释下丘脑－垂体－性腺轴更易受累。在大鼠中进行的类似研究表明，转铁蛋白受体仅在促生长激素细胞和促性腺激素细胞中表达[606]。在非内分泌器官中，铁的积累可导致肝硬化、心肌病、关节炎和皮肤色素沉着[591, 592]。

垂体铁超负荷的 MRI 表现为 T_2 加权低信号，可以最好观察该病变的技术是梯度回波 T_2 加权相，表现为垂体－脂肪信号强度比下降至＜ 1.1，与铁蛋白浓度呈负相关[607, 608]。腺垂体的高度也可能降低，这可能与铁沉积后促性腺激素细胞营养不良有关[609]。比铁蛋白升高敏感性和特异性更高的筛查指标是转铁蛋白饱和度的升高，该指标也是评估疾病严重程度的更好的指标，尤其其浓度＞1000μg/L 时有意义[591, 592]。

3. 治疗和结果

在原发性血色素沉着症中，最主要的治疗方法是静脉放血疗法，目的是保持血清铁蛋白在 50～100g/L[591, 592]。这种治疗通常不适用于继发性血色素病，因为通常通过皮下注射去铁胺和口服地拉罗司等铁螯合剂可增加尿和粪便排泄铁，从而改善长期预后并降低死亡率[610-612]。有证据表明，高剂量铁螯合剂治疗可逆转下丘脑－垂体和其他终末器官的内分泌功能障碍[613]，但因去铁敏可能对脊柱产生毒性作用，过度螯合也可导致生长迟缓[614]。最近的一项随机试验表明，地拉罗司在生长和青春期方面具有更好的安全性[615]。需谨慎使用铁螯合剂，避免摄入不足或过度使用，一些学者认为，铁螯合剂需要在 2—3 岁后才开始使用，去铁敏起始剂量为每天 40mg/kg，最大剂量为每天 50mg/kg，每周 5～7 天，或地拉罗司每天 20mg/kg 增加到 40mg/kg，治疗过程中需详细监测生长情况[616, 617]。

（六）心理社会剥夺

Talbot 等[618]在一项 51 名儿童组成的队列研究中首先描述了儿童极端的心理社会痛苦（通常来自严重的情感虐待或忽视）与身材矮小的关系，研究发现这些儿童的身高与未接受治疗的垂体功能减低儿童相似。后续的一项 13 例儿童的队列研究描述了该综合征特有的几个临床特征，如无营养不良、异常行为（包括嗜食、多饮、夜间游荡、夜尿多）、稀便和智力发育迟缓[619]。在这些儿童中，有 3/4 的人表现出生长激素缺乏，当他们离开家庭环境后反复检测生长激素所有人都恢复了正常[620]。

这种症状有两种形式。1 型社会心理身材矮小更为常见，出现在年幼的儿童（＜2 岁），与身体忽视、明显的营养不良和厌食症有关。2 型发生在年龄较大的儿童（＞3 岁），伴有情绪虐待和（或）忽视，具有上述更为典型的特征[621]。其他已被描述的临床特征包括腹胀、吞咽困难并进食后呕吐、遗尿、睡眠障碍（伴有深慢波睡眠减少）、疼痛失认症、癫痫性缄默症和手脚间歇性肿胀[620–624]。

除了短暂的生长激素缺乏外，患者还可能出现青春期延迟和骨龄延迟，X 线经常显示生长板停滞[625]。生长激素异常通常在离开家庭环境后的 2～3 周内发生逆转[626]。患者对生长激素治疗无反应[627]。IGF–1 水平较低，但对生长激素刺激有反应[628]。甲状腺功能检查正常，但 ACTH 储备降低，提示下丘脑 CRH 缺乏[620]。Skuse 等[624]提出了这种疾病的诊断临床标准，并发现饮食增多是生长激素可逆性的强预测因素，也是导致矮小的社会心理因素。尽管家庭环境有了积极的改变，内分泌功能恢复，但患者情绪稳定和最终身高的改善并不好[621, 629]。

六、垂体功能减退的诊断

垂体功能减退的诊断是基于临床的综合评估，不仅寻找与内分泌有关的症状和体征，还寻找与先天性综合征或鞍区占位相关的其他特征（表 5–5 和表 5–12）。必须进行体格检查（身高、体重、BMI 及其相应的 SD 评分）和青春期评估。如果可以，社区筛查前的生长曲线可能提示在诊断前的数月中存在生长减速或体重快速增加，如在颅咽管瘤中已被证明在诊断鞍上占位之前数月体重和 BMI 就会有早期改变，并且可能预示着未来下丘脑肥胖的发生[318, 630]。性早熟、青春期发育延迟或停滞及其不适当的骨龄超前或者延迟，也可能有助于预测未来的生长潜力，并确定是否需要干预。

垂体功能减退的确诊是一个逐步过程，通常从基线垂体功能筛查开始，随后进行动态垂体功能检查（表 5–16）。正常的激素分泌取决于完整的下丘脑 – 垂体 – 靶腺轴的存在。动态测试的目的是在怀疑激素缺乏的情况下刺激相关轴，在怀疑激素过多分泌情况下抑制轴功能。关于不同动态内分泌检查的方式的讨论不在本章的讨论范围之内，但应注意以下几个要点。

- 基础垂体激素筛查有助于对需要在鞍上肿瘤最终治疗前优先进行动态检查的患者进行风险分层，尤其是要确定下丘脑 – 垂体 – 肾上腺和 ADH 轴的状态，以避免在手术中因肾上腺糖皮质功能不足和（或）中枢性尿崩症处理不当所带来的致命后果。在这种情况下，应测量清晨的皮质醇和 ACTH 浓度，尤其是在大剂量地塞米松治疗肿瘤周围水肿前。
- 在某些情况下，动态功能测试不需要。例如，低浓度的游离 T_4 水平伴发一个不相称的低水平或者正常浓度的 TSH 水平就足以诊断甲状腺功能减退，而 TRH 激发试验对鉴别诊断和临床治疗均无意义[631]。
- 基础和动态功能评估的时机可能很重要。小青春期（不超过 6 个月）和青春期（男孩＞9 岁，女孩＞8 岁）阶段之外进行性腺功能激发试验无法确诊低促性腺激素性性腺功能减退，因为在这些时期之外，下丘脑 – 垂体 – 性腺轴处于静止期[632]。
- 在某些情况下可能需要 24 小时（皮质醇）或整夜（GH）分析来确定自身激素分泌情况，以检测更细微的内分泌激素缺乏，这些缺乏根据人工刺激试验获得的值看来是正常的[633]。
- 不同的下丘脑 – 垂体轴的相互关系可用来解释内分泌检查，如需要充足的皮质醇通过抑制 ADH 分泌清除肾脏游离水，因此 ACTH 缺乏可能掩盖共存的中枢尿崩症，直到糖皮质激素替代治疗后尿崩症症状才显现。
- 如果怀疑或已通过神经影像学证实了鞍上肿瘤，则还应进行其他检查以确定肿瘤是否分泌 AFP 和（或）β–hCG（生殖细胞瘤）、PRL（泌乳素瘤）、GH（生长激素瘤）或 ACTH（促肾上腺皮质激素瘤），可能需要测量脑脊液 AFP 和 β–hCG 的浓度以支持生殖细胞瘤

表 5-16 垂体功能减退和垂体功能亢进的检查和处理（对于鞍区肿瘤，在给予地塞米松治疗肿瘤周围水肿前必须进行这些检测）

垂体激素轴	一线检查	二线 / 三线检查以确定激素缺乏	二线 / 三线检查以确定激素过度分泌	激素缺乏的治疗
GH	• IGF-1、IGF-BP3	• GH 激发试验 [胰岛素（金标准）、胰高血糖素、可乐定、精氨酸 -GHRH[a] ）]、过夜 GH 分析	• 口服葡萄糖耐量试验	• GH0.5～1.0mg/（m^2·d）
LH/FSH[b]	• LH、FSH、雌二醇 / 睾酮	• GnRH 激发试验	• 儿童不需要 – 仅根据临床和基线生化特征进行诊断	• 雌二醇 / 睾酮激素补充，逐步增量至合适剂量
TSH	• TSH、游离 T_4 和 T_3	• 不需要	• 不需要	• 通过甲状腺功能测定调整左甲状腺素剂量，起始剂量 3～15μg/（kg·d）
ACTH	• 清晨（7—9 点）皮质醇、ACTH[c]	• 胰岛素耐受试验（金标准） • 标准 / 小剂量 ACTH 刺激试验 • 24 小时皮质醇分析	• 24：00 和 08：00 的皮质醇和 ACTH • 24 小时尿游离皮质醇 • 过夜 / 小剂量 / 大剂量地塞米松抑制试验 • 双侧岩下窦采血	• 氢化可的松 8～15mg/（m^2·d）
PRL	• PRL	• 不需要	• 巨泌乳素 • 连续稀释以避免钩状效应	• 不需要
ADH	• 清晨同期的尿液和血浆渗透压	• 禁水试验 • 加压素试验	• 不需要	• 针对渗透压和临床症状进行 DDAVP 剂量调整

a. 精氨酸 -GHRH 测试不能用于诊断 GHRH 缺乏

b. 在＜6 个月的婴儿或＞9 岁的男孩和＞8 岁的女孩中

c. 对于鞍上肿瘤，必须在给予地塞米松以治疗肿瘤周围水肿之前完成这些测量

的诊断。肿瘤分泌的不同分子有助于确诊，从而避免诊断性活检或不必要的手术切除，因为这样的操作可能进一步损害下丘脑–垂体功能。

所有垂体功能减退的患者均需行 MRI 检查。遗传学在先天性垂体功能减退症中的作用尚待确定，仅在基础研究时候检查。适当的突变筛查是重要辅助手段，因为了解病理生理过程可以预测预后、改善早期诊断和治疗并协助家庭咨询。一些突变可能有助于鉴别诊断，如 *PROP1* 突变与鞍上肿瘤相关，并可能有助于判断家族成员脑肿瘤风险并避免了手术可能。考虑到许多显性突变的可变外显率，除非这些突变的遗传基础已取得显著进展和被了解，否则不应该提供产前诊断。全外显子组和全基因组测序技术目前正在研究的基础上，可能进一步提高对这些疾病的遗传病因的理解。

七、垂体功能减退的治疗

治疗的主要方法是适当的激素替代。在先天性和后天性垂体功能减退中，至关重要的是要认识到随着时间的流逝内分泌缺乏的发展变化，所有内分泌功能障碍的患者都需要终生随访，并适当过渡到成年期。

应监测生长和青春期发育，并用 rhGH 治疗 GH 缺乏症，直至线性生长停止，尽管越来越多的证据表明，GH 可能对人体成分和骨矿物质密度代谢产生影响，因此在成人期应继续使用 GH 治疗。在肿瘤幸存者中，替代剂量的 GH 治疗与肿瘤的复发或进展的风险增加无关 [367, 383, 396, 416]，尽管有证据表明第二次原发肿瘤的风险可能会增加，但仍不能够完全明确 [634]。因此，我们提倡最低的有效 GH 替代剂量，以达到正常的 IGF-1 浓度和适合年龄的身高增长速度。

如果尽早开始用 GnRH 类似物治疗伴发的性早熟，可以帮助恢复成人身高，但是人为推迟青春期的决定应由个人决定。相反，面对伴发的低促性腺激素性腺功能减退症，针对每个孩子在性激素替代前至少 6 个月开始补充 GH 并不罕见。考虑到长期有益于骨骼矿物质的沉积，我们不主张将性激素的用药时间推迟到正常的青春期以后（女孩约为 12 岁，男孩为 14—15 岁）[635-637]。早熟并不排除后继低促性腺激素性性腺功能减退的发生，在停止 GnRH 类似物治疗后应继续对儿童进行详细监测，以确保青春期正常进展 [416]。

TSH 缺乏症很常用左甲状腺素补充替代，剂量调整完全取决于游离 T_4 浓度而不是 TSH。一些临床医生主张将游离 T_4 浓度保持在正常范围的中上，特别是考虑到许多形式的垂体功能减退症有下丘脑肥胖的风险。在开始左甲状腺素替代治疗前，应先检测是否存在 ACTH 缺乏以避免发生肾上腺危象。

氢化可的松的替代剂量应每天至少给药 3 次，并在成长的儿童中根据 24 小时的皮质醇节律对谷浓度进行测定。若出现疾病，氢化可的松的剂量应增加 1 倍甚至 3 倍，并应对患者进行如何给予紧急肌内注射氢化可的松的教育（剂量＜1 岁 25mg，1—5 岁 25～50mg，＞5 岁 100mg），并在危象期间注意纠正低血糖。

中枢尿崩症的管理非常复杂，尤其是在合并有 ACTH 缺乏和（或）下丘脑渴感缺乏的患者（如在一些鞍上肿瘤手术后的患者）。渴感正常且可以自由饮用液体的未经治疗的患者可通过适当调整其经口摄入量来维持体液和电解质平衡。DDAVP 治疗旨在通过减轻多尿和多饮的情况为患者提供相对正常的生活质量。剂量应针对同期的血浆和尿渗透压进行调整，理想情况下应从住院治疗开始。一般应在剂量不足的情况下进行调整，因为过量的 DDAVP 会导致低血钠和很难纠正的快速液体变化，从而导致脑水肿甚至死亡的危险。下丘脑渴感缺乏症患者需要严格的液体摄入量控制，以维持体液平衡。

八、结论

下丘脑－垂体神经内分泌网络可因先天性因素或后天获得性结构损伤，包括鞍上占位或其治疗、TBI、浸润、感染或炎症，从而导致各种内分泌不足或激素过多综合征。已发现许多遗传原因，并确定出几种单基因突变会引起病变。尽管如此，绝大多数的先天性垂体疾病的病因仍然是特发的，且可能涉及多个基因和环境因素。无论原因如何，垂体功能减退可能会随着时间而进展，并会再次出现激素缺乏和（或）缓解，因此要求对此类患者进行终身随访。

参考文献

[1] Regal, M., Paramo, C., Sierra, S.M., and Garcia-Mayor, R.V. (2001). Prevalence and incidence of hypopituitarism in an adult Caucasian population in northwestern Spain. *Clin. Endocrinol. (Oxf)* 55 (6): 735–740.

[2] Saland, L.C. (2001). The mammalian pituitary intermediate lobe: an update on innervation and regulation. *Brain Res. Bull.* 54 (6): 587–593.

[3] Kawamura, K., Kouki, T., Kawahara, G., and Kikuyama, S. (2002). Hypophyseal development in vertebrates from amphibians to mammals. *Gen. Comp. Endocrinol.* 126 (2): 130–135.

[4] Sheng, H.Z. and Westphal, H. (1999). Early steps in pituitary organogenesis. *Trends Genet.* 15 (6): 236–240.

[5] Cohen, L.E. and Radovick, S. (2002). Molecular basis of combined pituitary hormone deficiencies. *Endocr. Rev.* 23 (4): 431–442.

[6] Dasen, J.S. and Rosenfeld, M.G. (2001). Signaling and transcriptional mechanisms in pituitary development. *Annu. Rev. Neurosci.* 24: 327–355.

[7] Dattani, M.T. and IC, R. (2000). The molecular basis for developmental disorders of the pituitary gland in man. *Clin. Genet.* 57 (5): 337–346.

[8] McCabe, M.J. and Dattani, M.T. (2014). Genetic aspects of hypothalamic and pituitary gland development. *Handb. Clin. Neurol.* 124: 3–15.

[9] Kelberman, D., Rizzoti, K., Lovell-Badge, R. et al. (2009). Genetic regulation of pituitary gland development in human and mouse. *Endocr. Rev.* 30 (7): 790–829.

[10] Couly, G.F. and Le Douarin, N.M. (1985). Mapping of the early neural primordium in quail-chick chimeras. I. Developmental relationships between placodes, facial ectoderm, and prosencephalon. *Dev. Biol.* 110 (2):422–439.

[11] Couly, G.F. and Le Douarin, N.M. (1987). Mapping of the early neural primordium in quail-chick chimeras. II. The prosencephalic neural plate and neural folds: implications for the genesis of cephalic human congenital abnormalities. *Dev. Biol.* 120 (1): 198–214.

[12] Rizzoti, K. and Lovell-Badge, R. (2005). Early development of the pituitary gland: induction and shaping of Rathke's pouch. *Rev. Endocr. Metab. Disord.* 6 (3): 161–172.

[13] Takuma, N., Sheng, H.Z., Furuta, Y. et al. (1998). Formation of Rathke's pouch requires dual induction from the diencephalon. *Development* 125 (23): 4835–4840.

[14] Szarek, E., Cheah, P.S., Schwartz, J., and Thomas, P. (2010). Molecular genetics of the developing neuroendocrine hypothalamus. *Mol. Cell. Endocrinol.* 323 (1): 115–123.

[15] Dasen, J.S. and Rosenfeld, M.G. (1999). Signaling mechanisms in pituitary morphogenesis and cell fate determination. *Curr. Opin. Cell Biol.* 11 (6): 669–677.

[16] Ward, R.D., Stone, B.M., Raetzman, L.T., and Camper, S.A. (2006). Cell proliferation and vascularization in mouse models of pituitary hormone deficiency. *Mol. Endocrinol.* 20 (6): 1378–1390.

[17] Shimogori, T., Lee, D.A., Miranda-Angulo, A. et al. (2010). A genomic atlas of mouse hypothalamic development. *Nat. Neurosci.* 13 (6): 767–775.

[18] Ericson, J., Norlin, S., Jessell, T.M., and Edlund, T. (1998). Integrated FGF and BMP signaling controls the progression of progenitor cell differentiation and the emergence of pattern in the embryonic anterior pituitary. *Development* 125 (6): 1005–1015.

[19] Japon, M.A., Rubinstein, M., and Low, M.J. (1994). In situ hybridization analysis of anterior pituitary hormone gene expression during fetal mouse development. *J. Histochem. Cytochem.* 42 (8):1117–1125.

[20] Simmons, D.M., Voss, J.W., Ingraham, H.A. et al. (1990). Pituitary cell phenotypes involve cell-specific Pit-1 mRNA translation and synergistic interactions with other classes of transcription factors. *Genes Dev.* 4(5): 695–711.

[21] Lamolet, B., Pulichino, A.M., Lamonerie, T. et al. (2001). A pituitary cell-restricted T box factor, Tpit, activates POMC transcription in cooperation with Pitx homeoproteins. *Cell* 104 (6): 849–859.

[22] Davis, S.W., Mortensen, A.H., and Camper, S.A. (2011). Birthdating studies reshape models for pituitary gland cell specification. *Dev. Biol.* 352 (2): 215–227.

[23] Bonnefont, X., Lacampagne, A., Sanchez-Hormigo, A. et al. (2005). Revealing the large-scale network organization of growth hormone-secreting cells. *Proc. Natl. Acad. Sci. U. S. A.* 102 (46): 16880–16885.

[24] Budry, L., Lafont, C., El Yandouzi, T. et al. (2011). Related pituitary cell lineages develop into interdigitated 3D cell networks. *Proc. Natl. Acad. Sci. U. S. A.* 108 (30): 12515–12520.

[25] Hodson, D.J., Schaeffer, M., Romano, N. et al. (2012). Existence of long-lasting experience-dependent plasticity in endocrine cell networks. *Nat. Commun.* 3:605.

[26] Fauquier, T., Rizzoti, K., Dattani, M. et al. (2008). SOX2-expressing progenitor cells generate all of the major cell types in the adult mouse pituitary gland. *Proc. Natl. Acad. Sci. U. S. A.* 105 (8): 2907–2912.

[27] Thomas, P.Q., Dattani, M.T., Brickman, J.M. et al. (2001).

Heterozygous HESX1 mutations associated with isolated congenital pituitary hypoplasia and septo-optic dysplasia. *Hum. Mol. Genet.* 10 (1):39–45.

[28] Corneli, G., Vivenza, D., Prodam, F. et al. (2008). Heterozygous mutation of HESX1 causing hypopituitarism and multiple anatomical malformations without features of septo-optic dysplasia. *J. Endocrinol. Invest.* 31 (8): 689–693.

[29] Coya, R., Vela, A., Perez de Nanclares, G. et al. (2007). Panhypopituitarism: genetic versus acquired etiological factors. *J. Pediatr. Endocrinol. Metab.* 20 (1): 27–36.

[30] Dattani, M.T., Martinez-Barbera, J.P., Thomas, P.Q. et al. (1998). Mutations in the homeobox gene HESX1/Hesx1 associated with septo-optic dysplasia in human and mouse. *Nat. Genet.* 19 (2): 125–133.

[31] Carvalho, L.R., Woods, K.S., Mendonca, B.B. et al. (2003). A homozygous mutation in HESX1 is associated with evolving hypopituitarism due to impaired repressor-corepressor interaction. *J. Clin. Invest.* 112(8): 1192–1201.

[32] Sobrier, M.L., Maghnie, M., Vie-Luton, M.P. et al. (2006). Novel HESX1 mutations associated with a lifethreatening neonatal phenotype, pituitary aplasia, but normally located posterior pituitary and no optic nerve abnormalities. *J. Clin. Endocrinol. Metab.* 91 (11):4528–4536.

[33] Sobrier, M.L., Netchine, I., Heinrichs, C. et al. (2005). Alu-element insertion in the homeodomain of HESX1 and aplasia of the anterior pituitary. *Hum. Mutat.* 25(5): 503.

[34] Gaston-Massuet, C., McCabe, M.J., Scagliotti, V. et al. (2016). Transcription factor 7-like 1 is involved in hypothalamo-pituitary axis development in mice and humans. *Proc. Natl. Acad. Sci. U. S. A.* 113 (5):E548–E557.

[35] Netchine, I., Sobrier, M.L., Krude, H. et al. (2000). Mutations in LHX3 result in a new syndrome revealed by combined pituitary hormone deficiency. *Nat. Genet.* 25 (2): 182–186.

[36] Pfaeffle, R.W., Savage, J.J., Hunter, C.S. et al. (2007). Four novel mutations of the LHX3 gene cause combined pituitary hormone deficiencies with or without limited neck rotation. *J. Clin. Endocrinol. Metab.* 92 (5): 1909–1919.

[37] Rajab, A., Kelberman, D., de Castro, S.C. et al. (2008). Novel mutations in LHX3 are associated with hypopituitarism and sensorineural hearing loss. *Hum. Mol. Genet.* 17 (14): 2150–2159.

[38] Bhangoo, A.P., Hunter, C.S., Savage, J.J. et al. (2006). Clinical case seminar: a novel LHX3 mutation presenting as combined pituitary hormonal deficiency. *J. Clin. Endocrinol. Metab.* 91 (3): 747–753.

[39] Machinis, K., Pantel, J., Netchine, I. et al. (2001). Syndromic short stature in patients with a germline mutation in the LIM homeobox LHX4. *Am. J. Hum. Genet.* 69 (5): 961–968.

[40] Pfaeffle, R.W., Hunter, C.S., Savage, J.J. et al. (2008). Three novel missense mutations within the LHX4 gene are associated with variable pituitary hormone deficiencies. *J. Clin. Endocrinol. Metab.* 93 (3):1062–1071.

[41] Tajima, T., Hattori, T., Nakajima, T. et al. (2007). A novel missense mutation (P366T) of the LHX4 gene causes severe combined pituitary hormone deficiency with pituitary hypoplasia, ectopic posterior lobe and a poorly developed sella turcica. *Endocr. J.* 54 (4):637–641.

[42] Gregory, L.C., Humayun, K.N., Turton, J.P. et al. (2015). Novel lethal form of congenital hypopituitarism associated with the first recessive LHX4 mutation. *J. Clin. Endocrinol. Metab.* 100 (6): 2158–2164.

[43] Kelberman, D., Rizzoti, K., Avilion, A. et al. (2006). Mutations within Sox2/SOX2 are associated with abnormalities in the hypothalamo-pituitary-gonadal axis in mice and humans. *J. Clin. Invest.* 116 (9):2442–2455.

[44] Kelberman, D., de Castro, S.C., Huang, S. et al. (2008). SOX2 plays a critical role in the pituitary, forebrain, and eye during human embryonic development. *J. Clin. Endocrinol. Metab.* 93 (5):1865–1873.

[45] Sato, N., Kamachi, Y., Kondoh, H. et al. (2007). Hypogonadotropic hypogonadism in an adult female with a heterozygous hypomorphic mutation of SOX2. *Eur. J. Endocrinol.* 156 (2): 167–171.

[46] Alatzoglou, K.S., Andoniadou, C.L., Kelberman, D. et al. (2011). SOX2 haploinsufficiency is associated with slow progressing hypothalamo-pituitary tumours. *Hum. Mutat.* 32 (12): 1376–1380.

[47] Schneider, A., Bardakjian, T., Reis, L.M. et al. (2009). Novel SOX2 mutations and genotype-phenotype correlation in anophthalmia and microphthalmia. *Am. J. Med. Genet. A* 149A (12): 2706–2715.

[48] Woods, K.S., Cundall, M., Turton, J. et al. (2005). Over- and underdosage of SOX3 is associated with infundibular hypoplasia and hypopituitarism. *Am. J. Hum. Genet.* 76 (5): 833–849.

[49] Alatzoglou, K.S., Azriyanti, A., Rogers, N. et al. (2014). SOX3 deletion in mouse and human is associated with persistence of the craniopharyngeal canal. *J. Clin. Endocrinol. Metab.* 99 (12): E2702–E2708.

[50] Laumonnier, F., Ronce, N., Hamel, B.C. et al. (2002). Transcription factor SOX3 is involved in X-linked mental retardation with growth hormone deficiency. *Am. J. Hum. Genet.* 71 (6): 1450–1455.

[51] Alatzoglou, K.S., Kelberman, D., Cowell, C.T. et al. (2011). Increased transactivation associated with SOX3 polyalanine tract deletion in a patient with hypopituitarism. *J. Clin. Endocrinol. Metab.* 96 (4):E685–E690.

[52] Burkitt Wright, E.M., Perveen, R., Clayton, P.E. et al. (2009). X-linked isolated growth hormone deficiency: expanding the phenotypic spectrum of SOX3 polyalanine tract expansions. *Clin. Dysmorphol.* 18 (4):218–221.

[53] Diaczok, D., Romero, C., Zunich, J. et al. (2008). A novel dominant negative mutation of OTX2 associated with combined pituitary hormone deficiency. *J. Clin. Endocrinol. Metab.* 93 (11): 4351–4359.

[54] Tajima, T., Ohtake, A., Hoshino, M. et al. (2009). OTX2 loss of function mutation causes anophthalmia and combined pituitary hormone deficiency with a small anterior and ectopic posterior pituitary. *J. Clin. Endocrinol. Metab.* 94 (1): 314–319.

[55] Ashkenazi-Hoffnung, L., Lebenthal, Y., Wyatt, A.W. et al. (2010). A novel loss-of-function mutation in OTX2 in a patient with anophthalmia and isolated growth hormone deficiency. *Hum. Genet.* 127 (6):721–729.

[56] Dateki, S., Kosaka, K., Hasegawa, K. et al. (2010). Heterozygous orthodenticle homeobox 2 mutations are associated with variable pituitary phenotype. *J. Clin. Endocrinol. Metab.* 95 (2): 756–764.

[57] Webb, E.A., AlMutair, A., Kelberman, D. et al. (2013). ARNT2 mutation causes hypopituitarism, post-natal microcephaly, visual and renal anomalies. *Brain* 136 (Pt 10): 3096–3105.

[58] Roessler, E., Du, Y.Z., Mullor, J.L. et al. (2003). Loss-offunction mutations in the human GLI2 gene are associated with pituitary anomalies and holoprosencephaly-like features. *Proc. Natl. Acad. Sci. U. S. A.* 100 (23): 13424–13429.

[59] Cohen, L.E. (2012). GLI2 mutations as a cause of hypopituitarism. *Pediatr. Endocrinol. Rev.* 9 (4):706–709.

[60] Franca, M.M., Jorge, A.A., Carvalho, L.R. et al. (2010). Novel heterozygous nonsense GLI2 mutations in patients with hypopituitarism and ectopic posterior pituitary lobe without holoprosencephaly. *J. Clin. Endocrinol. Metab.* 95 (11): E384–E391.

[61] Gregory, L.C., Gaston-Massuet, C., Andoniadou, C.L. et al.

(2015). The role of the sonic hedgehog signalling pathway in patients with midline defects and congenital hypopituitarism. *Clin. Endocrinol. (Oxf)* 82 (5):728–738.

[62] Tumer, Z. and Bach-Holm, D. (2009). Axenfeld-Rieger syndrome and spectrum of PITX2 and FOXC1 mutations. *Eur. J. Hum. Genet.* 17 (12): 1527–1539.

[63] Wang, Y., Zhao, H., Zhang, X., and Feng, H. (2003). Novel identification of a four-base-pair deletion mutation in PITX2 in a Rieger syndrome family. *J. Dent. Res.* 82 (12): 1008–1012.

[64] McCabe, M.J., Gaston-Massuet, C., Tziaferi, V. et al. (2011). Novel FGF8 mutations associated with recessive holoprosencephaly, craniofacial defects, and hypothalamo-pituitary dysfunction. *J. Clin. Endocrinol. Metab.* 96 (10): E1709–E1718.

[65] Raivio, T., Avbelj, M., McCabe, M.J. et al. (2012). Genetic overlap in Kallmann syndrome, combined pituitary hormone deficiency, and septo-optic dysplasia. *J. Clin. Endocrinol. Metab.* 97 (4): E694–E699.

[66] Correa, F.A., Trarbach, E.B., Tusset, C. et al. (2015). FGFR1 and PROKR2 rare variants found in patients with combined pituitary hormone deficiencies. *Endocr. Connect.* 4 (2): 100–107.

[67] McCabe, M.J., Gaston-Massuet, C., Gregory, L.C. et al. (2013). Variations in PROKR2, but not PROK2, are associated with hypopituitarism and septo-optic dysplasia. *J. Clin. Endocrinol. Metab.* 98 (3): E547–E557.

[68] Hufnagel, R.B., Arno, G., Hein, N.D. et al. (2015). Neuropathy target esterase impairments cause Oliver-McFarlane and Laurence-Moon syndromes. *J. Med. Genet.* 52 (2): 85–94.

[69] Topaloglu, A.K., Lomniczi, A., Kretzschmar, D. et al. (2014). Loss-of-function mutations in PNPLA6 encoding neuropathy target esterase underlie pubertal failure and neurological deficits in Gordon Holmes syndrome. *J. Clin. Endocrinol. Metab.* 99 (10):E2067–E2075.

[70] McCabe, M.J., Hu, Y., Gregory, L.C. et al. (2015). Novel application of luciferase assay for the in vitro functional assessment of KAL1 variants in three females with septo-optic dysplasia (SOD). *Mol. Cell. Endocrinol.* 417:63–72.

[71] Pfaffle, R.W., DiMattia, G.E., Parks, J.S. et al. (1992). Mutation of the POU-specific domain of Pit-1 and hypopituitarism without pituitary hypoplasia. *Science* 257 (5073): 1118–1121.

[72] Turton, J.P., Reynaud, R., Mehta, A. et al. (2005). Novel mutations within the POU1F1 gene associated with variable combined pituitary hormone deficiency. *J. Clin. Endocrinol. Metab.* 90 (8): 4762–4770.

[73] Carlomagno, Y., Salerno, M., Vivenza, D. et al. (2009). A novel recessive splicing mutation in the POU1F1 gene causing combined pituitary hormone deficiency. *J. Endocrinol. Invest.* 32 (8): 653–658.

[74] Inoue, H., Mukai, T., Sakamoto, Y. et al. (2012). Identification of a novel mutation in the exon 2 splice donor site of the POU1F1/PIT-1 gene in Japanese identical twins with mild combined pituitary hormone deficiency. *Clin. Endocrinol. (Oxf)* 76 (1): 78–87.

[75] Tenenbaum-Rakover, Y., Sobrier, M.L., and Amselem, S. (2011). A novel POU1F1 mutation (p.Thr168IlefsX7) associated with an early and severe form of combined pituitary hormone deficiency: functional analysis and follow-up from infancy to adulthood. *Clin. Endocrinol. (Oxf)* 75 (2): 214–219.

[76] Deladoey, J., Fluck, C., Buyukgebiz, A. et al. (1999). "Hot spot" in the PROP1 gene responsible for combined pituitary hormone deficiency. *J. Clin. Endocrinol. Metab.* 84 (5): 1645–1650.

[77] Fluck, C., Deladoey, J., Rutishauser, K. et al. (1998). Phenotypic variability in familial combined pituitary hormone deficiency caused by a PROP1 gene mutation resulting in the substitution of Arg-->Cys at codon 120 (R120C). *J. Clin. Endocrinol. Metab.* 83 (10):3727–3734.

[78] Vallette-Kasic, S., Barlier, A., Teinturier, C. et al. (2001). PROP1 gene screening in patients with multiple pituitary hormone deficiency reveals two sites of hypermutability and a high incidence of corticotroph deficiency. *J. Clin. Endocrinol. Metab.* 86 (9): 4529–4535.

[79] Voutetakis, A., Argyropoulou, M., Sertedaki, A. et al. (2004). Pituitary magnetic resonance imaging in 15 patients with Prop1 gene mutations: pituitary enlargement may originate from the intermediate lobe. *J. Clin. Endocrinol. Metab.* 89 (5): 2200–2206.

[80] Turton, J.P., Mehta, A., Raza, J. et al. (2005). Mutations within the transcription factor PROP1 are rare in a cohort of patients with sporadic combined pituitary hormone deficiency (CPHD). *Clin. Endocrinol. (Oxf)* 63(1): 10–18.

[81] Bas, F., Uyguner, Z.O., Darendeliler, F. et al. (2015). Molecular analysis of PROP1, POU1F1, LHX3, and HESX1 in Turkish patients with combined pituitary hormone deficiency: a multicenter study. *Endocrine* 49(2): 479–491.

[82] Davis, S.W. and Camper, S.A. (2007). Noggin regulates Bmp4 activity during pituitary induction. *Dev. Biol.* 305(1): 145–160.

[83] Treier, M., O'Connell, S., Gleiberman, A. et al. (2001). Hedgehog signaling is required for pituitary gland development. *Development* 128 (3): 377–386.

[84] Treier, M., Gleiberman, A.S., O'Connell, S.M. et al. (1998). Multistep signaling requirements for pituitary organogenesis in vivo. *Genes Dev.* 12 (11): 1691–1704.

[85] Zhu, X., Gleiberman, A.S., and Rosenfeld, M.G. (2007). Molecular physiology of pituitary development: signaling and transcriptional networks. *Physiol. Rev.* 87(3): 933–963.

[86] Norlin, S., Nordstrom, U., and Edlund, T. (2000). Fibroblast growth factor signaling is required for the proliferation and patterning of progenitor cells in the developing anterior pituitary. *Mech. Dev.* 96 (2): 175–182.

[87] De Moerlooze, L., Spencer-Dene, B., Revest, J.M. et al. (2000). An important role for the IIIb isoform of fibroblast growth factor receptor 2 (FGFR2) in mesenchymal-epithelial signalling during mouse organogenesis. *Development* 127 (3): 483–492.

[88] Ohuchi, H., Hori, Y., Yamasaki, M. et al. (2000). FGF10 acts as a major ligand for FGF receptor 2 IIIb in mouse multi-organ development. *Biochem. Biophys. Res. Commun.* 277 (3): 643–649.

[89] Douglas, K.R., Brinkmeier, M.L., Kennell, J.A. et al. (2001). Identification of members of the Wnt signaling pathway in the embryonic pituitary gland. *Mamm. Genome* 12 (11): 843–851.

[90] Potok, M.A., Cha, K.B., Hunt, A. et al. (2008). WNT signaling affects gene expression in the ventral diencephalon and pituitary gland growth. *Dev. Dyn.* 237 (4): 1006–1020.

[91] Mansukhani, A., Ambrosetti, D., Holmes, G. et al. (2005). Sox2 induction by FGF and FGFR2 activating mutations inhibits Wnt signaling and osteoblast differentiation. *J. Cell Biol.* 168 (7): 1065–1076.

[92] Zorn, A.M., Barish, G.D., Williams, B.O. et al. (1999). Regulation of Wnt signaling by Sox proteins: XSox17 alpha/beta and XSox3 physically interact with betacatenin. *Mol. Cell* 4 (4): 487–498.

[93] Thomas, P.Q., Johnson, B.V., Rathjen, J., and Rathjen, P.D. (1995). Sequence, genomic organization, and expression of the novel homeobox gene Hesx1. *J. Biol. Chem.* 270 (8): 3869–3875.

[94] Hermesz, E., Mackem, S., and Mahon, K.A. (1996). Rpx: a novel anterior-restricted homeobox gene progressively activated in the prechordal plate, anterior neural plate and Rathke's pouch of the mouse embryo. *Development* 122 (1): 41–52.

[95] McCabe, M.J., Alatzoglou, K.S., and Dattani, M.T. (2011). Septo-optic dysplasia and other midline defects: the role of transcription factors: HESX1 and beyond. *Best Pract. Res. Clin.*

Endocrinol. Metab. 25(1): 115–124.

[96] Thomas, P. and Beddington, R. (1996). Anterior primitive endoderm may be responsible for patterning the anterior neural plate in the mouse embryo. *Curr. Biol.* 6 (11): 1487–1496.

[97] Olson, L.E., Tollkuhn, J., Scafoglio, C. et al. (2006). Homeodomain-mediated beta-catenin-dependent switching events dictate cell-lineage determination. *Cell* 125 (3): 593–605.

[98] Sajedi, E., Gaston-Massuet, C., Signore, M. et al. (2008). Analysis of mouse models carrying the I26T and R160C substitutions in the transcriptional repressor HESX1 as models for septo-optic dysplasia and hypopituitarism. *Dis. Model. Mech.* 1 (4–5):241–254.

[99] Sheng, H.Z., Moriyama, K., Yamashita, T. et al. (1997). Multistep control of pituitary organogenesis. *Science* 278 (5344): 1809–1812.

[100] Sheng, H.Z., Zhadanov, A.B., Mosinger, B. Jr. et al. (1996). Specification of pituitary cell lineages by the LIM homeobox gene Lhx3. *Science* 272 (5264):1004–1007.

[101] Mullen, R.D., Colvin, S.C., Hunter, C.S. et al. (2007). Roles of the LHX3 and LHX4 LIM-homeodomain factors in pituitary development. *Mol. Cell. Endocrinol.* 265-266: 190–195.

[102] Cohen, L.E. (2012). Genetic disorders of the pituitary. *Curr. Opin. Endocrinol. Diabetes Obes.* 19 (1): 33–39.

[103] Raetzman, L.T., Ward, R., and Camper, S.A. (2002). Lhx4 and Prop1 are required for cell survival and expansion of the pituitary primordia. *Development*129 (18): 4229–4239.

[104] Zhao, Y., Mailloux, C.M., Hermesz, E. et al. (2010). A role of the LIM-homeobox gene Lhx2 in the regulation of pituitary development. *Dev. Biol.* 337 (2):313–323.

[105] Rizzoti, K., Brunelli, S., Carmignac, D. et al. (2004). SOX3 is required during the formation of the hypothalamo-pituitary axis. *Nat. Genet.* 36 (3):247–255.

[106] Wood, H.B. and Episkopou, V. (1999). Comparative expression of the mouse Sox1, Sox2 and Sox3 genes from pre-gastrulation to early somite stages. *Mech. Dev.* 86 (1–2): 197–201.

[107] Rizzoti, K. and Lovell-Badge, R. (2007). SOX3 activity during pharyngeal segmentation is required for craniofacial morphogenesis. *Development* 134 (19):3437–3448.

[108] Weiss, J., Meeks, J.J., Hurley, L. et al. (2003). Sox3 is required for gonadal function, but not sex determination, in males and females. *Mol. Cell. Biol.* 23 (22): 8084–8091.

[109] Avilion, A.A., Nicolis, S.K., Pevny, L.H. et al. (2003). Multipotent cell lineages in early mouse development depend on SOX2 function. *Genes Dev.* 17 (1):126–140.

[110] Jayakody, S.A., Andoniadou, C.L., Gaston-Massuet, C. et al. (2012). SOX2 regulates the hypothalamicpituitary axis at multiple levels. *J. Clin. Invest.* 122(10): 3635–3646.

[111] Olson, L.E., Dasen, J.S., Ju, B.G. et al. (2003). Pairedlike repression/activation in pituitary development. *Recent Prog. Horm. Res.* 58: 249–261.

[112] Sornson, M.W., Wu, W., Dasen, J.S. et al. (1996). Pituitary lineage determination by the Prophet of Pit-1 homeodomain factor defective in Ames dwarfism. *Nature* 384 (6607): 327–333.

[113] Andersen, B., Pearse, R.V. 2nd, Jenne, K. et al. (1995). The Ames dwarf gene is required for Pit-1 gene activation. *Dev. Biol.* 172 (2): 495–503.

[114] Dasen, J.S., Martinez Barbera, J.P., Herman, T.S. et al. (2001). Temporal regulation of a paired-like homeodomain repressor/TLE corepressor complex and a related activator is required for pituitary organogenesis. *Genes Dev.* 15 (23): 3193–3207.

[115] Gage, P.J., Brinkmeier, M.L., Scarlett, L.M. et al. (1996). The Ames dwarf gene, df, is required early in pituitary ontogeny for the extinction of Rpx transcription and initiation of lineage-specific cell proliferation. *Mol. Endocrinol.* 10 (12): 1570–1581.

[116] Chen, J., Crabbe, A., Van Duppen, V., and Vankelecom, H. (2006). The notch signaling system is present in the postnatal pituitary: marked expression and regulatory activity in the newly discovered side population. *Mol. Endocrinol.* 20 (12):3293–3307.

[117] Ward, R.D., Raetzman, L.T., Suh, H. et al. (2005). Role of PROP1 in pituitary gland growth. *Mol. Endocrinol.* 19 (3): 698–710.

[118] Cushman, L.J., Watkins-Chow, D.E., Brinkmeier, M.L. et al. (2001). Persistent Prop1 expression delays gonadotrope differentiation and enhances pituitary tumor susceptibility. *Hum. Mol. Genet.* 10 (11):1141–1153.

[119] Vesper, A.H., Raetzman, L.T., and Camper, S.A. (2006). Role of prophet of Pit1 (PROP1) in gonadotrope differentiation and puberty. *Endocrinology* 147 (4): 1654–1663.

[120] Cogan, J.D., Wu, W., Phillips, J.A. 3rd et al. (1998). The PROP1 2-base pair deletion is a common cause of combined pituitary hormone deficiency. *J. Clin. Endocrinol. Metab.* 83 (9): 3346–3349.

[121] Vieira, T.C., Boldarine, V.T., and Abucham, J. (2007). Molecular analysis of PROP1, PIT1, HESX1, LHX3, and LHX4 shows high frequency of PROP1 mutations in patients with familial forms of combined pituitary hormone deficiency. *Arq. Bras. Endocrinol. Metabol.* 51 (7): 1097–1103.

[122] Agarwal, G., Bhatia, V., Cook, S., and Thomas, P.Q. (2000). Adrenocorticotropin deficiency in combined pituitary hormone deficiency patients homozygous for a novel PROP1 deletion. *J. Clin. Endocrinol. Metab.*85 (12): 4556–4561.

[123] Arroyo, A., Pernasetti, F., Vasilyev, V.V. et al. (2002). A unique case of combined pituitary hormone deficiency caused by a PROP1 gene mutation (R120C)associated with normal height and absent puberty. *Clin. Endocrinol. (Oxf)* 57 (2): 283–291.

[124] Asteria, C., Oliveira, J.H., Abucham, J., and Beck- Peccoz, P. (2000). Central hypocortisolism as part of combined pituitary hormone deficiency due to mutations of PROP-1 gene. *Eur. J. Endocrinol.* 143 (3):347–352.

[125] Bottner, A., Keller, E., Kratzsch, J. et al. (2004). PROP1 mutations cause progressive deterioration of anterior pituitary function including adrenal insufficiency: a longitudinal analysis. *J. Clin. Endocrinol. Metab.* 89 (10): 5256–5265.

[126] Mendonca, B.B., Osorio, M.G., Latronico, A.C. et al. (1999). Longitudinal hormonal and pituitary imaging changes in two females with combined pituitary hormone deficiency due to deletion of A301,G302 in the PROP1 gene. *J. Clin. Endocrinol. Metab.* 84 (3):942–945.

[127] Pernasetti, F., Toledo, S.P., Vasilyev, V.V. et al. (2000). Impaired adrenocorticotropin-adrenal axis in combined pituitary hormone deficiency caused by a two-base pair deletion (301-302delAG) in the prophet of Pit-1 gene. *J. Clin. Endocrinol. Metab.* 85 (1):390–397.

[128] Riepe, F.G., Partsch, C.J., Blankenstein, O. et al. (2001). Longitudinal imaging reveals pituitary enlargement preceding hypoplasia in two brothers with combined pituitary hormone deficiency attributable to PROP1 mutation. *J. Clin. Endocrinol. Metab.* 86 (9):4353–4357.

[129] Bodner, M., Castrillo, J.L., Theill, L.E. et al. (1988). The pituitary-specific transcription factor GHF-1 is a homeobox-containing protein. *Cell* 55 (3): 505–518.

[130] Andersen, B. and Rosenfeld, M.G. (1994). Pit-1 determines cell types during development of the anterior pituitary gland. A model for transcriptional regulation of cell phenotypes in mammalian organogenesis. *J. Biol. Chem.* 269 (47): 29335–29338.

[131] Andersen, B. and Rosenfeld, M.G. (2001). POU domain factors in the neuroendocrine system: lessons from developmental biology provide insights into human disease. *Endocr. Rev.* 22

(1): 2–35.
[132] Dasen, J.S., O'Connell, S.M., Flynn, S.E. et al. (1999). Reciprocal interactions of Pit1 and GATA2 mediate signaling gradient-induced determination of pituitary cell types. *Cell* 97 (5): 587–598.
[133] Li, S., Crenshaw, E.B. 3rd, Rawson, E.J. et al. (1990). Dwarf locus mutants lacking three pituitary cell types result from mutations in the POU-domain gene pit-1.*Nature* 347 (6293): 528–533.
[134] Rhodes, S.J., Chen, R., DiMattia, G.E. et al. (1993). A tissue-specific enhancer confers Pit-1-dependent morphogen inducibility and autoregulation on the pit-1 gene. *Genes Dev.* 7 (6): 913–932.
[135] Rhodes, S.J., DiMattia, G.E., and Rosenfeld, M.G. (1994). Transcriptional mechanisms in anterior pituitary cell differentiation. *Curr. Opin. Genet. Dev.* 4 (5): 709–717.
[136] Ohta, K., Nobukuni, Y., Mitsubuchi, H. et al. (1992). Mutations in the Pit-1 gene in children with combined pituitary hormone deficiency. *Biochem. Biophys. Res. Commun.* 189 (2): 851–855.
[137] Radovick, S., Nations, M., Du, Y. et al. (1992). A mutation in the POU-homeodomain of Pit-1 responsible for combined pituitary hormone deficiency. *Science* 257 (5073): 1115–1118.
[138] Tatsumi, K., Miyai, K., Notomi, T. et al. (1992). Cretinism with combined hormone deficiency caused by a mutation in the PIT1 gene. *Nat. Genet.* 1 (1):56–58.
[139] Barnhart, K.M. and Mellon, P.L. (1994). The orphan nuclear receptor, steroidogenic factor-1, regulates the glycoprotein hormone alpha-subunit gene in pituitary gonadotropes. *Mol. Endocrinol.* 8 (7):878–885.
[140] Brown, P. and McNeilly, A.S. (1997). Steroidogenic factor-1 (SF-1) and the regulation of expression of luteinising hormone and follicle stimulating hormone b-subunits in the sheep anterior pituitary in vivo. *Int. J. Biochem. Cell Biol.* 29 (12): 1513–1524.
[141] Ngan, E.S., Cheng, P.K., Leung, P.C., and Chow, B.K. (1999). Steroidogenic factor-1 interacts with a gonadotrope-specific element within the first exon of the human gonadotropin-releasing hormone receptor gene to mediate gonadotrope-specific expression. *Endocrinology* 140 (6): 2452–2462.
[142] Tremblay, J.J. and Drouin, J. (1999). Egr-1 is a downstream effector of GnRH and synergizes by direct interaction with Ptx1 and SF-1 to enhance luteinizing hormone beta gene transcription. *Mol. Cell. Biol.* 19 (4): 2567–2576.
[143] Salisbury, T.B., Binder, A.K., Grammer, J.C., and Nilson, J.H. (2007). Maximal activity of the luteinizing hormone beta-subunit gene requires beta-catenin. *Mol. Endocrinol.* 21 (4): 963–971.
[144] Zhao, L., Bakke, M., Krimkevich, Y. et al. (2001). Steroidogenic factor 1 (SF1) is essential for pituitary gonadotrope function. *Development* 128 (2): 147–154.
[145] Bhattacharyya, S. and Bronner-Fraser, M. (2008). Competence, specification and commitment to an olfactory placode fate. *Development* 135 (24):4165–4177.
[146] Lopez-Mascaraque, L., Garcia, C., Valverde, F., and de Carlos, J.A. (1998). Central olfactory structures in Pax-6 mutant mice. *Ann. N. Y. Acad. Sci.* 855: 83–94.
[147] Casoni, F., Malone, S.A., Belle, M. et al. (2016). Development of the neurons controlling fertility in humans: new insights from 3D imaging and transparent fetal brains. *Development* 143 (21):3969–3981.
[148] Hardelin, J.P. and Dode, C. (2008). The complex genetics of Kallmann syndrome: KAL1, FGFR1, FGF8, PROKR2, PROK2, et al. *Sex. Dev.* 2 (4–5): 181–193.
[149] Trarbach, E.B., Silveira, L.G., and Latronico, A.C. (2007). Genetic insights into human isolated gonadotropin deficiency. *Pituitary* 10 (4): 381–391.
[150] Liu, J., Lin, C., Gleiberman, A. et al. (2001). Tbx19, a tissue-selective regulator of POMC gene expression. *Proc. Natl. Acad. Sci. U. S. A.* 98 (15): 8674–8679.
[151] Pulichino, A.M., Vallette-Kasic, S., Tsai, J.P. et al. (2003). Tpit determines alternate fates during pituitary cell differentiation. *Genes Dev.* 17 (6): 738–747.
[152] Budry, L., Balsalobre, A., Gauthier, Y. et al. (2012). The selector gene Pax7 dictates alternate pituitary cell ates through its pioneer action on chromatin remodeling. *Genes Dev.* 26 (20): 2299–2310.
[153] Castinetti, F., Reynaud, R., Saveanu, A. et al. (2008). Clinical and genetic aspects of combined pituitary hormone deficiencies. *Ann. Endocrinol.* 69 (1): 7–17.
[154] Wu, W., Cogan, J.D., Pfaffle, R.W. et al. (1998). Mutations in PROP1 cause familial combined pituitary hormone deficiency. *Nat. Genet.* 18 (2):147–149.
[155] Duquesnoy, P., Roy, A., Dastot, F. et al. (1998). Human Prop-1: cloning, mapping, genomic structure. Mutations in familial combined pituitary hormone deficiency. *FEBS Lett.* 437 (3): 216–220.
[156] Lebl, J., Vosahlo, J., Pfaeffle, R.W. et al. (2005). Auxological and endocrine phenotype in a population-based cohort of patients with PROP1 gene defects. *Eur. J. Endocrinol.* 153 (3): 389–396.
[157] Reynaud, R., Barlier, A., Vallette-Kasic, S. et al. (2005). An uncommon phenotype with familial central hypogonadism caused by a novel PROP1 gene mutant truncated in the transactivation domain. *J. Clin. Endocrinol. Metab.* 90 (8): 4880–4887.
[158] Parks, J.S., Brown, M.R., Hurley, D.L. et al. (1999). Heritable disorders of pituitary development. *J. Clin. Endocrinol. Metab.* 84 (12): 4362–4370.
[159] Castrillo, J.L., Bodner, M., and Karin, M. (1989). Purification of growth hormone-specific transcription factor GHF-1 containing homeobox. *Science* 243(4892): 814–817.
[160] Herr, W., Sturm, R.A., Clerc, R.G. et al. (1988). The POU domain: a large conserved region in the mammalian pit-1, oct-1, oct-2, and Caenorhabditis elegans unc-86 gene products. *Genes Dev.* 2 (12A): 1513–1516.
[161] McLennan, K., Jeske, Y., Cotterill, A. et al. (2003). Combined pituitary hormone deficiency in Australian children: clinical and genetic correlates. *Clin. Endocrinol. (Oxf)* 58 (6): 785–794.
[162] Cohen, L.E., Zanger, K., Brue, T. et al. (1999). Defective retinoic acid regulation of the Pit-1 gene enhancer: a novel mechanism of combined pituitary hormone deficiency. *Mol. Endocrinol.* 13 (3): 476–484.
[163] Miyata, I., Vallette-Kasic, S., Saveanu, A. et al. (2006). Identification and functional analysis of the novel S179R POU1F1 mutation associated with combined pituitary hormone deficiency. *J. Clin. Endocrinol. Metab.* 91 (12): 4981–4987.
[164] Aarskog, D., Eiken, H.G., Bjerknes, R., and Myking, O.L. (1997). Pituitary dwarfism in the R271W Pit-1 gene mutation. *Eur. J. Pediatr.* 156 (11): 829–834.
[165] Cohen, L.E., Wondisford, F.E., Salvatoni, A. et al. (1995). A "hot spot" in the Pit-1 gene responsible for combined pituitary hormone deficiency: clinical and molecular correlates. *J. Clin. Endocrinol. Metab.* 80(2): 679–684.
[166] de Zegher, F., Pernasetti, F., Vanhole, C. et al. (1995). The prenatal role of thyroid hormone evidenced by fetomaternal Pit-1 deficiency. *J. Clin. Endocrinol. Metab.* 80 (11): 3127–3130.
[167] Holl, R.W., Pfaffle, R., Kim, C. et al. (1997). Combined pituitary deficiencies of growth hormone, thyroids timulating hormone and prolactin due to Pit-1 gene mutation: a case

report. *Eur. J. Pediatr.* 156 (11):835–837.
[168] Okamoto, N., Wada, Y., Ida, S. et al. (1994). Monoallelic expression of normal mRNA in the PIT1 mutation heterozygotes with normal phenotype and biallelic expression in the abnormal phenotype. *Hum.Mol. Genet.* 3 (9): 1565–1568.
[169] Rodrigues Martineli, A.M., Braga, M., De Lacerda, L. et al. (1998). Description of a Brazilian patient bearing the R271W Pit-1 gene mutation. *Thyroid* 8 (4): 299–304.
[170] Ward, L., Chavez, M., Huot, C. et al. (1998). Severe congenital hypopituitarism with low prolactin levels and age-dependent anterior pituitary hypoplasia: a clue to a PIT-1 mutation. *J. Pediatr.* 132 (6): 1036–1038.
[171] Cohen, R.N., Brue, T., Naik, K. et al. (2006). The role of CBP/p300 interactions and Pit-1 dimerization in the pathophysiological mechanism of combined pituitary hormone deficiency. *J. Clin. Endocrinol. Metab.* 91 (1): 239–247.
[172] Pellegrini-Bouiller, I., Belicar, P., Barlier, A. et al. (1996). A new mutation of the gene encoding the transcription factor Pit-1 is responsible for combined pituitary hormone deficiency. *J. Clin. Endocrinol. Metab.* 81 (8): 2790–2796.
[173] Pfaffle, R.W., Martinez, R., Kim, C. et al. (1997). GH and TSH deficiency. *Exp. Clin. Endocrinol. Diabetes* 105 (Suppl 4): 1–5.
[174] Patel, L., McNally, R.J., Harrison, E. et al. (2006). Geographical distribution of optic nerve hypoplasia and septo-optic dysplasia in Northwest England. *J. Pediatr.* 148 (1): 85–88.
[175] Kelberman, D. and Dattani, M.T. (2007). Genetics of septo-optic dysplasia. *Pituitary* 10 (4): 393–407.
[176] Morishima, A. and Aranoff, G.S. (1986). Syndrome of septo-optic-pituitary dysplasia: the clinical spectrum. *Brain Dev.* 8 (3): 233–239.
[177] Webb, E.A. and Dattani, M.T. (2010). Septo-optic dysplasia. *Eur. J. Hum. Genet.* 18 (4): 393–397.
[178] Mehta, A., Hindmarsh, P.C., Mehta, H. et al. (2009). Congenital hypopituitarism: clinical, molecular and neuroradiological correlates. *Clin. Endocrinol. (Oxf)* 71 (3): 376–382.
[179] Dode, C. and Hardelin, J.P. (2009). Kallmann syndrome. *Eur. J. Hum. Genet.* 17 (2): 139–146.
[180] Falardeau, J., Chung, W.C., Beenken, A. et al. (2008). Decreased FGF8 signaling causes deficiency of gonadotropin-releasing hormone in humans and mice. *J. Clin. Invest.* 118 (8): 2822–2831.
[181] Cohen, R.N., Cohen, L.E., Botero, D. et al. (2003). Enhanced repression by HESX1 as a cause of hypopituitarism and septooptic dysplasia. *J. Clin. Endocrinol. Metab.* 88 (10): 4832–4839.
[182] McNay, D.E., Turton, J.P., Kelberman, D. et al. (2007). HESX1 mutations are an uncommon cause of septooptic dysplasia and hypopituitarism. *J. Clin. Endocrinol. Metab.* 92 (2): 691–697.
[183] Stevanovic, M., Zuffardi, O., Collignon, J. et al. (1994). The cDNA sequence and chromosomal location of the human SOX2 gene. *Mamm. Genome* 5 (10): 640–642.
[184] Fantes, J., Ragge, N.K., Lynch, S.A. et al. (2003). Mutations in SOX2 cause anophthalmia. *Nat. Genet.* 33 (4): 461–463.
[185] Williamson, K.A., Hever, A.M., Rainger, J. et al. (2006). Mutations in SOX2 cause anophthalmia-esophagealgenital (AEG) syndrome. *Hum. Mol. Genet.* 15 (9):1413–1422.
[186] Sisodiya, S.M., Ragge, N.K., Cavalleri, G.L. et al. (2006). Role of SOX2 mutations in human hippocampal malformations and epilepsy. *Epilepsia* 47(3): 534–542.
[187] Macchiaroli, A., Kelberman, D., Auriemma, R.S. et al. (2014). A novel heterozygous SOX2 mutation causing congenital bilateral anophthalmia, hypogonadotropic hypogonadism and growth hormone deficiency. *Gene*534 (2): 282–285.
[188] Que, J., Okubo, T., Goldenring, J.R. et al. (2007). Multiple dose-dependent roles for Sox2 in the patterning and differentiation of anterior foregut endoderm. *Development* 134 (13): 2521–2531.
[189] Taranova, O.V., Magness, S.T., Fagan, B.M. et al. (2006). SOX2 is a dose-dependent regulator of retinal neural progenitor competence. *Genes Dev.* 20 (9):1187–1202.
[190] Boncinelli, E. and Morgan, R. (2001). Downstream of Otx2, or how to get a head. *Trends Genet.* 17 (11):633–636.
[191] Chatelain, G., Fossat, N., Brun, G., and Lamonerie, T. (2006). Molecular dissection reveals decreased activity and not dominant negative effect in human OTX2 mutants. *J. Mol. Med. (Berl.)* 84 (7): 604–615.
[192] Ragge, N.K., Brown, A.G., Poloschek, C.M. et al. (2005). Heterozygous mutations of OTX2 cause severe ocular malformations. *Am. J. Hum. Genet.* 76 (6): 1008–1022.
[193] Wyatt, A., Bakrania, P., Bunyan, D.J. et al. (2008). Novel heterozygous OTX2 mutations and whole gene deletions in anophthalmia, microphthalmia and coloboma. *Hum. Mutat.* 29 (11): E278–E283.
[194] Acampora, D., Mazan, S., Lallemand, Y. et al. (1995). Forebrain and midbrain regions are deleted in Otx2-/- mutants due to a defective anterior neuroectoderm specification during gastrulation. *Development* 121 (10): 3279–3290.
[195] Kurokawa, D., Kiyonari, H., Nakayama, R. et al. (2004). Regulation of Otx2 expression and its functions in mouse forebrain and midbrain. *Development* 131 (14): 3319–3331.
[196] Kurokawa, D., Takasaki, N., Kiyonari, H. et al. (2004). Regulation of Otx2 expression and its functions in mouse epiblast and anterior neuroectoderm. *Development* 131 (14): 3307–3317.
[197] Mortensen, A.H., MacDonald, J.W., Ghosh, D., and Camper, S.A. (2011). Candidate genes for panhypopituitarism identified by gene expression profiling. *Physiol. Genomics* 43 (19): 1105–1116.
[198] Dateki, S., Fukami, M., Sato, N. et al. (2008). OTX2 mutation in a patient with anophthalmia, short stature, and partial growth hormone deficiency: functional studies using the IRBP, HESX1, and POU1F1 promoters. *J. Clin. Endocrinol. Metab.* 93(10): 3697–3702.
[199] Nolen, L.D., Amor, D., Haywood, A. et al. (2006). Deletion at 14q22-23 indicates a contiguous gene syndrome comprising anophthalmia, pituitary hypoplasia, and ear anomalies. *Am. J. Med. Genet. A* 140 (16): 1711–1718.
[200] Collignon, J., Sockanathan, S., Hacker, A. et al. (1996). A comparison of the properties of Sox-3 with Sry and two related genes, Sox-1 and Sox-2. *Development* 122(2): 509–520.
[201] Stevanovic, M., Lovell-Badge, R., Collignon, J., and Goodfellow, P.N. (1993). SOX3 is an X-linked gene related to SRY. *Hum. Mol. Genet.* 2 (12): 2013–2018.
[202] Hamel, B.C., Smits, A.P., Otten, B.J. et al. (1996). Familial X-linked mental retardation and isolated growth hormone deficiency: clinical and molecular findings. *Am. J. Med. Genet.* 64 (1): 35–41.
[203] Hol, F.A., Schepens, M.T., van Beersum, S.E. et al. (2000). Identification and characterization of an Xq26-q27 duplication in a family with spina bifida and panhypopituitarism suggests the involvement of two distinct genes. *Genomics* 69 (2): 174–181.
[204] Lagerstrom-Fermer, M., Sundvall, M., Johnsen, E. et al. (1997). X-linked recessive panhypopituitarism associated with a regional duplication in Xq25-q26. *Am. J. Hum. Genet.* 60 (4): 910–916.
[205] Solomon, N.M., Nouri, S., Warne, G.L. et al. (2002). Increased gene dosage at Xq26-q27 is associated with X-linked hypopituitarism. *Genomics* 79 (4): 553–559.
[206] Solomon, N.M., Ross, S.A., Morgan, T. et al. (2004). Array

comparative genomic hybridisation analysis of boys with X linked hypopituitarism identifies a 3.9 Mb duplicated critical region at Xq27 containing SOX3. *J. Med. Genet.* 41 (9): 669–678.

[207] Stagi, S., Lapi, E., Pantaleo, M. et al. (2014). A SOX3 (Xq26.3-27.3) duplication in a boy with growth hormone deficiency, ocular dyspraxia, and intellectual disability: a long-term follow-up and literature review. *Hormones* 13 (4): 552–560.

[208] Dubourg, C., Bendavid, C., Pasquier, L. et al. (2007). Holoprosencephaly. *Orphanet J. Rare Dis.* 2: 8.

[209] Orioli, I.M. and Castilla, E.E. (2010). Epidemiology of holoprosencephaly: Prevalence and risk factors. *Am. J. Med. Genet. C Semin. Med. Genet.* 154C (1): 13–21.

[210] Bendavid, C., Dubourg, C., Pasquier, L. et al. (2007). MLPA screening reveals novel subtelomeric rearrangements in holoprosencephaly. *Hum. Mutat.* 28 (12): 1189–1197.

[211] Castinetti, F., Saveanu, A., Reynaud, R. et al. (2008). A novel dysfunctional LHX4 mutation with high phenotypical variability in patients with hypopituitarism. *J. Clin. Endocrinol. Metab.* 93 (7):2790–2799.

[212] Lacey, K.A. and Parkin, J.M. (1974). Causes of short stature. A community study of children in Newcastle upon Tyne. *Lancet* 1 (7846): 42–45.

[213] Lindsay, R., Feldkamp, M., Harris, D. et al. (1994). Utah Growth Study: growth standards and the prevalence of growth hormone deficiency. *J. Pediatr.* 125 (1): 29–35.

[214] Rona, R.J. and Tanner, J.M. (1977). Aetiology of idiopathic growth hormone deficiency in England and Wales. *Arch. Dis. Child.* 52 (3): 197–208.

[215] Vimpani, G.V., Vimpani, A.F., Lidgard, G.P. et al. (1977). Prevalence of severe growth hormone deficiency. *Br. Med. J.* 2 (6084): 427–430.

[216] Alatzoglou, K.S. and Dattani, M.T. (2010). Genetic causes and treatment of isolated growth hormone deficiency-an update. *Nat. Rev. Endocrinol.* 6 (10):562–576.

[217] Procter, A.M., Phillips, J.A. 3rd, and Cooper, D.N. (1998). The molecular genetics of growth hormone deficiency. *Hum. Genet.* 103 (3): 255–272.

[218] Alatzoglou, K.S., Turton, J.P., Kelberman, D. et al. (2009). Expanding the spectrum of mutations in GH1 and GHRHR: genetic screening in a large cohort of patients with congenital isolated growth hormone deficiency. *J. Clin. Endocrinol. Metab.* 94 (9):3191–3199.

[219] Wagner, J.K., Eble, A., Hindmarsh, P.C., and Mullis, P.E. (1998). Prevalence of human GH-1 gene alterations in patients with isolated growth hormone deficiency. *Pediatr. Res.* 43 (1): 105–110.

[220] Hirt, H., Kimelman, J., Birnbaum, M.J. et al. (1987). The human growth hormone gene locus: structure, evolution, and allelic variations. *DNA* 6 (1): 59–70.

[221] Mullis, P.E. (2005). Genetic control of growth. *Eur. J. Endocrinol.* 152 (1): 11–31.

[222] Mayo, K.E. (1992). Molecular cloning and expression of a pituitary-specific receptor for growth hormonereleasing hormone. *Mol. Endocrinol.* 6 (10):1734–1744.

[223] Solloso, A., Barreiro, L., Seoane, R. et al. (2008). GHRH proliferative action on somatotrophs is celltype specific and dependent on Pit-1/GHF-1expression. *J. Cell. Physiol.* 215 (1): 140–150.

[224] Braga, S., Phillips, J.A. 3rd, Joss, E. et al. (1986). Familial growth hormone deficiency resulting from a 7.6 kb deletion within the growth hormone gene cluster. *Am. J. Med. Genet.* 25 (3): 443–452.

[225] Ghizzoni, L., Duquesnoy, P., Torresani, T. et al. (1994). Isolated growth hormone deficiency type IA associated with a 45-kilobase gene deletion within the human growth hormone gene cluster in an Italian family. *Pediatr. Res.* 36 (5): 654–659.

[226] Goossens, M., Brauner, R., Czernichow, P. et al. (1986). Isolated growth hormone (GH) deficiency type 1A associated with a double deletion in the human GH gene cluster. *J. Clin. Endocrinol. Metab.* 62 (4):712–716.

[227] He, Y.A., Chen, S.S., Wang, Y.X. et al. (1990). A Chinese familial growth hormone deficiency with a deletion of 7.1 kb of DNA. *J. Med. Genet.* 27 (3):151–154.

[228] Kamijo, T. and Phillips, J.A. 3rd. (1992). Detection of molecular heterogeneity in GH-1 gene deletions by analysis of polymerase chain reaction amplification products. *J. Clin. Endocrinol. Metab.* 74 (4): 786–789.

[229] Phillips, J.A. 3rd and Cogan, J.D. (1994). Genetic basis of endocrine disease. 6. Molecular basis of familial human growth hormone deficiency. *J. Clin. Endocrinol. Metab.* 78 (1): 11–16.

[230] Cogan, J.D., Phillips, J.A. 3rd, Sakati, N. et al. (1993). Heterogeneous growth hormone (GH) gene mutations in familial GH deficiency. *J. Clin. Endocrinol. Metab.* 76 (5): 1224–1228.

[231] Igarashi, Y., Ogawa, M., Kamijo, T. et al. (1993). A new mutation causing inherited growth hormone deficiency: a compound heterozygote of a 6.7 kb deletion and a two base deletion in the third exon of the GH-1 gene. *Hum. Mol. Genet.* 2 (7): 1073–1074.

[232] Iughetti, L., Sobrier, M.L., Predieri, B. et al. (2008). Complex disease phenotype revealed by GH deficiency associated with a novel and unusual defect in the GH-1 gene. *Clin. Endocrinol. (Oxf)* 69 (1):170–172.

[233] Binder, G., Keller, E., Mix, M. et al. (2001). Isolated GH deficiency with dominant inheritance: new mutations, new insights. *J. Clin. Endocrinol. Metab.* 86(8): 3877–3881.

[234] de Graaff, L.C., Argente, J., Veenma, D.C. et al. (2009). Genetic screening of a Dutch population with isolated GH deficiency (IGHD). *Clin. Endocrinol. (Oxf)* 70 (5):742–750.

[235] Hamid, R., Phillips, J.A. 3rd, Holladay, C. et al. (2009). A molecular basis for variation in clinical severity of isolated growth hormone deficiency type II. *J. Clin. Endocrinol. Metab.* 94 (12): 4728–4734.

[236] Hess, O., Hujeirat, Y., Wajnrajch, M.P. et al. (2007). Variable phenotypes in familial isolated growth hormone deficiency caused by a G6664A mutation in the GH-1 gene. *J. Clin. Endocrinol. Metab.* 92 (11):4387–4393.

[237] Binder, G., Nagel, B.H., Ranke, M.B., and Mullis, P.E. (2002). Isolated GH deficiency (IGHD) type II: imaging of the pituitary gland by magnetic resonance reveals characteristic differences in comparison with severe IGHD of unknown origin. *Eur. J. Endocrinol.* 147 (6): 755–760.

[238] Salemi, S., Yousefi, S., Baltensperger, K. et al. (2005). Variability of isolated autosomal dominant GH deficiency (IGHD II): impact of the P89L GH mutation on clinical follow-up and GH secretion. *Eur. J. Endocrinol.* 153 (6): 791–802.

[239] Turton, J.P., Buchanan, C.R., Robinson, I.C. et al. (2006). Evolution of gonadotropin deficiency in a patient with type II autosomal dominant GH deficiency. *Eur. J. Endocrinol.* 155 (6): 793–799.

[240] Petkovic, V., Godi, M., Lochmatter, D. et al. (2010). Growth hormone (GH)-releasing hormone increases the expression of the dominant-negative GH isoform in cases of isolated GH deficiency due to GH splicesite mutations. *Endocrinology* 151 (6): 2650–2658.

[241] Salemi, S., Yousefi, S., Lochmatter, D. et al. (2007). Isolated autosomal dominant growth hormone deficiency: stimulating mutant GH-1 gene expression drives GH-1 splice-site selection, cell proliferation, and apoptosis. *Endocrinology* 148

(1): 45–53.

[242] Petkovic, V., Thevis, M., Lochmatter, D. et al. (2007). GH mutant (R77C) in a pedigree presenting with the delay of growth and pubertal development: structural analysis of the mutant and evaluation of the biological activity. *Eur. J. Endocrinol.* 157 (Suppl 1): S67–S74.

[243] Wajnrajch, M.P., Gertner, J.M., Harbison, M.D. et al. (1996). Nonsense mutation in the human growth hormone-releasing hormone receptor causes growth failure analogous to the little (lit) mouse. *Nat. Genet.* 12 (1): 88–90.

[244] Alba, M., Hall, C.M., Whatmore, A.J. et al. (2004). Variability in anterior pituitary size within members of a family with GH deficiency due to a new splice mutation in the GHRH receptor gene. *Clin. Endocrinol. (Oxf)* 60 (4): 470–475.

[245] Alba, M. and Salvatori, R. (2005). Naturally-occurring missense mutations in the human growth hormonereleasing hormone receptor alter ligand binding. *J. Endocrinol.* 186 (3): 515–521.

[246] Carakushansky, M., Whatmore, A.J., Clayton, P.E. et al. (2003). A new missense mutation in the growth hormone-releasing hormone receptor gene in familial isolated GH deficiency. *Eur. J. Endocrinol.* 148 (1):25–30.

[247] Godi, M., Mellone, S., Petri, A. et al. (2009). A recurrent signal peptide mutation in the growth hormone releasing hormone receptor with defective translocation to the cell surface and isolated growth hormone deficiency. *J. Clin. Endocrinol. Metab.* 94(10): 3939–3947.

[248] Haskin, O., Lazar, L., Jaber, L. et al. (2006). A new mutation in the growth hormone-releasing hormone receptor gene in two Israeli Arab families. *J. Endocrinol. Invest.* 29 (2): 122–130.

[249] Hilal, L., Hajaji, Y., Vie-Luton, M.P. et al. (2008). Unusual phenotypic features in a patient with a novel splice mutation in the GHRHR gene. *Mol. Med.* 14(5–6): 286–292.

[250] Horikawa, R. (2002). Isolated GH deficiency due to inactivating mutation of GHRH receptor. *Nihon Rinsho* 60 (2): 297–305.

[251] Roelfsema, F., Biermasz, N.R., Veldman, R.G. et al. (2001). Growth hormone (GH) secretion in patients with an inactivating defect of the GH-releasing hormone (GHRH) receptor is pulsatile: evidence for a role for non-GHRH inputs into the generation of GH pulses. *J. Clin. Endocrinol. Metab.* 86 (6): 2459–2464.

[252] Salvatori, R., Fan, X., Mullis, P.E. et al. (2002). Decreased expression of the GHRH receptor gene due to a mutation in a Pit-1 binding site. *Mol. Endocrinol.* 16 (3): 450–458.

[253] Salvatori, R., Fan, X., Phillips, J.A. 3rd et al. (2001). Three new mutations in the gene for the growth hormone (gh)-releasing hormone receptor in familial isolated gh deficiency type ib. *J. Clin. Endocrinol. Metab.* 86 (1): 273–279.

[254] Salvatori, R., Fan, X., Phillips, J.A. 3rd et al. (2001). Isolated growth hormone (GH) deficiency due to compound heterozygosity for two new mutations in the GH-releasing hormone receptor gene. *Clin. Endocrinol. (Oxf)* 54 (5): 681–687.

[255] Salvatori, R., Fan, X., Veldhuis, J.D., and Couch, R. (2002). Serum GH response to pharmacological stimuli and physical exercise in two siblings with two new inactivating mutations in the GH-releasing hormone receptor gene. *Eur. J. Endocrinol.* 147 (5): 591–596.

[256] Wang, Q., Diao, Y., Xu, Z. et al. (2009). Identification of a novel splicing mutation in the growth hormone (GH)-releasing hormone receptor gene in a Chinese family with pituitary dwarfism. *Mol. Cell. Endocrinol.* 313 (1–2): 50–56.

[257] Maheshwari, H.G., Silverman, B.L., Dupuis, J., and Baumann, G. (1998). Phenotype and genetic analysis of a syndrome caused by an inactivating mutation in the growth hormone-releasing hormone receptor: Dwarfism of Sindh. *J. Clin. Endocrinol. Metab.* 83 (11):4065–4074.

[258] Salvatori, R., Aguiar-Oliveira, M.H., Monte, L.V. et al. (2002). Detection of a recurring mutation in the human growth hormone-releasing hormone receptor gene. *Clin. Endocrinol. (Oxf)* 57 (1): 77–80.

[259] Salvatori, R., Hayashida, C.Y., Aguiar-Oliveira, M.H. et al. (1999). Familial dwarfism due to a novel mutation of the growth hormone-releasing hormone receptor gene. *J. Clin. Endocrinol. Metab.* 84 (3):917–923.

[260] Demirbilek, H., Tahir, S., Baran, R.T. et al. (2014). Familial isolated growth hormone deficiency due to a novel homozygous missense mutation in the growth hormone releasing hormone receptor gene: clinical presentation with hypoglycemia. *J. Clin. Endocrinol.Metab.* 99 (12): E2730–E2734.

[261] Kojima, M. and Kangawa, K. (2005). Ghrelin: structure and function. *Physiol. Rev.* 85 (2): 495–522.

[262] Zizzari, P., Halem, H., Taylor, J. et al. (2005). Endogenous ghrelin regulates episodic growth hormone (GH) secretion by amplifying GH Pulse amplitude: evidence from antagonism of the GH secretagogue-R1a receptor. *Endocrinology* 146 (9):3836–3842.

[263] Pantel, J., Legendre, M., Cabrol, S. et al. (2006). Loss of constitutive activity of the growth hormone secretagogue receptor in familial short stature. *J. Clin. Invest.* 116 (3): 760–768.

[264] Pantel, J., Legendre, M., Nivot, S. et al. (2009). Recessive isolated growth hormone deficiency and mutations in the ghrelin receptor. *J. Clin. Endocrinol. Metab.* 94 (11): 4334–4341.

[265] Argente, J., Flores, R., Gutierrez-Arumi, A. et al. (2014). Defective minor spliceosome mRNA processing results in isolated familial growth hormone deficiency. *EMBO Mol. Med.* 6 (3): 299–306.

[266] Asakura, Y., Tachibana, K., Adachi, M. et al. (2002). Hypothalamo-pituitary hypothyroidism detected by neonatal screening for congenital hypothyroidism using measurement of thyroid-stimulating hormone and thyroxine. *Acta Paediatr.* 91 (2): 172–177.

[267] Kempers, M.J., Lanting, C.I., van Heijst, A.F. et al. (2006). Neonatal screening for congenital hypothyroidism based on thyroxine, thyrotropin, and thyroxine-binding globulin measurement: potentials and pitfalls. *J. Clin. Endocrinol. Metab.* 91 (9):3370–3376.

[268] Hayashizaki, Y., Hiraoka, Y., Endo, Y. et al. (1989). Thyroid-stimulating hormone (TSH) deficiency caused by a single base substitution in the CAGYC region of the beta-subunit. *EMBO J.* 8 (8): 2291–2296.

[269] Miyai, K., Azukizawa, M., and Kumahara, Y. (1971). Familial isolated thyrotropin deficiency with cretinism. *N. Engl. J. Med.* 285 (19): 1043–1048.

[270] Bonomi, M., Busnelli, M., Beck-Peccoz, P. et al. (2009). A family with complete resistance to thyrotropinreleasing hormone. *N. Engl. J. Med.* 360 (7): 731–734.

[271] Collu, R., Tang, J., Castagne, J. et al. (1997). A novel mechanism for isolated central hypothyroidism: inactivating mutations in the thyrotropin-releasing hormone receptor gene. *J. Clin. Endocrinol. Metab.* 82(5): 1561–1565.

[272] Joustra, S.D., Schoenmakers, N., Persani, L. et al. (2013). The IGSF1 deficiency syndrome: characteristics of male and female patients. *J. Clin. Endocrinol. Metab.* 98 (12): 4942–4952.

[273] Tajima, T., Nakamura, A., Morikawa, S., and Ishizu, K. (2014). Neonatal screening and a new cause of congenital central hypothyroidism. *Ann. Pediatr. Endocrinol. Metab.* 19 (3): 117–121.

[274] Sun, Y., Bak, B., Schoenmakers, N. et al. (2012). Loss-of-function mutations in IGSF1 cause an X-linked syndrome of central hypothyroidism and testicular enlargement. *Nat. Genet.* 44 (12): 1375–1381.
[275] Nakamura, A., Bak, B., Silander, T.L. et al. (2013). Three novel IGSF1 mutations in four Japanese patients with X-linked congenital central hypothyroidism. *J. Clin. Endocrinol. Metab.* 98 (10):E1682–E1691.
[276] Tajima, T., Nakamura, A., and Ishizu, K. (2013). A novel mutation of IGSF1 in a Japanese patient of congenital central hypothyroidism without macroorchidism. *Endocr. J.* 60 (2): 245–249.
[277] Krude, H., Biebermann, H., Luck, W. et al. (1998). Severe early-onset obesity, adrenal insufficiency and red hair pigmentation caused by POMC mutations in humans. *Nat. Genet.* 19 (2): 155–157.
[278] Krude, H., Biebermann, H., Schnabel, D. et al. (2003). Obesity due to proopiomelanocortin deficiency: three new cases and treatment trials with thyroid hormone and ACTH4-10. *J. Clin. Endocrinol. Metab.* 88 (10):4633–4640.
[279] Metherell, L.A., Savage, M.O., Dattani, M. et al. (2004). TPIT mutations are associated with earlyonset, but not late-onset isolated ACTH deficiency. *Eur. J. Endocrinol.* 151 (4): 463–465.
[280] Pulichino, A.M., Vallette-Kasic, S., Couture, C. et al. (2003). Human and mouse TPIT gene mutations cause early onset pituitary ACTH deficiency. *Genes Dev.* 17 (6): 711–716.
[281] Vallette-Kasic, S., Brue, T., Pulichino, A.M. et al. (2005). Congenital isolated adrenocorticotropin deficiency: an underestimated cause of neonatal death, explained by TPIT gene mutations. *J. Clin. Endocrinol. Metab.* 90 (3): 1323–1331.
[282] Weintrob, N., Drouin, J., Vallette-Kasic, S. et al.(2006). Low estriol levels in the maternal triplemarker screen as a predictor of isolated adrenocorticotropic hormone deficiency caused by a new mutation in the TPIT gene. *Pediatrics* 117 (2):e322–e327.
[283] Jackson, R.S., Creemers, J.W., Farooqi, I.S. et al. (2003). Small-intestinal dysfunction accompanies the complex endocrinopathy of human proprotein convertase 1 deficiency. *J. Clin. Invest.* 112 (10):1550–1560.
[284] O'Rahilly, S., Gray, H., Humphreys, P.J. et al. (1995). Brief report: impaired processing of prohormones associated with abnormalities of glucose homeostasis and adrenal function. *N. Engl. J. Med.* 333 (21):1386–1390.
[285] Christensen, J.H., Siggaard, C., Corydon, T.J. et al. (2004). Six novel mutations in the arginine vasopressin gene in 15 kindreds with autosomal dominant familial neurohypophyseal diabetes insipidus give further insight into the pathogenesis. *Eur. J. Hum. Genet.* 12 (1): 44–51.
[286] Ito, M., Mori, Y., Oiso, Y., and Saito, H. (1991). A single base substitution in the coding region for neurophysin II associated with familial central diabetes insipidus. *J. Clin. Invest.* 87 (2): 725–728.
[287] Repaske, D.R., Summar, M.L., Krishnamani, M.R. et al. (1996). Recurrent mutations in the vasopressinneurophysin II gene cause autosomal dominant neurohypophyseal diabetes insipidus. *J. Clin. Endocrinol. Metab.* 81 (6): 2328–2334.
[288] Rittig, S., Robertson, G.L., Siggaard, C. et al. (1996). Identification of 13 new mutations in the vasopressinneurophysin II gene in 17 kindreds with familial autosomal dominant neurohypophyseal diabetes insipidus. *Am. J. Hum. Genet.* 58 (1): 107–117.
[289] Riddell, D.C., Mallonee, R., Phillips, J.A. et al. (1985). Chromosomal assignment of human sequences encoding arginine vasopressin-neurophysin II and growth hormone releasing factor. *Somat. Cell Mol. Genet.* 11 (2): 189–195.
[290] Schmale, H., Ivell, R., Breindl, M. et al. (1984). The mutant vasopressin gene from diabetes insipidus (Brattleboro) rats is transcribed but the message is not efficiently translated. *EMBO J.* 3 (13): 3289–3293.
[291] Ito, M., Jameson, J.L., and Ito, M. (1997). Molecular basis of autosomal dominant neurohypophyseal diabetes insipidus. Cellular toxicity caused by the accumulation of mutant vasopressin precursors within the endoplasmic reticulum. *J. Clin. Invest.* 99(8): 1897–1905.
[292] Nijenhuis, M., Zalm, R., and Burbach, J.P. (1999). Mutations in the vasopressin prohormone involved in diabetes insipidus impair endoplasmic reticulum export but not sorting. *J. Biol. Chem.* 274 (30):21200–21208.
[293] Strom, T.M., Hortnagel, K., Hofmann, S. et al. (1998). Diabetes insipidus, diabetes mellitus, optic atrophy and deafness (DIDMOAD) caused by mutations in a novel gene (wolframin) coding for a predicted transmembrane protein. *Hum. Mol. Genet.* 7 (13):2021–2028.
[294] Fonseca, S.G., Fukuma, M., Lipson, K.L. et al. (2005). WFS1 is a novel component of the unfolded protein response and maintains homeostasis of the endoplasmic reticulum in pancreatic beta-cells. *J. Biol.Chem.* 280 (47): 39609–39615.
[295] Takeda, K., Inoue, H., Tanizawa, Y. et al. (2001). WFS1 (Wolfram syndrome 1) gene product: predominant subcellular localization to endoplasmic reticulum in cultured cells and neuronal expression in rat brain. *Hum. Mol. Genet.* 10 (5): 477–484.
[296] Tanriverdi, F., Dokmetas, H.S., Kebapci, N. et al. (2014). Etiology of hypopituitarism in tertiary care institutions in Turkish population: analysis of 773 patients from Pituitary Study Group database. *Endocrine* 47 (1): 198–205.
[297] Schroeder, J.W. and Vezina, L.G. (2011). Pediatric sellar and suprasellar lesions. *Pediatr. Radiol.* 41 (3): 287–298.
[298] Warmuth-Metz, M., Gnekow, A.K., Muller, H., and Solymosi, L. (2004). Differential diagnosis of suprasellar tumors in children. *Klin. Padiatr.* 216 (6): 323–330.
[299] Raybaud, C. and Barkovich, A.J. (2012). Intracranial, orbital and neck masses of childhood. In: *Pediatric Neuroimaging* (ed. A.J. Barkovich and C. Raybaud), 714–715. Philadelphia: Wolters Kluwer Health/Lippincott Wiliams & Wilkins.
[300] Smith, J.K., Matheus, M.G., and Castillo, M. (2004). Imaging manifestations of neurosarcoidosis. *AJR Am. J. Roentgenol.* 182 (2): 289–295.
[301] Baade, P.D., Youlden, D.R., Valery, P.C. et al. (2010). Trends in incidence of childhood cancer in Australia, 1983–2006. *Br. J. Cancer* 102 (3): 620–626.
[302] Childhood Cancer Research Group (2012). *The National Registry of Childhood Tumours*. Oxford: Childhood Cancer Research Group.
[303] Department of Health, Macmillan Cancer Support, NHS Improvement (2013). *Living With and Beyond Cancer: Taking Action to Improve Outcomes*. London:National Cancer Survivorship Initiative (NCSI), Department of Health.
[304] Stiller, C.A. (2007). *Childhood Cancer in Britain: Incidence, Survival, Mortality*. Oxford: Oxford University Press.
[305] Ward, E.M., Thun, M.J., Hannan, L.M., and Jemal, A. (2006). Interpreting cancer trends. *Ann. N. Y. Acad. Sci.* 1076: 29–53.
[306] Adamson, P., Law, G., and Roman, E. (2005). Assessment of trends in childhood cancer incidence. *Lancet* 365 (9461): 753.
[307] Steliarova-Foucher, E., Stiller, C., Kaatsch, P. et al. (2005). Trends in childhood cancer incidence in Europe, 1970–99. *Lancet* 365 (9477): 2088.
[308] Hjalmars, U., Kulldorff, M., Wahlqvist, Y., and Lannering, B. (1999). Increased incidence rates but no space-time clustering of childhood astrocytoma in Sweden, 1973–1992: a

population-based study of pediatric brain tumors. *Cancer* 85 (9): 2077–2090.

[309] HeadSmart Be Brain Tumour A (2016). A new clinical guideline from the Royal College of Paediatrics and Child Health with a national awareness campaign accelerates brain tumor diagnosis in UK children-"HeadSmart: Be Brain Tumour Aware". *Neuro Oncol.* 18 (3): 445–454.

[310] Gatta, G., Capocaccia, R., Stiller, C. et al. (2005). Childhood cancer survival trends in Europe: a EUROCARE Working Group study. *J. Clin. Oncol.* 23(16): 3742–3751.

[311] Gnekow, A.K., Falkenstein, F., von Hornstein, S. et al. (2012). Long-term follow-up of the multicenter, multidisciplinary treatment study HIT-LGG-1996 for low-grade glioma in children and adolescents of the German Speaking Society of Pediatric Oncology and Hematology. *Neuro Oncol.* 14 (10): 1265–1284.

[312] Stokland, T., Liu, J.F., Ironside, J.W. et al. (2010). A multivariate analysis of factors determining tumor progression in childhood low-grade glioma: a population-based cohort study (CCLG CNS9702).*Neuro Oncol.* 12 (12): 1257–1268.

[313] Skinner, R., Wallace, W.H., and Levitt, G. (2007). Long-term follow-up of children treated for cancer: why is it necessary, by whom, where and how? *Arch.Dis. Child.* 92 (3): 257–260.

[314] Skinner, R., Wallace, W.H.B., and Levitt, G.A. (eds.) (2005). *Therapy Based Long-term Follow-up*, 2e. UK Children's Cancer Study Group (UK CCSG) Late Effects Group.

[315] Wallace, W.H., Thompson, L., and Anderson, R.A. (2013). Long term follow-up of survivors of childhood cancer: summary of updated SIGN guidance. *BMJ* 346: f1190.

[316] Brignardello, E., Felicetti, F., Castiglione, A. et al. (2013). Endocrine health conditions in adult survivors of childhood cancer: the need for specialized adultfocused follow-up clinics. *Eur. J. Endocrinol.* 168 (3):465–472.

[317] Arora, R.S., Alston, R.D., Eden, T.O. et al. (2009). Age-incidence patterns of primary CNS tumors in children, adolescents, and adults in England. *Neuro Oncol.* 11 (4): 403–413.

[318] Muller, H.L., Emser, A., Faldum, A. et al. (2004). Longitudinal study on growth and body mass index before and after diagnosis of childhood craniopharyngioma. *J. Clin. Endocrinol. Metab.* 89 (7):3298–3305.

[319] Wilne, S., Collier, J., Kennedy, C. et al. (2007). Presentation of childhood CNS tumours: a systematic review and meta-analysis. *Lancet Oncol.* 8 (8):685–695.

[320] Louis, D.N., Ohgaki, H., Wiestler, O.D. et al. (2007). The 2007 WHO classification of tumours of the central nervous system. *Acta Neuropathol.* 114 (2):97–109.

[321] Karavitaki, N., Cudlip, S., Adams, C.B., and Wass, J.A. (2006). Craniopharyngiomas. *Endocr. Rev.* 27 (4): 371–397.

[322] Bunin, G.R., Surawicz, T.S., Witman, P.A. et al. (1998). The descriptive epidemiology of craniopharyngioma. *J. Neurosurg.* 89 (4): 547–551.

[323] Nielsen, E.H., Feldt-Rasmussen, U., Poulsgaard, L. et al. (2011). Incidence of craniopharyngioma in Denmark (n = 189) and estimated world incidence of craniopharyngioma in children and adults. *J.Neurooncol.* 104 (3): 755–763.

[324] Zacharia, B.E., Bruce, S.S., Goldstein, H. et al. (2012). Incidence, treatment and survival of patients with craniopharyngioma in the surveillance, epidemiology and end results program. *Neuro Oncol.* 14 (8):1070–1078.

[325] May, J.A., Krieger, M.D., Bowen, I., and Geffner, M.E. (2006). Craniopharyngioma in childhood. *Adv. Pediatr.* 53: 183–209.

[326] Kaatsch, P., Rickert, C.H., Kuhl, J. et al. (2001). Population-based epidemiologic data on brain tumors in German children. *Cancer* 92 (12): 3155–3164.

[327] Stiller, C. (2007). *Childhood Cancer in Britain: Incidence, Survival, Mortality*. Oxford: Oxford University Press.

[328] Stiller, C.A. and Nectoux, J. (1994). International incidence of childhood brain and spinal tumours. *Int. J. Epidemiol.* 23 (3): 458–464.

[329] Arai, T., Ohno, K., Takada, Y. et al. (2003). Neonatal craniopharyngioma and inference of tumor inception time: case report and review of the literature. *Surg. Neurol.* 60 (3): 254–259. discussion 9.

[330] Muller-Scholden, J., Lehrnbecher, T., Muller, H.L. et al. (2000). Radical surgery in a neonate with craniopharyngioma. report of a case. *Pediatr.Neurosurg.* 33 (5): 265–269.

[331] Wellons, J.C. 3rd and Tubbs, R.S. (2006). Staged surgical treatment of a giant neonatal craniopharyngioma. Case illustration. *J. Neurosurg.* 105 (1 Suppl): 76.

[332] Zhang, Y.Q., Wang, C.C., and Ma, Z.Y. (2002). Pediatric craniopharyngiomas: clinicomorphological study of 189 cases. *Pediatr. Neurosurg.* 36 (2): 80–84.

[333] Molla, E., Marti-Bonmati, L., Revert, A. et al. (2002). Craniopharyngiomas: identification of different semiological patterns with MRI. *Eur. Radiol.* 12 (7):1829–1836.

[334] Fahlbusch, R., Honegger, J., Paulus, W. et al. (1999). Surgical treatment of craniopharyngiomas: experience with 168 patients. *J. Neurosurg.* 90 (2): 237–250.

[335] Boch, A.L., van Effenterre, R., and Kujas, M. (1997). Craniopharyngiomas in two consanguineous siblings: case report. *Neurosurgery* 41 (5): 1185–1187.

[336] Green, A.L., Yeh, J.S., and Dias, P.S. (2002). Craniopharyngioma in a mother and daughter. *Acta Neurochir.* 144 (4): 403–404.

[337] Wald, S.L., Liwnicz, B.H., Truman, T.A., and Khodadad, G. (1982). Familial primary nervous system neoplasms in three generations. *Neurosurgery* 11 (1 Pt 1): 12–15.

[338] Farooque, A., Atapattu, N., Amarasena, S. et al. (2013). An association of craniopharyngioma in Turner syndrome. *Pediatr. Blood Cancer* 60 (6): E7–E9.

[339] Draznin, M.B., Stelling, M.W., and Johanson, A.J. (1980). Silver-Russell syndrome and craniopharyngioma. *J. Pediatr.* 96 (5): 887–889.

[340] Jonklaas, J. (2005). Atypical presentation of a patient with both kallmann syndrome and a craniopharyngioma: case report and literature review. *Endocr. Pract.* 11 (1): 30–36.

[341] Iturralde, D., Meyerle, C.B., and Yannuzzi, L.A. (2006). Aicardi syndrome: chorioretinal lacunae without corpus callosum agenesis. *Retina* 26 (8): 977–978.

[342] D'Amelio, S., Lassen, N., Vasiliou, V., and Bateman, J.B. (2009). Duane retraction syndrome, nystagmus, retinal pigment epitheliopathy and epiretinal membrane with micro- and pachygyria, developmental delay, hearing loss and craniopharyngioma. *Ophthalmic Genet.* 30 (1): 7–12.

[343] Aquilina, K., O'Brien, D.F., Farrell, M.A., and Bolger, C. (2006). Primary cerebellopontine angle craniopharyngioma in a patient with gardner syndrome. Case report and review of the literature. *J.Neurosurg.* 105 (2): 330–333.

[344] Link, M.J., Driscoll, C.L., and Giannini, C. (2002). Isolated, giant cerebellopontine angle craniopharyngioma in a patient with Gardner syndrome: case report. *Neurosurgery* 51 (1): 221–225.discussion 5–6.

[345] Erel, C.T., Oral, E., Senturk, L.M., and Aksu, M.F. (2001). Craniopharyngioma and Bardet-Biedl syndrome. A case report. *J. Reprod. Med.* 46 (5):501–503.

[346] Gorski, G.K., McMorrow, L.E., Donaldson, M.H., and Freed, M. (1992). Multiple chromosomal abnormalities in a case of craniopharyngioma. *Cancer Genet. Cytogenet.* 60 (2): 212–213.

[347] Karnes, P.S., Tran, T.N., Cui, M.Y. et al. (1992). Cytogenetic analysis of 39 pediatric central nervous system tumors. *Cancer*

Genet. Cytogenet. 59 (1):12–19.
[348] Rickert, C.H. and Paulus, W. (2003). Lack of chromosomal imbalances in adamantinomatous and papillary craniopharyngiomas. *J. Neurol. Neurosurg. Psychiatry* 74 (2): 260–261.
[349] Gorlin, R.J. (2004). Nevoid basal cell carcinoma (Gorlin) syndrome. *Genet. Med.* 6 (6): 530–539.
[350] Musani, V., Gorry, P., Basta-Juzbasic, A. et al. (2006). Mutation in exon 7 of PTCH deregulates SHH/PTCH/SMO signaling: possible linkage to WNT. *Int. J. Mol.Med.* 17 (5): 755–759.
[351] Andoniadou, C.L., Gaston-Massuet, C., Reddy, R. et al. (2012). Identification of novel pathways involved in the pathogenesis of human adamantinomatous craniopharyngioma. *Acta Neuropathol.* 124 (2):259–271.
[352] Gaston-Massuet, C., Andoniadou, C.L., Signore, M. et al. (2011). Increased Wingless (Wnt) signaling in pituitary progenitor/stem cells gives rise to pituitary tumors in mice and humans. *Proc. Natl. Acad. Sci. U. S. A.* 108 (28): 11482–11487.
[353] Buslei, R., Nolde, M., Hofmann, B. et al. (2005). Common mutations of beta-catenin in adamantinomatous craniopharyngiomas but not in other tumours originating from the sellar region. *Acta Neuropathol.* 109 (6): 589–597.
[354] Kato, K., Nakatani, Y., Kanno, H. et al. (2004). Possible linkage between specific histological structures and aberrant reactivation of the Wnt pathway in adamantinomatous craniopharyngioma. *J. Pathol.* 203(3): 814–821.
[355] Oikonomou, E., Barreto, D.C., Soares, B. et al. (2005). Beta-catenin mutations in craniopharyngiomas and pituitary adenomas. *J. Neurooncol* 73 (3): 205–209.
[356] Sekine, S., Shibata, T., Kokubu, A. et al. (2002). Craniopharyngiomas of adamantinomatous type harbor beta-catenin gene mutations. *Am. J. Pathol.* 161 (6): 1997–2001.
[357] Buslei, R., Holsken, A., Hofmann, B. et al. (2007). Nuclear beta-catenin accumulation associates with epithelial morphogenesis in craniopharyngiomas. *Acta Neuropathol.* 113 (5): 585–590.
[358] Hofmann, B.M., Kreutzer, J., Saeger, W. et al. (2006). Nuclear beta-catenin accumulation as reliable marker for the differentiation between cystic craniopharyngiomas and rathke cleft cysts: a clinicopathologic approach. *Am. J. Surg. Pathol.* 30 (12):1595–1603.
[359] Caldarelli, M., Massimi, L., Tamburrini, G. et al. (2005). Long-term results of the surgical treatment of craniopharyngioma: the experience at the Policlinico Gemelli, Catholic University, Rome. *Childs Nerv. Syst.* 21 (8–9): 747–757.
[360] Karavitaki, N., Brufani, C., Warner, J.T. et al. (2005). Craniopharyngiomas in children and adults: systematic analysis of 121 cases with long-term follow-up. *Clin. Endocrinol. (Oxf)* 62 (4): 397–409.
[361] Merchant, T.E., Kiehna, E.N., Sanford, R.A. et al. (2002). Craniopharyngioma: the St. Jude Children's Research Hospital experience 1984–2001. *Int. J. Radiat. Oncol. Biol. Phys.* 53 (3): 533–542.
[362] de Vries, L., Lazar, L., and Phillip, M. (2003). Craniopharyngioma: presentation and endocrine sequelae in 36 children. *J. Pediatr. Endocrinol. Metab.* 16 (5): 703–710.
[363] Hetelekidis, S., Barnes, P.D., Tao, M.L. et al. (1993). 20-year experience in childhood craniopharyngioma. *Int. J. Radiat. Oncol. Biol. Phys.* 27 (2): 189–195.
[364] Lin, L.L., El Naqa, I., Leonard, J.R. et al. (2008). Long-term outcome in children treated for craniopharyngioma with and without radiotherapy. *J. Neurosurg. Pediatr.* 1 (2): 126–130.
[365] Puget, S., Garnett, M., Wray, A. et al. (2007). Pediatric craniopharyngiomas: classification and treatment according to the degree of hypothalamic involvement. *J. Neurosurg.* 106 (1 Suppl): 3–12.
[366] Muller, H.L. (2010). Childhood craniopharyngioma – current concepts in diagnosis, therapy and follow-up. *Nat. Rev. Endocrinol.* 6 (11): 609–618.
[367] DeVile, C.J., Grant, D.B., Hayward, R.D., and Stanhope, R. (1996). Growth and endocrine sequelae of craniopharyngioma. *Arch. Dis. Child.* 75 (2):108–114.
[368] Sorva, R., Heiskanen, O., and Perheentupa, J. (1988). Craniopharyngioma surgery in children: endocrine and visual outcome. *Childs Nerv. Syst.* 4 (2): 97–99.
[369] Sklar, C.A. (1994). Craniopharyngioma: endocrine abnormalities at presentation. *Pediatr. Neurosurg.* 21 (Suppl 1): 18–20.
[370] Hoffman, H.J., De Silva, M., Humphreys, R.P. et al. (1992). Aggressive surgical management of craniopharyngiomas in children. *J. Neurosurg.* 76 (1):47–52.
[371] Van Effenterre, R. and Boch, A.L. (2002). Craniopharyngioma in adults and children: a study of 122 surgical cases. *J. Neurosurg.* 97 (1): 3–11.
[372] de Vries, L., Weintrob, N., and Phillip, M. (2003). Craniopharyngioma presenting as precocious puberty and accelerated growth. *Clin. Pediatr. (Phila)* 42 (2):181–184.
[373] Argyropoulou, M.I. and Kiortsis, D.N. (2005). MRI of the hypothalamic-pituitary axis in children. *Pediatr. Radiol.* 35 (11): 1045–1055.
[374] De Vile, C.J., Grant, D.B., Kendall, B.E. et al. (1996). Management of childhood craniopharyngioma: can the morbidity of radical surgery be predicted? *J. Neurosurg.* 85 (1): 73–81.
[375] Flitsch, J., Muller, H.L., and Burkhardt, T. (2011). Surgical strategies in childhood craniopharyngioma. *Front Endocrinol. (Lausanne)* 2: 96.
[376] Mallucci, C., Pizer, B., Blair, J. et al. (2012). Management of craniopharyngioma: the Liverpool experience following the introduction of the CCLG guidelines. Introducing a new risk assessment grading system. *Childs Nerv. Syst.* 28 (8): 1181–1192.
[377] Muller, H.L. (2012). Childhood craniopharyngioma. *Pituitary* 16 (1): 56–67.
[378] Bin-Abbas, B., Mawlawi, H., Sakati, N. et al. (2001). Endocrine sequelae of childhood craniopharyngioma. *J. Pediatr. Endocrinol. Metab.* 14 (7): 869–874.
[379] Spoudeas, H.A., Albanese, A., Saran, F. et al. (2005). Chapter One – Craniopharyngioma. In: *Paediatric Endocrine Tumours: A Multidisciplinary Consensus Statement of Best Practice from a Working Group Convened Under the Auspices of the British Society for Paediatric Endocrinology & Diabetes (BSPED) and United Kingdom Children's Cancer Study Group (UKCCSG) (Rare Tumour Working Groups)*, 1e (ed. H.A. Spoudeas and B. Harrison), 16–46. Crawley, UK: Novo Nordisk Ltd.
[380] Muller, H.L., Albanese, A., Calaminus, G. et al. (2006). Consensus and perspectives on treatment strategies in childhood craniopharyngioma: results of a meeting of the Craniopharyngioma Study Group (SIOP), Genova, 2004. *J. Pediatr. Endocrinol. Metab.* 19 (Suppl 1):453–454.
[381] Garre, M.L. and Cama, A. (2007). Craniopharyngioma: modern concepts in pathogenesis and treatment. *Curr. Opin. Pediatr.* 19 (4): 471–479.
[382] Habrand, J.L., Ganry, O., Couanet, D. et al. (1999). The role of radiation therapy in the management of craniopharyngioma: a 25-year experience and review of the literature. *Int. J. Radiat. Oncol. Biol. Phys.* 44(2): 255–263.
[383] Muller, H.L., Gebhardt, U., Schroder, S. et al. (2010). Analyses of treatment variables for patients with childhood craniopharyngioma – results of the multicenter prospective

trial KRANIOPHARYNGEOM 2000 after three years of follow-up. *Horm. Res. Paediatr.* 73 (3): 175–180.

[384] de Vile, C.J., Grant, D.B., Hayward, R.D. et al. (1996). Obesity in childhood craniopharyngioma: relation to post-operative hypothalamic damage shown by magnetic resonance imaging. *J. Clin. Endocrinol. Metab.* 81 (7): 2734–2737.

[385] Lustig, R.H., Post, S.R., Srivannaboon, K. et al. (2003). Risk factors for the development of obesity in children surviving brain tumors. *J. Clin. Endocrinol. Metab.* 88 (2): 611–616.

[386] Schulz-Ertner, D., Frank, C., Herfarth, K.K. et al. (2002). Fractionated stereotactic radiotherapy for craniopharyngiomas. *Int. J. Radiat. Oncol. Biol. Phys.* 54 (4): 1114–1120.

[387] Clark, A.J., Cage, T.A., Aranda, D. et al. (2013). A systematic review of the results of surgery and radiotherapy on tumor control for pediatric craniopharyngioma. *Childs Nerv. Syst.* 29 (2):231–238.

[388] Schoenfeld, A., Pekmezci, M., Barnes, M.J. et al. (2012). The superiority of conservative resection and adjuvant radiation for craniopharyngiomas. *J. Neurooncol* 108 (1): 133–139.

[389] Finken, M.J., Zwaveling-Soonawala, N., Walenkamp, M.J. et al. (2011). Frequent occurrence of the triphasic response (diabetes insipidus/hyponatremia/diabetes insipidus) after surgery for craniopharyngioma in childhood. *Horm. Res. Paediatr.* 76 (1): 22–26.

[390] Ghirardello, S., Hopper, N., Albanese, A., and Maghnie, M. (2006). Diabetes insipidus in craniopharyngioma: postoperative management of water and electrolyte disorders. *J. Pediatr. Endocrinol. Metab.* 19 (Suppl 1): 413–421.

[391] Pratheesh, R., Swallow, D.M., Rajaratnam, S. et al. (2013). Incidence, predictors and early post-operative course of diabetes insipidus in paediatric craniopharygioma: a comparison with adults. *Childs Nerv. Syst.* 29 (6): 941–949.

[392] Crom, D.B., Smith, D., Xiong, Z. et al. (2010). Health status in long-term survivors of pediatric craniopharyngiomas. *J. Neurosci. Nurs.* 42 (6):323–328. quiz 9–30.

[393] Poretti, A., Grotzer, M.A., Ribi, K. et al. (2004). Outcome of craniopharyngioma in children: longterm complications and quality of life. *Dev. Med. Child Neurol.* 46 (4): 220–229.

[394] Stripp, D.C., Maity, A., Janss, A.J. et al. (2004). Surgery with or without radiation therapy in the management of craniopharyngiomas in children and young adults. *Int. J. Radiat. Oncol. Biol. Phys.* 58 (3): 714–720.

[395] Muller, H.L., Gebhardt, U., Teske, C. et al. (2011). Post-operative hypothalamic lesions and obesity in childhood craniopharyngioma: results of the multinational prospective trial KRANIOPHARYNGEOM 2000 after 3-year followup. *Eur. J. Endocrinol.* 165 (1): 17–24.

[396] Moshang, T. Jr., Rundle, A.C., Graves, D.A. et al. (1996). Brain tumor recurrence in children treated with growth hormone: the National Cooperative Growth Study experience. *J. Pediatr.* 128 (5 Pt 2): S4–S7.

[397] Armstrong, G.T., Conklin, H.M., Huang, S. et al. (2011). Survival and long-term health and cognitive outcomes after low-grade glioma. *Neuro Oncol.* 13 (2):223–234.

[398] Campagna, M., Opocher, E., Viscardi, E. et al. (2010). Optic pathway glioma: long-term visual outcome in children without neurofibromatosis type-1. *Pediatr. Blood Cancer* 55 (6): 1083–1088.

[399] Gajjar, A., Bhargava, R., Jenkins, J.J. et al. (1995). Low-grade astrocytoma with neuraxis dissemination at diagnosis. *J. Neurosurg.* 83 (1): 67–71.

[400] Grill, J., Laithier, V., Rodriguez, D. et al. (2000). When do children with optic pathway tumours need treatment? An oncological perspective in 106 patients treated in a single centre. *Eur. J. Pediatr.* 159 (9):692–696.

[401] Shamji, M.F. and Benoit, B.G. (2007). Syndromic and sporadic pediatric optic pathway gliomas: review of clinical and histopathological differences and treatment implications. *Neurosurg. Focus* 23 (5): E3.

[402] Dasgupta, B., Li, W., Perry, A., and Gutmann, D.H. (2005). Glioma formation in neurofibromatosis 1 reflects preferential activation of K-RAS in astrocytes. *Cancer Res.* 65 (1): 236–245.

[403] Gnekow, A.K., Kortmann, R.D., Pietsch, T., and Emser, A. (2004). Low grade chiasmatic-hypothalamic glioma-carboplatin and vincristin chemotherapy effectively defers radiotherapy within a comprehensive treatment strategy – report from the multicenter treatment study for children and adolescents with a low grade glioma – HIT-LGG 1996 – of the Society of Pediatric Oncology and Hematology (GPOH). *Klin. Padiatr.* 216 (6): 331–342.

[404] Listernick, R., Charrow, J., Greenwald, M.J., and Esterly, N.B. (1989). Optic gliomas in children with neurofibromatosis type 1. *J. Pediatr.* 114 (5): 788–792.

[405] Chateil, J.F., Soussotte, C., Pedespan, J.M. et al. (2001). MRI and clinical differences between optic pathway tumours in children with and without neurofibromatosis. *Br. J. Radiol.* 74 (877): 24–31.

[406] Czyzyk, E., Jozwiak, S., Roszkowski, M., and Schwartz, R.A. (2003). Optic pathway gliomas in children with and without neurofibromatosis 1. *J. Child Neurol.* 18(7): 471–478.

[407] Taylor, T., Jaspan, T., Milano, G. et al. (2008). Radiological classification of optic pathway gliomas: experience of a modified functional classification system. *Br. J. Radiol.* 81 (970): 761–766.

[408] Lawson, A.R., Tatevossian, R.G., Phipps, K.P. et al. (2010). RAF gene fusions are specific to pilocytic astrocytoma in a broad paediatric brain tumour cohort. *Acta Neuropathol.* 120 (2): 271–273.

[409] Dasgupta, T. and Haas-Kogan, D.A. (2013). The combination of novel targeted molecular agents and radiation in the treatment of pediatric gliomas. *Front. Oncol.* 3: 110.

[410] Bataini, J.P., Delanian, S., and Ponvert, D. (1991). Chiasmal gliomas: results of irradiation management in 57 patients and review of literature. *Int. J. Radiat. Oncol. Biol. Phys.* 21 (3): 615–623.

[411] Jaing, T.H., Lin, K.L., Tsay, P.K. et al. (2008). Treatment of optic pathway hypothalamic gliomas in childhood: experience with 18 consecutive cases. *J. Pediatr. Hematol. Oncol.* 30 (3): 222–224.

[412] Tao, M.L., Barnes, P.D., Billett, A.L. et al. (1997). Childhood optic chiasm gliomas: radiographic response following radiotherapy and long-term clinical outcome. *Int. J. Radiat. Oncol. Biol. Phys.* 39(3): 579–587.

[413] Ahn, Y., Cho, B.K., Kim, S.K. et al. (2006). Optic pathway glioma: outcome and prognostic factors in a surgical series. *Childs Nerv. Syst.* 22 (9): 1136–1142.

[414] Grabenbauer, G.G., Schuchardt, U., Buchfelder, M. et al. (2000). Radiation therapy of opticohypothalamic gliomas (OHG) – radiographic response, vision and late toxicity. *Radiother. Oncol.* 54(3): 239–245.

[415] Laithier, V., Grill, J., Le Deley, M.C. et al. (2003). Progression-free survival in children with optic pathway tumors: dependence on age and the quality of the response to chemotherapy – results of the first French prospective study for the French Society of Pediatric Oncology. *J. Clin. Oncol.* 21 (24): 4572–4578.

[416] Gan, H.W., Phipps, K., Aquilina, K. et al. (2015). Neuroendocrine morbidity after pediatric optic gliomas: a longitudinal analysis of 166 children over 30 years. *J. Clin. Endocrinol. Metab.* 100 (10):3787–3799.

[417] Suarez, J.C., Viano, J.C., Zunino, S. et al. (2006). Management

of child optic pathway gliomas: new therapeutical option. *Childs Nerv. Syst.* 22 (7):679–684.
[418] Brauner, R., Trivin, C., Zerah, M. et al. (2006). Diencephalic syndrome due to hypothalamic tumor: a model of the relationship between weight and puberty onset. *J. Clin. Endocrinol. Metab.* 91 (7): 2467–2473.
[419] Fleischman, A., Brue, C., Poussaint, T.Y. et al. (2005). Diencephalic syndrome: a cause of failure to thrive and a model of partial growth hormone resistance. *Pediatrics* 115 (6): e742–e748.
[420] Sievert, A.J. and Fisher, M.J. (2009). Pediatric lowgrade gliomas. *J. Child Neurol.* 24 (11): 1397–1408.
[421] Cappelli, C., Grill, J., Raquin, M. et al. (1998). Longterm follow up of 69 patients treated for optic pathway tumours before the chemotherapy era. *Arch. Dis.Child.* 79 (4): 334–338.
[422] Khafaga, Y., Hassounah, M., Kandil, A. et al. (2003). Optic gliomas: a retrospective analysis of 50 cases. *Int. J. Radiat. Oncol. Biol. Phys.* 56 (3): 807–812.
[423] Kilday, J.P., Bartels, U., Huang, A. et al. (2014). Favorable survival and metabolic outcome for children with diencephalic syndrome using a radiation-sparing approach. *J. Neurooncol* 116 (1):195–204.
[424] Vlachopapadopoulou, E., Tracey, K.J., Capella, M. et al. (1993). Increased energy expenditure in a patient with diencephalic syndrome. *J. Pediatr.* 122 (6):922–924.
[425] Drimmie, F.M., MacLennan, A.C., Nicoll, J.A. et al. (2000). Gigantism due to growth hormone excess in a boy with optic glioma. *Clin. Endocrinol. (Oxf)* 53 (4):535–538.
[426] Tang, T.T., Whelan, H.T., Meyer, G.A. et al. (1991). Optic chiasm glioma associated with inappropriate secretion of antidiuretic hormone, cerebral ischemia, nonobstructive hydrocephalus and chronic ascites following ventriculoperitoneal shunting. *Childs Nerv. Syst.* 7 (8): 458–461.
[427] Dalla Via, P., Opocher, E., Pinello, M.L. et al. (2007). Visual outcome of a cohort of children with neurofibromatosis type 1 and optic pathway glioma followed by a pediatric neuro-oncology program. *Neuro Oncol.* 9 (4): 430–437.
[428] Aquilina, K., Daniels, D.J., Spoudeas, H. et al. (2015). Optic pathway glioma in children: does visual deficit correlate with radiology in focal exophytic lesions? *Childs Nerv. Syst.* 31 (11): 2041–2049.
[429] Fisher, M.J., Loguidice, M., Gutmann, D.H. et al. (2012). Visual outcomes in children with neurofibromatosis type 1-associated optic pathway glioma following chemotherapy: a multicenter retrospective analysis. *Neuro Oncol.* 14 (6): 790–797.
[430] Ater, J.L., Zhou, T., Holmes, E. et al. (2012). Randomized study of two chemotherapy regimens for treatment of low-grade glioma in young children: a report from the Children's Oncology Group. *J. Clin. Oncol.* 30 (21): 2641–2647.
[431] Fisher, P.G., Tihan, T., Goldthwaite, P.T. et al. (2008). Outcome analysis of childhood low-grade astrocytomas. *Pediatr. Blood Cancer* 51 (2):245–250.
[432] Fouladi, M., Wallace, D., Langston, J.W. et al. (2003). Survival and functional outcome of children with hypothalamic/chiasmatic tumors. *Cancer* 97 (4):1084–1092.
[433] Mulhern, R.K., Merchant, T.E., Gajjar, A. et al. (2004). Late neurocognitive sequelae in survivors of brain tumours in childhood. *Lancet Oncol.* 5 (7): 399–408.
[434] Friedman, D.L., Whitton, J., Leisenring, W. et al. (2010). Subsequent neoplasms in 5-year survivors of childhood cancer: the Childhood Cancer Survivor Study. *J. Natl. Cancer Inst.* 102 (14): 1083–1095.
[435] Ullrich, N.J., Robertson, R., Kinnamon, D.D. et al. (2007). Moyamoya following cranial irradiation for primary brain tumors in children. *Neurology* 68 (12):932–938.
[436] Gillam, M.P., Molitch, M.E., Lombardi, G., and Colao, A. (2006). Advances in the treatment of prolactinomas. *Endocr. Rev.* 27 (5): 485–534.
[437] Harrington, M.H. and Casella, S.J. (2012). Pituitary tumors in childhood. *Curr. Opin. Endocrinol. Diabetes Obes.* 19 (1): 63–67.
[438] Diamond, F.B. Jr. (2006). Pituitary adenomas in childhood: development and diagnosis. *Fetal Pediatr. Pathol.* 25 (6): 339–356.
[439] Mindermann, T. and Wilson, C.B. (1994). Age-related and gender-related occurrence of pituitary adenomas. *Clin. Endocrinol. (Oxf)* 41 (3): 359–364.
[440] Mindermann, T. and Wilson, C.B. (1995). Pediatric pituitary adenomas. *Neurosurgery* 36 (2): 259–268.discussion 69.
[441] Cuny, T., Pertuit, M., Sahnoun-Fathallah, M. et al. (2013). Genetic analysis in young patients with sporadic pituitary macroadenomas: besides AIP don't forget MEN1 genetic analysis. *Eur. J. Endocrinol.* 168 (4): 533–541.
[442] Stratakis, C.A., Tichomirowa, M.A., Boikos, S. et al. (2010). The role of germline AIP, MEN1, PRKAR1A, CDKN1B and CDKN2C mutations in causing pituitary adenomas in a large cohort of children, adolescents, and patients with genetic syndromes. *Clin. Genet.* 78 (5): 457–463.
[443] Thakker, R.V., Newey, P.J., Walls, G.V. et al. (2012). Clinical practice guidelines for multiple endocrine neoplasia type 1 (MEN1). *J. Clin. Endocrinol. Metab.* 97 (9): 2990–3011.
[444] Verges, B., Boureille, F., Goudet, P. et al. (2002). Pituitary disease in MEN type 1 (MEN1): data from the France-Belgium MEN1 multicenter study. *J. Clin. Endocrinol. Metab.* 87 (2): 457–465.
[445] Alband, N. and Korbonits, M. (2014). Familial pituitary tumors. *Handb. Clin. Neurol.* 124: 339–360.
[446] Korbonits, M., Storr, H., and Kumar, A.V. (2012). Familial pituitary adenomas – who should be tested for AIP mutations? *Clin. Endocrinol. (Oxf)* 77 (3):351–356.
[447] Faucz, F.R., Tirosh, A., Tatsi, C. et al. (2017). Somatic USP8 gene mutations are a common cause of pediatric cushing disease. *J. Clin. Endocrinol. Metab.* 102 (8):2836–2843.
[448] Ciccarelli, A., Daly, A.F., and Beckers, A. (2005). The epidemiology of prolactinomas. *Pituitary* 8 (1): 3–6.
[449] Steele, C.A., MacFarlane, I.A., Blair, J. et al. (2010). Pituitary adenomas in childhood, adolescence and young adulthood: presentation, management, endocrine and metabolic outcomes. *Eur. J. Endocrinol.* 163 (4): 515–522.
[450] Melmed, S., Casanueva, F.F., Hoffman, A.R. et al. (2011). Diagnosis and treatment of hyperprolactinemia: an Endocrine Society clinical practice guideline. *J. Clin. Endocrinol. Metab.* 96 (2):273–288.
[451] Moraes, A.B., Silva, C.M., Vieira Neto, L., and Gadelha, M.R. (2013). Giant prolactinomas: the therapeutic approach. *Clin. Endocrinol. (Oxf)* 79 (4):447–456.
[452] Acharya, S.V., Gopal, R.A., Bandgar, T.R. et al. (2009). Clinical profile and long term follow up of children nd adolescents with prolactinomas. *Pituitary* 12 (3):186–189.
[453] Colao, A., Loche, S., Cappa, M. et al. (1998). Prolactinomas in children and adolescents. Clinical presentation and long-term follow-up. *J. Clin. Endocrinol. Metab.* 83 (8): 2777–2780.
[454] Fideleff, H.L., Boquete, H.R., Suarez, M.G., and Azaretzky, M. (2009). Prolactinoma in children and adolescents. *Horm. Res.* 72 (4): 197–205.
[455] Philippon, M., Morange, I., Barrie, M. et al. (2012). Long-term control of a MEN1 prolactin secreting pituitary carcinoma after temozolomide treatment. *Ann. Endocrinol.* 73 (3): 225–229.
[456] Zanettini, R., Antonini, A., Gatto, G. et al. (2007). Valvular heart disease and the use of dopamine agonists for Parkinson's

disease. *N. Engl. J. Med.* 356(1): 39–46.
[457] Savage, M.O., Storr, H.L., Chan, L.F., and Grossman, A.B. (2007). Diagnosis and treatment of pediatric Cushing's disease. *Pituitary* 10 (4): 365–371.
[458] Stratakis, C.A., Schussheim, D.H., Freedman, S.M. et al. (2000). Pituitary macroadenoma in a 5-year-old: an early expression of multiple endocrine neoplasia type 1. *J. Clin. Endocrinol. Metab.* 85 (12): 4776–4780.
[459] Joshi, S.M., Hewitt, R.J., Storr, H.L. et al. (2005). Cushing's disease in children and adolescents: 20 years of experience in a single neurosurgical center. *Neurosurgery* 57 (2): 281–285. discussion -5.
[460] Guemes, M., Murray, P.G., Brain, C.E. et al. (2016). Management of Cushing syndrome in children and adolescents: experience of a single tertiary centre. *Eur. J. Pediatr.* 175 (7): 967–976.
[461] Batista, D.L., Riar, J., Keil, M., and Stratakis, C.A. (2007). Diagnostic tests for children who are referred for the investigation of Cushing syndrome. *Pediatrics* 120 (3): e575–e586.
[462] Hopwood, N.J. and Kenny, F.M. (1977). Incidence of Nelson's syndrome after adrenalectomy for Cushing's disease in children: results of a nationwide survey. *Am. J. Dis. Child.* 131 (12): 1353–1356.
[463] Atkinson, A.B., Kennedy, A., Wiggam, M.I. et al. (2005). Long-term remission rates after pituitary surgery for Cushing's disease: the need for long-term surveillance. *Clin. Endocrinol. (Oxf)* 63 (5): 549–559.
[464] Devoe, D.J., Miller, W.L., Conte, F.A. et al. (1997). Long-term outcome in children and adolescents after transsphenoidal surgery for Cushing's disease. *J. Clin. Endocrinol. Metab.* 82 (10): 3196–3202.
[465] Storr, H.L., Afshar, F., Matson, M. et al. (2005). Factors influencing cure by transsphenoidal selective denomectomy in paediatric Cushing's disease. *Eur. J. Endocrinol.* 152 (6): 825–833.
[466] Kane, L.A., Leinung, M.C., Scheithauer, B.W. et al. (1994). Pituitary adenomas in childhood and adolescence. *J. Clin. Endocrinol. Metab.* 79 (4): 1135–1140.
[467] Eugster, E.A. and Pescovitz, O.H. (1999). Gigantism. *J. Clin. Endocrinol. Metab.* 84 (12): 4379–4384.
[468] Colao, A., Loche, S., Cappabianca, P. et al. (2000). Pituitary adenomas in children and adolescents: clinical presentation, diagnosis, and therapeutic strategies. *The Endocrinologist* 10: 314–327.
[469] Eugster, E. (2000). Gigantism. In: *Endotext* (ed. L.J. De Groot, P. Beck-Peccoz, G. Chrousos, et al.). South Dartmouth (MA).
[470] Lodish, M.B., Trivellin, G., and Stratakis, C.A. (2016). Pituitary gigantism: update on molecular biology and management. *Curr. Opin. Endocrinol. Diabetes Obes.* 23 (1): 72–80.
[471] van der Lely, A.J., Biller, B.M., Brue, T. et al. (2012). Long-term safety of pegvisomant in patients with acromegaly: comprehensive review of 1288 subjects in ACROSTUDY. *J. Clin. Endocrinol. Metab.* 97 (5):1589–1597.
[472] Surawicz, T.S., McCarthy, B.J., Kupelian, V. et al. (1999). Descriptive epidemiology of primary brain and CNS tumors: results from the Central Brain Tumor Registry of the United States, 1990–1994. *Neuro Oncol.* 1 (1): 14–25.
[473] Murray, M.J., Horan, G., Lowis, S., and Nicholson, J.C. (2013). Highlights from the Third International Central Nervous System Germ Cell Tumour symposium: laying the foundations for future consensus. *Ecancermedicalscience* 7: 333.
[474] Cancer Research UK (2010). *CancerStats: Childhood Cancer – Great Britain & UK.* London: Cancer Research UK.
[475] Phi, J.H., Kim, S.K., Lee, Y.A. et al. (2013). Latency of intracranial germ cell tumors and diagnosis delay. *Childs Nerv. Syst.* 29 (10): 1871–1881.
[476] Sethi, R.V., Marino, R., Niemierko, A. et al. (2013). Delayed diagnosis in children with intracranial germ cell tumors. *J. Pediatr.* 163 (5): 1448–1453.
[477] Maity, A., Shu, H.K., Janss, A. et al. (2004). Craniospinal radiation in the treatment of biopsyproven intracranial germinomas: twenty-five years' experience in a single center. *Int. J. Radiat. Oncol. Biol. Phys.* 58 (4): 1165–1170.
[478] Wang, Y., Zou, L., and Gao, B. (2010). Intracranial germinoma: clinical and MRI findings in 56 patients. *Childs Nerv. Syst.* 26 (12): 1773–1777.
[479] Gan, H.-W., Bulwer, C., and Spoudeas, H.A. (2014). Chapter 11a: Pituitary & hypothalamic tumour syndromes in childhood. In: *Pituitary Disease & Neuroendocrinology* (ed. A. Grossman). Massachusetts: MDText.Com Inc.
[480] Hamilton, B.E., Salzman, K.L., and Osborn, A.G. (2007). Anatomic and pathologic spectrum of pituitary infundibulum lesions. *AJR Am. J. Roentgenol.* 188 (3): W223–W232.
[481] Robison, N.J., Prabhu, S.P., Sun, P. et al. (2013). Predictors of neoplastic disease in children with isolated pituitary stalk thickening. *Pediatr. Blood Cancer* 60 (10): 1630–1635.
[482] Turcu, A.F., Erickson, B.J., Lin, E. et al. (2013). Pituitary stalk lesions: the Mayo Clinic experience. *J. Clin. Endocrinol. Metab.* 98 (5): 1812–1818.
[483] da Silva, N.S., Cappellano, A.M., Diez, B. et al. (2010). Primary chemotherapy for intracranial germ cell tumors: results of the third international CNS germ cell tumor study. *Pediatr. Blood Cancer* 54 (3): 377–383.
[484] Calaminus, G., Kortmann, R., Worch, J. et al. (2013). SIOP CNS GCT 96: final report of outcome of a prospective, multinational nonrandomized trial for children and adults with intracranial germinoma, comparing craniospinal irradiation alone with chemotherapy followed by focal primary site irradiation for patients with localized disease. *Neuro Oncol.* 15 (6): 788–796.
[485] O'Neil, S., Ji, L., Buranahirun, C. et al. (2011). Neurocognitive outcomes in pediatric and adolescent patients with central nervous system germinoma treated with a strategy of chemotherapy followed by reduced-dose and volume irradiation. *Pediatr. Blood Cancer* 57 (4): 669–673.
[486] Maixner, W. (2006). Hypothalamic hamartomas-- clinical, neuropathological and surgical aspects. *Childs Nerv. Syst.* 22 (8): 867–873.
[487] Brandberg, G., Raininko, R., and Eeg-Olofsson, O. (2004). Hypothalamic hamartoma with gelastic seizures in Swedish children and adolescents. *Eur. J. Paediatr. Neurol.* 8 (1): 35–44.
[488] Ng, Y.T., Kerrigan, J.F., Prenger, E.C. et al. (2005). Successful resection of a hypothalamic hamartoma and a Rathke cleft cyst. Case report. *J. Neurosurg.* 102 (1 Suppl): 78–80.
[489] Weissenberger, A.A., Dell, M.L., Liow, K. et al. (2001). Aggression and psychiatric comorbidity in children with hypothalamic hamartomas and their unaffected siblings. *J. Am. Acad. Child Adolesc. Psychiatry* 40 (6):696–703.
[490] Graham, J.M. Jr., Saunders, R., Fratkin, J. et al. (1986). A cluster of Pallister-Hall syndrome cases, (congenital hypothalamic hamartoblastoma syndrome). *Am. J. Med. Genet. Suppl.* 2: 53–63.
[491] Castano De La Mota, C., Martin Del Valle, F., Perez Villena, A. et al. (2012). Hypothalamic hamartoma in paediatric patients: clinical characteristics, outcomes and review of the literature. *Neurologia* 27 (5):268–276.
[492] Papayannis, C.E., Consalvo, D., Seifer, G. et al. (2008). Clinical spectrum and difficulties in management of hypothalamic hamartoma in a developing country. *Acta*

Neurol. Scand. 118 (5): 313–319.

[493] Tassinari, C., Riguzzi, P., and Rizzi, R. (1997). Gelastic seizures. In: *Paediatric Epilepsy Syndromes and Their Surgical Management* (ed. I. Tuxhom, H. Holthausen and K. Boenigk), 429–446. London: John Libbey.

[494] Freeman, J.L., Zacharin, M., Rosenfeld, J.V., and Harvey, A.S. (2003). The endocrinology of hypothalamic hamartoma surgery for intractable epilepsy. *Epileptic Disord.* 5 (4): 239–247.

[495] Kerrigan, J.F., Ng, Y.T., Chung, S., and Rekate, H.L. (2005). The hypothalamic hamartoma: a model of subcortical epileptogenesis and encephalopathy. *Semin. Pediatr. Neurol.* 12 (2): 119–131.

[496] Mittal, S., Mittal, M., Montes, J.L. et al. (2013). Hypothalamic hamartomas. Part 2. Surgical considerations and outcome. *Neurosurg. Focus* 34 (6): E7.

[497] Wethe, J.V., Prigatano, G.P., Gray, J. et al. (2013). Cognitive functioning before and after surgical resection for hypothalamic hamartoma and epilepsy. *Neurology* 81 (12): 1044–1050.

[498] Li, C.D., Luo, S.Q., Gong, J. et al. (2013). Surgical treatment of hypothalamic hamartoma causing central precocious puberty: long-term follow-up. *J. Neurosurg. Pediatr.* 12 (2): 151–154.

[499] Abla, A.A., Wait, S.D., Forbes, J.A. et al. (2011). Syndrome of alternating hypernatremia and hyponatremia after hypothalamic hamartoma surgery. *Neurosurg. Focus* 30 (2): E6.

[500] Drees, C., Chapman, K., Prenger, E. et al. (2012). Seizure outcome and complications following hypothalamic hamartoma treatment in adults: endoscopic, open, and Gamma Knife procedures. *J. Neurosurg.* 117 (2): 255–261.

[501] Teramoto, A., Hirakawa, K., Sanno, N., and Osamura, Y. (1994). Incidental pituitary lesions in 1,000 unselected autopsy specimens. *Radiology* 193 (1): 161–164.

[502] el-Mahdy, W. and Powell, M. (1998). Transsphenoidal management of 28 symptomatic Rathke's cleft cysts, with special reference to visual and hormonal recovery. *Neurosurgery* 42 (1): 7–16. discussion -7.

[503] Isono, M., Kamida, T., Kobayashi, H. et al. (2001). Clinical features of symptomatic Rathke's cleft cyst. *Clin. Neurol. Neurosurg.* 103 (2): 96–100.

[504] Billeci, D., Marton, E., Tripodi, M. et al. (2004). Symptomatic Rathke's cleft cysts: a radiological, surgical and pathological review. *Pituitary* 7 (3):131–137.

[505] Han, S.J., Rolston, J.D., Jahangiri, A., and Aghi, M.K. (2014). Rathke's cleft cysts: review of natural history and surgical outcomes. *J. Neurooncol* 117 (2): 197–203. https://doi.org/10.1007/s11060-013-1272-6.

[506] Dubuisson, A.S., Stevenaert, A., Martin, D.H., and Flandroy, P.P. (2007). Intrasellar arachnoid cysts. *Neurosurgery* 61 (3): 505–513. discussion 13.

[507] Ali, Z.S., Lang, S.S., Bakar, D. et al. (2014). Pediatric intracranial arachnoid cysts: comparative effectiveness of surgical treatment options. *Childs Nerv. Syst.* 30 (3):461–469.

[508] Ozek, M.M. and Urgun, K. (2013). Neuroendoscopic management of suprasellar arachnoid cysts. *World Neurosurg.* 79 (2 Suppl): S19 e3-8.

[509] El-Ghandour, N.M. (2011). Endoscopic treatment of suprasellar arachnoid cysts in children. *J. Neurosurg. Pediatr.* 8 (1): 6–14.

[510] Adan, L., Bussieres, L., Dinand, V. et al. (2000). Growth, puberty and hypothalamic-pituitary function in children with suprasellar arachnoid cyst. *Eur. J. Pediatr.* 159 (5): 348–355.

[511] McCrea, H.J., George, E., Settler, A. et al. (2016). Pediatric suprasellar tumors. *J. Child Neurol.* 31 (12): 1367–1376.

[512] Ogiwara, H., Morota, N., Joko, M., and Hirota, K. (2011). Endoscopic fenestrations for suprasellar arachnoid cysts. *J. Neurosurg. Pediatr.* 8 (5): 484–488.

[513] Henter, J.I., Tondini, C., and Pritchard, J. (2004). Histiocyte disorders. *Crit. Rev. Oncol. Hematol.* 50 (2): 157–174.

[514] Alston, R.D., Tatevossian, R.G., McNally, R.J. et al. (2007). Incidence and survival of childhood Langerhans cell histiocytosis in Northwest England from 1954 to 1998. *Pediatr. Blood Cancer* 48 (5):555–560.

[515] Guyot-Goubin, A., Donadieu, J., Barkaoui, M. et al. (2008). Descriptive epidemiology of childhood Langerhans cell histiocytosis in France, 2000–2004. *Pediatr. Blood Cancer* 51 (1): 71–75.

[516] Salotti, J.A., Nanduri, V., Pearce, M.S. et al. (2009). Incidence and clinical features of Langerhans cell histiocytosis in the UK and Ireland. *Arch. Dis. Child.* 94 (5): 376–380.

[517] Stalemark, H., Laurencikas, E., Karis, J. et al. (2008). Incidence of Langerhans cell histiocytosis in children: a population-based study. *Pediatr. Blood Cancer* 51(1): 76–81.

[518] Abla, O., Egeler, R.M., and Weitzman, S. (2010). Langerhans cell histiocytosis: current concepts and treatments. *Cancer Treat. Rev.* 36 (4): 354–359.

[519] Kim, B.E., Koh, K.N., Suh, J.K. et al. (2014). Clinical features and treatment outcomes of langerhans cell histiocytosis: a nationwide survey from Korea Histiocytosis Working Party. *J. Pediatr. Hematol. Oncol.* 36 (2): 125–133. https://doi.org/10.1097/MPH.0000000000000054.

[520] Donadieu, J., Rolon, M.A., Thomas, C. et al. (2004). Endocrine involvement in pediatric-onset Langerhans' cell histiocytosis: a population-based study. *J. Pediatr.* 144 (3): 344–350.

[521] Grois, N., Potschger, U., Prosch, H. et al. (2006). Risk factors for diabetes insipidus in langerhans cell histiocytosis. *Pediatr. Blood Cancer* 46 (2): 228–233.

[522] Haupt, R., Nanduri, V., Calevo, M.G. et al. (2004). Permanent consequences in Langerhans cell histiocytosis patients: a pilot study from the Histiocyte Society-Late Effects Study Group. *Pediatr. Blood Cancer* 42 (5): 438–444.

[523] Prosch, H., Grois, N., Prayer, D. et al. (2004). Central diabetes insipidus as presenting symptom of Langerhans cell histiocytosis. *Pediatr. Blood Cancer* 43 (5): 594–599.

[524] Amato, M.C., Elias, L.L., Elias, J. et al. (2006). Endocrine disorders in pediatric – onset Langerhans cell histiocytosis. *Horm. Metab. Res.* 38 (11):746–751.

[525] Nanduri, V.R., Bareille, P., Pritchard, J., and Stanhope, R. (2000). Growth and endocrine disorders in multisystem Langerhans' cell histiocytosis. *Clin. Endocrinol. (Oxf)* 53 (4): 509–515.

[526] Maghnie, M., Arico, M., Villa, A. et al. (1992). MR of the hypothalamic-pituitary axis in Langerhans cell histiocytosis. *AJNR Am. J. Neuroradiol.* 13 (5):1365–1371.

[527] Varan, A., Atas, E., Aydin, B. et al. (2013). Evaluation of patients with intracranial tumors and central diabetes insipidus. *Pediatr. Hematol. Oncol.* 30 (7):668–673.

[528] Grois, N., Prayer, D., Prosch, H. et al. (2004). Course and clinical impact of magnetic resonance imaging findings in diabetes insipidus associated with Langerhans cell histiocytosis. *Pediatr. Blood Cancer* 43 (1): 59–65.

[529] Donadieu, J., Rolon, M.A., Pion, I. et al. (2004). Incidence of growth hormone deficiency in pediatriconset Langerhans cell histiocytosis: efficacy and safety of growth hormone treatment. *J. Clin. Endocrinol. Metab.* 89 (2): 604–609.

[530] Kaltsas, G.A., Powles, T.B., Evanson, J. et al. (2000). Hypothalamo-pituitary abnormalities in adult patients with langerhans cell histiocytosis: clinical, endocrinological, and radiological features and response to treatment. *J. Clin. Endocrinol. Metab.* 85(4): 1370–1376.

[531] Arico M. Langerhans cell histiocytosis in children: from the

bench to bedside for an updated therapy. *Br. J. Haematol.* 2016;173(5):663–670. doi: 10.1111/bjh.13955.
[532] Putters, T.F., de Visscher, J.G., van Veen, A., and Spijkervet, F.K. (2005). Intralesional infiltration of corticosteroids in the treatment of localised langerhans' cell histiocytosis of the mandible. Report of known cases and three new cases. *Int. J. Oral Maxillofac. Surg.* 34 (5): 571–575.
[533] Braier, J., Rosso, D., Pollono, D. et al. (2014). Symptomatic bone langerhans cell histiocytosis treated at diagnosis or after reactivation with indomethacin alone. *J. Pediatr. Hematol. Oncol.* 36 (5):e280–e284.
[534] Hoeger, P.H., Nanduri, V.R., Harper, J.I. et al. (2000). Long term follow up of topical mustine treatment for cutaneous langerhans cell histiocytosis. *Arch. Dis. Child.* 82 (6): 483–487.
[535] Chellapandian, D., Shaikh, F., van den Bos, C. et al. (2015). Management and outcome of patients with langerhans cell histiocytosis and single-bone CNS-risk lesions: a multi-institutional retrospective study. *Pediatr. Blood Cancer* 62 (12): 2162–2166.
[536] Gadner, H., Minkov, M., Grois, N. et al. (2013). Therapy prolongation improves outcome in multisystem Langerhans cell histiocytosis. *Blood* 121 (25): 5006–5014.
[537] Bernard, F., Thomas, C., Bertrand, Y. et al. (2005). Multi-centre pilot study of 2-chlorodeoxyadenosine and cytosine arabinoside combined chemotherapy in refractory Langerhans cell histiocytosis with haematological dysfunction. *Eur. J. Cancer* 41 (17):2682–2689.
[538] Simko, S.J., McClain, K.L., and Allen, C.E. (2015). Up-front therapy for LCH: is it time to test an alternative to vinblastine/prednisone? *Br. J. Haematol.* 169 (2): 299–301.
[539] Simko, S.J., Tran, H.D., Jones, J. et al. (2014). Clofarabine salvage therapy in refractory multifocal histiocytic disorders, including Langerhans cell histiocytosis, juvenile xanthogranuloma and Rosai-Dorfman disease. *Pediatr. Blood Cancer* 61 (3):479–487.
[540] Veys, P.A., Nanduri, V., Baker, K.S. et al. (2015). Haematopoietic stem cell transplantation for refractory Langerhans cell histiocytosis: outcome by intensity of conditioning. *Br. J. Haematol.* 169 (5):711–718.
[541] Heritier, S., Jehanne, M., Leverger, G. et al. (2015). Vemurafenib use in an infant for high-risk Langerhans cell histiocytosis. *JAMA Oncol.* 1 (6): 836–838.
[542] Nanduri, V.R., Pritchard, J., Levitt, G., and Glaser, A.W. (2006). Long term morbidity and health related quality of life after multi-system Langerhans cell histiocytosis. *Eur. J. Cancer* 42 (15): 2563–2569.
[543] Tashiro, T., Sano, T., Xu, B. et al. (2002). Spectrum of different types of hypophysitis: a clinicopathologic study of hypophysitis in 31 cases. *Endocr. Pathol.* 13(3): 183–195.
[544] Caturegli, P., Newschaffer, C., Olivi, A. et al. (2005). Autoimmune hypophysitis. *Endocr. Rev.* 26 (5): 599–614.
[545] Gutenberg, A., Buslei, R., Fahlbusch, R. et al. (2005). Immunopathology of primary hypophysitis: implications for pathogenesis. *Am. J. Surg. Pathol.* 29(3): 329–338.
[546] Honegger, J., Schlaffer, S., Menzel, C. et al. (2015). Diagnosis of primary hypophysitis in Germany. *J. Clin. Endocrinol. Metab.* 100 (10): 3841–3849.
[547] de Graaff, L.C., De Bellis, A., Bellastella, A., and Hokken-Koelega, A.C. (2009). Antipituitary antibodies in dutch patients with idiopathic hypopituitarism. *Horm. Res.* 71 (1): 22–27.
[548] Smith, C.J., Bensing, S., Burns, C. et al. (2012). Identification of TPIT and other novel autoantigens in lymphocytic hypophysitis: immunoscreening of a pituitary cDNA library and development of immunoprecipitation assays. *Eur. J. Endocrinol.* 166(3): 391–398.
[549] Kalra, A.A., Riel-Romero, R.M., and Gonzalez-Toledo, E. (2011). Lymphocytic hypophysitis in children: a novel presentation and literature review. *J. Child Neurol.* 26 (1): 87–94.
[550] Smith, C.J., Bensing, S., Maltby, V.E. et al. (2014). Intermediate lobe immunoreactivity in a patient with suspected lymphocytic hypophysitis. *Pituitary* 17 (1):22–29.
[551] Jinguji, S., Nishiyama, K., Yoshimura, J. et al. (2013). Endoscopic biopsies of lesions associated with a thickened pituitary stalk. *Acta Neurochir.* 155 (1):119–124. discussion 24.
[552] Mikami-Terao, Y., Akiyama, M., Yanagisawa, T. et al. (2006). Lymphocytic hypophysitis with central diabetes insipidus and subsequent hypopituitarism masking a suprasellar germinoma in a 13-year-old girl. *Childs Nerv. Syst.* 22 (10): 1338–1343.
[553] Jevalikar, G., Wong, S.C., and Zacharin, M. (2013). Rapidly evolving hypopituitarism in a boy with multiple autoimmune disorders. *J. Paediatr. Child Health* 49 (9): 783–785.
[554] Iannuzzi, M.C., Rybicki, B.A., and Teirstein, A.S. (2007). Sarcoidosis. *N. Engl. J. Med.* 357 (21): 2153–2165.
[555] Bihan, H., Christozova, V., Dumas, J.L. et al. (2007). Sarcoidosis: clinical, hormonal, and magnetic resonance imaging (MRI) manifestations of hypothalamic-pituitary disease in 9 patients and review of the literature. *Medicine (Baltimore)* 86 (5):259–268.
[556] Langrand, C., Bihan, H., Raverot, G. et al. (2012). Hypothalamo-pituitary sarcoidosis: a multicenter study of 24 patients. *QJM* 105 (10): 981–995.
[557] Stuart, C.A., Neelon, F.A., and Lebovitz, H.E. (1980). Disordered control of thirst in hypothalamic-pituitary sarcoidosis. *N. Engl. J. Med.* 303 (19): 1078–1082.
[558] Sharma, O.P. (1997). Neurosarcoidosis: a personal perspective based on the study of 37 patients. *Chest* 112 (1): 220–228.
[559] Parslow, R.C., Morris, K.P., Tasker, R.C. et al. (2005). Epidemiology of traumatic brain injury in children receiving intensive care in the UK. *Arch. Dis. Child.* 90(11): 1182–1187.
[560] Yates, P.J., Williams, W.H., Harris, A. et al. (2006). An epidemiological study of head injuries in a UK population attending an emergency department. *J. Neurol. Neurosurg. Psychiatry* 77 (5): 699–701.
[561] Hawley, C.A., Ward, A.B., Long, J. et al. (2003). Prevalence of traumatic brain injury amongst children admitted to hospital in one health district: a population-based study. *Injury* 34 (4): 256–260.
[562] Acerini, C.L. and Tasker, R.C. (2007). Traumatic brain injury induced hypothalamic-pituitary dysfunction: a paediatric perspective. *Pituitary* 10 (4): 373–380.
[563] Acerini, C.L., Tasker, R.C., Bellone, S. et al. (2006). Hypopituitarism in childhood and adolescence following traumatic brain injury: the case for prospective endocrine investigation. *Eur. J. Endocrinol.* 155 (5): 663–669.
[564] Casano-Sancho, P., Suarez, L., Ibanez, L. et al. (2013). Pituitary dysfunction after traumatic brain injury in children: is there a need for ongoing endocrine assessment? *Clin. Endocrinol. (Oxf)* 79 (6): 853–858.
[565] Niederland, T., Makovi, H., Gal, V. et al. (2007). Abnormalities of pituitary function after traumatic brain injury in children. *J. Neurotrauma* 24 (1): 119–127.
[566] Poomthavorn, P., Maixner, W., and Zacharin, M. (2008). Pituitary function in paediatric survivors of severe traumatic brain injury. *Arch. Dis. Child.* 93 (2): 133–137.
[567] Crompton, M.R. (1971). Hypothalamic lesions following closed head injury. *Brain* 94 (1): 165–172.
[568] Harper, C.G., Doyle, D., Adams, J.H., and Graham, D.I. (1986). Analysis of abnormalities in pituitary gland in non-missile

head injury: study of 100 consecutive cases. *J. Clin. Pathol.* 39 (7): 769–773.

[569] Benvenga, S., Campenni, A., Ruggeri, R.M., and Trimarchi, F. (2000). Clinical review 113:hypopituitarism secondary to head trauma. *J. Clin. Endocrinol. Metab.* 85 (4): 1353–1361.

[570] Benvenga, S., Vigo, T., Ruggeri, R.M. et al. (2004). Severe head trauma in patients with unexplained central hypothyroidism. *Am. J. Med.* 116 (11): 767–771.

[571] Jennett, B. and Bond, M. (1975). Assessment of outcome after severe brain damage. *Lancet* 1 (7905): 480–484.

[572] Agha, A., Rogers, B., Mylotte, D. et al. (2004). Neuroendocrine dysfunction in the acute phase of traumatic brain injury. *Clin. Endocrinol. (Oxf)* 60 (5): 584–591.

[573] Tanriverdi, F., Senyurek, H., Unluhizarci, K. et al. (2006). High risk of hypopituitarism after traumatic brain injury: a prospective investigation of anterior pituitary function in the acute phase and 12 months after trauma. *J. Clin. Endocrinol. Metab.* 91 (6):2105–2111.

[574] Cooper, M.S. and Stewart, P.M. (2003). Corticosteroid insufficiency in acutely ill patients. *N. Engl. J. Med.* 348 (8): 727–734.

[575] Barzilay, Z. and Somekh, E. (1988). Diabetes insipidus in severely brain damaged children. *J. Med.* 19 (1): 47–64.

[576] Aimaretti, G., Ambrosio, M.R., Di Somma, C. et al. (2005). Hypopituitarism induced by traumatic brain injury in the transition phase. *J. Endocrinol. Invest.* 28(11): 984–989.

[577] Ghigo, E., Masel, B., Aimaretti, G. et al. (2005). Consensus guidelines on screening for hypopituitarism following traumatic brain injury. *Brain Inj.* 19 (9): 711–724.

[578] Wamstad, J.B., Norwood, K.W., Rogol, A.D. et al. (2013). Neuropsychological recovery and quality-oflife in children and adolescents with growth hormone deficiency following TBI: a preliminary study. *Brain Inj.* 27 (2): 200–208.

[579] Moon, R.J., Sutton, T., Wilson, P.M. et al. (2010). Pituitary function at long-term follow-up of childhood traumatic brain injury. *J. Neurotrauma* 27 (10):1827–1835.

[580] Lam, K.S., Sham, M.M., Tam, S.C. et al. (1993). Hypopituitarism after tuberculous meningitis in childhood. *Ann. Intern. Med.* 118 (9): 701–706.

[581] Dhanwal, D.K., Vyas, A., Sharma, A., and Saxena, A. (2010). Hypothalamic pituitary abnormalities in tubercular meningitis at the time of diagnosis. *Pituitary* 13 (4): 304–310.

[582] Schaefer, S., Boegershausen, N., Meyer, S. et al. (2008). Hypothalamic-pituitary insufficiency following infectious diseases of the central nervous system. *Eur. J. Endocrinol.* 158 (1): 3–9.

[583] Dhanwal, D.K., Kumar, S., Vyas, A., and Saxena, A. (2011). Hypothalamic pituitary dysfunction in acute nonmycobacterial infections of central nervous system. *Ind. J. Endocrinol. Metab.* 15 (Suppl 3):S233–S237.

[584] Dutta, P., Bhansali, A., Singh, P., and Bhat, M.H. (2006). Suprasellar tubercular abscess presenting as panhypopituitarism: a common lesion in an uncommon site with a brief review of literature. *Pituitary* 9 (1): 73–77.

[585] Sharma, M.C., Arora, R., Mahapatra, A.K. et al. (2000). Intrasellar tuberculoma – an enigmatic pituitary infection: a series of 18 cases. *Clin. Neurol. Neurosurg.* 102 (2): 72–77.

[586] Paramo, C., de la Fuente, J., Nodar, A. et al. (2002). Intrasellar tuberculoma – a difficult diagnosis. *Infection* 30 (1): 35–37.

[587] Unlu, E., Puyan, F.O., Bilgi, S., and Kemal Hamamcioglu, M. (2006). Granulomatous hypophysitis: presentation and MRI appearance. *J. Clin. Neurosci.* 13 (10): 1062–1066.

[588] Vesely, D.L., Mastrandrea, P., Samson, C. et al. (2000). Post-herpes encephalitic anterior pituitary insufficiency with hypothermia and hypotension. *Am. J. Med. Sci.* 320 (4): 273–277.

[589] Tanriverdi, F., Alp, E., Demiraslan, H. et al. (2008). Investigation of pituitary functions in patients with acute meningitis: a pilot study. *J. Endocrinol. Invest.* 31 (6): 489–491.

[590] Jew, K., Piziak, V., Gilliland, P.F., and Hurley, D.L. (1984). Meningoencephalitis complicated by pituitary insufficiency and a spontaneously resolving suprasellar mass. *Neurosurgery* 14 (5): 567–569.

[591] Siddique, A. and Kowdley, K.V. (2012). Review article: the iron overload syndromes. *Aliment. Pharmacol. Ther.* 35 (8): 876–893.

[592] Powell, L.W., Seckington, R.C., and Deugnier, Y. (2016). Haemochromatosis. *Lancet* 388 (10045): 706–716. https://doi.org/10.1016/S0140-6736(15)01315-X.

[593] Galanello, R. and Origa, R. (2010). Beta-thalassemia. *Orphanet J. Rare Dis.* 5: 11.

[594] Ruccione, K.S., Wood, J.C., Sposto, R. et al. (2014). Characterization of transfusion-derived iron deposition in childhood cancer survivors. *Cancer Epidemiol. Biomarkers Prev.* 23 (9): 1913–1919.

[595] Indolfi, G., Berczes, R., Pellicciolі, I. et al. (2014). Neonatal haemochromatosis with reversible pituitary involvement. *Transpl. Int.* 27 (8): e76–e79.

[596] Hramiak, I.M., Finegood, D.T., and Adams, P.C. (1997). Factors affecting glucose tolerance in hereditary hemochromatosis. *Clin. Invest. Med.* 20 (2):110–118.

[597] Edwards, C.Q., Kelly, T.M., Ellwein, G., and Kushner, J.P. (1983). Thyroid disease in hemochromatosis. Increased incidence in homozygous men. *Arch. Intern. Med.* 143 (10): 1890–1893.

[598] Siminoski, K., D'Costa, M., and Walfish, P.G. (1990). Hypogonadotropic hypogonadism in idiopathic hemochromatosis: evidence for combined hypothalamic and pituitary involvement. *J. Endocrinol. Invest.* 13 (10): 849–853.

[599] Duranteau, L., Chanson, P., Blumberg-Tick, J. et al. (1993). Non-responsiveness of serum gonadotropins and testosterone to pulsatile GnRH in hemochromatosis suggesting a pituitary defect. *Acta Endocrinol.* 128 (4): 351–354.

[600] Oerter, K.E., Kamp, G.A., Munson, P.J. et al. (1993). Multiple hormone deficiencies in children with hemochromatosis. *J. Clin. Endocrinol. Metab.* 76 (2): 357–361.

[601] Fung, E.B., Harmatz, P.R., Lee, P.D. et al. (2006). Increased prevalence of iron-overload associated endocrinopathy in thalassaemia versus sickle-cell disease. *Br. J. Haematol.* 135 (4): 574–582.

[602] Borgna-Pignatti, C., Cappellini, M.D., De Stefano, P. et al. (2005). Survival and complications in thalassemia. *Ann. N. Y. Acad. Sci.* 1054: 40–47.

[603] Multicentre study on prevalence of endocrine complications in thalassaemia major (1995). Italian Working Group on Endocrine Complications in Nonendocrine Diseases. *Clin. Endocrinol. (Oxf)* 42 (6):581–586.

[604] Skordis, N. (2006). The growing child with thalassaemia. *J. Pediatr. Endocrinol. Metab.* 19 (4):467–469.

[605] Atkin, S.L., Burnett, H.E., Green, V.L. et al. (1996). Expression of the transferrin receptor in human anterior pituitary adenomas is confined to gonadotrophinomas. *Clin. Endocrinol. (Oxf)* 44 (4):467–471.

[606] Tilemans, D., Vijver, V.V., Verhoeven, G., and Denef, C. (1995). Production of transferrin-like immunoreactivity by rat anterior pituitary and intermediate lobe. *J. Histochem. Cytochem.* 43 (7):657–664.

[607] Sparacia, G., Iaia, A., Banco, A. et al. (2000). Transfusional hemochromatosis: quantitative relation of MR imaging pituitary signal intensity reduction to hypogonadotropic hypogonadism. *Radiology* 215 (3):818–823.

[608] Sparacia, G., Banco, A., Midiri, M., and Iaia, A. (1998). MR

imaging technique for the diagnosis of pituitary iron overload in patients with transfusion-dependent beta-thalassemia major. *AJNR Am. J. Neuroradiol.* 19(10): 1905–1907.

[609] Argyropoulou, M.I., Kiortsis, D.N., Metafratzi, Z. et al. (2001). Pituitary gland height evaluated by MR in patients with beta-thalassemia major: a marker of pituitary gland function. *Neuroradiology* 43 (12):1056–1058.

[610] Poggiali, E., Cassinerio, E., Zanaboni, L., and Cappellini, M.D. (2012). An update on iron chelation therapy. *Blood Transfus.* 10 (4): 411–422.

[611] De Sanctis, V., Eleftheriou, A., and Malaventura, C. (2004). Thalassaemia International Federation Study Group on G, Endocrine Complications in T. Prevalence of endocrine complications and short stature in patients with thalassaemia major: a multicenter study by the Thalassaemia International Federation (TIF). *Pediatr. Endocrinol. Rev.* 2 (Suppl 2): 249–255.

[612] Brittenham, G.M., Griffith, P.M., Nienhuis, A.W. et al. (1994). Efficacy of deferoxamine in preventing complications of iron overload in patients with thalassemia major. *N. Engl. J. Med.* 331 (9): 567–573.

[613] Farmaki, K., Tzoumari, I., Pappa, C. et al. (2010). Normalisation of total body iron load with very intensive combined chelation reverses cardiac and endocrine complications of thalassaemia major. *Br. J.Haematol.* 148 (3): 466–475.

[614] De Sanctis, V., Katz, M., Vullo, C. et al. (1994). Effect of different treatment regimes on linear growth and final height in beta-thalassaemia major. *Clin. Endocrinol. (Oxf)* 40 (6): 791–798.

[615] Cappellini, M.D., Bejaoui, M., Agaoglu, L. et al. (2011). Iron chelation with deferasirox in adult and pediatric patients with thalassemia major: efficacy and safety during 5 years' follow-up. *Blood* 118 (4): 884–893.

[616] Aydinok, Y., Kattamis, A., and Viprakasit, V. (2014). Current approach to iron chelation in children. *Br. J. Haematol.* 165 (6): 745–755.

[617] Porter, J.B. and Davis, B.A. (2002). Monitoring chelation therapy to achieve optimal outcome in the treatment of thalassaemia. *Best Pract. Res. Clin. Haematol.* 15 (2): 329–368.

[618] Talbot, N.B., Sobel, E.H. et al. (1947). Dwarfism in healthy children; its possible relation to emotional nutritional and endocrine disturbances. *N. Engl. J. Med.* 236 (21): 783–793.

[619] Powell, G.F., Brasel, J.A., and Blizzard, R.M. (1967). Emotional deprivation and growth retardation simulating idiopathic hypopituitarism. I. Clinical evaluation of the syndrome. *N. Engl. J. Med.* 276 (23):1271–1278.

[620] Powell, G.F., Brasel, J.A., Raiti, S., and Blizzard, R.M. (1967). Emotional deprivation and growth retardation simulating idiopathic hypopituitarism. II. Endocrinologic evaluation of the syndrome. *N. Engl. J. Med.* 276 (23): 1279–1283.

[621] Blizzard, R.M. and Bulatovic, A. (1992). Psychosocial short stature: a syndrome with many variables. *Baillieres Clin. Endocrinol. Metab.* 6 (3): 687–712.

[622] Gilmour, J. and Skuse, D. (1999). A case-comparison study of the characteristics of children with a short stature syndrome induced by stress (Hyperphagic Short Stature) and a consecutive series of unaffected 'stressed' children. *J. Child Psychol. Psychiatry* 40 (6): 969–978.

[623] Green, W.H., Campbell, M., and David, R. (1984). Psychosocial dwarfism: a critical review of the evidence. *J. Am. Acad. Child Psychiatry* 23 (1): 39–48.

[624] Skuse, D., Albanese, A., Stanhope, R. et al. (1996). A new stress-related syndrome of growth failure and hyperphagia in children, associated with reversibility of growth-hormone insufficiency. *Lancet* 348 (9024):353–358.

[625] Khadilkar, V.V., Frazer, F.L., Skuse, D.H., and Stanhope, R. (1998). Metaphyseal growth arrest lines in psychosocial short stature. *Arch. Dis. Child.* 79 (3):260–262.

[626] Stanhope, R., Adlard, P., Hamill, G. et al. (1988). Physiological growth hormone (GH) secretion during the recovery from psychosocial dwarfism: a case report. *Clin. Endocrinol. (Oxf)* 28 (4): 335–339.

[627] Frasier, S.D. and Rallison, M.L. (1972). Growth retardation and emotional deprivation: relative resistance to treatment with human growth hormone. *J. Pediatr.* 80 (4): 603–609.

[628] Holmes, N.E., Blethen, S.L., and Weldon, V.V. (1984). Somatomedin C response to growth hormone in psychosocial growth retardation. *Am. J. Med. Sci.* 288(2): 86–88.

[629] Gohlke, B.C. and Stanhope, R. (2002). Final height in psychosocial short stature: is there complete catchup? *Acta Paediatr.* 91 (9): 961–965.

[630] Muller, H.L., Bueb, K., Bartels, U. et al. (2001). Obesity after childhood craniopharyngioma – German multicenter study on pre-operative risk factors and quality of life. *Klin. Padiatr.* 213 (4): 244–249.

[631] Mehta, A., Hindmarsh, P.C., Stanhope, R.G. et al. (2003). Is the thyrotropin-releasing hormone test necessary in the diagnosis of central hypothyroidism in children. *J. Clin. Endocrinol. Metab.* 88 (12): 5696–5703.

[632] Rey, R.A. (2014). Mini-puberty and true puberty: differences in testicular function. *Ann. Endocrinol.* 75 (2): 58–63.

[633] Mehta, A., Hindmarsh, P.C., and Dattani, M.T. (2005). An update on the biochemical diagnosis of congenital ACTH insufficiency. *Clin. Endocrinol. (Oxf)* 62 (3):307–314.

[634] Raman, S., Grimberg, A., Waguespack, S.G. et al. (2015). Risk of neoplasia in pediatric patients receiving growth hormone therapy – a report from the Pediatric Endocrine Society Drug and Therapeutics Committee. *J. Clin. Endocrinol. Metab.*100 (6): 2192–2203.

[635] Carel, J.C. (2006). Management of short stature with GnRH agonist and co-treatment with growth hormone: a controversial issue. *Mol. Cell. Endocrinol.* 254–255: 226–233.

[636] Gan, H.W. and Spoudeas, H.A. (2014). Long-term follow-up of survivors of childhood cancer (SIGN Clinical Guideline 132). *Arch. Dis. Child. Educ. Pract. Ed.* 99 (4): 138–143.

[637] Scottish Intercollegiate Guidelines Network (SIGN). SIGN 132 (2013 March). *Long Term Follow Up of Survivors of Childhood Cancer*, 2013. Edinburgh: SIGN.

第 6 章

生长障碍

Disorders of Growth

P.G. Murray　P.E. Clayton　著
闫牧乔　译　陈佳佳　张贝贝　巩纯秀　校

学习重点

- 生长可分为四个阶段，即胎儿期、婴幼儿期、学龄期和青春期。
- 在宫内，胰岛素和胰岛素样生长因子 IGF 控制生长，而生长激素的影响是有限的。
- 青春期启动时间较晚和较高的峰值生长速度是造成男女身高差异的原因。
- 生长激素的产生受生长激素释放激素（GHRH）、生长抑素和胃饥饿素的影响。
- 循环中生长激素（GH）的两个异构体与 GHBP 结合，并通过跨膜 GHR 信号通路发挥作用。
- 循环中的 IGF 与 IGFBP 和 ALS 形成三元复合物，延长其半衰期。
- GHD 的诊断是基于生长学、GH–IGF–1 轴的生物化学和神经成像的评估。选择性地对一些病例进行基因学检测也有助于诊断。
- 药物激发试验显示出很大的变异性，取决于所用的方法和药物及肥胖和是否应用性激素诱导。
- 在 GHD 中，重组 GH 治疗是非常有效和安全的。
- 虽然在动物模型中有大量的数据表明 GH–IGF–1 轴上调与癌症风险有关，但这在接受 rhGH 治疗且既往无癌症病史的患者中未见。
- GH 治疗过程中患者依从性差是常见的，当治疗反应差时应考虑是否与之有关。
- 将当前的预测模型与临床实践相结合已经证明降低了治疗反应的不同差异，但没有改善总体治疗反应。
- 儿童时期颅咽管瘤是下丘脑 – 垂体区最常见的肿瘤，表现为视觉异常、内分泌和（或）颅高压的症状。
- GH 不敏感的特点是生不良伴有低浓度的 IGF–1，正常或者高浓度的 GH。
- IGF–1 生成试验特异性较低。
- 重组人 IGF–1 对于治疗 GH 不敏感的效果显著低于 GH 治疗 GHD 的效果。
- 90% 的小于胎龄儿（small for gestational，SGA）在 2 岁时会实现追赶性生长。

- GH 被批准用于治疗那些没有表现出追赶性生长的 SGA 儿童。
- SGA 儿童起始治疗年龄越早，开始的剂量越高，治疗反应越好。
- rhGH 治疗可使 TS 儿童身高增长 7～11cm。
- 氧雄龙与 rhGH 联合使用可使最终身高增加 1.1～4.6cm。
- 所有诊断为 TS 的儿童需要评估肾脏和心脏异常。
- PWS 患者通常对 GH 治疗非常敏感，建议使用较低剂量的起始量。
- 脊柱侧凸在 PWS 中很常见，在大多数情况下，当这种情况发生时，GH 不应被停止。
- 正常头颅 / 大头颅 SGA 的矮小患者与遗传性疾病有关，不同于引起小头畸形的 SGA，这是一个非常有意义的临床特征。
- 伴有骨龄提前的青春期早发育和肾上腺功能早现可能会影响 GH 治疗 SRS 的效果。
- 在 ISS 人群中基因突变是非常少见的，但是生长板中突变基因的表达与骨骼发育不良有关。
- 10%～20% 不明原因的严重矮小患者可发现染色体拷贝数变异（CNV）。
- rhGH 被美国被批准用于 ISS 治疗，但是在欧洲没有获得许可。
- 目前没有足够的证据推荐其他治疗方法，如 IGF-1、芳香化酶抑制药或 GnRH 类似物治疗 ISS。
- 骨骼发育不良表现为非匀称性矮小。评估首先是确定是否存在躯干或肢体缩短，如果是肢体缩短，哪一节段受到影响。
- 在临床试验中，rhGH 治疗先天性软骨发育不全的儿童有轻度的疗效，但是未列为适应证。
- rhGH 批准用于 SHOX 基因缺乏患者的治疗，其疗效与 Turner 综合征相似。
- 大多数身材高大的儿童会有良性病因，如家族性身材高大或体质性身材高大。
- 治疗高身材并不总是必需的，可以使用性激素或手术（骨骺融合术）。

了解正常的生长发育过程、生长模式及所涉及的激素和生长因子，对于识别和定义生长障碍的机制至关重要。这一章阐述了正常生长过程，生长障碍的病因，导致高身材和矮身材的个体原因。

一、正常的生长

生长是表现为随组织质量的增大导致体型的增长，依赖于细胞肥大、增生和凋亡的平衡。生长障碍是最常见的儿科内分泌疾病。

生长可分为胎儿期、婴幼儿期、儿童期和青春期（图 6-1），每个阶段影响生长的因素是不同的。人一生中最快的时期在胎儿期，孕中期顶臀径年增长速度达 62cm，孕晚期年增长速度达 48cm。体重的增加也很快，在孕晚期增长最快，为每年 8.7kg，孕中期为每年 2.7kg。

调控胎儿生长的主要内分泌因子是胰岛素和胰岛素样生长因子 IGF-1 及 IGF-2，它们的脐血浓度都与胎儿出生大小有关。胎盘功能和母体营养是胎儿期影响生长发育最重要的非内分泌因

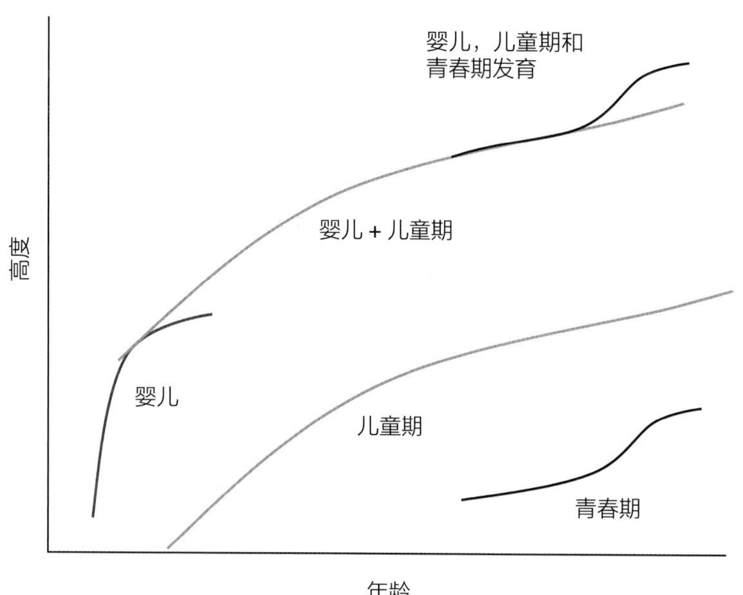

▲ 图 6-1　婴幼儿期、儿童期、青春期生长模式图

素。生长激素在围产期中仅起很小的促生长作用，这一点先天性生长激素缺乏症患儿的出生体重并无明显减轻可以证实。这与出生时患有严重胰岛素抵抗综合征或 IGF-1 缺乏症的新生儿形成鲜明对比，后两者有严重的宫内发育障碍。

在生后的第 1 年里，生长速度迅速下降，最初的峰值速度为每年 25cm，到第 1 年结束时生长速度下降到约每年 10cm。这一时期的生长取决于营养和甲状腺激素。曾有人认为生长激素在这一时期不起主要作用，但现在很明显，GHD 儿童自生后就会出现生长减速。

6 月龄至 3 岁是从婴儿期过渡到儿童期的阶段，生长速度一般保持每年 4～7cm。在青春期前的数年里，生长速度逐渐减慢，于青春期即将启动前达到最低点。GH、IGF-1 和甲状腺激素是儿童时期成长的主要驱动因素。

出生时的体型与父母的体格相关性较差，但在前 2 年的追赶生长或减速生长与父母的体格相关性显著升高。关于追赶增长的机制，有两种理论。首先，最初由 Tanner 提出的是神经内分泌假说，该假说认为有一个中枢调控机制，当检测到预期体格大小和实际大小不匹配时，生长速度会增加。这个假设没有实验依据。第二种假说认为它是由生长板衰老延迟引起的。生长板软骨细胞的增殖率随着细胞周期性分化而下降。生长迟缓与生长抑制期干细胞分化的减少有关。生长抑制停止后，生长板干细胞代偿性增生，导致追赶型生长。

过渡期从青春期前状态随着第二性征出现，逐渐到达到成年终身高是最后阶段。女性青春期猛长较男性平均早 2 年，随着青春期启动峰值生长速度可达每年 8cm；男性的峰值生长速度发生在青春期后期达到每年 10cm，对应的睾丸容积为 10～12ml。男性和女性的身高差异是由于男性的青春期前生长时间更长及男性青春期身高猛长的幅度更大。

青春期开始于下丘脑 – 垂体 – 性腺轴重新激活导致的雄激素（男性）和雌激素（女性）的产生。性激素的产生与 GH/IGF 轴活性的增加有关。青春期前或围青春期男孩，给予睾酮治疗，在通过依赖芳香化合物的 GHRH 作用下增加自发的或刺激的 GH 分泌及 IGF-1 浓度，即联合应用雌激素受体拮抗药或双氢睾酮（不能芳香化的睾酮活性形式）不会导致 GH 或 IGF-1 的增加。青春期女孩 IGF-1 浓度和 GH 分泌增加，但是机制还不十分清楚，口服或经皮雌激素可导致血清 IGF-1 浓度下降，从而导致继发的血清 GH 分泌增加。

雌激素作用于雌激素受体 -α（ERα）引起骨骺生长板的融合生长停止，这一作用的证据就是芳香化酶或 ERα 基因缺陷的患者的生长板不能融合导致显著的高身材。

生长的生理学

1. GH/IGF-1 轴

垂体生长激素的分泌受下丘脑分泌的生长激素释放激素的调控。GHRH 刺激贮存的 GH 的释放，并上调 *GH1* 基因的表达。GHRH 在生长抑素和胃饥饿素的调控下呈脉冲式分泌。胃饥饿素在胃中产生，通过 GH 受体的作用，刺激 GH 释放和胰岛素、ACTH 和催乳素的分泌。活性激素是由胃饥饿素 O- 乙酰转移酶和产生的辛酸化形式，由 117 个氨基酸前体裂解形成，能够增加食欲，调节食物摄入，改善肥胖及新陈代谢。因此，胃饥饿素是连接生长代谢的纽带，尽管它在人类生长中的确切作用仍然是未知。

生长抑制素前体产生于投射到正中隆起的脑室周围核的神经元。生长抑素来源于生长抑素前体裂解而成的两个主要含有 14 和 28 个氨基酸的同功体。生长抑素通过五种不同的生长抑素受体（SSTR1-5）发挥作用，具有不同的表达模式。SSTR1、SSTR3 和 SSTR5 在垂体前叶表达，生长抑素激活这些受体通过抑制 GHRH 分泌和胃饥饿素的分泌抑制 GH 分泌。GHRH 通过开放钠通道（导致激素分泌）刺激膜去极化，生长抑素受体的激活导致钾通道开放和膜超极化。生长抑素决定生长激素的谷浓度，而生长抑素的降低是决定生长激素脉冲时间的主要因素。除了生长抑素和胃饥饿素的控制外，生长激素的分泌还受到低血糖和运动的刺激和 IGF-1 的抑制。

GHRH 的释放与生长抑素张力降低有关，导致生长激素脉冲式分泌，脉冲主要在夜间，脉冲的振幅从儿童期逐渐增加，到青春期达到峰值，与青春期的最高生长速度和 IGF-1 浓度一致。生长激素的分泌随着青春期的结束和进入成年而减少。

性别不同生长激素分泌状态不同。男性的 GH 脉冲白天振幅较低，晚上较高，而女性的 GH 脉冲昼夜变化较小，频率较高，随后基础 GH 产生较高。GH 浓度与 BMI、腰臀比相关，与 IGF-1 浓度无关，然而 GH 的峰值与 IGF-1 相关。啮齿类动物的数据与人类的观察结果一致，雄性大鼠分泌生长激素谷值较低，峰值浓度较高，生长速度比雌性快，雌性大鼠显示较高的基础生长激素水平，低脉冲。

2. 生长激素和生长激素信号转导

染色体 17q23.3 上有两个 GH 基因。垂体生长激素是一种单链多肽，由 191 个氨基酸组成，分子量为 22kDa，由 *GH1* 基因编码；通过选择性剪切产生另一个较小的缺乏 32～46 个氨基酸的 20kDa 亚型，占循环的 10%～20%。*GH2* 基因编码一个 20kDa 异构体，在胎盘组织表达，不是在垂体。

循环 GH 与生长激素结合蛋白（growth hormone-binding protein，GHBP）结合，由生长激素受体的胞外结构域组成，该结构域可通过 GHR 的蛋白水解裂解或 *GHR* 的选择性剪接产生。与 20kDa 和胎盘 GH 相比，22kDa 的 GH 对 GHBP 具有更高的亲和力。GHBP 的分子量为 60kDa，可将 GH 的半衰期从 11 分钟延长至 80 分钟，并通过减少与外周 GHR 的结合来维持 GH 的循环池。

GH 的作用是通过 GHR 介导的，GHR 是一种跨膜受体，由 620 个氨基酸的胞外域、24 个氨基酸的单跨膜结构域和 350 个氨基酸的胞内域组成。在细胞表面,GHR 主要以二聚体的状态存在。GH 分子包含两个结合位点——“位点一”具有高亲和力，而“位点二”具有低亲和力，这两个结合位点均与 GHR 上的同一区域相互作用。单个 GH 分子与二聚化的 GHR 结合后导致 GHR 的构象发生改变，GHR 的一个亚基发生旋转。结构的变化将细胞外受体相互作用的结构域锁定在一起，并增加了胞内域 box1 基序的距离。正是 box1 基序距离的增加导致了酪氨酸激酶 2（Janus kinase 2，JAK2）的重新定位和生长激素信号转导的启动。

JAK2 使包括 STAT1、3、5A 和 5B 的信号传导转录激活因子（signal transducers and activators of transcription，STAT）磷酸化，STAT5A/B 是 GH 信号转导的主要介体。这些信号转导分子形成同源或异源二聚体并转移至细胞核。除了激活 STATS 外，JAK2 还磷酸化 SHC，导致丝裂原活化蛋白激酶级联和胰岛素受体底物 IRS-1、IRS-2 和 IRS-3 的激活。IRS 分子激活磷脂酰肌醇 -3 激酶，最终导致 GLUT4 转运到细胞表面。GHR 下游唯一的 JAK2 非依赖性信号转导通路的激活是通过 Src 激酶家族（激活 MAPK 通路）和磷脂酶 C 介导的蛋白激酶 C 激活所介导的。蛋白激酶 C 刺激脂肪的生成、c-fos 的表达，并通过激活 1 型钙通道蛋白来增加细胞内钙离子浓度。生长激素信号转导系统如图 6-2 所示。

GH 信号的下调是通过几种机制实现的。酪氨酸磷酸酶 SHP-1 在 GH 的作用下与 JAK2 结合并去磷酸化。GH 刺激还诱导跨膜糖蛋白信号调节蛋白 SIRPα1 的酪氨酸磷酸化，该蛋白招募并增强 SHP-2 的磷酸化。SHP-2 使 SIRPα1、Jak2 和 GHR 发生去磷酸化。

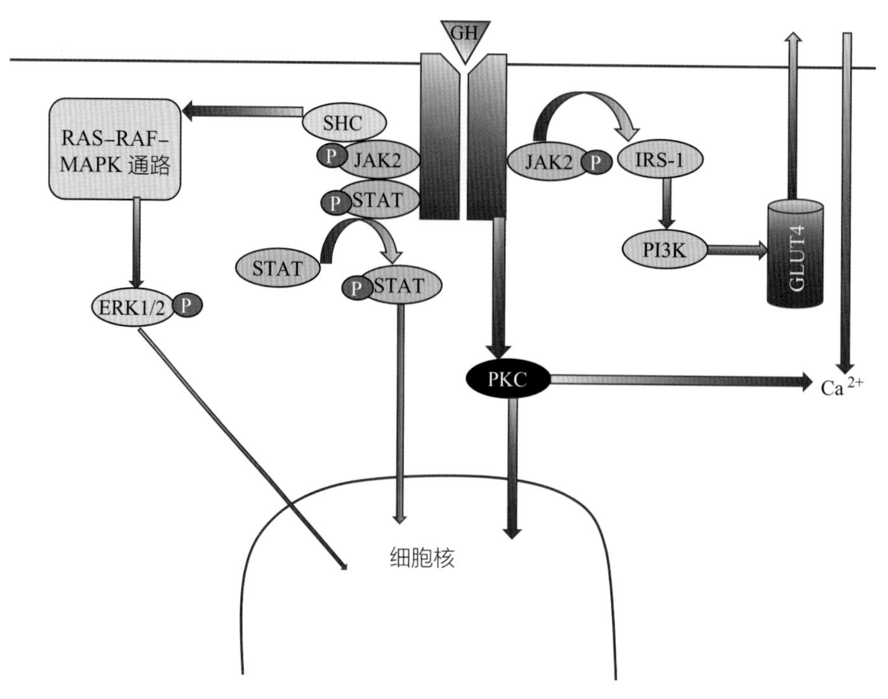

▲ 图 6-2　GH 信号转导

GH 与两个二聚化的 GH 受体结合导致酪氨酸激酶 2（JAK2）的激活，进而激活信号转导和转录激活因子（STAT）分子 1、3 和 5 及 RAS-RAF-MAPK 级联和胰岛素受体底物 1（insulin receptor substrate 1, IRS-1）。IRS-1 激活导致 GLUT4 转运体的转运。JAK2 非依赖性激活蛋白激酶 C 激活钙通道，增加细胞内钙离子

GH 信号转导最终导致一组 GH 依赖基因的转录和 IGF-1 的产生，这些基因和 IGF-1 的结合介导了 GH 的作用，包括对细胞增殖、骨代谢、葡萄糖稳态和血脂的影响。

3. IGF-1、IGF-2 及 IGF 信号转导

胰岛素样生长因子（IGF-1 和 IGF-2）是 7.5kDa 的单链多肽激素，与胰岛素有 50% 的同源性。其在肝脏和外周组织中产生，可以以自分泌和旁分泌的模式发挥作用。IGF-1（而不是 IGF-2）介导了生长激素的有丝分裂和许多合成代谢效应。IGF-1 和 IGF-2 均血清中广泛表达，反映肝脏 IGF 的产生。IGF-1 受 GH 的调节，IGF-2 不受 GH 调节。IGF-1 和 IGF-2 均可以与胰岛素受体结合，也可以与 IGF1R 结合。IGF 与胰岛素样生长因子结合蛋白（IGF-binding protein，IGFBP）循环结合，有 6 种经典的高亲和力的 IGFBP。血清中的 IGFBP 主要为 IGFBP-3，GH 也可诱导 IGFBP-3 的表达。IGF、IGFBP 和肝脏分泌的 85kDa 蛋白质的酸敏感亚单位（acid-labile subunit，ALS）形成一个三元复合体。三元复合物的形成对于延长 IGF 的血清半衰期至关重要。

IGF1R 由两个胞外 α 亚基和两个跨膜 β 亚基组成。配体结合位点在 α 亚基中，而 β 亚基包含三个结构域，即负责募集主要信号蛋白的膜旁结构域、在受体催化活性中起重要作用的酪氨酸激酶结构域，以及羧基末端结构域。在配体结合后，IGF1R 重新招募并磷酸化胰岛素受体底物家族蛋白（IRS-1、IRS-2、IRS-3、IRS-4）及 Shc。Shc 的激活导致 MAPK 通路的激活，而 IRS 蛋白通过其 P85 调节亚基激活 PI3K，从而激活 AKT，来磷酸化 BAD，抑制细胞凋亡，并激活 mTOR，从而维持细胞的存活和生长（图 6-3）。

虽然 IGF-1 是 IGF1R 的主要配体，但胰岛素和 IGF-2 也能和 IGF1R 结合，尽管亲和力较低。由一个胰岛素受体 α-β 亚基和一个 IGF1Rα-β

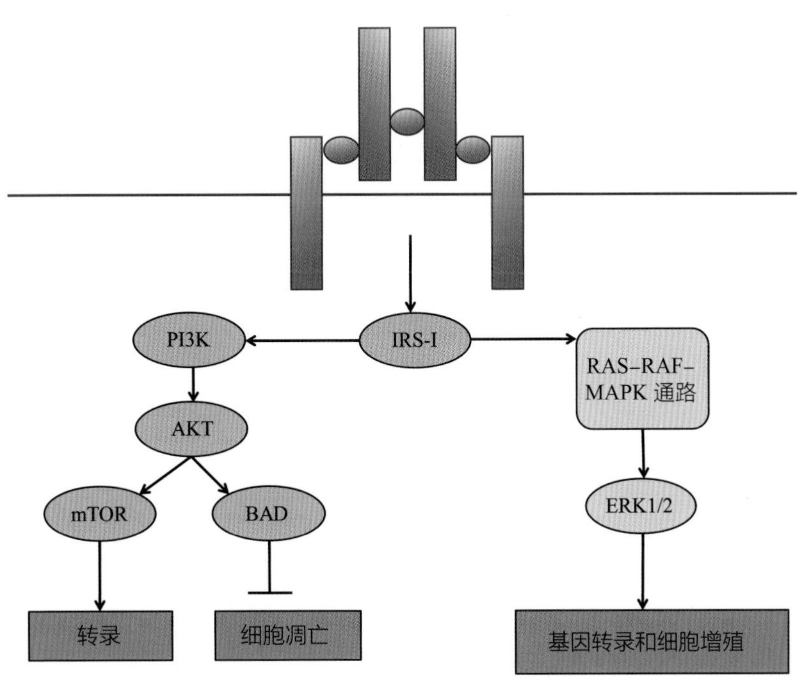

▲ 图 6-3　**IGF-1 信号转导**

IGF-1 与 IGF1R 结合导致受体磷酸化，激活 IRS-I，随后 IRS-I 激活 PI3K、AKT、mTOR 和 RAS-RAF-MAPK 通路，导致细胞增殖和基因转录

亚基组成的混合受体几乎存在于所有组织中，但它们的生物学作用尚不清楚。混合受体以高亲和力结合 IGF-1 和 IGF-2，但以低亲和力结合胰岛素。IGF2R 也是甘露糖 -6- 磷酸的受体（因此也被称为甘露糖 -6- 磷酸受体），是 IGF-2 对 IGF1R 的促生长作用的负调控因子。

小鼠研究已经描绘了 GH/IGF 轴的不同组分对生长的相对作用。与野生型小鼠相比，*IGF-1* 或 *IGF-2* 的缺失导致出生体重减少 40%，而 *IGF1r* 的缺失导致出生体重减少 55%。*IGF-1+IGF1r* 或 *IGF-2+IGF1r* 的联合缺失导致出生体重减少 70%，出生时死于呼吸窘迫，而 *IGF2r* 缺失导致体型增加到野生型的 130%。因此，在小鼠中，IGF2R 似乎具有负性调节 IGF-2 的作用。从这些研究中可以清楚地看出，多达 70% 的哺乳动物的生长可能依赖于 GH/IGF 途径，其余 30% 可能通过调控基本细胞过程来影响非内分泌性的生长。

4. 正常人群身高的基因调控

在双胞胎研究中，人类身高的遗传作用估计为 60%～80%。已经有几项全基因组关联研究确定了与成人身高相关的遗传变异（单核苷酸多态性）。最大的一个研究包含 253 288 个个体，通过 493 个基因座上 627 个变异体能够解释 20% 的成人身高变异。这些基因座富含与生长通路相关的基因，以及以前与成人身高无关的基因。一些位于正常身高范围低线的儿童很可能遗传了多个基因变异，每种变异都与身高的小幅下降有关。

二、身材矮小

（一）生长缺陷的病因学

在英国 16 岁以下的儿童和年轻人有 1040 万。身材矮小的定义是身高低于正常平均身高的 -2SD，严重矮小的定义是身高低于正常平均身高的 -3SD。根据定义，英国有 140 000～286 000 名儿童身材矮小，具体有以下原因。

- 内分泌功能紊乱 [如 GHD、甲状腺功能减退、假性甲状旁腺功能减退症、库欣综合征、GH 不敏感（包括 Laron 综合征）]。
- 染色体病（如 Turner 综合征）。
- 系统性疾病（如克罗恩病、幼年性关节炎、乳糜泻、慢性肾衰竭）。
- 生长 / 青春期体质性延迟。
- 家族性身材矮小。
- 特发性身材矮小（idiopathic short stature，ISS）。
- 小于胎龄儿，出生后生长追赶欠佳。
- 营养不良。
- 疏于照顾（心理社会剥夺）。
- 骨骼发育不良。
- 与身材矮小相关的综合征（如 Silver-Russell 综合征、SHOX 缺乏、Meier-Gorlin 综合征）。

在一项经典研究中，犹他州共测量了 114881 名 5—10 岁儿童的生长发育，对 552 例（0.5%）身高小于第 3 百分位、生长速率每年＜ 5cm 的儿童进行了研究，其中 74 例（13%）为疾病原因引起的身材矮小，其余 87% 的矮小儿童根据对他们生长模式的描述给予诊断：生长 / 青春期体质性延迟、SGA、家族性身材矮小或 ISS。

基于人群的生长筛查研究已经证实，只有 5%～15% 的身材矮小患者有可识别的生长障碍原因，随着矮小的严重程度的增加，其病理发生率也会上升。随着基因技术的进步，一些先前被诊断为 ISS 或 SGA 的儿童可能会得到诊断。

（二）生长激素缺乏症

GHD 在儿童时期的患病率约为 1/4000。虽然罕见，但它的诊断非常重要，因为应用重组人生长激素治疗非常有效，漏诊将导致预后不良。诊断包括生长评估、GH/IGF-1 轴的生化检查和下丘脑 - 垂体影像学评估。在评估 GH/IGF-1 轴之前，应排除其他诊断，如家族性身材矮小、甲状腺功能减退、Turner 综合征、乳糜泻、慢性疾病如克罗恩病和骨骼发育不良。2000 年发表了关于 GHD 诊断的共识指南[2]（https：//doi.org/10.1210/jcem.85.11.6984），并建议有以下情况时进行评估。

1. 严重身材矮小，定义为身高低于平均身高 3SD 以上。

2. 身高比父母中位身高低 1.5SD 以上。

3. 身高比平均身高低 2SD 以上，至少 1 年的生长速率比实际年龄平均值低 1SD 以上，或者 2 岁以上儿童 1 年以上身高增长速率下降超过 0.5SD。

4. 在没有身材矮小的情况下，生长速度比平均值低 2SD 以上超过 1 年或平均值低 1.5SD 持续 2 年以上，发生在婴儿时期的 GHD 或器质性获得性 GHD 中。

5. 颅内病变。

6. 多发性垂体激素缺乏症（multiple pituitary hormone deficiency，MPHD）。

7. 新生儿 GHD，GHD 可以是孤立的（IGHD）或 MPHD 的一部分症状和体征。

新生儿期的临床表现为低血糖、黄疸消退延迟和小阴茎。出生体格指标通常在正常范围内，虽然在妊娠晚期可能会下降约 10%。严重的 GHD 患儿在出生后第 1 年内生长速度减慢，而轻度 GHD 患儿在 1 岁后表型发生变化。最早的表现是身高生长速度降低，然后是根据平均父母身高 SDS 调整后的身高 SDS 下降。根据 GHD 的严重程度和持续时间，孩子的身高 SDS 最终将降至 −2SD 以下。患有 GHD 的儿童通常有面中部发育不全、肌张力低下、嗓音高亢、外貌不成熟、出牙延迟、头发稀疏、指甲生长缓慢和躯干肥胖症。GHD 还与认知能力有关。据报道，在患有 GHD 的小鼠中，空间学习和记忆能力下降，而在未经治疗的 GHD 儿童中，IQ、语言理解和处理速度降低。在儿童和成人中，生长激素治疗可以改善 GHD 的神经认知缺陷。

（三）疑诊生长激素缺乏症的生化评估

1. GH 分泌评估

血清 GH 测定方法多种多样。专家共识推荐使用单克隆抗体测量人 GH 的 22kDa 变异体，参考制剂应为 WHO 标准 88/624（22kDa 的重组人生长激素，3U=1mg）。由于测定结果按不同的 WHO 标准校正，且 GH 的分子异质性及 GHBP 对测定性能的影响，因此不同测定方案造成的结果具有极大的异质性。不同测定方法的变异系数达 25%，这意味着平均浓度 7μg/L 的样品，最终测定结果可能在 5～10μg/L 范围内波动。临床医生应熟知当地实验室使用的测定方法。用质谱法测量 GH 有可能克服许多这些问题，因为它可以通过分析物质量而不是抗原决定基进行识别。

生后 1 周内，随机 GH ＜ 7μg/L 作为新生儿 GHD 的诊断值。在新生儿期后，由于 GH 呈脉冲式释放，随机血清 GH 值对诊断 GHD 没有价值。这意味着需要生理 / 药理刺激因素激发其分泌。共识指南建议在除外甲状腺功能减退症后，通过 GH 激发试验并检测 GH 依赖的下游因子 IGF-1 和 IGFBP3 来评估 GH/IGF 轴。建议进行 2 次 GH 刺激试验，但需要排除具有中枢神经系统疾病既往史、放疗史或已知存在相应遗传缺陷所引起 GHD 或 MPHD。

物理和药物刺激因素均可促 GH 分泌。物理性刺激因素包括睡眠和运动，但由于重复性差而被临床弃用。药物刺激包括胰岛素、精氨酸、胰高血糖素、可乐定、吡啶斯地明、左旋多巴和 GHRH。试验可以分为筛查试验和确诊试验，如筛查试验首选左旋多巴和可乐定等，这些药物可口服给药，毒性相对较低，但该试验的特异性较低；确诊试验包括胰岛素耐量试验、精氨酸激发试验和胰高血糖素激发试验。激发试验依赖于给定的切点值以鉴别 GHD，但这是从正常人到重度 GHD 患儿间连续数据得出值，切点值为人为定义。

当 20 世纪 60 年代生长激素激发试验首次使用时，激发后的生长激素峰值＜ 5μg/L 可诊断 GHD，因为低于此值可识别生长激素缺乏症的临床表型。但随时间推移，根据有限的研究数据，临界值增加为 7μg/L，而某些中心随后将临界值定义为 10μg/L。随着生长激素单克隆抗体的问世，根据相应的检测方法，设定的为 4.3～7.7μg/L。Wagner 等的这项研究提供了目前临床可获得的最佳证据，在没有当地化验和特定测试数据的情况下，可以使用该研究查得每种检测方式相对应的临界值。

胰岛素耐量试验被认为是药物激发试验诊断 GHD 的金标准。静脉注射胰岛素可引起低血糖症，随后连续采集多个血液样本，测定反应性升高的 GH 和皮质醇。隔夜禁食后静注 0.1～0.15U/kg 胰岛素（4 岁以下的儿童，0.05U/kg；疑诊 MPHD，0.1U/kg），密切检测血糖，低于＜ 2.6mmol/L 时予以高碳水食品，或按 2ml/kg 的 10% 葡萄糖静脉注射纠正低血糖，对于严重或持续低血糖症、肾上腺功能不全的患儿，应予静脉输液氢化可的松。50% 葡萄糖高渗溶液的使用与不良结果相关，不推荐使用。

胰高血糖素激发试验用于评估 GH 和皮质醇的分泌，GH 峰值出现在胰高血糖素给药后 2～3 小时。肌内注射或静注胰高血糖素均可。然而，胰高血糖素激发试验评估皮质醇分泌较差。专家认为血糖升高会促进胰岛素分泌，进而刺激生长激素释放。此试验亦可发生低血糖，但发生率较低且较难预见，常见试验不良反应包括恶心和呕吐。试验结束后应进食以降低晚发低血糖的风险。

精氨酸不会导致低血糖，因此精氨酸激发试验发生低血糖的风险较低，但禁食后试验有导致易感人群发生低血糖的风险。精氨酸静注量按 0.5g/kg，最大 30g，随后 3h 内采血测定生长激素。精氨酸可以与 GHRH 联合使用，但由于精氨酸激发效应强，必须定义激发后儿童 GH 峰值的切点值。

GH 峰值因测定方法学及激发药物不同而变化，联合激发试验所达峰值更高。正常人群中如果以 10μg/L 为诊断临界值，假阳性率（儿童被误诊为 GHD）约 15%～50%；如果以 7μg/L 为临界值，假阳性率约 9%～23%。在没有额外依据（如 MRI 异常或已知的遗传缺陷可导致 GHD 等）支持 GHD 的条件下，假阳性率高是儿童完善第二次 GH 激发试验的原因。

作为替代药理学刺激试验的一种方法，有些医疗中心采用另一种方式，即住院的 12 或 24 小时 GH 分泌谱，需要每间隔 20 分钟采血 1 次。但该方法既昂贵又耗时。虽然该试验的重复性高于药物刺激试验，但敏感性较低，应主要用于罕见的 GH 神经分泌功能障碍诊断或药理学刺激试验禁忌的诊断。

GH 神经分泌功能障碍是指 24 小时 GH 分泌谱异常（生长激素脉冲次数减少、幅度下降）表现为 IGF-1 浓度低、生长发育符合 GHD、骨龄延迟达 2 年以上而生长激素激发试验正常。这种情况在低剂量颅脑放疗（＜ 24Gy）后最为常见，因为高剂量放疗会同时使药物激发和自发分泌的 GH 减少。

2. 性激素激发

围青春期儿童和青春期延迟的儿童通常表现出生长速度减慢和相对矮身材，需要内分泌专业门诊就诊评估。正常儿童性激素的合成分泌促进生长激素分泌增加。因此，在生长落后和青春期延迟的患儿中，并无生理性的生长激素分泌增加，生长激素激发试验结果提示这些患儿的 GH 峰值较低。随着青春期的进展，GH 激发试验的结果趋向于正常，大多数儿童在青春期结束时复测 GH 分泌显示正常。据此专家提出该现象的主要原因是性激素缺乏，而不是生长激素缺乏症（GHD），并建议这些患儿使用雌激素或睾酮来启动 GH 激发试验。在正常围青春期人群，性激素诱导后生长激素试验将假阳性率从 61% 降至 5%。

但使用性激素启动生长激素试验仍然存在争议，调查显示，多达 60% 的儿科内分泌专家在围青春期患者中不常规应用性激素。目前儿童内分泌专家有三种启动措施。

第一，不启动。

第二，对青春期发育迟缓的儿童（男 13—14 岁，女 11—12 岁）进行性激素启动。

第三，对所有围青春期儿童（男孩>9 岁、女孩>8 岁，按年龄或骨龄）进行性激素启动。

目前最佳方案并未达成共识，常见的方案包括检测前 7～10 天男性患儿肌内注射睾酮 100mg，或无论男女均在检测前 48～72 小时口服雌激素（如雌二醇 10～20μg 或己烯雌酚 1mg，每日 2 次）。

3. 肥胖

大量数据表明，肥胖人群自发和激发后的生长激素分泌减少。随着肥胖率上升，英国儿童的肥胖率最新估计约 14%，这将对生长激素激发试验的评估产生重要影响。目前已有 BMI 特异的诊断切点值应用于成人 GHD 的诊断。

使用常规（成人）生长激素峰值 3μg/L 作为诊断临界值，对于体重指数>25kg/m^2 的正常受试者中，有 45% 符合生长激素缺乏症，因此专家建议肥胖者应将临界值降至 1μg/L。一项研究表明在接受生长激素 / 胰岛素样生长因子 –1 轴评估的儿童中，体重指数>+1SD 的患儿中有 50% 在激发试验后 GH 峰值低于 7μg/L，而体重指数在 0～–1SD 的患儿仅有 4%。在同组患者中，不同体重指数在 GHD 患病率上存在差异；但不同组的血清 IGF–1 没有差异。考虑到经典生长激素缺乏症确实表现为身材矮小伴躯干中心型性肥胖，生长激素缺乏症随着体重指数增加而发病率升高也不足为奇了。虽然这可以部分解释为什么越来越多的患者诊断 GHD 时存在较高的 BMI，但其中也可能存在因为肥胖导致的假阳性患者。在儿童时期的药物性激发试验中，需要 BMI 特异的 GH 峰值数据。

4. IGF–1 和 IGFBP–3 评估

与 GH 不同，IGF–1 和 IGFBP–3 的血清浓度全天内基本保持稳定。通常，通过 IGF–1 与其结合蛋白解离的技术来测定血清中的总 IGF–1 浓度。这一过程的效率或影响血清 IGFBP 浓度的疾病，如糖尿病或肾损害，可影响血清 IGF–1 的总浓度。血清 IGF–1 浓度随年龄和青春期状态而变化。在幼儿中，IGF–1 的正常范围与 GHD 患儿重叠，低 IGF–1 浓度也可见于糖尿病、甲状腺功能减退、慢性病和营养差的患儿。随青春期进展，IGF–1 浓度随着性激素促进 GH 分泌而升高，因此青春期延迟儿童的 IGF–1 浓度可能随年龄增长而降低。在这些儿童中，应根据青春期分期或骨龄而非实际年龄来定义的 IGF–1 浓度。

与血清 GH 测量一样，几种参比制剂也用于 IGF–1 测定的校准。共识指南现在推荐使用较新的标准 WHO IRP 02/254[3]。IGF–1 单次测量的变异性为 ±35%。使用 IGF–1 或 IGFBP–3 诊断 GHD 的 Meta 分析发现，IGF–1 单次测量的中位灵敏度为 69%（95%CI 63%～70%），特异性为 69%（95%CI 66%～72%）。在临床实践中，可发现 GHD 患者会伴随 IGF–1 浓度处于低值或正常值偏低值，但该值> –1SD 时，可提示正常的 GH 分泌。

IGFBP-3 最初被认为优于 IGF-1，因为它的营养敏感性较低，但此后的多项研究表明，它并不优于单独测量 IGF-1。但是，在婴儿期，IGFBP-3 检测浓度单位（mg/L）相比较 IGF-1 的检测浓度单位（μg/L），更容易看出正常范围或低值。在上述 Meta 分析中提及，IGFBP-3 的灵敏度为 49%（95%CI 45%～52%），特异性为 79%（95%CI 76%～82%）。

结合 IGF-1 和 IGFBP-3 的研究获得的结果各不相同，一些研究表明诊断准确性提高，其他研究发现其灵敏度较低（一项研究为 15%）。结合身高增长速度与 IGF-1 测量值进行评估，该组合具有极好的特异性（96%）和灵敏度（95%），但这些结果需要在进一步研究验证。另一种方法是评估 IGF-1/IGFBP-3 比值，据报道其灵敏度高于单独测量 IGF-1 或 IGFBP-3，但特异性降低。

（四）神经影像学

下丘脑 - 垂体区域异常的存在为 GHD 的诊断提供了有力的支持证据。GHD 儿童最常见的放射学结果是异位垂体后叶、垂体前叶发育不全和垂体柄变薄或中断等。其他异常包括肿瘤（如颅咽管瘤或生殖细胞瘤）、视中隔发育不良、胼胝体发育不全 / 发育不全、前脑无裂畸形、垂体柄增厚（见于朗格汉斯细胞组织细胞增多症和生殖细胞瘤）和空蝶鞍。下丘脑错构瘤可见于 Pallister-Hall 综合征。无嗅球或眼部异常见于前脑或眼部发育有遗传缺陷的患者。GHD 可能与颈内动脉缺如、蛛网膜囊肿、Arnold-Chiari 畸形和脊髓空洞症有关。

（五）遗传学研究

在孤立性 GHD 患者中发现了 *GH1*、*GHRHR* 和 *RNPC3* 突变，可能与 MRI 扫描显示的正常或较小垂体前叶相关。遗传学变异可作为垂体 MRI 正常的孤立性 GHD 患者诊断的一定有力证据。此外，还有许多其他基因与 GHD 及其他垂体缺陷相关（*POU1F1*、*PROP1*、*LHX3*、*LHX4*、*HESX1*、*OTX2*、*SOX2*、*SOX3*、*GLI2*、*GLI3*、*FGFR1*、*FGF8* 和 *PROKR2*），在这些病例中通常存在其他临床和放射学特征（见第 5 章）。

随着基因技术（如全外显子组和全基因组测序）的临床应用性增加，越来越多的变异筛查用于 GHD 的诊断。目前越来越多的患者被识别为 CNV（缺失或重复），这些基因参与垂体发育。虽然目前通过阵列比较基因组杂交或 SNP 阵列进行 CNV 分析不是 GHD 患者的常规检查，但此类检测对诊断可能有较小但重要的作用。

（六）生长激素缺乏症的治疗

所有 GHD 患儿在确诊后应尽快给予 rhGH 治疗。对于大多数患者，应在脑和垂体 MRI 排除颅内肿瘤后开始治疗。治疗的主要目的是在使成年终身高达到根据父母身高计算的遗传靶身高范围内。

GH 通过每日 1 次皮下注射给药，通常在晚上给药。常用的起始剂量为 25～35μg/（kg・d），随着剂量的增加来提高身高增长速率及维持正常的 IGF-1 浓度。通常的最大剂量约为 50μg/（kg・d）。接受 GH 治疗的儿童应每 3～6 个月复查 1 次，以优化剂量并检查依从性。

GH 治疗期间可能发生的并发症包括注射部位出血 / 瘀伤、颅高压、股骨上端骨骺滑脱、脊柱侧凸、胰岛素不敏感和甲状腺功能减退。颅内高压通常在 GH 停药后消退，停药一段时间后，可以以低剂量重新开始 GH 治疗，并谨慎增加剂量。脊柱侧凸和股骨上端骨骺滑脱与治疗后的生长速率增加有关。治疗前的任何轻微脊柱侧凸均会随着生长而恶化，不是 GH 本身引起的脊柱侧凸，而是 GH 诱导生长加速导致的。患者很可能在没有治疗的情况下出现脊柱侧凸。应及时与外科医生沟通，仅在最严重的情况下停用 GH。甲状腺功能减退在接受 GH 治疗的患者人群中很常见，因为 GH 可降低 TSH 分泌和甲状腺素向三碘甲状腺原氨酸的转化。因此，边缘性甲状腺功能不全患者在接受 GH 替代治疗时可能发生中枢性甲状腺功能减退。

进行剂量调整以优化身高增长速度，同时将血清 IGF-1 浓度保持在正常范围内。另一种策略是主要根据 IGF-1 浓度调整 GH 剂量。以 IGF-1 浓度为 0 SD 为目标调整剂量与固定剂量的治疗效果无显著差异。目标 IGF-1 浓度为 +2SD 确实导致第一年身高速度 SDS 增加，但需要 GH 的平均剂量为 90μg/（kg · d），远高于安全性数据的范围。合理的方法是维持 IGF-1 浓度在正常范围上限，同时 GH 剂量不超过 50～60μg/（kg · d）来改善身高增长。

另一种给药策略是使用基于预测的模式。KIGS、Cologne 和 Göteburg 模式是目前可用的三种模式。每项研究均可通过表型和生化结果综合分析来预测疗效。当预测后效果不佳时增加 GH 剂量，预测效果良好时降低 GH 剂量。Göteburg 模式包括来自 12 或 24 小时 GH 的数据，Cologne 模式包含 GH 治疗期间尿脱氧吡啶啉的测量值，因此将这些模式的使用限制在可进行这些检测的医疗机构。预测模式可降低 GH 治疗预后的变异性，但不会降低 GH 的平均剂量或治疗反应，即高反应或低反应的患者数量减少，但身高增长速度的平均变化未改变。KIGS 预测模型的关键参数包括刺激试验期间的 GH 峰浓度、GH 治疗开始时的年龄、身高 SDS 与平均父母身高 SDS 的差异、GH 剂量和治疗开始时的体重 SDS。这解释了 61% 的 GH 应答变异性。临床医生能够改善预后的唯一变量是 GH 的剂量（即递增剂量）或 GH 开始时的年龄（年龄越早预示预后越好）。

已尝试根据遗传因素预测治疗反应，其中最具特征性的是生长激素受体（GHR）的外显子 3 缺失多态性。约 50% 的欧洲人群对该多态性具有同质性或异质性。第一份报道表明，这种缺失增加了接受 GH 治疗的 ISS 和 SGA 儿童的 GH 信号转导和第 1 年治疗反应。已有许多的研究探讨了该多态性对包括 GHD 在内的适应证对 GH 治疗应答的影响。Meta 分析表明，这种缺失的影响较小，缺失纯合子儿童的第 1 年身高速度增加 0.14SD，缺失杂合子儿童增加 0.09SD。PREDICT 研究检查了约 100 个候选基因的多态性对治疗第 1 个月内 IGF-1 变化和第 1 年生长反应的影响 [6]，其中 7 个基因的 10 个多态性位点与两个终点相关，但影响较小，因此不足以开发预测算法。全基因组关联方法可能得到更有效的预测数据，但此类研究所需的患者数量较多。

考虑到 GH 治疗的费用，有必要确定反应不佳的患者。年龄和身高特异性的第一年身高增长速度 SDS 参考图表来自卡比国际生长研究和国家合作生长研究，将 GHD 分为重度（GH 峰值＜ 5μg/L）和轻度（GH 峰值 5～10μg/L）。身高速度 SDS 为 -2 的患者无疑被定义为反应不良，但该定义可能过于严重。反应不佳的其他定义包括 1 年内身高 SDS 增加＜ 0.3 或 0.5SD，身高增长速度每年＜ 3cm 或身高增长速度 SDS ＜ +1SD。根据定义，归类为反应不佳的 GHD 儿童差异很大。在高达 2/3 的患者中观察到依从性差（定义为小于预期给药剂量的 85%），当治疗效果差时提示临床医生检查依从性。如果依从性良好，应增加 GH 的剂量，并监测 IGF-1 浓度。在某些病例中，如果剂量增加后效果仍然很差，应考虑重新诊断，并停止治疗。重度 GHD 儿童对治疗无效果者非常罕见。

（七）生长激素治疗的安全性

rhGH 治疗安全有效。1985 年之前，大多数患者接受了垂体源性 GH 治疗。垂体来源的 GH 少（约 1mg），因此患者使用的药物很多来自尸体，7700 例接受垂体 GH 治疗的美国患者中有 26 例发生克 – 雅病（Creutzfeldt–Jakob disease，CJD）传播，但这样的风险在 rhGH 治疗时并不存在。不幸的是，欧洲有更多的患者受到影响。

肢端肥大症患者患肿瘤风险增加，在动物模型中发现 GH–IGF 轴的上调可增加肿瘤的数量和大小。肿瘤细胞膜上大多存在 GH 或 IGF–1/2 受体，GH/IGF–1 治疗可增加癌细胞系的生长。流行病学证据表明，较高的 IGF–1 浓度与恶性肿瘤风险增加相关，因此 GH 治疗的主要问题是患恶性肿瘤风险可能增加，尤其是许多接受 GH 治疗的儿童有脑肿瘤或其他恶性肿瘤病史，如急性淋巴母细胞白血病。

对接受 GH 治疗的患者进行的研究表明这种治疗很安全，仅有少量证据表明继发性恶性肿瘤患病率小幅增加。欧洲生长激素治疗的安全性和适当性（SAGhE）研究收集了欧洲范围内儿童期接受 GH 治疗的成人的安全结局和死亡率数据。对法国数据的分析发现癌症和心血管疾病 / 卒中导致死亡的风险小幅增加，引起人们的担忧，但在比利时、荷兰和瑞典的数据中未观察到风险增加。关于癌症风险的 SAGhE 研究的最终结果现在已经发表。在孤立性生长障碍儿童中，总体上癌症风险未明显增加，但骨癌和膀胱癌的发生率和死亡率小幅增加[7]。对于癌症诊断后接受 GH 治疗的个体，肿瘤长大的风险增加与 GH 日剂量增加相关，但与治疗持续时间或累积剂量无关。

（八）生长结束时 GH–IGF 轴的重新评估

生长结束可定义为生长速度降至每年 2cm 以下。欧洲儿科内分泌学会（ESPE）建议在生长结束时对所有儿童 GHD 患者进行复检，但多发垂体功能减退症（定义为 4 或 5 种激素缺乏）患者除外[8]（http：//www.eje–online.org/content /152/2/165.long），而美国临床内分泌学家协会（AACE）观点不同，建议有导致 GHD 和结构畸形（肿瘤、先天性畸形）的基因突变的患者或有 ≥ 3 种激素缺乏的患者不需要重新检测[9]。

过渡期 GHD 诊断的临界值被认为低于儿童期的临界值。ESPE 指南建议临界值为 5μg/L，AACE 指南建议使用成人临界值 3μg/L。基于最有力的证明临界值使用了 GH–IGF 研究协会指南中通过年轻人胰岛素耐量试验中得出的 6μg/L。不考虑这些不同的临界值，相当大比例的患者复检为正常，高达 60% 的 GHD 儿童复检时 GH 峰浓度＞10μg/L，即使使用儿童期 GHD 的最大临界值也是正常的。即使在垂体后叶异位的患者中，高达 22% 的患者复检 GH 峰浓度＞10μg/L。

当使用 ESPE 或 AACE 标准选择患者进行复检时，GH 治疗应停药至少 1 个月。进一步评价取决于发生重度 GHD 的可能性。对于高风险患者（定义为伴其他 2 种或 3 种激素缺陷、CNS 肿瘤、高剂量头颅放疗、已明确的遗传病因或下丘脑 – 垂体轴结构异常），需评估 IGF–1 浓度，对于 IGF–1 SDS ＜ –2SD 的患者重新开始 GH 治疗；对于这些患者，无须进行过渡期 GH 刺激试验。在严重 GHD 高危儿童中，停止治疗后的 IGF–1 浓度＞–2SD，应进行 GH 刺激试验，如果检测结果仍为进展中的 GHD，则重新开始 GH 治疗。被认为发生严重 GHD 的可能性较低的年轻人（孤立性特发性 GHD 患者或仅有一种其他激素缺乏的 GHD 患者）应检测 IGF–1 浓度，并且如果该评估证实仍是进展型 GHD，应行 GH 激发试验并同时开始 GH 治疗。

在过渡期重新开始 GH 治疗，应结合患儿的意愿做出决定。在此期间肌肉和骨量峰值增加，生长激素治疗可优化这一点并改善脂肪分布、心脏功能和生活质量。过渡期的全面评估包括身高、体重、体重指数、血压、腰围、空腹血脂、骨密度测定和完成成人 GHD 生活质量评估评分或其他生活质量测量。当年轻人拒绝继续使用生长激素治疗时，评估这些终点指标结果的恶化可有一定帮助。

考虑到青春期结束时 IGF-1 浓度生理性降低，GH 重新开始治疗应以每天 0.2～0.5mg 的剂量，并根据 IGF-1 浓度调整剂量。

（九）引起生长激素缺乏的单基因疾病

IGHD 1A 型是一种常染色体隐性遗传病，由 *GH1* 纯合或复合杂合缺失或无义突变引起。这导致血清中完全不存在 GH 蛋白，并导致重度 GHD 伴幼年生长障碍。与其他重度 GHD 患者一样，GH 治疗的初始效果极佳，但产生抗 GH 抗体可能导致治疗疗效丧失，这在重度 GHD 中并不常见。如果患者产生抗 GH 抗体，应考虑使用重组人 IGF-1 治疗。

IGHD 1B 型也是常染色体隐性遗传，由 *GH1* 错义突变或 *GHRHR*（编码 GHRH 受体的基因）内的剪接位点无义、微缺失或错义突变引起。临床表型比 IGHD 1A 型轻，生长激素刺激试验可检测到 GH 浓度。因为不产生抗 GH 抗体，治疗反应极佳。*GHRHR* 突变的患者 GH 浓度非常低，MRI 扫描显示垂体前叶发育不全。垂体前叶发育不全是 GHRHR 作用受损的结果。面中部发育不全、新生儿低血糖和小阴茎的发生率低于 *GH1* 突变患者。

IGHD 2 型是由影响 *GH1* 的剪接突变引起的，最常见的是外显子 3 供体剪接位点的前 6 个碱基对。外显子和内含子剪接增强子的突变也有报道。这些突变导致不编码外显子 3，而产生 17.5kDa 的 GH 变异体。GH 变异体缺乏负责连接成熟 GH 分子螺旋 1 和螺旋 2 的结构域。这导致变体保留在内质网中，最终降低了 22kDa GH 的稳定性。垂体发生巨噬细胞浸润，导致垂体炎症和破坏及 MPHD。

3 型 IGHD 是一种伴有 GH 和免疫球蛋白缺乏的 X 连锁隐性遗传病。已报道 *btk* 基因突变（导致外显子跳读）的 1 例患者伴 X 连锁无丙种球蛋白血症和 GHD。*SOX3* 重复和突变也与 X 连锁 GHD 相关。

家族性孤立性 GHD 在 *RNPC3* 错义和无义突变患者中已有报道。*RNPC3* 编码次要 U12 依赖性剪接体的一个组分，负责在约 3% 的人类基因中剪接＜ 0.5% 的内含子。在 MRI 中可见垂体发育不全。对 GH 治疗反应极好，且未产生中和抗体。

有许多基因与垂体发育有关，这些基因突变导致垂体发育异常和从孤立性 GHD 到全垂体功能减退症的一系列垂体激素缺陷。这些疾病的详细描述见第 5 章。

三、获得性 GH 缺乏症

与孤立性特发性或先天性 GHD 相比，获得性 GHD 在儿科临床中不太常见，具体有以下几方面病因。

- 影响下丘脑 – 垂体轴的肿瘤。
  - 颅咽管瘤。
  - 视路胶质瘤。
  - 垂体腺瘤。
  - 生殖细胞瘤。
- 头颅放疗。
- LCH。
- 创伤。
- 淋巴细胞性垂体炎。

（一）影响下丘脑 – 垂体轴的肿瘤

1. 颅咽管瘤

在儿童期引起获得性 GHD 的最常见肿瘤是颅咽管瘤，占鞍区和鞍旁肿瘤的 55%～90%。它们是起源于 Rathke 囊的外胚层残余物或垂体前叶残留胚胎上皮的非神经胶质胚胎性肿瘤。年发病率为（0.5～2）/100 万人口，约 40% 的病例在儿童期确诊。成人大多数颅咽管瘤为乳头状，与成人相反，儿童中的大多数为血管瘤样，并与囊肿形成相关。生存率较高，诊断后 10 年生存率＞90%，疾病的治疗及干预发生率也较高。最近，在大多数人类牙釉质瘤型颅咽管瘤中发现了编码 Wnt 信号通路中 β 连环蛋白的 *CTNNB1* 的激活突变，而在乳头状颅咽管瘤中发现了 *BRAF* 的突变。

患者表现为颅内压升高症状、视力障碍和垂体激素不足症状。90% 的患者在就诊时至少有一种激素缺乏，最常见的是 GHD，治疗包括手术、放疗和化疗的联合治疗。经颅和经蝶窦治疗均可。如果可以在不损伤视神经和下丘脑的情况下实现完全切除，这是可供选择的治疗方案，但手术并发症发病率带来的不良后果（包括下丘脑性肥胖、尿崩症和失明）可能超过完全切除的获益。对于不能进行完全切除但没有严重发病风险的肿瘤，可采用有限化手术并做术后治疗。20% 的复发率与完全切除相当，但手术并发症发病率较低。放疗可采用常规或质子束治疗。理论上，质子束治疗的不良反应少，因为暴露于辐射的大脑组织有限，但这尚未在儿童颅咽管瘤患者中得到证实。

GH 治疗被认为在颅咽管瘤患者中安全有效，且不会增加复发风险。身高增加与先天性 GHD 相似。在确诊 GHD 的情况下，通常在完成肿瘤治疗且影像学结果稳定后开始 GH 治疗。

2. 视神经胶质瘤

这些皮质前视觉通路肿瘤也可能累及下丘脑，并表现为眼科疾病表现。最常见的相关内分泌病是性早熟。可选择性地治疗该肿瘤，随访时多数表现为进展有限或无进展。如果肿瘤有进展，采用放疗或化疗进行治疗。化疗是首选，放疗用于化疗治疗无效的患者。GHD 和其他垂体激素缺乏可能是由于肿瘤所致，但放疗后更常见。

3. 垂体腺瘤

垂体腺瘤可分为功能性和非功能性腺瘤。前者在儿童中较后者多见。随着 MRI 扫描分辨率的增加和接受 MRI 的儿童数量的增加，当更多的偶发非功能性腺瘤的发现，这种平衡可能会发生变化。功能性腺瘤最常见的是泌乳素腺瘤（80%），其次是 ACTH 分泌腺瘤（15%）。GH 和 TSH 分泌肿瘤在儿童期极为罕见。大腺瘤与 GHD 相关，但除分泌过多引起的内分泌异常外，微腺瘤通常与内分泌异常不相关。儿童期垂体腺瘤可能是由编码肿瘤抑制蛋白的基因突变及编码芳香烃受体相互作用蛋白（*AIP*）的基因突变引起的。最近的研究还表明，Xq26.3（包括编码孤立的 G 蛋白耦联受体的基因 *GPR101*）的微重复与垂体巨人症的病因学有关。

（二）放射治疗

GHD 是接受下丘脑 – 垂体轴放疗患者最常见的内分泌疾病。该风险与辐射程度、剂量次数有关。辐射暴露引起的内分泌病随时间演变。对于接受 27～32Gy 治疗脑肿瘤的儿童，50% 患者在治疗后 1 年发展为 GHD，85% 在 5 年后发展为 GHD，几乎所有患者在 9 年后发展为 GHD。如剂量效应所示，到放疗后 5 年，几乎所有暴露于＞30Gy 头颅辐射的儿童均将患有 GHD，而暴露于＜30Gy 的儿童为 GHD 的发生率 65%。尽管 GHD 的风险随着辐射暴露的减少而降低，但在暴露于用于急性淋巴细胞白血病预防的 18～24Gy 的儿童和仅暴露于 10Gy（作为全身照射的一部分）的儿童中报道了孤立性 GHD。

剂量增加不仅会增加单纯 GHD 的风险，也会增加 MPHD 的风险，用于治疗白血病的 18～30Gy 剂量可导致孤立性 GHD，用于治疗颅底肿瘤的 60Gy 剂量可导致 MPHD。在 HP 轴内，存在辐射诱导损伤的敏感性层级，GH 轴首先受到影响，其次是 GnRH-LH/FSH、CRH-ACTH 和 TRH-TSH 轴。

放疗后的损伤部位可能是下丘脑，因为影响下丘脑的适度剂量＜ 50Gy 的放疗，会导致＞ 90% 的患者受到激素缺乏的影响，而只影响垂体的轴射，虽使用大剂量，但内分泌病的发生率较低（40% 的受试者在暴露 14 年后受到内分泌病的影响）。一些儿童，特别是那些患有脑瘤的儿童，其脑瘤细胞能够脱落到脑脊液中（如成神经管细胞瘤和室管膜瘤），可以对脊柱和大脑进行放疗。脊柱放疗对生长有深远影响，接受这种治疗的儿童成年后身高 SDS（低 1～1.5SD）显著低于仅接受头颅放疗的儿童。

对于放疗的儿童，GH 治疗的效果通常比先天性 GHD 患者的治疗效果差。在先天性 GHD 中，通常观察到显著的追赶生长，但在接受头颅放疗的儿童中，GH 治疗在很大程度上阻止了身高 SDS 的进一步下降，但追赶性生长并不显著。接受颅脊柱放疗的儿童对 GH 治疗的反应更差，脊柱生长较差，但保留了长骨的生长，从而导致了比例失调。对 GH 治疗的反应较差可能是由于放疗对脊柱的直接影响、青春期早发育、儿童接受肿瘤靶向治疗期间 GH 治疗开始时间延迟及该患者组使用了较低剂量的 GH。

在接受放射治疗的 GHD 儿童中，IGF-1 和 IGFBP-3 浓度通常是正常的，使得诊断更具挑战性。尤其是在辐射诱导的神经分泌功能障碍中，药物刺激试验可出现正常的 GH 浓度。

（三）朗格汉斯细胞组织细胞增生症

在 LCH 中可见类似皮肤朗格汉斯细胞免疫表型的克隆树突状细胞异常增殖。这些异常细胞可扩散到体内几乎任何部位，增殖并导致局部炎症反应。LCH 是一种罕见疾病，儿童的发病率约为 4/1 000 000。最常见的内分泌病是尿崩症，约 10% 的患者伴有 GHD。

患者可能出现垂体外疾病，随后出现尿崩症，伴或不伴生长障碍。当患者出现垂体肿块或垂体柄增粗而无垂体外疾病表现时，诊断更具挑战性。在这些患者中，仔细寻找垂体外病变非常重要，因为垂体外的受累部位可能更容易活检以实现组织学诊断。垂体 / 垂体柄活检需要经验丰富的垂体外科医生，但报道表明术后激素缺乏的发生率较低。肿瘤学家或其他有治疗这些患者经验的临床医生的参与至关重要。

（四）创伤

关于创伤和垂体功能减退的文献明显增多。创伤性脑损伤（traumatic brain injury，TBI）常见于儿童期，认为垂体血管的损伤（通过暴力撞击时的剪切力）导致垂体前叶缺血，是垂体功能减退的原因。TBI 患者到成年后，其垂体功能减退的风险增加，GH 和促性腺激素缺乏是最常见的并发症。关于儿童 TBI 作为垂体功能减退原因的文献不太令人信服。迄今为止最大的一项研究检查了 198 例儿童 TBI 幸存者，发现 16 例 GH 峰浓度较低，但所有这些受试者的身高 SDS 和 IGF-1 浓度均在正常范围内。几项较小的研究已确定相对较小的临床重要异常的发生率较高。目前的证据不能支持对儿童 TBI 患者进行垂体功能的常规监测，但如有内分泌疾病（如生长迟缓）的临床证据提示需要进行评估。

（五）垂体炎

垂体炎（垂体炎症）可表现为淋巴细胞性、黄色瘤性、肉芽肿性、坏死性、IgG4 相关性和混合型。淋巴细胞性垂体性炎是最常见的形式，但这仍然是一种异常罕见的疾病。视觉问题、头痛和呕吐是 MRI 确诊均质性垂体肿块最常见的表现。该肿块可消退，但也可能增大并影响海绵窦。诊断需要组织学确认。虽然该疾病在妊娠女性中更常见，但男性、儿童和非妊娠女性也可能会发生。如果视交叉受损，可能需要手术。药物治疗包括免疫抑制（甲氨蝶呤、硫唑嘌呤、高剂量糖皮质激素），放疗也有效。

四、GH 功能和敏感性相关疾病（原发性 IGF-1 缺乏症）

（一）GH 生物失活

1978 年首次描述了与高 GH 浓度和低 IGF-1 浓度相关的身材矮小，描述为“GH 生物失活”。它与 GH 抵抗 / 原发性 IGF-1 缺乏的区别在于对人 GH 治疗反应良好。虽然该疾病有许多病例报道，但很少有与确定的遗传病因学相关的病例。在某些情况下 GH 基因（*GH-1*）的突变已有描述，如 p.G112D，其中功能研究证明突变型 GH 与 GHR 的结合减少。还有其他报道的突变如 p.R77C 变异，但功能研究无法确认其为有害性变异。在身材矮小的生长缓慢的儿童中，常可见 GH 浓度正常或偏高伴 IGF-1 浓度偏低（定义为 ISS）。分子学检查不是常规检查。只有在功能性研究发现了 *GH1* 突变的有害性，并且 GH 治疗有临床反应时，才应诊断为 GH 生物性失活。

（二）Laron 综合征

GHR 基因的错义、无义、插入、缺失和剪接突变已在具有 GHD 临床表型（前额突出、面中部发育不全、生长障碍、智力正常）但 GH 浓度高和 IGF-1 浓度低的患者中进行了描述。ALS 和 IGFBP-3 浓度也较低。未治疗的成年身高约为 -5SD。血清中 GHBP 的测量是有用的，因为 GHBP 代表 GHR 的细胞外结构域，其 GHBP 蛋白缺失或浓度显著降低符合 Laron 综合征的诊断。

然而，血清中存在 GHBP 并不能排除 Laron 综合征的诊断，因为影响跨膜结构域、胞内结构域的突变或错义突变可能不会导致蛋白丢失，但仍会损害 GHR 的功能。标准的诊断试验一直是 IGF-1 生成试验。对此有几种方案，但一种方案是每天给予 0.025mg/kg GH 连续注射 5 天，并在首次注射前和末次注射后 12 小时测量 IGF-1。当 GH ＞ 15μg/L 时监测 IGH-1 浓度升高，可排除 GH 不敏感。使用这些诊断标准，据报道 IGF-1 生成试验的特异性仅为 77%～91%。因此，当该检测应用于 Laron 综合征患病率较低的人群时，阳性预测值非常低。因此 Laron 综合征的诊断依赖于临床、生化和遗传信息的综合评估。*GHR* 基因测序有助于确诊。

凡有 Laron 综合征家族史且家族内有已知突变者，快速筛查该突变可明确诊断，无须任何动态内分泌研究。经验丰富的实验室在分析测序结果方面至关重要，尤其是筛查已知的内含子变异（可引起假外显子激活），这是标准全外显子测序技术可能遗漏的。

（三）STAT5B 缺陷

STAT5B 是 GHR 激活后下游信号转导级联的主要组分。人类 STAT1 和 STAT3 的突变与免疫性疾病相关，而最初报道的人类 *STAT5b* 突变是在 GH 不敏感和免疫缺陷患者中发现的。该例报道是影响 SH2 结构域的错义突变，导致了蛋白的异常折叠和聚集。在随后报道的少量患者中，进一步发现 SH2 突变及无义突变和移码突变的数量。

区分 STAT5b 缺陷患者与 Laron 综合征患者的主要临床特征是免疫缺陷，表现为慢性或复发性肺部感染和淋巴样间质性肺炎。出血性水痘也有报道。呼吸系统疾病较严重，有一半患者死于肺病或需要肺移植。STAT5b 患者的催乳素浓度升高，但 Laron 综合征患者无升高。生长障碍与 Laron 综合征相似，面部表型也包括前额突出和鼻梁凹陷。生化结果与 Laron 综合征相似，在 IGF-1 刺激试验中，GH 治疗前后基础和刺激后的 GH 浓度升高，IGF-1、IGFBP-3 和 ALS 浓度降低。

（四）酸不稳定亚单位（ALS）缺乏

ALS 的缺乏表现为不太严重的生长障碍和青春期延迟。出生体重几乎总是在正常范围低值，出生身长正常。大部分 ALS 双等位基因突变的患者表现为出生后生长障碍，青春期前身高为 -4～-1SD。未治疗最终成人身高平均约为 -2SD。80% 的男性患者可以出现青春期始动延迟。IGF-1 和 IGFBP-3 的血清浓度极低（-3～-18SD），ALS 浓度通常检测不到。在药物刺激试验中，观察到 GH 不敏感的情况，伴 GH 峰值升高。

如果生化检查显示 GH 不敏感伴较轻的生长障碍和青春期延迟，应考虑 ALS 缺乏症的诊断。虽然不常见，但 ALS 浓度的测量将有助于区分 ALS 缺乏和 ISS，其中 GH-IGF 轴敏感性轻微受损，伴 IGF-1 浓度低和刺激后的 GH 浓度升高可作为证据。

ALS 缺陷是一种常染色体隐性遗传病，存在多种纯合子和复合杂合突变，包括错义突变、无义突变、缺失突变、重复突变和插入突变。中心 20 个富含亮氨酸的结构域包含了大部分突变。在 ALS 缺乏中观察到的相对轻度的生长障碍与其他遗传性 GH-IGF-1 轴疾病形成鲜明对比。对此的解释可能是，在 ALS 缺乏患者中，肝源性循环 IGF-1/IGFBP-3/ALS 三元复合物丢失，但局部 IGF-1 可产生且在骨中的作用可能较少受到影响。这与小鼠数据一致，即肝脏特异性 *IGF-1* 缺失导致非常轻度的生长障碍，而全身 *IGF-1* 缺失（肝和局部来源的 IGF-1 均缺失）导致严重的生长障碍。

（五）IGF-1 基因缺失和 IGF-1 生物失活

1996 年报道了首例 IGF-1 缺失的患者，此后仅报道了另外 4 例患者。临床表现为严重的产前和产后生长受限伴感音神经性耳聋、小头畸形和发育迟缓。血清 IGF-1 浓度极低或检测不到，IGFBP-3 和 ALS 浓度正常。基础或激发后血清 GH 浓度均升高。第 1 例患者存在 *IGF-1* 外显子 3 和 5 纯合缺失变异，随后报道了错义突变，其中 2 例已被证明会影响 IGF-1 与 IGF-1 受体的结合 - 该变体可称为 IGF-1 生物失活。一种影响外显子 4 的剪接位点突变也被报道与较轻的表型相关，包括出生体型正常、智力正常、出生后生长受限、IGF-1 浓度轻度降低和注意力缺陷多动障碍。在同一家族中有身材矮小但无该剪接位点突变的个体，因此该突变的致病性仍不清楚。

IGF-1 缺失 /IGF-1 生物失活的典型表现，即智力障碍、听力损伤、产前生长障碍和 IGFBP-3 浓度正常，易与其他 GH 不敏感疾病区分。使用重组人 IGF-1 进行治疗时，*IGF-1* 缺失患者中产生 IGF-1 抗体可能会使治疗变得复杂。

（六）重组人 IGF-1 治疗

重组人 IGF-1 治疗已获批用于治疗符合以下标准的儿童原发性 IGF-1 缺乏症。

- 身高 SDS ＜ -3SD。
- IGF-1 浓度＜同年龄同性别的第 2.5 百分位。
- GH 充足。
- 排除继发性 IGF-1 缺乏症，如营养不良、甲状腺功能减退或长期药理剂量的类固醇的抗炎治疗。

使用重组人 IGF-1 治疗原发性 IGF-1 缺乏症的大量数据主要集中在 Laron 综合征儿童中，28 例使用人重组 IGF-1 每天 120μg/kg 治疗 5 年，使身高 SDS 从 -6.1 提高到 -5.1SD。第 1 年生长速度显著增加，但在治疗第 1 年后这种改善迅速消失。治疗时间越长，效果越好，21 例诊断为 GH 不敏感的患者（其中 5 例确诊为 Laron 综合征）接受了平均 10.5 年的治疗，身高 SDS 增加了 1.9SD。

与 GH 治疗 GHD 的良好效果不同，IGF-1 治疗原发性 IGF-1 缺乏的效果欠佳，存在显著差异。部分原因为 GH 是对肝脏和生长板局部 IGF-1 生成产生作用，而 IGF-1 注射，主要替代循环中的 IGF-1，而不是生长板生成的 IGF-1。此外，对于大多数原发性 IGF-1 缺乏症，血清 IGFBP-3 和 ALS 的浓度也较低，IGF-1 的半衰期明显缩短。

重组 IGF-1 治疗禁用于患有活动性恶性肿瘤或已知对 IGF-1 有急性超敏反应的患者。起始剂量为 40μg/kg，每日 2 次，约 3 个月后增加至治疗剂量 120μg/kg，每日 2 次，治疗的主要短期并发症是可能发生低血糖。因此，IGF-1 应在进食零食或正餐后给药。一些接受 IGF-1 治疗的儿童已经发现患者低血糖的风险增加，如患有 Laron 综合征的儿童。开始治疗时应考虑短期住院，并对父母进行末梢血糖测量和低血糖纠正的培训。在开始治疗阶段建议给药后避免立即剧烈运动。在接受 IGF-1 治疗的患者中观察到淋巴组织增大。如果在治疗前或治疗期间有睡眠呼吸暂停或打鼾的症状，应考虑进行 ENT 和睡眠评估。在一些患者中观察到面部特征变弱。在开始治疗前拍摄临床基线照片可能有用。

IGF-1 与 GH 治疗共有的不良反应，包括颅内高压和股骨上端骨骺滑脱。可能发生局部和全身过敏反应，并可能产生 IGF-1 抗体，这会影响治疗效果。当注射部位未定期更换时，可发生脂肪增生。

接受 IGF-1 治疗的儿童应每 3～4 个月监测 1 次，评估生长发育、血压、低血糖发生率和睡眠呼吸暂停症状及监测注射部位，不建议监测 IGF-1 浓度。

（七）IGF-1 抵抗

IGF1R 基因突变产生的临床表型与 IGF-1 缺乏患者相似，但相对较轻，他们出生时为 SGA，并表现为出生后生长障碍，随后身材矮小。受累患者也表现为小头畸形和发育迟缓。头围和出生体重的受损程度大致相同，为 -1.5～-3.5SDS；出生身长的受损差异大，最严重的可能高达 -5.0SDS。*IGF1R* 突变的患者因为 IGF-1 浓度正常或升高而与 IGF 缺乏的患者鉴别。已报道的 *IGF1R* 突变患者 IGF-1 浓度正常，测量的 IGF-1 浓度几乎总是＞+1SD。

已经鉴定出多种错义和无义突变、缺失和重复，可通过多种机制导致 IGF1R 功能受损，包括无义介导的衰变、截短蛋白的产生、蛋白转运改变和配体结合活性的降低。迄今为止，大多数患者存在杂合突变，该病以常染色体显性方式遗传。

15 号染色体的异常包括环状染色体、单倍体和不平衡易位导致生长受损。*IGF1R* 位于染色体 15q26 上，这导致了这样一种假设，即这些患者的生长障碍是由 IGF-1 抵抗所致。临床表型差异大，取决于染色体异常的类型。

IGF 不敏感的治疗具有挑战性。许多 *IGF1R* 突变的患者对 rhGH 治疗无效。理论上，可以通过产生超生理浓度的 IGF-1 来克服部分 IGF-1 不敏感。通常，在治疗生长障碍时，其目的是在不产生这种超生理浓度的 IGF-1 的情况下最大限度地增加生长速度。长期高浓度 IGF-1 带来的风险尚不清楚。*IGF1R* 突变的患者也可能会抵抗高 IGF-1 浓度的不良反应，但这尚不清楚。在一些患者中观察到部分治疗反应，中等剂量 GH（每天 25μg/kg）治疗的患者效果最佳。在开始治疗前，应仔细讨论该组患者使用 GH 的风险信息不足点。与 *IGF1R* 突变患者相比，15 号染色体异常的患者对 GH 治疗的反应似乎更好，第 1 年身高 SDS 增加 0.5～1.5SD。

五、非 GH-IGF 轴相关的生长障碍疾病

生长障碍可能由一系列病因引起和（或）与特定情况有关（如出生时为 SGA）。许多此类疾病与 GH-IGF 轴异常并不显著相关，虽然一些疾病可能发现 GH-IGF 轴功能异常（如 Prader-Willi 综合征中的 GHD）。

（一）小于胎龄儿

目前有多种 SGA 的定义，包括出生身长（冠 - 踵长度）小于第 10 百分位数、第 5 百分位数或第 3 百分位数。临床实践中常用的定义，包括新生儿医学中最常用的定义出生体重＜第 10 百分位数，或儿童内分泌共识指南推荐[10]（https://doi.org/10.1210/jc.2006-2017）的出生体重或身长低于平均值 2SD 以上。尽管出生身长可用于定义 SGA，但很多国家并不常规使用该测量。根据出生体重＜ -2SD 的定义，2.3% 的正常人群将是 SGA，但当这些人群研究排除了受重大疾病过程影响的个体，出生体重＜ -2SD 的 SGA 的真实发病率为 3%，出生长度＜ -2SD 的 SGA 的真实发病率为 3.9%。1.5% 的新生儿出生时体重和身长 SDS 均＜ -2。

90% 出生时为 SGA 的儿童中，出生后前 2 年内出现追赶性生长，但在同时合并早产的儿童中这一过程可能较慢，其身高追赶可能持续到 4 岁。尽管绝大多数出生时为 SGA 的儿童出现追赶生长，但这一群体的终身高仍比人群平均值低 1SD。

SGA 与宫内生长受限不同，后者是指在子宫内发生生长受限的情况。虽然出生时 SGA 的患儿可能经历了 IUGR，但也可能经历过 IUGR 期而出生时未出现 SGA（如妊娠晚期胎儿可能发生 IUGR，但出生时体重可能在正常范围内）。同样，天生较小的胎儿可能不会患 IUGR，但出生时可能为 SGA。

在新生儿期，SGA 与低血压、低血糖、坏死性小肠结肠炎和死亡风险增加相关。在儿童后期，出生时为 SGA 的儿童的认知能力低于适于胎龄儿，并且成年后患高血压、2 型糖尿病、高血脂和心血管疾病的风险更高。

婴儿出生时 SGA 的原因包括母体、胎盘和胎儿因素。

- 母体因素：营养不良、药物滥用、吸烟、感染、医疗状况。
- 胎盘因素：功能不全、早剥、梗死、结构异常。
- 胎儿因素：先天性感染、染色体畸形、单基因疾病（如 3-M 综合征、肌肉 - 肝脏 - 脑 - 眼侏儒症、Bloom 综合征）。

（二）SGA 儿童的管理

出生时为 SGA 的儿童在生后第 1 年应每 3 个月测量一次体重、身长和头围，此后每 6 个月测量 1 次。在出生后前 6 个月内未表现出明显追赶生长的个体或在 2 岁时仍身材矮小的个体可能患有其他限制生长的疾病，应进行与临床表现相对应的其他检测。出生后前 6 个月体重迅速增加与晚年心脏代谢风险增加有关。母乳喂养可以降低肥胖的风险，应该在 SGA 婴儿中推广。鉴于成年期体重快速增加与疾病风险的关联，在使用高热量喂养时应谨慎。出生后前 6 个月内体重快速增加与晚年心脏疾病风险增加相关。母乳喂养可降低肥胖风险，应在 SGA 儿中推广。考虑到快速体重增加与成年期疾病风险的相关性，应谨慎使用高热量喂养。

GH 在欧洲和美国均获批用于治疗追赶生长

失败的 SGA 婴儿。美国许可从 2 岁开始治疗，推荐剂量为每天 70μg/kg。欧洲许可的治疗起始剂量为每天 35μg/kg，以下为具体标准。

1. 年龄＞4 岁。

2. 出生体重＜ –2SDS。

3. 与人群参考数据相比，身高 SDS＜–2.5SD，低于父母遗传靶身高中位值 SDS 的 1SD 以上。

4. 生长速度 SDS ＜ 0SD。

与改善治疗效果相关的因素，包括开始时的年龄（年龄越小反应越好）、治疗开始时的身高 SDS（身高 SDS 越低反应越好）、遗传靶身高中位值及起始剂量。临床医生应尽早开始 GH 治疗，且在推荐范围 35～70μg/kg 内使用最大剂量不会导致超生理 IGF–1 浓度的最高剂量。

与其他生长障碍疾病一样，大部分身高增长在治疗的前 2 年获益，但不应停止治疗，因为这可能导致身高增长倒退。对 GH 治疗 1 年的无反应的儿童，应停止治疗。对于那些反应良好的患者，应继续治疗直至每年生长速度＜ 2cm。在生长结束时不需要对 GH–IGF–1 轴进行评估。

尽管大多数出生时为 SGA 的儿童青春期发育在正常范围内，但有一些证据表明出生时为 SGA 的女孩初潮早 5～10 个月。GnRH 类似物治疗可用于抑制真正性早熟患者的青春期发育。在青春期启动处于正常范围下限的情况时，GnRH 类似物治疗仍存在争议。然而，越来越多的证据表明，这种治疗可能改善最终身高，但必须与延缓青春期进展导致的心理社会影响相平衡。

在开始治疗前，应测量空腹胰岛素和葡萄糖及甲状腺功能和 IGF–1 浓度。GH 治疗与治疗期间血压、身体组成和脂质浓度的初步改善有关。但是，在治疗结束时，血压、脂质和身体组成与未接受 GH 治疗的患者相似。与 GHD 患者相比，接受 GH 治疗的 SGA 患者在治疗期间发生的不良事件并不常见。因此，治疗期间无须常规监测葡萄糖、脂质或身体组分。

（三）Turner 综合征

Turner 综合征在活产女婴中的发病率为 1/2500。诊断需要依据具有特异性的女性表型，第二条性染色体完全或部分缺失，伴或不伴细胞系嵌合。环状 X 染色体和 Xq 等臂染色体的患者通常具有与 X 单体相同的特征，而 Xp 远端缺失的患者通常具有身材矮小（由于 *SHOX* 缺陷），但无 Turner 综合征的其他特征，且卵巢功能不全的风险较低。后者如果 Xp22.3 未缺失，则不应将其诊断为 Turner 综合征。男性可能有嵌合型 Turner 综合征细胞系，但不被诊断为 Turner 综合征。

如果女孩出现不明原因的身材矮小、青春期延迟或有表 6–1 所列的一系列临床表现，应考虑 Turner 综合征的诊断。

越来越多的诊断是在产前，因为产前超声检测到心脏异常、囊性水肿或颈蹼，提示羊膜穿刺术和核型检查。Turner 综合征的胎儿自发终止妊娠的频率较高，有 Turner 综合征护理经验的临床医生需要进行咨询，来反映临床表型的变异。

表 6–1 Turner 综合征的临床特征

- 手或足水肿
- 颈蹼
- 心脏异常，尤其是主动脉缩窄或左心发育不良
- 低发际
- 低位耳
- 小下颌
- 身材矮小，生长速度＜相应年龄的第 10 百分位
- FSH 浓度显著升高
- 肘外翻
- 指甲发育不良
- 过度凸起的指（趾）甲
- 多发性色素痣
- 特殊面容
- 高腭弓
- 第四掌骨短
- 慢性中耳炎

出生后诊断 Turner 综合征的金标准是染色体核型。遗传实验室越来越多地使用 DNA 微阵列（SNP 或 CGH 阵列）诊断 CNV。有人担心，一些微阵列技术可能无法检测低浓度嵌合体，因此建议保留使用核型诊断 Turner 综合征。随着技术的进步和微阵列分辨率的提高，该技术很可能最终取代核型。任何存在来历不明的性染色体物质的核型都应该检测 Y 染色体物质，因为 Y 染色体的存在会导致 12% 的性腺母细胞瘤风险，并且可以进行预防性性腺切除术。

心脏异常，尤其是主动脉缩窄（11%）、二叶式主动脉瓣畸形（16%）和主动脉夹层与 Turner 综合征相关。颈蹼患者的主动脉狭窄和二叶式主动脉瓣畸形的风险增加。25% 的患者患有高血压，这增加了主动脉夹层的风险。所有患者在确诊后均应进行心脏评估，通常包括超声心动图和心电图。MRI 在检测心脏异常方面比超声心动图更敏感，建议在儿童年龄足够时，在没有镇静或全身麻醉的情况下进行该检查。泌尿系统畸形更常见（30%～40% 的患者），尤其是集合系统异常和马蹄肾。所有患者在诊断时均应进行泌尿系统超声检查。

患自身免疫性疾病的风险增加，25% 的患者发生甲状腺功能减退，5% 发生乳糜泻。建议从患儿 4 岁开始筛查，每年检测 1 次甲状腺功能是否存在异常，每年评估 2～4 次是否存在乳糜泻。建议进行听力筛查和中耳功能障碍检查。听力受损和中耳功能障碍在 Turner 综合征中更常见，中耳炎患病率较高。任何出现中耳炎的 Turner 综合征女孩，如果积液未能消退，应转诊至耳鼻喉科。如果患者有中耳问题病史，最好转诊至耳科医生处。

淋巴水肿在新生儿期和婴儿期是一个常见的问题，但通常在 2 岁前解决。利尿剂治疗无效，不推荐使用，因为有电解质失衡的风险。在淋巴水肿的专业护理家参与，推荐的主要治疗是弹力长袜、抬高和减充血理疗。

TS 的生长模式表现为轻度宫内生长迟缓、婴儿期生长缓慢、儿童期发育迟缓、儿童期生长缓慢和无青春期生长突增。GH 治疗已获批用于治疗 Turner 综合征中身材矮小的患儿。据报道，治疗 5.7 年后，GH 组身高较历史未治疗对照组增加 11cm。一项在 7—13 岁 TS 患者中每周使用 0.3mg/kg GH 的多中心对照试验报道显示，GH 治疗组最终身高为 149cm（增加了 7.2cm）[11]。据报道，最终身高 SDS 比未处理的对照组高 0.9～1.3SDS。Turner 综合征患儿需要的 GH 剂量高于 GHD，推荐剂量为 45～50μg/（kg・d）。最终身高改善与父母身高、治疗开始时身高 SDS、GH 剂量、治疗开始时间和治疗持续时间呈正相关。因此，一旦临床上出现明显的生长障碍，应立即开始治疗。

氧雄龙被证实可改善 Turner 综合征患者的生长。治疗 4～6 年后，发现氧雄龙可使身高增加 1.1～4.2cm[12]。典型剂量为 0.05mg/（kg・d），最大剂量为 2.5mg，主要不良反应表现为男性化伴阴蒂肥大、音调低沉和多毛，其他不良反应包括肝功能不全、高血压和乳房发育减慢。青春期诱导的时间也将影响身高的获益，因为延迟青春期诱导容许更长时间的青春期前生长。然而，过分强调身高会忽视与同龄人同时经历青春期的重要社会心理效应，因此不建议常规推迟青春期的诱导。

可以使用许多形式的雌激素治疗，有口服和经皮两种形式，治疗可以从 12 岁开始。通常开始给予成人替代剂量的 1/10～1/8 的小剂量，并在 2～4 年内逐渐上调。黄体酮治疗通常在发生突破性出血时或在雌激素治疗 2～3 年性成熟完成后开始。

六、身材矮小相关综合征

（一）普拉德 – 威利综合征

普拉德 – 威利综合征(Prader—Willi syndrome，PWS ）是一种复杂的遗传病，以新生儿肌张力低下、新生儿喂养困难伴后期食欲亢进、病理性肥胖、身材矮小、性腺功能减退、发育迟缓、学习困难和精神问题为特征。特征性的面部表现为上唇薄、杏仁眼、手足较小，80% 的男性存在隐睾。

PWS 是由于染色体 15q11～q13 上父系遗传基因的缺失表达引起的，75% 的病例是由于父系等位基因上的缺失，24% 的病例是由于母系单亲二倍体，1% 是由于印记异常 [13]（https：//doi.org/10.1210/jc.2008–0649 ）。PWS 很少由父系染色体易位引起，新生儿的发病率为 1/30 000。

在婴儿出生后最初几个月，由于患儿吸吮不良和肌张力低下，可能需要鼻饲喂养。应注意不要因患儿后期食欲亢进而过量喂养。理疗、说话和语言治疗计划可能有助于优化发育进程。肥胖的管理包括引入低热量饮食、在监督下定期运动和限制食物的获取。药物治疗和减肥手术尚无成功的报道。PWS 成人体脂增加，肌肉量减少，至 20 岁 2 型糖尿病发病率为 25%。

患儿出生体重为 –1.37SDS，身长为 –0.46SDS。身材矮小发生在儿童期，70% 的患者在药物刺激试验中有 GHD 的生化证据。未治疗的成年终身高约为 160cm（男性）和 150cm（女性）。

GH 治疗已获批用于治疗 PWS。开始治疗前检测 GH 水平不是强制性的，但许多中心确实评估了 GH 水平。治疗的目的是改善生长和身体成分。随机对照试验证明了 GH 治疗在改善身高和身体成分方面的疗效。在两项受试者人数较少的研究中，报道了成年最终身高平均为 –0.3SDS 和 –1.0SDS。越来越多的证据表明，在出生后第 1 年早期使用 GH 可以帮助改善肌张力和运动发育。

阻塞性睡眠呼吸暂停和脊柱侧凸是 PWS 和 GH 治疗的常见潜在并发症。阻塞性睡眠呼吸暂停是由上气道狭窄合并腺样体扁桃体肥大、气道肌肉张力减退、肥胖和脊柱后侧凸共同引起的。有一些 PWS 患儿意外死亡的报道，大多数涉及呼吸道感染、睡眠呼吸暂停、通气不足和腺样体扁桃体肥大。多项关于 GH 对睡眠呼吸障碍影响的研究未充分证明与 GH 治疗相关的呼吸暂停 / 呼吸浅慢的患者总量增加，但有少数儿童在 GH 治疗后呼吸暂停 / 呼吸浅慢恶化，一些证据表明 GH 治疗后前 9 个月内死亡风险增加。建议所有 PWS 患儿密切关注睡眠呼吸障碍症状和多导睡眠描图，即使那些没有开始接受生长激素治疗的患儿也应如此。在 ENT 评估和对呼吸性肥胖治疗前，呼吸困难儿童禁用 GH 治疗。在急性呼吸道感染期间不应开始进行 GH 治疗，但治疗期间发作呼吸道感染也不需要常规停止。

GH 治疗应从每天 9～12μg/kg 开始，增加至每天 35μg/kg，避免 IGF–1 浓度升高(＞+2SDS)。PWS 患者对 GH 治疗过程 IGF–1 的产生高度敏感，许多患者在中等剂量的生长激素的作用下，IGF–1 的浓度保持在正常范围的上半部分。指南建议在儿童期 IGF–1 SDS 为 +1～+2SDS，在成年期为 0～+2SDS[14]。

高达 70% 的 PWS 儿童患有脊柱侧凸，是由肥胖和肌张力减退所致。在脊柱外科医生指导下的治疗可能需要支具矫正或手术治疗。GH 治疗期间可能发生脊柱侧凸或脊柱侧凸恶化，但更可能是疾病的自然进展，而不是由于 GH 治疗，一般而言，不应停止 GH 治疗。GH 治疗的排除标准包括重度肥胖、未控制的糖尿病、未治疗的重度阻塞性睡眠呼吸暂停、活动性癌症和活动性精神病。考虑到 GH 在 PWS 中影响的多种不同临床结局（身高、身体组成、精神运动发育），仅根据生长速度定义反应不佳是不合适的。在停止 GH 治疗（通常应持续治疗至生长结束）前，应考虑所有的这些点。

GH 治疗可能对成年期有益，可改善骨量、肌肉量、身体组成和心血管风险。在儿童 GHD 患者中，>70% 的患者持续治疗至成年期，在成人 GHD 可接受生长激素治疗而非 PWS 的国家，重新评估生长激素状态可能是有用的。

（二）努南综合征及其相关疾病

努南综合征是一种常染色体显性遗传病，由 *PTPN11*（50%）、*SOS1*（13%）、*RAF1*（5%）、*RIT1*（5%）、*KRAS*、*NRAS*（＜1%）、*BRAF*（＜1%）和 *MAP2K1*（＜1%）突变引起，其余病例原因未明。临床特征和 RAS 通路总结见表 6–2 和图 6–4。

发病率估计为 1：（1000～2500）。出生体重和身长通常正常，但婴儿期喂养困难较常见，伴出生后 1 年内生长障碍。平均身高位于第 3 百分位数，直至青春期出现，青春期生长突增延迟和减少。骨龄通常显著延迟。未经 GH 治疗的最终成年身高为 161～167cm（男性）和 150～155cm（女性），可获得努南综合征特异性生长图表。努南综合征儿童恶性肿瘤的风险约增高 8 倍，而白血病、横纹肌肉瘤和神经母细胞瘤发生增加。

在美国和日本，努南综合征引起的身材矮小是 GH 治疗的许可适应证，其他地方未经许可也可治疗。治疗 1 年后，身高 SDS 增加 0.35SD，证明身高速度短期改善。对患者进行随访至成人身高的研究表明，身高增加 0.6～1.7SD，而 Kabi 国际生长研究数据中的身高 SDS 增加 0.6SD（采用正常人群标准）和 1.0SD（采用努南综合征特异性标准）。尚无证据表明努南综合征患者接受 GH 治疗后恶性肿瘤风险增加，但由于接受治疗的患者人数少于其他 GH 适应证，故建议谨慎使用。在开始治疗前，应与患者及其家属讨论 GH 和恶性肿瘤风险相关问题。此外，心肌病儿童不应进行 GH 治疗。

与 RAS–RAF–MAPK 级联的其他疾病 [如 LEOPARD 综合征、心 – 面 – 皮肤（CFC）综合征和 Costello 综合征] 存在临床重叠。CFC 综合征患者具有相似的心脏和面部特征，但有较高的智力残疾和中枢神经系统异常的风险，而皮肤和胃肠道异常更多样。皮肤呈角化和鱼鳞样表现伴毛发稀疏、卷曲易碎，胃肠道并发症包括疝、发育停滞、食欲减退、肠扭转、便秘和反流。LEOPARD 综合征（雀斑样痣、心电图异常、眼距过宽、肺动脉狭窄、生殖器的异常、生长迟缓、耳聋）又称努南综合征，伴多发性雀斑样痣。在儿童期，LEOPARD 和努南综合征的特征重叠，

表 6–2　努南综合征的临床特征

- 矮小
- 颈宽颈蹼
- 先天性心脏病（最常见的是肺动脉瓣狭窄、房间隔缺损和肥厚性心肌病）
- 发育迟缓
- 眼睑异常
- 乳距宽
- 隐睾
- 特征性面部特征包括低位、后旋转耳伴肉样螺旋、蓝色或蓝绿色虹膜和眼睛异常（通常眼距较宽、向下倾斜、伴内眦赘皮和上睑下垂）
- 婴儿期稀疏的头发，在儿童 / 青少年期变得更厚和卷曲

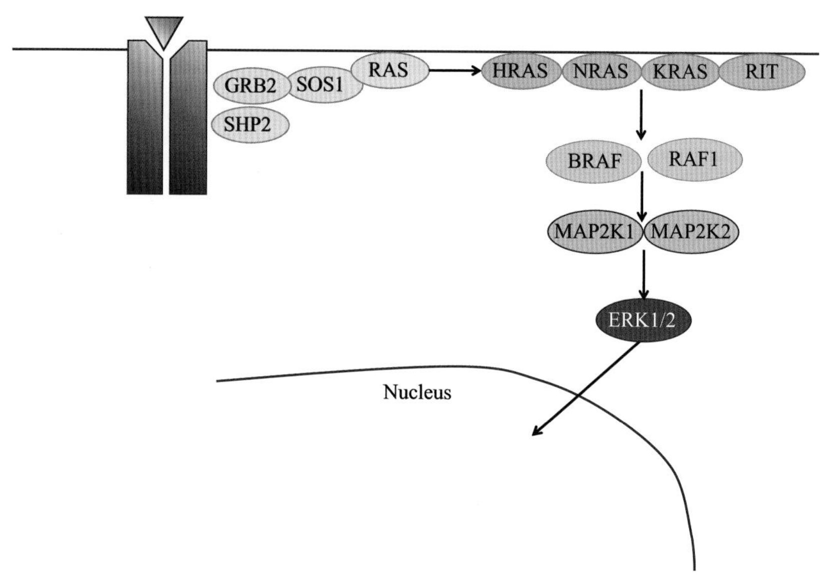

▲ 图 6-4 **RAS/MAPK 通路**

该途径通过配体与跨膜受体（如 GHR）的结合而被激活。受体胞内结构域的磷酸化导致配体蛋白的招募和结合，包括 SHP2（PTPN-11 编码）、GRB2 和 SOS1。RAS 家族蛋白（HRAS、NRAS、KRAS 或 RIT1）移位到细胞核。活性配体蛋白复合物将 GTP 分子转移至无活性的 GDP 结合的 RAS 蛋白。活性 GTP 结合的 RAS 蛋白激活 MAPK 级联反应，包括有 BRAF、RAF1 和 MAP2K1（均参与努南综合征的发病机制）

但随着年龄的增长，可出现其他特征性表现，包括雀斑样痣和听力丧失。Costello 综合征的特征是发育迟缓和智力残疾、皮肤皱褶松散（特别是手足）、过度活动、面部畸形、心肌病和面部疣。Costello 综合征也与恶性肿瘤风险增加相关。

（三）原发性生长障碍

许多疾病与宫内和宫外生长障碍有关，并伴特征性表现及其他系统疾病。有证据表明 GH 对 SRS 有效，但在其他疾病中的数据有限，GH 禁用于有恶性肿瘤风险的疾病。

（四）拉塞尔 - 西尔弗综合征

SRS（OMIM 180860）是一种宫内和宫外生长障碍疾病，婴儿出生时为 SGA。患者具有独特的面部外观，倒三角形脸、宽前额、小而尖的下巴和宽而薄的口。患儿智力正常或轻度受损。喂养困难和身体不对称也很常见。青少年和成人的严重程度不同，表型可能不太明显。

50%SRS 患者是由父源 11p15 号染色体上的 *H19/IGF-2* 基因间甲基化差异区域的低甲基化引起的。该区域甲基化的缺失影响了 CCCTC 结合因子的结合，从而阻止 IGF-2 启动子的进入。IGF-2 通常是由甲基化的父源等位基因所表达，但 SRS 中的低甲基化导致了 IGF-2 转录的抑制和非编码 RNA *H19* 转录的增加。

其次最常见的 SRS 分子病因是 7 号染色体母源单亲二体（5%～10% 患者）。罕见的分子病因包括母源遗传的 *CDKN1C* 突变（位于 11p15 着丝粒区的母源表达的生长因子）和父源遗传的 *IGF-2* 突变。据报道只有一个家系分别有 *CDKN1C* 和 *IGF-2* 的突变。

已经开发多种评分系统来辅助诊断，共识指南建议使用 Netchine-Harbison 评分系统，满足以下各项各得 1 分。

1. 小于胎龄儿，出生身长 / 体重≤ -2SDS。

2. 出生后生长障碍，表现为 24 个月时身高≤ -2SD 或身高 SDS 低于父母中位身高 SDS 的 2SD。

3. 出生时相对巨颅畸形，OFC SDS 比出生体重 / 身长 SDS ≥ 1.5SDS。

4. 前额突出，侧面观时前额超过面部。

5. 身体不对称，腿长差异≥ 0.5cm，或手臂不对称，或腿长差异＜ 0.5cm 时，存在至少两个其他不对称部位（其中一个不是面部）。

6. 喂养困难和（或）BMI 较低，24 月龄时 BMI ≤ –2SDS 或正在使用喂养管或药物刺激食欲。

对于得分 4/6 或 3/6（有强烈的临床怀疑者），可进行分子检测，检查 7 号染色体母源单亲二倍体和 11p15 染色体的低甲基化。如果一个家系里有多个受累成员，则应考虑进行 *CDKN1C* 和 *IGF-2* 的测序。对于 11p15 低甲基化或 7 号染色体母源单亲二倍体检测为阴性的患者，如果得分为 5/6 或 4/6 时且患者有相对的巨颅畸形和前额突出，可以进行临床诊断。诊断流程图的制作作为最近共识指南的一部分 [15]（http：//www.nature.com/nrendo/journal/v13/n2/full/nrendo.2016.138.html）（图 6–5）。

在出生后前 2 年，治疗的目标是开始使用 GH 之前进行营养支持以防止低血糖并优化生长。SRS 患儿通常较纤瘦，需要注意不要让患者过量进食。目的是体重获得为身高对应下体重的第 50 百分位的 75%～85%，或者 BMI12～14kg/m²。最初的治疗是补充营养，但 SRS 患者食欲不振，可能需要胃造口术喂养。由于缺乏可靠数据，不建议服用食欲刺激剂。经常喂食或深夜喂食时添加高分子量葡萄糖聚合物来预防低血糖。SRS 患儿通常需要在手术前入院，以便在禁食期间给予静脉注射 10% 的葡萄糖。

SRS 儿童被纳入生长激素临床试验中，使得 SGA 儿童获得生长激素治疗许可。SRS 患者应根据 SGA 许可证进行生长激素治疗。本许可证规定开始生长激素的年龄限制是为了避免将生长激素治疗给可能经历追赶生长的个体。由于 SRS 患者不太可能出现追赶生长，因此应该考虑早期使用 GH，特别是对低血糖或严重生长受限的儿童。生长激素可以改善身高、身体组成、食欲和肌肉力量。SRS 患者早期肾上腺素激素分泌伴骨龄提前，青春期早发育且快速进展，因此考虑使用 GnRH 类似物来延迟青春期发育，但缺乏疗效的证据。

（五）3–M 综合征

3–M 综合征是一种常染色体隐性遗传疾病，表现为出生前和出生后生长受限，伴面部畸形（前额增宽、鼻上翘、嘴唇丰满、三角脸、中面部发育不全、人中长），智力正常。所有患者均发现足后跟显著，但也在 UPD（7）mat 的 SRS 患者中发现。放射学表现可出现长骨细长和相对较高的椎体。

3–M 综合征是由 *CUL7*、*OBSL1* 和 *CCDC8* 的功能缺失性突变引起的，但它们导致生长障碍的机制尚不清楚。其中 *CUL7* 变异患者的生长障碍最为严重。一小部分患者对生长激素治疗有反应，生长激素试验可能是合适的。

（六）肌肉 – 肝脏 – 脑 – 眼侏儒

肌肉 – 肝脏 – 脑 – 眼侏儒症（Mulibrey nanism，OMIM 253520）是一种常染色体隐性遗传疾病，由三结构域蛋白 37（*TRIM37*）突变引起。受累者有严重的宫内和宫外生长障碍，智力正常，特征性面部表现（三角脸、高宽额头和低鼻梁）、高音调、肌张力减退、肝大、缩窄性心包炎引起的充血性心力衰竭，以及皮肤痣。影像学表现可能包括细长的骨骼、皮质相对较厚、纤维发育不良。

在芬兰人口中，Mulibrey nanism 的发病率为 1∶40 000，但芬兰以外的病例报道少见。诊断标准为：3 个主要体征 +1 个次要体征或 2 个主要体

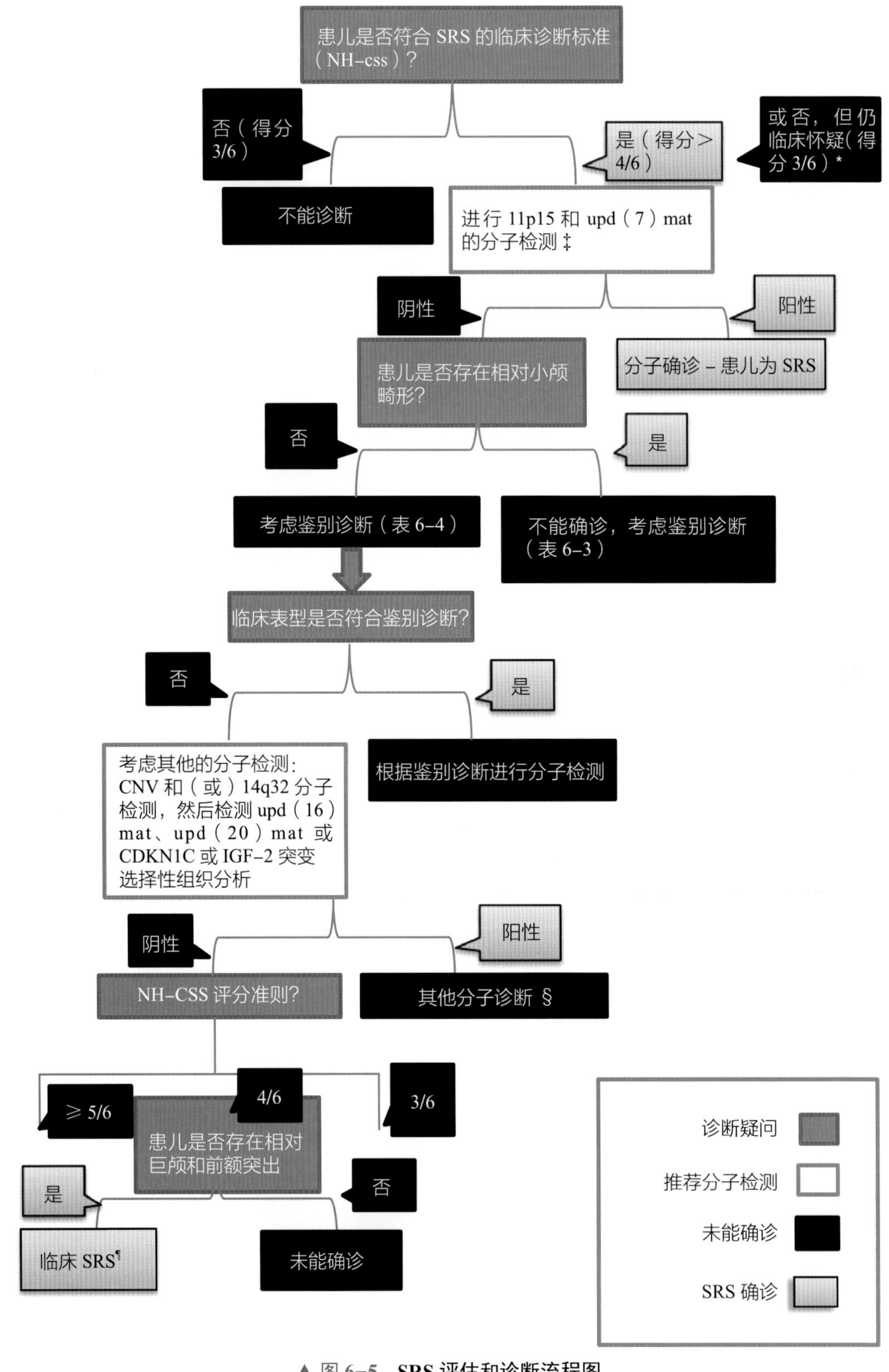

▲ 图 6–5 **SRS 评估和诊断流程图**

*. 研究排除了宫内生长迟缓和产后生长迟缓患者发生 11p15 LOM 和 upd（7）mat 的可能，一些患者，特别是 upd（7）mat 患者或 2 岁以下儿童，得分为 3/6（详情见正文）。‡. 如果患者有明显的无法解释的全身发育迟缓和（或）智力残疾和（或）相对小头畸形，则在其他检查前进行 CNV 分析。§. 除了 11p15 LOM 的组织嵌合体外，目前没有足够的证据确定与 SRS 的关系。‖ 除非有 2 年的追赶性增长迹象。¶. 以前称为特发性 SRS。CNV. 拷贝数变异；LOM. 甲基化缺失；NH–CSS. Netchine–Harbison 临床评分系统；SRS.Silver–Russell 综合征

征 +3 个次要体征。

1. 主要体征

(1) 生长障碍（①或②或③）：① SGA 缺乏追赶性生长；②儿童期身高＜ –2.5SDS；③成年期身高＜ –3.0SDS。

(2) 特征性放射学表现（①或②）：①纤细的长骨伴皮质厚、髓腔窄；②蝶鞍低而浅（J 形）

(3) 颅面特征：舟状头、三角脸、高而宽的前额、低鼻梁和内眦距过宽。

(4) 典型的眼部特征性：视网膜周边区域出现黄斑。

(5) 兄弟姐妹受累。

2. 次要表现

(1) 声音高亢。

(2) 肝大。

(3) 皮肤痣。

(4) 长骨纤维发育不良。

1/3 的新生儿有喂养困难，到 2 岁时，超过 50% 的患儿出现发育不良。上呼吸道感染很常见，1/2 的儿童被诊断为肺炎，1/4 的儿童在 2 岁时至少出现 1 次由感染引起的呼吸衰竭。精神运动发育正常或轻度受损。平均出生身长为 –3.1SDS，由于进行性生长障碍导致 2 岁时平均身高为 –4.4SDS。生长激素治疗可使最终身高增加 +0.6SDS。

（七）SHORT 综合征

身材矮小、关节过伸、疝气、眼球凹陷、Rieger 异常和出牙延迟（短）综合征（short stature，hyperextensibility，hernia，ocular depression，Rieger anomaly and teething delay syndrome，SHORT 综合征）是一种常染色体显性遗传疾病，由 *PIK3R1* 突变引起，*PIK3R1* 是磷脂酰肌醇 3 激酶的调节亚单位，是 IGF–1 和胰岛素信号转导系统的组成部分。面部特征包括小颌畸形、高宽额头、三角脸、深陷的眼睛、突出的鼻子、耳位低后旋、鼻翼发育不良、面部脂肪营养不良和头发稀疏。首字母缩略词中未包括的其他临床特征包括：部分脂肪营养不良、透明皮肤、肘部和臀部有酒窝、第 5 指弯曲、性腺功能减退、高音、2 型糖尿病、肾钙质沉着症和股骨头薄。出生体重较低，平均值为 –3.3SD，出生后生长障碍，平均终身高为 154cm。智力是正常的。

（八）Floating–Harbor 综合征

Floating–Harbor 综合征是一种出生前和出生后发育障碍的疾病，伴有语言发育迟缓、骨龄延迟，特殊面部表现，即三角脸、眼睛凹陷、长睫毛、球状鼻、鼻小柱宽、人中短和嘴唇薄。它是由 *SRCAP* 突变引起的常染色体显性遗传，SRCAP 编码参与 DNA 修复和 CREB 结合蛋白激活的 Snf2–CREBBP 激活蛋白。*CREBBP* 突变引起 Rubinstein–Taybi 综合征。

（九）IMAGe 综合征

患者表现为宫内生长障碍、干骺端发育不良、先天性肾上腺发育不良和生殖器畸形。所有患者生前和生后均出现生长障碍，智力正常或轻度受损。这种疾病是由母源印记基因 *CDKN1C* 突变导致，面部特征包括前额突出、低位耳、鼻梁扁平和小鼻子。

（十）Bloom 综合征

Bloom 综合征（OMIM 210900）是一种常染色体隐性遗传疾病，其特征是生前及生后生长受限和面部瘦削伴颧骨发育不全。其他特征包括光敏感性的毛细血管扩张、皮肤色素过少 / 过高、易患恶性肿瘤（所有类型恶性疾病的发病率普遍增加）和染色体不稳定。发病率为 1：160000，但在德系犹太人之外很少发现这种情况。大多数患者在患病的第 3 个 10 年死于恶性肿瘤。

疾病是由临床特征（没有正式的诊断标准）和染色体不稳定性或直接基因测序的来诊断。疾病是由 *BLM* 基因突变所致，该基因编码的是 RecQ DNA 解旋酶的一员，RecQ DNA 解旋酶负责在 DNA 复制、转录、基因重组和 DNA 修复等过程中分离互补 DNA 链。GH 是禁忌。

（十一）小头畸形骨发育不良原发性侏儒Ⅱ型

小头畸形性骨发育不良原发性侏儒Ⅱ型（MOPD Ⅱ）是另一种严重宫内和生后生长障碍的常染色体隐性遗传疾病，受累个体成年后身高约 100cm。其他特征包括智力正常、声音高亢、牙列畸形、前臂和腿部不对称性的缩短、眼睛突出和鼻子突出。

MOPD Ⅱ是由中心体蛋白基因的无义突变引起的。中心体蛋白是一个巨大的 370kDa 卷曲蛋白，定位于中心体。缺乏时会导致有丝分裂纺锤体的异常，这很可能是一种细胞增殖受损的疾病。个体患颅内动脉瘤和 2 型糖尿病的风险增加，建议对这两种情况进行筛查。生长激素治疗通常无效。

（十二）Seckel 综合征

Seckel 综合征的表型与 MOPD Ⅱ型非常相似，有严重的产前和生后生长受限、鼻子突出、眼睛突出、小颌畸形和小头畸形。与 MOPD Ⅱ型相比，受累个体有中度至重度学习困难。Seckel 综合征是由共济失调毛细血管扩张症和 Rad-3 相关蛋白的剪接突变及中心体蛋白的无义突变引起的。

（十三）Meier-Gorlin 综合征

Meier-Gorlin 综合征是一种常染色体隐性遗传疾病，伴产前和生后生长障碍，小头畸形、小耳畸形、窄喙鼻伴鼻小柱低，小嘴巴和下颌后缩畸形。其他临床特征包括髌骨发育不全、隐睾和乳腺发育不全。它是由 *ORC1*、*ORC4*、*ORC6*、*CDT1* 和 *CDC6* 的突变引起的。这些基因都编码起源识别复合物的成分，该复合体是一种多亚单位的 DNA 结合复合物，是 DNA 复制的重要组成部分。

（十四）Nijmegen breakage 综合征

Nijmegen breakage 综合征是一种染色体稳定性疾病，伴免疫缺陷和癌症风险增加。受累患儿出生时体重较低（平均 -1.6SDS）。严重进行性小头畸形和身材矮小有关。在婴儿期智力可能正常，但有一个逐渐退化。面部特征包括前额后移、中面部突出、下颌小、睑裂向上倾斜、鼻子和人中长及大耳。这种疾病是常染色体隐性遗传，由 NBN 突变引起。

（十五）范可尼贫血

范可尼贫血（Fanconi Anaemia，FA）可表现为出生前或出生后身材矮小。75% 的患者出现身材矮小。其他特征包括皮肤色素异常（caféor 斑或色素减退）、放射线异常（拇指或桡骨发育不良）、小头畸形、眼科异常（小眼症、白内障）、泌尿生殖系统异常（马蹄肾、隐睾、尿道下裂）、进行性骨髓衰竭、再生障碍性贫血、白血病和早发型实体瘤。遗传可以是常染色体隐性遗传（16 个基因）、常染色体显性遗传（1 个基因）或 X 连锁遗传（1 个基因）。通过丝裂霉素或二环氧基丁烷的染色体断裂研究或通过基因测序确诊。

七、特发性身材矮小

ISS 可定义为身高低于同年龄和同性别平均值 2 个以上的标准差，其中尚未确定病因，可包括家族性身材矮小、体质性青春期延迟的患者及出生时 SGA 的患者。在欧洲，生长激素被许可用于治疗 SGA 儿童，但不用于 ISS，而在美国，生长激素治疗被许可用于两组患者。

ISS 患儿的典型生长情况是，儿童期生长发育迟缓，身高降至 –2SD 以下，或生长模式与正常生长曲线的最低百分位线平行，或可能持续缓慢下降。一些患儿在青春期时出现 ISS 追赶。在生长末期，约有 66% 的 ISS 患儿达到了正常成人范围的 –1.5SD 左右。

ISS 患儿 GH–IGF–1 轴和生长板均存在异常。生长激素分泌和反应是连续的。ISS 患儿并非 GH 缺乏，也没有 Laron 综合征或其他原发性 IGF–1 缺乏症，但 GH 分泌 / 反应和 IGF–1 分泌 / 反应的轻微缺陷可能会导致生长障碍。

50% 的 ISS 患儿 IGF–1 浓度较低，而自发性的 GH 分泌正常或增多。在胰岛素样生长因子生成试验的情况下，生长激素的急性反应可能显示血清胰岛素样生长因子 –1 和胰岛素样生长因子结合蛋白 –3 的轻微升高。生长激素 – 胰岛素样生长因子（GH–IGF）通路的遗传缺陷如 IGF–1 和 IGF1R 基因杂合突变的中已在一些既往被认为 ISS 患者被发现。定义 GH–IGF–1 通路状态被认为是选择生长激素或胰岛素样生长因子 –1（或两者结合）治疗的一种模式，但越来越多的证据表明，ISS 的主要病理可能位于生长板而不是生长激素 – 胰岛素样生长因子 –1 轴。

体格检查应寻找 GHD 的轻微畸形、不对称和表型特征。所有患者应进行实验室评估，包括全血计数、肾、肝和骨、TSH、游离 T_4 和 IGF–1 浓度。腹腔疾病的实验室评估和骨龄也应该测量。所有女性患者均应进行核型检测排除 Turner 综合征。必须排除 GHD。对于一些儿童，可以根据 IGF–1 浓度和生长情况排除 GHD 的诊断，但其他儿童则需要进行常规 GH 激发试验。

目前在 ISS 儿童队列中发现的单基因疾病包括 SHOX/PAR1 异常、NPR2 突变和 ACAN 突变。首先被确认的是 SHOX 突变，占 3%～15% 的患者。除了影响 SHOX 编码区的突变和缺失外，影响伪常染色体 1 区上游和下游保守非编码调控元件的缺失和重复也可导致 SHOX 缺陷。在 ISS 患者和 Leri–Weill 软骨发育不良（LWD）儿童中同时发现 SHOX 基因突变。

在 ISS 患者中发现的第二个基因 *NPR2* 的突变，最初在肢端发育不良的患者中发现。*NPR2* 编码 C 型利钠肽的受体，通过该受体的信号转导对抗成纤维细胞生长因子受体 3 的信号转导。FGFR3 的激活突变通过增加信号转导导致生长障碍，*NPR2* 的功能丧失突变很可能会由于这种拮抗作用的丧失和不受控制的 *FGFR3* 信号转导而导致生长障碍。约 6% 的 ISS 患者伴有 *NPR2* 突变。

SHOX 和 *NPR2* 的突变频率取决于所评估患者的表型，当存在不成比例的身材矮小或骨骼异常时，突变的发生率增加。

ACAN 编码 aggrecan，即一种细胞外基质的蛋白多糖成分。虽然 ACAN 突变与骨骼发育不良有关，包括脊椎关节发育不良和脊椎骨骺发育不良，也可表现为骨龄超前的身材矮小，但在骨骼检查中没有其他特殊体征。出生身长在正常范围的下线，患者在儿童期出现非比例失调的身材矮小。所有患者骨龄均提前，但 1/3 的患者骨龄提前＜ 1 年。

高通量测序技术无论是全外显子或矮小相关基因靶基因的已被用于发现标签为 ISS 患者的遗传原因。靶基因的检出结果仅为 2%，其中努南综合征是最常见的遗传病因。通过全外显子测序可发现约 36% 的 ISS 患者诊断为 3M、Kenny–Caffey 和 Floating–Harbor 综合征。随着对身材矮小的遗传病因了解的增加，这些研究的结果很可能会提高。

虽然全外显子组测序还不是常规检测方法，但是 CNV 的分析是广泛可用的。CNV 是基因组

DNA 中拷贝数增加或减少的区域，大小从千碱基对到兆碱基对不等。CNV 可细分为常见 CNV，其群体频率大于 1%，拷贝数状态为每二倍体基因组 0～30 拷贝；罕见 CNV（＜ 1%），其拷贝数状态范围较低（通常为每基因组 0～3 拷贝）。CNV 可以通过改变剂量敏感基因的拷贝数，通过位置效应改变临近基因的表达浓度，并揭示隐性突变对其未删除等位基因的影响，或通过颠换效应（删除同源染色体上等位基因之间联系所需的元件）而引起疾病。

65%～80% 的正常人群携带＜ 100kb 的罕见 CNV，5%～10% 的人携带＜ 500kb 的 CNV，1% 的人携带≥ 1Mb 的 CNV。由于表型的外显率不同，鉴别良性和致病性 CNV 可能具有挑战性，良性 CNV 将以纯合方式遗传，或从母亲那里遗传到男孩的 X 染色体上，或与另一种 CNV 合并遗传。

目前评估 CNV 有两种主要技术，阵列比较基因组杂交和 SNP 阵列。在 CGH 阵列中，用不同颜色的荧光染料标记患者和对照组的 DNA，并杂交到包含覆盖整个基因组的 DNA 探针的微阵列玻片上。通过每个探针荧光染料比例的差异来检测 CNV。高密度单核苷酸多态性阵列仅使用荧光标记的患者 DNA，并与芯片杂交，探针覆盖遍布整个基因组的单核苷酸多态性。拷贝数增加或减少的区域由相邻的 SNP 区域确定，其中荧光强度与整个基因组的标准化强度相比发生改变。除了检测 CNV 外，与阵列 CGH 不同，SNP 阵列还可用于识别拷贝数中性染色体畸变，如单亲二体或杂合性缺失。

一些研究已在 10%～15% 的 ISS 患者中发现了致病性的 CNV。SHOX 和 IGF1R 缺失是最常见基因，以及其他疾病相关的 SRS（7 号染色体母源单亲二倍体）、Temple 综合征（14 号染色体母体单亲二倍体）和 22q11 缺失等。将 CNV 分析添加到 ISS 患者的常规检查中是合理的。

ISS 的治疗

是否使用生长激素治疗 ISS 儿童仍存在争议，生长激素治疗在一些国家已获得许可，但在一些国家则没有。专家建议 [16] 将 –3SD～–2SD 作为考虑治疗的阈值。美国 FDA 执照目前限定身高＜ –2.25SD 作为生长激素治疗的阈值。如果存在体质性延迟的因素，并且预测的成年身高在正常范围内，则应考虑采取观察等待的方法。如果发现可能诊断为骨骼发育不良或与癌症风险相关的疾病的儿童，则不应接受生长激素治疗，因为对于前者生长激素疗效差，对于后者生长激素治疗增加了癌症患病风险。治疗对于有严重身高障碍的儿童是最重要的，因为成人身高过低可能会影响日常活动。由于治疗效应在年龄较小时更大，治疗持续时间更长，因此对可能对 rhGH 治疗有反应的严重生长障碍的儿童，应尽早开始治疗。

对 GH 治疗的反应是多变的，干预的确切长期获益及长期安全性尚不确切。这些问题中的许多都源于这样一个事实，即 ISS 代表了影响生长的多种病理因素的混合体。许多短期研究报道了与生长激素治疗相关的身高增速，少数长期研究表明，使用每天 30～67μg/kg 的剂量范围治疗 5 年后，身高 SDS 由 +0.5SD 增加至 +1.2SD。

重组人 IGF–1 已应用于一项针对低血清浓度 IGF–1 的 ISS 患者的临床试验。使用 120μg/kg，每日 2 次，可使每年身高增速增加到 7.9cm，高于未经治疗的对照组（每年 5.2cm），这是一种类似于治疗原发性 IGF–1 缺乏症的治疗效应。目前尚缺乏 IGF–1 的长期试验，也没有直接比较 IGF–1 和 GH 疗法的试验。

在 IGF–1 SDS ＜ –1 的 ISS 患者中使用 GH 和 IGF–1 联合治疗，3 年来身高增加了 +1.9SD

（每天 45μg/kg GH 和每天 150μg/kg IGF–1），而生长激素治疗组身高增加 +1.3SD。虽然有关 IGF–1 的数据很乐观，但 GH 应该仍然是首选的治疗方法，因为 GH 可能比 IGF–1 单一疗法更有效，且使用 GH 治疗的经验远远超过 IGF–1。

其他治疗干预措施包括 GnRH 类似物和芳香化酶抑制药。GnRH 类似物疗法已被提出单独治疗或与 GH 联合治疗。对身高增长的影响最多是轻微的，要在临床上获得显著的身高改善需要几年的治疗。身高的增长必须与推迟青春期给年轻人造成的困扰相平衡。对骨骼健康的长期影响也需要考虑。

芳香化酶抑制药的优点是不会延迟男孩的青春期，但女孩有卵巢囊肿的风险。这类药物似乎在促进身高增加方面更有效，但目前这些数据主要限于短期结局，仅在一项研究中报道了最终身高。一项研究发现，来曲唑治疗组 45% 的患者出现轻度椎骨异常，而对照组为 0。目前，不推荐使用 GnRH 类似物治疗或芳香化酶抑制药治疗 ISS。

八、骨骼发育不良

骨骼发育异常是一组由 450 多种遗传疾病组成的异质性疾病，其特征为骨和软骨的异常生长、发育、分化和维持。虽然它们主要影响骨骼，但也会对肌肉、韧带和肌腱产生影响。发病率约为活产婴儿的 1：5000。严重程度和表现各不相同，最严重的病例在宫内发现，超声显示肢体短小。大多数患者在儿童期表现为身材矮小，但一些患者在成年后仅表现为过早的关节炎。

脊柱和四肢经常受累，而内分泌疾病患者通常表现为成比例的身材矮小，骨骼发育不良患者表现为不成比例的身材矮小，可分为短肢或短躯干。常规生长学测量应包括测量坐高、上部量 / 下部量比值和指间距。下部量从耻骨联合到足跟测量，上部量计算为总高度 – 下部量。

短肢不成比例的身材矮小可分为根状肢（肱骨近端 / 股骨近端短段）、中间段（中段骨短缩，如尺骨 / 桡骨 / 胫骨 / 腓骨）和远端（远端骨短缩，如手 / 足）。短指（趾）是指短指（趾）和小的畸形至短肢。

对疑似患有骨骼发育异常的儿童进行评估，包括对相关特征进行仔细的临床检查，如大头畸形、腭裂、小颌畸形、扁平鼻梁、面中部发育不全和牙本质形成不全，还可见毛发、指甲和皮肤的异常。先天性心脏病、生殖器异常、先天性巨结肠和免疫缺陷均可合并个体骨骼发育异常，诊断时可作为参考。应进行影像学骨骼检查。

使用的术语包括 spondylo 指脊柱，epiphyseal 指缺如、小或不规则的骨骺，metaphyseal 指不规则、增宽或呈喇叭形的干骺端，diaphyseal 指骨干变宽、硬化、皮质增厚或髓质变窄或扩张。

（一）骨骼发育不良分类

2010 年疾病分类学中的前 8 组疾病根据疾病的分子基础分类：FGFR3、2 型胶原蛋白、Ⅱ型胶原蛋白、硫化异常疾病、基底膜聚糖、聚集蛋白聚糖、丝胺和 TRPV4。另外 32 组根据其临床和影像学表现进行归类。前缀 acro 是指四肢（手和足），meso– 是指中端到中间部分（尺骨和桡骨、胫骨和腓骨），rhizo 是指根端到近端部分（股骨和肱骨），spondylo 指脊椎，epi 指骨骺，meta 指干骺端。例如，如果只是手和足较短，则应咨询肢端组；而如果脊柱和干骺端受累，则应为脊椎干骺端发育不良。下面列出了本章要详细介绍的 40 组情况。

已经确定了超过 350 个导致骨骼发育不良的基因。骨骼发育不良的许多遗传原因有重叠表型，因此靶向基因的外显子测序的可用性增加对这些疾病的诊断和治疗有很大帮助。

骨骼发育异常的分类包括分子基础分组及临床和影像学表现分组（表 6-3 和表 6-4）。

下面介绍一些较为常见的骨骼疾病。

表 6-3 根据疾病的分子基础分组

- FGFR3 软骨发育异常组
- 2 型胶原蛋白组和类似疾病
- Ⅱ型胶原蛋白组
- 硫化疾病组
- 基底膜聚糖组
- 聚集蛋白聚糖组
- 丝胺组和相关疾病
- TRPV4 组

表 6-4 根据疾病的临床表现分组

- 短肋骨发育不良（伴或不伴多指畸形）组
- 多发性骨骺发育不良和假性软骨发育不全组
- 干骺端发育不良
- 脊椎干骺端发育不良
- 脊椎骨骺发育不良
- 重度脊椎发育不良
- 肢端发育不良（四肢）
- 肢端肢中发育不良（四肢和四肢中部）
- 肢中部和肢根肢中发育不良（四肢近端和中部）
- 弯曲骨发育不良
- 细长骨发育不良组
- 发育异常伴多个关节脱位
- 点状软骨发育不良（CDP）组
- 新生儿骨硬化发育不良
- 骨密度增加组（骨形状无改变）
- 骨密度增加组伴干骺端和（或）骨干受累
- 成骨不全和骨密度降低组
- 矿化异常组
- 伴有骨骼受累的溶酶体贮积病（多发性骨发育不全组）
- 骨质溶解组
- 骨骼成分组发育紊乱
- 骨骼受累的过度生长综合征
- 遗传性炎症 / 类风湿样骨关节病
- 锁骨颅骨发育不良和孤立性颅骨骨化缺陷组
- 颅缝早闭综合征
- 颅面受累为主的骨发育不全
- 伴或不伴肋骨受累的椎体发育不良
- 髌骨发育不良
- 短指（趾）畸形（伴或不伴骨骼外表现）
- 肢体发育不全 – 复位缺陷组
- 多指畸形 – 并指畸形 – 三指畸形组
- 关节形成和骨连结缺陷

（二）软骨发育不全

软骨发育不全是一种常染色体显性遗传病，由成纤维细胞生长因子受体 3（*FGFR3*）激活突变引起，这是不成比例身材矮小的最常见原因。受累者有四肢近端骨骼短缩、大头畸形及典型特征性面容，包括前额突出和面中部发育不全。其他临床特征包括肘关节伸展受限、短指、手呈三角形、膝内翻和腰椎前凸过度。影像学结果包括管状骨变短、尾椎椎弓根间距变窄、髋臼变圆、坐骨切迹狭窄、股骨近端透光和全身性干骺端轻度变化。最初基因检测针对两种常见突变 c.1138G＞A 和 c.1138G＞C，只有在临床高度怀疑且初步检测常见突变为阴性的情况下，才对全基因进行测序。

软骨发育不全男性的平均成年身高为 131 ± 5.6cm，女性为 124 ± 5.9cm。GH 治疗最初可改善身高增长速度，但对最终身高的长期影响有限，治疗 5 年可使身高改善 1SD。肢体延长手术有可能增加身高，但存在严重并发症风险，包括肢体缺失。

目前正在临床试验中的一种新型疗法是 C 型利钠肽类似物 BMN111（vosoritide）。FGFR3 下游通路的激活可引起软骨发育不全。C 型利钠肽通过 NPR2 受体下调 MAPK 信号转导（FGFR3 激活的通路之一）。在 2 期研究中，BMN111 已被证明可增加软骨发育不全患者的生长速度。

（三）软骨发育低下

软骨发育低下也是一种常染色体显性遗传性骨骼发育不良，以身材矮小、粗壮、肢节和肢节短缩、短指和大头畸形为特征。放射学特征包括长骨缩短伴轻度干骺端亮斑（尤其是股骨和胫骨），腰椎下部椎弓根间距离变窄或不能伸展，轻度至中度短指（趾）畸形，短而宽的股骨颈和方形、短缩的髂骨。70% 的病例与激活 FGFR3 突变相关。

出生体重和身长通常在正常范围内，在婴儿期肢体与躯干长度的不成比例通常为轻度的，容易被忽视，但在儿童期会出现身材矮小。软骨发育低下男性的成年身高为 138～165cm，成年女性的成年身高为 128～151cm。据报道，GH 每天 50μg/kg 治疗 3 年内可使身高增加 0.6SD。与软骨发育不全相关的数据相比，数据不够广泛，但 Meta 分析表明对身高有适度的影响。

（四）Leri－Weill 软骨发育不良和 SHOX 缺失

SHOX 缺失引起的身材矮小疾病谱从 ISS 到 LWD 和 Langer 肢中骨发育不良。LWD 是一种常染色体显性遗传病，由影响 SHOX 的功能丧失突变或缺失引起，对于同时具有身材矮小、肢中部短缩和马德龙畸形或其他与 LWD 一致的放射学特征的儿童，应考虑此疾病。出生大小在正常范围内，但在儿童期出现进行性身材矮小，青春期生长较慢的猛长，最终成年身高女性为 –2.8SD，男性为 –2.3SD。马德龙畸形在儿童期发展，最初为旋前 / 旋后受限，最终在青春期发展为典型的尺骨半脱位导致的"餐叉"征。以下为马德龙畸形的影像学的具体标准。

- 楔形腕骨。
- 桡骨 / 尺骨远端骨骺三角形化。
- 桡 / 尺关节半脱位。
- 尺骨 / 桡骨长度缩短。
- 桡骨远端骨骺尺侧半融合。

LWD 的其他临床特征包括高腭弓、小颌、第四掌骨短、小腿弯曲和肘外翻。一种评分系统被开发来定义没有明确诊断 LWD 的身材矮小儿童中 SHOX 突变的可能性（表 6–5）。

SHOX 位于 X、Y 染色体的假常染色体区域。因此女性有两个 SHOX 拷贝，每个 X 染色体上一个；而男性也有两个 SHOX 拷贝，一个在 X 染色体上，一个在 Y 染色体上。因为 SHOX 缺乏症而导致身材矮小的个体中，80% 的人会有影响 SHOX 缺失变异，其中一些缺失足够大，可通过阵列 CGH 或 SNP 阵列检测，但一些较小的缺失可能仅通过多重连接探针扩增检测。在 LWD 和 ISS 个体中也发现了 SHOX 上游和下游调控元件的复制和缺失。对于没有任何 CNV 的患者，应进行 SHOX 的序列分析。

GH 获批用于治疗 SHOX 缺乏引起的身材矮小，疗效与接受 Turner 综合征治疗的儿童相似。终身高增加 7～10cm。推荐剂量为每天 50μg/kg。

表 6–5　帮助身材矮小患者选择进行 SHOX 遗传检测的评分系统

评分项目	标　准	分　数
指距 / 身高比	＜ 96.5%	2
坐高 / 身高比	＞55.5%	2
体重指数	＞第 50 百分位数	4
肘外翻	是	2
前臂短小	是	3
前臂弯曲	是	3
肌肉肥大	是	3
尺骨脱位	是	5

评分＞7 预测 SHOX 基因异常的准确度约为 85%

影响 SHOX 的双等位基因突变或缺失引起 Langer 肢中部发育不良。这是一种更严重的骨骼发育不良，最终身高 SDS 为 -9SD～-5SD。严重的前臂和小腿短缩见于尺骨和腓骨发育不全或严重发育不全。马德龙畸形较少见，桡骨和尺骨通常为典型的短、增厚和弯曲。

九、高身材

高身材可定义为身高高于同年龄、性别和种族人群平均值 2SD 以上。身材矮小是就诊于儿科内分泌专业的一个常见原因，而因为身材高大而就诊的儿童要少得多，大概是因为身材高大在社会上通常比生长受限更易接受，她们大多是女孩。高身材的原因见表 6-6。大多数高身材儿童的生长加速是良性的，如家族性高身材、体质性高身材或肥胖。

（一）家族性高身材、体质性高身材和肥胖

家族性高身材的儿童通常从小（2 岁或以下）就身材高大，有一个或多于一个父母也身材高大。他们有正常偏高的生长速率，骨龄和实际年龄符合。临床检查和父母身高的评估都是确诊所需的。如果有一个高大的父母和一个正常身材的父母，在诊断家族性高身材之前，应考虑常染色体显性遗传病（如马方综合征）的可能性。

表 6-6　高身材病因

- 家族性高身材
- 体质性高身材
- 肥胖
- 内分泌病
- 性早熟
- 甲状腺功能亢进
- 家族性糖皮质激素缺乏
- GH 过多，如巨人症 / 肢端肥大症
- 遗传综合征
- Beckwith-Wiedemann
- 高胱氨酸尿症
- 克兰费尔特（XXY）
- 马方综合征
- Simpson-Golabi-Behmel
- Sotos
- Weaver
- XXX
- XYY

体质性高身材可以被认为是生长速度的紊乱。儿童出生时身材正常，出生后 4 年内生长迅速；之后生长速度下降，与第 50 百分位数平行。骨龄可稍提前，青春期发育通常在正常范围略早出现，终身高通常处于靶身高范围内。

早期肥胖的儿童通常身高较高，骨龄略提前。青春期通常开始时间早于平均水平，与父母平均身高相比，最终成年身高仅略微增加。

（二）性早熟

尽管性早熟会限制青春期前的生长年数，从而导致最终身高降低，但在青春期开始时，身高通常会增加。应针对潜在的青春期疾病进行治疗。最常见的是使用 GnRH 类似物，用于治疗性腺激素依赖的性早熟，降低性激素的产生和 IGF-1 浓度，从而降低生长速度。

（三）GH 过量

GH 过量极为罕见。病因包括 GH 分泌性垂体微腺瘤或大腺瘤、异位 GHRH 生成和影响 GH 分泌的基因异常（McCune-Albright 综合征和 Carney 综合征）。最常见的症状是生长迅速，也可能出现肢端肥大症，如手足软组织生长、下颌过度生长伴前突、前额突出和声音加深，但在儿童中罕见。肢端肥大症特征的存在可能与发病时间相关（更常见于青春期发病）。其他临床特征可能包括出汗过多、腕管综合征、嗜睡、关节病、糖耐量受损和高血压。

GH 过量的诊断基于临床特征、生长发育和生化证据。一线检查应是测量 IGF-1 浓度，并与年龄、性别和青春期状态的正常范围进行比较。

青春期特异性范围很重要，因为青春期早期的儿童经常表现为身材高大，并且 IGF-1 浓度随年龄升高，但 IGF-1 浓度在青春期阶段应落在正常范围内。随机 GH 浓度不能确诊 GH 过量，但如果 < 0.4μg/L，则排除 GH 过量的诊断。标准检查包括 GH 抑制的口服葡萄糖耐量试验和每天 GH 曲线。每天 GH 曲线包括在 12 小时内测量至少 5 个单独的 GH 浓度，但考虑到 GH 的最大生理分泌发生在青春期，且无标准数据，解释该试验具有挑战性。在 OGTT 期间，GH 浓度应降至 ≤ 0.4μg/L。

良性 GH 分泌腺瘤是 GH 过量的最常见原因。在儿童和青少年中，重要的是检查易患此类肿瘤的基因突变，并应对编码 MENIN、p27 和 AIP 的基因进行测序。Trivellin 等在 13 例（9 例女性）儿童早期发病的垂体巨人症、X 连锁肢端肥大症（X-LAG）患者中发现了遗传性染色体 Xq26.3 的微重复[17]。GPR101 是这一关键复制区域的三个基因之一，它编码一个孤儿 G 蛋白耦联受体，可能与表型有关。GPR101 在此重复的患者垂体中的表达显著增加。此外，在散发的肢端肥大症患者中检测到 11/248 例 GPR101 突变，支持了垂体巨人症 / 肢端肥大症的病因学作用。

McCune-Albright 综合征导致 GH 过量，因为 GHRH 受体是 G 蛋白耦联受体。McCune-Albright 中组成激活的 α 刺激的 G 蛋白亚基导致 GHRHR 信号转导过度活跃和 GH 过量。McCune-Albright 综合征患者易发生多骨性骨纤维异常增殖症，GH 过量可能导致此类病变扩大。McCune-Albright 中 GH 过量的发生率报道有限，但约 20% 的 GH 过量在 MRI 上伴或不伴垂体腺瘤。

Carney 综合征是一种常染色体显性遗传病，以皮肤色素异常、黏液瘤、神经鞘瘤和内分泌肿瘤或过度活动为特征。它是由编码蛋白激酶 A 调节亚单位的 PRKAR1A 基因的功能缺失突变引起的。调节亚单位与蛋白激酶 A 催化亚单位的解离导致信号转导激活。在正常情况下，这种解离是由 cAMP 触发的。Carney 复合物相关突变导致调节亚基丢失和蛋白激酶 A 相关信号转导活性增加。据报道，10% 的 Carney 复合体成人患者出现 GH 分泌腺瘤。这些在青春期前是罕见的，但在真正的 GH 过量出现之前，GH 分泌过多的时间可能延长。高泌乳素血症常见于 Carney 综合征和 GH 过量患者。

GH 过量的治疗是通过经蝶窦手术、药物治疗和（或）放疗治疗。手术是治疗微腺瘤、无海绵窦受累的大腺瘤和出现压迫症状的肿瘤应首选手术治疗。75%～95% 的患者可达到生化治愈。

用于治疗 GH 过量的药物包括生长抑素类似物（奥曲肽、兰瑞肽）和 GHR 拮抗药培维索孟。当肿瘤不适合手术、手术 / 放疗未能达到生化治愈或患者因合并症而不适合手术时，可使用药物治疗。生长抑素类似物可有效降低 GH 和 IGF-1 浓度及缩小肿瘤大小，70% 达到生化治愈，75% 的肿瘤缩小。奥曲肽需要每日多次注射，但长效生长抑素类似物仅需要每月注射 1 次。培维索孟在降低 IGF-1 浓度方面更有效，但在治疗期间，GH 浓度不能再用于监测疾病的进展。与生长抑素类似物不同，它不会导致肿瘤缩小。

多巴胺激动药（如卡麦角林）已用于治疗肢端肥大症，但疗效低于其他药物治疗，最佳用途可能是治疗同时分泌 GH 和催乳素的肿瘤。

放疗通常作为三线治疗，由于达到最大疗效所需的时间（长达 10 年）和垂体功能减退的风险（放疗后 5 年高达 50%）、视力问题及脑血管疾病和继发性肿瘤的后期效应。

（四）高身材相关综合征

1. 克氏综合征和 47, XYY

克氏综合征的发病率为 1/500，是最常见的性染色体异常。90% 的受累个体为核型 47,

XXY，其中 10% 具有一定程度的 47, XXY/46, XY 嵌合。在儿童期，表现为身材高大和（或）青春期男性化不良，但无延迟发作。成年后，患者通常表现为不孕。患者腿较长，指间距通常大于身高。在儿童期观察到生长速度迅速增加，但青春期生长突增的幅度并不增加。因此，在青春期开始时身材正常的克氏综合征男孩可以保证他们的最终身高不会增加。成年终身高通常略高于父母身高。

与具有 47, XYY 核型的男性（1/1000 男性）相反，他们表现出儿童期生长速度增加和青春期生长突增幅度增加。因此，XYY 患者的成年终身高平均可高于父母中身高 13cm。受累个体无明显畸形。学习困难、发育迟缓、张力减退及行为和情绪问题的风险增加。

提示克氏综合征的其他临床特征包括男性乳房发育、肌肉质量下降、体脂增加、隐睾、轻度学习困难和行为障碍。青春期的开始不会延迟出现，但睾丸不会增大超过 8～10ml。通过检查核型进行确诊。通常促性腺激素会升高，但直到青春期开始后才会升高。血清睾酮浓度可能在正常范围内。性激素结合球蛋白的浓度通常升高，因此游离睾酮浓度较低。

与其他因常染色体增加或丢失导致的疾病相比，该疾病表型相对较轻。这可能是由于额外 X 染色体上大多数基因失活。假常染色体区域中的基因可能逃避失活，并导致观察到的表型。假常染色体区域中的 SHOX 基因的额外拷贝很可能导致克氏综合征中所见的身高增加。

2. 其他高身材综合征

马方综合征是一种常染色体显性遗传性多系统结缔组织病，由原纤维蛋白 1 基因突变引起，发病率约为 1/5000，按照 Ghent 标准进行诊断（表 6–7 和表 6–8）。

同型胱氨酸尿症是一种常染色体隐性疾病，由编码胱硫醚 β– 合成酶的基因缺失突变引起。受累者高瘦，指距增大。与马方综合征相同的其他临床特征包括胸畸形、近视和脊柱侧凸。虽然同型胱氨酸尿症患者也受到晶状体的影响，但这种影响是向下的。与马方综合征相反，智力残疾常见，主动脉瘤不常见，血栓形成和骨质疏松常见。通过检查血清和尿液氨基酸进行诊断。

Sotos 综合征（也称脑性巨人症）是一种由 NSD1 基因突变或缺失引起的散发性疾病，其特征为大头畸形、面部畸形（高宽前额、长窄面容、睑裂下斜、下颌突出）、协调能力差和学习困难。身高速度在出生后 4 年内增加，此后降低至适合年龄的身高速度。

Weaver 综合征在表型上与 Sotos 综合征不同，该疾病伴有肌张力减退、皮肤松弛、宽人中、深指（趾）甲和骨龄提前（在 Sotos 综合征中未发现），由 EZH2 的常染色体显性突变引起。

表 6–7　马方综合征的诊断标准

无家族史

- 主动脉扩张（Z 评分≥ 2）和晶状体异位 = 马方综合征
- 主动脉扩张（Z 评分≥ 2）和纤维蛋白 1 突变 = 马方综合征
- 主动脉扩张（Z 评分≥ 2）和全身系统评分≥ 7= 马方综合征
- 晶状体异位和与主动脉扩张相关的原纤维蛋白 1 突变 = 马方综合征

存在家族史

- 晶状体异位和马方综合征家族史 = 马方综合征
- 全身系统评分≥ 7 且有马方综合征家族史 = 马方综合征
- 主动脉扩张（>20 岁 Z 评分≥ 2 或< 20 岁 Z 评分≥ 3）和有马方综合征家族史 = 马方综合征

表 6-8　系统评分系统

- 腕部和拇指征——3（腕部或拇指征——1）
- 鸡胸——2（漏斗胸或胸部不对称——1）
- 足跟畸形——2（扁平足——1）
- 气胸——2
- 硬脑膜扩张——2
- 髋臼突出——2
- 上部量 / 下部量比值减小，臂 / 身高比值增大，无重度脊柱侧凸——1
- 脊柱侧凸或胸腰椎后凸——1
- 肘关节伸展受限——1
- 面部特征（3/5）——1（长头畸形、眼球内陷、睑裂下斜、颧骨发育不全、反殆）
- 皮肤条纹——1
- 近视＞3 屈光度——1
- 二尖瓣脱垂（所有类型）——1

Simpson–Golabi–Behmel 综合征是一种 X 连锁疾病，由编码 glypican 3（GPC3）的基因突变引起，导致宫内和产后过度生长，伴有面容粗糙、巨大儿、巨舌症、轴后多指畸形、新生儿低血糖、畸形足、漏斗胸和肿瘤风险增加。智力正常或仅轻度受损。

Beckwith–Wiedemann 综合征的特征为过度生长，包括内脏肿大和偏身肥大、耳垂皱褶、低血糖、脐疝和肿瘤风险增加。Beckwith–Wiedemann 综合征的遗传原因复杂，包括 11 号染色体的父系单亲二倍体和 H19 差异甲基化区域的过度甲基化，两者均导致 IGF-2 表达增加。其也可由 CDKN1 C 基因母系遗传拷贝突变或 KvDMR1 低甲基化引起。这两个过程均导致生长抑制蛋白 p57kip2 的浓度降低。

（五）高身材的治疗管理

治疗身材高大通常没有医学标准，治疗的决定取决于患者和父母对预测终身高的接受程度。男孩的治疗传统上是使用超生理剂量的睾酮酯肌内注射，高达每月 500mg/m^2（每月 1～2 次注射）。这相当于青春期早期自然睾酮产量的约 10 倍或成年男性睾酮产量的 4 倍。结果各不相同，小规模初始研究表明最终高度减少 4.5～7.5cm。最近的研究表明，当治疗开始时骨龄较小时，身高增长减少最终身高的降低幅度更大。当骨龄为 14 岁或以上时开始治疗，会导致最终身高增加，因此骨龄为 14 岁或以上的男孩通常应避免治疗。

睾酮治疗可增加痤疮的患病率，但不会在青春期增加超出正常范围的攻击性或性行为。治疗期间，高剂量睾酮可抑制促性腺激素分泌、睾丸大小和精子发生。但是，在既往接受过治疗的成人中，睾丸体积、促性腺激素浓度、睾酮浓度和精子质量均在正常范围内。

对于女性患者，最常见的高剂量雌激素治疗是予口服炔雌醇每天 100μg（生理成人替代相当于每天 30μg）联合口服黄体酮每月 7～10 天。治疗后终身高平均减少 6cm，与男孩相似，在较低骨龄开始治疗更有效。当骨龄＞13.5 岁时开始治疗，未观察到对身高降低的显著疗效 [18]。高剂量雌激素治疗的常见不良反应包括恶心、头痛、体重增加和阴道分泌物。终生雌激素使用与乳腺癌风险相关，新出现的证据表明，高剂量雌激素治疗与恶性肿瘤风险增加相关。此外，值得关注的是，接受每天 100～200μg 炔雌醇治疗的女性成年后生育力也有剂量依赖性的生育能力下降。因此，不建议采用这种方法。使用生理剂量的睾酮（男孩）和雌激素（女孩）早期诱导青春期可能有益，且没有高剂量雌激素治疗的额外风险。

限制生长的手术可通过双侧股骨和胫骨骺融合实现。手术有效且风险较低，但仍可能出现非常罕见但严重的不良反应，包括骨髓炎和肢体缺损，这些基本上是良性的。

参考文献

[1] Murray, P.G., Higham, C.E., Clayton, P.E. (2015). 60 years of neuroendocrinology: The hypothalamo-GH axis: the past 60 years. *J Endocrinol.* 226(2): T123–140.

[2] Growth Hormone Research Society (2000). Consensus guidelines for the diagnosis and treatment of growth hormone (GH) deficiency in childhood and adolescence: summary statement of the GH Research Society. *J. Clin. Endocrinol. Metab.* 85 (11): 3990–3993. PubMed PMID: 11095419. Epub 2000/11/30. eng.

[3] Clemmons, D.R. (2011). Consensus statement on the standardization and evaluation of growth hormone and insulin-like growth factor assays. *Clin. Chem.* 57 (4):555–559. PubMed PMID: 21285256.

[4] Wagner, I.V., Paetzold, C., Gausche, R. et al. (2014). Clinical evidence-based cutoff limits for GH stimulation tests in children with a backup of results with reference to mass spectrometry. *Eur. J. Endocrinol.* 171 (3): 389–397.PubMed PMID: 24966174. Epub 2014/06/27. eng.

[5] Ghigo E, Bellone J, Aimaretti G, Bellone S, Loche S, Cappa M, et al. Reliability of provocative tests to assess growth hormone secretory status. Study in 472 normally growing children. *J. Clin. Endocrinol. Metab.* 1996;81(9):3323–3327. PubMed PMID: 8784091. Epub 1996/09/01. eng.

[6] Stevens, A., Clayton, P., Tato, L. et al. (2013). Pharmacogenomics of insulin-like growth factor-I generation during GH treatment in children with GH deficiency or Turner syndrome. *Pharmacogenomics J.* PubMed PMID: 23567489. Epub 2013/04/10. Eng.

[7] Swerdlow, A.J., Cooke, R., Beckers, D. et al. (2017). Cancer risks in patients treated with growth hormone in childhood: The SAGhE European Cohort Study. *J. Clin. Endocrinol. Metab.* 102 (5): 1661–1672. PubMed PMID: 28187225.

[8] Clayton, P.E., Cuneo, R.C., Juul, A. et al. (2005). Consensus statement on the management of the GHtreated adolescent in the transition to adult care. *Eur. J. Endocrinol.* 152 (2): 165–170. PubMed PMID:15745921. Epub 2005/03/05. eng.

[9] Cook, D.M., Yuen, K.C., Biller, B.M. et al. (2009). American Association of Clinical E. American Association of Clinical Endocrinologists medical guidelines for clinical practice for growth hormone use in growth hormone-deficient adults and transition patients – 2009 update. *Endocr. Pract.* 15 (Suppl 2): 1–29. PubMed PMID: 20228036. Epub 2010/03/17. eng.

[10] Clayton, P.E., Cianfarani, S., Czernichow, P. et al. (2007). Management of the child born small for gestational age through to adulthood: a consensus statement of the International Societies of Pediatric Endocrinology and the Growth Hormone Research Society. *J. Clin. Endocrinol. Metab.* 92 (3): 804–810. PubMed PMID: 17200164.

[11] Stephure, D.K. (2005). Canadian Growth Hormone Advisory C. Impact of growth hormone supplementation on adult height in Turner syndrome: results of the Canadian randomized controlled trial. *J. Clin. Endocrinol. Metab.* 90 (6): 3360–3366. PubMed PMID: 15784709.

[12] Gault, E.J., Perry, R.J., Cole, T.J. et al. (2011). Effect of oxandrolone and timing of pubertal induction on final height in Turner's syndrome: randomised, double blind, placebo controlled trial. *BMJ* 342: d1980. PubMed PMID: 21493672. Pubmed Central PMCID: 3076731.

[13] Goldstone, A.P., Holland, A.J., Hauffa, B.P. et al. (2008). speakers contributors at the Second Expert Meeting of the Comprehensive Care of Patients with PWS. Recommendations for the diagnosis and management of Prader-Willi syndrome. *J. Clin. Endocrinol. Metab.* 93 (11): 4183–4197. PubMed PMID: 18697869.

[14] Deal, C.L., Tony, M., Hoybye, C. et al. (2013). GrowthHormone Research Society workshop summary: consensus guidelines for recombinant human growth hormone therapy in Prader–Willi syndrome. *J. Clin. Endocrinol. Metab.* 98 (6):E1072–E1087. PubMed PMID: 23543664. Pubmed Central PMCID: 3789886.

[15] Wakeling EL, Brioude F, Lokulo-Sodipe O, O'Connell SM, Salem J, Bliek J, et al. Diagnosis and management of Silver-Russell syndrome: first international consensus statement. *Nat. Rev. Endocrinol.* 2016 02. PubMed PMID: 27585961.

[16] Cohen, P., Rogol, A.D., Deal, C.L. et al. (2008). Consensus statement on the diagnosis and treatment of children with idiopathic short stature: a summary of the Growth Hormone Research Society, the Lawson Wilkins Pediatric Endocrine Society, and the European Society for Paediatric Endocrinology Workshop. *J. Clin. Endocrinol. Metab.* 93 (11): 4210–4217. PubMed PMID: 18782877.

[17] Trivellin, G., Daly, A.F., Faucz, F.R. et al. (2014). Gigantism and acromegaly due to Xq26 microduplications and GPR101 mutation. *N. Engl. J. Med.* 371 (25): 2363–2374. PubMed PMID: 25470569. Pubmed Central PMCID: 4291174.

[18] Drop, S.L., De Waal, W.J., and De Muinck Keizer- Schrama, S.M. (1998). Sex steroid treatment of constitutionally tall stature. *Endocr. Rev.* 19 (5): 540–558. PubMed PMID: 9793756.

第7章 青春期及青春期相关疾病

Puberty and Its Disorders

Sasha R. Howard　Nicolas de Roux　Juliane Leger　Jean-Claude Carel　Leo Dunkel　著
何子君　范丽君　宋艳宁　译　王　毅　巩纯秀　校

学习重点

- 青春期是达到生育能力的发育阶段，发生的变化取决于胎儿和婴儿早期的事件，焦点是青春期开始时的下丘脑－垂体－性腺轴重新激活的触发因素，但是对其调控的关键因素的理解十分有限。
- 青春期启动时间在人群中接近正态分布，并通过统计学定义了青春期的明显提前或者延迟。青春期启动不仅由基因决定，还取决于环境因素，如体重指数、营养、心理社会因素和干扰内分泌的化学物质。这对于临床医生区分青春期的良性变异和具有潜在病理基础的病例很重要。
- 性早熟可能是中枢性的，也可能是外周性的。了解不同临床形式的性早熟对于确定是否存在肿瘤（颅内、性腺或肾上腺）或其他疾病（神经纤维瘤病、纤维性骨营养不良综合征、先天性肾上腺皮质增生症）及治疗或观察的适应证至关重要。在治疗这些患者的过程中，应该评估性早熟的心理方面。
- 体质性青春期发育延迟是男女青春期发育迟缓的一个最常见的原因，但只有在排除了潜在的因素后才能诊断。重要的鉴别诊断包括先天性或获得性低促性腺激素性性腺功能减退症、慢性疾病和原发性性腺功能减退症。诊断青春期发育延迟的潜在原因是很重要的，特别是区分青少年自限性青春期发育延迟和低促性腺激素性性腺功能减退症，因为两组的治疗目标、选择和持续时间有很大的不同。
- 小青春期是评估疑似婴儿性腺功能减退的一个重要窗口，小青春期期间的诊断可能有助于治疗和预后。
- 对于临床医生来说，即使是在青春期，对于性腺功能减退症的患者而言，生育能力的考虑也应该是最重要的，因为适当的治疗可能以一种时效性的方式优化生育潜力，而这在生命的后段几乎是不可能的。需要认识到低促性腺激素性性腺功能减退症的临床表型谱，以及严重的先天性低促性腺激素性性腺功能减退症与部分或可逆的低促性腺激素性性腺功能减退症患者的不同要求。

一、正常青春期

（一）概述

青春期是达到成人身高和身体比例，以及生殖器发育和生殖能力形成的重要时期。下丘脑促性腺激素释放激素分泌的激活是青春期开始的内分泌标志。这种激活使垂体前叶释放的黄体生成素和卵泡刺激素增加，它们作用于性腺，刺激其发育、配子生成，以及产生性类固醇和性腺肽激素（图 7-1）。

青春期特征包括第二性征的出现、生长速度的加快、骨密度和体重指数的增加。这些变化都是下丘脑 - 垂体轴控制下性腺合成性激素增加的结果。分泌 GnRH 的下丘脑神经元是控制性激素合成的复杂神经内分泌网络的核心。该网络由吻素肽、神经激肽 B 和表达强啡肽的神经元及神经胶质细胞（如伸长细胞、星形胶质细胞和室管膜细胞）组成。这些神经元和胶质细胞共同作用来调节 GnRH 的脉冲性分泌。

下丘脑 - 垂体轴的发育始于胎儿期，并一直持续到获得生殖能力为止。此轴在胎儿期是活跃的，之后在婴儿生命早期重新激活，即所谓的小青春期，然后在 2—9 岁的儿童进入休眠状态，LH 和 FSH 浓度降低或检测不到。青春期临床特征的发育是由儿童时期静息期后下丘脑 - 垂体 - 性腺轴的再激活引起的。在儿童时期，目前还不清楚是什么因素导致性腺轴的抑制。然而，由于对罕见青春期疾病的研究和相关动物模型（主要是在小鼠）的研究，近年来对这一发育阶段的理解取得了进展。

（二）青春期发生的生理变化

对于男孩来说，青春期的第一个体征是睾丸体积比青春期前增加 3（Tanner 期 G_2）[1]，这

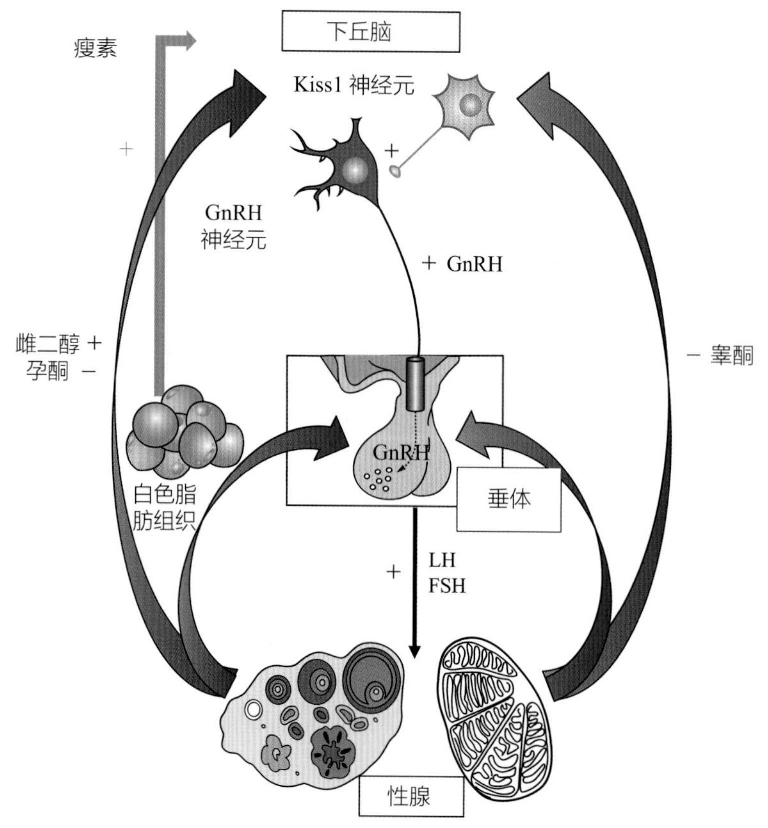

▲ 图 7-1 下丘脑 - 垂体 - 性腺轴示意图

可以用 Prader 睾丸计量器或直尺来评估。女孩最常见的第一个体征是乳房发育（Tanner 期 B_2）[3]。男性和女性都有典型的青春期进展模式，女孩的乳房和阴毛发育，男孩的睾丸增大，然后是阴毛发育和阴茎生长（表 7-1）。生理变化根据 Tanner 的定义进行分类，包括乳腺、男性生殖器和阴毛发育五个阶段和腋毛发育三个阶段。最近提出了一个简化的分类系统，临床医生还不太熟悉。评估 Tanner 只有三个阶段：青春期前（相当于 Tanner1 期）、青春期（Tanner 2 期～3 期）和青春期完成（Tanner4 期～5 期）。

虽然阴毛和腋毛的发育主要受肾上腺雄激素的支配，但乳房或睾丸的成熟分期通常与阴毛的发育期相等或接近相等。女孩乳房增大可能是单侧的，持续几个月，并可能继续不对称。女孩月经初潮发生在乳房和阴毛发育接近成年期。月经的前 2 年有 55%～99% 的周期无排卵，直到月经初潮 5 年后才有 80% 的周期有排卵。无排卵期可能发生在第二性征发育完成之前，尚未达到成年 Tanner 分期的女孩可能具有生育能力。男孩睾丸容积 8ml 时可观察到声音变化，到 12ml 容积时变化更明显。青春期的节奏和过程在不同种族和人群中都很保守。

1. 青春期卵巢、子宫和阴道的发育情况

卵原细胞起源于靠近胚胎尾端卵黄囊壁的始祖生殖细胞。在 6 个月胎龄时，这些细胞已经迁移到了生殖嵴，并通过足够的有丝分裂达到 600 万～700 万卵原细胞，即个体一生中原始卵泡的最大数量。青春期卵巢成熟前减数分裂开始，但尚未完成，因为细胞核和染色体保持在前期，标志着卵母细胞向初级卵母细胞的转化。原始卵泡是由初级卵母细胞组成的，被一层纺锤形细胞包围，这些细胞将发育成颗粒细胞和基板，后续发育成为卵泡膜细胞的边界。由于细胞凋亡，出生时留下 200 万～400 万个原始卵泡，但在月经初潮时只剩下 40 万个。

第 1 次排卵时，初级卵母细胞在第一次减数分裂中期，转化为次级卵母细胞，挤压进输卵管。当精子穿透第二极体，使第二极体消失后卵细胞才形成。虽然胎儿和儿童中的一些卵泡可以发育到大的窦卵泡期，但所有发育中的卵泡在青春期前都发生闭锁，儿童的大卵泡很少发育。超过 6 个直径＞ 4mm 的滤泡表明存在脉冲性促性腺激素分泌，在正常的青春期前女孩、初潮前青春期女孩和神经性厌食症康复患者中都可以看到。这种“多囊性”表现被认为是正反馈调节前出现的主要

表 7-1　青春期 Tanner 分期

Tanner 分期	女　性		男　性	
	乳　房	阴　毛	生殖器	阴　毛
1	只有乳头突出	无	睾丸，1～3ml	无
2	乳腺萌芽	沿着阴唇生长，稀疏，颜色浅	睾丸，＞3ml 阴囊增大	稀疏，颜色浅
3	乳房和乳晕增大，无轮廓差异	数量增加，颜色变暗，开始卷曲	睾丸继续增大，阴茎延长	数量增加，颜色变暗，开始卷曲
4	乳头和乳晕突出，形成继发隆起	与成人相似，但是不延伸到大腿内侧	阴囊变黑，龟头变宽	与成人相似，但是不延伸到大腿内侧
5	成人轮廓，乳晕和乳房在同一轮廓，乳头凸出	延伸到大腿内侧，呈成人分布	成人大小和形态	延伸到大腿内侧，呈成人分布

以夜间脉冲性促性腺激素分泌阶段的特征。

卵巢、子宫大小和形态的标准可用于正常女孩和 Turner 综合征患者。子宫在儿童期呈头尾侧，不像成人那样屈曲状。在青春期早期，子宫肌层增大，从而扩大子宫体，导致成人子宫体与子宫颈的比例增大。在月经初潮前，宫颈发育成成人的形状和大小，宫颈管增大。在青春期发育过程中，评估子宫内膜厚度是一个有用的监测工具，可作为雌激素作用的标志。

在青春期早期，阴道开始延长，并至少持续到初潮。外阴和阴道黏膜变软变厚，颜色由红色变为粉红色，处女膜变厚，处女膜口变大。耻骨变大阴唇变大变皱。阴蒂在青春期只有轻微的增大，任何可察觉的男性化都暗示潜在的病理状态。

2. 青春期睾丸的发育情况

青春期前睾丸主要由支持细胞、部分单倍体精原细胞和间质细胞组成，而睾丸体积主要由生精小管中的生殖细胞决定。在青春期，生精小管的直径扩大和伸长形成紧密的咬合样的连接，从而形成血睾丸屏障。间质组织主要由间充质组织构成，但青春期前间质细胞数量较少。在青春期，间质细胞变得更加明显。阴茎和睾丸的生长通常与阴毛的发育相关。

11—15 岁时可以在组织学上检测到精子形成，并且平均在 13.3 岁的清晨尿液样本中可以发现精子（初次遗精）。初次遗精的平均年龄为 13.5 岁，与睾丸体积、阴毛发育或阴茎增大不一致。成年精子的形态、活力和浓度直到骨龄到 17 岁才出现，未成年的男孩可以有生育能力。

(1) 变声：男孩的声音改变是由喉部生长突增后声带长度增加造成的。它可以作为男孩青春晚期的标志，超过 30% 的男孩在 14 岁时完成了变声。在大量的人口研究中，自我回忆变声的时间被用于评估青春期的时间，与女性初潮年龄的自我回忆相平行。在第二性发育完成后，声音和面部外观的变化及面部毛发的发育和下巴的生长仍在继续。

(2) 男子女性型乳房：39%～75% 的男孩在青春期早期出现一定程度的乳房增大。虽然没有明确的证据，但有人提出，青春期女性样乳房发育涉及乳腺组织中游离雌激素和游离雄激素作用的相对失衡，这可以通过多种机制发生。在青春期中后期，睾丸和周围组织产生的相对较高的雌激素 / 睾酮比值导致在睾酮分泌达到成人浓度之前出现生理上的女性乳房发育。

区分特发性青春期男子女性型乳房和潜在的病理因素是重要的。病理原因包括睾丸间质细胞、支持细胞或肾上腺肿瘤分泌雌二醇过多、甲状腺功能亢进、Klinefelter 综合征中睾丸激素分泌不足、雄激素不敏感和睾丸功能紊乱。其他相关因素包括肥胖、肝病、辐射暴露和其他性腺功能减退的原因。芳香化酶（*CYP19A1*）基因的常染色体显性突变导致基因转录的组成性增加和芳香化酶过表达，从而导致雌激素 – 雄激素比值的增加。男子女性型乳房发育也可能继发于药物使用，如螺内酯、西咪替丁、酮康唑、雌激素、抗雄激素、生长激素、GnRH 类似物、5α– 还原酶抑制药、三环抗抑郁药、化疗药物、心血管药物，包括大麻、乙醇、海洛因和安非他明在内的药物滥用。接触含有雌激素的物质，如薰衣草、茶树油和植物雌激素也与这种情况有关。男性乳房增大的鉴别诊断还包括脂肪瘤、假男性乳房女性化和非常罕见的脂肪瘤或神经纤维瘤。青春期前男孩的乳房发育是一种病理现象，值得研究。

生理上的男性女性型乳房发育通常会随着青春期进展和睾酮浓度增加而消失，青春期中期健康男孩的男子女性型乳房检查不是必须的。如果发现潜在的病因，治疗或去除外源性原因即可。在大多数情况下乳腺组织会在 2 年内退缩，但偶尔在正常男孩（通常伴随 BMI 增加）和大部分病理条件下，如克兰费尔特综合征（klinefelter syndrome）或部分雄激素抵抗，其中的生物活性睾酮的有效剂量减少，男性乳房发育依然存在。通常通过乳晕周围切口进行手术治疗是目前唯一有效的治疗方法，虽然非芳香化雄激素、抗雌激素或芳香化酶抑制药在一定程度上被使用，但这些治疗方式在对照临床试验中均未显示出与安慰剂不同的疗效[4]。

(3) 骨矿物质密度：骨骼增长最重要的阶段发生在婴儿期和青春期。在青少年时期，女孩在14—16 岁达到矿化高峰，而男孩在 17.5 岁达到矿化高峰。这两个峰都是在峰高速度（PHV）达到后才出现的。骨矿物质密度不仅受到性类固醇激素的影响，还受到遗传因素、营养、运动（影响尤其大）和生长激素作用的影响。

在青春期或成年初期，钙摄入量与骨密度的相关性较差，这表明青春期启动时间是达到骨矿化峰值的最重要因素。尽管如此，对于青春期延迟或缺乏或接受 GnRH 类似物治疗的患者，确保摄入足够的钙以维持青春期这观点应该谨慎表态，因为需要对青春期骨骼增生控制的生物学知识有更多了解。

(4) 身体成分：青春期前的男孩和女孩的瘦体重、骨骼质量和体脂肪的百分比是相等的，但随着男孩进入青春期，整体骨量和非脂质量继续增加，而女孩只有体脂肪和非脂质量增加。女孩从 6 岁开始，男孩从 9.5 岁开始增加瘦体重，这是青春期身体组成最早的变化。在成熟阶段，男性的瘦体重是女性的 1.5 倍，骨量几乎是女性的 1.5 倍，而女性的体脂肪是男性的 2 倍。在青春期，男性的肩膀变宽，女性的臀部变宽。

（三）青春期启动的时间和线性增长的关系

1. 青春期启动时间

在一般人群中，青春期启动的时间分布接近正态分布，男孩出现 G_2 的平均年龄为 11.5 岁（图 7–2），女孩出现 B_2 的平均年龄为 11 岁（图 7–3）。在这一分布中，近年来两端的倾斜度越来越大，因为青春期开始的年龄（B_2 或 G_2）提前越来越普遍，以及在较晚年龄完成青春期的儿童数量增加[6]。

在健康男孩中，G_2 发育的正常年龄界限是 9—14 岁。大多数白种女孩在 13 岁时至少有第二性征发育的早期迹象（图 7–2）。虽然男女青春期开始的时间存在很大差异，但正常青春期发育的年龄界限已经明确，且在不同的种族群体中，识别需要评估性早熟或延迟青春期（DP）的儿童的年龄界限可能有所不同。

青春期生长高峰包括新生儿期后生长最迅速的阶段，紧随儿童晚期的生长速度下降。PHV 和青春期 GH 分泌高峰约与青春期发育的中点相吻合（图 7–3 和图 7–4）。成人总身高的 25% 来自青春期的生长，但青春期生长高峰的幅度和峰值速度并不固定，随青春期开始的年龄而变化。

不同年龄、不同程度的 PHV 都存在明显的性别差异。女孩的 PHV 发生在 $B_{2\sim3}$ 期，平均年龄为 11.5 岁，PHV 为每年 8.3cm。在男孩中，PHV 与 $G_{3\sim4}$ 相吻合，平均年龄为 13.5 岁，达到每年 9.5cm 的增速。男女成人身高平均相差 12.5cm，主要是由于男孩在青春期生长高峰期开始时身材较高，同时男孩在青春期生长高峰期获得的身高也比女孩多。经历过月经初潮的女孩，通常只有不到 3% 的长高剩余，虽然月经初潮后的生长范围可达 11cm，但是平均是 5～7.5cm 的生长余地达到成年身高。

青春期启动时间对青春期生长的影响是可以衡量的。青春期出现时间早可使青春期生长峰值增加，而晚熟者由于青春期前生长时间较长，青春期生长高峰并不明显。因此，有调节补偿在起

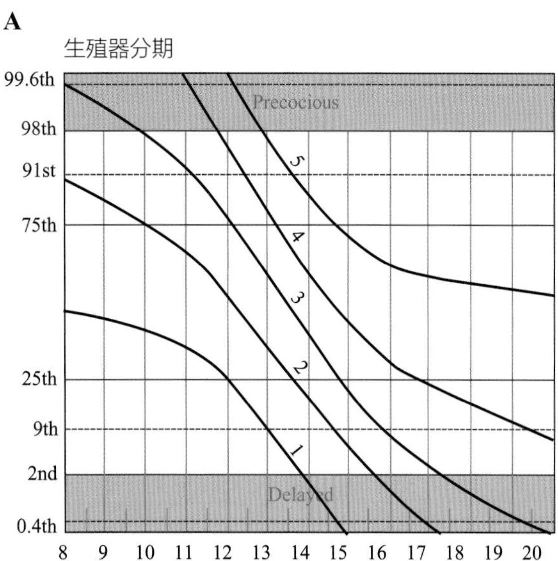

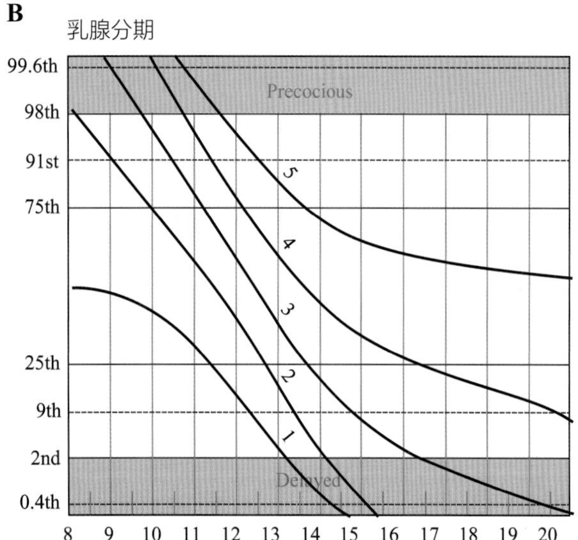

▲ **图 7-2　青春期启动时间在健康男孩和女孩中的分布**

A. 男孩；B. 女孩。这些数据已被纳入英国的增长图表，并可在 www.growthcharts.rcpch.ac.uk. 上查看。第 1～5 行对应于 Tanner 分期的 1～5，x 轴值为年龄，y 轴给出了不同性别适当的发育百分位数的截断值。每个人可以绘制他们的 Tanner 分期，以确定早熟，发育延迟或发育已经稳定或停滞（引自 van Buuren [5]）

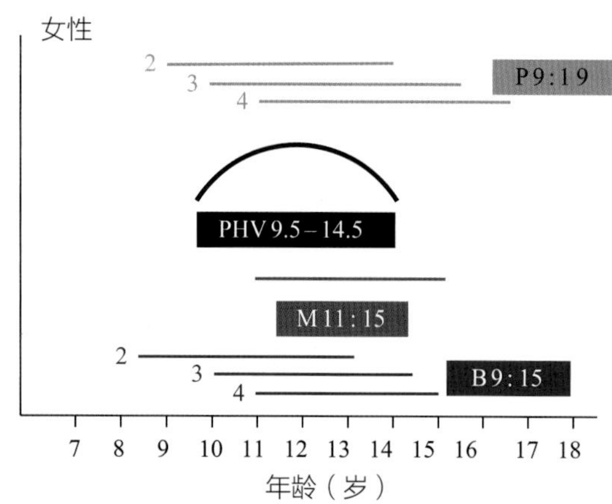

▲ **图 7-3　生长速度峰值与青春期发育的关系（女性）**

P. 阴毛期；PHV. 生长速度高峰；M. 初潮；B. 乳房期。年龄范围：在彩色框，第 3～97 百分位线；在线性格式，第 3～97 百分位线为每个 tanner 阶段，如 B_2。曲线代表 PHV 随年龄变化的青春期生长高峰（原始概念引自 Tanner[7]，数据引自 van Buuren[5] and Lawaetz et al[8]）

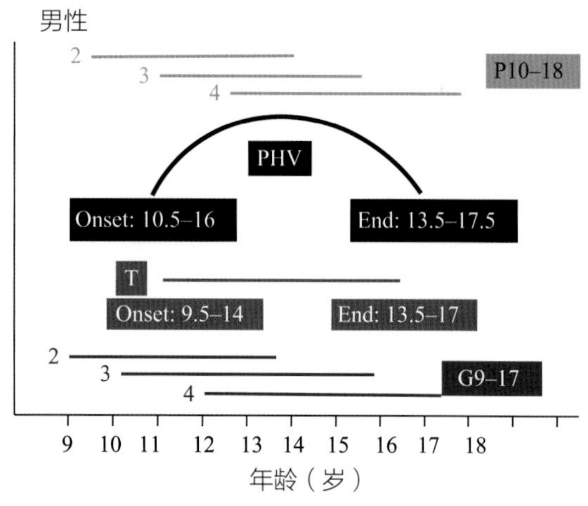

▲ **图 7-4　生长速度高峰与青春期发育的关系（男性）**

P. 阴毛期；PHV. 生长速度高峰；T. 睾丸生长；G. 生殖器期。年龄范围：以线性格式，第 3～97 百分位线为每个 Tanner 阶段，如 G2；曲线代表青春期发育突增，其起始年龄与完成年龄不同；在彩色框，每个指标从开始到完成以年为单位的（原始概念引自 Tanner[7]，数据引自 van Buuren[5] and Lawaetz et al[8]）

作用。虽然由于性早熟（PP）引起生长期缩短或青春期延迟（DP）的 PHV 较差的极端化情况有可能导致一定程度的最终身高受损，但青春期启动时间并不会对成年身高产生很大影响。

性类固醇激素对生长中的软骨有直接的影响，也可通过增加 GH 分泌发挥间接影响。青春期性类固醇激素产生增加会刺激自发性 GH 分泌的幅度（但不是频率）和 GH 峰值的增加，进而刺激 IGF-1 增加。IGF-1 浓度在整个儿童期逐渐上升，但在青春期生长高峰期时增加数倍。雌激素，无论是来自卵巢还是睾丸睾酮的芳香化，都是介导青春期 GH 反应增加的因素。青春期前的孩子给予可芳香化为雌激素的雄激素（如睾酮）会使 GH 分泌增强，而不可芳香化的双氢睾酮不会使 GH 分泌增加。雌激素阻断剂如他莫昔芬会减少 GH 的分泌（图 7–5）。

雌激素对生长有双相作用，低浓度刺激生长，而高浓度则抑制生长。雌激素在骨骺融合的最后几个阶段起着重要作用。雌激素受体缺乏或芳香化酶缺乏的患者身材高大，由于长骨骨骺线未融合、骨转换增加、骨密度降低、骨质疏松，没有青春期突增，可持续生长到 20—30 岁，因此雌激素是长骨骨骺融合和导致线性生长停止的主要因素。这些观察结果促使人们使用芳香化酶抑制剂 AI 进一步治疗与各种疾病相关的身材矮小，其理由是这可能使骨骺融合前有更多的生长时间。

充足的甲状腺激素是青春期猛长所必须的。快速的生长速度伴随着骨转换标志物，如血清碱性磷酸酶、血清骨碱性磷酸酶、骨钙素、Gla 蛋白和Ⅲ型原胶原的氨基端前肽的增加，这些蛋白的成人正常值低于青春期的浓度。

2. 青春期时机的调节

健康青少年青春期启动时间的变化是由复杂的调节机制所决定的，包括遗传、环境和其他因素。营养状况、收养、地理迁移和良好情绪都会对青春期时间产生影响。在 20 世纪上半叶，大多数发达国家的青春期启动时间都呈现出快速下降的趋势，其中以女孩最为明显[9]。这些趋势在男孩身上表现得不太明显。在欧洲的一个队列和美国的一个队列研究中，G_2 发育的正常时间段的变化小，但是也呈现出了显著性，但此结论仍然存在争议。

在发达国家，人们对这种长期观察到的青春期开始年龄较早的趋势有很多推测。营养变化显然具有重要作用，青春期开始年龄与儿童体型的正相关关系就表明了这一点，尤其是在女孩身上。B_2 期发育年龄和初潮年龄都较低，与体重增加是一致的。白人和非洲裔加勒比女孩早熟者的 BMI 值较高，晚熟者的平均 BMI 值较低。He 等[10]在一个大型数据集（*n*=3650）中证明，

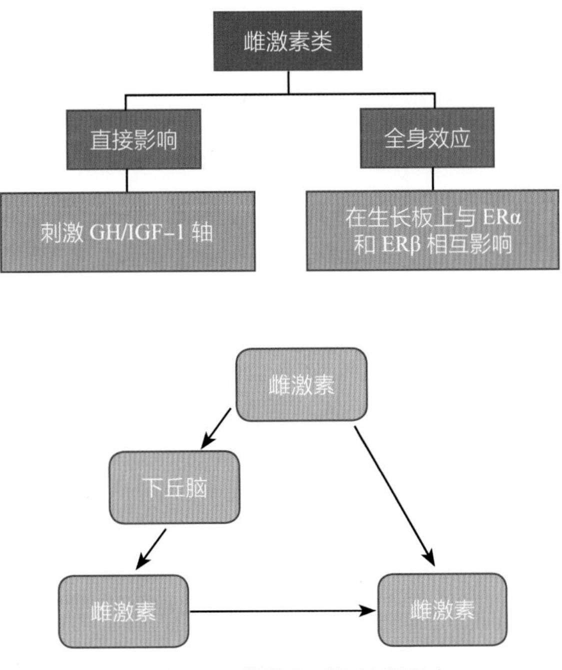

▲ 图 7–5　雌激素对生长的影响
雌激素不仅通过生长激素 /IGF–1 轴发挥全身作用，而且还在生长板内局部发挥全身作用

2—8 岁 BMI 增加一个单位，以 PHV 测量的男女青春期时间提前 0.11 年。相反，女性营养不良（如慢性疾病或神经性厌食症），可导致青春期开始和 PHV 速度都延迟。

在男孩中，数据不太一致，一些研究指出，脂肪越多青春期开始的时间越早，而另一些研究则指出青春期开始的时间越晚。特别是更多的欧洲研究注意到了前一种趋势，而美国的研究则更多地显示了后一种[11]。美国最近的数据显示，脂肪质量和青春期时间的关系更为复杂，超重状态与青春期开始时间较早有关，但肥胖与青春期开始时间较晚有关[12]。这些影响在不同的种族群体也有所不同。一种假设是，男孩 BMI 升高会导致青春期早发育至肥胖发生的阈值。由于抑制 HPG 轴或通过脂肪导致男孩体内过多的芳香化酶活性和睾酮向雌激素的转化增加，肥胖可能导致青春期开始时间推迟。

脂肪质量和青春期时间的关系至少部分是通过代谢激素瘦素的允许作用介导的，瘦素是体重的关键调节剂，由白色脂肪组织（WAT）产生（图 7-1）。女性青春期早期血清瘦素浓度增加，是正常生殖所必需的。缺乏瘦素（Lep ob/ob）或瘦素受体（LepR db/db）的人类和小鼠不能完成青春期，并且不育。瘦素对 GnRH 分泌的影响尚不明确。男性在青春期时，瘦素浓度降低。瘦素不直接作用于 GnRH 神经元，因为它们不表达 LepR。瘦素似乎是通过其对下丘脑的间接作用，即通过 GnRH 神经元的传入细胞，如弧状核（ARC）的表达 LEPR 的 γ-氨基丁酸（GABA）神经元，间接调节 GnRH 神经元。或通过与它们在形态上相互作用的细胞，至少部分是通过一氧化氮的作用（它的作用是必需的）和通过 kisspeptin/ 神经肽 Y（NPY）神经元[13]。下文将详细讨论这些 GnRH 分泌的上游调节因子。

NPY 参与许多中枢神经系统功能，包括食欲控制和生殖。NPY 通过调节 GnRH 与垂体前叶 GnRH 受体的结合来增强 LH 分泌，在正中隆起水平上作用于刺激 GnRH 轴突终端的 GnRH 分泌。NPY 在生育能力的代谢控制中起重要作用。啮齿类动物 NPY 张力的慢性增加可抑制 LH 和 FSH，推迟性成熟，抑制发情周期性，但 NPY 的急性变化可能因性类固醇激素分泌水平不同而产生不同的影响。灵长类动物研究的证据表明，NPY 可能在中断抑制灵长类动物青春期开始的过程中起到促进作用[14]。

胃饥饿素和其他肠源性肽也可能构成能量稳态调节机制的一部分。胃饥饿素是 GH 促分泌受体的内源性配体，主要由胃黏膜产生。胃饥饿素在血液中循环，刺激垂体分泌 GH、催乳素和促肾上腺皮质激素及下丘脑控制食物摄入。动物研究表明，中枢或外周给药的胃饥饿素可降低卵巢切除大鼠和恒河猴的 LH 脉冲频率，降低完整大鼠和羊的基础 LH 浓度。低出生体重和早产儿都与青春期启动较早有关，特别是那些在出生后前 2 年内身长或体重迅速增加的儿童。然而，儿童肥胖、胰岛素抵抗、过多的雄激素或其他因素是否可以解释这种关联仍不清楚。

尽管有这些证据，但其他数据表明，青春期开始的年龄呈下降趋势与 BMI 无关[15]。此外，虽然人们已经认识到 B_2 期年龄提前的长期趋势，但近年来，至少在北欧的研究中，初潮年龄并没有下降到同样的程度。事实上，如上文所详述，一些研究表明，在过去 10 年中，一些人口中女性的初潮年龄和男性的青春期结束年龄已经倾向更晚的年龄。这些数据可能意味着，脂肪质量的增加不能单独解释这种表观的趋势，并表明具有类似雌激素效应的因素的作用，而不是 HPG 轴的中枢激活。

可能的内分泌干扰化学物质（EDC）对青春期时间的影响一直备受关注[16]。多溴联苯、双酚 A、莠去津（除草剂）和邻苯二甲酸盐等已被认为可能是 EDC 导致这一观察到的趋势的原因。例如，被国际收养的儿童和以前在原籍国曾接触过雌激素杀虫剂 DTT 的儿童，就会出现青春期早发育或性早熟的现象。然而，EDC 通过下丘脑早期启动 GnRH 的脉动性的明确作用机制尚不明确。由于 EDC 的剂量不同和混合物的原因，可能产生的不同影响，以及根据暴露年龄和时间长短而产生不同影响，从而使研究变得复杂。

表观遗传调节剂是环境对青春期下丘脑调节作用的潜在媒介。然而，虽然来自大鼠的实验数据提供了组蛋白乙酰化和基因甲基化变化导致青春期基因表达改变的证据，但环境因素和通过下丘脑对青春期的表观遗传控制之间的联系尚未建立。虽然 EDC 暴露影响的机会窗口历来被认为是在接近青春期时，在青春期时间变化上，胎儿和新生儿起源的证据反驳了这一说法。男孩产前暴露于邻苯二甲酸盐等 EDC 与生殖器结构的男性化程度降低有关。EDC 在子宫内作用可导致胎儿期的表观遗传变化。EDC 对怀孕大鼠的作用不仅导致未出生的胎儿改变，而且可能也影响鼠的下一代。

3. 青春期启动的遗传调控

尽管环境因素很重要，但遗传对青春期启动时间的影响显然是根本性的，尽管青春期启动时间在不同群体内和群体之间存在差异，但正如家庭内和双胞胎研究中性成熟时间的高度相关性所显示的那样，青春期启动时间是一个高度可遗传的特征。以往的流行病学研究和遗传学方法估计，青春期启动的变异有 50%～80% 受遗传控制 [17]，但尽管有如此强的遗传性，对其控制机制却知之甚少。试图识别关键的遗传调控因子的尝试包括健康女性初潮年龄的全基因组关联研究（GWAS）和下一代测序方法，用于识别延迟、缺失或 PP 疾病队列中的因果突变。

遗传异质性的存在得到了几个大型全基因组关联分析研究的支持。在众多与月经初潮年龄相关的位点中，第一个位点是 *LIN28B* 基因，它是一个人类同源基因，通过 microRNA 控制秀丽隐杆线虫的发育时间。lin–28 家族调节 let–7 microRNA（miRNA）家族成员的生物发生，控制发育时间，反过来 let–7 miRNA 控制 lin–28 的翻译。单核苷酸多态性 rs314276（位于 *LIN28B* 的内含子 2）的主要等位基因与较快的女孩初潮年龄、乳房发育、男孩变声、阴毛发育及较快的男女身高生长速度、较矮的成年男女身高有关。

2010 年，一项大型 Meta 分析研究了 42 个（30 个新位点，2 个先前证实的位点和 10 个可能的位点）与月经初潮年龄相关的基因座 [18]。2014 年，该分析扩大到包括 57 项研究中多达 182416 名欧洲血统女性的全基因组和定制基因分型阵列数据（图 7–6）[19]。在 106 个基因组位点上发现了 123 个信号的证据（$P < 5 \times 10^{-8}$）。这些位点中的许多位点与两性的 Tanner 分期相关，表明这些数据对男性和女性都适用。进一步的全基因组关联分析研究数据似乎证实了这一发现。

重要的是，已经在青春期罕见疾病中发现的基因第一次从全基因组关联分析研究中被发现。这些基因包括印记基因 *MKRN3*，是父系遗传突变，在 CPP 家系中已被确定为致病基因。*MKRN3* 是迄今为止在中枢性早熟（CPP）家系中被确定的第三个致病基因，另外 2 个基因是 *KISS1* 及其受体 *GPR54*。

在 *LEPR-LEPROT* 附近也发现了信号，该基因编码瘦素受体，并紧靠编码神经激肽 B 受体的 *TACR3* 上游。距离 *GNRH1* 约 10kb 的变异具有全基因组范围的意义。在 *PCSK1* 和 *PCSK2* 附近发现了两个信号，表明 1 型和 2 型前激素转化酶在青春期调节中具有共同的功能。最后，在另外几

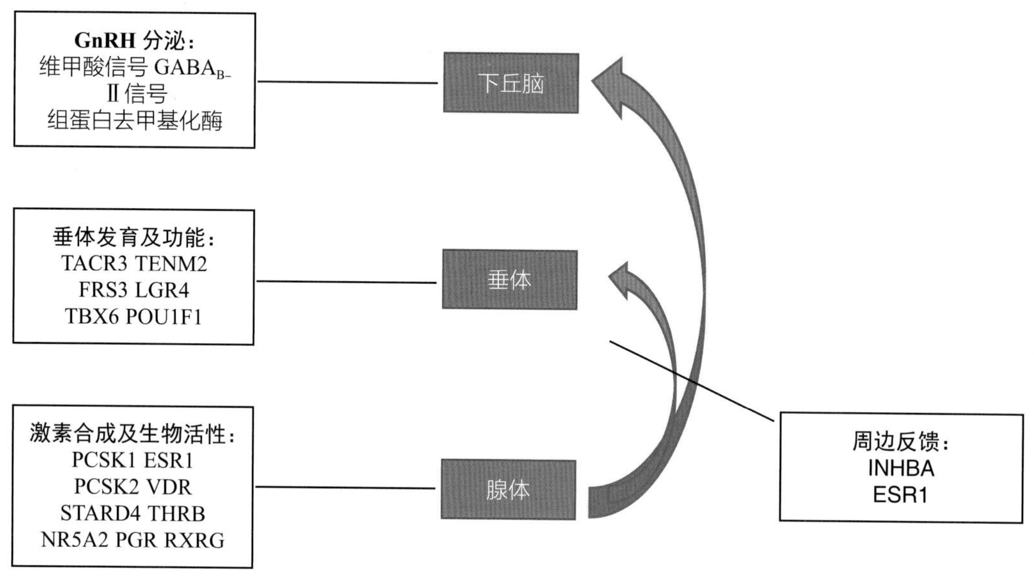

▲ 图 7-6　涉及下丘脑 – 垂体 – 卵巢性腺轴的数个复杂基因和月经初潮时间的生物学机制

个与垂体发育和功能相关的基因中或附近发现包括 *POU1F1*、*TENM2* 和 *FRS3* 在内的信号，以及 *LGR4* 和 *TBX6* 顺式 eQTL 信号，这两个基因都编码垂体发育因子 *SOX2* 的增强子。

除了瘦素信号外，作者还发现了与 BMI 相关的几个基因的重叠，包括 *FTO*、*SEC16B*、*TMEM18* 和 *NEGR1*。如前所述，青春期需要最低水平的能量供应，而 BMI 的增加已被证明与青春期过早启动有关。然而，这其中的分子机制仍不清楚。其他与体重调节有关的基因在青春期的作用还没有得到明确的证明。*FTO*（脂肪质量和肥胖相关基因）是第一个通过 GWAS 发现的肥胖易感基因，并且仍然是对 BMI 和肥胖风险影响最大的基因位点。*FTO* 似乎是通过对食物摄入调节的影响而非体力消耗来发挥这种效应的。最近，在同一 GWAS 位点发现的第二个基因 *IRX3* 在影响 BMI 方面的重要性的发现，使人们对 *FTO* 的主要作用产生了怀疑。然而，*FTO* 背后的大量证据，特别是 *FTO* 基因敲除小鼠和体外研究的结果表明，FTO 的表达受到必需氨基酸的调控，并且它将氨基酸水平与 mTORC1 信号耦合，加强了 FTO 作为调节体重的主要角色。GWAS 数据分析中的一个新概念是，在任何一个已被鉴定的区域中，许多基因可能在某一特定表型中发挥重要作用。这些基因是否可能完全通过对体质量的影响或通过其他与 BMI 无关的机制来调节青春期启动，目前尚不清楚。

通路分析涉及核激素受体，特别是那些涉及维甲酸（RA）和 GABA B_2 受体信号。维生素 A 的活性代谢物均为 trans–RA 和 9–cis–RA，对 GnRH 的表达和分泌有不同的影响。其他连接 RA 信号与青春期启动的可能机制包括抑制胚胎 GnRH 神经元迁移、增强类固醇生成和促性腺激素分泌。

迄今为止，已有近 400 个位点被证明与初潮时间有关，解释了约 7.4% 的群体变异，表明这些遗传变异对一般人群的影响很小[20]。作者假设，健康受试者青春期时间的遗传结构涉及数百种常见的变异。这些研究依赖于对初潮年龄的自我回忆，这可能导致数据不准。对正常人群中青春期时间的主要遗传决定因素的研究仍处于起步阶段，只是刚刚开始发现可能的候选基因。

缺失定位、多个受影响成员的近亲的纯合子定位、靶向测序项目及最近对先天性低促性腺激素性性腺功能减退（CHH）和家族性 PP 患者中的 NGS 方法，已经发现了 HPG 轴的一些关键调节因子。目前已经报道了 30 多个不同基因的基因突变导致青春期严重延迟或缺失，并且最近在 CPP 患者中发现了几个重要的基因。这些基因包括低促性腺激素性性腺功能减退（HH）中的 *ANOS1*、*FGFR1*、*FGF8*、*PROK2* 和 *PROK2R*、*CHD7* 和 *NSMF*、*GNRH1* 和 *GNRHR*、*KISS1* 和 *KISS1R*、*TAC3* 和 *TACR3*、*SEMA3A*、*SOX10*、*IL17RD*、*FEZF1*、*WDR11*、*AXL*、*HS6ST1* 和 *FGF17*，以及 CPP 中的 *MKRN3*、*KISS1R* 和 *DLK1*。这些基因参与调控 GnRH 神经元的迁移和分化、GnRH 分泌其上游或下游通路。

尽管这些发现对于增进了解激素途径调节至关重要，但仍有约 50% 的 HH 的遗传原因尚不清楚。表型变异或多或少取决于所涉及的基因，几乎所有的 *ANOS1* 突变都会导致 HH 伴嗅觉缺失（KS），而 *FGFR1* 的功能缺失突变已在 KS、正常 HH 和 DP 家系中被确认。环境因素可能在某种程度上解释这些变异，但越来越清楚的是，HH 中的基因 – 基因相互作用是一种重要现象，识别家族中这种双基因甚至寡基因遗传的策略正在发展中。在这样的家族中，那些受疾病影响的模式可能不符合经典的孟德尔遗传法则，生物信息过滤和统计建模技术将需要修改，以识别这种基因 – 基因相互作用的新候选基因。

（四）下丘脑 – 垂体 – 性腺轴

1. GnRH 神经元网络的发育

HPG 轴的发育是特殊的，因为后生动物胚胎中 GnRH 神经元在中枢神经系统以外发育。在早期胚胎阶段（小鼠为 E10.5～E11），未发育成熟的 GnRH 神经元前体细胞首先在鼻部的嗅板中被检测到，然后开始向下丘脑的复杂的迁移过程。

胚胎时期 GnRH 神经元从嗅球到下丘脑的迁移是保证正常青春期发育的神经内分泌通路发育的关键[21]。尽管目前对于这一迁移过程的认识有了很大的进展，但 GnRH 神经元前体的起源仍不清楚。关于其来源的假说包括鼻基板细胞、腺垂体前体细胞或神经嵴来源的细胞。在哺乳动物中，GnRH1 的表达可以在植入前的囊胚和桑椹胚阶段检测到，但首先在鼻基板内发育的头部检测到。GnRH 神经元在鼻基板中发育，是一种不同于发育中的嗅觉上皮的细胞群。虽然 GnRH 细胞与神经嵴细胞有一些共同的标志物，然而直接的证据一直很难建立，但来自 Cre-lox 谱系追踪的数据已达成目前的共识，即 GnRH 神经元是混合谱系，约 30% 为神经嵴来源，其余则来自板状外胚层。

GnRH 神经元迁移的路径很长，并且位于嗅神经、犁鼻神经和终末神经 3 和 4 在不同阶段形成的鞘内。细胞在犁鼻器内或周围的鼻腔中开始迁移，穿过筛板并在临近嗅球的地方穿入大脑，最后迁移到犁鼻神经的一个亚群，该亚群沿尾部分叉进入基底前脑。在其迁移结束时，GnRH 神经元从引导轴突分离，分散到其隔 – 下丘脑区的最终位置，包括内侧隔、Broca 对角线和下丘脑视前区。GnRH 神经元在大多数未知因素的控制下将其神经突起延伸到正中隆起。已证明 FGFR1 信号转导对轴突延伸过程很重要，在 GNRH1 神经元中表达显性负性 FGF 受体（dominant negative FGF receptor，dnFGFR）的转基因小鼠中，至正中隆起的投射减少。

已知 GnRH 神经元至少有 20 种神经递质的受体。迁移的 GnRH 神经元在迁移的过程中接收到大量的引导及运动诱导信号，这些信号可能因迁移阶段的不同而异[21]。信号可能通过嗅觉轴突的延伸直接或间接发挥作用，因为神经束“鞘”

本身的破坏会破坏 GnRH 迁移。涉及的分子信号包括控制细胞间相互作用的信号 [膜受体（如神经纤毛蛋白 -2）、黏附分子（如 NCAM）、细胞外基质分子（如肝素硫转移酶）、细胞因子（如 LIF、HGF）和转录因子（如 Ebf-2）] 及化学引诱剂和化学驱避剂（如 Reelin）。趋化因子（如 SDF1，也称为 CXCL12）的梯度可能对于促进 GnRH 神经元的运动特别重要。这些因素的组合具有高度的冗余性，鉴于 GnRH 神经网络在生殖功能中所起的关键作用，这是必需的。

ANOS1 以前被称为 *KAL1*，编码 Anosmin-1，是一种调节轴突寻径和细胞黏附的细胞外基质蛋白。Anosmin-1 促进嗅球神经元的分支。*ANOS1* 功能缺失突变患者的 GnRH 神经元和嗅球神经元均阻滞在筛板处。目前尚不清楚 Anosmin-1 的作用是否仅限于嗅觉神经元的发育，或是否对 GnRH 神经元具有额外的趋化作用。虽然没有可用的小鼠模型，但鱼类和线虫研究以及体外研究进一步阐明了 *ANOS1* 的作用。

NMDA 受体突触核信号和神经元迁移因子（neuronal migration factor，NSMF）似乎也作为嗅觉神经轴突投射的共同导向分子发挥重要作用，随后直接或间接参与 GnRH 神经元的迁移。在人类和动物模型中，这种迁移过程的干扰已被反复证明可导致 HH[22]（图 7-7）。

整个迁移过程涉及小鼠每个大脑半球不超过几百个神经元（灵长类动物或人类神经元多达数千个）。青春期发育所需的 GnRH 神经元的绝对数量尚不清楚，但该系统似乎存在一定程度的冗余。啮齿类动物的研究表明，约 12% 的 GnRH 神经元足以引起促性腺激素脉冲式分泌和青春期启动，而成年雌性小鼠的周期性控制需要 12%～34% 的 GnRH 神经元。此外，成年 reeler 小鼠下丘脑 GnRH 神经元明显减少，并且表现出青春期发育延迟和生育力低下。

因此，在胚胎发育的第 8～9 周完成的完整发育进程可分为几个离散但协调良好的事件：① GnRH 神经元命运决定；②细胞数量的扩增（有丝分裂和凋亡）；③细胞迁移（化学排斥和化学排斥事件的混合）；④将单个 GnRH 神经元整合为以综合方式发挥作用的反应性、分泌性和协调性网络；⑤形成将内部和外部反馈信号整合到调节 GnRH 释放的最终反馈控制机制中的能力。影响这些通路中的任何一条或多条的基因变异，理论上都可导致先天性 HH。这些神经分泌事件的进一步调节涉及这些神经末梢在出生后正中隆起毛细血管袢上的可逆性脱离。

因此，功能缺失导致 HH 的基因可大致分为 4 类（图 7-7）。

第一类是代表纯粹神经发育的基因，其功能丧失影响 GnRH 神经元的发育和向下丘脑的迁移（*ANOS1*、*NSMF*、*FGFR1*、*FGF8* 及其共表达的基因，*PROKR2*、*PROK2*、*CHD7*、*SEMA3A*、*SEMA3E*、*HS6ST1*、*WDR11*）。

第二类是与 GnRH 合成和释放有关的基因，即“GnRH 神经元功能的上游调控”部分（*GnRH1*、*KISS1*、*KISS1R*、*TAC3*、*TACR3*、瘦素及其受体、SF1、DAX1）。

第三类是与 GnRH 作用有关的基因，“GnRH 抵抗和促性腺激素缺乏”部分（GnRHR）。

第四类是与促性腺激素合成有关的基因，即“GnRH 抵抗和促性腺激素缺乏”（LHβ、FSHβ）。

GnRH 是由 69 个氨基酸组成的由激素前体产生的 10 个氨基酸的肽。编码 GnRH 的基因位于 8 号染色体上。尽管 GnRH 在成人中主要位于下丘脑，但也存在于海马、扣带回皮质和嗅球。不存在包含所有 GnRH 神经元的离散的核团。GnRH 由位于正中隆起的神经末梢以脉冲的方式分泌到下丘脑 - 垂体门脉系统，到达垂体前叶，刺激垂体促性腺激素细胞分泌促性腺激素 LH 和 FSH。

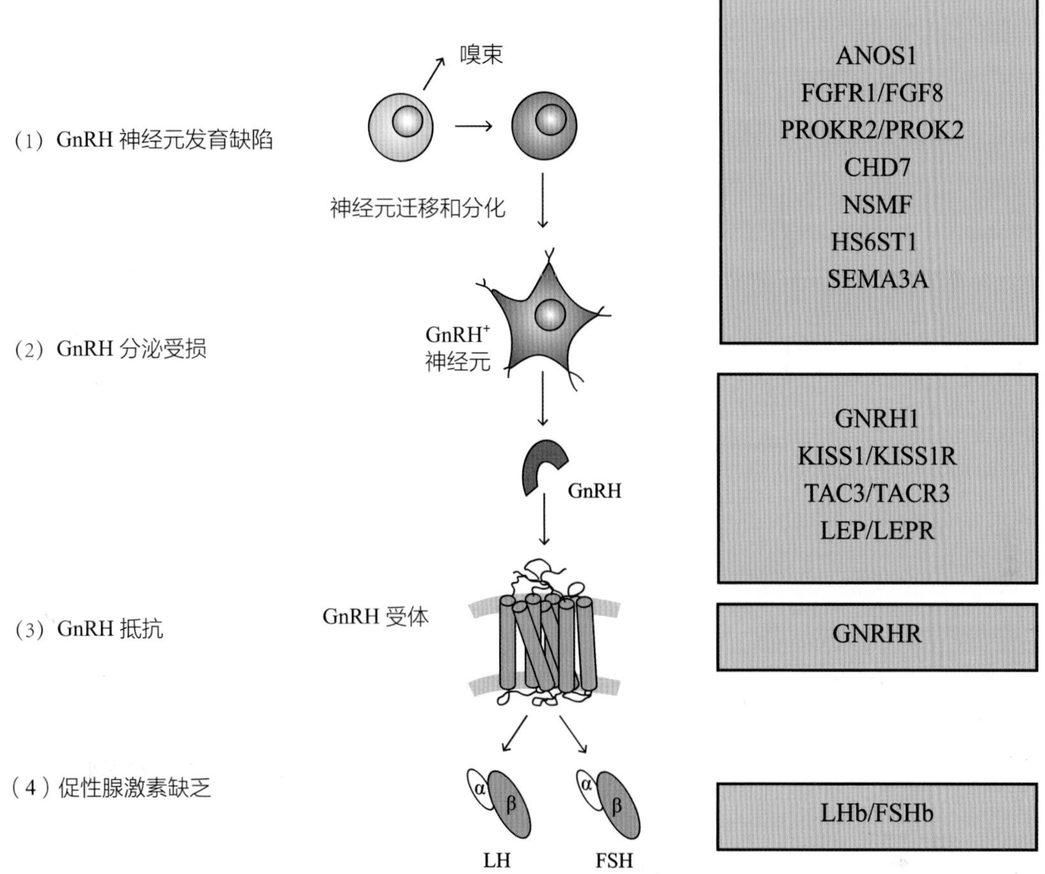

▲ 图 7-7　**HPG 轴多个水平的单基因变异可导致低促性腺激素性性腺功能减退症**
经 CCBY 4.0 许可转载，引自 Beate et al.[22]

GnRH 以间歇性大剂量释放，半衰期仅为 2～4 分钟，每日代谢清除率为 800L/m^2。GnRH 神经元之间的 GnRH 脉冲分泌是同步的，这样它们就能够整合放电速率，从而在门静脉系统中产生一个适当的 GnRH 释放脉冲。这种同步是一个复杂的过程，涉及神经元的自发电活动，钙和 cAMP 信号转导，通过 GnRH 受体的自分泌调节及通过这些神经元上其他细胞膜受体的调节。

近年来，GnRH 神经元脉冲发生器的主控制器一直是研究的热点。脉冲发生器是 GnRH 神经元的固有特性的理论基本上被否定，因为有证据来源于视交叉后大鼠下丘脑外植体等模型，该模型几乎不包含任何 GnRH 细胞体，但在培养过程中仍表现出脉冲式 GnRH 释放。脉冲生成的“KNDy”模型，其中 ARC 的关键神经元负责通过肽类、kisspeptin、神经激肽 B 和强啡肽协调脉冲生成 [14]。

2. GnRH 神经元功能的上游调控

GnRH 的释放是通过抑制性和兴奋性神经元和神经胶质输入的平衡来协调的 [23]（图 7-8）。在小鼠中进行的逆行追踪研究表明，GnRH 神经元受到来自大脑许多区域输入的复杂神经网络的影响，包括下丘脑核团、脑干、边缘系统、基底节及运动和感觉回路。

在 GnRH 神经元的各种调节因子中，kisspeptin 和神经激肽 B 是必不可少的。kisspeptin 是一种兴奋性神经肽，通过发现 GnRH 缺乏伴 *KISS1* 受体 *KISS1R*（以前称为 *GPR54*）功能缺

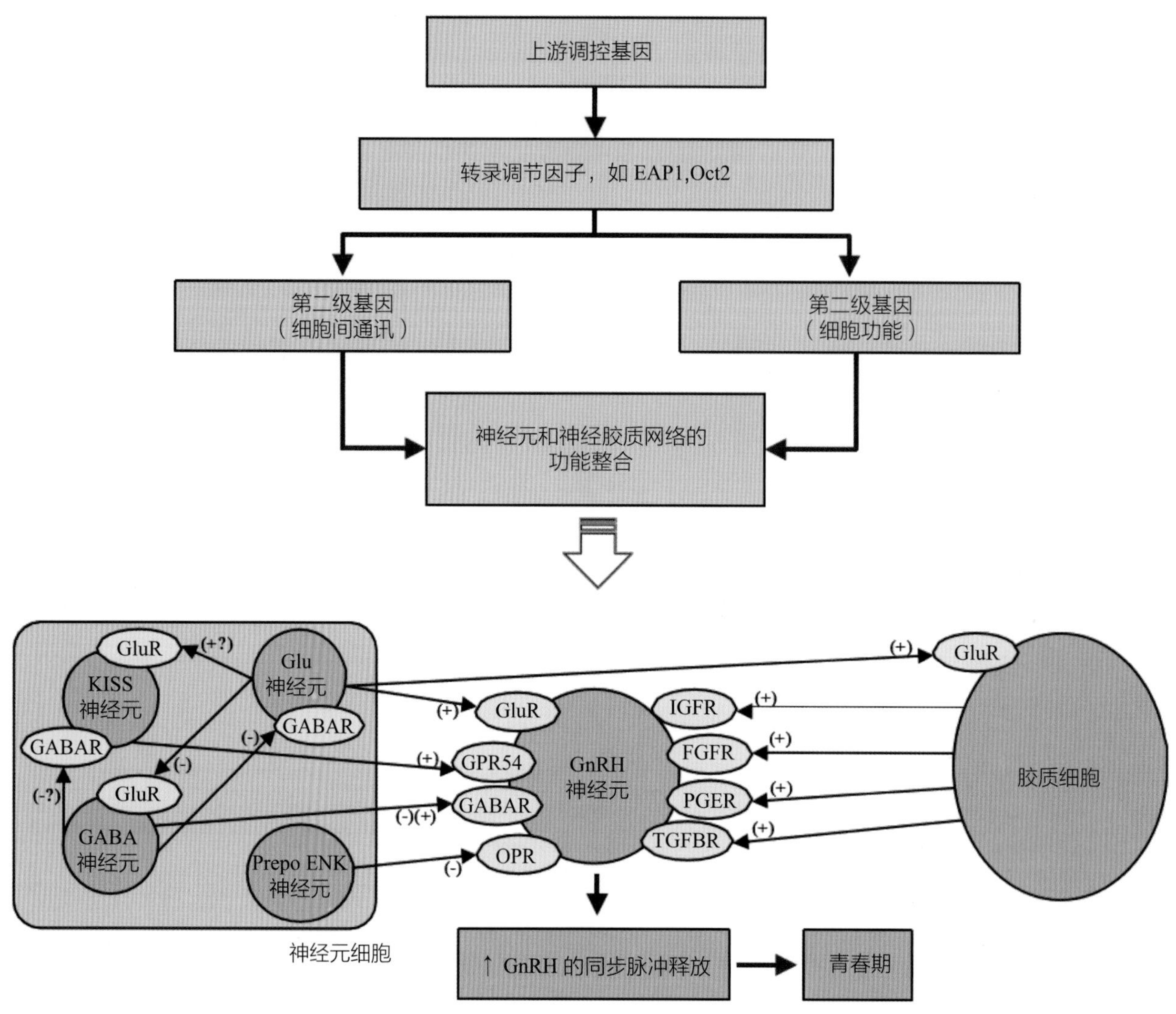

▲ 图 7-8　青春期 GnRH 神经元跨突触和神经胶质控制中的遗传调控因子

失变异患者，确定其为青春期启动的重要允许因素[24, 25]。研究同时发现 *Kiss1r* 基因敲除的小鼠尽管 GnRH 神经元解剖上正常及 GnRH 水平正常，但出现不育[25]。它们的表型可以通过外源性补充 GnRH 来挽救。*Kiss1* 基因敲除小鼠具有与嗅觉正常的 GnRH 缺乏相一致的表型。

kisspeptin 由与 GnRH 神经元密切接触的下丘脑神经元合成。大多数 GnRH 神经元表达 kisspeptin 受体，kisspeptin 神经元表达类固醇受体，包括雌激素受体 α、孕激素受体和雄激素受体。这些神经元是类固醇激素在促性腺激素轴上的负反馈和正反馈的主要中继站。kisspeptin 神经元的轴突末端不仅投射到 OVLT 中的 GnRH 神经元胞体，而且投射到正中隆起，在此处它们与 GnRH 神经元的末端并置。Kisspeptin 神经元位于血脑屏障外，因此直接与外周激素接触。

因此，kisspeptin 直接向 GnRH 神经元发出信号，控制 GnRH 的脉冲释放。它在灵长类动物和小鼠的围青春期均有上调，在青春期前啮齿类动物中给药可导致青春期早发育。在功能性闭经中，kisspeptin 似乎也下调，表明其作为环境因素（如营养状况和情绪健康）对青春期和生殖能力作用的介质发挥作用。此外，kisspeptin 已被证明是排卵的重要神经内分泌调节因子。

kisspeptin 神经元在下丘脑的分布是复杂的，并且因物种而异。在小鼠中，kiss1 神经元位于下丘脑尾部的下丘脑内侧基底部，包括 ARC/ 漏斗区，但第二个细胞群位于下丘脑吻部，称为前腹侧室周围(anteroventral periventricular，AVPV) 区。在大鼠、猴和人类中，kisspeptin 的这种区域分布不太清楚。

小鼠的两种 kisspeptin 神经元群表现出明显的功能差异。AVPV Kiss1 神经元表现出明显的性别二态性，青春期的雌性啮齿动物该区域有更多的 Kiss1 神经元。位于 AVPV 的 kisspeptin 神经元介导雌二醇对 GnRH 神经元网络的正反馈，从而产生 LH 排卵前脉冲。相反，外周雌激素主要对 ARC 的 Kiss1 神经元起抑制作用。因此，kisspeptin 信号转导是 HPG 轴正反馈和负反馈回路的重要组成部分。虽然 kisspeptin 已被确定为 GnRH 神经元的关键上游调控因子，但尚不清楚它是否为触发青春期启动的关键因素 [26]。

另一种兴奋性神经肽神经激肽 B 与 GnRH 分泌的上游调控有关。这个通路是通过在嗅觉正常的 HH 及青春期未发育的患者中发现编码神经激肽 B 的 *TAC3* 基因及它的受体 *TACR3* 基因的功能缺失性变异而发现的 [27]。位于 ARC 的 Kisspeptin 神经元合成神经激肽 B 和强啡肽 A，它们形成了 KNDy 神经元。雌激素可下调 ARC 中的 *KISS1* 和 *TAC3* 表达，这些神经元被认为是促性腺激素轴上类固醇激素负反馈的中继站。KNDy 神经元表达神经激肽受体 *NK3R*，表明自分泌和旁分泌环路控制 GnRH 的释放。强啡肽抑制 GnRH 的释放，这些肽被认为在 GnRH 脉冲发生器中起着重要作用。

另一种 RF- 酰胺相关肽（RFRP1、RFRP3），即禽肽促性腺激素抑制激素（gonadotropin inhibiting hormone，GnIH）的哺乳动物同源类似物，通过直接控制 GnRH 神经元而成为促性腺激素轴的抑制性调节因子。GnIH 在很多物种 HPG 轴的抑制调节中发挥重要作用。除神经肽外，几种神经递质也参与 GnRH 网络的调控。在 ARC 中，GABA 和谷氨酸控制 GnRH 神经元的兴奋性。在雌性大鼠中，青春期下丘脑中谷氨酰胺合成酶被下调，并且谷氨酸脱氢酶增多，两者均导致谷氨酸的可用性增加。谷氨酸拮抗药是 GnRH 分泌的强效刺激剂，在青春期前灵长类动物中使用可刺激青春期的启动。GABA 神经网络相当复杂，其中一些神经元直接作用于 GnRH 神经元，而另一些神经元则作用于中间神经元。GABA 能神经传递在抑制青春期启动中的作用已在灵长类动物中得到明确证实，但在啮齿类动物中尚不明确。GABA 能信号通路可能在应激诱导的 LH 抑制中很重要。

最近的证据强调了 microRNA（尤其是 miR-200/429 家族和 miR-155）在小鼠关键阶段（小鼠相当于小青春期）对 GnRH 转录表观遗传上调的重要性 [28]。而且，miR-7a2 已被证实对正常垂体发育和 HPG 功能至关重要，在小鼠中 miR-7a2 缺失导致低促性腺激素性不孕。

众所周知，中枢促肾上腺皮质激素释放激素信号转导在应激诱导的啮齿类动物 GnRH 脉冲发生器的抑制中发挥重要作用。在人下丘脑漏斗区中观察到 CRH 免疫反应纤维与 GnRH 神经元并列。侧脑室内注射 CRH 可降低大鼠 LH 的脉冲频率，而胰岛素诱导的低血糖对应激诱导的 LH 脉冲的抑制作用则可被 ICV 给予 CRH 拮抗药阻断。

GnRH 的同步脉冲分泌也通过神经元 / 神经胶质信号通路的激活来调控。神经胶质输入似乎主要是易化的，由生长因子和小的可扩散分子组成，包括 TGFβ1、IGF-1 和神经调节蛋白，直接或间接刺激 GnRH 的分泌 [29]。首先，正中隆起的神经胶质细胞通过产生经由具有酪氨酸激酶活性的受体起作用的生长因子来调节 GnRH 的分泌。

FGF 信号转导是 GnRH 神经元到达其最终目的地下丘脑所必需的，也是 GnRH 神经元分化和存活所必需的。此外，IGF-1 和表皮生长因子家族成员（如神经调节蛋白 1β）可促进 GnRH 神经元的分泌活性。其次，由可溶性分子如神经元细胞黏附分子（neuronal cell adhesion molecule，NCAM）和突触细胞黏附分子（synaptic cell adhesion molecule，SynCAM）介导的神经胶质 -GnRH 神经元黏附性的塑性重排协调 GnRH 向门脉血管系统的可控传递，这一过程也受到性类固醇激素调控。

3. GnRH 作用的下游通路

(1) 促性腺激素：GnRH 通过与细胞表面受体结合，刺激细胞内钙浓度升高和蛋白激酶 C 磷酸化，从而刺激促性腺激素细胞产生和分泌 LH 和 FSH，其方式与其他肽 - 受体机制的方式相似。似乎存在容易释放的 LH 池，使得在推注 GnRH 后数分钟内血清 LH 升高，而其他 LH 池动员时间则更长。GnRH 的间歇性刺激可增加促性腺激素的分泌，而持续输注 GnRH 则可减少 LH 和 FSH 的分泌，并下调垂体 GnRH 受体。这种现象被应用于中枢性性早熟（central precocious puberty，CPP）的治疗。雌激素增加而雄激素减少 GnRH 受体。GnRH 受体的这些改变在调节促性腺激素功能中具有重要的作用。

FSH 和 LH 是由两个亚基组成的糖蛋白，一个 α 亚基与所有垂体糖蛋白相同，另一个 β 亚基具有特异性。β 亚基由 115 个氨基酸组成，有两个碳水化合物侧链。胎盘产生的人绒毛膜促性腺激素除了额外的 32 个氨基酸和碳水化合物基团外，在结构上几乎与 LH 完全相同。LHβ 亚基基因在染色体 19q13.32 上，靠近 β-hCG 的基因，而 FSHβ 亚基基因位于 11p13。促性腺激素分子的 β 亚基变异致病的案例较罕见：1 例 βLH 失活突变的患者出现睾丸间质细胞缺失和青春期缺乏，2 例 βFSH 失活突变的患者出现卵泡成熟不足和闭经，以及 2 例男性患者出现无精子症。此外，1 例 βLH 非编码区 5′ 剪切位点纯合突变的女性患者，表现为 LH 分泌受损、青春期发育正常、继发性闭经和不育 [30]。

其机制尚不明确。两种不同的免疫测定均检测不到 LH 的分泌，表明突变的 LHB 蛋白可能被翻译但不能与 α 亚基结合，或被翻译但迅速降解或根本未翻译。从这些观察中得出的重要结论是，尽管正常的 LH 分泌是排卵的必要条件，但女性的正常青春期发育，包括乳房发育和月经初潮可能在 LH 缺乏的情况下发生（这表明雌激素的产生足以促进乳房发育，并且至少对子宫内膜有一定的趋向性作用）。这意味着 LH 对于男性睾丸间质细胞的正常成熟和类固醇合成至关重要，而对于女性，LH 的主要作用是诱导排卵。

同样的促性腺激素细胞可产生 LH 和 FSH。促性腺激素分布于垂体前叶并紧贴毛细血管基底膜进入体循环。未被刺激（如由于影响 GnRH 分泌的疾病）的非活性促性腺激素细胞直径较小，而去势个体或无性腺（如 Turner 综合征）的个体，受大量 GnRH 刺激，促性腺激素细胞直径较大并且具有明显的粗面内质网。

血清促性腺激素浓度在青春期发育过程中发生变化（表 7-2）。由于促性腺激素的分泌具有间歇性，因此单次促性腺激素的测定不能表明这些激素分泌的动态信息。然而，较新的第三代检测试剂盒足够敏感，可以在单个基础未刺激样本中显示青春期的启动，但这种形式临床评估的作用仍不清楚。

在其他任何因素影响促性腺激素的分泌之前，GnRH 必须刺激促性腺激素的释放，但是在 GnRH 刺激存在的情况下，性激素和性腺肽可以影响促性腺激素的分泌。当性类固醇激素在下丘脑和垂体水平降低垂体的 LH 和 FSH 分泌时，就

表 7-2　女孩和男孩青春期发育阶段的血清促性腺激素、性腺和肾上腺类固醇激素水平

女　孩				
Tanner 分期	LH（U/L）	FSH（U/L）	雌二醇（pg/ml）	DHEAS（μg/dl）
1	0.01～0.21	0.50～2.41	5～10	5～125
2	0.27～4.21	1.73～4.68	5～115	15～150
3	0.17～4.12	2.53～7.04	5～180	20～535
4	0.72～15.01	1.26～7.37	25～345	35～485
5	0.30～29.38	1.02～9.24	25～410	25～530
男　孩				
Tanner 分期	LH（U/L）	FSH（U/L）	雌二醇（pg/ml）	DHEAS（μg/dl）
1	0.02～0.42	0.22～1.92	2～23	5～265
2	0.26～4.84	0.72～4.60	5～70	13～380
3	0.64～3.74	1.24～10.37	15～280	60～505
4	0.55～7.15	1.70～10.35	105～545	65～560
5	1.54～7.00	1.54～7.00	265～800	165～500

数值经许可转载，引自 Quest Diagnostics

DHEAS. 硫酸脱氢表雄酮；FSH. 卵泡刺激素；LH. 黄体生成素

会表现出负反馈抑制，这种现象在婴儿期和青春期具有非常高浓度 LH 和 FSH 的性腺发育不全个体中得到了例证。蛋白抑制素（卵巢和睾丸的产物）和卵泡抑制素（卵巢产物）也在垂体水平对 FSH 的分泌产生直接的抑制作用。孕酮可减慢 LH 的脉冲频率。

(2) 性腺激素的生成

- 性类固醇激素：睾丸间质细胞通过一系列以胆固醇为前体的酶促转化合成睾酮。当 LH 与睾丸间质细胞膜受体结合时，配体 - 受体复合物刺激膜结合腺苷酸环化酶以增加环磷酸腺苷，然后刺激蛋白激酶，进而通过 P450 scc（侧链裂解酶）促进胆固醇转化为孕烯醇酮，这是睾酮合成的第一步。暴露于 LH 后，LH 受体的数量和受体后通路会在至少 24h 内降低其对 LH 的反应性。这就解释了与隔天注射相比，每日注射 LH 或 hCG 后对 LH 不敏感的临床现象。当评估睾丸对 LH 的反应时，必须每隔 2～3 天给予 hCG 或 LH 以消除这种下调。

当睾酮被分泌到循环系统中时，大多数会与性激素结合蛋白（sex hormone-binding globulin，SHBG）结合。其余的游离睾酮（其中 95% 以低亲和力与白蛋白结合）通常被认为是活性部分。在靶细胞处，睾酮从结合蛋白上解离，扩散到细胞中，并可能被 5α- 还原酶 2（位于生殖器皮肤和其他部位的表面酶，由 2 号染色体上的基因编码）转化为双氢睾酮或通过芳香化酶（CYP19）转化为雌激素。睾酮或双氢睾酮与 X 染色体上基因（Xq11～q12）编码的 AR 结合。然后，睾酮 / 双氢睾酮受体复合物附着在基因组 DNA 的类固醇反应区，启动雄激素依赖的转录和翻译。

睾酮的作用与双氢睾酮不同，因为缺乏双氢睾酮的胎儿出现男性化不全。AR 对双氢睾酮的亲和力大于睾酮。睾酮可抑制 LH 的分泌，促进沃尔夫管发育并产生男性体型，而双氢睾酮主要促进外生殖器的男性化和大部分青春期第二性征的发育，如阴茎增长、前列腺增大、雄激素诱导的脱发和胡须的生长。雄激素在体内也发挥其他作用，睾酮促进肌肉发育，刺激肝脏的酶活性和血红蛋白的合成。雄激素必须转化为雌激素，以刺激骨骺成熟。

FSH 与支持细胞表面的特异性受体结合，并引起一系列事件，最终导致蛋白激酶增加，其方式与 LH 对睾丸间质细胞的刺激作用相似。但是，FSH 导致生精小管的数量增加，并且以尚未明确的方式促进精子的发育。

雌激素主要由卵巢的颗粒细胞产生，其初始步骤与睾酮产生的步骤相同，最后是芳香化过程。在女性中，LH 与卵巢细胞膜受体结合并刺激腺苷酸环化酶活性产生 cAMP，后者刺激低密度脂蛋白受体的产生，从而增加 LDL 胆固醇的结合和摄取及胆固醇酯的形成。LH 刺激限速酶 P450 scc，将胆固醇转化为孕烯醇酮，启动类固醇的生成。排卵开始后，LH 主要作用于卵巢的卵泡膜。FSH 与颗粒细胞上自身的细胞表面受体结合，刺激睾酮转化为雌激素。

人体中的主要活性雌激素是雌二醇。雌激素在循环中与 SHBG 结合，在细胞水平上与睾酮的作用模式相同。雌二醇影响乳房和子宫发育、脂肪组织分布和骨矿物质沉积。低浓度难以在标准试验中检测到。雌二醇在低浓度下会减少促性腺激素的分泌，但在较高浓度时会引起正反馈。该发育阶段在约青春期中期的女性中占优势。通过这一过程，雌二醇浓度升高＞200pg/ml 并持续 48 小时以上，触发垂体促性腺激素释放 LH，约在 12 小时后刺激排卵。

必须通过几个步骤使 HPG 轴做好正反馈准备，包括释放足够的 LH，启动卵巢以产生足够的雌激素，这些事件依赖于 kisspeptin。雌二醇还会增加垂体对 GnRH 的敏感性，除了增加 GnRH 脉冲频率外，还可增加 LH 的分泌。因此，卵泡必须足够大，以产生足以发挥正反馈效应的雌激素，垂体必须有足够的易释放的 LH，以引起 LH 释放的激增，下丘脑必须能够分泌足够的 GnRH，以刺激垂体的释放。雌激素的增加也抑制 FSH，使得在 LH 存在的情况下卵泡黄体化。

- 激活素和抑制素：抑制素 B 是转化生长因子 β 家族的异二聚体糖蛋白成员，在男性中仅由睾丸产生，主要在青春期前的睾丸中由支持细胞产生，在女性中由卵巢颗粒细胞和胎盘产生。多项研究表明，儿童血清抑制素 B 浓度的变化与促性腺激素的分泌一致[31]。在“小青春期”，血清抑制素 B 浓度升高至与青少年男孩和成年男性相似或更高的浓度。这种早期抑制素 B 分泌持续至 18—24 月龄，此后，血清浓度降低但能检测到。青春期早期，在 Tanner G_1 期～G_2 期，血清抑制素 B 浓度再次升高，并在 Tanner G_2 期达到峰值，但随后趋于稳定。抑制素抑制垂体 FSH 的分泌，这也为仅一种下丘脑肽（GnRH）刺激的不同血清 LH 和 FSH 浓度提供了另一种可能的解释。

激活素是抑制素的一个亚基，具有相反的作用，刺激垂体分泌 FSH。在青春期和成年受试者中，性腺功能衰竭引起的抑制素缺乏导致血清 FSH 的升高幅度大于 LH。

- 抗米勒管激素：抗米勒管激素与抑制素属于同一转化生长因子 -β 家族，男性从睾丸分化至青春期由睾丸支持细胞产生，女性从出生至绝经期由颗粒细胞产生[32, 33]。在正常男性中，AMH 在胎儿和新生儿中较高，在 2

月龄左右达到峰值，然后在 1 岁时降低。睾丸发育异常的患者血清 AMH 降低，而患有支持细胞瘤的男性或患有颗粒细胞瘤的女性血清 AMH 值升高。AMH 和抑制素 B 检测不到是先天性无睾症的特征，但也可见于重度 IHH 男性。在女婴中也报道了出生后前几个月内 AMH 浓度类似的模式，但女孩的浓度较低。AMH 在青春期减少是雄激素作用的一个标志。在女孩中，AMH 浓度被认为是卵泡储备的新的标志物。例如，在 Turner 综合征中，这对于评估潜在生殖能力具有重要意义。

（五）青春期促性腺激素轴的重新激活

从胎儿期到青春期，促性腺激素轴经历了一个复杂的激活 – 抑制周期。妊娠早期胎儿睾酮分泌是由胎盘绒毛膜促性腺激素刺激引起的。妊娠 14 周时，胎儿下丘脑形成含有 GnRH 的神经元；妊娠 20 周时，胎儿腺垂体含有 LH 和 FSH。下丘脑 – 垂体门脉系统在妊娠 20 周时发育完成，允许下丘脑 GnRH 到达垂体促性腺激素细胞。在妊娠中期，男性和女性胎儿循环内促性腺激素浓度显著增加，在男性胎儿的 34～38 周达到峰值，然后在出生时降至低浓度 [35]。促性腺激素分泌的这种变化是通过性类固醇产生负反馈系统的结果，也是中枢神经系统对 GnRH 神经元产生抑制作用的结果 [36, 37]。

可能由于胎盘雌激素的负反馈效应被消除，在生后第 1 个月，LH 和 FSH 的分泌增加，这个时期被称为“小青春期”。小青春期后，HPG 轴在 2—9 岁休眠。但这种抑制不是绝对的，因为在这一阶段，用超灵敏分析法可以检测到 LH 脉冲，但这种脉冲并不频繁，而且幅度很低。即使在无性腺功能的儿童（如 Turner 综合征），血清促性腺激素浓度较低，这说明在静默期，性腺的存在并不是抑制促性腺激素分泌的必要条件。促性腺激素分泌的变化是由于脉冲频率不变时脉冲幅度的改变引起的。同样，睾酮和雌激素在血液循环中也可以通过敏感方法来检测，这表明青春期前性腺有活性但很低。

HPG 轴在青春期被重新激活的第一表征是夜间 LH 脉冲分泌增加，早于临床上生殖器的 Tanner 发育或乳房 2 期发育。这一时期被视为青春期的启动。昼夜 LH 浓度的差异一直持续到青春期后期，但到了成年早期就消失了。在下丘脑 – 垂体 – 性腺轴重新激活的过程中，GnRH 和促性腺激素的中枢产生与性腺类固醇产生的动态相互作用逐渐发展，负反馈和正反馈循环逐渐成熟。来自中枢神经系统的中枢抑制驱动力逐渐减弱，并且由于性腺分泌的类固醇的增加而增强了正反馈。性腺对下丘脑 – 垂体系统的抑制作用发生较晚，仅在青春期中期起作用，并最终在中枢抑制反馈驱动中占主导地位（图 7–9）。LH 和 FSH 的平均浓度随着青春期发育都会增加，但 LH 浓度增加的幅度更大，可能是由于两种激素反馈机制的不同导致。这种升高是由 LH 和 FSH 的基础浓度增加及 LH 峰的频率和幅度增加所致。

在男孩，血浆睾酮浓度急剧增加。表 7–3 总结了不同发育阶段、不同睾丸大小的睾酮浓度。青春期睾丸大小的增加主要是由于生殖细胞的增殖和分化引起的，支持细胞的数量在一定程度上增加。在青春期早期和中期，睾酮分泌有明显的昼夜节律，早晨有分泌高峰，但在青春期后期不太明显，并随着年龄的增长逐渐下降，可能是由促性腺激素的昼夜比值的降低所致。

在女孩中，促性腺激素轴的再激活比男孩早，并且促性腺激素轴的再激活模式在两性中并不相同。血浆 LH 和 FSH 浓度升高不久后睾酮分泌增加。在女孩中，雌二醇随着 LH 及 FSH 增

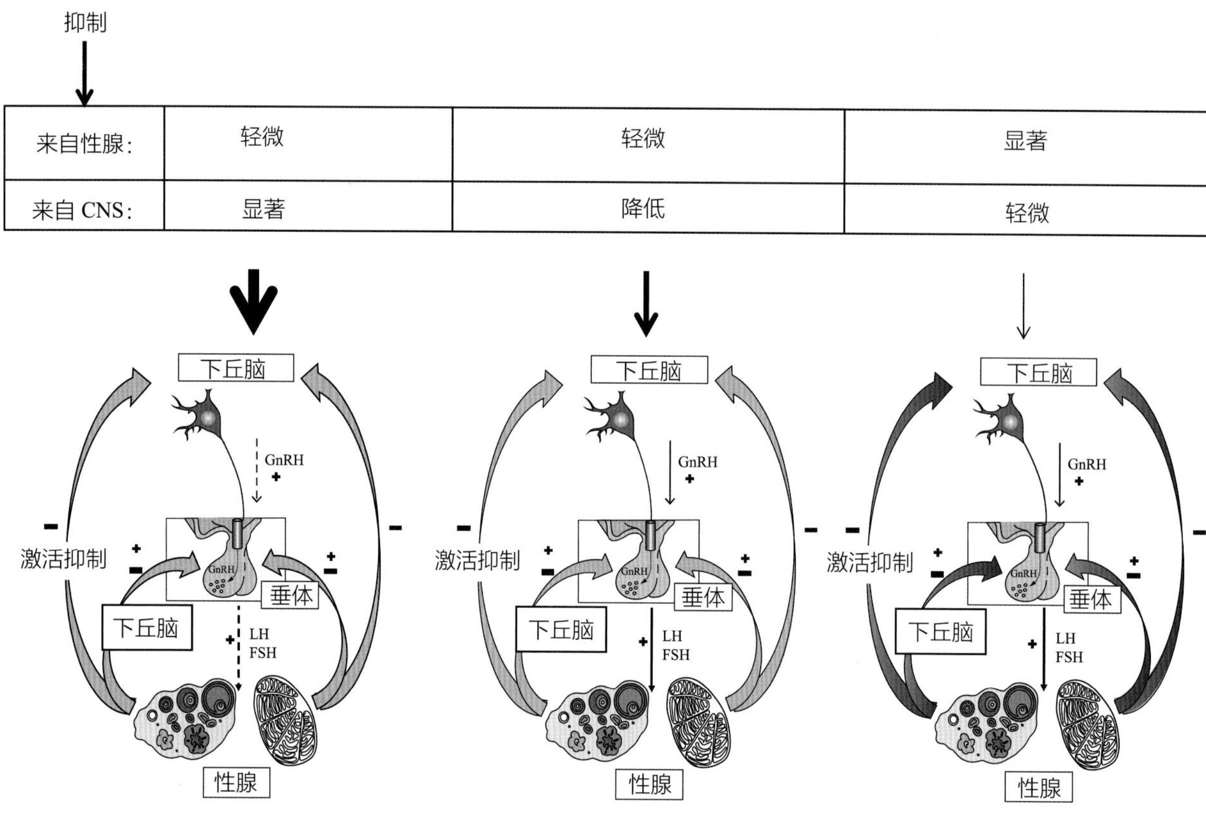

▲ 图 7-9 下丘脑 – 垂体轴的抑制性调节

这种抑制性调节在青春期开始后逐渐发展，减少中枢神经系统的中枢抑制性冲动，增加性腺的反馈强度

加而增加。性腺、下丘脑和垂体的负反馈调节有助于促性腺激素轴的进行性激活，直到青春期结束，这一点以女性出现 LH 排卵脉冲为标志。这种性别差异可能与激素状态有关，也可能是大脑性别二态性的一个特征。

因此，青春期是神经发育的结果，以达到 HPG 轴的稳态。尽管乳房发育或变声等躯体变化是性类固醇激素水平的体表指标，但目前还没有临床上有用的生物标志物来评估 HPG 轴神经内分泌再激活。

在青少年时期的促性腺激素的第三次激活的机制仍不完全明确，但在某些领域有所进展。如上所述，GnRH 神经元活性受多种神经递质和神经肽的调控，青春期的开始是由这些抑制信号的下降和兴奋性输入信号的放大导致 GnRH 脉冲的频率和幅度增加所致。然而，胎儿促性腺激素轴第一次激活及生后的“小青春期”的神经内分泌机制仍不清楚。同样，“青少年静默期”确切机制仍不明确。

青春期的特点是大脑中 GABA- 谷氨酸信号的平衡改变。这与 GnRH 神经元树突上的尖棘密度高及树突结构的简单化有关。青春期的时间也与下丘脑中的 kisspeptin 信号增加、kisspeptin 的合成及促性腺激素释放激素神经元对 kisspeptin 的反应性刺激增强有关。虽然这种模式主要在小鼠身上描述，但是在猴子身上也可能如此。这种模式在物种进化过程中相对保守。

幼年期结束时，下丘脑 kisspeptin 生物合成增加的机制尚不清楚。数据表明下丘脑通过基因层次网络（图 7-11）的调节主要来自系统生物学方法和动物模型，而几乎没有来自人类受试者的数据。这些方法确定的候选转录调节因子包

表 7-3　青春期阶段（根据 Tanner）与各自的睾丸体积和血浆睾酮浓度

青春期分级（Tanner）	睾丸容积（ml）	血清睾酮（ng/dl）	血清睾酮（nmol/L）
1	＜ 4	＜ 10	＜ 0.3
2	4～8	12～69	0.4～2.4
3	8～10	60～275	2.1～9.5
4	10～20	142～515	4.9～17.9
5	20～25	319～775	11.1～26.9

改编自 Knoor et al[38]

括 Oct-2、TTF-1 和 EAP1。Oct-2 是同源框基因 POU 结构域家族的转录调节因子。幼年啮齿类动物下丘脑中的 Oct-2 mRNA 上调，阻断 Oct-2 合成可延迟首次排卵时的年龄，并且诱导 PP 的下丘脑病变（如错构瘤）激活 Oct-2 表达。TTF-1 型是另一个增强 GnRH 表达的同源框基因。在青春期恒河猴中，TTF-1 表达增加。在青春期，灵长类动物和啮齿类动物的下丘脑中 EAP1 mRNA 水平也增加，EAP1 反式激活 GnRH 启动子和 EAP1 敲低 siRNA 引起 DP 并破坏啮齿类动物模型的发情周期。

最近的数据强调了控制 Kiss1 表达的基因程序的重要性。最近发现了多梳复合蛋白（polycomb complex proteins）EED 和 Cbx7 对 Kiss1 转录抑制的干预作用。这些基因在青春期前的表达随着启动子甲基化的增加而减少。在青春期，EED 与 Kiss1 启动子的结合减少。抑制 Kiss1 的表达也与锌脂基序转录因子的表达减少有关。

此外，还有人提出了一种 microRNA 开关来调节 GnRH1 合成的增加，这发生在幼年期的 GnRH 神经元。因此，下丘脑中 kisspeptin 表达的增加是由一个复杂的转录因子网络造成的，这些转录因子主要作为 *Kiss1* 和 *GnRH1* 转录的抑制因子。GnRH 神经元对 kisspeptin 刺激的可塑性更为模糊。kisspeptin 受体是一种与 Gq/11 蛋白耦联的 G 蛋白耦联受体。GPCR 活性的调节是多因素的。GPCR 可以通过多种细胞内信号通路和调节蛋白进行急性和慢性脱敏。这种调节被认为与 GnRH 神经元的成熟状态有关。

家族性 CPP 中 *MKRN3* 功能缺失突变的描述也支持了青春期是由促性腺激素轴抑制消失引起的这一概念[40]。该基因编码 makorin 环指蛋白 3，不仅能与 RNA 结合，还可能参与泛素化。*MKRN3* 可能对 GnRH 网络有抑制作用，因为它在 ARC 中的表达在小鼠出生到断奶期间减少。*MKRN3* 在控制 kisspeptin 的基因层次网络中的位置尚未确定。

因此，青春期必须被认为是一种神经发育程序的输出过程，与其他神经功能的出生后发育有几个共同的特征。该方案的特异性在于其时机，这是由依赖于激素状态的遗传因素决定的，并由环境因素调节。不发育或发育不完全的青春期在人类中并不少见，这并不奇怪。

青春期紊乱包涵儿科内分泌领域的一个重要病理学组，影响超过 4% 的青少年。此外，青春期发育的异常时间与不良的健康和社会心理结果有关。这不仅对个人很重要，而且站在青春期早发的现实状况看，是对公共卫生也有潜在的重大影响。青春期早发育尤其与不良健康结果有关，包括乳腺癌和子宫内膜癌、肥胖症、2 型糖尿病、心血管疾病、身材矮小，甚至死亡率增加。直到最近，还没有明确表明青春期延迟也与不良健康结果有关，但英国生物样本库的研究数据表明，DP 对晚年健康也有深远影响[41]。在过去 10 年中，在了解控制青春期的机制方面取得了相当大的进展，这不仅是神经内分泌学基础研究的一个成功案例，而且已经转化为临床实践，使得我们更好地了解青春期发育紊乱的致病机制，在某些情况下，能够进行基因诊断检测和咨询。

二、性早熟

（一）概述

性早熟是指女孩 8 岁以前和男孩 9 岁以前出现第二性征。过早性发育是性类固醇激素或具有性类固醇激素活性的化合物对靶器官作用的结果。PP 导致第二性征逐渐发展，包括女孩的乳房发育和男孩的睾丸增大，以及阴毛生长速度加快，骨骼成熟导致生长板过早融合，这可能是成年身高缺陷的原因。

青春期的开始可能受到环境（长期趋势、领养、缺乏父爱和可能接触含雌激素的 EDC）影响，营养（BMI）和体质（遗传学、种族）也是导致 PP 的因素[2]。尽管观察到发达国家女孩乳房发育年龄有下降的趋势，但欧洲临床医生关于 PP 定义的年龄限制的共识已经达成。女性年龄界限基于英国白人女孩的原始数据，最近的数据显示，根据这一定义，美国有相当一部分非裔加勒比女孩将被归类为 PP。几项研究表明，阴毛过早发育在非裔加勒比儿童中更为常见。一些中心主张重新定义女孩 PP 的年龄界限，以防止过度检查和治疗，但仍担心 7—8 岁女孩因病理原因导致的 CPP 病例会被遗漏。

性早熟是转诊的常见原因。临床评估明确疾病通常对患者及其家庭已经足够了，但性早熟可能反映了一些严重的情况，因此需要进行彻底的评估，以确定其原因和进展的可能性，以便提出适当的治疗方案。

性早熟的临床表现多样，除了进行性 CPP 外，不治疗则成年身高预后变差。还有一些非常缓慢的进展形式，不会改变预测的终身高。在最初的评估中识别这些不同的临床形式并不简单。然而，正确识别他们十分重要，因为指征性的治疗方法不同。青春期过渡的渐进性可以解释 PP 在临床表现和定义方面的异质性。

如上所述，LH 的脉冲性分泌在青春期临床症状出现之前就开始了，LH 峰值振幅的增加是 HPG 轴青春期成熟的关键生物学标志。GnRH 刺激试验间接反映了脉冲性内源性促性腺激素释放激素分泌，因为这种分泌决定了对外源性促性腺激素释放激素的反应。现有数据表明，青春期前和青春期状态之间没有明确的界限来解释“边缘型”PP 的频率。

（二）性早熟病因

1. 中枢性性早熟

PP 分为中枢性（促性腺激素依赖型），即涉及下丘脑脉冲性 GnRH 分泌激活，或外周性（非促性腺激素依赖性），包括一组由性腺激素产生的自主激活引起的疾病（框 7-1）。诊断必须将 CPP 与外周 PP 区分开来。CPP 是由于 HPG 轴的过早再激活和具有类似于正常青春期激素模式的脉冲性 GnRH 分泌引起的。CPP 的青春期进程是对称的，内分泌和生理事件与正常时间的青春期（一致）以相同的模式和速度发生，而在外周 PP 中，可能存在 Tanner 分期的不同步发展。在大多数女孩中，没有发现中枢神经系统缺陷，CPP 被定义为特发性。性早熟在女孩中的发病率是男孩的 5 倍。在一项欧洲研究中发现，在 9 年的时间里，女孩 CPP 的患病率为 0.2%，而男孩 CPP 的患病率仅为 0.05%[42]。

造成这种性别差异的潜在原因尚不清楚，但在男孩更常见有深层的病因。这表明许多女性

框 7–1　性早熟的病因

<table>
<tr><td>青春前期 LH 和 FSH</td><td colspan="2">脉冲 GnRH 释
青春前期 LH 和 FSH 放</td><td colspan="5">LH 和 FSH 受抑制</td></tr>
<tr><td>青春期无进展</td><td>特发性中枢性性早熟</td><td>非特发性中枢性性早熟</td><td>性腺自主激活综合征</td><td>性腺肿瘤</td><td>hCG 诱导的肿瘤</td><td>肾上腺起源的高雄激素血症</td><td>外源性性激素暴露</td></tr>
<tr><td>非进展型性早熟</td><td colspan="2">进行性中枢性或促性腺激素依赖性早熟</td><td colspan="5">外周或促性腺激素非依赖性性早熟</td></tr>
</table>

PP 病例可能代表了正常范围的极端情况，而没有潜在的病理因素。此外，女性 HPG 轴可能比男性对环境因素如脂肪增加更敏感。这也见于因体重减轻或过度运动而导致功能性性腺功能减退的人群，在这些人群中，受影响的女性多于男性。在体重指数增高的男孩中也发现了早期睾丸发育小的趋势，最近观察到无器质性病变的特发性 PP 男孩中睾丸发育的增加可能与此有关。尽管如此，重要的是要注意排除潜在的病理原因。发病年龄越早，越有可能存在器质性病变（表 7–4）[2]。

CPP 可能是由于某些肿瘤引起，包括星形细胞瘤、胶质瘤和生殖细胞瘤或其他下丘脑肿瘤病变，包括错构瘤或先天性异常（如蛛网膜囊肿）可通过头颅 MRI 明确。下丘脑错构瘤可能与癫痫的典型类型（癫痫发作）有关。所有引起下丘脑 – 垂体轴损害的疾病都可能是 CPP 的危险因素，包括对儿童癌症的下丘脑或垂体的放射治疗、脑积水、出生窒息或神经退行性疾病。从发展中国家领养的其他健康女孩中，CPP 和青春期早发育很常见，在这些女孩中，包括性虐待在内的心理困扰后可能更常见。许多畸形综合征与 CPP 有关，如 Kabuki 综合征。

与自限的青春期发育延迟（DP）一样，CPP 通常有很强的家族基础。一项研究分析提示常染色体显性遗传模式具有不完全的性别依赖外显率[43]。这个研究表明，与散发性 CPP 相比，家族队列中母亲月经初潮年龄明显提前和青春期分期也明显提前，但很少有基因被确定为 CPP 的病因。在一名患有 CPP 的巴西女孩身上发现了 *KISS1R* 基因的杂合变异。*KISS1* 基因的罕见变异已经在少数患有 CPP 的儿童中被发现，但是这些基因的变异还没有在其他患有家族性 CPP 的队列中发现。

最近的研究表明，*MKRN3* 基因在“特发性”CPP 中失活[40]。*MKRN3* 是一个位于 15 号染色体长臂上的印记基因，参与泛素化和细胞信号转导。*MKRN3* 已被确定为青春期启动的重要把关基因，对 GnRH 分泌具有潜在的抑制作用。*MKRN3* 基因缺陷已被确定为家族性 CPP 父系遗传的一个原因，但这种缺陷并不构成母系遗传的 CPP 的基础。与 *KISS1* 和 *KISS1R* 不同，家族性 CPP 中该基因的突变似乎在两性中都比较常见，该突变在家族性 CPP 中占 33%～46%，而在散发性 CPP 则为 3%～6%。这一点并没有在所有人群中得到证实。与男孩相比，女孩 *MKRN3* 的突变似乎与青春期开始年龄更早有关，这与女性 HPG 轴对遗传或环境因素的破坏更为“敏感”一致。

在女孩中，*MKRN3* 突变导致 CPP 的中位年龄为 6 岁，该基因突变并不像 *KISS1* 基因突变那样极端。这表明 *MKRN3* 的作用可能不需要在儿童早期抑制 HPG 轴的激活，而是在围青春期后期对青春期时间的调节很重要。Abreu 等研究表

表 7-4　各种形式的中枢性性早熟的临床特征

原　因	症状和体征	评　估
下丘脑错构瘤引起中枢受累	• 可能与痴笑（大笑发作）、局灶性或强直－阵挛发作有关	• MRI：第三脑室底肿块与正常组织等信号，无增强
其他下丘脑肿瘤 • 神经胶质瘤累及下丘脑和(或)视交叉 • 星形细胞瘤 • 松果体 • 室管膜瘤 • 生殖细胞肿瘤	• 可能包括头痛，视力改变，认知变化，垂体前叶或后叶不足（如生长速度减慢，多尿/多饮）、疲劳、视野缺损 • 如果中枢神经系统肿瘤（胶质瘤）与神经纤维瘤病，可能有其他特征神经纤维瘤病（皮肤神经纤维瘤、café au lait 斑、Lisch 结节等）	• MRI：可能累及视路（视交叉、神经、束）或下丘脑（星形细胞瘤、胶质瘤）或可能累及下丘脑和垂体柄（生殖细胞瘤）的对比增强肿块可能有颅内高压可能有垂体前叶或垂体后叶不足的症状(如高钠血症) • 生殖细胞瘤：血液或脑脊液中可检测到人绒毛膜促性腺激素
脑畸形 **涉及下丘脑** • 鞍上蛛网膜囊肿 • 脑积水 • 视中隔发育不良 • 脊髓脊膜膨出 • 异位神经垂体	• 可能有神经发育缺陷，巨颅，视力障碍，眼球震颤，肥胖，多尿/多饮，生长速度减慢	• 可能有垂体前叶或垂体后叶的症状，缺乏（如高钠血症）或高催乳素血症
获得性损伤 • 头颅照射 • 头部外伤 • 感染 • 围产期因素	• 相关病史，垂体前叶和后叶激素损伤的症状和体征	• 磁共振成像可以显示特定的后遗症或可能是正常的
• 特发性：无中枢神经系统损害	• 约为 92% 的女孩和 50% 的男孩 • 有性早熟家族史或被收养史	• 头部磁共振检查没有发现下丘脑异常。垂体前叶可能增大 • MKRN3 基因评估是否为父系遗传
• 继发于早期暴露性类固醇 • 任何原因治愈后 • 促性腺激素非依赖性性早熟	• 相关病史	

明在小鼠青春期前的 ARC 中，*mrkn3* mRNA 表达显著降低。总之，这为 *MRKN3* 可能是青春期开始时释放抑制性“刹车”机制的一部分的假设增加了砝码。最近，在一个孤立的 CPP 家族中发现了父系遗传的 *DLK1* 缺失 [44]。

2. 外周性性早熟

外周或促性腺激素非依赖性 PP 是由于性腺或肾上腺而非促性腺激素（通常起抑制作用）产生性类固醇激素。外周 PP 可由性腺、肾上腺或产生 hCG 的肿瘤（男孩）和暴露于外源性类固醇激素或具有类固醇激素活性的化合物引起。男性局限性 PP 或家族性男性 PP 是由 LH 受体中的常染色体显性遗传激活突变引起的，该突变在年轻男性中表现为阴茎和睾丸生长、骨龄超前和性行为（表 7-5）。外周 PP 很少导致脉冲性 GnRH 分泌和 CPP 的激活（表 7-4）。

除了这些原因外，外周 PP 也可能见于 McCune-Albright 综合征（MAS）、芳香化酶抑制

表 7-5　各种外周性早熟的临床特征

疾　病	临床症状和体征	结　果
• 自主性性腺激活 • McCune-Albright 综合征和复发性自主性卵巢囊肿，由于 GNAS 基因的体细胞激活突变导致 Gs 通路信号转导增加	• 大部分是女孩。典型表现是乳房发育迅速、阴道出血乳房发育前或几个月内）。性早熟可能是孤立的或与之相关的 • caféau lait 色素沉着的皮肤损伤或由于多骨扰性纤维发育不良。很少有其他内分泌功能亢进（如皮质醇增多、甲状腺功能亢进）、肝胆汁淤积或心律失常等异常	• 盆腔超声提示典型的大卵巢囊肿 • 纤维发育不良骨病变 • 可能有皮质醇增多症，甲状腺功能亢进，生长激素分泌增加，低磷血症，肝胆汁淤积
• LH 受体基因种系激活突变导致的家族性男性局限性性早熟	• 显性性早熟的家族史仅限于男孩（但由母系遗传）可能存在，但有些病例是散发的	• LH 受体基因的激活突变
• GNAS 基因的种系突变，导致双重功能丧失和获得（罕见）	• 1 例男童伴发急性肺结核的病例报道假性甲状旁腺功能减退与促性腺激素非依赖性性早熟	
• 肿瘤 • 卵巢颗粒细胞瘤	• 乳房发育的快速进展，腹部疼痛。腹部检查可触及肿瘤	• 腹部超声或 CT 扫描
• 产生雌激素的卵巢肿瘤	• 进行性男性化	• 腹部超声或 CT 扫描
• 睾丸间质细胞瘤	• 进行性男性化，睾丸不对称（肿瘤本身很少触及）	• 睾丸超声肿瘤检测
• 产生 hCG 的肿瘤	• 肿瘤可以起源于肝脏或纵隔。只有男孩有青春期症状，可能与 Klinefelter 综合征有关	• 血清 hCG 升高
• 肾上腺疾病 • 先天性肾上腺皮质增生症	• 表现为雄激素暴露增加雄激素分泌，导致男性性早熟和女性男性化表现	• 血清中肾上腺类固醇前体增多，主要是 17OH- 孕酮（基础或促肾上腺皮质激素刺激试验后）
• 肾上腺肿瘤	• 雄激素分泌增加，导致男孩和女孩男性化加重。产生雌激素的肾上腺肿瘤非常罕见	• 超声或 CT 扫描 • DHEAS 或肾上腺类固醇前体升高
• 全身糖皮质激素抵抗	• 盐皮质激素过量的症状和体征，如高血压和低钾性碱中毒	• 尿及血中游离皮质醇增多
• 环境因素 • 外源性类固醇	• 表现因类型而异雄性或雌性），最常见在局部暴露于雄激素后描述的，追踪接触的来源可能很难	• 内分泌评估可能是由于随着时间的推移，血清性类固醇水平变化很大
• 暴露于雌激素性内分泌中断化学物质	• 可能在收养儿童的性早熟中起作用（通过调节青春期促性腺激素轴激活的时间），尽管这一点尚未得到证实	• 无可用的生物学标记
• 未经治疗的严重原发性甲状腺功能减退症	• 甲状腺功能减退的症状。无增长速度 • 在没有男性化的情况下，主要表现为睾丸体积增大。由于 TSH 升高对 FSH 受体的交叉反应	• 血清 TSH 浓度升高，游离 T_4 水平降低，无骨龄提前

物过量与先天性肾上腺皮质增生（CAH），而经典的 CAH 在新生儿期更常见。非经典 CAH 患儿可表现为如阴毛早现加速骨生长 [45]。MAS 是女性外周 PP 的主要原因。这种情况涉及遗传嵌合体，是由体细胞（合子后）激活腺苷酸环化酶的 Gs 蛋白的 Gsα 亚单位（*GNAS1* 基因）的突变引起的。这种激活突变可导致多种内分泌疾病，PP 的发生是由于在缺乏 LH 结合的情况下，通过结构性激活和性类固醇激素生成影响 LH 受体功能。青春期早期发育在 MAS 中很常见，通常发生在 2—3 岁。这种情况还包括骨多发性纤维发育不良和皮肤色素沉着斑块，具有典型的“缅因州海岸”边界。

外周性 PP 的青春期发育模式可能是不同步的，不像正常的青春期或 CPP，如月经初潮发生在乳房发育的早期。自主性卵巢囊肿可能出现阴道出血和乳房发育，与卵巢囊肿相关的甲状腺功能减退也有类似的表现。

（三）性早熟的后果

性早熟可能对生长和社会心理发展产生影响。与正常年龄值相比，生长速度加快，大多数情况下骨龄提前。骨成熟的加速会导致生长板过早融合而引起矮小。有几项研究评估患有 PP 的成人身高。在较早发表的未治疗患者系列中，男孩的平均身高为 151～156cm，女孩的平均身高为 150～154cm，与正常成人身高相比，男孩的平均身高约矮 20cm，女孩的平均身高矮 12cm[46]。这些数字对应于严重早发性 PP 患者，但这并不代表目前临床上看到的大多数患者。PP 引起的身高下降与青春期开始时的年龄呈负相关，目前接受治疗的患者往往比以往未经治疗患者青春期开始得晚。

父母们经常为女孩寻求治疗，因为害怕她们月经初潮早。但是很少有数据可以预测青春期早发育开始后月经初潮的年龄，在一般人群中，青春期早发育的儿童从乳房发育到初潮的时间较长，从 9 岁开始乳房发育的，平均 2.8 岁后月经初潮，而 12 岁开始乳房发育的平均 1.4 岁后初潮等。

在一般人群中，青春期启动早已被证实与一些不良的健康状况有关，如女性和男性 2 型糖尿病患者，心血管疾病风险增加 [41]（见“下丘脑 – 垂体 – 性腺轴部分”）。目前还没有这些方面长期的随访数据。

不良的心理社会结果也是一个值得关注的问题，但是针对 PP 患者的可用数据有严重的局限性。在一般人群中，早熟青少年从事探索性行为（性交、合法和非法药物使用）的比例较高，而且比正常年龄段或更晚年龄段的青少年更早。此外，性成熟较早的女孩或女性遭受性虐待的风险似乎更高，但这些发现与 PP 的相关性尚不清楚，不应将其作为干预的理由。

（四）对性早熟患者的评估

评估应解决几个问题：①性发育是否真的超出了正常的时间范围；②潜在的机制是什么，它是否与颅内病变等严重疾病的风险相关；③青春期发育是否有可能进展；④这是否会影响孩子正常的生理和心理社会发育。

1. 性早熟的临床评估

PP 表现进行性出现的第二性征 [女孩的乳房发育、阴毛和月经初潮，男孩的睾丸体积增大（睾丸容积＞3ml）、阴茎和阴毛发育] 及身高增长和骨骼成熟的加速，这一过程通常非常迅速（相对正常年龄早 2 年）。单一临床表现可能会维持很长时间，使诊断变得困难，特别是在女孩中，单纯乳房发育可能比阴毛的出现或生长速度和骨骼成熟增加早几个月。在一些儿童中，身高的增加先于第二性征的出现。临床评估应指导诊断和讨论适当的管理（表 7–6）。

病史记录用于明确发病年龄和青春期体征进

表 7-6　应该检查可疑性早熟的时间

女　孩	男　孩
8 岁前乳房发育	9 岁前睾丸容积增大
8 岁前出现阴毛	9 岁前出现阴毛
8—9 岁乳房发育 仅在以下情况下进行检查 • 青春期启动年龄＜ 8 岁 • 生长速度每年＞6cm，终身高低于靶身高 • 青春期发育的快速进展（在＜ 6 个月内从一个阶段过渡到另一个阶段） • 神经源性病因的临床证据 • 外周性早熟的临床证据	10 岁前出现青春期发育 仅在以下情况进行检查 • 青春期启动年龄＜ 9 岁 • 生长速度每年＞ 6cm，终身高低于靶身高 • 青春期发育的快速进展（在＜ 6 个月内从一个阶段过渡到另一个阶段） • 神经源性病因的临床证据 • 外周性早熟的临床证据
10 岁前出现月经初潮	

展速度，以调查新生儿参数（胎龄、出生测量）和孩子是否被领养，以及提示可能的中枢神经系统疾病的证据，如头痛、视觉障碍或神经症状（癫痫发作）；垂体激素是否缺乏，如嗜睡、多尿 / 多饮和已知慢性病；或是否存在脑放射治疗史。评估还包括父母和兄弟姐妹的身高和青春期年龄及早期或晚期青春期的家族史。

体格检查应评估身高、身高增长速度、体重和 BMI，青春期分期及女性外阴发育，皮损提示神经纤维瘤病或 MAS，神经系统体征（头围过大伴大头畸形、眼球震颤、视力改变或视野缺损、神经发育缺陷）和垂体前叶或后叶缺陷的症状或体征（生长速度低、多尿 / 多饮、疲劳）。儿童的神经心理状况也应该被评估，因为这可能是儿童和父母在青春期早期寻求帮助的主要问题。临床上认识性早熟发育的良性变异非常重要，通常包括第二性征（乳房或阴毛）的孤立和非进行性发育、正常生长速度或生长速度的轻微增加及很少或没有骨龄进展。

在这一评估之后，可以选择观察等待或补充调查作为适当的指导方针。用于指导的标准见表 7-6。如果选择观察等待，则需要 3～6 个月后重新评估进展情况，以评估青春期进展速度和生长变化。

一般建议对所有青春期发育早熟的男孩、乳房发育 Tanner 3 期及以上的女孩、性早熟 B_2 期女孩和附加标准的女孩进行附加检测，附加标准如生长速度加快或提示中枢神经系统功能障碍或外周 PP 的症状或体征。这些检查包括评估骨龄（进展性 PP 患者通常会提前），生化检查包括性类固醇激素和促性腺激素、盆腔或睾丸（如果怀疑外周 PP）、超声扫描和脑部磁共振。

外周 PP 独立于下丘脑 – 垂体轴，在女孩表现为雌二醇浓度增高，男孩中睾酮浓度增高，但 LH 的基础值及 GnRH 激发后的峰值均偏低。在女孩，表现为骨龄超前，超声扫描子宫内雌激素化。性腺或肾上腺是类固醇产生过剩的原因，但它们也可能促进性腺轴的激活，从而导致 CPP。如果怀疑外周 PP，测量 hCG、甲胎蛋白和其他肿瘤标志物是有必要的。

2. 生物学诊断

PP 的生物学诊断是以评价性类固醇激素分泌的变化及其机制为基础的。CPP 的诊断是基于青春期血清促性腺激素浓度，并证明促性腺激素分泌的激活。

对于男孩来说，睾酮是一个很好的评价睾丸

成熟的指标，前提是用敏感的方法进行评估。放射免疫分析法（RIA）是临床上常用的方法。在女孩中，由于一半患有 CPP 的女孩雌二醇浓度在青春期前女孩正常值范围内，但在 MAS 或因囊肿或肿瘤引起的卵巢疾病中可以看到明显升高的雌二醇浓度，因此雌二醇测定可能需要非常敏感的方法，只有 RIA 符合这一要求。由于这种激素的波动和具有间歇性分泌的特征，雌二醇浓度的增加也有很大的变化。当可以看到雌激素引起的子宫和卵巢的变化时，最好通过盆腔超声扫描来评估雌激素暴露。

基础促性腺激素浓度可以提供信息，而且在患有 PP 的儿童中普遍显著高于青春期前儿童。但基础血清 LH 浓度比基础 FSH 浓度更敏感，是诊断的关键。超灵敏分析，如化学发光免疫测定法，应用于确定血清 LH 浓度。青春期前 LH 浓度＜ 0.1U/L，因此化验的检测限应接近 0.1U/L。对 GnRH 刺激的反应被认为是诊断 CPP 的金标准。刺激试验涉及一次注射 LHRH 类似物。

确定阈值是主要问题。PP 的一个主要原因是垂体促性腺激素浓度增加。事实上，中枢性性早熟的潜在机制与 HPG 轴的过早激活有关，在基础状态和 LHRH 刺激后，脉冲性 LH 分泌开始，垂体促性腺激素分泌增加。青春期开始前，FSH 峰值大于 LH 峰值。在青春期期间和之后，LH 激增占主导地位。在 CPP 患者中，基础血清 LH 浓度通常≥ 0.3U/L，刺激后血清 LH 浓度≥ 5U/L[47]。FSH 的分泌量比 LH 少，因为在青春期发育期间 FSH 浓度变化不大，刺激后的 LH/FSH 比值可能更容易区分进行性（LH/FSH 比值＞0.66）与非进行性的 PP。非进行性者不需要 GnRHa 治疗。

3. 影像学在性早熟评估中的地位

盆腔超声扫描通过测量大小和形态学标准可以用于评估女性内生殖器雌激素暴露的程度。子宫长度≥ 35mm 是雌激素暴露的第一个迹象。形态特征也很重要，因为青春期前的子宫是管状的，在青春期管状的子宫变得更像梨形，子宫底部隆起。测量子宫容积可提高检查的可靠性（青春期前≤ 2mm）。子宫内膜超声扫描显示子宫内膜增厚提供了第二个证据。月经初潮通常需要子宫内膜约 8mm。

卵巢大小和卵泡数不是评估青春期发育的标准，但随着青春期的成熟，卵巢体积和卵泡数会增加。如果睾丸体积不同，或怀疑外周 PP 检测到睾丸间质细胞瘤，则应进行睾丸超声检查，通常不可触及，但根据睾丸钙化或睾丸体积差异可怀疑睾丸间质细胞瘤。神经影像学在进行性 CPP 的病因评估中是必不可少的。

脑磁共振成像是检测中枢神经系统肿瘤和下丘脑 – 垂体区域病变的首选检查方法。这种病变的患病率男孩（30%～80%）高于女孩（8%～33%），大多数女孩在 6 岁后开始青春期发育，这个阶段下丘脑 – 垂体病变发病率要低得多。有人提出，基于年龄和雌二醇浓度的算法可以取代磁共振成像，但这种方法尚未得到验证。

4. 青春期早期体征的正常变异

早熟和正常青春期的区别并不明显。正常青春期有几种变异，且患病率高，鉴别起来困难。正常发育变异性早熟病例可以和 PP 类似，但不会持续太长时间，通常是良性的。尤其是 2—3 岁以下的女孩，这种情况被称为乳房早现。同样，在年龄较大的女孩中，至少 50% 的性早熟会消退或停止进展，无须治疗[48]。在大多数情况下，阻断发育是最合适的治疗，因为青春期进展缓慢，月经初潮发生在青春期临床症状出现后平均 5.5 年，患者可达到相对靶身高的正常身高。

上述诊断方法应该对进展性或非进展性早熟及中枢性或外周性 PP 的鉴别有所帮助（表 7–7），但在约 1/3 的受试者中，预测的成人身高可能在

表 7-7　真性早熟和缓慢进行性早熟的区别

		真性性早熟	缓慢进行性性早熟
临床症状	青春期分级	3～6 个月内从一个阶段过渡到另一个阶段	青春期体征的自发消退或稳定
	生长速度	加速＞6cm/ 年	与年龄相符
	骨龄	通常是超前的，可变，至少大于 2 年	可变，正常 1 岁以内范围
	预测成人升高	低于靶身高或持续降低	正常靶身高
盆腔超声扫描	子宫	• 子宫长度＞34mm 或体积＞2ml • 梨形子宫 • 子宫内膜增厚（子宫内膜超声扫描）	• 长度≤ 34mm 或体积≤ 2ml • 青春前期，管状子宫
	卵巢	信息量不大	信息量不大
激素测定	雌二醇	信息量不大，通常可测	不可测的，或可测的最低线
	GnRH 刺激后 LH 峰值	青春期≥ 5U/L	青春前期
	基础 LH 测定	如果数值高（≥ 3U/L）且在青春期范围内，则有用	无确定值

青春期的发展过程中下降，同时出现明显的雌激素化的生物学标志和 CPP 的进展形式。因此，在初次评估时没有治疗理由的儿童应至少在 9 岁之前进行一系列的临床评估，以便于确定随后是否需要药物治疗以阻断 CPP 的进展。

(1) 单纯性乳房早发育：8 岁之前的乳房早发育是单纯性的，乳房早发育有两个高峰，一个是新生儿期，以促性腺激素激活为标志，可持续 2～3 年，另一个是青春期前期。乳房早现与早熟的区别在于没有性发育的其他方面问题，通常只有乳房发育 Tanner 分期的早期表现，身高没有加快，骨骼成熟没有明显进展（≥ 2 年）[49]。乳房早现很可能代表生理性早期的促性腺激素突增的夸大形式，这种早期突增现象女孩比男孩要迟。

主要的内分泌特征是 FSH 的脉冲性分泌占主导地位，它刺激低水平的雌激素分泌。子宫超声扫描提供了一种简单的方法来检查子宫有没有变化。无须进一步的检查或治疗，这种变异的结局是 2/3 的病例持续中度乳房发育或 1/3 的病例消退。单纯性乳房发育可能先于 CPP 的发生，如果患者出现其他青春期症状和（或）身高 – 速度加快，则不应忽视这一点。

(2) 单纯阴毛早现：女孩 8 岁之前，男孩 9 岁之前出现阴毛或腋毛。它与肾上腺功能初现相对应，不是 CPP 的鉴别诊断。虽然肾上腺皮质激素通常在时间上与青春期发育相协调，但它既不是必需的，也不是依赖的。事实上，肾上腺雄激素包括由网状带产生的脱氢表雄酮和雄烯二酮，两者比促性腺激素和性类固醇提前 2 年或更长时间升高。促肾上腺皮质激素似乎是肾上腺皮质激素释放所必需的，但不是唯一的刺激因素。

肾上腺雄激素过早分泌可刺激顶泌汗腺分泌与人体气味发育，可能与生长速度略微加快或骨龄提前有关，并伴有轻微的高雄激素血症表现。内源性青春期发生在正常时间，成人身高在父母预期的范围内，在小于胎龄儿中更常见。可能的鉴别诊断需排除包括与儿童生长加速、骨龄提前或痤疮有关的阴毛早发育，尤其是如果伴有其他症状包括由肾上腺肿瘤和 CAH 引起的阴蒂肥大、声音雄厚或极度多毛。

(3) 性早熟的缓慢进展形式：这种形式的早发育表现为女孩出现第二性征和骨龄稍有提前，临床表现介于真性 CPP 和乳房早现之间。子宫超声扫描，可能有早期对 GnRH 反应的雌激素的作用表现。这些非进行性 PP 的发病机制尚不清楚，但可以明确的是促性腺轴未激活。对 PP 良性变异的研究表明，用 GnRH 激动药治疗是不合理的，因为他们的症状趋于完全消退或仅表现为青春期缓慢发展，与此一致的是，他们成年后可能会达到靶身高。表 7-7 提供了关于缓慢进展型 CPP 和快速进展型 CPP 的区别。在男性中，没有与单纯乳房发育和 PP 的缓慢进展对等的形式。

5. 社会心理方面

早发青春期的社会心理层面问题是患儿和家属寻求帮助的主要原因，而医师关注的往往是病因和身高预后问题。心理学评估往往表现为智商正常，有孤独倾向，孤独评分很高，伴有孤独向抑郁的倾向。孩子最关注的是自己的外表，而父母一般担心月经来潮。尽管早期 PP 患者和接受 PP 治疗的患者的数据有限，月经初潮早可能引起更早的性经历，但正常青春期早期的长期心理社会问题似乎与平均或更晚青春期发育的女性相似[50]。

（五）性早熟的治疗

1. 中枢性性早熟

(1) GnRH 激动剂（GnRHa）：GnRHa 通常用于治疗进展型 CPP，目的是恢复遗传生长潜能并阻止或使青春期症状消退。GnRHa 持续刺激垂体促性腺激素，导致其脱敏并降低 LH 释放，在一定程度上降低 FSH 释放。几种 GnRHa 有不同的储存形式，不同国家对不同剂型的批准也不同。尽管 GnRHa 在 PP 中的应用已有近 30 年的历史，但对其最佳应用时机仍存在疑问，一份国际共识总结了截至 2007 年的有用信息及不确定领域[51]。

GnRHa 方案应由经验丰富的临床医生制定，治疗应消除青春期症状，使生长速度下降和阻止骨龄提前。应记录 GnRHa 注射日期，并监测给药间隔的依从性。检测抑制后的 LH 对 GnRH、GnRHa 或长效制剂（包含一部分游离 GnRH 激动药）刺激后的抑制反应，以表明该疗法具有效果，但常规不建议这样做。乳房或睾丸发育进展通常表明依从性差，治疗失败或诊断不正确，需要进一步评估。

目前尚无随机对照试验评估 GnRHa 治疗 CPP 的长期结果，并且身高作为结果的评估主要来自观察数据[52]。平均年龄为 11 岁前接受治疗的约 400 名女孩中，成人平均身高约为 160cm，平均身高超出预期身高的 3～10cm。使用预测的身高进行计算，个体身高增益变化很大，但本身这种方式的准确性有限。影响身高结果的因素包括最初的患者特征（如果骨龄明显加速，则身高会降低，开始治疗时预测身高会降低），以及在某些系列中治疗的持续时间（年龄越小，开始时间越长的患者身高增加的幅度越大）。9 岁以后接受治疗的女孩没有身高增加获益。

其他需要考虑的结果包括骨密度、肥胖和代谢紊乱的风险及心理社会问题。在 GnRHa 治疗期间骨密度可能降低，但随后骨量会增加，峰值骨量不受影响。有人担心 GnRHa 的使用可能会影响 BMI。儿童肥胖与女孩早青春期发育有关，性成熟、早熟与超重和肥胖的患病率增加有关。总之，现有数据表明，长期 GnRHa 治疗似乎不会引起或加重肥胖，也不会对身体成分如骨密度、生育力及代谢或癌症并发症产生影响。与青春期正常的女性相比，其总体健康状况没有差异。多囊卵巢综合征的发展仍然存在争议，需要进一步的研究来评估卵巢早衰的潜在风险。关于心理社会结果的数据很少，几乎没有证据表明用 GnRHa 治疗是否与改善心理结果有关，但这方面的研究是必要的。

尽管 GnRHa 治疗的耐受性良好，但它可能与头痛和更年期症状如潮热有关。局部并发症（如无菌脓肿占 3%～13%）可能导致功效丧失，已经有报道该药物可能会引起过敏反应。

停止治疗的最佳时间尚未确定，可能影响停止 GnRHa 决定的因素，包括最大限度地提高身高，使青春期与同龄人同步，改善心理困扰或促进照顾发育迟缓的儿童。而这些仅仅是分析影响成年人身高的因素。可以使用几个变量来决定何时停止治疗，包括实际年龄、治疗持续时间、骨龄、身高、靶身高和生长速度，但这些变量密切相关，不能分开考虑。回顾性分析表明，超过 11 岁的持续治疗不会带来进一步的收益。告知患儿及父母这些因素，以便让他们知道初潮到来年龄在正常范围[51]。GnRHa 治疗停止后数月内，青春期发育通常会再次出现，平均初潮时间为 16 个月。长期生育率尚未得到充分评估，但初步观察结果令人满意。

有人提出当生长速度降低或身高预后不理想时添加 GH 或氧雄龙的治疗，但有关这些药物对 PP 儿童的疗效和安全性的数据有限。

(2) 病因治疗：当 PP 由下丘脑病变引起时（如肿块或畸形），病因治疗通常对青春期发育没有影响。下丘脑错构瘤引起的 CPP 不应该通过手术治疗。与下丘脑病变相关的 CPP 可能发展为低促性腺激素性性腺功能减退症。

2. 外周性早熟

(1) 病因治疗：手术适用于性腺肿瘤，术后化疗或放疗应包括外科医生和肿瘤学家在内的多学科团队进行讨论。

大的卵巢囊肿（＞20ml 或直径＞3.4cm，通常超过 75ml 或 5.2cm），考虑到附件扭转的风险，应谨慎处理。在这种情况下，应考虑超声引导下活检，这样可以对囊液进行分子分析，以发现 *GNAS* 激活突变引起的 MAS。

需要去除性类固醇激素的外源性暴露，但是寻找职业性暴露通常非常困难，需要仔细研究。

(2) 药物治疗：目前尚无 PP 的外周病因的针对性治疗，而且该病的罕见性使得治疗策略的评估非常困难。在 MAS 和复发性卵巢囊肿中，AI 和选择性雌激素受体调节剂（SERM）（如他莫昔芬）已被用于抑制雌激素的产生或作用[53]。这些方法部分有效，但没有制定确切方案。在 LH 受体激活突变的家族性男性 PP 中，酮康唑（一种雄激素生物合成抑制药）已被证明长期有效，并且还提出了抗雄激素和 AI 的联合用药。考虑到存在肝毒性的危险，必须谨慎使用酮康唑。非经典型 CAH 应使用糖皮质激素治疗（见第 9 章）。

三、青春期发育延迟

（一）定义

青春期发育延迟（delayed puberty，DP）是在儿科内分泌最常见的一种疾病。此外，一些咨询身矮问题的青少年，其成长轨迹都或多或少与青春期发育时间有关。DP 的定义是当年龄达到 97.5% 普通人群发育年龄时，患儿仍无青春期发育。鉴于影响青春期启动时期的各种因素及为全面评估青春期发育年龄，这种定义并不明确。简而言之，DP 通常是指女孩 13 岁时没有乳房发育或 15 岁时没有月经初潮，男孩在 14 岁时睾丸容积小于 3ml。

（二）鉴别诊断

DP 发病机制包括多种情况，但最常见的是功能性性腺功能减退引起的自限性 DP，这引起原发性性腺功能减退和 GnRH 缺乏导致低促性腺激素性性腺功能减退症（hypogonadolropic hypogonadism，HH）（表 7–8）。多达 30 种不同的病因已经明确引起 DP[54]。

父母一方或双方均无病理病史、症状、体征及 DP 家族史，可诊断为自限性 DP，但在作出诊断之前，必须排除明显的病理因素。其中包括功能性 HH、由于慢性病（19%～20%）引起的青春期晚发育、继发于 HPG 轴的成熟延迟、营养不良、过度运动、心理或情绪压力、高促性腺激素性性腺功能减退症、由于缺乏负反馈机制造成原发性性腺功能衰竭导致促性腺激素浓度升高（约 7% 的男性患者和 26% 的女性 DP 患者中发现）、永久性 HH，其特征是低浓度 LH 和 FSH（9% 的男孩和高达 20% 的女孩[55]（表 7–8）。

1. 自限性 DP

自限性 DP 又称体质性生长和青春期发育延迟（CDGP），是两性 DP 最常见的病因。应当更青睐术语“自限性”，因为无潜在病因时，青春期通常 18 岁前发育，并不是所有的“单纯”DP 患者都具有生长迟缓等体质特征。83% 的男孩和 30% 的女孩青春期的 DP 是自限性[55]，他们处于正常发育的界限值，男孩睾丸增大的年龄或女孩乳房发育的年龄落后于总体平均值的 2SD～2.5SD。自限性 DP 也可能发生在年龄稍大、青春期进展迟缓的儿童，正常青春期发育图有助于诊断（图 7–2）。

许多人认为，自限性 DP 是一种良性的发育

表 7–8　自我限制性青春期延迟的鉴别诊断

	常见病因
高促性腺激素性性腺功能减退症	**男性** • Klinefelter 综合征 • 先天性无睾症 / 睾丸退化 • 腮腺炎、睾丸炎、柯萨奇病毒 **女性** • Turner 综合征 • 卵巢早衰 **两者** • 性发育障碍 • 性腺发育不全 • 化疗 / 放疗 • 半乳糖血症
低促性腺激素性性腺功能减退症	• 特发性低促性腺激素性性腺功能减退症 • 卡尔曼综合征 • 垂体激素联合缺乏 • 中枢神经系统肿瘤 / 浸润性疾病 • 化疗 / 放疗
功能性低促性腺激素性性腺功能减退	• 炎症性肠病 • 腹腔疾病 • 神经性厌食 • 甲状腺功能减退 • 过度运动

经 Palmert and Dunkel 许可改编[56]

变异，不会产生长期后果，但自限性DP患者存在成年期身矮、骨密度降低和社会心理健康问题的风险。男性变声晚往往会与焦虑障碍、慢性疲劳综合征、抑郁、哮喘和整体健康状况不佳相关。月经初潮晚（15—19岁）与过早绝经、骨质疏松、吸收不良、智力低下、哮喘和整体健康状况不佳的风险增加有关。

尽管有散发病例存在，但自限性DP在具有复杂遗传模式的家族中分离，包括常染色体显性遗传、常染色体隐性遗传、双亲遗传和X连锁遗传。大多数家族显示常染色体显性遗传模式（有或没有完全外显率）[57]。50%～75%的自限性DP患者有青春期延迟家族史[58]。自限性DP并不具有性别特异性，因为在家庭成员中性别比例相等[59]。虽然男性患者为多，但这可能是就诊偏倚的结果。大多数DP患者的神经内分泌病理生理及其遗传调控尚不清楚。

尽管一项大型芬兰研究表明，家族性DP患者中*IGSF10*的突变与青春期晚发育的发病机制有关[60]，但在自限性DP患者中，很少发现导致HPG轴畸变的基因突变。*IGSF10*的突变似乎导致在胚胎发育过程中GnRH神经元迁移的异常调节，这在青春期表现为DP，没有先天的生长迟缓。在具有下丘脑闭经样表型的患者中也发现了*IGSF10*功能缺失突变。

在患有自限性DP的家系中，已经发现了罕见的*FTO*杂合子变异体，这些变异体与儿童早期的低BMI和发育迟缓有关[61]。值得注意的是，*FTO*基因敲除杂合子小鼠的青春期明显延迟，而体重没有显著下降。有证据表明，mTOR通过调节下丘脑*Kiss1*的表达，在能量平衡和HPG轴激活的耦合中发挥核心作用。mTOR的阻断导致啮齿类动物阴道开口延迟，而瘦素对饮食限制的雌性动物青春期的积极影响减弱。FTO对自限性DP青春期时间的影响是通过对体重的影响，还是通过mTOR信号，或者两者兼有仍不明确。

2. 先天性低促性腺激素性性腺功能减退症

先天性低促性腺激素性性腺功能减退症（congential hypogonadotropic hypogonadism，CHH）的定义是在小青春期促性腺激素缺乏或青春期缺乏或停滞。CHH在成人表现可以为不育。每100 000例新生儿中有1～10例出现特发性低促性腺激素性性腺功能减退症（idiopathic hypogonadotropic hypogonadism，IHH），HPG轴无相关解剖或功能缺陷。卡尔曼综合征（与嗅觉丧失相关的HH）是孤立性HH最常见的形式。由于原因不同和不完全外显率，CHH表型多样，从缺乏青春期发育的完全HH到青春期发育受阻的部分性腺功能减退症，以及一些患者治疗后可逆的HH[62]。据报道，IHH在男孩中的发病率是女孩的2～5倍。

CHH机制表现为：① GnRH合成缺陷，主要是由于GnRH神经元在胎儿生命的前3个月从嗅板向下丘脑的异常迁移；②由于GnRH促分泌活性缺陷（如kisspeptin或神经激肽B导致的GnRH分泌低下；③ GnRH神经网络不成熟；④ GnRH本身或其受体功能的丧失，也被称为GnRH生物活性的缺陷[63]。

CHH的临床表现与GnRH缺乏的严重程度及相关的生物学特征有关。促性腺激素轴缺乏的严重程度决定了出生和青春期时的表型。子宫内的功能性促性腺激素轴至少对男孩的主要性特征的正常发育是必需的。出生时外生殖器异常需怀疑性腺功能减退症。在先天性GnRH缺乏症中，胎儿和出生后垂体促性腺激素分泌较低，男孩出生时常有小阴茎和隐睾。先天性双侧隐睾中CHH的发病率高达70%。虽然青春期被认为是生殖内分泌系统的成熟过程，导致成人身体比例和生殖能力的实现，但小青春期已经越来越被认为是正常生育发育的关键。小青春期为评估HPG轴的功能提供了一个窗口期。

在儿童时期，促性腺激素轴处于休眠状态，LH 只能通过超灵敏测定检测到，卵泡刺激素血浆浓度是可变的。在此期间很难确定 CHH 的诊断，常在青春期才被诊断为 CHH。在少数情况下，由于成年期不孕症而诊断。出生时没有临床症状而在男孩的青春期或成年期被诊断 CHH，提示有部分促性腺激素缺乏，但这种相关性并不适用于女性。

CHH 也可能被怀疑存在某些相关的临床特征，这有助于将 CHH 分为三类潜在的致病机制。第一类是孤立性 CHH。第二类是 CHH 合并嗅觉丧失的 KS，KS 也可出现表现为听力障碍和骨骼异常，如缺指（趾）、联带运动（上肢镜像运动）、唇腭裂和牙齿发育不良。另一类为更复杂的综合征（综合征型 CHH）（表 7–9），可表现为肥胖、异常行为、共济失调、精神残疾、神经病变或白质障碍。在少数病例中，CHH 可能与青春期开始的神经退行性过程有关。

CHARGE 综合征患者（眼缺陷、心脏畸形、后鼻道闭锁、生长发育迟缓、生殖器异常、听觉和前庭耳异常）可能有中枢性性腺功能减退，HH

表 7–9　与促性腺激素功能减退相关的综合征

疾　病	临床表现	基因缺陷
普拉德 – 威利	• 智力低下，病态肥胖，肌张力减退	• 父系印记 15q11.2～12 区域内的缺失
Bardet–Biedl	• 智力低下，肥胖，视网膜色素变性，多指	• BBS–1～11（多基因座）20p12 16q21、15q22.3～23、14q32.1
• 比蒙德（短时间 – 眼球震颤 – 小脑共济失调） • CHARGE 综合征	• 虹膜疣，多指，发育迟缓	
先天性肾上腺发育不良	• 原发性肾上腺发育不良	• *DAX-1*
视中隔发育不良	• 视中隔发育不良 • 小而发育不良的苍白视盘和其他眼部缺陷 • 摆动性眼球震颤 • 下丘脑 – 垂体中线缺陷伴可变 DI • GH、ACTH、TSH 和 LH/FSH 缺乏，透明隔缺失和其他中线缺陷	• *HESX1*、*OTX2*、*TCF7L1*、SOX2
孤立性上颌正中切牙综合征	• 突出的腭中嵴	• *SHH 7q3*、*FOXA2*
Borjeson–Forssman–Lehmann 综合征	• 智力低下	• X 连锁共济失调
Gorden Holmes	• 共济失调，痴呆	• 基因失活突变 • RNF216/OTUD4 型、PNPLA6 型
Lawrence Moon	• 小脑共济失调，眼部缺陷，智力残疾，痉挛性截瘫，身材矮小，HH	• *PNPLA6*
Oliver–McFarlane	• 毛发肥大、严重脉络膜视网膜萎缩和多发性垂体激素缺乏症（GH、TSH 和促性腺激素）	• *PNPLA6*
4H syndrome	• 少髓鞘、少牙症和 HH	• *POLR3A/B*
Warburg Micro	• 眼部、神经发育和中枢生殖缺陷	• *RAB3GAP*，*RAB18*

可能存在，因为大多数 CHARGE 综合征患者有嗅球发育不全。据估计，CHARGE 综合征的出生发生率为 1/（8500～12000），其他不常见的特征包括特征性面部和手部畸形、张力减退、鼻畸形、半规管不发育或发育不全、听力障碍、泌尿道异常、口面部裂、吞咽困难和气管食管异常。CHARGE 综合征有多种组合的诊断标准被提出[64]。

CHD7 基因编码嗅觉基板中表达的染色体域（染色质组织修饰域）解旋酶 DNA 结合蛋白，表达在产生 GnRH 神经元的嗅板、脊索、鼻咽和眼睛。这种蛋白质可以解释部分器官的受累。大多数 CHD7 患者是功能缺失突变的杂合子突变[65]。

CHH 可能是散发的或家族性的。女孩比男孩更常见。这种性别不同的分子基础尚不清楚，可能反映了促性腺轴功能的性别作用的差异。家族性 CHH 很少见。它最初认为是一种单基因疾病，但有几种遗传模式：X 连锁隐性遗传、常染色体隐性遗传、常染色体显性遗传或与印记位点相关的遗传（表 7-10）。

- 隐性遗传。由于三对神经肽受体的突变，孤立性 CHH 常表现为常染色体隐性遗传。通过连锁分析家族中病例中发现功能缺失突变为 *KISS1* 及其受体 *KISS1R*，还有编码神经激肽 B 的 *TAC3* 及其受体 *TACR3*。另外 *GnRH1* 及其受体 *GnRHR* 的突变已通过候选基因方法得到证实。
- X 连锁遗传。这种传播方式只在 KS 中观察到过。*ANOS1* 是迄今为止报道的唯一位于 X 染色体上的 KS 基因。*ANOS1* 突变的男孩受影响，而女性携带者不受影响。
- 常染色体显性遗传。在 KS 中，已发现一些常染色体基因的罕见变异。对于这些基因突变是由单等位基因致病突变引起的，而在其他一些基因中，需要用其他遗传事件来完全解释表型。这一组包括嗅球发育不全综合征，其中 CHH 作为其显性特征被遗传，如 CHARGE 综合征。
- 综合征性 CHH。除了 *DAX1* 是 X 连锁遗传，大多数综合征性 CHH 是常染色体隐性遗传的。另一个例外是 Prader-will 综合征，它是印记缺陷，因父源 11 号染色体的等位基因表达缺陷引起的。

尽管 CHH 病例以散发为主，详细的家系分析可能对疾病诊断有帮助。当父母是近亲结婚或父母无症状但在两个兄弟姐妹有临床表型时，需考虑隐性遗传可能，在这种情况下，罕见变异基因与来源于父本和母本候选基因的等位基因完全相同。在父母的等位基因中出现同种变异表明父母是近亲，但在散发 CHH 中，复合杂合变异比纯合变异更常见。最常见的致病基因 *GnRHR*（p.Gln106Arg）仅导致受体部分失活，这解释了为什么该变异在一般人群中发现的频率相对较高，为 0.3%。当母亲未受影响，同时有 1 个与之相关的男性受到影响时，需怀疑 X 连锁遗传。X 连锁遗传的 CHH 患者常伴有厌食症，并建议行 *ANOS1* 筛查查找罕见变异，协助明确诊断。

显性遗传的 CHH，更常见的是 KS 而不是孤立性 CHH。这种遗传模式对于引起成年期不育的生殖疾病是相当令人意外的。此类突变可能会导致出现部分表型或程度不同的促性腺激素不足。家族遗传的发育特征如嗅觉丧失、唇腭裂等可以用来提示显性的遗传方式。在同一个家庭中，可以见到不同的表现，仅促性腺激素缺乏、KS 或仅嗅觉丧失。通过应用 NGS 技术对大队列筛查，KS 的分子遗传学有了显著改善。这些研究定义了 2 组单等位基因变异。第 1 组是由多个独立研究团队确认的罕见的致病性单等位基因变异，第 2 组包含的单等位基因意义不明，但在 CHH 患者中频率高于对照人群[65]。

对于大多数家族性 KS，当观察到变异基因

表 7-10　促性腺激素功能减退症的遗传原因及相关特征

原发 / 先天性	孤立性	KS	综合征	致病突变	相关突变
GnRHR/GNRH1	x			x	
KISS1R/KISS1	x			x	
TACR3/TAC3	x			x	x
FGFR1/FGF8	x	x	Hartsfield	x	x
FGF17	x	x			x
ANOS1（KAL1）		x		x	
HS6ST1	x	x			x
IL17RD		x			x
DUSP6	x	x			x
SPRY4	x	x			x
FLRT3		x			x
PROKR2/PROK2		x		x	
SEMA3A，SEMA3E/SEMA7A		x			x
WDR11	x	x		x	
CCDC141	x	x			x
LEPR/LEP			严重肥胖	x	
PCSK1			肥胖、促肾上腺皮质激素缺乏症、糖尿病	x	
DMXL2			多发性内分泌病多发性神经病综合征	x	
RNF216/OTUD4			Gordon Holmes	x	
PNPLA6			Gordon Holmes、Oliver Mcfarnlane、Lawrence Moon	x	
SOX10		x	Wardenburg	x	
FEZF1		x			x
CHD7	x	x	CHARGE	x	
POLR3A/POLR3B			4H	x	
LHB	x			x	
FSHB	x			x	
NROB1			肾上腺发育不良	x	
与其他垂体激素缺乏有关					

（续表）

原发 / 先天性	孤立性	KS	综合征	致病突变	相关突变
先天性	有或没有中线缺陷，有或没有发育缺陷				
继发性	• 肿瘤：颅咽管瘤、生殖细胞瘤、星形细胞瘤、胶质瘤、拉特克囊肿 • 脑（垂体）照射 • 头部外伤 • 浸润性疾病：血色病、组织细胞增生症、结节病				
功能性，次要 • 慢性病：胃肠道疾病（腹腔疾病、炎症性肠病） • 内分泌疾病：甲状腺功能减退、高催乳素血症、生长激素缺乏、糖皮质激素过量（库欣综合征，医源性） • 精神疾病：神经性厌食症 • 过度运动，营养不良					

致病时，分子诊断是明确的。相关的临床特征，如指（趾）缺如畸形可以高度预测致病性变异基因[66]。对于另一组患者，则无法确认基因型和表型之间的联系。在意义不明的变异基因中可有不完全外显率，使得研究人员提出了一种寡基因致病遗传模型。在这个模型中，CHH 的发病和严重程度取决于几种候选基因罕见变异的关系。这种寡基因致病的频率仍然未知。初潮和青春期的发生年龄与数百个基因座相关，这一事实有力支持了部分 CHH 病例实际是可作为寡基因特征遗传或甚至被认为是多基因病的一部分的假说。事实上，相当大比例的 CHH 成年后可逆的事实可能与这种多基因效应有关。因此，必须与患者进行讨论，通过短暂停药来评估促性腺激素缺乏症的可逆性[67]。

3. GnRH 抵抗和促性腺激素缺乏症

GnRH 受体内的功能丧失突变是常染色体隐性 IHH 的最常见原因，占 16%～40%，导致 GnRH 功能受损的突变已经在受体的细胞外、跨膜和胞内区域发现[68]。治疗方案是应用促性腺激素。

LH 和 FSH 是由一种常见的 α- 亚基基因和一种特定的 β- 亚基基因编码的糖蛋白激素。LH 或 FSH 的 β- 亚基突变是导致 HH 的罕见原因。LHβ 失活突变的女性表现为青春期正常和月经初潮正常或延迟，随后由于无法排卵，导致不孕。LHβ 亚基失活突变的男性青春期发育异常，由于睾丸间质细胞发育不全导致睾酮缺乏和无精症。FSHβ 失活突变的患者表现为青春期发育不完全及女性原发性闭经和男性无精子症。

4. 功能性 HH

(1) 慢性系统性疾病：多种儿童疾病和发生 DP 的可能性增加有关，包括许多慢性炎症，如克罗恩病、腹腔炎疾病、慢性肾脏疾病、囊性纤维化、镰状细胞病和幼年特发性关节炎。这是由于疾病本身相关的几个因素导致的结果，如营养不良、高皮质醇血症和促炎性细胞因子水平升高。在营养不良和慢性疾病中，体重减轻低于理想体重的 80% 会导致青春期发育延迟或停止。营养在 GnRH 分泌的控制中起着重要，但尚未明确的作用。例如，在节段性肠炎中，如果营养足够，促性腺激素分泌就能保持正常，但如果营养状况差，就会导致促性腺激素分泌减退和青春期发育终止。在营养不良的患者中也常常可以观察到生长速度下降、骨密度减低和情绪低落。慢性肾功能不全可导致青春期发育延迟，但在成功进行肾脏移植后促性腺激素的分泌通常能恢复正常。

大多数内分泌疾病可以导致功能性 HH 和 DP，青春期停滞或功能性闭经 [69]，其病理生理机制是由高泌乳素血症本身介导的或通过干扰多巴胺对催乳素分泌的抑制作用，通过抑制 GnRH、过量皮质醇和（或）高雄性激素血症影响催乳素分泌。通常治疗潜在的内分泌病变后 HH 轴能恢复正常。

(2) 厌食症：神经性厌食症与体像障碍、强迫性恐惧肥胖和避免食物而导致的严重甚至致命的减重相关。几乎所有患者都有原发或继发性闭经。功能性 HH 部分归因于严重的减重，但闭经可能在其发生之前。闭经潜在的病理生理学是由于 GnRH 缺乏，因为青春期厌食症女孩的 LH 分泌模式与青春期前的女孩相似，LH 脉冲频率低或缺乏，LH 对外源性 GnRH 反应迟钝。如果长期脉冲式补充 GnRH 可恢复 LH 青春期的分泌模式，那么病变部位可确认在下丘脑位置。恢复正常体重后大多数内分泌和代谢功能可以恢复正常，但闭经可能会持续多年。

(3) 体能训练：过度的剧烈运动可能会通过抑制下丘脑脉冲式分泌 GnRH 而抑制 HPG 轴，导致青春期发育终止并引起女性闭经。这包括强迫性耐力训练，在长跑运动员、体操运动员及芭蕾舞演员中很常见。当运动员体重正常，但与非运动人员比，脂肪少、肌肉多时可能会发生 HH。在女运动员中，可以出现青春期发育延迟或终止，但肾上腺功能初现通常发生在正常年龄。DP 的发生机制尚不清楚，但中断强化训练后，在任何身体成分或体重发生变化之前，先出现了青春期发育和月经初潮，这表明体育活动对 GnRH 的分泌存在直接影响。

(4) 中枢神经系统肿瘤：引起 DP 的肿瘤可干扰 GnRH 的合成和分泌 [62]，其他垂体激素缺乏症很常见，而垂体后叶激素缺乏症通常表现为尿崩症。

(5) 颅咽管瘤：最常见的引起下丘脑 – 垂体功能障碍和性腺功能减退的肿瘤是颅咽管瘤，这是一种先天性肿瘤，大多在 6—14 岁出现症状。最常见的症状是头痛、视觉障碍、身材矮小、DP、多尿和多饮。肿瘤的结构从实体到囊性不同。影像学检查推荐 MRI 或增强 MRI。CT 有助于发现特征钙化，显示肿瘤大小。MRI 可以确定肿瘤的大小、范围、第三脑室的受累程度和肿瘤的囊性特征。治疗包括手术和放疗，但是即使尝试手术完全切除复发率也很高（见第 5 章）。

(6) 朗格汉斯细胞组织细胞增生症：朗格汉斯细胞组织细胞增生症也称为 Hans–Schüller–Christian 病、Abt–Letterer–Siwe 病或组织细胞增生症 X，其特征是皮肤、骨骼和内脏中存在含有脂质的组织细胞浸润。中枢神经系统和下丘脑 – 垂体受累是常见的特征。CNS–LCH 的发生率并不明确，而我们对它的自然病程知之甚少。据报道，DI 出现在多达 50% 的患者中，是下丘脑 – 垂体受累表现中最常见且描述最充分的，垂体前叶功能障碍出现在多达 20% 的患者中，并且几乎完全与 DI 同时发生。该病的自然发生过程不清，使得对治疗效果的评价困难。用化疗和糖皮质激素治疗 LCH 后，内分泌功能并没有改善。所有 LCH 患者都应定期接受全面的内分泌评估。

(7) 生殖细胞瘤：生殖细胞瘤是最常见的引起 DP 的鞍外肿瘤，尽管这些肿瘤在中枢神经系统原发性肿瘤中是罕见的。多饮、多尿和视觉障碍是最常见的症状，其次是生长停滞和 DP。生殖细胞瘤常位于垂体柄，下丘脑鞍上区或松果体附近。该肿瘤通过脑脊液中种植很常见，因此可以作为肿瘤标志物（βhCG 和甲胎蛋白）或生殖细胞涂片（胎盘碱性磷酸酶染色阳性）进行脑脊液诊断性检查。这些实验室发现、临床特征和对放疗效果明显都很具有特征性，因此，除了需要活检进行组织学诊断外，很少推荐手术。

中枢神经系统肿瘤、白血病或肿瘤放疗后可能导致下丘脑 – 垂体功能逐渐衰竭。生长激素缺乏是辐射诱导的激素紊乱中最常见的，但当辐射剂量足够大时，也会出现促性腺激素缺乏。辐射诱发的下丘脑 – 垂体功能衰竭通常需要 1 年到数年的时间。

5. 中枢神经系统发育异常

影响胎儿前脑发育的任何畸形可引起 DP 及其他垂体激素缺乏。中线畸形通常与视神经发育不全相关，并且通常通过成像技术（鼻中隔视神经发育不良）发现透明隔缺如。其他先天性中线缺损（从前脑无裂畸形到唇腭裂）也可能与下丘脑 – 垂体功能异常有关（见第 5 章）。

在某些情况下，影响垂体前叶发育的遗传缺陷会导致垂体功能低下，包括 HH。垂体转录因子 HESX1、LHX3 和 SOX2 对于前脑和垂体的早期模式至关重要，而这些发育基因的突变会导致人类促性腺激素缺乏的综合征性垂体功能减退。PROP1 对于促性腺激素分泌细胞的发育至关重要，该基因的突变是人类垂体激素缺乏的最常见原因。PITX2 对于促性腺细胞系的存活也至关重要，并且是表达性腺特异转录因子 GATA2、EGR1 和 SF1 所必需的。

DAX–1 孤儿核受体基因（*DAX1*）和类固醇生成因子 –1（*NR5A1*、*SF1*）对于肾上腺、性腺、下丘脑内侧和垂体促性腺激素细胞的发育至关重要。*DAX1* 突变导致 X 连锁先天性肾上腺发育不全，常伴有 HH，而 *SF1* 突变与 46, XY 性反转或性腺功能障碍和 46, XX 卵巢早衰有关。瘦素和激素原转化酶 –1 也可能会影响 GnRH 释放和 GnRH 受体的加工，突变引起 HH 表型。

6. 高促性腺激素性性腺功能减退症

与原发性腺功能减退相关的疾病见表 7–8。血清促性腺激素升高通常发生在青春期。在儿童中期，血清促性腺激素可能与正常对照组相似或略高。在男孩中，低血清抑制素 B 反映了原始生殖细胞功能异常。

(1) 染色体异常：男孩 Klinefelter 综合征和女孩 Turner 综合征是高促性腺激素性性腺功能减退症最常见的性染色体异常。这两种综合征都是由 X 染色体数量或结构异常引起的，易患自身免疫性疾病、代谢和心血管疾病及某些癌症。

Klinefelter 综合征（46, XXY）的发生率约为 1/800。青春期通常不会延迟，但几乎都可出现青春期的停滞。在非嵌合型情况下，睾丸体积很少超过 6ml。大多数患者在青春期后被确诊为睾丸小和不孕症 [70]。临床表型多样，雌激素与睾酮比例增加引起乳房女性化、四肢超长、身材高大、肌肉发育不良及潜在的学习和社会心理问题 [71]。

Turner 综合征是指 X 染色体部分或全部缺失（45, X），或 X 染色体结构异常（如等染色体或环染色体），在女性活产婴中发病率约为 1/2500。约 50%Turner 综合征的染色体核型 45, X，但是 99% 有这种染色体核型的胎儿会自然流产，15 例自然流产中有 1 例胎儿有 45, X 染色体核型。染色体嵌合体和性染色体的结构异常改变了临床特征。这种情况可能在产前或新生儿期偶然发现，其特征包括淋巴水肿、颈蹼和主动脉缩窄，可能在青春期因生长和青春期不发育而确诊，也可能在成年期因原发性或继发性闭经和不孕症而确诊[72]。

典型特征包括出生时可能已经明显的身材矮小，新生儿期表现为淋巴水肿和颈后皮肤皱褶松弛，耳位低或耳朵畸形，内眦赘皮，上睑下垂，小颌畸形，腭弓高，牙列不齐，盾状胸引起乳距增宽、乳晕发育不全，发际线低和肘外翻。左心异常包括主动脉缩窄、主动脉瓣狭窄和二叶主动脉瓣。肾脏异常包括异常的位置或排列（马蹄肾）和集合系统的异常。Turner 综合征患者炎症性肠病、自身免疫性甲状腺炎、毒性弥漫性甲状腺肿和胰岛素抵抗的发生率增加。智力通常正常，但时空辨别、视 – 动协调和数学技能可能受损。寿命缩短的最大原因是主动脉剥离或破裂，危险因素包括高血压、二尖瓣、主动脉瓣和主动脉根部扩张。这些女性孕期主要关注的是心血管问题，通常需要治疗。

卵巢功能不全在出生时也很明显，新生儿期表现为促性腺激素浓度升高。在儿童时期，随着中枢神经系统介导的 GnRH 分泌抑制的发展，促性腺激素浓度下降到接近正常浓度，但通常在 10 岁时再次升高。米勒管的结构（子宫和输卵管）是存在的，但如果没有适当的激素替代治疗仍维持婴儿型。组织学上，卵巢呈条状结缔组织，随着年龄的增长，原始卵泡和卵母细胞数量减少。性腺母细胞瘤的发生往往与基因组中存在 Y 染色体有关。卵母细胞的自发死亡加速，导致卵母细胞的过早丢失。

性腺不发育是 Turner 综合征最常见的临床表现之一。90% 以上的女孩有性腺功能衰竭，但高达 30% 的女孩有一些自发的青春期发育，2%～5% 的女孩有自发的月经，并可能在没有医疗干预的情况下怀孕。大多数患者的青春期发育可能会延迟，并随后出现进行性卵巢功能衰竭[72]。

大多数患者出生时小于胎龄，3 岁后明显生长缓慢。身材矮小部分是由于 X 染色体短臂远端 *SHOX* 基因单倍性不足造成的。大多数女孩由于卵巢雌激素分泌不足而无青春期发育。如果未经治疗，成年女性的平均身高为 143～146cm，比未受影响的女性低约 20cm，这取决于父母身高和同一遗传群体的总体身高[73]。

一些复杂综合征与高促性腺激素性性腺功能减退症有关，包括唐氏综合征、与肌病相关的性腺功能减退症（张力性肌营养不良症和进行性肌营养不良症），以及 Wener 综合征和 Alström 综合征。在努南综合征和相关疾病中，睾丸异常不那么严重。

(2) 46, XX 和 46, XY 性腺发育不良：术语“纯粹性腺发育不良”指的是表型为女性，但没有青春期发育，46, XX 或 46, XY 染色体核型检测未见异常。46, XX 性腺发育不良的患者身高正常，双侧性腺呈条索状，有正常的女性内外生殖器和（有时）感音神经性耳聋。条索状性腺癌变概率低。大多数病例是散发的，但常染色体隐性遗传也有报道。在这些患者中很少发现致病基因。家族性或散发性 46, XY 性腺发育不良的患者，其女性内外生殖器正常，偶有因性腺、双侧条索状性腺分泌睾酮增加的阴蒂肥大，表现为身材正常或高大，且身体比例像类无睾者。发育不良的性腺可能发生癌变，因此可能需要行性腺切除术。XX 性腺发育不良可伴有小脑共济失调和学习困难，或伴有多种畸形综合征，并伴有一系列相关特征，包括小头畸形、肢体异常、面部和心脏缺陷。

(3) 卵巢早衰（premature ovarian insufficiency,

POI）：POI 描述了卵巢功能下降的连续性，包括从卵巢卵泡功能障碍到卵巢发育不良的异质性疾病谱系[74]。约 20% 的病例可确定遗传原因，但大多数病例的病因不明。10%～15% 的病例报道有家族史。POI 可能是孤立的或合并综合征，如 Turner 综合征、睑袋病综合征、半乳糖血症（由缺乏半乳糖 -1- 磷酸尿苷转移酶活性引起）和自身免疫性多腺体病。

截至目前，卵巢早衰主要的原因是染色体异常（Turner 综合征、X 染色体各种短臂和长臂的微小缺失、X 染色体 – 常染色体易位）和多个基因的突变，包括 *POF1*、*POF2*、*DIAPH2*、*FMR1*、*FOXL2*、*BMP15*、*GDF9*、*NOBOX*、*NR5A1CPEB1* 和最近的 *STAG3*[75]。在青春期，POI 常因月经周期不规律或闭经而诊断，高血清促性腺激素、低血清雌二醇和 AMH 浓度可证实诊断。

(4) 促性腺激素受体突变：在两性中，已经发现了 *LHCGR* 基因的几种纯合或复合杂合功能缺失突变。在女性的表现通常是原发性闭经而不是 DP。在 XY 男性中，胎儿发育过程中缺乏雄性化导致女性表型，伴米勒管结构和睾丸间质细胞缺失。血清 LH 浓度升高，卵泡刺激素浓度正常。卵泡刺激素受体纯合子突变极为罕见，主要影响不同程度的青春期发育和完全卵巢衰竭的女性。第一次在芬兰人群中发现，*FSHR* 细胞外结构域的点突变导致随后受体功能失活，引起 FSH 浓度升高[76]。虽然芬兰人群中原发性卵巢功能不全患者中该突变频率高达 40%，但其他人群罕见。

卵巢活检的组织学检查显示所有 FSH 受体缺陷的女性患者都有卵泡，而在病因不明的患者中，只有 1/4 的患者有卵泡。因此，虽然受体缺陷导致卵泡成熟障碍，但一些高促性腺激素性卵巢衰竭的患者具有真正的卵巢发育不良。*FFSHR* 失活突变患者的卵巢表型对于 FSH 在卵泡发育调节中的作用具有指导意义。卵泡发育的调节表现为，早期卵泡成熟（直至窦前卵泡阶段）独立于 FSH，但该促性腺激素绝对卵泡的最终成熟所必需的。在男性中血清 LH 和睾丸激素浓度正常，FSH 浓度升高。

(5) 自身免疫性卵巢功能不全：自身免疫性卵巢功能不全常常是自身免疫性多腺体病的组成部分之一。自身免疫性多腺体综合征 I 型是一种由自身免疫性调节基因（*AIRE*）突变引起的常染色体隐性遗传病，该基因定位于 21q22.3。其特征为可能存在的 3 个主要临床症状中的 2 个，即甲状旁腺功能减退、阿狄森病和慢性皮肤黏膜念珠菌病。60% 的患者以念珠菌病为首发症状，所有患者有时都会出现念珠菌病，通常出现在内分泌病的症状和体征之前[77]。甲状旁腺功能减退通常发生在肾上腺功能不全前，其他特征包括牙釉质发育不良和非甲状旁腺功能低下引起的角膜病变，另外一些临床表现直到 50 岁才表现出来。因此，所有患者都需要终身随访，以防发现其他临床表现。性腺衰竭见于 60% 的 13 岁以上的女性患者。其他与原发性卵巢功能不全相关的自身免疫性疾病包括重症肌无力、系统性红斑狼疮和类风湿性关节炎（见第 11 章）。

(6) 男性性腺衰竭的其他原因：双侧无睾症是指在 46, XY 表型男性的个体中，睾丸结构缺失。睾丸缺失可在新生儿期或之后确诊。发病率未知，估计在 2 万名男性中约有 1 人发病。在几乎一半的病例中，小阴茎与双侧无睾症有关。为了解释睾丸消失综合征，人们提出了各种假设，包括双侧睾丸扭转和（或）遗传易感。其机制尚不清楚。感染原因包括腮腺炎和睾丸炎（现在由于儿童接种疫苗计划而很少见），以及柯萨奇病毒。

(7) 性发育异常（disorders of sexdevelopment,

DSD）：DSD 的许多原因与胎儿发育期间性腺衰竭有关（见第 4 章）。

(8) 雌激素受体突变：*ESR1* 的纯合功能缺失突变是女性严重雌激素抵抗的罕见原因，表现为乳房不发育、血清雌激素升高和双侧多囊卵巢。

(9) 儿童癌症治疗后：儿童癌症幸存者（CCS）原发性性腺功能不全的风险增加。性腺功能衰竭可能影响生殖健康的所有方面，包括青春期发育、激素分泌、性功能和生育能力。内分泌不足的风险程度是与孩子的性别、肿瘤诊断的年龄、肿瘤的位置和特征及使用治疗方法的性质有关，包括手术、性腺毒性化疗药物（如烷化剂）的总剂量和性质、放疗剂量和分馏时间表。大多数化疗方案使用多种药物，其效果可能是协同作用的。

腹部、盆腔和全身放疗可导致卵巢和子宫损伤。人卵母细胞对辐射敏感，估计 LD50 < 4Gy。尽管对青春期前的女孩可能有一些卵巢功能的保护措施，但接受全身照射的儿童中，不到 2% 成年后可怀孕。在开始性腺激素治疗前，必须尽可能考虑保留生育能力，但用性腺激素或 GnRHa 抑制垂体 – 性腺轴并不能保护卵巢免受辐射或化疗引起的损害。在青春期前没有性腺损伤的生化检测指标，所以在儿童时期治疗引起的性腺损伤可能会导致成年期不孕或过早绝经。需要监测青春期的开始和速度，以便在需要时尽快开始性类固醇治疗。

两性都应建议在青春期后进行生育评估。对青春期男性精液的质量和低温保存进行评价是有必要的。子宫受到辐射会增加不孕、流产、早产的发生，并且降低辅助生殖的成功率。AMH 已经被证明是接受癌症化疗的女孩卵巢储备受损的明确标志。卵巢衰竭可能是可逆的，更常见的是在不包括放射治疗的治疗方式（如骨肉瘤的治疗）之后。

（三）临床评估

1. 完整的临床评估

性发育暂时延迟并不少见，随着时间的推移可能会正常发育、最佳的终身高和生育能力，但对于有潜在器质性病变的患者，早期诊断和治疗对于确保正常的青春期进展和适当的终身高至关重要。DP 患者必须采集病史，包括身高和体重表、营养状况、药物治疗、病史和（或）慢性疾病症状和社会心理功能。应注意厌食症的证据和运动训练的强度（图 7–10）。有慢性疾病史，如腹腔疾病和炎症性肠病，可能提示暂时性或继发性 DP。家族史包括儿童生长模式、父母和兄弟姐妹青春期开始年龄及父母和兄弟姐妹不孕、嗅觉缺失和中线异常史，因为阳性家族史很常见。

体格检查必须包括男女青春期评估，包括阴茎的大小和位置，以及睾丸的大小和一致性。Tanner 分期可以帮助识别有无青春期早期迹象。相对身高，体重低的儿童更有可能患有潜在疾病，从而延迟 HPG 轴激活。出生时双侧隐睾或小阴茎、嗅球发育不良导致的嗅觉减退或嗅觉缺失可能提示 HH。与 KS 相关的嗅觉缺乏可以通过详细的询问或客观正规嗅觉测试进行评估，如宾夕法尼亚气味测试。其他临床特征会提示存在 CHH 迹象，包括唇腭裂、双手联动、先天性上睑下垂和视 – 空注意异常、眼球运动异常、感音神经性听力障碍，以及牙齿发育异常，如一个或多牙缺失。肥胖和其他骨骼异常表明存在 CHARGE 综合征。与肥胖或畸形特征相关的认知发育迟缓可能暗示一种潜在的遗传综合征。化疗或放疗史可能提示原发性性腺功能衰竭。

先天性 IHH 的诊断通常是在 20 岁或 30 岁时诊断。常见的症状是青春期延迟，第二性征发育不良，类无睾丸体型或不孕症 [62]。在某些情况

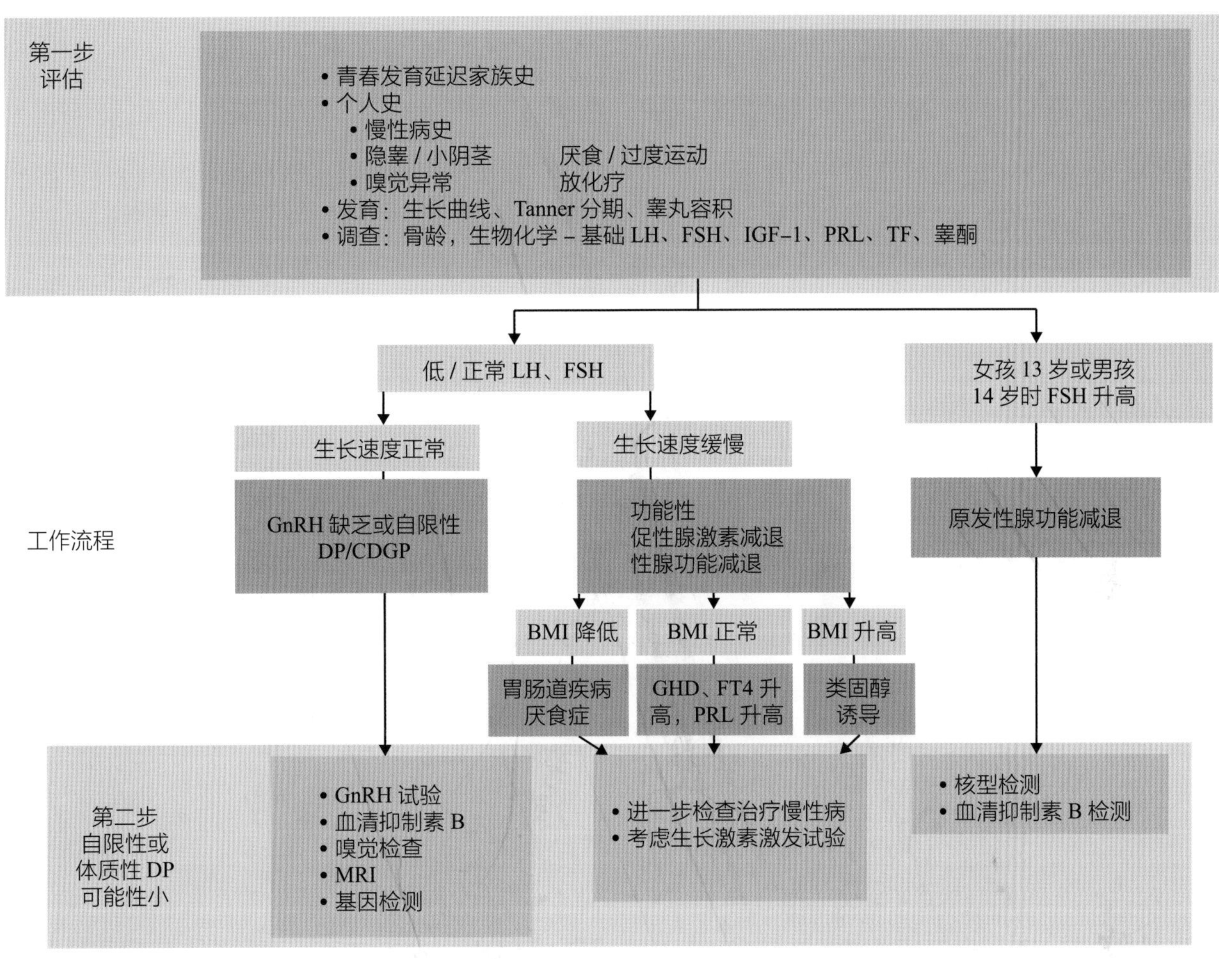

▲ 图 7–10　**评估青春期延迟患者的流程图，生长发育和青春期的体质延迟**

下，可以在青春期开始前的小青春期怀疑诊断。有无“阳性”特征仍然是单纯 DP 和 IHH 最主要的鉴别。它们包括隐睾或小阴茎，表明先前缺乏“小青春期”，以及 KS 的其他组成部分的存在（如嗅觉缺失、唇腭裂、单侧肾发育不全）。

在男孩中区分自限性 DP 和 HH 往往比较困难，因为这两种情况可能呈现相同的临床和激素特征。只有完全具有青春期表现才能区分孤立性 DP 和 HH（部分或完全）。生长速度在 DP 患者评价中具有重要意义，在大多数体质延迟的患者中，儿童早期成熟晚且矮小。DP 患者儿童期生长差，不能充分发育到遗传的靶身高潜能，如果不进行治疗，导致成年身高损失平均 4.2cm。虽然其他研究显示，即使在没有干预的 DP 受试者，最终的身高差别是微小到可以忽略不计。这可能意味着除了性激素缺乏之外，还有一种病理生理机制影响某些 DP 患儿的身高表型，而非全部患者的生长表型。

先天性 IHH 患者在儿童期有稳定的线性生长，只有在没有青春期生长突增的情况下，才会变矮。不能因为身材矮小和生长缓慢而排除促性腺激素低下的可能性。与孤立性 HH 患者的肾上腺初现相比，DP 患者肾上腺初现可能晚于正常年龄。DP 患者的骨龄比实际年龄延迟，但发育里程碑是在正常骨龄时达到的，即女孩骨龄为 13 岁、男孩骨龄为 13.5 岁时有青春期发育迹象。而骨龄延迟在身高生长情况的分析中提供了有用的信息，但它对鉴别诊断的贡献很小。促性腺激素和睾酮浓度与骨龄发育一致。因此，青春期发育的所有阶段都比正常发生得晚。

初步筛选 DP 应该包括骨龄，完成与临床特征相关的检查以排除潜在的疾病，基线 LH 和 FSH（以寻找高促性腺激素性性腺功能减退）和生化分析以寻找其他无症状的全身性疾病 [全血细胞计数、红细胞沉降率（或者 C 反应蛋白）、肾功能、腹腔超声、肝功能、电解质]，以及甲状腺功能测试、IGF-1 和催乳素。核型对患有原发性性腺功能减退症的女性很重要。脑 MRI（检查嗅球和嗅沟）用于排除嗅觉发育不全或其他下丘脑 - 垂体病变。

通过基础 LH 和 FSH 等促性腺激素浓度的评估可以鉴别原发卵巢发育不全或 Turner 综合征及由于 Klinefelter 综合征引起的原发性腺功能低下，但基础性腺激素值并不能鉴别自限性 DP 和 HH。后两种情况的鉴别诊断可能涉及一系列的生理和刺激试验，包括通过频繁取样评估 LH 的脉冲、催乳素对刺激的反应、促性腺激素对 GnRH 的反应、T 对 hCG 反应、第 1 天晨尿 FSH 及 LH 的浓度 [78]。

在青春期前的男孩中，抑制素 B ＜ 35pg/ml 已被证明能够高灵敏度地区分 IHH 和 CDGP[79]，但女孩不适用。在最近的研究中 [54]，睾丸体积（阈值 1.1ml）、GnRH 诱导的 LH 峰值（阈值 4.3U/L）和基础抑制素 B 浓度被认为是 IHH 和 DP 最有效的鉴别指标。在做出明确诊断之前，通常需要进行随访。

如果怀疑 KAL1 突变，肾超声对 X 连锁 CHH 非常有用，因为它可以揭示相关的肾脏畸形或单侧发育不全。睾丸超声可用于鉴别无法触及的性腺，并探查病变及其位置。无论是经腹部或经阴道的盆腔超声，都可用以评估子宫和卵巢的大小、发育中的卵泡和子宫内膜厚度。

男性出现乳房女性化表现，区分真女性化乳房发育症、假女性乳房发育症和病理性女性化乳房症是非常必要的。在真正的女性化乳房症中，患者仰卧，双手抱枕头下，乳房组织是位于乳头 - 乳晕复合体的中心下方，摸起来有弹性或坚硬，通常是双侧的。在早期，导管和上皮细胞增生，可出现压痛。脂肪性乳房肥大或假妇科乳房肥大的特征是乳房丰满和乳头乳晕复合体缺失。脂肪瘤和神经纤维瘤在青少年是极其罕见的。乳腺癌的组织丘感觉坚固或坚硬，位于乳头 - 乳晕复合体之外。在生理性乳房发育症中不会出现乳头溢液、皮肤凹陷和乳头收缩。

2. 新生儿 CHH 的评估

患有 CHH 的男孩出生时可能出现小阴茎和（或）隐睾症。如果是促性腺激素依赖性的，原发性性腺功能减退也可能在出生时表现模糊或女性生殖器，如果是胎儿早期发病，则导致 DSD（见第 4 章）。

如果生后 3～6 个月怀疑先天性性腺功能减退，可以不用激发试验，直接检测性激素和促性腺激素浓度。健康婴儿的促性腺激素浓度在出生后第 1 周开始上升，然后在 6 月龄时下降，但女孩的卵泡刺激素浓度直到 3—4 岁仍保持上升（表 7-11）。男孩的睾酮浓度随着 LH 浓度的升高而升高，并在 1—3 月龄时达到峰值。女孩的雌二醇浓度波动较大，可能反映了卵泡的生长和萎缩，并在出生后第 2 年下降。出生后在小青春期期间，HPG 轴激活对两性都有重要作用，如男性的阴茎和睾丸生长，女孩的卵巢卵泡成熟和雌二醇浓度的增加。

大多数关于小青春期激素浓度的研究都采用了横断面设计，因此小青春期的开始时间、持续时间和程度个体间差异在很大程度上仍未被探索。对健康婴儿进行连续的血液采集是不可取的，因为它具有侵入性。非侵入性尿液或唾液采样是一种解决方法，但并没有广泛应用。纵向数

表 7–11　早产、足月时和校正年龄 2—6 月龄时肌酐校正尿促性腺激素浓度的上限

年　龄	女　孩		男　孩	
	FSH（U/mmol Cr）	LH（U/mmol Cr）	FSH（U/mmol Cr）	LH（U/mmol Cr）
早产	250	500	10	20
足月	13	10	3	5
2—6 月龄矫正年龄	5	0.5	1.5	0.5

引自 kuiri–Hanninen 等发表的原始数据 [80, 81]，数值高于参考值提示原发性性腺功能衰竭

据提供了关于激素模式的新信息，包括根据发育年龄的激素浓度峰值时间和激素活性降低时间。

在伴有性腺发育不良的原发性性腺功能减退症、无睾症或睾丸退化中，促性腺激素的浓度在小青春期通常会升高，但在儿童后期可能会降至正常浓度（表 7–11）。在 Turner 综合征中，45, X 核型的女婴比健康女婴有更高的卵泡激素浓度，并且浓度持续升高数年。除 45, X 外，X 染色体核型的特纳女孩的卵泡刺激素浓度通常接近正常水平，提示这些患者的垂体卵泡刺激素分泌受到卵巢反馈的影响。患有 Klinefelter 综合征（47, XXY 核型）的男婴尽管 LH 和 FSH 浓度升高，但抑制素 B、AMH 和 INSL3 通常正常，表明婴儿期支持细胞和睾丸间质细胞功能正常。这些男孩的睾酮浓度正常或轻微升高。

新的性腺功能标志物在新生儿出生后不久和小青春期结束后诊断性腺功能减退是有用的，尤其是对男性。抑制素 B 是一种从新生儿期到幼儿期支持细胞功能的标志物，可用于评估由于中枢性和原发性性腺功能减退而导致的小阴茎和（或）隐睾。它在女婴中的应用尚不清楚。在男性中，从睾丸分化到青春期，AMH 在支持细胞中表达，而在女性中，从出生到更年期，AMH 通过颗粒细胞表达的浓度较低。AMH 和抑制素 B 浓度低至检测不到认为是无睾症的诊断指标，但在严重的 CHH 中也可以看到低浓度或接近检测不到的浓度。在女婴中，在生命最初几个月的 AMH 浓度也有类似的模式，但女婴的浓度明显较低。

因此，在小于 6 月龄的婴儿中，低性激素和促性腺激素浓度表明中枢性腺功能减退，缺乏正常的“小青春期”[37]。相反，高促性腺激素水平与低 / 检测不到的基础睾酮和 INSL3（男孩）是原发性性腺功能减退的诊断指标[82]。在小青春期之外，研究性腺功能减退的有用测试包括抑制素 B 和 AMH[83]。

（四）治疗

大多数患有 DP 的青少年达到的终身高与靶身高一致，大多数自限性 DP 患者不需要治疗。“观察等待”的管理策略可能适合于孤立性 DP，其青春期开始较晚，但会自发发生。临床医生应该考虑到他们的担忧和期望，与患者共同做决定。那些青春期明显延迟或停滞或被诊断为性腺功能减退症的青少年需要青春期诱导或促进青春期。除了心理受益，治疗可能对身体组成和骨量增加有好处。根据病因诊断选择适当的治疗方式。

与同龄人相比，青春期发育延迟的青少年通常因身材矮小和青春期发育缺乏而受到关注，导致患者及其父母遭受心理痛苦和严重焦虑。患者及其家属经常关注的主要问题是 DP 对目前及终身高的影响。与同龄人相比，患有 DP 的患者通常身材矮小，这往往与许多患有青春期延迟并伴

有家族性身材矮小的患者有关。虽然个体差异大，但在 DP 中，可以保证的是，成年患者的身高通常仅略低于遗传身高（目标身高）。如果身高不是主要担心的问题，安慰性地多次反复进行精确预测成人身高足矣，特别是已经开始青春期时。

DP 影响身体成分，包括降低骨密度和肌肉质量，以及对心理发展、行为和情绪（包括抑郁和焦虑）存在影响，应予以重视和管理。与因身材和青春期发育不成熟的身体形象可引起青少年 DP 的焦虑、自尊心下降，包括与社会脱离、不参与体育活动、社会心理和伙伴关系差。心理困扰可能会影响行为和学习成绩，缺乏自尊，这种情况会并持续到成年期对性生活和生殖能力担心。如果不治疗，大部分患者会有正常青春期发育，达到目标终身高。但是他们的发育可能比同龄人晚几年，许多青少年会有情绪困扰。在这种情况下，有证据表明激素治疗是有益的。DP 与学业成绩下降、药物滥用和行为困难之间的联系还不太确定。

患有原发性闭经、嗅觉正常且未发现突变的女性可能会出现诊断困难，需要鉴别 CHH 与功能性下丘脑闭经。在这种情况下，尤其是要排除如由于体重低、饮食失调、剧烈的体育活动和慢性潜在疾病引起的 HH。只有经过一段时间的观察并重新评估下丘脑 – 垂体 – 卵巢轴，才能确定诊断。原发性闭经的女性很多存在 CHH 的下丘脑病变[84]。

治疗 1 年后，如果存在性腺功能减退的“标志性”标志物或内源性促性腺激素依赖的青春期仍未开始，应考虑永久性 HH 和其他诊断。在这种情况下，应立即开始治疗，以优化骨骼生长并诱导第二性征，从而尽量减少心理社会困难。治疗的目的是诱导第二性征的进行性发展，使青春期身高生长、身体成分发育、肌肉量和脂肪组织生长和重新分配，获取正常的骨密度和心理社会健康。必须根据病因考虑生育能力。患者及其家庭可以通过支持团体和网络资源受益。为防止治疗失败，治疗应持续到成年期。必须重视专家和初级保健医师及儿科和成人内分泌医师之间的沟通。

1. 男性患者的治疗

对于有明显青春期延迟或停滞或性腺功能减退的青少年来说，通常要考虑青春期诱导和促进其进展[85]。根据潜在的病因选择适当的治疗方案。

(1) 自限性 DP 的管理：对男性 DP 患者的治疗方案包括监测或低剂量睾酮治疗，以提高生长速度和诱导第二性征（表 7–12）。关于治疗男孩 DP 有大量已发表的研究，主要是观察性的小型随机对照试验。大多数报道的短疗程低剂量雄激素治疗的结果是身高增长速度加快且骨龄未提前，性成熟进展，心理社会参数通常有所改善。

对于患有 DP 的男孩，最常用的治疗方案是肌内注射睾酮酯制剂，起始剂量为每个月 50mg，持续 3～6 个月；再进行 3～6 个月的治疗，根据需要增加剂量（表 7–12）。应该避免使用大剂量睾酮，因为可能会引起骨骺闭合而引起终身高受损。治疗总时间为 6～24 个月，剂量为每月 50～100mg。尽管外源性治疗有负反馈作用，但促性腺激素释放会促使睾丸增长。永久性 HH 的男孩不会有睾丸生长。

监测血清睾酮升高（注射后 1 周内达到中间参考范围）、身高速度、男性化程度是合理的。*AR* 基因中多态胞嘧啶 – 腺嘌呤 – 鸟嘌呤三核苷酸重复序列的长度与 AR 活性有关，这可能在一定程度上调节对睾酮治疗的反应。如果睾酮治疗后无身高增长，则必须排除 GH 缺乏症的诊断。当有肝损害或高钙血症时应避免使用睾酮，在肾损害时应谨慎使用。睾酮治疗一般耐受可，但不

表 7-12 用于治疗男性自限性青春期延迟和永久性性腺功能减退的药物

药物及制剂		睾酮（T）[a]	对映异构体、环丙酸盐和丙酸盐。对映异构体的作用时间比丙酸异构体长	十一酸丁酯肌内注射	睾酮凝胶，用于局部外涂		GnRH 泵治疗	hCG（SC 或 IM）加重组 FSH（SC）
诱导青春期发育	孤立性 DP		13.5 岁之前不推荐。首剂每 4 周服用 50～100mg，持续 3～6 个月。观察反应：反复治疗增加 25～50mg 剂量（不超过 100mg）	无数据	无数据		不推荐	不推荐
	性腺功能减退症		12 岁后可开始服用每月 50mg。每 6～12 个月增加 50mg。在每月达到 100～150mg 后，每 2 周减少 1 次。成人剂量每 2 周 200mg	成人剂量为每 10～14 周 1000mg	当成人剂量达到 IM 睾酮的 50% 时可以开始。成人剂量：每天 50～80mg	生育能力的治疗 [b]	初始值：每次 5～25ng/kg，90～120 分钟；增加至每次脉冲 25～600ng/kg	hCG 剂量：500～3000U，每周 2 次，增加至每 2 天 1 次。根据血清 T 水平调整剂量。rhFSH 剂量：75～225U，每周 2～3 次 [c]
不良反应及注意事项		红细胞增多症，体重增加，前列腺癌增生。高剂量会导致骨骺过早闭合，骨龄＜10 岁的男孩不用	所有 IM 制剂：局部不良反应（疼痛、红斑、炎症反应和无菌脓肿）。镰状细胞病患者可发生阴茎异常勃起	极少数情况下，注射后出现咳嗽和呼吸困难的发作，归因于车辆的脂质栓塞，因此未在美国获得许可证	局部刺激。涂抹后，避免与他人，尤其是女性皮肤接触		需要丰富的经验。大多数生理上的替代形式	hCG：睾丸局部炎症，可诱导生殖细胞凋亡，在青春期前发生的促性腺激素功能减退症中，必须加入 FSH 诱导睾丸功能减退，精子发生。没有关于未来生育率影响的数据

译者注：因版权问题，重新制表

a. 十一酸睾酮 PO 片或合成代谢类固醇不推荐用于诱导第二性征

b. 对于基础睾丸体积较低、曾接受过睾酮治疗的男性，诱导生育可能不太成功且以前没有接受过促性腺激素释放激素或促性腺激素治疗

良反应可能包括头痛、抑郁和雄激素过多表现，如痤疮。由于睾酮内酯半衰期较短，口服十一酸睾酮引起血清睾酮变化较大，因此需要仔细监测，口服剂量为 40～160mg/d。虽然像氧雄龙这样的合成代谢类固醇在历史上曾被用于短期提高生长速度，但它们对刺激青春期的效果较差，因此不再推荐用于 DP 的治疗。

DP 通常合并特发性矮小（ISS），他们对矮小的重视程度可能要远远高于 DP。例如，通过 GH 激发试验来除外 GH 缺乏症，对 GHD 合并 DP 的 GH 治疗仍存在争议。美国 FDA 批准将其用于 ISS 和身高 SDS ＜同年龄 –2.25，但是成人的身高只会适度增加，因此一般不建议使用。

男性 DP 合并身矮的另一个潜在药理靶点是使用 AI 抑制雄激素向雌激素转换。骨骺闭合依赖于雌激素，AI 可延长长骨生长时间。一些公布的数据也可支持这些观点，尽管最近有一些积极的数据支持，但出于对安全性的担忧并不推荐这种疗法。

(2) 永久性性腺功能减退症：几乎所有性腺功能减退症患者都需性激素替代治疗以启动男性青春期，但亦需要包括促性腺激素在内的其他复杂综合治疗，以促进第二性征发育和最大限度保留生殖能力。

(3) 低促性腺激素性性腺功能减退症：在确诊 IHH 的年轻男性患者中，性激素替代治疗以诱导青春期始动类似于自限性 DP 的治疗，但如果确诊，可以尽早开始治疗（12 岁左右）。部分患者初诊时可能无法鉴别 IHH 和 DP，故睾酮替代治疗可能会推迟至 14 岁时。IHH 患者睾酮替代的起始剂量通常为 50mg，且需在 3 年内逐渐增至成人替代剂量（表 7–12）。需终生激素替代治疗，并监测对治疗的反应性及药物不良反应。增至成人剂量后，可以使用肌内注射睾酮的方式维持治疗，但目前临床多见口服或局部外用长效十一酸睾酮（NBIDO）。

对于 HH 男性患者来说，外源性睾酮不能诱导睾丸生精或增大，因为这依赖于 LH 刺激间质细胞增殖及与 FSH 促进支持细胞产生高浓度睾酮。诱导生育需要使用促性腺激素释放激素泵或外源性促性腺激素。过去 5～10 年有多项关于各种方案的研究，治疗方法因适应证、潜在诊断和性腺功能减退的严重程度而不同，且患者的生育结局各不相同，对于缺乏小青春期的患者，[青春期前有睾丸发育、隐睾和（或）低抑制素 B] 的患者治疗反应性较差。基因诊断可能用于指导进一步诊疗，合并 *ANOS1* 突变患者的治疗更为困难，因为可能在 HPG 轴多个水平上存在缺陷，而由于 *GnRHR* 突变导致的 IHH 患者采用外源性 hCG 和 FSH 治疗可能比脉冲性 GnRH 泵更好。

IHH 青少年患者中一部分可出现自发性青春期发育停滞，这类患者采用单一 hCG 疗法，即维持青春期发育和诱导生育，但如果治疗 6～12 个月后仍为持续性无精症，可以考虑加用 FSH。对于无青春期发育男性患者来说，无论是 hCG 单药治疗还是 hCG+rFSH 联合治疗诱导青春期发育，在睾丸增大和生育结果上都比睾酮单药治疗疗效更好。hCG+FSH 的联合方案在诱导生精上比 hCG 单药疗法具有更大的潜在疗效。

理论上可以在支持细胞群暴露于 hCG 或 GnRH 之前采用 FSH 预处理可以优化细胞群，有可能改善生育能力，因此治疗时机尤为重要。尽管重型患者（即睾丸体积＜ 4ml）的最佳治疗方案尚无定论，但 FSH 预处理、GnRH 或 hCG+FSH 联合治疗可能会最大限度地提高生育潜能。一旦有生育要求，越早进行诱导生精治疗可能越有利于提高生精能力和速度，但辅助生殖技术仍必需作为辅助手段。

少数 IHH 确诊于婴儿期。男婴生后 HPG 轴的激活导致睾丸支持细胞在此期激活和增殖。

IHH 男婴 3 月龄时睾酮水平与早期阴茎增大、阴囊退缩的关系表明，生后的睾酮主要作用是“稳定”男性生殖器。类似于真正的青春期，婴儿期雄激素分泌也可能对线性生长、骨骼发育、身体构成和性心理发育产生影响。

因此，确诊 IHH 或 KS 的男婴推荐采用激素疗法促进阴茎增大和睾丸下降。据报道，至少有一侧睾丸未降的男婴，其血清雄激素生物活性也降低。新生儿睾酮治疗可用于治疗中枢性和原发性性腺功能减退症的小阴茎。标准的治疗方案是每 3～4 周肌内注射 1 次 25mg 睾酮，疗程 3 个月；或者 5% 的睾酮乳膏或 DHT 局部外用治疗。隐睾需手术矫正，hCG 或 GnRH 辅助治疗不会带来额外的益处。

但这些疗法并不能解决 IHH 男婴的微睾症。少数针对 IHH 患儿的研究使用了重组 LH 和 FSH 治疗以增加阴茎长度和睾丸体积，虽然结果可见睾丸大小和功能有所改善（用抑制素 B 和 AMH 量化），但尚不明确此疗法是否会改善 IHH 男童对青春期治疗的反应性或生育能力。专家仍担忧 hCG 对隐睾婴儿睾丸生殖细胞的有害影响，因为应用 hCG 可导致成年后睾丸体积较小和 FSH 浓度升高。

另一方面，患者在治疗过程中可能出现表型逆转，这一现象在多达 20% 的 IHH 病例中得到证实。CHH 的逆转表型已在几种基因型中得到证实，包括 *ANOS1*、*FGFR1*、*GnRHR* 和 *PROKR2*，这些患者脉冲式促性腺激素分泌模式的激活较晚（由于 GnRH 脉冲发生器或促性腺激素反应性的延迟激活），因此促性腺激素的分泌可年龄增长出现改善。意识到这一点很重要，这可用于指导间断使用“试验性关闭治疗”来评估是否需要维持治疗。这些患者停止治疗后可能复发并需持续监测。获得性 HH 患者通常继发于下丘脑 – 垂体轴或血色素沉着症相关肿瘤及其他结构损害，按个体化需要可以应用性激素或促性腺激素治疗。

(4) 高促性腺激素性性腺功能减退症：虽然 DP 也可以见于核型较复杂的人（48, XXYY；48, XXXY；49, XXXXY），但是多数 Klinefelter 综合征的男性患者会在正常年龄自然进入青春期。因此这些患者在青春期开始时通常不需要性激素替代，但到 Tanner4 期～5 期时，睾酮水平逐渐降低，这可能是二次退化的结果。仅有 10% 的 Klinefelter 综合征患儿在 10—14 岁时被确诊，绝大多数患者成年后确诊。因此优化生育能力上治疗管理决策极为困难，尤其是干预时机的选择。对于因睾酮水平、红细胞比容、骨密度、患者身体状况或性功能减退而需要治疗的 Klinefelter 综合征患者，小剂量性激素替代是最常用的治疗方法（表 7–12），甚至可以在应用睾酮治疗前的青春期，在生精小管进行性变性改变对精子产生不可逆转的影响前考虑睾丸精子提取和冷冻保存。然而最具侵入性（也是最成功的）精子提取技术有对睾丸损伤是最严重的，理想情况是留给那些积极希望可保留生育的男性。不仅要权衡利弊，也需向未来经历生育选择的还不知情的年轻男性提供明确的信息，以便其做出知情的决策，这是具有挑战性的。

继发于先天缺如、睾丸消失综合征或睾丸固定术失败的无睾症青年男性青春期的诱导和维持治疗与 IHH 类似。雄激素替代应以小剂量开始，逐渐增加剂量。可选择肌内注射睾酮作为青春期诱导治疗，使用睾酮凝胶或每 3 个月肌内注射十一酸睾酮 1g，用于长期维持治疗（表 7–12）。

2. 女性患者的治疗

(1) 自限性青春期发育延迟（DP）：女性 DP 患者的治疗选择包括随访监测或使用小剂量性激素替代以启动青春期。初期的短期治疗应定期反复评估，并在青春期始动后及时停止（表 7–13）。

(2) 永久性性腺功能减退症：永久性性腺

表 7-13 用于治疗女孩自限性青春期延迟和永久性性腺功能减退的药物

药物及制剂	诱导女性青春期发育		不良反应及注意事项
	孤立性 DP	性腺功能减退症	
雌激素	13 岁之前不推荐使用		
经皮 17b 雌二醇，如埃沃瑞尔 25	过夜贴片：初始剂量，3.1～6.2μg/24 小时（1/8～1/4 的 25μg，24 小时贴片）；6 个月后增加 3.1～6.2μg/24 小时[a]	• DP 的起始剂量；增加 3.1～6.2μg/24 小时 • 持续使用 1 片 Evorel 25 贴片[b]，然后用成人 COCP 或 HRT 维持	贴片可能很难使用和脱落，尤其是如果将整个贴片切割成更小的部分，会对剂量反应中的黏附性个体间变化产生反应
口服 17b 雌二醇（戊酸雌二醇）	0.5mg（1/2 片）隔天或每天 5μg/kg；服用后增加至 0.5mg（1/2 片）或 6～12 个月 10μg/kg	对于 DP 的起始剂量，每 6～12 个月增加 5μg/kg 体重，直到每天 1mg（1 片）的剂量，然后用成人 COCP 或 HRT 维持	个体间剂量反应差异
口服炔雌醇（2μg 片剂）	每天 2μg，如果需要，6 个月后增加到 4μg	每日 2μg，每 6 个月增加 2μg，直至 10μg，然后用成人 COCP 或 HRT 维持	• 成本高 • 肝毒性，增加血浆结合蛋白浓度 • 高血压及 VTE 潜在的风险增加 • 生长状态糟糕
孕激素	不适用	月经初潮或雌激素治疗 2 年后	
炔诺酮		每天 2 次每次 5mg	雄性激素增多，痛经风险增加
Utrogestan		每天 1 次 200mg	
醋酸甲羟孕酮		每天 1 次每次 5mg	
组合制剂		Evorel Sequi，Elleste Duet	
		女性生育能力的治疗	
GnRH 泵治疗	不推荐		需要丰富的经验。大多数生理上的替代形式
hCG（SC 或 IM）加重组 FSH（SC）	不推荐		需要专业且经验丰富的中心使用

a. 可能需要调整根据体重适当切割贴片[88]

b. 一次由隔夜改为全天使用，贴片每周更换 2 次

COCP. 复方口服避孕药；HRT. 激素替代疗法；VTE. 静脉血栓栓塞

功能减退症需要更强化和更持久的治疗，目标是诱导第二性征，提高生育能力，增加成年终身高。一旦青春期发育结束，可以通过脉冲式 GnRH 给药或联合促性腺激素治疗来促进排卵和怀孕。

当需要雌激素治疗来诱导青春期发育时，剂量和时机应以模拟第二性征的正常生长和发育为目标，同时考虑到个人开始青春期的愿望及家族成员的青春期开始时间。剂量应根据个人的需要和优先顺序进行调整。治疗反应性应通过第二性征、骨成熟度、身高增长速度和子宫大小来评估监测，血压和骨密度也必须作为监测项目。

对于患有 Turner 综合征和合并垂体激素缺乏症的年轻女性，雌激素治疗应与生长激素联合使用。既往治疗 Turner 综合征的经验倾向于将雌激素治疗推迟至青少年中期，以加强 GH 的促生长

作用，但最近的研究指出，从早期开始联合使用极低剂量的雌激素和 GH 治疗的患者在成年终身高及其他方面（包括子宫成熟及认知发育）受益。对于 Turner 综合征的年轻女性患者，开始雌激素治疗的最佳时间尚不明确，目前共识是为促进线性生长，诱导青春期始动治疗不应被推迟[72]。

虽然炔雌醇传统上作为儿科患者的首选雌激素类药物，但 17β- 雌二醇透皮贴剂、凝胶或口服制剂在生长受限、肝脏毒性和血管不良反应方面风险更小。对合并垂体激素缺乏症患者在接受雌激素和生长激素联合治疗后的数据显示，与 17β- 雌二醇相比，乙炔雌二醇对生长激素介导的胰岛素样生长因子 -1 合成的影响明显更大，炔雌醇可能影响子宫发育。结合型雌激素已应用于临床，但在生物学效应上各不相同，有增加绝经后女性心血管病风险的报道，应慎用。如果治疗中出现 1 次以上重度突破性出血，那么在开始治疗 24～36 个月后，应加用孕激素，如口服醋酸甲羟孕酮，以建立规律的月经周期（至少每 2～3 个月 1 次），避免子宫内膜增生。

雌激素治疗应从小剂量（成人剂量的 1/8～1/4）开始，然后逐渐增加（间隔 6～12 个月）。然后可以根据疗效（Tanner 分期、骨龄和子宫生长）或通过超敏雌二醇测定来调整剂量，目标是在 2~3 年内女性第二性征逐渐显现（表 7-13）。

患有 Turner 综合征的女性，如果卵巢功能正常，并自发进入青春期，应该接受避孕和遗传咨询。排卵功能应记录在案（FSH 和 LH 测量），因为围绝经期无排卵模式可能导致子宫内膜增生。

对于促性腺激素缺乏的女性，在考虑生育时可应用脉冲式促性腺激素释放激素治疗诱导排卵。对于考虑生育的原发性性腺功能衰竭的患者，可通过辅助生殖技术。对于原发性卵巢功能不全的高危女性，应考虑卵母细胞或卵巢组织冻存。

无论男女，均需摄入最佳剂量的维生素 D 和钙，避免骨质疏松。

四、结论

青春期是性成熟的时期，此时发生了向成年生殖能力、身体成分和成年身高的转变。它的生物防治是复杂的，涉及多个内分泌系统有序而渐进的相互作用。这些生物学起源在胎儿生命早期就开始了，胎儿和新生儿的发育对于青春期的正常发育非常重要。究竟是什么导致了小青春期后 HPG 轴的休眠，又是什么触发了这种“青春期刹车”的解除，这个谜团仍然没有答案。一般人群的青春期始动时间受多因素影响，不同民族的青春期早、晚的合适年龄界限可能有所不同。

在胎儿和生后的不同时期，多种遗传、表观遗传和环境因素影响 HPG 轴的不同水平，可能导致性早熟、青春期延迟和紊乱。青春期的良性变异很常见，与儿童生长发育的变异密切相关。早熟是儿科内分泌科医生经常遇到的问题。虽然 PP 通常是特发性的，青春期延迟最常见的潜在疾病是自限性（或体质）DP，但病理性因素也可导致早熟，需除外。

在 PP 中，需考虑肿瘤、CAH 和较罕见的外周病因。无论是功能性还是永久性 DP、HH，原发性性腺功能减退症都必须被除外。尤其在青春期区分自限性 DP 和永久性 HH 仍较困难，但后者可在婴儿期确诊。

青少年青春期相关疾病的诊疗管理取决于病因。观察治疗仅适用于青春期的良性疾病，以及那些性早熟程度较轻的患儿。显著性早熟或 DP 的治疗包括药物阻断或诱导 HPG 轴的活动，而对于复杂的外周性 PP 或永久性性腺功能减退的患者，则需要更复杂的治疗。中枢性性腺功能减退症患者提高生育能力可通过应用促性腺激素治疗。对被诊断为永久性中枢性腺功能减退的婴儿的治疗是未来研究领域的热点。基因检测用于分析相关的综合征特点、疾病自然病史和家庭成员遗传的诊断。

参考文献

[1] Marshall, W.A. and Tanner, J.M. (1970). Variations in the pattern of pubertal changes in boys. *Arch. Dis. Child.* 45: 13–23.

[2] Carel, J.C. and Leger, J. (2008). Clinical practice. Precocious puberty. *N. Engl. J. Med.* 358: 2366–2377.

[3] Marshall, W.A. and Tanner, J.M. (1969). Variations in pattern of pubertal changes in girls. *Arch. Dis. Child.* 44: 291–303.

[4] Riepe, F.G., Baus, I., Wiest, S. et al. (2004). Treatment of pubertal gynecomastia with the specific aromatase inhibitor anastrozole. *Horm. Res.* 62: 113–118.

[5] Van Buuren, S. (2013). Growth charts of human development. *Stat. Methods Med. Res.* 23: 346–368.

[6] Parent, A.S., Franssen, D., Fudvoye, J. et al. (2015). Developmental variations in environmental influences including endocrine disruptors on pubertal timing and neuroendocrine control: revision of human observations and mechanistic insight from rodents. *Front. Neuroendocrinol.* 38: 12–36.

[7] Tanner, J.M. (1975). Growth and endocrinology of the adolescent. In: *Endocrine and Genetic Diseases of Childhood and Adolescents*, 2e (ed. L.I. Gardner). Philadelphia: WB Saunders.

[8] Lawaetz, J.G., Hagen, C.P., Mieritz, M.G. et al. (2015). Evaluation of 451 Danish boys with delayed puberty: diagnostic use of a new puberty nomogram and effects of oral testosterone therapy. *J. Clin. Endocrinol. Metab.* 100 (4): 1376–1385.

[9] Parent, A.S., Teilmann, G., Juul, A. et al. (2003). The timing of normal puberty and the age limits of sexual precocity: variations around the world, secular trends, and changes after migration. *Endocr. Rev.* 24:668–693.

[10] He, Q. and Karlberg, J. (2001). Bmi in childhood and its association with height gain, timing of puberty, and final height. *Pediatr. Res.* 49: 244–251.

[11] Sorensen, K., Aksglaede, L., Petersen, J.H., and Juul, A. (2010). Recent changes in pubertal timing in healthy Danish boys: associations with body mass index. *J. Clin. Endocrinol. Metab.* 95: 263–270.

[12] Lee, J.M., Wasserman, R., Kaciroti, N. et al. (2016). Timing of puberty in overweight versus obese boys. *Pediatrics* 137: 1–10.

[13] Bellefontaine, N., Chachlaki, K., Parkash, J. et al. (2014). Leptin-dependent neuronal NO signaling in the preoptic hypothalamus facilitates reproduction. *J. Clin. Invest.* 124: 2550–2559.

[14] Plant, T.M. (2015). Neuroendocrine control of the onset of puberty. *Front. Neuroendocrinol.* 38: 73–88.

[15] Aksglaede, L., Juul, A., Olsen, L.W., and Sorensen, T.I. (2009). Age at puberty and the emerging obesity epidemic. *PLoS One* 4: e8450.

[16] Mouritsen, A., Aksglaede, L., Sorensen, K. et al. (2010). Hypothesis: exposure to endocrine-disrupting chemicals may interfere with timing of puberty. *Int. J. Androl.* 33: 346–359.

[17] Morris, D.H., Jones, M.E., Schoemaker, M.J. et al. (2011). Familial concordance for age at menarche: analyses from the Breakthrough Generations Study. *Paediatr. Perinat. Epidemiol.* 25: 306–311.

[18] Elks, C.E., Perry, J.R., Sulem, P. et al. (2010). Thirty new loci for age at menarche identified by a meta-analysis of genome-wide association studies. *Nat. Genet.* 42: 1077–1085.

[19] Perry, J.R., Day, F., Elks, C.E. et al. (2014). Parent-of origin-specific allelic associations among 106 genomic loci for age at menarche. *Nature* 514: 92–97.

[20] Day, F.R., Thompson, D.J., Helgason, H. et al. (2017). Genomic analyses identify hundreds of variants associated with age at menarche and support a role for puberty timing in cancer risk. *Nat. Genet.* 49: 834–841.

[21] Cariboni, A., Maggi, R., and Parnavelas, J.G. (2007). From nose to fertility: the long migratory journey of gonadotropin-releasing hormone neurons. *Trends Neurosci.* 30: 638–644.

[22] Beate, K., Joseph, N., Nicolas De, R., and Wolfram, K. (2012). Genetics of isolated hypogonadotropic hypogonadism: role of GnRH receptor and other genes. *Int. J. Endocrinol.* 2012: 147893.

[23] Ojeda, S.R., Lomniczi, A., Mastronardi, C. et al. (2006). Minireview: the neuroendocrine regulation of puberty:is the time ripe for a systems biology approach? *Endocrinology* 147: 1166–1174.

[24] De Roux, N., Genin, E., Carel, J.C. et al. (2003). Hypogonadotropic hypogonadism due to loss of function of the KiSS1-derived peptide receptor GPR54. *Proc. Natl. Acad. Sci. U. S. A.* 100:10972–10976.

[25] Seminara, S.B., Messager, S., Chatzidaki, E.E. et al. (2003). The GPR54 gene as a regulator of puberty. *N. Engl. J. Med.* 349: 1614–1627.

[26] Tena-Sempere, M. (2010). Kisspeptin signaling in the brain: recent developments and future challenges. *Mol. Cell. Endocrinol.* 314: 164–169.

[27] Topaloglu, A.K., Reimann, F., Guclu, M. et al. (2009). TAC3 and TACR3 mutations in familial hypogonadotropic hypogonadism reveal a key role for Neurokinin B in the central control of reproduction. *Nat. Genet.* 41: 354–358.

[28] Messina, A., Langlet, F., Chachlaki, K. et al. (2016). A microRNA switch regulates the rise in hypothalamic GnRH production before puberty. *Nat. Neurosci.* 19:835–844.

[29] Ojeda, S.R., Prevot, V., Heger, S. et al. (2003). Glia-toneuron signaling and the neuroendocrine control of female puberty. *Ann. Med.* 35: 244–255.

[30] Themmen, A.P.N. and Huhtaniemi, I.T. (2000). Mutations of gonadotropins and gonadotropin receptors: elucidating the physiology and pathophysiology of pituitary-gonadal function. *Endocr. Rev.* 21: 551–583.

[31] Andersson, A.M., Juul, A., Petersen, J.H. et al. (1997). Serum inhibin B in healthy pubertal and adolescent boys: relation to age, stage of puberty, and folliclestimulating hormone, luteinizing hormone, testosterone, and estradiol levels. *J. Clin. Endocrinol. Metab.* 82: 3976–3981.

[32] Aksglaede, L., Sorensen, K., Boas, M. et al. (2010). Changes in anti-Mullerian hormone (AMH) throughout the life span: a population-based study of 1027 healthy males from birth (cord blood) to the age of 69 years. *J. Clin. Endocrinol. Metab.* 95:5357–5364.

[33] Fouquet, A., Catteau-Jonard, S., Peigne, M. et al. (2014). Usefulness and indications of AMH assay in women. *Ann. Biol. Clin. (Paris)* 72: 681–688.

[34] Huhtaniemi, I.T., Howard, S., Dunkel, L., and Anderson, R.A. (2017). The gonadal axis: a life perspective. In: *Hormones,*

Brain, and Behavior, 3e (ed. D.W. Pfaff and M. Joels). Oxford: Academic Press.

[35] Debieve, F., Beerlandt, S., Hubinont, C., and Thomas, K. (2000). Gonadotropins, prolactin, inhibin A, inhibin B, and activin A in human fetal serum from midpregnancy and term pregnancy. *J. Clin. Endocrinol.Metab.* 85: 270–274.

[36] Guimiot, F., Chevrier, L., Dreux, S. et al. (2012). Negative fetal FSH/LH regulation in late pregnancy is associated with declined kisspeptin/KISS1R expression in the tuberal hypothalamus. *J. Clin. Endocrinol. Metab.* 97: E2221–E2229.

[37] Kuiri-Hanninen, T., Sankilampi, U., and Dunkel, L. (2014). Activation of the hypothalamic-pituitarygonadal axis in infancy: minipuberty. *Horm. Res. Paediatr.* 82: 73–80.

[38] Knorr, D., Bidlingmaier, F., Butenandt, O., and Fendel, H. (1974). Plasma testosterone in male puberty I. Physiology of plasma testosterone. *Acta Endocrinol.* 75: 181–194.

[39] Ojeda, S.R., Dubay, C., Lomniczi, A. et al. (2010). Gene networks and the neuroendocrine regulation of puberty. *Mol. Cell. Endocrinol.* 324: 3–11.

[40] Abreu, A.P., Dauber, A., Macedo, D.B. et al. (2013). Central precocious puberty caused by mutations in the imprinted gene MKRN3. *N. Engl. J. Med.* 368:2467–2475.

[41] Day, F.R., Elks, C.E., Murray, A. et al. (2015). Puberty timing associated with diabetes, cardiovascular disease and also diverse health outcomes in men and women: the UK Biobank study. *Sci. Rep.* 5: 11208.

[42] Teilmann, G., Pedersen, C.B., Jensen, T.K. et al. (2005). Prevalence and incidence of precocious pubertal development in Denmark: an epidemiologic study based on national registries. *Pediatrics* 116: 1323–1328.

[43] De Vries, L., Kauschansky, A., Shohat, M., and Phillip, M. (2004). Familial central precocious puberty suggests autosomal dominant inheritance. *J. Clin. Endocrinol. Metab.* 89: 1794–1800.

[44] Dauber, A., Cunha-Silva, M., Macedo, D.B. et al. (2017). Paternally inherited DLK1 deletion associated with familial central precocious puberty. *J. Clin. Endocrinol. Metab.* 102: 1557–1567.

[45] Armengaud, J.B., Charkaluk, M.L., Trivin, C. et al. (2009). Precocious pubarche: distinguishing late-onset congenital adrenal hyperplasia from premature adrenarche. *J. Clin. Endocrinol. Metab.* 94: 2835–2840.

[46] Carel, J.C., Lahlou, N., Roger, M., and Chaussain, J.L. (2004). Precocious puberty and statural growth. *Hum. Reprod. Update* 10: 135–147.

[47] Pasternak, Y., Friger, M., Loewenthal, N. et al. (2012). The utility of basal serum LH in prediction of central precocious puberty in girls. *Eur. J. Endocrinol.* 166:295–299.

[48] Leger, J., Reynaud, R., and Czernichow, P. (2000). Do all girls with apparent idiopathic precocious puberty require gonadotropin-releasing hormone agonist treatment? *J. Pediatr.* 137: 819–825.

[49] Varimo, T., Huttunen, H., Miettinen, P.J. et al. (2017a). Precocious puberty or premature thelarche: analysis of a large patient series in a single tertiary center with special emphasis on 6- to 8-year-old girls. *Front. Endocrinol. (Lausanne)* 8: 213.

[50] Johansson, T. and Ritzen, E.M. (2005). Very long-term follow-up of girls with early and late menarche. *Endocr. Dev.* 8: 126–136.

[51] Carel, J.C., Eugster, E.A., Rogol, A. et al. (2009). Consensus statement on the use of gonadotropinreleasing hormone analogs in children. *Pediatrics* 123:e752–e762.

[52] Bertelloni, S., Massart, F., Miccoli, M., and Baroncelli, G.I. (2017). Adult height after spontaneous pubertal growth or GnRH analog treatment in girls with early puberty: a meta-analysis. *Eur. J. Pediatr.* 176: 697–704.

[53] Mieszczak, J. and Eugster, E.A. (2007). Treatment of precocious puberty in McCune–Albright syndrome. *Pediatr. Endocrinol. Rev.* 4 (Suppl 4): 419–422.

[54] Varimo, T., Miettinen, P.J., Kansakoski, J. et al. (2017b). Congenital hypogonadotropic hypogonadism, functional hypogonadotropism or constitutional delay of growth and puberty? An analysis of a large patient series from a single tertiary center. *Hum. Reprod.* 32:147–153.

[55] Sedlmeyer, I.L. (2002a). Delayed puberty: analysis of a large case series from an academic center. *J. Clin. Endocrinol. Metabol.* 87: 1613–1620.

[56] Palmert, M.R. and Dunkel, L. (2012). Clinical practice. Delayed puberty. *N. Engl. J. Med.* 366: 443–453.

[57] Howard, S.R. and Dunkel, L. (2018). The genetic basis of delayed puberty. *Neuroendocrinology* 106 (3): 283–291.

[58] Sedlmeyer, I.L. (2002b). Pedigree analysis of constitutional delay of growth and maturation: determination of familial aggregation and inheritance patterns. *J. Clin. Endocrinol. Metabol.* 87: 5581–5586.

[59] Wehkalampi, K., Widen, E., Laine, T. et al. (2008). Patterns of inheritance of constitutional delay of growth and puberty in families of adolescent girls and boys referred to specialist pediatric care. *J. Clin. Endocrinol. Metab.* 93: 723–728.

[60] Howard, S.R., Guasti, L., Ruiz-Babot, G. et al. (2016). IGSF10 mutations dysregulate gonadotropin-releasing hormone neuronal migration resulting in delayed puberty. *EMBO Mol. Med.* 8 (6): 626–642.

[61] Howard, S.R., Guasti, L., Poliandri, A. et al. (2018). Contributions of function-altering variants in genes implicated in pubertal timing and body mass for self-limited delayed puberty. *J. Clin. Endocrinol. Metab.* 103 (2): 649–659.

[62] Silveira, L.F. and Latronico, A.C. (2013). Approach to the patient with hypogonadotropic hypogonadism. *J. Clin. Endocrinol. Metab.* 98: 1781–1788.

[63] Boehm, U., Bouloux, P.M., Dattani, M.T. et al. (2015). Expert consensus document: European Consensus Statement on congenital hypogonadotropic hypogonadism – pathogenesis, diagnosis and treatment. *Nat. Rev. Endocrinol.* 11: 547–564.

[64] Kim, H.-G. and Layman, L.C. (2011). The role of *CHD7* and the newly identified *WDR11* gene in patients with idiopathic hypogonadotropic hypogonadism and Kallmann syndrome. *Mol. Cell. Endocrinol.* 346 (1–2):74–83.

[65] Balasubramanian, R., Choi, J.H., Francescatto, L. et al. (2014). Functionally compromised CHD7 alleles in patients with isolated GnRH deficiency. *Proc. Natl. Acad. Sci. U. S. A.* 111: 17953–17958.

[66] Villanueva, C., Jacobson-Dickman, E., Xu, C. et al. (2015). Congenital hypogonadotropic hypogonadism with split hand/foot malformation: a clinical entity with a high frequency of FGFR1 mutations. *Genet. Med.* 17:651–659.

[67] Raivio, T., Falardeau, J., Dwyer, A. et al. (2007). Reversal of idiopathic hypogonadotropic hypogonadism. *N. Engl. J. Med.* 357: 863–873.

[68] Chevrier, L., Guimiot, F., and De Roux, N. (2011). GnRH receptor mutations in isolated gonadotropic deficiency. *Mol. Cell. Endocrinol.* 346: 21–28.

[69] Pozo, J. and Argente, J. (2002). Delayed puberty in chronic illness. *Best Pract. Res. Clin. Endocrinol. Metab.* 16: 73–90.

[70] Aksglaede, L., Skakkebaek, N.E., Almstrup, K., and Juul, A. (2011). Clinical and biological parameters in 166 boys, adolescents and adults with nonmosaic Klinefelter syndrome: a Copenhagen experience. *Acta Paediatr.* 100: 793–806.

[71] Juul, A., Aksglaede, L., Bay, K. et al. (2011). Klinefelter syndrome: the forgotten syndrome: basic and clinical questions posed to an international group of scientists. *Acta Paediatr.* 100: 791–792.

[72] Bondy, C.A. and Turner Syndrome Study Group (2007). Care of girls and women with Turner syndrome: a guideline of the Turner Syndrome Study Group. *J. Clin. Endocrinol. Metab.* 92: 10–25.
[73] Sybert, V.P. and Mccauley, E. (2004). Turner's syndrome. *N. Engl. J. Med.* 351: 1227–1238.
[74] Cox, L. and Liu, J.H. (2014). Primary ovarian insufficiency: an update. *Int. J. Womens Health* 6: 235–243.
[75] Le Quesne Stabej, P., Williams, H.J., James, C. et al. (2016). STAG3 truncating variant as the cause of primary ovarian insufficiency. *Eur. J. Hum. Genet.* 24:135–138.
[76] Aittomaki, K., Lucena, J.L., Pakarinen, P. et al. (1995). Mutation in the follicle-stimulating hormone receptor gene causes hereditary hypergonadotropic ovarian failure. *Cell* 82: 959–968.
[77] Ahonen, P., Myllarniemi, S., Sipila, I., and Perheentupa, J. (1990). Clinical variation of autoimmune polyendocrinopathy-candidiasis-ectodermal dystrophy (APECED) in a series of 68 patients. *N. Engl. J. Med.* 322: 1829–1836.
[78] Harrington, J. and Palmert, M.R. (2012). Clinical review: distinguishing constitutional delay of growth and puberty from isolated hypogonadotropic hypogonadism: critical appraisal of available diagnostic tests. *J. Clin. Endocrinol. Metab.* 97: 3056–3067.
[79] Coutant, R., Biette-Demeneix, E., Bouvattier, C. et al. (2010). Baseline inhibin B and anti-Mullerian hormone measurements for diagnosis of hypogonadotropic hypogonadism (HH) in boys with delayed puberty. *J. Clin. Endocrinol. Metab.* 95: 5225–5232.
[80] Kuiri-Hanninen, T., Haanpaa, M., Turpeinen, U. et al. (2013). Postnatal ovarian activation has effects in estrogen target tissues in infant girls. *J. Clin. Endocrinol. Metab.* 98: 4709–4716.
[81] Kuiri-Hanninen, T., Kallio, S., Seuri, R. et al. (2011). Postnatal developmental changes in the pituitaryovarian axis in preterm and term infant girls. *J. Clin. Endocrinol. Metab.* 96: 3432–3439.
[82] Ahmed, S.F., Achermann, J.C., Arlt, W. et al. (2016). Society for Endocrinology UK guidance on the initial evaluation of an infant or an adolescent with a suspected disorder of sex development (Revised 2015). *Clin. Endocrinol. (Oxf)* 84: 771–788.
[83] Grinspon, R.P., Loreti, N., Braslavsky, D. et al. (2014). Spreading the clinical window for diagnosing fetalonset hypogonadism in boys. *Front. Endocrinol. (Lausanne)* 5: 51.
[84] Caronia, L.M., Martin, C., Welt, C.K. et al. (2011). A genetic basis for functional hypothalamic amenorrhea. *N. Engl. J. Med.* 364: 215–225.
[85] Howard, S. and Dunkel, L. (2016). Sex Steroid and Gonadotropin Treatment in Male Delayed Puberty. *Endocr. Dev.* 29: 185–197.
[86] Dwyer, A.A., Sykiotis, G.P., HayeS, F.J. et al. (2013). Trial of recombinant follicle-stimulating hormone pretreatment for GnRH-induced fertility in patients with congenital hypogonadotropic hypogonadism. *J. Clin. Endocrinol. Metab.* 98: E1790–E1795.
[87] Sidhoum, V.F., Chan, Y.M., Lippincott, M.F. et al. (2014). Reversal and relapse of hypogonadotropic hypogonadism: resilience and fragility of the reproductive neuroendocrine system. *J. Clin. Endocrinol. Metab.* 99: 861–870.
[88] Ankarberg-Lindgren, C., Kristrom, B., and Norjavaara, E. (2014). Physiological estrogen replacement therapy for puberty induction in girls: a clinical observational study. *Horm. Res. Paediatr.* 81: 239–244.
[89] Matthews, D., Bath, L., Hogler, W. et al. (2017). Hormone supplementation for pubertal induction in girls. *Arch. Dis. Child.* 102: 975–980.

第8章

甲状腺疾病
The Thyroid Gland

Catherine Peters　Nadia Schoenmakers　著
丰利芳　黄　慧　何子君　译　谷　奕　巩纯秀　校

学习重点

- 胎儿甲状腺激素的分泌始于妊娠3个月末期，T_3和T_4浓度缓慢上升至足月分娩。
- 胎儿在妊娠早期特别依赖母体甲状腺素的供应。
- 子宫内甲状腺激素供应不足会导致婴儿体格和神经发育延迟，这种影响是深远的。
- 先天性甲状腺功能减退症筛查是一项成功的重大的公共卫生决策，实施了该项政策的地区，几乎消除了克汀病。
- 诊断为甲状腺功能减退症的婴儿应立即进行治疗，目的是使甲状腺功能尽快正常化。
- 甲状腺发育不良通常是一种散发性疾病，但激素合成障碍通常归因于控制甲状腺激素生物合成的某个关键基因的变异。
- 自身免疫性甲状腺疾病是获得性甲状腺疾病最常见的病因。
- 自身免疫性甲状腺功能减退症（如桥本病）可以隐匿出现，甲状腺素替代治疗应该是渐进的。
- 自身免疫性甲状腺功能亢进（如毒性弥漫性甲状腺肿）通常以甲巯咪唑（或卡比马唑）为一线治疗药物，总体缓解率为30%。
- 由于肝脏不良反应，不建议将丙硫氧嘧啶作为一线治疗药物。
- 不建议＜5岁的儿童使用放射性碘治疗，5—10岁的儿童也应慎用。
- 甲状腺切除术只能由有经验的小儿外科医生进行。
- 碘缺乏在欧洲很常见，对甲状腺功能状况和儿童认知发展有影响。
- 甲状腺激素功能、代谢和转运中的检测干扰和缺陷可导致甲状腺激素检测浓度升高，而促甲状腺激素未被抑制。

一、甲状腺轴的发育

（一）甲状腺发育

甲状腺的形态发生

甲状腺起源于沿着腹前肠内胚层前－后轴的特定甲状腺区域。在受精后 22 天，靠近舌基中线板的中位原基区域将发育成主要的甲状腺滤泡细胞团。在受精后第 24 天，甲状腺前体细胞从内膜上皮外翻（出芽），在受精后 28—48 天，甲状腺前体细胞在靠近主动脉囊的地方缓慢迁移，并在此过程中向侧面增殖和扩张（分叶）。

源自第四咽囊的多分支传递滤泡旁细胞或 C 细胞，在第 44 天左右与中位原基来源的细胞融合。虽然传统上认为 C 细胞起源于神经外胚层，但它也可能起源于前内胚层。当甲状腺在胚胎第 48 天到达气管前的最终位置时，腺体的最终形状已经建立，终末分化开始（图 8–1）。这需要每个甲状腺滤泡细胞的极化和黏附以形成滤泡和功能进化，从而使极化的甲状腺滤泡细胞获得在滤泡腔内合成甲状腺激素的能力[1–4]。

受精后 60 天左右，滤泡开始形成并伴随着 Tpo 和 Tshr 的表达。受精后 70 天，完全成形的甲状腺可以表达 Slc5a5，从而获得对碘的浓集和合成甲状腺激素的能力。因此，可以在第 11 周的胎儿甲状腺和第 12 周的胎儿血液中检测到胎儿甲状腺激素[2, 4–7]。

（二）甲状腺发育的分子控制

1. 已知的转录因子参与

人类甲状腺发育在鼠类模型中可以得到复制，对正常甲状腺形态发生研究有显著贡献。鼠类甲状腺的发育是由四个关键转录因子的表达决定的，配对盒 8（Pax8）、NK2 同源盒 1（Nkx2–1，以前称为 TTF1）、血液同源盒（Hhex）和叉头盒 E1（Foxe1，以前称为 TTF2）。虽然这些转录因

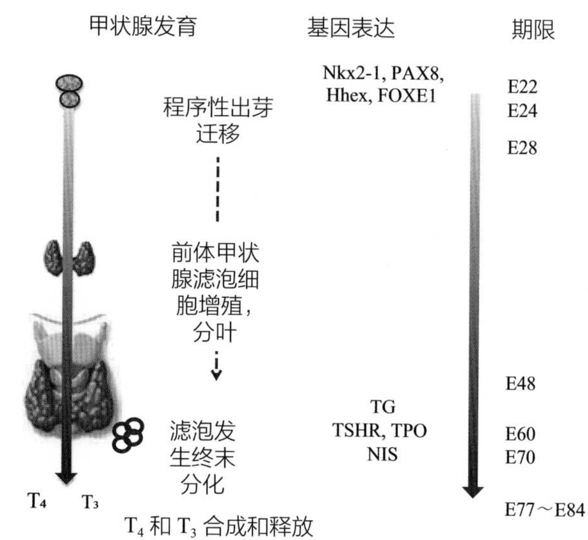

▲ 图 8–1 甲状腺形态发生的关键步骤及其大致的胚胎学时间，以及与这些过程一致或在这些过程之前的关键基因表达

子在甲状腺外组织中也有不同的作用，但它们的联合表达介导器官发生仅在甲状腺上皮细胞中观察到[5]。

鼠 Nks2–1、Pax8 和 Hhex 最初是作为独立的蛋白质表达的，但借助 E10，它们参与了相互调节相互作用的网络。虽然所有四种转录因子对胚胎甲状腺发育至关重要，但 Foxe1 位于甲状腺转录因子层级的下游，需要 Pax8 才能开始表达，并且在人类甲状腺原细胞中，FOXE1 蛋白能够被检测到的时间晚于 PAX8 和 NKX2–1[4, 5]。NKX2–1 和 PAX8 在体外对 FGF2 和 BMP4 信号的单独表达足以驱动鼠类和人多能干细胞来源的内胚层前体分化为甲状腺滤泡结构，后者当暴露于促甲状腺素时能够产生甲状腺激素[8, 9]。

除了介导甲状腺芽的形成和甲状腺祖细胞的存活，这些转录因子还驱动功能分化，调节甲状腺激素生物合成相关基因的表达，并在维持成熟甲状腺中发挥作用，尽管 HHEX 在后一种情况下的作用尚不清楚。*FOXE1* 也与甲状腺迁移有关系。*NKX2-1*、*PAX8* 和 *FOXE1* 的变异都与人类甲状腺发育不良（TD）有关[5, 7, 10–13]。

2. 新的候选基因

甲状腺胚胎发生的过程仍不完全清楚，鼠类和斑马鱼模型为假定的作用机制提供这些动物模型支持。外在因素可能也参与其中，与其他内胚层来源的器官（如肝脏和胰腺）的发育类似，这些器官胚胎发育需要来自邻近中胚层的许可信号。前肠内胚层和前体甲状腺滤泡细胞与心前中胚层和主动脉囊的紧密接近能够使这种相互作用得以实现，这已在鼠和斑马鱼模型研究获得了证实。

成纤维细胞生长因子信号通路的成分（Hand2 和 FGF1、FGF2 和 FGF8）[14] 和 Tbx1（DiGeorge 综合征的候选基因）和 FGF 的转录调节因子，是中胚层来源的非细胞自主因子可能参与甲状腺发育的例子 [15, 16]。严格控制的抗凋亡网络对于甲状腺形态发生也至关重要，*Nksx2-1*、*Pax8* 和 *Hhex* 缺失的鼠胚胎发育中的甲状腺芽缺失证明了这一点 [17]。另外，和这条通路具备同样重要性的 bcl2 样基因（bcl21）似乎控制着 caspase-3 依赖的凋亡机制，这对于斑马鱼甲状腺细胞的存活至关重要 [18]。

动物模型中已知的与甲状腺形态相关的人类功能缺失基因变异，被发现与甲状腺疾病相关，但外显是多变的。这些基因包括 Notch 配体 *JAG1*、甲状腺和心脏转录因子 *Nkx2*～*Nkx5* 和 *NTN1*，它们与斑马鱼主动脉弓动脉形成和甲状腺形态发生有关，支持胚胎脉管系统在为双侧甲状腺生长提供导向轨道作用 [19–22]。

（三）甲状腺激素生物合成

甲状腺滤泡由单层极化甲状腺细胞组成，基底外侧面向血流侧，顶部与合成甲状腺激素的滤泡腔相连。甲状腺激素合成由促甲状腺激素刺激，需要充足的碘供应和完整的生物合成机制，包括转运分子、酶和甲状腺球蛋白（图 8–2）。

在生理条件下，甲状腺保持的游离碘浓度比血浆高 20～40 倍，碘摄取是通过 SLC5A5 编码的钠 – 碘转运体（NIS）穿过甲状腺滤泡细胞的

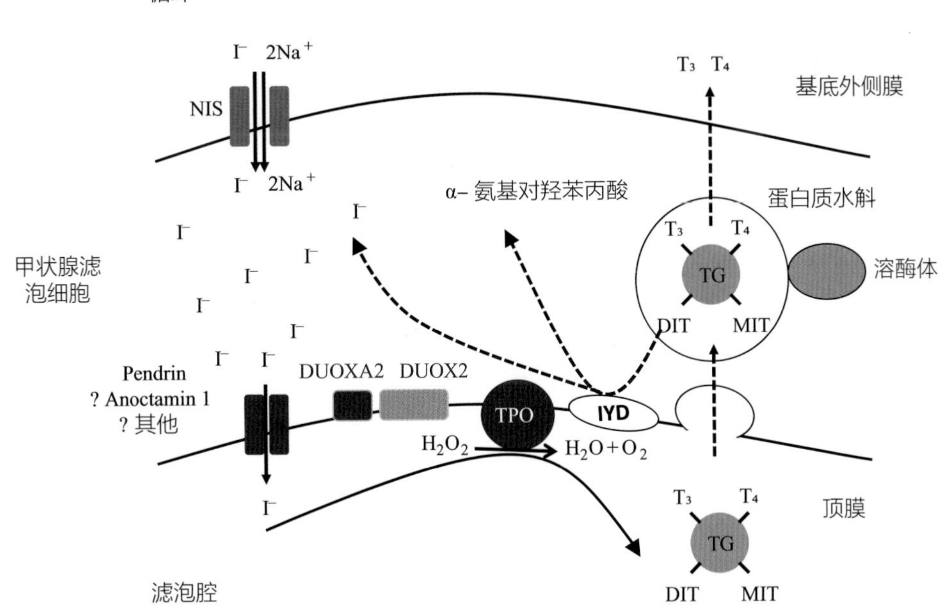

▲ 图 8–2　甲状腺滤泡细胞中甲状腺激素生物合成的关键步骤概述

据报道，编码所有显示的蛋白质分子的基因突变（除了 anoctamin 或其他假定的顶端碘转运蛋白）与单激素失调和先天性甲状腺功能减退有关

基底外侧膜实现的。NIS 是一种有 13 个跨膜结构域的糖蛋白，依赖哇巴因敏感的钠 / 钾 ATP 酶，逆浓度差、逆电位差主动共转运一个碘离子并顺浓度差主动共转运两个钠离子[23, 24]。碘在顶部胞膜的外流可能不止一种碘转运体介导[25]，但其分子机制存在争议。

pendrin 蛋白由 *SLC26A4* 基因编码，是一种多功能阴离子转运蛋白，在甲状腺细胞顶部胞膜上表达，能够将氯化物转化为碘化物或碳酸氢盐。一些甲状腺肿和碘有机化受损患者的 pendrin 位置异常和双等位基因突变，这提示 pendrin 在顶部胞膜碘转运中起作用[26–28]。然而，在正常碘摄入条件下，pendrin 双等位基因突变的个体也可能甲状腺功能正常[29]，并且 pendrin 缺失小鼠即使在缺乏膳食碘的情况下仍可保持正常的甲状腺功能，因此，可能存在其他的转运蛋白替代其功能[30]。

最近，在甲状腺细胞的顶部胞膜中检测到钙激活的阴离子通道 anoctamin1（TMEM16A），其功能研究表明它可能在介导碘化物外流中起更为主导的作用[31]。

碘化物一旦进入滤泡腔后就被氧化，然后被有机化为甲状腺球蛋白的酪氨酸残基，甲状腺球蛋白是一种非常大（660kDa）的分泌糖蛋白，用作甲状腺激素合成的基质。已经鉴定的四个主要的单基因酪氨酸受体位置分别为第 5 位（外显子 2）、第 1291 位（外显子 18）、第 2554 位（外显子 44）和第 2747 位（外显子 48）[32–34]。TG 上的酪氨酸残基被碘化后形成一碘酪氨酸和二碘酪氨酸（MIT、DIT），它们经耦联酶催化共价结合形含碘甲状腺原氨酸（主要是 T_4，具有更少量的 T_3 和反向 T_3）。

碘化物的氧化和有机化及随后的耦联反应依赖于过氧化氢，并由甲状腺特异性酶 – 甲状腺过氧化物酶催化，甲状腺过氧化物酶是一种通过甲状腺滤泡细胞顶部胞膜表面的碳末端跨膜区锚定的血红素过氧化物酶[34, 35]。

三碘甲状腺原氨酸和甲状腺素储存在胶质中，甲状腺球蛋白通过被甲状腺滤泡细胞大吞饮或微吞饮作用并在溶酶体中进行消化，最后释放出甲状腺素。甲状腺素从基底外侧膜分泌到循环血液中（主要是 T_4，因为大多数 T_3 是由外周组织中的 T_4 酶脱碘产生的）。这一过程部分是由单羧酸转运蛋白 8（MCT8）介导的[36]。解耦联的 MIT 和 DIT 通过碘酪氨酸脱卤酶（IYD，以前称为 DEHAL1）进行 NADPH 依赖性还原脱碘，释放出游离碘化物和酪氨酸，这两者又可以被再利用[34, 37, 38]。

过氧化氢是碘化和耦联反应的主要电子受体，它主要由 NADPH 氧化酶双氧化酶 2（DUOX2，以前称为 THOX2）及其辅助蛋白双氧化酶成熟因子 2（DUOXA2）在甲状腺滤泡细胞的顶端胞膜产生。H_2O_2 产生系统具有较强的功能冗余性，甲状腺细胞中还有其他多种酶能够产生 H_2O_2，包括双氧化酶 1（DUOX1，以前称为 THOX1）/ 双氧化酶成熟因子 1（DUOXIA1）系统。DUOX2 被认为是甲状腺中产生 H_2O_2 的主要酶，因为它在甲状腺表达水平较高，且已知人类具有 DUOX2 和 DUOXA2 变异，但却没有 DUOX1 变异，暗示与先天性甲状腺功能减退有关。此外，在鼠模型中，只有 DUOX2 功能丧失与甲状腺功能减退有关；DUOX1 缺失的小鼠甲状腺功能是正常的，DUOX1 在甲状腺生物学中的作用尚不清楚[39]。DUOXA 亚基（DUOXA1 或 DUOXA2）与 DUOX 亚基的异二聚化是相应 DUOX 同工酶成熟、膜转运和功能的基础[40]。

碘是影响甲状腺激素生物合成的主要环境因素，碘缺乏是全世界甲状腺功能低下的最常见原因。过量的碘可以在功能正常的甲状腺组织中快速抑制甲状腺激素的合成（称为 Wolff–Chaikoff

效应）[41]，但其背后的生化机制仍有争议。部分原因可能是过量的碘化物会导致形成抑制 TPO 的有机碘化合物，如 2- 碘十六烷醛[42]。几天后，由于钠 – 碘转运体（NIS）下调导致甲状腺无机碘浓度降低，Wolff–Chaikoff 效应消失[43]。

（四）下丘脑 – 垂体 – 甲状腺轴

甲状腺激素合成的正向调节

甲状腺激素的生物合成受到下丘脑促甲状腺素释放激素和垂体促甲状腺激素的正向调节。TRH 在下丘脑室旁核（PVN）中作为前体激素被合成。它被前体激素转化酶 PC1/3 和 2 进行翻译后并切割，成熟为由焦谷氨酸 – 组氨酸 – 脯氨酰胺（PGLu–His–ProNH2）组成的三肽酰胺。TRH 经轴突运输到正中隆起后，通过下丘脑门静脉到达垂体前叶的促甲状腺激素细胞，并在此与促甲状腺激素释放激素受体结合。残余的胞外 TRH 被焦谷氨酰肽酶 Ⅱ（PP Ⅱ）快速降解[44, 45]。

TRHR 是一种 G 蛋白耦联受体，它能激活 Gq/11 依赖通道，包括细胞内钙的动员和蛋白激酶 C 的激活。TRHR 的正常表达可能需要膜糖蛋白 IGSF1，其机制尚不清楚[46]。TRHR 的激活上调 TSHα（αGSU）和 β 亚单位基因（CGA 和 TSHB）的转录，并介导 TSH 的 α 和 β 亚单位的结合，调节异二聚体 TSH 的分泌及其糖基化，以达到正常生物活性。

TSH 翻译后寡糖的修饰可能会影响其生物活性，尤其是 α 亚基的 Asn–76 和 Asn–102 及 β 亚基的 Asn–43，例如唾液酸含量高的 TSH 表现出生物活性降低和半衰期延长[47, 48]。促甲状腺激素结合甲状腺中的一种 G 蛋白耦联受体 – 促甲状腺激素受体（TSHR），环磷酸腺苷（cAMP）作为激活后的主要第二信使，刺激甲状腺滤泡细胞生长和甲状腺激素的合成和释放。TSHR 与甲状腺中的 Gαs 和 Gαq 相互作用，能够激活腺苷酸环化酶和磷脂酶 C 下游的级联信号通路[49]。

（五）甲状腺激素合成的负调节

除了刺激甲状腺激素生物合成的正调节外，下丘脑 – 垂体 – 甲状腺轴内还存在着一种敏感的负反馈机制。这使根据其独立的调定点将甲状腺激素维持在正常的循环浓度。在下丘脑，甲状腺激素分别通过表达 2 型脱碘酶（DIO2）的脑室膜细胞或星形胶质细胞从第三脑室的脑脊液或正中隆起的血管进入大脑。DIO2 将 T_4 转化为 T_3，然后进入 TRH 神经元并与甲状腺激素受体结合[50–52]。

短 T_3 介导的负反馈环发生在垂体前叶，TSHR 表达也发生在垂体滤泡刺激细胞中，因此推测垂体中的旁分泌信号也可能参与负反馈[50, 53]。甲状腺激素的胞内输送需要主动转运，可能由 MCT8 介导进入到神经元细胞中再穿过血脑屏障。有机阴离子转运多肽 1c1（OATP1C1）可能在甲状腺激素转运至星形胶质细胞中发挥作用[50–52]。垂体甲状腺激素摄取的转运机制仍未明确。

甲状腺激素下调下丘脑前体 TRH 和 PC1/3 及 PC2 基因的表达[54, 55]，从而降低 TRH 的水平并抑制垂体前叶 CGA 和 TSHB 的转录[56–58]。促甲状腺激素分泌的其他调节剂包括下丘脑多巴胺和生长抑素（抑制性）、摄食行为、糖皮质激素、严重疾病、寒冷和昼夜节律[59]。

（六）甲状腺激素转运

细胞外运输

甲状腺激素亲脂性强，水溶性差，因此超过 99% 的循环 T_4 和 T_3 通过紧密的非共价键可逆地与三种主要的血浆结合蛋白结合，即甲状腺素结合球蛋白、转运甲状腺素蛋白和白蛋白。只有游离激素（总 T_4 的 0.03% 和总 T_3 的 3%）可供细胞摄取，但游离和结合激素存处于快速平衡中[60]。这些血浆蛋白和甲状腺激素的强大结合容量使游离激素能够通过主动摄取和代谢来缓冲消耗，从而保持稳定的游离激素浓度供组织摄取。

与蛋白的结合还能保护疏水性甲状腺激素免受其体液环境的影响，并能使甲状腺激素在不同组织中均匀吸收[61]。T_4 比 T_3 结合力更强，因此两种激素的相对半衰期不同（T_4 为 6 天，T_3 为 2.5 天），并且 T_3 浓度对输送到血流中的激素的变化反应更快[60]。

（七）甲状腺激素转运蛋白

TBG 是一种由肝脏合成的 54kDa 糖蛋白，由 X 染色体（Xq21～Xq22）上的 TBG 基因编码。TBG 是主要的甲状腺激素载体蛋白，结合约 75% 的循环 T_4 和 T_3。尽管与 TTR（4.6×10^6mol/L）和白蛋白（6.4×10^8mol/L）相比，循环浓度（0.27×10^6mol/L）较低，但 TBG 的高甲状腺激素结合亲和力导致其转运大多数结合的 T_3 和 T_4[60]。

TTR 是一种 55kDa 的四聚体蛋白，主要由肝脏和脉络丛合成。尽管它是脑脊液中主要的甲状腺激素结合蛋白，但在人体内它只能运输 20% 的血浆 T_4[62]。

人血清白蛋白是最丰富的血浆蛋白，在肝脏中合成，并以单链非糖基化 67kDa 输出。其非凡的配体结合容量使其能够为多种化合物提供储库，包括血红素、药物和非酯化脂肪酸及 15% 的循环甲状腺激素[63]。在主要的 T_4 结合蛋白中，白蛋白的 T_4 亲和力最低，T_4 释放时间最快。因此，它可能在毛细血管传输过程中成为为激素提供重要迅速响应的储备库，促进组织部位内 T_4 的快速交换。

游离甲状腺激素的细胞内传输需要特定膜转运蛋白的主动转运，包括 MCT8、MCT10 和 OATP1C1。MCT8 对 T_4 和 T_3 运输具有高度特异性。MCT10 是芳香族氨基酸的转运体，转运 T_3 的效率比 MCT8 高，转运 T_4 的效率比 MCT8 低。OATP 是具有 12 个跨膜结构域的蛋白质，介导两性分子有机化合物的转运，并且在所有 3 种转运蛋白中，人 OATP1C1 对 T_4 具有最高的亲和力。

MCT8 在脑、肝、肾、心脏、甲状腺和胎盘中广泛分布。它对中枢神经系统中的甲状腺激素转运至关重要，是人类中唯一已知致病变异的甲状腺转运蛋白。在穿过血脑屏障后，T_4 被带入星形胶质细胞，在那里 2 型脱碘酶（DIO2）将其转化为 T_3。MCT8 促进 T_4 和 T_3 通过血脑屏障的转运和神经元对 T_3 的摄取。这对甲状腺激素发挥其作用至关重要，因为神经元细胞缺乏 DIO2，不能将 T_4 转化为 T_3。MCT8 还在甲状腺分泌甲状腺激素中起作用。在啮齿类动物中，OATP1C1 在星形胶质细胞和脑毛细血管内皮细胞中高度富集，它可能介导 T_4 向星形胶质细胞的转运，随后脱碘为 T_3。在人类，OATP1C1 在毛细血管内皮细胞中的表达较弱，其主要作用可能是促进星形胶质细胞摄取 T_4；MCT10 在骨骼肌、肾、肠和下丘脑中表达，但其在 T_4 转运中的作用仍不清楚[51, 52, 64, 65]。

（八）甲状腺激素的代谢

碘甲状腺原氨酸脱碘酶属于硒蛋白酶家族，通过产生或分解甲状腺激素来调节甲状腺激素的局部组织有效性。2 型脱碘酶将（DIO2）T_4 外环脱碘产生 T_3。3 型脱碘酶（DIO3）催化内环脱碘，将 T_3 转化为 3，3′ 二碘甲状腺原氨酸（T_2）来灭活 T_3，或者将 T_4 转化为 3，3′5′ 三碘甲状腺原氨酸（rT_3）来阻止从 T_4 合成 T_3。1 型去碘酶（DIO1）根据底物进行内环或外环去碘生成 T_3、rT_3 或 T_2（图 8-3A）。DIO1 在肝、肾、甲状腺均有表达。DIO2 在棕色脂肪组织和骨骼肌中表达，DIO3 在皮肤、子宫、胎盘和胎儿组织中表达，这两种酶都在中枢神经系统（星形胶质细胞中表达 DIO2，邻近的神经元中表达 DIO3）、耳蜗、视网膜和骨骼中表达。

DIO1 有助于血浆 T_3 的产生，并在 rT_3 的清除中起主要作用。DIO2 比 DIO1 更有效，对于根据生理需要调节细胞内甲状腺激素的可利用性至关重要。在碘缺乏或甲状腺功能减退的情况下，DIO2 活性显著上调，这对于通过介导 T_4 向 T_3 的局部转化来保护组织免受甲状腺功能减退的不利影响尤其重要。在胎儿发育期间，DIO3 高表达，DIO3 降解 T_3 并与 DIO2 协同作用，保护胎儿免受过量 T_3 暴露；出生时，DIO2 表达增加，而 DIO3 表达下降，激发出生后组织成熟。在危重病中，脱碘酶活性的改变，包括 DIO3 的再表达，导致甲状腺激素代谢的复杂变化 [66, 67]。

（九）甲状腺激素的生物学功能

甲状腺激素受体亚型

甲状腺激素的基因组效应由核甲状腺激素受体 α 和 β 介导，这两个受体分别由 17 号染色体和 3 号染色体上的 THRA 和 THRB 基因编码。选择性剪接和不同的组织特异性启动子（TRβ）产生多种蛋白亚型（包括人类的 TRα1、TRα2、TRβ1 和 TRβ2），这些亚型表现出不同的组织分布（图 8–3B）。TRα1 和 TRB 的两个 N 端变体结合 T_3，在人类中作为 T_3 诱导型转录因子。这些亚型的 DNA 结合域和 T_3 结合域序列具有高度的同源性，但在长度和氨基末端结构域上有所不同。C 端 TRα 变体（TRα2）不能结合 T_3，其生理作用尚不清楚 [68]。

甲状腺激素的作用是通过受体与特异性 DNA 反应元件（TRE）的相互作用来介导的，通常位于靶基因的启动子区，以配体依赖的方式调节其转录 [69]。TR 作为类视黄酸 X 受体的异质二聚体（RXR）优先与 TRE 结合。尽管它们能够以同源二聚体或单体的形式结合一些 TRE，但 RXR 的异质二聚体化显著增加了 TR 对 T_3 和转录激活的反应性 [70]。

甲状腺激素受体亚型的域结构与核受体超家族的其他成员相似，都有一个高度保守的 DNA 结合结构域（DBD）中心和两个锌脂基序，与甲状腺激素受体靶基因的甲状腺激素应答元件（TRE）相互作用，也可能与 RXR 受体异质二聚体中的 RXR 相互作用。C 端配体结合结构域（LBD）结合甲状腺激素，还参与共调节因子相互作用及 TR 的同聚和异聚作用（图 8–3B）[71]。

（十）甲状腺激素对基因的正向调节

当基因被甲状腺激素正向调节时，未结合的 TR 通过将 TRE 与协同抑制因子和组蛋白脱乙酰酶结合，调节局部染色质结构以抑制基础转录，从而介导基因的基础抑制。最具特色的协同阻遏物是 NCoR 和 SMRT，它们与组蛋白去乙酰化酶 3（HDAC3）和转导素 β 样蛋白 1（TBL1）等其他蛋白质结合形成大的阻遏物复合体。

靶基因 TRE 附近的组蛋白去乙酰化对于将染色质结构维持在抑制基础转录的状态非常重要 [70]。与 T_3 的结合驱动受体 LBD 发生构象变化，随后出现协同激活剂补充（如 SRC–1、SRC–2、SRC–3）和组蛋白乙酰化，导致染色质松弛和转录激活。连接的 TRα1 的晶体结构已经被解析清楚，从而为我们理解 T_3 结合 TR 受体亚型时发生的构象变化提供了信息（图 8–3C）。

TR LBD 结构包括 12 个围绕中心疏水区域的 α– 螺旋。特别是最末端为 C 的螺旋段，即螺旋 12（H12），参与形成配体结合腔壁，并可随着配体的结合而发生显著的位置变化。H12 结构和动力学对于识别调节受体功能的协同激活剂和协同阻碍物至关重要。没有配体的情况下，H12 暴露出供协同阻碍物结合的界面。与配体结合扰乱 H12 的动态平衡，H12 采取新的择优取向，有利于协同激活剂而不是协同阻碍物的补充，从而促进靶基因的转录激活[68, 71–73]。

（十一）甲状腺激素对基因的负向调节

许多基因受甲状腺激素负调控，包括促甲状腺激素释放激素、促甲状腺激素释放激素 α 和促甲状腺激素释放激素 β。TR 对转录的负调节过程仍知之甚少[68]，假设的机制包括补充协同阻遏物而不是协同激活剂，例如在小鼠 Cga 转录抑制过程中的 Ncor1[74]。此外，可能涉及反式抑制，结合的 TR 与其他转录因子相互作用并抑制其活性，例如在 TR 介导的 *TSHB* 抑制过程中的 GATA2[75]。

（十二）甲状腺激素受体的功能

不同亚型的表达

不同甲状腺激素受体亚型的相对表达水平表现出组织特异性差异。甲状腺激素受体 $β_2$ 的表达主要局限于垂体和下丘脑，它是调节循环甲状腺激素水平的负反馈环及耳蜗和视网膜的主要部位。TR$α_1$ 和非激素结合剪接变异体 TR$α_2$ 在脑、骨骼肌、心脏、肝脏、骨、肠、肾和肺中表达。TR$β_1$ 主要存在于肝和肾中[68]。

在机体的不同组织中，甲状腺激素的生理作用由靶基因的 TR 依赖性转录调控。不同甲状腺激素受体亚型相对表达水平的组织特异性差异决定了特定的甲状腺激素依赖性效应主要由一种甲状腺激素受体亚型介导（图 8–3D）。

（十三）甲状腺激素对靶组织的影响

1. 骨骼

TR$α_1$ 是软骨内和膜内骨中的主要 TR 亚型，在大多数骨骼细胞中表达，包括软骨细胞（储备和增殖）、骨髓基质细胞和成骨细胞[67]。甲状腺激素对发育中的骨骼起到合成代谢作用，对正常骨骼生长、矿化和转换及维持骨骼强度至关重要。T_3 主要通过刺激肥大软骨细胞的分化来调节软骨内骨化和骨延长，同时，它对软骨细胞增殖有抑制作用[76]，并促进成骨细胞的分化和功能成熟[77]。软骨细胞和成骨细胞中 T_3 作用的靶点包括生长激素、IGF–1 和 FGF 信号及印度豪猪蛋白 / 甲状旁腺激素相关肽反馈环[67]。

青少年甲状腺功能减退与骨龄迟缓、骨骺发育不良（X 线上的骨骺点彩或碎裂）、生长迟缓和身材矮小有关[78–80]。幼年甲状腺毒症患者的生长速度加快，骨龄提前，但由于骨骺过早融合，最终身材矮小[81]。

2. 心肌

TR$α_1$ 是最丰富的心肌 TR 亚型，在心率和收缩力的调节中起重要作用[82–84]。啮齿动物模型的研究表明，T_3 介导的基因正向调节（SERCa2、MHC–α、Na^+–K^+–ATPase）与心脏收缩、心肌电化学及机械反应的协调相关[85]。研究还证实了对心脏收缩有抑制作用的负调节，如 MHC–β、受磷蛋白和 Na^+–Ca^{2+} 离子交换体[84]。

甲状腺激素的电生理效应影响起搏点和肌细胞动作电位的持续时间。HCN2 是起搏组织自动化的关键驱动因素，它被上调，引起增加心率。此外，甲状腺状态影响电压依赖钾离子通道的表达，如 Kv1.5 和 Na^+–K^+–ATP 酶，它们共同维持离子稳态并调节动作电位持续时间，反之，Na^+–Ca^{2+} 离子交换通过降低细胞内钙而被下调[84, 86]。

在甲状腺功能亢进症中，甲状腺激素的电生理效应可能表现为心悸、心动过速和心房颤动。甲状腺功能减退症中，窦性心动过缓、轻度舒张压增高和窄脉压可能与心电图异常有关，如 QT–R 间期延长、QT 离散度增加、T 波倒置 / 平坦和心室内传导缺陷[87–90]。

3. 肠道

甲状腺激素对肠道的影响主要由 TR$α_1$ 介导，TR$α_1$ 在上皮细胞和平滑肌细胞中均有表达。适当的 T_3 水平是正常肠道运动的先决条件[91–93]，便

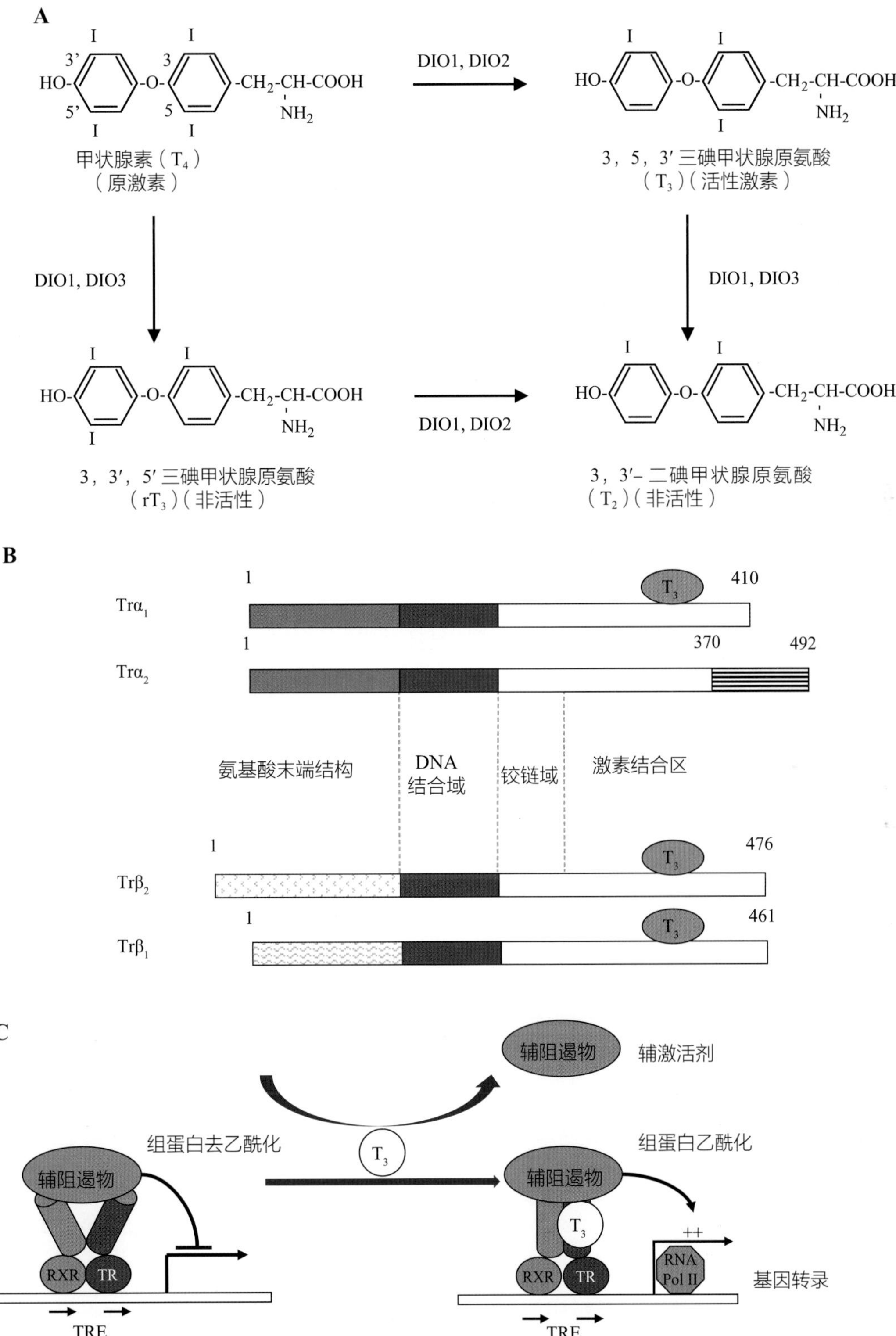

▲ 图 8-3　**A.** 甲状腺激素的脱碘。**B.** 人甲状腺激素受体 α 和 β 剪接变异体 α_1、α_2、β_1 和 β_2，其同源区域用相同的颜色着色，功能域被标记。除 **TR**α_2 外，其余均与 T_3 激素结合。**C.** 甲状腺激素受体对正向调节基因进行转录调节的假定机制，**TR-RXR** 异质二聚体结合靶基因调控区的特定序列（**TRE**）。在缺乏甲状腺激素的情况下，未连接的受体结合协同阻碍物（如 **NCoR** 或 **SMRT**），组蛋白去乙酰化酶，使染色质保持紧密、受抑制的状态。与 T_3 结合导致 **TR** 的构象形状改变，促进协同阻碍物的解离，促进协同激活剂与组蛋白乙酰化酶结合。组蛋白乙酰化后使染色质重塑，促进基本转录复合物进入目标基因启动子区，并补充 **RNA** 聚合酶 Ⅱ，最终转录激活

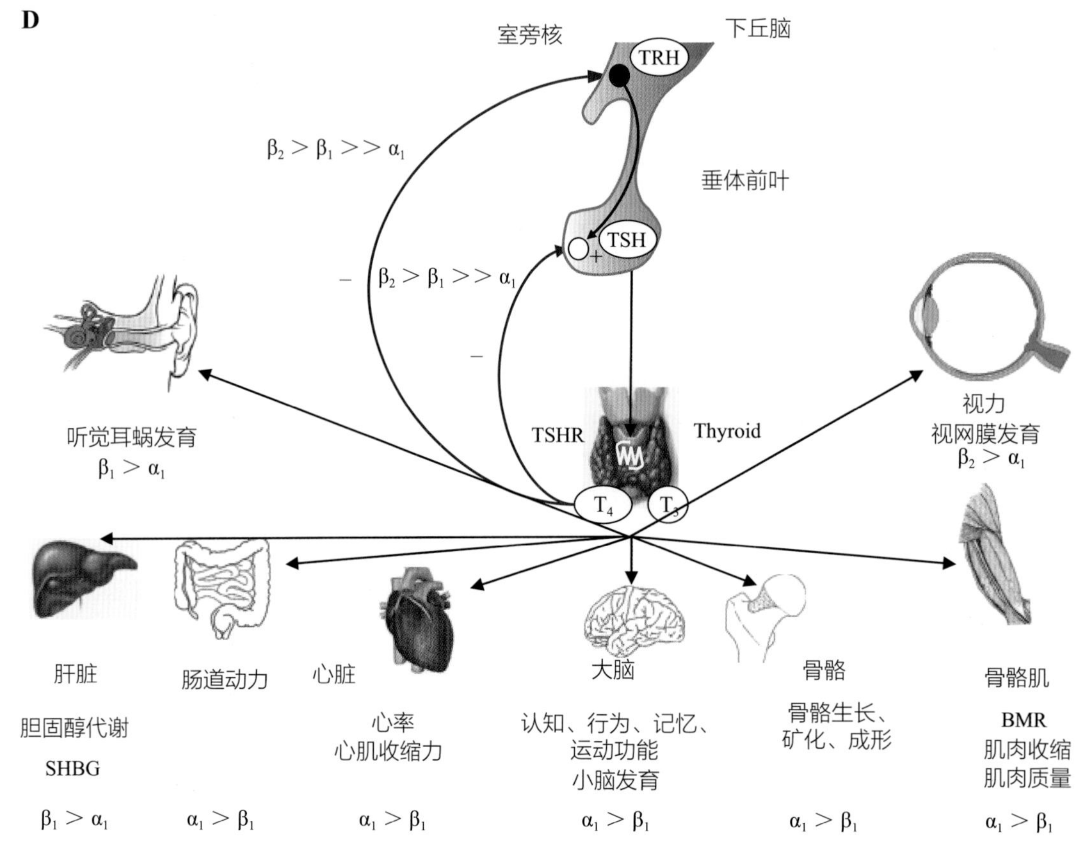

▲ 图 8-3（续） **D. 人类甲状腺激素介导的生理过程和组织特异性 TR- 亚型表达模式**
BMR. 基础代谢率；SHBG. 性激素结合球蛋白

秘是甲状腺功能减退的典型症状，反映肠道蠕动延缓；甲状腺激素过多会增加肠道蠕动，并可能与腹泻有关 [94, 95]。

甲状腺功能减退性便秘可能很严重，有病例报道描述了未经治疗者可表现为结肠扩张和巨结肠 [96]。甲状腺功能减退者的结肠测压显示低振幅压力下的结肠无力，提示某些患者基底神经或体液控制活动减少，对毒蕈碱刺激无反应 [97]。

4. 肝脏

肝脏是胆固醇代谢的中心，平衡肝脏胆固醇合成和肝脏摄取循环中血浆脂蛋白，对抗胆汁中肝脏胆固醇和胆汁酸的排泄。TRβ_1 是肝脏中主要的 TR 亚型 [98, 99]，并通过刺激调节脂肪分解、脂肪生成和氧化过程的酶调节这些效应 [97–101]。显著甲状腺功能减退与胆固醇和低密度脂蛋白升高有关，而甲状腺功能亢进则相反 [102]。性激素结合球蛋白（SHBG）被认为是通过 T_3 介导的 HNF-4α 基因表达上调而间接调节，并且已知在甲状腺功能亢进症中升高，因此临床上可作为甲状腺激素作用于肝脏的标志物 [103]。

5. 骨骼肌

骨骼肌主要表达 TRα，类固醇激素可能对骨骼肌质量、代谢和收缩性有深远的影响。患有甲状腺毒症个体的肌肉量可能会迅速流失，并且甲状腺功能减退和甲状腺功能亢进都可能与肌病有关 [104]。肌酸磷酸激酶是一种在骨骼肌中表达的酶，被公认为受甲状腺激素的负调节，在甲状腺功能减退中可以看到不同程度的 CK 升高 [105]。骨骼肌也是基础代谢率的主要决定因素之一，甲状腺素浓度的微小波动即可影响基础代谢率 [106, 107]。

6. 脑

来自动物模型和人类的数据表明，胎儿和围

产期的大量的神经发育过程都是甲状腺激素依赖性的，包括神经发生、细胞迁移和分化、突触形成和髓鞘形成[108]。啮齿动物新生儿或胎儿甲状腺功能减退多次证实与典型的小脑结构改变有关，包括浦肯野细胞树突发育不良和颗粒细胞增殖、迁移延迟，进而导致形成更厚、欠成熟的颗粒细胞层，与浦肯野细胞突触更少[109]。少突胶质细胞的发育和轴突髓鞘化的过程也是甲状腺激素依赖性的。在没有甲状腺激素的情况下，围产期和成年大鼠的髓鞘形成受损[110, 111]。

啮齿类动物研究数据表明，脑中的总 TR 表达量的 70%～80% 由 $TR\alpha_1$ 组成，$TR\alpha_1$ 主要在大脑和小脑表达。TRβ 在下丘脑、垂体、耳蜗和视网膜中均有表达，在小脑中也有表达[68, 112]。研究甲状腺激素受体亚型在神经发育中的特异性作用的实验已经证明，多种特异性的同形异构亚型是冗余的在某些区域是过剩的，例如小脑浦肯野分化，其由 $TR\alpha_1$ 和 $TR\beta_1$ 介导；而其他功能仅由一种亚型调节，例如小脑颗粒细胞迁移，其依赖于 $TR\alpha_1$[113]。

甲状腺激素在神经发育中的关键作用从甲状腺激素缺乏在胎儿和出生后发育的不同阶段的不利影响中显而易见，尽管甲状腺激素影响这些过程的细胞和分子机制仍知之甚少。胎儿大脑发育在前 3 个月早期就需要甲状腺激素，妊娠期间母体缺陷导致的胎儿甲状腺激素供应不足和产后内源性甲状腺激素产生不足导致的甲状腺功能减退都会导致神经发育异常，其性质可能反映了甲状腺激素在神经发育不同阶段的不同作用。

母亲甲状腺功能不足与不良的认知和行为影响有关，包括自闭症、视觉处理受损及选择性注意和记忆问题。受影响儿童的磁共振成像显示海马较小，皮质和胼胝体形态异常。出生后甲状腺激素不足，即使经过适当的治疗，先天性甲状腺功能低下（CH）也与不易察觉的认知障碍有关，特别是在视觉空间、感觉运动、记忆和注意力领域。视觉空间和感觉运动缺陷可能反映了诊断时甲状腺功能减退的产前持续时间和先天性甲状腺功能低下的严重程度，而语言和记忆问题与生后开始治疗的时间相关[108]。

神经发育障碍最严重的表现是地方性克汀病，即妊娠期严重缺碘导致胎儿在神经发育早期甲状腺激素供应不足。在严重者，体征可能包括不可逆的运动功能障碍和精神发育迟滞，伴有痉挛性双侧瘫痪、失语听力丧失和锥体外系症状[113, 114]。先天性甲状腺功能低下的延迟诊断，尽管在实施 CH 筛查的国家很少见，也会导致显著的精神运动障碍和伴有生长迟缓的智商异常[115]。母亲和孩子甲状腺激素生物合成损伤导致的神经发育障碍比单独的 CH 更明显[116]。

在成人或年长儿童中，甲状腺功能减退可能伴有情绪变化，通常是抑郁、认知功能和记忆受损严重可致昏迷[117, 118]。

（十四）甲状腺激素发育的成熟

1. 宫内

胎盘高表达 3 型脱碘酶（DIO3），在母体甲状腺素向胎儿转移的过程中起到有效的“屏障”作用，该屏障通过将母体 T_4 转化为非活性 rT_3 来限制母体甲状腺素向胎儿转移，从而保护发育中的胎儿免受不适当的高浓度碘化甲状腺原氨酸的影响，碘化甲状腺原氨酸浓度过高与流产有关[119]。甲状腺素促进血管生成和细胞增殖[70]，浓度过高可能会影响胎儿发育。然而，母体甲状腺激素的经胎盘转运是胎儿正常发育的先决条件，特别是在妊娠早期，此时发育中的胎儿甲状腺不能分泌 T_4，如果这种情况不充分，可能会发生神经发育出现问题[120, 121]。

尽管存在胎盘 DIO3 屏障，但在包括妊娠早期胎儿体腔液和新生儿脐带血样本中能检测到

T_4，是支持母体 T_4 转移的证据这些新生儿由于甲状腺发育不全或甲状腺器官缺陷而合成 T_4，因此表明 T_4 来源于母体 [122, 123]。这种机制确保了即使胎儿甲状腺不能正常发育，仍有足够的胎儿甲状腺素浓度。当母体甲状腺激素供应不足时，胎儿的风险实际上更大 [124]。

母体 T_4 向胎儿转移可能依赖于胎盘表达的甲状腺激素转运蛋白、结合蛋白和 DIO3 酶的活性，在胎儿甲状腺功能不足的情况下，较高的母体 – 胎儿甲状腺素浓度梯度可能有利于胎儿获得母体甲状腺激素 [125]。母亲 T_4 过多而无法调控时，导致流产和低出生体重风险增加。有研究表明，甲状腺功能正常的甲状腺激素抵抗母亲由于循环甲状腺素浓度升高，更易出现流产 [119]。

胎儿甲状腺在妊娠 10 周左右开始浓缩碘化物 [126]，在类似的妊娠时间，胎儿甲状腺激素的产生已经增加 [127]。DIO3 使母体 T_4 失活为胎儿提供了碘化物底物，并且胎盘对碘化物也是相对可渗透的。在怀孕期间，胎儿甲状腺激素需求增加、甲状腺激素结合蛋白（如 TBG）循环浓度增加，并且胎盘 DIO3 介导的甲状腺素代谢也需要母体甲状腺素生物合成增加，母体甲状腺素生物合成有一部分是由人绒毛膜促性腺激素活性介导的，而 hCG 是一个较弱的 TSHR 激动药。尽管与非妊娠状态相比，妊娠期总 T_4 浓度升高，但游离 T_4 浓度在妊娠初期出现短暂升高，然后逐渐下降，而 TSH 浓度从妊娠第 8 周左右开始下降直到妊娠前 1/2 时间 [127]。胎儿 TSH 浓度在整个妊娠中期随着下丘脑 – 垂体轴的成熟而升高，并且始终高于母体的 TSH 浓度 [127, 128]。

在整个妊娠中期和晚期，胎儿总的和游离的 T_4、T_3 及 TBG 浓度随着 TSH 的升高而逐渐升高。T_4、T_3 和 TSH 的一致升高提示在宫内胎儿垂体对负反馈机制相对不敏感。然而，从妊娠 25 周开始，胎儿垂体会产生 TSH，以应答外源性 TRH[129]。

甲状腺原基的胚胎发育和迁移在妊娠初期结束时完成。血清 T_4、游离 T_4 和 TSH 水平保持较低水平直到妊娠中期下丘脑 – 垂体轴开始成熟，直到妊娠中期结束垂体才开始对刺激或抑制信号做出应答。因此妊娠的前半段，胎儿依赖母体 T_4。在整个妊娠期间，血清 T_3 保持较低水平，而 rT_3 浓度较高，这是 DIO1 活性较低的结果。在胎儿中，就像在大孩子中一样，高碘暴露会导致甲状腺激素合成的抑制（Wolff–Chaikoff 效应），但是摆脱这种抑制的能力直到妊娠晚期才成熟。因此，早产儿极易受到碘过量的影响。到足月时，T_4 和 fT_4 浓度将达到正常成人值，但 T_3 和 FT_3 浓度明显低于母体浓度；rT_3 浓度在 30 周前达到峰值，然后下降。这种差异可能是保护性的，降低了胎儿外周血中 T_4 到 T_3 的转化率，使胎儿维持在低 T_3 浓度。高 rT_3 可能反映了 DIO3 介导的 T_3 脱碘作用增强和（或）DIO1 活性降低，DIO3 调节 rT_3 代谢 [128]。

在妊娠后期 Woff–Chaikoff 效应影响发育成熟，高浓度的碘可以暂时抑制甲状腺素产生 [131]。但是，持续高浓度的碘导致 NIS 下调及碘化物向卵泡内转运减少，从而导致甲状腺素合成的重启。36 周之前，这种保护机制尚未成熟，高浓度的碘可以导致甲状腺功能减退。免疫抗体、丙硫氧嘧啶（PTU）、甲巯咪唑 / 卡比马唑（CBZ）可以透过胎盘，所以孕妇大量摄入抗甲状腺药物、母体的促甲状腺素受体抗体（TRAB）和抗甲状腺过氧化物酶（TPO）抗体可以使胎儿受到伤害。母体的促甲状腺激素不能通过胎盘。

2. 新生儿期

分娩后，血中 TSH 骤升，fT_4 浓度升高，是胎儿分娩后对周围环境温度的变化应答 [132]。TSH 在分娩后立即开始激增，一般在生后 48h 达到高峰，生后第 5 天逐渐稳定 [133]（图 8–4）。TSH 升

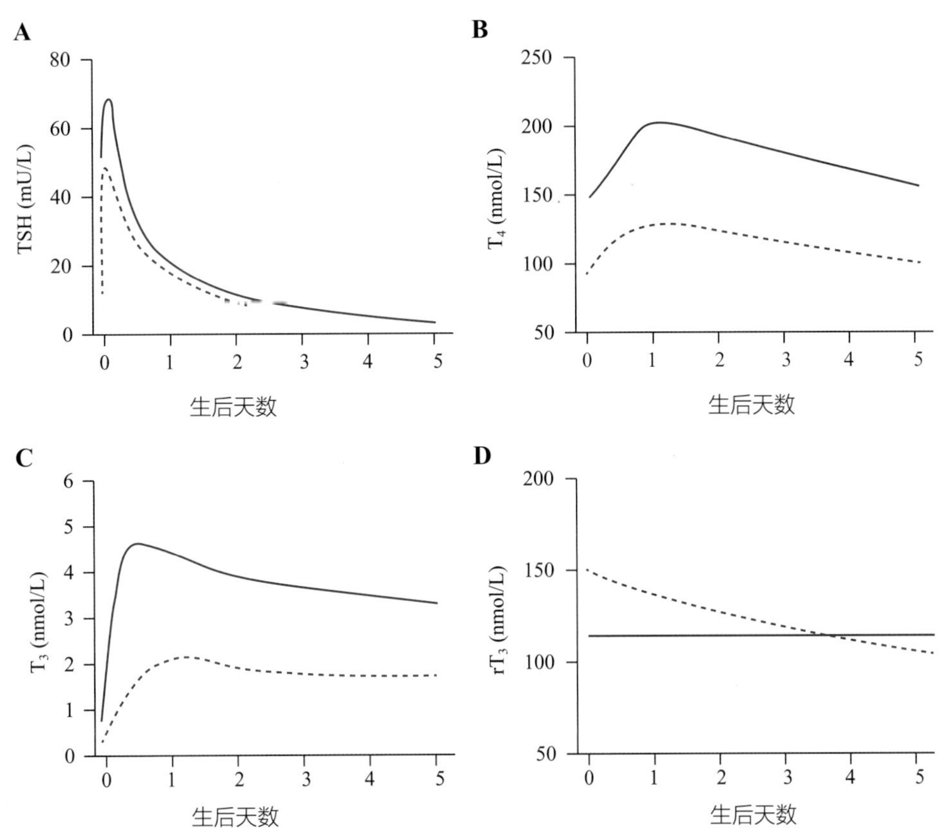

▲ **图 8-4　生后第 1 周足月儿（连续线）血清 TSH、T_4、T_3、rT_3 浓度与早产儿（断续线）对比**

注意出生后 TSH 的激增，伴随着生后前几天 T_4 和 T_3 浓度的短暂升高。早产儿的变化与足月儿相似，但不明显。经 Fisher and Klein[134] 许可转载，改编自 Brown and Larson[130]，图片由 Rosalind Brown 提供

高导致甲状腺素合成增多，因此婴儿期 fT_3 和 fT_4 的浓度保持相对较高水平，生后 6 个月逐渐下降。生后 DIO1 和 DIO2 活性增加及胎盘中 DIO3 活性的丧失也导致 rT_3 的下降和 fT_3 的上升[135]。

3. 早产儿

早产阻断了妊娠晚期甲状腺激素代谢的变化，导致早产儿分娩时 T_3 和 T_4 浓度低，并且随着胎龄的增加而 T_3 和 T_4 浓度升高[136]。在极早早产儿中，出生后的前几天内没有观察到 T_4 浓度的增加。相反，T_4 浓度在出生 1 周时降至最低。通常情况下，游离 T_4 不像总 T_4 那样受到影响。在随后 3～6 周内恢复正常。早产儿甲状腺激素的水平甚至比子宫内预期还低[137]，其原因是多样的，如由于母体 fT_4 降低导致 TSH-T_4 轴发育不成熟，碘储备少，DIO1 活性降低。

此外，早产儿下丘脑–垂体轴发育成熟延迟，尽管在所有胎龄新生儿生后均有 TSH 激增，但在大多数早产儿中似乎减弱。甲状腺素水平在生后 7 天降至最低，随后逐渐升高[136, 138, 139]。

一些早产儿的甲状腺素水平低于正常，这与 TSH 升高无关。这一生化现象通常会自行消退，称为早产儿暂时性低甲状腺素血症。大多数早产儿和患病新生儿可能有更严重的甲状腺功能紊乱，如在伴有或不伴有 TSH 升高的极低出生体重儿或大多数早产儿中，T_4 浓度明显低于正常或者检测不到[136]。

4. 儿童期

生命初期对甲状腺素的需求量很高，在 1 岁时急剧下降，然后达到一个稳定期，但在青春期生长加速期间和妊娠期，T_4 需求量可能会重新增

加。在儿童期，随着年龄增长甲状腺素的需求逐渐降低，表明甲状腺激素的转换也同样减少[134]。循环甲状腺素浓度也随着年龄的增长而减少，因此对于制定儿童参考范围的需求更加突显，以用于指导开始治疗和替代治疗剂量的调整[140]。

二、临床甲状腺疾病

（一）先天性甲状腺功能减低症

1. 病因和分类

先天性甲状腺功能减低症是新生儿最常见的内分泌疾病，通常归类为甲状腺发育不全或者激素生成障碍（表 8-1）。甲状腺发育不全指的是甲状腺发育异常的一系列疾病，其中最常见的是甲状腺位置异常（甲状腺异位）所造成的，占甲状腺发育异常的 50%～60%。甲状腺异位患者腺体呈圆形，缺乏正常的双叶结构，由于下降受阻而位于中线的舌下中线位置。

异位甲状腺体是有功能的，但是滤泡细胞体积小于正常甲状腺，所以大多数确诊病例为甲状腺功能减低患者或者发展为甲状腺功能减低患者。在某些病例中，有两个甲状腺体（双异位），通常位于舌底，更靠近气管前位置[1, 2, 142]，与以前相比，现在这种更为常见[143]。

20%～30% 的甲状腺发育不全（TD）为甲状腺腺体缺如（无甲状腺症），在 5% 的病例中，甲状腺位置正常但是发育不全。严重的甲状腺发育不全可以表现为无甲状腺症，尽管可以检测到甲状腺球蛋白，但是核医学检查没有发现甲状腺腺体。

另一种甲状腺发育不全是偏侧缺如症，这些患者通常甲状腺功能正常，偶然发现一侧甲状腺叶缺失[1, 2]。由甲状腺发育不全（TD）引起的 CH 占总数的 75%～85%，其余的 20% 是由激素分泌障碍导致。但是最近的研究表明，随着 CH 的发病率逐渐升高，甲状腺体位置正常（GIS）的病例逐渐增多[144]。

2. 甲状腺发育不全

甲状腺发育不全中 95% 为散发病例，这些病例中可能存在 *PAX8*、*NKX2-1* 或 *FOXE1* 的潜在突变，从而导致 CH 并伴有其他先天性异常。TSHR 的突变可导致一系列的甲状腺功能障碍，包括发育不全。

(1) PAX8：*PAX8* 属于配对同源转录因子家族，通过保守配对域与 DNA 结合。20 多个杂合子、功能失活的 *PAX8* 突变已被报道，属于是常染色体显性遗传。尽管启动子区域突变[145, 146]和小缺失也有报道[147]，大多数已报道的突变是影响配对结构域 2 的错义或无义突变。患者的生化和甲状腺形态表型是高度变化的，即使在同一家系中，也可以表现为从甲状腺功能正常到严重甲状腺功能减退。虽然甲状腺发育不全被认为是典型的表现，但是甲状腺缺如和正常大小甲状腺也有报道。*PAX8* 也在肾源性间质和成人肾脏中表达，在极少数情况下，*PAX8* 突变也可能与泌尿生殖道异常相关[148-151]。

(2) Nkx2-1：Nkx2-1 属于含同源结构域的转录因子家族，除了介导甲状腺发育外，还表达于肺远端上皮细胞，参与肺表面活性物质的产生[152]。在前脑腹侧，与纹状体中间神经元的迁移和下丘脑神经元有关[153, 154]。杂合子 *NKX2-1* 突变是 CH 最常见的转录因子突变，可导致脑 – 肺 – 甲状腺综合征。

外显率是高度可变的，即使在同一家族中，只有 50% 的患者有全部三联征。90% 的病例有神经系统问题，通常表现为良性遗传性舞蹈病。75% 的病例有甲状腺功能减低或者亚临床甲状腺功能减低，甲状腺形态可从正常（55%）到甲状腺发育不全、偏侧缺如、甲状腺缺如。54%～78% 的病例有肺部表现，最常见的是新生儿呼吸窘迫综合征（IRDS），相关死亡率可高达

表 8-1　引起先天性甲状腺功能减退症的基因缺陷

基　因	遗　传	甲状腺外特征	生化特点	影像学特点	附加特征
NKX2-1	AD	• 神经系统（BHC，约 90% 病例），呼吸系统（IRD，反复感染，>50% 病例）	• 甲状腺功能正常 – 重度 CH	• GIS– 甲状腺缺如	
PAX8	AD	• 泌尿生殖道畸形（罕见）	• 甲状腺功能正常 – 重度 CH	• 典型的发育不全，范围从 GIS 到甲状腺缺如	
FOXE1	AR	• 腭裂，直立头发（普遍），后鼻孔闭锁	• 重度 CH	• 甲状腺缺如	
TSHR	AD/AR		• TSH 轻度升高 – 重度 CH	• GIS– 严重发育不全	• 可能有 TSH 抵抗
TG	AR		• 甲状腺功能正常 – 重度 CH • TSH 升高时 TG 过低	• GIS/ 甲状腺肿 • 碘有机化正常	• 可能引起胎儿甲状腺肿
TPO	AR		• 通常重度 CH	• GIS/ 甲状腺肿 • TIOD	• 可能引起胎儿甲状腺肿
DUOX2	AD/AR		• 轻度 / 暂时性 – 重度 CH	• GIS/ 甲状腺肿 • PIOD	• 可以是暂时的或永久的
DUOXA2	AR		• 轻度 / 暂时性 CH	• GIS/ 甲状腺肿 • PIOD	• 可以是暂时的或永久的
Pendrin	AR	• 感音神经性耳聋伴 EVA	• 甲状腺功能正常 / 轻度甲减	• GIS/ 甲状腺肿 • PIOD	
NIS	AR		• 甲状腺功能正常 – 重度 CH	• GIS/ 甲状腺肿 • 甲状腺 ^{123}I/Tc 摄取严重受损	• 可能在儿童后期出现，导致神经发育迟缓
IYD	AR/AD		• 甲状腺功能正常 / 重度 CH/ 晚发性甲减	• 甲状腺肿 • 碘有机化正常	• 尿 MIT 和 DIT 升高 • 可能在儿童后期出现，导致神经发育迟缓

AD. 常染色体显性遗传；AR. 常染色体隐性遗传；GIS. 甲状腺定位正常；BHC. 良性遗传性舞蹈病；IRDS. 婴儿呼吸窘迫综合征；EVA. 前庭导水管扩张；PIOD. 部分碘有机化缺陷；TIOD. 总碘有机化缺陷

16%[155, 156]。大多数基因缺失报道时应用多重连接探针扩增技术（MLPA）明确排除 *NKX2-1* 缺陷[157]，并有更多的新发突变得到报道[155]。

(3) FOXE1：FOXE1 属于叉头 / 螺旋翼结构的转录因子家族。6 个功能缺失型的 FOXE1 突变点与 CH 相关。这些突变表现为隐性遗传，并且位于叉头框区域。突变通过破坏叉头区的螺旋折叠结构或者蛋白 –DNA 界面，减少 DNA 结合。

所有的患者表现为无甲状腺症或严重的甲状腺发育不全、腭裂和短直发，也有报道有后鼻孔闭锁和会厌分叉。甲状腺体外的表现说明 *FOXE1* 在会厌、上颚、食管、后鼻孔终端及毛囊中也有表达[158, 159]。最近，检测到一种与类似表型相关的功能获得型突变[160]。FOXE1 还包含一个较长的多聚丙氨酸通道，其长度可能与发生 TD 的风险相关，较长的多聚丙氨酸通道具有保护性[161]。

(4) Nkx2–5：Nkx2–5 是 Nkx2 家族中同源结构域转录因子，与先天性心脏病密切相关，但是在 TD 中的作用不明确。已有 4 个家系发现 NKX2–5 杂合突变与甲状腺异位或甲状腺缺如相关，但在所有家系中，携带者的父母没有诊断 CH 的形态学和生化的证据，其中一个被报道的突变（p.A119S）患者有先天性心脏病但是甲状腺形态正常[162, 163]。在另一个篇关于 NKX2–5 杂合突变联合 PAX8 启动子突变的报道中，妹妹表现为 CH 和先天性心脏病，但是哥哥却无此相同症状，尽管他们有相同的基因型[19]。

3. CH 受遗传因素影响的依据

大部分 TD 是散发的。超过 90% 的同卵双胞胎 TD 是不一致的[164]，女性比男性更常见，尤其是甲状腺异位症[165]，与单纯孟德尔遗传不一致。TD 病因的其他假说包括局限于甲状腺的体细胞突变或表观遗传现象。尽管到目前为止只有小规模研究，在已知的散发 TD 基因中还未发现[166, 167]。显然散发性病例也可能具有寡基因模式，正如已确定的卡尔曼综合征（见第 7 章）。事实上，具有 TTF1 杂合子或者 PAX8 突变的小鼠甲状腺功能正常，但是 TTF1 联合 PAX8 部分缺乏的小鼠出现应变特异性 TD[168]。后者的观察结果表明，遗传背景在病因中也发挥作用。

与这些资料明显矛盾的是，包括连锁研究在内的多条证据表明，遗传突变导致的 CH 所占比例比目前确诊的更大。法国一项针对 CH 病例的全国性调查显示，2% 的 TD 病例有一个患病的亲属（这个数字是随机预测的 15 倍），与对照组相比，他们甲状腺功能正常的一级亲属中甲状腺发育异常者更多[169–172]。CH 更常发生在近亲或遗传多样性较低的人群[173, 174]，并且更常与甲状腺外发育畸形相关[175]。动物模型中意外出现的 TD 提供了新的候选基因[6]。

能够解释这些现象的是双击机制，是将胚系易感因素与另一种遗传或表观遗传改变相联系，表观遗传改变发生在异位甲状腺组织本身或者胚胎发育期甲状腺周围结构[176, 177]。

(1) TSHR：TSHR 功能失活突变与 TSH 抵抗和一系列甲状腺功能障碍有关。它可以表现为 TSH 浓度升高的代偿状态、甲状腺素正常、甲状腺大小正常、甲状腺位置正常，也可以表现为伴有甲状腺发育不全或甲状腺缺如的 CH。

在 TSHR 基因中共发现有 60 多种失活突变，杂合突变率取决于筛查人群，在非自身免疫性高促甲状腺素血症人群中杂合突变率可能高达 29%[178–180]。临床表型的严重程度取决于突变性质和 TSRH 等位基因突变数量。

完全抵抗 TSH 和 CH 的患者需要治疗，但是对于部分抵抗 TSH 和代偿性甲状腺功能正常的高促甲状腺素血症的患者是否补充甲状腺素仍存在争议[180]。事实上，TSHR 突变的个体可以表现出 HPT 轴的重置，这就需要超生理的 fT_4 浓度才能使 TSH 降至正常范围。由于外周组织对甲状腺素敏感，所以这种治疗可引起甲状腺毒性症状，并且有些报道发现，在没有治疗的情况下，有些人的生长发育是正常的，也没有发生垂体增生 [181]。

最近的一项研究对这些病例进行了长期随访，结论是杂合突变和亚临床甲状腺功能减退的患者表现出稳定的代偿状态，高促甲状腺素血症使甲状腺素水平维持正常，因此不需要甲状腺素替代治疗。然而在一些纯合子突变的患者中，亚临床甲减会逐渐出现失代偿，游离 T_4 水平降到正常范围以下，因此必须给予左甲状腺素治疗 [182]。

(2) 激素合成障碍：激素合成障碍是指由于甲状腺激素生物合成机制中的某一部分缺陷（通常是基因）导致甲状腺激素合成不足。临床、影像学、生化检查（包括甲状腺肿的评估、CH 的严重程度和是否存在甲状腺外特征）、结合甲状腺显像和甲状腺球蛋白的测定也能提供判断分子病因及重点检查的基因。

某些病例是由于碘的有机化的过程障碍时，过氯酸盐释放试验阳性。这项试验涉及过氯酸盐给药前和给药后甲状腺聚集放射性碘（^{123}I）定量检测，过氯酸盐可以抑制 NIS 进一步摄取碘。在正常的甲状腺中，90% 的 ^{123}I 立即被有机化，并保留在甲状腺滤泡内与 TG 相结合。但是如果有机化作用受损，在第二次测定时，＜ 90% 的 ^{123}I 被有机化，＞10% 的 ^{123}I 漏出后再次进入循环当中。严重的酶缺陷可导致＞90% 的应用 ^{123}I 丢失，但具有残余功能的酶缺陷，可使部分碘有机化，10%～90% 的 ^{123}I 可被过氯酸盐冲洗出。

由激素合成障碍引起的 CH 可以是永久性的，也可以是暂时性的。在暂时性 CH 中，甲状腺素生物合成缺陷通常在儿童早期恢复。原因可能是甲状腺素生物合成在新生儿早期达到高峰，然而在幼儿期下降。由于女性在青春期和孕期对甲状腺素的需求再次增加，为确保有足够的甲状腺素浓度，所以这些时候需对暂时性 CH 患者进行重新检测以确保其甲状腺激素浓度是足够的。

(3) NIS：NIS 的突变是一种罕见的激素合成障碍的原因。NIS 介导碘通过甲状腺滤泡细胞基底膜的活性转运，使甲状腺细胞能够浓缩碘。NIS 突变是隐性遗传，可表现为严重的甲状腺功能减低，特别是在饮食中碘含量高的地区，或者表现为甲状腺功能正常的甲状腺肿。由于 NIS 突变导致的 CH 可能不会在新生儿期出现，所以 TSH 筛查结果正常的儿童也可能在婴儿期出现严重的甲状腺功能减低，并伴有神经发育迟缓 [183]。

与 NIS 突变相关的主要影像学特征是尽管超声显示甲状腺位置正常，甲状腺肿大，但甲状腺对放射性碘的吸收减弱或缺失（0%～5%，正常范围为 10%～40%）[184]。NIS 在胃壁细胞和唾液腺中也有表达，在发生有潜在突变的情况下，这些细胞也无法浓缩碘。由于注射放射性碘后唾液 / 血液碘的比值将降低，因此这一特征可用于诊断 [185]。

(4) Pendrin 蛋白：Pendrin 介导氯碳酸氢盐在内耳的转运，维持内淋巴液酸碱平衡。Pendrin 也在甲状腺滤泡细胞顶膜碘转运中起作用，并且在肾脏中也有表达。Pendrin 双等位基因突变的个体通常表现为感音神经性耳聋和前庭水管的扩大（80%～100%），并伴有耳蜗畸形，其中一部分病例有耳蜗不完全分隔（Mondini 耳蜗畸形）[186–188]。

Perdred 综合征临床定义是先天性双侧感音神经性耳聋、前庭功能障碍伴部分碘有机化障碍引起的弥漫性或多发结节甲状腺肿。大多数患者只要持续补充碘就可以保持甲状腺功能正常。甲状腺功能障碍通常在 10—20 岁后出现，因此 Pendrin 突变不是 CH 的常见原因，尽管它是家族性耳聋的常见原因 [184, 189]。

(5) TG：虽然在一般人群中很少见，但甲状腺球蛋白突变是导致激素生成障碍的常见原因之一。甲状腺球蛋白突变是常染色体隐性遗传，尽管相关的表型范围从甲状腺功能正常到重度 CH，但通常与中重度 CH 相关。甲状腺肿大最为常见，通常在新生儿期出现，患者甲状腺肿大可能从胎儿期开始。诊断要点包括 TSH 升高、甲状腺肿大但甲状腺球蛋白降低或者外源性 TSH 刺激后 TG 不升。过氯酸盐释放试验正常 [38]。

(6) TPO：碘有机化障碍所引起的激素合成障碍中 TPO 突变是最主要和最常见原因 [190]。TPO 突变是隐性遗传，错义突变通常集中在编码催化血红素结合结构域的外显子。患者通常表现为严重的 CH 伴甲状腺肿，也可能发生胎儿期甲状腺肿。过氯酸盐释放试验显示碘有机化障碍，＜ 10% 的碘能留存在甲状腺中 [35]。

(7) DUOX2：*DUOX2* 单等位基因突变和双等位基因突变均可导致 CH，过氯酸盐释放试验显示部分碘有机化障碍。关于 *DUOX2* 突变的描述越来越多，尤其是东亚 [191, 192]。最初人们认为双等位基因突变与永久性甲减相关，单等位基因突变与暂时性甲减相关 [192]，但随后的病例表明，这种区别并不明确，单等位基因突变也可导致永久的亚临床甲减 [193]，而双等位基因突变可导致暂时性甲减 [194]。碘缺乏被认为会加重这种表型 [184]。在新生儿筛查中，含有 *DUOX2* 突变的病例会被漏诊，因为其 TSH 筛查值可能只有略微升高，静脉血 TSH 值已经明显升高 [195]。

(8) DUOXA2：*DUOXA2* 突变引起的轻度或暂时性 CH 伴部分碘有机化障碍是非常罕见的。*DUOXA2* 突变是隐性遗传，DUOXA2 存在单等位基因缺陷 [196, 197]。

(9) IYD（碘化酪氨酸脱碘酶缺乏）：众所周知甲状腺肿大患者碘循环受损，但最近才对其进行分子诊断 [198, 199]。IYD 单等位基因和双等位基因突变均可导致伴甲状腺肿大的甲状腺功能减低症，患者表现为尿 MIT 和 DIT 升高，甲状腺碘摄取迅速，过氯酸盐释放试验正常 [198, 200, 201]。甲状腺功能减退可能发生在儿童期而不是新生儿期，导致神经发育迟缓 [198]。

4. 新生儿先天性甲状腺功能减低症的筛查

采用新生儿筛查来诊断 CH 是一项重大的公共卫生成就，在已实施新生儿筛查的国家，几乎消除了未经治疗的 CH 所造成（克汀病）的深远影响。在实施新生儿筛查前，直到婴儿出现明显的甲状腺功能减低的临床表现才能诊断 CH，包括面容粗糙、舌大而外伸、嗜睡、喂养困难、黄疸、脐疝、骨化延迟和髋关节发育不良。新生儿筛查施行前临床诊断为严重的先天性甲状腺功能减低，未经治疗的婴儿与通过新生儿筛查诊断为先天性甲状腺功能减低的婴儿进行比较，临床特征的严重程度存在显著差异。

延迟治疗对神经系统发育造成了严重的后果[202]，包括智力发育受损和平均智商低下 [203, 204]。对比 CH 造成神经系统发育后果的儿童的体格检查和关怀教育所需要的花费，证明了筛查计划的经济合理性 [205]。

英国新生儿筛查是 5—10 日龄时穿刺足跟，测末梢血中 TSH。其他的筛查方法有 T_4 在最低百分位时测备份末梢血中的 T_4 和 TSH。在荷兰，新生儿筛查在生后的第 4～7 天，T_4 位于最低百分位线者在末梢血中不能检测出的游离 T_4，通过检查甲状腺球蛋白和 TSH 来代替。除中枢性甲状腺功能减退外，该方式还可检测轻型的原发性 CH，该疾病 TSH 可能正常或降低，使用基于 TSH 的筛查策略可能会漏诊 [206]。

国际上，一些中心用早期新生儿末梢血或者脐带血测量 TSH 和（或）T_4。受生后 TSH 激增和生后 1 周甲状腺素浓度的变化的影响，采样的时间决定了参考值。采样时间越早，假阳性率越高。

随着 TSH 检测敏感度的提高，以及用旧的 TSH 筛查切点值未能筛查到 CH，所以预计将定义 CH 筛查阳性的 TSH 切点值降低。此外，一些筛查项目引入临界值范围，在此范围内的婴儿 1 周后进行第 2 次筛查。采用这种方法是为了降低假阳性病例，特别是在 TSH 激增延迟的情况下。

除了能够识别通过其他方法可能漏诊的儿童（假阴性）[207]，下调 TSH 筛查参考值增加了随后通过生化确诊为轻症 CH 的新生儿数量，导致 CH 的发病率明显增加，约 1 : 2000[208-210]。轻症 CH 患者神经系统发育长期风险目前尚不清楚，因此确定一个筛查 CH 敏感性和特异性均合适的方法对于新生儿筛查是个持续挑战。

新生儿筛查可能无法在甲状腺轴不成熟的早产儿中识别出 CH。在英国，所有孕周＜ 32 周的新生儿在出生后第 1 周进行 TSH 筛查，结果正常的新生儿在 4 周后进行第 2 次筛查，结果为阳性和临界值的新生儿可采静脉血进行检测和评估。

5. 筛选后转诊评估

血液生化评估：筛查阳性病例需转诊进行静脉血 fT_4 和 TSH 测量和临床评估。这项工作应在转诊后的 24 小时内进行，以便在需要时尽快开始治疗。

当静脉血 fT_4 低于参考范围和（或）静脉血 TSH＞20mU/L 诊断 CH。如果 fT_4 正常、TSH 在 6～20mU/L 建议复查和临床判断 [211]。在很多情况下，TSH 会自然下降到正常范围，如果 fT_4 下降或 TSH 持续升高，可能需要甲状腺素治疗。

持续高促甲状腺素血症的病因和自然演变仍知之甚少。一部分新生儿 TSH 升高持续 2 周，在新生儿筛查时判断为假阳性，这部分新生儿在儿童后期发现有亚临床甲状腺功能减低（9%～30%）[212, 213]。这部分人 TSH 水平在正常范围内，但较对照组更高 [212]，神经发育评分更低 [213]。在一项早期的研究中，随访了 16 例患高促甲状腺素血症伴腺体位置正常的新生儿。14 例患儿在 2～7 年后恢复正常，但其中 3 名患甲状腺肿，2 例患儿甲状腺功能较差。这些发现说明还有未探究的深层的遗传原因 [214]。

当腺体位置正常、锝扫描无摄入和（或）相关临床病史（包括母亲自身免疫性疾病和家族史），需要测量母亲的甲状腺功能和抗体情况。TRAb 阻断性抗体可导致严重的甲状腺功能减低，可能被漏诊 [215]。识别母体潜在的甲状腺疾病对新生儿诊断、母体健康和未来怀孕具有重要意义。一些中心常规检查甲状腺球蛋白，尽管这对诊断不是必需的。低浓度甲状腺球蛋白提示甲状腺发育不全或甲状腺球蛋白合成缺陷。

6. 影像学

甲状腺影像学检查对明确 CH 可能的病因很重要。明确病因可预测可能的影响，这对来寻求专业意见的父母及制定长期管理计划有重要意义。核素显像和（或）超声波扫描显示腺体大小、位置和形态。使用锝（^{99m}Tc）显像（通过 NIS 摄取）比 ^{123}I 更便宜、更快和应用更广，但是 ^{123}I 的优势是能够有机化，可以通过过氯酸盐释放试验进行量化。

核素显像也依赖于 TSH 的存在，当 TSH 浓度较高时可获得最佳图像。这提醒临床医生在确诊后应尽快进行扫描，与此同时不应延误治疗。尽管治疗前静脉血样中存在 fT_4，但有时候核素扫描无显影，可能是由母体 TSHR 阻断抗体或者 TSHR 失活突变所致。另外，摄入过量碘或者 NIS 突变可引起 ^{123}I 或锝摄入障碍。在这些情况下，需要进行超声检查确定甲状腺的存在和位置 [216]。

一些中心在诊断时对膝盖进行 X 线检查，以评估是否存在胫骨和股骨骨骺板，将此作为宫内甲状腺功能减低严重程度的标志 [217]。

7. 临床评估

PAX8 突变时 CH 可能联合其他先天性异常，这些先天性异常可以在临床上被发现，包括心脏畸形（特别是房间隔和室间隔缺损）和泌尿生殖道异常。CH 患儿皮肤干燥或发花、脐疝和黄疸。在最初的几周可出现巨舌症，其根本原因尚不清楚。虽然治疗不是立即起效，但它解决了婴儿发育的问题。父母可能会发现先天性甲状腺功能减退患儿似乎比想象中更呆滞和困倦，开始治疗后，精神状态显著改善。

8. 治疗

左甲状腺素治疗应尽早开始，通常在确诊当天开始，剂量为 10～15μg/kg。英国指南提倡 TSH2 周内恢复正常，以便婴儿神经发育取得最佳的效果，但 fT_4 浓度在几天内才能恢复正常[218, 219]。TSH 过快恢复正常可能导致症状性甲亢，因此应在治疗最初几周进行频繁的甲状腺功能测试（TFT），以调整 L- 甲状腺素的剂量，使甲状腺功能恢复正常。大剂量甲状腺素治疗的婴儿可能需要在第 1 周内减少剂量应用，以防止 fT_4 过度升高。轻症甲状腺功能障碍的婴儿通常在较低剂量下即可迅速恢复正常。

甲状腺素可以制成压片或商用溶液，两者可混在几毫升牛奶中使其更易接受。液体的优势是可以通过小的增量精确调整剂量，但是不推荐使用甲状腺素混悬液，因为甲状腺素没有完全溶解，并且剂量有差别。应在一天中同一时间服用相同的制剂[211]。如果婴儿正在摄入大豆或铁制品，则应谨慎，如果可能要避免同时服用，或者调整甲状腺素剂量以弥补吸收障碍[220]。

9. 随访

婴儿应该每 1～2 周复查 1 次，直到甲状腺功能正常，然后 1～2 个月复查 1 次。4 月龄后至少 3 个月复查 1 次，并适当调整甲状腺素。密切监测 TFT 的目的是维持 TSH，使 TSH 不受抑制且在正常范围内[211]。为了实现这一点，fT_4 可能处于正常高限。如果儿童临床表现为正常甲状腺且 TSH 正常，有时 fT_4 可能高出正常范围也是可以的。

一些 CH 患儿在生后前几年下丘脑 – 垂体存在一定的甲状腺素抵抗（RTH），这种抵抗随着年龄的增长而降低[221]。然而，其他报道指出这种甲状腺素抵抗可能一直持续到成年[222]。目前尚不清楚诊断时最佳的初始治疗和早期甲状腺激素浓度正常化是否“重置”轴方面发挥作用。

尽管 CH 患儿早期接受甲状腺素治疗，但仍可能存在轻微的损害，这与胎儿和婴儿大脑发生低甲状腺素血症的时间和持续时间有关。髓鞘形成和神经元发育在出生后仍在继续，优化甲状腺功能仍然至关重要，特别是在生后前 3 年[108, 223]。记忆和信息及听觉加工方面的不足可能在早期的学校生活中表现出来[108]。在 6 月龄前，TSH 抑制过度与注意力和警觉性降低有关，但与 ADHD 无关[224]。

越来越多的证据表明，一部分接受治疗的 CH 儿童存在听力障碍。在一些患者中损伤似乎是永久性的，并持续到成年期，可能与治疗前的严重程度相关[225]。

10. CH 的晚期诊断

如果新生儿未进行筛查或筛查过程出现错误，一些 CH 病例可能会晚发现，但也有一小部分筛查正常的新生儿在婴儿期出现 TSH 升高。婴儿期黄疸延迟筛查经常会做 TFT，一部分患者检查发现 TSH 升高伴 / 不伴 fT_4 降低。高促甲状腺素血症伴 fT_4 正常患者的诊断和治疗取决于临床判断。

11. 重新评估以确诊永久性或暂时性 CH

婴儿是否为暂时性 CH 在生后 1 年后就更清楚。这部分婴儿往往无须增加甲状腺素剂量甲状腺功能就能维持正常，并且生长正常。如果有过度治疗的证据，特别是在这个年龄段药物剂量为 25μg 或者甚至更少，则可以在 3 岁停药并建议进行甲状腺素试验。

3 岁时的重新评估表明，约 1/3 甲状腺位置正常的儿童甲状腺功能正常 [226, 227]，关于暂时性 CH 患儿长期预后的数据很少。理论上，当甲状腺激素生物合成正常增加时，特别是在怀孕期间，患有短暂性甲状腺功能异常的儿童，如由于 *DUOX2* 基因突变，在以后的生活中有甲状腺功能减退的风险。诊断碘有机化障碍和暂时性甲减的患儿有甲状腺肿的潜在风险 [226]，因此暂时性 CH 患儿至少在青春期和妊娠期复查 TFT。

12. 遗传学的临床意义

如果怀疑甲状腺位置正常的 CH，考虑激素合成障碍或有明显的家族史或累及其他系统的，可以进行分子基因检测。激素合成障碍的部分分型中，强调碘在调节表型的作用，因此在某些患者左甲状腺素治疗可适当补碘。新生儿筛查 TSH 正常后儿童期出现 CH 的激素合成障碍者（如 NIS 或 IYD 突变），明确遗传病因有助于患病兄弟姐妹的快速诊断，防止神经发育迟缓。

（二）早产

极早早产儿的低甲状腺素血症通常是暂时的，并与正常的 TSH 浓度有关。随着胎龄降低，甲状腺素浓度越低于正常水平 [136]。低 fT_4 浓度可能是疾病严重程度的标志或是降低代谢率而起到保护作用。一些研究表明，早产儿短暂性低甲状腺素血症（THOP）可能与学龄期神经发育不良结局有关，尽管尚未建立因果关系 [228–230]。

甲状腺素替代治疗的研究显示，用左甲状腺素治疗 TSH 正常的低甲状腺素血症早产儿并无明显获益 [231, 232]。此外，虽然极少证据表明极低 T_4 的非常不成熟的婴儿中，白质组织微观结构较差，但是随机接受甲状腺素治疗的早产儿 MRI 研究表明，脑白质变化总体上无差异 [233]。

在未治疗的 THOP，早产儿生后 48 天 fT_4 浓度与 7 岁时 MRI 颅脑结构也无相关性。据推测，这可能因为此年龄段脑髓鞘形成迟缓的问题得到了解决 [234]。在青年期的进一步研究中，神经发育的结局与 THOP 没有关联 [235]。

（三）药物 / 医源性

碘制剂可导致婴儿甲状腺功能减退，在早产儿中可能更为严重，因为 Wolff–Chaikoff 效应在足月时才会成熟。由于新生儿皮肤的渗透性和甲状腺摄取的风险，在大多数新生儿病房中不再使用碘作为杀菌剂。母体的膳食（包括海藻）可能含有过量的碘并导致婴儿甲状腺功能减退 [236]。同样，含碘药物如胺碘酮被认为会导致新生儿和年长儿甲状腺功能减低，应监测 TFT[237]。如果不能停用胺碘酮，胺碘酮治疗期间需要加用甲状腺素，并定量监测。

（四）先天性血管瘤与 CH

高达 10% 的婴儿出生时患有皮肤血管瘤 [238]。自然发展过程是血管瘤在生后第 1 年增加，然后在未来 2～4 年逐渐消退。有时，这些血管瘤可能非常大和（或）与肝血管瘤相关。巨大的皮肤和肝脏血管瘤可以表达高浓度的 DIO3，导致消耗性甲状腺功能减退症，低 fT_4 和高无活性 rT_3。通常内源性甲状腺素支持治疗就足够了，随着血管瘤的消退和 DIO3 活性的下降，即可停止治疗。更多严重病例和强化治疗措施已得到报道 [239]。

（五）胎儿和新生儿甲状腺肿

胎儿甲状腺肿并不常见。可能因为母体碘缺乏时，胎儿甲状腺因缺乏碘而增大。世界上碘充足的地区，胎儿甲状腺肿可能由于激素合成障碍或者母体抗体通过胎盘转移。TRAb 刺激抗体导致新生儿甲状腺毒症和甲状腺肿，而抑制性抗体和母体抗甲状腺药物（ATD）可能导致甲状腺功能减退和甲状腺肿。

胎儿甲状腺肿压迫气管和食管导致羊水过多和颈部过伸比较少见。有几篇关于羊膜内甲状腺素治疗胎儿甲状腺肿的病例报道已发表，尽管这仍然存在争议[240]。理论上羊膜内注射和脐带穿刺对胎儿存在风险，并且确切的治疗方案尚未建立。同一报道显示治疗可以改善甲状腺肿的大小，尽管婴儿出生时仍存在甲状腺功能减低[240]。脐带穿刺检测胎儿甲状腺功能和甲状腺球蛋白有助于确定病因并监测干预治疗[240, 241]。

（六）先天性甲状腺功能亢进症

1. 母体抗体转入

母体 TRAb 可通过胎盘进入胎儿体内，对新生儿产生显著影响，并根据初始滴度，可以在婴儿循环中存留 3～6 个月。TRAb 抗体可能是抑制性或刺激性的，有时两种类型共存，因此两种抗体的滴度差异和清除率可导致甲状腺功能障碍的延迟表现[242]。

虽然可以通过监测怀孕期间母亲的抗体滴度来预测婴儿易感性，但既往曾手术或进行放射性碘治疗的毒性弥漫性甲状腺肿现在甲状腺功能正常的母亲可能无法进行该项检查。这些女性在怀孕期间抗体可以持续存在或再次产生并通过胎盘传递给胎儿。

2. 临床表现

新生儿甲状腺毒症可危及生命。患病婴儿表现为心动过速、易惊、皮下脂肪菲薄、进食过量、体重增加不良、眼睑退缩和甲状腺肿。如果不知道母亲甲状腺毒症的病史，可能会被遗漏并按败血症治疗[243]。心动过速可发展为心律失常和心力衰竭，死亡率高达 20%[244]。

3. 治疗

通常使用 β 受体拮抗药和 ATD（常用甲巯咪唑或 CBZ，CBZ 转化为甲巯咪唑）进行治疗，并且需要持续几个月，治疗需密切监测并随着抗体清除减少药物剂量。甲状腺毒症本身可引起肝功能不全，应在开始 ATD 治疗前检查肝功能。还可能出现斑丘疹，因为其非特异性表现，可能会漏诊。治疗的不良反应还有中性粒细胞减少，建议复查 TFT 同时进血常规检查。

一旦甲状腺功能正常，就可以停止 β 受体拮抗药的治疗，随着 TRAb 抗体的清除，甲巯咪唑可能还需要几个月。根据 TFT 和 TRAb 抗体监测，甲巯咪唑的剂量可随之减少。

（七）促甲状腺素受体突变

TSHR 杂合子活性突变可以为常染色体显性遗传，来自患病的父母，导致家族性非自身免疫性甲亢（FNAH）；或为新发突变影响甲状腺所有细胞，导致散发性先天性非自身免疫性甲亢（SCNAH）。甲状腺毒症的确诊年龄可能是多变的，但 SCNAH 往往发病更早（新生期 11 个月）且更严重。

在 FNAH 中，甲状腺功能亢进可以是轻度 / 亚临床或重度，发病年龄从新生儿期到成年晚期，而且在家族内甲状腺毒症时发病年龄和严重程度存在显著差异。甲状腺肿通常在儿童期呈弥漫性，晚期为多发结节性，超过 50% 病例中早期可表现为骨龄增速，当患儿临床表现和 GD 类似时，也要考虑到 ATD 治疗或放射性碘剂量不足导致频繁复发非常常见。

大多数 SCNAH 患儿早产，可能有 IUGR。胎儿或新生儿甲状腺功能亢进可能很严重，需要在重症监护室开始治疗。及时有效地控制甲亢是避免并发症的关键，这些并发症包括颅缝早闭、骨龄提前和精神运动发育迟缓，甲状腺肿和突眼也可能存在。永久性治疗 SCNAH 和 FNAH 需要进行甲状腺切除术或消融放射治疗[245, 246]。

（八）McCune－Albright 综合征

McCune–Albright 综合征是由 Gα 亚单位的激活突变引起的，这导致腺苷酸环化酶的过度刺激，引起细胞内 cAMP 水平升高。体细胞突变可导致内分泌疾病，包括库欣综合征、性早熟、生长激素过量和甲亢。特征性表现有大量的牛奶咖啡色素斑和多发性骨纤维发育不良。

任何年龄的甲状腺功能亢进与结节性甲状腺肿有关，包括新生儿时期[247]。除了非 TSH 刺激产生过量 fT_4 外，甲状腺内 DIO1 和 DIO2 过度活跃，导致 T_4 转化为 T_3 和 T_3/T_4 比值升高[248]。甲巯咪唑治疗通常是有效的，甲状腺切除术可以根治。

（九）获得性甲状腺疾病

自身免疫性甲状腺疾病（AITD）

随着自身抗体对 TPO、甲状腺球蛋白和 TSHR 抗原攻击，甲状腺易患自身免疫性疾病。刺激 TSHR 抗体与 GD 有关，而 TPO 和 TG 抗体通常与慢性淋巴细胞性甲状腺炎（桥本甲状腺炎）有关。然而，这两种情况是可以重叠的。桥本甲状腺炎也可以表现为甲状腺功能亢进两者有相当大的重叠[249–251]，而高达 70% 的 GD 患者也有 TPO 或 TG 抗体存在[252]。TSHR 抗体可能是抑制性的，也可能是刺激性的，这会进一步混淆临床表现。

编码 TG 和 TSHR 基因的多态性和一些免疫调节基因可以解释 70% 的自身免疫性甲状腺疾病（AITD）的成因，环境暴露包括碘状况和感染，被认为是其他导致 AITD 的原因[252]。吸烟似乎是增加毒性弥漫性甲状腺肿风险的危险因素，同时也是桥本甲状腺炎的保护因素[252]。

AITD 与一系列甲状腺特异性基因和免疫调节易感基因的多态性有关，这些基因通常与免疫自我耐受的情况相关。大多数已鉴定的基因既不是毒性弥漫性甲状腺肿也不是桥本甲状腺炎的特异性基因，包括如 *FOXP3*、*CTLA-4*、*PTPN22*、*FCRL3* 和几种 HLA 亚型。TSHR、CD40 和 CD25 中的差异似乎增加了毒性弥漫性甲状腺肿的风险[253]。HLA–DR3 中多态性与较大的患病风险相关，在白种人发生 GD 或自身免疫性甲状腺炎的风险增加 2～6 倍有关，而 HLA–DR4 和 HLA–DR5 与甲状腺肿大的风险增加有关[254]。

这种高遗传易感性可以用以解释 AITD 患者具有较强的家族史的原因。在双胞胎中具有 70% 的遗传率[255]，并与其他自身免疫性疾病如 1 型糖尿病、腹腔疾病、白癜风和脱发有关[256]。在非整倍体疾病中，包括特纳、唐氏和因费尔特综合征[251, 257–259]。AITD 患病率也有增加。

青少年 AITD 患病随着年龄的增长而增加，因此在青春期年龄组中最常见。已经证明，儿童甲状腺毒症的发病率似乎随着时间的推移而增加，并与其他儿童发病的自身免疫性疾病相伴发，如 1 型糖尿病和腹腔疾病[256]。4 岁以下 AITD 儿童的性别比例相似，而随着年龄的增加[256]，AITD 患者中女性 / 男性比例逐渐增加。

（十）桥本甲状腺炎

桥本甲状腺炎是儿童最常见的获得性甲状腺疾病。自身免疫过程的开始是以淋巴细胞浸润到甲状腺为标志的，随后细胞毒性、凋亡和抗体产生。浸润淋巴细胞产生的细胞因子导致了甲状腺炎症反应和结构破坏[260]。甲状腺滤泡细胞的破坏可导致甲状腺弥漫性肿大，通常有可触及的或肉眼可见的甲状腺和典型的超声低回声图像。

1. 甲状腺功能减退症的临床特征

甲状腺功能减退症的表现可能是缓慢起病

的，因此延迟诊断。人们可能会注意到，儿童可以表现为嗜睡、乏力，学习成绩下降，但孩子们在学校通常是安静的，非破坏性的，所以这很少会引起抱怨。

查体包括皮肤干燥、便秘和耐寒性差，偶尔会注意到脱发或变薄。随着时间的推移，临床出现生长缓慢，骨骼和牙齿成熟和青春期延迟。身体比例可能仍然不成熟，体重 –FBR– 身高比将增加。严重甲减与股骨上骨骺滑脱有关 [261]。

慢性甲减可导致黏液水肿貌、心动过缓、肌肉假性肥大和深腱反射延迟反应 [261]。长期慢性 TSH 升高可引起 FSH 效应，作用于男性会导致睾丸增大，作用于女性会导致卵巢囊肿增大，并可能发展为假性青春期发育（VanWyk–Grumbach 综合征）[262]。女童中可以出现不规则的月经情况。

与桥本甲状腺炎相关的甲状腺肿可表现为体积增大，这种增大的甲状腺通常是对称的，但确实也有不对称的情况发生，且肿大的甲状腺表面也可能是不光滑的。

2. 诊断

诊断桥本甲状腺炎继发的甲状腺功能低下是由 TSH 升高、低 fT_4、TPO 或 TG 抗体的阳性和（或）典型的超声表现所证实的，但在桥本甲状腺炎中，甲状腺肿往往是唯一的表现，且 50% 的诊断桥本甲状腺炎的儿童甲状腺功能是正常的 [263]。年幼的儿童和患有唐氏综合征或 Turner 综合征的儿童更有可能表现出生化异常 [263]。此外，还有一些病例可能由于意外发现生化异常或进行其他自身免疫筛查中被发现的。确诊需要基于甲状腺抗体和超声检测结果。

3. 治疗

当儿童出现明显甲状腺功能减退和 TPO 或 TG 抗体阳性时，通常不需要进一步检查即可开始使用左甲状腺素的治疗。剂量应从低剂量开始，并缓慢加量至治疗剂量，每 24 小时约 $100\mu g/m^2$，剂量需要根据甲状腺功能进行调整。治疗是终身的，需要定期随访生长情况并进行剂量调整。

化验的变化与开始应用左甲状腺素相关，治疗可以导致头痛、失眠和学校表现恶化。应建议家长告知学校工作人员患儿服药情况，随着孩子对治疗变得越来越敏感，他们的注意力和行为将发生变化。一种罕见的并发症是大脑假瘤，它可以表现为严重且持续的头痛，与治疗后甲状腺激素的快速变化有关。

约 50% 的桥本甲状腺炎儿童，表现为亚临床甲状腺功能减退，FT_4 正常，FSH 浓度比正常值高，但仍低于 10mU/L，这应该不需要治疗 [265]。几乎没有证据表明应用左甲状腺素治疗对甲状腺功能正常的桥本甲状腺 [266] 儿童存在获益。在一个回顾性队列中，研究了超过 32 年的桥本甲状腺炎儿童，TSH 浓度发生波动，共有 52.5% 的儿童在 5 年后仍然保持正常的甲状腺功能。

4. 桥本甲状腺炎甲亢期

一个短暂的甲状腺功能亢进期，称为桥本甲状腺炎甲亢期，发生是由于甲状腺受损，储存的 T_4 和 T_3 释放。这可能持续数周到数月 [268]。当出现甲亢症状时，通常可以应用 β 受体拮抗药进行治疗。有人认为甲亢表现的严重程度和持续时间可能与 TPO 抗体浓度有关 [269]，但是如果 TRAb 抗体也存在，持续的 TSH 刺激会导致更长时间的和临床上更显著的甲亢表现。甲状腺放射性同位素显像摄入增加可能是由 TSH 刺激所致（如 GD），而放射性同位素摄入减少可能是由桥本甲状腺炎所致 [270]。

甲巯咪唑治疗可以是有效的，尽管在大多数情况下，桥本甲状腺炎甲亢期后期发展为甲状腺功能减退。密切监测甲状腺功能是必不可少的。

（十一）毒性弥漫性甲状腺肿

GD 是儿童[256]甲亢最常见的病因，发病率为（1～3）/10 万[256, 271]，10—15 岁年龄组女孩中最为常见。它是由促甲状腺激素受体抗体的存在引起的。

TRAb 抗体作用于 TSHR，导致过度刺激甲状腺滤泡增多。随后，淋巴细胞浸润和 B 细胞失调导致弥漫性甲状腺肿大和可触及的甲状腺肿[252, 272]。影像学检查并非是必须的，如果具有证据显示合并甲状腺结节或甲状腺不对称，甲状腺 USS 合并或不合并细针针吸穿刺也是推荐的。GD 合并甲状腺癌在儿童是非常罕见的[272]。

1. 甲状腺功能亢进的临床表现

临床表现往往迟发，特别常见于年幼的孩子。躁动不安、易怒和注意力不集中可能被误诊为注意缺陷多动障碍（ADHD），而且经常被报道学校表现不佳，其他症状包括头痛、心动过速、睡眠困难、低能量、热不耐受、肌肉疲劳，以及尽管多食却体重下降。如果未确诊，甲亢可导致生长速度增加，体重减轻和骨龄提前。这在青春期前儿童中最常见，而且这一组人群具有典型的 FT_4 升高、FT_3 升高和 TRAb 阳性[272]。经过治疗，生长潜能是可以得到保存的[273]。青春期延迟和继发性闭经都可能发生。

体征包括脉压宽的心动过速、震颤、烦躁和多汗。当存在甲状腺大时，包块通常是光滑、对称和弥漫性的，听诊可以听到血管杂音。

甲状腺眼病发生在儿童，发病率随年龄、TRAb 浓度和暴露于烟草的情况而增加。睑挛缩或“凝视”的出现与激素浓度情况直接相关，并在甲状腺状态达到正常时缓解。眼球突出和眼睑下垂是儿童最常见的眼部表现。潜在的自身免疫过程导致成纤维细胞活性增加，眼眶脂肪组织产生糖胺聚糖，因此产生渗透梯度，伴有水肿和肿胀，导致眼球突出[274]。眼部肌肉肿胀、斜视和视神经病变是罕见的[274, 275]，尽管已报道需要进行眼眶减压术[276]。角膜点状染色可能会发生，眼干、发红、发痒可以通过人工泪液来缓解。糖皮质激素治疗在最严重的眼病情况下可能是需要的。

2. 诊断

甲亢的特点是抑制 TSH 下降与升高的 FT_4 和 FT_3。在某些情况下，升高 FT_3 可以伴有一个接近正常的 FT_4（T_3 型甲亢）。尽管 TPO 和 TRAb 抗体可以共存，但明确的病史和甲状腺抗体有助于证实诊断和鉴别毒性弥漫性甲状腺肿与桥本甲状腺炎甲亢期，而且在某些情况下，抗体早期并没有出现阳性。如果触及可疑的结节并可触及的结节有顾虑，甲状腺超声可以协助诊断。

3. 治疗

最初的治疗目的是为了达到甲状腺功能正常，而普萘洛尔是一种有用的辅助手段，能够帮助临床症状的缓解。一线治疗通常是伴有 ATD 治疗，应用 ATD 治疗是有效的，但儿童的缓解率据估计仅为 30%～40%，缓解的情况明显低于成人 GD 患者。

与较低的缓解率相关的因素包括小年龄、诊断时较高的 FT_4、FT_3 浓度和 TRAb 抗体滴度[277]。只有 25% 的患者在治疗 2 年后可能获得缓解[278]。当应用 ATD 药物达 8 年时，累积缓解率增加。但当治疗停止时，超过 1/3 的年轻人[279]会出现复发。

ATD 具有不良反应，因此为避免长期使用，并获得明确的治疗效果，放射性碘和手术是经常被考虑的治疗手段。在儿童时期不愿放射性碘治疗，部分原因是由于手术和放射性碘治疗带来的风险。手术和放射性碘治疗需要终身使用左甲状腺素治疗，在儿童和青春期坚持用药尤为重要。

在儿童中，ATD 治疗的总持续时间往往比成年患者长，这可能取决于是否有经验的外科医生能够手术，或需要等到儿童的年龄才能进行适合放射性碘治疗。

在甲状腺眼病的情况下，放射性碘治疗并不推荐，由于治疗后 TRAb 抗体的升高，甲亢眼病在放射性碘治疗后可能会恶化。

(1) 抗甲状腺药物：ATD 通过抑制碘的有机化和碘甲状腺原氨酸的耦联来减少 T_4 和 T_3 的合成 [281]。它们不影响储存的甲状腺激素的释放或治疗潜在的自身免疫过程，也不影响缓解所需的时间。

一线治疗通常是甲巯咪唑，可作为单一或分剂量给予。一旦开始治疗，fT_4 和 fT_3 就会下降，可能需要 1 个月的时间才能恢复正常。此时应减少甲巯咪唑的剂量，以防止治疗过度。在此之后，TSH 可以被抑制数周，然后调整甲咪唑剂量以维持正常的 TFT。一些临床医生更喜欢完全阻断甲状腺功能，并用左甲状腺素代替。两者都是有效的治疗方案，尽管后者可能需要更高的 ATD 剂量，但也同时增加 ATD 药物不良反应的风险 [282]。

甲巯咪唑的不良反应包括粒细胞缺乏症、Stevens-Johnson 综合征，更常见的是皮肤皮疹。在一项研究中，估计有 11% 的儿童会出现中度不良反应，90% 的不良反应在治疗 [283] 的第 1 年出现。粒细胞缺乏症与治疗剂量有关，通常发生在前 3 个月内 [283, 284]。如果使用甲巯咪唑治疗的儿童出现严重的咽喉痛或口腔溃疡，应提醒家庭寻求医疗照顾。甲巯咪唑也是众所周知的致畸药物，可以导致皮肤发育不良和肛门闭锁，因此 PTU 是怀孕人群的首选治疗方案。

PTU 抑制 T_4 向 T_3 的外周转化，这可能在理论上提高了严重甲亢的有效性，但由于其与不可逆肝衰竭有关，它不再被用作一线治疗用药。据估计，在美国每 2000 名儿童中就有 1 名儿童需要肝移植 [285]。此外，PTU 治疗的可逆性肝毒性儿童的估计人数是这一数字的 10 倍（1/200）[285]。监测肝功能没有更有效的帮助，因为肝功能恶化迅速和不可逆的。因此，PTU 甲亢二线治疗药物，一旦甲巯咪唑治疗失败或出现不良反应，才考虑应用 PTU 治疗 [286]。

(2) 甲状腺切除：手术应该只有经验丰富（证据表明进行过多次儿科甲状腺切除术）的外科医生进行，这将尽量减少严重并发症的风险，包括喉神经损伤和（或）甲状旁腺功能减退。短暂性低钙血症是一种常见的手术并发症 [287–289]，由于甲状腺切除会导致瘢痕而需要进行美容的情况，也是一些年轻甲亢患者拒绝手术的原因。对于甲亢眼病或甲状腺大的患者，甲状腺手术的治疗方式优于放射性碘治疗 [290]。

重要的是，孩子在手术前应该是正常甲状腺功能，如果 ATD 治疗不能缓解甲亢的情况，建议短期应用 LugoKs 碘（碘化钾）进行治疗，通过 Wolff-Chaikoff 效应阻断甲状腺高功能状态。应用 LugoKs 碘还有一个额外的优点，即可以减少甲状腺肿大的血管供应。

(3) 放射性碘：放射性碘治疗甲亢已经被认为对 10 岁以上的甲亢人群是安全和有效的 [291]。一些中心在年幼的儿童中也使用这种方法，尽管需要考虑该治疗导致恶性肿瘤的风险及在治疗后几周内需要将儿童与其他年轻家庭成员和同龄人进行隔离的问题。^{131}I 放射性在甲状腺中可持续数天，并在唾液、尿液和粪便中均有排泄。接受治疗的儿童不得与其他人进行接触，以免他们面临放射性同位素二次暴露的风险。

在对暴露于甲状腺照射的个体进行研究后，人们开始担心 ^{131}I 后的恶性肿瘤风险，因为儿童报道的甲状腺癌发病率增加 [292]。对于越年幼的儿童，尤其是 5 岁以下的儿童，这种风险似乎越大，即便 ^{131}I 照射剂量较低。低剂量 ^{131}I 治疗也与甲亢复发和甲状旁腺功能亢进有关 [291]。没有证据表明，对于毒性弥漫性甲状腺肿的儿童进行 ^{131}I 治疗后，出现其他肿瘤风险增加，或这部分患儿的子代出现遗传性疾病风险的情况 [287]。

鉴于迄今为止的证据，建议在向年轻人甲亢患者进行放射性碘治疗时，应以达到甲状腺“切除”为目的。一些中心使用 15mCi^{131}I 的固定剂量 [293] 或治疗大于每克甲状腺组织 150μCi^{131}I 的剂量。应避免在 5 岁以下儿童中使用，在 5—10 岁，治疗剂量应小于 10mCi[286]。建议在治疗前患者需要达到甲状腺功能正常的状态，以避免甲状腺风暴风险的增加 [286, 294]。

放射性碘治疗后，FT_4 浓度可能会短暂上升。95% 进行放射性碘治疗的病例中，通常在 2～3 个月后出现甲状腺功能减退 [295]。如果患儿仍然为甲状腺功能亢进，建议进行第二个 ^{131}I 的治疗。

（十二）甲状腺危象

不受控制的甲状腺毒血症可能导致出现潜在危及生命的情况。幸运的是，这种情况是罕见的，儿科发病率为（0.1～3）/10 万 [296]。它是由过量甲状腺激素导致的多系统损害，临床出现发热、心动过速、心律失常、肝功能受损，进而导致休克、心力衰竭、弥散性血管内凝血、昏迷，甚至死亡 [286, 294, 297]。

甲状腺危象可能是由手术或放射性碘引起的，特别是如果这些治疗是在达到甲状腺正常状态之前进行 [286]。目前尚不清楚放射性碘治疗本身是否会引起甲状腺危象，或是否与之前的 ATD 撤药所致的甲亢状态，未能在治疗前达到甲状腺功能正常状态有关。

甲状腺危象病情严重程度与甲状腺功能状态直接相关，需要尽快处理 [297]，尽管碘化钾的使用会更快地阻断甲状腺激素的产生，但是应用 ATD 进行治疗还是会用到的。

（十三）甲亢性周期性麻痹

该综合征极为罕见，成年男性的亚裔报道较多，多在青春期时起病 [298]。一般继发于急性低钾血症，因为甲状腺激素可能会增加跨细胞膜转运的 Na^+–K^+–ATP 酶的活性，从而导致钾离子向细胞内转移 [299]。编码 Kir2.6 的基因突变已经在一些患者中被证实，该基因表达蛋白作为钾内向整流的通道蛋白，其功能丧失性突变阻碍钾离子外流和维持细胞膜内外的正常钾浓度梯度的能力 [300]。

它发生在甲状腺毒血症的情况下，在男性中更常见，特别是在紧张、运动和碳水化合物的摄入情况下更容易发生。这些因素与儿茶酚胺、甲状腺毒性浓度 fT_4 和 fT_3、胰岛素和雄激素浓度有关，这些都有助于 Na^+–K^+–ATP 酶的过度活跃，并成为瘫痪发生的触发因素。甲状腺毒性周期性麻痹是一种可以反复出现的情况，瘫痪可以影响近端肌肉，临床严重程度可以从轻度无力到弛缓性麻痹不等。低钾血症也可能导致危及生命的心律失常，需要密切的心脏监测 [299]。

治疗包括使用 β 受体拮抗药，急性期谨慎使用钾。应开始 ATD 治疗，一旦达到甲状腺功能正常的状态，瘫痪症状就可以完全消失。

（十四）其他形式的甲状腺炎

急性感染性甲状腺炎

甲状腺的这种炎症是由感染引起的，这种感染通常是细菌引起，此外也有真菌和寄生虫感染所致的报道 [301]。儿童常伴有梨状窦瘘，这是胚胎发育过程中多鳃体从第五咽囊移行时产生的残余物。它通常只限于左侧，因为右侧多腮体通常是不存在的。感染性甲状腺炎在儿童免疫功能低下时也可以出现，在这些情况下，可能与不太常见的感染源有关。

临床上，孩子会出现前颈部疼痛，往往导致强迫头位伴发热、淋巴结肿大和全身感染的迹象。甲状腺内脓肿可以形成，并可以看到颈瘘分泌物的排出[302]。虽然甲状腺功能亢进和甲状腺功能减退都被报道过，但甲状腺功能通常是正常的[301]。

USS（或 CT）可以用于检测感染区域和瘘管的存在。FNA 可以帮助识别感染源并指导治疗[303]。如果怀疑甲状腺和窦之间有瘘管，而无法看到，吞钡可能有助于进一步评估。在最初的抗生素治疗和甲状腺炎治愈后，建议进行伴或不伴甲状腺半切除的瘘管切除术，防止复发[301, 302]。

（十五）亚急性甲状腺炎

尽管通常被认为是病毒导致，亚急性甲状腺炎的病因仍不明。该病在儿童中罕见[304]。已有报道该病在家族内部发生，因此认为该病与 HLA–BW35 相关联[301, 305]。亚临床甲状腺炎会导致甲状腺肿大、表面光滑、疼痛，并伴有发热、嗜睡和肌痛。在 50% 的病例中，初期会出现甲亢期。在疾病缓解之前，一些患者会出现短暂的甲状腺功能低下阶段[301, 304]。

ESR 明显升高的和甲状腺球蛋白阳性在该病中是常见的，甲状腺自身抗体通常是阴性的。放射性碘摄取量很可能是低水平的，扫描也不是常规推荐的检查。如果病情严重，可采用止痛、非类固醇药物和泼尼松龙辅助治疗。

（十六）甲状腺功能正常的甲状腺肿

碘缺乏和内分泌失调可能最初表现为甲状腺功能正常的甲状腺肿大及伴或不伴甲状腺功能异常的单纯性甲状腺肿大。偶然发现的抗体阳性可能与青春期有关[306]。一项大型回顾性研究表明，甲状腺功能正常的甲状腺肿大患者中，甲状腺自身抗体阳性使后期成为甲状腺功能异常的风险高达 20%[307]，因此表现为甲状腺肿大的患儿除了甲状腺功能需要评估外，还应该评估甲状腺自身抗体的滴度。与简单的特发性亚临床甲状腺功能减退相比，有桥本甲状腺炎证据的患儿发生甲状腺功能低下的风险很高[308]。

（十七）甲状腺结节

甲状腺结节在儿童中是罕见的，必须提高怀疑出现恶性肿瘤的警惕性，因为多达 18% 的甲状腺单发结节是恶性的[309]。甲状腺显像可以确定结节是热结节（功能性的）还是冷结节（没有摄取），但这也不能完全排除甲状腺癌的可能。USS 引导下的 FNA 可以帮助和诊断多达 90% 的甲状腺癌病例[310]。良性结节的随访需要监测结节的生长和进展情况，在许多情况下，最终还是进行甲状腺半切除术。

（十八）碘营养状况

近几十年来，碘缺乏已被认为是甲状腺功能减退和甲状腺肿的主要原因。在已知碘缺乏的地区实施有针对性的补碘方案可以很好改善甲状腺状况和甲状腺肿的发病率。在英国，碘的状况和地方性甲状腺肿最初是通过奶牛养殖的变化而改善的[311]。由于英国人口一直依赖乳制品来维持碘状况，农业方法和饮食习惯的进一步变化导致人口碘状况出现下降。最近对英国女学生的分析，通过轻度到中度碘缺乏高发率证实了这一现象[312]。

由于碘浓度波动，碘浓度的个性化定量是困难的。因此，研究的重点是群体碘状况。有证据表明，可能作为提高甲状腺功能的直接结果，改善儿童碘状况能够显著提升智力水平和促进儿童生长[313, 314]。同样的机制解释了为什么继发于碘缺乏的亚临床甲状腺功能减退的儿童可以在应用碘治疗后表现出代谢谱的明显改善[315]。

妊娠期碘浓度直接影响胎儿甲状腺底物的提供，从而影响胎儿甲状腺素的生成。母体低碘浓度可能对后代的长期神经系统发育结果产生不利影响[316]。补充碘的经济获益已经得到计算[317]，但尚不清楚补充碘是否能改善结局，并有人提出，它甚至可能是有害的[318]。如果母亲在怀孕前充分摄入碘，而不是在已经怀孕后才通过补充碘来改变胎儿的环境，这可能对胎儿更有利。

改善人群中碘的状况已被证明会导致暂时性甲状腺自身免疫性疾病发病率增加，包括 GD[319] 和亚临床甲状腺功能减退。这种人群效应被认为只是短暂的，总体上治疗碘不足的好处大于暂时性甲状腺功能异常增加所带来的损失[320]。

三、诊断误区

（一）甲状腺激素正常，TSH 升高

1. 亚临床型甲状腺功能减退症

这类疾病被定义为甲状腺激素浓度正常，TSH 大于参考范围的高值，但＜ 10mU/L。在某些情况下，尽管抗体通常是阴性的，但它可能是 AITD 的早期表现。随访研究表明，大多数抗体阴性（特发性）病例会随着时间的推移而会趋于正常[321, 322]，甲状腺功能也不太可能出现异常。

亚临床甲状腺功能减退症常见于 21 三体综合征（伴或不伴抗体阳性）的儿童，这种情况被认为是由下丘脑 – 垂体轴[323]调节不良所致。随着年龄的增加，21 三体综合征儿童患 AITD 的风险有所增加[322]。

在 3 岁以上的儿童中，髓鞘化和脑结构发育是完全的。没有证据表明，在年龄较大的年龄组的亚临床甲状腺功能减退与神经发育低下、生长或骨骼发育相关[265]。

在这部分无临床症状儿童中，需要监测甲状腺功能和甲状腺抗体。目前尚不清楚治疗是否会给患者带来益处，缺乏足够的证据来建议治疗[265]。然而，TSH 的长期升高与较差的长期代谢标志物和心血管健康有关[321]。

2. 肥胖

肥胖儿童的常规检测显示，升高的 TSH 伴正常的 fT_4 和 fT_3 在肥胖患者是常见的。这种甲状腺功能异常可能存在于多达 20% 的肥胖儿童中，TSH 也已被证明随着体重减轻而正常化，这表明甲状腺功能异常是肥胖的结果，而不是潜在的原因[324]。已有假说认为，肥胖可导致炎症细胞因子释放，从而诱导甲状腺淋巴细胞浸润，后者导致甲状腺 USS 异常[260]。或者，瘦素可能在刺激 pro–TRH[260] 中起作用。没有证据表明左甲状腺素治疗[325]会带来益处，治疗应该包括生活方式和饮食干预，以促进体重减轻。

（二）甲状腺激素降低，TSH 不升高

1. 中枢性甲状腺功能减退

尽管可以单独存在，但先天性或获得性中枢性甲状腺功能减退通常与额外的垂体激素缺陷有关。TSH 通常是可检测的，但对于低 fT_4 和 fT_3 并不适宜。在应用左甲状腺素治疗前，明确完整的垂体激素状态是很重要的。特别是皮质醇缺乏时，必须替代皮质醇激素治疗 48 小时后，方可加用左甲状腺素替代。左甲状腺素增加代谢率和肾脏清除率，如果皮质醇浓度不足，可能会引起肾上腺危象。

2. 病态甲状腺综合征

病态甲状腺综合征或非甲状腺疾病综合征（NTIS）发生在疾病期间，患者表现为低或低 / 正常的 fT_4，低 fT_3 和升高的 rT_3，而没有相应的 TSH 上升。这可能是通过减少代谢需求和能力转化达到最初的保护功能。由于结合蛋白活性降低和 DIO1 和 DIO3 活性变化，fT_3 可能急剧上升[326]，但之后 fT_3 随着持续的疾病和禁食而下降。这一现象出现是由下丘脑垂体轴下调伴随 TRH 和 TSH 表达发生改变所致[327]，也有学说认为是由细胞因子可能直接抑制甲状腺激素的产生

和去碘激酶活性所致[327]，左旋甲状腺素替代治疗并没有益处。

（三）甲状腺激素升高，TSH 未受抑制

甲状腺激素升高而 TSH 未抑制的原因包括检测干扰因素，如由于血清结合蛋白的定性变化（如家族性贫血性高甲状腺素血症）、干扰抗体（异嗜性、抗 TSH 或抗碘甲状腺原氨酸）、非甲状腺疾病或精神疾病和药物（如胺碘酮、肝素和甲状腺素替代治疗）（表 8–2）。这种 TFT 模式也可以在健康的新生儿中看到。升高的血清结合蛋白通常导致总的但不是游离的血清甲状腺激素浓度的变化，但偶尔观察到 fT_4 和 fT_3 的短暂改变[328]。此外还需要和 TSH 瘤相鉴别，尽管该病在儿童中非常罕见[329]。

在两步或平衡透析试验中可以证实升高游离激素测量的真实性，平衡透析试验中的升高值通常排除了异常循环结合蛋白和抗碘甲状腺原氨酸抗体的存在。相比人工界定的 TSH 数值，用稀释法测定 TSH 的线性关系证明了 TSH 的准确性。其他原因（非甲状腺疾病、新生儿期甲状腺激素测量、药物）通常可以被临床除外。

除了左甲状腺素外，可能与儿科临床特别相关的药物包括肝素，这可能导致人为提高了 fT_4 和 fT_3 浓度。这一现象出现是由于肝素诱导的内皮脂蛋白脂肪酶在体内的激活，结果导致增加 NEFA 的产生在体外样品储存或孵化。如果 NEFA 浓度超过正常血清结合能力，将导致 T_4 和 T_3 结合位点在 TBG 上的直接竞争，以及随后游离激素浓度的人为升高[330]。呋塞米、阿司匹林、NSAIDS 和苯妥英也可能介导载体蛋白上 TH 结合位点的竞争。胺碘酮可能引起明显的甲状腺中毒或甲状腺功能减退，但它也损害 DIO1 介导的 T_4 到 T_3 的脱碘，导致 T_4 浓度升高，T_3 正常，TSH 正常或轻度升高[329]。

除人工或后天原因外，遗传病因，包括 RTH 作用（如 RTHβ 或 RTHα）、甲状腺激素转运蛋白的缺陷（如 MCT8 突变）或代谢（SBP2 突变）、甲状腺激素升高而 TSH 未抑制都应予以考虑。在 FDH 中，白蛋白（ALB）基因的突变导致白蛋白分子的异常形式的产生，与 T_4 的亲和力增加，导致通过许多检测中，人为因素致游离甲状腺激素升高，需要通过分子遗传学研究来证实。

（四）TH 功能缺陷：甲状腺激素抵抗综合征（resistance to thyroid hormone，RTH）

1. RTHβ

TRβ 介导的 RTH 在人类中的发病率约 1/40000，该病是由于 *THRB* 基因[331]的点突变而产生。*THRB* 基因突变聚集在受体 LBD 的三个不同的“热点”中，随后配体结合或共激活子协同受损，导致转录功能缺陷和野生型受体功能显性负抑制[332–334]。具有 RTHβ 的个体由于调节 HPT 轴的 TRF 依赖的负反馈信号系统内的不反应而表现出特征性的检查特征（升高的 fT_4 和 fT_3 与未抑制的 TSH），导致围绕一个新的更高的“设定点”和升高的 fT_4 和 fT_3 浓度形成新的平衡。

RTHβ 的临床表现是高度可变的，大多数个体是相对无症状的。相关的临床特征可归因于不同器官 TR 亚型的差异表达，如主要表达 TRβ 的组织（肝、肾、下丘脑、垂体）表现为 RTH，而主要表达 TRα 的组织（骨骼和心肌、骨、脑）对甲状腺激素循环浓度的升高仍然敏感，因此可能表现出相对的甲状腺毒性。因此，RTH 受试者的心率与甲状腺功能正常的对照相比有所增加，这可能反映了 TRα 在心肌中的优势，而静息能量消耗的增加可能是由骨骼肌中 TRα 的优势所介导的。相反，血清 SHBG 水平（甲状腺激素作用的肝标志物）不适当地正常或降低，个体可能表现出混合性的血脂异常，反映了肝脏

表 8-2 T_4 和（或）T_3 升高伴 TSH 抑制或不抑制的原因总结

紊 乱	fT_4	fT_3	TSH	甲状腺功能状态	附加的临床和生化特征
甲状腺激素升高，TSH 抑制					
毒性弥漫性甲状腺肿	↑	↑	↓	甲状腺功能亢进	眼病、甲状腺肿、抗 TSH 受体抗体阳性
甲状腺炎	↑	↑	↓	甲状腺功能亢进	甲状腺肿，炎症指标升高
先天性甲亢（母体转移抗体，激活 TSHR 或 Gsα 突变）	↑	↑	↓	甲状腺功能亢进	额外的激素过量，多发性骨纤维营养不良可见咖啡牛奶斑，甲状腺肿，抗 TSH 受体抗体阴性
过量摄取左甲状腺素	↑	↑	↓	甲状腺功能亢进	
T_4 和（或）T_3 升高与非抑制 TSH					
地方性甲状腺肿大[a]	↔/↓	↑	↔	甲状腺功能正常	甲状腺肿
甲状腺激素生物合成缺陷[b]	↔/↓	↔/↑	↔/↑	甲状腺功能正常	甲状腺肿
FDH	↔	↔/↑	↔	甲状腺功能正常	正常平衡透析 fT_4
RTHbeta	↑	↑	↔	无症状，多样的甲亢特征	• 甲状腺肿大，心动过速 • 生长迟缓 / 不能茁壮成长，多动症，正常 SHBG 水平
RTHalpha	↔/↓	↔/↑	↔		大头畸形，生长迟缓，运动障碍，便秘，皮赘，特殊面容
MCT8	↔/↓	↑	↔	肝和肌肉甲状腺毒性（肌肉萎缩，分解代谢，↑ SHBG）	↓ rT_3，↑ SHBG，精神和精神运动迟缓
SECISBP2	↑	↔/↓	↔	甲状腺功能正常	↑ rT_3，↓ Se，生长迟缓，听力下降，不孕，肌肉萎缩症，光敏性
TSHoma	↑	↑	↔	甲状腺功能亢进	↑ SHBG，↑ α 亚单位 /TSH 摩尔比，平 TSH 对注射 TRH 后 TSH 反应平缓、MRI 显示微瘤或巨大腺瘤
非甲状腺疾病[c]	↑	↑	↔	甲状腺功能正常	其他疾病
肝素	↑	↑	↔	甲状腺功能正常	正常总 T_4
乙胺碘酰酮[d]	↑	↔	↔/↑	甲状腺功能正常	
抗体干扰	↔/↑	↑	↑	取决于 TSH 或甲状腺激素测定中是否发生干扰	

RTH 辅以 TRβ 是该组织表达的主要受体。患有 RTHβ 的儿童可能出现生长迟缓或发育不全，多动症也可能与此相关。甲状腺肿大这类患者也很常见 [66, 68, 335]。

具有杂合子、TRβ 介导的 RTH 个体通常不需要治疗，因为甲状腺激素抵抗是由甲状腺激素浓度升高来补偿的。在这些个体中，对 RTHβ 的遗传诊断对于防止不适当的治疗是很重要的。如被误诊为 GD 而进行甲状腺手术或放射性碘治疗。少数患者表现出甲状腺毒性症状，如震颤或心动过速，这可能是对 β 阻断作出反应。在罕见的情况下，用三碘甲状腺原乙酸治疗，这是一种对 TRβ 的亲和力高于 TRα 的甲状腺模拟剂，可以降低 TSH 和血清甲状腺激素浓度，从而降低临床甲状腺毒性 [66]。

罕见的临床报道病例表明，纯合子 THRB 点突变或缺失与更严重的表型有关，包括明显的智力障碍、听力损失 [336]、畸形特征（鸟状相、鸡胸、翼状肩）、聋哑和色盲 [337]。

2. RTHα

TRα 介导的 RTH 是由 THRA 基因 [95] 中的杂合子、显性阴性、功能丧失突变所致。它表现为组织特异性甲状腺功能减退，主要表达 TRA 亚型和接近正常的 TFT，因为 TRβ 是调节下丘脑和垂体 TH 负反馈的主要亚型。患者可能表现出特征性的宽脸，肥厚扁平的鼻子、突出的舌头和厚厚的嘴唇，巨大的头围可能是由囟门关闭延迟所致。在许多情况下，皮肤赘状瘢痕数量过多 [95, 338–340]。

生长迟缓通常是患者突出的临床表现和 TRα 对正常骨骼成熟起关键作用所致，通常以下肢为主。受影响儿童骨骼发育不良的放射学特征可能包括紊乱的膜内骨化、骨骺发育不全（紊乱的软骨内骨化）和出牙延迟 [95, 338–340]。便秘在这类患者中很常见，并且可能很严重。

TRα 是大脑中主要的 TR 亚型，受影响的个体通常表现出神经认知缺陷，包括儿童期生长里程碑延迟（运动、言语）、运动协调受损和运动缓慢启动，表现为运动障碍或病态步态和缓慢的言语。智商会不同程度的受损 [341]。

最常见的检查异常包括低 / 低 – 正常 T_4 和高 / 高 – 正常 T_3 浓度、低于正常 T_4/T_3 比值和多变的 rT_3 减少，这种表现可能反映甲状腺激素的代谢改变。这一现象有两种假设的机制来解释。第一种，在具有显性阴性 $TR\alpha_1$ 突变（$TR\alpha_1$–PV）的小鼠中，肝脏 DIO1 水平的增加了 T_4 向 T_3 的转换；第二种，表达 $TR\alpha_1$ 调节的 DIO3 的组织水平降低可能导致 T_4 到 rT_3 和 T_3 到 T_2 的内环脱碘减少。其他生化异常包括轻度升高的肌肉肌酸激酶和轻度正常细胞性贫血 [341]。

最初的 THRA 突变仅涉及 $TR\alpha_1$（激素结合）异构体。随后对影响 $TR\alpha_1$ 和 $TR\alpha_2$ 突变的病例报道描述了与 Tra_1 特异性突变重叠的表型，没有可识别的特殊临床特征可归因于 $TR\alpha_2$ 功能的丧失 [342, 343]。一名 27 岁的女性病例报道表明，发现该患者存在一个突变影响到 $TR\alpha_1$ 和 $TR\alpha_2$，表现出特殊的骨骼特征（小颌畸形、锁骨发育不全、发育不全、掌骨融合和并指），以及甲状旁腺功能亢进症和慢性腹泻，但在其他 RTHα 病例中尚未记录，尚不清楚这些是否仅仅归因于 TRα1 的 *N359Y* 突变。此外，更温和的 RTHα 形式现在已经被报道，这可能存在更微妙的甲状腺功能减退的临床特征和高于正常 fT_3，低正常 fT_4 和正常 TSH。有人认为，RTHα 表型的严重程度可能在一定程度上与所涉及的 *THRA* 突变引起的功能损害的位置和程度相关 [344]。虽然迄今为止已报道的 RTHα < 30 例，但由于其轻微的生化异常及其与非内分泌表现得关联，该综合征可能更常见，尤其是在轻症患者中 [341]。

左甲状腺素治疗在一些儿童病例中是有益的，能够改善生长，减轻便秘，改善运动发育和健康[341, 343]。当 fT_3 升高超生理水平时，TSH 浓度很容易被抑制，但却增加了 RTHα 患者长期过量的 TH 暴露，可能导致肝脏或骨骼等正常 TRβ 含量组织的不必要毒性[95, 339]。

（五）TH 的代谢缺陷：SECISBP2

人硒蛋白组包括约 25 种硒蛋白，其中含有罕见的氨基酸硒半胱氨酸（SEC），包括负责甲状腺激素代谢的脱碘酶家族。一种复杂的机制控制着 SEC 与硒蛋白的结合，因为 SEC 是由 UGA 密码子编码的，UGA 密码子通常充当翻译终止密码子，因此必须正确地重新编码为氨基酸硒半胱氨酸，而不是过早终止。在硒蛋白 mRNA 的非翻译区域，SEC 插入序列（SECIS）结合蛋白 2（SECISBP2）与 SECTS 元件的相互作用有助于介导这一重新编码过程的[66]。

SECISBP2 中的双等位基因突变导致一个特征的化验变化，包括 T_4 升高、T_3 低 / 正常、rT_3 高和 TSH 正常 / 升高。这种发现反映了甲状腺激素代谢受损，是由三种关键的硒蛋白脱碘酶的缺陷所致[345–347]。然而，由于 SECISBP2 在人类中是合成所有硒蛋白所必需的，因此 SECISBP2 缺乏会导致复杂的多系统表型。在迄今报道的 8 个家庭中，最突出的特点是发育迟缓、感音神经性听力障碍，肌病（特别是轴向）和运动、智力发育受损都是被报道过的。

其他表现包括嗜酸性结肠炎、旋转性眩晕、精子生成受损引起的男性不育、光敏性增加和体脂增加，还存在胰岛素敏感性或空腹酮症低血糖[345, 346, 348–351]。

一些表型可能与组织特异性硒蛋白缺乏有关（如导致肌病的 SEPN 缺乏），但其他如皮肤光敏性、听力障碍和可能的胰岛素敏感性，可能是由反应性氧化物种增加介导的，反映了许多硒蛋白的抗氧化功能[345]。此外，具有迄今未定性功能的硒蛋白可能发挥作用。血清中硒的主要载体硒蛋白 P 和谷胱甘肽过氧化物酶 3（Gpx3）的合成受损，个体血清硒浓度也出现下降。用三碘甲状腺原氨酸治疗在某些情况下有利于改善患者生长情况[345, 349]。

虽然补硒提高了血清硒浓度，在某些情况下，SePP 不能使 GPX 活性或血清 TH 正常化，这[352]与长期益处背道而驰。鉴于活性氧化物种增加在这一综合征中的作用，抗氧化治疗的研究是必要的。最近，在一个具有类似甲状腺检测表型和肌肉无力的儿童中，发现了一个纯合突变的转移 RNA、tRNA[Ser]Sec，这是硒蛋白参与所必需的，并伴有相关的硒蛋白生物合成受损，这似乎选择性地涉及与应激相关，而不是与管家硒蛋白相关[353]。

（六）甲状腺激素转运缺陷：MCT8

甲状腺激素转运蛋白 MCT8（*SLC16A2*）的失活突变导致罕见的 X 连锁精神运动迟缓综合征，称为 Allan–Herndon–Dudley 综合征（AHDS）[354]。这种疾病的患者有全面的发育迟缓和严重的智力残疾，通常智商低于 40，大多数人无法说话。严重的神经运动障碍表现为中枢性低张力，痉挛性截瘫随着年龄的增长而进展。大多数患者不能独立坐或站立，具有吞咽困难，MRI 成像显示短暂的延迟髓鞘形成或髓鞘发育不良[65]。体重通常在儿童时期下降，肌肉质量逐渐下降[65, 66]。

与 MCT8 突变相关的甲状腺结果包括明显升高的 T_3 浓度，低或低正常的 T_4 和降低的 rT_3 浓度，正常或轻微升高的 TSH 浓度。来自小鼠模型的数据表明，这种激素特征背后的病理生理学可能是复杂的，包括捕获 T_4 的增加，由于肾和肝 DIO1 表达升高而增加 T_4 的消耗，以及甲状腺分泌的甲状腺激素受损[36, 355–357]。

MCT8 缺乏的临床表现仍不完全清楚。T_3 循环浓度升高引起的外周甲状腺毒性可能导致分解代谢增加、体重减轻和肌肉消瘦，因为 T_3 可以通过 MCT8 以外的转运体进入某些外周组织的细胞。

肝脏 SHBG 产量也有所增加。在大脑中，T_3 进入 MCT8 表达的神经元细胞受损导致的甲状腺功能减退可能损害髓鞘化和神经元分化[65, 66]。虽然 MCT8 突变的女性携带者在没有偏离的 X 染色体失活的情况下不表现出神经表型的特点，但她们的 fT_4 浓度通常介于未受影响个体和受影响男性之间[66]。

不幸的是，目前还没有有效的 AHDS 治疗方法。具有神经系统表现的治疗是支持治疗的，没有证据表明甲状腺素治疗能提供任何益处[358, 359]，尽管与 PTU 和 L–T_4 联合治疗可以改善体重并减少 SHBG。拟甲状腺药物在改善与 MCT8 突变相关的外周甲状腺毒性方面的作用引起了人们的兴趣[65, 66]。

（七）家族性异常白蛋白血症性高甲状腺素血症

白蛋白有多个配体结合位点，包括亚基Ⅱ A 中的 T_4 结合位点，其中侧翼氨基酸的侧链需要小的重排才能容纳 T_4。这些构象变化主要涉及 W214、R222 和 R218，它们从口袋的一侧形成螺旋，并与 T_4 直接进行 Waal 接触[360]。

这些氨基酸的特异性遗传突变（p.R218H，p.R218RP，p.R218S，p.R222I）与甲状腺素结合亲和性的增加有关，这是由于甾体障碍减少了以常染色体显性遗传方式所致的甲状腺功能亢进性甲状腺素血症[361]。p.R218H、p.R218S 和 p.R222I 主要与 TT_4 浓度升高有关。p.R218P 导致 TT_4 显著升高，TT_3 浓度升高，以及其他变化。p.L66R 与主要的高碘甲状腺激素血症有关[362–364]。

患有 FDH 的人在临床上表现为甲状腺功能减退，因为突变蛋白导致结合激素和游离激素建立新的平衡，因此在结合激素增加的情况下，游离激素浓度保持正常。然而，在这种情况下，误诊为甲状腺毒血症仍是有可能的，因为甲状腺激素的总测量值被提高，而测量游离甲状腺激素的标准实验室方法可能会由于突变蛋白的检测干扰而导致结果错误升高。这种误诊可能导致不适当的手术或药物治疗[365, 366]。

参考文献

[1] Van Vliet, G. (2003). Development of the thyroid gland: lessons from congenitally hypothyroid mice and men. *Clin. Genet.* 63 (6): 445–455.

[2] Szinnai, G. (2014). Genetics of normal and abnormal thyroid development in humans. *Best Pract. Res. Clin. Endocrinol. Metab.* 28 (2): 133–150.

[3] Johansson, E., Andersson, L., Ornros, J. et al. (2015). Revising the embryonic origin of thyroid C cells in mice and humans. *Development* 142 (20): 3519–3528.

[4] Trueba, S.S., Auge, J., Mattei, G. et al. (2005). PAX8, TITF1, and FOXE1 gene expression patterns during human development: new insights into human thyroid development and thyroid dysgenesis-associated malformations. *J. Clin. Endocrinol. Metab.* 90 (1):455–462.

[5] Fernandez, L.P., Lopez-Marquez, A., and Santisteban, P. (2015). Thyroid transcription factors in development, differentiation and disease. *Nat. Rev. Endocrinol.* 11 (1): 29–42.

[6] Fagman, H. and Nilsson, M. (2010). Morphogenesis of the thyroid gland. *Mol. Cell. Endocrinol.* 323 (1): 35–54.

[7] De Felice, M. and Di Lauro, R. (2004). Thyroid development and its disorders: genetics and molecular mechanisms. *Endocr. Rev.* 25 (5): 722–746.

[8] Antonica, F., Kasprzyk, D.F., Opitz, R. et al. (2012). Generation of functional thyroid from embryonic stem cells. *Nature* 491 (7422): 66–71.

[9] Kurmann, A.A., Serra, M., Hawkins, F. et al. (2015). Regeneration of thyroid function by transplantation of differentiated pluripotent stem cells. *Cell Stem Cell* 17(5): 527–542.

[10] Kimura, S., Hara, Y., Pineau, T. et al. (1996). The T/ebp null mouse: thyroid-specific enhancer-binding protein is essential for the organogenesis of the thyroid, lung, ventral forebrain, and pituitary. *Genes Dev.* 10 (1):60–69.

[11] Mansouri, A., Chowdhury, K., and Gruss, P. (1998). Follicular cells of the thyroid gland require Pax8 gene function. *Nat. Genet.* 19 (1): 87–90.

[12] De Felice, M., Ovitt, C., Biffali, E. et al. (1998). A mouse model

for hereditary thyroid dysgenesis and cleft palate. *Nat. Genet.* 19 (4): 395–398.

[13] Martinez Barbera, J.P., Clements, M., Thomas, P. et al. (2000). The homeobox gene Hex is required in definitive endodermal tissues for normal forebrain, liver and thyroid formation. *Development* 127 (11):2433–2445.

[14] Wendl, T., Adzic, D., Schoenebeck, J.J. et al. (2007). Early developmental specification of the thyroid gland depends on han-expressing surrounding tissue and on FGF signals. *Development* 134 (15): 2871–2879.

[15] Fagman, H., Liao, J., Westerlund, J. et al. (2007). The 22q11 deletion syndrome candidate gene Tbx1 determines thyroid size and positioning. *Hum. Mol. Genet.* 16 (3): 276–285.

[16] Vitelli, F., Taddei, I., Morishima, M. et al. (2002). A genetic link between Tbx1 and fibroblast growth factor signaling. *Development* 129 (19): 4605–4611.

[17] De Felice, M. and Di Lauro, R. (2011). Minireview: Intrinsic and extrinsic factors in thyroid gland development: an update. *Endocrinology* 152 (8):2948–2956.

[18] Porreca, I., De Felice, E., Fagman, H. et al. (2012). Zebrafish bcl2l is a survival factor in thyroid development. *Dev. Biol.* 366 (2): 142–152.

[19] Hermanns, P., Grasberger, H., Refetoff, S., and Pohlenz, J. (2011). Mutations in the NKX2.5 gene and the PAX8 promoter in a girl with thyroid dysgenesis. *J. Clin. Endocrinol. Metab.* 96 (6):E977–E981.

[20] Porazzi, P., Marelli, F., Benato, F. et al. (2012). Disruptions of global and JAGGED1-mediated notch signaling affect thyroid morphogenesis in the zebrafish. *Endocrinology* 153 (11): 5645–5658.

[21] Opitz, R., Hitz, M.P., Vandernoot, I. et al. (2015). Functional zebrafish studies based on human genotyping point to netrin-1 as a link between aberrant cardiovascular development and thyroid dysgenesis. *Endocrinology* 156 (1): 377–388.

[22] de Filippis, T., Marelli, F., Nebbia, G. et al. (2016). JAG1 loss-of-function variations as a novel predisposing event in the pathogenesis of congenital thyroid defects. *J. Clin. Endocrinol. Metab.* 101 (3): 861–870.

[23] Dai, G., Levy, O., and Carrasco, N. (1996). Cloning and characterization of the thyroid iodide transporter. *Nature* 379 (6564): 458–460.

[24] Spitzweg, C. and Morris, J.C. (2010). Genetics and phenomics of hypothyroidism and goiter due to NIS mutations. *Mol. Cell. Endocrinol.* 322 (1-2): 56–63.

[25] Golstein, P., Abramow, M., Dumont, J.E., and Beauwens, R. (1992). The iodide channel of the thyroid: a plasma membrane vesicle study. *Am. J. Physiol.* 263(3 Pt 1): C590–C597.

[26] Yoshida, A., Taniguchi, S., Hisatome, I. et al. (2002). Pendrin is an iodide-specific apical porter responsible for iodide efflux from thyroid cells. *J. Clin. Endocrinol. Metab.* 87 (7): 3356–3361.

[27] Pryor, S.P., Madeo, A.C., Reynolds, J.C. et al. (2005). SLC26A4/PDS genotype-phenotype correlation in hearing loss with enlargement of the vestibular aqueduct (EVA): evidence that Pendred syndrome and non-syndromic EVA are distinct clinical and genetic entities. *J. Med. Genet.* 42 (2): 159–165.

[28] Bizhanova, A. and Kopp, P. (2011). Controversies concerning the role of pendrin as an apical iodide transporter in thyroid follicular cells. *Cell. Physiol.Biochem.* 28 (3): 485–490.

[29] Sato, E., Nakashima, T., Miura, Y. et al. (2001). Phenotypes associated with replacement of His by Arg in the Pendred syndrome gene. *Eur. J. Endocrinol.* 145 (6): 697–703.

[30] Calebiro, D., Porazzi, P., Bonomi, M. et al. (2011). Absence of primary hypothyroidism and goiter in Slc26a4 (-/-) mice fed on a low iodine diet. *J. Endocrinol. Invest.* 34 (8): 593–598.

[31] Twyffels, L., Strickaert, A., Virreira, M. et al. (2014). Anoctamin-1/TMEM16A is the major apical iodide channel of the thyrocyte. *Am. J. Physiol. Cell Physiol.* 307 (12): C1102–C1112.

[32] Lamas, L., Anderson, P.C., Fox, J.W., and Dunn, J.T. (1989). Consensus sequences for early iodination and hormonogenesis in human thyroglobulin. *J. Biol. Chem.* 264 (23): 13541–13545.

[33] van de Graaf, S.A., Ris-Stalpers, C., Pauws, E. et al. (2001). Up to date with human thyroglobulin. *J. Endocrinol.* 170 (2): 307–321.

[34] Targovnik, H.M., Esperante, S.A., and Rivolta, C.M. (2010). Genetics and phenomics of hypothyroidism and goiter due to thyroglobulin mutations. *Mol. Cell. Endocrinol.* 322 (1-2): 44–55.

[35] Ris-Stalpers, C. and Bikker, H. (2010). Genetics and phenomics of hypothyroidism and goiter due to TPO mutations. *Mol. Cell. Endocrinol.* 322 (1–2): 38–43.

[36] Di Cosmo, C., Liao, X.H., Dumitrescu, A.M. et al. (2010). Mice deficient in MCT8 reveal a mechanism regulating thyroid hormone secretion. *J. Clin. Invest.* 120 (9): 3377–3388.

[37] Gnidehou, S., Caillou, B., Talbot, M. et al. (2004). Iodotyrosine dehalogenase 1 (DEHAL1) is a transmembrane protein involved in the recycling of iodide close to the thyroglobulin iodination site. *FASEB J.* 18 (13): 1574–1576.

[38] Targovnik, H.M., Citterio, C.E., and Rivolta, C.M. (2011). Thyroglobulin gene mutations in congenital hypothyroidism. *Horm. Res. Paediatr.* 75 (5): 311–321.

[39] O'Neill, S., Brault, J., Stasia, M.J., and Knaus, U.G. (2015). Genetic disorders coupled to ROS deficiency. *Redox Biol.* 6: 135–156.

[40] Grasberger, H. and Refetoff, S. (2006). Identification of the maturation factor for dual oxidase. Evolution of an eukaryotic operon equivalent. *J. Biol. Chem.* 281 (27):18269–18272.

[41] Wolff, J. and Chaikoff, I.L. (1948). Plasma inorganic iodide as a homeostatic regulator of thyroid function. *J. Biol. Chem.* 174 (2): 555–564.

[42] Dugrillon, A. (1996). Iodolactones and iodoaldehydes--mediators of iodine in thyroid autoregulation. *Exp. Clin. Endocrinol. Diabetes* 104 (Suppl 4): 41–45.

[43] Eng, P.H., Cardona, G.R., Fang, S.L. et al. (1999). Escape from the acute Wolff-Chaikoff effect is associated with a decrease in thyroid sodium/iodide symporter messenger ribonucleic acid and protein. *Endocrinology* 140 (8): 3404–3410.

[44] Fekete, C. and Lechan, R.M. (2014). Central regulation of hypothalamic-pituitary-thyroid axis under physiological and pathophysiological conditions. *Endocr. Rev.* 35 (2): 159–194.

[45] Hinkle, P.M., Gehret, A.U., and Jones, B.W. (2012). Desensitization, trafficking, and resensitization of the pituitary thyrotropin-releasing hormone receptor. *Front. Neurosci.* 6: 180.

[46] Sun, Y., Bak, B., Schoenmakers, N. et al. (2012). Loss-of-function mutations in IGSF1 cause an X-linked syndrome of central hypothyroidism and testicular enlargement. *Nat. Genet.* 44 (12): 1375–1381.

[47] Persani, L. (1998). Hypothalamic thyrotropin-releasing hormone and thyrotropin biological activity. *Thyroid* 8 (10): 941–946.

[48] Estrada, J.M., Soldin, D., Buckey, T.M. et al. (2014). Thyrotropin isoforms: implications for thyrotropin analysis and clinical practice. *Thyroid* 24 (3): 411–423.

[49] Laugwitz, K.L., Allgeier, A., Offermanns, S. et al. (1996). The human thyrotropin receptor: a heptahelical receptor capable of stimulating members of all four G protein families. *Proc. Natl. Acad. Sci. U. S. A.* 93 (1):116–120.

[50] Garcia, M., Fernandez, A., and Moreno, J.C. (2014). Central hypothyroidism in children. *Endocr. Dev.* 26:79–107.

[51] Alkemade, A., Friesema, E.C., Kalsbeek, A. et al. (2011). Expression of thyroid hormone transporters in the human hypothalamus. *J. Clin. Endocrinol. Metab.* 96(6): E967–E971.

[52] Alkemade, A. (2015). Thyroid hormone and the developing hypothalamus. *Front. Neuroanat.* 9: 15.
[53] Prummel, M.F., Brokken, L.J., and Wiersinga, W.M. (2004). Ultra short-loop feedback control of thyrotropin secretion. *Thyroid* 14 (10): 825–829.
[54] Hollenberg, A.N., Monden, T., Flynn, T.R. et al. (1995). The human thyrotropin-releasing hormone gene is regulated by thyroid hormone through two distinct classes of negative thyroid hormone response elements. *Mol. Endocrinol.* 9 (5): 540–550.
[55] Perello, M., Friedman, T., Paez-Espinosa, V. et al. (2006). Thyroid hormones selectively regulate the posttranslational processing of prothyrotropinreleasing hormone in the paraventricular nucleus of the hypothalamus. *Endocrinology* 147 (6): 2705–2716.
[56] Shupnik, M.A., Chin, W.W., Habener, J.F., and Ridgway, E.C. (1985). Transcriptional regulation of the thyrotropin subunit genes by thyroid hormone. *J. Biol. Chem.* 260 (5): 2900–2903.
[57] Wondisford, F.E., Farr, E.A., Radovick, S. et al. (1989). Thyroid hormone inhibition of human thyrotropin beta-subunit gene expression is mediated by a cisacting element located in the first exon. *J. Biol. Chem.* 264 (25): 14601–14604.
[58] Wang, D., Xia, X., Liu, Y. et al. (2009). Negative regulation of TSHalpha target gene by thyroid hormone involves histone acetylation and corepressor complex dissociation. *Mol. Endocrinol.* 23 (5): 600–609.
[59] Fliers, E., Unmehopa, U.A., and Alkemade, A. (2006). Functional neuroanatomy of thyroid hormone feedback in the human hypothalamus and pituitary gland. *Mol. Cell. Endocrinol.* 251 (1–2): 1–8.
[60] Schussler, G.C. (2000). The thyroxine-binding proteins. *Thyroid* 10 (2): 141–149.
[61] Mendel, C.M., Weisiger, R.A., Jones, A.L., and Cavalieri, R.R. (1987). Thyroid hormone-binding proteins in plasma facilitate uniform distribution of thyroxine within tissues: a perfused rat liver study. *Endocrinology* 120 (5): 1742–1749.
[62] Liz, M.A., Mar, F.M., Franquinho, F., and Sousa, M.M. (2010). Aboard transthyretin: from transport to cleavage. *IUBMB Life* 62 (6): 429–435.
[63] Fasano, M., Curry, S., Terreno, E. et al. (2005). The extraordinary ligand binding properties of human erum albumin. *IUBMB Life* 57 (12): 787–796.
[64] Bernal, J., Guadano-Ferraz, A., and Morte, B. (2015). Thyroid hormone transporters – functions and clinical implications. *Nat. Rev. Endocrinol.* 11 (7): 406–417.
[65] Fu, J. and Dumitrescu, A.M. (2014). Inherited defects in thyroid hormone cell-membrane transport and metabolism. *Best Pract. Res. Clin. Endocrinol. Metab.* 28 (2): 189–201.
[66] Visser, W.E., van Mullem, A.A., Visser, T.J., and Peeters, R.P. (2013). Different causes of reduced sensitivity to thyroid hormone: diagnosis and clinical management. *Clin. Endocrinol. (Oxf)* 79 (5): 595–605.
[67] Bassett, J.H. and Williams, G.R. (2016). Role of thyroid hormones in skeletal development and bone maintenance. *Endocr. Rev.* er20151106.
[68] Ortiga-Carvalho, T.M., Sidhaye, A.R., and Wondisford, F.E. (2014). Thyroid hormone receptors and resistance to thyroid hormone disorders. *Nat. Rev. Endocrinol.* 10(10): 582–591.
[69] Desvergne, B. (1994). How do thyroid hormone receptors bind to structurally diverse response elements? *Mol. Cell. Endocrinol.* 100 (1–2): 125–131.
[70] Cheng, S.Y., Leonard, J.L., and Davis, P.J. (2010). Molecular aspects of thyroid hormone actions. *Endocr. Rev.* 31 (2): 139–170.
[71] Yen, P.M. (2001). Physiological and molecular basis of thyroid hormone action. *Physiol. Rev.* 81 (3):1097–1142.
[72] Huang, P., Chandra, V., and Rastinejad, F. (2010). Structural overview of the nuclear receptor superfamily: insights into physiology and therapeutics. *Annu. Rev. Physiol.* 72: 247–272.
[73] Wagner, R.L., Apriletti, J.W., McGrath, M.E. et al. (1995). A structural role for hormone in the thyroid hormone receptor. *Nature* 378 (6558): 690–697.
[74] You, S.H., Liao, X., Weiss, R.E., and Lazar, M.A. (2010). The interaction between nuclear receptor corepressor and histone deacetylase 3 regulates both positive and negative thyroid hormone action in vivo. *Mol. Endocrinol.* 24 (7): 1359–1367.
[75] Santos, G.M., Fairall, L., and Schwabe, J.W. (2011). Negative regulation by nuclear receptors: a plethora of mechanisms. *Trends Endocr. Metab.* 22 (3): 87–93.
[76] Harvey, C.B., O'Shea, P.J., Scott, A.J. et al. (2002). Molecular mechanisms of thyroid hormone effects on bone growth and function. *Mol. Genet. Metab.* 75 (1):17–30.
[77] Stevens, D.A., Harvey, C.B., Scott, A.J. et al. (2003). Thyroid hormone activates fibroblast growth factor receptor-1 in bone. *Mol. Endocrinol.* 17 (9):1751–1766.
[78] McLean, R.M. and Podell, D.N. (1995). Bone and joint manifestations of hypothyroidism. *Semin. Arthritis Rheum.* 24 (4): 282–290.
[79] Rivkees, S.A., Bode, H.H., and Crawford, J.D. (1988). Long-term growth in juvenile acquired hypothyroidism: the failure to achieve normal adult stature. *N. Engl. J.Med.* 318 (10): 599–602.
[80] Albright, F. (1938). Changes simulating Legg-Perthes disease (Osteochondritis Defromans Juvenilis) due to juvenille myxoemema. *J. Bone Joint Surg.* 20 (3):764–769.
[81] Segni, M. and Gorman, C.A. (2001). The aftermath of childhood hyperthyroidism. *J. Pediatr. Endocr. Metabol.* 14 (Suppl 5): 1277–1282. discussion 97–98.
[82] Dillmann, W. (2010). Cardiac hypertrophy and thyroid hormone signaling. *Heart Fail. Rev.* 15 (2):125–132.
[83] Macchia, P.E., Takeuchi, Y., Kawai, T. et al. (2001). Increased sensitivity to thyroid hormone in mice with complete deficiency of thyroid hormone receptor alpha. *Proc. Natl. Acad. Sci. U. S. A.* 98 (1): 349–354.
[84] Klein, I. and Danzi, S. (2007). Thyroid disease and the heart. *Circulation* 116 (15): 1725–1735.
[85] Kahaly, G.J. and Dillmann, W.H. (2005). Thyroid hormone action in the heart. *Endocr. Rev.* 26 (5):704–728.
[86] Mansen, A., Tiselius, C., Sand, P. et al. (2010). Thyroid hormone receptor alpha can control action potential duration in mouse ventricular myocytes through the KCNE1 ion channel subunit. *Acta Physiol (Oxf.)* 198(2): 133–142.
[87] Slovis, C. and Jenkins, R. (2002). ABC of clinical electrocardiography: conditions not primarily affecting the heart. *BMJ* 324 (7349): 1320–1323.
[88] Kweon, K.H., Park, B.H., and Cho, C.G. (2007). The effects of L-thyroxine treatment on QT dispersion in primary hypothyroidism. *J. Korean Med. Sci.* 22 (1):114–116.
[89] Bakiner, O., Ertorer, M.E., Haydardedeoglu, F.E. et al. (2008). Subclinical hypothyroidism is characterized by increased QT interval dispersion among women. *Med. Princ. Pract.* 17 (5): 390–394.
[90] Galetta, F., Franzoni, F., Fallahi, P. et al. (2006). Heart rate variability and QT dispersion in patients with subclinical hypothyroidism. *Biomed. Pharmacother.* 60(8): 425–430.
[91] Plateroti, M., Gauthier, K., Domon-Dell, C. et al. (2001). Functional interference between thyroid hormone receptor alpha (TRalpha) and natural truncated TRDeltaalpha isoforms in the control of intestine development. *Mol. Cell. Biol.* 21 (14):4761–4772.
[92] Fraichard, A., Chassande, O., Plateroti, M. et al. (1997). The T3R alpha gene encoding a thyroid hormone receptor is essential for post-natal development and thyroid hormone

production. *EMBO J.* 16 (14):4412–4420.

[93] Plateroti, M., Chassande, O., Fraichard, A. et al. (1999). Involvement of T3Ralpha- and beta-receptor subtypes in mediation of T3 functions during postnatal murine intestinal development. *Gastroenterology* 116 (6):1367–1378.

[94] Shafer, R.B., Prentiss, R.A., and Bond, J.H. (1984). Gastrointestinal transit in thyroid disease. *Gastroenterology* 86 (5 Pt 1): 852–855.

[95] Bochukova, E., Schoenmakers, N., Agostini, M. et al. (2012). A mutation in the thyroid hormone receptor alpha gene. *N. Engl. J. Med.* 366 (3):243–249.

[96] Bacharach, T. and Evans, J.R. (1957). Enlargement of the colon secondary to hypothyroidism. *Ann. Intern. Med.* 47 (1): 121–124.

[97] Duret, R.L. and Bastenie, P.A. (1971). Intestinal disorders in hypothyroidism. Clinical and manometric study. *Am. J. Dig. Dis.* 16 (8): 723–727.

[98] Schwartz, H.L., Strait, K.A., Ling, N.C., and Oppenheimer, J.H. (1992). Quantitation of rat tissue thyroid hormone binding receptor isoforms by immunoprecipitation of nuclear triiodothyronine binding capacity. *J. Biol. Chem.* 267 (17): 11794–11799.

[99] Weiss, R.E., Murata, Y., Cua, K. et al. (1998). Thyroid hormone action on liver, heart, and energy expenditure in thyroid hormone receptor beta-deficient mice. *Endocrinology* 139 (12): 4945–4952.

[100] Mathe, D. and Chevallier, F. (1976). Effects of the thyroid state on cholesterol metabolism in the rat. *Biochim. Biophys. Acta* 441 (1): 155–164.

[101] Gullberg, H., Rudling, M., Salto, C. et al. (2002). Requirement for thyroid hormone receptor beta in T3 regulation of cholesterol metabolism in mice. *Mol. Endocrinol.* 16 (8): 1767–1777.

[102] Duntas, L.H. (2002). Thyroid disease and lipids. *Thyroid* 12 (4): 287–293.

[103] Selva, D.M. and Hammond, G.L. (2009). Thyroid hormones act indirectly to increase sex hormonebinding globulin production by liver via hepatocyte nuclear factor-4alpha. *J. Mol. Endocrinol.* 43 (1):19–27.

[104] Finsterer, J., Stollberger, C., Grossegger, C., and Kroiss, A. (1999). Hypothyroid myopathy with unusually high serum creatine kinase values. *Horm. Res.* 52 (4):205–208.

[105] Saha, B. and Maity, C. (2002). Alteration of serum enzymes in primary hypothyroidism. *Clin. Chem. Lab. Med.* 40 (6): 609–611.

[106] Kim, B. (2008). Thyroid hormone as a determinant of energy expenditure and the basal metabolic rate. *Thyroid* 18 (2): 141–144.

[107] al-Adsani, H., Hoffer, L.J., and Silva, J.E. (1997). Resting energy expenditure is sensitive to small dose changes in patients on chronic thyroid hormone replacement. *J. Clin. Endocrinol. Metab.* 82 (4):1118–1125.

[108] Rovet, J.F. (2014). The role of thyroid hormones for brain development and cognitive function. *Endocr.Dev.* 26: 26–43.

[109] Thompson, C.C. and Potter, G.B. (2000). Thyroid hormone action in neural development. *Cereb. Cortex* 10 (10): 939–945.

[110] Fernandez, M., Pirondi, S., Manservigi, M. et al. (2004). Thyroid hormone participates in the regulation of neural stem cells and oligodendrocyte precursor cells in the central nervous system of adult rat. *Eur. J. Neurosci.* 20 (8): 2059–2070.

[111] Rodriguez-Pena, A. (1999). Oligodendrocyte development and thyroid hormone. *J. Neurobiol.* 40 (4): 497–512.

[112] Ercan-Fang, S., Schwartz, H.L., and Oppenheimer, J.H. (1996). Isoform-specific 3,5,3'-triiodothyronine receptor binding capacity and messenger ribonucleic acid content in rat adenohypophysis: effect of thyroidal state and comparison with extrapituitary tissues. *Endocrinology* 137 (8): 3228–3233.

[113] Morte, B., Manzano, J., Scanlan, T. et al. (2002). Deletion of the thyroid hormone receptor alpha 1 prevents the structural alterations of the cerebellum induced by hypothyroidism. *Proc. Natl. Acad. Sci. U. S. A.* 99 (6): 3985–3989.

[114] Thilly, C.H., Vanderpas, J.B., Bebe, N. et al. (1992). Iodine deficiency, other trace elements, and goitrogenic factors in the etiopathogeny of iodine deficiency disorders (IDD). *Biol. Trace Elem. Res.* 32:229–243.

[115] Delange, F. (1996). Endemic cretinism in Werner and Ingbar's. In: *Werner and Ingbar's The Thyroid*, 7the (ed. L.E. Braverman and R.D. Utiger), 756–767. New York: Lippincott-Raven.

[116] Pine-Twaddell, E., Romero, C.J., and Radovick, S. (2013). Vertical transmission of hypopituitarism: critical importance of appropriate interpretation of thyroid function tests and levothyroxine therapy during pregnancy. *Thyroid* 23 (7): 892–897.

[117] Osterweil, D., Syndulko, K., Cohen, S.N. et al. (1992). Cognitive function in non-demented older adults with hypothyroidism. *J. Am. Geriatr. Soc.* 40 (4): 325–335.

[118] Dugbartey, A.T. (1998). Neurocognitive aspects of hypothyroidism. *Arch. Intern. Med.* 158 (13): 1413–1418.

[119] Anselmo, J., Cao, D., Karrison, T. et al. (2004). Fetal loss associated with excess thyroid hormone exposure. *JAMA* 292 (6): 691–695.

[120] Haddow, J.E., Palomaki, G.E., Allan, W.C. et al. (1999). Maternal thyroid deficiency during pregnancy and subsequent neuropsychological development of the child. *N. Engl. J. Med.* 341 (8): 549–555.

[121] Pop, V.J., Brouwers, E.P., Vader, H.L. et al. (2003). Maternal hypothyroxinaemia during early pregnancy and subsequent child development: a 3-year follow-up study. *Clin. Endocrinol. (Oxf)* 59 (3): 282–288.

[122] Calvo, R.M., Jauniaux, E., Gulbis, B. et al. (2002). Fetal tissues are exposed to biologically relevant free thyroxine concentrations during early phases of development. *J. Clin. Endocrinol. Metab.* 87 (4):1768–1777.

[123] Vulsma, T., Gons, M.H., and de Vijlder, J.J. (1989). Maternal-fetal transfer of thyroxine in congenital hypothyroidism due to a total organification defect or thyroid agenesis. *N. Engl. J. Med.* 321 (1): 13–16.

[124] Morreale de Escobar, G., Obregon, M.J., and Escobar del Rey, F. (2004). Role of thyroid hormone during early brain development. *Eur. J. Endocrinol.* 151 (Suppl 3): U25–U37.

[125] Patel, J., Landers, K., Li, H. et al. (2011). Delivery of maternal thyroid hormones to the fetus. *Trends Endocr. Metab.* 22 (5): 164–170.

[126] Shepard, T.H. (1967). Onset of function in the human fetal thyroid: biochemical and radioautographic studies from organ culture. *J. Clin. Endocrinol. Metab.* 27 (7): 945–958.

[127] Thorpe-Beeston, J.G., Nicolaides, K.H., Felton, C.V. et al. (1991). Maturation of the secretion of thyroid hormone and thyroid-stimulating hormone in the fetus. *N. Engl. J. Med.* 324 (8): 532–536.

[128] Hume, R., Simpson, J., Delahunty, C. et al. (2004). Human fetal and cord serum thyroid hormones: developmental trends and interrelationships. *J. Clin. Endocrinol. Metab.* 89 (8): 4097–4103.

[129] Roti, E., Gnudi, A., Braverman, L.E. et al. (1981). Human cord blood concentrations of thyrotropin, thyroglobulin, and iodothyronines after maternal administration of thyrotropin-releasing hormone. *J. Clin. Endocrinol. Metab.* 53 (4): 813–817.

[130] Brown, R.S. and Larson, P.R. (1999). Thyroid gland development and disease in infancy and childhood. In: *Thyroid Disease Manager*. http://thyroid manager.org (accessed 24

Decemeber 2018).

[131] Wolff, J., Chaikoff, I.L., Goldberg, R.C. et al. (1949). The temporary nature of the inhibitory action of excess iodine on organic iodine synthesis in the normal thyroid. *Endocrinology* 45 (5): 504–513. illust.

[132] Fisher, D.A. and Odell, W.D. (1969). Acute release of thyrotropin in the newborn. *J. Clin. Invest.* 48 (9): 1670–1677.

[133] Simila, S., Koivisto, M., Ranta, T. et al. (1975). Serum triiodothyronine, thyroxine, and thyrotrophin concentrations in newborns during the first 2 days of life. *Arch. Dis. Child.* 50 (7): 565–567.

[134] Fisher, D.A. and Klein, A.H. (1981). Thyroid development and disorders of thyroid function in the newborn. *N. Engl. J. Med.* 304 (12): 702–712.

[135] Santini, F., Chiovato, L., Ghirri, P. et al. (1999). Serum iodothyronines in the human fetus and the newborn: evidence for an important role of placenta in fetal thyroid hormone homeostasis. *J. Clin. Endocrinol.`Metab.* 84 (2): 493–498.

[136] Mercado, M., Yu, V.Y., Francis, I. et al. (1988). Thyroid function in very preterm infants. *Early Hum. Dev.* 16 (2–3): 131–141.

[137] van Wassenaer, A.G., Kok, J.H., Dekker, F.W., and de Vijlder, J.J. (1997). Thyroid function in very preterm infants: influences of gestational age and disease.*Pediatr. Res.* 42 (5): 604–609.

[138] Greaves, R.F., Zacharin, M.R., Donath, S.M. et al. (2014). Establishment of hormone reference intervals for infants born < 30 weeks' gestation. *Clin. Biochem.* 47 (15): 101–108.

[139] Williams, F.L., Simpson, J., Delahunty, C. et al. (2004). Developmental trends in cord and postpartum serum thyroid hormones in preterm infants. *J. Clin. Endocrinol. Metab.* 89 (11):5314–5320.

[140] Zurakowski, D., Di Canzio, J., and Majzoub, J.A. (1999). Pediatric reference intervals for serum thyroxine, triiodothyronine, thyrotropin, and free thyroxine. *Clin. Chem.* 45 (7): 1087–1091.

[141] Moreno, J.C. and Visser, T.J. (2007). New phenotypes in thyroid dyshormonogenesis: hypothyroidism due to DUOX2 mutations. In: *Thyroid Gland Development and Function, vol 10. Endocr. Dev* (ed. G. Van Vliet and M. Polak), 99–117. Basel: Karger.

[142] Wildi-Runge, S., Stoppa-Vaucher, S., Lambert, R. et al. (2012). A high prevalence of dual thyroid ectopy in congenital hypothyroidism: evidence for insufficient signaling gradients during embryonic thyroid migration or for the polyclonal nature of the thyroid gland? *J. Clin. Endocrinol. Metab.* 97 (6): E978–E981.

[143] Tucker, D., Woods, G., Langham, S. et al. (2016). The incidence and clinical features of dual thyroid ectopia in congenital hypothyroidism. *J. Clin. Endocrinol. Metab.* jc20153080.

[144] Corbetta, C., Weber, G., Cortinovis, F. et al. (2009). A 7-year experience with low blood TSH cutoff levels for neonatal screening reveals an unsuspected frequency of congenital hypothyroidism (CH). *Clin. Endocrinol. (Oxf)* 71 (5): 739–745.

[145] Hermanns, P., Shepherd, S., Mansor, M. et al. (2014). A new mutation in the promoter region of the PAX8 gene causes true congenital hypothyroidism with thyroid hypoplasia in a girl with Down's syndrome. *Thyroid* 24 (6): 939–944.

[146] Perone, D., Medeiros-Neto, G., Nogueira, C.R. et al. (2016). Analysis of the PAX8 gene in 32 children with thyroid dysgenesis and functional characterization of a promoter variant. *J. Pediatr. Endocr. Metabol.* 29 (2):193–201.

[147] de Sanctis, L., Corrias, A., Romagnolo, D. et al. (2004). Familial PAX8 small deletion (c.989_992delACCC) associated with extreme phenotype variability. *J. Clin. Endocrinol. Metab.* 89 (11): 5669–5674.

[148] Montanelli, L. and Tonacchera, M. (2010). Genetics and phenomics of hypothyroidism and thyroid dysand agenesis due to PAX8 and TTF1 mutations. *Mol. Cell. Endocrinol.* 322 (1–2): 64–71.

[149] Ramos, H.E., Carre, A., Chevrier, L. et al. (2014). Extreme phenotypic variability of thyroid dysgenesis in six new cases of congenital hypothyroidism due to PAX8 gene loss-of-function mutations. *Eur. J. Endocrinol.* 171 (4): 499–507.

[150] Vincenzi, M., Camilot, M., Ferrarini, E. et al. (2014). Identification of a novel pax8 gene sequence variant in four members of the same family: from congenital hypothyroidism with thyroid hypoplasia to mild subclinical hypothyroidism. *BMC Endocr. Disord.* 14:69.

[151] Carvalho, A., Hermanns, P., Rodrigues, A.L. et al. (2013). A new PAX8 mutation causing congenital hypothyroidism in three generations of a family is associated with abnormalities in the urogenital tract. *Thyroid* 23 (9): 1074–1078.

[152] Maeda, Y., Dave, V., and Whitsett, J.A. (2007). Transcriptional control of lung morphogenesis. *Physiol. Rev.* 87 (1): 219–244.

[153] Kleiner-Fisman, G., Calingasan, N.Y., Putt, M. et al. (2005). Alterations of striatal neurons in benign hereditary chorea. *Mov. Disord.* 20 (10): 1353–1357.

[154] Lazzaro, D., Price, M., de Felice, M., and Di Lauro, R. (1991). The transcription factor TTF-1 is expressed at the onset of thyroid and lung morphogenesis and in restricted regions of the foetal brain. *Development* 113(4): 1093–1104.

[155] Carre, A., Szinnai, G., Castanet, M. et al. (2009). Five new TTF1/NKX2.1 mutations in brain-lung-thyroid syndrome: rescue by PAX8 synergism in one case. *Hum. Mol. Genet.* 18 (12): 2266–2276.

[156] Thorwarth, A., Schnittert-Hubener, S., Schrumpf, P. et al. (2014). Comprehensive genotyping and clinical characterisation reveal 27 novel NKX2-1 mutations nd expand the phenotypic spectrum. *J. Med. Genet.* 51 (6): 375–387.

[157] Teissier, R., Guillot, L., Carre, A. et al. (2012). Multiplex Ligation-dependent Probe Amplification improves the detection rate of NKX2.1 mutations in patients affected by brain-lung-thyroid syndrome. *Horm. Res. Paediatr.* 77 (3): 146–151.

[158] Castanet, M. and Polak, M. (2010). Spectrum of human Foxe1/TTF2 mutations. *Horm. Res. Paediatr.* 73 (6): 423–429.

[159] Clifton-Bligh, R.J., Wentworth, J.M., Heinz, P. et al. (1998). Mutation of the gene encoding human TTF-2 associated with thyroid agenesis, cleft palate and choanal atresia. *Nat. Genet.* 19 (4): 399–401.

[160] Carre, A., Hamza, R.T., Kariyawasam, D. et al. (2014). A novel FOXE1 mutation (R73S) in Bamforth-Lazarus syndrome causing increased thyroidal gene expression. *Thyroid* 24 (4): 649–654.

[161] Carre, A., Castanet, M., Sura-Trueba, S. et al. (2007). Polymorphic length of FOXE1 alanine stretch: evidence for genetic susceptibility to thyroid dysgenesis. *Hum. Genet.* 122 (5): 467–476.

[162] Dentice, M., Cordeddu, V., Rosica, A. et al. (2006). Missense mutation in the transcription factor NKX2-5: a novel molecular event in the pathogenesis of thyroid dysgenesis. *J. Clin. Endocrinol. Metab.* 91(4): 1428–1433.

[163] van Engelen, K., Mommersteeg, M.T., Baars, M.J. et al. (2012). The ambiguous role of NKX2-5 mutations in thyroid dysgenesis. *PLoS One* 7 (12):e52685.

[164] Perry, R., Heinrichs, C., Bourdoux, P. et al. (2002). Discordance of monozygotic twins for thyroid dysgenesis: implications for screening and for molecular pathophysiology. *J. Clin. Endocrinol. Metab.*87 (9): 4072–4077.

[165] Devos, H., Rodd, C., Gagne, N. et al. (1999). A search for the possible molecular mechanisms of thyroid dysgenesis: sex ratios and associated malformations. *J. Clin. Endocrinol. Metab.* 84 (7): 2502–2506.

[166] Magne, F., Serpa, R., Van Vliet, G. et al. (2015). Somatic mutations are not observed by exome sequencing of lymphocyte DNA from monozygotic twins discordant for congenital hypothyroidism due to thyroid dysgenesis. *Horm. Res. Paediatr.* 83 (2):79–85.

[167] Abu-Khudir, R., Paquette, J., Lefort, A. et al. (2010). Transcriptome, methylome and genomic variations analysis of ectopic thyroid glands. *PLoS One* 5 (10):e13420.

[168] Amendola, E., De Luca, P., Macchia, P.E. et al. (2005). A mouse model demonstrates a multigenic origin of congenital hypothyroidism. *Endocrinology* 146 (12):5038–5047.

[169] Castanet, M., Lyonnet, S., Bonaiti-Pellie, C. et al. (2000). Familial forms of thyroid dysgenesis among infants with congenital hypothyroidism. *N. Engl. J. Med.* 343 (6): 441–442.

[170] Castanet, M., Polak, M., Bonaiti-Pellie, C. et al. (2001). Nineteen years of national screening for congenital hypothyroidism: familial cases with thyroid dysgenesis suggest the involvement of genetic factors. *J. Clin. Endocrinol. Metab.* 86 (5): 2009–2014.

[171] Castanet, M., Sura-Trueba, S., Chauty, A. et al. (2005). Linkage and mutational analysis of familial thyroid dysgenesis demonstrate genetic heterogeneity implicating novel genes. *Eur. J. Hum. Genet.* 13 (2):232–239.

[172] Leger, J., Marinovic, D., Garel, C. et al. (2002). Thyroid developmental anomalies in first degree relatives of children with congenital hypothyroidism. *J. Clin. Endocrinol. Metab.* 87 (2): 575–580.

[173] Ordookhani, A., Mirmiran, P., Moharamzadeh, M. et al. (2004). A high prevalence of consanguineous and severe congenital hypothyroidism in an Iranian population. *J. Pediatr. Endocr. Metabol.* 17 (9):1201–1209.

[174] Stoppa-Vaucher, S., Van Vliet, G., and Deladoey, J. (2011). Variation by ethnicity in the prevalence of congenital hypothyroidism due to thyroid dysgenesis. *Thyroid* 21 (1): 13–18.

[175] Kreisner, E., Neto, E.C., and Gross, J.L. (2005). High prevalence of extrathyroid malformations in a cohort of Brazilian patients with permanent primary congenital hypothyroidism. *Thyroid* 15 (2):165–169.

[176] Van Vliet, G. and Deladoey, J. (2015). Interpreting minor variations in thyroid function or echostructure: treating patients, not numbers or images. *Pediatr. Clin. North Am.* 62 (4): 929–942.

[177] Deladoey, J., Vassart, G., and Van Vliet, G. (2007). Possible non-Mendelian mechanisms of thyroid dysgenesis. *Endocr. Dev.* 10: 29–42.

[178] Persani, L., Calebiro, D., Cordella, D. et al. (2010). Genetics and phenomics of hypothyroidism due to TSH resistance. *Mol. Cell. Endocrinol.* 322 (1–2): 72–82.

[179] Nicoletti, A., Bal, M., De Marco, G. et al. (2009). Thyrotropin-stimulating hormone receptor gene analysis in pediatric patients with non-autoimmune subclinical hypothyroidism. *J. Clin. Endocrinol. Metab.* 94 (11): 4187–4194.

[180] Cassio, A., Nicoletti, A., Rizzello, A. et al. (2013). Current loss-of-function mutations in the thyrotropin receptor gene: when to investigate, clinical effects, and treatment. *J. Clin. Res. Pediatr. Endocrinol.* 5 (Suppl 1):29–39.

[181] Clifton-Bligh, R.J., Gregory, J.W., Ludgate, M. et al. (1997). Two novel mutations in the thyrotropin (TSH) receptor gene in a child with resistance to TSH. *J. Clin. Endocrinol. Metab.* 82 (4): 1094–1100.

[182] Tenenbaum-Rakover, Y., Almashanu, S., Hess, O. et al. (2015). Long-term outcome of loss-of-function mutations in thyrotropin receptor gene. *Thyroid* 25 (3): 292–299.

[183] Szinnai, G., Kosugi, S., Derrien, C. et al. (2006). Extending the clinical heterogeneity of iodide transport defect (ITD): a novel mutation R124H of the sodium/iodide symporter gene and review of genotype-phenotype correlations in ITD. *J. Clin. Endocrinol. Metab.* 91 (4): 1199–1204.

[184] Grasberger, H. and Refetoff, S. (2011). Genetic causes of congenital hypothyroidism due to dyshormonogenesis. *Curr. Opin. Pediatr.* 23 (4): 421–428.

[185] Montanelli, L., Agretti, P., Marco, G. et al. (2009). Congenital hypothyroidism and late-onset goiter: identification and characterization of a novel mutation in the sodium/iodide symporter of the proband and family members. *Thyroid* 19 (12): 1419–1425.

[186] Phelps, P.D., Coffey, R.A., Trembath, R.C. et al. (1998). Radiological malformations of the ear in Pendred syndrome. *Clin. Radiol.* 53 (4): 268–273.

[187] Luxon, L.M., Cohen, M., Coffey, R.A. et al. (2003). Neuro-otological findings in Pendred syndrome. *Int. J. Audiol.* 42 (2): 82–88.

[188] Cremers, C.W., Admiraal, R.J., Huygen, P.L. et al. (1998). Progressive hearing loss, hypoplasia of the cochlea and widened vestibular aqueducts are very common features in Pendred's syndrome. *Int. J. Pediatr. Otorhinolaryngol.* 45 (2): 113–123.

[189] Reardon, W., Coffey, R., Chowdhury, T. et al. (1999). Prevalence, age of onset, and natural history of thyroid disease in Pendred syndrome. *J. Med. Genet.* 36 (8):595–598.

[190] Cangul, H., Aycan, Z., Olivera-Nappa, A. et al. (2013). Thyroid dyshormonogenesis is mainly caused by TPO mutations in consanguineous community. *Clin. Endocrinol. (Oxf)* 79 (2): 275–281.

[191] Jin, H.Y., Heo, S.H., Kim, Y.M. et al. (2014). High frequency of DUOX2 mutations in transient or permanent congenital hypothyroidism with eutopic thyroid glands. *Horm. Res. Paediatr.* 82 (4): 252–260.

[192] Moreno, J.C., Bikker, H., Kempers, M.J. et al. (2002). Inactivating mutations in the gene for thyroid oxidase 2 (THOX2) and congenital hypothyroidism. *N. Engl. J. Med.* 347 (2): 95–102.

[193] De Marco, G., Agretti, P., Montanelli, L. et al. (2011). Identification and functional analysis of novel dual oxidase 2 (DUOX2) mutations in children with congenital or subclinical hypothyroidism. *J. Clin. Endocrinol. Metab.* 96 (8): E1335–E1339.

[194] Hoste, C., Rigutto, S., Van Vliet, G. et al. (2010). Compound heterozygosity for a novel hemizygous missense mutation and a partial deletion affecting the catalytic core of the H2O2-generating enzyme DUOX2 associated with transient congenital hypothyroidism. *Hum. Mutat.* 31 (4): E1304–E1319.

[195] Muzza, M., Rabbiosi, S., Vigone, M.C. et al. (2014). The clinical and molecular characterization of patients with dyshormonogenic congenital hypothyroidism reveals specific diagnostic clues for DUOX2 defects. *J. Clin. Endocrinol. Metab.* 99 (3): E544–E553.

[196] Zamproni, I., Grasberger, H., Cortinovis, F. et al. (2008). Biallelic inactivation of the dual oxidase maturation factor 2 (DUOXA2) gene as a novel cause of congenital hypothyroidism. *J. Clin. Endocrinol. Metab.* 93 (2): 605–610.

[197] Liu, S., Liu, L., Niu, X. et al. (2015). A novel missense mutation (I26M) in DUOXA2 causing congenital goiter hypothyroidism impairs NADPH oxidase activity but not protein expression. *J. Clin. Endocrinol. Metab.* 100 (4): 1225–1229.

[198] Moreno, J.C., Klootwijk, W., van Toor, H. et al. (2008). Mutations in the iodotyrosine deiodinase gene and hypothyroidism. *N. Engl. J. Med.* 358 (17):1811–1818.
[199] Hubble, D. (1953). Familial cretinism. *Lancet* 1 (6771): 1112–1117.
[200] Burniat, A., Pirson, I., Vilain, C. et al. (2012). Iodotyrosine deiodinase defect identified via genomewide approach. *J. Clin. Endocrinol. Metab.* 97 (7):E1276–E1283.
[201] Afink, G., Kulik, W., Overmars, H. et al. (2008). Molecular characterization of iodotyrosine dehalogenase deficiency in patients with hypothyroidism. *J. Clin. Endocrinol. Metab.* 93 (12):4894–4901.
[202] Barnes, N.D. (1985). Screening for congenital hypothyroidism: the first decade. *Arch. Dis. Child.* 60 (6): 587–592.
[203] Hulse, J.A. (1984). Outcome for congenital hypothyroidism. *Arch. Dis. Child.* 59 (1): 23–29.
[204] Alm, J., Larsson, A., and Zetterstrom, R. (1981). Congenital hypothyroidism in Sweden. Psychomotor development in patients detected by clinical signs and symptoms. *Acta Paediatr. Scand.* 70 (6): 907–912.
[205] Geelhoed, E.A., Lewis, B., Hounsome, D., and O'Leary, P. (2005). Economic evaluation of neonatal screening for phenylketonuria and congenital hypothyroidism. *J. Paediatr. Child Health* 41 (11):575–579.
[206] Kempers, M.J., Lanting, C.I., van Heijst, A.F. et al. (2006). Neonatal screening for congenital hypothyroidism based on thyroxine, thyrotropin, and thyroxine-binding globulin measurement: potentials and pitfalls. *J. Clin. Endocrinol. Metab.* 91 (9):3370–3376.
[207] Langham, S., Hindmarsh, P., Krywawych, S., and Peters, C. (2013). Screening for congenital hypothyroidism: comparison of borderline screening cut-off points and the effect on the number of children treated with levothyroxine. *Eur. Thyroid J.* 2(3): 180–186.
[208] Olivieri, A., Fazzini, C., and Medda, E. (2015). Italian Study Group for Congenital H. Multiple factors influencing the incidence of congenital hypothyroidism detected by neonatal screening. *Horm. Res. Paediatr.* 83 (2): 86–93.
[209] Albert, B.B., Cutfield, W.S., Webster, D. et al. (2012). Etiology of increasing incidence of congenital hypothyroidism in New Zealand from 1993–2010.*J. Clin. Endocrinol. Metab.* 97 (9): 3155–3160.
[210] Mitchell, M.L., Hsu, H.W., and Sahai, I. (2011). Massachusetts Pediatric Endocrine Work G. The increased incidence of congenital hypothyroidism: fact or fancy? *Clin. Endocrinol. (Oxf)* 75 (6): 806–810.
[211] Leger, J., Olivieri, A., Donaldson, M. et al. (2014). European Society for Paediatric Endocrinology consensus guidelines on screening, diagnosis, and management of congenital hypothyroidism. *Horm.Res. Paediatr.* 81 (2): 80–103.
[212] Leonardi, D., Polizzotti, N., Carta, A. et al. (2008). Longitudinal study of thyroid function in children with mild hyperthyrotropinemia at neonatal screening for congenital hypothyroidism. *J. Clin. Endocrinol. Metab.* 93 (7): 2679–2685.
[213] Cuestas, E., Gaido, M.I., and Capra, R.H. (2015). Transient neonatal hyperthyrotropinemia is a risk factor for developing persistent hyperthyrotropinemia in childhood with repercussion on developmental status. *Eur. J. Endocrinol.* 172 (4): 483–490.
[214] Miki, K., Nose, O., Miyai, K. et al. (1989). Transient infantile hyperthyrotrophinaemia. *Arch. Dis. Child.* 64 (8): 1177–1182.
[215] Brown, R.S., Alter, C.A., and Sadeghi-Nejad, A. (2015). Severe unsuspected maternal hypothyroidism discovered after the diagnosis of thyrotropin receptorblocking antibody-induced congenital hypothyroidism in the neonate: failure to recognize and implications to the fetus. *Horm. Res. Paediatr.* 83 (2): 132–135.
[216] Clerc, J., Monpeyssen, H., Chevalier, A. et al. (2008). Scintigraphic imaging of paediatric thyroid dysfunction. *Horm. Res.* 70 (1): 1–13.
[217] Wasniewska, M., De Luca, F., Cassio, A. et al. (2003). In congenital hypothyroidism bone maturation at birth may be a predictive factor of psychomotor development during the first Year of life irrespective of other variables related to treatment. *Eur. J. Endocrinol.* 149 (1): 1–6.
[218] Bongers-Schokking, J.J., Koot, H.M., Wiersma, D. et al. (2000). Influence of timing and dose of thyroid hormone replacement on development in infants with congenital hypothyroidism. *J. Pediatr.* 136 (3):292–297.
[219] Selva, K.A., Harper, A., Downs, A. et al. (2005). Neurodevelopmental outcomes in congenital hypothyroidism: comparison of initial T4 dose and time to reach target T4 and TSH. *J. Pediatr.* 147 (6):775–780.
[220] Fruzza, A.G., Demeterco-Berggren, C., and Jones, K.L. (2012). Unawareness of the effects of soy intake on the management of congenital hypothyroidism. *Pediatrics* 130 (3): e699–e702.
[221] Fisher, D.A., Nelson, J.C., Carlton, E.I., and Wilcox, R.B. (2000). Maturation of human hypothalamicpituitary-thyroid function and control. *Thyroid* 10 (3): 229–234.
[222] Bagattini, B., Cosmo, C.D., Montanelli, L. et al. (2014). The different requirement of L-T4 therapy in congenital athyreosis compared with adult-acquired hypothyroidism suggests a persisting thyroid hormone resistance at the hypothalamic-pituitary level. *Eur. J. Endocrinol.* 171 (5): 615–621.
[223] Parazzini, C., Baldoli, C., Scotti, G., and Triulzi, F. (2002). Terminal zones of myelination: MR evaluation of children aged 20–40 months. *AJNR Am. J. Neuroradiol.* 23 (10): 1669–1673.
[224] Álvarez, M., Iglesias Fernández, C., Rodríguez Sánchez, A. et al. (2010). Episodes of overtreatment during the first six months in children with congenital hypothyroidism and their relationships with sustained attention and inhibitory control at school age. *Horm. Res. Paediatr.* 74 (2): 114–120.
[225] Lichtenberger-Geslin, L., Dos Santos, S., Hassani, Y. et al. (2013). Factors associated with hearing impairment in patients with congenital hypothyroidism treated since the neonatal period: a national population-based study. *J. Clin. Endocrinol. Metab.* 98 (9): 3644–3652.
[226] Rabbiosi, S., Vigone, M.C., Cortinovis, F. et al. (2013). Congenital hypothyroidism with eutopic thyroid gland: analysis of clinical and biochemical features at diagnosis and after re-evaluation. *J. Clin. Endocrinol. Metab.* 98 (4): 1395–1402.
[227] Gaudino, R., Garel, C., Czernichow, P., and Leger, J. (2005). Proportion of various types of thyroid disorders among newborns with congenital hypothyroidism and normally located gland: a regional cohort study. *Clin. Endocrinol. (Oxf)* 62 (4):444–448.
[228] Reuss, M.L., Paneth, N., Pinto-Martin, J.A. et al. (1996). The relation of transient hypothyroxinemia in preterm infants to neurologic development at two years of age. *N. Engl. J. Med.* 334 (13): 821–827.
[229] Biswas, S., Buffery, J., Enoch, H. et al. (2002). A longitudinal assessment of thyroid hormone concentrations in preterm infants younger than 30 weeks' gestation during the first 2 weeks of life and their relationship to outcome. *Pediatrics* 109 (2): 222–227.
[230] Den Ouden, A.L., Kok, J.H., Verkerk, P.H. et al. (1996). The relation between neonatal thyroxine levels and neurodevelopmental outcome at age 5 and 9 years in a national cohort of very preterm and/or very low birth weight infants. *Pediatr. Res.* 39 (1): 142–145.

[231] Ng, S.M., Turner, M.A., Gamble, C. et al. (2013). An explanatory randomised placebo controlled trial of levothyroxine supplementation for babies born <28 weeks' gestation: results of the TIPIT trial. *Trials* 14: 211.

[232] Uchiyama, A., Kushima, R., Watanabe, T., and Kusuda, S. (2015). Effect of l-thyroxine supplementation on infants with transient hypothyroxinemia of prematurity at 18 months of corrected age: randomized clinical trial. *J. Pediatr. Endocrinol. Metabol.* 28 (1-2): 177–182.

[233] Ng, S.M., Turner, M.A., Gamble, C. et al. (2014). Effect of thyroxine on brain microstructure in extremely premature babies: magnetic resonance imaging findings in the TIPIT study. *Pediatr. Radiol.* 44 (8):987–996.

[234] Scratch, S.E., Hunt, R.W., Thompson, D.K. et al. (2014). Free thyroxine levels after very preterm birth and neurodevelopmental outcomes at age 7 years. *Pediatrics* 133 (4): e955–e963.

[235] Hollanders, J.J., Israels, J., van der Pal, S.M. et al. (2015). No association between transient hypothyroxinemia of prematurity and neurodevelopmental outcome in young adulthood. *J. Clin. Endocrinol. Metab.* 100 (12): 4648–4653.

[236] Nishiyama, S., Mikeda, T., Okada, T. et al. (2004). Transient hypothyroidism or persistent hyperthyrotropinemia in neonates born to mothers with excessive iodine intake. *Thyroid* 14 (12):1077–1083.

[237] Costigan, D.C., Holland, F.J., Daneman, D. et al. (1986). Amiodarone therapy effects on childhood thyroid function. *Pediatrics* 77 (5): 703–708.

[238] Takahashi, K., Mulliken, J.B., Kozakewich, H.P. et al. (1994). Cellular markers that distinguish the phases of hemangioma during infancy and childhood. *J. Clin. Invest.* 93 (6): 2357–2364.

[239] Peters, C., Langham, S., Mullis, P.E., and Dattani, M.T. (2010). Use of combined liothyronine and thyroxine therapy for consumptive hypothyroidism associated with hepatic haemangiomas in infancy. *Horm. Res. Paediatr.* 74 (2): 149–152.

[240] Ribault, V., Castanet, M., Bertrand, A.M. et al. (2009). Experience with intraamniotic thyroxine treatment in nonimmune fetal goitrous hypothyroidism in 12 cases. *J. Clin. Endocrinol. Metab.* 94 (10): 3731–3739.

[241] Munoz, J.L., Kessler, A.A., Felig, P. et al. (2015). Sequential amniotic fluid thyroid hormone changes correlate with goiter shrinkage following in utero thyroxine therapy. *Obstet. Gynecol. Sci.*

[242] Zakarija, M., McKenzie, J.M., and Munro, D.S. (1983). Immunoglobulin G inhibitor of thyroid-stimulating antibody is a cause of delay in the onset of neonatal Graves' disease. *J. Clin. Invest.* 72 (4): 1352–1356.

[243] Bisschop, P.H. and van Trotsenburg, A.S. (2014). Images in clinical medicine. Neonatal thyrotoxicosis. *N. Engl. J. Med.* 370 (13): 1237.

[244] Ogilvy-Stuart, A.L. (2002). Neonatal thyroid disorders. *Arch. Dis. Child. Fetal Neonatal Ed.* 87 (3):F165–F171.

[245] Hebrant, A., van Staveren, W.C., Maenhaut, C. et al. (2011). Genetic hyperthyroidism: hyperthyroidism due to activating TSHR mutations. *Eur. J. Endocrinol.*164 (1): 1–9.

[246] Gozu, H.I., Lublinghoff, J., Bircan, R., and Paschke, R. (2010). Genetics and phenomics of inherited and sporadic non-autoimmune hyperthyroidism. *Mol. Cell. Endocrinol.* 322 (1–2): 125–134.

[247] Tessaris, D., Corrias, A., Matarazzo, P. et al. (2012). Thyroid abnormalities in children and adolescents with McCune–Albright syndrome. *Horm. Res. Paediatr.* 78 (3): 151–157.

[248] Celi, F.S., Coppotelli, G., Chidakel, A. et al. (2008). The role of type 1 and type 2 5'-deiodinase in the pathophysiology of the 3,5,3'-triiodothyronine toxicosis of McCune–Albright syndrome. *J. Clin. Endocrinol. Metab.* 93 (6): 2383–2389.

[249] Wasniewska, M., Corrias, A., Arrigo, T. et al. (2010). Frequency of Hashimoto's thyroiditis antecedents in the history of children and adolescents with graves' disease. *Horm. Res. Paediatr.* 73 (6): 473–476.

[250] Takasu, N., Yamada, T., Sato, A. et al. (1990). Graves' disease following hypothyroidism due to Hashimoto's disease: studies of eight cases. *Clin. Endocrinol. (Oxf)* 33 (6): 687–698.

[251] Aversa, T., Lombardo, F., Corrias, A. et al. (2014). In young patients with Turner or Down syndrome, Graves' disease presentation is often preceded by Hashimoto's thyroiditis. *Thyroid* 24 (4): 744–747.

[252] Wiersinga, W.M. (2014). Thyroid autoimmunity. *Endocr. Dev.* 26: 139–157.

[253] Lee, H.J., Li, C.W., Hammerstad, S.S. et al. (2015). Immunogenetics of autoimmune thyroid diseases: a comprehensive review. *J. Autoimmun.* 64: 82–90.

[254] Weetman, A. and DeGroot, L.J. (2000). Autoimmunity to the thyroid gland. In: *Endotext* (ed. L.J. De Groot, P. Beck-Peccoz, G. Chrousos, et al.). South Dartmouth (MA).

[255] Brix, T.H. and Hegedus, L. (2012). Twin studies as a model for exploring the aetiology of autoimmune thyroid disease. *Clin. Endocrinol. (Oxf)* 76 (4):457–464.

[256] Havgaard Kjaer, R., Smedegard Andersen, M., and Hansen, D. (2015). Increasing incidence of juvenile thyrotoxicosis in Denmark: a Nationwide Study, 1998–2012. *Horm. Res. Paediatr.* 84 (2): 102–107.

[257] De Luca, F., Corrias, A., Salerno, M. et al. (2010). Peculiarities of Graves' disease in children and adolescents with Down's syndrome. *Eur. J. Endocrinol.* 162 (3): 591–595.

[258] Jorgensen, K.T., Rostgaard, K., Bache, I. et al. (2010). Autoimmune diseases in women with Turner's syndrome. *Arthritis Rheum.* 62 (3): 658–666.

[259] Seminog, O.O., Seminog, A.B., Yeates, D., and Goldacre, M.J. (2015). Associations between Klinefelter's syndrome and autoimmune diseases: English national record linkage studies. *Autoimmunity* 48 (2): 125–128.

[260] Radetti, G. (2014). Clinical aspects of Hashimoto's thyroiditis. *Endocr. Dev.* 26: 158–170.

[261] Uday, S., Scott, B., and Alvi, S. (2014). Hashimoto's hypothyroidism presenting with SUFE (slipped upper femoral epiphysis). *BMJ Case Rep.* 2014.

[262] Oden Akman, A., Tayfun, M., Demirel, F. et al. (2015). Association of Van Wyk Grumbach and Debre Semelaigne syndromes with severe hypothyroidism. *J. Pediatr. Adolesc. Gynecol.* 28 (6):e161–e163.

[263] Wasniewska, M., Corrias, A., Salerno, M. et al. (2012). Thyroid function patterns at Hashimoto's thyroiditis presentation in childhood and adolescence are mainly conditioned by patients' age. *Horm. Res. Paediatr.* 78(4): 232–236.

[264] Strickler, C. and Pilon, A.F. (2007). Presumed levothyroxine-induced pseudotumor cerebri in a pediatric patient being treated for congenital hypothyroidism. *Clin. Ophthalmol.* 1 (4): 545–549.

[265] Lazarus, J., Brown, R.S., Daumerie, C. et al. (2014). 2014 European thyroid association guidelines for the management of subclinical hypothyroidism in pregnancy and in children. *Eur. Thyroid J.* 3 (2):76–94.

[266] Dorr, H.G., Bettendorf, M., Binder, G. et al. (2015). Levothyroxine treatment of euthyroid children with autoimmune hashimoto thyroiditis: results of a multicenter, randomized, controlled trial. *Horm. Res. Paediatr.* 84 (4): 266–274.

[267] Radetti, G., Gottardi, E., Bona, G. et al. (2006). The natural history of euthyroid Hashimoto's thyroiditis in children. *J. Pediatr.* 149 (6): 827–832.

[268] Nabhan, Z.M., Kreher, N.C., and Eugster, E.A. (2005). Hashitoxicosis in children: clinical features and natural history. *J. Pediatr.* 146 (4): 533–536.
[269] Wasniewska, M., Corrias, A., Salerno, M. et al. (2012). Outcomes of children with hashitoxicosis. *Horm. Res. Paediatr.* 77 (1): 36–40.
[270] Paltiel, H.J., Summerville, D.A., and Treves, S.T. (1992). Iodine-123 scintigraphy in the evaluation of pediatric thyroid disorders: a ten year experience. *Pediatr. Radiol.* 22 (4): 251–256.
[271] Williamson, S. and Greene, S.A. (2010). Incidence of thyrotoxicosis in childhood: a national population based study in the UK and Ireland. *Clin. Endocrinol. (Oxf)* 72 (3): 358–363.
[272] Bauer, A.J. (2011). Approach to the pediatric patient with Graves' disease: when is definitive therapy warranted? *J. Clin. Endocrinol. Metab.* 96 (3):580–588.
[273] Cassio, A., Corrias, A., Gualandi, S. et al. (2006). Influence of gender and pubertal stage at diagnosis on growth outcome in childhood thyrotoxicosis: results of a collaborative study. *Clin. Endocrinol. (Oxf)* 64 (1): 53–57.
[274] Goldstein, S.M., Katowitz, W.R., Moshang, T., and Katowitz, J.A. (2008). Pediatric thyroid-associated orbitopathy: the Children's Hospital of Philadelphia experience and literature review. *Thyroid* 18 (9):997–999.
[275] Gogakos, A.I., Boboridis, K., and Krassas, G.E. (2010). Pediatric aspects in Graves' orbitopathy. *Pediatr. Endocrinol. Rev.* 7 (Suppl 2): 234–244.
[276] Wu, C.Y., Elner, V.M., and Kahana, A. (2017). Severe pediatric thyroid eye disease: surgical case series. *Ophthal. Plast. Reconstr. Surg.* 33 (3S Suppl 1):S186–S188.
[277] Glaser, N.S. and Styne, D.M. (2008). Organization of Pediatric Endocrinologists of Northern California Collaborative Graves' Disease Study G. Predicting the likelihood of remission in children with Graves' disease: a prospective, multicenter study. *Pediatrics* 121 (3): e481–e488.
[278] Lippe, B.M., Landaw, E.M., and Kaplan, S.A. (1987). Hyperthyroidism in children treated with long term medical therapy: twenty-five percent remission every two years. *J. Clin. Endocrinol. Metab.* 64 (6):1241–1245.
[279] Ohye, H., Minagawa, A., Noh, J.Y. et al. (2014). Antithyroid drug treatment for graves' disease in children: a long-term retrospective study at a single institution. *Thyroid* 24 (2): 200–207.
[280] Laurberg, P., Wallin, G., Tallstedt, L. et al. (2008). TSH-receptor autoimmunity in Graves' disease after therapy with anti-thyroid drugs, surgery, or radioiodine: a 5-year prospective randomized study. *Eur. J. Endocrinol.* 158 (1): 69–75.
[281] Franklyn, J.A. and Boelaert, K. (2012). Thyrotoxicosis. *Lancet* 379 (9821): 1155–1166.
[282] Abraham, P., Avenell, A., Park, C.M. et al. (2005). A systematic review of drug therapy for Graves' hyperthyroidism. *Eur. J. Endocrinol.* 153 (4): 489–498.
[283] Rivkees, S.A., Stephenson, K., and Dinauer, C. (2010). Adverse events associated with methimazole therapy f graves' disease in children. *Int. J. Pediatr. Endocrinol.* 2010: 176970.
[284] Nakamura, H., Miyauchi, A., Miyawaki, N., and Imagawa, J. (2013). Analysis of 754 cases of antithyroid drug-induced agranulocytosis over 30 years in Japan. *J. Clin. Endocrinol. Metab.* 98 (12):4776–4783.
[285] Rivkees, S.A. and Mattison, D.R. (2009). Ending propylthiouracil-induced liver failure in children. *N. Engl. J. Med.* 360 (15): 1574–1575.
[286] Bahn Chair, R.S., Burch, H.B., Cooper, D.S. et al. (2011). Hyperthyroidism and other causes of thyrotoxicosis: management guidelines of the American Thyroid Association and American Association of Clinical Endocrinologists. *Thyroid* 21(6): 593–646.
[287] Rivkees, S.A., Sklar, C., and Freemark, M. (1998). Clinical review 99: the management of Graves' disease in children, with special emphasis on radioiodine treatment. *J. Clin. Endocrinol. Metab.* 83 (11):3767–3776.
[288] Sherman, J., Thompson, G.B., Lteif, A. et al. (2006). Surgical management of Graves disease in childhood and adolescence: an institutional experience. *Surgery* 140 (6): 1056–1061. discussion 61–62.
[289] Sosa, J.A., Tuggle, C.T., Wang, T.S. et al. (2008). Clinical and economic outcomes of thyroid and parathyroid surgery in children. *J. Clin. Endocrinol. Metab.* 93 (8): 3058–3065.
[290] Cohen, R.Z., Felner, E.I., Heiss, K.F. et al. (2016). Outcomes analysis of radioactive iodine and total thyroidectomy for pediatric Graves' disease. *J. Pediatr. Endocr. Metabol.* 29 (3): 319–325.
[291] Read, C.H. Jr., Tansey, M.J., and Menda, Y. (2004). A 36-year retrospective analysis of the efficacy and safety of radioactive iodine in treating young Graves' patients. *J. Clin. Endocrinol. Metab.* 89 (9):4229–4233.
[292] Boice, J.D. Jr. (2006). Thyroid disease 60 years after Hiroshima and 20 years after Chernobyl. *JAMA* 295 (9): 1060–1062.
[293] Nebesio, T.D., Siddiqui, A.R., Pescovitz, O.H., and Eugster, E.A. (2002). Time course to hypothyroidism after fixed-dose radioablation therapy of Graves' disease in children. *J. Pediatr.* 141 (1): 99–103.
[294] Rohrs HJ, 3rd, Silverstein JH, Weinstein DA, Amdur RJ, Haller MJ. Thyroid storm following radioactive iodine (RAI) therapy for pediatric graves disease. *Am. J.f Case Rep.* 2014;15:212–215.
[295] Rivkees, S.A. (2010). Pediatric Graves' disease: controversies in management. *Horm. Res. Paediatr.* 74(5): 305–311.
[296] Lazar, L., Kalter-Leibovici, O., Pertzelan, A. et al. (2000). Thyrotoxicosis in prepubertal children compared with pubertal and postpubertal patients.*J. Clin. Endocrinol. Metab.* 85 (10): 3678–3682.
[297] Isozaki, O., Satoh, T., Wakino, S. et al. (2016). Treatment and management of thyroid storm: analysis of the nationwide surveys: the taskforce committee of the Japan Thyroid Association and Japan Endocrine Society for the establishment of diagnostic criteria and nationwide surveys for thyroid storm. *Clin. Endocrinol. (Oxf)* 84 (6): 912–918.
[298] Jung, S.Y., Song, K.C., Shin, J.I. et al. (2014). A case of thyrotoxic periodic paralysis as initial manifestation of Graves' disease in a 16-year-old Korean adolescent. *Ann. Pediatr. Endocrinol. Metabol.* 19 (3):169–173.
[299] Kung, A.W. (2006). Clinical review: thyrotoxic periodic paralysis: a diagnostic challenge. *J. Clin. Endocrinol. Metab.* 91 (7): 2490–2495.
[300] Lin, S.H. and Huang, C.L. (2012). Mechanism of thyrotoxic periodic paralysis. *J. Am. Soc. Nephrol.* 23 (6): 985–988.
[301] Shrestha, R.T. and Hennessey, D.J. (2000). Acute and Subacute, and Riedel's Thyroiditis. In: *Endotext* (ed. L.J. De Groot, P. Beck-Peccoz, G. Chrousos, et al.). South Dartmouth (MA): MDText.com, Inc.
[302] Parida, P.K., Gopalakrishnan, S., and Saxena, S.K. (2014). Pediatric recurrent acute suppurative thyroiditis of third branchial arch origin – our experience in 17 cases. *Int. J. Pediatr. Otorhinolaryngol.* 78 (11): 1953–1957.
[303] Masuoka, H., Miyauchi, A., Tomoda, C. et al. (2011). Imaging studies in sixty patients with acute suppurative thyroiditis. *Thyroid* 21 (10): 1075–1080.
[304] Engkakul, P., Mahachoklertwattana, P., and Poomthavorn, P. (2011). de Quervain thyroiditis in a young boy following hand-foot-mouth disease. *Eur. J. Pediatr.* 170 (4): 527–529.

[305] Kramer, A.B., Roozendaal, C., and Dullaart, R.P. (2004). Familial occurrence of subacute thyroiditis associated with human leukocyte antigen-B35. *Thyroid* 14 (7): 544–547.
[306] Fleury, Y., Van Melle, G., Woringer, V. et al. (2001). Sex-dependent variations and timing of thyroid growth during puberty. *J. Clin. Endocrinol. Metab.* 86 (2): 750–754.
[307] Kim, S.Y., Lee, Y.A., Jung, H.W. et al. (2016). Pediatric goiter: can thyroid disorders be predicted at diagnosis and in follow-up? *J. Pediatr.* 170: 253–9 e2.
[308] Aversa, T., Valenzise, M., Corrias, A. et al. (2015). Underlying Hashimoto's thyroiditis negatively affects the evolution of subclinical hypothyroidism in children irrespective of other concomitant risk factors. *Thyroid* 25 (2): 183–187.
[309] DeGroot, L.J. and Pacini, F. (2000). Thyroid nodules. In: *Endotext* (ed. L.J. De Groot, P. Beck-Peccoz, G. Chrousos, et al.). South Dartmouth (MA).
[310] Moudgil, P., Vellody, R., Heider, A. et al. (2016). Ultrasound-guided fine-needle aspiration biopsy of pediatric thyroid nodules. *Pediatr. Radiol.* 46 (3):365–371.
[311] Phillips, D.I. (1997). Iodine, milk, and the elimination of endemic goitre in Britain: the story of an accidental public health triumph. *J. Epidemiol. Community Health* 51 (4): 391–393.
[312] Vanderpump, M.P., Lazarus, J.H., Smyth, P.P. et al. (2011). Iodine status of UK schoolgirls: a crosssectional survey. *Lancet (London, England).* 377(9782): 2007–2012.
[313] Bougma, K., Aboud, F.E., Harding, K.B., and Marquis, G.S. (2013). Iodine and mental development of children 5 years old and under: a systematic review and meta-analysis. *Nutrients* 5 (4): 1384–1416.
[314] Zimmermann, M.B., Jooste, P.L., Mabapa, N.S. et al. (2007). Treatment of iodine deficiency in school-age children increases insulin-like growth factor (IGF)-I and IGF binding protein-3 concentrations and improves somatic growth. *J. Clin. Endocrinol. Metab.* 92 (2): 437–442.
[315] Zimmermann, M.B., Aeberli, I., Melse-Boonstra, A. et al. (2009). Iodine treatment in children with subclinical hypothyroidism due to chronic iodine deficiency decreases thyrotropin and C-peptide concentrations and improves the lipid profile. *Thyroid* 19 (10): 1099–1104.
[316] Bath, S.C., Steer, C.D., Golding, J. et al. (2013). Effect of inadequate iodine status in UK pregnant women on cognitive outcomes in their children: results from the Avon Longitudinal Study of Parents and Children (ALSPAC). *Lancet (London, England).* 382 (9889): 331–337.
[317] Monahan, M., Boelaert, K., Jolly, K. et al. (2015). Costs and benefits of iodine supplementation for pregnant women in a mildly to moderately iodine-deficient population: a modelling analysis. *Lancet Diabetes Endocrinol.* 3 (9): 715–722.
[318] Rebagliato, M., Murcia, M., Alvarez-Pedrerol, M. et al. (2013). Iodine supplementation during pregnancy and infant neuropsychological development. INMA Mother and Child Cohort Study. *Am. J. Epidemiol.* 177(9): 944–953.
[319] Cerqueira, C., Knudsen, N., Ovesen, L. et al. (2009). Association of iodine fortification with incident use of antithyroid medication – a Danish Nationwide Study. *J. Clin. Endocrinol. Metab.* 94 (7):2400–2405.
[320] Zimmermann, M.B. and Boelaert, K. (2015). Iodine deficiency and thyroid disorders. *Lancet Diabetes Endocrinol.* 3 (4): 286–295.
[321] Lazar, L., Frumkin, R.B., Battat, E. et al. (2009). Natural history of thyroid function tests over 5 years in a large pediatric cohort. *J. Clin. Endocrinol. Metab.* 94 (5): 1678–1682.
[322] Wasniewska, M., Aversa, T., Salerno, M. et al. (2015). Five-year prospective evaluation of thyroid function in girls with subclinical mild hypothyroidism of different etiology. *Eur. J. Endocrinol.* 173 (6): 801–808.
[323] Claret, C., Goday, A., Benaiges, D. et al. (2013). Subclinical hypothyroidism in the first years of life in patients with Down syndrome. *Pediatr. Res.* 73 (5):674–678.
[324] Niranjan, U. and Wright, N.P. (2016). Should we treat subclinical hypothyroidism in obese children? *BMJ* 352: i941.
[325] Eliakim, A., Barzilai, M., Wolach, B., and Nemet, D. (2006). Should we treat elevated thyroid stimulating hormone levels in obese children and adolescents? *Int. J. Pediatr. Obes.* 1 (4): 217–221.
[326] Van den Berghe, G. (2014). Non-thyroidal illness in the ICU: a syndrome with different faces. *Thyroid* 24 (10): 1456–1465.
[327] de Vries, E.M., Fliers, E., and Boelen, A. (2015). The molecular basis of the non-thyroidal illness syndrome. *J. Endocrinol.* 225 (3): R67–R81.
[328] Tahboub, R. and Arafah, B.M. (2009). Sex steroids and the thyroid. *Best Pract. Res. Clin. Endocrinol. Metab.* 23 (6): 769–780.
[329] Koulouri, O., Moran, C., Halsall, D. et al. (2013). Pitfalls in the measurement and interpretation of thyroid function tests. *Best Pract. Res. Clin. Endocrinol. Metab.* 27 (6): 745–762.
[330] Schatz, D.L., Sheppard, R.H., Steiner, G. et al. (1969). Influence of heparin on serum free thyroxine. *J. Clin. Endocrinol. Metab.* 29 (8): 1015–1022.
[331] Adams, M., Matthews, C., Collingwood, T.N. et al. (1994). Genetic analysis of 29 kindreds with generalized and pituitary resistance to thyroid hormone. Identification of thirteen novel mutations in the thyroid hormone receptor beta gene. *J. Clin. Invest.* 94 (2): 506–515.
[332] Collingwood, T.N., Adams, M., Tone, Y., and Chatterjee, V.K. (1994). Spectrum of transcriptional, dimerization, and dominant negative properties of twenty different mutant thyroid hormone betareceptors in thyroid hormone resistance syndrome. *Mol. Endocrinol.* 8 (9): 1262–1277.
[333] Collingwood, T.N., Rajanayagam, O., Adams, M. et al. (1997). A natural transactivation mutation in the thyroid hormone beta receptor: impaired interaction with putative transcriptional mediators. *Proc. Natl. Acad. Sci. U. S. A.* 94 (1): 248–253.
[334] Collingwood, T.N., Wagner, R., Matthews, C.H. et al. (1998). A role for helix 3 of the TRbeta ligand-binding domain in coactivator recruitment identified by characterization of a third cluster of mutations in resistance to thyroid hormone. *EMBO J.* 17 (16):4760–4770.
[335] Mitchell, C.S., Savage, D.B., Dufour, S. et al. (2010). Resistance to thyroid hormone is associated with raised energy expenditure, muscle mitochondrial uncoupling, and hyperphagia. *J. Clin. Invest.* 120 (4): 1345–1354.
[336] Ferrara, A.M., Onigata, K., Ercan, O. et al. (2012). Homozygous thyroid hormone receptor beta-gene mutations in resistance to thyroid hormone: three new cases and review of the literature. *J. Clin. Endocrinol. Metab.* 97 (4): 1328–1336.
[337] Takeda, K., Sakurai, A., DeGroot, L.J., and Refetoff, S. (1992). Recessive inheritance of thyroid hormone resistance caused by complete deletion of the protein-coding region of the thyroid hormone receptor-beta gene. *J. Clin. Endocrinol. Metab.* 74(1): 49–55.
[338] Tylki-Szymanska, A., Acuna-Hidalgo, R., Krajewska- Walasek, M. et al. (2015). Thyroid hormone resistance syndrome due to mutations in the thyroid hormone receptor alpha gene (THRA). *J. Med. Genet.* 52 (5):312–316.
[339] Moran, C., Schoenmakers, N., Agostini, M. et al. (2013). An adult female with resistance to thyroid hormone mediated by defective thyroid hormone receptor alpha. *J. Clin. Endocrinol. Metab.* 98 (11):4254–4261.
[340] van Mullem, A.A., Chrysis, D., Eythimiadou, A. et al. (2013). Clinical phenotype of a new type of thyroid hormone

resistance caused by a mutation of the TRalpha1 receptor: consequences of LT4 treatment. *J. Clin. Endocrinol. Metab.* 98 (7): 3029–3038.

[341] Moran, C. and Chatterjee, K. (2015). Resistance to thyroid hormone due to defective thyroid receptor alpha. *Best Pract. Res. Clin. Endocrinol. Metab.* 29 (4):647–657.

[342] Moran, C., Agostini, M., Visser, W.E. et al. (2014). Resistance to thyroid hormone caused by a mutation in thyroid hormone receptor (TR)alpha1 and TRalpha2: clinical, biochemical, and genetic analyses of three related patients. *Lancet Diabetes Endocrinol.* 2 (8): 619–626.

[343] van Gucht, A.L., Meima, M.E., Zwaveling-Soonawala, N. et al. (2016). Resistance to thyroid hormone alpha in an 18-month-old girl: clinical, therapeutic, and molecular characteristics. *Thyroid* 26 (3): 338–346.

[344] Demir, K., van Gucht, A.L., Buyukinan, M. et al. (2016). Diverse genotypes and phenotypes of three novel thyroid hormone receptor-alpha mutations. *J. Clin. Endocrinol. Metab.* 101 (8): 2945–2954.

[345] Schoenmakers, E., Agostini, M., Mitchell, C. et al. (2010). Mutations in the selenocysteine insertion sequence-binding protein 2 gene lead to a multisystem selenoprotein deficiency disorder in humans. *J. Clin. Invest.* 120 (12): 4220–4235.

[346] Dumitrescu, A.M., Liao, X.H., Abdullah, M.S. et al. (2005). Mutations in SECISBP2 result in abnormal thyroid hormone metabolism. *Nat. Genet.* 37 (11):1247–1252.

[347] Bianco, A.C., Salvatore, D., Gereben, B. et al. (2002). Biochemistry, cellular and molecular biology, and physiological roles of the iodothyronine selenodeiodinases. *Endocr. Rev.* 23 (1): 38–89.

[348] Hamajima, T., Mushimoto, Y., Kobayashi, H. et al. (2012). Novel compound heterozygous mutations in the SBP2 gene: characteristic clinical manifestations and the implications of GH and triiodothyronine in longitudinal bone growth and maturation. *Eur. J. Endocrinol.* 166 (4): 757–764.

[349] Di Cosmo, C., McLellan, N., Liao, X.H. et al. (2009). Clinical and molecular characterization of a novel selenocysteine insertion sequence-binding protein 2 (SBP2) gene mutation (R128X). *J. Clin. Endocrinol. Metab.* 94 (10): 4003–4009.

[350] Azevedo, M.F., Barra, G.B., Naves, L.A. et al. (2010). Selenoprotein-related disease in a young girl caused by nonsense mutations in the SBP2 gene. *J. Clin. Endocrinol. Metab.* 95 (8): 4066–4071.

[351] Dumitrescu, A.M. and Refetoff, S. (2013). The syndromes of reduced sensitivity to thyroid hormone. *Biochim. Biophys. Acta* 1830 (7): 3987–4003.

[352] Schomburg, L., Dumitrescu, A.M., Liao, X.H. et al. (2009). Selenium supplementation fails to correct the selenoprotein synthesis defect in subjects with SBP2 gene mutations. *Thyroid* 19 (3): 277–281.

[353] Schoenmakers, E., Carlson, B., Agostini, M. et al. (2016). Mutation in human selenocysteine transfer RNA selectively disrupts selenoprotein synthesis. *J. Clin. Invest.* 126 (3): 992–996.

[354] Dumitrescu, A.M., Liao, X.H., Best, T.B. et al. (2004). A novel syndrome combining thyroid and neurological abnormalities is associated with mutations in a monocarboxylate transporter gene. *Am. J. Hum. Genet.* 74 (1): 168–175.

[355] Liao, X.H., Di Cosmo, C., Dumitrescu, A.M. et al. (2011). Distinct roles of deiodinases on the phenotype of Mct8 defect: a comparison of eight different mouse genotypes. *Endocrinology* 152 (3): 1180–1191.

[356] Trajkovic-Arsic, M., Muller, J., Darras, V.M. et al. (2010). Impact of monocarboxylate transporter-8 deficiency on the hypothalamus-pituitary-thyroid axis in mice. *Endocrinology* 151 (10): 5053–5062.

[357] Trajkovic-Arsic, M., Visser, T.J., Darras, V.M. et al. (2010). Consequences of monocarboxylate transporter 8 deficiency for renal transport and metabolism of thyroid hormones in mice. *Endocrinology* 151 (2):802–809.

[358] Zung, A., Visser, T.J., Uitterlinden, A.G. et al. (2011). A child with a deletion in the monocarboxylate transporter 8 gene: 7-year follow-up and effects of thyroid hormone treatment. *Eur. J. Endocrinol.* 165 (5): 823–830.

[359] Biebermann H, Ambrugger P, Tarnow P, von Moers A, Schweizer U, Grueters A. Extended clinical phenotype, endocrine investigations and functional studies of a loss-of-function mutation A150V in the thyroid hormone specific transporter MCT8. *Eur. J. Endocrinol.* 2005;153(3):359–366.

[360] Petitpas, I., Petersen, C.E., Ha, C.E. et al. (2003). Structural basis of albumin-thyroxine interactions and familial dysalbuminemic hyperthyroxinemia. *Proc. Natl. Acad. Sci. U. S. A.* 100 (11): 6440–6445.

[361] Pappa, T., Ferrara, A.M., and Refetoff, S. (2015). Inherited defects of thyroxine-binding proteins. *Best Pract. Res. Clin. Endocrinol. Metab.* 29 (5): 735–747.

[362] Sunthornthepvarakul, T., Likitmaskul, S., Ngowngarmratana, S. et al. (1998). Familial dysalbuminemic hypertriiodothyroninemia: a new, dominantly inherited albumin defect. *J. Clin. Endocrinol. Metab.* 83 (5): 1448–1454.

[363] Wada, N., Chiba, H., Shimizu, C. et al. (1997). A novel missense mutation in codon 218 of the albumin gene in a distinct phenotype of familial dysalbuminemic hyperthyroxinemia in a Japanese kindred. *J. Clin. Endocrinol. Metab.* 82 (10): 3246–3250.

[364] Tang, K.T., Yang, H.J., Choo, K.B. et al. (1999). A point mutation in the albumin gene in a Chinese patient with familial dysalbuminemic hyperthyroxinemia. *Eur. J. Endocrinol.* 141 (4): 374–378.

[365] Cartwright, D., O'Shea, P., Rajanayagam, O. et al. (2009). Familial dysalbuminemic hyperthyroxinemia: a persistent diagnostic challenge. *Clin. Chem.* 55 (5):1044–1046.

[366] Fleming, S.J., Applegate, G.F., and Beardwell, C.G. (1987). Familial dysalbuminaemic hyperthyroxinaemia. *Postgrad. Med. J.* 63 (738):273–275.

第9章 肾上腺皮质疾病[1]

The Adrenal Cortex and Its Disorders

Claire R. Hughes　Elim Man　John C. Achermann　著

高新颖　杨　阳　闫牧乔　程　明　**译**　王　毅　王　峤　巩纯秀　**校**

学习重点

- 肾上腺皮质的主要功能是合成类固醇，主要合成三种激素，即肾上腺皮质球状带合成盐皮质激素、束状带合成糖皮质激素、网状带合成雄激素。与其他激素不同，类固醇并不储存在肾上腺中，而是在受到一定的刺激时合成并释放。
- 盐皮质激素，主要是醛固酮，调节钠在肾脏的重吸收，影响电解质平衡、血容量和血压。血管紧张素通过肾素－血管紧张素－醛固酮系统调控醛固酮的合成和释放。
- 糖皮质激素，主要是皮质醇，因其碳水化合物的动员活性而得名，在全身发挥广泛的作用。至少 10% 的基因受糖皮质激素浓度影响。皮质醇的分泌是一个典型的内分泌反馈回路的例子，因为它受到下丘脑－垂体－肾上腺轴的严格负反馈调控。
- 肾上腺来源的雄激素调节儿童的身高猛长，并调节女性的某些性征，如雄激素依赖的毛发的生长。
- 分子遗传学进展有助于阐明许多肾上腺疾病的病理基础，已确定超过 40 种影响肾上腺功能的不同的单基因疾病。
- 儿童肾上腺功能不全最常见的原因是继发于 21- 羟化酶缺乏的先天性肾上腺增生（CAH），也有一些少见的情况，特异性诊断对治疗、远期预后、相关功能和复发风险有重要的影响。
- CAH 是类固醇生成途径中几种酶缺陷的总称，表型及临床和生化特征取决于阻断位点和严重程度。
- 21- 羟化酶缺乏症可表现为失盐、单纯男性化和非典型 CAH。
- CAH 需要终生临床和生化监测。目前的治疗方案达不到生理替代，因此治疗的目的是控制肾上腺功能不全的症状，将肾上腺危象的风险降低至最小，同时减少过度治疗的不良反应。

1　译者注：本章原文有部分内容与国内情况不符，已做删减。

- 任何出现肾上腺功能不全表现的男孩都应考虑肾上腺脑白质营养不良。
- 过度暴露于糖皮质激素会导致库欣综合征，持续 10 天以上会导致肾上腺功能被抑制；激素撤药时需要注意上述细节。
- 库欣综合征最常见的原因是使用医源性类固醇，其次是继发于垂体微腺瘤的库欣病，但在学龄前儿童中以肾上腺肿瘤为主。
- 库欣综合征的诊断和治疗在儿童和青少年中非常困难，但是最早、最可靠的两个特征是生长障碍和体重增加。

一、概述

肾上腺疾病诊断困难，如不能明确诊断，患者的发病率和死亡率较高。

肾上腺皮质主要分泌 3 种类固醇激素，即盐皮质激素（如醛固酮）调节钠的重吸收和血压，糖皮质激素（如皮质醇）参与机体的多种代谢过程，是维持血糖和健康所必需的，而肾上腺雄激素（如脱氢表雄酮）则影响雄激素依赖性毛发生长（图 9-1）。肾上腺髓质产生急性应激反应所需的肾上腺素和去甲肾上腺素。

肾上腺皮质疾病是由一种或多种肾上腺类固醇激素分泌不足或者过量所致。临床表现和生化特征、疾病的自然病史取决于哪一种肾上腺类固醇激素受到影响及潜在的病理学改变。

在本章，我们概述肾上腺的发育、功能和调节，肾上腺功能不全（adrenal insufficiency，AI）和导致肾上腺激素过量的疾病的病因、诊断和管理，为患有肾上腺疾病的年轻人及其家庭提供信息。

二、肾上腺的发育、功能和调控

（一）肾上腺的医学史

长期以来肾上腺一直被解剖学家所忽视，直到 1563 年，意大利解剖学 Bartolomeo Eustachius 首先对肾上腺进行了描述。19 世纪中期，Addison 描述了肾上腺功能低下，Brown-Sequard 通过动物研究报道了肾上腺切除术后的表现，肾上腺的生物学作用变得明朗。

1932 年，Harvey Cushing 最先报道了类固醇激素增多的典型特征。在此后 10 年间，人们发现肾上腺皮质产生两大类类固醇激素，即“糖皮质激素”和“盐皮质激素”。不久之后，Reichstein 和 Kendall 的实验室分离和表征了几种关键肾上腺类固醇激素的结构，并因此共同获得了 1950 年诺贝尔生理学或医学奖。

分子遗传学的进展阐明许多肾上腺疾病的病理基础，超过 40 种不同的单基因疾病已被证实会影响肾上腺功能。然而，所有临床表现为肾上腺异常的疾病都需要从下丘脑 – 垂体 – 肾上腺轴（hypothalamic-pituitary-adrenal，HPA）的发育和生理功能的角度来看，HPA 是动态的严密调控的内分泌系统。因此，有必要了解这个轴的发育和功能。

（二）肾上腺的发育和解剖

1. 肾上腺发育

肾上腺的发育开始于人类胚胎生命的最初几周，但对这一复杂的过程知之甚少。肾上腺皮质在受孕后 4 周左右由中间中胚层发育而成。这个组织被称为肾上腺性腺原基，因为它可分化为性

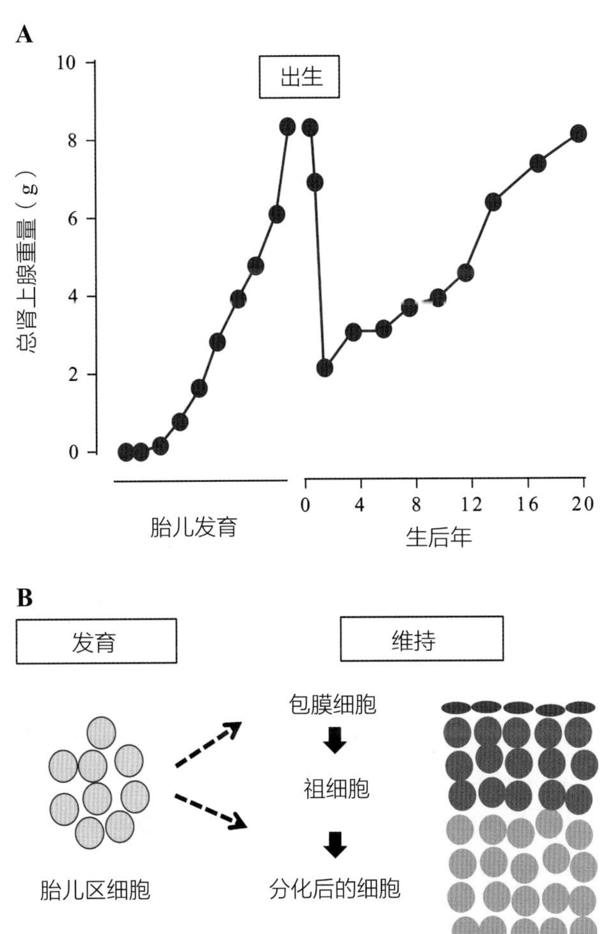

▲ 图 9-1 **A. 人类从早期发育到年轻成人的典型肾上腺总联合重量。由于胎儿区的扩张，肾上腺在产前迅速生长，胎儿区在出生后的最初几个月内退化。B. 图片显示肾上腺细胞在发育和维持过程中分化机制**

腺和肾上腺生成类固醇激素的细胞。在胚胎发育的第 5 周左右，具有双向分化潜能的性腺从这个区域分离移向尾侧，发育成睾丸或卵巢，而原始肾上腺向腹膜后移动，并与肾的上极相连。在胚胎发育的第 7 周左右，交感神经细胞从神经外胚层迁移到发育中的肾上腺，最初这些细胞分散在这些发育的结构中，但最终结合形成肾上腺髓质。肾上腺被膜约形成于胚胎发育的第 8 周[1]。

肾上腺最初是不均匀的，在发育的早期阶段，皮质组织在外部形成外部的“永久带”（DZ）和更大的内部“胎儿带”（FZ）。另外一个过渡区可能出现在胚胎发育的约第 14 周。DZ 中含有能合成糖皮质激素和盐皮质激素的细胞，但 3β- 羟基类固醇脱氢酶Ⅱ型（3β-HSD2）（*HSD3B2*）的表达相对较低。在胚胎发育 8～9 周，*HSD3B2* 上调通常认为会引起短暂的皮质醇合成和功能完整的 HPA 轴，但这一过程在妊娠中期减弱。FZ 的大细胞高表达类固醇 17α- 羟化酶（P450 c17）和相对较少的 3β-HSD2，这导致产生非常大量的 DHEA[和硫酸 DHEA（DHEA-S）]。这种类固醇是胎儿肾上腺带的标志，可以通过胎盘芳香化酶转化为雌激素。胎儿肾上腺激素在出生后下降，FZ 在 6—12 月龄时退化[2]。目前只在高级灵长类动物中发现了胎儿肾上腺带，它存在的明确意义目前还不清楚。

与成人相比，胎儿的肾上腺体积巨大，主要是由于 FZ。在胚胎发育早期，肾上腺与发育中的肾脏一样大，出生时几乎与成人肾上腺大小大致相同（总重 8～9g，占体重的 0.5%）（图 9-1）。人体生长过程中，肾上腺重量相对下降，只占成人体重的 0.02%。

关于调控肾上腺发育的因素或肾上腺干细胞参与肾上腺生长的方式认知有限。一系列的转录因子和信号分子参与调控肾上腺的发育，这在人肾上腺发育不全、小鼠肾上腺发育不全的模型和人类肾上腺发育早期[3]基因表达的研究中都被证实了。

参与肾上腺发育的两个关键的核受体是类固醇生成因子 1（SF-1）（正式名称为 NR5A1）和 DAX-1（正式名称为 NR0B1）。在小鼠中敲除 *Sf-1* 基因会导致完全的肾上腺和性腺发育不良，人类 *SF-1* 的严重破坏会导致肾上腺功能障碍，SF-1 的大多数致病变异会导致睾丸发育受损和睾丸间质细胞功能障碍，而不是 AI。

人类 DAX-1 的变异或缺失已被确认为是 X 连锁肾上腺发育不全（AHC）的病因[4, 5]。其他导致人肾上腺发育不全的因素包括细胞周期和生长调控因子（CDKN1C、SAMD9）或信号分子

（WNT4），但在小鼠模型中，其他转录调节因子（Pbx1、Cited2、Tcf21、Wt1）也与肾上腺发育有关。营养因子，如胰岛素样生长因子 -2、ACTH 和 ACTH 下游信号通路对肾上腺的发育也很重要。

虽然对肾上腺干细胞生长和分化的调节也知之甚少，但对理解肾上腺肿瘤和发育障碍具有重要意义。一些研究者提出，有一个共同的包膜下祖干细胞池，通过不同的细胞系分化，穿过腺体向中心移动。对小鼠进行的谱系追踪实验表明所有成熟的皮质细胞都来自于球状带的细胞这一实验结果支持了上述理论。另一些研究者提出，在 FZ 或转运带有一群干细胞，它们可以向两个方向迁移，以供应胎儿细胞和最终分化细胞。这些理论结合在一起可能是正确的，因为在发育过程中，FZ 促进了包膜下祖细胞的形成，然后通过不同的区域来维持成熟腺体中稳定的细胞数量（图 9-1）。一些与肾上腺发育不全相关的疾病（如 IMAGe 综合征、X 连锁 AHC）可能反映了胎儿发育早期前体细胞扩增的缺陷。

2. 肾上腺的解剖和结构

成熟的肾上腺位于腹膜后肾上方的肾周脂肪中。包膜将肾上腺分为外侧皮质和内侧髓质（图 9-2）。

皮质由三个组织学上截然不同的区域组成。外侧球状带主要产生盐皮质激素，中间束状带主要合成糖皮质激素（如皮质醇），内侧网状带参与肾上腺雄激素的合成。

虽然这三个区域在解剖和功能上有不同的作用，但某些细胞群相互交叉，类固醇释放有所不同，并且不同区域的作用也会随着年龄的增长而改变，因此这三个区域存在重叠。球状带和束状带在儿童早期分化，而网状带在儿童后期肾上腺机能初现时发育，在青春期后才完全发育。在年长儿和成人，这三个区占肾上腺皮质体积的 15%（球状带）、75%（束状带）和 10%（网状带）。

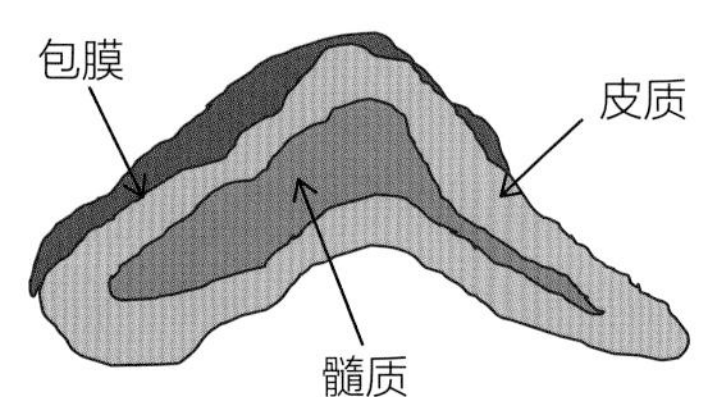

▲ 图 9-2　成人肾上腺结构示意图

肾上腺髓质在腺体最初发育过程中形成于腺体的外围，但在腺体成熟时占据腺体的中央区域（图 9-2）。髓质中含有交感神经嗜铬细胞，它们释放肾上腺素和去甲肾上腺素。肾上腺髓质激素可以对应激做出非常迅速的初始反应。

肾上腺的血管不像其他器官的动脉和静脉是平行走行的。它的动脉血是由膈动脉和肾动脉、主动脉的分支提供，有时由卵巢动脉和左精索动脉供给。动脉血进入肾上腺皮质窦，然后流入髓质，这一点很重要，因为皮质醇促进肾上腺素合成。右侧肾上腺静脉血直接流入腔静脉，左肾上腺静脉流入左肾静脉。在人体所有器官中，肾上腺是每克组织血流量最大的器官之一。

（三）类固醇激素合成

1. 类固醇激素的结构和命名法

所有类固醇激素都来自于孕烯醇酮，孕烯醇酮来自胆固醇，它是类固醇激素生成途径中的第一个前体（图 9-3）。由于孕烯醇酮及其衍生物含有 21 个碳原子，故称为 C_{21} 类固醇。每个碳原子都被编号，以指示各种类固醇生成反应发生的位置（如 21- 羟基化、11- 羟基化）。

C_{19} 类固醇是由 P450c17 的 17，20 裂解酶催化裂解碳原子 17 和 20 的键而产生。C_{19} 类固醇包括所有的雄激素，如脱氢表雄酮、雄烯二酮和睾酮。类固醇芳香化酶（P450 aro）催化 C_{19} 雄激素转变为 C_{18} 雌激素。

除雌激素外，所有的类固醇激素都有一个不

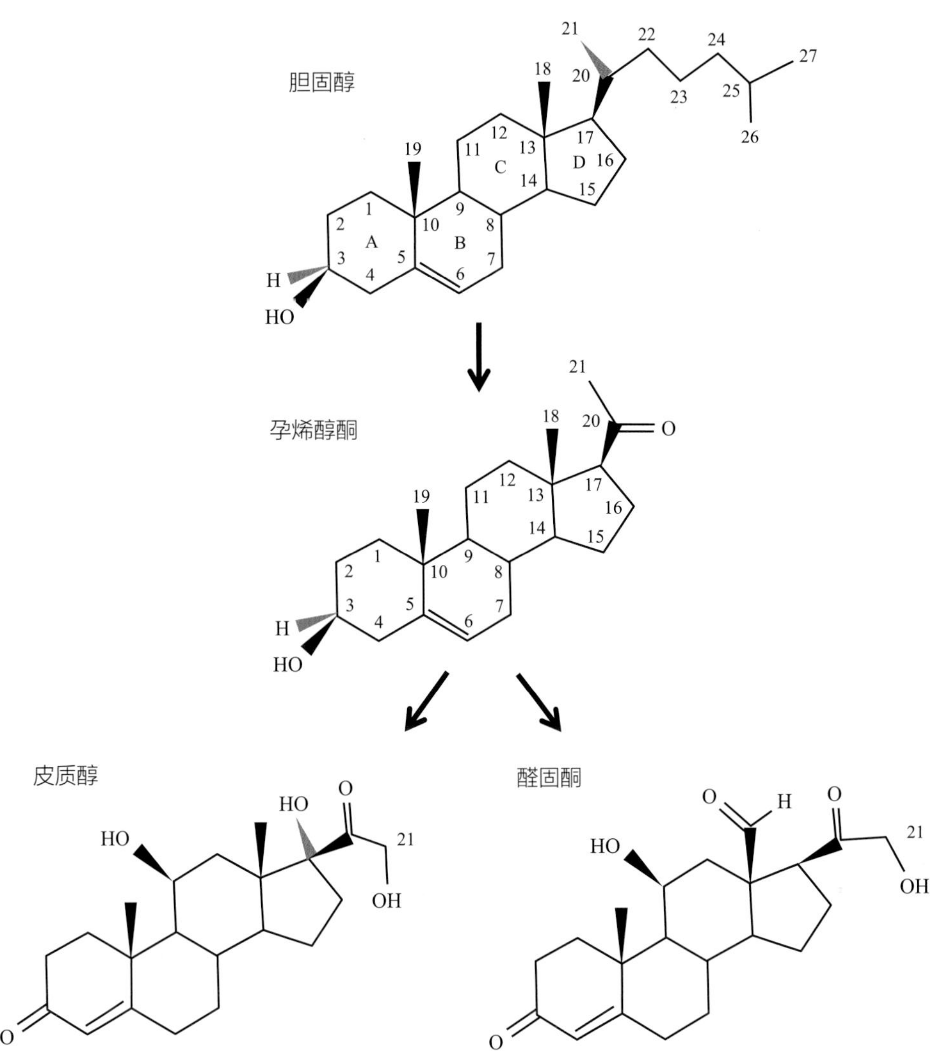

▲ **图 9-3　胆固醇和其他三种重要肾上腺类固醇（孕烯醇酮、皮质醇和醛固酮）的化学结构**

关键碳原子标记为 1–21

饱和碳 – 碳双键。在碳原子 4 和 5 具有双键的甾体，包括所有的主要生物活性类固醇，称为 Δ^4 类固醇；前体在碳原子 5 和 6 有双键的甾体，称为 Δ^5 类固醇（图 9-3）。3β 羟基类固醇脱氢酶（3β-HSD）的两个同工酶将 Δ^5 转换为 Δ^4 类固醇。

类固醇的正式命名描述了化合物的化学名称，且名称很长（如皮质醇为 11β-17，21- 三羟基孕甾 -4- 烯 -3，20- 二酮）。因此，在本章中我们只使用标准的通用名。旧的术语描述了类固醇在色谱中的迁移状况（如皮质醇是“化合物 F”），这种方法现在已经过时了。

2. 类固醇合成的生物化学

肾上腺的关键功能是合成类固醇。不同于许多其他激素，如肽类激素，类固醇不储存，必须在 ACTH（主要对应糖皮质激素 / 雄激素）和血管紧张素 Ⅱ（主要对应盐皮质激素）的刺激下合成和释放。

在急性情况下，ACTH 在几分钟内便可刺激类固醇快速从头合成和释放。在相对慢性的情况下，如持续的应激，ACTH 在上调类固醇生成酶基因的转录和类固醇生成的机制中发挥作用。

类固醇合成以摄取（或动员）胆固醇开始，

以释放适当的类固醇进入循环结束。图 9-4 简单概述了肾上腺类固醇生成过程。

在这里，我们将描述涉及胆固醇摄取和运输到线粒体的机制，不同类固醇生成酶家族，以及每种酶在类固醇合成中发挥的作用[6]。几种在肾上腺中不表达的酶在介导类固醇生成和类固醇激素活性的外周效应中也很重要，这些将被简要描述。最后，重要的是要记住，类固醇生成的许多核心成分也参与睾丸和卵巢的性激素合成。因此，许多这些酶的破坏导致的表型既有性腺也有肾上腺特征。

3. 类固醇生成酶主要类别：细胞色素 P450 和羟基类固醇脱氢酶

两大类类固醇合成酶是细胞色素 P450 和羟基类固醇脱氢酶（HSD）（表 9-1）。大多数关键的类固醇合成酶属于细胞色素 P 家族的氧化酶，其结构约有 500 个氨基酸，含有一个单一的亚铁血红素基团。它们被命名为 450（P450 或色素 450）是由于它们在还原状态下吸收光谱的波长是 450nm。细胞色素 P450 家族在人体内含有 57 种酶。它们通常在肝脏代谢（如维生素 D 代谢）及降解许多内源性和外源性药物、毒素和环境化学物质方面发挥广泛作用。五种特异的 P450 酶参与了肾上腺类固醇合成：P450scc、P450c17、P450c21 和 P450c11（具有 P450c11 和 P450c11AS 异构体）。P450aro 在性腺和其他组织中表达，并在此催化雄激素向雌激素的转化。

羟基类固醇脱氢酶是另一类主要参与类固醇

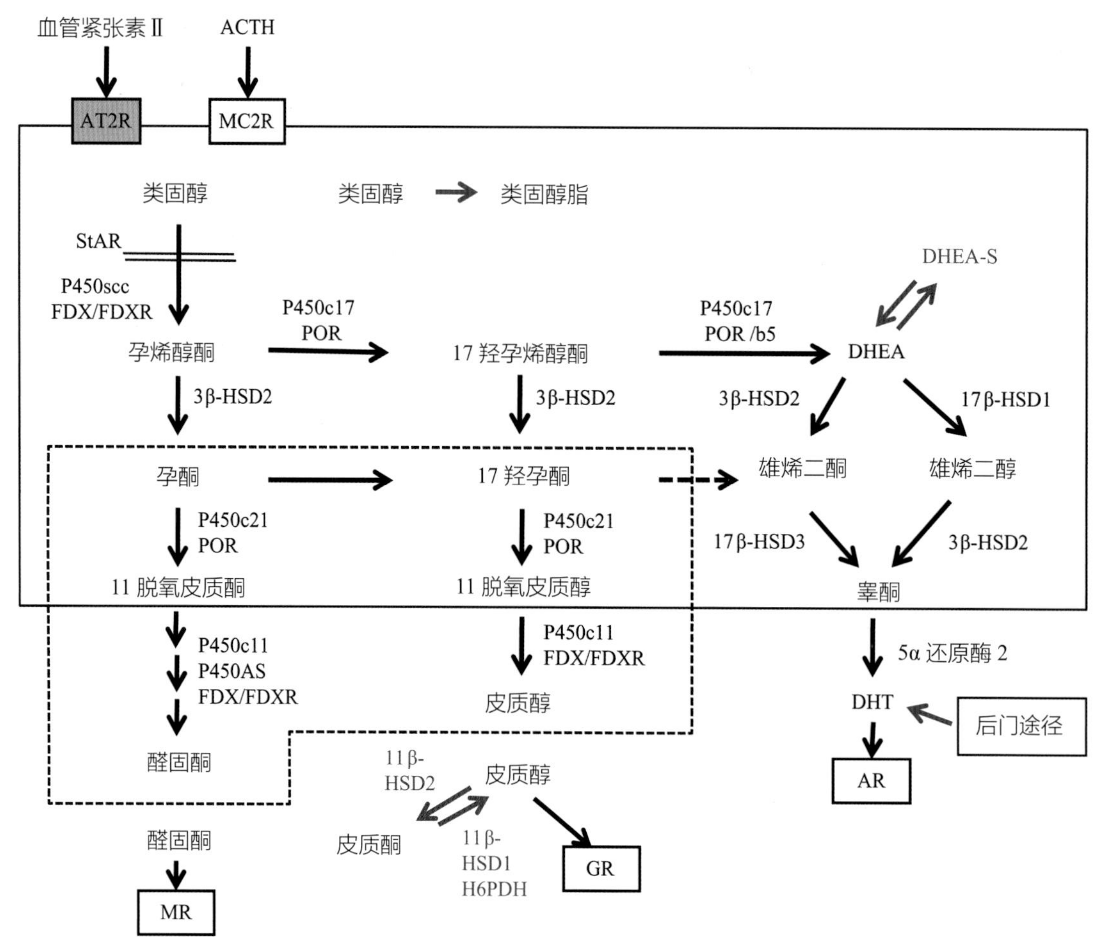

▲ 图 9-4 肾上腺类固醇生成和类固醇激素作用靶点的简单概述

MR. 盐皮质激素受体；GR. 糖皮质激素受体；AR. 雄激素受体

表 9–1　参与肾上腺类固醇合成中的关键因子和酶

蛋　白	活　性	基　因	伴　侣	位　置
StAR	促进胆固醇转运	*STAR*	—	线粒体（膜外）
P450scc	裂解侧链	*CYP11A1*	FDX/FDXR	线粒体（膜内）
3β–HSD2	3β 类固醇脱氢酶 Ⅱ 型	*HSD3B2*	—	内质网
P450c17	17α– 羟化酶	*CYP17A1*	POR	内质网
P450c17	17，20– 裂解酶	*CYP17A1*	POR，细胞色素 b5	内质网
P450c21	21– 羟化酶	*CYP21A2*	POR	内质网
P450c11β	11β– 羟化酶	*CYP11B1*	FDX/FDXR	线粒体（膜内）
P450c11AS	醛固酮合成酶	*CYP11B2*	FDX/FDXR	线粒体（膜内）
17β–HSD3（1）	17β– 羟基类固醇脱氢酶 Ⅲ 型（Ⅰ型）	*HSD17B3（1）*	—	内质网
SULT2A1	磺基转移酶	*SULT2A1*	—	胞质
PAPSS2	3'– 磷酸腺苷 –5'– 磷酸硫酸合酶 2	*PAPSS2*	—	胞质
11β–HSD1	11β– 羟基类固醇脱氢酶 Ⅰ 型	*HSD11B1*	H6PDH	内质网
11β–HSD2	11β– 羟基类固醇脱氢酶 Ⅱ 型	*HSD11B2*	—	内质网

生成的酶。它们不包含亚铁血红素基团，但需要 NAD^+ 或 $NADP^+$ 作为辅助因子。大多数羟基固醇脱氢酶都有几种异构体，它们催化不同种类的反应，或者催化某一特定化学过程的正向或逆向反应。参与肾上腺类固醇合成或类固醇外周修饰的主要羟基类固醇脱氢酶是 3β– 羟基类固醇脱氢酶和两种 11β– 羟基类固醇脱氢酶（11β–HSD），而 17β– 羟基类固醇脱氢酶（17β–HSD）调节雄激素合成（特别是在性腺）及其他反应。HSD 酶可细分为短链脱氢酶 / 还原酶（SDR）家族和醛酸 / 酮还原酶（AKR）家族。

4. 胆固醇摄取、储存与线粒体转运

合成类固醇所需的大部分胆固醇来自于摄取膳食胆固醇产生的血浆低密度脂蛋白（LDL）。这些低密度脂蛋白胆固醇酯与 LDL 受体结合后在受体介导的内吞作用下进入细胞，然后被储存或转化为游离胆固醇，用于类固醇激素的合成。储存在脂滴中的胆固醇酯受两种作用相反的酶的调控：激素敏感脂肪酶（HSL）（既往称为胆固醇酯水解酶）和甾醇 O– 酰基转移酶（SOAT1）[又称为酰基辅酶 A（CoA）、胆固醇酰基转移酶（ACAT）或胆固醇酯合成酶]。此外肾上腺可以通过 3– 羟 –3 甲戊二酰辅酶 A（HMG–CoA）还原酶从乙酸盐开始从头合成胆固醇，但是这是一个相对次要的胆固醇合成途径。总体上，胆固醇的生物合成受固醇调节元件结合蛋白的调控（SREBP）。

促肾上腺皮质激素（ACTH）刺激引起低密度胆固醇的摄取，增加游离胆固醇（通过刺激 HSL 和抑制 SOAT1），并能刺激 HMG–CoA 活性。所有这些机制都增加了可用于类固醇合成的游离胆固醇。

ACTH（皮质醇）或血管紧张素 Ⅱ（醛固酮）刺激肾上腺细胞后，类固醇的快速合成需要胆固醇从细胞质快速转运到线粒体。介导这种转运的主要蛋白质被称为类固醇合成急性调节蛋白（StAR）。StAR 位于线粒体外膜，其氨基端（N 端）

尾部埋在脂质双层中。StAR 介导胆固醇从线粒体膜外转移到膜内，从而允许接触类固醇生成的第一个酶，即 P450scc。人类 StAR 的完全破坏与先天性类脂肾上腺增生（CLAH）有关（严重的失盐型 AI 和缺乏性激素生成），而 StAR 的部分缺陷主要导致糖皮质激素效应（皮质醇不足）。

除了 StAR 介导的类固醇生成外，约 15% 的胆固醇转运是非 StAR 依赖性的。这种转运可能通过胆固醇自发内流或其他潜在的介质（如外周苯二氮䓬受体）介导转运。参与这一过程的确切机制尚不清楚。

5. P450 胆固醇"侧链断裂"（P450scc，CYP11A1）

类固醇合成的第一步是胆固醇在线粒体转化为孕烯醇酮（图 9-4），这是限速反应步骤。这种转化涉及胆固醇侧链的 20α- 羟基化、22- 羟基化和胆固醇侧链的裂解以生成孕烯醇酮和异己酸（图 9-3）。最初认为是三种不同的酶导致了这些反应，但后来发现 P450scc（以胆固醇的"侧链断裂"命名）催化了所有三步反应。P450scc 由位于人类 15 号染色体上的 *CYP11A1* 基因编码。P450 通过一个活性位点介导所有三种反应。小鼠 *Cyp11a1* 的完全缺失或人类 P450scc 的严重破坏性突变导致失盐型 AI 和性激素合成受损。P450 scc 的部分缺失主要引起类似于 StAR 部分缺失那样的糖皮质激素功能不足的表现。

6. 肾上腺铁氧还蛋白还原酶和肾上腺铁氧还蛋白的电子转运

P450scc 氧化酶的活性需要电子转运维持，这涉及两个关键蛋白，即肾上腺铁氧还蛋白原酶和肾上腺铁氧还蛋白。肾上腺铁氧还蛋白还原酶是一种结合在线粒体内膜上的黄素蛋白，它接受来自 NADPH（还原型烟酰胺腺嘌呤二核苷酸磷酸盐）的电子（图 9-5）。然后肾上腺铁氧还蛋白还原酶将电子传送到位于线粒体内或松散结合于线粒体内膜上的肾上腺铁氧还蛋白上，形成 1∶1 的复合物。肾上腺铁氧还蛋白再通过类似的 1∶1

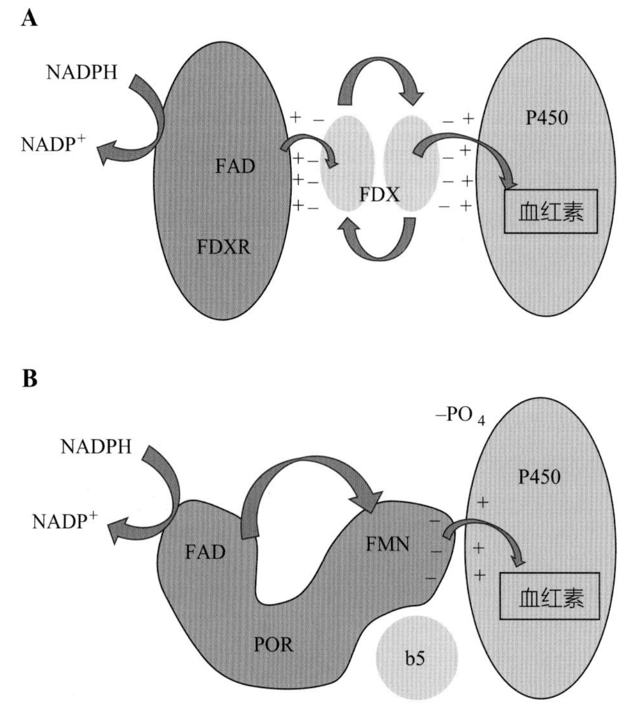

▲ 图 9-5 含血红素的细胞色素 **P450** 的两个电子转移系统

A. 通过铁氧化还原蛋白酶（FDXR）（也称为肾上腺铁氧还蛋白还原酶）和铁氧化还原蛋白（FDX）（也称为肾上腺铁氧还蛋白）进行电子传递；B. 通过 P450 氧化还原酶（POR）（此处以细胞色素 b5 代表）进行电子传递

复合物将电子传送到 P450scc。这种电子传递系统是所有线粒体 P450 酶通用的，包括肾上腺的 P450c11 和其他细胞中的许多 P450 酶系统。因此，这些蛋白质的正式名称为铁氧化还原蛋白酶（FDXR）和铁氧化还原蛋白（FDX）。

7. 3β- 羟基类固醇脱氢酶

一旦从胆固醇生成孕烯醇酮，P45c17 可催化 17α- 羟基化反应生成 17α- 羟孕烯醇酮，或者通过 3β- 羟基化反应生成孕酮（图 9-4）。3β-HSD 是存在于内质网的微粒体酶，它催化第 3 位碳原子上的羟基转化为酮基并将 B 环（Δ^5 类固醇）到 A 环（Δ^4 类固醇）的双键异构化（图 9-3）。3β-HSD2 是肾上腺和性腺中表达的酶的同种型。该酶将孕烯醇酮转化为孕酮，将 17α- 羟孕烯醇转化为 17α- 羟孕酮，将脱氢表雄酮转化为雄烯二酮，雄烯二醇转化为睾酮（图 9-4）。该酶的另一同种型 3β-HSD Ⅰ型，在胎盘、乳房和其他组织中表达。*HSD3B2* 基因缺陷导致 3β-HSD2 缺陷。这种情况会导致糖皮质激素不足伴或不伴失盐。在 46, XY 患儿中雄激素减少与尿道下裂或雄性化减弱有关，而在 46, XX 患儿中，过量肾上腺雄激素的轻度雄激素作用可导致阴蒂增大和轻度男性化。

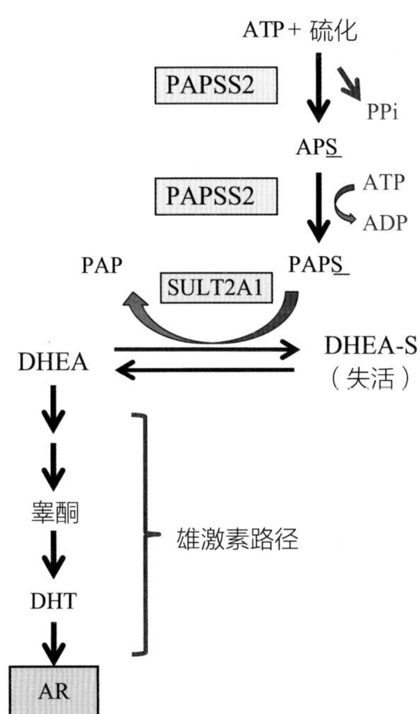

▲ **图 9-6 PAPSS2 和硫转移酶在 DHEA 转化为非活性 DHEA-S 中的作用**

PAPSS2 具有连续的 ATP 硫酰化酶和 APS 激酶活性。PAPSS2 活性的丧失导致 DHEA 与 DHEA-S 的比例增加，类固醇向雄激素途径的分流增加，导致高雄激素血症。PAPSS2 在软骨中的软骨素硫酸化中也很重要

8. P450c17（17α- 羟化酶）

P450c17 是一种结合在光面内质网上的酶，同时具有 17α- 羟化酶和 C-17，20- 裂解酶的活性。这个反应需要通过相关蛋白 P450 氧化还原酶（POR）的电子传递。17α- 羟基化反应可将孕烯醇酮转化为 17α- 羟基孕烯醇酮，将孕酮转化为 17α- 羟孕酮（17-OHP）（图 9-4）。C-17，20- 裂解酶反应涉及 #c17，20 碳键的裂解，该碳键将 17α- 羟基孕烯醇酮转化为脱氢表雄酮，并需要辅因子细胞色素 b5（CYB5）存在。该反应也可将 17-OHP 转化为雄烯二酮，但在人类中这是一个次要途径，其转化速率仅相当于 17α- 羟基孕烯醇酮轻化为 DHEA 速度的 3%。

由于 P450c17 在类固醇合成途径中的位置和双重功能决定了它是一个关键的分支点。球状带细胞缺乏 P450c17，导致孕烯醇酮转化为醛固酮。束状带细胞具有 17α- 羟化酶活性，但没有 17，20- 裂解酶活性，导致孕烯醇酮最终转化为皮质醇。网状带细胞同时具有 17α- 羟化酶和 17，20 裂解酶活性，导致孕烯醇酮转化为性激素前体。电子供体的丰度和 CYB5 等辅因子的存在会影响 17，20- 裂解酶反应是否发生。当肾上腺机能初现时网状带发育，这种反应被上调，导致产生微弱的肾上腺雄激素，如脱氢表雄酮。青春期后，女性约一半的血液循环中的睾酮来自肾上腺（另一半来自卵巢），而在男性中，肾上腺雄激素对循环中睾酮的贡献少于睾丸合成的雄激素。

在人类，P450c17 由染色体 10q24.3 上的单基因编码。该基因或蛋白质功能的完全缺失会

导致 17α- 羟化酶缺乏，并伴有糖皮质激素和性激素产生受损，以及盐皮质激素途径中类固醇过量。典型的情况是表型为女孩（46, XX 或 46, XY）没有青春期，同时有高血压和低钾血症。P450c17 的部分缺陷可表现为尿道下裂和各种生化特征。在极少数情况下，P450c17 的特定点突变只会破坏该酶的 17，20 裂解酶活性，导致儿童性激素合成受损（在性腺和肾上腺）。

9. P450c17 到 P450 氧化还原酶和细胞色素 b5 的电子转运

细胞色素 P450 的所有微粒体形式，包括 P450c17 和 P450c21，都接收来自膜结合的黄素蛋白 POR 的电子（图 9-5）。这种蛋白不同于上述的线粒体黄素蛋白肾上腺素还原酶。

POR 从 NADPH 接收两个电子，并一次将一个电子转至相关的 P450。由于肾上腺内质网中 P450c17 和 P450c21 的分子比 POR 多，P450s 相互竞争还原酶提供的还原当量。如上所述，电子的可用性决定了 P450c17 是只进行 17α- 羟基化还是同时进行 17，20 键的裂解。P450c17 裂解酶反应所必需的电子转移是通过高浓度的 POR 和变构因子 CYB5 的作用促进的。17，20 裂解酶活性还需要 P450c17 上的丝氨酸残基被环磷酸腺苷（cAMP）依赖的蛋白激酶磷酸化。

POR 缺陷（*POR* 基因编码）可导致 17α- 羟化酶和 21- 羟化酶联合缺乏症，通常表现为有骨骼受累的 Antley-Bixler 综合征。CYB5（由 *CYB5A* 基因编码）异常影响肾上腺和性腺雄激素产生，这与高铁血红蛋白血症有关。

10. P450c21（21- 羟化酶）

P450c21 酶（21- 羟化酶）参与了 #c21 位置类固醇的羟化（图 9-3）。该反应可由孕酮生成 11- 脱氧皮质酮（DOC）和由 17- 羟孕酮（17-OHP）生成 11- 脱氧皮质醇（图 9-4）。*CYP21A2* 基因缺陷导致 21- 羟化酶缺乏（21-OHD），占先天性肾上腺增生（CAH）病例的 90% 以上。21- 羟基化障碍会导致皮质醇和醛固酮合成减少，从而导致钠丢失（低钠血症）、钾升高（高钾血症）和低血压，如不进行适当的治疗，生后前几周内即可心血管衰竭和死亡。

除了这些对盐皮质激素和糖皮质激素的影响外，21-OHD 如果不治疗，由于皮质醇合成减少及对 ACTH 负反馈减少，会引起 ACTH 的过量产生和肾上腺过度刺激，会导致在胎儿发育早期阶段和生后高雄激素血症。由于 21- 羟化酶受损，17-OHP 和 17- 羟孕烯醇酮累积。只有极少量的 17-OHP 被 P450c17 转化为雄烯二酮，但是高浓度的 17- 羟孕烯酮可以转化为脱氢表雄酮，随后转化为雄烯二酮、睾酮和 11- 氧雄激素（图 9-4）。这导致了女性（46, XX）胎儿的男性化和未经治疗的男孩和女孩的青春期早发育。

P450c21 蛋白由染色体 6p21 上的 *CYP21A2* 基因编码。该基因和相邻的假基因位于主要组织相容性基因座额中间，因此 21-OHD 与特定的人类白细胞抗原（HLA）型相关联。P450c21 酶定位于光面内质网，需要 POR 从 NADPH 转运电子。

11. P450c11β 和 P450c11AS（11β- 羟化酶和醛固酮合成酶）

两种密切相关的酶 P450c11β 和 P450c11AS 催化糖皮质激素和盐皮质激素合成的最后步骤。这两种同工酶的氨基酸序列同源性为 93%，由染色体 8q24.3 上的串联重复基因编码。这两个基因分别被称为 *CYP11B1* 和 *CYP11B2*。

P450c11 的两种同工酶位于线粒体内膜，利用肾上腺铁氧还蛋白和肾上腺铁氧还蛋白还原酶从 NADPH 接收电子，其方式与 P450scc 类似。P450c11β 是这两种酶中最丰富的，存在于球状带和网状带中。P450c11β 具有典型的 11β- 羟化酶活性，并将 11- 脱氧皮质醇转化为皮质醇，将

DOC 转化为皮质酮（图 9–4）。P450c11AS 是含量较少的异构体，仅存在于球状带中具有 11β–羟化酶、18– 羟化酶和 18– 甲基氧化酶（醛固酮合成酶）活性。因此，P450c11AS 是参与盐皮质激素合成的关键酶，因为它催化将 DOC 转化为醛固酮所需的所有反应。

CYP11B1 的缺陷导致 11β 羟化酶缺乏。这种情况导致皮质醇减少和盐皮质激素变化。表型改变与类固醇代谢中间产物的浓度和类型有关。因此，患者往往没有严重的低皮质醇血症的表现，但随着时间的推移，由于极高浓度的 DOC 影响可以进展为高血压。高雄激素血症导致 46, XX 胎儿男性化和（或）青春期早发育，这通常是由于中枢反馈机制受损和 ACTH 依赖性雄激素前体的形成，类似于 21–OHD 表型。相比之下，*CYP11B2* 的缺陷导致醛固酮合成酶缺乏，主要影响盐皮质激素的产生和盐潴留。

12. 17β– 羟基类固醇脱氢酶

17β–HSD 家族的酶参与多种功能，包括氧化反应、还原反应和其他生物效应。它们由不同的基因编码，依赖辅因子的不同，在某些情况下可以调节双向反应。

几种不同的 17β–HSD 在肾上腺、性腺和胎盘中起关键作用。如 17–HSD Ⅰ型（17–HSD1）参与了胚胎滋养层细胞中雌三醇的合成和卵巢颗粒细胞中雌二醇的产生。相反，17β–HSD Ⅱ型（β17 HSD2）通过 NAD^+ 抑制雌二醇向雌酮的轻化和睾酮向 Δ^4 雄烯二酮转化。这种酶在几种组织中表达，包括胎盘绒毛内血管内皮细胞，它“保护”胎儿免受母体雌二醇或睾酮通过胎盘对胎儿的影响。

该组酶中最重要的是 17β–HSD Ⅲ型（17β–HSD3）。这种酶在睾丸中将雄烯二酮转化为睾酮的过程中起关键作用（图 9–4）。编码 *HSD17B3* 酶的基因缺陷会破坏雄激素的产生并导致 17–HSD3 缺乏。

17β–HSDV 型（17β–HSD4），也被称为 3α 羟基类固醇脱氢酶，催化 Δ^4 雄烯二酮向睾酮还原。它广泛表达于外周组织，可能是负责外周雄烯二酮转化为睾酮及 DHEA 转化为雄烯二醇的酶。这种酶可能在雄激素 [双氢睾酮（DHT）] 产生的后门途径中发挥作用（见下文）。

13. 类固醇磺基转移酶和硫酸酯酶

类固醇硫酸盐可以直接由胆固醇硫酸酯合成，也可通过细胞质磺基转移酶使类固醇硫酸化而形成。肾上腺的主要磺基转移酶是 SULT2A1。这种酶在胎儿发育期间的肾上腺区和在肾上腺机能初现后的网状带高表达。SULT2A1 使孕烯醇酮、17OH– 孕烯醇酮、DHEA 和雄酮的 3β 羟基硫酸化。这种反应产生大量低生物活性的类固醇，保护胎儿免受脱氢表雄酮及其代谢物潜在的雄性效应（图 9–4）。没有人类 *SULT2A1* 发生突变的报道，但是有报道发现驱动反应所需的硫酸供体系统中的缺陷（图 9–6）。具体来说，3' 磷酸腺苷—5'– 磷酸盐硫酸盐合成酶 2（PAPSS2）的缺失导致磺基转移酶活性降低，引起 DHEA/DHEA–S 比例增加；高雄激素血症 / 阴毛早现及由生长板软骨素硫酸化改变引起的骨骼改变（伴有骨骼和干骺端改变的矮小症 4 型）。

前述反应的逆向改变是类固醇硫酸盐经类固醇硫酸酯酶催化，被水解为天然类固醇（图 9–6）。这种酶的缺陷导致游离 DHEA 的减少，DHEA 是胎盘中雄激素产生和雌激素合成的前体。编码这种酶的基因位于染色体 Xp22.3 上，在 X 连锁鱼鳞病中该基因缺失。这种情况可能是由类固醇硫酸盐在皮肤组织的角质层蓄积引起的。

14. P450aro（芳香化酶）

所有的雌激素（C18 类固醇）都是 P450aro（芳香化酶）通过将雄激素（C19 类固醇）芳香化产生的，该酶由染色体 15q21.1 上的 *CYP19A1* 基因编码，在卵巢、胎盘、骨骼、脂肪组织和大脑等几个关键组织中表达。芳香化酶在每个组织中的表达是由不同的启动子和调控域及酶的可变剪切形式调控的。

胎盘对胎儿肾上腺雄激素的芳香化作用及母体循环中雌激素的产生具有重要意义，对保护发育中的胎儿和母亲免受高浓度的肾上腺雄激素影响具有重要意义。因此，芳香化酶缺陷有典型的特征，如妊娠末期母体男性化进展，女性（46, XX）男性化，以及雌激素缺乏的特征，如骨骺融合延迟、骨量减少、女孩缺乏青春期和血脂异常。芳香化酶也能将成年人的肾上腺雄激素转化为雌激素，但这些激素的摩尔浓度与性腺类固醇的作用相比非常小。

15. 5α- 还原酶

虽然睾酮可以直接影响雄激素受体(NR3C4)，但 DHT 是一种更有效的雄激素。睾酮通过 5α- 还原酶在靶组织中转化为双氢睾酮（图 9-4）。5α- 还原酶有两种不同的形式，即 Ⅰ 型和 Ⅱ 型，由不同的基因编码（分别为 *SRD5A1* 和 *SRD5A2*）。胎儿的生殖器、生殖器皮肤和前列腺表达 5α- 还原酶 Ⅱ 型，这种酶在阴茎生长和阴囊发育中起关键作用。Ⅰ 型酶在青春期后高表达，特别是在具有雄激素依赖性毛发的皮肤中。*SRD5A2* 的缺陷导致 5α- 还原酶 Ⅱ 型缺乏，其特征是胎儿雄性化受损，但在青春期可有部分男性化。青春期的变化可能反映了 Ⅰ 型酶在循环中将高浓度的睾酮转化为双氢睾酮方面的活性。

在过去的 10 年里，人们对双氢睾酮合成的"后门"途径越来越感兴趣，这是基于 Tammar wallaby 的研究及对 P450 氧化还原酶缺乏症（PORD）患者类固醇的分析。几种酶参与了 DHT 的这种替代途径，如 5α- 还原酶 Ⅰ 型。后门途径对人类 DHT 生成的确切作用尚不清楚，不同组织对这一过程的潜在影响也不清楚。

16. 11β- 类固醇脱氢酶

糖皮质激素和盐皮质激素都能以相似的亲和力与盐皮质激素受体（MR）（NR3C2）结合，并且皮质醇的循环浓度比醛固酮高约 1000 倍。因此，需要一种机制来防止糖皮质激素在肾脏等依赖于盐皮质激素的组织中激活 MR，这将对钠重吸收和血压产生破坏性影响。这种效应是由皮质醇转化为无生物活性的类固醇皮质酮所提供的。

11β-HSD 的两种同工酶可调节皮质醇和皮质酮的相互转化，每一种同工酶都具有氧化酶和还原酶活性（图 9-4 和图 9-7）。

Ⅰ 型酶 [11β- 羟类固醇脱氢酶 Ⅰ 型（11β-HSD1），*HSD11B1*] 主要表达于糖皮质激素效应组织，如肝脏、睾丸、肺和近曲小管。11β-HSD1 可以利用 $NADP^+$ 作为辅因子（*K*m1.6mol/L）催化皮质醇氧化为皮质酮，或利用 NADPH 作为辅因子（*K*m0.14mol/L）催化皮质醇还原为皮质酮。这种酶只能在类固醇高浓度（微摩尔）时发挥作用。反应的方向受底物浓度和辅因子的可用性的影响。

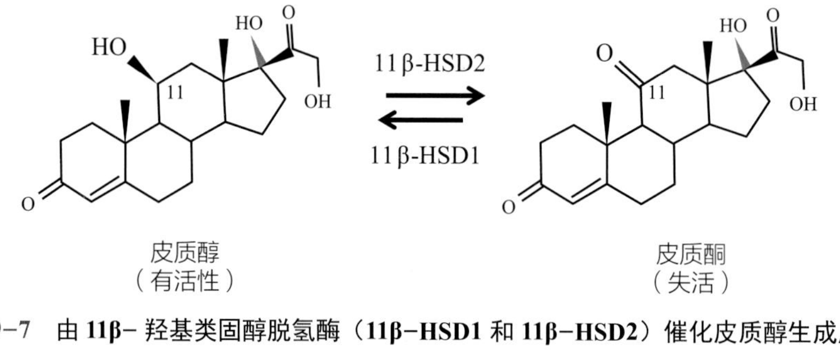

HO HO O 11 OH 11β-HSD2 11β-HSD1 O HO O O 11 OH O

皮质醇
（有活性）

皮质酮
（失活）

▲ 图 9-7 由 **11β-** 羟基类固醇脱氢酶（**11β-HSD1** 和 **11β-HSD2**）催化皮质醇生成皮质酮

Ⅱ型酶[11β-羟基类固醇脱氢酶Ⅱ型（11β-HSD2），*HSD11B2*]可在低浓度（纳摩尔）类固醇（*K*m10～100nmol/L）下发挥作用。这种酶只用 NAD 催化皮质醇转化为皮质酮。11-HSD2 在盐皮质激素反应组织中表达，因此可阻止皮质醇对 MR 的激活。这种酶不能催化“真正的”盐皮质激素（如醛固酮），因此醛固酮的保盐作用不受影响。

在胎盘和其他胎儿组织中，11β-HSD1 也会使皮质醇失活。胎盘含有丰富的 $NADP^+$，支持 11β-HSD1 的氧化作用。因此，这两种酶都能保护胎儿不受母体高浓度皮质醇的影响。

11β-HSD1 不与细胞质接触，而是位于内质网内。在这里，它通过己糖-6-磷酸脱氢酶（H6PD）的作用接收 NADPH，将 11β-HSD1 连接到磷酸戊糖旁路，并作为脂肪储存能量。在表观可的松还原酶缺陷（ACRD）（可的松还原酶缺陷Ⅰ型）中报道了 H6PD 的破坏，而在 CRD β1 型中很少报道 11β-HSD1 的破坏。这两种情况都会降低皮质醇的反馈，并有轻度促肾上腺皮质激素驱动的高雄激素血症，具有典型的生物化学特征，特别是在尿液类固醇分析中。11β-HSD2 基因突变导致明显的盐皮质激素过量（AME）[6]。

（四）类固醇激素合成的动态调节

1. HPA 轴概述

皮质醇分泌是 HPA 轴负反馈调控下的经典内分泌反馈回路之一（见第 5 章）。

ACTH 调控肾上腺皮质醇的合成和分泌，其分泌受下丘脑分泌的促肾上腺皮质激素释放激素（也称为 CRF）的刺激，遵循昼夜节律模式。ACTH 也在创伤、低血糖、感染和发热、手术或焦虑应激等状态下被释放。高循环浓度的皮质醇或合成糖皮质激素会抑制 ACTH 的释放。负反馈同时发生在下丘脑（CRH）和垂体（ACTH）水平。

2. 下丘脑 CRH

CRH 是一种 41 个氨基酸的多肽，是 ACTH 合成和分泌的生理刺激因子，由下丘脑旁核的神经元合成，经垂体门静脉循环到达垂体前叶靶细胞。室旁核还合成精氨酸加压素（AVP）（也称为抗利尿激素）。大多数 AVP 轴突位于垂体后叶，强化了 AVP 的经典肾和血管效应。AVP 还能刺激 ACTH 的释放，增强 CRH 的作用，在应激反应中发挥重要作用。

CRH 和 AVP 刺激 ACTH 分泌的机制不同。CRH 通过依赖细胞内 cAMP 的蛋白激酶 A 通路，而 AVP 通过 Ca^{2+} 依赖的蛋白激酶 C 促进 ACTH 的合成和释放。

CRH 分泌遵循下丘脑视交叉上核和室旁核的昼夜节律。应激介导的 ACTH 释放可以随时叠加在昼夜节律上。CRH 分泌最有效的刺激因子是炎症细胞因子介导的急性炎症。皮质醇对 CRH 和 AVP 的合成和分泌有显著的抑制作用。

3. 垂体（促皮质激素）POMC 和 ACTH

ACTH 是一种单链含 39 个氨基酸的肽，来源于垂体促肾上腺皮质激素细胞合成、分泌的阿黑皮素原（POMC）。POMC 是一种激素原，在其结构中编码多个小的肽类激素，包括 ACTH 和 α-、β-黑素细胞刺激激素（MSH）（图 9-8）。这些生物活性肽和激素是由激素原转化酶[主要是激素原转化酶 1（PC1）]在碱性还原酶裂解位点裂解 POMC 产生的。肽储存在细胞内致密的核心分泌颗粒中直到释放。

ACTH（1～39）来自 POMC138～176 残基。只有 ACTH 的前 20～24 个氨基酸是正常生物活性所必须的。较短的 ACTH 异构体（如 1～24，二十四肽促皮质素）广泛应用于肾上腺功能的诊断试验。来源于 POMC 中的其他肽包括与饱腹感有关的 α-MSH 和与皮肤 / 毛发色素沉着有关的

β-MSH。POMC 的裂解还会产生 β 内啡肽，当疼痛时，内啡肽会被释放，激活体内的阿片类信号通路。

垂体前叶的促皮质细胞主要受 CRH 的正向调控和糖皮质激素的负向调控。组织特异性转录因子也在机体不同部位调控 POMC 表达中发挥重要作用，如 TPIT（TBX19）是调控肾上腺皮质细胞中 POMC 表达的关键因子（图 9-8）。因此，TPIT 的缺陷会导致孤立性 ACTH 不足和继发性（中枢）AI，而 POMC 自身的破坏或 PC1（PCSK1）的裂解延伸出其他表型，分别包括肥胖、皮肤 / 毛发或胃肠道效应。

恶性肿瘤分泌的异位 ACTH 来源于同一 POMC 前体的异位合成，但是异位 ACTH 的分泌并不像 HPA 轴那样受到严格的反馈调节。

4. ACTH 对肾上腺的作用

ACTH 通过垂体静脉从垂体释放，并循环到肾上腺皮质，在那里引起急性和长期的效应。ACTH 结合细胞表面特定的 ACTH 受体（或黑皮素 2 受体）介导类固醇生成的急性反应在几分钟内就会发生。MC2R 是一种 7- 跨膜结构域 G- 蛋白耦联受体，是包括 MC1R-MC5R 在内的黑皮素受体家族的一部分。这些受体参与多种生物学功能，包括肾上腺类固醇激素合成、色素沉着、体重和能量稳态。MC2R 的唯一天然配体是 ACTH，相反其他黑皮素受体对 ACTH 和 α-MSH、β-MSH、γ-MSH 表现出不同的亲和力。

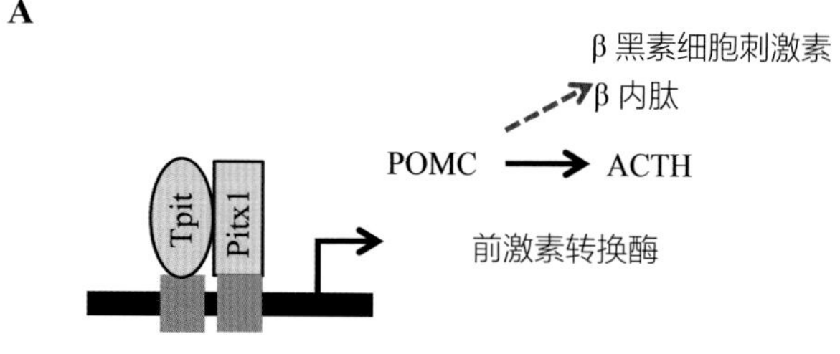

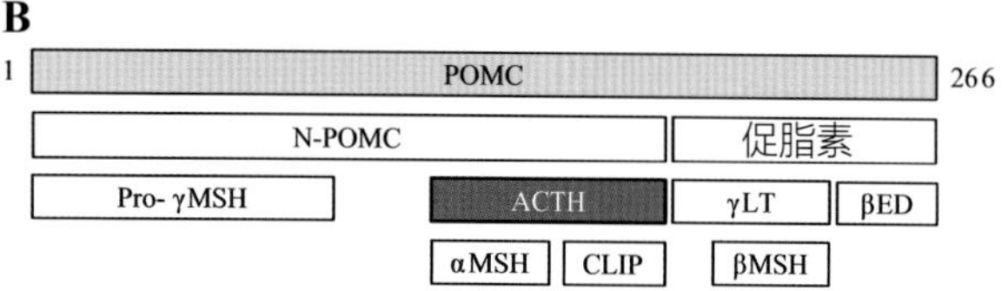

▲ **图 9-8　促肾上腺皮质激素合成和释放的中枢调节**

A. 转录因子 Tpit（*TBX19*）和 Pitx1 在促肾上腺皮质激素特异性调节阿黑皮素原（POMC）中的作用。B. 前激素转化酶 1 裂解 POMC 产生 ACTH 和其他一些参与食欲调节、皮肤色素沉着和神经功能的重要肽类激素

ACTH 与 MC2R 结合诱导细胞内生成 cAMP，其主要作用之一是激活 cAMP 依赖性蛋白激酶（蛋白激酶 A）。进而上调 LDL 受体的生物合成并促进受体介导的内吞作用摄取 LDL 胆固醇进入细胞。这些以胆固醇酯的形式储存胆固醇的囊泡与溶酶体融合通过 HSL 水解胆固醇酯并释放游离胆固醇。ACTH 还可通过乙酰辅酶 A（胆固醇生物合成的限速步骤）促进胆固醇的从头合成。

ACTH 介导的细胞内 cAMP 增加促进类固醇生成急性调节蛋白（StAR）的合成和磷酸化。核转录因子 cAMP 效应元件结合蛋白（CREB）的激活增加了包括 StAR 在内的所有类固醇合成酶的表达。StAR 蛋白促进胆固醇从线粒体膜外转运到线粒体膜内。然后，胆固醇可以通过细胞色素 P450 scc（CYP11A1）在线粒体内转化为孕烯醇酮，进入类固醇合成途径（图 9-4）。

ACTH 的长期影响包括通过刺激基因转录和增加 mRNA 等多种机制增加类固醇合成酶的表达和累积。这些机制通过影响每一步信号通路，导致皮质醇合成增加。长期暴露于糖皮质激素直接抑制 *POMC* 基因转录，从而抑制 ACTH 的合成。

ACTH 对肾上腺具有营养作用，可能影响祖细胞的分化。MC2R 在胎儿肾上腺高表达。缺乏 ACTH 生成（由于垂体功能减退或无脑畸形）或 ACTH 抵抗（如 MC2R 突变）可导致肾上腺发育不良，这一证据支持 ACTH 在肾上腺发育中的作用。ACTH 对出生后肾上腺大小有持续的影响，外源性类固醇对 ACTH 的长期抑制可能与肾上腺体积减小和反应性降低有关。

5. 类固醇激素合成的昼夜节律

糖皮质激素浓度呈现昼夜节律，且昼夜节律变化非常大（图 9–9）。下丘脑 CRH 含量也呈昼夜节律变化，在凌晨 4 点左右达到峰值，与 ACTH 在凌晨 4—6 点达到峰值一致。皮质醇浓度在凌晨 3 点左右开始上升，在 8—9 点达到峰值，然后在晚上逐渐下降到最低点，午夜浓度在 50nmol/L 以下。这种昼夜节律是由 ACTH 和皮质醇每 30～120 分钟 1 次的脉冲性分泌产生的，这些脉冲的频率和振幅在早晨更大。

昼夜节律的分子和细胞基础仍未完全了解。这一现象主要由 HPA 神经内分泌轴调控，但分子生物钟在内的多种调节机制也对昼夜节律起作用。

为了适应和有预期的外部环境的周期变化，许多动物已经形成出一种自主的、可自我调节的生物钟，这种生物钟不断受到被称为“授时因子”的外界因素的影响。这些因素包括明与暗的周期和进食。下丘脑前部的视交叉上核（SCN）起着主生物钟的作用。SCN 通过 HPA 神经内分泌轴驱动关键的昼夜节律变化，包括激素（如糖皮质激素）的分泌，通过肾上腺的交感内脏神经支配的自主神经系统。SCN 产生的昼夜节律与全身各系统的外周时钟通过机体的相互作用达成统一。

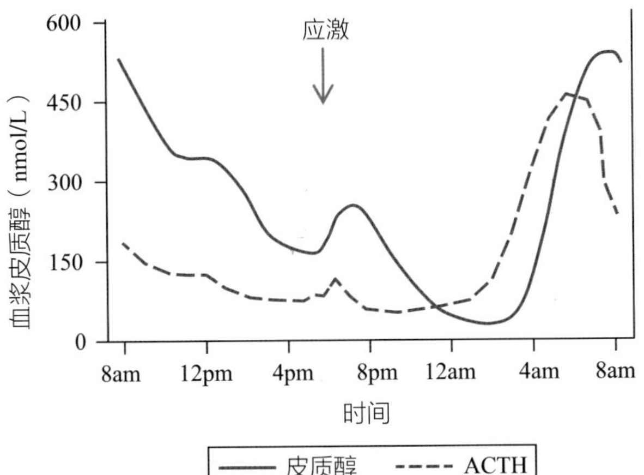

▲ 图 9–9 显示循环血浆皮质醇浓度、促肾上腺皮质激素（不按比例）和叠加应激效应的昼夜变化的代表性曲线

“时钟基因”是产生和维持中枢及不同器管昼夜节律所必需的。肾上腺外周生物钟也调节糖皮质激素合成的日常节律，这可能是通过改变肾上腺糖皮质激素分泌的能力和通过改变经 StAR 刺激 ACTH 的反应能力来实现的。糖皮质激素反过来影响其他外周生物钟的同步和包括新陈代谢在内的生理过程的调节。

新生儿没有睡眠、进食或皮质醇分泌的昼夜节律，但是他们最先获得日间行为 – 夜间睡眠模式。皮质醇节律通常在出生后的前几个月形成，一旦形成，就很难改变。例如，在不同时区旅行时，皮质醇的节律可能需要 10 天以上的时间来调整。

越来越多的证据表明，不仅循环糖皮质激素的水平，而且其节律性在人类健康和疾病中发挥着重要作用。糖皮质激素节律的改变与库欣综合征（CS）、抑郁症、阿尔茨海默病和代谢综合征有关。ACTH 和皮质醇轴的异常常发生在慢性疲劳、脓毒症、创伤后应激障碍或经常倒时差或轮班工作的患者中。我们需要进一步了解糖皮质激素昼夜节律的分子和细胞学基础，以了解 HPA 轴在这些条件下的重要性[7, 8]。

应激介导的反应在任何时候都可以叠加在昼夜节律上（图 9–9）。严重创伤、大手术、高热或严重疾病可通过激活 HPA 轴增加 ACTH 和皮质醇的分泌，但对较轻的疾病影响不大。CRH 分泌最有效的刺激因子是由炎症细胞因子（如 IL–1、IL–6 和肿瘤坏死因子）介导的急性炎症。

6. 糖皮质激素的反馈

HPA 轴是一个典型的内分泌反馈系统。CRH 刺激 ACTH，进而刺激皮质醇分泌。皮质醇不仅直接作用于垂体抑制 ACTH 分泌，也直接作用于下丘脑抑制 CRH 分泌来维持平衡，从而限制皮质醇向循环中释放。在更持久刺激下，皮质醇通过下调关键基因（如 POMC）的转录，以及通过海马体反馈回路发挥作用。ACTH 分泌刺激的其他肾上腺皮质激素，如肾上腺雄激素，不会对 ACTH 分泌产生调节反馈。

7. 醛固酮的产生和肾素 – 血管紧张素系统

醛固酮在所有天然类固醇中具有最强的盐皮质激素活性。它由肾上腺皮质球状带中胆固醇合成（图 9–4），具有保钠排钾作用，从而增加血管内容量和血压。调控盐皮质激素与糖皮质激素的产生有很大区别。肾素 – 血管紧张素 – 醛固酮系统（RAAS）产生的血管紧张素（图 9–10）主要调控醛固酮产生。尽管长期药理学剂量的 ACTH 抑制醛固酮的释放，但高浓度 ACTH 也能刺激醛固酮的急性释放。盐皮质激素和糖皮质激素系统的相对独立性在临床上很重要，因为一些患者的疾病可能有只影响一个系统，或者可能由于肾上腺发育不全或破坏而合并糖皮质激素和盐皮质激素缺乏症。

肾素合成发生在肾小管的肾小球旁上皮细胞，对肾动脉压减低、高钾血症、低钠血症、直立姿势、血管扩张药物和β– 肾上腺素能刺激作出反应（图 9–10），但该系统主要受机体钠和钾状态的调节，钾是醛固酮分泌的有效直接刺激物。循环醛固酮浓度呈现昼夜变化，与皮质醇的变化一致，因电解质平衡和体位变化引起的浓度波动会与昼夜节律变化相叠加。

肾素分泌是 RAAS 内的限速步骤，并通过负反馈通路控制。肾素是一种以丝氨酸蛋白酶为前体合成的酶，最初裂解为肾素原，然后裂解为血浆中的 340 个氨基酸组成的蛋白。肾素裂解血管紧张素原的 N 端 10 个氨基酸，形成血管紧张素Ⅰ（图 9–10）。血管紧张素原转化酶（ACE）主要存在于血管和肺中，它随后裂解血管紧张素Ⅰ的两个羧基末端（C 末端）氨基酸，形成活性八肽血管紧张素Ⅱ。

血管紧张素Ⅱ有两个主要作用，都是通过 AT1 受体介导升高血压。血管紧张素Ⅱ在数秒内刺激动脉血管收缩，但它也通过增加肾上腺皮质球状带细胞内细胞色素 P450 酶 CYP11B2（醛固酮合成酶）的转录而刺激醛固酮分泌。血浆钾离子升高可通过膜去极化、钙通道改变及 CYP11B2 的转录增加的形式刺激醛固酮产生，是强大的刺激因子。血管紧张素Ⅱ和钾都在同一细胞内第二信使通路

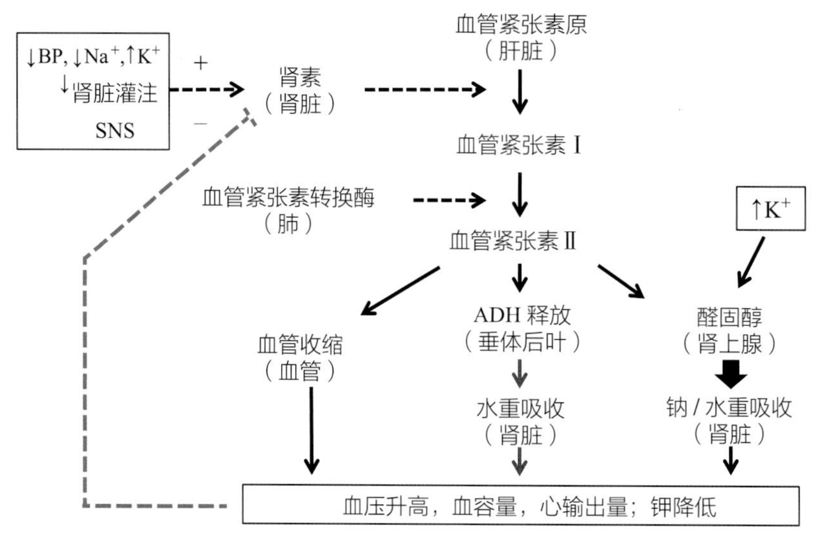

▲ 图 9–10 肾素 – 血管紧张素系统（RAAS）和醛固酮释放调节概述

的不同水平起作用，但与 ACTH 的作用有根本的区别。血管紧张素Ⅱ也可能影响 AVP 的释放。

其他一些因素也会影响醛固酮的分泌。心房利钠肽（ANP）和多巴胺抑制醛固酮分泌，而肾上腺素、去甲肾上腺素和血管活性肠肽均通过不同的机制刺激醛固酮分泌[9]。

8. 肾上腺雄激素的分泌及肾上腺机能初现的调控

肾上腺皮质受 ACTH 调控产生弱效应雄激素 DHEA，所以 DHEA 浓度在早晨达到高峰。DHEA 的分泌在人的一生中表现出显著的差异，主要与肾上腺及其功能区的发育有关。

胎儿肾上腺从 FZ 分泌大量 DHEA 和 DHEA-s，这些类固醇激素在新生儿血中浓度很高。它们的浓度随着出生后 FZ 的退化而迅速下降，然后直到肾上腺机能初现时，肾上腺分泌少量的肾上腺雄激素前体，这通常发生在 7—8 岁，在青春期开始之前约 2 年。DHEA 和 DHEA-s 的循环浓度升高是肾上腺机能初现的生化标志。

肾上腺机能初现与网状带的发育时间相吻合，与青春期、性腺和促性腺激素无关。ACTH 在肾上腺机能初现中起允许作用，而不是触发作用。在肾上腺中调节网状带发育和肾上腺雄激素分泌的确切机制尚不清楚。

人们提出了几个假说来解释网状带的发育。有一种理论认为细胞分化成不同的区域是由形态发生因子（如 hedgehog、Wnt 或 Notch）的阶梯式调控实现的。这一假设与观察到的参与肾上腺发育和维持的细胞迁移模式一致（图 9-1）。事实上，小鼠的谱系追踪研究表明，所有的肾上腺皮质细胞都来自于球状带的前体，它们集中迁移并分化成不同的细胞类型。有学者提出形态发生因子在包膜附近浓度最高，在髓质附近浓度降低。

第二种假说认为，一种特殊的激素可能作用于前体细胞（干细胞或束状带细胞），从而导致网状带的发育。

3β-HSD2（*HSD3B2*）、CYB5 和 SULT2A1 的作用已被详细研究。*HSD3B2* 的表达似乎随着肾上腺机能初现而减少，而介导 P450 c17 的 17，20 裂解酶活性的肾上腺 CYB5 的表达几乎仅局限于网状带。这些蛋白的差异表达对肾上腺网状细胞的功能起着至关重要的作用，调控这些基因转录的机制可以为研究肾上腺网状细胞的发育及其功能提供线索。

肾上腺网状带、肾上腺机能初现和肾上腺雄激素合成的作用变得越来越重要，因为一些研究表明，肾上腺过早发育的儿童在以后的生活中可能增加多囊卵巢综合征（PCOS）、体重指数（BMI）增加和代谢综合征的风险。DHEA 是女性性类固醇合成的重要前体，产生约 50% 的循环雄激素。尽管 DHEA 缺乏症导致女性雄激素缺乏，但人们提出了许多与 DHEA 在性激素分泌中的作用不同的额外功能[10, 11]。

例如，DHEA 浓度与年龄相关的心血管功能、女性生育能力、新陈代谢和中枢神经系统功能的变化有关。DHEA-s 可通过血脑屏障，并可能在人脑成熟中发挥作用。DHEA 也有可能在大脑中直接从头合成。一些研究表明 DHEA 和 DHEA-s 水平的下降与老龄疾病有关，但 DHEA 替代治疗女性原发性 AI（PAI）或者老年女性的益处仍存在争议。

（五）类固醇激素的作用

1. 类固醇激素的循环

从肾上腺皮质组织中分离出 50 多种不同的类固醇激素。大多数不是类固醇生成途径的组成部分，只有少数是大量分泌的。皮质醇的分泌浓度很高（成人 10～20mg/d），醛固酮的分泌量很低（100～150ug/d）。肾上腺雄激素前体 -DHEA、其硫酸酯 DHEA-S 和雄烯二酮是成人肾上腺分泌量最多的类固醇（超过 20mg/d）。尽管皮质醇和醛固酮对生命至关重要，但它们的分泌量却有显著差异，其摩尔差为 100～1000 倍。在考虑类固醇结合蛋白的影响和类固醇合成的不完全缺陷时，这很重要。

大多数循环皮质醇（＞90%）与血浆蛋白结合，主要与皮质类固醇结合球蛋白（CBG）结合，少量与其他结合蛋白结合，包括白蛋白和 a1- 酸性糖蛋白。CBG 是肝脏中合成的一种 383 个氨基酸的蛋白，与皮质醇具有高亲和力。类固醇结合蛋白并不是转运蛋白，而是作为类固醇的储存库，确保所有外周组织暴露于约等量的皮质醇中，缓冲昼夜变化的生理效应。

雌激素显著增加循环 CBG 浓度，而肝硬化、肾功能损害和甲状腺功能亢进症患者中 CBG 浓度减少。在检测孕妇或接受雌激素替代治疗的患者的总皮质醇浓度时，应考虑雌激素影响。非常罕见的遗传因素也会影响 CBG 的浓度，但在这些情况下游离皮质醇水平是正常的。

醛固酮与血浆蛋白的结合较弱，因此具有相对较短的半衰期（约 20 分钟）和高清除率。血浆蛋白浓度的变化对醛固酮浓度无影响，相反皮质醇浓度受蛋白浓度的影响很大。雌激素和睾酮与另一种不同的结合蛋白（性激素结合球蛋白）紧密结合，与白蛋白结合弱。

除了泼尼松龙的亲和力约为皮质醇的 50%，合成的糖皮质激素与皮质醇结合蛋白没有明显的结合。这种非结合状态可提高生物利用度和效力，而大多数合成类固醇激素与类固醇受体的亲和力增加又进一步提高了生物利用度和效力（表 9-2）。

游离或未结合的循环类固醇的浓度显然是决定生物活性的一个重要因素，但许多这些激素的靶组织中都含有能改变这种活性的酶。例如，11β-HSD2 可使皮质醇失活为皮质酮，5α-还原酶 2 型将睾酮转化为活性更强的代谢物产物 DHT；还有一些“肾上腺外”酶，如 21- 羟化酶、P450 芳香化酶、3β-HSD 酶和 17-βHSD 家族成员，它们允许类固醇的外周代谢。因此，类固醇可以作为经典激素及作为前体产生作用于局部的自分泌或旁分泌因子。

2. 类固醇激素受体

皮质醇和醛固酮分别通过游离激素与细胞

表 9-2　基于抗炎作用的选择性治疗性类固醇与皮质醇的效力比较

激　素	抗炎效果	抑制生长效应	钠潴留效应	血浆半衰期（min）	生物半衰期
可的松（氢化可的松）	1.0	1.0	1.0	80～120	8
醋酸可的松（口服）	0.8	0.8	0.8	80～120	8
醋酸可的松（肌内注射）	0.8	1.3	0.8		18
泼尼松	3.5～4	5	0.8	200	16～36
泼尼松龙	4		0.8	120～300	16～36
甲泼尼松	5	7.5	0.5		
倍他米松	25～30		0	130～330	
地塞米松	30	80	0	150～300	36～54
9α- 氟氢化可的松	15		200		
醛固酮	0.3		200～1000		

内受体（分别称为糖皮质激素和盐皮质激素受体）结合来发挥作用。这些蛋白是核受体转录因子超家族的成员，被正式命名为 NR3C1 和 NR3C2。两种受体均具有一个 C 端配体结合结构域（LBD）、一个中央 DNA 结合结构域（DBD）和一个位于 N 端的可变结构域。LBD 由一个 12-螺旋结构组成，它结合激素并招募辅助激活因子。DBD 与细胞核中靶基因上的特定 DNA 序列相互作用，使基因转录增加（有时减少）[4]。

3. 糖皮质激素受体（GRα，NR3C1）

糖皮质激素受体（GR）α 存在于几乎所有细胞的细胞质中，失活时被大量的伴侣蛋白包围。皮质醇通过细胞膜被动扩散，激活 GR，引起构象变化和热休克蛋白（HSP）与受体分离。这个过程允许 GR 移位到细胞核（图 9-11）。

GR 作用有两种主要模式：经典途径包括 GR 与靶基因中正性或负性糖皮质激素反应元件结合后刺激或抑制基因转录，以及募集共激活复合物；非经典作用机制包括通过与蛋白质相互作用的直接作用，或通过细胞表面结合的非基因组信号通路。

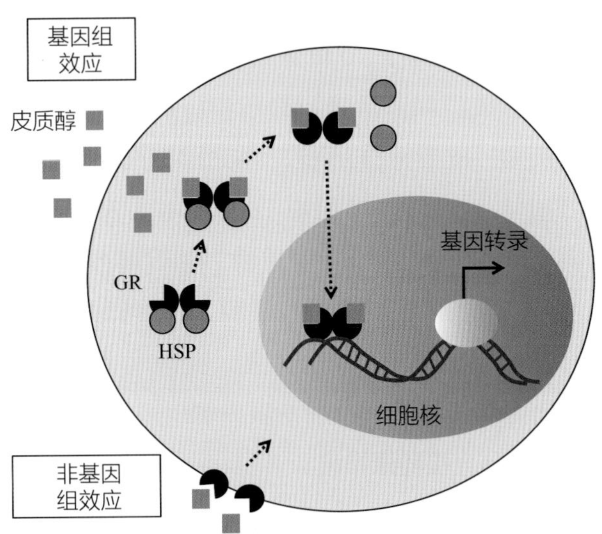

▲ 图 9-11　图片显示皮质醇对细胞核基因转录的经典细胞作用（上面的通路，基因组效应）及可能的非基因组作用（下面的通路）

GR. 糖皮质激素受体；HSP. 热休克蛋白

糖皮质激素在全身广泛发挥作用，并控制许多生理过程。所有基因中至少有 10% 受到糖皮质激素浓度的影响。糖皮质激素增加糖异生作用、蛋白质分解和脂肪分解，调节脂质沉积。它们还调节许多免疫和炎症反应，并对细胞生长产生积极和消极的影响。糖皮质激素会影响情绪、行为和认知，浓度升高会加剧抑郁和焦虑。它们通过增加心血管张力而使血压升高，并作用于中枢神经系统中的神经元和胶质细胞，从而影响认知能力、发育中大脑整合事件和成年期神经元退化。AI 或肾上腺增大患者的许多全身症状和体征可以用这些广泛的作用来解释。

4. 盐皮质激素受体（MR，NR3C2）

醛固酮主要通过 MR（*NR3C2*）在基因组和非基因组上发挥作用。醛固酮的经典基因组效应是通过与 MR 的 C 端结构域结合，引起构象变化，使受体移位到细胞核中，并与醛固酮应答基因结合，从而激活或抑制基因转录。

醛固酮最重要的生理作用之一是通过肾脏和其他上皮部位的增加钠重吸收。醛固酮增加上皮钠通道（ENaC）的表达，增加通道的数量，并确保通道保持开放，允许 Na^+ 通过。ENaC 位于肾远曲小管，促进钠的再吸收，以交换钾和氢离子（图 9-10）。醛固酮对酸碱平衡有深远的影响，因为它通过远端肾元集合小管的插层细胞中对钠不敏感的途径调节氢离子排泄。它通过调节 ATP 依赖性的顶端氢离子泵和基底外侧膜 Cl^-/HCO_3^- 交换器来促进氢离子排泄。醛固酮还可能通过 MR 激活对血管壁的直接血管收缩作用、心脏效应和 DNS 介导的事件而升高血压。

醛固酮以前被认为是 MR 的唯一生理配体，但皮质醇，皮质酮和 DOC 都可以结合该受体并激活其功能。皮质醇浓度比醛固酮高约 100 倍，上皮靶细胞中的 11β-HSD2 酶使皮质醇失活为皮质酮，从而“保护”受体免受皮质醇作用的潜在破坏性影响（图 9–7）。

盐皮质激素的敏感性在整个儿童期和成年期都有很大变化。新生儿和婴儿有相对的盐糖皮质激素抵抗，所以醛固酮浓度在出生后非常高，并在出生后的前几年下降（图 9–12）。血浆肾素活性（PRA）显示了类似的模式（图 9–12）。因此，在评估婴幼儿 RAAS 时，使用适当的儿科参考范围是很重要的。

5. 雄激素受体（AR，NR3C4）

脱氢表雄酮（DHEA）和脱氢表雄酮 –S（DHEA–S）是最丰富的内源性循环类固醇激素。DHEA、DHEA–S 和雄烯二酮等类固醇激素几乎均由网状带分泌。上述激素在外周可被转化为睾酮，故被称为肾上腺雄激素。睾酮可作用于 AR 从而调控毛发生长（特别是阴毛和腋毛）、皮肤毛囊分泌汗液和皮脂及性欲产生。但脱氢表雄酮和脱氢表雄酮 –S 作为雄激素前体而并非雄激素，几乎没有结合并激活 AR 的功能。少量由脱氢表雄酮转化而来的雄激素会进一步转化为雌激素，如雌二醇。对于绝经前女性，此转化过程几乎不会影响到总雌激素水平，但对于已绝经的女性，经肾上腺脱氢表雄酮在脂肪组织中转化的雌激素

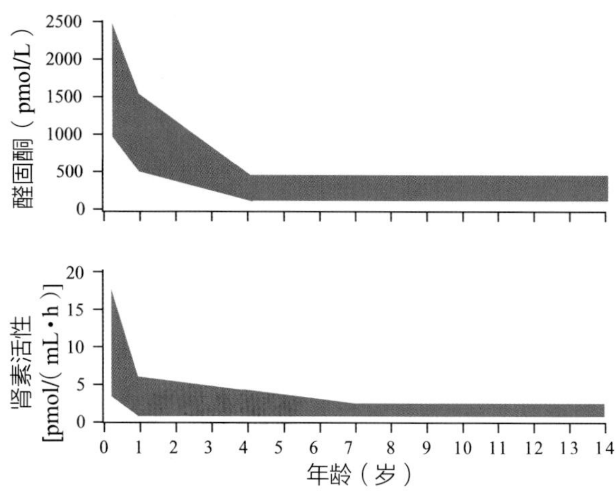

▲ 图 9–12 儿童和青少年的醛固酮和血浆肾素活性的典型正常范围

占总雌激素的 90% 以上。

脱氢表雄酮除了转化为性激素活性形式外，还可直接作用于多种肝细胞核受体，如调节 CYP 基因转录的 PPARα，组成雄烷受体（CAR）和孕烷 X 受体（PXR）。脱氢表雄酮可激活 G 蛋白耦联受体，介导急性细胞信号通路。DHEA 可通过增加 IGF–1 基因转录增加男性和女性的骨密度。有研究证实，脱氢表雄酮和脱氢表雄酮 –S 在神经元和中枢神经系统细胞中起作用，对认知功能的影响是目前的研究新热点。许多研究推测脱氢表雄酮和脱氢表雄酮 –S 对心血管疾病有潜在益处，但尚存在争议。脱氢表雄酮和脱氢表雄酮 –S 作为雄激素前体外的其他潜在功能有待进一步研究。

6. 类固醇激素的分解代谢

体循环中约 1% 的皮质醇和醛固酮直接通过肾脏排泄。经尿排泄的皮质醇即尿游离皮质醇（UFC）。大部分循环类固醇激素通过肝脏代谢，使其水溶性增加从而更易于经肾脏排泄。类固醇激素经肝脏代谢后大多增加了羟基基团，或者与硫酸盐或葡萄糖醛酸苷连接。

类固醇激素分解代谢后的各种尿代谢物可通过质谱法测定，24h 尿液样本可用于分析肾上腺合成类固醇激素，诊断相应酶缺陷及肾上腺疾病。皮质醇分泌形式约 50% 为四氢可的松（THF）、5α– 四氢可的松（allo–THF）和四氢皮质酮（THE），25% 为皮质醇 / 皮质醇酮，10% 为 #c19 类固醇，10% 为皮质醇 / 皮质醇酸。

醛固酮主要通过肝脏代谢，约 40% 在肝脏中转化为四氢醛固酮，进一步分解后经肾脏排泄，仅小部分直接随尿排出。

三、肾上腺皮质功能不全

（一）概述

肾上腺皮质功能不全（adrenal insufficienay, AI）

属罕见病，除非得到合理的诊断和治疗，否则其死亡率和发育率相对较高。

原发性肾上腺皮质功能不全由肾上腺本身缺陷所致，它影响 1/（8000～10 000）的儿童，但可能有更多的新生儿和儿童在未确诊的情况下死亡，尤其是在医疗条件有限的地方及那些败血症或其他原因导致儿童死亡率高的地方。

继发性（或中枢性）肾上腺皮质功能不全是由下丘脑 - 垂体轴缺陷干扰了 ACTH 分泌所致。与其他垂体激素相比，ACTH 分泌相对旺盛，并且通常是在诸如多种垂体激素缺乏或颅后部放疗等情况下最后一个受累的激素。孤立性中枢性 ACTH 缺乏症的病例报道。

在诸如肾脏疾病，无菌性炎症和哮喘等医学原因接受类固醇激素治疗的患儿中，大多数患儿因 HPA 轴受到外源性类固醇激素治疗的抑制发生医源性肾上腺皮质功能不全。所有医疗专业人员在照护这些儿童时均应意识到类固醇激素治疗的风险，尤其是在他们处于生病、应激状态，以及断奶后。患儿及监护人应接受恰当的教育。

多种潜在病因可导致肾上腺皮质功能不全。病因概述详见表 9–3，该分类基于国际儿科内分泌诊断分类（www.icped.org）。与其他类固醇激素合成缺陷相比，21–OHD 较为常见，需作为表现为失盐危象的男性新生儿的首要鉴别诊断，但不能忽视罕见类型的肾上腺皮质功能不全。通常这些疾病由于在某些人群中存在建立者效应而出现遗传“热点”，或通过其他线索可以诊断。

明确诊断对患儿及其家庭具有重要的意义，包括治疗、远期结果、可能出现的相关临床表现，以及就家庭再发风险提供咨询。有时，处于该疾病症状前阶段的其他家庭成员可在肾上腺危象发生前被识别和治疗。

儿科内分泌专家应在诊断过程、患儿成长过程中对家长及患儿的教育，确定长期治疗计划和落实紧急处理方案中起到关键作用。虽然某些疾病具有典型发病年龄或某种特征，但疾病的表型重叠比既往认识到的要更明显（图 9–13）。基因检测在特异性诊断中作用越来越重要。

“艾迪生病”这个名词历史上曾被广泛应用于描述肾上腺疾病。在本章中此名称仅用于描述自身免疫性肾上腺功能不全，其他形式的肾上腺功能不全将被称为 PAI。

（二）肾上腺皮质功能不全的临床表现

AI 的临床表现取决于以下情况：①原发性还是继发性；②何种类固醇激素合成受影响（盐糖皮质激素、糖皮质激素、雄激素）；③急性病程还是慢性病程；④并发症（图 9–14）。HPA 轴的生理效应随年龄变化，并受到个体健康、合并的其他内分泌疾病、应激状态和液体 / 盐分摄入的影响。

1. 过度色素沉着

过度色素沉着是 PAI 的一个典型特征，用于区分原发性、继发性（中枢性）或是医源性（抑制性）。原发性糖皮质激素分泌不足，皮质醇分泌减少，对下丘脑和垂体的负反馈效应减轻，使得 ACTH 分泌增加。如前所述，ACTH 与其他短肽如 α–MSH 均是 POMC 前体解离产物。α–MSH 增多使得黑素细胞黑素皮质素 1 受体（MC1R）过度激活，此外循环中升高的 ACTH 可能通过激活钙受体激活信号通路，进而导致色素过度沉着。

甲周、指节、掌纹、牙龈、腋窝和屈侧皮肤的色素沉着最显著。全身皮肤色素沉着亦可见，对于先天深肤色患儿尤为明显。先天性糖皮质激素不足的患儿生后即可有色素沉着表现，也可随肾上腺疾病进展而在儿童期逐渐出现色素沉着。光照后色沉可加重，病初可能难以观察到上述表现。既往照片及与家庭成员对比有助于判断是否

表 9-3 肾上腺功能不全的原因

继发性肾上腺功能不全

孤立性 ACTH 缺乏

- 阿黑皮素原（POMC）缺乏
- 前激素转化酶 1（PC1）缺乏
- 垂体转录因子异常 TPIT（*TBX19*）

先天性多种垂体激素缺乏

- 遗传原因：*HESX1*、*GLI2*、*OTX2*、*SOX3*、*LHX4*（*LHX3*、*PROP1*，延迟发病），由于 *GH1* 突变导致的 AD GHD 2 型
- 特发性（不明原因）

获得性多种垂体激素缺乏

- 浸润性的 / 炎症性疾病（如朗格汉斯组织细胞增生症、结节病、血色病）
- 颅后辐照
- 手术后
- 创伤后
- 肿瘤（如垂体、颅咽管瘤）

ACTH 抑制

- 慢性感染（如 HIV）
- 慢性压力
- 糖皮质激素抑制（医源性）

原发性肾上腺功能不全

肾上腺发育不全

- X 连锁先天性肾上腺发育不全（AHC）（*NR0B1/DAX-1*）
- 类固醇生成因子 1 相关（*NR5A1/SF-1*）
- IMAGe 综合征（*CDKN1C*，也称 *POLE1*）
- MIRAGE 综合征（*SAMD9*）
- SERKAL 综合征（*WNT4*）
- 特发性（不明原因）

家族性糖皮质激素缺乏（FGD）– 样疾病（ACTH 抵抗）

- 黑素皮质素 2 受体（MC2R）（ACTH 受体）（*FGD1*）
- 黑素皮质素 2 受体辅助蛋白 MRAP（*FGD2*）
- 非经典 STAR（*FGD3*）
- 非经典 CYP11A1
- 烟酰胺核苷酸转氢酶（*NNT*）
- 硫氧还蛋白还原酶 2（*TXNRD*2）
- 微染色体维持蛋白 4（*MCM4*）
- AAA 综合征
- 鞘氨醇 -1- 磷酸裂解酶 1（*SGPL1*）

先天性肾上腺皮质增生症

- 先天性类脂肾上腺增生症（类固醇生成急性调控蛋白 STAR）
- P450scc（*CYP11A1*）
- 3β- 羟类固醇脱氢酶Ⅱ型（*HSD3B2*）
- 21- 羟化酶（*CYP21A2*）
  - –失盐型
  - –单纯男性化
  - –非经典
- 11β- 羟化酶（*CYP11B1*）
- 17α- 羟化酶 /17，20- 裂解酶（*CYP17A1*）
- P450 氧化还原酶（POR）

（续表）

自身免疫性肾上腺炎（艾迪生病） • 自身免疫性多腺综合征 1 型（APECED）（AIRE） • 自身免疫性多腺综合征 2 型 孤立性艾迪生病 代谢性病因 • Smith–Lemli–Opitz 综合征 • 肾上腺脑白质营养不良 / 肾上腺脊髓神经病 • 新生儿肾上腺脑白质营养不良 • 原发性黄瘤病（沃尔曼病） • 线粒体疾病 • 其他 糖皮质激素抵抗（GR，*NR3C1*） 醛固酮合成与作用障碍 • 醛固酮合成酶（CYP11B2） • 盐皮质激素抵抗（假低醛固酮血症 1 型）（MR，*NR3C2*） 感染 • 结核病 • 真菌感染（组织胞浆菌病，球孢子菌病） • 细菌败血症（脑膜炎球菌、肺炎球菌、链球菌、嗜血杆菌） • HIV 病毒相关的疾病 出血 • 与脑膜炎球菌感染（Waterhouse–Friderichsen 综合征）相关的疾病 • 创伤 • 特发性 浸润型 • 转移性疾病 • 淀粉样变、结节病、血色病 药物影响 特发性（不明原因）

存在色素沉着。

2. 盐皮质激素缺乏

醛固酮分泌不足是盐皮质激素缺乏的主要原因，通常表现为体重减轻、低血压和晕厥。生化提示低钠血症和高钾血症。新生儿期盐皮质激素分泌不足表现最明显。妊娠后期，母体电解质平衡，胎儿电解质亦会平衡，除非母亲合并肾脏疾病，否则新生儿生后电解质应相对正常。新生儿醛固酮和肾素升高具有特征性，明显高于儿童或成人（图 9–12，新生儿的正常范围）。小婴儿存在相对盐皮质激素抵抗，在母亲的泌乳量尚不充足时，经母乳摄入的钠含量较低，且液体摄入量难以估计，因此在小婴儿中醛固酮分泌可生理性升高。

盐皮质激素缺乏的婴儿生后第 1 天，钠可经尿液丢失。生后第 1 周内，尿钠增加，血钾进行性升高，伴血钠进行性降低。钠和水丢失可导致体重下降（超过出生体重的 10%）、低血压和循环衰竭，未治疗者可死亡。这些表现生后即可出现，但典型电解质变化多在生后 4～7 天被检出，而典型临床表现约在生后 7 天开始出现。

儿童和成人生理醛固酮分泌水平低于婴儿期，因此这一时期醛固酮缺乏的临床表现通常较隐匿。儿童期可有低血压，伴体位性低血压或头晕（立位）、电解质紊乱（如低钠血症）等表现。液体 / 钠摄入不足、应激状态、疾病或高温可能

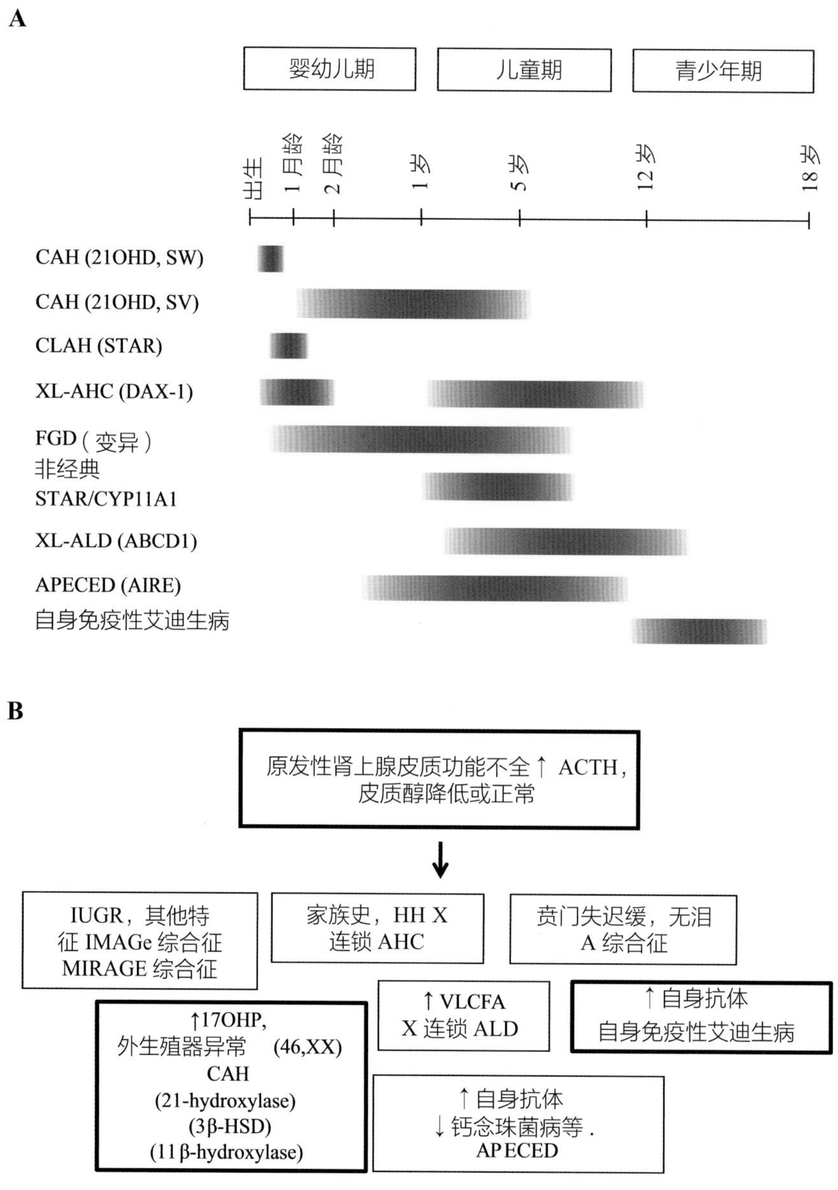

▲ **图 9–13 A. 几种较为常见或重要的原发性肾上腺功能不全（PAI）出现表现的典型年龄。注意为非线性缩放**
CAH. 先天性肾上腺皮质增生症；SW. 失盐；SV. 单纯男性化；XL. X 连锁；AHC. 先天性肾上腺发育不全；FGD. 家族性糖皮质激素缺乏；ALD. 肾上腺脑白质营养不良；APECED. 自身免疫性多内分泌病 – 念珠菌病 – 外胚层营养不良 / 发育不良。B. 有助于确定 PAI 特定病因的重要的诊断试验、临床特征或病史。CAH 和自身免疫性艾迪生病是两种最常见的类型（突出显示）。IUGR. 宫内生长受限；HH. 促性腺激素分泌不足的性腺功能减退；17–OHP. 17 羟孕酮；VLCFA. 极长链脂肪酸

为上述症状的诱因，钠盐摄入过量可延迟或掩饰出现醛固酮缺乏的相关临床表现。

3. 糖皮质激素缺乏

糖皮质激素缺乏通常等同于皮质醇缺乏，除色素沉着外，可有多种临床表现（图 9–14）。在婴儿期，皮质醇对血糖调节极为重要，因此低血糖是 AI 监测、诊断和治疗的重要表现之一。低血糖性惊厥是某些重度遗传性糖皮质激素缺乏的常见表现。如果同时合并生长激素缺乏，低血糖发生风险也更高。皮质醇是胆红素代谢所必需的，先天性糖皮质激素缺乏的新生儿常伴有持续高结合胆红素血症。甲状腺功能减退症的足月婴儿出现体重不增、低血压和呼吸窘迫综合征等表现与低皮质醇血症相关。部分患有重度糖皮质激

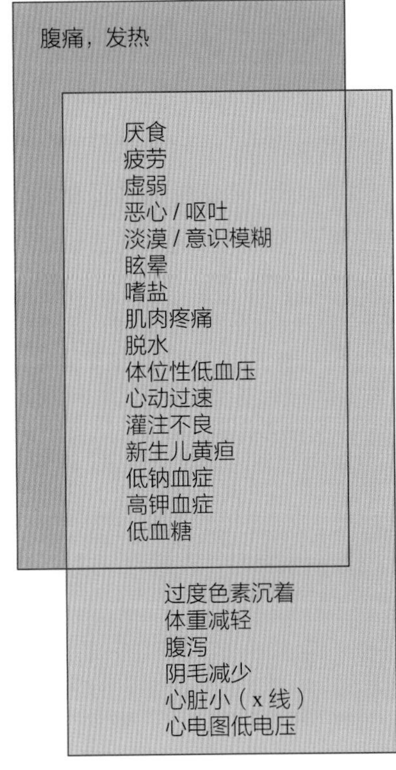

▲ 图 9–14　急性和慢性原发性肾上腺功能不全的常见表现

素缺乏和 ACTH 抵抗的婴儿可有低钠血症表现，可能因为 ACTH 可促进盐皮质激素合成、与糖皮质激素对 MR 有协同效应及促进肾脏清除游离水分子的作用，因此低皮质醇血症患儿更易出现稀释性低钠血症。

儿童和青少年时期，糖皮质缺乏的临床表现不典型，可表现为食欲下降和体重减轻，以及进行性嗜睡和精神萎靡。病程早期，如果不关注体重减轻、皮肤易晒黑等表现，可能会延误诊断，进一步加重可能影响认知功能，可能会出现晕厥，甚至死亡。由于许多儿童因非肾上腺疾病需接受皮质醇激素治疗，可能使得真正的原发性肾上腺疾病的临床表现受掩饰或延迟出现。

4. 肾上腺雄激素缺乏

因网状带功能障碍所致雄激素分泌减少在儿童后期可出现肾上腺皮质功能不全相关表现，但较为少见。女性肾上腺雄激素合成分泌不足在青春期可出现阴毛、腋毛生发减少。已有研究证实脱氢表雄酮可作用于女性的认知功能和性欲，但对于确诊 AI 的女性患者，外源性脱氢表雄酮替代能否有相似作用及益处尚不明确。

5. 相关疾病

婴儿和儿童有发生 AI 风险的疾病详见表 9–4。如类固醇合成缺陷的患儿生后可有难辨性别的模糊外生殖器，多见于 46, XX 合并 21–OHD 者，在肾上腺失盐危象发生前即需治疗。其他疾病如下。

- X 连锁肾上腺脑白质营养不良（X–ALD）的男性患儿，病程进展可出现肾上腺皮质功能不全。
- AAA 综合征（AAAS）的患儿，其无泪和食管失弛缓症状可能先于肾上腺皮质功能不全出现。
- 身材矮小与 *SAMD9*、*CDKN1C*、*POLE1* 或微小染色体维持蛋白 4（*MCM4*）表达缺陷相关。
- 激素耐药型肾病综合征和鞘氨醇 –1– 磷酸裂解酶 1（SGPL1）。
- 自身免疫性疾病，如自身免疫性多腺体病，可有低钙血症、真菌感染或脱发表现（第 11 章）。

（三）肾上腺皮质功能不全的诊断及病因

某些紧急情况下诊断肾上腺皮质功能不全，即需开始治疗，但应在治疗前留取相关样本以明确病因，治疗可影响样本数据的准确性。样本采集的时间窗非常短，采样后需立即与相关实验室联系，及时对样本进行合理保存以供后续分析。

采样时注意记录患儿当时临床表现，有利于分析解释样本数据。举例来说，对于出现低血压晕厥的患儿，皮质醇处于“正常范围”与其临床表现并不相称。同样，取血困难的儿童的静脉血

表 9-4　原发性肾上腺功能不全的单基因病因

疾病	肾上腺发育不全						家族性糖皮质激素缺乏（FGD）样疾病（ACTH 抵抗）								
	X 连锁 AHC	**类固醇生成因子 1**	**IMAGe 综合征**	**IMAGEI 综合征**	**MIRAGE 综合征**	**SERKAL 综合征**	**FGD1**	**FGD2**	**非经典类脂 CAH(类固醇急性调节蛋白)（FGD3）**	**非经典 P450scc 不足**	**烟酰胺核苷酸转氢酶不足**	**硫氧还蛋白还原酶 2 不足**	**微小染色体维持蛋白 4**	**3A 综合征（Allgrove 综合征）**	**鞘氨醇 -1 林酸裂解酶 1 不足**
基因	*NR0B1*	*NR5A1*	*CDKN1C*	*POLE1*	*SAMD9*	*WNT4*	*MC2R*	*MRAP*	*STAR*	*CYP11A1*	*NNT*	*TXNRD2*	*MCM4*	*AAAS*	*SGPL1*
蛋白	DAX-1	SF-1	CDKN1C	POLE1	SAMD9	WNT4	ACTH 受体	MC2R 辅助蛋白	STAR	P450scc	NNT	TXNRD2	MCM4	ALADIN	SGPL1
OMIM	300200	184757	614732	618336	610456	611812	202200	607398	609197	613743	614736	606448	609981	23150	603729
遗传方式	X 连锁	AD，AR，SLD	印记（母系表达）	AR	AD（突发新变）	AR	AR	AR	AR	AR	AR	AR	AR	AR	AR
作用	转录因子	转录因子	细胞周期调节	细胞周期调节	核内体功能	细胞信号传导	细胞信号传导	细胞信号传导	类固醇生成	类固醇生成	氧化应激	氧化应激	DNA 修复	核孔，氧化应激	鞘脂类代谢
相关特征	低促性腺激素性腺功能减低症，精子生成受损，青春期早发育	46, XY 性腺发育不全，无脾	宫内生长迟缓，干骺端发育异常，生殖器畸形，糖尿病	IMAGE 样，免疫缺陷	感染，宫内发育迟缓 / 早产，性腺障碍，肠病，贫血，血小板减少，单体 7 及脊髓发育不良综合征的风险	46, XX 性腺发育不全，肾发育不全，肺发育不全	身材高大（治疗前）	—	可能的性腺功能障碍	可能的性腺功能障碍	青春期早发育	心脏缺陷	自然杀伤细胞缺陷，头小畸形，产后生长障碍	失弛缓症，无泪症，共济失调 / 神经系统受累，角化过度	类固醇抵抗性肾病综合征，鱼鳞病，神经系统受累

（续表）

疾病	自身免疫性肾上腺炎	代谢的原因					糖皮质激素抵抗	醛固酮合成和作用障碍		先天性肾上腺皮质增生症						
	自身免疫性多腺综合征 1 型（APS-1）（APECED）	**Smith-Lemli-Opitz 综合征**	**X 连锁肾上腺脑白质营养不良**	新生儿肾上腺脑白质营养不良	原发性黄瘤病（沃尔曼病），胆固醇酯储存病	线粒体疾病（**Kearns-Sayre** 综合征，**Pearson** 综合征及其他）	糖皮质激素抵抗（**Chrousos** 综合征）	醛固酮合成酶不足	盐皮质激素抵抗（假醛固酮减少症 1 型）	先天性类脂肾上腺增生	**P450 侧链断裂不足**	**3β- 羟基类固醇脱氢酶Ⅱ型功能不全**	**17α- 羟化酶 /17, 20 裂解酶不足**	**P450 氧化还原酶**	**21- 羟化酶缺陷**	**11β- 羟化酶缺陷**
基因	AIRE	DHCR7	ABCD1	PEX 基因，相关基因	LIPA	Mitochondrial DNA；MRPS7；NDUFAF5；GFER	NR3C1	CYP11B2	NR3C2	STAR	CYP11A1	HSD3B2	CYP17A1	POR	CYP21A2	CYP11B1
蛋白	自身免疫调节器	7 脱氢胆固醇还原酶	ABCD1	过氧苯甲酰凝胶	胆固醇酯	Several	糖皮质激素受体（GRα）	P450c11AS	盐皮质激素受体	STAR	P450scc	3β-HSD2	P450c17	P450 氧化还原酶	P450c21	P450c11
OMIM	240300	270400	300100	Several	278000	Several	615962	203400，610600	177735	201710	613743	201810	202110	201750	201910	202010
染色体	21q22.3	11q13.4	Xq28	Several	10q23.31	Several	5q31.3	8q24.3	4q31.23	8p11.23	15q24.1	1p12	10q24.32	7q11.23	6p21.33	8q24.3
遗传方式	AD，AR	AR	X 连锁	AR	AR	母系遗传或 AR	AD，AR	AR	AD	AR	AR	AR	AR	AR	AR	AR
作用	免疫调节	胆固醇代谢	膜转运体	过氧物酶体生物起源	胆固醇代谢	线粒体功能	转录因子	类固醇合成酶	转录因	类固醇合成酶	类固醇合成酶	类固醇合成酶	类固醇合成酶	类固醇合成酶	类固醇合成酶	类固醇合成酶
相关特征	甲状旁腺功能减退，皮肤黏膜念珠菌病，脱发，恶性贫血，其他自身免疫性特征	并指，面部特征，小头畸形，心脏缺陷，尿道下裂	神经功能障碍	神经系统，面部特征，肝功能障碍	发育不良，脂肪过多，肝脾大，肾上腺钙化	畸变的多系统特征	疲劳，高血压，多毛，肥胖	—	—	46, XY DSD，性腺类固醇生成受损	46, XY DSD，性腺类固醇生成受损	46, XY DSD，性腺类固醇生成受损，46, XX 阴蒂增大	46, XY DSD，性腺类固醇生成受损，高血压	Antley-Bixler 综合征（颅缝早闭、骨骼畸形、后鼻孔闭锁），非典型生殖器（46, XY 和 46, XX），青春期性腺类固醇生成受损	46, XX DSD，男性化，青春期早发育	46, XX DSD，男性化，青春期早发育，高血压

译者注：因版权问题，重新制表

中钾浓度过高可能因为溶血，而不是高钾血症。如果当时没有注意到这一点，随后的数据解释可能会很困难。

1. 病史

详细的病史采集对于诊断肾上腺功能不全及其可能的病因非常重要。所问的问题取决于儿童的年龄，也包括其他相关病史如色素沉着、黄疸延迟、低血糖、低血压或头晕、食欲差和体重减轻、疲劳和一般健康状况不佳等。肾上腺危象可表现为严重虚弱、晕厥或意识模糊，或伴有急性腹痛、恶心、呕吐和发热（图 9–14）。

患儿的年龄、表现、相关特征或家族史可提供潜在的病因线索（图 9–13）。肾上腺疾病通常以隐性方式遗传（表 9–4），但有些是 X 连锁的（如由 DAX–1/NR0B1 基因突变导致的 X 连锁肾上腺发育不全 AHC 或 X 连锁肾上腺脑白质营养不良 ALD），其他的可能是显性的、新发突变的或印记性的。详细的家族史很重要，应谨记不明原因的儿童死亡、"婴儿猝死"或败血症 / 胃肠炎实际上可能是一种未被诊断的肾上腺疾病，特别是在没有进行详细的内分泌检查或尸检的情况下。

医源性因素包括近期类固醇用药史，也包括抑制皮质醇合成的酮康唑、氨鲁米特或依托咪酯，以及激活糖皮质激素代谢的苯妥英钠或苯巴比妥等抗惊厥药物或利福平等抗生素的用药史。这些因素在成人中更常见，但对一些儿童和年轻人也可能有相关性。

2. 检验

慢性原发性肾上腺功能不全患者表现为过度色素沉着、体位性低血压、虚弱、淡漠和疲劳。儿童可能出现体重下降和生长迟缓。急性肾上腺功能不全和肾上腺危象患者表现为脱水、低血压和休克，伴有意识减退和意识混乱，并可出现腹部压痛和肌紧张、高热和低血糖。如果肾上腺功能不全的病因是急性的（如出血），色素沉着可能还没有发展形成。有时在慢性疾病的基础上可以发生急性危象。

肾上腺雄激素分泌不足会影响青春期女孩的阴毛和腋毛的发育。

一些疾病可能会出现其他体征。CAH 患者常见类型既有皮质醇不足又有雄激素过多（不同程度的男性化、阴毛和腋毛、痤疮、多毛症、肌肉量增强、生长加速伴不成比例的骨龄增长和阴蒂增大或阴茎增大）的表现，这是由阻滞近端的类固醇前体积聚造成的。

对于出现过度男性化的男孩，检测睾丸很有必要，以确定雄激素过量是否可能是由睾丸引起的。双侧睾丸增大提示真性中枢性早熟，单侧睾丸增大提示睾丸肿瘤，青春期前大小的睾丸提示雄性激素来源于睾丸之外，如肾上腺。

相关特征也可以提供重要的诊断线索（表 9–4）。

3. 肾上腺功能不全的基本检查

肾上腺功能不全以清晨血浆或血清皮质醇浓度降低为特征，或在压力时呈现不相称地降低或正常，动态监测皮质醇浓度，激发后仍持续低水平可以确诊。3 岁以下儿童的昼夜节律尚未建立。ACTH 基础水平升高有助于原发肾上腺功能不全的诊断，但在继发性肾上腺功能不全中不会升高。

(1) 清晨皮质醇浓度：关于清晨皮质醇浓度是否提示肾上腺功能不全目前存在争议。一项大型 Meta 分析发现，如果皮质醇＜ 140nmol/L，同时 ACTH 浓度高于特异性检验正常上限的 2 倍，最有可能诊断原发性肾上腺功能不全。该研究表明浓度在 285～480nmol/L 可以排除诊断但仍存在争议。许多患有严重肾上腺损伤的儿童皮质醇处于中等水平，ACTH 升高，但对进一步刺激的反应较差。因此，孤立的"正常"皮质醇值（如 200～350nmol/L）应谨慎对待，特别是在疾病状态下患儿皮质醇的浓度在此范围应更加警惕。

(2) 激发试验：胰岛素耐受性试验和二十四肽促皮质素试验。如果可能的话，对肾上腺皮质功能不全的诊断应该通过激发试验来确诊。人们设计了各种各样的动态试验来评估患者是否能像正常 HPA 轴的健康人一样产生正常应激下上升反应。

为了确定健康患者的正常应激反应，在一大批接受重大手术的患者中评估了血清皮质醇反应峰值。在胰岛素耐受试验（ITT）期间，将记录的最低浓度作为诊断肾上腺皮质功能不全的阈值。该试验使用小剂量胰岛素作为“应激”刺激，诱导症状性的低血糖。它的优点包括应用已知的刺激和 30 分钟内可预测和确定对该刺激的反应，即低血糖（实验室葡萄糖＜ 2.6mmol/L，但 BM stix 法葡萄糖≤ 3mmol/L）或血糖比基线值＞下降 50%。它可以测试整个 HPA 轴的完整性，可以同时检测各种反调节激素（ACTH 和皮质醇、生长激素、肾上腺素和胰高血糖素）储备。ITT 有潜在的风险，需要经验丰富及训练有素的临床医生的密切监护，不适合幼童，特别是小于 2 岁或有癫痫病史的儿童。怀疑有全垂体功能低下症的儿童或接受过头颅照射的儿童需要特别的预防措施。

促肾上腺皮质激素激发试验，也被称为短时二十四肽促皮质素试验，目前被认为是诊断原发性肾上腺功能不全的金标准试验，诊断准确性已被胰岛素耐受试验所验证，是一种快速、安全、简便的肾上腺皮质功能评价方法。最初的 ACTH 试验包括 4～6 小时输注 0.5U/kg 的 ACTH（1～39），以最大限度地刺激肾上腺皮质醇的分泌。现已被标准短二十四肽促皮质素试验所取代。该试验使用合成 ACTH（1～24）（共促肽或二十四肽促皮质素），比 ACTH（1～39）的作用更快，半衰期更短。

二十四肽促皮质素试验根据给药途径、使用剂量和试验持续时间采用不同的方案。试验通常包括在 0 分钟时收集基础皮质醇样本，在静脉（或肌内注射）给药二十四肽促皮质素 250μg 后 30min 和 60min 收集激发后的样本。标准的二十四肽促皮质素试验可以在一天中的任何时间进行。30min 的时间点已经被胰岛素耐受试验所验证，但 60min 时皮质醇浓度会进一步升高。一项大型 Meta 分析显示，不同研究在测定皮质醇反应的最佳时间上有明显不同，但没有研究表明在 30min 或 60min 诊断上存在显著统计学差异 [12–14]。

内分泌学会最近发表了一份关于原发性肾上腺功能不全的诊断和治疗的临床实践指南。该文献为成人和儿童的有关检查和最佳治疗方案提供了明确的指导方针。该指南建议成人和 2 岁以上儿童的促肾上腺皮质激素试验标准剂量为 250μg，2 岁以下儿童 125μg，婴儿 15μg/kg。首选的方法是静脉输液，在 30min 或 60min 测量皮质醇反应。30min 或 60min 时，低于 500nmol/L（18μg/dl）的皮质醇峰值浓度表明肾上腺皮质功能不全，不同的实验室使用不同的检测抗体进行分析，因此正常值略有不同 [15]。

对于明显不适的患者，治疗不应拖延，不必等待检测结果。但在使用氢化可的松之前，要留取基础样本检测 ACTH 和皮质醇，提供宝贵资料，这对回顾性诊断的确认至关重要。若临床情况倾向此病，需要将保存的血清 / 血浆进一步进行相关实验室检测。

(3) ACTH 检测：检测 ACTH 可以明确原发性肾上腺皮质功能不全的诊断。清晨血浆或血清皮质醇浓度降低，同时血浆 ACTH 浓度升高大于参考范围上限的 2 倍，符合原发性肾上腺皮质功能不全。ACTH 浓度＞ 300ng/L（66pmol/L）是皮质醇分泌的最大刺激反应浓度，如果同时存在较低甚至相对正常的皮质醇浓度，则表明肾上腺皮质无法对 ACTH 做出反应。

(4) 电解质、血浆肾素活性和醛固酮：除了检测血浆皮质醇和 ACTH 以确定原发性肾上腺皮质功能不全，同时测定电解质、血浆肾素活性和醛固酮以确定是否存在盐皮质激素缺乏也很重要。在婴儿期和幼儿期，血浆肾素活性和醛固酮的正常范围要高得多，在解释结果时需要考虑这一点，因为一些实验室可能会引用成人的正常范围（图 9–12）。尿钠有时可用于监测肾的失盐情况。

4. 明确肾上腺功能不全的具体病因

明确原发性肾上腺功能不全的患者需明确病因。用于成人临床的检测流程不适用于儿童：婴儿期肾上腺功能不全最常见的病因是 21– 羟化酶不足导致的 CAH，而成人最常见的是自身免疫性肾上腺炎（艾迪生病）。患有肾上腺功能不全的儿童很少需要肾上腺的 CT 扫描，但通常需要额外的遗传学检查，以确定特殊综合征、罕见类型 CAH 或家族性糖皮质激素缺乏（FGD）或肾上腺发育不良（AHC）的诊断。图 9–13 和图 9–14 显示了儿童肾上腺功能不全最常见的原因、典型的表现年龄和有用的诊断特征。

(1) 17– 羟孕酮和中间类固醇：17– 羟孕酮基线浓度可以诊断 21– 羟化酶缺陷，特别是当浓度＞ 300nmol/L（1000ng/dl）时。然而，如果可能的话，可以用标准的二十四肽促皮质素试验检测基线和激发后 30（±60）分钟时的皮质醇和 17–OHP 浓度，来明确 CAH 的诊断。ACTH 刺激肾上腺增加类固醇生成，导致酶阻滞的近端进一步积累类固醇（图 9–4 和图 9–17）。将大量患者的 17–OHP 的基础值和 ACTH 刺激值进行比较，通常可以区分正常人、杂合子、非经典型 CAH 患者和经典型 CAH 患者，尽管组间不可避免地存在一些重叠（21–OHD）（图 9–20）。检测睾酮或雄烯二酮对 ACTH 的反应可以区分正常人和典型 CAH 患者，但杂合子和隐匿性 CAH 患者的值与正常人和典型 CAH 患者的值存在重叠。

除 21–OHD 外，17–OHP 还可在其他酶缺陷中升高，包括 11β– 羟化酶缺陷、PORD 和 3β–HSD2 缺陷。在这些疾病患者中 17–OHP 浓度通常低于 21–OHD 缺乏症。使用常规检测方法，早产儿和出生后 24～48h 内新生儿的 17–OHP 可以升高。有应激情况的婴儿（如心脏病）和患有肾上腺肿瘤和睾丸肿瘤的儿童血浆 17–OHP 升高。分析刺激前后其他的中间类固醇，如 DOC、11–脱氧皮质醇、17–OH 孕烯酮、脱氢表雄酮和雄烯二酮，有时有助于区分各种酶缺陷。

许多国家已将 21–OHD 引起的 CAH 筛查纳入新生儿筛查计划。这是一个值得关注的筛查疾病，因为它相对常见（1∶13000～15000），而且可以致命，但早期诊断和治疗可以有效防止发病率和死亡率。免疫分析法测定滤纸（格思里卡）上的干血点中的 17–OHP 已作为新生儿筛查的一个指标。为了获得足够的敏感性，约有 1% 的结果为阳性，但这些试验阳性的婴儿中只有约 1% 患有 CAH。指南建议，第二层方法可以提高筛查的阳性预测值，建议的方法包括使用液相色谱 – 串联质谱（LC–MS/MS）进行类固醇激素检测，或应用基因检测方法检测 CAH 最常见的基因突变之一。

所有 CAH 筛查阳性的新生儿都需要紧急检查，以确认或排除诊断，并在失盐危象前开始治疗。这在一些国家可能是一个重大挑战，因为地理因素或者既定的新生儿筛查方案在几天后才能执行。由于不同地区的检测方法和方案各不相同，因此儿科内分泌科医生熟悉和诊疗流程是很重要的。由于患有 CAH 的 46, XX 女孩中超过 70% 在出生时有不典型的生殖器，医务人员应该警惕 CAH 的可能。筛查的主要优势是诊断男孩患有 CAH。

(2) 尿类固醇分析：尿液类固醇分析是一种既能定量又能定性的有效方法。最常见的定量分析是尿游离皮质醇（UFC）总量。皮质醇的分泌量取决于年龄、身材和其他因素。UFC 对评估皮质醇分泌过多（库欣综合征）有意义，但很少用于评估肾上腺功能不全。UFC 通常需要收集 24 小时的尿液。

尿类固醇谱（USP）可以检测尿液中详细的类固醇激素，具有较高的可信度及特异性。该检查最好是收集 24 小时尿液进行检测，但数毫升的即时尿液也可用于该项目检测。

USP 采用气相色谱 – 质谱联用技术（GC–MS）。气相色谱分离尿液中不同的类固醇，其中大多数是葡萄糖醛酸化或硫酸盐化（在婴儿早期）。质谱法分析每个主要组分和子体衍生物的分子量来确定特定的类固醇。

USP 主要由专业实验室检测，对于许多肾上腺类固醇生成缺陷（如 21–OHD、11β– 羟化酶缺乏症、PORD、3β–HSD2 缺乏症、17α– 羟化酶缺乏症）和盐皮质激素功能障碍（如醛固酮合成酶缺乏症，表观 CRD）的诊断非常有用。USP 也可用于 4—6 月龄以上儿童诊断 Ⅱ 型 5α– 还原酶缺乏症。

(3) 肾上腺自体抗体：6 个月以上的儿童应该用 P450c21 自身抗体进行自身免疫性肾上腺炎的筛查，但是实验室对自身抗体的检测没有标准化，且方法差异很大。在确诊自身免疫性原发性肾上腺功能不全的儿童中，应考虑自身免疫性多腺综合征 1 型（也称为 APS–1 或自身免疫性多内分泌病 – 念珠菌病 – 外胚层营养不良 / 发育不良）和自身免疫性多腺综合征 2 型（APS–2）（见第 11 章）。APS–1 最常合并慢性皮肤黏液念珠菌病和甲状旁腺功能低下，可以通过检测 ω 或 α 干扰素抗体来筛查，这种方法具有很高的诊断敏感性和特异性。APS–2 常合并自身免疫性甲状腺疾病和 1 型糖尿病。除自身抗体筛查外，还应考虑相关生化检查（如钙、甲状旁腺激素、甲状腺功能等）。

(4) 极长链脂肪酸：所有未确诊的青春期前男孩和老年男性应通过测量极长链脂肪酸（VLCFA）（C26：0 和 #C26：0/C22：0 和 #C24：0/C22：0 比值）筛查肾上腺脑白质营养不良（ALD）。此病以 2—10 岁男孩发病为主，肾上腺功能不全可以是患者的部分症状。也有罕见的新生儿 ALD 病例。

(5) 影像学检查：肾上腺影像检查包括超声、X 线、MRI、CT 和示踪剂摄取扫描（如 MIBG），主要用于罕见肿瘤（如神经母细胞瘤）或嗜铬细胞瘤。一般来说，肾上腺影像在儿童肾上腺疾病的诊断中应用有限。例如，CAH 可导致肾上腺增大，尤其是 CLAH（STAR），但许多 CAH 儿童的肾上腺扫描结果正常。相反，在肾上腺发育不全的儿童中，肾上腺体积小或缺失的影像学检查不特异。对于检测肾上腺功能不全的物理病因，如出血或浸润（如肿瘤）和结核病的肾上腺钙化，以及一些罕见的遗传疾病（如 SGPL1 缺乏症、Wolman 病），影像学是很重要的。影像学在肾上腺肿瘤的诊断和 CS 的筛查中也是有用的。儿童肾上腺偶发瘤比成人少见，但较复杂，可表现为非特异性病变，所以有经验的放射学检查很重要。

(6) 核型分析：所有患有尿道下裂或不典型生殖器的儿童都应该进行性染色体核型分析。对于不能触及睾丸的婴儿，应考虑重型 CAH（如 21– 羟化酶、11β– 羟化酶）。表型为女性的婴儿早期出现失盐型肾上腺功能不全的应该进行核型检测，以保障具有高类固醇生成障碍（如 STAR，Cyp11a1）的 46, XY 儿童不被漏诊。

(7) 基因检测：原发性肾上腺功能不全且

17- 羟孕酮浓度低的儿童，特别是新生儿和婴儿，需要根据家族史、是否存在盐皮质激素缺乏和其他相关特征进行进一步的筛查。进一步的检查可能包括更多的类固醇前体和尿类固醇图谱，推荐早期基因分析。

当有明确的临床特征，或有明确的阳性家族史（如 X 连锁疾病）或需要做出特异性诊断（如 *NR0B1/DAX-1*）时，可以进行单个基因检测。大多类型的原发肾上腺功能不全没有特定的临床特征，因此在临床实践和基础研究上越来越多的选择二代测序法一次性分析多个基因。

目前最具成本效益的方法是使用已知的包含多个基因的靶向组合，同时对许多相关基因进行测序。最近的一项研究报道应用基因分型检出了土耳其 95 名既往未明确诊断的原发性肾上腺功能不全的儿童，其中 82% 的患者使用基合组合进行诊断 [16]。诊断仅涉及 9 个关键已知基因（*MC2R*、*DAX-1/NR0B1*、非经典 *STAR*、非经典 *Cyp11a1*、*MRAP*、*Nnt*、*SF-1/NR5A1*、*ABCD1* 和 *AAAS*）。虽然这种高诊断率在一定程度上反映了血缘关系的高度，但在血缘关系较低的人群中，儿童孤立性原发性肾上腺功能不全的诊断率现在超过 50%。

二代测序中可选择的方法包括全外显子组和全基因组测序。这些技术目前比较昂贵，以研究为基础，但随着诊断性临床检测的成本下降，随着生物信息学分析变得更加简化，这些技术将变得越来越普及。最近，二代测序方法已被用于识别原发性肾上腺功能不全的新病因，如 *SGPL1* 和 *SAMD9* 突变 [17, 18]。

得出特定的基因诊断在以下方面具有重要意义，即个体化治疗（如需要盐皮质激素替换）、需要调查任何相关的特征（如监测性腺功能）、预测疾病的远期结果和病程、在肾上腺危象开始前识别有症状的家庭成员，以及就将来怀孕再发的可能性对家庭进行咨询。未来，一旦肾上腺功能不全诊断成立，基因检测可能会成为一线检查。

5. 继发性肾上腺功能不全

胰岛素耐受试验可用于确定 HPA 轴完整性，从而诊断 ACTH 缺乏和继发性肾上腺功能不全。此外，隔夜甲吡酮试验可用以评估皮质醇的负反馈中断后的反应。这两种测试都有缺点，因此人们研究了更简单、侵入性更小和更安全的替代方法，包括标准剂量和低剂量二十四肽促皮质素试验。

二十四肽促皮质素试验的基本原理是慢性内源性 ACTH 缺乏会导致皮质醇缺乏和束状带对刺激的急性反应的降低。因此，此试验不应该在可能导致继发性肾上腺功能不全的急性损伤的情况下实施，例如在垂体手术的术后阶段。

低剂量二十四肽促皮质素试验使用的剂量为 1μg（或 500ng/m^2），而不是 250μg。通常在基线水平测定皮质醇，并以 45～60min 的间隔频繁检测。与大剂量试验相比，该试验对继发性肾上腺功能不全（包括糖皮质激素诱发的下丘脑 – 垂体肾上腺功能不全）的诊断具有更高的敏感性，但对于原发性肾上腺功能不全的诊断不敏感。在 12 项研究的 Meta 分析中，基础皮质醇＜ 138nmol/L 强烈提示继发性肾上腺功能不全，而＞ 365nmol/L 考虑 HPA 轴功能正常。由于准确制备溶液的困难，一些作者继续使用标准的短二十四肽促皮质素试验

6. 更多技术信息和试验

(1) 类固醇测定：血浆皮质醇可以通过多种技术进行测定，包括放射免疫分析、免疫放射分析和 LC–MS/MS。了解实验室使用的是什么程序及测量了什么非常重要，因为实验室有不同的正常值，而且大多数中心医院和商业实验室主要是为成人患者服务的，而不是为儿科患者服务的。

血清皮质醇通常采用免疫放射分析法测定。越来越多的人使用高通量平台来实现快速周转，但即使在成年人中，不同生物分析平台的皮质醇数值也可能相差高达 20%～30%。此外，免疫测定的皮质醇与其他类固醇有一定程度的交叉反应，大多数皮质醇免疫测定不易区分皮质醇和皮质酮，这两种物质很容易通过 LC-MS/MS 区分，由于新生儿血浆皮质酮较皮质醇高，将高效液相色谱法获得的新生儿数据与免疫分析的皮质醇参考标准进行比较，可能会错误地提示肾上腺功能不全。

要想从测得的皮质醇结果中得知游离皮质醇数值，需要了解皮质类固醇结合球蛋白（CBG）浓度。血浆皮质醇 80% 与 CBG 结合，10%～15% 与白蛋白结合。患有 CBG 水平降低的疾病的患者，如炎症（通常在术后早期或重症监护中出现）、肾病综合征或肝病，皮质醇水平较低。此外，皮质醇结合球蛋白缺乏、糖皮质激素抵抗和过敏等罕见疾病患者的总皮质醇检测结果通常显示难以解释的皮质醇降低。

CBG 浓度升高的患者会出现皮质醇浓度假性升高。雌激素影响 CBG，因此在青春期、妊娠期和接受口服避孕药或口服雌激素诱导青春期激素替代的女性中，总皮质醇浓度可能会更高。经皮雌激素似乎不影响 CBG 浓度。

约 5% 的皮质醇是游离的，具有生物活性，并经尿液和唾液排泄，故可应用尿液、唾液检测游离皮质醇。

(2) 血浆肾素：肾素一般不直接测定，而是通过其酶活性来测定的。PRA 是一种在 37℃时测定每毫升血清每小时产生血管紧张素 Ⅰ 的数量的免疫分析方法。在正常血清中，肾素和血管紧张素原（肾素底物）的浓度是有限的。因此，另一项检测，血浆肾素含量（PRC），测量在 37℃下，在血管紧张素原浓度过高的情况下，1 小时内产生的血管紧张素 Ⅰ 的量。免疫放射测定法和自动化化学发光免疫测定法（CLIA）也可用于直接测量肾素浓度。

用于肾素分析的标本应立即冷冻、储存、快速解冻和快速分析，以避免原肾素的激活和血浆肾素活性的增加，避免由于血管紧张素原底物的肾素转化而导致的直接肾素浓度或血浆肾素活性的假性降低。

检测 PRA 的液相色谱 - 质谱联用（LC-MS/MS）分析方法越来越普及，且具有很多分析优势，包括动态范围宽、分析特异性高等优点，但目前国际上对 PRA 的检测还没有标准化。

PRA 对饮食钠摄入量、体位、利尿治疗、活动和性激素敏感。因为 PRA 值可能变化很大，所以最好测量 2 次肾素，1 次是在夜间仰卧后的早上，然后是在保持直立姿势 4 小时后再测量 1 次。同时，测定 24 小时尿中总钠排泄量有助于解释 PRA 结果。饮食钠和尿钠减少，血容量减低，利尿剂和雌激素会增加 PRA。钠负荷、高醛固酮血症和血容量增加会降低 PRA。

肾素测定通常用于高血压的评估和 CAH 的治疗，但以下几种情况也需要评估肾素 - 血管紧张素系统。没有尿失盐临床证据（低钠血症、高钾血症、酸中毒、低血压、休克）的“单纯男性化”肾上腺增生症儿童仍可能有 PRA 升高，特别是在限制饮食钠的情况下，表明该 21-OHD 失盐情况较轻。单纯男性化型的 21-OHD 用足以将 PRA 抑制在正常范围的盐皮质激素治疗，可以减少儿童对糖皮质激素的需求，从而最大限度地增加成人的最终身高。用盐皮质激素替代治疗的 CAH 患儿需要常规监测 PRA。

一些研究实验室也可以检测血管紧张素 Ⅱ，但大多数血管紧张素 Ⅱ 抗体与血管紧张素 Ⅰ 有很强的交叉反应。因此，PRA 仍然是评估肾素 - 血管紧张素 - 醛固酮系统的最有用的方法。

(3) 血浆醛固酮：醛固酮测定较困难，有许多化合物会干扰结果。以前血清醛固酮是在层析“净化”后用放射免疫法测定的。这种方法可以分离潜在的交叉反应化合物，但很耗时。现在，自动化化学发光免疫测定法 CLIA 是一种高通量的方法，改善了分析的可变性，但不能缓解抗体交叉反应的问题。LC–MS/MS 能精确定量醛固酮，但价格昂贵，实验室标准尚有争议，所以许多实验室继续使用自动免疫分析。

(4) 血浆 ACTH：血浆 ACTH 的准确免疫测定在大多数检验中心都有，但它的测定仍然比大多数其他垂体激素的测定更困难和多变。ACTH 的一些检测需要将样本抽入装有肝素或乙二胺四乙酸（EDTA）的塑料注射器中，然后用塑料管在冰上快速运输，因为 ACTH 会黏附在玻璃上，并很快被灭活。其他较新的检测方法更可靠，但仍对运输延误和温度敏感。因此，升高的血浆 ACTH 结果比较可靠，但 ACTH 降低在大多数检测方法上无法明确，如果样本处理不当，这些值可能有误。在 ACTH 昼夜节律良好的成人和年龄较大的儿童中，正常早上 8 点的数值很少超过 50pg/ml，而晚上 8 点的数值通常无法检测到。库欣病患者早晨的数值通常正常，但下午和晚上持续升高，由此提示诊断。异位 ACTH 综合征患者的 ACTH 值为 100～1000pg/ml，原发性肾上腺功能不全者 ACTH 可能极高。

(5) 分泌率和动态曲线：皮质醇和醛固酮（或其他类固醇）的分泌率历来是通过注射小剂量氚化皮质醇或醛固酮，并测定 24 小时尿液或血液中一种或多种已知代谢物的比活性来检测的。这一方法不用于临床，但可以提供有关各种类固醇分泌率的信息。根据这一方法，估计儿童和成人的皮质醇日分泌率为 6～9mg/m^2。最近，稳定同位素（氘）糖皮质激素示踪剂已被用于检测人类类固醇代谢中不同酶或同工酶的活性。

(6) 延长二十四肽促皮质素测试：较长的 ACTH 检测（长达 3 天）已被用于评价肾上腺功能。ACTH 具有急性和慢性作用，因此，短期试验仅测量 ACTH 的急性效应，反映对既存类固醇生成机制的最大刺激。3 天试验将检查 ACTH 通过增加类固醇生成机制的合成刺激类固醇生成能力增加的慢性作用。很少需要进行 3 天 IM ACTH 试验。

(7) CRH 检测：CRH 现在通常可作为垂体 ACTH 储备的检测。CRH 检测目前在成人尚未应用于临床，在儿童中应用的经验很少。一些资料表明，它可能有助于区分 ACTH 缺乏的下丘脑和垂体原因，也可能对确诊库欣病有一定的帮助。

（四）肾上腺皮质功能不全的治疗

1. 一般治疗

在理想情况下，AI 治疗将模拟糖皮质激素和盐皮质激素分泌的生理模式，但目前可用的皮质醇治疗不允许生理替代，因此治疗方案旨在控制 AI 症状并将肾上腺危象的风险降至最低，同时避免过度治疗的不良反应，以及最重要的是，保障正常的生长和发育。

尚无已发表的随机对照试验，研究儿童中不同皮质醇替代治疗。氢化可的松是儿童首选制剂，其半衰期短，更容易滴定，生长抑制作用最小。其他长效糖皮质激素（如泼尼松龙和地塞米松）不良反应较多，不建议在儿童中使用（表 9–2）。

治疗方案因 AI 的特殊病因而异，大多数建议氢化可的松分 3 次或 4 次给药，在 CAH（“抑制”剂量）等情况下，起始剂量为 8mg/(m^2·d)（“替代”剂量），增加至 10～15mg/(m^2·d)。

盐皮质激素替代治疗为氟氢可的松，一般日剂量为 100μg，范围为 50～200μg [约 100μg/(m^2·d)]。婴儿由于幼稚肾脏对盐皮质激素相对抵抗及母乳和配方乳的钠含量低，通常需要补充 1～2g/d [17～34mmol/d，最高可达 10mmol/（kg·d）] 的氯化钠。应至少每 3～4 个月评估一次婴儿是否出现治疗不足或治疗过度的体征或症状，包括生长、血压和一般健康状况。一致定时的激素测量（17-OHP、血浆肾素）有助于监测治疗，调整临床 CAH 剂量前应表明剂量调整的需要[19]。

2. *初始治疗和紧急治疗*

所有临床考虑 AI 或肾上腺危象的患者，在初始治疗或紧急治疗前需进行以下初始检查。

- 使用具有确证性血清葡萄糖的血糖仪测定血糖。
- 血清电解质，包括钠、钾和尿素。
- 血气进行酸碱分析。

如果是既往未确诊儿童，理想情况下，应在治疗开始前采集以下检查结果，但如果不能采集（如如果患者身体不适，无法进行充分的血样采集），应开始紧急管理，并尽快采样，记录初始治疗和检查之间间隔的时间。

- 2ml 血清样本（凝血），用于测量皮质醇和 17- 羟孕酮。
- 2ml EDTA 样本，用于测定 ACTH、醛固酮和肾素浓度，紧急送至实验室（首选冰上运输）。
- 首次获得用于尿类固醇谱和尿钠分析的尿样（5～10ml）。

疑似肾上腺危象的儿科患者应立即接受 50mg/m^2 或 2mg/kg 氢化可的松肠外给药，并以静脉输液生理盐水的形式进行适当的液体复苏，并通过静脉输注或每 4～6 小时推注（每剂 1～2mg/kg）持续给予 50～100mg/（m^2·d）氢化可的松肠外给药。婴儿和学龄前儿童的初始负荷剂量估计为 25mg，学龄儿童为 50mg，青少年和成人为 100mg。应根据方案使用含葡萄糖的静脉输液治疗低血糖，并定期监测。高钾血症通常对氢化可的松反应迅速，但如果发生心律失常，可使用 10% 葡萄糖酸钙、雾化沙丁胺醇、碳酸氢钠、钙聚苯乙烯磺酸钠或葡萄糖和胰岛素输注治疗高钾血症。

需要进行反复监测的检查，包括血糖、电解质和血气，以确保正确的治疗适当的液体复苏，并避免低钠血症纠正过快，引起危险的并发症。当儿童病情稳定时，可逐渐减少静脉输液剂量，并在耐受时转换为口服方案。最初通常为 3 倍维持剂量。

在盐皮质激素缺乏的患者中，一旦患者能够耐受口服药物，应以维持剂量（通常为每日 50～100μg）开始给予 9α- 氟氢可的松。没有特异性静脉输液盐皮质激素替代治疗，负荷剂量的氢化可的松进行初始液体复苏充分覆盖盐皮质激素替代治疗，因为静脉输液 20mg 氢化可的松相当于约 0.1mg（100μg）氟氢可的松。重要的是，泼尼松龙，尤其是地塞米松几乎没有或没有盐皮质激素活性，口服氢化可的松的盐皮质激素活性远低于静脉输液（表 9-2）。

对于发热性疾病（＞38.5℃）、胃肠炎伴脱水、手术伴全身麻醉和重大创伤患者，建议给予负荷剂量（2 倍或 3 倍维持剂量）。轻微疾病、运动和生理应激（如学校检查）通常不需要增加糖皮质激素剂量，但需要对每例患者进行评估。

已知 AI 患者的最主要死亡原因是重度胃肠炎（通常由呕吐或类固醇吸收不良引起）及低血容量（由液体摄入量减少、呕吐、腹泻和肠道液体损失引起）。因此，AI 患者胃肠炎尤其需要引起重视。关于“病假规定”和紧急治疗的更多详细信息见其他章节[20]。对于年龄较小的易感儿童，在急性疾病期间，建议在凌晨 4 点给予额外的氢化可的松剂量，相当于清晨剂量加倍。

如果疑似但未确诊 AI 的儿童死亡，应尝试储存血清和尿液进行激素分析，并储存血液或组织进行 DNA 分析。尸检应专门观察肾上腺重量和组织学及任何相关特征。在这种情况下确诊可能对家庭和未来的生育产生重要影响。

3. 糖皮质激素替代治疗

糖皮质激素替代治疗需要在治疗不足和治疗过度保持平衡，防止不良反应。治疗不足可能会损害患者对压力的反应能力，并引起与 AI 一致的症状。过度治疗可引起库欣综合征（CS）的体征和症状，即使是轻微的过度治疗也会损害生长。

正常内源性皮质醇分泌率的估计值可用于优化替代治疗，估计为 5～8mg/（m^2・d），相当于成人口服氢化可的松 15～25mg/d。平均皮质醇生成率受年龄和身体组成的影响，即使在相同体型的儿童中也存在相当大的差异，增加了儿童个性化替代方案的困难。此外，尽管糖皮质激素是以昼夜节律分泌的，高峰在早晨，低浓度在晚上，但也有一种波动模式，皮质醇在白天响应各种生理需求而偶尔释放。计划的替代方案不能预期这些日间变化。

根据 AI 的不同病因，治疗方案不同。例如，在自身免疫性肾上腺炎患者中，指南建议氢化可的松的起始剂量为 8mg/（m^2・d），分 3～4 次给药，根据个体需要调整剂量，通常在清醒时最大剂量为午餐后第 2 次给药，第 3 次为睡前数小时给药，但在CAH患者中，治疗不足会带来高雄激素血症、男性化和骨龄增加的额外风险。治疗 CAH 时应更多地抑制肾上腺，剂量通常在 10～15mg/（m^2・d）范围内。青春期剂量超过 15～17mg/（m^2・d）与最终身高降低相关 [21, 22]。

各种糖皮质激素制剂的主要差异是其糖皮质激素与盐皮质激素活性的比值、与各种结合蛋白结合的能力、效价强度及其生物半衰期。

氢化可的松是类固醇激素皮质醇的合成制剂。起效快，通常在口服给药后 2h 左右达到最高浓度，并在循环中可检测到 4～6h。其具有抗炎作用，通常持续 6～8h。

与氢化可的松相比，泼尼松龙经过轻微的修饰以延长作用时间，在血液中无法准确测量。通常在约 4 小时达到峰值，持续 6～8h，抗炎作用可持续 12 小时以上。

地塞米松结构不同，作用时间延长，明显强于氢化可的松，也无法在血液中进行分析。其作为抗炎药物的作用持续时间约为 24 小时。

糖皮质激素的剂量当量与药物治疗用途的抗炎特性相关，而与替代治疗无关（表 9-2）。与抗炎作用相比，半衰期、代谢和蛋白结合的差异导致生长抑制作用显著不同。据估计，泼尼松龙的效力约为氢化可的松的 15 倍，地塞米松约为氢化可的松的 70～80 倍。

糖皮质激素制剂的类盐皮质激素作用也存在很大差异。糖皮质激素和盐皮质激素均可与 GR 和 MR 结合。盐皮质激素活性与 11β-HSD2 的活性密切相关，11β-HSD2 可将糖皮质激素代谢为不能与受体结合的形式（图 9-7）。因此，各种类固醇的相对盐皮质激素效价强度是由它们对 MR 的亲和力和对 11β-HSD2 的耐受性决定的。

各种制剂的血浆半衰期和生物学半衰期也可能存在很大差异。这主要与结合蛋白、肝脏代谢和肝脏活化有关。在一些国家广泛使用的可的松和泼尼松在被肝脏 11β-HSD 代谢为其活性形式皮质醇和泼尼松龙之前都没有生物活性。这会使儿科用药变得复杂，因为 11β-HSD 在儿童期的酶活性是变化的。

类固醇给药途径也很关键，口服类固醇吸收不完全，而静脉输液和肌内注射类固醇吸收完全。静脉输液给药的吸收速率更快。因此，如果皮质醇的分泌率为 8mg/m^2 体表面积，皮质醇的肌内注射或静脉输液替代剂量为 8mg/m^2，口服剂量则约为 15mg/m^2，因为仅约一半的口服剂量被完整吸收。口服糖皮质激素的吸收效率差异很大，取决于饮食、胃酸度和肠道通过时间等因素。氢化可的松混悬液与氢化可的松片剂不具有生物等效性，由于药物在液体中的分布不均匀，可能给出不充分的控制。与使用混悬液相比，最好将口服氢化可的松片剂压碎，并在给药前立即用少量水混合。

近来，由于氢化可的松的快速清除，少数控制不佳的 AI 患者使用胰岛素泵皮下输注氢化可的松。这种方法尚属实验性的治疗方法，需要进一步研究才能成为可接受的治疗方式 [23, 24]。

最近开发了缓释口服氢化可的松制剂，可改善皮质醇给药，以更密切地模拟生理学，并有可能随着给药频率的降低而改善依从性，已经开发了两种制剂。Plenadren™ 具有氢化可的松包衣，可快速释放，随后氢化可的松从片剂基质中缓慢释放。研究显示，成人的代谢特征、体重、血压和糖化血红蛋白均有所改善。Chronocort™ 由双层片剂组成，除一面外，还涂有不溶性包衣。无保护的一面具有外部非药物层，可被缓慢侵蚀以暴露缓释氢化可的松层。这允许在早晨晚上每日 1 次给药时延迟释放和单个皮质醇峰值。研究显示了有前景的药代动力学结果，患者可能从每日 2 次给药中获益，但需要进行额外的研究，尤其是在年轻人中。此外，婴儿和儿童的胃肠道长度和吸收特征不同，不适用一些成人制剂。目前正在进行研究，以开发更多特定年龄的制剂 [25, 26]。

4. 盐皮质激素替代治疗

患有 PAI 和确诊醛固酮缺乏症的儿童需要接受氟氢可的松治疗，推荐起始剂量为每日 100μg。由于肾小管不成熟和重吸收钠的能力降低，婴儿还需要补充 1～2g/d[17～34mmol/d，最多 10mmol/（kg·d）] 的钠，分次给药。所有血浆肾素浓度升高或醛固酮与肾素比值降低的患者均可从氟氢可的松治疗和足量膳食钠中获益。钠补充不足很常见，也有助于总体控制，因为如果盐平衡紊乱，抑制 ACTH 更困难。但增加糖皮质激素剂量会对生长和代谢产生不利影响。如果食用牛奶等正常饮食，婴儿期后一般不需要补充盐。最后，对盐皮质激素的敏感性随年龄增长而增加，因此应间歇性重新评估需要量；与糖皮质激素剂量不同，氟氢可的松剂量不需要随年龄增长而大幅增加。

5. 治疗监测

如何最好地监测替代或抑制治疗是一个有争议的领域，不同的临床医生倾向于不同的方法，这也可能取决于疾病的潜在病因。监测 PAI 而非 CAH 的建议主要是临床方面，包括评估生长速度、体重、血压和包括体能在内的一般健康状况。体重增加不足、疲乏、厌食和色素沉着提示需要增加糖皮质激素剂量。在某些情况下，可使用 24 小时的皮质醇曲线评估氢化可的松的吸收和清除。

CAH 儿童的监测应包括持续定时的激素测量及临床参数，包括身高、体重、男性化体征的体格检查和 2 岁后的定期骨龄评估。

有许多激素检测方法可用于估评治疗，包括分析血液、唾液、尿液或干燥滤纸血样。可进行住院 24 小时皮质醇分析，通过留置针进行定期血液检查，监测氢化可的松治疗期间的皮质醇和 17- 羟孕酮浓度。患者也可以在家中同时采集滤纸上获得的唾液皮质醇和血液 17- 羟孕酮水平。雄烯二酮和睾酮浓度可用于青少年或年轻成人患者的治疗监测指标之一。

ACTH 在监测 AI 治疗中并不十分有用，因为旨在持续抑制 ACTH 将导致过度治疗。监测类固醇浓度的目的不是使其恢复正常水平，而是允许在总体临床的表现下调整剂量。

对于接受生理性氢化可的松替代治疗的儿

童，不建议进行常规肾上腺影像学或骨矿物质密度评估。

盐皮质激素替代治疗通过临床评估（包括体重增加、嗜盐和脱水）及生化分析（包括血电解质、PRA 和醛固酮与肾素比值）进行监测。

6. *糖皮质激素戒断*

在过去 60 年中，糖皮质激素几乎被用于治疗每一种已知的疾病。目前，其药物治疗用途在很大程度上与其抗炎特性相关，但也与溶解白血病白细胞、增加杜氏肌营养不良症（DMD）的运动能力、降低血浆钙浓度和降低颅内压升高的作用相关。大多数细胞中仅存在一种主要类型的 GR（GRα、NR3 C1），因此，不容易生产天然糖皮质激素的组织特异性、疾病特异性或反应特异性类似物。

药理学剂量的糖皮质激素给药 1～2 周以上可引起医源性 CS 的体征和症状，但盐皮质激素引起类似的作用罕见，无肾上腺雄激素作用。隔日治疗可降低药物糖皮质激素治疗的毒性，尤其是对 HPA 轴和生长的抑制。隔日疗法适用于假定疾病状态可通过间歇性疗法进行治疗的情况下，但是该方法在“间歇”期间使得 HPA 轴可显著恢复。

当糖皮质激素治疗已使用长达 10 天时，即使使用了高剂量，也可立即停药。尽管仅一剂或两剂糖皮质激素就会抑制 HPA 轴，但 HPA 轴从短期抑制中恢复非常迅速。当治疗持续超过 2 周时，应采用糖皮质激素逐渐减量方案停药，以避免类固醇戒断综合征。

在降低糖皮质激素的药理剂量时，必须从一开始就逐渐减量，在逐渐减量前不要急剧下降至生理替代剂量。对于接受药理剂量糖皮质激素治疗的患者，突然给予生理替代治疗可导致糖皮质激素不足和类固醇戒断综合征症状[14]。

类固醇减量程序是经验性的。其是否成功取决于治疗时长和模式及患者的个体化反应。既往糖皮质激素治疗数月可完全抑制 HPA 轴，但不会引起肾上腺萎缩，而持续数年的治疗可能导致肾上腺几乎完全萎缩，需要数月甚至数年的停药方案。

在接受长期治疗的患者中，通常建议每周将既往治疗水平降低 25%。当使用除可的松或氢化可的松以外的类固醇发生戒断时，测量晨间皮质醇值可提示 HPA 轴的恢复。

即使在成功停止治疗后，HPA 轴可能在 6～12 个月内对严重应激无反应。应在停药计划后使用 ACTH 刺激试验评估 HPA 轴功能，以确认充分恢复，如果儿童在完全恢复前感到不适，建议使用“应激剂量”替代。

（五）继发性 AI

继发性 AI 是由下丘脑 – 垂体（促肾上腺皮质激素）功能障碍导致 ACTH 分泌受损所致。已知有几种先天性和获得性病因（表 9–3），并在第 5 章详细讨论。在继发性 AI 中，ACTH 浓度通常较低或在正常范围内。然而，在低皮质醇血症的情况下，ACTH 异常降低。虽然在诊断时偶尔可见轻度低钠血症，但盐皮质激素合成通常不受影响。这些疾病的肾上腺部分的治疗通常使用标准的糖皮质激素替代剂量。

1. *孤立性 ACTH 缺乏症*

孤立性 ACTH 缺乏症是一种已充分确立但罕见的诊断，可作为更复杂的综合征的一部分或作为孤立事件发生。

(1) 阿黑皮素原（POMC）：POMC 缺陷影响 ACTH 及其他裂解肽如 α– 和 β–MSH 和 β– 内啡肽的合成和释放（图 9–8）。由于这些肽在食欲调节和皮肤 / 毛发色素沉着中的关键调节作用，POMC 缺乏患者从婴儿期开始出现继发性 AI 及食欲亢进和快速肥胖、皮肤苍白和毛发发红。皮肤颜色正常的儿童可表现出其毛根的细微变化。

大多数影响 POMC 的致病变异是无义或移码突变，破坏整个基因和蛋白质，但有报道称一些表型相似的患者（AI、肥胖、皮肤苍白、红头发）ACTH 浓度升高。这些患者携带 POMC 蛋白（p.Arg145Cys）的点突变，与裂解的 ACTH 肽（p.Arg8Cys）的变化相似，导致 ACTH 生物活性丧失。因此，虽然 ACTH 的浓度较高，但存在功能性 ACTH 不足。

POMC 缺乏的肾上腺部分的治疗是用标准的糖皮质激素替代。最近，一种黑皮质素 4 受体（MC4R）激动药 Setmelanotide 已成功用于抑制食欲，并在此基础上导致显著的体重减轻（第 18 章）。

(2) 激素原转化酶 1（PC1）缺乏：酶 PC1（由 PCSK1 编码）的缺陷阻止了 POMC 有效裂解为亚肽及其他几种激素前体的裂解。由于这种异常过程，PC1 缺陷个体具有继发性 AI、食欲亢进和肥胖、低促性腺激素性性腺功能减退症（HHG）、葡萄糖稳态异常伴胰岛素原升高和胰岛素降低及持续性腹泻。

(3) TPIT（*TBX19*）：TPIT（由 *TBX19* 编码）是一种转录因子，可调节垂体促肾上腺皮质激素细胞中 POMC 的表达（图 9–8）。TPIT 突变引起孤立的 ACTH 缺乏，但这些儿童没有肥胖或皮肤/毛发色素沉着改变，因为缺陷局限于垂体。

TBX19 突变通常在出生后最初几个月内引起严重的继发性 AI。约 65% 的严重新生儿孤立性 ACTH 缺陷婴儿 TPIT 存在纯合子或复合杂合突变。婴儿通常有严重的低血糖，低血糖惊厥很常见。半数以上的患者胆汁淤积性黄疸时间延长，如不及时发现和治疗，可导致死亡。在部分孤立性 ACTH 缺乏或儿童期发病形式较轻的儿童中尚未报道 TBX19 突变，这些情况的分子机制尚不清楚。

2. 先天性多种垂体激素缺乏症

ACTH 不足可作为多种垂体激素缺乏的一部分。已经确定了几种遗传原因（如 *HESX1*、*OTX2*、*GLI2*、*SOX3*、*LHX3*、*LHX4* 和 *PROP1* 突变），但在许多患者中，原因尚不清楚（见第 5 章）。在某些情况下，ACTH 不足可能在其他垂体激素效应（如 *LHX3*、*PROP*1，以及由于 *GH1* 突变导致的生长激素缺乏症 2 型）发生数年后，随着时间的推移而发生。因此，需要仔细的长期监测，建立基因诊断可能有效。

继发性 AI 是一个重要的诊断，尤其是在婴儿期，因为低皮质醇血症增加了与 GHD 相关的低血糖风险。当开始氢化可的松治疗时，还需要仔细监测体液平衡，因为这可能增加游离水清除率和引发尿崩症。此外，皮质醇可增加甲状腺激素代谢，甲状腺功能减退可影响糖皮质激素代谢，因此当开始甲状腺或糖皮质激素替代治疗时，需要仔细监测两者。

3. 获得性多种垂体激素缺乏症

ACTH 功能不全也可能是获得性多种垂体激素缺乏的一部分，它可能是下丘脑 – 垂体肿瘤（如垂体、颅咽管瘤）或神经外科手术、创伤（如头部损伤、垂体柄阻断综合征）或高剂量头颅照射后的表现特征（见第 5 章）。在大多数情况下，ACTH 是最不可能受到影响的垂体激素，但促肾上腺皮质激素功能可能随时间进行性下降，因此需要长期监测。关于糖皮质激素替代治疗也适用类似的注意事项。

4. ACTH 抑制

在一些感染（如 HIV）和炎症中报道了 ACTH 反应的相对抑制，矛盾的是，虽然与慢性应激相关，但迄今为止 ACTH 抑制的最常见原因是针对其他疾病（医源性）的外源性糖皮质激素治疗。

糖皮质激素及其治疗衍生物应用广泛，在许

多情况下，疗效高的糖皮质激素被用作长期口服药。用于哮喘的吸入类固醇（尤其是氟替卡松）可能具有抑制作用，强效湿疹治疗（尤其是用于破损皮肤时）甚至局部滴眼液（尤其是地塞米松）也是如此。其中许多治疗是在内分泌诊所监管范围之外进行，如果儿童在治疗期间急发不适，自身又不能产生足够的应激反应，或在药物停用或中断类固醇期间也可能会出现问题。糖皮质激素戒断概述见“糖皮质激素截断”部分。

（六）原发性 AI 的病因［不包括先天性肾上腺皮质增生症（CAH）］

PAI 病因概述和单基因突变相关病因见表 9-3 和表 9-4[27]。

1. 肾上腺发育不全

肾上腺发育不全是一种先天性的肾上腺发育不全。近年来出现了几种已确定的原因，通常是由关键转录因子或细胞周期 / 生长调节因子的破坏所致。大多数个体发生早发性失盐 AI，但较轻或表现为不同形式。肾上腺发育不全的治疗是在出生后第 1 年用标准替代剂量的糖皮质激素和盐皮质激素，同时补充盐。需要密切关注潜在的相关特征。

(1) X 连锁先天性肾上腺发育不全（AHC）（*NR0B1/DAX-1*）：X 连锁 AHC 于 1948 年首次报道，由于胎儿肾上腺样巨细胞的存在，被描述为“巨细胞”肾上腺发育不全。由于患有这种疾病的男孩在引入糖皮质激素治疗后存活至成年期，HHG 似乎是一种相关特征，遗传以 X 连锁模式发生。20 世纪 80 年代，这种情况被定位在 X 染色体的短臂（Xp21），因为它可以作为甘油激酶缺乏和 DMD 的连续基因缺失综合征的一部分发生。1994 年，负责 X 连锁 AHC 的基因被报道为 *DAX-1*（正式称为 *NR0B1*）。

DAX-1 是一种“孤立的”核受体。尽管没有已知的配体存在，但该蛋白的 C 末端区域类似于核受体的 LBD。N 末端区域由重复基序结构组成。许多研究表明，尽管 DAX-1 在某些情况下可能具有激活剂功能，但它也可通过与相关核受体 SF-1（NR5A1）的相互作用来抑制基因转录。一些研究人员认为 DAX-1 的主要作用是调节祖细胞的分化，DAX-1 介导的阻遏缺失导致这些细胞过早分化，而细胞数量没有预先扩增，最终导致器官发育不全。

X 连锁 AHC 的经典形式有三个主要特征，即 PAI、HHG 和不孕。40% 的 X 连锁 AHC 男孩在出生后 2 月龄内发生失盐性 PAI。其他未出现早期症状的患儿在整个儿童期（2—10 岁）隐匿发生 AI。大多数男孩表现为糖皮质激素和盐皮质激素不足，有时可被误诊为患有 CAH（21-OHD）。其他患者最初表现为孤立的盐皮质激素不足或主要的糖皮质激素缺乏，可能被误诊为醛固酮合成酶缺乏或 FGD 的一种形式。较轻形式的 X 连锁 AHC 可能首次发病为青少年或青年期出现迟发型 AI[28]。

与 X 连锁 AHC 相关的 HHG 可能代表下丘脑和垂体联合缺陷。许多男孩没有进入青春期，但有些男孩在睾丸处于 Tanner3/6～8ml 时出现青春期发育停滞。越来越多的报道描述了 X 连锁 AHC 性成熟过度或过早的证据，这可能在出生时表现为巨阴茎，也可能在儿童中期表现为青春期提早出现，随后停滞。一些报道表明，这是非促性腺激素依赖性的，可能是由 ACTH 升高驱动的，但其他报道显示，接受糖皮质激素治疗的男孩青春期早发育，因此这可能是真正的 DAX-1 相关事件。晚发性 X 连锁 AHC 男性倾向于有部分 HHG。

大多数 X 连锁 AHC 男性由于精子发生缺陷而不育。在迟发型 X 连锁 AHC 中观察到少精症。促性腺激素诱导生育力的反应通常较差，但在 1

例典型早发性 X 连锁 AHC 患者中联合睾丸取精（TESE）– 卵胞质内单精子注射（ICSI）时已获得成功。

已报道超过 300 例 X 连锁 AHC 患者和家庭。大多数有 DAX–1/NR0B1 的无义突变或移码突变或聚集在 LBD 区域的错义突变。1/6 的患者有基因的孤立缺失，1/6 的患者有 Xp21 的连续基因缺失综合征，其特征取决于哪些基因缺失及缺失的程度，重要的着丝粒基因包括鸟氨酸氨基甲酰转移酶（OTC）、甘油激酶（GK）和杜氏肌营养不良症（DMD）。因此，如果存在 *NR0B1* 缺失，应考虑这些情况，并通过尿甘油和血清肌酸激酶进行评估。极少数情况下，端粒延伸可能包括 ILRLAP1，与 X 连锁发育迟缓相关。

基因检测对病因不明的 PAI 男孩的确诊或做出诊断极有价值。如果兄弟或舅舅有 AI 家族史和 HHG 证据，则应诊断为 X 连锁 AHC。在血缘关系较低的国家，如果排除了 CAH 等其他常见疾病，*DAX-1/NR0B1* 在失盐 AI 男婴中的诊断率也高达 40%。

考虑到这种情况的 X 连锁性质，应采集母亲一方男性 AI 或不明原因死亡的详细家族史。兄弟姐妹受累或成为携带者的风险为 50∶50。尽管一个家族中的第二个出生的男孩倾向于更早被诊断，但所有高危个体均应接受 AI 筛查或进行基因检测，因为他们可能存在症状前期。早期干预可预防失盐性肾上腺危象。由于 X 染色体极度偏斜失活，女孩和女性携带者偶尔可表现出轻度 X 连锁 AHC。

X 连锁 AHC 的管理包括使用适量的替代剂量糖皮质激素和盐皮质激素，并及时监测和治疗相关的青春期疾病。目前尚不清楚如果要使用辅助生殖技术，早期使用促卵泡激素是否有长期获益（见第 7 章）。一些家庭和年轻人可能会发现心理支持有助于青春期和生育率问题。连续基因缺失综合征的任何特征，尤其是 DMD，都需要早期诊断和专家团队的支持。

(2) 类固醇生成因子 1 相关（*NR5A1/SF-1*）：SF–1（由 NR5A1 编码）是一种核受体，在肾上腺和生殖发育和功能、类固醇生成酶基因的表达中起关键作用。小鼠中编码 Sf–1 的基因缺失导致肾上腺和性腺发育不全、不同程度 HHG、下丘脑腹侧异常和迟发型肥胖。因此，SF–1 被认为是肾上腺和生殖生物学及代谢方面的“主要调节因子”。

在人类中，仅在 4 例 AI 患儿中报道了 SF–1/NR5A1 的破坏。2 例为 46, XY 女性，伴有失盐性 AI 和性腺发育不全（伴有米勒管结构），2 例为 46, XX 女性，伴有 PAI。这些变化大多影响 SF–1 的 DNA 结合区域的关键氨基酸，如 P–box 区域（主要 DNA 结合基序）的杂合突变或 A–box 区域（辅助 DNA 结合基序）的纯合突变，但系统分析显示，在其他未确诊的 PAI 儿童中 SF–1 缺陷相对罕见（约 1%）。

已在 200 多个具有一系列生殖 / 性腺表型的个体和家族中报道了 SF–1 的杂合功能失活突变（见第 4 章）。这些情况包括 46, XY DSD（由于睾丸发育不全或雄激素合成障碍）、严重的尿道下裂、男性不育症、原发性卵巢功能不全，甚至核型为 46, XX 的患儿表现为卵泡睾丸或睾丸。遗传可以是新生显性遗传、伴性显性遗传或罕见的隐性遗传。尚不清楚在这些情况下 PAI 是否会随时间发生，目前的数据表明，这种情况并不常见，但需要长期随访 [28]。

(3) IMAGe 综合征（*CDKN1 C*）：IMAGe 综合征于 1999 年首次报道，以宫内生长受限、干骺端发育不良、肾上腺发育不全和泌尿生殖系统异常（通常为轻度尿道下裂或阴茎下弯）为特征。肾上腺发育不全的程度可能多种多样，在一些个体中报道了糖尿病的发生。IMAGe 综合征通常由细胞周期调节因子 CDKN1 C 的 PCNA 结合域的杂合致病突变导致。这些变化引起功能增加和生长抑制。

最近还报道了一种常染色体隐性遗传的 IMAGe 综合征伴免疫缺陷（POLE1）。

CDKN1 C 是由母体等位基因表达而父系印记的基因。因此，只有当突变等位基因遗传自母亲时，才会表达这种情况。在家族性病例中，这可以模拟 X 连锁遗传，但男孩和女孩都可能受到影响[29]。

(4) MIRAGE 综合征（*SAMD9*）：2016 年首次描述了 *SAMD9* 相关疾病，已报道了 20 多例儿童。这种情况也被称为 MIRAGE 综合征。关键特征是感染、宫内生长受限、肾上腺发育不全、性腺异常和肠道病变。大多数婴儿因严重生长受限而早产。AI 可在出生后前几天发生，在 46, XY 儿童中可观察到重度尿道下裂或女性外阴。其他特征包括肺斑片状改变和呼吸窘迫、贫血、血小板减少和脑积水（可能继发于病毒感染）。死亡率很高。由于其中一些表现可能在早产生长受限婴儿中普遍存在，因此许多患有这种疾病的婴儿很可能在未做出诊断的情况下死亡，尤其是在未对肾上腺缺陷进行诊断和治疗的情况下。

MIRAGE 综合征是由 *SAMD9* 功能获得突变引起的。通常这些是杂合新生变异，尽管生殖系传播（有受累的兄弟姐妹）已有报道。*SAMD9* 可能参与内涵体功能和回收生长因子受体，因此功能获得变化导致严重的生长受限。*SAMD9* 位于 7 号染色体长臂（7q21）。在婴儿早期存活的 *SAMD9* 突变儿童倾向于发生 7 号染色体单体或部分 7q 缺失，这会去除突变等位基因，并赋予这些细胞克隆生长优势。在骨髓中，7q21（包括 *SAMD9* 和 *SAMD9L*）的缺失导致骨髓增生异常综合征，即 MIRAGE 中的“M”。早期检测很重要，因为这是一种白血病前期状态，骨髓移植可能有益，但有时骨髓可以通过突变的逆转嵌合体自发恢复。其他分子机制，如体细胞功能缺失突变也可改善 *SAMD9* 的生长限制作用。这些动态变化可能会改变不同器官中的表型，使一些儿童症状较轻或无肾上腺异常[17]。

(5) SERKAL 综合征（*WNT4*）：SERKAL 综合征已在一个家族中报道，包括“性反转”（46, XX，睾丸）、肾脏异常、肾上腺发育不全和肺缺陷。这通常在生命早期是致命的，并与 WNT4 的纯合子破坏有关。

(6) 特发性（病因不明）：通过现有医疗手段仍不能明确病因的肾上腺发育不全。

2. 家族性糖皮质激素缺乏（FGD）样疾病（ACTH 抵抗）

FGD 又称孤立性糖皮质激素缺乏或遗传性对促肾上腺皮质激素（ACTH）无反应性疾病，是一组具有遗传异质性的常染色体隐性遗传病，以肾上腺皮质束状带细胞对 ACTH 无适当反应为特征，导致 AI 伴孤立性糖皮质激素缺乏和 ACTH 升高。

FGD 的典型形式涉及 ACTH 抵抗和 ACTH 信号转导缺陷，因为 ACTH 受体（MC2R, FGD1）或受体定位在细胞膜所需的辅助蛋白（黑皮质素 2 受体辅助蛋白，FGD2）被破坏。其他几种情况也可以类似的方式出现，有时是 FGD 样或 ACTH 抵抗样疾病（图 9-15）。这些情况可能是由非经典类固醇生成缺陷（STAR、CYP11A1/P450 scc）、氧化应激途径改变（烟酰胺核苷酸转水解酶、硫氧还蛋白还原酶 2，可能是 AAAS）、细胞生长调节剂（MCM4）和新的代谢过程（SGPL1）所致。

典型形式的 FGD 通常在婴儿早期或儿童期表现为糖皮质激素不足。最常见的表现特征是继发于低血糖的特征，包括易激怒、震颤、嗜睡、喂养不良和低血糖惊厥。在少数患者中，婴儿期未确诊的低血糖可导致严重的长期神经系统后遗症。新生儿还可能出现黄疸、发育停滞、虚脱和非常罕见的一过性新生儿肝炎。

年长儿童表现为多种特征，包括色素沉着增加、反复感染、低血糖、嗜睡和休克。由于一般为常染色体隐性遗传病，有时有近亲婚配史，家族中也可有不明原因的新生儿或儿童期死亡史。

FGD 患者通常 ACTH 浓度显著升高，甚至在出生时也可能出现色素沉着。这一过程最有可能是由继发于垂体和下丘脑负反馈回路失败的 POMC 产物（MSH）刺激 MC1R 所致。MC1R 是毛发和皮肤色素沉着的重要调节因子，负责产生较深的真黑色素。在大多数皮肤白皙的患者中检测到 MC1R 的基因变异，但在棕色或黑色毛发的患者中检测到的比例＜ 20%。因此，在 MC1R 功能丧失较普通的白人患者中色素沉着过度可能不太常见，其中 MC1R 功能丧失变异更普遍。

在典型 FGD 和 PRA 患者中，盐皮质激素的生成通常得以保留，醛固酮浓度通常正常，但在罕见的严重情况下，患者可能出现盐皮质激素缺乏。此外，在就诊时，FGD 儿童通常处于应激状态，可能是低血容量或发热。由于与糖皮质激素缺乏相关的游离水清除率降低，可能导致相对水超负荷和轻度低钠血症。因此，其中部分患儿可能被误诊为肾上腺发育不全。引入适当的氢化可的松替代治疗通常可纠正轻微的电解质紊乱，不需要氟氢可的松替代治疗，但某些其他类似 FGD 的情况可能会由于生化阻断或球状带功能紊乱而导致一部分患者盐皮质激素生成减少（如 NNT、AAAS、SGPL1）。

FGD 及相关情况的治疗采用生理性糖皮质激素替代。在接受充分替代治疗的个体中，ACTH 浓度通常保持升高，因此皮肤色素沉着可能持续存在。重要的是不要试图抑制 ACTH 或使用 ACTH 浓度作为替代治疗的指导，因为它将导致过度治疗、潜在的医源性 CS 和生长不良。

(1) MC2R（ACTH 受体）（*FGD1*）：1993 年，在 2 例 FGD 同胞兄弟姐妹中发现了 *MC2R* 的首次突变，其纯合突变引起氨基酸 p.S74I 改变。目前已报道了 40 多种 *MC2R* 的致病性突变。大多数是错义突变，表现为纯合子或复合杂合子突变。MC2R 的错义突变分布于整个受体（图 9–16）。大多数突变破坏了受体向细胞表面的转运，可能是由于蛋白质合成过程中受体折叠的改变。无义突变非常少见，通常与另一个等位基因上的错义突变有关。一个例外是在土耳其和伊朗西部发现的 c.560delT（p.Val187Alafs*29）变异，为纯合子变化，与重度早发性疾病相关，通常伴有低血糖惊厥。总体而言，在约 25% 的 FGD 患者中发现 *MC2R* 突变。

一些 FGD1 型患者身材高大，其潜在机制尚不清楚。由于氢化可的松替代似乎可阻止过度生长，有人提出极高浓度的 ACTH 可能激活骨和生长板中的黑皮质素受体，刺激生长。另外，皮质醇不足可能改变成骨细胞中 IGF 结合蛋白 5（IGFBP5）的代谢动力学。高身材不是 2 型 FGD 的可识别的特征，但是比 1 型 FGD 更早出现身材高大，表明生长效应是由于儿童期长期暴露于高 ACTH 或低皮质醇浓度所致。

(2) MRAP（*FGD2*）：在对无 MC2R 突变的 FGD 家系进行遗传连锁研究后，MRAP 于 2005 年被确定为 FGD 的病因。MRAP 是 MC2R 功能正常所必需的小的单跨膜结构域蛋白。MRAP 形成独特的反平行同源二聚体，直接与内质网的 MC2R 相互作用，是受体正确折叠或转运到细胞表面所必需的（图 9–15）。目前的证据表明，MRAP 也是 ACTH 结合和信号传导的质膜所必需的。在 20% 的 FGD 个体中发现 MRAP 突变。

大多数引起 FGD 的 *MRAP* 突变导致异常剪接或严重截短的蛋白。同样，大多数 MRAP 突变患者在新生儿期出现严重皮质醇缺乏的症状，与之相反的是，MC2R 错义突变患者常在出生后最初几年出现。此外，还报道了 MRAP 中的几种错义突变，可引起较轻的迟发型疾病。

(3) 非典型性 STAR 功能不全（也称为 FGD3）：StAR 是一种线粒体磷蛋白，通过增加胆固醇从线粒体外膜向内膜的转运，介导对类固醇生成刺激的急性反应。StAR 的基因突变通常导致 CLAH，是一种严重的 CAH。患有这种疾病的患者通常表现为严重表型，表现为糖皮质激素、盐皮质激素和性腺功能不全。发现一小部分表现为 FGD 样特征的患者存在 *StAR* 非经典突变（图 9-15）。

StAR 中描述了超过 40 种突变，主要集中在 CLAH 患者外显子 5、6 和 7 编码蛋白 C 末端的一半。大部分导致蛋白功能完全丧失，而在 FGD 患者中发现的突变（如 p.Arg192Cys 和 p.Arg188Cys）至少有 20% 的功能，仅部分损害该蛋白的胆固醇摄取功能。

StAR 突变占临床上表现为 FGD 患者的 5%，尽管这在近亲结婚人群中更高。大多数个体存在孤立的糖皮质激素缺乏，肾素和醛固酮水平正常或接近正常，但一些患者确实存在轻度生殖异常，包括尿道下裂和隐睾，这在以前未被发现与 AI 有关联。盐皮质激素生成的相对保留可能反映了与皮质醇相比，醛固酮的生成率较低，允许球状带避免脂质沉积的损伤。尚不清楚对性激素的长期影响，可能需要长期监测睾酮或雌激素，并考虑精液储存。

(4) 非经典 CYP11A1 功能不全：类似 STAR，细胞色素 P450 scc（*CYP11A1*）的功能丧失变异导致肾上腺和性腺功能不全。据报道，大部分患者为部分功能丧失性突变，因此相较于 FGD，这些患者的糖皮质激素缺乏表现更轻微（图 9-15），部分患者可表现或进展为盐皮质激素缺乏。部分男性患者存在青春期发育延迟，一般来说生殖功能是完整的，但这些患者仍需要长期监测性激素。

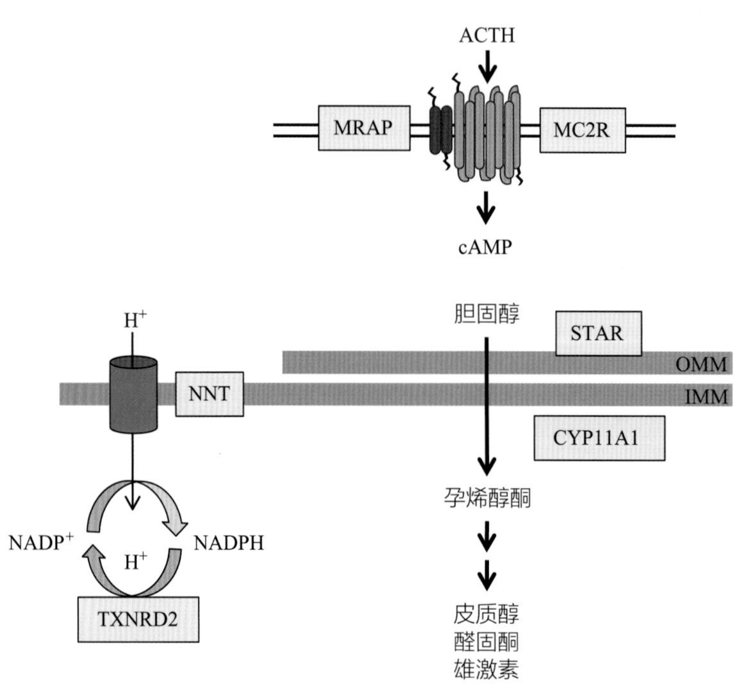

▲ **图 9-15　与家族性糖皮质激素缺乏（FGD）和 FGD 样表型（MC2R、MRAP、STAR、CYP11A1、NNT、TXNRD2）相关的几个因素的细胞功能**

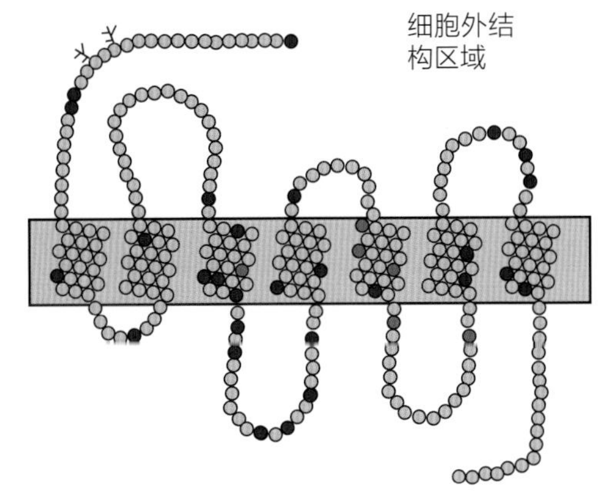

▲ 图 9-16 **MC2R（ACTH 受体）中选定致病变异**

(5) 氧化应激途径：烟酰胺核苷酸转移酶（*NNT*）和硫氧还蛋白还原 2（*TXNRD2*）。在 2012 年，通过靶向外显子测序分析烟酰胺核苷酸转移酶和硫氧还蛋白还原酶 2 纯合子，发现 NNT 突变是孤立性糖皮质激素缺乏的另一个原因。目前已确定了 20 多种分布在整个基因中的突变。它们包括蛋氨酸翻译起始位点的废除、剪接突变和许多错义和无义突变。NNT 缺陷被认为是约 10%FGD 病例的原因。通常在 6 月龄至 4 岁就诊。一部分 NNT 严重破坏的患者也发生盐皮质激素缺乏，青春期早期也有报道。

NNT 是一个高度保守的基因，编码线粒体内膜的整合蛋白。在大多数生理条件下，该酶利用线粒体质子梯度的能量产生高浓度的还原型磷酸酰胺腺嘌呤二核苷酸（NADPH）（图 9-15）。谷胱甘肽和硫氧还蛋白系统需要显著高水平的 NADPH 以去除线粒体中的活性氧（ROS）毒性。

FGD 中 NNT 突变的发现表明，至少在人类中，NNT 对肾上腺皮质细胞中 ROS 去氧化至关重要。使用全外显子测序进一步鉴定发现近亲结婚家系中 *TXNRD2* 的突变支持了这一假设。TXNRD2 是一种人硒蛋白，对线粒体的氧化还原平衡也有重要作用（图 9-15）。这个克什米尔家族的孩子在 1 月龄至 10 岁就诊，有的孩子有先天性心脏缺陷，不存在盐皮质激素不足。

氧化应激阻碍类固醇生成。因为电子泄漏贯穿整个类固醇生成的途径，所以类固醇生成本身诱导氧化应激反应。形成皮质醇的最后一步所产生的电子流，约占类固醇生成过程中从 NADPH 变成无毒的 ROS 所产生的总电子流的 40%。以上原理加上皮质醇比醛固酮生成更多，可能可以解释为什么束状带对氧化应激特别敏感，以及为什么 *NNT* 和 *TXNRD2* 突变患者表现为孤立性糖皮质激素缺乏而非糖皮质激素和盐皮质激素缺乏。在 FGD 患者中发现该通路的多种缺陷突出了肾上腺皮质对氧化应激病理性损伤的易感性[30]。

(6) 微染色体维持物 4（MCM4）：FGD 的一个独特变异存在于爱尔兰游弋民族，这是一个血缘关系高度相关的遗传隔离人群。受影响的儿童发生低皮质醇血症和代偿性 ACTH 浓度升高，但 PRA 和醛固酮浓度保持正常。皮质醇缺乏通常比其他形式的 FGD 轻，在开始检查显示肾上腺功能正常，通常维持一段时期之后，依然在儿童期发病。患者可能具有几个额外的特征，包括低出生体重和身材矮小、染色体断裂增加的证据和自然杀伤细胞缺陷，一些患者显示感染易感性增加。罕见情况下，随着时间的推移可发生盐皮质激素不足。

在这些患者队列中进行靶向外显子组捕获和高通量测序，确定了微染色体维持物 4 缺陷（MCM4）同源物的突变。MCM4 是异六聚体 MCM2-7 复合物的一部分，作为复制解螺旋酶，对所有真核生物的正常 DNA 复制和基因组稳定性至关重要。这是首次发现参与 DNA 复制的基因与 AI 之间存在关联。MCM4 敲除小鼠模型显示肾上腺形态异常，类固醇生成细胞被非类固醇生成囊状细胞取代，如果在人类中重现，这可能会损害肾上腺类固醇生成。

MCM 的缺失被认为会导致小鼠干细胞缺陷。

MCM4 缺陷对肾上腺功能的相对特异性影响可能是其对肾上腺干细胞或祖细胞生长及其分化为类固醇生成细胞的影响。这表明 MCM4 在肾上腺发育中具有 DNA 复制以外的功能。MCM4 突变被认为是爱尔兰移民所特有的，仍然是 FGD 的罕见原因[31]。

(7) AAA 综合征（AAAS）：AAAS 包括无泪症（泪液生成不足）、贲门失弛缓症（吞咽问题）和肾上腺功能衰竭（艾迪生病）。孤立性糖皮质激素缺乏见于 80% 的患者，另外 15% 同时存在盐皮质激素缺乏。在 80%～90% 的患者中观察到无泪症和贲门失弛缓症。广泛的进行性神经缺陷也与 AAA 相关，包括运动、感觉和自主神经病变、智能障碍和感音神经性耳聋。皮肤改变如皮炎也可发生。肾上腺损害很少作为特征性临床表现，受累儿童常首先表现为贲门失弛缓症或发育迟缓。基因型 – 表型相关性很小，即使在同一家族内，临床表现也可能不同。

AAAS 是一种常染色体显性遗传病，类似于 ACTH 抵抗，因为大多数受累个体有孤立的糖皮质激素缺乏。氧化应激与 NNT 一样，与 AAAS 的发病机制有关。AAAS 的突变导致核孔蛋白 ALADIN 的缺乏或错误定位，导致 DNA 修复和抗氧化蛋白的核导入信号受损，使受累细胞更易受到氧化应激的影响。

(8) 鞘氨醇 –1– 磷酸裂合酶 1（SGPL1）：已报道几个患有 PAI 和类固醇耐药肾病综合征家族和个体，发现其 SGPL1 存在纯合或复合杂合突变。在一些儿童中，肾上腺疾病首先出现，而另一些患儿则以肾病为主要表现，肾上腺部分延迟（有时是由于使用类固醇治疗）。其他临床特征包括鱼鳞病、原发性甲状腺功能减退、神经系统症状、淋巴细胞减少、血脂异常和隐睾。部分患者可见肾上腺钙化，部分患儿有盐皮质激素不足。

SGPL1 是一种通过裂解脂质信号分子 1– 磷酸鞘氨醇（S1P）催化鞘脂分解的酶。该通路其他上游部分的突变引起溶酶体鞘脂种类和神经酰胺的积累。这些疾病被称为溶酶体贮积病，包括法布里病、戈谢病和危曼 – 匹克病。缺陷小鼠模型肾上腺带状区紊乱，类固醇生成缺陷。由于 SGPL1 缺陷的潜在进行性多系统效应，但目前对长期自然史知之甚少。因此，做出正确的诊断很重要，未来可以开发针对该代谢途径的特异性治疗干预[18]。

3. 自身免疫性肾上腺炎（艾迪生病）

儿童期自身免疫性肾上腺疾病（肾上腺炎、艾迪生病）可作为自身免疫性多腺体综合征（1 型或 2 型）的一部分或作为孤立事件发生。根据潜在的基础不同，患儿起病年龄、表型和病因各不相同。典型的表现特征取决于病情的发作速度和自身免疫性破坏的程度。通常存在进行性和慢性模式，导致无力、厌食、体重减轻、疲乏、低血糖、频繁患病、低血压和恶心。色素沉着是常见体征，更严重的破坏可引起盐皮质激素不足，伴有低钠血症、高钾血症和低血压。孤立性盐皮质激素不足有时可在就诊时发生，也可在糖皮质激素不足后发生。

在一些年轻人中，可以检测到自身抗体，最常见的是针对 P450 c21 或 P450 scc 的抗体。这一发现可能代表了肾上腺组织破坏后的继发性自身免疫事件，而不是破坏的主要靶点。ACTH 升高，皮质醇对二十四肽促皮质素刺激的反应受损。如果需要，使用标准替代剂量的糖皮质激素和盐皮质激素进行治疗。诊断时有必要评估潜在的相关特征。需要进行长期随访，以监测是否出现盐皮质激素不足（如果最初不存在）及相关自身免疫特征。如果肾上腺雄激素较低，则建议对一些女性进行 DHEA（S）替代治疗，但获益尚不清楚。

(1) 自身免疫性多腺体综合征 1 型：自身

免疫性多内分泌综合征 1 型（APS–1）（也称为 APECED 或自身免疫性多腺体综合征 1 型）是一种以自身免疫性艾迪生病、慢性皮肤黏膜念珠菌病和甲状旁腺功能减退为特征的罕见疾病（见第 11 章）。这些特征的发病年龄可能存在很大差异，至少需要其中两个特征才能做出诊断 [32]。

(2) 自身免疫性多腺体综合征 2 型：自身免疫性多内分泌综合征 2 型（APS–2）（又称 Schmidt 综合征）是自身免疫性肾上腺疾病与自身免疫性甲状腺疾病和（或）1 型糖尿病的关联。

(3) 孤立性自身免疫性 AI（艾迪生病）：孤立性（特发性艾迪生病）更常见于 25—45 岁的成人，尤其是女性（70%），发生率约为 1∶20000。这种情况在儿童中较少见，但可发生于青少年。肾上腺疾病可能是多腺体疾病的首发表现，因此需要对相关自身免疫性疾病及出现的盐皮质激素功能不全（如果诊断时不存在）进行长期监测。自身免疫性肾上腺炎与特异性 HLA 单倍型（HLA–B8、HLA–DR3、HLA–DR4）有关。

全球有几个支持小组可服务患有自身免疫性肾上腺疾病的年轻人及其家庭。这些组织可以在健康教育和将有类似情况的年轻人聚集在一起方面发挥重要作用。多年来，治疗的重点是类固醇替代。较新的实验方法包括免疫调节、支持残余肾上腺功能和干细胞更新，但这些方法尚未在临床实践中广泛采用。

4. 代谢性病因

(1) Smith–Lemli–Opitz 综合征：Smith–Lemli–Opitz（SLO）综合征是由参与胆固醇合成的酶 7–脱氢胆固醇还原酶（DCHR7）缺陷所致。这种酶的破坏可导致合成类固醇的胆固醇减少。其他特征包括第 2 指和第 3 指及拇指近端的并指畸形、典型的面部特征、小头畸形、心脏异常和男孩尿道下裂。尽管在一些 SLO 儿童中报道了早发性 AI，但许多儿童的肾上腺功能得以保留或应激反应可能减弱，尤其是当可用的 LDL 胆固醇较少时(如饮食不足、胆盐耗竭)。通过发现血浆中 7–脱氢胆固醇（7–DHC）浓度升高和 DHCR7 的遗传分析进行诊断 [35]。

(2) 肾上腺脑白质营养不良 / 肾上腺髓质神经病：X–ALD 是由染色体 Xq28，ABCD1 上的一个基因突变引起的。该基因编码过氧化物酶体膜蛋白，属于 ATP 结合盒转运蛋白超家族。ABCD1 将 VLCFA 的酰基 –CoA 衍生物导入过氧化物酶体中进行 β– 氧化使其缩短。受影响的个体存在 VLCFA 的毒性蓄积，这与促炎症状态相关。研究表明，VLCFA 蓄积的多个组织中氧化应激、蛋白质损伤、线粒体功能障碍和细胞死亡水平升高。这种疾病几乎只见于男性，发病率为 1/（16 000～20 000）。

疾病机制尚不清楚，没有很强的基因型 – 表型相关性。轻度表型可能与消除基因功能的大片段缺失相关，重度表型可能与产生丰富蛋白质的错义突变相关。同一致病变异可与明显不同的表型相关。因此，很可能单个或多个修饰基因导致表型。尽管临床表型存在变异，但几乎所有男性到成年后都会有一些神经系统表现，VLCFA 升高的生化表型具有近 100% 的外显率。

有三种截然不同的临床表型。脑 ALD 是一种急进性炎症性脱髓鞘疾病，发病有两个高峰时间，30%～40% 的病例首次发生于 4—8 岁，20% 的病例第 2 次发病在青春期或青壮年期。儿童患者发育正常，但随后表现为行为和认知功能下降，通常表现为学习成绩差。随后的特征演变为严重的运动和感觉局灶性神经功能缺损，在约 2 年内最终导致完全残疾，并在 4 年内死亡。

40% 的患者表现为肾上腺髓质神经病（AMN），常为 20—40 岁。该亚组个体表现为痉挛性下肢轻瘫、感觉性共济失调、括约肌功能障碍或阳痿，但疾病严重程度和进展具有高度变异性。其中 10%～20% 的患者发生脑 ALD。

另外 10%～20% 的受累男性表现为 AI，通常在 7.5 岁时。这些患者大多在中年时发生 AMN。总体而言，90% 有神经系统症状的男孩和 70%AMN 男性的肾上腺功能异常。建议每 6 个月对无 AI 的患者进行肾上腺监测。最初只有糖皮质激素功能可能受到影响，但随后至少 50% 的患者会出现盐皮质激素功能障碍。没有肾上腺抗体。

少数女性携带者也可能出现神经系统症状，如轻度至中度痉挛性下肢轻瘫，罕见情况下，随着时间的推移出现 AI。

X-ALD 的诊断是通过血浆和组织中 C26：C22 和 C24：C22 VLCFA 的特征性高比值证实的，可以诊断携带者和受累胎儿及 99% 病例中的个体患者。有神经系统症状的男孩 MRI 总是异常的，在某些情况下可能早于症状出现。使用序列分析进行的分子遗传学检测证实 93% 的患者存在致病性变异，6% 的病例进行基因靶向缺失 / 重复分析。在美国的一些州已经建立了新生儿筛查项目。

目前唯一可用的 X-ALD 治疗是脑性 ALD 男孩的造血干细胞移植（HSCT），已证明这可在移植后 12～18 个月阻止神经炎性脱髓鞘。它不能逆转神经功能恶化，因此及时识别脑部受累至关重要。它对 AMN 的慢性脊髓病没有帮助。据报道，儿童的死亡率为 5%～20%，成人的死亡率为 20%～40%。据报道，使用慢病毒载体移植 $CD34^+$ 具有正常 ABCD1 cDNA 的 2 例患者成功进行了自体 HSCT。

治疗在很大程度上是支持性的。药物和理疗可能有助于进行性痉挛。Lorenzo 油饮食疗法可改善 VLCFA 的循环浓度，但对逆转已确定的神经系统疾病无效，不过一项开放标签研究报道了脑部疾病的预防。目前正在进行抗氧化剂治疗的试验，在体外增加 ABCD2（ALD 相关蛋白）的拟甲状腺药物是未来治疗的一种可能选择[36]。

新生儿 ALD 是一种罕见的重度婴儿常染色体隐性 ALD，由编码过氧化物酶的 PEX 基因之一突变引起（如 PEX1/Zellweger 综合征谱系）。这种缺陷也会导致 VLCFA 升高，但与 X-ALD 相比，它出现的时间要早得多，在出生时或婴儿早期，通常表型非常严重。治疗方面就是对症治疗。

(3) 原发性黄瘤病（Wolman 病）和胆固醇酯贮积病：疾病原发性黄瘤病（Wolman 病）和胆固醇酯贮积病是由于肾上腺内进行脂滴动员胆固醇酯的酶——溶酶体酸性脂肪酶（胆固醇酯酶）的分泌形式缺陷而发生的两种病症。这种酶的破坏导致类固醇生成的可用的胆固醇减少和 AI。这种情况会影响所有细胞储存和释放胆固醇的能力。在出生后最初几周出现的其他特征包括发育停滞、呕吐、脂肪泻和肝脾大。肾上腺内可见钙化。

Wolman 病的特征是骨髓穿刺出现含有大溶酶体空泡的泡沫细胞。这些空泡含有胆固醇酯。患者成纤维细胞、骨髓细胞和白细胞的胆固醇酯酶活性缺乏，可以进行 LIPA 的遗传分析。通常会发生进行性临床恶化，该疾病通常具有致死性。

胆固醇酯贮积症似乎是通常在儿童或青少年时期出现的相同酶的较轻缺陷。很少有病例报道。

(4) 线粒体疾病：线粒体功能依赖于两组因子，即细胞内基因组 DNA 编码的因子和线粒体本身 DNA 编码的因子。线粒体 DNA 和线粒体蛋白的突变可与 AI 相关，但报道的患者数量较少。

最常见的缺陷涉及线粒体 DNA 的大规模缺失，包括 Kearns–Sayre 综合征（伴有进行性眼外肌麻痹、视网膜色素变性、心肌病和心脏传导阻滞）或 Pearson 综合征（伴有全血细胞减少和胰腺外分泌功能障碍）。AI 报道的基因组 DNA 相关常染色体隐性疾病包括 *MRPS7/QRSL1*（翻译受损，伴原发性性腺功能减退）、*NDUFAF5*（复合物 I 组装受损）和 *GFER*（线粒体导入受损，伴先天性白内障和乳酸酸中毒）缺陷。当 AI 出现全身症状且病因未立即明确时，应考虑线粒体疾病[35]。

5. 糖皮质激素抵抗（GR，NR3 C1）

GRα（由 NR3 C1 编码）缺陷引起家族性糖皮质激素抵抗（FGR）（也称为广泛性糖皮质激素抵抗或 Chrousos 综合征）。这种情况可以以显性或隐性方式遗传。临床特征各不相同，患者常表现为疲劳，但其他糖皮质激素不足的体征少见。由于 GRα 缺陷干扰了中枢糖皮质激素反馈机制，ACTH 升高可增加皮质醇并补偿糖皮质激素抵抗。升高的 ACTH 随后增加肾上腺盐皮质激素和雄激素分泌。该现象解释了 FGR 的其他常见临床和生化特征，包括高血压、低钾血症和代谢性碱中毒（盐皮质激素作用）、痤疮、男性型秃顶、多毛、月经稀发和不育（雄激素作用在女孩或女性中尤其明显）。

GRα 的大多数突变是位于 LBD 的错义变化。这些变异倾向于通过改变核定位或与辅因子的相互作用影响糖皮质激素结合或靶基因的反式激活。杂合突变的患者或携带者往往具有较轻的表型，尽管已报道几种显性阴性 LBD 变体（p.Ile559Asn、Ile747Met）损害了野生型蛋白的功能。NR3 C1 纯合突变个体的临床和生化特征通常更严重。糖皮质激素抵抗的治疗包括不含盐皮质激素的合成类固醇，如地塞米松（1～3mg/d）并仔细滴定以抑制 ACTH 驱动。

6. 醛固酮合成和作用障碍

(1) 醛固酮合成酶（CYP11B2）：醛固酮合成酶（P450c11AS，CYP11B2）是由 CYP11B2 基因编码的细胞色素 P450 酶，仅在球状带表达，催化醛固酮生物合成的最后 3 个步骤。第一步是 DOC 的 11β- 羟基化为皮质酮，第二步是皮质酮的 18- 羟基化为 18- 羟基皮质酮（18-OH），第三步是 18-OH 的 18- 氧化为醛固酮。它是将 DOC 转化为醛固酮所需的唯一酶。

位于 8 号染色体长臂上的 P450c11AS 是 P450c11β 的同工酶，其氨基酸序列同源性为 93%。P450c11AS 和 P450c11β 均在球状带中表达，均可将 DOC 转化为皮质酮，但皮质酮转化为 18-OH，随后转化为醛固酮仅由 P450c11AS 进行，而不是之前认为的两种单独的酶。

醛固酮合成酶缺乏症，也称为先天性醛固酮减少症，是一种罕见的遗传性疾病，由 P450 c11AS（CYP11B2）突变引起，具有混合外显率的常染色体隐性或常染色体显性特征。醛固酮的生物合成受损，而束状带继续产生皮质酮和 DOC。这以前被称为“皮质酮甲基氧化酶（CMO）”缺乏，但现在被称为醛固酮合成酶缺乏，根据 P450c11AS 基因缺陷的性质被认为是醛固酮缺乏的一种类型。根据醛固酮及其前体的相对浓度又分为两种类型，即醛固酮合成酶缺陷 1（ASD1）和醛固酮合成酶缺陷 2（ASD2）。

在 ASD1 和 ASD2 中，皮质酮增加，醛固酮减少。ASD1 与 18- 羟基化和 18- 氧化酶活性的丧失有关（与 CMO i 相似）。因此，ASD1 缺乏症的诊断通常基于皮质酮与 18-OH 皮质酮的比值增加。ASD2 由 P450c11AS 的氨基酸替换突变导致，选择性删除 18- 甲基氧化酶活性，同时保留 18- 羟化酶活性。ASD2 缺乏症的诊断需要 18-OH 皮质酮升高，而醛固酮浓度较低。ASD1 和 ASD2 的区别并不精确，这些疾病在临床谱上应被视为严重程度不同。

醛固酮主要在肾素 – 血管紧张素系统的控

制下，通过远曲小管和肾集合管中的盐皮质激素受体调节钠的主动转运和钾的排泄。醛固酮生物合成的缺失通常会导致婴儿期出现失盐危象，此时 DOC 的正常分泌率不足以满足新生儿的盐皮质激素需求（如 P450c11β 缺乏的新生儿）。患者可能在婴儿期早期出现危及生命的失盐或发育停滞、低钠血症、高钾血症和代谢性酸中毒。由于 DOC 的持续分泌，失盐综合征的严重程度通常低于 21–OHD 或肾上腺发育不全患者。这些患者可自行恢复，无须治疗可生长至成年期。年长儿童和成人即使未接受治疗，通常血清电解质也是正常的。这可能反映了随着年龄的增加，对盐皮质激素作用的敏感性增加，通常表现为年龄相关的血清醛固酮降低。

(2) 盐皮质激素抵抗(假性醛固酮减少症 1 型，PHA1)（MR，NR3 C2）：MR 缺陷（由 NR3 C2 编码）与被称为常染色体显性（或散发性）假性醛固酮减少症 1 型（PHA Ⅰ）的肾型盐皮质激素抵抗相关。患有这种疾病的儿童通常在婴儿早期出现脱水和发育停滞。生化检查显示低钠血症、高钾血症、醛固酮浓度和 PRA 升高。一些醛固酮和 PRA 升高的婴儿保持无症状，仅因其他原因通过生化检测确诊。这是一种相对良性的疾病，通常可以通过补充钠进行充分治疗。随着盐皮质激素敏感性的改善，儿童期病情改善。这一观察结果与阿米洛利敏感性 ENaC 缺陷导致的常染色体隐性形式的 PHA Ⅰ形成鲜明对比。常染色体隐性遗传 PHA Ⅰ是一种较严重的全身性病症，不随年龄增长而改善。

常染色体显性 PHA Ⅰ是由 MR 中杂合的无义突变、错义突变和剪接突变导致的。错义突变通常影响 LBD 中的关键氨基酸，并损害醛固酮结合、核定位和醛固酮依赖性反式激活。通常变异是新发的，但也有一些家族性形式的报道，患儿父母或接受治疗，或在婴儿期有相对无症状的过程，在没有补充钠的情况下存活。

7. 感染性疾病

AI 可发生在特定感染或败血症之后。

在历史上，肾上腺结核是 AI 的常见病因，目前仍有发生。真菌感染（如组织胞浆菌病和球孢子菌病）与肾上腺功能障碍相关，细菌性败血症也是如此（如脑膜炎球菌、肺炎球菌、链球菌、嗜血杆菌）。HIV 相关 AI 已被公认。

8. 出血

出血引起的肾上腺损害是脑膜炎球菌败血症（Waterhouse–Friderichsen 综合征）和抗磷脂综合征的特征。创伤后也可发生出血，尤其是有出血倾向时，或在围产期，也可能发生特发性出血。

9. 浸润性病变

浸润性病变可损害肾上腺，引起 AI。肿瘤原因包括肿瘤转移及原发性肿瘤（如神经母细胞瘤）。淀粉样变性、结节病和血色病可引起肾上腺功能障碍，但在儿童中罕见。

10. 药物作用

虽然外源性糖皮质激素是医源性肾上腺抑制最常见的原因，但其他几种药物引起肾上腺功能障碍，包括抑制类固醇生成酶的酮康唑、美替拉酮和依托咪酯，肾上腺溶解药米托坦，干扰 GR 功能的米非司酮。此外，一些抗惊厥药（如苯妥英或苯巴比妥）或抗生素（如利福平）可增加糖皮质激素的代谢。

11. 特发性（病因不明）

尽管在许多 AI 儿童和年轻人中可以达到特异性诊断，但有时病因仍然未知。一些儿童在婴儿期有一过性 AI，可逆转。偶尔，由于高度怀疑肾上腺疾病，儿童开始接受类固醇替代治疗，但未进行全面的诊断评价。结果表明，一旦允许他们不再使用糖皮质激素替代治疗并重新评估，他们的肾上腺轴就会完好无损。

（七）先天性肾上腺增生症（CAH）

CAH 是儿童最常见的肾上腺疾病。在大多数国家，超过 90% 的 CAH 是由于 21-OHD。CAH 影响 1/（13 000～18 000）的儿童，出生时可表现为非典型生殖器和（或）肾上腺功能障碍。

CAH 是参与类固醇生成途径的几种酶缺陷的总称（图 9-4 和表 9-3）。精确的表现方式及临床和生化特征由特定"阻滞"的性质和严重程度决定。在许多方面，了解生物学是简单的；而制定管理计划，防止激素的不良反应，同时保持充分的替代治疗是一个挑战，特别是在 24 小时周期内动态变化的背景下，会产生年龄的增长和其他生理变量，如吸收、压力、疾病和药物依从性。

1. 先天性类脂性肾上腺增生

类固醇生成急性调节蛋白（STAR）促进胆固醇从细胞质转运到线粒体。STAR 活性是肾上腺、睾丸和卵巢类固醇生成所必需的，尽管一部分胆固醇转运与 STAR 无关。

STAR 活性的完全破坏引起 CLAH，导致糖皮质激素和盐皮质激素合成及性类固醇产生的严重缺陷。典型 CLAH 儿童在出生后第 1 个月发生失盐性 AI，通常在 2—4 周龄。由于胎儿睾酮生成受阻，所有儿童均具有女性典型外观（46, XY 和46, XX），但无米勒管结构。STAR缺陷女孩(46, XX）可进入青春期，但倾向发生无排卵月经周期和原发性卵巢功能不全。

CLAH 的临床特征可解释为"两次打击假说"。主要事件是类固醇合成减少，导致相关细胞类型中 ACTH、血管紧张素Ⅱ或 LH 刺激增加。这种引起其他激素分泌刺激增加了细胞对胆固醇的摄取，导致大的脂质空泡。第二次打击是当有毒的游离脂质导致细胞死亡时。

在胎儿早期发育过程中，睾丸受到 β-hCG 而不是 LH 持续暴露的刺激，因此胎儿睾丸间质细胞早期受损，不产生睾酮。这导致 46, XY 胎儿缺乏雄激素化。米勒管结构退化不受影响，因为抗米勒管激素（米勒管抑制物质）仍由支持细胞产生，因此不存在子宫或阴道上部，这是影响 46, XY 儿童的所有类固醇生成缺陷的典型表现（见第 4 章）。

肾素 - 血管紧张素 - 醛固酮系统仅在出生时受到显著刺激，非 STAR 依赖性事件最初可产生足够的醛固酮，继发性损害需要一段时间才能表现出来。因此，失盐通常在数周后出现，晚于其他表型如 CAH（通常 7～10 天）。

类似的机制在卵巢中很重要。类固醇生成途径在胎儿卵巢中相对静止，因此 STAR 缺陷对卵巢影响不大。在青春期，卵巢可通过 STAR 非依赖性途径合成有限的雌激素，在每个周期开始时募集独立的卵泡。这些可以合成中等量的雌激素，足以使乳房发育和生长，但在每个周期的后期，脂质蓄积具有毒性，因此孕激素合成减少，周期无排卵。随着时间的推移，有时可发生原发性卵巢功能不全和卵巢囊肿。

STAR 中许多不同的纯合和复合杂合突变已有报道。p.Gln258Ter 无义突变在日本和韩国尤其普遍，约有 1∶300 的人群携带，导致 CLAH 儿童的发病率接近 1∶30 万。其他多发地区包括沙特阿拉伯的 p.Arg182His 突变，中东的移码突变和瑞士的突变位点 p.Leu260Pro。

STAR 的部分缺陷与尿道下裂和迟发性 AI 相关，而非典型性 CLAH 可表现为孤立的糖皮质激素不足，无或仅有轻微的盐皮质激素和性激素生成或仅有破坏。非经典 CLAH 通常与影响脂质结合的 p.Arg188Cys 变异相关。这种情况可能类似于 FDG，并在其他章节中讨论。

CLAH/STAR 缺陷的诊断是基于怀疑，并得到遗传分析的支持。管理包括标准替代剂量的糖皮质激素和盐皮质激素与婴儿期补充盐。具有

46, XY 核型而表型女孩者通常接受性腺切除术，如果她们对女性性别适应，则需要终身雌激素替代治疗。性腺原位癌已有报道。对于患有典型 CLAH 的青春期女孩和成年女性，需要密切监测雌激素合成，并在需要时给予替代治疗。可能需要来自生育专家的专家意见。部分 CLAH 男孩有时可能需要睾酮替代治疗，以诱导青春期和成年生活。应监测部分性和非典型性 CLAH 患者是否随时间推移出现可能的盐皮质激素和性类固醇缺乏，这些患者的长期数据很少。

2. P450scc（*CYP11A1*）功能不全

P450scc（由 *CYP11A1* 编码）催化将胆固醇转化为孕烯醇酮所需的前三个酶促反应。这一过程对于肾上腺和性腺类固醇生成的所有方面都是必要的，包括孕酮、醛固酮、皮质醇和性类固醇的产生。

最初认为 P450scc 的严重破坏可能导致人不能存活。这一假设来自于这样一个事实，即高等灵长类动物（如人类）依赖胎盘产生黄体酮，以维持妊娠 4～6 周，而不是母体黄体（所谓的黄体 – 胎盘转移）。由于胎盘主要来源于胎儿，P450 scc 的完全阻断将导致黄体酮缺乏和妊娠失败。

尽管有这一假说，但仍有一些儿童被描述为 CYP11A1 的致病性变异。在早期报道中，1 例婴儿早产，有复发性流产家族史，但最近描述了数例重度 P450scc 缺陷的足月婴儿。典型表现倾向于在出生后不久出现低血糖和色素沉着，在第 1 周结束时出现重度失盐性 AI。核型为 46, XY 的婴儿具有女性外观，但无米勒管结构。与 CLAH 不同，女孩（46, XX）在青春期需要雌激素替代治疗。突变 c.835delA 见于北欧人，但 P450 scc 缺陷是一个罕见的诊断。

与 STAR 所致的 CLAH 一样，可出现一系列表型。部分 P450scc 缺陷可表现为男孩迟发型 AI 和尿道下裂。基因的轻度缺陷可能表现为一种非经典形式的疾病，主要影响糖皮质激素合成，类似于 FGD。

P450scc 缺陷的诊断是基于怀疑，并得到遗传分析的支持。P450scc 相关疾病的治疗包括糖皮质激素、盐皮质激素和性类固醇替代治疗（如适用），并在婴儿期补充盐。部分 P450scc 变异体对盐皮质激素和性类固醇合成的长期影响尚不清楚，可能需要监测。

3. 3β– 羟基类固醇脱氢酶 Ⅱ 型（HSD3B2）功能不全

在肾上腺中，3β–HSD2（HSD3B2）催化 Δ5 类固醇转化为 Δ4 类固醇（即孕烯醇酮转化为孕酮，17α– 羟基孕烯醇酮转化为 17–OHP，DHEA 转化为雄烯二酮）（图 9–4）。该酶的缺陷可影响盐皮质激素、糖皮质激素和性类固醇合成，但临床和生化表现可因外周组织 3β–HSD Ⅰ型将中间类固醇转化为活性更强的类固醇而变得复杂。

经典 3β–HSD2 缺陷患儿通常在出生时表现为非典型生殖器。男孩（46, XY）往往有严重的尿道下裂和小阴茎，以及糖皮质激素缺乏和不同程度的盐损失。女孩（46, XX）可有阴蒂增大，但因为高浓度的 DHEA 转化为雄激素，部分女孩生殖器正常。这种情况的较轻形式可表现为女孩过早出现肾上腺皮质功能亢进或多毛和月经稀少。

通过测量二十四肽促皮质素刺激后 Δ^5 与 Δ^4 类固醇的比值或通过尿类固醇谱的典型模式可以做出 3β–HSD2 的诊断。可以预测，由于阻滞，17–OHP 浓度将较低，但事实上，由于 3β–HSD Ⅰ型将 17α– 羟基孕烯醇酮外周转化为 17–OHP，17–OHP 浓度可能较高。因此，3β–HSD2 可能被误诊为 21–OHD 或在新生儿 17–OHP 筛查项目中被发现。基因检测有助于确诊，尤其是在 46, XX

生殖器正常的女孩中，鉴别诊断包括多种形式的 AI。青春期性类固醇产生可能不足。

治疗包括一定剂量的糖皮质激素以抑制任何过量的雄激素产生，以及根据需要补充氟氢可的松和盐。需要密切监测青春期，可能需要补充性激素。

4. 17α- 羟化酶 /17，20- 裂解酶（CYP17A1）功能不全

酶 P450c17（由 CYP17A1 编码）同时具有 17α- 羟化酶和 17，20- 裂解酶活性，是类固醇生成的关键分支点酶（图 9–4）。17α- 羟基化反应可将孕烯醇酮转化为 17α- 羟基孕烯醇酮，孕酮转化为 17α- 羟基孕酮（17–OHP）。C–17，20- 裂解酶反应主要将人体中的 17α- 羟基孕烯醇酮转化为 DHEA，需要细胞色素 b5（CYB5）和电子供体。P450c17 的完全缺失导致 17α- 羟化酶 /17，20- 裂解酶联合缺乏。这种情况导致糖皮质激素和性类固醇生成受阻。ACTH 驱动导致 DOC 过量，DOC 具有盐皮质激素作用，通常抑制内源性盐皮质激素途径。

17α- 羟化酶 /17，20- 裂解酶联合缺乏症完全型儿童的典型表现是表型女孩（46, XX 或 46, XY），患儿无青春期，并因 DOC 过量而患有高血压、高钠血症和低钾血症。可能存在色素沉着，但通常不会发生糖皮质激素缺乏的严重影响，因为高浓度的皮质酮可能具有糖皮质激素活性。由于可能发生血压和电解质紊乱及心律失常，因此这是一种具有潜在危险的疾病。

可根据高钠血症、低钾血症、ACTH 轻度升高、DOC 和皮质酮（如果检测的话）升高伴 PRA 降低的典型生化特征进行诊断。中间类固醇在二十四肽促皮质素刺激下升高，但皮质醇反应不充分。尿液类固醇谱分析具有特征性模式。如果儿童可存活至青春期年龄，则性类固醇（睾酮或雌激素）较低，LH 升高。可发生卵巢囊肿。17α- 羟化酶 /17，20- 裂解酶缺陷的部分形式可出现于 46, XY 严重尿道下裂患儿或 46, XX 女孩临床表型较轻。CYP17A1 的基因分析也是有用的。

17α- 羟化酶 /17，20- 裂解酶联合缺乏罕见，可由基因的一系列致病变异引起。存在遗传热点，尤其是在巴西，在西班牙血统患者中发现 p.Trp406Arg 突变，在葡萄牙血统患者中发现 p.Arg362Cys。部分 17α- 羟化酶 /17，20- 裂解酶联合缺陷，有时可由密码子 53/54 的苯丙氨酸残基缺失所致。据报道，孤立性 17，20- 裂合酶缺乏仅影响性类固醇合成。这很难进行生化诊断，通常是由于错义突变改变了 P450c17 氧化还原结合位点表面电荷的分布（如 P.Arg347His、P.Arg358Gln）。

17α- 羟化酶 /17，20 裂解酶联合缺乏症的治疗包括抑制剂量的糖皮质激素和性类固醇替代治疗，可能需要辅助治疗高血压。

5. P450 氧化还原酶（POR）功能不全

POR（由基因 POR 编码）是一种黄素蛋白，参与微粒体细胞色素 P450 酶的电子转移。需要 POR 活性的主要肾上腺酶是 P450c17 和 P450c21，而其他酶包括芳香化酶、P450c51 和许多参与药物代谢和解毒的肝酶。

PORD 涉及 17α- 羟化酶缺乏症和 21–OHD，以及肾上腺外酶功能改变。在许多情况下，这会导致以颅缝早闭、股骨弯曲、尺桡骨性连接 / 挛缩、蜘蛛样指（趾）畸形、面中部发育不全和后鼻孔闭锁为特征的 Antley–Bixler 综合征。生殖器异常见于 46, XY 和 46, XX 儿童。糖皮质激素效应的表现不同，但盐损失并不常见。这与 FGFR2 功能获得突变引起的 Antley–Bixler 综合征形式形成对比，FGFR2 功能突变与正常类固醇生成和正常生殖器相关。

46, XY 儿童的生殖器变化可能反映了

17α- 羟化酶 /17，20 裂解酶活性不足。在 46, XX 儿童中观察到的男性化可能代表胎儿胎盘中芳香化酶活性改变（导致胎儿暴露于高浓度的胎儿肾上腺雄激素），以及通过类固醇生成的“后门”途径将高浓度的 17- 羟孕酮转化为雄激素。PORD 患儿在青春期可有不同程度的性类固醇合成缺陷。男孩可对睾丸功能产生轻度影响，呈自发性青春期发育。女孩可发生性腺功能减退和体积较大的卵巢囊肿。

一些 PORD 患儿没有骨骼变化，仅表现为生殖系统异常，如尿道下裂（46, XY）、高雄激素血症和囊性卵巢（46, XX）。

已报道超过 70 例 PORD 患者。大多数为错义改变的纯合或错义和无义 / 移码变异的复合杂合变异。p.Arg287Pro 变异在欧洲人中尤其常见，而在日本发现了 p.Arg457His 变异。不同的突变对 17α- 羟化酶 /17，20- 裂解酶和 21- 羟化酶反应可有不同的残留活性。尚无 POR 的功能完全丧失的报道，表明这些变化可能对人类具有胚胎致死性，与小鼠相同。

存在骨骼表型可支持 PORD 的诊断，但并不总是存在骨骼表型方面的依据。生化特征可能是多样的。通常，皮质醇浓度正常，但对 ACTH 刺激反应较差。ACTH 可能轻度升高，17-OHP 可在新生儿筛查项目中升高和检测。类固醇如黄体酮、皮质酮和 21- 脱氧皮质醇可升高，而 DHEA、雄烯二酮和睾酮可在正常范围内或较低。尿液类固醇分析显示 PORD 特异性代谢物的特征模式，孕酮（PD）、17- 羟基孕烯醇酮（5-PT）和 17-OHP（17HP、PT、P' TONE）代谢物排泄增加及盐皮质激素前体代谢物（如四氢脱氧皮质酮）轻度增加，还应进行 POR 基因检测。

大多数 PORD 儿童接受糖皮质激素替代治疗或抑制剂量以抑制 ACTH 驱动。“应激”剂量的类固醇应用于手术或患病时，因为这些儿童的皮质醇反应通常是不充分的。很少需要盐皮质激素替代治疗。应监测性类固醇，必要时补充。囊性卵巢可能难以管理，可能需要糖皮质激素和雌激素的联合策略。GnRH 激动药已被用于抑制促性腺激素驱动。

6. 21- 羟化酶（CYP21A2）功能不全

21-OHD 由编码 P450c21（*CYP21A2*）的基因突变所致，是 AI 最常见的病因，占 CAH 病例的 95%。21-OHD 是一种治疗具有挑战性的疾病，因为它需要在替代糖皮质激素和盐皮质激素与抑制性类固醇和其他中间类固醇之间保持平衡，同时防止过度治疗的不良反应。随着越来越多的 21-OHD 儿童成年，需要考虑这种诊断及其治疗的终生后果。已经制定了多个共识指南，并于 2018 年发布了内分泌学会临床实践指南的更新版本[24]。

(1) 21-OHD 的病理生理学：P450c21 活性的完全阻断导致醛固酮和皮质醇合成受损，中枢反馈减少和 ACTH 驱动增加，随后在该通路中形成更高浓度的类固醇，这些类固醇被分流到雄激素通路中（图 9-17）。

不能将黄体酮转化为 DOC 导致醛固酮缺乏。这会导致重度低钠血症（钠通常＜ 110mmol/L）、高钾血症（钾通常＞ 10mmol/L）和酸中毒（pH 通常低于 7.1）。临床体征为体重减轻、低血压、外周灌注不良、休克、循环系统衰竭，如果治疗不及时甚至出现死亡。胎儿的钠和液体平衡是由母亲的肾脏控制的，因此盐皮质激素不足只有在出生后才开始产生影响。此时，新生儿开始丢失钠离子，但生化和临床效应延迟。通常，进行性电解质紊乱发生在第 4～5 天，有时在钠离子浓度下降前钾开始升高，临床体征在第 7～10 天出现。在此期间会发生体重减轻，因此未能恢复早期体重减轻或出生体重减轻 10% 以上可能预示着即将发生的失盐危机。

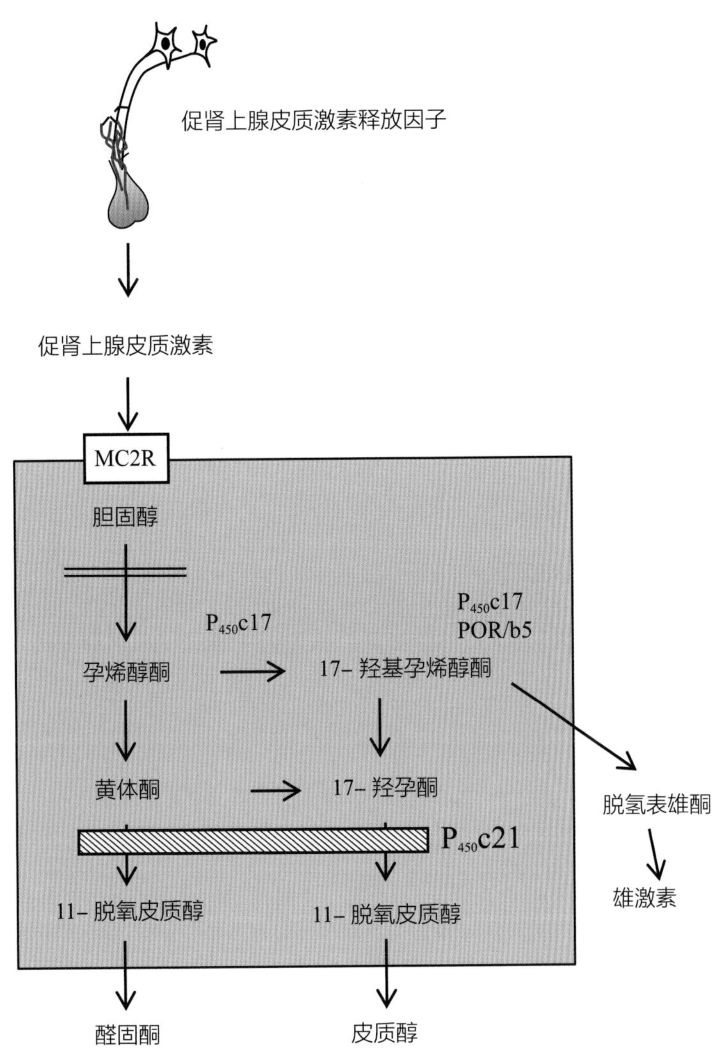

▲ 图 9-17　**21- 羟化酶（$P_{450}c21$）缺陷的生化结果**
酶由条形阴影显示。最近的数据表明，11- 氧合雄激素，如 11- 酮睾酮也是由 CAH 的肾上腺及“后门途径”代谢物产生的

不能将 17-OHP 转化为 11- 脱氧皮质醇导致皮质醇缺乏。这可导致葡萄糖代谢失调和低血糖（但严重程度通常低于高阻滞或肾上腺发育不全）。由于皮质醇对血管张力具有促进作用，皮质醇不足导致循环系统衰竭和休克的风险更大。与醛固酮不同，出生前存在皮质醇缺乏，产前 ACTH 驱动增加，有时导致出生时色素沉着。这种 ACTH 驱动还导致肾上腺中类固醇生成酶的转录增加，进一步增加阻滞近端的中间类固醇的产生（如 17-OHP），并增加前体分流至雄激素或替代途径。一旦婴儿出生后开始出现低血容量，则 ACTH 驱动增加以代偿，从而导致这些前体进一步升高。

在 46, XY 男性胎儿中，睾丸产生睾酮，约妊娠 8 周开始引起外生殖器发育。21-OHD 男孩肾上腺雄激素的过量似乎没有额外的表型。相比之下，46, XX 例 21-OHD 胎儿在发育早期暴露于高浓度的肾上腺雄激素 [部分通过“后门”途径和（或）生成 11- 氧睾酮]，导致外生殖器不同程度的男性化。如前所述，HPA 轴反馈在早期胎儿发育中是完整的（妊娠 8～12 周），因此低浓度的皮质醇导致在生殖器发育的这一关键时期 ACTH 驱动增加和肾上腺雄激素过量。

46, XX 的 21-OHD 患儿中 70% 出生时表现

为非典型生殖器。与 CAH 相关的生殖器变化包括不同程度的阴蒂肥大 / 阴茎生长、阴唇阴囊融合、阴唇和尿道“阴囊化”，根据 Prader 量表进行分类（图 9-18 和表 9-5）（见第 4 章）。患有 Prader Ⅳ期或Ⅴ期生殖器的儿童罕见，这些婴儿在出生时可能被分配为男性，但性腺不可触及。如果不对这些儿童进行监测，他们很可能在数天后发生严重的失盐危机，并可能虚脱和死亡。因此，任何明显的睾丸不可触及（睾丸未降）的“男孩”都需要考虑 CAH（尤其是 21-OHD）的诊断，尤其是存在一定程度的尿道下裂时。

中等程度的男性化导致 Prader Ⅲ期典型的“模棱两可”的生殖器。通常阴蒂体积较大，阴唇皱襞可见皱纹改变。在体内，染色体为 46, XX 的 21-OHD 患儿有子宫和卵巢，尿生殖窦形成的共同通道，长度可有所不同。出生后雄激素也影响生殖器外观，一旦雄激素生成受到抑制，阴茎可减小。相反，治疗效果极差和雄激素高的女孩在儿童期可出现阴蒂生长。

(2) 21-OHD 的临床表现：21-OHD 具有广泛的临床谱系，部分反映了潜在的基因突变及其对该蛋白的影响。复合杂合子非常常见，在不同的等位基因上发生两种不同的突变。在这些情况下，表型通常反映较轻的突变活性，而不是较严重的变化。尽管通常考虑 21-OHD 的三种主要亚型（即“失盐”、“简单男性化”和“非经典”），但在实践中，这些类别之间存在重叠。

- 失盐型 21-OHD：21- 羟化酶活性完全缺失影响了盐皮质激素和糖皮质激素的合成，从而导致 21-OHD。男童（核型 46, XY）多在生后 2 周出现失盐危象，女童（核型 46, XX）多在生后因为外生殖器模糊难辨而被确诊。如果未能在生后确诊或得到适当的治疗，发生失盐危象的风险极高。本类型约占经典 21-OHD 的 75%。
- 单纯男性化型：单纯男性化型 21-OHD 由 21- 羟化酶活性部分缺乏所致，约占经典 21-OHD 的 25%。肾上腺合成的皮质醇明显

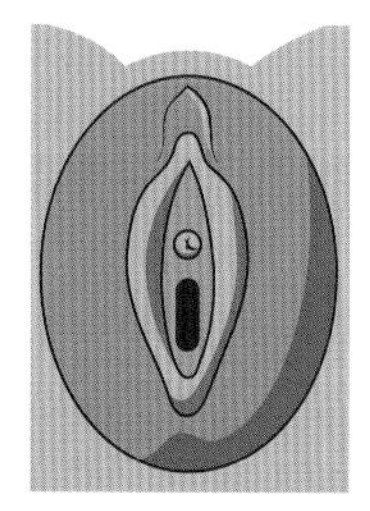
Prader

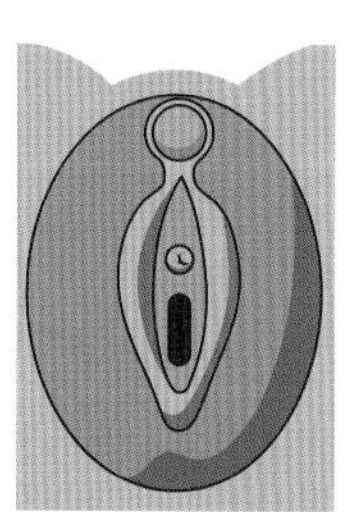
Ⅰ

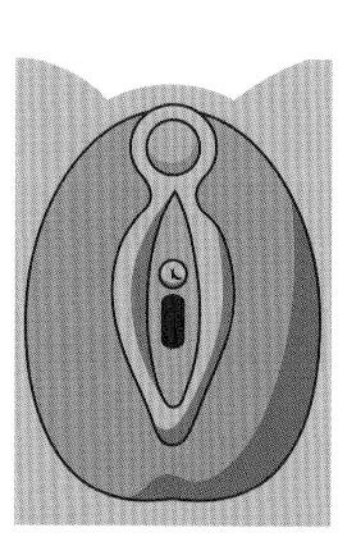
Ⅱ

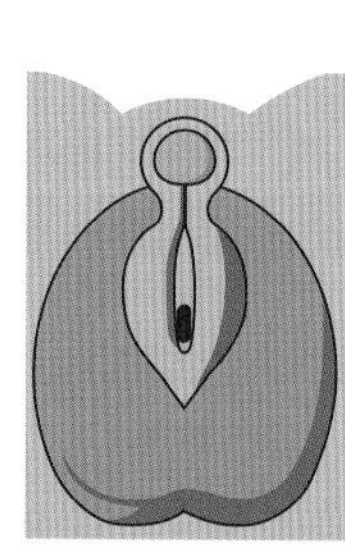
Ⅲ

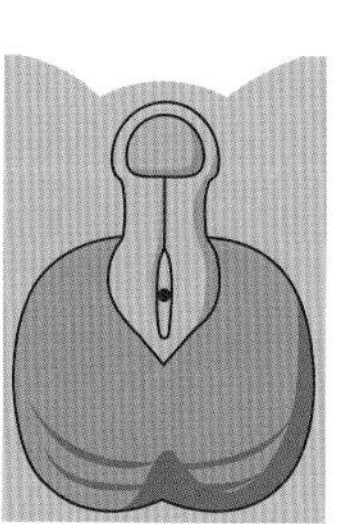
Ⅳ

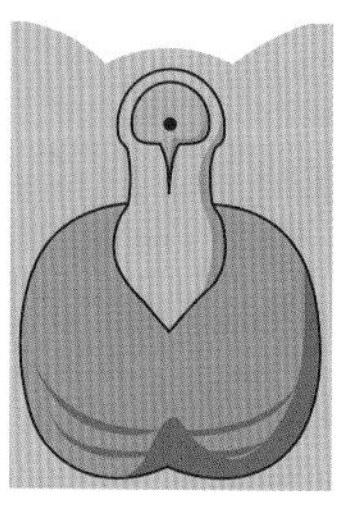
Ⅴ

▲ 图 9-18　婴儿外生殖器的分期

表 9-5　CAH 外生殖器外观的 Prader 分类系统（46, XX）

Prader 分期	特　征
Ⅰ	轻度阴蒂肥大
Ⅱ	阴蒂肥大，后阴唇融合
Ⅲ	较大阴蒂肥大，阴唇完全融合，阴唇部分“阴囊化”，单会阴开口
Ⅳ	阴茎体积增大，阴唇完全融合，阴唇“阴囊化”，阴茎根部或下部尿道样开口
Ⅴ	阴茎样阴蒂，阴唇完全融合，阴唇阴囊样外观，阴茎尖端有尿道口

高于醛固酮，本型生化缺陷主要表现为皮质醇合成不足，但在如脱水及失盐等应激状态下，醛固酮合成途径亦会受严重影响。患有单纯男性化型的男童（核型 46, XY）通常在儿童期中期（3—7 岁）出现高雄激素血症相关临床表现，如腋毛及阴毛的生长、阴茎增长（但睾丸容积无变化）、随骨龄的进展生长速度逐渐加快。患有单纯男性化型的女童（核型 46, XX）通常因为外生殖器模糊难辨而被确诊，也有部分患病女童是因为生长加速及阴毛早现而被确诊。这些患儿的共同特点是极少出现失盐危象，但事实上“失盐型”与“单纯男性化型”之间并无显著区别，对于诊断“单纯男性化型”的 CAH 患儿也可应用氟化可的松治疗，可以避免过度糖皮质激替代治疗、更好稳定病情。

- 非经典型 21-OHD：非经典型相对于经典型来说病情较轻，亦称为晚发型 CAH。儿童期可出现雄激素升高、生长加速及骨骺提前闭合等临床表现。患病女性通常表现为痤疮及多毛（60%），其他临床表现包括发际线后移、月经失调、多囊卵巢及不孕。部分无临床表现的患儿仅在 ACTH 刺激试验后出现血浆 17-OHP 升高。醛固酮分泌不足可导致轻度电解质紊乱。目前对男性非经典型 21-OHD 患者的临床认知不足，既往有男性患者以颜面部多毛及阴茎增大为主要表现的病例报道。
- 相邻基因缺失综合征：21-OHD 可能是相邻基因缺失综合征的临床表型之一，本综合征会影响相邻位点的其他基因，受影响最明显的是表达细胞黏合素 X 的基因。该基因缺失会导致结缔组织病，纯合缺失可能与 Ehler-Danlos 综合征有关，而单倍体剂量不足则导致关节过度活动。这些表型均可在 21-OHD 患者中出现。

(3) 21-OHD 发病率：根据欧洲和北美部分国家的全国流行病学统计分析，失盐型和单纯男性化型 21-OHD 发病率为 1/（14000～18000）活产婴儿。杂合携带率约为 1/60。在白种人种和西班牙人种中的发病率近似，非洲裔美国人的发病率要低 2～3 倍，纯非洲人种家系罕见。阿拉斯加地区的因纽特人发病率最高，约 1/300，沙特阿拉伯的发病率为 1/5000。

非经典型 21-OHD 很常见。阿什肯纳兹犹太人的患病率为 1/27，西班牙裔为 1/50，南斯拉夫人为 1/60，意大利人为 1/300。在其他白种人种中，非经典型 21-OHD 发病率较低，可能受非经典型与经典型 21-OHD 杂合携带者的血浆 17-OHP 水平相近的影响，需进一步进行合理临床评估和基因检测后再得出确切患病率。

(4) 21-OHD 的遗传学机制：*CYP21A2* 位于 6 号染色体短臂（6p）的人类白细胞抗原（HLA）基因簇内，编码表达 21 羟化酶，距假基因 *CYP21A1P* 的距离至多 30kb。该假基因是一种无活性基因，包括 10 个外显子，与 *CYP21A2* 有极高的序列同源性（外显子的同源性为 98%，内含子的同源性为 96%）（图 9-19）。

串联重复现象发生于涵盖 *CYP21A2* 和 *CYP21A1P* 的基因组区域中，该现象会使得减数分裂时基因重组过程中发生非等量交换的风险增加，从而导致基因缺失、重复甚至结构异常。真假基因过于接近时可能发生“基因转化”，即 *CYP21A2* 的一个片段被 *CYP21A1P* 的复制片段取代。因此假基因的突变序列可以出现在功能基因中，并使其生物学失活。

CYP21A2 最常见的致病突变详见表 9-6。20%～30% 的等位基因突变涉及 *CYP21A1P* 的 3′ 端、*C4b* 补体基因及 *CYP21A2* 的 5′ 端约 30kb 长度的缺失，该突变类型可表达一种无功能的嵌

合蛋白（图 9–19）。另有 20%～30% 的致病变异为错义突变 c.293–13A ＞ G 和 c.293–13C ＞ G，影响基因剪接，从而使得 21–羟化酶酶活性降低。

其他 9 种致病突变属于假基因的功能失活性突变，通过基因转化进一步影响 *CYP21A2* 表达。总而言之，突变、缺失及剪接异常，约占致病等位基因的 95%。其余 5% 为 100 余种罕见单核苷酸突变、小片段缺失 / 插入或复杂重排。大片段缺失可能涉及 *TNXB* 基因，导致关节活动度异常增高（单倍体剂量不足）或 Ehler–Danlos 综合征（纯合突变），即相邻基因缺失综合征（图 9–19）。

CYP21A2 的致病突变 / 缺失所致 21–OHD 为常染色体隐性遗传病，父母双方均为携带者，后代发病率为 25%。多数患儿为复杂杂合突变个体，而纯合突变个体多见于近亲结婚家系。换句话说，患儿的突变遗传自父母双方，一个等位基因各含 1 个突变。*CYP21A2* 致病突变中约 1% 为新发突变。

突变最终影响的是蛋白质酶活性，所以 21–OHD 存在合理的基因型 – 表型关系，这些常见的基因型 – 表型关联详见表 9–6。复杂杂合状态下临床表型不典型，其基因型 – 表型的相关性不固定，存在多种临床表型。近期一项研究发现，约 50% 的病例有明显的基因型 – 表型相关性。例如 p.Pro31Leu 和 p.Val282Leu 突变通常与非经典 21–OHD 临床表型相关，但上述突变有 2%～3% 与经典型 21–OHD 表型相关。一般来说，某个重复的等位基因可能一个拷贝来自于野生型，另一个拷贝来自于突变型（通常是 p.Gln319Ter），难以明确携带者或致病性。

缺失、无义或剪接突变影响 CYP21A2 的功能表达，P450c21 中反复出现的错义突变提示了结构 – 功能的相关性，例如 p.Arg357 可能是位于氧化还原伴侣结合位点，p.Cys429 位于血红素结合位点，p.Val282 与血红素结构有关，p.Pro30 可能与酶的牵膜和稳定性有关 [6, 36]。

(5) 21–OHD 的诊断：经典型 21–OHD 的临床诊断依据主要包括生后外生殖器改变、失盐危象、青春期前男童或轻型非经典型 21–OHD 的女童出现生长加速或高雄激素血症相关表现（阴毛早现、痤疮等）。血浆 17–OHP 升高可作为本病最有效的诊断依据之一，在促肾上腺皮质激素刺激试验后显著升高（图 9–20）。17–OHP 水平可能与年龄、早产和血压有关，在采血及结果分析时需考虑上述因素影响。尿类固醇分析可见典型类固醇代谢模式，可用于鉴别其他类型 CAH。

如果高度怀疑 CAH，但不具备检测 17–OHP 的条件，血浆 11– 脱氧皮质醇、脱氢表雄酮和雄

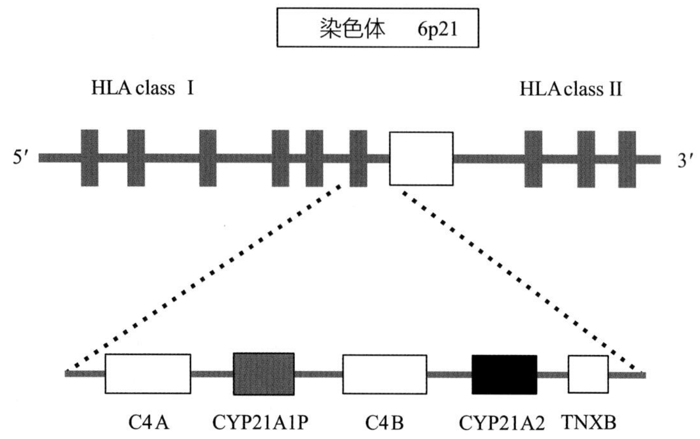

▲ **图 9–19 染色体 6p21 上的基因位点包括 CYP21A2（编码 21– 羟化酶），假基因 CYP21A1P 及其他相关基因，如细胞黏合素 X（TNXB）和 HLA Ⅰ、Ⅱ类抗原**

表 9-6　CYP21A2 最常见的致病突变

突变类型	酶活性（相较于野生型）	最常见的临床表型
缺失	0%	经典型
基因大片段转化	0%	经典型
p.Pro31Leu	30%～60%	非经典型
c.293 13A > G	1%	经典型
c.293-13C > G	1%	经典型
p.Gly111ValfsTer21	0%	经典型
p.Ile173Asn	3%～10%	经典型 / 单纯男性化型
p.Ile237Asn/Val238Glu/Met240Lys	0%	经典型
p.Val282Leu	20%	非经典型
p.Leu308PhefsTer6	0%	经典型
p.Gln319T er	0%	经典型
p.Arg340His	20%～50%	非经典型
p.Arg357Trp	2%	经典型 / 单纯男性化型
p.Pro454Ser	20%～50%	非经典型

上述突变碱基密码子编号与既往编码可能有所不同，如 p.Ile173Asn 原为 p.Ile172Asn，p.Val282Leu 原为 p.Val281Leu

烯二酮也可作为诊断依据。如前所述，17-OHP 升高可见于其他类型的 CAH（如 3β-HSD2，P450c11，PORD）、肾上腺或睾丸肿瘤、早产、生后 48 小时内（除非经 LC-MS/MS 校正）及婴幼儿处于应激状态时。标准非 LC-MS/MS 分析平台测量的 21-OHD 患儿的基础皮质醇往往在正常范围内，且在促肾上腺皮质激素刺激试验后检测出的皮质醇水平较 LC-MS/MS 分析要低一些。CAH 筛查程序将在下文中进一步阐释。

重度 21-OHD 患儿的血浆肾素水平通常升高，而醛固酮水平降低。单纯男性化型 CAH 患儿的血浆肾素水平升高，尤其见于限盐治疗患儿。因此盐皮质激素替代治疗可以减少糖皮质激素剂量依赖和更好地控制病情。

确诊非经典型 21-OHD 较困难，需要在 ACTH 刺激试验后 17-OHP 升高显著，同时高雄激素血症的证据。非经典型 CAH 的和基础 17-OHP 水平严重致病基因携带者水平相近（图 9-20）。

基因检测可用于确诊 21-OHD。直接测序用于发现点突变，如错义突变、无义突变或剪接突变。可以先从常见致病突变中检测，结果阴性时可以扩大到整个基因组。单核苷酸突变在 21-OHD 中占 70%～80%。对于缺失、重复或微重排分析需要有针对性的检测方案，如定量 PCR 扩增、大片段 PCR、多重连接依赖探针扩增（MLPA）或特定靶向微阵列，上述方案多在直接测序检测阴性或检测出单一点突变时采用。缺失和重复在 21-OHD 中占 20%～30%。此外，应建议就诊患儿父母双方进行验证以了解来源和遗传风险。分析父母样本尤为重要，以防表面以为是复合杂合，而实际是 2 个致病变异来自单侧亲本的不同位点，而不是多个互换基因[37]。

A

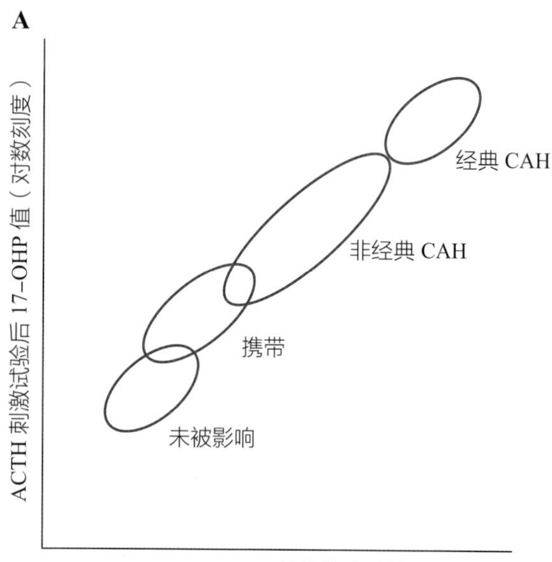

B

	经典型	非经典型	正常儿童
17-OHP 基线值	>300nmol/L（>10000ng/dl）	6～300nmol/L（200～10000ng/dl）	< 6nmol/L（< 200ng/dl）
17-OHP 刺激后值	>300nmol/L（>10000ng/dl）	31～300nmol/l（1000～10000ng/dl）	<30nmol（<1000ng/dl）

▲ 图 9-20 17- 羟孕酮（17-OHP）应用于诊断 21- 羟化酶缺乏症（21-OHD）

A. 列线图：经典型和非经典型 21-OHD 患儿、携带者和正常儿童的 17-OHP 的基线值及 ACTH 刺激试验后的 17-OHP 值（数据经 log_{10} 计算转化）；B. 不同类型 21-OHD 的 17-OHP 典型值表

(6) 21-OHD 的治疗：CAH 患儿治疗原则与 AI 患儿相似，但在维持治疗过程中避免治疗过度和治疗不足更具挑战性（图 9-21）。相较于 AI 的治疗，21-OHD 治疗不当可使得肾上腺分泌雄激素过度，加速骨骺成熟和闭合，从而导致生长受限及高雄激素血症的临床表现。

CAH 儿童的治疗药物主要是氢化可的松，每日分 3～4 次给药，稍稍高于维持剂量 10～15mg/（m^2 · d），防止治疗不足。新诊断的患儿，尤其是新生儿，需要相当大的初始剂量以抑制 CRH-ACTH- 肾上腺轴，仅仅生理替代治疗不足以抑制肾上腺分泌雄激素。特别是婴儿在治疗过程中需反复评估患儿病情，尽快将初始剂量降至维持剂量，避免大剂量治疗期延长，以使快速的生长发育期不受影响。建议晨起碾碎片剂口服，避免使用类固醇混悬剂。剂量分配上，氢化可的松通常在早晨给予较大的剂量。

青春期病情会有恶化，尽管患儿大多依从性良好，但因机体皮质醇清除率增加，在治疗不足与治疗过度间的平衡难以维持，所以需定期随诊评估。主要目的是控制高雄激素血症，成年终身高与青春期早期应用糖皮质激素剂量呈负相关，所以青春期患儿的治疗的主要目标是以最小剂量的皮质醇维持治疗。

需应用氟化可的松 50～200μg/d 替代治疗弥补盐皮质激素合成不足。由于婴儿期肾小管发育不成熟和钠离子重吸收能力降低，需同时进行分次补钠治疗 [1～2g/d（即 17～34mmol/d，最大日补充量 10mmol/kg）]。PRA 升高或醛固酮 /PRA 比值降低的患儿均推荐联合氟化可的松替代治疗，以减少糖皮质激素剂量并改善病情。

CAH 治疗过程中定期评估较为困难，监测指标包括身高和生长速度、医源性库欣综合征和高雄激素血症的症状和体征，定期评估骨龄和激素水平（皮质醇、17- 羟孕酮、雄烯二酮和睾酮等）。血液、唾液、尿液或干滤纸血样均可用于测定类固醇激素，这些随诊间隔由氢化可的松剂量决定，以便随时调整。因肾上腺分泌雄激素过度使得青春期始动提前的患儿，有发生真性性早熟（中枢性性早熟）风险，届时可能需要应用 GnRH 拮抗药以抑制中枢性性早熟 [22]。

(7) 其他 21-OHD 的治疗：21-OHD 患儿的治疗管理挑战颇多，过去有数种管理策略相关共识，而更好的管理策略正在研究中。

泼尼松龙和地塞米松等激素都是长效类固醇激素，对生长抑制作用明显，因此不推荐儿童使用。成人患者可应用泼尼松龙以减少用药频次，但不良反应较明显。避免使用地塞米松。

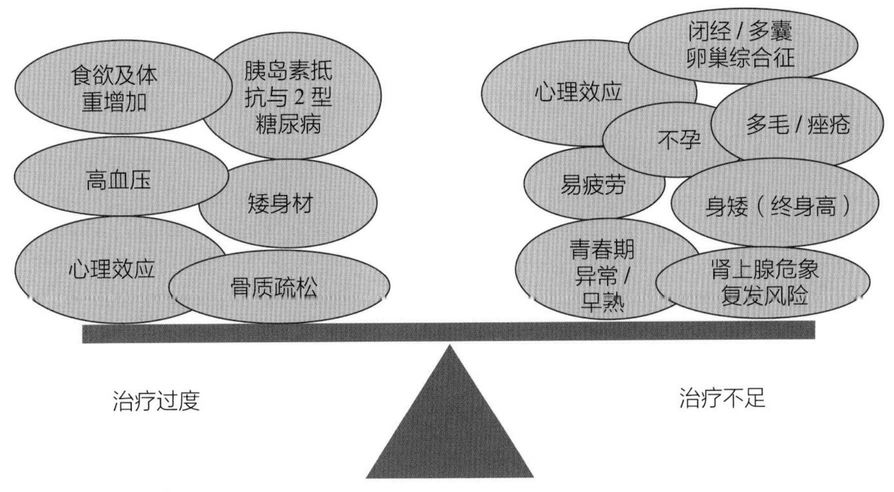

▲ 图 9-21　在 21- 羟化酶缺乏症中糖皮质激素治疗过度与治疗不足的平衡

对难以控制的 21-OHD 应在夜间（凌晨 3—4 点）额外补充 1 次等剂量的类固醇激素；为抑制 ACTH 而采用反向剂量疗法，即最大剂量在夜间而非晨起时给药，但这两种疗法均造成夜间类固醇水平较高，可影响睡眠质量。氢化可的松缓释剂可能更符合人体类固醇激素分泌曲线，更好地改善病情，但目前应用于儿童治疗的数据有限。皮下氢化可的松泵仅为个例，作为实验性方案尚未被广泛认可。

其他用于抑制雄激素过度合成分泌和（或）促进生长的药物包括抗雄激素（如氟他胺）、芳香化酶抑制药及新研发药物 P450 c17 酶抑制药（如阿比特龙）。此外，CRH 拮抗药正在研发中，此类药物能在较低糖皮质激素维持量下，抑制雄激素过度合成分泌。对症治疗联合个体化用药方案，利用个体药代数据的应该是最有前景的治疗方法。此外，针对 CAH 特定致病突变的基因疗法可能是潜在的疾病治愈方法之一，然而目前的基因治疗技术和病毒基因载体治疗存在的问题使得该方案暂不可行。

双侧肾上腺切除术可作为根治肾上腺雄激素过度合成分泌的最终选择，但仅见于特别选择的病例，如合并不孕的失盐型 CAH 女性患者，因为此类患者体内高水平孕酮可抑制排卵。术后由于残留肾上腺功能减少，术后患者存在发生肾上腺危象的风险，肾上腺素和脱氢表雄酮（DHEA）等激素合成的降低也会产生不良影响，且接受此手术的患者多大已经存在各种并发症，所以术后患者的依从性也是手术治疗前需考虑的重要问题。

手术效果及治疗时机目前仍存在争议，该治疗方案需要经验丰富的团队进行全面、细致的评估和后续治疗管理 [38, 39]。

其他手术包括阴道重建（阴道成形术 / 泌尿生殖窦移位术）及阴蒂切除术。阴道重建的目的是为了性生活顺利、降低尿潴留的发生风险 [38, 39]。很少有患者发生月经不畅。对于手术时机，部分专家认为早期手术可以减小手术创伤，尽管这些患儿在青春期通常需要再做扩张术；但另一部分专家认为手术应当在这些患儿进入青春期后有参与决策、能够知情同意或有性生活需求后进行。目前多数专家同意在内科治疗的前提下推迟手术的观点，且儿童期应禁止阴道扩张术。

另一个存在争议的是阴蒂缩小术，既往认为该方案可能减弱阴蒂感觉，目前正在研究神经保留技术应用于阴蒂缩小术。一些专家认为早期手术可以减少父母的焦虑，减少对孩子潜在的性别的不良烙印，以及避免青春期实施阴蒂手术；但另一些专家则认为阴蒂手术属于整形手术，青少年有决定是否或何时做任何影响他们身体自主性和潜在的性功能的手术的权利。术前内分泌治疗尤为重要，如果高雄激素血症得到控制，阴蒂可能在生后的前 6 个月显著缩小。因此，患儿父母应该在了解所有治疗方案后自主做决策。需注意，内分泌治疗不当也可导致阴蒂增大，这些复杂的问题需要一个有经验含心理咨询的团队提供长期治疗随访。如果考虑实施外科手术，只能由相关领域有经验的专家进行。对于男性化程度低于 Prader Ⅲ期的儿童，极少考虑手术，越来越多的专家已经认识到这些孩子也有进行这些不可逆性手术的决策权。对于 Prader Ⅳ期或Ⅴ期的 CAH 患儿的治疗极具挑战性，传统上，因为存在子宫及卵巢，患儿往往被按女性抚养，且性别认知更偏向于女性。

(8) 过渡期管理：CAH 治疗中心应该有明确的成人护理服务转诊途径。理想情况下，18 岁左右的患者应当在成人和儿科临床医生组成的专业过渡期门诊定期随访，以逐渐过渡至成人诊疗管理。

告知疾病和医学知识需在适龄并以恰当的方式进行，要定期提供相应的心理咨询。指南建议 CAH 的女性患儿在青春期时要做妇科病史采集和麻醉下的妇科检查，但应注意尽量减少妇科检查。

(9) 远期结局：队列研究发现 CAH 患儿成年后出现了一些临床和心理社会健康上问题，包括治疗方案、成年终身高、生育力、心血管和代谢疾病发生及生活质量。

研究发现这些患者中肥胖、胰岛素不敏感、高脂血症和高血压发生率高，骨密度减低和骨质疏松的发生率接近 50%。CAH 女性患者的生育力会受到如多囊卵巢、无排卵、既往手术和诊疗决策的影响。高达 69% 的 CAH 男性患者经超声检查发现睾丸中存在睾丸肾上腺组织残余（TART），这些组织占正常睾丸组织的比例与生育力呈负相关，且查体时偶可触及。多项研究发现 CAH 患者不论性别，其总体生活质量都有一定程度的下降 [40]。

英国 CaHASE 研究发现，许多患者由于过渡期管理不当而拒绝随访，他们大多数接受非生理的糖皮质激素替代治疗，但雄激素水平控制不佳。这表明过渡期及成年后的医疗管理亟须改善 [41]。

(10) 21–OHD 产前诊断与治疗：过去 25 年内的研究热点集中在 21–OHD 产前诊断和宫内治疗上，以减少 46, XX 的 CAH 患儿出现生殖器发育异常为目的。这些接受治疗的胎儿具有 21–OHD 家族史，且父母明确为携带者。尽管有成功治疗的病例，但争议性过大，仅为特殊情况的实验性治疗。

HPA 轴在胎儿早期，即 8 周左右的发育较为完善，功能逐渐活跃。这一时期也是生殖器发育的关键时期，因此患有 21–OHD 的 46, XX 胎儿将暴露在高水平雄激素下，导致生殖器外形改变（阴蒂生长、唇部融合、阴囊化）（图 9–18）。

除地塞米松外，类固醇激素不会透过胎盘，地塞米松可用于抑制胎儿期 HPA 轴的发育。类固醇激素需要在妊娠早期使用才有效（即 6～7 周），剂量相对较大 [20μg/（kg·d）或 1.50mg/（kg·d），远超生理剂量]，且仅用于在妊娠期胎儿被确诊 CAH 的孕妇。

最初的试验性的 21–OHD 的产前治疗在早孕期，父母均为 CYP21A2 基因突变携带者且强烈要求治疗，实际是妊娠早期（即 6 周前）使用地塞米松。在妊娠 11～13 周进行羊膜腔穿刺术或绒毛取样，若确认为胎儿为 46, XY 核型，应当立即停止治疗，因为无获益。由于 21-OHD 为常染色体隐性遗传疾病，患病率为 1/4，而 46, XX 的患病率仅为 1/8。因此，在关键的发育早期阶段，7/8 的胎儿将暴露于不必要的高浓度地塞米松中，而 3/4 的 46, XX 核型胎儿将持续接受不必要的地塞米松治疗。

动物模型研究表明，早期宫内接触地塞米松会影响神经系统发育、胎儿体重增长及新陈代谢等，高剂量的地塞米松对不同动物模型的反应不同。目前尚缺乏对接触地塞米松的儿童随访研究数据，是否存在先天缺陷等没有强的证据。有研究发现接触地塞米松的女童在短期记忆和某些认知方面存在差异，但研究涉及的样本数量较少，随访时间有限。目前专业协会建议将产前使用地塞米松作为一种实验性治疗方案，在征得完全同意情况下，应对所有在早期接受宫内治疗的胎儿进行长期随访。

在过去的 10 年里，分子医学的进展意味着靶向治疗的可行性。孕妇血清中胎儿游离 DNA（CffDNA）的分析已经取得了突破性进展，虽然母体循环中的胎儿游离 DNA 浓度很小，但在妊娠期会持续升高，部分医疗中心在妊娠 5 周时已经使用 Y 染色体标记来鉴定胎儿核型。这种可行的方案可以避免对 XY 胎儿应用地塞米松治疗，可避免半数胎儿受影响。

另一项进展是试图在妊娠早期确定胎儿基因型，使得地塞米松仅应用于基因诊断明确的胎儿，但该方案仅在父母携带突变不同，且父亲的突变是可以与染色体 6p21 上的标记相关联的错义突变时才有诊断价值。该策略可以明确确诊胎儿是否存在突变的父系等位基因。在这种情况下，使用地塞米松治疗确诊胎儿的受益和潜在风险可以在个体基础上加以评估分析 [42, 43]。

7. 11β- 羟化酶（Cyp11B1）缺乏症

11-β 羟化酶（CYP11B1 基因编码）在束状带和球状带分别催化 11- 脱氧皮质醇羟化为皮质醇，11- 脱氧皮质酮羟化为皮质酮（图 9-4）。P450c11β 缺乏导致皮质醇合成受阻，负反馈机制使得促肾上腺皮质激素升高，导致前体积聚和雄激素途径转化过多。

P450c11β 缺乏症患儿表现为皮质醇分泌减少及男性化。皮质醇分泌不足的临床表现可被高浓度 11- 脱氧皮质醇掩饰，因此与 AI 难以鉴别。高浓度 DOC 可导致钠滞留，从而出现低钾血症、高钠血症和高血压。但对于新生儿来说，出生前几天，由于盐皮质激素相对不足，在高浓度 DOC 出现前，可能有一过性的失盐临床表现，如果同时出现 17-OHP 的升高，可能被误诊为 21-OHD。

P450c11β 缺乏症所致男性化程度较重，患者的生殖器 Prader 分期可至Ⅳ期或Ⅴ期，因此核型为 46, XX 的女童可能被误认为合并隐睾的男童，且这些患儿的失盐表现较轻。此病患儿高血压通常较晚出现。无论核型为 XX 还是 XY，患者都可能因为高雄激素血症发展成促性腺激素依赖性性早熟。在合并有高雄激素血症和月经不调的女性中，也有轻度 P450c11β 缺乏症的报道。

诊断 P450c11β 缺乏症的实验室生化结果主要包括：促肾上腺皮质激素（ACTH 升高），对 ACTH 刺激试验后皮质醇升高不明显，DOC 和 11- 脱氧皮质醇水平升高，醛固酮降低，肾素正常或降低。尿类固醇谱可见相关代谢产物特异性的表现，CYP11B1 基因检测可确诊疾病。

在欧洲，P450c11β 缺乏症占 CAH 总病例数的 5%，易被误诊为 21-OHD。P450c11β 缺乏症在中东人群中更为常见，尤其多见于具有摩洛哥血统的西班牙或葡萄牙的犹太人（p.Arg448His）和土耳其人。本病治疗上是以糖皮质激素为主，抑制异常升高的 ACTH，同时对症治疗高血压和高雄激素血症。如果高雄激素血症控制不佳，可能需要使用促性腺激素释放激素抑制药预防中枢性性早熟发生。

四、肾上腺皮质功能亢进

肾上腺皮质功能亢进是指各种肾上腺疾病导致肾上腺过度合成分泌激素，包括糖皮质激素、盐皮质激素或雄激素等。这些激素可单一性升高，亦可共同升高（表 9–7）。临床症状取决于涉及的激素和发作频率。

各类型的糖皮质激素过度合成分泌均可导致库欣综合征，而由垂体腺瘤引起的 ACTH 依赖型库欣综合征则称为库欣病。

盐皮质激素过度合成分泌在儿童中罕见，病因包括醛固酮腺瘤（Conn 综合征）、家族性和原发性醛固酮增多症及 AME。

肾上腺过度合成分泌的雄激素前体脱氢表雄酮（DHEA）和雄烯二酮（DHEA）原因多样，包括肾上腺肿瘤、特发性肾上腺技能早现等，需与性腺相关疾病鉴别（表 9–7）。

（一）库欣综合征

CS 可分为 ACTH 依赖型和 ACTH 非依赖型（表 9–7）。库欣病是由分泌 ACTH 的垂体腺瘤引起的，是 CS 最常见病因，占儿童 CS 病例的 75%～80%，而成人 CS 病例的这一比例为 49%～71%。异位 ACTH 综合征中所合成分泌的 ACTH 属于非垂体来源。

非 ACTH 依赖型 CS 病因包括肾上腺皮质肿瘤（如肾上腺癌或腺瘤）、原发性肾上腺增生（如原发性色素结节性肾上腺皮质病）和大结节肾上腺增生（如 ACTH 非依赖性大结节肾上腺增生、McCune–Albright 综合征）。许多儿童肾上腺肿瘤除了分泌糖皮质激素外，还分泌雄激素，故此疾病患者临床几乎不会仅表现糖皮质激素分泌过多的相关症状。

外源性糖皮质激素使用（医源性）仍然是 CS 最常见的原因，问诊时注意询问局部糖皮质激素的使用史（如地塞米松滴眼液）。

1. 流行病学

医源性因素除外后，CS 在儿童中少见，总发病率为（2～5）/1 000 000。虽然发病年龄各不相同，学龄儿童最常见的 CS 病因为库欣病，发病高峰约为 14.1 岁。肾上腺肿瘤多见于婴儿和学龄前期儿童。婴儿型 CS 是 MAS 特征之一。

库欣病在成人中以女性为主，但在青少年中无显著性别差异，在青春期前以男性为主，原因尚不明确。

2. 临床特征

CS 早期最主要的 2 个临床特征性表现是生长受限和体重增加（图 9–22 和表 9–8）。患儿可表现为典型的“满月面容”，其他特征包括多毛、痤疮及紫纹。性早熟伴显著男性化是另一个重要的临床表现，但患儿亦可表现为青春期延迟或停滞。部分患儿可出现心理障碍（包括情绪不稳定 / 抑郁）、高血压、头痛和易疲劳。肌无力及皮肤易被擦伤罕见。病程中部分患者还可出现胰岛素抵抗型糖尿病，实验室检查示血脂和血糖升高。儿童 CS 最初并非表现为向心性肥胖，慢性病程者才出现水牛背等表现，有向心性和匀称型肥胖交替出现的病例报道。

患儿的外貌通常随病程逐渐改变，但往往只在确诊后能意识到该改变。CS 因起病隐匿常导致诊断延迟，CS 确诊前病程为 0.3～6.6 年（平均 2.5 年）。肾上腺癌或异位 ACTH 综合征导致的 CS 则可表现为急性进展性病程。

CS 患者生长受限原因包括外周循环中长期糖皮质激素过多、生长激素缺乏、胰岛素样生长因子 –1 抵抗。患儿普遍肥胖，但 CS 所致肥胖和所谓的单纯性肥胖在生长模式上有重要区别：单纯性肥胖会导致生长速度加快，而 CS 几乎总是

表 9–7　儿童糖皮质激素、盐皮质激素及其他肾上腺激素过多的原因，包括性腺相关疾病

糖皮质激素过多

- ACTH 依赖性
  - 库欣病（分泌 ACTH 的垂体腺瘤）
  - 异位 ACTH 综合征

- ACTH 非依赖性
  - 外源性糖皮质激素应用（片剂、吸入剂、滴鼻剂、鼻喷雾、护肤霜）
  - 肾上腺皮质肿瘤产生糖皮质激素（腺瘤或癌）
  - 原发性肾上腺皮质增生
    - ✧ 小结节病
      - √ 孤立的原发性色素结节性肾上腺皮质病（PPNAD）
      - √ PPNAD 合并 Carney 复合体
      - √ 肾上腺皮质孤立性小结节病（无或轻度色素沉着）
    - ✧ 大结节肾上腺增生
      - √ 双侧大腺瘤性增生（BMAH）
      - √ McCune–Albright 综合征
      - √ ACTH 非依赖性大结节肾上腺增生（AIMAH）

盐皮质激素过多

- Conn 综合征（醛固酮腺瘤）
- 双侧肾上腺增生
  - 家族性醛固酮增多症 1 型，FHA1
  - 家族性醛固酮增多症 2 型，FHA2
  - 家族性醛固酮增多症 3 型，FHA3
  - 原发性特发性醛固酮增多症
- 表观盐皮质激素过多（11β– 羟基类固醇脱氢酶 Ⅱ 型缺乏）
- 盐皮质激素受体活化

雄激素过多

- 高 / 青春期促性腺激素
  - 中枢性早熟
    - ✧ 特发性性早熟
    - ✧ 中枢神经系统病变
- 低 / 青春期前促性腺激素
  - 性腺激素产生
    - ✧ 家族性高睾酮血症
    - ✧ 分泌 β–hCG 的肿瘤
    - ✧ 性腺肿瘤产生雄激素
  - 肾上腺雄激素产生
    - ✧ 肾上腺肿瘤产生雄激素（腺瘤或癌）
    - ✧ 先天性肾上腺皮质增生症
    - ✧ 可的松还原酶缺乏症（11β– 羟基类固醇脱氢酶 Ⅰ 型缺乏症）
    - ✧ 表观可的松还原酶缺乏症（己糖 –6– 磷酸脱氢酶缺乏症）
    - ✧ 表观脱氢表雄酮硫转移酶缺乏症（PAPS 合成酶 2 缺乏症）
    - ✧ 特发性肾上腺功能早现

与生长受限相关（图 9–22）。

3. 化验检查

疑诊 CS 的儿童筛查主要参考成人经验。初步检查的目的是确认或排除诊断，其次是明确病因。最新专家共识建议生长速度减慢的肥胖儿童也需进行 CS 筛查。

确诊试验项目包括连续 2～3 次 UFC（24 小时尿游离皮质醇）筛查试验，该试验仅测量游离、未结合的皮质醇，而不受皮质醇结合球蛋白（CBG）的影响。在三个时间点（分别为上午 9 点、18 点和午夜）测量血清皮质醇用于评估昼夜节律。午夜睡眠中儿童的皮质醇测定对诊断 CS 的敏感性最高，因为正常儿童的皮质醇水平通常＜ 50nmol/L，部分幼儿在午夜前可能达到全天皮质醇最低点。因此，患儿需要住院完善血清皮质醇节律检测。不同时间点测量唾液皮质醇亦可协助诊断。

地塞米松抑制试验最初是由 Liddle 在 1960

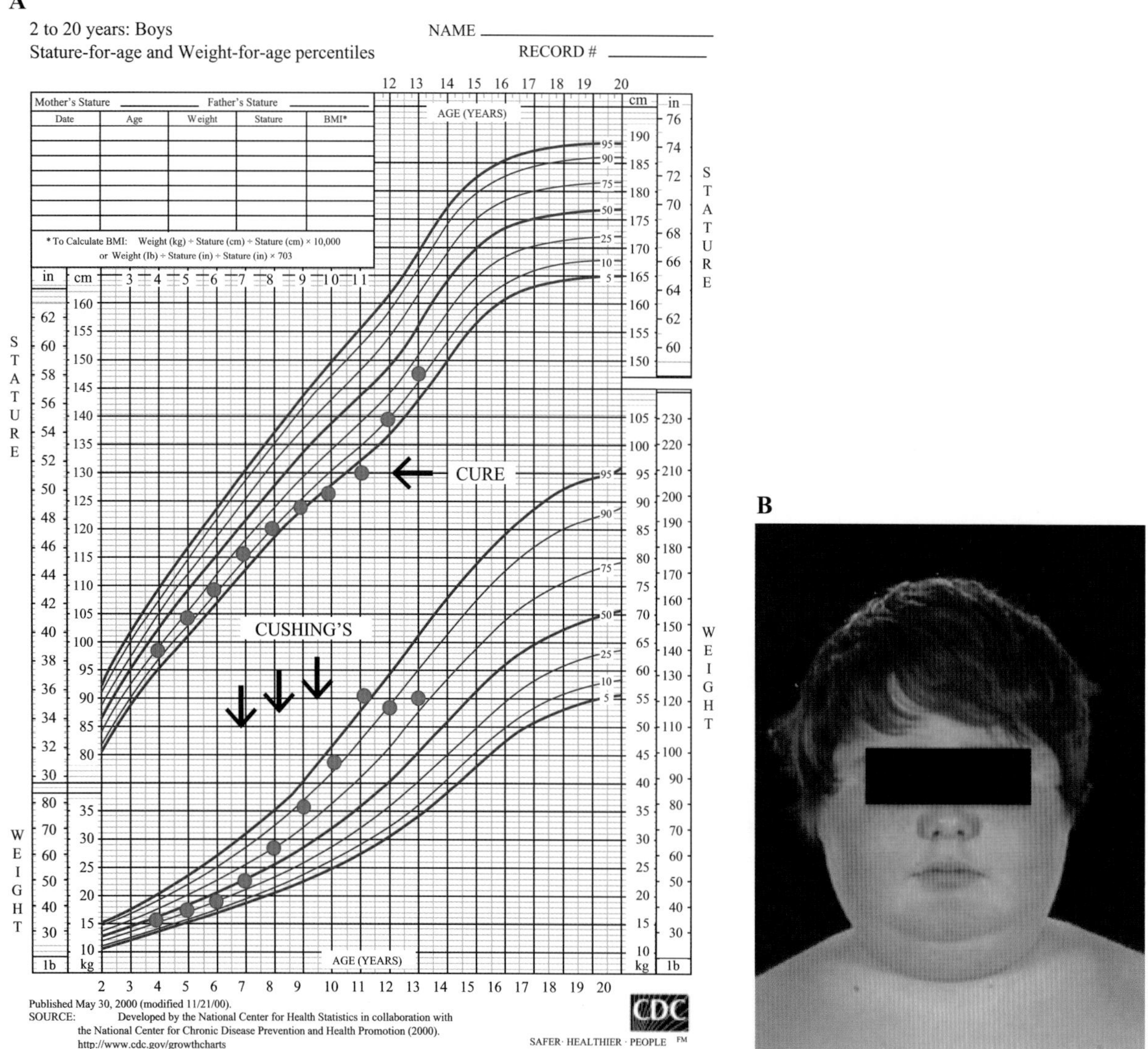

▲ 图 9–22 儿童库欣综合征的临床特点

A. 库欣综合征（库欣病）男童的典型生长发育图；B. 库欣综合征典型面部特征（满月脸，肥大）（图片由 Professor Mehul Dattani 提供）

表 9–8 青少年及儿童库欣病的临床特征与成人的比较

临床特征	儿童 CS，%（n=41）[46]	儿童 CS，%（n=39）[47]	成人 CS%（n=183）[46]	儿童 CS 平均发病年龄
外貌改变	100	—	81	12.3 ± 3.5
体重增长	98	92	65	12.3 ± 3.5
男性化	76	—	22	10.5 ± 2.8
生长受限	—	84	—	—
青春期延迟 / 停滞	—	60	—	—
易疲劳	61	67	26	11.6 ± 3.6
多毛	59	46	68	12.6 ± 3.3
情绪不稳定 / 抑郁	59	—	41	11.8 ± 3.1
头痛	51	26	31	12.7 ± 3.2
紫纹	49		40	14.2 ± 2.6
高血压	49	63	77	11.8 ± 3.5
痤疮	44	46	27	13.9 ± 2.2
强迫行为	—	44	—	—
细纹	—	36	—	—
擦伤样皮肤	—	28	—	—
水牛背	—	28	—	—

其他特征改变包括骨密度减低、夜尿增多和糖耐量受损

年提出，地塞米松是一种有效的合成糖皮质激素，可以抑制正常患者脑垂体 ACTH 和肾上腺皮质醇的分泌。内源性皮质醇增多导致的 CS 血清皮质醇浓度均不能被小剂量的地塞米松抑制。由于地塞米松同时会抑制肾上腺分泌雄激素，因此有助于区分性激素来源是肾上腺还是性腺。

地塞米松抑制试验，包括皮质醇基础值、小剂量或大剂量地塞米松抑制后皮质醇值。对于在小剂量抑制试验中皮质醇降低的库欣病患者不必进行大剂量地塞米松抑制试验，儿童大剂量地塞米松抑制试验的准确性尚存在争议。

小剂量地塞米松抑制试验（LDDST）采用成人剂量方案，即体重≥ 40kg，0.5mg/ 次，6 小时 1 次（9 时、15 时、21 时和次日 3 时），持续 48 小时；体重＜ 40kg，按 30μg/（kg · d）分 4 次，持续 48 小时。在给药前、给药后 48 小时及末次给药后 6 小时采血检测血清皮质醇，正常情况下皮质醇应＜ 50nmol/L。但此界限值是否能最大限度地提高诊断特异度和敏感度尚存在争议。由于部分库欣病患儿能表现出一定的抑制能力，采用低于 50nmol/L 而非采用 140nmol/L 的界限值可以提高敏感度，前者敏感度接近 95%。

在确认 CS 之后，需进一步检查明确病因。基础血浆 ACTH 测定能协助判断是否是库欣病。

在 ACTH 非依赖性 CS 中，ACTH 应当检测不出。促肾上腺皮质激素刺激试验（1μg/kg，静脉注射）在儿童中应用存在争议，因为异位促肾上腺皮质激素综合征非常罕见。ACTH 刺激后皮质醇反应性升高是库欣病诊断依据之一，而并非异位促肾上腺皮质激素综合征诊断依据。

4. 库欣病

儿童库欣病多由直径＜ 5mm 的垂体微腺瘤引起。垂体大腺瘤可能是儿童多发性内分泌腺瘤 1 型（MEN1）的早期表现，对于垂体大腺瘤患儿需警惕 MEN1 可能。最近有研究指出约 30% 的儿童库欣病存在 *USP8* 基因的体细胞突变。

大多数儿童内分泌专家在诊断和治疗儿童库欣病方面的经验有限，需与成人内分泌专家共同商讨。在临床特征和筛查上，儿童和成人库欣病之间存在差异（表 9-8）。与成人相比，此病在青春期前男童更常见。虽然儿童患者垂体扫描促肾上腺皮质激素腺瘤阳性率较低，但岩下窦取血阳性率较高。与成人相比，儿童在静注 CRH 后皮质醇反应性升高更明显，对体外放射治疗的效果更好。

一项大样本研究发现，MRI 的垂体成像在约 50% 的库欣病患儿中发现了微腺瘤，多数微腺瘤在 MRI 平扫上呈低信号，且增强后不被强化。如果难以区分库欣病和异位 ACTH 综合征，可以行胸部 CT 平扫（切面 0.5cm）有助于除外支气管类癌，但这在青少年及儿童中极罕见。

双侧岩下窦取血（BIPSS）测 ACTH 是成人和儿童诊断中使用的一种高度专业化技术，通过识别单侧或中线 ACTH 分泌来帮助定位微腺瘤。BIPSS 较垂体显像能更好地预测微腺瘤的位置。

在过去的 50 年里，本病的治疗有较大的进展。既往首选双侧肾上腺切除术，虽然能有效治疗高皮质醇血症，但需终身应用糖皮质激素和盐皮质激素替代治疗。此外，肾上腺切除术后有出现纳尔逊综合征的风险，但发生率较低。对于手术或放疗前的短期治疗，应用甲氧苄酮、酮康唑或依托咪酯能有效降低皮质醇水平，但不能作为长期治疗药物。

库欣病可以通过经蝶窦垂体手术（TSS）或放射治疗实现治愈。TSS 现在作为一线治疗，不仅能切除腺瘤，同时能不影响正常的垂体组织。这种方法对儿童往是安全有效的，术后垂体功能减退症的发生率较低。对于儿童来说，因为腺瘤体积小，选择性微腺瘤切除术在技术上极具挑战性，术后需对垂体阻断和水平衡紊乱进行治疗。如果 TSS 不成功，安全有效的垂体放疗通常被作为二线治疗，但可能会出现影响其他垂体激素分泌的风险。

大多数儿童和青少年经 TSS 治疗的预后良好，HPA 轴可完全恢复。但治疗后的随访管理、监测生长、青春期发育仍具挑战性。患儿往往仍存在肥胖，数项研究发现治疗后患儿追赶生长和成年终身高不理想。因为快速生长期时间有限，儿童的快速诊断和治疗比成人更为重要[46-49]。

5. 异位 ACTH 综合征

分泌 ACTH 的非垂体性肿瘤在儿童期极为罕见，青少年患病率低于 1%。共同分泌 ACTH/CRH 的肿瘤已有报道。一项持续 23 年的大型多中心全国性研究发现了 10 例儿童异位 ACTH 综合征，所有患者发病年龄均在 14 岁以上，其中 8 例为神经内分泌肿瘤（多为高分化的内分泌肺肿瘤），1 例为尤文肉瘤，1 例为肝脏巢状基质上皮瘤。多项研究都指出儿童异位 ACTH 综合征的病因在不同年龄阶段差异较大：4 岁前儿童以胚胎肿瘤为主，8 岁后与成人病因相似，即以支气管、胸腺和胰腺神经外胚层肿瘤为主。

异源性 POMC 和 ACTH 都来源于产生垂体 POMC 的基因，但异位的恶性细胞对糖皮质激素反馈抑制不敏感，不能被反馈抑制，因此可用于区分垂体性和异位性 ACTH 综合征。大剂量的地塞米松抑制了垂体依赖性 ACTH 的分泌，而异位 ACTH 综合征不受抑制，后者 ACTH 浓度比库欣病高 10～100 倍。对于 MRI 平扫未见明确垂体病变的 ACTH 依赖型 CS 患儿，应考虑这种罕见的诊断。因为病程较短，进展快，本综合征临床特征并无典型库欣综合征表现，而高血压及低血钾性碱中毒更常见（高浓度的 ACTH 可以刺激醛固酮的合成和分泌）。颈胸部 CT 应作为定位异位 ACTH 综合征肿瘤的主要影像学检查。

异位 ACTH 综合征的最佳治疗方法是手术切除。在寻找肿瘤定位和手术切除的同时，可以使用类固醇激素生成抑制药控制皮质醇浓度，尽量避免双侧肾上腺切除术。

6. 肾上腺肿瘤

ACT 在儿童和青少年中少见，美国每年发病率为（2～3）/10 000 000，ACT 的发病率差异较大，由于家族遗传易感性，巴西南部发病率较高，为美国的 10～15 倍。ACT 发病年龄遵循双峰分布，多在第 1 年和第 4 年达到峰值，大多数研究指出儿童的发病中位年龄为 3 岁，且以女童居多，男：女约为 1.6：1，但男女发病比例在不同年龄层次差异较大。

ACT 患者 90% 可出现肾上腺分泌激素过多的相关临床症状，仅 10% 的 ACT 是无功能肿瘤。最常见的症状是男性化，占 80%～90%；糖皮质激素过多症状占 30%，醛固酮或雌激素过度分泌少见。儿童早期男性化体征尤为明显，包括痤疮、阴蒂增大、性早熟、变声和多毛。青少年和年轻人以类库欣综合征伴腹部肿块的无功能肿瘤多见。高血压也可为首诊症状，通常归因于肿瘤分泌糖皮质激素（大多数情况下）或盐皮质激素，或由于肿瘤压迫肾动脉。

疑似或确诊 ACT 的儿童应由多学科医疗团队（MDT）管理，该团队需由有 ACT 管理经验的内分泌专家领导。ACT 诊断需要确认过多的分泌肾上腺糖分泌来确定是功能性 ACT 还是其他非功能的肾上腺肿瘤，如嗜铬细胞瘤、副神经节瘤、神经母细胞瘤。所有疑诊 ACT 的儿童都应该完善基础评估，包括尿素、电解质、骨龄及 DHEA-S、雄烯二酮、17-OHP、11-DOC、睾酮和雌二醇基础值。所有患儿需先明确是否存在皮质醇分泌增多，可能临床无明显症状，但这决定了术中和术后类固醇替代治疗方案。肾素和醛固酮亦应进行评估，尤其是对有高血压或低钾等临床表现的患儿。此外，ACT 还需注意与鉴别 CAH 和肾上腺功能早现。

24 小时尿类固醇分析不仅用于分析肿瘤激素分泌，也可能成为未来 ACT 监测的肿瘤标志物。影像学检查最初包括腹部超声和磁共振。

儿童 ACT 分为良性肾上腺皮质腺瘤、间性或潜在恶性肿瘤、肾上腺皮质癌。儿童 ACT 分型困难，不同于成人，目前 Weiss 标准在成人 ACT 定性诊断具有重要参考意义，但在预测儿童 ACT 恶性程度中常出现过度诊断。除非存在局部浸润或远处转移，否则不能根据影像学结果将 ACT 定性为良性或恶性。

所有确诊 ACT 的患儿均应转诊至具备肿瘤遗传分析的医疗中心，10% 的 ACT 患儿为遗传综合征患者，需基因检测确诊。约 50% 的极早发性 ACC 儿童可能为 TP53 突变相关的 Li-Fraumeni 综合征。由于 TP53 基因突变类型多样，患者临床表现差异较大，部分患者不完全满足 Li-Fraumeni 综合征的经典标准，仅存有 TP53 功能。

巴西南部的患儿 *TP53* 基因存在热点突变（p.Arg337His），这是该人群易感性增加的原因。其他与 ACC 相关的遗传综合征包括 Beckwith-Wiedemann 综合征、Lynch 综合征、MEN1 和罕见的家族性腺瘤性息肉病。

儿童肾上腺肿瘤没有病理活检的指征，因为这可能导致肿瘤种植和复发。手术是 ACT 治疗最重要的方法，完全切除才有治愈可能。放化疗等辅助治疗仍然存在争议，且对镜下或肉眼残留病灶残留并无显著疗效。

目前尚无针对儿童 ACT 分期的专家共识，现有分期标准基于肿瘤大小、淋巴结侵犯范围、能否完全切除或发生转移的概率。瘤灶大小是判断预后的最重要因素，因为可完全切除肿瘤（＜ 200g）的患儿预后良好。在一项大型多变量研究分析中，疾病分期、出现内分泌功能障碍相应症状和年龄均为预后的独立因素。5 年无复发存活率估计约为 50%[50]。

7. 原发性肾上腺皮质增生症

罕见的非 ACTH 依赖性多结节肾上腺增生症以双侧肾上腺多结节样增生为特点，包括大结节样和小结节样肾上腺增生。小结节样肾上腺增生，包括孤立原发性色素结节样肾上腺皮质病和 Carney 综合征，通常有遗传病因；而大结节样肾上腺增生更常见于老年人，无明确遗传病因，MAS 除外。此类疾病通常需要肾上腺切除术或次全切除术治疗。

(1) 小结节肾上腺疾病（Carney 综合征、孤立原发性色素结节性肾上腺皮质疾病和小结节肾上腺增生）：小结节样肾上腺增生为多发性微腺瘤性病变，瘤体直径通常小于 1cm。微腺瘤性增生可伴有色素（脂褐素）和结节内萎缩，被称为原发性色素结节性肾上腺皮质病。其也可以单独发生，与 PRKAR1A（*PPNAD1*）及磷酸二酯酶基因 PDE11A（*PPNAD2*）和 PDE8B（*PPNAD3*）的突变相关。

PPNAD 是 CNC 最常见的内分泌表现，CNC 与 PRKAR1A 的失活突变有关，是一种常染色体显性遗传的多发性肿瘤综合征。CNC 的其他临床特征包括皮肤斑点状色素沉着和雀斑、心脏黏液瘤、内分泌系统过度活跃和神经鞘瘤。

孤立的小结节样肾上腺皮质增生可能与磷酸二酯酶 11A 和磷酸二酯酶 8B 缺陷及其他基因组位点（包括 2p12～p16 和 5q）相关。

(2) 大结节样肾上腺增生（双侧大腺瘤性增生、McCune-Albright 综合征、ACTH 非依赖性大结节肾上腺增生）：大结节样肾上腺增生包括多个直径＞ 1cm 的结节。通常 2 个或 3 个不同的腺瘤伴有结节内萎缩，称为双侧大腺瘤性增生（BMAH），多于中年起病，可能由 GNAS（Gsα 亚单位）的体细胞激活突变所致。

GNAS 体细胞激活突变的体细胞嵌合体导致 MAS。与 BMAH 不同的是，MAS 通常婴儿或幼儿发病，并伴随典型 CS 的体征和症状。MAS 的其他特征包括多发性骨化性纤维发育不良、皮肤色素沉着、内分泌系统过度活跃（如甲状腺功能亢进症）和早初潮。

AIMAH 以多发性腺瘤性增生为特征，但伴有束状带结节内增生。这与肾上腺中 Gsα 亚基的激活或“异位”受体的表达有关，更多见于成人。

（二）盐皮质激素分泌过度

盐皮质激素分泌过多在儿童中很少见。成人病因以醛固酮瘤和双侧肾上腺皮质增生（BAH）引起的结构性醛固酮分泌过多为主。BAH 包括家族性醛固酮增多症和特发性醛固酮增多症等遗传综合征，特发性醛固酮增多症以高血压、高醛固酮血症和低 PRA 血症为特征，但无醛固酮瘤或家族性醛固酮增多症依据。

1. Conn 综合征

本病是由肾上腺腺瘤分泌醛固酮引起的综合征，在儿童中极为罕见。主要临床特征包括高血压、多尿和肌无力。实验室检查提示存在低钾性代谢性碱中毒、醛固酮浓度高、PRA 低。影像学和肾上腺静脉取血可用于区分单侧和双侧肾上腺腺瘤是否分泌醛固酮，以单一小腺瘤多见，且局限于单侧肾上腺球状带，手术切除可治愈。

2. 双侧肾上腺皮质增生

(1) 糖皮质激素可抑制性高血压 [糖皮质激素反应性（可治疗）醛固酮增多症（GRA），家族性醛固酮增多症 Ⅰ 型（FHA1）]：本病患者通常在儿童期起病，也有部分患者无明显临床表现。实验室检查可提示醛固酮水平升高、PRA 水平降低和尿 18- 羟基皮质醇（18-OHF）升高，钾离子可以降低或正常。

本类疾病是因 CYP11B1/CYP11B2 嵌合所致的常染色体显性遗传病。醛固酮合成酶在束状带中表达，此病患者醛固酮的产生受 ACTH 敏感的基因启动子而不是血管紧张素 Ⅱ 的调节。因此，醛固酮的分泌遵循与皮质醇相同的昼夜分泌模式。

此病可应用糖皮质激素来抑制 ACTH，从而抑制醛固酮的分泌，该治疗亦可降低血压，必要时可使用胆碱受体（MR）拮抗药治疗。

(2) 家族性醛固酮增多症 Ⅱ 型（FHA2）：患者至少有 2 个一级亲属确诊为原发性醛固酮增多症时可考虑 FHA2，但需排除 FHA1 和 FHA3。FHA2 临床和生化表现差异大，可能反映了遗传异质性，但有些家系与染色体 7p22 位点有关。

(3) KCNJ5 缺乏症(家族性醛固酮增多症 3 型，FHA3)：KCNJ5 缺乏症以儿童期起病的顽固性重度高血压为特征，并伴有明显的 BAH。组织病理学上可见肾上腺球状带萎缩和束状带弥漫性增生。实验室检查提示高醛固酮血症、低 PRA 血症和低钾血症，伴尿 18-OHF 和 18- 氧皮质醇水平升高。

家族性醛固酮增多症 3 型是由编码钾离子通道 Kir3.4 的 KCNJ5 的显性突变所致。突变型 KCNJ5 的表达导致膜去极化，引起电压门控钙通道开放，进而产生钙内流，导致醛固酮的分泌及肾上腺皮质细胞增生。

FHA 3 治疗困难，地塞米松可导致醛固酮和血压进一步增高从而加重病情。肾上腺切除术可能是唯一的治疗手段。

3. 11β- 羟类固醇脱氢酶 Ⅱ 型缺乏症 [表象盐皮质激素分泌过多（AME）]

表象盐皮质激素分泌过多 AME 是一种影响肾上腺的肾脏疾病。11β-HSD2 的隐性突变导致肾脏中活性皮质醇向无活性可的松的转化减少（图 9-7）。活性皮质醇增多导致不适当地激活盐皮质激素受体，从而导致高血压，但实验室检查可见醛固酮及 PRA 水平较低。尿类固醇气相色谱 - 质谱分析显示皮质醇（THF+5α-THF）与可的松（THE）代谢物的比例增加。此外，甘草中所含的甘草次酸可抑制肾脏中 11β-HSD2 活性，可导致暂时性 AME。

4. 盐皮质激素受体活化

有报道曾发现一个家系因盐皮质激素受体基因 MR（NR3C2）功能获得性突变（p.Ser810Leu）导致早发性高血压和妊娠高血压。此变异导致轻度的结构性激活及对孕酮的异常反应，因此怀孕期间病情可加重。

（三）雄激素分泌过度

肾上腺分泌雄激素前体 DHEA 和雄烯二酮过度可导致一系列男性化表现，必须明确病因，因为中枢或外周性性早熟可出现类似表现，需要与

CAH 或肾上腺肿瘤进行鉴别。

如果排除了上述病因，可明确单纯肾上腺雄激素过度分泌，但仍需注意是否为某些单基因遗传疾病，但此病因罕见。

特发性肾上腺功能初现早现或肾上腺初现过强，在除外非经典型 CAH 后，特发性肾上腺早现是儿童晚期肾上腺雄激素分泌过多的最常见原因，这种疾病相关资料较少，且为排除性诊断。

1. Ⅰ型 11β– 羟基类固醇脱氢酶缺乏症［可的松还原酶缺乏症（CRD）］

可的松和皮质醇相互转化依赖 11β–HSD1 的氧化还原酶和脱氢酶活性，11β–HSD1 的氧化还原酶活性在体内主要作用是将可的松活化为皮质醇（图 9–7）。11β–HSD1 基因杂合突变导致非活性可的松向有活性的皮质醇转化减少，导致体内有活性的皮质醇减少及其清除率增加，进而使得 HPA 轴的继发性激活及雄激素分泌过多。尿类固醇的 GC–MS 显示可的松（THE）与皮质醇（THF+5α–THF）代谢物的比例增加，雄激素前体雄甾酮和乙胆醇酮水平升高。

2. 己糖 –6– 磷酸脱氢酶缺乏症［表象可的松还原酶缺乏症（ACRD）］

11β–HSD1 将可的松转化为皮质醇，依赖己糖 –6– 磷酸脱氢酶在内质网中产生的辅因子 NADPH 作用（图 9–4）。己糖 –6– 磷酸脱氢酶的突变导致与 CRD 相似的生化代谢特征，但尿类固醇的变化更为较 CRD 更为显著。本病患儿除了在儿童期表现出雄激素过多外，成年期女性可出现 PCOS。

3. PAPS 合酶 2 缺乏症［表象 DHeA 磺基转移酶缺乏症（PAPSS2）］

DHEA 可以转化为雄激素活性形式睾酮和 5α– 二氢睾酮，激活雄激素受体 AR，或者在 DHEA 磺基转移酶作用下硫酸化成非活性 DHEA–S（SULT2A1）（图 9–6）。PAPSS2 为肾上腺 SULT2A1 提供硫酸根供体，是 DHEA 转化为 DHEA–S 关键酶。因此，PAPSS2 的失活突变导致非活性的硫酸化 DHEA–S 储备池的减少，使得具有活性的雄激素的前体物质过多最终雄激素过多。PAPSS2 突变导致除雄激素过多症和 PCOS 外，更严重的病例如骨骼异常（短躯干症 4 型伴骨骺、干骺端改变）和矮身材病例表明了多系统受累。实验室检查提示 DHEA–S 水平降低、DHEA 正常或升高及雄烯二酮和睾酮升高。病例罕见，但是本病使得 DHEA–S 是调节雄激素合成被确认（图 9–6）。

4. 特发性肾上腺功能早现

这是指肾上腺网状带发育成熟，肾上腺雄激素前体 DHEA 及其 DHEA–S 升高。这种现象可见于人类、大猩猩和黑猩猩，其调节和控制肾上腺分泌雄激素机制仍有待阐明。肾上腺被认为是一个持续发育的腺体，最早在 3 岁时就可检测到 DHEA 浓度的升高，女孩多在 6 岁而男孩多在 8 岁显著升高。类固醇合成途径中某些酶的活性变化，如 17，20– 裂解酶活性和 DHEA 硫转移酶（*SULT2A1*）活性增加，HSD3B2 活性降低，从而改变类固醇分泌模式，以反馈 ACTH 刺激，最终使得 DHEA 和雄烯二酮水平升高。

肾上腺功能早现通常表现为出现阴毛和腋毛、体味和皮肤油脂分泌等非青春期始动表现。通常伴随着生长速度的小幅增长，但这对成年终身高无显著影响。

肾上腺功能早现（肾上腺功能扩展）定义是女孩在 8 岁前或男孩在 9 岁前的脱氢表雄酮（DHEA）和脱氢表雄酮 –S（DHEA–S）水平升高，并伴有相应的临床特征。目前认为肾上腺功能早现具有遗传背景，是一种正常变异，排除其他的病理原因，肾上腺功能早现并不致病。患者可能出现骨龄提前，可能与成年终身高呈负相关。最近的研究表明，肾上腺功能早现的儿童发生体重增加、多囊卵巢综合征和代谢综合征的风险可能增加。部分专家认为低出生体重儿发生肾上腺功能早现的风险更大，但在不同种族的儿童中的研究观点不一致[10, 11]。

五、患者教育

儿童期发生肾上腺功能减退症较少见，但不治疗的后果是致命的。患儿父母及其他临时监护者（如学校教师）必须具备在紧急情况下判断患儿病情轻重的知识和相应的处理能力。在首诊后提供疾病教育和支持对于患儿父母来说尤为重要，因为他们常会难以接受和感到非常焦虑。

患儿父母和临时监护人必须了解以下重点信息。

- 疾病的基本知识及治疗管理。
- 患儿需接受简单而有效的终生类固醇激素替代疗法，适量类固醇激素替代治疗的患儿生活上与同龄人没有区别。
- 药物和常见的不良反应。
- 制定书面管理计划和（或）流程图以载疾病、事故和其他有应激性的事件（如创伤、手术）等紧急情况下的应对措施，“疾病时处理常规”。
- 肾上腺危象的临床表现及识别。
- 肾上腺危象症状和如何在识别危象时紧急注射氢化可的松。
- 初级医疗团队和区域紧急联系人的详细信息。
- 学龄期儿童应务必随身携带并存放在学校的重要应急物品如下。

  -快速识别身份的手镯或项链，包括病情、急救处理。

  -医疗警告卡，包含治疗细节和紧急联系人。

  -包含使用说明的应急工具包（包含葡萄糖凝胶）。

患儿父母 / 临时监护人还应掌握特殊情况的处理方法，如肾上腺危象期间合并尿崩症应用DDAVP，依从性差（尤其是青少年）、旅行时和发生应激事件时的处理。标准化的告知信和肾上腺危象的应急预案应该给到学校以备应急处理。聘请专业临床护士、专业医生作为紧急联络人非常必要。

参考文献

[1] del Valle, I., Buonocore, F., Duncan, A.J. et al. (2017). A genomic atlas of human adrenal and gonad development. *Wellcome Open Res.* 2: 25.

[2] Ishimoto, H. and Jaffe, R.B. (2011). Development and function of the human fetal adrenal cortex: a key component in the feto-placental unit. *Endocr. Rev.* 32:317–355.

[3] Xing, Y., Lerario, A.M., Rainey, W., and Hammer, G.D. (2015). Development of adrenal cortex zonation. *Endocrinol. Metab. Clin. North Am.* 44: 243–274.

[4] Achermann, J.C., Schwabe, J., Fairall, L., and Chatterjee, K. (2017). Genetic disorders of nuclear receptors. *J. Clin. Invest.* 127: 1181–1192.

[5] Suntharalingham, J.P., Buonocore, F., Duncan, A., and Achermann, J.C. (2015). DAX-1 (NR0B1) and Steroidogenic Factor-1 (SF-1, NR5A1) in human disease. *Best. Pract. Res. Clin. Endocrinol. Metab.* 29:607–619.

[6] Miller, W.L. and Auchus, R.J. (2011). The molecular biology, biochemistry, and physiology of human steroidogenesis and its disorders. *Endocr. Rev.* 32:81–151.

[7] Chung, S., Son, G.H., and Kim, K. (2011). Circadian rhythm of adrenal glucocorticoid: its regulation and clinical implications. *Biochim. Biophys. Acta* 1812:581–591.

[8] Gamble, K.L., Berry, R., Frank, S.J., and Young, M.E. (2014). Circadian clock control of endocrine factors. *Nat. Rev. Endocrinol.* 10: 1–10.

[9] Funder, J.W. (2010). Minireview: aldosterone and mineralocorticoid receptors: past, present, and future. *Endocrinology* 151: 5098–5102.

[10] Idkowiak, J., Lavery, G.G., Dhir, V. et al. (2011). Premature adrenarche: novel lessons from early onset androgen excess. *Eur. J. Endocrinol.* 165: 189–207.

[11] Utriainen, P., Laakso, S., Liimatta, J. et al. (2015). Premature

adrenarche – a common condition with variable presentation. *Horm. Res. Paediatr.* 83: 221–231.

[12] Kazlauskaite, R., Evans, A., Villabona, C. et al. (2008). Corticotropin tests for hypothalamic-pituitary-adrenal insufficiency: a metaanalysis. *J. Clin. Endocrinol.* 93:4245–4253.

[13] Ospina, N., Nofal, A., Bancos, I. et al. (2016). ACTH stimulation tests for the diagnosis of adrenal insufficiency: systematic review and meta-analysis. *J.Clin. Endocrinol. Metab.* 101: 427–434.

[14] Park, J., Didi, M., and Blair, J. (2016). The diagnosis and treatment of adrenal insufficiency during childhood and adolescence. *Arch. Dis. Child.* 101: 860–865.

[15] Bornstein, S.R., Allolio, B., Arlt, W. et al. (2016). Diagnosis and treatment of primary adrenal insufficiency: an endocrine society clinical practice guideline. *J. Clin. Endocrinol. Metab.* 101: 364–389.

[16] Guran, T., Buonocore, F., Saka, N. et al. (2016). Rare causes of primary adrenal insufficiency: genetic and clinical characterization of a large nationwide cohort. *J.Clin. Endocrinol. Metab.* 101: 284–292.

[17] Buonocore, F., Kühnen, P., Suntharalingham, J.P. et al. (2017). Somatic mutations and progressive monosomy modify SAMD9-related phenotypes in humans. *J. Clin. Invest.* 127: 1700–1713.

[18] Prasad, R., Hadjidemetriou, I., Maharaj, A. et al. (2017). Sphingosine-1-phosphate lyase mutations cause primary adrenal insufficiency and steroid-resistant nephrotic syndrome. *J. Clin. Invest.* 127: 942–953.

[19] Bachelot, A., Grouthier, V., Courtillot, C. et al. (2017). Management of endocrine disease: Congenital adrenal hyperplasia due to 21-hydroxylase deficiency: update on the management of adult patients and prenatal treatment. *Eur. J. Endocrinol.* 176: R167–R181.

[20] Arlt, W. and Society for Endocrinology Clinical Committee (2016). Society for Endocrinology Endocrine Emergency Guidance: emergency management of acute adrenal insufficiency (adrenal crisis) in adult patients. *Endocr. Connect.* 5: G1–G3.

[21] Porter, J., Blair, J., and Ross, R. (2016). Is physiological glucocorticoid replacement important in children? *Arch. Dis. Child.* 102: 199–205.

[22] Speiser, P.W., Arlt, W., Auchus, R.J. et al. (2018). Congenital adrenal hyperplasia due to steroid 21-hydroxylase deficiency: An Endocrine Society clinical practice guideline. *J. Clin. Endocrinol. Metab.* 103: 4043–4088.

[23] Hindmarsh, P.C. (2014). The child with difficult to control congenital adrenal hyperplasia: is there a place for continuous subcutaneous hydrocortisone therapy. *Clin. Endocrinol.* 81: 15–18.

[24] Nella, A., Mallappa, A., Perritt, A. et al. (2016). A phase 2 study of continuous subcutaneous hydrocortisone infusion in adults with congenital adrenal hyperplasia. *J. Clin. Endocrinol. Metab.* 101: 4690–4698.

[25] Johannsson, G., Nilsson, A.G., and Bergthorsdottir, R. (2012). Improved cortisol exposure-time profile and outcome in patients with adrenal insufficiency: a prospective randomized trial of a novel hydrocortisone dual-release formulation. *J. Clin. Endocrinol. Metab.* 97:473–481.

[26] Verma, S., Vanryzin, C., Sinaii, N. et al. (2010). A pharmacokinetic and pharmacodynamic study of delayed- and extended-release hydrocortisone (ChronocortTM) vs. conventional hydrocortisone (CortefTM) in the treatment of congenital adrenal hyperplasia. *Clin. Endocrinol.* 72: 441–447.

[27] Flück, C. (2017). Mechanisms in endocrinology: update on pathogenesis of primary adrenal insufficiency – beyond steroid enzyme deficiency and autoimmune adrenal destruction. *Eur. J. Endocrinol.* 177: R99–R111.

[28] Suntharalingham, J.P., Buonocore, F., Duncan, A.J., and Achermann, J.C. (2015). DAX-1 (NR0B1) and steroidogenic factor-1 (SF-1, NR5A1) in human disease. *Best Pract. Res. Clin Endocrinol. Metab.* 29: 607–619.

[29] Arboleda, V.A., Lee, H., Parnaik, R. et al. (2012). Mutations in the PCNA-binding domain of CDKN1C cause IMAGe syndrome. *Nat. Genet.* 44: 788–792.

[30] Meimaridou, E., Kowalczyk, J., Guasti, L. et al. (2012). Mutations in NNT encoding nicotinamide nucleotide transhydrogenase cause familial glucocorticoid deficiency. *Nat. Genet.* 44: 740–742.

[31] Hughes, C.R., Guasti, L., Meimaridou, E. et al. (2012). MCM4 mutation causes adrenal failure, short stature, and natural killer cell deficiency in humans. *J. Clin. Invest.* 122: 814–820.

[32] Ferre, E., Rose, S., Rosenzweig, S. et al. (2016). Redefined clinical features and diagnostic criteria in autoimmune polyendocrinopathy-candidiasisectodermal dystrophy. *JCI Insight* 1: 1–18.

[33] Bianconi, S.E., Conley, S., Keil, M. et al. (2011). Adrenal function in Smith-Lemli-Opitz syndrome. *Am. J. Med. Genet. A* 155: 2732–2738.

[34] Kemp, S., Huffnagel, I.C., Linthorst, G.E. et al. (2016). Adrenoleukodystrophy – neuroendocrine pathogenesis and redefinition of natural history. *Nat. Rev. Endocrinol.* 12: 606–615.

[35] Chow, J., Rahman, J., Achermann, J.C. et al. (2016). Mitochondrial disease and endocrine dysfunction. *Nat. Rev. Endocrinol.* 13: 92–104.

[36] Hannah-Shmouni, F., Chen, W., and Merke, D.P. (2017). Genetics of congenital adrenal hyperplasia. *Endocrinol. Metab. Clin. North Am.* 46: 435–458.

[37] Turcu, A.F. and Auchus, R.J. (2015). The next 150 years of congenital adrenal hyperplasia. *J. Steroid. Biochem. Mol. Biol.* 153: 63–71.

[38] Lee, P.A., Nordenström, A., Houk, C.P. et al. (2016). Global disorders of sex development update since 2006: perceptions, approach and care. *Horm. Res. Paediatr.* 85: 158–180.

[39] Mouriquand, P.D., Gorduza, D.B., Gay, C.L. et al. (2016). Surgery in disorders of sex development (DSD) with a gender issue: if (why), when, and how? *J. Pediatr. Urol.* 12: 139–149.

[40] King, T.F., Lee, M.C., Williamson, E.E., and Conway, G.S. (2016). Experience in optimizing fertility outcomes in men with congenital adrenal hyperplasia due to 21 hydroxylase deficiency. *Clin. Endocrinol.* 84:830–836.

[41] Arlt, W., Willis, D.S., Wild, S.H. et al. (2010). Health status of adults with congenital adrenal hyperplasia: a cohort study of 203 patients. *J. Clin. Endocrinol. Metab.* 95: 5110–5121.

[42] New, M., Tong, Y., Yuen, T. et al. (2014). Noninvasive renatal diagnosis of congenital adrenal hyperplasia using cell-free fetal DNA in maternal plasma. *J. Clin. Endocrinol. Metab.* 99: E1022–E1030.

[43] Wallensteen, L., Zimmermann, M., Sandberg, M.T. et al. (2016). Sex-dimorphic effects of prenatal treatment with dexamethasone. *J. Clin. Endocrinol. Metab.* 101: 3838–3846.

[44] Storr, H.L., Alexandraki, K.I., Martin, L. et al. (2011). Comparisons in the epidemiology, diagnostic features and cure rate by transsphenoidal surgery between paediatric and adult-onset Cushing's disease. *Eur. J. Endocrinol.* 164 (5): 667–674.

[45] Devoe, D.J., Miller, W.L., Conte, F.A. et al. (1997). Long-term outcome in children and adolescents after transsphenoidal surgery for Cushing's disease. *J. Clin. Endocrinol. Metab.* 82 (10): 3196–3202.

[46] Güemes, M., Murray, P.G., Brain, C. et al. (2016). Management of Cushing syndrome in children and adolescents: experience of a single tertiary centre. *Eur. J. Pediatr* 175: 967–976.

[47] Nieman, L.K., Biller, B.M., Findling, J.W. et al. (2015).

Treatment of cushing's syndrome: an endocrine society clinical practice guideline. *Transl. Endocrinol. Metab.* 100: 2807–2831.

[48] Nieman, L.K., Biller, B.M., Findling, J.W. et al. (2008). The diagnosis of Cushing's syndrome: an endocrine society clinical practice guideline. *J. Clin. Endocrinol. Metab.* 93: 1526–1540.

[49] Storr, H.L. and Savage, M.O. (2015). Management of endocrine disease: paediatric Cushing's disease. *Eur. J. Endocrinol.* 173: R35–R45.

[50] Michalkiewicz, E., Sandrini, R., Figueiredo, B. et al. (2004). Clinical and outcome characteristics of children with adrenocortical tumors: a report from the international pediatric adrenocortical tumor registry. *J. Clin. Oncol.* 22: 838–845.

第10章 甲状旁腺与骨代谢疾病

The Parathyroid and Disorders of Calcium and Bone Metabolism

Jeremy Allgrove　Moira Cheung　著

施玉婷　王稀欧　王琳琳　译　魏丽亚　巩纯秀　校

学习重点

- 鉴别代谢性骨病的病因时，需首先考虑维生素D缺乏症。
- 除了维生素D的营养性缺乏之外，任何引起生长板磷酸盐缺乏的疾病均可导致骨骼生长障碍，从而发生佝偻病。
- 经验丰富的儿科医生应当熟知儿童低磷性佝偻病的治疗。
- 儿童骨质疏松症的诊断应遵循国际临床骨密度学会的最新诊断标准。
- 早期开始治疗围产期或婴儿期低磷血症可以显著改善临床结局。

一、概述

钙及磷酸盐在维持神经肌肉和细胞功能方面发挥重要作用，并作为骨骼成分之一发挥重要的结构性作用。它们的生理作用复杂，有多种调控机制，部分可抑制其代谢。

很多矿物质和骨骼疾病的发生均存在遗传学基础，本章的大部分讨论内容将围绕此点展开，这些疾病可能较为罕见但对阐明生理机制具有独特价值。在这里我们不作详述，但我们会标注这些致病基因的OMIM编号，以便读者从网站http：//www.ncbi.nlm.nih.gov/omim上直接获取相关参考文献。更多详细信息和病例资料可通过Allgrove和Shaw获得。

二、钙与骨代谢生理

（一）阳离子和阴离子

1. 钙

一个成年人体内总共约有1200g钙，其中99%存在于骨骼中。剩余的钙以三种形式存在于血浆中。

- 离子形式约占总量的50%，浓度维持在1.1～1.3mmol/L（4.4～5.2mg/dl），以保证最佳的神经肌肉功能，并由多种内分泌因素维持其稳定性。
- 剩余40%～50%钙大部分与白蛋白结合，低白蛋白血症可减少总钙浓度而不影响离子钙。

• 剩余血钙与其他分子如枸橼酸盐和硫酸盐结合。

血浆中的离子钙主要受甲状旁腺激素和 1, 25- 二羟维生素 D 的调节，两者均可提高血钙浓度。降钙素（CT）和甲状旁腺激素相关蛋白（PTHrP）起次要调节作用。FGF23 对磷酸盐的代谢也起着重要的影响，也应被认作一种经典的激素。

大多数血气分析仪可直接测量离子钙，但实验室通常测定总钙和白蛋白浓度，需根据白蛋白浓度进一步计算离子钙。但除非患儿存在严重的低白蛋白血症，否则通常不需要进行校正。计算公式如下。

血钙矫正值 = 总钙 +[41–（白蛋白）] × 0.017

其中的总钙即为测得的总钙浓度（mmol/L），白蛋白即为测得的血浆白蛋白浓度（g/L）（若测得的总钙单位为 mg/dl，则白蛋白矫正因子为 0.068）。

血钙浓度的平衡通过肠道吸收、肾小管重吸收和骨储存来调节。钙和镁在小肠和肾小管上皮细胞转运的机制包括细胞旁路和跨细胞转运两个方式，Hoenderop 等 [2] 和 Dias de Barboza 等 [3] 对此进行了综述。细胞旁路机制是通过一组包括钙转运蛋白在内的多种蛋白质形成的紧密连接蛋白实现。其中最重要的钙转运蛋白是 claudins 2（CLDN2）（*300520）、claudins 12（CLDN12）（*611232）和 claudins 15（CLDN15）（*615778），它们可促进钙在肠道细胞中的被动转运，而 CLDN 2 和 CLDN 12 也受 1, 25$(OH)_2$D 的影响 [4]。吸收过程取决于整个紧密连接蛋白处（主要在小肠上段）的钙离子浓度和电化学梯度。

肾小管髓袢升支粗段（TALH）通过细胞旁路机制重吸收钙和镁，这个过程需要三种相关钙转运蛋白参与。Claudin 16（CLDN16）（*603959）（以前称为 Paracellin 1）和 claudin 19（CLDN19）（*610036）可促进钙和镁在肠道和肾小管细胞中的被动转运。Claudin 14（CLDN14）（*605608）抑制 CLDN16 和 CLDN19 阳离子通道，并且自身可被钙敏感受体（CaSR）上调 [5]。因此，低钙血症会刺激钙的重吸收，而高钙血症则相反。

主动跨细胞转运包括在管腔膜面、胞质内和基底外侧膜上的不同过程 [2]，这些过程都受不同蛋白质的调控。在管腔面，瞬时受体电位（TRP）通道蛋白家族的两个成员 TRPV5（*606679）和 TRPV6（*606680）在控制钙内流方面起着重要的“门卫”作用，可促进钙进入细胞内。并且存在一种负反馈机制，一旦细胞内的钙浓度升高到特定值以上，钙吸收就会被抑制。

TRPV6 是肠道中钙吸收的最重要通道蛋白，并受 1, 25$(OH)_2$D 的调控，但另一种蛋白质 Cav1.3 也可促进钙的吸收 [3]。TRPV6 主要位于小肠上段，尤其是十二指肠，而 Cav1.3 主要位于空肠。目前认为，TRPV6 主要是禁食状态下在小肠上段发挥吸收钙的作用，而 Cav1.3 主要于进食后在小肠下段发挥作用，两者根据进餐的时间依次发挥作用 [3]。

两种胞内蛋白，钙结合蛋白 28K（CALB1）（*114050）和钙结合蛋白 9K（CALB3）（*302020）在很大程度上促进了钙在胞质内的扩散，它们能与钙结合使其在胞质内转运。

肾小管上皮细胞基底膜钙转运蛋白细胞膜钙泵 1b（PMCA1b）（*108731）和钠钙交换体（NCX1）（*182305）促进了钙在基底膜的主动排出。在小肠中，前者更为重要，并受 1, 25$(OH)_2$D 的调控。目前已发现有一种新的伴侣蛋白 4.1R 可与之共定位，但其功能尚不清楚 [3]。当机体存在大量钙结合剂（如植酸盐或草酸盐）时，钙的吸收可能会减少。

钙主要通过肾脏排泄，并受许多饮食因素的影响，包括钠、蛋白质和酸负荷，这些因素都会增加钙排泄[6]。70% 钙的重吸收发生在近端肾小管，主要是通过细胞旁路被动转运，与钠的重新吸收密切相关。20% 于髓袢升支粗段通过与肠道中相同的细胞旁路机制吸收[5]。有 CLDN16 才能进行被动重吸收。在激素控制下，5%～10% 钙通过与肠道内相似的跨细胞转运机制在远端肾小管内重吸收[7]。TRPV5 是细胞膜表面较重要的促进钙吸收的钙离子通道。钙结合蛋白促进钙在胞质内的扩散。NCX1 是位于细胞基底膜上最重要的钙调控蛋白，并受 PTH 的影响（图 10–1）。

在儿童期，尤其是在婴儿期和青春期快速增长的阶段，饮食中钙含量高更有利于钙的吸收，促进骨骼的矿化。

要评估尿钙排泄情况，最简易的方法是测定晨尿样本中钙与肌酐的比值（Ca/Cr）。通常低于 0.7mmol/mmol（0.25mg/mg）[8]。钙排泄过多可发生于甲状旁腺功能亢进和维生素 D 摄入过多导致的高钙血症患儿，也可发生于无高钙血症的患儿，例如 CaSR 的激活突变和远端肾小管酸中毒，这些都可能导致肾钙质沉着。原发性肾小管疾病也常伴有高钙尿症、肾钙质沉着或肾结石。CaSR 失活突变引起的高钙血症或甲状旁腺功能减退引起的低钙血症都会导致尿钙降低。

2. 镁

镁离子以 0.7～1.2mmol/L（1.7～2.9mg/dl）的浓度在血浆中循环，作为 CaSR 第二信使的鸟嘌呤核苷酸结合蛋白 α–11（GNA11）的组成成分，它是保证 PTH 正常分泌所必需的[9]。它主要在小肠被动吸收，也可通过跨细胞转运机制在结肠

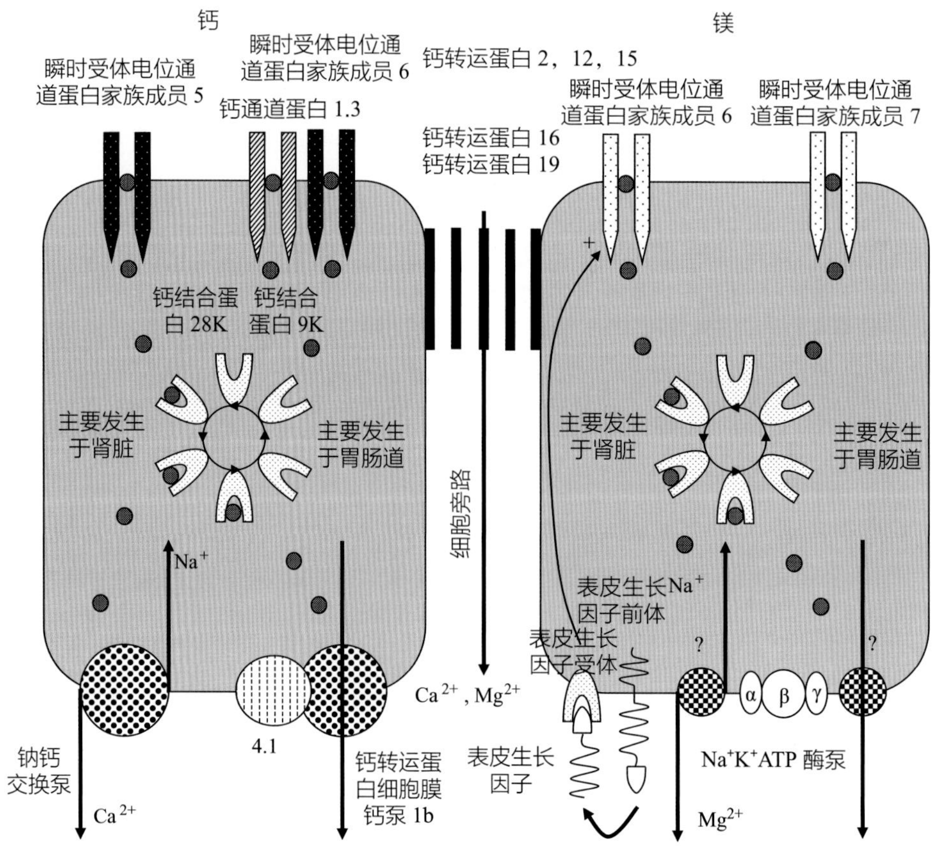

▲ 图 10–1 二价阳离子在胃肠道和肾脏细胞转运的示意图

钙显示在左侧，镁显示在右侧。顶部为管腔面，底部为基底外侧膜

的肠上皮细胞顶端主动吸收，其机制与 TRPM6（*607009）和 TRPM7（*605692）介导的钙吸收机制很相似[10]。与钙相比，镁吸收过程的调控机制目前了解的较少，但两者在管腔面的主动转运机制类似。常染色体隐性遗传的低镁血症伴继发性低钙尿症（HOMG1）（# 602014）的一种类型是由 TRPM6 基因突变引起的[11]，在这种情况下，被动吸收不受影响，尿钙降低。

肾小管内的运输过程通过细胞旁路和跨细胞转运机制进行：在被肾小球滤过后，沿着髓袢升支粗段在与钙相同的位置被动重吸收。CLDN16（paracellin 1）基因（*603959）突变导致镁和钙的重吸收受损，从而引起家族性低镁血症合并高钙尿和肾钙质沉着综合征（HOMG3）（# 248250）[12]。远端肾小管有一种紧密连接蛋白 CLDN19（*610036），能帮助钙和镁在集合管中重吸收[12]，该基因的突变会导致肾脏低镁血症并伴有眼部受累（HOMG5）（# 248190）。

跨细胞的主动吸收过程主要发生在远曲小管（DCT）内[13]。TRPM6 是负责管腔面转运的特定蛋白质，HOMG1 患者的肾脏镁重吸收过程也受到影响。类似的蛋白质 TRPM7 也与镁的转运有关，但其分布更为广泛。TRPM6 的活性受表皮生长因子（EGF）（*131530）影响，表皮生长因子（EGF）是一种由其前体 pro-EGF 衍生而来的可溶性蛋白，该前体结合在肾小管上皮细胞的基底外侧膜。一旦 EGF 由 pro-EGF 裂解产生，它就会与其受体 [EGFR（*131550）] 结合，然后通过 TRPM6 刺激肾小管上皮细胞管腔侧重吸收镁。EGF 突变会影响 Pro-EGF 在基底外侧膜上的基序筛选，导致 TRPM6 刺激不足，镁的重吸收受损[14]，从而导致孤立性隐性遗传低镁血症（IRH）或 HOMG4（# 611718）。

细胞质内镁的扩散可能受细胞内蛋白质（如 CALB1）的影响，但机制尚不清楚。在基底外侧膜上，通过 $Na^{+}K^{+}$ATP 酶泵进行主动转运。编码 FXYD2 蛋白 γ- 亚基的基因（*601814）突变会导致常染色体显性遗传性低镁血症伴低钙尿症（HOMG2）（# 154020）[12]，其发病机制尚未明确，有时会出现严重的低镁血症症状。CNNM2（*607803）是同样定位于基底外侧膜上的一种细胞周期蛋白 M 家族成员，该基因的突变会导致低镁血症伴癫痫和智力低下（HOMG6）（# 613882）。对噻嗪类敏感的钠氯共转运体（NCC）也参与镁的转运，SLC12A3（*600968）基因的突变可导致以高镁尿症为特征的 Gitelman 综合征（# 263800）[12]。某些基因突变导致的 Bartter 综合征可出现尿镁排泄增加，因为其影响了镁在肾内的转运过程[13]。一些非遗传因素可增加镁在肾小管中的转运，包括利尿剂、糖尿病酮症酸中毒、庆大霉素、含汞泻药、肾移植、尿路梗阻、急性肾衰竭的利尿期和顺铂。

3. 磷酸盐

一个成年人体内约含 700g 磷酸盐，约 80% 存在于骨骼中。其余的骨骼肌占 45%（占总数的 9%），内脏占 54.5%，细胞外液占 0.5%。大多数磷酸盐以无机磷形式存在，在细胞内多种生物活性中起着至关重要的作用。磷酸盐在血浆中以磷脂、磷酸酯和游离无机磷（Pi）的形式循环。血浆中磷酸盐的浓度不像血钙受到严格调控，因此可反映磷酸盐进入和离开细胞外液的水平。与钙相比，磷酸盐的浓度在整个生命过程中变化很大，尤其在快速生长阶段浓度最高。早产儿的磷酸盐浓度通常高于 2.0mmol/L（6.4mg/dl），在婴儿期和儿童时期降至 1.3～2.0mmol/L（4.2～6.4mg/dl），而在青春期降至 0.7～1.3mmol/L（2.2～4.3mg/dl）。

磷酸盐的跨膜运输受到一系列钠离子依赖性主动转运机制（Na/Pi 共转运体）的调控。已知存在三种类型[15]。

- 1 型存在于肾小管刷状缘，但目前认为其在肾小管重吸收磷酸盐（TRP）过程中不起主要作用。
- 2 型存在三种亚型 2a、2b 和 2c，在调节磷酸盐的肠道吸收和肾小管重吸收方面发挥最重要的作用。
- 3 型存在于多种组织中，目前更多的是被认为具有“守门”作用。

磷酸盐很容易通过被动和主动转运在小肠吸收，其中 70% 通过 2b 型 Na/Pi 协同转运蛋白吸收，其余通过被动转运吸收。这种主动转运过程可受 1, 25$(OH)_2$D 的直接刺激，而低血钙和 PTH 可间接刺激这一过程。由于低磷血症可刺激机体产生 25 羟维生素 D–1α 羟化酶（1α– 羟化酶），因此磷酸盐的缺乏本身就能促进其吸收增加。吸收总量取决于饮食中磷酸盐的含量，并可能受到磷酸盐结合剂例如乙酸钙（Phosex®）或碳酸盐（Tetralac®）或司维拉姆（Renagel®）的抑制。这些药物在需要限制磷酸盐吸收的情况下具有重要的应用价值，如慢性肾衰竭等高磷酸盐血症状态时。

对血浆磷酸盐的调节主要通过肾小管上皮细胞上的 2a 型和 2c 型 Na/Pi 共转运蛋白，其中 2c 型（*609826）最重要，它的活性主要取决于 FGF23 的水平。FGF23 是一种能刺激磷酸盐排泄的主要排磷素，过量会导致低磷血症，而浓度过低又与高磷血症相关，这在许多情况下具有重要的临床意义。肾小球滤过后的磷酸盐 85%～98% 可被重吸收，主要在近端肾小管重吸收，可达肠道吸收量的 10 倍。肾小管对磷酸盐的重吸收是一个可饱和的过程，既取决于本身由肾小球滤过率（GFR）决定的滤过负荷量，又取决于血浆浓度和激素水平，尤其是 PTH 和 FGF23，两者均可增加磷酸盐的排泄。

磷酸盐排泄量的评估对于诊断某些疾病（尤其是低血磷性佝偻病）至关重要。最容易的评估方法是计算磷酸盐排泄指数（$FEPO_4$），即磷酸盐清除率与肌酐清除率的比值，需要同时采集并测量同份血浆及尿液中的磷酸盐和肌酐水平，并假设肌酐清除率接近 GFR，但不需要尿液样本严格定时送检。$FEPO_4$ 可根据以下公式计算。

磷酸盐排泄指数 =（尿磷酸盐 / 血磷酸盐）×（血肌酐 / 尿肌酐）

其中磷酸盐和肌酐的所有结果均以相同单位表示。

肾小管对磷酸盐的重吸收率 =1– 磷酸盐排泄指数，通常以百分比表示，正常值应在 85% 以上，儿童常接近 98%。在高尿磷的情况下，该值可能低于 50%，但这取决于磷酸盐的滤过负荷：血浆浓度越低，可被重吸收的比例越大。通过计算理论上肾小管对磷酸盐重吸收的最大阈值与 GFR 的函数关系（$TmPO_4/GFR$），以消除血浆磷酸盐浓度的影响，可得到更精确的肾小管对磷酸盐的重吸收值。这可通过 Walton 和 Bijvoet[16] 对血浆磷酸盐浓度和 $FEPO_4$ 的列线图中获得。$TmPO_4/GFR$ 值在甲状旁腺功能亢进和磷酸盐缺乏的情况下会降低，而在甲状旁腺功能减退时增加，并且儿童和青少年的这一比值要高于成人[17]。

（二）钙调节激素及因子

1. 碱性磷酸酶

该酶存在于几种组织中，并有三种同工型，分别是肠型（IALP）（*171740）、胎盘型（PLALP）（*171810）和非特异性组织型（TNSALP）（*171760）。染色体 2q34～37 上的一个基因编码前两种同工酶，而染色体 1p36.1～p34 上的基因编码后者[18]。TNSALP 的不同翻译后修饰导致在骨骼、肝脏和肾脏中产生了三种组织特异性同工酶类型，通过不同的等电点和热不稳定性鉴别，其中骨骼特异性同工酶（bTNSALP）最不稳定。

bTNSALP 存在于成骨细胞中，可促进骨骼矿化。血浆中循环的 TNSALP 主要来自肝脏和骨骼。儿童期血浆中的 bTNSALP 浓度可反映机体的生长速率[19]，并且在佝偻病、青少年 Paget 病（# 239000）和婴儿暂时性高磷酸酯酶血症的情况下会升高[20]。碱性磷酸酶必须通过糖基化磷脂酰肌醇（GPI）锚定在细胞表面，当机体存在导致 GPI 异常的基因突变时，可溶性 ALP 进入血流中，从而导致 ALP 水平升高。因此，由于 GPI 合成过程中的不同基因突变导致的伴有智力障碍的高磷酸酯酶血症患者的 ALP 也有所升高，分为六种不同的疾病类型（# 239300、# 614749、# 614207、# 615716、# 616725、# 616809）。而 TNSALP 基因突变导致的低磷酸酶血症患儿 ALP 浓度会降低。目前已建立了一个数据库（当前有 307 种突变），读者可通过 http：//www.sesep.uvsq.fr/Database.html 进行访问。

TNSALP 在骨骼中的主要功能是将焦磷酸盐（PPi）去磷酸化为 Pi。维生素 B_6（吡哆醛 -5 磷酸盐，PLP）也是其作用底物，通过该酶先将其去磷酸，然后才能通过血脑屏障，再在脑组织中重新磷酸化。导致的结果是严重的低磷酸酶血症患儿可能表现为吡哆醛依赖性癫痫发作。另一种酶，即核苷酸内焦磷酸酶 / 磷酸二酯酶 1（ENPP1），作用与 TNSALP 相反。由于 PPi 抑制骨骼矿化，加上 TNSALP 的缺乏，无法为羟基磷灰石的形成提供 Pi，导致低磷酸酶血症患儿不同程度的骨骼矿化不良。ENPP1 基因的突变可导致婴儿期广泛性动脉钙化（GACI）（# 208000）[22]，该病婴儿期死亡率为 85%。幸存者通常会发展为常染色体隐性遗传低血磷性佝偻病 2 型（ARHR2）（# 613312）[22]。

2. 甲状旁腺激素

甲状旁腺激素（parathyroid hormone，PTH）（*168450）是由 11 号染色体上的 PTH 基因编码的，由 84 个氨基酸组成的单链多肽类激素。它是由甲状旁腺（PT）分泌的前甲状旁腺素原合成而来，其比 PTH 多出 31 个氨基酸。首先在内质网内，最初由 25 个氨基酸形成的“pre”序列作为信号肽，帮助其转运通过粗面内质网，然后“pre”序列裂解产生甲状旁腺原并转移至高尔基体，然后裂解掉由 6 个氨基酸形成的“pro”序列，从而产生成熟的甲状旁腺激素，先储存在分泌性囊泡中，后囊泡与质膜融合，最后激素得以分泌[23]。腺体内储存的 PTH 很少，大部分分泌的激素都是新合成的。PTH 基因的突变目前认为是导致孤立性甲状旁腺功能减退症的原因之一[24]。

PTH 分子完整活性的维持仅需要 N 端的前 34 个氨基酸，而其余部分的功能目前尚不清楚。它在循环中的半衰期为 1～2 分钟[23]。该分子可在多个位点被切割，导致在循环中可鉴定出多种不同片段。最好的检测方法是测定“完整的”PTH 水平，即与生物活性紧密相关的 PTH 生理浓度，而忽略非活性片段。循环中 PTH 的正常浓度为 1～6pmol/L（10～60pg/ml），但根据测定方法而有所不同。

(1) PTH 分泌的调节

- CaSR 受体复合物：PTH 的分泌随离子钙的变化而变化。CaSR（+601199）存在于许多组织中，尤其是甲状旁腺和肾小管，以及骨骼、软骨和其他组织中[25]。CaSR 基因位于 3q13.21 上，CaSR 是由 1078 个氨基酸残基组成的大分子。其中约 610 个形成细胞外的钙结合结构域，250 个组成七个跨膜结构域，另外 210 个组成细胞内的胞质成分。钙离子以复杂的方式与细胞外域结合，通过磷脂酶 Cb 和 G 蛋白第二信使影响 PTH 分泌。结果使得 PTH 的分泌可随血浆钙的急性变化而呈

S 形改变，并且 PTH 会持续紧张分泌，从而使血浆离子钙保持在 CaSR 设定的任何水平 [26]。镁还可与 CaSR 结合并以类似于钙的方式影响 PTH 的分泌。严重的镁缺乏可以抑制 PTH 的分泌，因为它是 GNA11 第二信使的一个组成部分。

CaSR 基因的突变会引起受体失活或激活，分别导致高钙血症和低钙血症。失活突变导致受体对钙不敏感，从而使血浆钙对 PTH 分泌的影响曲线向右移动，使 PTH 分泌水平高于正常，从而引起高钙血症 [25]。这些受体也存在于肾小管中，导致肾钙排泄减少。CaSR 的激活突变可导致常染色体显性遗传性甲状旁腺功能减退症（ADH，HYPOC1）（# 601198）[27]，而 CaSR 的失活突变可产生家族性良性高钙血症（FHH1）（# 145980）或新生儿严重甲状旁腺功能亢进症（NSHPT）（# 239200）[28]。

FBH 中发现的许多突变都聚集在该分子富含天冬氨酸和谷氨酸的胞外结构域周围，并且据推测该区域包含钙的低亲和力结合位点。许多 FBH 患者的亲属都具有独特的突变，跨膜结构域内也可检测到突变，但是在细胞内结构域上很少检测到突变。引起 ADH 的大多数激活突变也存在于细胞外的钙结合域中。目前已有数百种突变被发现，其中一些是基因多态性，并已建立了线上数据库（http：//www.casrdb.mcgill.ca）。

CaSR 复合物还有其他两种成分，即 GNA11（*139313）和接头蛋白相关蛋白复合物 2，σ1 亚基（AP2S1）（*602242），其基因分别位于 19p 和 19q13 染色体上。尽管 AP2S1 激活突变没有特定的临床症状，但其与 CaSR 自身失活突变导致的临床症状非常相似 [29]。因此，3q、19p 和 19q 染色体连锁的三种 FBH 变异类型被称为 1～3 型 FHH，最后一个被称为 Oklahoma 变异型。

• 甲状旁腺（PT）：甲状旁腺通常有四个，由第三（下腺）和第四（上腺）对咽囊衍生而来 [30]。一些参与其发育的转录因子包括 Hoxa3（甲状腺和胸腺）（*142954）和 GATA3（听神经和肾脏）（*131320），它们同时也参与其他结构的发育 [30, 31]。一些基因，包括 Tbx1（胸腺、心脏流出道和面部）（*602054）和 UDF1L，定位于 22 号染色体的长臂上，其突变会导致先天性甲状旁腺功能减退症，可能单独存在或与其他疾病合并存在，如甲状旁腺功能减退症合并耳聋、肾发育不良综合征（HDR）（# 146255）和 22q 缺失综合征（以前称为 CATCH 22 综合征），而 DiGeorge 综合征（DGS）（# 188400）也是 22q 缺失综合征的一部分。微管蛋白特异性分子伴侣 E（TBCE）（*604934）的基因突变涵盖了一组疾病，包括 Sanjad-Sakati 综合征（# 241410）和 Kenny-Caffey（# 244460，# 127000）综合征，不仅表现为甲状旁腺功能减退，而且还存在身材矮小、眼部异常和智力低下。

通过母系遗传的线粒体基因也参与了甲状旁腺的发育，其突变可产生多种综合征，如 Kearns-Sayre（# 530000）和 MELAS（# 540000）。

最后，自身免疫调节因子（AIRE1）（*607358）是首个报道的可引起遗传性自身免疫性疾病的基因，其突变会导致自身免疫性多内分泌腺病 - 假丝酵母菌病 - 外胚层营养不良（APECED，APS1）（# 240300）综合征，其中甲状旁腺功能减退通常是首发的内分泌系统表现。

果蝇 GCM2（*603716）的同源基因是甲状旁腺发育所必需的一种高度保守的基因，但无其他已知功能。该基因的突变会导致常染色体显性 [32] 或隐性 [33] 遗传的家族性孤立性甲状旁腺功能减退症（FIH）（# 146200）。位于 X 染色体上与 SRY 相关的 HMG-box 基因 3（SOX3）

（*313430）被认为与甲状旁腺的发育有关，并且其突变可能导致 X 连锁隐性遗传的 FIH（*307700）。甲状腺或甲状旁腺手术、自身抗体的作用或者腺体的浸润（如 β- 珠蛋白生成障碍性贫血患儿的铁浸润）都可能造成甲状旁腺腺体破坏。

(1) PTH 的作用

- PTH 作用于骨骼和肾脏，生理浓度下，它能通过作用于成骨细胞促进骨骼矿化。当发生低钙血症时，PTH 浓度增加，其主要作用是通过成骨细胞对破骨细胞产生效应，通过 RANKL/RANK 系统刺激骨单位（BMU）内的骨吸收。这两个过程不是独立发生的，而是通过一系列可增加骨转换的旁分泌和自分泌机制刺激成骨细胞的活性，从而增加骨的吸收。

在肾单位中，大部分滤过的钙通过细胞旁路机制在近端肾小管中被动重吸收。在近端肾小管曲部和直部中，PTH 刺激 25- 羟维生素 D-1α- 羟化酶（1α- 羟化酶）将 25- 羟维生素 D 转化为其活性代谢产物 1α, $25(OH)_2D$。PTH 可促进钙和镁在远端肾小管的跨细胞重吸收。PTH 使磷酸盐排泄增加，从而帮助机体在 PTH 刺激骨吸收的作用下伴随钙从骨骼中代谢出的剩余磷酸盐的排出。PTH 还能刺激肾脏排出碳酸氢盐和氨基酸，因此，甲状旁腺功能亢进可造成轻度获得性范可尼综合征。

(2) PTH 的作用机制

- PTH 受体：PTH 通过两种受体发挥作用，第一种也是起主要作用的 1 型 PTH 受体（PTH1R）（也称为 PTH/PTHrP 受体）（*168468），它对 PTH 和 PTH 相关蛋白（PTHrP）具有亲和力。它是 3 号染色体长臂上的一个基因编码的，含 593 个氨基酸[34]，由 190 个氨基酸残基组成的细胞外结合结构域、七个跨膜结构域及由 134 个氨基酸残基组成的胞质结构域。目前已有报道发现 PTH1R 的失活和激活突变可以分别导致 Blomstrand 软骨发育不良症（# 215045）和 Jansen 病（# 156400）。第二种 PTH 受体是 PTH2 受体（PTH2R），存在于中枢神经系统中，但 PTHrP 并不是它的配体。
- 细胞内信号：PTH1R 的胞质成分与 G 蛋白第二信使 Gs 和 Gq 耦联后产生细胞内传导信号[35, 36]。异三聚体 G 蛋白由 α、β 和 γ 亚基组成。在静息状态下，不同亚基相互关联，Gs 的 α 亚基与 GDP 结合（图 10-2A），导致 GDP 磷酸化为 GTP，而 Gs 的 α 亚基可从与 β 和 γ 的复合物中解离，解离后它能自由刺激腺苷酸环化酶，导致细胞内 cAMP 的增加，从而通过特定蛋白激酶（图 10-2B）激活 PTH 的作用，如 *PRKAR1A*（*188830）。后者由调节性和催化性亚基（PKAR 和 PKAC）两部分组成，它们在静息状态下相互关联但无活性，当被 cAMP 解离后才具备活性，而 cAMP 的失活受 4d 型磷酸二酯酶（PDE4D）影响。因此 PDE4D 基因的激活突变可以抑制上述解离过程，从而导致 2 型肢端硬化症（ACRDYS2）（# 614613），而 *PRKAR1A* 基因的失活突变则会导致 1 型肢端硬化症（ACRDYS1）（# 101800）[37]。对激素特别是 PTH 作用的抵抗可能出现这两种疾病，尤其 1 型肢端硬化症。PDE4 的失活突变和 *PKAR1A* 的激活突变可以分别导致肾上腺增生和 Carney 综合征。

与 Gsα 亚基相关的内在 GTP 酶将 GTP 水解为 GDP，从而导致 G 蛋白组分的重新关联。同时，磷酸二酯酶，特别是 PDE4D，使 cAMP 失活成为 AMP，细胞恢复其静息状态（图 10-2C）。

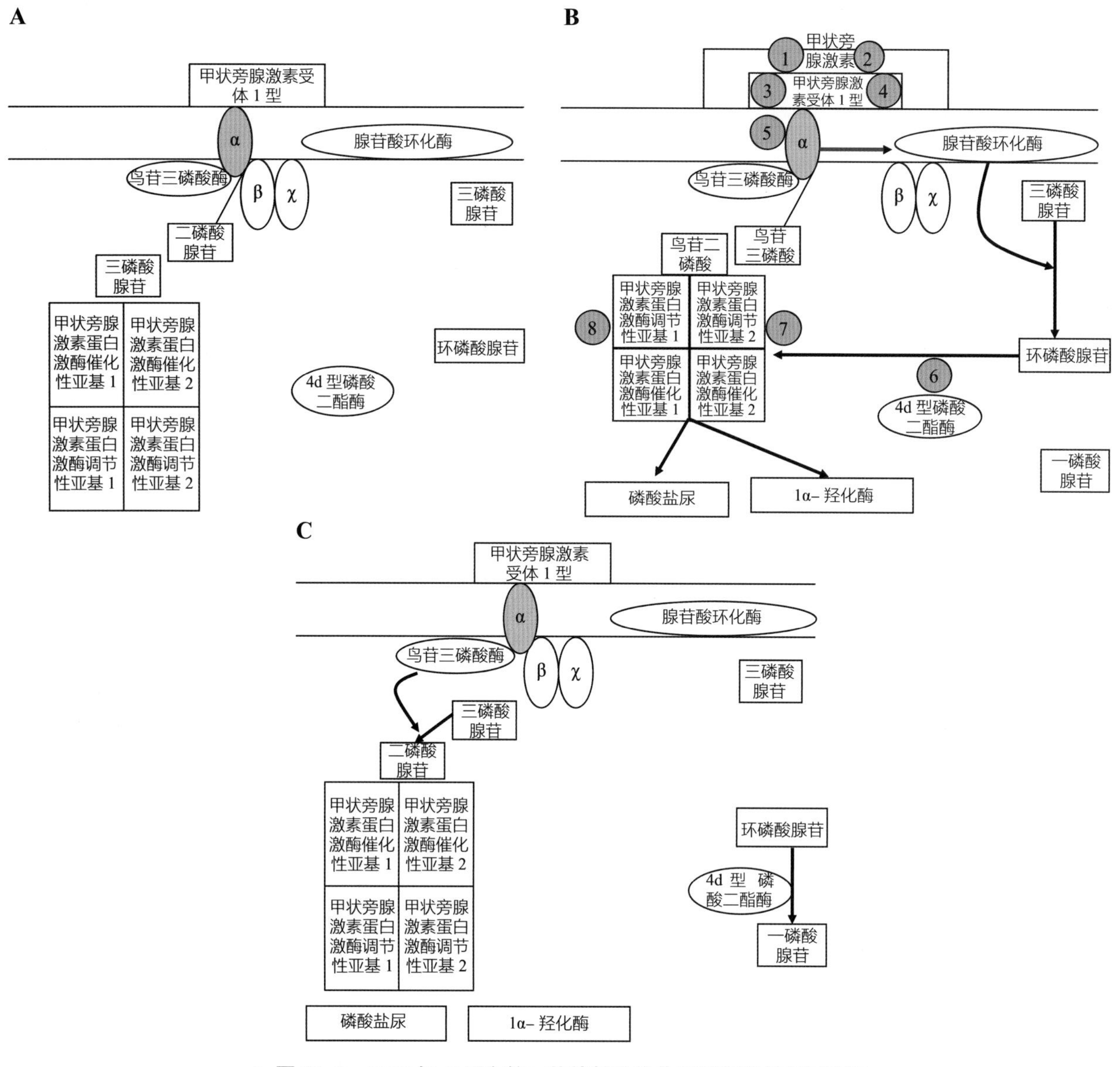

▲ 图 10-2 **PTH 与 G 蛋白第二信使相关的作用机制的简要示意图**

A. 在静息状态下，Gs 的 α 亚基与 GDP 结合并与 β、γ 亚基相关联。B. 当 PTH 与受体结合时，GDP 转换为 GTP，导致 Gsα 亚基与 β、γ 亚基解离，解离后的 α 亚基可以刺激膜结合型腺苷酸环化酶，增加细胞内 cAMP 的含量，并进一步通过蛋白激酶发挥作用。C. 之后，与 Gsα 亚基相关的内在 GTP 酶将 GTP 水解为 GDP，使得 G 蛋白重新聚集。同时，PDE4D 磷酸二酯酶将 cAMP 灭活为 AMP，细胞恢复静息状态（A）。该图中未显示不起主要作用的 Gq 第二信使，它通过三磷酸肌醇（IP_3）发挥作用。阴影圆圈中还显示了由于相关基因的突变而导致的部分疾病：① PTH 基因失活（原发性甲状旁腺功能减退症）；② PTH 基因激活（甲状旁腺瘤）；③ PTHR1 受体激活（Jansen 病）；④ PTHR1 失活（Blomstrand 软骨发育不良）；⑤ GNAS1 失活（PsHP1a）；⑥ PDE4D 激活（ACRDYS2）；⑦ PRKAR1A 失活（ACRDYS1）；⑧ PRKAR1A 激活（Carney 综合征）

这种机制是几种激素共有的，包括促甲状腺激素（TSH）、促性腺激素和生长激素释放激素（GHRH）[35]。

Gsα 亚基由位于染色体 20q13.3 上的 *GNAS1* 基因（*139320）编码。这个复杂的基因包含编码 Gsα 亚基本身的 13 个外显子，还有另外 5 个外显子通过选择性的对启动子进行剪接可产生至少 5 种不同的 mRNA 转录子。在大多数组织中，它们为双等位基因表达，但部分转录子来源于母亲或者父亲的单等位基因。Gq 的 α 亚基能激活磷脂酶 Cb 产生三磷酸肌醇（IP3），但这种作用比对 cAMP 的影响小。

部分因素可改变机体对 PTH 的反应性。编码 G 蛋白第二信使 Gsα 亚基的 GNAS1 基因突变能通过阻止腺苷酸环化酶的激活而产生 PTH 抵抗，导致某些类型的假性甲状旁腺功能减退症。PTH 还可以改变对其自身的反应性。急性输注 PTH 可通过使其受体与 G 蛋白解耦联引起脱敏，或者在慢性甲状旁腺功能亢进症的情况下，受体数量的减少也可能导致受体功能的下调。

通过检查 PTH 对磷酸盐排泄（Ellsworth-Howard 试验）或者对尿液或血浆中 cAMP 产生的影响，可以早期评估机体内 PTH 的抵抗性。由于 PTH 目前还无法用作试验药物，近期尚不能进行上述这种刺激试验。由于人工合成的 PTH 已被用于治疗绝经后的骨质疏松症，因此尽管制造商没有提供足够小的剂量使其适合用于刺激试验，但从理论上讲，将其用于此类目的是有可能的。但随着对这些疾病潜在基因机制认识的提高，对刺激试验的需求也已经减少。

3. 维生素 D

维生素 D 是一种以两种形式存在的开环甾类化合物。胆骨化醇是紫外线（UV）作用于 7- 脱氢胆固醇后合成的产物。紫外线会破坏类固醇分子的 B 环，产生前维生素 D，然后通过体温能量作用将其转化为天然的维生素 D（胆骨化醇）。麦角骨化醇是植物合成的，其不同之处在于侧链上有一个额外的双键，但它与胆骨化醇等价，并且代谢上也相似，而这里使用的通用术语维生素 D 包括上述这两种化合物。

在正常情况下，约 80% 的维生素 D 由皮肤合成的胆骨化醇组成，其余从饮食中以胆甾醇和麦角骨化醇的形式获得。但是，皮肤中合成维生素 D 的数量取决于肤色和暴露程度，其合成后与特定的维生素 D 结合蛋白（DBP）结合，并传递至脂肪组织和肝脏，以进行储存和进一步代谢。维生素 D 没有明显的生物活性，需要经过两个羟基化步骤激活，首先在 25 位，然后在 1 位（图 10-3）[38]。

维生素 D 代谢的所有步骤都被细胞色素 P450 酶催化（图 10-3），首先是维生素 D-25-羟化酶。至少有四种不同的酶可影响其活性，不同酶可通过不同的亲和力、催化效率及它们在细胞内的定位进行区分。第一种酶（CYP27A1）（*606530）的亲和力低而催化效率高，存在于线粒体中，目前没有该基因突变导致佝偻病的相关报道，但会导致脑腱黄瘤病（# 213700）。第二种酶（CYP2R1）（*608713）的亲和力高而催化效率低，位于肝微粒体内，可能具有更大的生理意义。目前已有与该基因突变相关的罕见佝偻病的病例报道（# 600081）[39]。其他两种酶，即 CYP3A4（*124010）和 CYP2J2（*601258）可能对 25- 羟化酶也有一定影响，但主要参与药物代谢。

生成的产物 25- 羟维生素 D（25OHD）在血浆中与 DBP 结合，是最丰富的维生素 D 代谢产物，并以 nmol 级的浓度参与血液循环。该化合物的含量可用以衡量维生素 D 的状况，其浓度根据维生素 D 的供应量而变化，并可在 1 年内显示出较大的差异，最大程度暴露于阳光下约六周后可达到高峰。25- 羟维生素 D 活性较弱，通常不具有临床意义，但在维生素 D 过量的情况下可能会变得有意义。维生素 D 25 羟化酶还能催化维生素 D 类似物 1α- 羟基骨化醇（阿法骨化醇）和 1α- 羟基麦角骨化醇（多索骨化醇）转化为 1α, 25- 二羟基维生素 D。

25-OHD 可被 25- 羟维生素 D1α- 羟化酶催化为其活性产物 1α, 25- 二羟维生素 D，该酶仅对 25 位已被羟基化的代谢物具有催化活性[40]。目前已发现该酶位于近曲小管和远曲小管，其活性也存在于成骨细胞、角质形成细胞和淋巴造血细胞中，其中 1α, 25- 二羟基维生素 D 可能具有

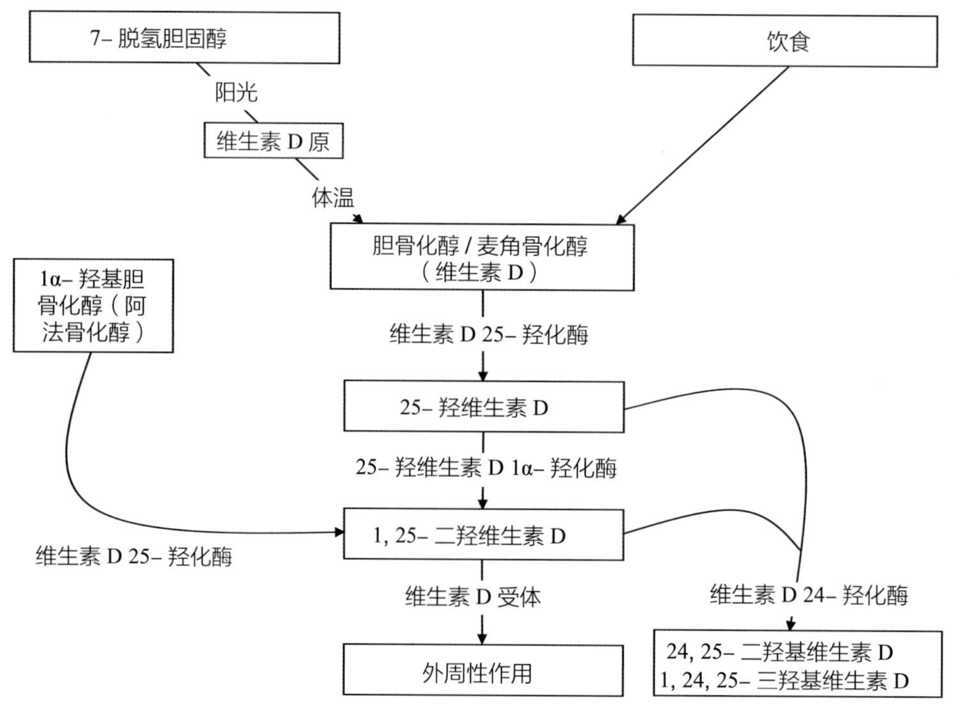

▲ 图 10-3　图示维生素 D 代谢所涉及的主要步骤

自分泌或旁分泌作用。在胎儿期，胎盘中可发现 1α- 羟化酶活性。在病理状态下，它存在于结节组织和皮下脂肪坏死的巨噬细胞中，是一种由 508 个氨基酸组成的线粒体酶（CYP27B1）（*609506），并与其他 P450 酶具有相当的同源性，由染色体 12q13.1～q13.3 上的单个基因（CYP27B1）编码，该基因的突变可造成假性维生素 D 缺乏性佝偻病（PDDR）、维生素 D 依赖性佝偻病 Ⅰ 型（VDDR-1）、Prader 佝偻病或者 1α- 羟化酶缺乏症（# 264700）。

PTH 通过其 cAMP/ 蛋白激酶作用刺激 1α- 羟化酶产生活性。低钙血症也能刺激 1α- 羟化酶产生活性，但这种作用通过 PTH 介导而非直接刺激产生。血浆中的磷酸盐对 1α- 羟化酶的活性有直接影响，尽管有证据表明这可能受到生长激素（GH）的调节。降钙素（CT）也可以调节该酶的活性，而 FGF23 和大剂量的糖皮质激素可抑制其活性。

1α, 25- 二羟维生素 D 是一种高效化合物，它以 pmol 浓度在血浆中循环，其合成受到血浆钙浓度的严格调控。为了使 1α, 25- 二羟维生素 D 的浓度能够快速变化，存在第二种酶 25- 羟维生素 D-24- 羟化酶（25OHD 24-OHase）（*126065）。这种细胞色素 P450 酶，可以同时以 25- 羟维生素 D 和 1α, 25- 二羟维生素 D 作为底物分别产生 24, 25- 二羟维生素 D[24, 25$(OH)_2$D] 和 1α, 24, 25- 三羟维生素 D[1α, 24, 25$(OH)_3$D]。该酶的作用可能是在不需要活性维生素 D 时将 25- 羟维生素 D 从合成 1α, 25- 二羟维生素 D 的过程中转移出去，并参与现有 1α, 25- 二羟维生素 D 的降解过程。这一过程受 PTH 的抑制，但可被 1α, 25- 二羟维生素 D 和 FGF23 刺激。据报道，24- 羟化酶的基因突变可导致婴儿高钙血症（# 143880）[41]，而在成年人中则倾向于导致肾结石[42]。

1α, 24, 25- 三羟维生素 D 的效力有限（约为 1α, 25- 二羟维生素 D 的 10%），可能是 1α, 25- 二羟维生素 D 的一种中间降解代谢产物。24, 25-

二羟维生素 D 的作用尚不确定，但南亚血统的人比欧洲血统的人具有更高活性的 25- 羟维生素 D-24- 羟化酶[43]，这似乎与他们对维生素 D 缺乏性佝偻病的易感性更高相关。

维生素 D 受体（VDR）：1α, 25- 二羟维生素 D 通过特定的维生素 D 受体（VDR）发挥作用[44]（*601769），这种受体是类固醇 - 甲状腺 - 视黄酸核受体超家族的成员和典型代表，具有能结合配体的结构域、DNA 结合域、可二聚化及转录激活的多种结构域。它由 12 号染色体上 1α- 羟化酶基因附近的基因编码，其受体广泛分布在肠道、甲状旁腺、软骨细胞、成骨细胞和破骨细胞前体中。1α, 25- 二羟维生素 D 在促进小肠中钙的吸收、抑制甲状旁腺的 PTH 分泌、影响生长板矿化和刺激破骨细胞分化方面起着关键作用。此外，在许多其他与钙平衡无直接相关性的组织中也存在着这些受体，如皮肤、乳房、前列腺和结肠，并且推测 1α, 25- 二羟维生素 D 可能在这些组织中起到部分预防癌症的作用。

VDR 突变可发生于整个分子，尤其是在结合配体（配体结合阴性）或结合 DNA（配体结合阳性）的结构域中。这些突变可引起严重的佝偻病，许多人，特别是那些结合 DNA 的结构域缺陷的人，也会出现秃发症。最初被称为Ⅱ型维生素 D 依赖性佝偻病（VDRR-Ⅱ），现在更适合称为遗传性 1α, 25- 二羟维生素 D 抵抗性佝偻病（HVDRR）（# 277440）。在 HVDRR 的另一种类型中，尚未鉴定出受体基因的突变，但认为是由与激素受体复合物结合以减弱其作用的核糖核蛋白的过表达引起的（%600785）。

4. 成纤维细胞生长因子 23（FGF23）

FGF23（*605380）主要由成骨细胞和骨细胞分泌产生。它在血浆中以可测量的数量循环，并且是通过成纤维细胞生长因子受体（FGFR）在各种组织中发挥作用的多种成纤维细胞生长因子之一。因此，它也是一种经典的激素。FGF23 的调控和作用总结于文中（图 10-4）[45]。FGF23 是一种主要的“磷调素”，在肾脏与其受体 FGFR1c（*136350）结合，通过 2c 型 Na/Pi 共转运蛋白导致磷酸盐排泄增加。它也抑制 1α- 羟化酶，并刺激 24- 羟化酶的活性，因此由 FGF23 升高引起的磷酸盐水平下降不会伴随有 1, 25- 二羟维生素 D 水平的预期增加。FGF23 位于 12p13 染色体上，编码 251 个氨基酸组成的多肽。通过从 179 和 180 位氨基酸之间裂解为氨基末端和羧基末端片段，可以使其失活。FGF23 的激活突变可以阻止这一过程，导致血浆中 FGF23 水平升高，引起常染色体显性遗传的低血磷性佝偻病（ADHR）（# 193100）；而 FGF23 基因的失活突变导致肾小管对磷酸盐的重吸收过程不再受抑制，从而产生家族性肿瘤样钙质沉着症 2 型高磷酸血症型（HFTC2）（# 211900）。

FGF23 上第 178 位苏氨酸的 O- 糖基化可防止其裂解，这个过程受到 UDP 多肽 N- 乙酰半乳糖胺基转移酶 3（GALNT3）（*601756）的影响。GALNT3 基因的突变也会导致 FGF23 基因失活，造成家族性肿瘤样钙质沉着症 1 型（# 211900）。

其他几个因素对 FGF23 有直接或间接的影响。为了使受体对 FGF23 有反应，需要有另一种蛋白质 Klotho（KL）（*611135）与其结合。KL 位于 13q12 染色体上，编码包含两个内部重复序列的 1014 个氨基酸。它激活 FGF23 的机制目前尚不确定，但目前认为其在某些特定组织（主要是肾脏、甲状旁腺和垂体）中能赋予 FGF23 一些特殊的作用。KL 的失活突变可导致高磷血症性肿瘤样钙质沉着症 3 型（HFTC3），但其 FGF23 的循环浓度升高[46]。

X 染色体上内肽酶同源磷调节基因（PHEX）（*300550）编码 749 个氨基酸和 7 个跨膜蛋白，并存在于多种组织中，但不存在于肾脏中[47]。

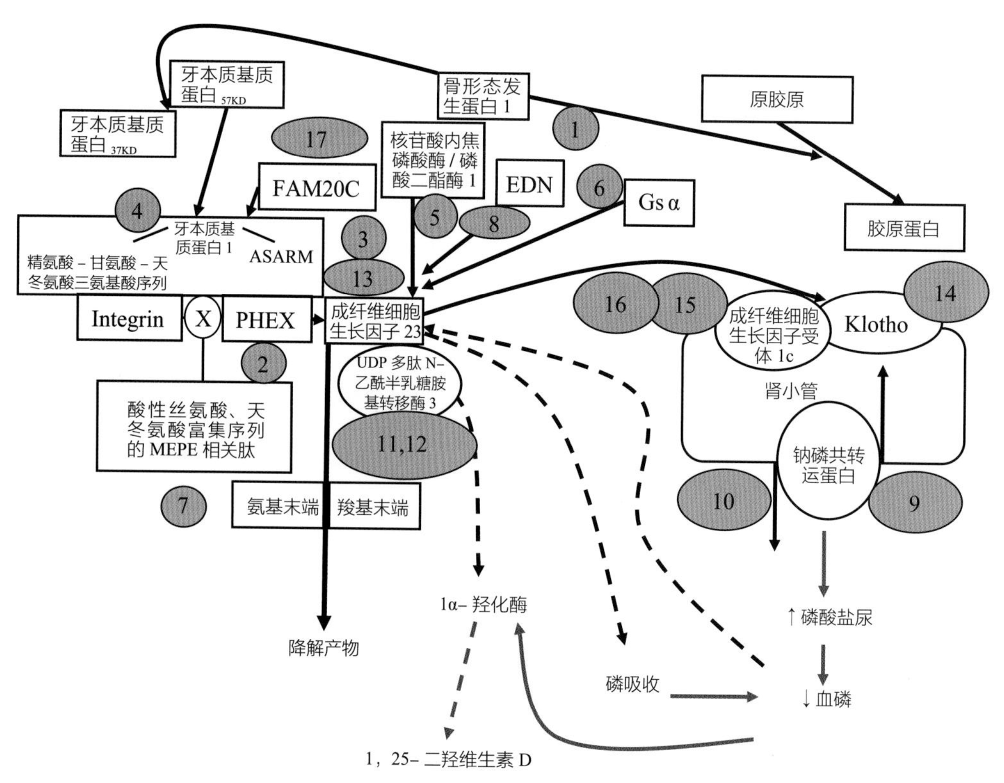

▲ 图 10–4 "磷酸盐代谢"的示意图

FGF23 是调控磷酸盐代谢的主要因素，并受许多其他因素影响，这些因素会改变其代谢或影响其分泌。虚箭表示抑制作用，实箭表示刺激作用。阴影圆圈中还显示了与各种基因突变相关的疾病：① BMP1 失活（成骨不全症Ⅻ型）；② PHEX 失活（X 连锁的低血磷性佝偻病）；③ FGF23 激活（常染色体显性低血磷性佝偻病）；④ DMP1 失活（常染色体隐性低血磷性佝偻病 1 型）；⑤ ENPP1 失活（常染色体隐性低血磷性佝偻病 2 型，也会引起婴儿期广泛性动脉钙化症）；⑥ GNAS 体细胞突变（McCune–Albright 多发性骨纤维发育不良）；⑦ MEPE 体细胞激活（肿瘤介导的骨软化症）；⑧ NRAS 激活（表皮痣综合征，如色素角化性斑痣性错构瘤病，Schimmelpenning–Feuerstein–Mims，先天性黑素细胞痣综合征）；⑨ NaPi2 失活（遗传性低血磷性佝偻病伴高钙尿症）；⑩肾性低磷血症（范可尼综合征，各种原因）；⑪ GALNT3 激活（肿瘤样钙质沉着症高磷酸血症 1 型）；⑫ GALNT3 激活（高磷血症高渗综合征）；⑬ FGF23 失活（肿瘤样钙质沉着症高磷酸血症 2 型）；⑭ Klotho 失活（肿瘤样钙质沉着症高磷酸血症 3 型）；⑮ FGFR1c 失活（Hartsfield 综合征）；⑯ FGFR1c 激活（osteoglophonic 发育不良）；⑰ FAM20C 失活（Raine 综合征）

它通过其内肽酶活性负责 FGF23 的加工和裂解，以防止高磷酸盐尿症。该基因位于 X 染色体上，其突变可导致经典的 X 连锁显性低血磷性佝偻病（XLH）（# 307800）。与此相关的数百种基因突变已被描述，并已建立在线数据库（http：//phexdb.mcgill.ca）。目前尚不清楚该疾病如何引起过多的磷酸盐尿，但其突变与循环中的 FGF23 浓度升高有关，这可能是由于 FGF23 失活的减少。它唯一已知的底物是在短整合素结合配体相互作用的糖蛋白（SIBLING）中发现的酸性丝氨酸、天冬氨酸富集序列的 MEPE 相关肽（ASARM）[48]。

FGF23 的分泌受许多因素控制。牙本质基质蛋白 1（DMP1）（*600980）是可促进矿化的多种 SIBLING 蛋白之一，主要由骨细胞分泌产生，可能起机械稳压器的作用，直接影响骨骼矿化，但它也抑制 FGF23 的分泌。DMP1 突变导致 FGF23 的分泌不受限制，从而引起常染色体隐性低血磷性佝偻病 1 型（ARHP1）（# 241520）。其他 SIBLING 蛋白包括骨唾液蛋白（BSP）（*166490）、骨桥蛋白（OPN）（*166490）、牙本质涎磷蛋白（DSPP）（*125485）和细胞外基质磷酸化糖蛋白

（MEPE）（*605912）。所有这些 SIBLING 蛋白在氨基末端均包含 23 个氨基酸的 ASARM 序列，而 DMP1 在羧基末端还具有精氨酸 – 甘氨酸 – 天冬氨酸（RGD）的 3 个氨基酸序列，目前认为该序列可与骨细胞表面的整合素受体结合，从而使 ASARM 基序与 PHEX 结合。

在某些特定类型的癌症中一些 SIBLING 蛋白被上调，并可能通过抑制 DMP1 与 PHEX 的结合，改变 FGF23 的分泌，从而导致肿瘤介导的骨软化症（TIO）。由 GNAS1 基因 α 亚基的体细胞突变引起的 McCune–Albright 多发性骨纤维发育不良的部分患儿，其磷酸盐排泄随 FGF23 的升高而增多，其机制目前尚未明确。DMP1 通过骨形态发生蛋白 1（BMP1）的裂解而激活自身，后者是一种金属蛋白酶，它还可以裂解一些其他蛋白，包括 1 型胶原蛋白 [49]。BMP1 基因突变可导致常染色体隐性遗传性成骨不全症 XⅢ型（OI13）（# 614856）[50]，此类患儿具有较高的骨量表型。1 型胶原蛋白上 C 末端原胶原蛋白结合位点的突变可抑制 BMP1 活性，产生一种具有高骨量表型的常染色体显性遗传性成骨不全症 [51]。

SIBLING 蛋白被 FAM20C（*611061）等高度磷酸化，后者还能使 FGF23 第 180 位氨基酸磷酸化，防止 GALNT3 引起的糖基化，从而导致 FGF23 降解增加。因此，FAM20C 突变不仅会抑制 SIBLING 蛋白的活性，而且还降低 FGF23 水平。净效应是导致伴有颅内钙化的骨硬化症，即 Raine 综合征（# 259775）[52]，尽管目前有存活至儿童期的罕见病例的相关记录，但在大多数情况下此病是致命的 [53]。矛盾的是，它有时可能与磷酸盐消耗性疾病有关，类似于 FGF23 水平升高所致 XLH。

一些原发性肾小管疾病可出现低磷血症和佝偻病，如 Fanconi 综合征（无论何种病因）和遗传性低磷血症伴高钙尿症（HHRH）（# 241530），这是由于 2c 型 Na/Pi 共转运体基因突变（SLC434A3）（*609826）引起的。在这些情况下，FGF23 不会升高，并且随着 1, 25– 二羟维生素 D 的升高，可能会发生高钙尿症，从而引起肾钙质沉着。

5. 甲状旁腺激素相关肽（PTHrP）

观察到某些癌症与高钙血症有关，但无法检测到 PTH，很明显另一种具有 PTH 特性的因子是导致高钙血症的原因。现在已知许多肿瘤都分泌 PTHrP（+168470）[54]，这是一种与 PTH 具有高度同源性的多肽，尤其是 N 端结构。它以激素原的形式分泌，随后被切割成几个片段。N 末端片段能以与 PTH 类似的方式与 PTH1R 结合，并具有类似的作用。

生理情况下，PTHrP 在血浆中几乎检测不到，并且在生后没有明显的生理性经典激素的作用，但确实具有重要的旁分泌作用，尤其是在软骨细胞中。同时 PTHrP 也是促进和维持胎儿期胎盘血钙正向浓度梯度的重要因素 [55]。它也可由哺乳期的乳房分泌，并在哺乳期血钙的稳态调节中可能起重要作用。患有原发性甲状旁腺功能减退症的母亲在母乳喂养时可能会出现高钙血症，需要减少维生素 D 类似物的剂量，这种效应目前被认为是由 PTHrP 引起的。

6. 降钙素

CT 是甲状腺 C 细胞分泌的一种多肽类激素。从胚胎学上讲，这些组成甲状腺的细胞来源于后鳃体。CT 在机体发生高钙血症的情况下分泌，并通过特定的受体发挥作用，以抵消破骨细胞中 PTH 的作用。因此，它具有降低血钙的作用，但这种作用在 CT 持续分泌时会逐渐减弱。胰高血糖素等分子上存在的特定四肽序列也会刺激 CT 分泌。它需要通过受体发挥作用，其受体编码基因位于 7q21 染色体上。

CT 的生理作用很难确定，但它可能在调节骨转换中发挥作用，并且相较于成熟骨骼而言，它对发育中的骨骼更为重要。实际上，CT 除了作为急性高钙血症的治疗药物和甲状腺髓样癌（MCT）（# 171400）的肿瘤标志物之外，基本上不具备其他的临床应用价值。

三、骨代谢生理

骨骼由基质、矿物质和细胞组成，它们以不同比例存在于不同部位的骨骼中。基质为矿物质提供了蛋白质支架，这两种成分都是由各种骨细胞合成并清除的。机体的大多数骨骼是在软骨雏形的基础上形成的，此过程被称为软骨内成骨。其他一些骨骼，尤其是头骨的扁平骨、锁骨和下颌骨，不存在软骨雏形，而是直接从间充质细胞分化成骨形成细胞而产生，这一过程被称为膜内成骨。

软骨内形成的长骨由骨两端的骨骺、骨干及两者的干骺端组成。在这些部位中可以看到两个不同的区域，即管状外部的致密钙化骨质（皮质）及由位于骨髓的交叉支撑物构成的内部较疏松的小梁区域（骨小梁）。骨小梁在骨骺、骨干及椎体中尤为突出。对于儿童来说，在骨骺和干骺端存在第四部分，即软骨生长板。一旦停止生长，该区域就会完全骨化并消失。

在软骨内成骨过程中，以两种方式生长。生长板的增生和随后的骨化导致骨骼长度的增加，而外部的骨增生和内部的骨吸收两方面相结合导致骨皮质大小的增加，这一过程称为建模。膜内骨的生长是前成骨细胞增殖的结果，主要发生在外周，可促进骨骼的钙化。在头颅上骨骼相接处形成骨缝。在某些情况下，如成骨不全症（OI）患儿，这种钙化过程存在缺陷，从而产生缝间骨的特征性外观，影像学上表现为未矿化骨质包围多个钙化区域的斑片状外观。

软骨生长板包含四层，其中主要的细胞类型是软骨细胞。离干骺端最远的是下面的静止层，而干骺端是增殖层。软骨细胞发生分化及体积增大，并且当它们进入前肥大层时其分裂速率会降低。印第安刺猬蛋白（IHH）（*600726）是与果蝇“刺猬”基因相关且高度保守的家族成员之一，在这种蛋白的影响下，软骨细胞最终进入非有丝分裂的肥大层并进一步分化，这一过程通过 PTHrP 及其受体 PTHR1 调节，随后发生凋亡，被血管侵入，最终被成骨细胞取代。细胞凋亡取决于是否存在足够的无机磷酸盐。低磷血症是各种类型佝偻病之间的共同纽带[56]。

软骨细胞的发育受一系列 BMP 作用的影响，而 BMP 的作用又受到另一种高度保守的（在脊椎动物中）称为 noggin（NOG）（*602991）的蛋白质的影响。它们共同负责关节的发育。NOG 是 BMP 的抑制剂，多种软骨发育不良由 BMP 基因突变引起。NOG 的突变可导致多种综合征，其中多数与关节发育异常有关，如共生现象和指趾过短。

（一）骨基质

1. 胶原

胶原是一组广泛分布在结缔组织中的蛋白质，由原纤维的异源或同源三聚体交联并缠绕成三螺旋结构。骨骼中 80% 的蛋白质由一种或其他类型的胶原组成，其中最丰富的形式是 I 型胶原蛋白，它是由两条 1A1 型链和一条 1A2 型链组成的异源三聚体，每条链均以原蛋白形式合成。翻译从 N 末端开始，但胶原蛋白链的组装从 C 末端开始。C 末端上的前肽指导链间的识别，这部分基因的突变可导致致命性成骨不全症[57]，而阻止 C 末端前肽正常裂解过程的突变会导致具有高骨量的轻型成骨不全症[51]。在翻译后修饰的过程中，前蛋白肽、前胶原蛋白 1 型 C 末端（P1CP）和前胶原蛋白 1 型 N 末端（P1NP）被裂解并在血浆中循环。在研究骨转换时，有时利用测量前胶原肽的方法来评估骨形成。同样在骨吸收过程中，胶原交联氨基末端肽（NTX）被释放，通常可以在尿液中测量到，以此作为骨吸收的指标。

(1) 链排列和螺旋折叠：*COL1A1*（+120150）和 *COL1A2*（*120160）基因的突变导致相应蛋白质的定性或定量异常，从而造成多种类型的成骨不全症。胶原纤维的交叉连接过程复杂，由赖氨酸和脯氨酸分子在原纤维内的羟基化、醛形成和糖基化一系列步骤组成。软骨相关蛋白（CRTAP）（*605497）促进了羟化和螺旋折叠的过程，该蛋白可与脯氨酰 3- 羟化酶 -1（P3H1）（*610339）形成复合物。CRTAP 突变可导致Ⅱ B 型和Ⅶ型成骨不全症（# 610682），而编码 LEPRE1 的 P3H1（*610339）突变会导致Ⅷ型成骨不全症（# 610915）。Cyclophylin B（CYPB）（*123841）是脯氨酰 3- 羟化酶复合物的第三种成分，其编码基因 PPIB 的突变会导致Ⅸ型成骨不全症（# 259440）。

(2) 胶原三螺旋结构的质量控制：*SERPINH1*（*613848）和 *FKBP10*（*607063）对胶原的翻译后修饰和进入高尔基体时三螺旋结构的质量控制都很重要。这些基因的突变分别会导致严重的Ⅹ型成骨不全症（OI10 # 613848）和Ⅺ型成骨不全症（OI11 # 610968）。*FKBP10*（*607063）和 *PLOD2*（*601865）在胶原蛋白的羟基化与交叉连接过程中很重要，这些基因的突变分别会导致 1 型 Bruck 综合征（# 259450）和 2 型 Bruck 综合征（# 609220）。

(3) 矿化缺陷：其他与胶原蛋白形成和功能有关的基因包括 *IFITM5*（*614757）和 *SERPINF1*（*172860），前者突变可导致Ⅴ型成骨不全症（OI5 # 610967），后者突变会导致Ⅵ型成骨不全症（OI6 # 613982）

(4) 造成 OI 的未分类原因：通过全外显子测序发现了能产生成骨不全症样表型的新基因，包括 SEC24D（*607186），其突变会导致 Cole-Carpenter 综合征（CLCRT2）（# 616294），编码骨粘连蛋白的 SPARC（*182120）突变会导致ⅩⅦ型成骨不全症（OI17 # 616507），TMEM38B（*611236）突变会导致ⅩⅣ型成骨不全症（OI14 # 615066），CREB3L1（*616215）突变会导致ⅩⅥ型成骨不全症（OI16 # 616229），无翅型 MMTV 整合位点家族成员 1 Wnt1（*164820）突变会导致ⅩⅤ型成骨不全症（OI15 # 615220），SP7（*606633）突变会导致Ⅻ型成骨不全症（OI12 # 613849），PLS3（*300131）突变会引起骨矿物质密度数量性状基因座 18（BMNDQTL18 # 300910）。这些基因的确切作用尚待确定，但它们都会引起 OI 样表型，有些具有额外的临床或放射学特征，有助于明确诊断。

(5) 其他骨胶原：骨骼中其他含量较少的胶原蛋白类型是Ⅴ型（与 1 型共定位）。它是 5A1 型（*120215）、5A2 型（*120190） 和 5A3 型（*120216）胶原蛋白的异源三聚体，这些基因中的一个或其他突变都会导致某种类型的 Ehlers-Danlos 综合征。

软骨细胞可以分泌四种不同形式的胶原蛋白，不同的胶原蛋白在生长板发育的不同阶段产生。在增殖期，主要形式为Ⅱ型（*120140），而Ⅸ型（*120260）和Ⅺ型（*120290）则较少。Ⅱ型胶原还存在于眼玻璃体中，涉及该基因突变的许多疾病都伴有眼部异常。一旦进入前肥大期和肥大期，Ⅹ型（*120110）便成为胶原的主要存在形式，并且仅存在于该组织中。所有这些蛋白质的基因突变都会引起各种骨和软骨发育不良。

2. 非胶原基质蛋白

非胶原基质蛋白占骨基质的 15% 左右。在此可以找到三种不同类型的蛋白质，即蛋白聚糖、糖蛋白和γ- 羧谷氨酸包含蛋白（gla 蛋白）。蛋白聚糖以填充胶原纤维之间空间的大分子形式存在，或者以具有特定功能的较小蛋白质形式存在。这些蛋白质的重要性可以通过基因突变的结果事实来证明，聚集蛋白聚糖（ACAN）（*155760）基因突变会导致脊柱骨骺发育不良（# 608361），也可能与身材矮小和骨骼提前成熟有关[58]。还有一组富含亮氨酸的小分子间质蛋白聚糖，其作用似乎是与胶原蛋白和生长因子结合。

连接酶将核心蛋白聚糖蛋白与其糖胺聚糖侧链连接起来。该酶的基因突变可导致几种疾病，统称为接头病[59]。其中最重要的是 *B3GAT3*（*606373）（多个关节脱位、身材矮小、颅面畸形和先天性心脏缺陷# 245600）、*B4GALT7*（*615291）（Ehlers-Danlos 综合征，早衰 1 型）（EDSP1，# 615349）和 *B3GALT6*（*604327）（Ehlers-Danlos 综合征，早衰 2 型）（EDSP2，# 130070）。

糖蛋白是骨骼和软骨基质的重要组成部分，因为它们与大分子和细胞表面受体结合，有助于维持细胞间的相互作用。最重要的糖蛋白之一是软骨寡聚基质蛋白（COMP），该基因的突变会导致假性软骨发育不全（# 177170）和多发性骨骺发育不良（# 132400）。钙化骨中最丰富的非胶原蛋白是骨粘连蛋白，这是一种骨特异性磷蛋白，可与羟基磷灰石和胶原纤维选择性结合，仅存在于骨骼和牙本质中，在骨钙化的过程中非常重要。

γ- 羧谷氨酸包含蛋白（gla）是维生素 K 依赖性蛋白，对基质的钙化和成熟很重要。基质 Gla 蛋白（MGP）（*154870）似乎在软骨钙化过程中很重要。MGP 基因的突变会导致软骨钙化缺陷的 Keutel 综合征（# 245150）。骨 Gla 蛋白也称为骨钙蛋白，仅由成骨细胞按其活性成比例分泌，并参与骨矿物质的形成。一些骨钙蛋白进入循环系统，可以用作骨转换研究中成骨细胞活性的测量指标。它与维生素 K 的关系可以通过用华法林治疗妊娠期患母而患儿婴儿期可出现点状软骨发育不良来证明。

（二）骨矿物质

骨矿物质主要由羟基磷灰石组成，其中十个碳原子与三个焦磷酸盐分子结合，每个焦磷酸盐分子包含两个磷原子。它被置于成骨细胞的基质支架上，受成骨细胞分泌的多种因子影响。焦磷酸盐分子具有结构式 PO_3-O-PO_3。

双膦酸盐越来越多地用于骨质疏松症的医学治疗，其结构相似，中心氧原子被碳原子取代，并在其他两个侧臂上添加额外的残基。

（三）骨细胞

骨骼中存在成骨细胞、破骨细胞和骨细胞，而软骨中存在软骨细胞。此外，还有与骨细胞密切相关的造血系统相关细胞。

1. 成骨细胞

成骨细胞源自间充质干细胞，并且可在活化因子和抑制因子作用下，转化为成熟的成骨细胞，即主要的骨形成细胞。主要的激活机制是通过通路 Wnt 信号。Wnt 蛋白（*164820）与成骨细胞前体表面的低密度脂蛋白受体蛋白 5（LRP5）（*603506）耦联的卷曲蛋白（Frz）（*603408）结合，以激活 β- 连环蛋白介导的经典途径[60]。它与 BMP 相互作用以增强其分化。LRP5 还可与另一种蛋白 dickkopf（*605189）结合，而抑制其与 Frz 的结合。LRP5 的激活和失活突变导致多种骨脆性疾病[61]。该通路的抑制剂包括硬骨素（SOST）（*605740）。SOST 突变可导致骨硬化性疾病 van Buchem 病 1 型（# 239100）和硬化性骨化病（# 269500）。

成骨细胞的主要功能是生成新的骨，包括基

质和矿物质。在这一过程中，它们会分泌碱性磷酸酶和骨钙素，两者与 P1CP 或 P1NP 一起都可以作为骨转换的标志物。它们还通过分泌破骨细胞转化因子、肿瘤坏死因子配体超家族成员 11（TNFSF11）[也称为核因子 κB 受体活化因子配体（RANKL）] 和肿瘤坏死因子受体超家族成员 11B（TNFRSF11B）[也称为骨保护素（OPG）] 来调控破骨细胞的活性。破骨细胞也通过分泌 SOST 调控这些因子的水平。

2. 破骨细胞

破骨细胞是主要的骨吸收细胞。当它们与成骨细胞出现在同一骨骼表面时，可以发挥协同作用以吸收骨质，然后被相关的成骨细胞所取代。此过程称为骨重塑（对照骨塑形）。破骨细胞来源于巨噬细胞前体，并很大程度上受成骨细胞影响。巨噬细胞分泌巨噬细胞特异性集落刺激因子（CSF1，M–CSF），该因子作用于破骨细胞祖细胞的受体（c–fms）以开始成熟过程（图 10–5）。然而，M–CSF 无法独自完成此过程，需要激活细胞表面的肿瘤坏死因子受体超家族成员 11A（TNFRSF11A），也称为 RANK（NF–κB）。两者受肿瘤坏死因子和 RANKL 的调控。TNFRSF11A（RANK）的突变可导致成骨细胞缺乏型骨硬化症（# 612301）、早发性 Paget 病（# 602080）和家族性扩张性骨溶解症（# 174810）。

RANK 激活导致多个细胞融合，使成熟的破骨细胞成为多核细胞。RANKL 由成骨细胞分泌，可受多种因素调控，包括 PTH、1, 25– 二羟维生素 D、PTHrP 及各种细胞因子。虽然成骨细胞上存在大量的 PTH 受体，但破骨细胞上却很少，因此骨吸收过程必须由成骨细胞间接介导。

成骨细胞还能产生另一种蛋白，即护骨素（OPG），它是 RANKL 的诱骗受体。OPG 起到抑制作用，可防止 RANK 过度激活而引起骨吸收过量。TNFSF11（RANKL）突变可导致轻型常染色体隐性骨硬化症（OPTB # 259710），而 TNFRSF11B（OPG）突变可引起青少年 Paget 病（# 239000）。

为了吸收骨质，破骨细胞通过其底部的褶皱缘将自身附着在骨骼区域，在该处形成称为吸收陷窝的腔隙。褶皱缘由紧紧固定在骨组织上的质膜内褶构成，并限制了破骨细胞基底侧的重吸收。这些细胞负责清除矿物质和基质。酸性介质盐酸（HCl）负责溶解矿物质。H^+ 由碳酸酐酶产生，而 Cl^- 由 HCO_3^-（由碳酸酐酶形成）交换而来。质子通过 ATP 依赖的膜泡质子泵 [即 T 细胞免疫调节因子 1（TCIRG1）（*604592）] 外化到吸收陷窝中，而 Cl^- 通过特定的氯离子通道 7（CLCN7）（*602727）转运。CLCN7 具有一个 β 亚基，即骨骼石化症相关跨膜蛋白 1（OSTM1）（*607649），而囊泡运输还需要普利克底物蛋白（PLEKHM1）（*611466）。这些过程中的一种或其他突变会破坏破骨细胞功能，导致各种形式的富含破骨细胞的骨硬化症。基质的清除需要组织蛋白酶 K（CTSK），其突变（*601105）会导致致密性成骨不全症（# 265800），其中也存在高骨密度表型。

3. 骨细胞

骨细胞是最丰富的骨骼细胞，来自成熟的成骨细胞，并加入骨骼组织中，负责维持骨骼健康。它们位于被称为骨细胞陷窝的小空间中，并通过陷窝 – 骨小管系统相互联系。在骨皮质中，这些陷窝和它们的附属小管排列成同心圆结构，而一组同心圆结构构成了一个 Haversian 系统。

骨细胞通过向成骨细胞和骨细胞发出信号启动 BMU 的骨转换过程，从而维持骨骼健康。它们通过细胞内的力学调控系统改变骨骼上的机械应力，同时也通过分泌 FGF23 和 DMP1 在维持磷酸盐的动态平衡中发挥重要作用。

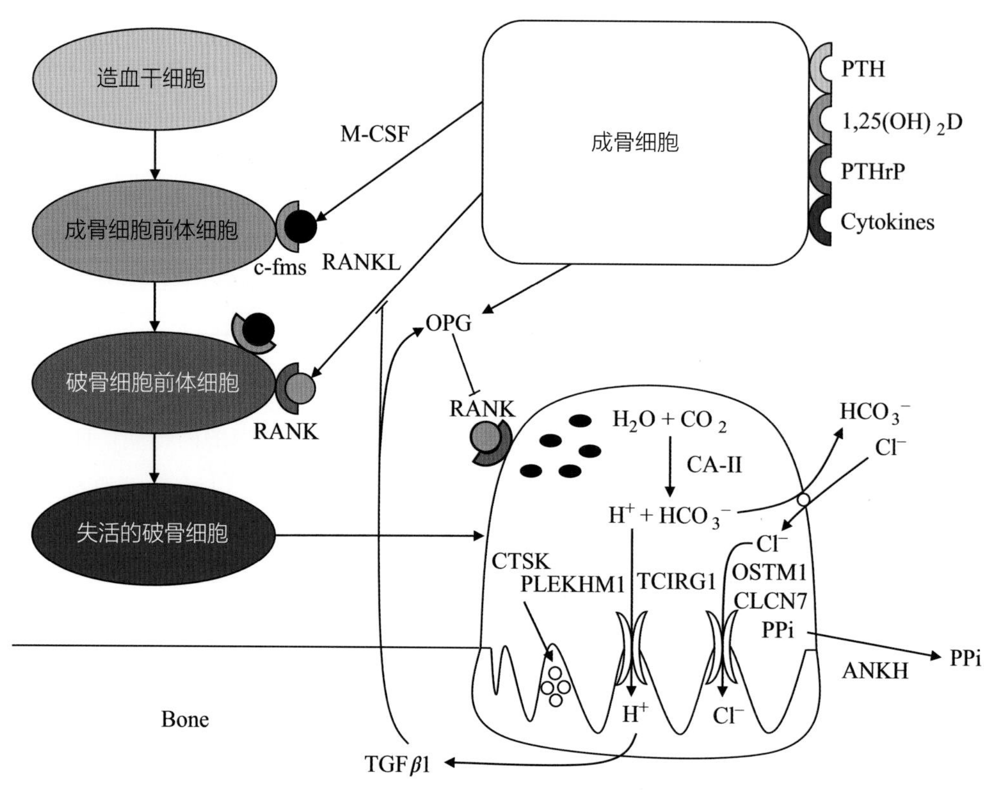

▲ 图 10-5 破骨细胞的分化和功能示意图

图片上部显示了由成骨细胞合成的能够调控破骨细胞转化的因子及能刺激成骨细胞诱导这种转化的因子，下半部分显示了破骨细胞及其产生的用以维持骨吸收酸性环境的各种因子。M-CSF. 巨噬细胞集落刺激因子；PTH. 甲状旁腺激素；PTHrP. 甲状旁腺激素相关肽；1, 25(OH)$_2$D.1, 25- 二羟维生素 D；PPi. 焦磷酸盐；ANKH. 小鼠 ANK 的同源蛋白；TCIRG1.T 细胞免疫调节因子 1（OPTB1）；RANKL.RANK 配体（OPTB2），（PDB2，FEO）；CA-II. 碳酸酐酶 Ⅱ（OPTB3）；ClCN7. 氯离子通道 7（OPTB4）；OSTM1. 骨骼石化症相关跨膜蛋白 1（OPTB5）；PLEKHM1. 含普利克底物蛋白同源结构域的蛋白家族 M 成员 1（OPTB6）；RANK. 肿瘤坏死因子配体超家族成员 11（OPTB7）；SNX10. 分拣微管连接蛋白 10（OPTB8）；CTSK. 组织蛋白酶 K（致密性成骨不全）；OPG. 骨保护素（青少年 Paget 病，PDB5）；SOST. 硬化蛋白（van Buchem 病 1 型，硬化性骨化病）；TGFβ1. 蛋白转化生长因子 $β_1$（Camurati-Engelmann 病）

四、钙调节激素间的相互作用

影响钙代谢的各种因素之间相互作用使血浆离子钙浓度维持在一个狭窄的范围内。同时，骨骼通过新陈代谢积聚足够的钙和磷酸盐，使骨骼可以进行重塑。当发生低钙血症时可维持钙动态平衡的激素因子见文中（图 10-6）。

五、胎儿和新生儿钙代谢

从妊娠约 12 周开始，胎儿体内的甲状旁腺就很活跃，使整个胎盘中钙维持在 0.25～0.5mmol/L（1～2mg/dl）的正梯度水平。用免疫测定法，在胎儿血浆中几乎检测不到 PTH，而生物学分析却能显示出显著的 PTH 样生物活性[55]，产生这种生物活性的主要因子是 PTHrP，而不是 PTH 本身。

足月婴儿含有约 27g 钙，其中大部分是在胎儿期最后 3 个月获得的。足月时钙通过胎盘的净转移量为每天 300～400mg，出生时每天钙的周转量占体内总钙的 1% 以上，而成年人约为婴儿的 1/50。因此，胎儿骨骼代谢非常活跃。

出生后，来源于母亲的钙供应终止，导致血浆钙在 48 小时内迅速下降至最低点 1.8～2.0mmol/L（7.2～8mg/dl）。随着母乳和配

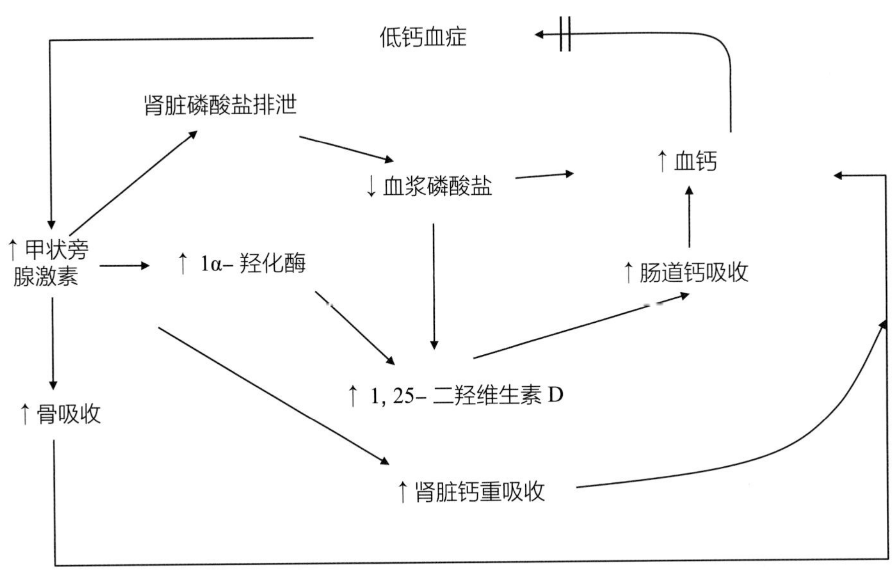

▲ 图 10-6　机体对低钙血症的主要反应示意图

方奶中钙的供应及正常的生理机制逐渐建立，在生后第 1 周结束时血钙浓度可达到正常水平（2.2～2.6mmol/L，8.8～10.4mg/dl）。

六、新生儿期后的钙、磷酸盐和镁的代谢及钙的级联反应

血浆钙的正常生理浓度建立后，尽管成年后骨矿物质增加了 50 倍，可达到约 1200g，但血浆钙浓度终生没有太大的变化。然而，机体的磷酸盐浓度变化很大，在对骨矿物质需求量最大的时期，尤其是在新生儿期和青春期，其浓度最高。镁的浓度也没有太大变化（0.7～1.2mmol/L，1.7～2.8mg/dl）。PTH、维生素 D 及其代谢物、PTHrP 和 CT 这四类因子共同维持钙的动态平衡。前两者对于出生后的儿童最为重要。镁同样起重要作用，它的缺乏会影响 PTH 的分泌（图 10-7）。

骨矿化障碍性疾病的检查

实验室和影像学检查

一线检查包括测量血液中的总钙（若可行，检测离子钙）、磷酸盐、白蛋白、镁、碱性磷酸酶、肌酐、PTH 和 25- 羟维生素 D，还应保存一份样本以供将来测量 1, 25- 二羟维生素 D（如果相关），尤其是对于佝偻病患者（表 10-1）。应采集相匹配的尿液用于检测钙、磷酸盐和肌酐水平。如果怀疑低血磷性佝偻病，测定空腹磷酸盐浓度具有重要价值。X 线检查可显示有无佝偻病、骨骼发育不良（如假性甲状旁腺功能减退症）、甲状旁腺功能亢进症或软组织钙化。X 线检查在检测颅内钙化方面不敏感，需要进行 CT 扫描。早期肾钙质沉着可通过超声检查发现。如果怀疑遗传性疾病，则应抽血并提取 DNA 进行分析。

如果怀疑母体维生素 D 缺乏或存在显性遗传性钙相关疾病，应该测量父母的骨代谢，并测定家庭中其他儿童的维生素 D 浓度。

七、临床疾病

（一）早产儿骨病（BDP）

胎儿在孕晚期获得大部分的钙和磷酸盐。因此，如果婴儿早产，则没有足够的时间进行骨矿化，极度早产的婴儿有发展为早产儿骨病（BDP）的风险。关于 BDP 的病因、治疗和预防在国际上已有综述发表 [62, 63]。即使早产婴儿几乎没有

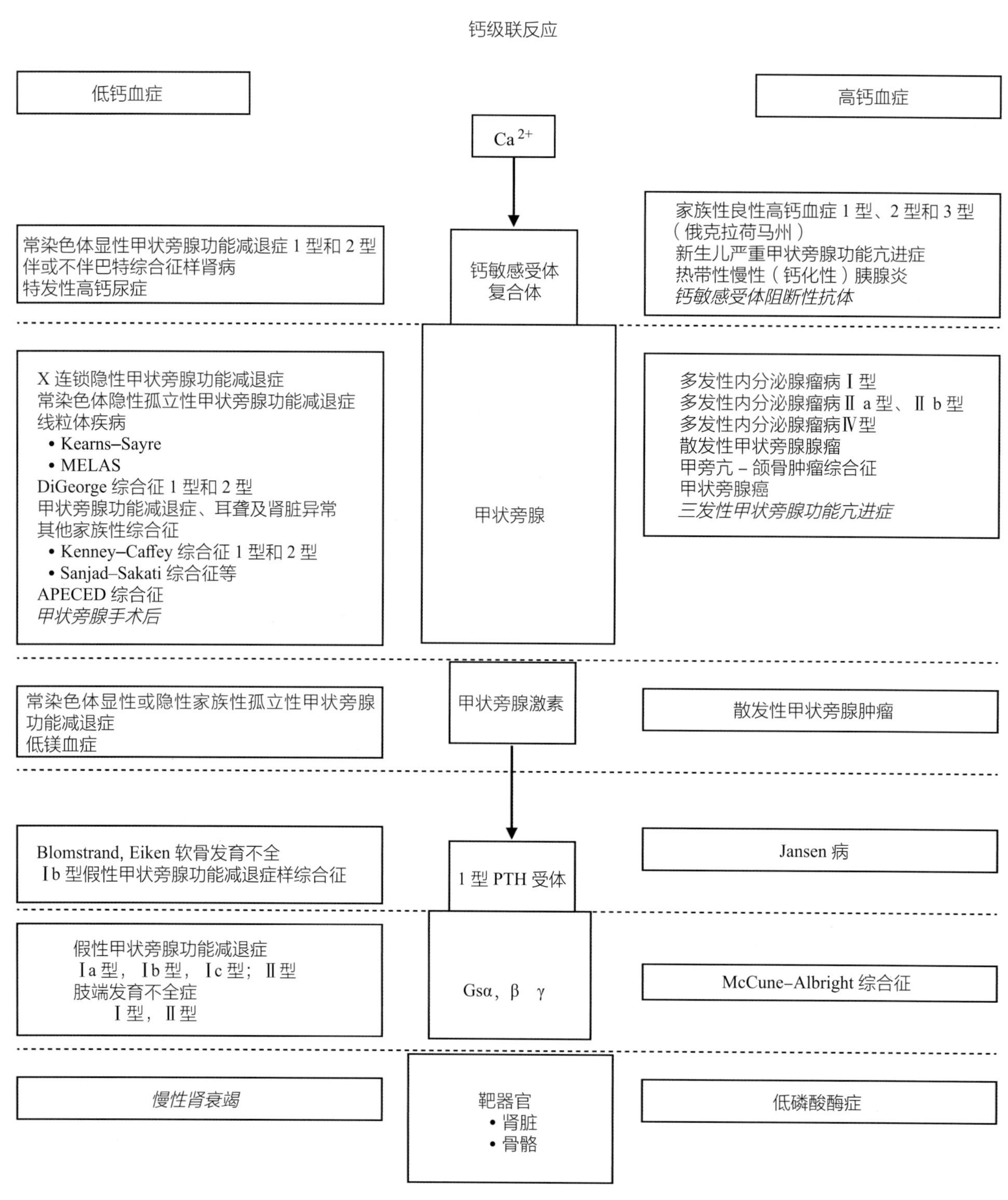

▲ 图 10–7 钙级联反应的示意图，标注了可能发生异常导致疾病的位置。遗传性的以正常字体显示，获得性的以斜体显示

表 10-1　钙及骨代谢异常相关检查

血液——初步检查
- 血钙
- 血磷
- 白蛋白
- 碱性磷酸酶
- 血肌酐
- 25- 羟维生素 D
- 全段 PTH
- 留取血清检测 1α, $25(OH)_2D$

必要时进行后续检查
- 血气分析
- 1α, $25(OH)_2D$
- 基因检测
- 甲状旁腺素相关蛋白
- 骨转化标志物

放射及核医学检查
- 腕、膝关节 X 线检查筛查佝偻病
- 骨骼检查筛查骨发育异常
- 肾脏超声筛查肾脏钙化
- 甲状旁腺超声筛查甲状旁腺肿瘤
- 头颅 CT 筛查颅内钙化
- SestaMIBI 扫描定位甲状旁腺
- Dexa 扫描

尿液——初步检查
- 尿钙
- 尿磷
- 尿肌酐

计算
- 尿 Ca/Cr
- FE_{PO4} 和 TRP
- T_mPO_4/GFR

必要时进行后续检查
- 尿糖、氨基酸检测
- 骨转化标志物
- 骨活检
- 磷酸酰乙醇胺，磷酸吡哆醛（维生素 B_6）——如怀疑低磷酸酶症
- FGF23

新生儿期其他相关疾病，也很难达到与子宫内相同的矿物质沉积率。一些早产并发症，如营养不良、呼吸窘迫和需要利尿治疗的心脏问题，都会使早产儿 BDP 的问题更加复杂。

BDP 起源于矿物质尤其是磷酸盐的缺乏。缺乏机械刺激也可能是一个危险因素，需要对婴儿进行监测，必要时给予营养补充。血浆磷酸盐应保持在 1.87mmol/L（6.4mg/dl）以上，而碱性磷酸酶升高到 500U/L 以上通常是活动性骨病的征兆[62]。由于儿童常规补充维生素 D 制剂，维生素 D 缺乏并不常见。但如合并婴儿肝炎，且骨矿化不足时，需额外补充骨化三醇治疗，也应该增加其他营养物质的摄入，如蛋白质。

（二）低钙血症

虽然血清离子钙浓度维持在很窄的范围内，但只有在血钙显著下降后才会出现低钙血症相关症状。当总钙高于 1.8mmol/L（7.2mg/dl）时症状并不常见，一些患者血钙低至 1.2mmol/L（4.8mg/dl）时仍无明显症状。血钙下降的速度对临床表现具有决定作用。

1. 低钙血症的症状及体征

低钙症状包括肌肉抽搐和痉挛，可表现为疼痛、呼吸暂停、喉痉挛、手足痉挛和局灶性或全身性癫痫发作。故对于不明原因抽搐发作，即使合并发热考虑热性惊厥时仍需积极测量血钙以鉴别。患者查体可见面神经叩击征（Chvostek 征）或束臂加压试验（Trousseau 征）阳性。慢性低钙血症可导致晶状体钙化[9]。继发于 1, $25(OH)_2D$、维生素 D 缺乏的婴儿低钙血症有发展为扩张型心肌病的可能[64]。而其他原因导致的低血钙（如甲状旁腺功能减退）就不会发生这种情况，可能是由于维生素 D 缺乏会直接影响心肌所致。如果早期给予有效心肺支持治疗，心肌病的预后良好，但需要数月的时间才能完全恢复。一些综合征可伴有特异表现（如 22qDS）。低钙血症可有佝偻病表现。部分假性甲状旁腺功能减退患者可见软组织钙化，脑 CT 可表现为基底节和额叶钙化。

急性低钙血症的处理流程如文中（流程图 10–1）所示。

2. 新生儿低钙血症

低钙血症可能发生在新生儿早期（2～3 日龄内）或更晚（出生十周后）。早发者多为生理性血钙下降，特别是伴有早产、生后窒息、合并其他疾病及孕母患糖尿病等情况。新生儿低钙血症的发病机制尚不清楚，可能为血钙下降后 PTH 升高出现了延迟，也可能因为对 CT 反应剧烈，尤其是由于胰高血糖素的促分泌作用而出现低血糖后。但这种说法不适用于糖尿病母亲婴儿，因为宫内慢性高血糖使胰高血糖素对低血糖反应受损。镁缺乏也可能是影响因素，特别是母亲妊娠期糖尿病控制不佳者，应该监测血镁，必要时予以纠正。早发低钙血症患儿通常在生后第 1 周内自行纠正，如果持续出现症状，则需要补钙。早产儿血磷相对偏低，可能会促进 BDP 的发生。

迟发型新生儿低钙血症通常伴有症状，可能为甲状旁腺功能减退的首发表现，但也须考虑母亲合并维生素 D 缺乏或原发性甲状旁腺功能亢进的情况。母亲维生素 D 缺乏可根据缺乏的严重程度随时出现低钙血症，但放射检查不一定有典型佝偻病特征，尤其是出生不久的新生儿。部分少数民族母亲的患儿，即使生后每天常规补充 400U 维生素 D 也不足以预防低钙血症。甲状旁腺功能亢进的母亲可无任何症状，新生儿的低钙血症可能是其唯一的提示。故迟发型新生儿低钙血症应同时测量患儿及母亲的维生素 D 水平，并

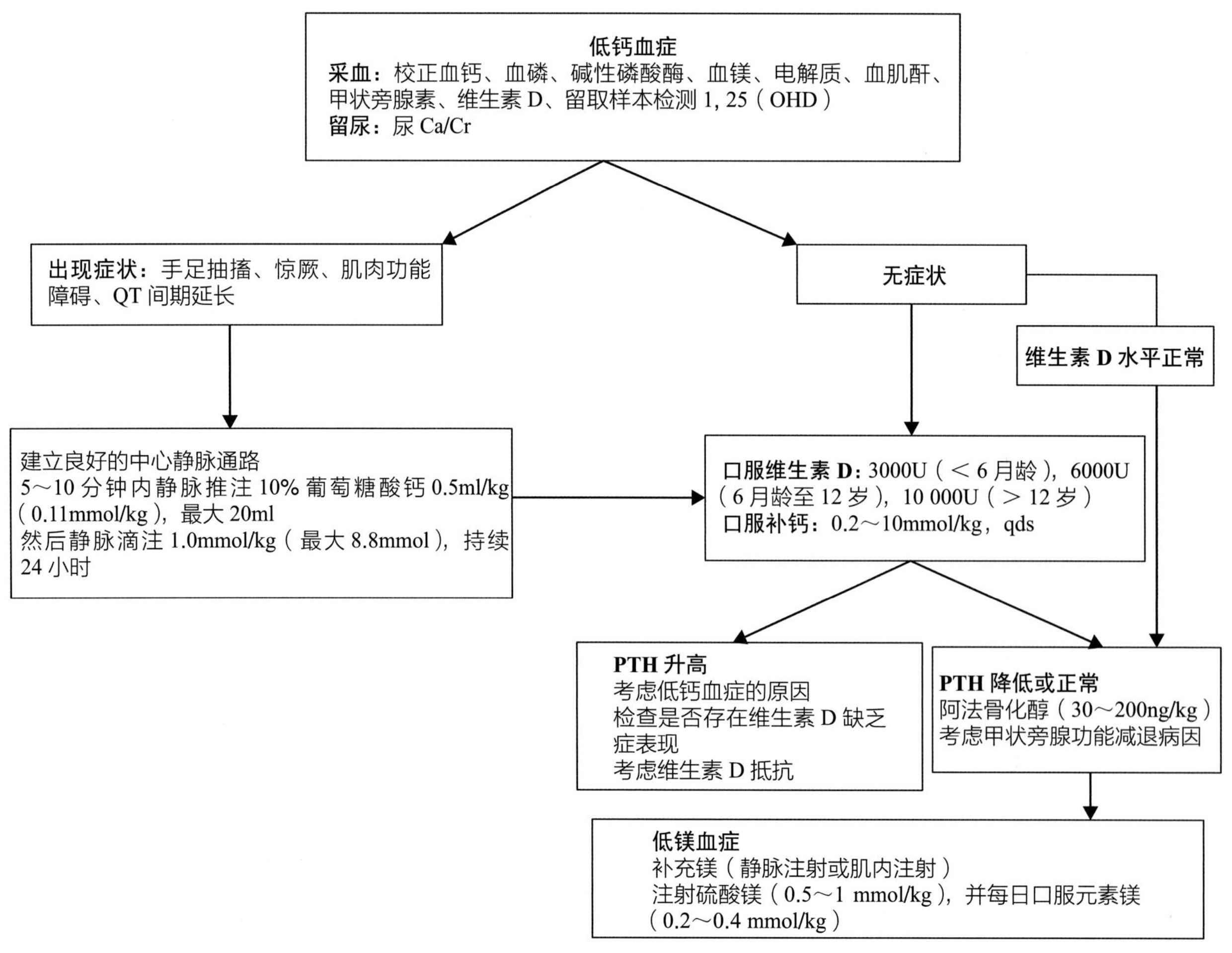

▲ 流程图 10–1 儿童低钙血症的紧急处理

完善母亲骨代谢相关检查。饮食摄入过量的磷酸盐也可导致低钙血症。这可由新生儿早期不适当的乳制品喂养所致，母乳喂养的婴儿就不会发生，且这种情况随着配方奶粉日益精细化逐渐减少。

伴有症状的新生儿低钙血症需要缓慢静脉注射 10% 葡萄糖酸钙 1～3ml/kg（0.225mmol/ml，0.9mg/ml），之后继续输注 1～2mmol/（kg•d）[40～80mg/（kg•d）] 或口服补充。需要注意的是输注时选择安全的静脉输注位置，需谨防液体外渗，否则渗漏局部皮肤可出现难以消除的瘢痕。维生素 D 缺乏患儿需要每天额外补充维生素 D 1000～1500U。如持续存在低钙血症，特别是怀疑患儿为甲状旁腺功能减退症时，需要补充活性维生素 D。

3. 甲状旁腺激素释放减少

甲状旁腺（PT）疾病

- 孤立性先天性甲状旁腺功能减退症：本病是由常染色体显性、常染色体隐性或 X 连锁隐性遗传导致的甲状旁腺发育异常。与孤立性甲状旁腺功能减退有关的基因包括 CaSR、GNA11、PTH、GCM2 和 SOX3。

孤立性先天性甲状旁腺功能减退症（#146200）最常见的原因是位于染色体 6p24.2 上的神经胶质细胞缺失因子 2 基因（GCM2，也称 GCMB）（*159623）突变所致，该基因编码高度保守转运因子，负责甲状旁腺的发育。GCM2 也被证实能够调节 CaSR 和 PTH 基因的表达。本病可为常染色体隐性遗传 [33, 65] 及显性遗传 [66] 方式。

11p15（*168450）染色体上的前甲状旁腺素原（P-P PTH）基因突变导致 PTH 加工中断，并使 PTH 在内质网和细胞膜转运受阻，从而导致细胞凋亡。该基因在患病家族中已发现有常染色体显性遗传 [67] 和隐性遗传 [68] 模式。X 染色体 q26～q27 的变异可能与 SOX3 基因失调有关（*313430），这会导致 X 连锁隐性早发型甲状旁腺功能减退症，伴有严重的低钙血症和相关的癫痫发作（#300123）[69]。

- 甲状旁腺功能减退症相关综合征：Kearns-Sayre 综合征（KSS）（#530000）包括甲状旁腺功能减退伴进行性眼外肌麻痹、视网膜色素变性、心脏传导阻滞或心肌病及近端肌肉病等。该综合征还可能与糖尿病有关，并与 MELAS 综合征（#540000）症状部分重叠。MELAS 综合征表现为甲状旁腺功能减退伴儿童期起病的线粒体脑病、乳酸酸中毒和脑卒中样发作 [9]，糖尿病及近端肌肉病也有报道。在这些患者中也发现了一些线粒体基因突变，但其作用尚不清楚。

22q 缺失综合征（22qDS，也称 CATCH22）是人类最常见的基因缺失综合征（*602054），发病率为活产婴儿中 1/（4000～5000）。它表现为四联征，即甲状旁腺发育不全、胸腺发育不全引起的免疫缺陷、先天性心脏病及面部畸形，这些结构均来源自第三和第四咽囊 [70]。该病与一些综合征的症状也有重叠，如 DiGeorge（#188400）（DGS）、腭 - 心 - 面综合征（VCFS）（#192430）和异常面容综合征（CTAFS）（#217095），以及一些非综合征性心脏异常，如肺动脉闭锁伴室间隔缺损、法洛四联征、动脉干及主动脉弓中断。其中，只有 DGS 有甲状旁腺功能减退表现。这些疾病的表现是十分多变的。

多数 DGS 是染色体 22q11.2 杂合性缺失所致，且多为新发微缺失。常染色体显性遗传途径被认为与同一染色体区域的不平衡易位和缺失有关 [71]。TBX1（*602054）位于 22q11.1 染色体 DiGeorge 区域的中心，推测可能在咽囊和耳囊的早期发育起关键作用。该基因产物的确切作用尚不清楚，但它们可能是 DNA 结合蛋白 [72]。另一个基因 UDF1L 也在 22q11 区域内，在所有

22q11.1 DGS 综合征患者中都发现了该基因的缺失[73]。

染色体 22q 区域有基因突变的患儿被称为 DGS1，但并非所有 DGS 患者该区域都有突变。染色体 10p13～14 上第二核心区的基因突变也与甲状旁腺功能减退及免疫缺陷症有关，被称为 DGS2（%601362）。这些综合征涉及的基因尚不清楚。某些 DGS 的特征也可见于胎儿酒精综合征。

DGS 主要表现为甲状旁腺、胸腺及心脏的异常。虽然疾病的严重程度表现出很大差异，但大多数该病婴儿都伴有心脏异常，需要密切关注、积极处理。严重的低钙血症并不会立即出现，往往被忽视。胸部 X 线片未见胸腺影结合 T 淋巴细胞计数降低可提示胸腺发育不良，而总淋巴细胞计数可能是正常的。晚发型 DGS 通常在儿童晚期或青春期出现低钙血症，可只伴有轻微的畸形。这些患者可检测到染色体 22q11 的微缺失[74]。那些在婴儿期未出现低钙血症的患儿，可能会在青少年生长突增时出现低钙性抽搐。心衰患者使用襻利尿剂可因尿钙排泄增多而导致低钙血症。有关 22qDS 的全面回顾可参见其他文献[75, 76]。

甲状旁腺功能减退症、耳聋和肾发育不良综合征（hypoparathyroidism deafness and renal anomalies，HDR）（#146255）为常染色体显性遗传，甲状旁腺功能减退与 PTH 水平低有关，或 PTH 波动于不恰当的正常范围内[77]。耳聋通常为感音神经性耳聋，肾脏常表现为囊性病变，可导致肾功能不全。这些患者中能检测到 10p14–10pter 染色体异常。该区域不与 DGS2 区域重叠，其包含一个 GATA 结合蛋白 3 基因（GATA3）（*131320），该基因与肾脏、内耳和甲状旁腺发育有关。

常染色体隐性遗传的 Kenny–Caffey（# 244460）综合征和 Sanjad–Sakati 综合征[78]及 Richardson 和 Kirk[79]描述的综合征都属于同一综合征，称为甲状旁腺功能减退 – 发育迟缓 – 畸形（hypoparathyroidism retardation dysmorphism，HRD）综合征（# 241410）。它们都是因微管蛋白特异性分子伴侣 E（TBCE）基因突变致病（*604934），尽管表型上存在差异，但似乎都具有共同的单体型。除了有甲状旁腺功能减退症外还有身材矮小和发育迟缓表现。大部分报道见于沙特阿拉伯和科威特的近亲家庭患者中。该基因已定位在染色体 1q42～43。还有一些其他家族性综合征尚未确定染色体位置和缺陷的基因（表 10–2）。

APECED 综合征（# 240300）也称为自身免疫性多内分泌腺病综合征 1 型，皮肤黏膜念珠菌病及甲状旁腺功能减低症通常发生在儿童期[80]。约 70% 的患者会出现肾上腺功能不全和其他内分泌疾病，如性腺功能减退、甲状腺功能减退，糖尿病可能发病较晚。其他特征可见指甲凹陷、角膜病变、脱发、肝炎和肠道吸收不良等。

该病被认为与染色体 21q22.3 上的自身免疫调节因子 1（AIRE–1）基因（*607358）的突变有关。尽管它在调节免疫中的作用尚不清楚，但它编码由 545 个氨基酸组成的蛋白质，主要位于细胞核中，可能充当转录因子。芬兰家庭中尤为常见，有 82% 的该病患者发现了 257 位密码子的突变（Arg257Ter）。该突变在伊朗犹太人中也有发现。

患者通常先表现为皮肤黏膜念珠菌病，而后出现甲状旁腺功能低下，继而出现其他特征。如果病情稳定的患者出现高钙血症，需警惕肾上腺功能不全。这可能是由于盐皮质激素或糖皮质激素缺乏引起血容量减低，肾脏钙重吸收增加导致。

4. 钙敏感受体异常

- 常染色体显性低钙血症（ADH）：这类疾病因甲状旁腺和肾脏中 CaSR 异常导致血清钙的阈值降低而出现低钙血症，特征性表现为

表 10-2　基因突变导致的低钙血症，按照钙代谢过程进行疾病排序，该表列出了代谢特点、OMIM 编号、致病基因、遗传方式及主要临床特征

钙代谢相关部位	代谢异常	OMIM	染色体位置	基　因	基因产物	OMIM	遗传方式	主要临床特征
钙敏感受体	常染色体显性低钙血症 1 型（家族性孤立性甲状旁腺功能减退症）	#601198	3q13.3–q21	*CaSR*	钙敏感受体	*601199	AD	（症状性）低钙血症、高钙尿症、肾钙化
	常染色体显性低血钙症伴 Bartter 样特征	#601198	3q13–21	*CaSR*	钙敏感受体	*601199	AD	（症状性）低钙血症、高钙尿症、肾钙化
	常染色体显性低钙血症 2 型	#615361	1pter–p36.13	*GNA11*	鸟苷酸结合蛋白 α11	*139313	AD	（症状性）低钙血症、高钙尿症、肾钙化
甲状旁腺	X 连锁隐性甲状旁腺功能减退症	%307700	Xq26–27	*?SOX3*	SRY 相关同源盒	313430	XLR	婴儿期起病的甲状旁腺功能减退症
	常染色体隐性孤立性甲状旁腺功能减退症	#146200	6p24.2	*GCMB*	果蝇神经胶质细胞同源物缺失	*603716	AR 和 AD	孤立性甲状旁腺功能减退症
	线粒体病 • Kearns–Sayre	#530000	线粒体基因缺失	各种线粒体			母系遗传	• 甲状旁腺功能减退、进行性眼肌麻痹、视网膜色素变性、心脏传导阻滞或心肌病、身材矮小、原发性性腺功能减低、感音神经性耳聋、近端肌肉病、糖尿病
	• MELAS	#540000	线粒体基因点突变	各种线粒体			母系遗传	• 甲状旁腺功能减退、线粒体脑病、乳酸酸中毒、脑卒中样发作、近端肌肉病、糖尿病
	• Pearson 综合征，又称骨髓胰腺综合征	#557000	线粒体邻近基因缺失	各种线粒体			母系遗传	• 甲状旁腺功能减退、铁粒幼细胞大细胞性贫血、胰腺功能障碍
	DiGeorge 综合征 1 型	#188400	22q11.2	*TBX1*（和其他）	转录因子	*602054	偶发或 AD 或不平衡易位	新生儿甲状旁腺功能减退、胸腺发育不全、巨鼻口畸形、主动脉弓异常（动脉主干、右位主动脉弓等）
	DiGeorge 综合征 2 型	#188400	10p13–14	?	?		偶发	新生儿甲状旁腺功能减退、免疫缺陷

（续表）

钙代谢相关部位	代谢异常	OMIM	染色体位置	基 因	基因产物	OMIM	遗传方式	主要临床特征
甲状旁腺	甲状旁腺功能减退、耳聋、肾脏发育不良	#146255	10p14–10pter	*GATA3*	T 细胞抗原受体增强子结合蛋白	*131320	AD	甲状旁腺功能减退、感音神经性耳聋、肾囊性变
	其他家族性综合征							
	• 常染色体显性 Kenny–Caffey 综合征	#127000	11q21.1	*FAM111A*	• 家族中均有相似的 111A 序列	*615292	AD	• 与 AR 遗传的 Kenney–Caffey 综合征相似
	• 细骨发育不良	#602361	11q21.1	*FAM111A*	• 家族中均有相似的 111A 序列	*615292	AD	• 围产期死亡、干骺端细薄、干骺端杯口状、短指、眼部异常
	• 常染色体隐性 Kenny–Caffey 综合征	#244460	1q43–44	*TBCE*	• 微管蛋白特异性分子伴侣 E	*604934	AR	• 甲状旁腺功能减退、严重身材矮小、管状骨皮质增厚和髓腔狭窄、骨龄正常、板障间隙消失、前囟闭合延迟、智力正常
	• Sanjad–Sakati 和 Richardson 和 Kirk	#241410	1q43–44	*TBCE*	• 微管蛋白特异性分子伴侣 E	*604934	AR	• 甲状旁腺功能减退、眼窝凹陷、小头畸形、唇薄、人中长、鹰沟鼻、外耳畸形、小下颌、塌鼻梁、智力低下
	• Dahlborg 和 Borer		?	?	?		AR 或 XLR	• 甲状旁腺功能减退、先天性淋巴水肿、肾病、二尖瓣脱垂、远节指骨短小
	• 自身免疫多腺体病 1 型（APECED1）	#240300	21q22.3	*AIRE-1*	• 自身免疫调节因子	*607358	AR	• 皮肤黏膜念珠菌病、甲状旁腺功能减退、肾上腺功能不全、性腺功能减退、糖尿病、指甲凹陷、角膜病、脱发、肝炎、肠道吸收不良
	• 自身免疫多腺体病 2 型（Schmidt）（APS2）	%269200	?	?			AD	• 甲状旁腺功能减退、艾迪生病、1 型糖尿病
	• 长链羟酰基辅酶 A 脱氢酶缺乏症 / 三功能蛋白缺乏症	#609015	2p23.3	*HADHA/B*	• 三功能蛋白	*600890/ *143450	AR	• 甲状旁腺功能减退、多系统代谢紊乱、新生儿死亡、婴儿类 Reye 综合征或青少年骨骼肌肉病

（续表）

钙代谢相关部位	代谢异常	OMIM	染色体位置	基　因	基因产物	OMIM	遗传方式	主要临床特征
PTH	家族性孤立性甲状旁腺功能减退症	#146200	11p15	*PTH*	甲状旁腺激素	*168450	AD	甲状旁腺功能减低症
	家族性孤立性甲状旁腺功能减退症	#146200	11p15	*PTH*	甲状旁腺激素	*168450	AR	甲状旁腺功能减低症
PTH/PTHrP 受体	Blomstrand 软骨发育不良	#215045	3p21.1–p22	*PTH1R*	甲状旁腺激素受体	*168468	AR	骨龄超前、软骨细胞加速成熟、骨密度增加、骨结构不良、迅速致死
	Eiken 骨骼发育不良	#600002	3p21.1–p22	*PTH1R*	甲状旁腺激素受体	*168468	？ AR	骨化延迟、骨骼异常
	假性甲状旁腺功能减退 Ⅰ b 型样综合征		3p21.1–p22	*PTH1R*	甲状旁腺激素受体	*168468	？ AR	甲状旁腺功能减退伴 PTH 升高
受体后作用相关疾病	假性甲状旁腺功能减退 Ⅰ a 型	#103580	20q13.2–13.3	*GSαAD* 父源印记	Gs–α 亚基	+139320	AD 父源印记	甲状旁腺功能减退伴 PTH 升高、身材矮小、圆脸、掌跖骨短（AHO）、轻度甲状腺功能减退、卵巢功能紊乱、轻度精神发育迟缓
	假假性甲状旁腺功能减退症		20q13.2–13.3	*GSαAD* 母源印记	Gs–α 亚基	+139320	AD 母源印记	同上述，但不伴甲状旁腺功能减退
	假假性甲状旁腺功能减退症伴高睾酮血症		20q13.2–13.3	*Gsα*- 不同热敏性	Gs–α 亚基	+139320	AD 父源印记	与 PHP- Ⅰ a 表现相似伴高睾酮血症
	假性甲状旁腺功能减退症 Ⅰ b 型	#603233	20q13	*STX16*	突触融合蛋白 16	*603666	AD? 父源印记	甲状旁腺功能减退伴 PTH 升高但无 AHO、可能保留骨骼敏感性
	假性甲状旁腺功能减退症 Ⅰ c 型		20q13	*GNAS*			AD	多种激素抵抗伴 AHO
	假性甲状旁腺功能减退症 Ⅱ 型	%203330	？	？	？		？	甲状旁腺功能减退、cAMP 正常但肾脏磷调节受损

（续表）

钙代谢相关部位	代谢异常	OMIM	染色体位置	基　因	基因产物	OMIM	遗传方式	主要临床特征
受体后作用相关疾病	肢端骨发育不良 1 型	#101800	17q24.2	*PRKAR1A*	CAMP 调节亚基	*188830	AD	肢端肥大症、多种激素抵抗
	肢端骨发育不良 2 型	#614613	5q11.2–q12.1	*PDE4D*	磷酸二酯酶 4D 型	*600129	AD	肢端肥大症、激素抵抗少见
镁缺乏	家族性原发性低镁血症	#602014	9q12–22.2	*TRPM6*	瞬时电子感受器阳离子通道 M6	*607009	AR	孤立性肠道镁离子转运缺陷、低钙尿症
	孤立性肾脏镁丢失	#154020	11q23	*FXYD2*	Na，K–ATP 酶 γ 亚基	*601814	AD	高镁尿症伴低镁血症、低钙尿症
	孤立性隐性肾性低镁血症	#611718	4q25	*EGF1*	表皮生长因子	*131530	AR	孤立性低镁血症、血钙、尿钙正常、精神运动发育迟滞、癫痫、反射亢进
	Gitelman 综合征	#263800	16q13	*SLC12A3*	噻嗪敏感性钠氯共转运蛋白	*600968	AR	高镁尿症、低钾性碱中毒、低钙尿症、慢性皮炎
	家族性低镁血症伴高钙尿症和肾钙化	#248250	3q	*CLDN16*（*PCLN-1*）	Paracellin–1（密封蛋白 16）	*603959	AR	高镁尿症、高钙尿症、低镁血症、肾钙化、肾衰竭
	肾性低镁血症伴眼部受累	#248190	1p34.2	*CLDN19*	Claudin19（密封蛋白 19）	*610036	AR	高镁尿症、高钙尿症、低镁血症、肾钙化、肾衰竭、眼部异常
	低镁血症 6 型	#613882	10q24.32	*CNNM2*	细胞周期二价阳离子转运蛋白	*607803	AD	肾性低镁血症
	低镁血症伴发作性共济失调	#160120	12p13.32	*KCNA1*	K 离子电压门控通道	*176260	AD	低镁血症伴发作性共济失调
	Bartter 综合征 1 型	#601678	15q21.1	*SLC12A3*	钠钾氯共转运子 –2	*600839	AR	低钾、低氯血症碱中毒、失盐、高钙尿症、肾钙化、骨质疏松
	Bartter 综合征 2 型	#241200	11q24.3	*KCNJ1*	官腔钾通道	*600359	AR	低钾、低氯血症碱中毒、失盐、高钙尿症、肾钙化、骨质疏松

（续表）

钙代谢相关部位	代谢异常	OMIM	染色体位置	基　因	基因产物	OMIM	遗传方式	主要临床特征
镁缺乏	Bartter 综合征 3 型	#607364	1p36.13	*CLCNKB*	基底外侧膜氯离子通道 B	*602023	AR	低钾、低氯血症碱中毒、失盐、高钙尿症、肾钙化、骨痛、偶发性低镁血症
	Bartter 综合征 4a 型	#602522	1p32.3	*BSND*	Barttin（clc-ka 和 clc-kb 的 β 亚基）	*606412	AR	低钾、低氯血症碱中毒、失盐、高钙尿症、肾钙化、骨质疏松
	Bartter 综合征 4b 型	#613090	1p36.131	*CLCNKA/B*		*603024/3	AR	
	East 综合征	#612780	1q23.2	*KCNJ10*		*602208	AR	

低钙血症、高钙尿症，PTH 正常或降低。肾钙质沉着症是常见的并发症。低钙血症症状取决于血清钙降低的严重程度。

ADH 是由 CASR 基因（*119185）（ADH1）（ # 601199） 或 GNA11（ADH2）（ # 139313）发生激活突变引起的，该基因编码一种 G 蛋白亚基，参与 CASR 的信号传导。这种情况下患者血清钙降低时被认定为正常，故 PTH 无反应性升高，出现甲状旁腺功能减退。疾病的严重程度取决于基因突变使钙反应曲线左移的程度（图 10-2）。患者可有低钙血症症状，也可能无症状。对于已经报道过的几种突变，尽管未发现基因型与表型的相关性，但所有个体的症状均与低钙血症的严重程度相关。该病通常为常染色体显性遗传，但也有散发的病例报道。

是否干预治疗取决于临床症状。在血钙高于 1.95mmol/L（7.8mg/dl）时可不必治疗，只有当血钙进一步降低出现症状时才需要治疗。应慎用活性维生素 D 类药物（如阿尔法骨化醇或骨化三醇）。尽可能给予防止症状出现的最小剂量。且没有必要将血钙恢复至正常水平。随访过程中应仔细监测尿钙排泄，定期监测肾脏超声避免肾钙化的发生。为了治疗低钙血症而无法避免肾钙质沉着时，可使用噻嗪类利尿剂。这类患者通常对 PTH1～34（特立帕肽）的输注反应良好 [81]。选择性 CaSR 阻滞剂将来可能也会上市。

肾小管上 CaSR 基因突变与代谢性碱中毒、肾功能损害、高钙尿症、肾钙化、高肾素血症、低钾血症及肾素一醛固酮系统激活有关。这类患儿可能在新生儿期出现一过性的甲状旁腺功能低下，而后在儿童期发展为 Bartter 样综合征。这些患儿均发现 CaSR 激活突变，导致血清钙信号传导的剂量反应性曲线明显左移。该病机制尚不清楚，但已表明 CaSR 缺陷可导致钙和镁的重吸收障碍，进而出现钠重吸收障碍。钠离子排除增多及容量不足刺激肾素及醛固酮升高，导致低钾血症。同时，血钠降低刺激 DCT 导致钙离子进一步排泄及低钾碱中毒。这时噻嗪类利尿剂可能会加重钙的排泄，需小心使用。

其他非遗传性获得性甲状旁腺功能减低症可见于甲状腺手术或甲状旁腺切除术相关的甲状旁腺的破坏。单发的自身免疫性甲状旁腺功能减退症也可发生，并且重型 β- 珠蛋白生成障碍性贫血患者因多次输血导致铁沉积，也可能破坏甲状旁腺。

5. PTH 升高

假性甲状旁腺功能减退症以显著的甲状旁腺功能低下伴 PTH 升高为特征。该病病因为 PTH 的 G 蛋白耦联受体基因缺陷。该基因是一个印记基因。PHP 可分为 Ⅰ 型（肾小管 cAMP 对 PTH 反应减弱伴尿磷酸盐排泄受损）和 Ⅱ 型（仅表现为尿磷酸盐排泄受损）。

Ⅰ 型根据其特征可细分为以下几类。Ⅰa 型（PHP- Ⅰa）（ # 103580）为常染色体显性疾病，以低钙血症、高磷血症，PTH 升高为特征。该病发病机制为 PTH 抵抗，肾小管 cAMP 及尿磷排泄机制对 PTH 升高无反应。患者可表现一系列特异性体征包括身材矮小、圆脸、肥胖、掌骨和跖骨缩短，特别是第四和第五掌跖骨，统称为 Albright 遗传性骨营养不良体征（Albright's hereditary osteodystrophy，AHO）。其他特征还有颅内钙化、感音神经性耳聋、嗅觉异常等。该病还可出现对其他 cAMP 依赖性激素抵抗表现，如促甲状腺激素及促性腺激素，导致轻度甲状腺功能减退及月经不调。在发现 G 蛋白的 Gsα 亚基（*139320）后，我们认为 *GNAS1* 基因失活突变是 PTH 抵抗的原因 [82]。

我们将表现 AHO 但不伴钙代谢异常者称为假假性甲状旁腺功能减退症（PPHP）。这两种情况可能发生在同一家族中，但不会发生在同胞兄弟姐妹中。尽管家族中存在相同的基因突变，但伴血钙异常者基因突变为母系遗传，同一基因的父系遗传不会导致 PTH 抵抗。通过详细的遗传研究我们怀疑可能与基因印迹有关[82]。

GNAS1 包含编码 Gsα 亚基的 13 个外显子，以及编码转录子如 A/B、XL 和 NESP55 的 7 个外显子。该基因通过复杂的剪接排列产生四种不同的 mRNA 转录本。所有转录本都有外显子 2–13。

正常 Gsα 也包含外显子 1，其编码的 mRNA 以双等位基因方式在大多数组织中表达。但是，包含 A/B 及 XL 的转录子仅表达父源等位基因，母源等位基因被甲基化而失活；而 NESP55 基因仅表达母源等位基因，父源等位基因被甲基化[84]。在肾脏中，尽管它在髓袢升支粗段（TALH）和集合管中表达双等位基因，但近端肾小管中只表达母源等位基因（钙离子重吸收的主要区域）。故当母源等位基因突变则会出现低钙血症，因为肾小管后段父源等位基因活跃表达，治疗时并不常发生高钙尿症。因此，当母源等位基因发生突变，则出现 PTH 抗性及低钙血症，而父源等位基因突变则不发生低钙血症。

异位钙化通常由父母等位基因均发生杂合突变造成单倍体剂量不足所致，但肥胖是由下丘脑的印迹区域异常引起，仅见于母源突变的 PHP1a 患者中[85]。

GNAS1 基因突变最常见于第 7 号外显子。大部分突变均未发现表型与基因型有明显的相关性，除了 366 位密码子的错义突变导致 Ala122Ser 会出现异常的温度敏感性 Gsα。在温度达 37℃时，Gsα 失活出现 PHP；而温度低至 34℃时，它被激活出现高睾酮血症表现[86]。

Ⅰb 型 PHP 为假性甲状旁腺功能减退不伴 AHO 体征。PTH 抵抗进展缓慢，母源遗传的 GNAS 基因甲基化缺陷而致病，常伴有其他激素抵抗，但多数较轻微。该型 GNAS1 基因异常多数都由新发突变引起。

Ⅰc 型 PHP 与 PHP Ⅰa 表现相似，它是由母源 GNAS1 等位基因[87]甲基化异常引起。该突变不影响 cAMP 活性，但会干扰受体的激活造成激素抵抗[88]。该基因缺陷不在红细胞中表达，因此无法取外周血进行基因诊断。

PHP Ⅱ型表现为激素抵抗及 cAMP 对 PTH 反应正常。患者以低钙血症、高血磷、PTH 升高为特征。与维生素 D 缺乏症表现相似。其中潜在的遗传机制尚不清楚。

6. 肢端发育不良

本病分两种类型，均可见身材矮小、面部发育不良及严重的短指症。放射学检查可见远端指骨骨溶解。Acrodysostosis 1 型（ACRDYS1）（# 101800）是由 *PRKAR1A*（*188830）基因失活突变引起，阻碍了蛋白激酶催化和调节亚基的解离，本型通常与激素抵抗有关[89]。*ACRDYS2*（# 614613）与 5q12 染色体 *PDE4D*（*600129）基因激活突变有关。该型与 ACRDYS1 表型相似，但较少发生激素抵抗。许多患者还有椎管狭窄及学习困难等异常。PRKAR1A 不同调节亚基的激活突变与可能合并肾上腺肿瘤的 Carney 综合征 1 型有关，且 PDE4D 的失活突变被认为与肾上腺肥大相关。

7. 甲状旁腺功能减退症及假性甲状旁腺功能减退症的治疗

治疗的目标是在不引起高钙尿症的情况下，将血钙维持在正常范围的较低水平。主要应用药物为活性维生素 D，如 1α, 25$(OH)_2$D（骨化三醇）或 1α– 羟基胆固醇（阿法骨化醇）。骨化三醇的剂量为每天 15～30ng/kg，分 2～3 次口服。阿法骨化醇通常需要其 2 倍的剂量，但因需要先进行代谢，因此半衰期更长，每天仅需服用 1 次。补充钙剂是必需的，可以减少阿法骨化醇的使用剂量，尤其是甲状旁腺功能减退症患者，因为该病缺乏 PTH 对肾小管钙重吸收的正常刺激作用，而易出现高钙尿症。对于伴有心力衰竭的患者（如 DiGeorge 综合征）应谨慎使用呋塞米等髓袢利尿剂，因为这类药物有促进尿钙排泄作用，可导致血钙迅速降低而出现症状。定期肾脏超声检查有助于发现早期肾脏钙质沉积。

假性甲状旁腺功能减退症的治疗原则与甲状旁腺功能减退症相似。建议阿法骨化醇每天 30～50ng/kg，足以维持正常血钙水平。且与原发性甲状旁腺功能减退症相比，PHP 高钙尿症的发生率较低，血钙浓度通常可以维持在正常范围内。PHP Ⅰa 或 PHP Ⅰc 患者和少数 PHP Ⅰb 患者有其他激素抵抗表现。对于促甲状腺激素轻微升高者，建议应用甲状腺素治疗使甲功维持正常。月经不调者可进行雌激素治疗。对该病身材矮小患者应用生长激素治疗目前是有争议的，但一些使用的患者取得了显著的疗效。如果能证明存在该病对 GHRH 抵抗，就更加支持 GH 的应用。目前没有任何治疗对 AHO 有显著作用。

8. 镁缺乏相关疾病

低镁血症临床并不常见，通常是由于肠道吸收障碍或尿液排除增多引起的，可以通过测量尿 Mg/Cr 进行鉴别。有些情况与高钙尿症有关，而有些与尿钙排泄减低有关。

(1) 体征和症状：低镁血症的临床表现与低钙血症相似，一部分原因是低钙血症及低钾血症通常同时出现，这常见于服用利尿剂或腹泻病等导致钾镁流失。低镁血症可引起心律失常和低血压，最常见的症状是神经肌肉兴奋性增高、呕吐、厌食、乏力等。慢性低镁血症与骨质疏松和泌尿系结石有关。

镁离子是 CaSR 的配体，当血镁下降时 PTH 反应模式与低钙血症相似。低镁血症（＜0.5mmol/L，0.6mg/dl）会抑制 PTH 对低钙血症的分泌反应。这种抑制一开始是不完全的，PTH 仍然会升高，但没有达到低血钙时预期的程度。随着血镁水平进一步下降至 0.2～0.3mmol/L（0.24～0.36mg/dl），PTH 分泌被完全抑制而呈现甲状旁腺功能减退状态[90]。在最初阶段 PTH 仍可以升高时，PTH 的敏感性下降使低钙血症进一步恶化，在血镁恢复正常之前都难以纠正。

(2) 低镁血症伴低钙尿症

- 低镁血症伴继发性低钙尿症（HOMG1）（#602014）：以前被认为是一种 X 连锁隐性遗传病，男性患者多见，但现认为该病为常染色体隐性遗传[91, 92]，因 *TRPM6*（*607009）基因突变导致镁吸收障碍而发病。该基因参与调控镁离子在肠道的主动转运（图 10-1）。慢性低镁血症会使 PTH 分泌受损及敏感性下降，导致新生儿早期就会出现低钙血症。如果患者能生存，通常需要补充比生理需要量大 20 倍的镁元素。但是这可能很难做到，因为口服镁剂会导致继发性腹泻。继发性的镁吸收不良可能源于胃肠道疾病，如克罗恩病或 Whipple 病。
- 低镁血症伴相关性低钙尿症（HOMG2）（#154020）：由于 *FXYD2*（*601814）突变导致肾小管内皮 Na^+/K^+-ATP 酶的 γ- 亚基错排而出现原发性肾脏失镁（图 10-1）。该病为常染色体显性遗传，表现为低镁血症及尿钙排泄减少[93]。
- IRH（HOMG4）（#611718）：一种常染色体隐性遗传病，由 EGF（*131530）基因突变引起，通过 TRPM6 控制镁的重吸收（图 10-1）。孤立性低镁血症患者血钙及尿钙正常，可伴有精神运动迟缓和癫痫样惊厥，这可能是与 EGF 的其他作用有关[14]。
- Gitelman 综合征（Gitelman syndrome）（#263800）：以前被认为是 Bartter 综合征的轻型，但目前

认为该病为独立的疾病，尽管两者症状有明显的重叠。本病是由于噻嗪敏感型钠氯转运子（SLC12A3）（*600968）基因突变导致低钾性碱中毒伴低钠血症、低氯血症、低镁血症和低钙尿症 [94]。患者通常在 5 岁后起病，表现为肌肉无力、嗜睡、手足搐搦、肌肉痉挛，也可能合并皮炎。尽管 Gitelman 综合征症状较轻，但心脏的 Q–T 间期延长可能引起心律失常和晕厥发作。慢性低镁血症患者可见软骨钙质沉着，尿钙排泄减低。治疗为通过口服补充剂纠正生化异常，尤其是钾和镁缺乏。

- Bartter 综合征：以低钠血症、低氯血症、低钾性碱中毒、血浆肾素和醛固酮升高，血压正常为特征。根据不同基因突变分型：*SLC12A3*（*600839）突变为 *Bartter 1* 型(#601678)，*KCNJ1*(*600359)突变为 *Bartter 2* 型（#241200），*CLCNKB*（*602023）突变为 *Bartter 3* 型（#607364），BSND（*606412）突变为 *Bartter 4A* 型（#602522），*CLCNKA* 或 *CLCNKB*（*602024 或 602023）突变为 *Bartter 4B* 型（#613090）。所有类型均存在不同程度的高镁尿症 [13]。

其他与高尿镁相关的综合征包括：KCNA1（*176260）突变导致的常染色体显性低镁血症（1 型发作性共济失调）（#160120），*KCNJ10*（*602208）突变导致的 SeSAME/east 综合征（#612780），HNF1β（*189907）突变导致肾囊肿和糖尿病综合征（MODY5）（#137920），*PCBD1*（*127090）突变导致的 MODY5 样综合征（#264070）[13]。

(3) 低镁血症伴高钙尿症

- CLDN16（paracelin 1）（*603959）：编码肾小球髓袢远端紧密连接蛋白 claudin–16 [95]，它的突变会造成镁离子和钙离子的排泄增多，出现高尿镁、高尿钙伴肾钙质沉着症（HOMG3）（#248250）。偶尔出现低钙血症。目前该病已报道过一些纯合或复合杂合突变，病情严重程度因基因型而异。该病有部分患者可自行缓解，而也可能出现肾衰竭。
- 肾性低镁血症伴眼部异常（HOMG5）（#248190）：为常染色体隐性遗传病，临床表现与 HOMG3 相似，还可见黄斑缺损、近视、水平眼震等眼部异常。该病已发现 *CLDN19*（*610036）基因突变，主要表达于肾小管的集合管上，未发现 claudin 16 基因突变 [96]。
- 低镁血症伴有癫痫及精神发育迟缓（HOMG6）（*607803）：为常染色体显性遗传病，由细胞周期蛋白 M2（CNNM2）基因突变引起，该蛋白在肾脏镁离子转运中具有特殊作用 [13]。本病是除 HOMG1、3、5 之外最常见的孤立性高镁尿症。

(4) 继发性高镁尿症：继发性肾小管病变可引起高镁尿症，如糖尿病酮症酸中毒、慢性酒精中毒，或长期服用利尿剂、环孢素 A、氨基糖苷类抗生素、顺铂和西妥昔单抗等药物。本病治疗目标为恢复血镁水平，以防 PTH 分泌被抑制。

9. 佝偻病

佝偻病是指生长板的矿化不足及生长板的结构破坏，该病软骨细胞正常的柱状排列及软骨细胞从静止到增生到增殖再到凋亡的过程被破坏。细胞凋亡过程通常是通过毛细血管诱导成骨细胞侵袭生长板。磷酸盐不足和低磷血症是常见的因素 [56]。因此佝偻病可分为继发于甲状旁腺功能亢进者（如维生素 D 缺乏）、继发于 FGF23 升高和肾性磷酸盐排泄过多。

10. 维生素 D 摄入或代谢异常所致佝偻病（伴 PTH 升高）

(1) 维生素 D 缺乏：维生素 D 缺乏症的定义

目前存在争议，但一致认为当儿童 25OHD 水平低于 35nmol/L（14ng/ml）时，应考虑维生素 D 缺乏，当高于此浓度但低于 50nmol/L（20ng/ml）时，应考虑维生素 D 不足[97]。一些成人医生认为 70～80nmol/L(28～32ng/ml) 为正常的下限值，因为一些人的 25OHD 低于此水平时 PTH 会升高。但并非所有按上述标准诊断的维生素 D 缺乏症患者都有症状，钙摄入量可能在是否出现症状方面起重要作用[98]。部分患者也可出现钙缺乏性佝偻病，特别是西非、南非和亚热带部分地区，他们以钙元素摄入明显降低为主，而维生素 D 缺乏较轻[99]。这些患者症状出现的时间往往比维生素 D 缺乏者更晚，并且对补钙治疗的反应更好。

维生素 D 缺乏导致的营养性佝偻病仍然是钙代谢异常的重要原因。随着人们对维生素 D 认识提高，西方社会通过优化食物及给儿童常规补充维生素 D 已基本消除佝偻病，但在 20 世纪 50—60 年代，随着越来越多人移民到英国，特别是来自加勒比海和印度大陆的移民者，维生素 D 缺乏症又卷土重来。随着各种运动的发起，如 20 世纪 70 年代的格拉斯哥“停止佝偻病”运动，佝偻病和维生素 D 缺乏的发病率有所降低，但在英国和美国都出现了“第三波”高峰，维生素 D 缺乏仍然是佝偻病唯一最常见的原因。维生素 D 缺乏症也可能是由于胃肠道疾病导致维生素 D 的吸收受损，尤其是合并阳光照射不足造成维生素 D 的供应也受到限制时。

(2) 维生素 D 缺乏相关疾病

- 先天性佝偻病：有报道见于孕母 25OHD 未测出的婴儿中。X 线检测可见典型的佝偻病特征和多发性骨折，伴呼吸功能受损，通常需要呼吸支持。对该病患儿需要特别护理，积极补充维生素 D 和钙剂直到骨发育好转，使呼吸功能得到改善。如果患儿存活，通过几周的治疗通常是可以痊愈的。

(3) 新生儿期后维生素 D 缺乏：三种情况与新生儿期后维生素 D 缺乏有关。婴幼儿和青少年可出现低钙血症性抽搐及其他低钙血症相关的症状，但通常无佝偻病表现，尤其是青少年患者。低钙性肌肉痉挛通常疼痛剧烈，但静脉输注钙剂可迅速缓解。这种情况通常出现在儿童迅速生长期尚未出现佝偻病表现前，是维生素 D 缺乏的早期症状[100]。通过补充大剂量维生素 D 和钙剂能迅速纠正生化异常。

典型的“营养性佝偻病”常见于婴儿晚期和蹒跚学步的儿童，也可见于年长儿童。该病以轻度低钙血症、低磷血症和碱性磷酸酶显著升高为特征，随着佝偻病进一步加重，也可见低钙症状。患者因肌肉无力和双腿弯曲导致行走困难，年长儿常见膝外翻或膝内翻或两者的结合，也称“wind-swept”外观。此外，腕关节、膝关节膨大及肋骨串珠样改变也是典型特征。患儿还常见发育迟缓，尤其是运动发育的里程碑。放射学典型特征为骨骺明显膨大张开，表面“虫蛀”样改变，呈典型的“杯口”样外观。骨骼可见骨质疏松，伴继发性甲状旁腺功能亢进表现如指趾骨边缘小囊肿及骨膜反应。病情严重可能发生骨折[101]。该病治疗主要为补充大剂量的维生素 D，生化异常通常在治疗几周内纠正，而佝偻病症状恢复需要更长时间，腿部弯曲和其他骨骼畸形可能需要几个月才能纠正。对于该病患者，特别是在非常年幼的儿童，需确定病情稳定不再复发的情况下再进行骨科手术。

扩张型心肌病是维生素 D 缺乏的一种少见但致命的并发症，通常发生在 6 个月以下婴儿，表现为喂养困难、呼吸窘迫、心力衰竭[64]。如患儿同时表现低钙血症伴心力衰竭，强烈建议注意该疾病。该病需要紧急补充维生素 D 并及时予心力衰竭的支持治疗，可能包括体外膜氧合法。不同于其他类型的婴儿心肌病，该病预后良好，生化异常通常在几天内纠正，心功能可能需要几个月才能恢复正常。这类婴儿孕母通常为南亚或非洲加勒比血统，因本身缺乏维生素 D 导致婴儿出生时即缺乏维生素 D，特别是母乳喂养的婴儿更为严重。

除了明确诊断的维生素 D 缺乏症外，许多没有明显佝偻病特征或低钙血症的儿童以含糊不清的疼痛和背痛为主诉，对该病治疗也有较好的改善。

维生素D缺乏症的生化异常分为三个阶段[102]，但相关定义并不明确，且各阶段之间有重叠。第 1 阶段患者会出现低钙血症、高磷血症，骨转换增加，碱性磷酸酶轻度升高。低钙血症使 PTH 继发性升高，可能出现低钙症状，但无佝偻病表现。PTH 升高同时有低钙血症和高磷血症类似于继发性 PHP，同时 cAMP 对 PTH 反应障碍表明存在 PTH 抵抗。因此，在除外或纠正维生素 D 缺乏前，没办法确定低钙血症的病因。在英国的一些地区，维生素 D 缺乏仍然是非新生儿期的低钙血症最常见的原因。

第 2 阶段，患儿 PTH 进一步升高，超越了激素的抵抗作用。因此，患者的血钙仅略低于正常，而因甲状旁腺功能亢进出现低磷血症。随着佝偻病表现出现，碱性磷酸酶进一步升高。

第 3 阶段，患儿血钙进一步降低，并可能再次出现低钙症状，低磷血症持续存在。患者佝偻病症状加重，影像学可见典型特征性表现，碱性磷酸酶进一步升高。

维生素 D 缺乏症患者的 25OHD 通常较低，但浓度正常不能除外诊断，特别是患者在服用维生素 D 制剂或取血前有阳光照射的情况。如果测量该病患者的 1α, 25(OH)$_2$D 也是降低的，但已经开始维生素 D 治疗则其可能是正常甚至升高的。因为在服用维生素 D 后升高的 PTH 会使 1α, 25(OH)$_2$D 升至生理水平以上，仅在佝偻病痊愈后才下降到正常[103]。

维生素 D 缺乏症的治疗最好选择维生素 D 制剂而不是其类似物。对于 6 月龄以下的婴儿，建议的剂量为 3000U/d；6 月龄至 12 岁的儿童剂量为 6000U/d，大于 12 岁儿童建议的剂量为 10000U/d，该剂量足以纠正生化紊乱，并获得满意的维生素 D 储存[97, 104]。急性低钙血症伴低钙症状者需要静脉输钙直到症状消失，建议同时给予口服钙剂及维生素 D。阿法骨化醇应避免使用，它不能纠正维生素 D 缺乏症，且给予生理剂量的阿法骨化醇，可能会延迟佝偻病的恢复，需要超生理浓度才能充分改善。

(4) 维生素 D 代谢异常：维生素 D 代谢异常相关佝偻病的生化改变与维生素 D 缺乏相似，但维生素 D 代谢产物变化不同。慢性肝病可能影响 25- 羟维生素 D 的合成，但由于慢性肝病患者通常都常规服用维生素 D 制剂，所以往往无临床意义。极低出生体重儿（妊娠 23～25 周）常伴有不同程度的肝炎，可能会发生严重的维生素 D 25- 羟基化不良。故这些婴儿治疗有时更推荐骨化三醇而不是阿法骨化醇。另一种罕见的佝偻病是由于编码维生素 D25- 羟化酶（CYP2R1）（*608713）基因突变导致了选择性的 25- 羟维生素 D3 缺乏而致病（VDDR1B）（#600081）[39]。这类患者需要用大剂量维生素 D 或骨化三醇治疗。

- 维生素 D 依赖性佝偻病 1 型（VDRRIA，1α- 羟化酶缺乏症）（#264700）：由 *CYP27B1*（*609506）[105, 106] 基因纯合或复合杂合突变引起，通常在幼儿期表现为下肢弯曲和佝偻病。该病尽管 25OHD 正常，且 PTH 增高，但 1α, 25(OH)$_2$D 水平较低或接近正常。病初建议应用大剂量的阿法骨化醇（或骨化三醇）（每天 150～200ng/kg）直到佝偻病痊愈，这和维生素 D 缺乏症治疗初期需要超生理水平的 1α, 25(OH)$_2$D 情况类似。治疗过程中需要对患者进行监测，并逐渐减少剂量，以防止骨骼愈合时出现高钙尿症或高钙血症。

- 维生素 D 依赖性佝偻病Ⅱ A 型（VDDR2A）：也称为遗传性 1α, 25(OH)$_2$D 抵抗性佝偻病（HVDRR）（#277440），是由 *VDR*（*601769）[106] 基因突变引起，这些突变分布于配体结合域（配体结合阴性）或 DNA 结合域（配体结合阳性）。目前已经有多种突变被证实 DNA 结合域功能缺陷的患者会有脱发表现，而配体结合域发生突变患者拥有正常的头发。患者通常在婴儿早期出现严重佝偻病和生长发育受阻。临床表现为低钙血症、低磷血症、碱性磷酸酶升高，影像学可见典型佝偻病改变。由于 24- 羟化酶活性被抑制，无论是否开始治疗 1α, 25(OH)$_2$D 通常均升高。而应用维生素 D 类似物治疗会进一步提高其浓度。

该病的治疗非常困难，一些患者对大剂量骨化三醇治疗有反应，而另一些患者尽管将 1, 25(OH)$_2$D 维持在纳摩尔水平仍几乎完全无效。最有效的治疗方法是输注大量的钙剂使骨骼矿化。一旦矿化形成，患儿就有可能维持血钙平衡，但青春期可能会更难维持。

南美洲描述了一种维生素 D 受体正常（%600785）的维生素 D 依赖性佝偻病。患者主要表现为下肢畸形，但其他方面没有佝偻病相关体征，如肌肉力量正常，也不出现脱发。实验室检查可见血钙降低或正常低限，1α, 25(OH)$_2$D 和碱性磷酸酶升高。该病 VDR 基因未发现异常，目前认为翻译后缺陷导致蛋白质结合异常为可能的原因。

11. 肾小管酸中毒（RTA）

肾小管酸中毒可由近端肾小管（Ⅱ型）或远端肾小管（Ⅰ型）功能缺陷引起（表 10-3）。

(1) 近端 RTA（pRTA）：近端 RTA 由碳酸氢根离子阈值降低所致，通常伴或不伴其他近端肾小管异常，如表现为尿糖、氨基酸尿、蛋白尿、血尿及尿钠排出增多的 Fanconi 综合征。这些缺陷可能引起佝偻病，但最主要的原因是高磷尿症。该病主要由于 *SLC4A4*（*603345）基因异常导致常染色体隐性 pRTA，伴有眼部异常及智力低下（# 604278）。常染色体显性遗传较少见。

(2) 远端 RTA（dRTA）：远端 RTA 与肾小管管腔内氢离子排泄障碍有关。管腔表面特异性 H^+-ATP 酶泵包含 A1 和 B1 亚基及其他几个亚基。氯离子和碳酸氢根通过阴离子交换器在基底外侧面进行交换。远端 RTA 通常伴有高钙尿症，易发生肾脏钙化，还可见代谢性酸中毒伴低钾血症和低枸橼酸尿症，尿液 pH＞5.5。该病最重要的是明确诊断，并与维生素 D 相关性佝偻病鉴别，因为使用维生素 D 或其类似物治疗会使高钙尿症恶化。本病主要治疗方法为口服碳酸氢盐以纠正代谢性酸中毒，改善佝偻病并减轻高钙尿症。

患者可在任何年龄起病，表现为生长发育迟缓及典型佝偻病。生化检查示低钾血症，可出现反复发作的低钾血症性弛缓性麻痹。dRTA 也表现代谢性酸中毒，与近端 RTA 不同，没有尿液酸化。维生素 D 代谢产物通常是正常的，但存在高钙尿症，肾脏超声检查可见肾钙化。血清碱性磷酸酶是升高的。

有几种情况可导致远端 RTA[107]。常染色体隐性遗传性远端 RTA 伴有早发性神经性耳聋（# 267300）由 *ATP6V1B1* 基因（*192132）突变引起，该基因编码介导远端肾小管顶端泌酸的质子泵 B 亚基。该亚基也存在于耳蜗中，可导致进行性耳聋。

常染色体隐性遗传性远端 RTA 伴早发性或晚

表 10-3　远端肾小管酸中毒和与高钙尿症、低磷血症、高镁尿症相关的其他肾小管疾病

疾病名称	OMIM	位　置	基　因	基因产物	OMIM	遗传模式	临床特征
远端肾小管酸中毒							
常染色体显性远端肾小管酸中毒	#179800	17q21–q22	*SLC4A1*	带 3 蛋白	+109270	AD	肾钙化、肾结石、佝偻病
远端肾小管酸中毒伴进行性神经性耳聋	#267300	2cen–q13	*ATP6V1B1*	H–ATP 酶的 B1 亚单位	*192132	AR	肾钙化、佝偻病、感音神经性耳聋
常染色体隐性远端肾小管酸中毒	#602722	7q33–q34	*ATP6N1B*	H–ATP 酶的 a4 亚单位	*605239	AR	肾钙化、肾结石、佝偻病
常染色体隐性远端肾小管酸中毒	#602722	17q21–q22	*SLC4A1*	带 3 蛋白	109270	AR	肾钙化、肾结石、佝偻病，部分患者出现椭圆形红细胞增多症
肾小管酸中毒Ⅲ型	267200	?	?	?	?	?AR，?XL	佝偻病、肾结石、肾钙化
其他引起近端肾小管酸中毒、高钙尿症的肾小管疾病							
吸收性高钙尿症 2 型	#143870	1q24	*SAC*	水溶性腺苷酸环化酶	*605205	AD	高钙尿症、复发性草酸钙结石
吸收性高钙尿症 1 型	%607258	4q33–qter	?	?		?	高钙尿症、肾钙化、特征性畸形
Dent 病 1 型	#300009	Xp11.22	*CLCN5*	氯通道 5	*300008	XLR	佝偻病、高钙尿症、高磷尿症、氨基酸尿、肾结石、肾衰竭
X 连锁隐性肾结石病	#310468	Xp11.22	*CLCN5*	氯通道 5	*300008	XLR	肾结石、肾衰竭
低分子量蛋白尿伴高钙尿症及肾钙化病	#308990	Xp11.22	*CLCN5*	氯通道 5	*300008	XLR	低分子量蛋白尿、高钙尿症、肾钙化
X 连锁隐性低磷性佝偻病*	#300554	Xp11.22	*CLCN5*	氯通道 5	*300008	XLR	低磷血症性佝偻病 ± 肾钙化
Dent 病 2 型	#300555	Xq26.1	*OCRL1*	磷脂酰肌醇 4，5– 二磷酸 –5– 磷酸酶	*300535	XLR	与 Dent 病 1 型相似
眼 – 脑 – 肾综合征	#309000	Xq26.1	*OCRL1*	磷脂酰肌醇 4，5– 二磷酸 –5– 磷酸酶	*300535	XLR	维生素 D 抵抗性佝偻病、眼部异常、智力低下
Wilson 病	#277900	13q14.3–q21.1	*ATP7B*	胱氨酸合成转运 ATP 酶 β 肽	*606882	AR	肝硬化、神经系统表现、血清铜蓝蛋白降低、高钙尿症、肾钙化

（续表）

疾病名称	OMIM	位　置	基　因	基因产物	OMIM	遗传模式	临床特征
IMAGE	300290	Chr.X	?	?		XLR	高钙尿症、高钙血症、胎儿宫内发育迟缓、肾上腺功能不全、轻度畸形、低促性腺激素性性腺功能减退
Fanconi–Bickel 综合征	#227810	3q26.1–q26.3	*GLUT2*	葡萄糖转运蛋白 2	*138160	AR	低血磷性佝偻病、肝肾糖原病、近端肾小管病变
范可尼肾小管综合征	%134600	15q15.3	?	?		AD	范可尼综合征、轻度佝偻病
胱氨酸病	#219800	17p13	*CTNS*	胱氨酸	*606272	AR	低血磷性佝偻病、代谢性酸中毒、畏光、身材矮小、甲状腺功能减退、肾衰竭

该表展示了各疾病生化特点，致病基因、OMIM 编号、遗传模式和主要临床特征

发性耳聋（RTADR）（*192132）是由 *ATP6V0A4*（*605239）基因突变引起的，该基因编码的是质子泵的 A 亚基。听力障碍不一定会发生，也可能很晚才出现，早发性耳聋也有报道 [108]。酸中毒可早在 3 周龄时就出现。

还有一些常染色体隐性（# 611590）和显性遗传（# 179800）的远端 RTA 与阴离子交换器 SLC4A1（+109270）基因突变相关。其在红细胞膜中也同样存在，被称为带 3 蛋白。目前已经有多种该基因突变被报道，结果显示一些患者主要表现为远端 RTA，而另一些主要表现为椭圆型红细胞增多症和溶血性贫血。这些突变主要来自东南亚人种，并使记忆细胞获得对疟原虫的抵抗能力。

CAII（*611492）基因突变导致常染色体隐性骨质疏松症 3 型（OPTB3），患者可表现一定程度的远端 RTA。RTA 还可继发于某些疾病，包括自身免疫疾病（如 Sjögren 综合征和系统性红斑狼疮）、药物（如 NSAID、肝素和两性霉素 B）及尿路梗阻性疾病。

12. 与低钙血症相关的全身性疾病

(1) 肿瘤溶解综合征：在血液肿瘤治疗的最初阶段，约 30% 的儿童发生肿瘤溶解综合征。肿瘤崩解释放大量磷酸盐、钾离子和尿酸，导致了以高磷血症、高尿酸血症、高钾血症、尿毒症、低钙血症为生化特征的综合征。低钙血症的原因主要是由于高磷血症，其次是因为高尿酸血症引起的急性肾衰竭。通过碱化尿液结合使用重组尿酸氧化酶抑制药 Rasburicase（Fasturtec®）可以在很大程度上预防这种情况。虽然它比别嘌呤醇昂贵，但目前认为它更有效且更具成本效益 [109]。

(2) 慢性肾脏病（CKD）：对钙代谢有严重影响。GFR 降低会导致磷酸盐排泄障碍，一旦 GFR 降至 30ml/（min·1.73m^2）以下，血浆中的磷酸盐浓度就会开始升高。由于肾脏是 1α– 羟化酶发挥生理活性的主要部位，因此 CKD 时，1α, 25– 二羟基维生素 D 的浓度会下降，特别是当 GFR 下降到 60ml/（min·1.73m^2）以下时。直接由 CKD 引起的代谢性酸中毒，或由肾小管疾病导致的 CKD 出现的代谢性酸中毒，都会对钙的代谢产生影响。而低血钙症会导致继发性甲状旁腺功能亢进。因此，肾性骨营养不良症既可表现为甲状旁腺功能亢进引起的高骨转换，也可出现继发于骨软化症的低骨转换 [110]。其他影响肾性骨营养不良的因素包括钙、磷、维生素 D 类似物和铝。

减少肾性骨营养不良的原则在于预防高磷血症，逆转 1a– 羟化酶活性降低的影响及预防甲状旁腺功能亢进症。前者可使用口服磷酸盐结合剂，目前最常用的药物是司维拉姆（Renagel®）。它是一种不被吸收的口服活性磷酸盐结合剂，似乎比碳酸钙更具有优势，它在有效的同时不会引起骨骼动力缺失。使用阿法骨化醇或骨化三醇维持 1α, 25– 二羟基维生素 D 的浓度时，必须做好监测以预防高钙血症或高钙尿症，否则会加重肾衰竭。维生素 D 类似物 19– 去甲基 –1α, 25– 二羟维生 D2，也叫帕立骨化醇（Zemplar®），目前已应用于临床，它能降低 PTH 而不会增加肾脏钙的排泄。国家肾脏基金会在 CKD 患儿的骨代谢疾病实用指南 [111] 中也提及为 CKD 患者补充维生素 D，避免维生素 D 缺乏引起的 PTH 升高。拟钙类药物盐酸西那卡塞（Sensipar®，Mimpara®）可有效控制甲状旁腺功能亢进症。

（三）高钙血症

儿童期高钙血症的症状与年龄有关。轻度高钙血症可能无症状，但是当钙浓度升高到 3.0mmol/L 以上时，通常会出现症状。根据高钙血症的起源将其分为 PTH 依赖性或非 PTH 依赖性（通常与高骨转换或者由于维生素 D 代谢途径活性的增加而引起的钙吸收过多有关），并在分析病因时应考虑到患儿的发病年龄。

1. 症状和体征

婴儿表现为生长发育落后、呕吐和便秘。年龄较大的儿童可表现为肌张力低下、嗜睡、厌食、腹痛和便秘。肾小管浓缩功能缺陷导致的多尿、烦渴及长期的高钙尿症可导致肾钙质沉着、肾结石和肾衰竭。高钙血症患儿有时可出现精神障碍，在血钙降至正常后可恢复。尽管不如引起低钙血症的疾病那么常见，但许多引起高钙血症的疾病也存在遗传学上的病因（表 10–4）。流程图 10–2 显示了高钙血症的急性处理。

2. 新生儿高钙血症

不正确的配方奶喂养会导致小婴儿钙摄入过多，产生高钙血症。相反，早产儿磷酸盐摄入减少会导致机体内的矿物质减少而游离钙增加。低磷酸盐会导致 FGF23 减少，使维生素 D 更多地转化为其活性形式 1, 25– 二羟维生素 D，进而增加肠道钙的吸收。在这些情况下，PTH 被抑制。

(1) 皮下脂肪坏死：出生时轻度窒息的足月儿可发生皮下脂肪坏死。皮下组织内可能出现多个结节或硬斑，并且患儿在生后的最初几周内可能出现高钙血症，并伴有高钙尿症和肾脏钙质沉着。皮肤病变由巨噬细胞侵袭形成，而高钙血症的病因被认为是巨噬细胞内 1α– 羟化酶的不适当活化，从而导致循环中 1, 25– 二羟维生素 D 的浓度升高 [112]。这种疾病在数周内可自限，但在此期间可能需要采取一些措施来降低血钙水平，限制钙和维生素 D 的摄入及应用类固醇和双膦酸盐类药物可能会有帮助。

(2) 新生儿重度原发性甲状旁腺功能亢进症（NSPHT）（＃ 239200）：是一种罕见病，通常继发于 CaSR 的纯合失活突变，主要发生在近亲家庭中 [25]。新生儿在出生后不久就可表现出生长发育落后、喂养困难、便秘和肌张力低下。可以出现高钙血症（通常超过 5.0mmol/L）和低磷血症。PTH 显著升高，可发展为甲状旁腺功能亢进性骨病，因此肋骨顺应性差，可能导致患儿出现需要辅助通气的呼吸窘迫。由于严重的甲状旁腺功能亢进，患儿骨质变薄并出现“虫蛀”样外观，这可通过骨膜下出现微囊肿来识别，患儿可能会发生多处骨折而误诊为佝偻病。一旦确定诊断，就需要进行全甲状旁腺切除术以消除高钙血症。手术前可应用双膦酸盐以暂时维持血钙正常。与原发性甲状旁腺功能亢进一样，患儿术后通常会出现一种“骨骼饥饿”的状态，需要静脉输注大量钙以防止发生低钙血症，直到骨骼恢复正常为止。

CaSR 基因发生杂合突变的婴儿也可能发生 NSPHT。患儿的基因突变可能来自患病的父亲，也可能为新发突变，而患儿母亲血钙正常。若母体的血钙含量低，胎儿会出现一定程度的继发性甲状旁腺功能亢进症，但通常在患儿 6 个月之前就逐渐好转 [113]。或者，患儿可能出现调定点异常或骨骼对 PTH 的反应低下。在这些情况下，联合应用维生素 D 和西那卡塞保守治疗可能就足够了，直到血钙浓度逐渐自行降至无症状水平。

另一种类似于 FBH 的表型与 CaSR 阻断性抗体的存在有关，可导致继发性甲状旁腺功能亢进症 [114]。所有患儿 CaSR 基因的突变分析均为阴性，其中大多数患有其他自身免疫性疾病，如甲状腺功能减退症或乳糜泻。与原发性甲状旁腺功能亢进症的主要区别在于，此病患儿无高钙尿症，血镁升高，PTH 正常。其自然病程尚不清楚，但有可能随着抗体的下降而自发缓解。

(3) Williams–Beuren 综合征（＃ 194050）：通常散发但也可为常染色体显性遗传。婴儿期患者特征性的表型包括由眶周肿胀引起的“小精灵

表 10-4　与基因突变有关的高钙血症，显示了疾病及其基因的 **OMIM** 编号、遗传方式和主要临床特征

钙级联反应中的定位	代谢异常	OMIM	定　位	基　因	OMIM	遗传方式	主要临床特征
钙敏感受体	新生儿重度甲状旁腺功能亢进症 – 常隐	#239200	3q21.1	*CaSR*	*601199	常隐	严重的甲状旁腺功能亢进、呼吸困难
	新生儿重度甲状旁腺功能亢进症 – 常显		3q21.1	*CaSR*	*601199	常显	严重的甲状旁腺功能亢进、呼吸困难
	家族性良性高钙血症 I 型（家族性低尿钙性高钙血症）	#145980	3q21.1	*CaSR*	*601199	常显	无症状的高钙血症
	家族性孤立性甲状旁腺功能亢进症						无症状的高钙血症
	热带慢性（钙化性）胰腺炎	#608189	5q32/3q21.1	*SPINK1/CASR*	*167790/ *601199	常显	
	家族性低尿钙性高钙血症 II 型	#145981	19p13.3	*GNA11*	*139313	常显	无症状的高钙血症
	家族性低尿钙性高钙血症 III 型（俄克拉何马州变异型）	#600740	19q13	*AP2S1*	*602242	常显	无症状的高钙血症
	钙敏感受体封闭性抗体						
甲状旁腺疾病 /PTH 分泌过度	多发性内分泌腺瘤病 1 型	#131100	11q13.1	*MEN1*	*613733	常显	原发性甲状旁腺功能亢进症
	多发性内分泌腺瘤病 2a 型	#171400	10q11.21	*RET*	*164761	常显	原发性甲状旁腺功能亢进症
	多发性内分泌腺瘤病 2b 型	#162300	10q11.21	*RET*	*164761	常显	原发性甲状旁腺功能亢进症
	多发性内分泌腺瘤病 4 型	#610755	12p13.1	*CDKN1B*	*600778	常显	原发性甲状旁腺功能亢进症
	家族性孤立性甲状旁腺功能亢进症，1 型	#145000	1q31.2	*CDC73*	*607393	常显	原发性甲状旁腺功能亢进症

（续表）

钙级联反应中的定位	代谢异常	OMIM	定　位	基　因	OMIM	遗传方式	主要临床特征
甲状旁腺疾病 /PTH 分泌过度	家族性孤立性甲状旁腺功能亢进症，2 型（颌骨肿瘤）	#145000	1q31.2	*CDC73*	*607393	常显	原发性甲状旁腺功能亢进症
	甲状旁腺癌	#608266	1q31.2	*CDC73*	*607393	常显	原发性甲状旁腺功能亢进症
PTH/PTHrP 受体异常	Jansen 型干骺端软骨发育不良	#156400	3p21.31	*PTHR1*	*168468	常显	高钙血症，肢体短小，骨骼畸形
维生素 D 代谢异常	婴儿期高钙血症	#143880	20q13.2	*CYP24A1*	*126065	常隐	
引起儿童高钙血症的混杂原因	皮下脂肪坏死		12q14.1	*CYP27B1*	*609506		体细胞酶诱导
	结节病，其他肉芽肿病		12q14.1	*CYP27B1*	*609506		体细胞酶诱导
	恶性肿瘤的体液性高钙血症	#163382	12p11.22	*PTHLP*	*168470		与原发性甲状旁腺功能亢进症相似的甲状旁腺功能亢进症

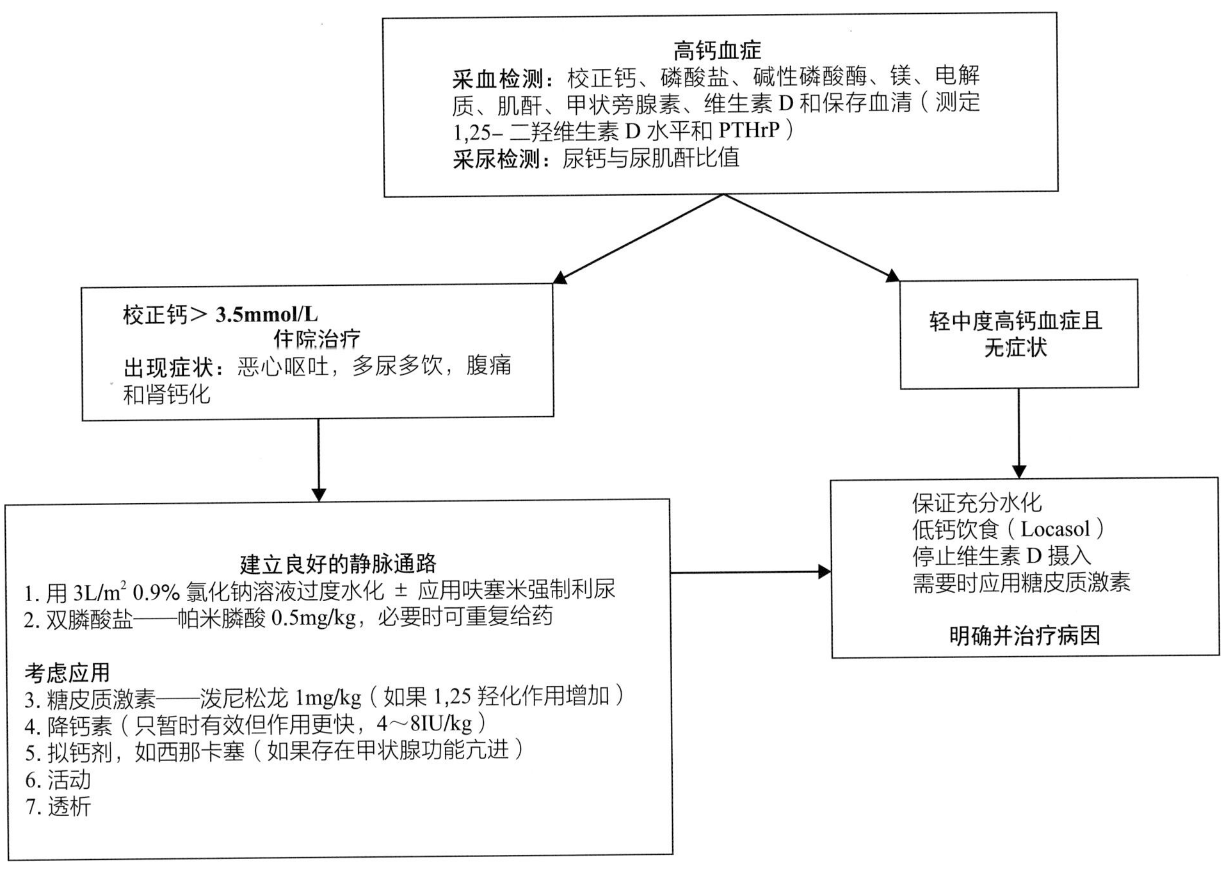

▲ 流程图 10-2　儿童高钙血症的急性处理

脸”、人中长、颧骨扁平及由于上唇弯曲而下唇饱满引起的张口面容。随着年龄的增长，面部特征会发生变化而不那么明显，可能会出现一些骨骼异常，如尺桡骨骨性融合 [115]。许多患者在婴儿期出现高钙血症，但很少持续到 1 岁以后。随后，患儿常可出现心脏异常，特别是表现为主动脉瓣下狭窄或周围型肺动脉狭窄。发育迟缓是该病的一个特征，儿童及青春期患者可出现一种“鸡尾酒会”的对话模式，他们看似进行了明智的对话，但对话内容在很大程度上是毫无意义的。

高钙血症的病因尚不清楚，有些患者存在维生素 D 代谢异常或 CT 缺乏，另一些患者在高钙血症缓解后并没有任何钙代谢相关指标的明显异常。大多数病例存在染色体 7q11.23 的微缺失，其内有弹性蛋白基因（*130160）还有其他一些基因，包括 LIM 激酶（*601329）、*RFC2*（*600404）、*GTF21RD1*（*604318） 和 *GTF21*（*601679），都可能与此病相关。其中一些基因表达于中枢神经系统，基因微缺失范围的变化可能导致疾病性质的不同，而 CT 受体基因（7q21）的突变目前不被包括在内。这些突变影响钙代谢的具体机制目前尚不清楚。

婴儿患者表现为生长发育落后、喂养困难和易激惹。治疗包括低钙饮食和低钙配方奶（Locasol®）喂养。如果患者住在硬水地区，则水中的钙可能足以抵消 Locasol 的作用。如果症状严重，可以用泼尼松龙短期治疗 [1mg/（kg·d）]，通常在几周后停药。纠正高钙血症似乎并不能阻断疾病的进展，甚至在没有高钙血症的情况下也可能会进展。美国儿科学会（2001）[116] 和英国威廉姆斯综合征指南开发小组（2009）已汇总了此病的临床特征并制定了管理指南[115]（https：//www.orphanet/data/patho/Pro/en/WilliamsGuidelines_2010.pdf）。

(4) 婴儿特发性高钙血症（IIH）（143880）：最初见于母亲摄入大量维生素 D（最高至 4000U/d）的婴儿，其发病率随着维生素 D 补充剂量的普遍减少而下降，但有些无过量维生素 D 摄入证据的病例仍在发生。目前已有家族性病例的相关报道。该病的某些特征与威廉姆斯综合征相似，包括高血压、斜视、尺桡骨骨性融合、生长发育落后和喂养困难。该病患儿通常不存在外观畸形，高钙血症可能会持续到 1 岁以上，纠正高钙血症后患儿可以正常发育。该病患儿无弹性蛋白基因的突变，可以此与威廉姆斯综合征鉴别[117]。

这种病的病因尚不确定。有人提出，本病患儿对维生素 D 存在一种内在的超敏反应，并且已证明在血钙升高期间 PTHrP N 端的水平会升高。治疗包括通过限制饮食中钙和维生素 D 含量，必要时可应用类固醇激素和双膦酸盐。磷酸纤维素已被用于抑制钙吸收。

现已发现某些以前被认为是 IIH 的病例是由 *CYP24A1* 基因（*126065）突变引起的。该基因的常染色体显性或隐性突变使 24- 羟化酶活性受到抑制，该酶可将 25- 羟维生素 D 转化为 24, 25- 二羟维生素 D，将 1, 25- 二羟维生素 D 转换为 1, 24, 25- 三羟维生素 D，具有预防 1, 25- 二羟维生素 D 浓度过高的作用。在没有该酶的情况下，1, 25- 二羟维生素 D 的浓度持续升高会引起高钙血症（# 143880）。这种高钙血症通常可以通过限制维生素 D 摄入缓解，但高钙尿症可能会持续存在并引起肾结石。

(5) Jansen 型干骺端软骨发育不良（# 156400）：是一种常染色体显性遗传病，新生儿期表现为明显的甲状旁腺功能亢进，但 PTH 或 PTHrP 无明显升高。该病干骺端生长板内软骨细胞增殖和分化的调节异常，从而引起短肢型身材矮小，还会有颅缝早闭症，可能需要神经外科手术治疗。高钙血症是由 PTH/PTHrP 受体持续性激活突变引起的，通常在新生儿期后缓解。该病患儿的骨转换率很高，治疗很困难，但双膦酸盐可能能降低骨转换相关标志物，具有一定的治疗价值。

高钙血症也可能出现于新生儿期的患儿，并伴有严重的骨质疏松症。

3. 大年龄儿童的高钙血症

(1) 与 PTH 水平升高有关的高钙血症

• 原发性甲状旁腺功能亢进症：原发性甲状旁腺功能亢进症在儿童中很少见，约为成年人发病率的 1/100[118]。它可能来自于甲状旁腺的弥漫性增生，也可能来自于单个或多个孤立或散发的腺瘤，又或者是遗传性肿瘤综合征的一部分。而甲状旁腺的增生可能与 CaSR 基因的杂合或纯合失活突变相关。

家族性孤立性原发性甲状旁腺功能亢进症（FIHP）（# 145000）可能是由导致甲状旁腺功能亢进 – 颌骨肿瘤综合征（HYP–JT）的 *HRPT2* 基因或者导致 1 型多发性内分泌肿瘤的 *MEN1* 基因突变引起的。第三种可能的基因也已被描述，位于染色体 2p14～p13.3，但目前其功能仍未知。

MEN2A 和 *MEN4* 基因突变也可能导致家族性甲状旁腺功能亢进症。散发性甲状旁腺功能亢进症也被发现与 *PTH* 或 *PRAD1* 基因突变有关，这些基因是癌基因或抑癌基因。在极个别情况下，“首次打击”突变会影响原癌基因（如 *PRAD1* 基因），导致单个细胞系的优先生长。在家族性综合征中，单个基因种系的“首次打击”突变会影响抑癌基因，并使甲状旁腺（及其他腺体）易受“二次打击”[83]。家族性甲状旁腺功能亢进症患者的肿瘤通常是增生的结果，而散发病例患者的肿瘤通常是腺瘤。但这些肿瘤可以是多个，有时两者很难区分。

Ⅰ型多发性内分泌肿瘤（MEN1）（# 131100）特征是甲状旁腺（占患者的 90%）、胰岛细胞（40%）和垂体前叶（30%）肿瘤的结合，也可能有肾上腺皮质瘤和类癌及脂瘤、血管纤维瘤和胶原瘤[119]。病因可能是位于染色体 11q13 上的 *MEN1* 基因（131100.0020）发生失活突变，该基因通常编码肿瘤抑制蛋白 MENIN，其无义突变、缺失、插入、剪接位点突变和错义突变均已被报道。患者通常最先出现甲状旁腺肿瘤，一般在青春期晚期或成年早期发生。

Ⅱ型多发性内分泌肿瘤有三种不同类型。最常见的是 MEN2A（# 171400），其特征是甲状旁腺瘤（20%）、MCT（甲状腺髓样癌）和嗜铬细胞瘤[120]。MEN2B（# 162300）（以前称为 MEN3）通常无甲状旁腺瘤，但有嗜铬细胞瘤、黏膜神经瘤和肠道自主神经节功能障碍。第三种类型为孤立性 MCT（# 155240），不会发生除 MCT 以外的其他肿瘤。

这三种类型的基因缺陷都涉及染色体 10cen-10q11.2 上的原癌基因 *RET*（RET）（*164761）。目前在这三种疾病的患者中都已经发现了不同的基因突变。行基因检测明确诊断有助于对其他家庭成员进行诊断和治疗。目前已表明，1 型神经营养因子酪氨酸激酶受体（*NTRK1*）（*191315）基因的突变会导致孤立性 MCT[121]。

Ⅳ型多发性内分泌肿瘤（MEN4）（# 610755）由细胞周期蛋白依赖性激酶抑制物 1B（*CDKN1B*）基因（*600778）突变引起[122]。该病以垂体、甲状腺和其他腺体肿瘤为特征，通常仅发生于成年期。该基因产物可通过细胞周期蛋白依赖性激酶的作用抑制细胞的增殖。在许多孤立的散发性甲状旁腺腺瘤病例中发现了染色体 1p32-pter 的等位基因缺失[123]，该区域包含假定的肿瘤抑制基因。

HYP-JT（甲状旁腺功能亢进 - 颌骨肿瘤综合征）（# 145001）是一种常染色体显性遗传性疾病，主要表现为甲状旁腺腺瘤或甲状旁腺癌，同时有下颌骨和上颌骨骨化性纤维瘤，有时可见肾脏肿瘤。同一家族的不同成员可能发生不同的肿瘤，这可能与位于染色体 1q21～q31 上的 *CDC73* 基因（既往称为 HRPT2 基因）（*607393）发生失活突变有关[124]。*CDC73* 基因与三种其他基因 *LEO1*（*610507）、*PAF1*（*610506）和 *CTR9*（*609366）的蛋白产物一起形成一种 parafibromin 蛋白复合物，该复合物与 RNA 聚合酶结合，共同发挥肿瘤抑制作用[125]。

除非已发生肿瘤转移，否则甲状旁腺癌（# 608266）在组织学上很难与腺瘤区分。它可能会引起难以治疗的侵袭性甲状旁腺功能亢进症，尤其是一旦发生转移之后。许多散发性甲状旁腺癌患者存在 *CDC73* 基因的缺失[126]，所以其可能是 HPT-JT 综合征的一部分。高钙血症和低磷血症的发生与 PTH 升高有关。由于尿钙排泄增加，患者通常可出现范可尼综合征的部分表现。与 FHB 相比，血浆镁通常略降低。放射学检查可存在骨膜下微囊肿，因此严重的甲状旁腺功能亢进可能与佝偻病相混淆。该病需通过外科手术治疗。

甲状旁腺肿瘤定位的最好方法是应用 ^{99m}Tc-MIBI（甲氧基异丁基异腈）或 ^{99m}Tc- 替曲膦进行放射性核素扫描。这些方法比超声检查或磁共振成像更为灵敏，在定位持续存在的肿瘤方面具有重要价值，尤其对于初次手术未能根除病灶的患者。这些方法有时与甲状腺减影显像结合使用，如果在术前不久进行，则可与手持式伽马照相机结合使用以便于术中肿瘤定位。围手术期测定 PTH 水平已被证明可用于确定肿瘤是否被完全切除。具备内分泌肿瘤切除经验的外科医生才能进行上述手术。

- *PTH* 基因的异常：散发性的甲状旁腺肿瘤可能是由 *PTH* 基因自身突变引起的。细胞周期蛋白 D1（*CCND1*，*PRAD1*）（*168461）源自于通常不翻译的 PTH 外显子 1 的重排，形成位于 11q13 染色体上的新的非 PTH DNA。该基因编码一种由 295 个氨基酸组成的蛋白质，即细胞周期蛋白 D1[127]。该基因过度表达可引起甲状旁腺细胞增殖和甲状旁腺功能亢进，而且该突变发生于体细胞，因此无法遗传。

目前已有病例报道发现 *PTH* 外显子 2 内 22 个碱基的缺失[128]。在这种情况下，*PTH* 基因的沉默可能导致 *PRAD1*/cyclin D1 过表达，从而引起甲状旁腺肿瘤。在所有免疫测定中患者的 PTH 水平可能无升高，这会引起临床上诊断的困惑。

(2) PTH 水平正常的高钙血症

- 家族性良性高钙血症（FBH）或家族性低钙尿症性高钙血症（FHH）（# 145980）曾在最初诊断为原发性甲状旁腺功能亢进症，但行甲状旁腺次全切除术后仍具有高钙血症的患者中描述[129]。随后发现三代中有 23 个无症状家族成员存在高钙血症而无高钙尿症。在鉴定出 *CaSR* 基因之后，目前已证明大多数病例（66%）的病因为该基因的失活突变。有少数家庭未发现 *CaSR* 基因的突变，而是由 *GNA11*（*139313）[130]（10%）或 *AP2S1*（*602242）[131]（20%）基因的突变引起的，这两种不同类型分别被称为 *FHH2*（# 145981）和 *FHH3*（俄克拉荷马州）（# 600740）。所有病例均为常染色体显性遗传，并且大多数患者为杂合突变，通常为偶然发现，或者通过对 FBH 患者亲属的调查识别。某些家庭中的患者因误诊为甲状旁腺功能亢进而进行甲状旁腺切除术。血钙在整个生命过程中通常均维持较高水平。该病有很高的外显率，患者通常在 10 岁之前出现高钙血症，甚至会更早。大多数患者无症状，但有些婴儿可能在 1 岁内出现轻度症状。FHH3 患者的 PTH 水平在以后的生活中可能会升高，这使其与原发性甲状旁腺功能亢进症鉴别困难。目前已有文献报道胰腺炎是 FBH 的一种罕见并发症，但两者是否真正有关联或者高钙血症本身是否是胰腺炎的原因，目前尚不清楚。*CaSR* 突变的患者中，有 *SPINK1*（*167790）基因突变的患者易患胰腺炎（# 608189）。

FBH 必须与原发性甲状旁腺功能亢进症区分开来。尽管血钙水平升高，有时会高于 3.0mmol/L，但 PTH 保持正常除非曾经尝试用低钙饮食降低血钙水平。PTH 具有正常的生物学活性[132]，但是与甲状旁腺功能亢进症相比，血镁水平通常会略微升高[133]，尿钙排泄量过低，不会发展为肾脏钙质沉着。FBH 通常不需要治疗，当在已知携带该基因的同家族的儿童中诊断出该病时，只需再次确定该诊断就可以了。

(3) PTH 水平下降的高钙血症

- 1, 25- 二羟维生素 D 升高：尽管结节病很少见于儿童，但人们认为该病会增加内源性 1, 25- 二羟维生素 D 的合成。30%～50% 的结节病儿童会出现高钙血症，这可能与日光暴露有关。另外一些患儿有高钙尿症而无高钙血症。其他肉芽肿性疾病，包括结核病和猫抓病，也可能通过类似机制引起高钙血症。这种高钙血症通常可通过治疗基础疾病来解决。

服用大剂量维生素 D 可能会引起高钙血症，这主要是由于 25- 羟化酶导致的维生素 D 代谢失调，从而产生高浓度的 25- 羟维生素 D。尽管 25- 羟维生素 D 的活性有限，但高浓度（通常超过 250～300nmol/L）也会引起骨吸收。维生素 D 摄入过量导致高钙血症更常见于应用阿法骨化醇或骨化三醇治疗的患者，其高钙血症的症状典型。长期高钙血症可能导致异位钙化、肾脏钙质沉着和肾功能受损。维生素 D 过量引起的高钙血症通常要比维生素 D 代谢产物引起的高钙血症持续时间更长，这是因为维生素 D 本身可以存储在脂肪中，而其代谢产物的半衰期要短得多。治疗目的在于限制过量维生素 D 的来源。如果出现急性症状，类固醇或双膦酸盐药物可能具有重要的治疗价值。

- 骨转化增加：高钙血症发生在一小部分合并四肢瘫痪或其他神经系统损伤的患者中[134]。这种疾病更常见于骨转换比成人更快的青少年。其症状包括非特异的嗜睡、情绪变化、恶心、呕吐和厌食，在存在其他问题的情况下可能会被忽略。当骨转换非常迅速时，这些症状通常会在发病的最初几天或几周内出现。患者可以出现高钙血症和高钙尿症，进而导致肾脏钙质沉着。骨活检可显示骨小梁体积减少，破骨细胞增加及成骨细胞活性降低，而骨转换量总体增加。该病的病因可能为多因素，包括缺乏机械应力、骨骼内的血管发育不良和代谢改变及去神经支配[134]。如果骨骼无法重新活动，并且使用静脉输液和袢利尿剂常规治疗（可能会增加尿钙排泄）无法控制高钙血症，通常每天输注 0.5mg/kg 帕米膦酸并持续 2～3 天是有效的。该治疗效果可能会持续数周，但可能需要重复应用。CT 治疗的效果并没有那么快，且必须每天分次用药以维持疗效。随着骨转换速率减慢，患者的高钙血症可自行缓解。其他可引起骨转换增加、钙释放增多的疾病包括甲状腺毒症[135]和维生素 A 中毒[136]。

4. 恶性肿瘤所致高钙血症

高钙血症是儿童恶性肿瘤的罕见并发症，据报道约有 0.4% 的病例发生。它可能是白血病的一种特征性表现，但也发生于霍奇金和非霍奇金淋巴瘤及各种实体瘤患者，如横纹肌肉瘤、肝母细胞瘤、神经母细胞瘤和血管肉瘤[137]。目前已知多种原因：在急性淋巴细胞白血病中，恶性细胞周围骨髓内的局部破骨细胞骨吸收会导致高钙血症[138]，并且与其他伴随高钙血症的疾病一样，其症状可能会被忽略。恶性肿瘤体液性高钙血症与 PTHrP 分泌过多和 PTH 低有关。患者的骨转换率增加，如果治疗潜在恶性肿瘤之后，高钙血症不能缓解，则应用双膦酸盐治疗，其效果通常良好。一些肿瘤，特别是非霍奇金淋巴瘤，会分泌导致高钙血症的 1, 25- 二羟维生素 D[139]，而异位 PTH 的分泌在成人中是引起高钙血症的罕见原因，但在儿童中并未被描述。

高钙血症也可发生于急性和慢性肾衰竭患者。在前者通常出现于恢复期，而在后者，这可能是继发性（或三发性）甲状旁腺功能亢进的结果。

在某些类型的骨质疏松症，进行骨髓移植后可能出现高钙血症，这通常表示移植成功，并且破骨细胞功能正在恢复，可能需要应用地诺单抗或双膦酸盐进行临时治疗。

5. 高钙血症的处理

高钙血症的治疗包括纠正脱水、减少钙和维生素 D 摄入及积极治疗基础疾病。

(1) 减少肠道对钙的吸收：用氢化可的松或泼尼松龙等糖皮质激素治疗可减少 25- 羟维生素 D 向 1, 25- 二羟维生素 D 的转化，从而减少肠道对钙的吸收。口服磷酸盐制剂能通过结合钙并增加 FGF23 水平进而抑制 1, 25- 二羟维生素 D 的生成，最终降低血钙水平。可以使用低钙配方奶粉长期喂养减少钙的摄入。

(2) 增加肾脏排泄：症状严重的儿童常伴随脱水症状，一线治疗是增加尿钙排泄。应用 3L/（m^2·24h）的输液量过度水化，使用利尿剂（如呋塞米）抑制肾脏中近端肾小管和髓袢对钠的重吸收，都会使血钙下降。利尿剂只能在急性情况下使用，因为呋塞米会增加肾脏钙质沉着的风险。除非甲状旁腺病变为侵袭性的病理类型，否则过度水化通常足以降低血钙水平。

(3) 减少骨转换：钙从骨骼中释放会导致循环中钙浓度升高，急性使用双膦酸盐可有效控制中度至重度高钙血症。静脉注射帕米膦酸（4～6 小时内 0.5～1.0mg/kg）可以只用 1 次，也可以根据需要重复使用。在接下来的 12～24 小时内可以看到效果，并且在第 3 天最为明显。如果 eGFR ＜ 30ml/（min・1.73m²），应避免使用。如果患者存在肾衰竭 [eGFR ＜ 35ml/（min・1.73m²）]，可以使用 RANKL 抑制药地诺单抗（Prolia®，Xgeva®）作为替代药物。CT（每 6～12 小时 5～10U/kg）可通过多种机制降低血钙水平，包括减少骨转换。在耐药病例中也可以考虑使用 CT，治疗初期起效快，但很快产生耐药。

(4) 减少 PTH：如果甲状旁腺功能亢进症患者不能耐受过度水化治疗，可以采取减少 PTH 分泌的措施。拟钙剂西那卡塞（Mimpara®）（起始剂量为每天 0.8mg/kg）可减少 PTH 分泌 [140]，主要用于继发性甲状旁腺功能亢进症的治疗，也可用于与甲状旁腺功能亢进症相关的严重高钙血症的辅助治疗，如 NSHPHT。

(5) 透析与甲状旁腺切除术：对于甲状旁腺腺瘤或先天性 CaSR 基因纯合突变的患者，治疗应包括手术切除肿瘤或甲状旁腺，并仅能由有此方面手术经验的外科医师进行 [118]。术前可能有必要利用强效利尿剂和呋塞米来控制高钙血症，也可能需要双膦酸盐（如帕米膦酸，以每天 0.5mg/kg 的剂量持续应用 2～3 天）使血钙水平达到正常。血钙通常在术后数小时内下降，并且如果患者的甲状旁腺功能亢进症已持续较长时间，患者可能会出现低钙血症并持续一段时间。在这种情况下，患者会出现“骨饥饿”综合征，需要静脉输注大量钙剂。很少患者需要进行透析，但当初始治疗无效并且患者表现出严重的临床症状时，有必要进行临时透析治疗。

6. 三发性甲状旁腺功能亢进症

这种疾病偶见于甲状旁腺受到慢性过度刺激的儿童中，尤其是 CKD 患儿。也可能是由于慢性维生素 D 缺乏引起的，或者是即使经过合理治疗的 X 连锁显性遗传性低磷性佝偻病的并发症。*Klotho* 基因突变引起的家族性肿瘤样钙质沉着症 3 型会有甲状旁腺功能亢进。该病患者的甲状旁腺激素水平通常非常高，增生的腺体容易发展为自主性结节。目前尚不清楚这种腺瘤的形成是多克隆起源的还是单克隆起源的，但后者可能存在于大多数病例中。治疗为甲状旁腺切除术。

7. 低磷酸酯酶症

这种罕见病通常是常染色体隐性遗传，由编码组织非特异性碱性磷酸酶（*TNSALP*）的基因突变引起（*171760*）。根据发病年龄和疾病严重程度的不同，目前已被分为六种不同的类型 [141, 142]，而高钙血症和高磷血症通常发生于疾病类型更严重的患者中。

围产期低磷酸酯酶症患儿出生时骨骼矿化不足，伴有佝偻病样改变，哭声音调高，可出现不明原因发热和癫痫发作，通常出生后不久就会死亡。这通常是该疾病的纯合类型。此外还有一种良性类型的围产期低磷酸酯酶症，这类患儿最初的严重症状逐渐消失，这通常与 *TNSALP* 基因的杂合突变有关。婴儿期低磷酸酯酶症(＃ 241500）患者，通常可在生后的前 6 个月内出现高钙血症及其伴随症状和骨骼异常。在症状发作之前，患儿最初的发育可能是正常的，如果患者得以幸存，那么这些症状可随年龄的增长逐渐改善。颅内压增高可能由颅缝早闭引起。儿童期低磷酸酯酶症（＃ 241510）患儿临床表现出现较晚，其表现形式也有很大差异。通常伴有牙齿过早脱落，这与正常的乳牙脱落有所不同，因为牙根重吸收很少。身材矮小通常是该病患儿的一个临床特征，并且在 X 线上可以看到特征性外观，骨干骺端可见骨质脱钙（前臂或股骨突出皮肤的软骨样骨刺）。但是，该病患儿未见类似于佝偻病患者的生长板特征性增宽。头颅的尖头状畸形表现可能由颅缝早闭引起。尽管骨软化症可能会在以后的生活中重新出现，但这种状况在青春期往往会有所改善。成人低磷酸酯酶症（# 146300）患者的临床表现相对较轻，但在早期生活中可能有牙齿脱落和"佝偻病"的病史。低碱性磷酸酶结合特征性的放射学表现和临床特征，可对该病做出诊断。作为碱性磷酸酶的底物，该病患者会出现磷酸乙醇胺和磷酸吡哆醛水平的升高。在牙型低磷酸酯酶症中，牙齿过早脱落是其唯一特征。而假性低磷酸酯酶症由于酶异常失活引起，其特征是患病婴儿似乎具有与低磷酸酯酶症相同的临床特征，但碱性磷酸酶水平正常。

治疗主要是对症，颅内压升高可能需要神经外科干预，可能需要骨科手术、物理治疗和牙科护理。尝试输注含高浓度碱性磷酸酶的血浆但目前尚未成功。作为一种抑制骨骼矿化的焦磷酸盐类似物，双膦酸盐禁忌用于治疗该病。应用骨靶向碱性磷酸酶 asfotase alfa（Strensiq®）皮下注射目前已显示出令人满意的治疗效果[143]，并已获准在美国和欧洲用于围产期、婴儿期和青少年低磷酸酯酶症患者的治疗。

（四）骨代谢障碍

直接影响骨骼的代谢疾病可以大致分为两大类，一类影响骨骼基质，另一类导致骨骼矿化不良。这两类疾病大多数都会导致骨密度的改变，但那些显示骨密度呈均匀变化的疾病称为骨质疏松症，而以矿化缺陷为首要表现的疾病称为骨软化症。在儿童中，骨软化症在生长板表现最明显，会引起佝偻病，而成年人生长板已经融合，不会发生佝偻病。在某些情况下，只有特定区域发生骨密度的改变，而其余部分的骨骼保持完好。

（五）骨代谢障碍的检查

临床评估

儿童骨质疏松症的诊断主要是根据临床表现，必要时需要放射学、骨密度和遗传学检测结果的支持。当孩子出现多处骨折时，特别是骨折由轻度创伤引起，需要详细询问病史，包括家族史。生化检查包括测定 PTH 以了解骨骼概况和 25- 羟维生素 D 以衡量维生素 D 的状态。所有这些参数通常都是正常的，而尿钙可能会增加，特别是在特发性青少年骨质疏松症（IJO）（259750）及存在生长不良的成骨不全症部分类型患儿中。可以抽取血液进行 DNA 分析[78, 144]。伴有骨密度增高的相关疾病可能出现骨折，X 线检查通常会为诊断提供线索，然后可以通过生化和基因检查加以证实。

(1) 骨转换标志物：骨转换标志物包括两类，一类反映骨的形成，另一类来源于骨的吸收[145]。源自成骨细胞活性的骨形成标志物以 1 型胶原蛋白前肽（P1CP）、骨特异性碱性磷酸酶（bALP）或骨钙蛋白（骨 Gla 蛋白）的形式存在。P1CP 来源于 1 型胶原蛋白前肽序列的裂解，形成骨基质。与其他形式的 ALP 相比，bALP 的测量依赖于其更高的热不稳定性，而骨钙蛋白仅来自于骨骼，在骨基质形成时会释放入血液循环中。

骨吸收的标志物来自于骨基质清除过程中的产物。最常见的是尿氨基端肽交联物和血清羧基端肽交联物（NTX-1、CTX-1），它与肌酐有关，可以改变尿液浓度。抗酒石酸盐酸性磷酸酶

（TRAP）由破骨细胞分泌，可用来衡量破骨细胞的数量，这对于确定骨硬化症患儿骨髓移植的有效性方面特别重要。很少应用尿吡啶诺啉、脱氧吡啶诺啉和羟脯氨酸。

骨转换标志物可用于诊断或监测疗效。OI 通常伴有高骨转换，而 IJO 通常伴有低骨转换，双膦酸盐可降低骨转换率。

(2) 骨密度：骨密度在儿童期逐渐增高，在青春期急剧上升，并在青春期末期继续缓慢增长，直到二十多岁达到高峰。常规的 X 线检查不能很好地指示骨质疏松症，因为骨骼只有脱失 30%～50% 的骨矿物质后才能在放射学上显现出来。X 线检查可用于显示骨折、骨折愈合情况和椎骨形态，并且通常提示存在骨密度的增加。

目前存在多种骨密度的测量方法，但使用最为广泛的是双能 X 线吸收测量法（DEXA）[146, 147]，其独特优势在于辐射剂量低，因此可以安全地进行多次重复测量。原则上，它使用两种不同能量的 X 线通过吸收差异来确定骨矿物质的含量。可以使用 DEXA 对儿童进行测量，但是由于青春期生长阶段骨密度的快速变化，在结果解读上存在很多缺陷。考虑到 DEXA 进行二维测量，并且存在身高、年龄、性别和青春期状态变异，目前已经开发了几种其他方法，但最佳方法尚未确定 [147, 148]。在儿童中避免使用与成人达到的峰值骨密度相关联的 T 分数，这一点尤其重要。尽管根据大小调整的骨矿物质表现密度（BMAD）可能更适合幼儿，但骨密度报告通常为与其年龄相关的 Z 值，并且对同一名儿童进行连续 DEXA 测量通常是有用的。仅在最近几年，DEXA 检测才被允许在儿童中用于椎骨骨折的评估（VFA）。在某些医院中，DEXA 因其辐射剂量低已取代侧位 X 线检查 [146]。

其他用于评估骨密度的方法包括外周定量计算机断层扫描（pQCT）和超声检查。高分辨率 pQCT（HRpQCT）已用于骨形态测量，因为它能够分辨＜ 100μm 的病变，但该方法尚未得到充分评估，仍然是一种研究工具。与 DEXA 相比，脊柱的 QCT 可以提供更精确的骨密度测量，尤其是它可以进行三维测量，但是它的辐射剂量太大，无法常规使用。无论使用哪种方法，骨密度都不一定与骨强度有关，尤其是在儿童中，成人的骨质减少和骨质疏松的定义不一定适用于儿童。

(3) 骨活检：无法明确诊断时可以进行骨活检 [149]。通常通过髂嵴进行全层活检，包括内部和外部皮质及中间的骨小梁。如果患者在活检之前的 3 周内进行了四环素标记，则可以获得最大的价值，因为四环素沉积在骨矿化前沿，并且在紫外光下观察时，可以提供骨活性的定量信息。此外，还可以在偏振光下查看活检组织以获取有关层状图案的信息，并且可能提供明确诊断（如在Ⅵ型 OI 中）。

（六）伴有骨密度减低的骨基质疾病

1. 骨质疏松症

绝不能仅通过骨密度测量诊断儿童骨质疏松症，而是应在存在椎体压缩性骨折（没有剧烈创伤或局部没有疾病的情况下）或BMD Z评分≤ –2 且有两次以上轻度创伤即可导致的长骨骨折。在临床实践中，骨质疏松症常被忽视，特别是在慢性疾病中，除非特别针对该病进行筛查，否则如椎体压缩性骨折等延迟表现很容易被忽视，而且儿童并不总是能意识到背痛。

骨质疏松的原因可大致分为儿童期原发性骨质疏松和继发性骨质疏松，前者是由内在骨质的累积性损害导致；后者是外部因素导致的脆性增加，但两者之间存在很大的重叠。

体征和症状：16 岁前，有 42% 的男孩和

27% 的女孩曾发生骨折 [150]，因此当孩子出现反复性骨折时，确定这些骨折是否属于病理性骨折是有困难的。病史和检查可以为诊断提供线索。病史应包括详细的骨骼疾病家族史、骨折数目及其机制和位置、关节活动过度的病史、慢性疾病和牙齿异常的任何病史。牙本质发育不全可表现为牙齿变色、半透明，而蓝色巩膜则提示 OI。骨质指数低、胎儿头发细和青春期发育延迟提示饮食失调。长骨弯曲提示存在Ⅲ型或Ⅵ型 OI、低磷血症或者佝偻病。锁骨缺如提示锁骨颅骨发育不良，而颅面部畸形提示 Hajdu-Cheney 综合征。骨质疏松 – 假性神经胶质瘤综合征（OPPG）的失明表现和 Bruck 综合征的挛缩症均明确指向其诊断。临床检查应包括对生长发育情况、青春期状态、骨骼畸形、脊柱侧弯、齿列、巩膜颜色、头部形状、运动能力和疼痛的评估。

2. 儿童期发病的原发性骨质疏松症

单基因骨质疏松症的最常见和最重要的病因是 OI，其发生率为（6～7）/100 000。这是由于骨基质的固有缺陷导致的一组异质性疾病，最常见的是由骨骼胶原蛋白的定量或定性异常引起的。最初 [151] 根据临床差异将 OI 分为四种类型，但是关于潜在基因突变方面的研究进展之后又增加了更多的 OI 类型，从而产生了混淆。2014 年，根据临床和放射学特征又重新分为五种 [152]。

OI 主要的遗传方式为常染色体显性遗传，但在中度至重度类型的 OI 中，涉及Ⅰ型胶原翻译后修饰和分子伴侣化的基因突变为常染色体隐性遗传。

3. 按临床分类的 OI 类型（表 10-5）

Ⅰ型成骨不全症（OI1）（# 166200）是常染色体显性遗传 OI 中的最轻类型，由 *COL1A1*（*120150）或 *COL1A2*（*120160）基因的定量缺陷引起。有时有牙本质发育不全（DI），可据此区分Ⅰa 型与Ⅰb 型。常伴有蓝巩膜，但这些表现可能很难评估，目前已经开发出一种标准化工具以克服评估的主观性问题 [153]。轻微创伤即可发生的骨折，如果治疗得当，通常不会导致骨骼畸形。骨折在婴儿期并不常见，但可发生于整个儿童时期，通常发生于创伤极小的情况下。发生频率在儿童时期趋于减少，在青春期再次增加，然后在成年期降低，女性绝经后及男性老年可再次增加 [154]。听力障碍通常是传导性的，可能在青春期出现，并在以后的生活中发展为严重的耳聋。患者可能容易挫伤并且关节韧带松弛，出汗过多也是一个特征。生长通常正常，缝间骨的放射学证据可能在患儿出生时就已存在 [155]。

Ⅱ型成骨不全症（OI2）是 OI 的最严重类型，通常是致命的。可能是由于 *COL1A1* 和 *COL1A2* 基因的常染色体隐性或显性突变，以及涉及胶原分子折叠基因的突变，如 *LEPRE1*（*610339）、*CRTAP*（*605497）和 *PP1B*（*123841）。如果这些婴儿出生时仍存活，他们会有多处骨折，并且骨矿化非常差。呼吸问题通常由于肋骨顺应性差而迅速发生。

Ⅲ型成骨不全症（OI3）（# 259420）是存活者中最严重的类型。患病的婴儿在子宫内发生多处骨折，并且为小于胎龄儿。出生后将继续因轻微创伤即发生多处骨折。该病通常是由 *COL1A1* 或 *COL1A2* 基因的定性缺陷引起的。患儿的巩膜在出生时是蓝色的，但随着年龄的增长会变白。骨头会逐渐变形，经常需要进行多种矫形手术。患儿的生长通常很差，并且尿钙排泄增加可能会引起肾钙质沉着。放射学的一个特征是出现“爆米花样骨” [156]，出生时不存在，但在儿童期其数量和严重程度会增加，并随着生长的停止而消失。它们出现在骨骺和干骺端内，靠近生长板，似乎是生长板的分离碎片，可能是对创伤的反应。它们大多发生在下肢，特别是股骨下端和胫

表 10-5　成骨不全症的遗传学分类，显示了代谢异常及疾病及其基因的 OMIM 编号、遗传方式和主要临床特征

疾　病	OMIM	基因定位	基　因	基因产物	基因 OMIM 编号	遗传方式	严重程度和临床特征
成骨不全症Ⅰ型				1A1 型胶原蛋白			
成骨不全症Ⅰa 型 - 不伴牙本质发育不全	#166200	7q22.1；17q21.31–q22	*COL1A1*，*COL1A2*	1A1 型胶原蛋白	*120150；*120160	常显	• 轻中度 • 可能伴有牙本质发育不全（ⅠA 型）或者不伴（ⅠB 型）
成骨不全症Ⅰb 型 - 伴有牙本质发育不全	#166200	7q22.1；17q21.31–q22	*COL1A1*，*COL1A2*	1A1 型胶原蛋白	*120150；*120160	常显	
成骨不全症Ⅱ型	#166210	7q22.1；17q21.31–q22	*COL1A1*，*COL1A2*	1A1 和 1A2 型胶原蛋白	*120150；*120160	常显	重度，通常致命
成骨不全症Ⅲ型	#259420	7q22.1；17q21.31–q22	*COL1A1*，*COL1A2*	1A1 和 1A2 型胶原蛋白	*120150；*120160	常显	重度，出生时多发骨折和畸形
成骨不全症Ⅳ型	#166220	7q22.1；17q21.31–q22	*COL1A1*，*COL1A2*	1A1 和 1A2 型胶原蛋白	*120150；*120160	常显	轻中度，经常与身材矮小相关
成骨不全症Ⅴ型	#610967	11pter–p15.4	*IFITM5*	干扰素诱导的跨膜蛋白 5	*614757	常显	中度，尺桡骨膜旋后受损，过多的骨痂形成
成骨不全症Ⅵ型	#613982	17p13.3	*SERPINF1*	色素上皮衍生因子（PEDF）	*172860	常隐	中度，骨骼畸形，骨活检显示特征性的“鱼鳞”样外观
成骨不全症Ⅶ型	#610682	3p22，3p24.1–p22	*CRTAP*	软骨相关蛋白	*605497	常隐	变异度大，通常轻中度。根茎状，双侧近端肢体不等长，髋内翻
成骨不全症Ⅷ型	#610915	1p34	*LEPRE1*	脯氨酰 3- 羟化酶 1（P3H1）	*610339	常隐	严重生长缺陷，极度骨骼矿化不足，干骺端成球状

（续表）

疾　病	OMIM	基因定位	基　因	基因产物	基因 OMIM 编号	遗传方式	严重程度和临床特征
成骨不全症Ⅸ型	#259440	15q22.31	*PPIB*	亲环蛋白 B（CyPB）	*123841	常隐	中重度，可致围产期死亡
成骨不全症Ⅹ型	#613848	11q13.5	*SERPINH2*	热休克蛋白 47（HSP47）	*600943	常隐	重型可有面容异常和骨骼多发畸形和骨折。牙本质发育不全和肾结石
成骨不全症Ⅺ型	#610968	17q21.2	*FKBP10*	肽基脯氨酰顺反异构酶	*607063	常隐	重度进展性畸形，可与大疱性表皮松解症区分
成骨不全症Ⅻ型	#613849	12q13.13	*SP7*	Osterix	*606633	常隐	轻型伴有复发性骨折、白色巩膜而无牙本质发育不全
成骨不全症ⅩⅢ型	#614856	8p21.3	*BMP1*	骨形成蛋白 1	*112264	常隐	骨矿物质密度正常或增高，中重度疾病伴有复发性多发骨折
成骨不全症ⅩⅣ型	#615066	9q31.2	*TMEM38B*	三聚体胞内阳离子通道蛋白 B（TRIC-B）	*611236	常隐	不同严重程度的多发性骨折和骨质稀疏而牙齿、巩膜和听力正常
成骨不全症ⅩⅤ型	#615220	12q13.12	*WNT1*	无翼型 MMTV 整合位点家族成员 1	*164820	常隐	中重度疾病伴有骨骼畸形、发育迟缓、身材矮小但牙齿和听力正常
成骨不全症ⅩⅥ型	#616229	11q11	*CREB3L1*	老化星形胶质细胞特异性诱导物（OASIS）	*616215	常隐	重度，围产期可致命

骨上端，而较少发生在上肢。双膦酸盐疗法可降低其发生率。

Ⅳ型成骨不全症（OI4）（ # 166220）的严重程度在 OI 中属于中间型，具有不同程度的骨畸形。巩膜通常为白色，但也可能会是蓝色。患者的骨折率差异较大，可能并不严重，但生长通常会受到损害，这类患者可能更需要关注其生长问题而非骨折问题。该病是由 *COL1A1* 或 *COL1A2* 基因的定性缺陷引起的。

Ⅴ型成骨不全症（OI5）（ # 610967）患者的骨骼存在中度变形。与其他类型 OI 不同的是，该病患者的 *COL1A1* 或 *COL1A2* 基因均未发现突变。目前已发现能导致该病的 *IFITM5*（*614757）基因的一种特定突变，该基因编码一种特定的成骨细胞蛋白。患者的尺桡骨后旋受限，这是由两骨之间的骨间膜引起，伴有桡骨头脱位，并随着年龄的增长而加重。患者的骨折部位和其他部位都有丰富的骨痂形成，呈硬块状，可能与骨肉瘤相混淆。最初形成的骨痂可能最后消失[157]。第三个特征是在生长板附近存在不透射线的骨骺带，患者 1 岁内就可出现干骺端的佝偻病样外观[158]。

- 常染色体隐性遗传的成骨不全症：常染色体隐性遗传的 OI 可根据重要的基因突变进行归类。

1α 胶原链的链排列和螺旋折叠。3- 脯氨酰 - 羟基化复合物对 1 型胶原进行翻译后修饰，而 *CRTAP*（*605497）、*LEPRE1*（P3H1*610339）和 *PPIB*（*123841）的突变会破坏这种机制，分别导致Ⅶ型 OI（OI7； # 610682）、Ⅷ型 OI（OI8； # 610915）和Ⅸ型 OI（OI9； # 259440）。这些疾病的患者都有严重的临床表型。

胶原三螺旋的质量控制。*SERPINH1*（*600943）和 *FKBP10*（*607063）基因的突变对此功能很重要，可分别导致Ⅹ型 OI（OI10； # 613848）和Ⅺ型 OI（OI11； # 610968）。这些疾病的患者也具有严重的表型。

Ⅰ型前胶原蛋白链的翻译后加工，例如通过三螺旋端肽中赖氨酸残基的羟化作用在骨中进行交联。*FKBP10*（*607063）基因的突变也会导致Ⅰ型 Bruck 综合征（BRKS1）（ # 259450），而 *PLOD2*（*601865）基因的突变导致Ⅱ型 Bruck 综合征（BRKS2）（ # 609220），该病患者存在的骨脆性和脊柱侧弯与挛缩和翼状胬肉有关。*BMP1*（*112264）是一种金属蛋白酶，可切割Ⅰ型胶原蛋白的 C 端，此基因突变会导致与高骨量有关的ⅩⅢ型 OI（OI13）（ # 614856）。

其他与和Ⅲ或Ⅳ型 OI 表型类似的遗传学病因包括 *SERPINF1*（*172860）基因的突变，该基因编码色素上皮衍生生长因子（PEDF），从而导致以骨活检提示矿化缺陷为特征的Ⅵ型 OI（OI6）（ # 613982）；*Osterix*（SP7）（*606633）是成骨细胞特异性转录因子，突变后会引起Ⅻ型 OI（OI12）（ # 613849）；*TMEM38B*（*611236）基因编码一种能维持细胞内钙释放的胞内单价阳离子通道蛋白，突变时会导致ⅩⅣ型 OI（OI14）（ # 615066）；*CREB3L1*（*616215）基因编码一种与 *COL1A1* 基因启动子区域结合的转录因子，突变时可导致ⅩⅥ型 OI（OI16）（ # 616229）。

4. 其他单基因骨质疏松症

(1) WNT/β-catenin 信号通路上的突变：WNT/β-catenin 通路在成骨细胞和骨形成中起重要作用。LRP5（*603506）存在于成骨细胞前体的细胞表面，并与卷曲相关蛋白形成受体复合物，其配体是 Wnt（果蝇的“无翅”基因的同源物）。这个过程使成骨细胞前体转化为成骨细胞（图 10-6）。*LRP5* 基因的激活和失活突变被认为分别会导致高骨量和低骨量。

LRP5 突变的杂合携带者骨密度低，5% 的 IJO 病例（259750）与之相关。这类患者在青春

期前可出现椎骨压缩性骨折和干骺端骨折，成年后改善。除了 *LRP5* 突变外，引起 IJO 的其他原因目前尚不清楚，但有一些其他基因也容易引起骨质疏松症。

OPPG（# 259770）突变的患者具有与骨骼轻中度变形的 OI 患者相同的临床特征。主要发病机制是成骨细胞内的骨形成缺陷，它是由 *LRP5*（*603506）突变引起的常染色体隐性遗传病。*LRP5* 存在于许多其他组织（尤其是视网膜血管）中，患者因视网膜发育异常导致假视网膜神经胶质瘤，进而引起视力的严重低下。假神经胶质瘤或家族性渗出性玻璃体视网膜病变（FEVR）一词，描述了五种类型，是一种非特异性表达，用于描述任何类似于视网膜母细胞瘤的病变。OPPG 中的这一类型称为 FEVR4（# 601813）。如果病变为双侧，则必须与 FEVR 的其他原因区分开来，例如诺里病（# 310600）是 X 连锁的，并且与低骨密度无关。OPPG 患者表现为早发性低创伤性骨折并常致畸，但其严重程度不同。患者可有视力受损且大多数致盲，但也有一些患者可以正常上学。治疗与 OI 相似，对双膦酸盐反应良好。

- *WNT1*：*WNT1*（*164820）突变已被报道是引起 XV 型 OI（OI15）（#615220）的一种常染色体隐性遗传病因，包括骨脆性和智力低下，而显性杂合突变则引起早发性骨质疏松。
- *PLS3*：*PLS3*（*300131）编码丝束蛋白 -3，突变可引起儿童期骨质疏松症，具有少数其他综合征性症状，导致骨密度数量性状位点 18（BMND18）（# 300910）。该病为 X 连锁显性遗传，因此男性比女性患者表型更严重。*PLS3* 的功能目前仍未知，但有人认为它影响骨骼对机械应力的反应[159]。

(2) *NOTCH* 信号

Hajdu-Cheney 综合征（HJCYS）（# 102500）的特征是肢端骨溶解、严重的骨质疏松症，严重的身材矮小、颅面部异常及其他骨骼外表现。全外显子组测序显示该疾病为 *NOTCH2*（*600275）基因突变所致，此基因在早期骨骼形成和维持内稳态中很重要。特征性的放射学征象是肢端骨溶解，但髂骨活检未显示出固定的图像特征。HJCYS 是一种多系统疾病，因此需要进行多方面管理。

原发性骨质疏松症可能与引起 Ehlers-Danlos（EDS）或 EDS 样综合征的基因突变有关，以及与其他几种常染色体显性遗传性疾病有关，如马方综合征（# 154700）（FBN1；*134797）、颅锁骨发育不良（CCD；# 119600）（*RUNX2*；*600211）、假性软骨发育不良（*PSACH*；# 177170）（*COMP*；*600310）、22q 重复综合征（# 253250）（*TBX1*；*602054）、高 IgE（Job）综合征（HIES；# 147060）（*STAT3*；*102582），也与一些常染色体隐性疾病有关，如骨发育不良性皮肤老化症（GO；# 231070）（*GORAB*；*607983），具有早衰特征的皮肤松弛症（ARCL2B；# 612940）（*PYCR1*；*179035），肌肝脑眼侏儒症（# 253250）（*TRIM37*；*605073），多囊脂膜性骨发育不良伴硬化性白质脑病（Nasu-Hakola 病）（PLOSL/NHD；# 221770）（*TYROBP*；*604142 或 *TREM2*；*605086）和涉及骨蛋白加工过程的连接蛋白病（# 245600，# 615349 或# 130070）（分别为 *B3GAT3*；*606374，*B4GALT7*；*615291 和 *B3GALT6*；*604327）。

(3) 继发性骨质疏松症：骨骼是具有高度敏感性和反应性的器官，在能量代谢、造血和矿物质的体内平衡中起着重要的作用，并作为支架。通过增强矿化作用和骨形态来获得和维持骨骼强度对于骨骼的机械负荷很重要。当机体发生急慢性疾病，出现血液系统疾病、代谢紊乱、青春期延迟，或者负荷减少时期（如不能移动）及继发于药物干预（如长期使用糖皮质激素）的情况下，骨骼都可能会受损。治疗继发性骨质疏松症的关键是早期发现，预防和干预。

- 神经肌肉疾病：在骨骼健康监测中最重要的神经肌肉疾病是杜氏肌肉营养不良（DMD）（# 310200）和脑性瘫痪。DMD 患者具有多种危险因素，例如肌肉无力、长期大剂量应用糖皮质激素和青春期延迟。长期卧床会造成骨密度最大程度的下降。然而，许多男孩在骨折后会停止所有的活动，这会导致更多的骨密度损失。双膦酸盐治疗有效，并且与帕米膦酸盐相比，唑来膦酸住院治疗时间短，对于这类患者会更为有益。而应用双膦酸盐预防骨质流失的预防性治疗目前仍存在争议。

患有 CP 的儿童骨骼细长且皮质稀薄，由于骨骼上缺乏肌肉负荷，骨骼的形态受到损害。据报道骨折率为 4%～12%[160]，大多数是股骨远端或胫骨近端的低冲击性骨折。这些儿童通常未定期进行骨骼健康监测，因此可能会低估椎骨骨折发生的数量。CP 儿童的骨转换率低，因此具有抗分解代谢作用的双膦酸盐似乎不是理想的治疗方法，但合成代谢类药物尚未应用于儿童，而对儿童使用双膦酸盐的小规模试验表明该药物可以增加患儿的骨矿物质密度。双膦酸盐能够增加在生长过程中逐渐增强的骨骼质量，因此在生长完成之前对这些患儿进行治疗尤为重要。

- 儿童白血病：诊断为急性淋巴细胞白血病（ALL）的儿童中，骨骼异常高达 75%，其中 16% 有椎体压缩性骨折的证据[161]。BMD Z 评分＜ –2 的儿童中，有 60% 在诊断后的 3 年内至少发生了一次骨折。这些儿童中的大多数可以通过治疗解决骨骼疾病并可治愈，但仍有一些患儿会遗留永久性的骨骼畸形[162]，因此需要对 ALL 患儿进行骨骼健康监测。由于骨骼存在重塑和愈合的潜力，因此对于脆性骨折的处理目前尚未明确。双膦酸盐用于治疗疼痛、功能障碍或者几乎没有生长潜力的老年患者。
- 性腺功能减退和青春期延迟：雌激素和睾酮的缺乏或抵抗会削弱青少年和成年人的骨骼强度。正如绝经后人群所见，雌激素具有更高的重要性，缺乏会导致高骨转化骨质疏松症和骨折风险增加。在患有 Turner 综合征、放化疗后、神经性厌食症和垂体功能减退症的年轻患者中都可以出现雌激素缺乏。睾酮缺乏会对肌肉力量产生不利影响，并与骨内膜吸收过程受损有关。应对青春期 DMD 和 CP 患者进行监测，并在必要时进行激素替代治疗。
- 神经性厌食症：低体重与骨折增加有关。低能量摄入、月经紊乱和骨密度低是运动员的三大典型特征，青春期女孩的骨折发生率可高达 31%[163]。管理的主要内容包括心理治疗、营养和行为规划。
- 慢性炎性疾病：慢性炎症与骨吸收增加和骨质疏松症有关。目前多种相关疾病已被报道，如风湿病或炎性肠病、囊性纤维化和大疱性表皮松解症。其中许多疾病也与活动少、青春期延迟和糖皮质激素的应用有关。这些不同的合并症会对骨骼健康产生不利影响，但如果出现反复性脆性骨折或椎体压缩性骨折，则应考虑使用双膦酸盐治疗。

(4) 骨质疏松症的治疗：原发性骨质疏松症的治疗取决于患者的严重程度。对于更严重的疾病类型，需要多学科团队合作，其中可能包括儿科医生、儿科内分泌学家、理疗师、骨科医师、牙医、专科护士和社会工作者[164]。建议与遗传学家沟通，同时需要眼科和耳鼻喉科医师。因此不可避免的是，只有在对该病特别感兴趣的专科医院才能进行高质量的治疗。

除了常规的骨折治疗外，通常还需要手术来矫正骨畸形。这可能涉及用内固定的方法进行骨折手术，以保持骨的完整性。物理疗法及其他能增加活动能力的措施至关重要，因为不运动对于骨骼健康会产生不利影响，可以通过增加活动来扭转这种状况。药物治疗的主要方法是静脉输注双膦酸盐，口服双膦酸盐很少见，该药对于减轻骨痛、改善骨密度、降低骨折率具有显著作用，能使先前无法活动的患者恢复活动。

治疗继发性骨质疏松症的最好方法是消除引起骨质疏松的原因。如果患者可以停止应用糖皮质激素或者充分活动，骨密度可能会提高。如果无法进行上述治疗（如在截瘫患者中），骨保护性药物（例如双膦酸盐）可能对其具有重要的治疗价值。

（七）骨密度增加为特征的骨代谢疾病

成骨细胞和破骨细胞功能的不平衡尤其是前者处于优势时，可引起与骨密度增加相关的疾病。破骨细胞可能形成较差（破骨细胞缺乏）或者功能较差（富含破骨细胞）。这组疾病包括骨硬化症、致密性骨发育不全、van Buchem 病和硬化性骨病（表 10–6）。

1. 骨硬化症（OPT）

常染色体隐性遗传性骨硬化症（autosomal recessive osteopetrosis，ARO），也称为婴儿恶性骨硬化症，是一组异质性疾病，从机制上分为破骨细胞功能障碍（破骨细胞富含型 ARO）或破骨细胞数量不足（破骨细胞缺乏型 ARO）。症状早发，出生前可以通过放射学诊断出来。骨过度生长会导致明显的巨头畸形，并且由于侵占脑神经和骨髓而导致渐进性失明、耳聋和贫血。髓外造血引起肝脾大及白细胞 – 红细胞性贫血会增加骨硬化症的可能性。尽管骨密度增加，但骨骼更脆，更可能发生骨折。另外，特别是在恶性型患儿还可能存在低钙血症并伴有佝偻病。如果不治疗，这种疾病可能是致命的，所以早期诊断很重要。治疗的主要手段是骨髓移植（BMT），是否适宜 BMT，取决于临床严重程度和基因突变类型。

常染色体隐性遗传性骨硬化症 1 型（autosomal recessive osteopetrosis type 1，OPTB1）（#259700）是最常见的破骨细胞富含型恶性婴儿型骨硬化症，由膜泡质子泵的 T 细胞免疫调节亚基（T–cell immune regulator subunit of the vacuolar proton pump，*TCIRG1* 亚基）（*604592）突变引起。TCIRG 是一种参与氢离子转运到吸收陷窝以酸化和重吸收骨的蛋白质（图 10–7）。主要治疗方法是骨髓移植，但应在神经压迫并发症发生前进行。

常染色体隐性遗传性骨硬化症 2 型（autosomal recessive osteopetrosis type 2，OPTB2）（#259710）是一种相对轻的破骨细胞缺乏型骨硬化症，其特征为凸颌、膝外翻和骨折倾向增加。在某些情况下会出现贫血和肝脾大。根本原因是编码 RANKL 的 *TNFS11* 基因（*602642）发生突变（图 10–7）。破骨细胞未按正常数量转化，故骨吸收不良。由于破骨细胞功能没有内在缺陷，因此不适合骨髓移植。

常染色体隐性遗传性骨硬化症 3 型（autosomal recessive osteopetrosis type 3，OPTB3）（#259730）是由碳酸酐酶Ⅱ（*CA2*）基因（*611492）突变引起的良性骨硬化症。像膜泡质子泵一样，它也有助于破骨细胞皱折缘的酸性骨吸收环境的形成，因此是一种破骨细胞富含型疾病，与轻度神经压迫，尤其是视神经，咬合畸形、身材矮小和一定程度的智力低下有关。可能存在轻度贫血，但随着时间的推移会逐渐消退。缺乏碳酸酐酶Ⅱ也会引起一定程度的肾小管性酸中毒。

常染色体隐性遗传性骨硬化症 4 型（autosomal

表 10-6 改变骨量的遗传性疾病，显示了代谢异常、不同疾病及其基因的 OMIM 编号和遗传方式

诊　断	OMIM	基因定位	基　因	基因 OMIM 编号	遗传方式
与低骨量相关的疾病					
原发性骨质疏松症					
成骨不全症（表 10-5）					
引起骨质疏松的其他主要原因					
Bruck 综合征 1 型	#259450	17p12	*FKBP10*	607063	常隐
Bruck 综合征 2 型	#609220	3q24	*PLOD2*	601856	常隐
颌骨长骨发育不良	#166260	11p14.3	*ANO5*	608662	常显
Cole-Carpenter 综合征	112240	3p22，3p24.1-p22	*CRTAP*	605497	
特发性青少年骨质疏松症	259750	10q21.1	*DKK-1*	605189	常显
	259750	11q13.4	*LRP5*	603506	常显
	259750	12q13	*WNT1*	164820	常显
	259750	1q42	*WNT3A*	606359	常显
与低骨量相关的其他疾病					
Ehlers-Danlos 综合征					常显
马方综合征	#154700	15q21.1	*FBN1*	134797	常显
骨质疏松症 - 假性神经胶质瘤综合征	#259770	11q13	*LRP5*	603506	常隐
特发性青少年骨质疏松症					
青少年 Paget 病	#239000	8q24.12	*TNFRSF11B*（Osteoprotegerin）	602634	常隐
骨发育异常老年样皮肤疾病	#231070	1q24.2	*GORAB*	607983	常隐
具有早老样特征的皮肤松弛症	#612940	17q25.3	*PYCR1*	179035	常隐

（续表）

诊　断	OMIM	基因定位	基　因	基因 OMIM 编号	遗传方式
颅锁骨发育不全综合征	#119600	6p21.1	*RUNX2*	600211	常显
假性软骨发育不良	#177170	19p13.11	*COMP*	600310	常显
PTHLH 重复					
Hajdu–Cheney 综合征	#102500	1p12–p13	*NOTCH2*	600275	常显
肌肝脑眼侏儒症	#253250	17q22–23	*TRIM37*	605073	常隐
染色体 22q.11 区微重复综合征	#608363	22q11.2	*TBX1*	602054	常显 / 散发
高 IgE 综合征	#147060	17q21.2	*STAT3*	102582	常显
多囊脂膜性骨发育不良伴硬化性脑白质病（Nasu–Hakola 病）	#221770	19q13.12	*TYROBP*（*DAP12*）	604142	常隐
多囊脂膜性骨发育不良伴硬化性脑白质病（Nasu–Hakola 病）	#221770	6p21.1	*TREM2*	605086	常隐
Linkeropathies 接头蛋白病					
多关节脱位、身材矮小、颅面部畸形和先天性心脏缺陷（过去被称为常染色体隐性遗传的 Larsen 综合征）	#245600	11q12.3	*B3GAT3*	606374	常隐
半乳糖基转移酶 1 缺乏症（早老样 Ehlers–Danlos 综合征 1 型）	#615349	1p36.33	*B4GALT7*	615291	常隐
半乳糖基转移酶 2 缺乏症（早老样 Ehlers–Danlos 综合征 2 型）	#130070	5q35.3	*B3GALT6*	604327	常隐
引起骨量改变的继发原因					
内分泌疾病，如库欣综合征					
医源性原因，如糖皮质激素治疗					
营养障碍					
慢性病，如 β– 珠蛋白生成障碍性贫血					
恶性病，如白血病					
废用，如持续不活动					
其他特定疾病	#320200	Xp21.2–p21.1	*Dystrophin*	*300377	XLR

（续表）

诊　断	OMIM	基因定位	基　因	基因 OMIM 编号	遗传方式
其他非特定疾病					
与低骨量相关的其他疾病，特定					
与低骨量相关的其他疾病，非特定					
与高骨量相关的疾病					
骨硬化症					
破骨细胞富含型骨硬化症					
常染色体隐性 1（OPTB1）（恶性）	#259700	11q13.4–q13.5	*TCIRG1 subunit*	604592	常隐
常染色体隐性 3（OPTB3）伴有肾小管酸中毒（介于良、恶性之间）	#259730	8q22	*CA2*	611492	常隐
常染色体隐性 4（OPTB4）（恶性 / 介于良、恶性之间）	#611490	16p13	*CLCN7*	602727	常隐
常染色体隐性 5（OPTB5）（恶性）	#259720	6q21	*OSTM1*	607649	常隐
常染色体隐性 6（OPTB6）（介于良、恶性之间）	#611497	17q21.3	*PLEKHM1*	611466	常隐
常染色体隐性 8（OPTB8）	#615085	7p15.2	*SNX10*	614780	常隐
常染色体显性 1（OPTA1）/LRP5 激活（van Buchem 病 2 型）	#607636	11q13.2	*LRP5*	603506	常显
常染色体显性 2（OPTA2）（Albers Schönberg 病）（良性）	#166600	16p13	*CLCN7*	602727	常显
破骨细胞缺乏型骨硬化症					
常染色体隐性 2（OPTB2）（良性）	#259710	13q14	*TNFSF11*（RANK Ligand）	602642	常隐
常染色体隐性 7（OPTB7）（恶性）	#612301	18q22.1	*TNFRSF11A*（RANK）	603499	常隐
与高骨量相关的其他疾病					
硬化性骨化病 1 型	#269500	17q21.31	*SOST*	605740	常隐
全身性骨皮质增厚症（van Buchem 病 1 型）	#239100	17q21.31	*SOST*	605740	常隐
骨内膜骨质增生，骨质硬化症（Worth 病）	#144750	11q13.2	*LRP5*	603506	常显

（续表）

诊　断	OMIM	基因定位	基　因	基因 OMIM 编号	遗传方式
颅骨骨干发育不良	#122860	17q21.31	*SOST*	605740	常显
硬化性骨化病 2 型	#614305	11p11.2	*LRP4*	604270	常显 / 常隐
致密成骨不全症	#265800	1q21	*CTSK*	601105	常隐
条纹状骨病伴颅骨硬化症	#300373	Xq11.2	*WTX* 或 *AMER1* 或 *FAM123B*	300647	XLD
骨斑点症	#166700	12q14.3	*LEMD3*	607844	常显
Buschke–Ollendorf 综合征	#166700	12q14.3	*LEMD3*	607844	常显
蜡泪样骨病	%155950	12q14.3	*?LEMD3*	607844	常显
骨膜增生厚皮症 1 型	#259100	4q31.4	*HPGD*	601688	常隐
颅骨关节病	#259100	4q31.4	*HPGD*	601688	常隐
骨膜增生厚皮症 2 型	#614441	3q22.1–q22.2	*SLCO2A1*	601460	常隐
原发性肥大性骨关节病	%167100				常显 / 常隐
Raine 综合征（致死性骨硬化性骨发育不良）	#259775	7p22.3	*FAM20C*	611061	常隐
软骨钙质沉着症 2 型	#118600	5p15.2	*ANKH*	605145	常显
颅骨干骺端发育不良	#123000	5p15.2	*ANKH*	605145	常显
颅骨干骺端发育不良	#218400	6q22.31	*GJA1*	121014	常隐
无汗型外胚层发育不良伴免疫缺陷、骨硬化症和淋巴水肿	#300301	Xq28	*IKBGK*	300248v	XLR
遗传性骨炎性疾病					
Caffey 病	#114000	17q21.33	*COL1A1*	120150	常显
卡穆拉 – 恩格曼病	#131300	4p16.3	*TGFB1*	602104	常显
巨颌症	#118400	19q13.2	*SH3BP2*	190180	常显

recessive osteopetrosis type 4，OPTB4）（#611490）是一种恶性婴儿型骨硬化症，由氯离子通道 7（chloride channel 7, *CLCN7*）基因（*602727）突变引起，该基因负责转运氯离子，并与质子一起提供溶解骨矿物质的盐酸。临床特征与 OPTB1 相似。骨髓移植可能会有所帮助。

常染色体隐性遗传性骨硬化症 5 型（autosomal recessive osteopetrosis type 5，OPTB5）（#259720）与 OPTB4 非常相似。这是另一种恶性婴儿型骨硬化症。*OSTM1*（*607649）突变导致 *CLCN7* 的 β 亚基异常，还会导致破骨细胞酸化失败。

常染色体隐性遗传性骨硬化症 6 型（autosomal recessive osteopetrosis type 6，OPTB6）（#611497）是一种相对轻型的骨硬化症，表现为行走困难和腿部疼痛。起初，患者的 X 线上有致密的干骺带，但后来在股骨远端会出现"锥形瓶样"外观。这是由破骨细胞中参与空泡输送的 pleckstrin 基因（*PLEKHM1*）（*611466）发生突变造成的。

常染色体隐性遗传性骨硬化症 7 型（autosomal recessive osteopetrosis type 7, OPTB7）（#6123011）是由 RANKL 破骨细胞表面上的受体 *TNFRSF11A*（RANK）突变引起的。这会导致破骨细胞缺乏型骨硬化症，但可通过骨髓移植治疗。

常染色体隐性遗传性骨硬化症 8 型（autosomal recessive osteopetrosis type 8，OPTB8）（#615085）是由分选连接蛋白 -10（sorting nexin-10, *SNX10*）（*614780）的突变引起的，并会导致类似于 OPTB1 的恶性破骨细胞富含型骨硬化症。

常染色体显性遗传性骨硬化症 1 型（autosomal dominant osteopetrosis type 1，OPTA1），也称为 van Buchem 病 2 型（van Buchem disease type 2）或 Worth 病（#607634），是由于 *LRP5* 基因激活突变使成骨细胞生成异常，导致骨内膜增生。与骨质疏松 - 假性神经胶质瘤综合征（OPPG）相反，此突变是 *LRP5* 与蛋白质的亲和力减弱且被 Dickkopf（*605189）（图 10-6）抑制。结果是 *LRP5* 与卷曲蛋白质结合，并过度刺激成骨细胞活性。严格来说，它不是骨硬化症的一种形式，因为破骨细胞功能没有缺陷，但会导致破骨细胞数量减少。骨质硬化主要见于颅骨穹窿，而脊柱几乎完全没有出现"骨内骨"的现象。这些患者不易骨折，骨密度和骨强度都增加。

常染色体显性遗传性骨硬化症 2 型（autosomal dominant osteopetrosis type 2, OPTA2），即 Albers-Schönberg 病或大理石骨病（#166600），是另一种由 *CLCN7* 杂合突变引起的轻型骨硬化症。由于氯离子通道以二聚体的形式存在，因此似乎存在一种显性负效应来解释这种异常。这种情况可以根据骨质硬化的分布与 OPTA1 相区别，其主要影响颅底、脊柱和骨盆。椎骨内可见到"骨内骨"现象。骨脆性增加和牙脓肿是其突出特征。

2. 其他症状

致密性成骨不全症（pycnodysostosis, PKND）（#265800）是由组织蛋白酶 K（cathepsin K, *CTSK*）（*601105）编码基因的常染色体隐性遗传性突变引起的，组织蛋白酶 K 是由破骨细胞合成的，一旦矿物质被清除，它就负责骨基质的再吸收。突出特征包括身材极度矮小、颅骨穹窿异常、颅缝融合延迟及上颌骨和指（趾）骨的肢端骨质溶解。骨脆性增加，胫骨、股骨、腰椎和颈椎可能发生应力性骨折。骨过度生长有时会导致髓外造血，类似于更严重形式的骨硬化症。

硬化性骨化病（Sclerosteosis, SOST）（#269500）和 van Buchem 病 1 型（VBCH1）（#239100）都是由 SOST（*605740）突变引起的。骨硬化蛋白通常由骨细胞产生，可抑制骨形态蛋白（BMP）的作用，从而刺激成骨细胞分化。骨过度生长源于无限制的成骨细胞转化。SOST 是一种较严重的疾病，其特征是身材高大、体重增加、长骨和颅骨过度生长，后者会导致脑神经压迫，常为多发性。这在南非白种人中尤为常见。VBCH1 不太严重，可能是 *SOST* 基因下游含有骨特异的远端增强子元件的突变所致下游突变所致。它通常出现在儿童晚期或青春期，伴有颅骨、下颌骨、长骨和肋骨的骨硬化，颅骨的重量可能是正常的 4 倍。患者可能发生脑神经压迫，尤其是视神经和听神经。

颅骨干骺端发育不良（craniometaphyseal dysplasia，CMDD）（#123000）由 *ANKH*（*605145）突变引起，该基因负责将破骨细胞中的焦磷酸盐从细胞内转运到细胞外，这种病尤其会影响颅面骨。患者鼻梁增宽及“狮样面容”，可能导致脑神经压迫。焦磷酸盐浓度的增加会抑制骨吸收，导致骨过度生长。

Paget 骨病是一组异质性疾病，其特征是一个或多个区域的骨转换增加，主要发生在中轴骨。大多数病例发生在 40 岁以后，但青少年 Paget 骨病 5 型（PDB5）（#239000）是一种由破骨细胞功能异常引起骨吸收增加的常染色体隐性遗传病，通常由编码护骨素的 *TNFRSF11B* 基因（*602643）突变引起[165]。这种突变通常对 RANKL 有抑制作用，可防止破骨细胞前体上的 RANK 受体过度刺激破骨细胞（图 10-7）。该病患者的骨转换率高，骨转换标志物（如碱性磷酸酶、NTX 和羟基脯氨酸）增加。患者早期会出现头大，长骨弯曲并显著膨大，在 X 线上呈现粗糙的小梁。颅盖明显增厚，局部骨密度增加。采用双膦酸盐治疗应该会有所帮助，但最合理的治疗药物是重组护骨素，这种方法已成功运用于成人[166]。目前尚没有关于其在儿童中应用的报道。狄诺塞麦是一种 RANKL 的单克隆抗体抑制药，理论上也会有所帮助。

早发型 Paget 病 2 型（early-onset Paget disease type2，PDB2）（#602080）与 PDB5 表型相似，但发病时间更晚，通常在青少年或 20 多岁时出现。这是一种由 TNFRSF11A（RANK）突变引起的常染色体显性遗传病。类似的突变也会导致主要影响四肢骨骼的家族性扩张性骨溶解症（FEO）（#174810）。

其他类型的 Paget 病是由 sequestosome（*SQSTM1*）（*601530）（PDB3；#167250）和 *ZNF687*（*610568）（PDB6；#616833）突变引起的。其中一些患者易患骨巨细胞瘤或骨肉瘤。

（八）遗传性炎性骨病

1. Caffey 病

Caffey 病（婴儿骨皮质增生症）（#114000）见于生后 5 月龄之前的婴儿，或在出生时或子宫内就已出现。特征是炎症，主要发生于下颌骨和肋骨，但其他长骨也会受到影响，通常在 2 岁前消退，但复发后会持续多年。骨畸形比较罕见。最常见的是由 *COL1A1* 基因 42 号外显子突变引起的常染色体显性遗传。患有发绀型先天性心脏病的早产儿会出现获得性骨皮质增生症，他们在手术前长期接受前列腺素 E_2 治疗以维持动脉导管的通畅。

2. 卡 – 恩二氏病

卡 – 恩二氏病（Camurati–Engelmann disease，CED）（#131300）[167]是一种由 *TGFB1*（*190180）突变引起的常染色体显性遗传病。它影响长骨的骨干，特别是胫骨和肱骨，但随后可能扩散到其他长骨。它会引起对称性疼痛和肿胀，并伴随肌无力、蹒跚步态和易疲劳。通常，泼尼松治疗能有效控制疼痛，而氯沙坦也被证明是有效的。

3. 巨颌症

巨颌症（#118400）是一种由 *SH3BP2*（*602104）突变引起的常染色体显性遗传病。通常出现在儿童早期，并进展到青少年中期，患儿可出现肿胀和疼痛，尤其是下颌骨、上颌骨和肋骨内侧面。有时会与 Caffey 病混淆，但其症状是自限性的。

4. Raine 综合征

Raine 综合征（#259775）是 *FAM20C*（*611061）常染色体隐性遗传性病，是一种侵袭性硬化性骨病，具有特征性的面部表现，即前额窄而突出、突眼和面中部发育不良。沿着长骨的骨膜骨形成以及颅内钙化。它通常会导致新生儿死亡，少数可幸存。

（九）磷酸盐代谢障碍性骨病

控制磷酸盐代谢的关键是 FGF23，与磷酸盐代谢异常相关的疾病发生机制可分为 FGF23 升高和 FGF23 过低两类。在 FGF23 升高的患者中，血磷水平通常较低，但并非总是如此，反之亦然。在某些情况下，血磷正常，但也会导致软组织钙化（表 10–6）。

1. 高 FGF23 相关的低磷血症性佝偻病

X 连锁显性低磷血症性（抗维生素 D）佝偻病（#307800），是由位于 X 染色体上的 *PHEX*（*300550）突变引起的最常见的低磷血症性佝偻病。患者在出生后第 1 年或第 2 年出现双腿弯曲和佝偻病症状，可能有家族史。由于缺少第二条 X 染色体上的正常等位基因，所以男孩比女孩受到的影响更严重。女性的表型变化很大，在家庭成员中也不一致，母体携带者可能不知道自己患有此病，直到孩子被诊断后进行检测才发现。

佝偻病的临床表现与维生素 D 相关佝偻病相似，但通常没有肌无力和疼痛。牙脓肿可能是由牙本质缺陷引起的。患儿可出现手腕和膝盖变宽、双腿弯曲及佝偻病性串珠样表现。放射学征象显示骨小梁比维生素 D 缺乏性佝偻病更粗糙可提示该病的诊断。生长发育可能会受到影响。尿磷排泄增加，血磷降低。未治疗状态下，血浆钙正常，碱性磷酸酶和 FGF23 升高。

治疗包括口服磷酸盐合剂与阿法骨化醇或骨化三醇的组合。需要维生素 D 类似物来抵消 FGF23 对 1α– 羟化酶活性的抑制作用并预防低钙血症。不幸的是，磷酸盐补充剂需要每天服用 4～5 次才能有效。腹泻的不良反应常常限制了磷酸盐的药物剂量，解决这个问题的一种成功方法是，将一天剂量的磷酸盐放进瓶子中，让孩子每隔一段时间喝一口。既预防低钙血症，同时又治愈佝偻病，这两种治疗方法之间难以取得平衡。过量的磷酸盐会导致甲状旁腺功能亢进，而过多的维生素 D 则可能导致高钙尿症和肾钙质沉着症。现已采用生长激素来改善生长，暂时的减少了磷酸盐的排泄 [168, 169]。一种更合理的治疗方法是使用抗 FGF23 的单克隆抗体，初步研究结果令人鼓舞。Burosumab 已被证明有效，现已被许可用于 1 岁以上的儿童。治疗需要定期监测患儿血钙、磷酸盐、甲状旁腺激素、尿钙 / 尿肌酐比值和碱性磷酸酶，测量 FGF23 也可能有用。X 线可能显示佝偻病已愈合，但是与维生素 D 缺乏性佝偻病不同，该病患者即使治疗效果非常好骨骼病变也不能恢复正常，骨活检仍可见骨软化症。患者每年都应进行肾脏超声检查，以筛查肾钙质沉着症。如果骨畸形严重，特别是影响骨骼功能，可能需要矫形外科干预。适当的治疗往往可以改善生长和骨畸形。

ADHR（#193100）在临床和生化上与 XLH 非常相似，但比 XLH 表现更轻，到青春期才会表现明显，所以常在较大的年龄才得到诊断。该病因 *FGF23*（#241520）突变导致 FGF23 分子的自然裂解受阻使 FGF23 浓度高。它比 XLH 更罕见，但治疗方法相似；FGF23 的产生与血清铁呈负相关，因此治疗缺铁很重要。低磷血症偶尔会随着年龄的增长而消失。

常染色体隐性遗传性低磷血症性佝偻病 I 型（ARHR1）（#241520）是一种罕见的低磷血症性佝偻病，临床和生化上也与 XLH 和 ADHR 相似，

由 *DMP1*（*600980）突变引起。DMP1 由骨细胞分泌，含有 ASARM 基序，它是 PHEX 的一种特殊底物，如果两者不结合，FGF23 就无法正常分解，造成 FGF23 水平升高。该病的治疗方法与 XLH 和 ADHR 相同。

常染色体隐性遗传性低磷血症性佝偻病Ⅱ型（ARHR2）（#613312）是另一种罕见的低磷血症性佝偻病，由 *ENPP1*（*173335）纯合突变引起。最常引起婴儿全身性动脉钙化症（GACI）（#208000），其中 85% 的病例致死。如果患者存活下来，由于 ENPP1 的缺乏造成 FGF23 分解受抑制，患者会出现低磷血症性佝偻病。GACI 也可能由 *ABCC6* 突变引起，但不伴有低磷血症[170]。

多发性骨纤维结构不良（PFD）和 McCune-Albright 综合征（MAS）（#174800）是由体细胞 *GNAS1*（*139320）激活突变的嵌合现象引起的。骨纤维发育异常可局限或广泛地发生在任何骨骼。可能会激活其他 Gsα 依赖性激素特征性的牛奶咖啡斑样皮肤病变已在本文其他部分描述。骨骼病变可刺激 FGF23 的分泌，进而引起病理性骨折，也可引起低磷血症性佝偻病和骨软化症。

双膦酸盐有时被用作 PFD 的特殊治疗，尤其是伴有骨痛的情况[171]。治疗不会使骨骼恢复正常，但可缓解疼痛。所以治疗的目的是缓解症状，而无须定期治疗。如果存在低磷血症，应口服磷酸盐补充剂，以防止低磷血症恶化引起急性心血管疾病。从理论上讲，FGF23 单克隆抗体（Burosumab）在治疗佝偻病方面具有一定的应用价值。

偶有肿瘤引起低磷性佝偻病和骨软骨症，为来源自间充质的非恶性肿瘤，其机制尚不清楚，但可能是由肿瘤产生的体液因子引起的（如 MEPE），MEPE 含有竞争 PHEX 结合位点的 ASARM 基序，但不含有使其与细胞表面整合蛋白结合的 RGD 基序。因此 FGF23 可维持高水平。治疗首选切除肿瘤，但病灶可能很难定位。其他的肿瘤介导的低磷血症是因肿瘤分泌高浓度的 FGF23。

表皮痣综合征，据报道，一些表皮痣综合征与低磷血症性佝偻病有关，如角化色素性斑痣性错构瘤病和 Schimmelpenning-Feuerstein-Mims 综合征（#163200）[172-174]。其机制尚不确定，但被认为与 TIO 类似，且 FGF23 水平升高。有效除痣可治愈骨软化症，但可能会有其他问题出现，特别是病变部位深的情况下。

其他病因，先天性黑色素细胞痣综合征（CMNS；#137550），由 *NRAS*（*164790）的激活突变引起，NRAS 是 RAS/MAPK 通路信号分子的一部分，在细胞生长、分化和存活中发挥作用。突变发生于体细胞。患儿出生时即存在广泛的黑色素病变，并有可能累及中枢神经系统。

2. 低 FGF23 相关的低磷血症佝偻病

遗传性低磷血症伴高钙尿症（HHRH）与 FGF23 异常无关，这一点与 XLH、ADHR 和 ARHR 不同。这是一种常染色体隐性遗传病，由 *SLC34A3* 突变导致肾小管钠磷协同转运蛋白（*609826）缺陷引起，会直接造成磷酸盐排泄增加，但杂合子携带者在钙和磷转运上会表现出一些介于纯合子和正常个体之间的中间效应。因此，由于低磷血症和 FGF23 抑制作用的缺乏，患者的 1α-25（OH）$_2$D 的水平相应升高。因此，尿钙排泄量增加，肾钙质沉着症的风险也随之增加。治疗方法是补充磷酸盐。由于维生素 D 类似物会增加尿钙排泄，因此不应使用。

范科尼综合征是许多近端肾小管疾病的总称，其表现包括碳酸氢盐尿、糖尿、氨基酸尿和磷酸盐尿[175]。它具有多种后天和遗传原因，其中最常见的是胱氨酸病（CTNS）（#219800）。佝偻病可能是首发表现，但不做适当治疗的话，慢性肾衰竭可能会接踵而至。肾衰竭后，佝偻病通常会消失，因为肾衰竭会导致磷酸盐排泄减少。

表 10–3 给出了主要遗传疾病及与高钙尿症和肾钙质沉着症相关的其他肾小管疾病的详细信息，治疗包括纠正酸中毒（可能需要大量碳酸氢盐）和缓解低磷血症。

获得性低磷血症偶尔可因胃肠道或膳食摄入不足而导致，因为磷酸盐吸收非常高效，所以在无胃肠道疾病的情况下很少发生。禁食后恢复饮食（如糖尿病酮症酸中毒），细胞内外的离子交换重新再分配也会造成低磷血症，属于再喂养综合征。如果患儿出现心脏症状，偶尔需要静脉补充磷酸盐。

3. 软组织钙化症

高磷血症家族性肿瘤样钙质沉着症（HFTC）是一种罕见的常染色体隐性遗传病，其特征是疼痛性钙化结节在关节周围间隙和软组织（包括皮肤）内的逐渐沉积。结节由碱性磷酸钙组成，应与骨骼外的骨化区别开来。潜在的生化缺陷是 FGF23 无活性或无效继发的高磷酸盐血症，可由 *FGF23* 本身（*605380）（HFTC2）的失活突变或影响 FGF23 分子加工的 *GALNT3*（*601756）（HFTC1）突变引起，或者通过 *Klotho*（+604828）的突变影响 FGFR1 与 FGF23 的结合（HFTC3）。（图 10–5）。在前两种情况下，有活性的 FGF23 较低，而在第三种情况下，有活性的 FGF23 升高。这会导致 1–α– 羟化酶的活性受到抑制、低钙血症和继发性甲状旁腺功能亢进，有时需要进行甲状旁腺切除术。在所有情况下，TRP 都会增加，并且会发生磷酸钙沉积。患者通常会出现类似于弹性假黄瘤（#264800）的视网膜血管样条纹。

尽管治疗困难，但通过低磷饮食和磷结合剂（如氢氧化铝）治疗已经取得疗效。理论上，新出品磷结合剂（司维拉姆）应该同样有效，且不会产生铝中毒的风险 [176]。经证明，乙酰唑胺也是有用的 [176]。硫代硫酸钠可与钙螯合，形成小分子硫代硫酸钙，其可溶性是磷酸盐的 200 倍，易于经透析清楚，促使钙盐溶解 [177]。可能需要外科手术来切除某些病灶，但容易复发 [176]。

骨质增生症 – 高磷血症综合征（HHS）（#610233）与 HFTC 重叠，也是由 *GALNT3* 突变引起的。其特征是长骨反复出现短暂的肿胀和疼痛，并伴有骨膜反应的影像学证据。皮肤及其他软组织的症状与 HFTC 不同。

FGFR1c（*136350）的某些突变与软组织钙化有关。Hartsfield 综合征（#615465）不仅可表现为多种先天性畸形，而且还会发生特征性的软组织钙化。

4. 软组织钙化的其他原因

血磷正常的家族性肿瘤样钙质沉着症（NFTC）（#610455）与 HFTC 相似，但不伴有高磷血症。它由 *SAMD9*（*610456）的失活突变引起，该基因与纤维瘤的肿瘤抑制有关。

进行性骨发育异常（POH）（#166350）由父亲遗传的 *GNAS1*（*139320）杂合失活突变引起。与 HFTC 和 HHS 不同的是，POH 主要经膜内成骨形成异位骨化。通常见于非常年幼的儿童，最初表现为皮肤骨瘤和皮肤硬肿，随后骨化，X 线可见。这种情况与 *AHO*（#103580）有一定的重叠，后者发生 *GNAS1* 突变也能引起异位骨化（皮肤骨瘤）。

进行性骨化性纤维发育不良（FOP）（#135100）是一种常染色体显性遗传病，其特征为先天性拇趾畸形和骨骼肌、韧带、肌腱进行性异位软骨内骨化。当患者出现疼痛性软组织肿胀，进而在骨骼肌和软组织内形成异位成熟骨时，进行早期诊断非常重要。FOP 患者有进展性病程，通常会在 30 岁前失去所有的活动能力，并患有限制性呼吸困难。FOP 为骨形成蛋白 Ⅰ 型受体 ACVR1 的甘氨酸 – 丝氨酸激活区域突变所致（位于BMP通路）。目前正在进行一项关于 palovarotene 的 2 期临床试验，这是一种选择性视黄酸受体γ（RARγ）激动药，能够抑制 BMP 通路中的第二信使。

其他具有高骨密度或软组织钙化表型的罕见遗传病包括 Rothmund–Thomson 综合征（#268400）1 型和 2 型（*RECQL4*；*603780）、伴先天性中性粒细胞减少症的皮肤异色病（#604170）（*C16orf57*；*613276）和肺泡微石症（#265100）（*SLC34A2*；*604217）。

获得性高磷血症有时会因饮食摄入过多、横纹肌溶解症过程中细胞内磷酸盐的快速释放、肿瘤溶解综合征或高骨转换疾病中的骨吸收过量而引起。

八、钙与骨代谢疾病的治疗药物

（一）维生素 D

对于没有充足光照的个体，维生素 D 的正常需求量为 400～800U（每天 10～20μg）。维生素 D 是治疗维生素 D 缺乏症的首选药物，有两种：胆骨化醇或麦角骨化醇。前者效果可能略好一些，但在实践中，两者之间几乎没有差异。患有缺乏症的患者可以每天补充（根据年龄每天 1500～10 000U），首次治疗疗程总共 3 个月。如果担心依从性或吸收不良的问题，可以给予较大的单次剂量，这种方案被称为“冲击疗法”。一些作者推荐这种治疗方法 [178]。可以在 1 天内分次口服，也可以单次肌内注射。根据年龄不同，每 3 个月应用 150 000～600 000U。不同国家维生素 D 制剂不同，包括结合钙的制剂或多种维生素制剂。

（二）维生素 D 代谢产物

1. 1α– 羟基骨化醇（阿法骨化醇）

1α– 羟基骨化醇（阿法骨化醇）是 1 位羟基化而 25 位无羟基化的维生素 D。经口服激活，一旦被吸收，会在肝脏中转化为 1, 25$(OH)_2D_3$。半衰期为 30～35 小时，非常适合每天服用。它是甲状旁腺功能减退症、低磷血症佝偻病、1α– 羟化酶缺乏性佝偻病和慢性肾衰竭的首选治疗方法。但在后者中，必须排除并首先治疗可引起 PTH 升高的维生素 D 缺乏的因素 [111]。每天 30～50ng/kg，必须对治疗过程进行监测，以确保不会并发高钙血症和（或）高钙尿症。最初剂量可能较高，直到血浆钙稳定。在甲状旁腺功能减退症中，只要患者没有症状，特别是当 CaSR 基因发生激活突变时，血浆钙可能需要维持在正常范围的较低水平，甚至更低，以防止高钙尿症。

一些国家（包括美国在内）没有阿法骨化醇，通常使用骨化三醇作为替代药物。1α– 羟基麦角钙化醇（Hectorol®）在美国上市，并获准用于治疗慢性肾衰竭。它的效力只有阿法骨化醇的 1/2～2/3。

2. 1α, 25– 二羟胆钙化醇

1α, 25– 二羟胆钙化醇（骨化三醇）是维生素 D 的完全活性代谢产物。因为它不需要经过肝脏和肾脏代谢，所以它的半衰期只有 5～6 小时，因此需要每天至少服用 2 次，最好是 3 次。它主要用于维生素 D 25– 羟基化受损的情况，如在慢性肝病和 BDP 中，尤其是在并发肝炎的情况下。在没有阿法骨化醇的国家，通常使用骨化三醇。一般维持剂量为每天 15～30ng/kg。

3. 帕立骨化醇

帕立骨化醇（Zemplar®）是 19– 去甲骨化三醇，对肾脏 VDR 有优先作用，而对肠道的作用较小。所以，它有时被用来代替阿法骨化醇或骨化三醇治疗慢性肾病。

（三）特立帕肽（Forsteo®）

合成的 PTH1～34 最近用于治疗绝经后骨质疏松症，偶尔也可用于治疗成人甲状旁腺功能减退症。目前在儿童中没有适应证，只有几项短期研究调查其在儿童甲状旁腺功能减退症中的疗效。它能有效地提高血浆钙，对于患有高钙尿症和肾

钙质沉着症的患者效果更好。例如，在 ADH[179] 中，使用胰岛素泵持续皮下输注特立帕肽是有效的。目前，还没有针对儿童的长期安全性或有效性研究，但长期应用可能会增加骨肉瘤发生风险，虽然在临床应用中尚未发现这种情况。

（四）双膦酸盐

双膦酸盐是焦磷酸盐的类似物，其中心氧原子被碳原子取代，其四价性质允许在“备用”侧链上添加额外的残基，即 R1 和 R2。在大多数双膦酸盐中，R1 是一个羟基，使其能与焦磷酸盐结合。R2 残基的多 样性决定了双膦酸盐的性质，人们生产出了对骨增生和骨吸收有不同作用的产品。第一代双膦酸盐（如依替膦酸盐和氯膦酸盐）使用时必须小心避免导致矿化缺陷的可能。而下一代药物不仅更有效（唑来膦酸盐比依替膦酸盐强 10000 倍），并且对破骨细胞的作用要大于对成骨细胞的作用。

Shaw 和 Bishop[180] 及 Russell[181] 对这两代药物进行了充分的研究。第一代双膦酸盐通过形成具有细胞毒性并导致细胞凋亡的无环 ATP 类似物发挥作用。而所有第二代到第四代双膦酸盐都含有一个氨基，并通过抑制法尼基焦磷酸合酶发挥作用，法尼基焦磷酸盐合成酶能通过甲羟戊酸通路抑制蛋白质异戊烯化（脂肪酸链的转移）进入细胞内蛋白，而细胞内蛋白质也无法正常地装配进入细胞膜[182]。这会破坏细胞功能并导致细胞凋亡。这种作用是暂时的，几周后，破骨细胞就会重新出现并恢复其功能。每个治疗周期后通过影像科检查可以发现干骺端出现致密带（斑马线），随着生长的减缓，这些条带变得越来越紧密，直到最终融合。

儿童最常使用的双膦酸盐是帕米膦酸钠。1998 年首次报道了大量接受治疗的患者[183]，其中 30 名患者证明了该药减少骨痛和骨折频率及增加骨强度和骨密度的益处。尽管越来越多患者使用新型的双膦酸盐药物唑来膦酸，但帕米膦酸钠已成为中重度成骨不全症儿童的标准治疗药物，通常以 1mg/kg 的剂量静脉输液，每 3～4 个月应用 3 天。双膦酸盐可以口服，但由于其极性很强，吸收能力较差，应该距离进食至少 2 小时服用。口服阿仑膦酸盐或奥帕膦酸盐的药物试验结果证实其疗效较差，最有效的利塞膦酸盐可能有助于药效维持和缓解 PFD 患者的疼痛。

儿童使用双膦酸盐的适应证如下。

- 全身性骨质疏松症（如 OI 和 OPPG），以及继发性骨质疏松症。
- 高钙血症，如因不活动、恶性肿瘤或甲状旁腺功能亢进引起的高钙血症，这些患者通常对治疗非常敏感，单剂量 0.5mg/kg 即可成功缓解。
- 软组织钙化。没有太多这些疾病中使用双膦酸盐的报道，但是一些病例报道已经证明了它们在各种疾病中的价值，包括皮肌炎、进行性骨化性纤维增殖不良症、硬皮病和婴儿动脉钙化症。
- 各种疾病，尤其是多发性骨纤维结构不良。这里的作用主要是减轻疼痛，几乎对骨骼病变没有疗效。由于主要目的不是增加骨密度，治疗通常是在患者症状显著时进行，而不是定期治疗。

双膦酸盐会伴随许多不良反应。

- 急性期反应仅发生在氨基双膦酸盐中，并伴有发热、疼痛和呕吐，解热镇痛药可缓解症状。通常只发生在治疗的第一个周期。
- 可能会发生低钙血症和低磷血症，但不会太严重，除非存在维生素 D 缺乏症。患者应始终进行筛查，如有必要，应在开始用双膦酸盐前进行治疗。
- 食管炎。一些口服的双膦酸盐，特别是阿仑膦酸盐和奥帕膦酸盐，据报道可引起食管炎。在儿童中似乎比在成人中少，而利塞膦酸盐则发生概率低。

- 成人有颌骨坏死的报道，尽管对大量接受治疗的儿童进行了专门针对该问题的调查，但没有儿童发生骨坏死的报道。
- 骨硬化症和骨管状化不良。有一份报道称，一名儿童每月用帕米膦酸钠治疗非特异性骨痛 [184]，其骨质变得致密，类似于骨硬化症患者，而且出现了由于长骨重建失败而导致的骨管化不良。该患者排除了所有已知的骨硬化原因，并且即使停止治疗 18 个月，骨异常仍然存在。
- 目前已有口服利塞膦酸盐和静脉应用帕米膦酸盐治疗后出现虹膜炎的报道。儿童的这一问题似乎比成人小，但如果眼睛出现问题，建议尽早转诊给眼科医生。

双膦酸盐治疗只能在专门使用这些药物的中心进行。

（五）狄诺塞麦

狄诺塞麦是一种针对 RANKL 的单克隆抗体，可作为抑制药使用。它主要用于患有恶性高钙血症的成人，但也有一些报道称它可用于患有 MAS[185]、Ⅵ型成骨不全症 [186] 和恶性高钙血症 [187] 的儿童。与双膦酸盐一样，它能抑制破骨细胞的活性，但不同的是，它不与骨结合。当肾小球功能降低到 30% 以下时，它比双膦酸盐效果更好。停药后可引起迟发性低钙血症和反弹性高钙血症。

（六）FGF23 单克隆抗体 [布罗索尤单抗（Krn23）]

布罗索尤单抗是一种针对 FGF23 的重组人单克隆抗体。它已经在 X 连锁低磷血症佝偻病（XLH）的儿童中进行了 1 期～3 期试验。2018 年，布罗索尤单抗获得了美国 FDA 的许可证，并可在英国国家卫生服务中心向 1 岁以上骨骼正在生长的 XLH 儿童提供。每 2 周皮下注射 1 次，剂量主要根据空腹血清磷酸盐水平进行滴定。

虽然目前还没有其他形式低磷血症佝偻病的适应证，但理论上它对与 FGF23 升高相关的其他几种疾病也有效 [188]。

（七）皮质类固醇

皮质类固醇，通常是泼尼松龙，可用于某些高钙血症，特别是那些与过量维生素 D 或其代谢产物相关的高钙血症，如皮下脂肪坏死。它们也可能是引起骨质疏松症（如 DMD）的继发原因，这类患者应尝试停用类固醇以改善这一状况。

（八）襻利尿剂

除了补液之外，呋塞米也可用于症状性高钙血症的治疗。它也可能有助于纠正严重的高磷血症。使用时应谨慎，因为它往往会增加尿钙排泄，并可能导致肾钙质沉着症的进展。噻嗪类具有相反的效果。

（九）乙酰唑胺

乙酰唑胺是一种碳酸酐酶抑制药，已被报道用于高磷血症的辅助治疗。

（十）降钙素

当严重高钙血症对利尿剂无反应时，偶尔使用 CT 治疗来降低血钙。其应用现在已基本上被双膦酸盐所取代。

（十一）磷酸盐补充剂

磷酸盐补充剂是治疗低磷血症的重要组成部分，尤其是低磷血症佝偻病。磷酸盐可被胃肠道迅速吸收，也会迅速排出，尤其是当 TRP 较低时。不幸的是，目前没有磷酸盐的缓释制剂可用，所以它必须多次给药，每天最好多达 4 或 5

次，以保持足够的血液浓度。由于药物的味道和给药频率的要求导致依从性差，患者通常很难做到多次服药。此外，腹泻也可能会限制药物剂量的增加。

（十二）磷酸盐结合剂

CKD 患者的 GFR 降低限制了磷酸盐的排泄，此时这些结合剂最为有用。氢氧化铝最初大量被碳酸钙所取代，但最近又被司维拉姆（Renagel®）取代。虽然碳酸钙能有效地降低血磷，但它可能与动力缺失性骨病有关。司维拉姆不会被肠道吸收，也没有同样的问题。在高磷血症导致软组织钙化的情况下，司维拉姆也可能有用，据报道，司维拉姆也可用于 HFTC 患者。

（十三）西那卡塞（Mimpara®）

西那卡塞通过增加甲状旁腺对血浆钙的敏感性发挥作用。它将 CaSR/PTH 曲线向左移动（图 10–2），主要用于治疗 CKD 患者的继发性甲状旁腺功能亢进症，但也有报道称其在 FBH 患者中得到成功应用 [189, 190]。目前尚不清楚该药在这种疾病的纯合形式中是否有效。口服有效，但需每日 2 次服药。

（十四）镁补充剂

在低镁血症状态下可能需要大量镁，特别是在低镁血症导致继发性甲状旁腺功能减退的情况下。可以使用硫酸镁，但如果大量使用可能会导致腹泻。甘油磷酸镁引起的这种不良反应较少。硫酸镁可以肌内注射，50% 的溶液含有 2mmol/ml，可根据需要重复给药，以保持浓度高于 0.7mmol/L（1.6mg/dl）。硫酸镁也可以静脉给药，但必须谨慎，如果给药太快，会导致强烈的血管扩张。

（十五）组织蛋白酶 K 抑制药

奥达卡替通过抑制组织蛋白酶 K 的作用促进 1 型胶原的降解，该酶负责破骨细胞对脱钙骨的清除。最近的药物试验已经停止，因为成人脑卒中风险增加 [191]。

（十六）抗骨硬化蛋白抗体

与双膦酸盐、狄诺塞麦或奥达卡替不同，Romosozumab 作用于成骨细胞，通过抑制骨硬化蛋白（其拮抗药）促进 Wnt/β–catenin 信号通路。目前还没有在儿童中使用的报道。

（十七）重组人非特异性碱性磷酸酶

Asfotase alfa®（Strengsiq）是一种骨靶向型 NSALP，在治疗低磷酸酯酶症方面取得了成功 [143]。每周 2 次皮下注射给药。

（十八）帕罗伐汀

帕罗伐汀是一种选择性的 RARγ 激动药，不仅已被用于治疗吸烟相关的肺气肿，还被用于抑制异位骨化，并可能能够有效治疗进行性骨化性纤维增殖不良症 [192]。目前正在进行多种疾病的试验，如进行性骨化性纤维增殖不良症和多发性骨软骨瘤。

（十九）硫代硫酸钠

据报道，硫代硫酸钠在某些形式的软组织钙化中具有应用价值，如 HFTC[177] 和与 CKD 相关的钙化防御 [193]。其作用原理是将磷酸钙换成更易溶解的硫代硫酸钙。该药可以口服、局部给药或静脉输注，相对安全，但偶尔也会有用药相关代谢性酸中毒的报道。

九、结论

本章节根据骨矿物质代谢和骨结构是否完整分为两大类疾病。尽管这两者有着密切的联系，可能相互影响，但它们的治疗却是分开的。

疾病既可能后天获得（如维生素 D 缺乏），也可能先天遗传（如成骨不全症）。询问病史，并在发病期间采集样本评估钙磷代谢状态，是做出诊断和进行适当治疗的关键（表 10–7）。

在过去的 10 年里，遗传学领域的进步为更快、更准确的诊断打开了大门。这也使我们对骨骼疾病有了更深入的了解，我们目前获得了从试验到临床的研究结果。重组人非特异性碱性磷酸酶等新疗法显著改变了患重度低磷酸酯酶症新生儿的预后。20 多年来，儿科医生第一次开始在儿童骨质疏松症的治疗中使用双膦酸盐以外的替代药物。

下一个十年有望进一步改善诊断，对潜在的病理学作更深入的了解，并为患有骨和矿物质障碍的儿童提供更多的治疗选择。

表 10–7 高钙血症和低钙血症相关疾病的骨代谢指标改变

	校正钙	PTH	磷		尿钙 / 肌酐比	25(OH)D	1, 25(OH)$_2$D	
高钙血症								
皮下脂肪坏死	↑	↓	↑		↑	→	↑	
NSPHT	↑↑↑	↑↑↑	↓		↑↑	→↓	↑	
Williams 综合征	↑	↓	↑		↑	→	→↑	
特发性婴儿高钙血症	↑	↓	↑		↑	→↑	↑	
家族性低尿钙性高钙血症	↑	→↑	→↓		↓	→	↑	
原发性甲状旁腺功能亢进症	↑	↑	↓		↓	→	↑	
甲状旁腺肿瘤	↑↑	↑	↓		↑	→	↑	
肉芽肿病	↑	↓	↑		↑	→	↑	
制动	↑	↓	↑		↑	→	↓	
维生素 D 过量	↑	↓	↑		↑	↑	→↓	
低钙血症								
常染色体显性遗传性低钙血症（ADH）	↓	→↓	↑	→	→↑	→	→	↓
甲状旁腺功能减退症	↓	↓	↑	→	↓	→	→	↓
22q 缺失 /DiGeorge 综合征	↓	↓	↑	→	↓	→	→	↓
假性甲状旁腺功能减退症	↓	→↑	↑	→	↓	→	→	↓
婴幼儿和青少年“营养性”维生素 D 缺乏症	↓↓	↑	↑	→	↓	→	↓↓	↓
“营养性”维生素 D 缺乏症伴佝偻病	↓	↑	↓	↓	↓	→	↓↓	↓
钙缺乏症	↓	↑	↓	↓	↓	→	→	↑
维生素 D 依赖性佝偻病 Ⅰ 型（VDDR Ⅰ，1α 羟化酶缺乏症）	↓	↑↑	↓	↓	↓	→	→	→↓
维生素 D 依赖性佝偻病 Ⅱ 型（VDRR Ⅱ）	↓	↑↑	↓	↓	↓	→	→	↑↑

（续表）

	校正钙	PTH	磷		尿钙 / 肌酐比	25(OH)D	1, 25(OH)$_2$D	
低磷血症性佝偻病（HPR）	→	→↑	↓	↑	→	↓	→	↓
遗传性低磷血症性佝偻病伴高钙尿症（HHRH）	→	→	↓	↓	↑	↓	→	↑
McCune-Albright 综合征	→	→↑	↓	↑	→	↓	→	↓

参考文献

[1] 1 Allgrove, J. and Shaw, N.J. (2015). *Calcium and Bone Disorders of Children and Adolescents. EndocrineDevelopment* (ed. P. Mullis). Basel: Karger.

[2] Hoenderop, J.G., Nilius, B., and Bindels, R.J. (2005). *Calcium absorption across epithelia. Physiol. Rev.* 85 (1): 373–422.

[3] Diaz de Barboza, G., Guizzardi, S., and Tolosa de Talamoni, N. (2015). *Molecular aspects of intestinal calcium absorption. World J. Gastroenterol.* 2219–2840. (Electronic).

[4] Fujita, H., Sugimoto, K., Inatomi, S. et al. (2008). *Tight junction proteins claudin-2 and -12 are critical for vitamin D-dependent Ca2+ absorption between enterocytes. Mol. Biol. Cell* 19 (5): 1912–1921.

[5] Yu, A.S. (2015). *Claudins and the kidney. J. Am. Soc. Nephrol.* 26 (1): 11–19.

[6] Heaney, R.P. (2001). *Nutrition and risk of osteoporosis.* In: *Osteoporosis* (ed. R. Marcus, D. Feldman and J. Kelsey). San Diego, CA: Academic Press.

[7] Friedman, P.A. and Gesek, F.A. (1995). *Cellular calcium transport in renal epithelia: measurement, mechanisms, and regulation. Physiol. Rev.* 75 (3): 429–471.

[8] Kruse, K., Kracht, U., and Kruse, U. (1984). *Reference values for urinary calcium excretion and screening for hypercalciuria in children and adolescents. Eur. J. Pediatr.* 143 (1): 25–31.

[9] Shoback, D.M., Bilezikian, J.P., Costa, A.G. et al. (2016). *Presentation of hypoparathyroidism: etiologies and clinical features. J. Clin. Endocrinol. Metab.* jc20153909.

[10] Dimke, H., Hoenderop, J.G., and Bindels, R.J. (2011). *Molecular basis of epithelial Ca2+ and Mg2+ transport: insights from the TRP channel family. J. Physiol.* 589 (Pt 7): 1535–1542.

[11] Lainez, S., Schlingmann, K.P., van der Wijst, J. et al. (2014). *New TRPM6 missense mutations linked to hypomagnesemia with secondary hypocalcemia. Eur. J. Hum. Genet.* 22 (4): 497–504.

[12] Knoers, N.V. (2009). *Inherited forms of renal hypomagnesemia: an update. Pediatr. Nephrol.* 24 (4): 697–705.

[13] de Baaij, J.H., Hoenderop, J.G., and Bindels, R.J. (2015). *Magnesium in man: implications for health and disease. Physiol. Rev.* 95 (1): 1–46.

[14] Groenestege, W.M., Thébault, S., van der Wijst, J. et al. (2007). *Impaired basolateral sorting of pro-EGF causes isolated recessive renal hypomagnesemia. J. Clin. Invest.* 117 (8): 2260–2267.

[15] Lederer, E. (2014). *Renal phosphate transporters. Curr. Opin. Nephrol. Hypertens.* 23 (5): 502–506.

[16] Walton, R.J. and Bijvoet, O.L. (1975). *Nomogram for derivation of renal threshold phosphate concentration. Lancet* 2 (7929): 309–310.

[17] Kruse, K., Kracht, U., and Gopfert, G. (1982). *Renal threshold phosphate concentration (TmPO4/GFR). Arch. Dis. Child.* 57 (3): 217–223.

[18] Smith, M., Weiss, M.J., Griffin, C.A. et al. (1988). *Regional assignment of the gene for human liver/bone/kidney alkaline phosphatase to chromosome 1p36.1-p34. Genomics* 2 (2): 139–143.

[19] Round, J.M., Butcher, S., and Steele, R. (1979). *Changes in plasma inorganic phosphorus and alkaline phosphatase activity during the adolescent growth spurt. Ann. Hum. Biol.* 6 (2): 129.

[20] Bassrawi, R., Alsabie, N., Alsorani, D. et al. (2014). *Transient hyperphosphatasemia in children. Sudan J. Paediatr.* 14 (2): 85–88.

[21] Ilkovski, B., Pagnamenta, A.T., O'Grady, G.L. et al. (2015). *Mutations in PIGY: expanding the phenotype of inherited glycosylphosphatidylinositol deficiencies. Hum. Mol. Genet.* 24 (21): 6146–6159.

[22] Lorenz-Depiereux, B., Schnabel, D., Tiosano, D. et al. (2010). *Loss-of-function ENPP1 mutations cause both generalized arterial calcification of infancy and autosomal-recessive hypophosphatemic rickets. Am. J.Hum. Genet.* 86 (2): 267–272.

[23] Kronenberg, H.M. et al. (2001). *Parathyroid hormone biosynthesis and metabolism.* In: *The Parathyroids: Basic and Clinical Concepts* (ed. J.P. Bilezikian, R. Marcus and M.A. Levine). San Diego, CA: Academic Press.

[24] Sunthornthepvarakul, T., Churesigaew, S., and Ngowngarmratana, S. (1999). *A novel mutation of the signal peptide of the preproparathyroid hormone gene associated with autosomal recessive familial isolated hypoparathyroidism. J. Clin. Endocrinol. Metab.* 84 (10):3792–3796.

[25] Brown, E.M. and MacLeod, R.J. (2001). *Extracellular calcium sensing and extracellular calcium signaling. Physiol. Rev.* 81 (1): 239–297.

[26] Conlin, P.R., Fajtova, V.T., Mortensen, R.M. et al. (1989). *Hysteresis in the relationship between serum ionized calcium and intact parathyroid hormone during recovery from induced hyper- and hypocalcemia in normal humans. J. Clin. Endocrinol. Metab.* 69 (3):593–599.

[27] Baron, J., Winer, K.K., Yanovski, J.A. et al. (1996). *Mutations in the Ca(2+)-sensing receptor gene cause autosomal dominant and sporadic hypoparathyroidism. Hum. Mol. Genet.* 5 (5): 601–606.

[28] Marx, S.J., Attie, M.F., Spiegel, A.M. et al. (1982). *An association between neonatal severe primary hyperparathyroidism and*

familial hypocalciuric hypercalcemia in three kindreds. N. Engl. J. Med. 306(5): 257–264.

[29] Rogers, A., Nesbit, M.A., Hannan, F.M. et al. (2014). *Mutational analysis of the adaptor protein 2 sigma subunit (AP2S1) gene: search for autosomal dominant hypocalcemia type 3 (ADH3). J. Clin. Endocrinol. Metab.* 99 (7): E1300–E1305.

[30] Grigorieva, I.V. and Thakker, R.V. (2011). *Transcription factors in parathyroid development: lessons from hypoparathyroid disorders. Ann. N. Y. Acad. Sci.* 1237: 24–38.

[31] Parfitt, A.M., *Parathyroid growth: Normal and abnormal*, in *The Parathyroids: Basic and Clinical Concepts*, J.P. Bilezikian, R. Marcus, and M.A. Levine, Editors. 2001, Academic Press: San Diego, CA.

[32] Mirczuk, S.M., Bowl, M.R., Nesbit, M.A. et al. (2010). *A missense glial cells missing homolog B (GCMB) mutation, Asn502His, causes autosomal dominant hypoparathyroidism. J. Clin. Endocrinol. Metab.* 95 (7):3512–3516.

[33] Baumber, L., Tufarelli, C., Patel, S. et al. (2005). *Identification of a novel mutation disrupting the DNA binding activity of GCM2 in autosomal recessive familial isolated hypoparathyroidism. J. Med. Genet.* 42(5): 443–448.

[34] Nissensen, R.A. (2001). *Receptors for parathyroid hormone and parathyroid hormone-related protein: signaling and regulation.* In: *The Parathyroids: Basic and Clinical Concepts* (ed. J.P. Bilezikian, R. Marcus and M.A. Levine). San Diego, CA: Academic Press.

[35] Farfel, Z., Bourne, H.R., and Iiri, T. (1999). *The expanding spectrum of G protein diseases. N. Engl. J. Med.* 340 (13): 1012–1020.

[36] Cheloha, R.W., Gellman, S.H., Vilardaga, J.P. et al. (2015). *PTH receptor-1 signalling-mechanistic insights and therapeutic prospects. Nat. Rev. Endocrinol.* 11 (12):712–724.

[37] Linglart, A., Fryssira, H., Hiort, O. et al. (2012). *PRKAR1A and PDE4D mutations cause acrodysostosis but two distinct syndromes with or without GPCRsignaling hormone resistance. J. Clin. Endocrinol. Metab.* 97 (12): E2328–E2338.

[38] Okuda, K., Usui, E., and Ohyama, Y. (1995). *Recent progress in enzymology and molecular biology of enzymes involved in vitamin D metabolism. J. Lipid Res.* 36 (8): 1641–1652.

[39] Casella, S.J., Reiner, B.J., Chen, T.C. et al. (1994). *A possible genetic defect in 25-hydroxylation as a cause of rickets. J. Pediatr.* 124 (6): 929–932.

[40] St-Arnaud, R., Messerlian, S., Moir, J.M. et al. (1997). *The 25-hydroxyvitamin D 1-alpha-hydroxylase gene maps to the pseudovitamin D-deficiency rickets (PDDR) disease locus. J. Bone Miner. Res.* 12 (10):1552–1559.

[41] Schlingmann, K.P., Kaufmann, M., Weber, S. et al. (2011). *Mutations in CYP24A1 and idiopathic infantile hypercalcemia. N. Engl. J. Med.* 365 (5):410–421.

[42] Streeten, E.A., Zarbalian, K., and Damcott, C.M. (2011). *CYP24A1 mutations in idiopathic infantile hypercalcemia. N. Engl. J. Med.* 365 (18): 1741–1742.author reply 1742–1743.

[43] Awumey, E.M., Mitra, D.A., Hollis, B.W. et al. (1998). *Vitamin D metabolism is altered in Asian Indians in the southern United States: a clinical research center study. J. Clin. Endocrinol. Metab.* 83 (1): 169–173.

[44] Haussler, M.R., Whitfield, G.K., Haussler, C.A. et al. (1998). *The nuclear vitamin D receptor: biological and molecular regulatory properties revealed. J. Bone Miner. Res.* 13 (3): 325–349.

[45] Blau, J.E. and Collins, M.T. (2015). *The PTH-Vitamin D-FGF23 axis. Rev. Endocr. Metab. Disord.* 16 (2):165–174.

[46] Ichikawa, S., Imel, E.A., Kreiter, M.L. et al. (2007). *A homozygous missense mutation in human KLOTHO causes severe tumoral calcinosis. J. Musculoskelet. Neuronal Interact.* 7 (4): 318–319.

[47] Francis, F., Strom, T.M., Hennig, S. et al. (1997). *Genomic organization of the human PEX gene mutated in X-linked dominant hypophosphatemic rickets. Genome Res.* 7 (6): 573–585.

[48] Rowe, P.S. (2012). *Regulation of bone-renal mineral and energy metabolism: the PHEX, FGF23, DMP1, MEPE ASARM pathway. Crit. Rev. Eukaryot. Gene Expr.* 22(1): 61–86.

[49] Yang, R.T., Lim, G.L., Yee, C.T. et al. (2014). *Site specificity of DSP-PP cleavage by BMP1. Connect. Tissue Res.* 55 (Suppl 1): 142–145.

[50] Martinez-Glez, V., Valencia, M., Caparrós-Martín, J.A. et al. (2012). *Identification of a mutation causing deficient BMP1/mTLD proteolytic activity in autosomal recessive osteogenesis imperfecta. Hum. Mutat.* 33 (2):343–350.

[51] Nishimura, G., Nakajima, M., Takikawa, K. et al. (2016). *Distinctive skeletal phenotype in high bone mass osteogenesis imperfecta due to a COL1A2 cleavage site mutation. Am. J. Med. Genet. A* 170 (8): 2212–2214.

[52] Simpson, M.A., Hsu, R., Keir, L.S. et al. (2007). *Mutations in FAM20C are associated with lethal osteosclerotic bone dysplasia (Raine syndrome), highlighting a crucial molecule in bone development.Am. J. Hum. Genet.* 81 (5): 906–912.

[53] Simpson, M.A., Scheuerle, A., Hurst, J. et al. (2009). *Mutations in FAM20C also identified in non-lethal osteosclerotic bone dysplasia. Clin. Genet.* 75 (3):271–276.

[54] Martin, T.J., Moseley, J.M., and Williams, E.D. (1997). *Parathyroid hormone-related protein: hormone and cytokine. J. Endocrinol.* 154 (Suppl): S23–S37.

[55] Allgrove, J., Adami, S., Manning, R.M. et al. (1985). *Cytochemical bioassay of parathyroid hormone in maternal and cord blood. Arch. Dis. Child.* 60 (2): 110–115.

[56] Tiosano, D. and Hochberg, Z. (2009). *Hypophosphatemia: the common denominator of all rickets. J. Bone Miner. Metab.* 27 (4): 392–401.

[57] Pace, J.M., Chitayat, D., Atkinson, M. et al. (2002). *A single amino acid substitution(D1441Y) in the carboxylterminal propeptide of the proα1(I) chain of type 1 collagen results in a lethal variant of osteogenesis imperfecta with features of dense bone diseases. J. Med.Genet.* 39: 23–29.

[58] Gkourogianni, A., Andrew, M., Tyzinski, L. et al. (2016). *Clinical characterization of patients with autosomal dominant short stature due to aggrecan mutations. J. Clin. Endocrinol. Metab.* jc20163313.

[59] von Oettingen, J.E., Tan, W.H., and Dauber, A. (2014). *Skeletal dysplasia, global developmental delay, and multiple congenital anomalies in a 5-year-old boyreport of the second family with B3GAT3 mutation and expansion of the phenotype. Am. J. Med. Genet. A* 164a(6): 1580–1586.

[60] Bodine, P.V. and Komm, B.S. (2006). *Wnt signaling and osteoblastogenesis. Rev. Endocr. Metab. Disord.* 7 (1–2):33–39.

[61] Johnson, M.L. and Rajamannan, N. (2006). *Diseases of Wnt signaling. Rev. Endocr. Metab. Disord.* 7 (1–2):41–49.

[62] Rehman, M.U. and Narchi, H. (2015). *Metabolic bone disease in the preterm infant: current state and future directions. World J. Methodol.* 5 (3): 115–121.

[63] Sharp, M. (2007). *Bone disease of prematurity. Early Hum. Dev.* 83 (10): 653–658.

[64] Maiya, S., Sullivan, I., Allgrove, J. et al. (2008). *Hypocalcaemia and vitamin D deficiency: an important, but preventable, cause of life-threatening infant heart failure. Heart* 94 (5): 581–584.

[65] Ding, C., Buckingham, B., and Levine, M.A. (2001). *Familial isolated hypoparathyroidism caused by a mutation in the gene for the transcription factor GCMB. J. Clin. Invest.* 108 (8): 1215–1220.

[66] Mannstadt, M., Bertrand, G., Muresan, M. et al. (2008). *Dominant-negative GCMB mutations cause an autosomal*

dominant form of hypoparathyroidism. J. Clin. Endocrinol. Metab. 93 (9): 3568–3576.

[67] Datta, R., Waheed, A., Shah, G.N. et al. (2007). *Signal sequence mutation in autosomal dominant form of hypoparathyroidism induces apoptosis that is corrected by a chemical chaperone. Proc. Natl. Acad. Sci. U. S. A.*104 (50): 19989–19994.

[68] Parkinson, D.B. and Thakker, R.V. (1992). *A donor splice site mutation in the parathyroid hormone gene is associated with autosomal recessive hypoparathyroidism. Nat. Genet.* 1 (2): 149–152.

[69] Bowl, M.R., Nesbit, M.A., Harding, B. et al. (2005). *An interstitial deletion-insertion involving chromosomes 2p25.3 and Xq27.1, near SOX3, causes X-linked recessive hypoparathyroidism. J. Clin. Invest.* 115 (10): 2822–2831.

[70] Gong, W., Emanuel, B.S., Collins, J. et al. (1996). *A transcription map of the DiGeorge and velo-cardiofacial syndrome minimal critical region on 22q11. Hum. Mol. Genet.* 5 (6): 789–800.

[71] Scambler, P.J., Carey, A.H., Wyse, R.K. et al. (1991). *Microdeletions within 22q11 associated with sporadic and familial DiGeorge syndrome. Genomics* 10 (1):201–206.

[72] Augusseau, S., Jouk, S., Jalbert, P. et al. (1986). *DiGeorge syndrome and 22q11 rearrangements. Hum. Genet.* 74 (2): 206.

[73] Yamagishi, H., Garg, V., Matsuoka, R. et al. (1999). *A molecular pathway revealing a genetic basis for human cardiac and craniofacial defects. Science* 283 (5405):1158–1161.

[74] Scire, G., Dallapiccola, B., Iannetti, P. et al. (1994). *Hypoparathyroidism as the major manifestation in two patients with 22q11 deletions. Am. J. Med. Genet.* 52 (4):478–482.

[75] *Max Appeal! Consensus Document.* maxappeal.org.uk.

[76] Habel, A., Herriot, R., Kumararatne, D. et al. (2014). *Towards a safety net for management of 22q11.2 deletion syndrome: guidelines for our times. Eur. J. Pediatr.* 173 (6): 757–765.

[77] Bassett, J.H., Forbes, S.A., Pannett, A.A. et al. (1998). *Characterization of mutations in patients with multiple endocrine neoplasia type 1. Am. J. Hum. Genet.* 62 (2):232–244.

[78] Bassett, J.H. and Thakker, R.V. (1995). *Molecular genetics of disorders of calcium homeostasis. Baillieres Clin. Endocrinol. Metab.* 9 (3): 581–608.

[79] Richardson, R.J. and Kirk, J.M. (1990). *Short stature, mental retardation, and hypoparathyroidism: a new syndrome. Arch. Dis. Child.* 65 (10): 1113–1137.

[80] Ahonen, P., Myllärniemi, S., Sipil? I. et al. (1990). *Clinical variation of autoimmune polyendocrinopathycandidiasis-ectodermal dystrophy (APECED) in a series of 68 patients. N. Engl. J. Med.* 322 (26): 1829–1836.

[81] Linglart, A., Rothenbuhler, A., Gueorgieva, I. et al. (2011). *Long-term results of continuous subcutaneous recombinant PTH (1-34) infusion in children with refractory hypoparathyroidism. J. Clin. Endocrinol. Metab.* 96 (11): 3308–3312.

[82] Weinstein, L.S., Yu, S., Warner, D.R. et al. (2001). *Endocrine manifestations of stimulatory G protein alpha-subunit mutations and the role of genomic imprinting. Endocr. Rev.* 22 (5): 675–705.

[83] Bastepe, M., Juppner, H., and Thakker, R.V. (2003). *Parathyroid disorders.* In: *Pediatric Bone: Biology and Diseases* (ed. F.H. Glorieux, J.M. Pettifor and H. Juppner), 493. San Diego, CA: Academic Press.

[84] Hayward, B.E., Kamiya, M., Strain, L. et al. (1998). *The human GNAS1 gene is imprinted and encodes distinct paternally and biallelically expressed G proteins. Proc. Natl. Acad. Sci. U. S. A.* 95 (17): 10038–10043.

[85] Levine, M.A. (2012). *An update on the clinical and molecular characteristics of pseudohypoparathyroidism. Curr. Opin. Endocrinol. Diabetes Obes.* 19 (6): 443–451.

[86] Nakamoto, J.M., Zimmerman, D., Jones, E.A. et al. (1996). *Concurrent hormone resistance (pseudohypoparathyroidism type Ia) and hormone independence (testotoxicosis) caused by a unique mutation in the G alpha s gene. Biochem. Mol. Med.* 58 (1): 18–24.

[87] Brix, B., Werner, R., Staedt, P. et al. (2014). *Different pattern of epigenetic changes of the GNAS gene locus in patients with pseudohypoparathyroidism type Ic confirm the heterogeneity of underlying pathomechanisms in this subgroup of pseudohypoparathyroidism and the demand for a new classification of GNAS-related disorders. J. Clin. Endocrinol. Metab.* 99 (8): E1564–E1570.

[88] Linglart, A., Carel, J.C., Garabédian, M. et al. (2002). *GNAS1 lesions in pseudohypoparathyroidism Ia and Ic: genotype phenotype relationship and evidence of the maternal transmission of the hormonal resistance. J. Clin. Endocrinol. Metab.* 87 (1): 189–197.

[89] Elli, F.M., Bordogna, P., de Sanctis, L. et al. (2016). *Screening of PRKAR1A and PDE4D in a large Italian series of patients clinically diagnosed with albright hereditary osteodystrophy and/or pseudohypoparathyroidism. J. Bone Miner. Res.*.

[90] Allgrove, J., Adami, S., Fraher, L. et al. (1984). *Hypomagnesaemia: studies of parathyroid hormone secretion and function. Clin. Endocrinol. (Oxf)* 21 (4):435–449.

[91] Schlingmann, K.P., Weber, S., Peters, M. et al. (2002). *Hypomagnesemia with secondary hypocalcemia is caused by mutations in TRPM6, a new member of the TRPM gene family. Nat. Genet.* 31 (2): 166–170.

[92] Walder, R.Y., Landau, D., Meyer, P. et al. (2002). *Mutation of TRPM6 causes familial hypomagnesemia with secondary hypocalcemia. Nat. Genet.* 31 (2): 171–174.

[93] Meij, I.C., Koenderink, J.B., van Bokhoven, H. et al. (2000). *Dominant isolated renal magnesium loss is caused by misrouting of the Na(+),K(+)-ATPase gamma-subunit. Nat. Genet.* 26 (3): 265–266.

[94] Simon, D.B., Nelson-Williams, C., Bia, M.J. et al. (1996). *Gitelman's variant of Bartter's syndrome, inherited hypokalaemic alkalosis, is caused by mutations in the thiazide-sensitive Na-Cl cotransporter. Nat. Genet.* 12 (1): 24–30.

[95] Simon, D.B., Lu, Y., Choate, K.A. et al. (1999). *Paracellin-1, a renal tight junction protein required for paracellular Mg2+ resorption. Science* 285 (5424): 103–106.

[96] Konrad, M., Schaller, A., Seelow, D. et al. (2006). *Mutations in the tight-junction gene claudin 19 (CLDN19) are associated with renal magnesium wasting, renal failure, and severe ocular involvement. Am. J. Hum. Genet.* 79 (5): 949–957.

[97] Munns, C.F., Shaw, N., Kiely, M. et al. (2016). *Global consensus recommendations on prevention and management of nutritional Rickets. J. Clin. Endocrinol. Metab.* 101 (2): 394–415.

[98] Khadilkar, A., Das, G., Sayyad, M. et al. (2007). *Low calcium intake and hypovitaminosis D in adolescent girls. Arch. Dis. Child.* 92 (11): 1045.

[99] Thacher, T.D., Fischer, P.R., Strand, M.A. et al. (2006). *Nutritional rickets around the world: causes and future directions. Ann. Trop. Paediatr.* 26 (1): 1–16.

[100] Ladhani, S. et al. (2004). *Presentation of vitamin D deficiency. Arch. Dis. Child.* 89 (8): 781–784.

[101] Mughal, Z. (2002). *Rickets in childhood. Semin. Musculoskelet. Radiol.* 6 (3): 183–190.

[102] Arnaud, S.B., Arnaud, C.D., and Bordier, P.J. (1975). *The interrelationships between vitamin D and parathyroid hormone in disorders of mineral metabolism in man.* In: *Vitamin D and Problems of Uremic Bone Disease* (ed. A.W. Norman), 397–416.Berlin: de Gruyter.

[103] Papapoulos, S.E., Clemens, T.L., Fraher, L.J. et al. (1980). *Metabolites of vitamin D in human vitamin-D deficiency: effect of vitamin D3 or 1,25-dihydroxycholecalciferol. Lancet* 2 (8195

pt 1): 612–615.
[104] Arundel, P.S. and Nick, S. (2015). *Vitamin D and Bone Health: A Practical Clinical Guideline for Management in Children and Young People*. National Osteoporosis Society.
[105] Kitanaka, S., Takeyama, K., Murayama, A. et al. (1998). *Inactivating mutations in the 25- hydroxyvitamin D3 1alpha-hydroxylase gene in patients with pseudovitamin D-deficiency rickets. N. Engl. J. Med.* 338 (10): 653–661.
[106] Malloy, P.J. and Feldman, D. (2012). *Genetic disorders and defects in vitamin D action. Rheum. Dis. Clin. North Am.* 38 (1): 93–106.
[107] Fry, A.C. and Karet, F.E. (2007). *Inherited renal acidoses. Physiology (Bethesda)* 22: 202–211.
[108] Vargas-Poussou, R., Houillier, P., Le Pottier, N. et al. (2006). *Genetic investigation of autosomal recessive distal renal tubular acidosis: evidence for early sensorineural hearing loss associated with mutations in the ATP6V0A4 gene. J. Am. Soc. Nephrol.* 17 (5): 1437–1443.
[109] Annemans, L., Moeremans, K., Lamotte, M. et al. (2003). *Pan-European multicentre economic evaluation of recombinant urate oxidase (rasburicase) in prevention and treatment of hyperuricaemia and tumour lysis syndrome in haematological cancer patients. Support. Care Cancer* 11 (4): 249–257.
[110] Salusky, I.B. and Goodman, W.G. (1995). *Growth hormone and calcitriol as modifiers of bone formation in renal osteodystrophy. Kidney Int.* 48 (3): 657–665.
[111] National Kidney Foundation (2005). *K/DOQI clinical practice guidelines for bone metabolism and disease in children with chronic kidney disease. Am. J. Kidney Dis.* 46: S4–S121.
[112] Farooque, A., Moss, C., Zehnder, D. et al. (2009). *Expression of 25-hydroxyvitamin D(3)-1alphahydroxylase in subcutaneous fat necrosis. Br. J. Dermatol.* 160 (2): 423–425.
[113] Pearce, S. and Steinmann, B. (1999). *Casting new light on the clinical spectrum of neonatal severe hyperparathyroidism. Clin. Endocrinol. (Oxf)* 50 (6):691–693.
[114] Sayer, J.A. and Pearce, S.H. (2003). *Extracellular calcium-sensing receptor dysfunction is associated with two new phenotypes. Clin. Endocrinol. (Oxf)* 59 (4):419–421.
[115] Williams Syndrome Guideline Development Group (2009). *Management of Williams Syndrome: A Clinical Guideline*. UK: The Williams Syndrome Foundation.
[116] American Academy of Pediatrics (2001). *Health care supervision for children with Williams syndrome. Pediatrics* 107 (5): 1192–1204.
[117] McTaggart, S.J., Craig, J., MacMillan, J. et al. (1999). *Familial occurrence of idiopathic infantile hypercalcemia. Pediatr. Nephrol.* 13 (8): 668–671.
[118] Alagaratnam, S. and Kurzawinski, T.R. (2015). Aetiology, diagnosis and surgical treatment of primary hyperparathyroidism in children: new trends. *Horm. Res. Paediatr.* 83: 365–375.
[119] Pannett, A.A. and Thakker, R.V. (1999). *Multiple endocrine neoplasia type 1. Endocr. Relat. Cancer* 6 (4): 449–473.
[120] Thakker, R.V. (1998). *Multiple endocrine neoplasia – syndromes of the twentieth century. J. Clin. Endocrinol. Metab.* 83 (8): 2617–2620.
[121] Gimm, O., Greco, A., Hoang-Vu, C. et al. (1999). *Mutation analysis reveals novel sequence variants in NTRK1 in sporadic human medullary thyroid carcinoma. J. Clin. Endocrinol. Metab.* 84 (8): 2784–2787.
[122] Molatore, S., Marinoni, I., Lee, M. et al. (2010). *A novel germline CDKN1B mutation causing multiple endocrine tumors: clinical, genetic and functional characterization. Hum. Mutat.* 31 (11):E1825–E1835.
[123] Williamson, C., Pannett, A.A., Pang, J.T. et al. (1997). *Localisation of a gene causing endocrine neoplasia to a 4 cM region on chromosome 1p35-p36. J. Med. Genet.* 34 (8): 617–619.
[124] Szabo, J., Heath, B., Hill, V.M. et al. (1995). *Hereditary hyperparathyroidism-jaw tumor syndrome: the endocrine tumor gene HRPT2 maps to chromosome 1q21-q31. Am. J. Hum. Genet.* 56 (4): 944–950.
[125] Rozenblatt-Rosen, O., Hughes, C.M., Nannepaga, S.J. et al. (2005). *The parafibromin tumor suppressor protein is part of a human Paf1 complex. Mol. Cell. Biol.* 25 (2): 612–620.
[126] Weinstein, L.S. and Simonds, W.F. (2003). *HRPT2, a marker of parathyroid cancer. N. Engl. J. Med.* 349 (18): 1691–1692.
[127] Motokura, T., Bloom, T., Kim, H.G. et al. (1991). *A novel cyclin encoded by a bcl1-linked candidate oncogene. Nature* 350 (6318): 512–515.
[128] Odell, W.D., Hobbs, M.R., and Benowitz, B. (2001). *An immunologically anomolous parathyroid hormone variant causing hyperparathyroidism. Clin. Endocrinol. (Oxf)* 55 (3): 417–420.
[129] Marx, S.J., Spiegel, A.M., Brown, E.M. et al. (1977). *Family studies in patients with primary parathyroid hyperplasia. Am. J. Med.* 62 (5): 698–706.
[130] Nesbit, M.A., Hannan, F.M., Howles, S.A. et al. (2013). *Mutations affecting G-protein subunit alpha11 in hypercalcemia and hypocalcemia. N. Engl. J. Med.* 368(26): 2476–2486.
[131] Nesbit, M.A., Hannan, F.M., Howles, S.A. et al. (2013). *Mutations in AP2S1 cause familial hypocalciuric hypercalcemia type 3. Nat. Genet.* 45(1): 93–97.
[132] Allgrove, J., Sangal, A.K., Low, D.C. et al. (1984). *Biologically active parathyroid hormone in familial hypocalciuric hypercalcaemia. Clin. Endocrinol. (Oxf)*21 (3): 293–298.
[133] Marx, S.J., Spiegel, A.M., Brown, E.M. et al. (1978). *Divalent cation metabolism. Familial hypocalciuric hypercalcemia versus typical primary hyperparathyroidism. Am. J. Med.* 65 (2): 235–242.
[134] Kaul, S. and Sockalosky, J.J. (1995). *Human synthetic calcitonin therapy for hypercalcemia ofimmobilization. J. Pediatr.* 126 (5 Pt 1): 825–827.
[135] Korytnaya, E., Rao, N.G., and Mayrin, J.V. (2011). *An unusual case of hypercalcemia associated with graves' disease and vitamin d deficiency. Clin. Med. Insights Endocrinol. Diabetes* 4: 25–28.
[136] Bhalla, K., Ennis, D.M., and Ennis, E.D. (2005). *Hypercalcemia caused by iatrogenic hypervitaminosis A. J. Am. Diet. Assoc.* 105 (1): 119–121.
[137] Stewart, A.F. (2005). *Clinical practice. Hypercalcemia associated with cancer. N. Engl. J. Med.* 352 (4): 373–379.
[138] Niizuma, H., Fujii, K., Sato, A. et al. (2007). *PTHrPindependent hypercalcemia with increased proinflammatory cytokines and bone resorption in two children with CD19-negative precursor B acute lymphoblastic leukemia. Pediatr. Blood Cancer* 49 (7):990–993.
[139] Seymour, J.F. and Gagel, R.F. (1993). *Calcitriol: the major humoral mediator of hypercalcemia in Hodgkin's disease and non-Hodgkin's lymphomas. Blood* 82 (5): 1383–1394.
[140] Srivastava, T., Krudys, J., Mardis, N.J. et al. (2016). *Cinacalcet as adjunctive therapy in pseudohypoparathyroidism type 1b. Pediatr. Nephrol.* 31 (5): 795–800.
[141] Cole, D.E. (2008). *Hypophosphatasia update: recent advances in diagnosis and treatment. Clin. Genet.* 73(3): 232–235.
[142] Whyte, M.P. (1994). *Hypophosphatasia and the role of alkaline phosphatase in skeletal mineralization. Endocr. Rev.* 15.
[143] Whyte, M.P. (2016). *Hypophosphatasia - aetiology, nosology, pathogenesis, diagnosis and treatment. Nat. Rev. Endocrinol.* 12 (4): 233–246.
[144] Kampe, A.J., Makitie, R.E., and Makitie, O. (2015). *New*

genetic forms of childhood-onset primary osteoporosis. Horm. Res. Paediatr. 84 (6):361–369.

[145] Szulc, P., Seeman, E., and Delmas, P.D. (2000). *Biochemical measurements of bone turnover in children and adolescents. Osteoporos. Int.* 11 (4): 281–294.

[146] Crabtree, N. and Ward, K. (2015). *Bone densitometry: current status and future perspective. Endocr. Dev.* 28:72–83.

[147] Fewtrell, M.S. (2003). *Bone densitometry in children assessed by dual x ray absorptiometry: uses and pitfalls. Arch. Dis. Child.* 88 (9): 795–798.

[148] Crabtree, N.J., Arabi, A., Bachrach, L.K. et al. (2014). *Dual-energy X-ray absorptiometry interpretation and reporting in children and adolescents: the revised 2013 ISCD Pediatric Official Positions. J. Clin. Densitom.* 17(2): 225–242.

[149] Rauch, F. (2009). *Bone biopsy: indications and methods. Endocr. Dev.* 16: 49–57.

[150] Landin, L.A. (1997). *Epidemiology of children's fractures. J. Pediatr. Orthop. B* 6 (2): 79–83.

[151] Sillence, D.O., Senn, A., and Danks, D.M. (1979). *Genetic heterogeneity in osteogenesis imperfecta. J. Med. Genet.* 16 (2): 101–116.

[152] Van Dijk, F.S. and Sillence, D.O. (2014). *Osteogenesis imperfecta: clinical diagnosis, nomenclature and severity assessment. Am. J. Med. Genet. A* 164a (6): 1470–1481.

[153] Zack, P., Zack, L.R., Surtees, R. et al. (2007). *A standardized tool to measure and describe scleral colour in osteogenesis imperfecta. Ophthalmic Physiol. Opt.* 27 (2): 174–178.

[154] Folkestad, L., Hald, J.D., Ersbøll, A.K. et al. (2017). *Fracture rates and fracture sites in patients with osteogenesis imperfecta: a Nationwide Register-Based Cohort Study. J. Bone Miner. Res.* 32 (1):125–134.

[155] Semler, O., Cheung, M.S., Glorieux, F.H. et al. (2010). *Wormian bones in osteogenesis imperfecta: correlation to clinical findings and genotype. Am. J. Med. Genet. A* 152a (7): 1681–1687.

[156] Goldman, A.B., Davidson, D., Pavlov, H. et al. (1980). *"Popcorn" calcifications: a prognostic sign in osteogenesis imperfecta. Radiology* 136 (2): 351–358.

[157] Cheung, M.S., Glorieux, F.H., and Rauch, F. (2007). *Natural history of hyperplastic callus formation in osteogenesis imperfecta type V. J. Bone Miner. Res.* 22(8): 1181–1186.

[158] Arundel, P., Offiah, A., and Bishop, N.J. (2011). *Evolution of the radiographic appearance of the metaphyses over the first year of life in type V osteogenesis imperfecta: clues to pathogenesis. J. Bone Miner. Res.* 26 (4): 894–898.

[159] van Dijk, F.S., Zillikens, M.C., Micha, D. et al. (2013). *PLS3 mutations in X-linked osteoporosis with fractures. N. Engl. J. Med.* 369 (16): 1529–1536.

[160] Mughal, M.Z. (2014). *Fractures in children with cerebral palsy. Curr. Osteoporos. Rep.* 12 (3):313–318.

[161] Riccio, I., Marcarelli, M., Del Regno, N. et al. (2013). *Musculoskeletal problems in pediatric acute leukemia. J. Pediatr. Orthop. B* 22 (3): 264–269.

[162] Mandel, K., Atkinson, S., Barr, R.D. et al. (2004). *Skeletal morbidity in childhood acute lymphoblastic leukemia. J. Clin. Oncol.* 22 (7): 1215–1221.

[163] Faje, A.T., Fazeli, P.K., Miller, K.K. et al. (2014). *Fracture risk and areal bone mineral density in adolescent females with anorexia nervosa. Int. J. Eat. Disord.* 47 (5): 458–466.

[164] Rauch, F. and Glorieux, F.H. (2005). *Osteogenesis imperfecta, current and future medical treatment. Am. J. Med. Genet. C Semin. Med. Genet.* 139c (1): 31–37.

[165] Cundy, T., Hegde, M., Naot, D. et al. (2002). *A mutation in the gene TNFRSF11B encoding osteoprotegerin causes an idiopathic hyperphosphatasia phenotype. Hum. Mol. Genet.* 11(18): 2119–2127.

[166] Cundy, T., Davidson, J., Rutland, M.D. et al. (2005). *Recombinant osteoprotegerin for juvenile Paget's disease. N. Engl. J. Med.* 353 (9): 918–923.

[167] Janssens, K. and Van Hul, W. (2002). *Molecular genetics of too much bone. Hum. Mol. Genet.* 11 (20):2385–2393.

[168] Ariceta, G. and Langman, C.B. (2007). *Growth in X-linked hypophosphatemic rickets. Eur. J. Pediatr.* 166(4): 303–309.

[169] Borghi, M.M., Coates, V., and Omar, H.A. (2005). *Evaluation of stature development during childhood and adolescence in individuals with familial hypophosphatemic rickets. ScientificWorldJournal* 5:868–873.

[170] Nitschke, Y., Baujat, G., Botschen, U. et al. (2012). *Generalized arterial calcification of infancy and pseudoxanthoma elasticum can be caused by mutations in either ENPP1 or ABCC6. Am. J. Hum. Genet.* 90 (1): 25–39.

[171] Plotkin, H., Rauch, F., Zeitlin, L. et al. (2003). *Effect of pamidronate treatment in children with polyostotic fibrous dysplasia of bone. J. Clin. Endocrinol. Metab.* 88 (10): 4569–4575.

[172] Bouthors, J., Vantyghem, M.C., Manouvrier-Hanu, S. et al. (2006). *Phacomatosis pigmentokeratotica associated with hypophosphataemic rickets, pheochromocytoma and multiple basal cell carcinomas. Br. J. Dermatol.* 155 (1): 225–226.

[173] Hoffman, W.H., Jueppner, H.W., Deyoung, B.R. et al. (2005). *Elevated fibroblast growth factor-23 in hypophosphatemic linear nevus sebaceous syndrome. Am. J. Med. Genet. A* 134 (3): 233–236.

[174] Saraswat, A., Dogra, S., Bansali, A. et al. (2003). *Phakomatosis pigmentokeratotica associated with hypophosphataemic vitamin D-resistant rickets: improvement in phosphate homeostasis after partial laser ablation. Br. J. Dermatol.* 148 (5): 1074–1076.

[175] Quigley, R. (2006). *Proximal renal tubular acidosis. J. Nephrol.* 19 (Suppl 9): S41–S45.

[176] Tonelli, M., Sacks, F., Pfeffer, M. et al. (2005). *Relation between serum phosphate level and cardiovascular event rate in people with coronary disease. Circulation* 112 (17): 2627–2633.

[177] Ratsimbazafy, V., Bahans, C., and Guigonis, V. (2012). *Dramatic diminution of a large calcification treated with topical sodium thiosulfate. Arthritis Rheum.* 64(11): 3826.

[178] Shah, B.R. and Finberg, L. (1994). *Single-day therapy for nutritional vitamin D-deficiency rickets: a preferred method. J. Pediatr.* 125 (3): 487–490.

[179] Shiohara, M., Shiozawa, R., Kurata, K. et al. (2006). *Effect of parathyroid hormone administration in a patient with severe hypoparathyroidism caused by gain-of-function mutation of calcium-sensing receptor. Endocr. J.* 53 (6): 797–802.

[180] Shaw, N.J. and Bishop, N.J. (2005). *Bisphosphonate treatment of bone disease. Arch. Dis. Child.* 90 (5):494–499.

[181] Russell, R.G. (2007). *Bisphosphonates: mode of action and pharmacology. Pediatrics* 119 (Suppl 2):S150–S162.

[182] Roelofs, A.J., Thompson, K., Gordon, S. et al. (2006). *Molecular mechanisms of action of bisphosphonates: current status. Clin. Cancer Res.* 12 (20 Pt 2):6222s–6230s.

[183] Glorieux, F.H., Bishop, N.J., Plotkin, H. et al. (1998). *Cyclic administration of pamidronate in children with severe osteogenesis imperfecta. N. Engl. J. Med.* 339(14): 947–952.

[184] Whyte, M.P., WH, M.A., Novack, D.V. et al. (2008). *Bisphosphonate-induced osteopetrosis: novel bone modeling defects, metaphyseal osteopenia, and osteosclerosis fractures after drug exposure ceases. J. Bone Miner. Res.* 23 (10): 1698–1707.

[185] Boyce, A.M., Chong, W.H., Yao, J. et al. (2012). *Denosumab treatment for fibrous dysplasia. J. Bone Miner. Res.* 27 (7): 1462–1470.

[186] Hoyer-Kuhn, H., Netzer, C., Koerber, F. et al. (2014). *Two years' experience with denosumab for children with osteogenesis imperfecta type VI. Orphanet J. Rare Dis.* 9: 145.

[187] Shroff, R., Beringer, O., Rao, K. et al. (2012). *Denosumab for post-transplantation hypercalcemia in osteopetrosis. N. Engl. J. Med.* 367 (18):1766–1767.

[188] Collins, M. (2018). *Burosumab: At long last, an effective treatment for FGF23-associated hypophosphatemia. J. Bone Miner. Res.* 33 (8):1381–1382. doi: https://doi.org/10.1002/jbmr.3544

[189] Festen-Spanjer, B., Haring, C.M., Koster, J.B. et al. (2008). *Correction of hypercalcaemia by cinacalcet in familial hypocalciuric hypercalcaemia. Clin. Endocrinol. (Oxf)* 68 (2): 324–325.

[190] Timmers, H.J., Karperien, M., Hamdy, N.A. et al. (2006). *Normalization of serum calcium by cinacalcet in a patient with hypercalcaemia due to a de novo inactivating mutation of the calcium-sensing receptor.J. Intern. Med.* 260 (2): 177–182.

[191] Mullard, A. (2016). *Merck &Co. drops osteoporosis drug odanacatib. Nat. Rev. Drug Discov.* 15 (10): 669.

[192] Chakkalakal, S.A., Uchibe, K., Convente, M.R. et al. (2016). *Palovarotene inhibits heterotopic ossification and maintains limb mobility and growth in mice with the human ACVR1(R206H) Fibrodysplasia Ossificans Progressiva (FOP) mutation. J. Bone Miner. Res.* 31 (9):1666–1675.

[193] Bourgeois, P. and De Haes, P. (2016). *Sodium thiosulfate as a treatment for calciphylaxis: a case series. J. Dermatolog. Treat.* 1–5.

第11章 自身免疫性多腺体综合征

Polyglandular Autoimmune Syndromes

Catherine J. Owen　Mario Abinun　Simon H.S.　Pearce Tim　D. Cheetham　著
唐　芳　译　刘　敏　巩纯秀　校

学习重点

- 中枢免疫调节机制（特别是潜在的自身反应性T细胞的清除）和外周调节机制（如调节性T细胞的作用）的失败可能导致自身免疫性内分泌疾病。
- 由于早期临床表现的多样性，自身免疫性多内分泌腺综合征Ⅰ型的诊断具有挑战性，但早期诊断对于预防严重的并发症和死亡很重要。
- 提高对早期轻微症状的认识（在出现经典三联征，即皮肤黏膜念珠菌病、甲状旁腺功能减退和肾上腺功能衰竭的任一症状发生之前），以及抗干扰素抗体的检测和AIRE基因的变异分析，将促进早期诊断。
- 自身免疫性多内分泌腺病综合征Ⅰ型患者需要定期和仔细的随访，以防止危及生命的情况发生。心理支持也是至关重要的。
- 许多肾上腺功能减退症的患者已经有自身免疫性疾病，如1型糖尿病或自身免疫性甲状腺疾病。
- 在T1DM患者中，反复低血糖发作或不明原因的高血糖应考虑与其相关的自身免疫性内分泌疾病的可能，如肾上腺皮质功能减退和甲状腺疾病。
- 早期的甲状腺功能异常和肠道功能障碍是越来越多的免疫失调和缺陷综合征的常见表现，早发T1DM也是一个常见表现。
- 生长迟缓是许多免疫失调和自身免疫内分泌紊乱的常见表现，往往对生长激素治疗反应较差。

一、概述

自身免疫性多内分泌腺病综合征（autoimmune polyendocrinopathy syndromes，APS）是一种罕见的临床表现多样的疾病，可能是单基因或多基因遗传病。往往在儿童或青少年起病，表现极其多变，至少有两个内分泌腺体受到自身免疫性疾病的影响。

患者免疫耐受受到干扰，其免疫系统无法准确区分自我和非自我。这可能是由于胸腺功能异常或外周耐受，或两者兼而有之。胸腺通常会清除具有自身反应能力（阴性选择）的 T 细胞，但是如果这个过程不正常，自身反应性 T 细胞可能会逃逸到外周。自体耐受也发生在外周，如幼稚 T 细胞对胸腺中不存在的自体抗原的反应通常不会升级为疾病。这种外周耐受性的基础是一种特殊的 T 细胞谱系，即 T 调节细胞，其标记包括 $CD4^+$，$CD25^+$ 和叉头框蛋白 P3（$FoxP3^+$）。T 调节细胞抑制其他细胞的免疫反应。

许多免疫疾病反映了“中枢”和“外周”耐受性的异常，并具有复杂的遗传病因。APS1（自身免疫性多内分泌腺病综合征 1 型）和 IPEX（免疫失调、多内分泌腺病、肠病、X 连锁）是重要的伴有中枢和外周免疫耐受异常的单基因疾病（图 11–1）。从概念的角度来看，很容易理解为什么自身免疫性疾病患者可能无法准确地清除病原体，导致在许多情况下对感染的易感性增加。

二、自身免疫性多内分泌腺病综合征 I 型

（一）定义

自身免疫性多内分泌腺病综合征 I 型（APS1）又称自身免疫性多内分泌病 – 念珠菌病 – 外胚层营养不良综合征（APECED），是一种罕见的、通常导致儿童和青少年衰弱的疾病。它是一种常染色体隐性遗传疾病，杂合子通常没有表现，尽管最近有报道称偶有单个单等位基因显性负性突变的个体，在较晚的年龄发展为较轻形式的 APS1，并有较好的预后[1]。男女比例接近 1。APS1 型的临床诊断通常需要三种主要症状中的两种：慢性皮肤黏液念珠菌病（CMC）、自身免疫性甲状旁腺功能减退和自身免疫性肾上腺皮质功能减退[2, 3]。如果兄弟姐妹有这种综合征，或者[2]有两种次要表现，包括内分泌和非内分泌表现，则只需要其中一种表现。临床医生需要记住，APS1 型患者几乎所有的组织都可能受到影响。

许多国家报道了的大量患者队列研究，包括芬兰[3]、挪威[4, 5]、以色列[6]、撒丁岛[7]、意大利北部[8]和北美[2, 9]。虽然在大多数国家这是一种罕见病（在英国每百万人中有 2～3 个病例），但它显示了一种奠基者效应，显示在某些人群的发病率更高：芬兰人 1∶25000[3]，伊朗犹太人 1∶9000[6] 和撒丁岛人 1∶14500[7]。不同人群的表型也有差异，例如 CMC 和肾上腺皮质功能减退是大多数欧洲血统患者最常见的表现，但只有约 20% 的伊朗犹太人有这种表现。

（二）临床表现及病程

首先表现为典型的皮肤黏膜念珠菌病，发生于婴儿期或幼儿期。典型甲状旁腺功能减退症发生在 5—7 岁，肾上腺皮质功能减退发生在 13 岁（图 11–2）[8, 10]。这三个主要临床表现的完全演变通常发生在 25 岁前，另外的次要表现陆续出现，直到 50 岁前。虽然这种主要症状的时序表现通常在儿童时期被观察到，但 APS1 型患者通常以其他方式出现，要么有一个主要表现和几个次要表现，要么几个次要表现和特征性外胚层营养不良。早期临床表现的多样性使 APS1 型的诊断具有挑战性，患者可能会因为荨麻疹、反复发热、腹胀和生长发育不良等症状而就医。

在欧洲人群中，任何一个患者一生中临床表现的中位数个数为 5 种，在某些患者中有多达 10 种表现[5]。主要三联征发生在约 60% 的患者中，但在早期诊断时可能有很大的延误，因为较罕见的表现，特别是肝炎、周期性皮疹伴发热、角膜结膜炎、慢性腹泻或白癜风可能是主要临床表现。

最近美国的一组病例发现，类似数量的 APS1 型患者虽有内分泌疾病，但非内分泌疾病

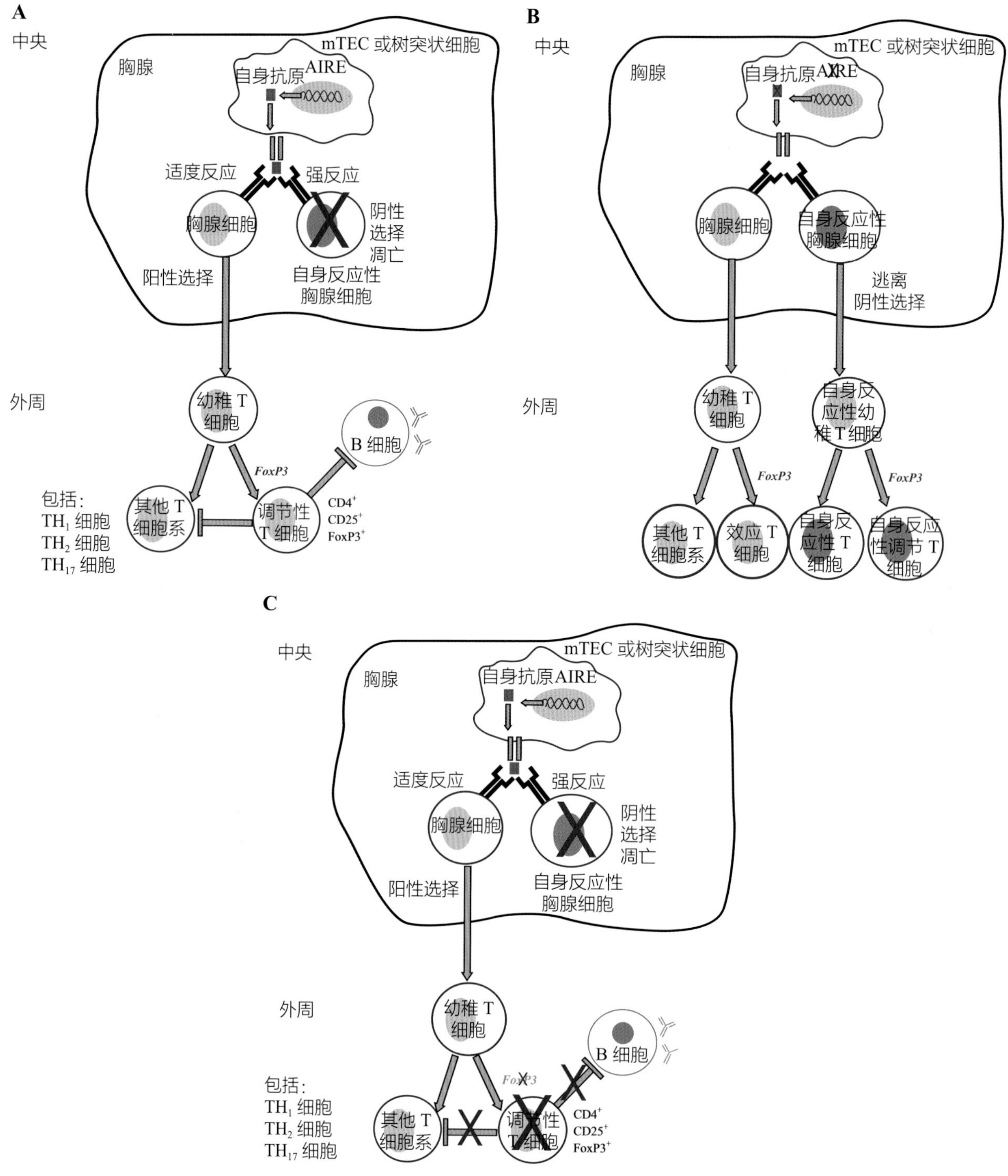

▲ **图 11-1 目前尚不完全清楚 AIRE 或 FoxP3 缺陷是如何导致自身免疫的，但目前的模型认为 AIRE 在中枢免疫耐受的形成中起着主导作用，而 FoxP3 主要与 T 调节细胞和外周免疫 耐受的形成有关**

A. 在目前的理论中，自身抗原由胸腺上皮细胞（mTEC）和树突状细胞提供给发育中的胸腺细胞。那些对自身抗原表现出强烈反应的细胞会被细胞凋亡消极地选择出来并清除。那些对自身抗原表现出中度反应性的 T 细胞被积极选择并传递到外周，进一步发展成不同的 T 细胞谱系，包括调节性 T 细胞。后者的发生与细胞中 FoxP3 的表达有关，调节性 T 细胞在控制外周免疫中至关重要。B. 在 APS1 中，AIRE 基因缺陷，这下调了胸腺中自身抗原的表达，所以这些抗原不会出现在发育中的胸腺细胞中。因此，自身反应性胸腺细胞逃脱了负选择和凋亡，并与非自身反应性胸腺细胞一起被输出到外周。两组原始 T 细胞可以发展成一系列的 T 细胞亚型，留下自身反应性成熟 T 细胞在周围引起自身免疫。C. 对于 FoxP3 缺乏的人，通常的阳性和阴性选择过程发生在胸腺。然而，在幼稚 T 细胞到达外周时，FoxP3 表达的缺乏会导致调节性 T 细胞发育不足，从而导致外周免疫系统不受控制，反应过度

AIRE. 自身免疫调节因子；FoxP3. 叉头框蛋白 P3

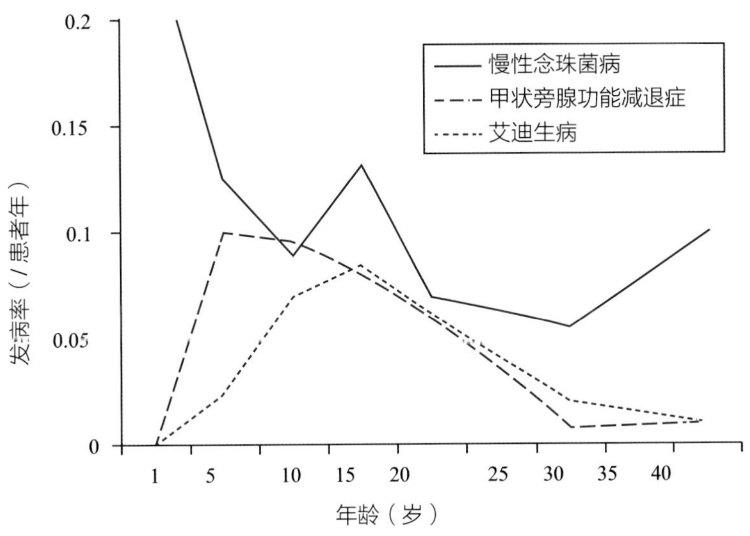

▲ 图 11–2 不同年龄的 **APS1** 的主要三联征的发生率

更占优势，如荨麻疹（66%）、肝炎（42.9%）和肠道功能障碍（80%）[9]，这些也是该患者组中最早出现的临床表现。另外两种显著表现为干燥综合征（42.9%）和肺炎（40%）。

最初表现为肾上腺皮质功能减退而不是念珠菌病的患者往往比其他患者的临床表现更少[3, 11]。也有报道称，第一个临床表现出现的年龄越早，多个临床表现的发生率就越大[2, 8]。文中（表 11–1）列出了主要和更常见的次要表现及其报道的频率。

（三）主要表现

1. 慢性皮肤黏膜念珠菌病（CMC）

慢性或周期性皮肤黏膜念珠菌病通常是该综合征的首发症状，最早发生在 1 月龄，但更典型的症状是在 2 岁前出现，应提醒临床医生 APS1 的可能性。它通常是轻微的或间歇性的，大多数对周期性的系统性抗念珠菌治疗反应良好，尽管一些病例可能因慢性炎症和角化过度的斑块的发展而变得严重。一些患者在成年后才发生 CMC[2, 3]。但它是最常见的主要表现，存在于 73%～100% 的患者中。口腔念珠菌病是最常见的，但食管炎的发生率也在 20% 左右，导致胸骨下痛和吞咽痛。肠黏膜感染导致腹部不适和腹泻。念珠菌感染还可影响阴道黏膜、指甲和皮肤。慢性未经治疗的念珠菌病可能导致鳞状细胞癌，因此需要积极治疗。定期的牙科随访是必不可少的。

在 APS1 中的 CMC 是内源性细胞因子[13]自身免疫的一种表现。通常由 Th 细胞产生的白细胞介素（IL–17A、IL–17F 和 IL–22）诱导产生具有直接抗真菌活性的抗菌肽和在真菌入侵时募集中性粒细胞的趋化因子。对这些 T 淋巴细胞辅助细胞因子产生的中和性自身抗体，损害了机体对念珠菌感染的反应。

事实上，所有的 APS 1 患者在症状出现之前就产生了干扰素的自身抗体，特别是 IFN–α 和 IFN– ω。它们在 CMC 感染易感性中的作用尚不清楚[14]。

2. 甲状旁腺功能减退症

这通常是 APS1 的首要内分泌特征，在 2—11 岁儿童发生率最高。甲状旁腺功能减退的发生率为 75%～95%，虽然在男性患者的外显率略低，且发病年龄较晚。甲状旁腺功能减退症患者通常无症状，但可表现为手足搐搦、感觉异常、腹泻

表 11-1　APS1 主要临床表现和的常见的次要表现的频率

疾　病	频率（%）
主要临床表现	
慢性皮肤黏膜念珠菌病	72～100
自身免疫性甲状旁腺功能减退症	73～93
自身免疫性肾上腺皮质功能减退症	63～100
常见的次要表现	
自身免疫内分泌病	
性腺功能减退症	17～69
自身免疫性甲状腺疾病	4～31
1 型糖尿病	0～33
垂体缺陷	7～17
胃肠道表现	
萎缩性胃炎 ± 恶性贫血	13～49
吸收不良	10～80
胆石症	44
慢性活动性肝炎	4～43
皮肤自身免疫性疾病	
白癜风	8～37
脱发	17～40
荨麻疹样红斑伴发热	15–66
外胚层发育不良	
指甲营养不良	10～52
牙釉质发育不全	40～86
鼓膜钙化	33
其他表现	
角结膜炎	2～35
脾脏发育不全或无脾	9～40

引自欧洲和北美患者的数据[2-5, 8-12]，伊朗犹太人与其他人口有着明显不同的频率，被排除在外

和癫痫。上述表现可被禁食、低钙饮食或高磷酸盐摄入所诱发。

低钙血症时血浆甲状旁腺激素浓度低或检测不出可确诊。高磷血症和低镁血症是常见的，尿钙浓度低。对这些患者甲状旁腺的尸检显示萎缩和单核细胞浸润。在儿童原发性甲状旁腺功能减退的所有病例都应考虑 APS1。

3. 肾上腺皮质功能减退症

自身免疫性肾上腺皮质功能减退症（艾迪生病）通常是 APS1 中第三种主要表现，其发病高峰年龄约为 13 岁[2–4, 6, 8, 10, 11]。在大多数 APS1 患者中，它的发生频率低于其他主要临床表现（72%～100%）。肾上腺皮质的破坏可能会逐渐进展，皮质醇和醛固酮的缺乏以任意一种顺序出现，间隔可长达 20 年[11]。

肾上腺皮质功能减退症是一种危及生命的疾病，有疲劳、体重减轻、皮肤色素沉着、低血压、嗜盐和腹痛的症状。在尸检中，这些患者的肾上腺萎缩，肾上腺皮质几乎完全被破坏，并有广泛的炎症细胞浸润。促肾上腺皮质激素升高时皮质醇浓度正常或低，ACTH 刺激试验时皮质醇反应低于正常，可确诊为肾上腺皮质功能减退症。

在一些皮质醇缺乏的患者中，会出现一种暂时性的高盐皮质激素样状态，从而导致低钾血症[11, 12]。醛固酮的缺乏的先兆可能是体位性低血压或嗜盐表现，甚至在电解质紊乱之前出现，血浆肾素活性的升高也证实了这一点。

（四）次要临床表现

1. 自身免疫内分泌病

原发性性腺功能减退症是 APS1 在女性中最常见的次要临床表现，发生在 17%～61% 的病例中。它几乎总是伴随着肾上腺皮质功能减退，女性的发病率是男性的 3 倍，因为有人认为血睾屏障可以保护睾丸间质细胞免受自身免疫攻击。约一半患有性腺功能减退的女性 APS1 患者出现原发性闭经或青春期停滞，其余的则发展为继发性闭经和过早绝经。男性性腺功能减退症从青春期开始就有报道。有报道 1 例男性患者患有无精子症和可能的抗精子自身免疫反应[11]。诊断的依据是黄体生成素和卵泡刺激素浓度升高，而雌激素或睾酮浓度降低。

与其他自身免疫性多内分泌腺病综合征相比，APS1 患者中 1 型糖尿病（T1DM）相对较少发生。发病率与年龄有关，在中年时达到峰值[12]。不同 APS1 人群中 T1DM 报道的发病率为 0%～23%，存在很大的差异，这往往取决于队列的年龄。

自身免疫性甲状腺疾病（桥本甲状腺炎或原发性萎缩性甲状腺炎）发生率高达 20%。发病年龄从桥本甲状腺炎的 10 岁左右到原发性萎缩性甲状腺炎的 17 岁不等[2, 3, 8]。甲状腺功能亢进是非常罕见的。

垂体缺陷偶有报道（＜ 5%），如淋巴细胞性垂体炎或自身免疫性垂体疾病，并可导致单发或多发激素缺乏[10]。继发性性腺功能减退[3]、生长激素缺乏[12] 和特发性尿崩症均有报道，最近在美国的一个病例系列报道了的 APS1 队列[9] 中 17.1% 有生长激素缺乏。

2. 胃肠道症状

胃肠道临床表现虽然是 APS1 的一个次要组成部分，通常在儿童中有较高的发病率，但往往在伴随其他问题时被忽视。目前对症状和发病机制的了解甚少，常常与其他可能表现出类似症状的疾病同时发生，从而掩盖了问题。

慢性萎缩性胃炎是一种影响胃壁细胞和内源性因子的器官特异性自身免疫疾病，影响到多达 1/3 的 APS1 患者，高峰发病年龄在 10—20 岁[2–4, 6, 8, 10, 11]。它通常会在成年早期导致因维生素 B_{12} 缺乏引起的巨幼细胞性贫血（恶性贫血），或因缺铁引起的小细胞性贫血。维生素 B_{12} 缺乏还会导致周围神经病变、脊髓变性和性格改变。

吸收不良被认为是由多种原因引起的，包括绒毛萎缩、胰腺外分泌功能不全、肠道感染（兰氏贾第鞭毛虫、念珠菌或艰难梭菌）、胆汁酸重吸收缺陷和肠道淋巴管扩张 [8, 11, 16]。小肠肠壁嗜铬细胞的自身免疫破坏导致缩胆囊素和 5- 羟色胺缺乏，对肠道防御素的自身免疫导致 Paneth 细胞 [17] 的丢失也与此有关。吸收不良的典型表现是周期性或慢性腹泻，通常伴有脂肪泻，但也可能与便秘有关。它会导致体重减轻、生长迟缓和药物吸收不稳定。

这可能是 APS1 在生后第 1 年的早期非典型表现的一个特征，约有 10% 的患者表现为首发症状。大多数人的第一症状是慢性腹泻，约 2% 的人有严重便秘，大多数 APS1 患者有周期性肠功能障碍 [18]。这与甲状旁腺功能低下的低钙血症有很强的联系，因为低钙血症损害胆囊收缩素的分泌，导致正常胆囊收缩失败和胰腺酶的分泌，导致脂肪排泄。严重的吸收不良可发展为低钙血症而无甲状旁腺功能低下，在这种情况下，患者也有低磷酸盐和高甲状旁腺激素浓度。

超声 [8] 显示胆石症的发生率高达 40%，通常无症状，被认为是肝肠循环中断所致。

慢性活动性肝炎发生在 5%～30% 的病例中 [2–4, 6, 8, 10–12, 18]。临床病程不同，从慢性但无症状的大多数病例发展为肝硬化或暴发性肝功能衰竭，有潜在的致命后果。它可能出现在儿童早期，是 APS1 的首发表现。青春期后患肝炎的风险很低。血清丙氨酸转氨酶升高超过 3 个月，而没有其他原因，如病毒或药物诱导的肝炎，是肝活检 [3] 的指征。临床医生在发现 APS1 患者肝功能异常后的最初几周应特别警惕，肝功能异常可能会迅速失代偿直至发生肝功能衰竭。

APS1 患者可有乳糜泻，应该进行筛查，但这不是一种常见症状。

3. *皮肤自身免疫性疾病*

白癜风可以出现在任何年龄，但最常见于儿童，影响多达 1/4 的 APS1 患者 [2–4, 6, 8, 10, 11]。临床变化程度很大，常随时间恶化。

约 1/3 的患者出现脱发，可不同程度地累及全身部位 [2–4, 6, 8, 10, 11, 18]。它可以在任何年龄迅速发展。

据报道，复发性荨麻疹伴发热在儿童时期不常见，约为 10%，但美国的一组 APS1 病例队列中发现其有较多的非内分泌腺表现，2/3 的 [9] 患者伴有荨麻疹。它可能持续多年，并与葡萄膜炎密切相关。患者体内有高浓度的免疫球蛋白 G 和循环免疫复合物，皮肤活检显示淋巴浆细胞性血管炎 [11]。

（五）其他临床表现

外胚层营养不良影响指甲和牙釉质。指甲凹陷与念珠菌感染无关，可作为诊断 APS1 的重要线索，但很难与真菌感染区分。在 40%～75% 的患者 [2–4, 6, 8, 10, 11, 18] 中，有牙釉质发育不全的报道。最初，人们认为这只涉及恒牙，但也有报道称乳牙也发生了发育不全的变化。釉质发育不全可能是甲状旁腺功能减退的先兆，并且与血清钙浓度无关。即使没有耳部感染，1/3 的患者鼓膜上也有钙化斑块 [3, 11]。外胚层营养不良被认为是自身免疫性疾病的起源，虽然抗体靶点尚未确定。

角结膜炎发病率为 10%～40%[2–4, 6, 8, 10, 11]，可以是 APS1 的首发表现。最初的症状是强烈的畏光、眼睑痉挛和流泪，进行性角膜瘢痕形成，永久性视力损害甚至失明的情况并不少见。一些患者在发病后 10 年左右进入静止期。眼部表现的严重程度与 APS1 全身表现的严重程度无关。

自身免疫性视网膜病变导致光感受器变性和视力丧失已被描述为 APS1 临床表现的一部分 [19]。

已知获得性脂肪营养不良与自身免疫性疾病有关，最近有报道[20]在一个患有 APS1 的儿童中进行性全身性脂肪营养不良出现在其他任何表现（包括念珠菌病）之前。

在高达 15% 的 APS1 病例中，有超声检查或血液学参数提示无脾或脾功能减退。它可能是先天性的或继发于进行性自身免疫介导的破坏或脾脏血管受损。血液涂片发现豪周小体和血小板增多。它还可引起继发性免疫缺陷，使患者容易感染肺炎球菌败血症。

据报道，有 15%～20% 的肾脏受累导致中度至重度肾衰竭的病例多数归因于肾小管间质性肾炎。在许多病例中，需要用免疫抑制、血液透析或肾移植治疗[21]。在这些患者中，针对远端肾单位的循环抗体很常见，尽管靶抗原尚未被确定，其意义也不确定。APS1 患者的其他肾脏问题包括医源性肾钙质沉着和 1 型肾小管酸中毒，在尿检正常的情况下，肾结石和高血压可能是肾功能受损的唯一征兆[21]。

在 APS1 患者[22]中，严重和非典型性感染增加，这并不奇怪，因为这些患者有 1 型干扰素和 Th_{17}- 相关细胞因子的抗体。在这一患者群体中，感染并发症需要更多的关注和额外的监测。

肺部疾病，包括原发性肺动脉高压、自身免疫性细支气管炎和支气管扩张伴肺炎，这是一种相对常见的表现，在一些队列[9]中零星地出现。一种潜在的自身抗原，即钾通道调节蛋白，已被鉴定[23]。

罕见的相关疾病已报道了几例选择性 IgA 缺乏和高丙种球蛋白血症[12]。许多患者对结核菌素无反应，但这是否表明对结核有异常易感性尚不清楚。肿瘤最常见口腔黏膜鳞状癌（特别是有慢性口腔念珠菌感染的吸烟者）和胃腺癌。其他罕见的表现见表 11-2。

猝死在 APS1 患者和他们的兄弟姐妹中得到了很好的确认，并在诊断未受怀疑的患者的尸检研究中得到了证实。死亡可能是由于未确诊的肾上腺皮质功能减退、暴发性脓毒症、甲状旁腺功能减退或这些疾病的共同作用。

（六）遗传学

APS1 缺陷基因位于染色体 21q22.3。它被命名为自身免疫调节因子或 AIRE 基因，编码一种核蛋白，其中包含多个参与核转运、DNA 结合、同质化和转录活性的结构域，包括两个锌指蛋白。免疫染色显示，它集中表达在多种免疫系统组织的核“斑点”，但主要在胸腺髓质上皮抗原递呈细胞中，被认为在自我耐受的中央诱导中发挥重要作用。胸腺髓质上皮细胞通过 MHC Ⅱ类表达大量来自体内不同器官的组织特异性抗原，这对消除自身反应性 T 细胞非常重要，这是诱导自身免疫耐受和预防自身免疫的关键步骤。AIRE 蛋白在胸腺髓质上皮细胞中调控这些自我抗原的表达，因此在这一过程中起着关键作用。在 *AIRE* 突变的受试者中，胸腺中组织特异性抗原的表达降低意味着自身反应性 T 细胞逃逸到周围导致特定器官的自身免疫。

AIRE 也在外周树突状细胞中表达，因此可能在维持外周免疫耐受中发挥额外的作用，尽管这还有待澄清。研究发现，在 APS1 受试者的外周血中 CD4+CD25+Treg 数量显著减少，这可能是 *AIRE* 突变的继发效应[24]。

细胞因子抗体是 APS1 的早期特征，这表明免疫功能出现了早期异常[25]。正因为如此，再加上 APS1 的临床表现可以很早就出现，人们已经认识到自身反应性幼稚细胞必须在出生后不久就被激活，所以一定有更多潜在的发病机制。据推测，AIRE 的功能缺陷影响胸腺微环境，使输出的 T 细胞被预先激活，产生自身抗体的 B 细胞已经启动[22]。

表 11-2 与 APS1[1-6, 9, 13] 有关联的罕见表现

APS1 的罕见表现
免疫
• 选择性 IgA 缺乏
• 高丙种球蛋白血症
• 结核菌素无反应
• 感染风险增加
肾
• 肾小管间质性肾炎
• 医源性肾钙质沉着
• 肾小管性酸中毒
• 高血压
• 肾结石
神经
• 颅内钙化
• 进行性肌病
结缔组织
• 干燥综合征
• 皮肤血管炎
• 硬皮病
• 类风湿性关节炎
• 狼疮样脂膜炎
血液
• 纯红细胞再障
• 自身免疫性溶血性贫血
肿瘤
• 口腔鳞状细胞癌
• 食管癌
• 胃腺癌
眼科
• 虹膜睫状体炎
• 视神经萎缩
• 自身免疫性视网膜病变
• 白内障
呼吸系统
• 原发性肺动脉高压
• 自身免疫性毛细支气管炎
• 支气管扩张症
其他
• 干骺端发育不良
• 获得性脂肪营养不良
• 淋巴细胞性心肌炎
• 乳糜泻

AIRE 基因已报道有超过 100 种不同的致病变异。这些变异包括点突变、插入和缺失，并扩散到整个基因编码区。影响剪接位点的变异也有报道，*AIRE* 基因的基因组大片段缺失也有报道。最常见的 *AIRE* 突变包括芬兰第 6 外显子的奠基者突变（p.R257X）和北欧常见的第 8 外显子突变（964del13）。这种 13-bp 缺失在挪威患者和来自美国和英国的白人中常见，占所有 AIRE 变异等位基因的 70% 以上。许多 13-bp 缺失的患者 21q.22 携带相同的单倍型。这就是奠基者效应的证据。常见的芬兰 AIRE 变异在其他欧洲白人血统的受试者中也相当普遍（5%～30%）。在孤立人群中还发现了其他常见变异，如撒丁人的第 3 外显子变异（p.R139X）和伊朗犹太人的第 2 外显子变异（p.Y85C）。来自美国的病例系列研究发现，*AIRE* 单杂合或不能识别的变异占病例数约 16.8%，其余以复合杂合变异为主[9]。因此，这一人群比之前描述的欧洲患者表现出更多的遗传多样性。

这些多数变异被认为是形成无效等位基因，导致合成一个截短产物，或产生一个具有快速降解 mRNA 的无意义转录本。蛋白质氨基末端的错义变异可能通过阻止 AIRE 蛋白的多聚化或改变其分布而抑制其功能。

在一些实例中，APS1 患者中报道了只有一个 *AIRE* 基因等位基因突变，这表明第二个变异可能位于该基因的调控区域。然而，2001 年，Cetani 等在一个意大利家族中发现了一个突变（G228W），该变异似乎起主导作用。

最近，已有多个病例和家族被鉴定出具有 APS1 型样特征，同时在 *AIRE* 基因[1]的 PHD1 结构域存在杂合子变异。这些变异似乎发挥了主要的负面影响，受影响患者的器官特异性表型较窄，症状出现较晚，长期预后较好，外显率不完全。干扰素自身抗体在这组患者中不太常见，这

导致了一种假说，即 AIRE 变异在自身免疫性患者中可能比以前认为的更广泛，并且一些自身免疫性疾病的个例，如白癜风和恶性贫血，可能存在一种单一的、罕见的显性负效变异。AIRE 蛋白多聚化形成 AIRE 四聚体，这是 AIRE 正常功能所必需的。PHD1 变异会干扰这种多聚化，因此会对 AIRE 功能产生影响，即使存在"正常"基因拷贝，即变异等位基因以显性负效方式抑制野生型等位基因。

关于 APS1 的遗传学仍有许多不为人知的地方，包括自身免疫的早发、相同基因型患者的表型变异及为什么 CMC、甲状旁腺功能减退和肾上腺皮质功能减退是 APS1 最常见的特征。潜在的 AIRE 变异与疾病成分之间存在相关性——与 p.R257X 或 p.R139X 变异的患者相比，念珠菌感染在 964del13 纯合子患者中较不常见，在 p.Y85C 变异的伊朗犹太人中极其罕见，肾上腺皮质功能减退也是如此。964del13 变异与较高的脱发发生率相关，p.G228W 变异与自身免疫性甲状腺炎 [22] 相关。这可能与 AIRE 蛋白在不同的位点上被截断，导致对基因功能的不同影响有关，或者某些变异可能会留下一些残留活性或允许一些纯野生型四聚体形成，导致更温和的表型。最近的一项研究发现，与其他变异类型 [5] 相比，具有剪接位点变异的患者具有更温和的表型和更迟的发病时间 [5]。

在特定的 APS1 患者中发生的特异性表现可能取决于于其他位点的等位基因，如人类白细胞抗原，因为相同的 AIRE 变异与不同的表型和临床病程相关，甚至在患病的兄弟姐妹 [25] 中也是如此。APS1 的表现与 HLA 等位基因之间没有很强的相关性，但在本病中，HLA-A28 与甲状旁腺功能减退、角膜病变和脱发有较弱的相关性，而 HLA-A3 与卵巢衰竭有较弱的相关性。艾迪生病与 HLA DRB1*03 相关，脱发与 HLA DRB1*04、DQB1*0302 相　关。T1DM 与 DRB1*15、DQB1*060 呈负相关。因此，HLA 多态性可以解释 APS1 中出现的一些表型变异，虽然在 APS1[27] 患者中未发现 HLA 分型和自身抗体之间的联系。到目前为止，尚未发现细胞毒性 T 淋巴细胞抗原 4（CTLA4）基因多态性与 APS1[10] 之间存在相关性，但在这些受试者 [28] 中，胰岛素基因多态性与 T1DM 的发展呈负相关。决定个体表型的因素还不清楚，很可能有几个位点参与其中。

（七）自身抗体与发病机制

APS1 许多表现的发病机制尚不清楚，但自身免疫似乎参与了大多数主要和次要表现的发展。自身免疫过程被认为是 T 细胞介导的，但这些个体会产生多种自身抗体来对抗受影响器官中的蛋白质，通常针对参与激素或神经递质生物合成的细胞内酶。据认为，这些自身抗体本身并不致病，而是 T 细胞持续反应的标志，是一种有价值的疾病标志。

最近发现的一组自身抗体直接针对干扰素，特别是 IFN-α 和 IFN-ω，在 APS1 受试者中无论临床表现、变异类型、病程、性别或种族，几乎 100% 存在 [9, 14]。抗干扰素自身抗体已被发现在 1 岁内的早期阶段，症状出现之前就存在 [29]，并持续存在，在疾病发生 30 年后仍存在。在单独的 AAD 或 APS2 或未受影响的杂合子中均未发现它们，因此它们似乎是 APS1 所特有的。这显然为 APS1 前驱期或非典型病例的诊断提供了一个极好的工具，因为这些抗干扰素自身抗体的敏感性、特异性和预测价值>98%。这也提出了一种有趣的可能性，即这些自身抗体可能直接调节免疫反应的表达。这些抗体的早期出现表明，在出生后不久或更早已开始了自身免疫过程。

这组患者的另一种抗体是白介素抗体，即 IL-17A、IL-17F 和 IL-22。90% 的 APS1 病例中存在该抗体，并与 CMC 的存在相关。IL-17 和 IL-22 诱导具有直接抗真菌活性的趋化因子和抗菌肽的产生，IL-22 还促进上皮屏障的完整性。这些抗体在健康的兄弟姐妹或未受影响的亲属中无法检测到或浓度很低。

类固醇 21- 羟化酶（P450 c21）和胆固醇侧链裂解酶（P450 scc）是肾上腺的主要自身抗原，P450 scc 也是 APS1 患者中主要的性腺自身抗原[30]。至少一种抗 P450 scc、类固醇 17β- 羟化酶（P450 c17）和 P450 c21 的抗体在 90% 以上的 APS1 患者和 21% 的无肾上腺皮质功能减退症患者中被发现。针对这三种酶的抗体中至少有一种抗体的存在与女性患者的性腺功能减退显著相关，但与男性患者无关[4, 8]。这可能是由于血睾屏障保护睾丸间质细胞免受免疫攻击。

肾上腺细胞自身抗体在念珠菌病或甲状旁腺功能减退不伴肾上腺皮质功能减退的患者中经常被检测到。这些患者几乎肯定会发展为肾上腺皮质功能减退症，尽管抗体可能比临床 AAD 早出现 18 年以上。在 APS1 性腺功能减退的男性患者中，TSGA10 似乎是一个潜在的自身免疫靶点，但它似乎与临床症状无关，因此其相关性尚不确定。其他几种新的自身抗原已经通过蛋白质组阵列技术鉴定出来，包括前列腺特异性谷氨酰胺转氨酶 4（TGM4），已被发现与男性不育[31]有关。同时鉴定出在睾丸表达的蛋白二硫化物异构酶（PDILT）和黑色素瘤抗原 B2（MAGEB2），在男性和女性 APS1 患者中都发现了自身抗体，但这些自身抗体没有明确的临床意义。

针对钙敏感受体（CaSR）细胞外结构域的自身抗体已在特发性甲状旁腺功能减退和高达 86% 的 APS1 患者中被报道[33, 34]。这并没有在所有的研究中得到重复，可能是因为测定技术和灵敏度的不同。在少数情况下，CaSR 抗体刺激受体，导致甲状旁腺激素分泌抑制和低钙血症，这是甲状旁腺功能减退的另一种解释，而不仅仅是腺体破坏。此外，已经在约一半的患有甲状旁腺功能减退的 APS1 患者中发现了抗新型甲状旁腺特异性抗原 NALP5（NACHT 富亮氨酸重复蛋白 5）的抗体[5, 35]。这些自身抗体的预后意义和病理生理作用仍未确定。

在 75% 的 APS1 糖尿病患者中发现了谷氨酸脱羧酶（GAD）-65 自身抗体，有时在[29]症状出现前 30 年以上，但与单独的 T1DM 不同，这些抗体在 APS1 中与糖尿病无关，且非特异性。在 40% 的非糖尿病 APS1 患者中也发现了这种抗体。与非 APS1 T1DM 患者相比，抗 IA-2 蛋白酪氨酸磷酸酶和胰岛素的抗体在这些患者中不太常见，但当它们发生时具有更高的特异性（96%～100%）。与单独的 T1DM 一样，APS1 中的自身抗体组合被认为比单一的、孤立的糖尿病自身抗体具有更高的预测价值。循环的抗甲状腺抗体已被发现是预测 APS1[8] 甲状腺功能减退的不良指标。

APS1 中肝炎主要自身抗原是细胞色素 P450 1A2（CYP1A2）、P450 2A6（CYP2A6）和芳香族 L- 氨基酸脱羧酶（AADC）[36]。CYP1A2 似乎是 APS1 肝炎的高度特异性但不敏感的标志物。在 50% 患有慢性活发性肝炎的 APS1 患者中发现了肝 - 肾微粒体（LKM）自身抗体，在肝酶[36]水平未升高的 APS1 患者中占 11%。未发现其他与非 APS1 自身免疫性肝炎相关的肝脏自身抗体，如平滑肌和抗核抗体。色氨酸羟化酶（TPH）自身抗体也被发现是 APS1[30] 自身免疫性肝炎的敏感预测因子。虽然肝抗原抗体滴度的升高可能早于肝脏疾病的生化证据，但并不是所有 APS1 自身免疫性肝炎患者活检时都发现自身抗体升高。再加上所发现的广谱自身抗原，表明发病机制和预后的异质性。

抗壁细胞和内因子自身抗体是壁细胞萎缩的前兆。绒毛萎缩与肌内膜和（或）组织谷氨酰胺转氨酶（TTG）自身抗体[8]有关。胃肠道功能障碍与 TPH 自身抗体（48%）、组氨酸脱羧酶（HDC）和 GAD-65[30]相关。TPH 和 HDC 分别与产生 5- 羟色胺的肠嗜铬细胞和内嗜铬细胞的破坏有关。

APS1 中的白癜风与补体固定黑素细胞自身抗体的存在相关，并与转录因子 SOX9、SOX10[37]及 AADC[30]的抗体相关。在斑秃[10]的 APS1 受试者中发现了酪氨酸羟化酶抗体。

30% 的 APS1 患者存在远端肾单位肾小管基底膜抗体，但这与肾小管间质性肾炎和肾脏疾病的发生相关性较低，因此其相关性尚不清楚。

其他已被描述但临床意义不明确的抗体包括 KCNRG，是一种推测的钾通道调节因子，被鉴定为肺自身抗原[23]；以及 tudor 结构域 6（TDRD6），是一种可能与临床垂体功能减退或垂体炎[38]相关的垂体蛋白。

在 APS1 患者中，检测自身抗体在确定其产生新疾病成分的风险方面的作用可能有限，因为抗体检测的敏感性往往低于患者预先存在的并发症风险。然而，它们可以帮助预测未来的疾病表现，但在 APS1 中已经报道了几种抗体的波动浓度，包括 21OH、酪氨酸羟化酶、SCC、IL-22 和 GAD65[5]。

有些自身抗体几乎是 APS1 所独有的，包括 AADC、CYP1A2、酪氨酸羟化酶、TPH、IFN-α 和 IFN-ω。因此，这种独特的自身抗体谱可以帮助区分 APS1 和其他自身免疫性疾病[14, 30]（表 11-3）。

（八）APS1 诊断

Perheentupa 发现，5 年内 22% 的病例符合 APS1 经典标准（三种主要表现中的两种），10 年内为 67%，20 年内为 89%，30 年内为 93.5%[11]。经典的三联征可能需要许多年的时间演变，而诊断常常被忽略。为及时诊断，30 岁以下的皮肤黏膜念珠菌病、甲状旁腺功能减退、原发性肾上腺皮质功能减退、外胚层营养不良、角膜结膜炎、长期腹泻、白癜风或自身免疫性肝炎应高度怀疑。这类患者应检查其他表现，特别是口腔或眼部表现，指甲外胚层营养不良的细微征象。

一项对美国 APS1 患者的回顾研究发现，在经典标准出现之前，通常会出现荨麻疹、肠道功能障碍和牙釉质发育不良。事实上，如果把这些加到经典的诊断三联征中，诊断将会提前 4 年发生，并可能在 APS1 诊断之前就有可能阻止威胁生命的表现[9]。这突出了对所有与 APS1 相关的“主要”或“次要”症状保持警惕的必要性，开展基因检测和自身抗体筛查的门槛应放低。问题是，患者在出现典型的内分泌病表现之前，往往早期会去皮肤科、胃肠科、牙科或眼科医师就诊。

诊断延迟的原因不仅是因为许多儿童只有几个“轻微”的表现，而不是三个“主要”表现之一，而且还因为第一和第二临床表现之间的间隔很长。多达 2/3 的患者直到入院才被诊断为急性肾上腺功能减退或低钙危象：这些患者中近一半已经有 APS1 的一种主要成分存在[4]。

增强对 APS1 的认识对于预防死亡是至关重要的，对于任何有不典型表现的患者，都应该进行 AIRE 变异的 DNA 筛查或抗干扰素抗体的血清学检查。变异分析有助于早期诊断，存在大量可能的变异，而在英国，常规筛查的只有最常见的两种变异。因此，APS1 不会被阴性的常规 DNA 分析排除，并且在有主要或次要表现的儿童中存在一个异常等位基因会使诊断的可能性很高。鉴于此，筛选 IFN-α 和 IFN-ω 自身抗体，这两种抗体既敏感又特异，现已成为诊断非典型

表 11-3　APS1 中常见疾病的标志性的自身抗原

疾病名称	自身抗原
APS1 通用（非组织特异性）	IFN-α[a]，IFN-ω[a]
主要表现	
慢性皮肤黏膜念珠菌病	IL-17A[a]，IL-17F[a]，IL-22[a]
艾迪生病	P450 c21，P450 scc，P450 c17
甲状旁腺功能减退症	钙敏受体，NALP5[b]
次要表现	
卵巢功能减退	P450 c17，P450 scc
睾丸功能减退	TSGA10[b]，TGM4[b]
1 型糖尿病	GAD65[b]，胰岛素，1A-2
桥本甲状腺炎	甲状腺过氧化物酶，甲状腺球蛋白
毒性弥漫性甲状腺肿	TSH 受体，甲状腺过氧化物酶
垂体功能减退症	TDRD6[b]
自身免疫性肝炎	CYP1A2[a]，cYP2A6，AADC[a]，LKM，TPH[a]
自身免疫性胃炎 / 恶性贫血	胃壁细胞 H/K-ATP 酶，内因子
乳糜泻	肌内膜相关抗体，TTG
胃肠功能障碍	TPH[a]，组氨酸脱羧酶，GAD65
白癜风	黑色素细胞，SOX9 和 SOX10，AADC[a]
脱发	酪氨酸羟化酶[a]
肾小管间质肾炎	肾小管基底膜[b]
肺部疾病	KCNRG[b]

P450 c21. 类固醇 21- 羟化酶；P450 scc. 胆固醇侧链裂解酶；P450 c17. 类固醇 17α- 羟化酶；NALP5. NACHT 富亮氨酸重复蛋白 5；IFN. 干扰素；IL. 白介素；TSGA10. 睾丸特异性基因 10；TGM4. 前列腺特异性酶谷氨酰胺转氨酶 4；GAD65. 谷氨酸脱羧酶 65；1A-2. 蛋白酪氨酸磷酸酶 -2；TDRD6. Tudor 结构域 6；CYP1A2. 细胞色素 P1A2；CYP2A6. 细胞色素 P450 2A6；AADC. 芳香族 L- 氨基酸脱羧酶；LKM. 肝 - 肾微粒体；TPH. 色氨酸羟化酶；TTG. 组织谷氨酰胺转氨酶；SOX. 转录因子；KCNRG. 钾通道调节因子

a. 几乎是 APS1 独有的，因此有助于从其他自身免疫性疾病[4, 5, 9, 11, 17, 28–30, 33–36]中鉴别出 APS1

b. 与 APS1 中的疾病成分相关性不强，因此相关性不明确、预测价值较低[31]

APS1 的金指标，并在诊断中发挥重要作用[9, 14]。

虽然 DNA 分析在具有两种或两种以上基本特征的患者中通常没有临床价值，但先证者的分子发现将在咨询和兄弟姐妹筛选方面有价值。兄弟姐妹应经常检查，因为一种主要表现或明确的外胚层病变是可以临床诊断。

早期诊断是至关重要的，不仅可以预防低钙血症和肾上腺皮质功能减退等严重并发症的发生，也可以考虑预先免疫调节，这可能会改变疾病的自然病程，减少长期并发症的影响。它还使家庭能够得到准确和及时的遗传咨询。

（九）随访

已确诊 APS1 的患者和那些有一个或多个可

疑表现的患者需要规范的内分泌随访，以防止出现危及生命的情况。寻找预测新疾病的抗体有助于早期诊断（表 11–3）。每次就诊都需要彻底的询问病史和检查，特别是口腔黏膜皮肤念珠菌病和肾上腺皮质功能减退症的体征，如嗜盐或血压的体位变化。应采血检测基础激素、血液学和生化指标，并每年进行抗体筛查（表 11–4）。加上较高的临床怀疑指数，可以更早诊断和治疗。

艾迪生病的早期诊断尤为重要。所有个体都有风险，需要每年检测 ACTH[3] 和血浆肾素活性。肾上腺皮质功能减退可在 APS1 中迅速发展，每年的评估可能不足以预防急性表现。必须让患者、直系亲属和初级保健团队了解肾上腺皮质功能减退的体征和症状。每次就诊时应测定体位血压和血清电解质，并每年筛查 21– 羟化酶自身抗体。如果肾上腺抗体阳性，应测量 6 个月的电解质、清晨皮质醇、ACTH 浓度和肾素活性以监测趋势，如果有任何临床或生化问题，应进行 ACTH 激发试验。

在 APS1 患者中可以看到更严重和非典型的

表 11–4　在 APS1 患者的常规随访中建议进行检查，以早期发现识别新的并发症

疾病名称	实验室检查
主要表现	
艾迪生病	尿、ACTH、血浆肾素活性、清晨皮质醇、ACTH 激发试验
甲状旁腺功能减退症	血清钙，磷酸盐和镁，甲状旁腺激素
次要表现	
性腺功能减退症	促性腺激素水平，睾酮 / 雌二醇
1 型糖尿病	糖化血红蛋白，随机葡萄糖，糖尿
自身免疫性甲状腺疾病	fT_3，fT_4 和 TSH
垂体功能减退	IGF–1
自身免疫性肝炎	肝功能检查
萎缩性胃炎 / 恶性贫血	FBC[a]
胰腺外分泌不足	粪便弹性蛋白酶
无脾或脾功能减退	FBC[a] 血涂片 [b]
肾脏损害	电解质，尿检
医源性肾钙质沉着（如补充钙剂）	尿钙 / 肌酐比值，每年肾超声检查
其　他	
每年自身抗体筛查	
定期眼科检查	
定期牙科检查	

a. 如果全血细胞计数显示是小细胞贫血，则需要进一步检测铁蛋白、转铁蛋白和血清铁水平；如果是大细胞贫血，则需要检测维生素 B_{12} 水平

b. 血液涂片显示无脾或脾功能减退（豪 – 周小体、红细胞大小不等、异形红细胞、靶形细胞和毛刺细胞）和（或）存在血小板增多症则需要随访腹部超声，以评估脾脏的存在和大小

感染，因此 APS1 患者的任何感染并发症都需要迅速关注和额外的监测[22]。良好的牙齿卫生是很重要的，包括监测口腔 CMC、口腔癌和牙釉质发育不良。吞咽困难或胸骨后疼痛应行内镜检查。定期的眼科检查和呼吸功能监测也应作为常规随访的一部分。

（十）治疗

对个别疾病的治疗与治疗患有孤立性疾病的患者几乎没有区别，除了遵守多药治疗的规则，此外，吸收不良可能使治疗复杂化。坚持治疗可能是一个挑战，特别是青少年。用糖皮质激素进行免疫抑制治疗会使情况更加复杂，在更严重的情况下，如暴发性肝衰竭，经常需要联合使用免疫抑制药。许多患者需要心理支持，据报道，当患者成年后，他们患有抑郁症、社交孤立、酗酒和滥用药物的比例很高。

皮肤黏膜念珠菌病通过局部和（或）全身抗真菌药物、牙科护理和口腔卫生治疗，对难治性病例进行口腔外科随访。因为口腔癌的风险，积极的治疗口腔念珠菌病是重要的，可疑的口腔病变应活检。建议进行间歇性的局部口服药物预防治疗。如果局部治疗失败，可使用氟康唑或酮康唑。由于不良反应，静脉使用多烯抗真菌药物和新型棘白菌素应仅用于系统性念珠菌感染。伊曲康唑或咪康唑是治疗念珠菌感染的首选药物，但需要 4～6 个月的疗程。所有口服抗真菌药物都能引起短暂的肝酶升高，偶尔也会引起肝炎，因此需要密切监测。酮康唑是一种全效的 P450 细胞色素抑制药，因此对肾上腺功能储备不足的患者可能引起失代偿。相反，口服糖皮质激素替代药物的患者长期服用伊曲康唑可能会由于抑制类固醇代谢而导致库欣综合征。

肾上腺皮质功能减退症和（或）甲状旁腺功能减退症的治疗分别其他章节（见第 9 章和第 10 章）。与非 APS1 甲状旁腺功能减退症患者相比，APS1 患者的血清钙浓度似乎不稳定，尽管之前有很长时间的正常或低钙血症，也可能发生严重的高钙血症。虽然最初可以使用标准剂量的阿法骨化醇 [25～50ng/（kg · d）] 或骨化三醇 [15ng/（kg · d）]，但 APS1 患者通常需要更大剂量来维持正常血钙水平（3～5μg/d 并不少见）。据推测，由于吸收不良和间歇性发作的特点，可导致显著的高钙血症，并迅速损害肾脏。由于临床阿法骨化醇的应用经验丰富，且有合适的配方，通常作为儿童一线治疗的首选。但骨化三醇在英国儿童中未获许可，如果存在严重的肝病，可以使用骨化三醇。

我们的做法是每 8～12 周监测血清钙和磷酸盐水平，并定期测定尿钙排泄量。因为维生素 D 类似物治疗容易导致高钙血症，因此血清钙浓度需要维持在正常范围的下限，甚至更常见的是维持轻度低钙血症（血清总钙 2.0～2.2mmol/L），目的是使尿钙浓度保持在正常范围内。低钙血症和吸收不良的恶性循环（如低钙血症导致脂肪痢）通常可以通过增加口服剂量来打破，但可能需要肠外治疗。难治性病例除了每日口服阿法骨化醇以维持基础血钙水平外，还可每月肌内注射骨化醇。低镁血症可能导致耐药性，需要治疗低镁血症。建议监测维生素 D 浓度并适当补充。

由于肾钙质沉着症的普遍存在，我们的惯例是对甲状旁腺功能减退的患者进行肾脏超声检查（每 3 年 1 次），借此机会同时评估胆囊和脾脏的大小。如怀疑有肾钙质沉着症，应每年筛查 1 次。在肾上腺功能减退症的患者中，皮质醇剂量的改变，例如在应激时，可能导致钙吸收的改变。同样值得注意的是，不明原因的高钙血症可能是发展为肾上腺皮质功能减退的第一个迹象。

青春期发育延迟或青春期停滞的女性需要用雌激素替代治疗。虽然有因 APS1 而过早绝经的女性患者成功捐卵的报道，但仍建议尽早妊娠。如有必要，对受影响男性应行睾酮替代治疗。

APS1 的其他一些严重的非内分泌表现，如自身免疫性肝炎和严重的肠道功能障碍，都需要免疫抑制治疗。过去有人担心免疫抑制治疗可能增加患念珠菌相关癌症的风险，使患者易受念珠菌感染。随着人们认识到 CMC 是一种自身免疫性疾病，这不再被认为是一个问题，也没有临床观察到上述情况。现代免疫抑制药的耐受性很好，并可导致 APS1 在许多方面显著改善，而不仅仅是自身免疫性肝炎和肠道功能障碍。越来越多的人认为，在严重感染病例中，早期启动免疫抑制并进行适当的监测是适宜的。

在 APS1 中使用免疫抑制治疗的报道主要是在处理自身免疫性肝炎、肾脏受累和肠道功能障碍的情况下，在一些病例中有血清钙水平改善的报道。一系列药物（单独或联合使用）已被尝试，包括泼尼松龙、甲氨蝶呤、环孢素 A、硫唑嘌呤、霉酚酸酯（MMF）和他克莫司。MMF 作为一种“类固醇助减剂”很成功。免疫抑制的显著改进，特别是针对吸收不良、自身免疫性肝炎、生长、甲状旁腺功能减退、脱发和角化炎的治疗已有报道，但其他研究报道了更多的不同结果，特别是在肾损害方面 [21]。一种免疫抑制药的失败并不一定意味着其他免疫抑制药的失败，一种不同的药物试验可能很有意义。例如，已报道利妥昔单抗（一种靶向 B 淋巴细胞的单克隆抗体）成功应用于一个年轻的毛细支气管炎患者 [40]。使用免疫抑制药治疗的决定应根据个人情况，并针对特定患者的具体问题而定。免疫抑制治疗并不总是成功的，APS1 相关性肝炎有时需要肝移植。

降低肠蠕动的药物（如洛哌丁胺）对轻度腹泻有作用。口服胆汁酸替代疗法、低脂饮食或中链甘油三酯饮食可能有助于因胆囊收缩素缺乏而导致的脂肪痢患者的脂肪吸收不良。胰腺外分泌不足经常被观察到，可以通过口服胰酶替代和饮食改变来治疗。

角膜炎需要使用局部糖皮质激素和局部维生素 A 治疗，以防止角膜溃疡。已有角膜移植成功的报道。

由于脾萎缩是 APS1 的一种常见表现，所有 APS1 患者都应接种多价肺炎球菌疫苗，并在 6～8 周后测量抗体反应。无应答者或无脾的人应每日服用预防性抗生素。

（十一）预后

许多患者感到长期不适，多种问题对身体和心理的影响不可低估。本组患者饮酒和吸烟明显增加，恶性肿瘤也明显增加 [5]。尽管存活率有所提高，但死亡率仍高达 10%～20%，芬兰和挪威最近研究发现，平均死亡年龄为 34 岁（范围 3—64 岁）[5, 12]，死亡原因包括肾上腺危象、暴发性肝衰竭、继发于 CMC 的口腔癌和食管癌、败血症、低钙血症、肾衰竭并发症、多器官衰竭、糖尿病酮症酸中毒和酗酒 [3, 8, 11]。

在 APS1 确诊之前约有 3% 的患者死亡，其中肾上腺皮质功能减退是最可能的病因。抑郁症和自杀在这一患者群体中发生率很高，因为这种疾病造成了巨大的心理负担，不断有可能发生危及生命的并发症，疾病组成变化，并需要多种药物治疗。在疾病组分较少的患者中，可以保持工作能力，但许多人明显丧失工作能力 [11, 12]。

（十二）结论

APS1 的临床表现非常多变。当只有一个表现出现，最初诊断可能很困难，它往往需要数年其他症状的出现。提高对这种情况的认识，结合特异性自身抗体的分析和 AIRE 基因的变异分析，应该有助于更早地诊断这种疾病，并有助于防止严重的并发症和死亡。

三、自身免疫性多内分泌腺病综合征Ⅱ型及相关疾病

（一）定义

自身免疫性多内分泌腺病综合征Ⅱ型（APS2）的定义是在同一个体中存在原发性肾上腺皮质功能减退或自身免疫性甲状腺疾病或 T1DM。所有主要成分的自身免疫起源都应该被证明是正确的诊断。自身免疫性艾迪生病合并自身免疫性甲状腺疾病被称为施密特综合征，而艾迪生病合并 T1DM 被称为 Carpenter 综合征。其他内分泌和非内分泌自身免疫性疾病在这些个体及其家族中发病率增加[2]。

APS3 被定义为自身免疫性甲状腺疾病合并除艾迪生病外的其他自身免疫性疾病[10]。可以找到许多临床组合，根据相关情况可细分为 3A～3D（表 11-5）[10]。一些作者使用术语 APS4 来包含不属于 APS1～APS3 的自身免疫性疾病。这些患者中的许多后来出现了更典型的 APS2 或 APS3 表现，由于这是一个极其不同的患者群体，对单个成分的描述可能会有所帮助。

（二）APS2

1. 临床特征和病程

APS2 的患病率为（4～5）/100 000[41, 42]。临床表现可以出现在任何年龄，但最常见的是在成年早期，高峰开始于第 4 个 10 年。它在儿童和青少年中很少被发现。它影响男女两性，男女比例为 3∶1[41]

2. 主要表现

100% 的病例存在艾迪生病，70%～90% 存在自身免疫性甲状腺疾病，20%～50% 存在 T1DM[1, 9, 39, 40]。只有约 10% 的人拥有完整的三联征[9, 40]。约 2/3 的自身免疫性艾迪生病患者有 APS2。肾上腺皮质功能减退是首发的内分泌疾病，约占 50%，但当诊断为肾上腺皮质功能减退症时，往往存在几个次要的 APS2 组分，即 T1DM 已经存在约 20%，自身免疫性甲状腺疾病约占 30%。这两种疾病在诊断为肾上腺皮质功能减退症前可能已经存在 20 多年。

自身免疫性甲状腺疾病包括桥本甲状腺炎、萎缩性甲状腺功能减退症、毒性弥漫性甲状腺肿和产后甲状腺炎。甲状腺功能减退症比毒性弥漫性甲状腺肿更常见，但在 APS2 中，毒性弥漫性甲状腺肿往往出现在更年轻的患者中。

未确诊的肾上腺皮质功能减退症患者仍会发生延迟诊断和可预防的死亡。体征和症状通常是模糊的和非特异性的，直到肾上腺危象发生。清晨血清皮质醇水平低和电解质异常（低钠血症和高钾血症）是晚期表现，发生于临床肾上腺功能减退发作时或发病前，可观察到色素沉着，但在金发或红发受试者中可能没有。肾上腺皮质功能减退可表现为儿童低血糖发作。在儿童肾上腺功能减退可表现为低血糖性癫痫。

在那些已经患有 T1DM 的患者中，血糖控制

表 11-5　APS3 的分类

自身免疫性甲状腺疾病合并：	
• 自身免疫内分泌病（不包括艾迪生病） • 如 1 型糖尿病、卵巢早衰、淋巴细胞性垂体炎	3A
自身免疫性胃肠道疾病、恶性贫血、乳糜泻、自身免疫性肝炎	3B
皮肤或神经表现：如脱发、白癜风、重症肌无力	3C
结缔组织疾病：风湿性关节炎、干燥综合征、系统性红斑狼疮	3D

恶化与复发性低血糖和总胰岛素需求的减少可能表明发生了肾上腺皮质功能减退。自身免疫性甲状腺功能亢进或用甲状腺素替代新诊断的甲状腺功能减退症患者可导致皮质醇清除增强，并可诱发亚临床肾上腺皮质功能减退症患者发生肾上腺危象。临床医生在开始使用甲状腺激素替代疗法之前，应保持高度的警惕性，以应对潜在的肾上腺衰竭。相反，皮质醇会抑制促甲状腺激素的释放，所以在最初诊断为肾上腺功能减退时，促甲状腺激素的浓度通常很高（通常为 5～10mU/L），但在没有同时存在的甲状腺疾病的情况下，开始糖皮质激素替代治疗后，TSH 浓度会恢复正常。肾上腺功能减退可掩盖 T1DM 的高血糖。

成人隐匿性自身免疫糖尿病（LADA）是 APS2 的一个公认的组成部分。它发生在成年期，存在糖尿病相关的自身抗体，延迟诊断需要胰岛素治疗。临床医生需要对其他自身免疫性疾病的发展保持警惕，与患者的年龄无关。

3. 次要临床表现

表 11–6 列出了次要临床表现及其频率。与 APS1 相比，所有这些相关的自身免疫性疾病在 APS2 中出现的频率较低，它们通常与各自的免疫标志物相关。原发性性腺功能减退是 APS2 或 APS3 女性最常见的次要表现之一，卵巢早衰导致 40 岁以下约 10% 的女性继发性闭经。睾丸衰竭非常罕见。APS2/3 偶见垂体受累，伴淋巴细胞性垂体炎导致空泡蝶鞍综合征、全垂体功能减退或孤立性任何一种垂体前叶激素缺乏。

甲状旁腺功能减退症在 APS2 或 APS3（cfAPS1）中非常罕见，但如果发生低钙血症，应检查甲状旁腺激素和维生素 D 水平，并排除乳糜泻。已有少数成人甲状旁腺功能减退症患者发现有甲状旁腺抑制抗体的报道[33, 43]，通常伴有自身免疫性甲状腺疾病。儿童自身免疫性甲状旁腺功能减退几乎是 APS1 的特征。

表 11–6　APS2 常见相关的次要临床表现

次要表现	发生频率（%）
恶性贫血	1～25
性腺功能减退	
女性	3.5～10
男性	1～2
白癜风	4～12
脱发	2～5
自身免疫性肝炎	4
吸收障碍（包括乳糜泻）	1～2
干燥综合征	1
肿瘤	3
更罕见的表现	
内分泌系统	**神经系统**
垂体受累	肌炎
垂体炎	重症肌无力
空泡蝶鞍综合征	神经病变
迟发性甲状旁腺功能减退症	Stiff man 综合征
肠胃道系统	**其他**
溃疡性结肠炎	结节病
原发性胆汁性肝硬化	浆膜炎
皮肤病	选择性 IgA 缺乏症
环状肉芽肿	特发性心肌梗死
疱疹样皮炎	特发性血小板减少症
	紫癜
	类风湿性关节炎

4. 不完全型 APS2

自身免疫性甲状腺疾病或 T1DM 伴有肾上腺自身抗体，或艾迪生病和（或）伴有甲状腺或胰岛细胞自身抗体但无明显生化功能障碍的患者，有时被归为不完全型 APS2[10]。很明显，这些患者将来可能会发展为 APS2。每年定期筛查

ACTH 和肾素水平，在这种情况下教育患者肾上腺功能减退的表现是很重要的。约 30% 的肾上腺抗体阳性的受试者在 [44]6 年间进展为肾上腺皮质功能减退症。自身免疫性甲状腺疾病或单独患有 T1DM 且兄弟姐妹有 APS2 的患者也被一些人归类为不完全 APS2，因为他们可能增加肾上腺皮质功能减退的风险 [10]。

（三）APS3

APS3 是自身免疫性甲状腺疾病合并除艾迪生病以外的自身免疫性疾病。桥本甲状腺炎是自身免疫性甲状腺疾病中最常见的一种，同时也可见毒性弥漫性甲状腺肿和产后甲状腺炎。自身免疫性甲状腺疾病的发病率在青少年时期呈上升趋势，毒性弥漫性甲状腺肿在第 4 个 10 年达到高峰，而自身免疫性甲状腺功能减退症在第 5 个和第 6 个 10 年到高峰。自身免疫性甲状腺疾病通常是孤立的，以 APS3 或 APS2 形式累及多腺体是罕见的（5%）。仅 1% 的孤立性自身免疫性甲状腺疾病患者伴有肾上腺自身抗体（有 APS2 的风险），而 3%～5% 的患者有胰岛自身免疫或临床 T1DM[45]。甲状腺抗体和谷氨酸脱羧酶抗体（GADA）的存在预示着儿童期甲状腺功能减退的发展 [46]。

自身免疫性甲状腺疾病通常与恶性贫血、白癜风、脱发、重症肌无力和干燥综合征相关，患有这些疾病的患者应预先筛查自身免疫性甲状腺疾病。约 30% 的白癜风患者还有其他自身免疫性疾病，其中最常见的达是自身免疫性甲状腺疾病和恶性贫血。许多白癜风患者是无症状的，而其他自身免疫性疾病只能通过预先筛查来诊断，包括评估自身抗体状态。高达 15% 的脱发患者和近 30% 的重症肌无力患者有自身免疫性甲状腺疾病。

（四）遗传学

APS2 是一种复杂的多因素遗传疾病。它有家族聚集性，在某些病例中表现为常染色体显性遗传，外显率不完全。易感性是由与环境因素相互作用的多个遗传位点决定的。只有两种基因表现出与 APS2 一致：*HLA* 和 *CTLA4*。其中，*HLA* 的基因效应最强 [1]。另外还有 4 个基因 *PTPN22*、*BACH2*、*CYP27B1* 和 *GPR174* 与 *AAD* 相关并可能参与 APS2 的发展 [47–50]。

1. HLA 和 APS2

APS2 中的许多疾病组成，包括自身免疫性甲状腺疾病、T1DM、艾迪生病、乳糜泻、重症肌无力、选择性 IgA 缺乏和疱疹样皮炎，都与相同的 HLA 扩展单倍型相关：*HLA-A1*、*HLA-B8*、*HLA DR3*、*DQA1*0501*、*DQB1*0201*（*DQ2*）。因此毫无疑问，*HLA DR3*、*DQB1*0201* 与 APS2 相关。在较小程度上，T1DM 和艾迪生病也与 *HLA DR4*、*DQA1*0301*、*DQB1*0302*（*DQ8*）相关，*HLA DR5* 与艾迪生病合并自身免疫性甲状腺功能减退症相关 [10]。约 35% 的 T1DM 患者是 HLA DR3/DR4 杂合子，约 50% 的单倍型儿童在 5 岁以下发展为 T1DM。虽然特定的 HLA 单倍型对 APS 组成疾病的易感性有影响，但其他似乎具有保护作用。单倍型 *DR2*（*DRB1*1501*）、*DQA1*0102*、*DQB1*0602* 似乎提供了对 T1DM 的主要保护作用，即使存在胰岛素自身抗体。有 P450c21 自身抗体和 *DRB1*0401*、*DRB1*0402* 的患者进展为肾上腺皮质功能减退的可能性较少。

2. CTLA4 和 APS2

CTLA4 编码一种重要的 T 细胞活化负调控因子，表达在活化的 T 淋巴细胞表面。*CTLA4* 等位基因主要与自身免疫性甲状腺疾病（包括毒性弥漫性甲状腺肿和桥本甲状腺炎）相关，与 T1DM 的相关性较弱。在一些人群中，包括携带 *HLA DQA1*0501* 的患者亚群中，艾迪生病（无论是孤立的还是作为 APS2 的一部分）已被证明与 *CTLA4* 等位基因相关 [51, 52]。

3. PTPn22、CyP27B1、gPr174 和 BACH2

PTPN22 基因编码淋巴酪氨酸磷酸酶（LYP），在 T 细胞早期激活中起关键作用。在英国[53]和挪威[47]AAD 和 APS2 受试者的混合队列中，已经发现 LYP 中精氨酸变异与功能显著的色氨酸相关，但这并没有在所有队列中重复。

编码维生素 D1α- 羟化酶的 *CYP27B1* 基因参与免疫调节和细胞增殖，一些小型研究表明 *CYP27B1* 等位基因与 AAD 有关[49]。

GPR174 是位于 Xq21 的 G 蛋白耦联受体，广泛表达于淋巴组织。在英国[50]队列研究中发现，X 连锁基因中编码 Ser162Pro 的单核苷酸多态性 rs3827440 与艾迪生病之间存在关联。这种多态性也与毒性弥漫性甲状腺肿有关。

BACH2 是在 B 淋巴细胞中表达的转录因子，由与 HLA 区不同的 6 号染色体长臂上的一个基因编码。BACH2 变异与 T1DM、毒性弥漫性甲状腺肿、乳糜泻、多发性硬化症和艾迪生病相关[48]。

因此，APS2 中各疾病组成的相关性与共同易感等位基因有关，包括 *HLA*、*CTLA4*、*PTPN22*、*CYP27B1* 和 *BACH2*，这些等位基因赋予了不同疾病的风险。很可能在这些变异与其他未知基因位点和环境因素之间存在着复杂的相互作用。

（五）自身抗体与发病机制

APS2 自身免疫的发病机制被认为是一种多因素或复杂的遗传特征，与单个疾病成分相似。有几种假说可以解释为什么自体免疫会发生在 APS 个体的多个器官上。

这可能是由于环境因子和来自相同胚层的内分泌组织或器官中之间存在的共同抗原表达部位，来自同一胚层的内分泌组织或器官表达同胚层特异性抗原，可作为 APS 自身免疫反应的靶点。更有可能的是，由于 T 细胞凋亡缺陷或自身抗原呈现问题而引起的对自身反应性 T 细胞阴性选择的一种微小的胸腺缺陷。对于低含量的特殊抗原，如生物合成、分泌和调节各种激素所需的抗原，这可能是最严重的。外周血 T 细胞的 CD4+CD25+ 调节性 T 细胞抑制功能缺陷和 caspase-3 表达受损也被证实。因此，周围抑制缺失和（或）周围细胞凋亡缺陷可能参与了该综合征的发病机制。

在自身免疫性肾上腺皮质功能减退发病时，90% 的患者可检测到肾上腺细胞自身抗体或 P450c21 自身抗体[10, 42]。P450c21 已被确定为自身免疫性肾上腺炎的主要肾上腺抗原，这些抗体存在于病程在 15 年以下的 80%～90% 患者中，病程超过 15 年的患者中下降到 60%。这些 P450c21 自身抗体具有很高的特异性，仅在 0.5% 的健康受试者和其他自身免疫性疾病患者中发现。40%～50% 有肾上腺自身抗体患者 ACTH 激发试验异常。因此，P45021 自身抗体对临床艾迪生病诊断具有较高的预测价值。据报道，肾上腺抗体自发消失的病例多达 20%[42]，但在有 ACTH 激发试验异常的患者中，疾病是持续存在的。

其他生成类固醇的细胞自身抗体（SCA），如 P450c17 和 P450scc，存在于 20%～30% 的艾迪生病患者中，且女性比男性更常见。在 2/3 的女性 APS 中，SCA 的存在与卵巢功能减退有很强的联系，但在没有肾上腺自身免疫迹象的卵巢功能减退女性中，SCA 极为罕见。由于类固醇酶具有共同的抗原，肾上腺自身免疫在性腺功能减退患者中更为常见（10%）。

自身免疫性甲状腺疾病和 T1DM 是 APS2 的常见的类型。甲状腺过氧化物酶（TPO）和甲状腺球蛋白（TG）是甲状腺的主要抗原。桥本甲状腺炎中，TPO 抗体占 90%～100%，TG 抗体占 60%～70%。它们也经常出现在毒性弥漫性甲状腺肿中，约 90% 的[43]病例中发现 TSH 受体自身抗体。许多患者有甲状腺自身抗体，但 TSH 正常进展到临床疾病十分缓慢。

约 80% 的新发病的 T1DM 患者体内发现胰岛细胞自身抗体。主要的胰岛自身抗体是胰岛素，GAD65 和酪氨酸磷酸酶相关蛋白 IA-2。在最近确诊的 T1DM 患者中，胰岛素和 IA-2 抗体的阳性率依赖于年龄，在儿童和青少年中最常见，但在成人发病或 LADA 中占 30%。GAD65 抗体阳性率为 70%～80%，不受年龄影响。因此，这给 LADA 提供最高的诊断敏感性。在一项研究中，所有的 APS2 伴 T1DM 患者的 GAD65 抗体均呈阳性，但只有 54% 的 GAD65 抗体阳性患者患 TID。相比之下，IA-2 抗体对 T1DM 的敏感性较低，但特异性更强。

胃壁细胞自身抗体在 90% 的慢性自身免疫性胃炎或恶性贫血患者和 30% 的非贫血一级亲属中被发现。主要的自身抗原是胃的 H/K-ATP 酶。约 70% 的恶性贫血患者的内因子自身抗体也呈阳性，这种抗体会阻止维生素 B_{12} 与内因子的结合 [43]。tTG 是乳糜泻的主要自身抗原。IgA TTG 抗体对腹腔疾病的特异性高于 IgG 抗体，但两者均具有较高的诊断敏感性和特异性。肌内膜自身抗体与 tTG 抗体 [43] 有较好的相关性。

（六）诊断和随访

一旦怀疑 APS2 或 APS3，就需要全面评估内分泌功能。疾病发展的种类和出现的年龄是不可预测的，因此需要长期的随访。需要临床保持高度警惕，特别是那些尚未发展为肾上腺皮质功能减退症或糖尿病的患者。识别症状前自身免疫性疾病可降低相关发病率和死亡率。

器官特异性自身抗体的存在与疾病进展之间有明确的联系，尽管通常会有几个月或几年的无症状潜伏期。自身抗体的缺乏并不排除疾病的风险。

在任何有肾上腺功能减退的临床和生化特征的患者中，P450c21 自身抗体的测定表明该病的自身免疫性质 [43]。所有患者都应寻求病因诊断，但家庭成员自身免疫疾病的存在提示自身免疫性疾病。约 60% 的艾迪生病患者有一种或多种相关的自身免疫性疾病 [54]，因此筛查其他内分泌疾病，特别是自身免疫性甲状腺疾病和 T1DM 非常重要。在诊断时，筛查 TPO 和 GAD65 自身抗体是值得的。如果是阴性，则应偶尔重复，或许每 2～3 年 1 次。在患有艾迪生病的儿童或青少年中，胰岛素和 IA-2 自身抗体的测定是 T1DM 的一个敏感预测因子，特别是当两种自身抗体同时存在时。如果发现这些 B 细胞自身抗体，则需要对空腹血糖、糖化血红蛋白（HbA1c）进行评估，在某些情况下，还需要口服糖耐量试验。

对于所有 T1DM 和艾迪生病患者，至少每年应进行甲状腺功能测定，以早期识别甲状腺疾病。在患有艾迪生病和 APS2 的女性中检测 P450c17 和 P450scc 抗体可以在促性腺激素升高之前识别出原发性性腺功能减退的高风险受试者。这些对象可能适合于卵巢组织的低温保存。

T1DM 患儿应检测 P450c21 自身抗体，因为肾上腺自身抗体阳性高度预测将来发展为肾上腺功能减退症 [38]。在有 P450c21 自身抗体的对象中，ACTH 刺激试验、电解质和血浆肾素活性的测定能够识别临床前肾上腺功能异常患者。如果正常，ACTH 刺激试验应每年重复 1 次，并间隔测定体位血压和电解质。单次测量 ACTH 而不是 ACTH 激发试验，也可能是检测肾上腺功能减退的有效方法 [55]。无论抗体状态如何，在自身免疫性甲状腺疾病治疗后症状持续或恶化的患者、血糖控制脆弱或持续嗜睡的 T1DM 患者或症状不明的患者都应进行艾迪生病的生化筛查。

在 T1DM 儿童中发现 IgG-tTG 抗体频率增加，但成人艾迪生病或 T1DM 患者的患病率与健康人群相同。因此，它们应该被纳入儿童的 APS2/3 筛查，但仅限于有吸收不良临床或实验室体征的成人。TTG 抗体阳性的儿童通常需要肠活检来确诊乳糜泻。TTG 抗体筛查和肠活检在健康且血糖控制良好的 T1DM 患者中的作用尚不清楚。

胃壁细胞或内因子自身抗体对自身免疫性胃炎和恶性贫血的预测价值因其在健康一级亲属和一般人群中频繁发生（5%～10%）而受到限制。红细胞计数检测巨幼红细胞增多是一种更有用的常规检查方法，虽然没有贫血也可出现维生素 B_{12} 缺乏的神经学特征。因此，如果临床怀疑，就应该测量维生素 B_{12} 水平。

APS2 相关疾病的筛查也应该在患有原发性或继发性闭经或卵巢早衰的年轻女性及患有白癜风的年轻患者中进行。由于 APS2 表现出强烈的家族倾向，还应检查家族成员是否有相关内分泌疾病的表现。

（七）治疗

对于 APS2 的组成疾病，激素替代或其他治疗方法都是相似的，无论该疾病是单独发生还是与其他疾病状况有关，都应在诊断时就开始治疗，但某些疾病的组合需要特别注意。最重要的是，左甲状腺素治疗甲状腺功能减退可使未得到治疗和未被察觉的肾上腺功能减退患者发生危及生命的肾上腺危象。因此，为避免肾上腺危象，临床医生应高度警惕患甲状腺功能减退症的患者合并肾上腺皮质功能减退。甲状腺功能亢进症会增加皮质醇的清除，因此对于未控制的甲状腺功能亢进症合并肾上腺功能减退的患者，糖皮质激素至少应增加 1 倍，直到患者甲状腺功能正常。甲状腺功能亢进与 T1DM 患者胰岛素敏感性降低和血糖控制恶化相关，而 T1DM 患者胰岛素需求降低或低血糖发生率增加可能是肾上腺皮质功能减退的早期指征之一。

（八）预后

原发性肾上腺功能减退症患者的死亡率是普通人群的 2 倍。与单纯糖尿病患者相比，艾迪生病合并糖尿病患者的死亡率增加了约 4 倍[56]。预期寿命往往由于未被认识到的肾上腺危象而降低，但传染病、心血管疾病和癌症的发生率会增加。尽管有足够的激素替代，这些患者的生活质量往往下降，主要抱怨是不可预知的疲劳、缺乏活力、抑郁和焦虑。有研究表明，在某些国家，领取伤残抚恤金的患者人数是一般人口的 2～3 倍。部分原因是这些慢性健康问题，临床试验正在探索使用 ACTH 和利妥昔单抗等免疫调节剂等药物来实现肾上腺再生的潜力[57, 58]。

（九）结论

当诊断出一种器官特异性自身免疫性疾病时，需要保持高度的警惕，以防止该疾病及其相关疾病的发病率和死亡率。提高这类患者的诊断和治疗水平需要进一步明确易感基因和自身抗原，更好地了解其发病机制。

四、其他与免疫失调和自身免疫性多内分泌腺病相关的单基因疾病

多内分泌腺病，特别是早期发病者，可能是越来越多已确认的免疫失调综合征的表现。可能与 APS1 有相当大的重叠，但免疫缺陷是这些疾病中更突出的特征，最常见的内分泌病通常是自身免疫性甲状腺疾病或 T1DM。这些免疫失调综合征的临床表现是高度可变的，最初的表型往往相对狭窄，但随着患者队列的筛选而扩大。既往因免疫失调综合征而接受造血干细胞移植（HSCT）的患者往往有表型更严重和预后更不佳的趋势。早诊断的患者在接受造血干细胞移植后会更健康，预后也会更好。最近的研究表明，造血干细胞移植的存活率可能达到 90% 或更高。

1. 免疫失调、多内分泌腺病和肠病（X 连锁）（IPEX）综合征

IPEX 是一种罕见的、危害极大的与 X 染色体相关的男性婴儿疾病，影响免疫调节并导致多种自身免疫性疾病。第一个临床特征是通常发生在 3—4 月龄的自身免疫性肠病导致的早期难治性腹泻和生长发育不良。T1DM 和自身免疫性甲状腺功能减退症分别在 90% 和 50% 的男性出生后的第 1 年发生。其他临床特征包括湿疹、自身免疫性溶血性贫血、自身免疫性血小板减少症、反复感染、淋巴结病、膜性肾病、面部肌病和显著的生长迟缓。其他的自身免疫表现较少出现[59]。脓毒症可由原发免疫缺陷引起，但因自身免疫性中性粒细胞减少症、免疫抑制药物、营养不良、肠病和湿疹而加重。

该病的表现是多种多样的，偶发病例直到儿童晚期或成年后才出现。任何疾病成分都可能首先出现，包括糖尿病和湿疹。发病率不详，但由于临床表现的变异和经常出现的新变异，很可能诊断不足。间歇性嗜酸性粒细胞增多和 IgE 浓度升高可在许多患者中发现，但缺乏任何其他免疫缺陷的一致特征。自身抗体的存在似乎是可变的。

最一致的病理发现是小肠全绒毛萎缩，固有层有炎性细胞浸润。诊断依赖于临床表现、家族史和排除其他有类似表现的疾病。遗传筛选在许多情况下证明是有用的。这些婴儿的死亡率很高，许多人在 24 月龄时死于难以治愈的腹泻、营养不良和混合感染。尽管症状很少完全缓解，但偶尔可以通过使用积极的免疫抑制治疗和肠外营养看到存活到青春期的患儿[59, 60]。越来越多的骨髓移植成功后，这些婴儿的调节性 CD4+T 细胞功能恢复[61]。

IPEX 最早于 20 多年前在一个具有典型 X 连锁隐性遗传的大家庭中被报道[62]。IPEX 是由 CD4+T 细胞调控异常介导的，有证据表明 T 细胞激活增加和细胞因子过度产生。在一个小鼠模型中发现了类似的表型，在 IPEX 男孩中发现了位于 Xp11 的 *FOXP3* 基因变异，该基因编码一种属于叉头 / 翼 – 螺旋家族的转录因子。据报道，越来越多的变异发生在 FOXP3 的编码区，但也发现了调控区变异。FOXP3 在自然生成的 CD4+CD25+ 调节性 T 细胞中特异性表达，似乎可以将幼稚 T 细胞转化为这种调节 T 细胞表型。因此，FOXP3 是 CD4+CD25+T 细胞发育和功能的关键调控因子[63]。虽然携带 FOXP3 变异的女性看起来是健康的，但少数 IPEX 样综合征的病例已被报道出现在没有发现变异的患病女孩的家庭中[60]。在一些家族中，可能存在一个常染色体位点导致了这一问题，IL–2 受体亚基 CD25 的变异已被证明导致了类似的综合征[64]。这种遗传异质性可能解释了该综合征的一些临床变异，但尚未发现明显的基因型 – 表型关系。其他修饰基因，如 HLA，以及环境因素可能影响疾病的进展。

2. 自身免疫性淋巴增殖综合征（AIPS）

早在 1967 年，人们就对 ALPS 进行了描述，尽管当时的病因和发病机制尚不清楚[65]。发病通常在出生后 2 年内，所有病例的特征是全身多处淋巴结肿大。肝脾大和血液自身免疫（溶血性贫血和血小板减少）也是常见的表现。其他自身免疫性疾病偶有报道，包括自身免疫性甲状腺疾病和 T1DM。Fas 受体或其配体 FasL 的变异分别导致 ALPS 1a 型和 ALPS 1b 型。ALPS 2 型是由 caspase–10 基因变异引起的临床变异。Fas 是凋亡通路的关键受体，FasL 与 Fas 的结合通过激活一系列称为 caspase 蛋白酶反应导致细胞凋亡。凋亡功能缺陷导致淋巴细胞的聚集（特别是“双阴性”细胞）。

ALPS 倾向于慢性病程，对免疫抑制药物有

不同的反应，如甲基泼尼松龙，特别是西罗莫司和（或）MMF。偶尔需要进行脾切除术，但这些患者也可能出现中性粒细胞减少，术后感染的风险显著增加。静脉注射免疫球蛋白替代和长期抗生素预防的支持治疗对这些患者很重要。尽管存活至成年期是公认的，但长期结果是可变的。恶性肿瘤（特别是淋巴瘤）的风险增加。异体骨髓移植已经在一些儿童身上取得成功。以淋巴细胞增生和自身免疫现象为特征的类似单基因疾病的数量正在增加。这些疾病在多大程度上表现为内分泌功能障碍还不清楚[66]。

3. 歌舞伎综合征（KMS）

KMS 是一种以五种临床表现为特征的综合征：①面部畸形，外侧下眼睑外翻，拱形的眉毛和眉毛外 1/3 稀疏，长睑裂，长睫毛，鼻尖扁平和大耳著名（100%）；②皮纹异常（96%）；③关节过伸和骨骼异常（88%）；④轻到中度精神发育迟滞（84%）；⑤生后生长发育迟缓和身材矮小（55%）[67]。

其他公认的特征包括牙齿异常、易受感染，特别是复发性中耳炎、心血管异常、肾和尿路异常、胆道闭锁、膈疝和肛肠异常。较不常见的相关疾病包括生长激素缺乏症、原发性卵巢功能障碍、桥本甲状腺炎、T1DM 和白癜风[67]。这些患者报告的其他内分泌异常包括，约 25% 的患者早在 4 个月前出现单纯乳房早发育；促性腺激素浓度升高，特别是卵泡刺激素浓度升高，其原因被认为下丘脑对性激素对促性腺激素分泌抑制作用的敏感性较低。

罕见的内分泌疾病包括中枢性性早熟、生长激素缺乏症、高胰岛素血症性低血糖症、先天性甲状腺功能减退症和 T1DM。染色质调控因子赖氨酸（K）特异性甲基转移酶 2D（KMT2D）（也被称为 MLL2）[68] 和赖氨酸（K）特异性去甲基酶 6A（KDM6A）的显性变异，包括 RAP1A 变异在内是大多数罕见病因的基础。

KMS 在日本人口中最常见（发病率 1∶32000），但现在在所有国家都有诊断。除非有严重的并发症，如心血管、肝脏或肾脏疾病，否则患者通常存活并预后良好。内分泌疾病应按照标准方法治疗。

4. 转录激活因子 1

转录因子信号转导和转录激活因子 1（STAT1）功能增益突变与黏膜皮肤念珠菌病有关[68, 69]。增强的信号传导似乎削弱了 Th17 细胞的分化，Th17 细胞是一种特殊类型的 T 辅助细胞，参与防御真菌感染，尽管患者更容易受到病毒和细菌感染。患者还可能有 IPEX 的其他症状，包括肠炎、T1DM、生长迟缓和自身免疫性甲状腺疾病。牙釉质缺损和慢性肺部疾病也有报道[70]。治疗的关键包括静脉注射免疫球蛋白、氟康唑预防和营养支持，JAK/STAT 信号通路抑制药和异体造血干细胞移植是具有联合免疫缺陷的重症患者的潜在治疗选择。

5. 转录激活因子 3

转录因子、信号转导和转录激活因子 3（STAT3）在许多细胞过程中起着关键作用。STAT3 的种系功能获得性变异导致一种以淋巴病变、自身免疫细胞减少引起的免疫失调、多器官自身免疫（包括肺、皮肤、肠道、关节）、多内分泌病（糖尿病和甲状腺）和身材矮小为特征的疾病。低 γ- 球蛋白血症患者容易感染和淋巴增生，自然杀伤细胞、T 辅助细胞 17 和调节性 T 细胞减少[71, 72]。变异可能导致 STAT5 和 STAT1 磷酸化的继发性缺陷。除了支持治疗外，已经有关于使用抗白介素 6 受体（IL-6R）的单克隆抗体调节 STAT3 活性的有效报道，IL-6 信号通路及异基因造血干细胞移植调节 STAT3。这种表型与 STAT3 中功能缺失变异形成对比，后者与原发性免疫缺陷常染色体显性高 IgE 综合征（Job 综合征）相关。

6. 核因子 kappaB 亚基 2

核因子 kappaB 亚基 2（NFKB2）变异导致垂体前叶激素缺乏症，并伴有变异型免疫缺陷病（DAVID 综合征）。其特征为垂体功能减退、免疫功能障碍（包括低丙种球蛋白血症）和自身免疫病，甲状腺功能减退是一个公认的组成部分[73]。患者有 B 细胞缺陷在幼年时易感染如细菌性肺炎、人类疱疹病毒和贾第鞭毛虫，Treg 细胞数量减少。特点包括脱发、白癜风和 ITP。垂体功能减退症在本质上似乎不是自身免疫病，部分原因是下丘脑 – 垂体解剖结构发生了结构性变化。患者可能有其他垂体前叶激素缺乏，包括 GH、TSH 和促性腺激素缺乏。

这种疾病是由 NFKB2 基因的显性变异引起的，这种变异经常发生在蛋白编码区 C 端附近。变异似乎导致未处理的 NFKB2 抑制蛋白功能的增加。有报道称在这些患者中进行了成功的异体造血干细胞移植，虽然这种治疗不能解决垂体激素不足的问题。

7. 细胞毒性 T 细胞抗原 –4

在细胞毒性 T 细胞抗原 –4（CTLA–4）（或称为 CTLA–4 单倍不足伴自身免疫浸润或 CHAI）的变异导致 T 细胞反应缺乏抑制和失调。其结果是多种非淋巴器官的淋巴结病和淋巴细胞浸润，以及自身免疫性疾病，包括 T1DM、自身免疫性甲状腺疾病、关节炎和皮肤疾病，如银屑病、葡萄膜炎和白癜风。有许多方法被用于治疗 CHAI，包括阿巴西普，这是一种 CTLA–4– 免疫球蛋白融合药物，它可能模仿 CTLA–4 的一些作用。抑制 T 细胞反应的西罗莫司也被用于缓解这些患者的自身免疫症状。有许多关于异体造血干细胞移植（HSCT）的成功报道。

8. LRBA 缺陷症

脂多糖反应性米色锚样蛋白（LRBA）基因突变导致一种具有多种表型的综合征，包括低丙种球蛋白血症、自身免疫、炎症性肠病和淋巴细胞增殖。其他报道的临床特征包括自身免疫性肝炎、自身免疫性溶血性贫血、ITP 和脾大。也有内分泌疾病如 T1DM 和自身免疫性甲状腺疾病的报道[74, 75]。除了 IgG 抗体的产生减少，T 细胞激活、增殖和凋亡不足，细胞介导的抑制受损，以及 Treg 细胞标志物（如 CD25、FOXP–3 和 CTLA4）表达降低。LRBA 是免疫系统应答感染的重要组成部分，在细胞增殖、细胞死亡和免疫调节中也有重要作用。LRBA 是一种大型的细胞内蛋白，被发现通过影响溶酶体降解参与了 CTLA4 的转换。LRBA 维持 CTLA4 在细胞内的储存，CTLA4 可以迅速移动到细胞表面，进而下调 T 细胞的功能。广泛的免疫抑制疗法已用于治疗 LRBA 变异患者，包括糖皮质激素、免疫球蛋白替代、MMF、他克莫司和英夫利昔单抗。据报道，尽管患者仍然易受感染，但阿巴他普对自身免疫性疾病的易感性也有良好的反应[76]。一些患者已经通过造血干细胞移植成功治疗。

五、结论

多内分泌腺病综合征的诊断和治疗是多方面的。在现代，我们的目标应该是利用临床技能、自身抗体检测和分子遗传学研究的多方面综合，以及基础和内分泌动态检测，建立对这些疾病的早期诊断和治疗。在未来，更准确的疾病预测可能使我们能够更精确地向个人和家庭提供咨询。最后，当对发病机制了解得更清楚时，对高危人群进行针对性干预，预防内分泌病发生，就不仅仅是理论上的可能性。

参考文献

[1] Oftedal, B.E., Hellesen, A., Erichsen, M.M. et al. (2015). Dominant mutations in the autoimmune regulator aire are associated with common organ-specific autoimmune diseases. *Immunity* 42 (6): 1185–1196.

[2] Neufeld, M., Maclaren, N.K., and Blizzard, R.M. (1981). Two types of auto-immune Addison's disease associated with different polyglandular autoimmune (PGA) syndromes. *Medicine (Baltimore)* 60: 355–362.

[3] Ahonen, P., Myllärniemi, S., Sipil? I., and Perheentupa, J. (1990). Clinical variation of autoimmune polyendocrinopathy–candidiasis–ectodermal dystrophy (APECED) in a series of 68 patients. *N. Engl. J. Med.* 322: 1829–1836.

[4] Myhre, A.G., Halonen, M., Eskelin, P. et al. (2001). Autoimmune polyendocrine syndrome type I (APS1) in Norway. *Clin. Endocrinol. (Oxf)* 54: 211–217.

[5] Bruserud, ø, Oftedal, B.E., Landegren, N. et al. (2016). A longitudinal follow-up of autoimmune polyendocrine syndrome type 1. *J. Clin. Endocrinol. Metab.* 101 (8): 2975–2983.

[6] Zlotogora, J. and Shapiro, M.S. (1992). Polyglandular autoimmune syndrome type I among Iranian Jews. *J. Med. Genet.* 29: 824–826.

[7] Rosatelli, M.C., Meloni, A., Devoto, M. et al. (1998). A common mutation in Sardinian autoimmune polyendocrinopathy–candidiasis–ectodermal dystrophy patients. *Hum. Genet.* 103: 428–434.

[8] Betterle, C., Greggio, N.A., and Volpato, M. (1998). Clinical review 93: autoimmune polyglandular syndrome type I. *J. Clin. Endocrinol. Metab.* 83: 1049–1055.

[9] Ferre, E.M., Rose, S.R., Rosenzweig, S.D. et al. (2016). Redefined clinical features and diagnostic criteria in autoimmune polyendocrinopathy-candidiasisectodermal dystrophy. *J. CIin. Insight* 1 (13): pii: e88782.

[10] Betterle, C., Dal Pra, C., Mantero, F., and Zanchetta, R. (2002). Autoimmune adrenal insufficiency and autoimmune polyendocrine syndromes: autoantibodies, autoantigens, and their applicability in diagnosis and disease prediction. *Endocr. Rev.* 23:327–364.

[11] Perheentupa, J. (2002). APS-I/APECED: the clinical disease and therapy. *Endocrinol. Metab. Clin. North Am.* 31: 295–320.

[12] Perheentupa, J. (2006). Autoimmune polyendocrinopathy-candidiasis-ectodermal dystrophy. *J. Clin. Endocrinol. Metab.* 91: 2843–2850.

[13] Puel, A., Döffinger, R., Natividad, A. et al. (2010). Autoantibodies against IL-17A, IL-17F, and IL-22 in patients with chronic mucocutaneous candidiasis and autoimmune polyendocrine syndrome type I. *J. Exp. Med.* 207 (2): 291–297.

[14] Meager, A., Visvalingam, K., Peterson, P. et al. (2006). Anti-interferon autoantibodies in autoimmune polyendocrinopathy syndrome type 1. *PLoS Med.* 3: 1152–1164.

[15] 15 Gylling, M., Kääriäinen, E., Väisänen, R. et al. (2003). The hypoparathyroidism of autoimmune polyendocrinopathy–candidiasis–ectodermal dystrophy protective effect of male sex. *J. Clin. Endocrinol. Metab.* 88: 4602–4608.

[16] Bereket, A., Lowenheim, M., Blethen, S.L. et al. (1995). Intestinal lymphangiectasia in a patient with autoimmune polyglandular disease type I and steatorrhea. *J. Clin. Endocrinol. Metab.* 80: 933–935.

[17] Dobeš, J., Neuwirth, A., Dobešov? M. et al. (2015). Gastrointestinal autoimmunity associated with loss of central tolerance to enteric α-defensins. *Gastroenterology* 149 (1): 139–150.

[18] Meloni, A., Willcox, N., Meager, A. et al. (2012). Autoimmune polyendocrine syndrome type 1: an extensive longitudinal study in Sardinian patients. *J. Clin. Endocrinol. Metab.* 97 (4): 1114–1124.

[19] Bourgault, S., Baril, C., Vincent, A. et al. (2015). Retinal degeneration in autoimmune polyglandular syndrome type 1: a case series. *Br. J. Ophthalmol.* 99 (11):1536–1542.

[20] Sorkina, E., Frolova, E., Rusinova, D. et al. (2016). Progressive generalized lipodystrophy as a manifestation of autoimmune polyglandular syndrome type 1. *J. Clin. Endocrinol. Metab.* 101 (4):1344–1347.

[21] Kluger, N., Kataja, J., Aho, H. et al. (2014). Kidney involvement in autoimmune polyendocrinopathy–candidiasis–ectodermal dystrophy in a Finnish cohort. *Nephrol. Dial. Transplant.* 29 (9): 1750–1757.

[22] Kisand, K. and Peterson, P. (2011). Autoimmune polyendocrinopathy candidiasis ectodermal dystrophy: known and novel aspects of the syndrome. *Ann. N. Y. Acad. Sci.* 1246: 77–91.

[23] Alimohammadi, M., Dubois, N., and Sköldberg, F. (2009). Pulmonary autoimmunity as a feature of autoimmune polyendocrine syndrome type 1 and identification of KCNRG as a bronchial autoantigen. *Proc. Natl. Acad. Sci.* 106 (11): 4396–4401.

[24] Ryan, K.R., Lawson, C.A., Lorenzi, A.R. et al. (2005). CD4+CD25+ T-regulatory cells are decreased in patients with autoimmune polyendocrinopathy candidiasis ectodermal dystrophy. *J. Allergy Clin. Immunol.* 116: 1158–1159.

[25] Wolff, A.S., Erichsen, M.M., Meager, A. et al. (2007). Autoimmune polyendocrinopathy syndrome type 1 in Norway: phenotypic variation, autoantibodies, and novel mutations in the autoimmune regulator gene. *J. Clin. Endocrinol. Metab.* 92: 595–603.

[26] Cetani, F., Barbesino, G., Borsari, S. et al. (2001). A novel mutation of the autoimmune regulator gene in an Italian kindred with autoimmunepolyendocrinopathycandidiasis-ectodermal dystrophy, acting in a dominant fashion and strongly cosegregating with hypothyroid autoimmune thyroiditis. *J. Clin. Endocrinol. Metab.* 86(10): 4747–4752.

[27] Halonen, M., Eskelin, P., Myhre, A.G. et al. (2002). AIRE mutations and human leukocyte antigen genotypes as determinants of the autoimmune polyendocrinopathy–candidiasis–ectodermal dystrophy phenotype. *J. Clin. Endocrinol. Metab.* 87:2568–2574.

[28] Adamson, K.A., Cheetham, T.D., Kendall-Taylor, P. et al. (2007). The role of the IDDM2 locus in the susceptibility of UK APS1 subjects to type 1 diabetes mellitus. *Int. J. Immunogenet.* 34: 17–21.

[29] Wolff, A.S., Sarkadi, A.K., Maródi, L. et al. (2013). Anti-cytokine autoantibodies preceding onset of autoimmune polyendocrine syndrome type I features in early childhood. *J. Clin. Immunol.* 33 (8): 1341–1348.

[30] Söderbergh, A., Myhre, A.G., Ekwall, O. et al. (2004). Prevalence and clinical associations of ten defined autoantibodies in autoimmune polyendocrine syndrome type 1. *J. Clin. Endocrinol. Metab.* 89: 557–562.

[31] Landegren, N., Sharon, D., Shum, A.K. et al. (2015). Transglutaminase 4 as a prostate autoantigen in male subfertility. *Sci. Transl. Med.* 7 (292): 292ra101.

[32] Landegren, N., Sharon, D., Freyhult, E. et al. (2016). Proteome-wide survey of the autoimmune target repertoire in autoimmune polyendocrine syndrome type 1. *Sci. Rep.* 6: 20104. https://doi.

org/10.1038/srep20104.
[33] Li, Y., Song, Y., Rais, N. et al. (1996). Autoantibodies to the extracellular domain of the calcium sensing receptor in patients with acquired hypoparathyroidism. *J. Clin. Invest.* 97: 910–914.
[34] Gavalas, N.G., Kemp, E.H., Krohn, K.J. et al. (2007). The calcium-sensing receptor is a target of autoantibodies in patients with autoimmune polyendocrine syndrome type 1. *J. Clin. Endocrinol. Metab.* 92: 2107–2114.
[35] Alimohammadi, M., Björklund, P., Hallgren, A. et al. (2008). Autoimmune polyendocrine syndrome type 1 and NALP5, a parathyroid autoantigen. *N. Engl. J. Med.* 358: 1018–1028.
[36] Obermayer-Straub, P., Perheentupa, J., Braun, S. et al. (2001). Hepatic autoantigens in patients with autoimmune polyendocrinopathy–candidiasis–ectodermal dystrophy. *Gastroenterology* 121: 668–677.
[37] Hedstrand, H., Ekwall, O., Olsson, M.J. et al. (2001). The transcription factors SOX9 and SOX10 are vitiligo autoantigens in autoimmune polyendocrine syndrome type 1. *J. Biol. Chem.* 276: 35390–35395.
[38] Bensing, S., Fetissov, S.O., Mulder, J. et al. (2007). Pituitary autoantibodies in autoimmune polyendocrine syndrome type 1. *Proc. Natl. Acad. Sci.* 104 (3): 949–954.
[39] O'Gorman, C.S., Shulman, R., Lara-Corrales, I. et al. (2013). A child with autoimmune polyendocrinopathy candidiasis and ectodermal dysplasia treated with immunosuppression: a case report. *J Med Case Reports* 7: 44. https://doi.org/10.1186/1752-1947-7-44.
[40] Popler, J., Alimohammadi, M., Kämpe, O. et al. (2012). Autoimmune polyendocrine syndrome type 1: utility of KCNRG autoantibodies as a marker of active pulmonary disease and successful treatment with rituximab. *Pediatr. Pulmonol.* 47 (1): 84–87. https://doi. org/10.1002/ppul.21520. Epub 2011 Sep 7.
[41] Laureti, S., Vecchi, L., Santeusanio, F., and Falorini, A. (1999). Is the prevalence of Addison disease underestimated? *J. Clin. Endocrinol. Metab.* 84: 1762.
[42] Falorni, A., Laureti, S., and Santeusanio, F. (2002). Autoantibodies in autoimmune polyendocrine syndrome type II. *Endocrinol. Metab. Clin. North Am.* 31: 369–389.
[43] Schatz, D.A. and Winter, W.E. (2002). Autoimmune polyglandular syndrome II: clinical syndrome and treatment. *Endocrinol. Metab. Clin. North Am.* 31:339–352.
[44] Betterle, C., Volpato, M., Rees Smith, B. et al. (1997). I. Adrenal cortex and steroid 21-hydroxylase autoantibodies in adult patients with organ-specific autoimmune diseases: markers of low progression to clinical Addison disease. *J. Clin. Endocrinol. Metab.* 82: 932–938.
[45] Yamaguchi, Y., Chikuba, N., Ueda, Y. et al. (1991). Islet cell antibodies in patients with autoimmune thyroid disease. *Diabetes* 40: 319–322.
[46] Jonsdottir, B., Larsson, C., Carlsson, A. et al. (2016). Thyroid and islet autoantibodies predict autoimmune thyroid disease already at Type 1 diabetes diagnosis. *J. Clin. Endocrinol. Metab.* jc20162335. [Epub ahead of print].
[47] Skinningsrud, B., Husebye, E.S., Gervin, K. et al. (2008). Mutation screening of PTPN22: association of the 1858T-allele with Addison's disease. *Eur. J. Hum. Genet.* 16 (8): 977–982.
[48] Pazderska, A., Oftedal, B.E., Napier, C.M. et al. (2016). A variant in the BACH2 gene is associated with susceptibility to autoimmune Addison's disease in humans. *J. Clin. Endocrinol. Metab.* 101: 3865–3869.
[49] Lopez, E.R., Zwermann, O., Segni, M. et al. (2004). A promoter polymorphism of the CYP27B1 gene is associated with Addison's disease, Hashimoto's thyroiditis, Graves' disease and type 1 diabetes mellitus in Germans. *Eur. J. Endocrinol.* 151: 193–197.
[50] Napier, C., Mitchell, A.L., Gan, E. et al. (2015). Role of the X-linked gene GPR174 in autoimmune Addison's disease. *J. Clin. Endocrinol. Metab.* 100 (1): E187–E190.https://doi.org/10.1210/jc.2014-2694.
[51] Vaidya, B., Imrie, H., Geatch, D.R. et al. (2000). Association analysis of the cytotoxic T lymphocyte antigen-4 (CTLA-4) and autoimmune regulator-1 (AIRE-1) genes in sporadic autoimmune Addison disease. *J. Clin. Endocrinol. Metab.* 85: 688–691.
[52] Blomhoff, A., Lie, B.A., Myhre, A.G. et al. (2004). Polymorphisms in the cytotoxic T lymphocyte antigen-4 gene region confer susceptibility to Addison's disease. *J. Clin. Endocrinol. Metab.* 89: 3474–3476.
[53] Velaga, M.R., Wilson, V., Jennings, C.E. et al. (2004). The codon 620 tryptophan allele of the lymphoid tyrosine phosphatase (LYP) gene is a major determinant of Graves' disease. *J. Clin. Endocrinol. Metab.* 89: 5862–5865.
[54] Dalin, F., Nordling Eriksson, G., and Dahlqvist, P. (2016). Clinical and immunological characteristics of Autoimmune Addison's disease: a nationwide Swedish multicenter study. *J. Clin. Endocrinol. Metab.* jc20162522.
[55] Baker, P.R., Nanduri, P., Gottlieb, P.A. et al. (2012). Predicting the onset of Addison's disease: ACTH, renin, cortisol and 21-hydroxylase autoantibodies. *Clin. Endocrinol. (Oxf)* 76 (5): 617–624. https://doi. org/10.1111/j.1365-2265.2011.04276.x.
[56] Chantzichristos, D., Persson, A., Eliasson, B. et al. (2017). Mortality in patients with diabetes mellitus and Addison's disease: a nationwide, matched, observational cohort study. *Eur. J. Endocrinol.* 176 (1): 31–39.
[57] Gan, E.H., MacArthur, K.D.R., Mitchell, A.L. et al. (2014). Residual adrenal function in autoimmune Addison's disease: improvement following tetracosactide (ACTH1-24) treatment. *J. Clin. Endocrinol. Metab.* 99: 111–118.
[58] Pearce, S.H.S., Mitchell, A.L., Bennett, S. et al. (2012). Adrenal steroidogenesis following B lymphocyte depletion therapy in new onset Addison's disease. *J. Clin. Endocrinol. Metab.* 97: E1927–E1932.
[59] Wildin, R.S., Smyk-Pearson, S., and Filipovich, A.H. (2002). Clinical and molecular features of the immunodysregulation, polyendocrinopathy, enteropathy, X linked (IPEX) syndrome. *J. Med. Genet.* 39: 537–545.
[60] Owen, C.J., Jennings, C.E., Imrie, H. et al. (2003). Mutational analysis of the FOXP3 gene and evidence for genetic heterogeneity in the immunodysregulation, polyendocrinopathy, enteropathy syndrome. *J. Clin. Endocrinol. Metab.* 88: 6034–6039.
[61] Nademi, Z., Slatter, M., Gambineri, E. et al. (2014). Single centre experience of haematopoietic SCT for patients with immunodysregulation, polyendocrinopathy, enteropathy X-linked syndrome. *Bone Marrow Transplant.* 49 (2): 310–312.
[62] Powell, B.R., Buist, N.R., and Stenzel, P. (1982). An X-linked syndrome of diarrhea, polyendocrinopathy, and fatal infection in infancy. *J. Pediatr.* 100: 731–737.
[63] Fontenot, J.D., Gavin, M.A., and Rudensky, A.Y. (2003). FOXP3 programs the development and function of CD4+CD25+ regulatory T cells. *Nat. Immun.* 4: 330–336.
[64] Caudy, A.A., Reddy, S.T., Chatila, T. et al. (2007). CD25 deficiency causes an immune dysregulation, polyendocrinopathy, enteropathy, X-linked syndrome, and defective IL-10 expression from CD4 lymphocytes. *J. Allergy Clin. Immunol.* 119: 482–487.
[65] Canale, V.C. and Smith, C.H. (1967). Chronic lymphadenopathy simulating malignant lymphoma. *J. Pediatr.* 70: 891–899.
[66] Oliveira, J.B. (2013). The expanding spectrum of the autoimmune lymphoproliferative syndromes. *Curr. Opin. Pediatr.* 25 (6): 722–7229.
[67] Adam, M.P. and Hudgins, L. (2004). Kabuki syndrome: a

review. *Clin. Genet.* 67: 209–219.

[68] van de Veerdonk, F.L., Plantinga, T.S., Hoischen, A. et al. (2011). STAT1 mutations in autosomal dominant chronic mucocutaneous candidiasis. *N. Engl. J. Med.*365 (1): 54–61.

[69] Liu, L., Okada, S., Kong, X.F. et al. (2011). Gain-offunction human STAT1 mutations impair IL-17 immunity and underlie chronic mucocutaneous candidiasis. *J. Exp. Med.* 208 (8): 1635–1648.

[70] Toubiana, J., Okada, S., Hiller, J. et al. (2016). Heterozygous STAT1 gain-of-function mutations underlie an unexpectedly broad clinical phenotype. *Blood* 127 (25): 3154–3164.

[71] Flanagan, S.E., Haapaniemi, E., Russell, M.A. et al. (2014). Activating germline mutations in STAT3 cause early-onset multi-organ autoimmune disease. *Nat.Genet.* 46 (8): 812–814.

[72] Milner, J.D., Vogel, T.P., Forbes, L. et al. (2015). Earlyonset lymphoproliferation and autoimmunity caused by germline STAT3 gain-of-function mutations. *Blood* 125(4): 591–599.

[73] Quentien, M.H., Delemer, B., Papadimitriou, D.T. et al. (2012). Deficit in anterior pituitary function and variable immune deficiency (DAVID) in children presenting with adrenocorticotropin deficiency and severe infections. *J. Clin. Endocrinol. Metab.* 97 (1):E121–E128.

[74] Lopez-Herrera, G., Tampella, G., Pan-Hammarström, Q. et al. (2012). Deleterious mutations in LRBA are associated with a syndrome of immune deficiency and autoimmunity. *Am. J. Hum. Genet.* 90 (6): 986–1001.

[75] Gámez-Díaz, L., August, D., Stepensky, P. et al. (2016). The extended phenotype of LPS-responsive beige-like anchor protein (LRBA) deficiency. *J. Allergy Clin. Immunol.* 137 (1): 223–230.

[76] Lo, B., Zhang, K., Lu, W. et al. (2015). Patients with LRBA deficiency show CTLA4 loss and immune dysregulation responsive to abatacept therapy. *Science* 349 (6246): 436–440.

第12章 内分泌腺肿瘤

Endocrine Neoplasia

Constantine A. Stratakis　Emmanouil Saloustros　著

闫牧乔　译　刘　敏　巩纯秀　校

学习重点

- 儿童内分泌腺肿瘤罕见，其治疗具有挑战性。
- 儿童的临床特征通常表现为激素分泌过多或内分泌腺增大，但最佳治疗通常需要许多专业人员合作。
- 需要终生内分泌治疗，监测肿瘤复发及相关疾病，与成人临床专家密切合作，促进儿童到成人医疗服务的过渡。
- 建议对甲状腺髓样癌、副神经节瘤和嗜铬细胞瘤及肾上腺皮质癌患儿进行遗传咨询和基因检测。
- 不建议低风险甲状腺乳头状癌儿童接受 ^{131}I 治疗。
- 40% 的嗜铬细胞瘤为家族性，8%～43% 为肾上腺外，7%～53% 为双侧或多发。
- 嗜铬细胞瘤患者的典型三联征包括发作性头痛、出汗和心动过速。
- 男性化综合征是肾上腺皮质癌最常见的表现。
- 必须评估卵巢增大（囊性或实性），以排除恶性肿瘤（10%～20% 为恶性肿瘤）。
- 以顺铂为基础的化疗治疗可治愈相当大比例的转移性睾丸生殖细胞肿瘤。

儿童内分泌腺肿瘤罕见，其治疗具有挑战性。儿童通常表现为激素过多或内分泌腺增大的临床特征，但最佳治疗通常需要大量专业人员的合作，包括儿科内分泌科医生、肿瘤科医生和专科外科医生，以及经验丰富的遗传学家和病理学家。此外，许多儿童将需要终生内分泌治疗，监测肿瘤复发及相关疾病，并与成人临床专家密切合作，促进儿童到成人医疗服务的过渡。

在本章中，我们对医生在日常临床实践中处理的最常见儿科内分泌肿瘤疾病的流行病学、临床表现、诊断和管理进行了综述。由于内分泌腺肿瘤常与遗传性基因异常有关，我们综述了易患这些疾病的常见遗传性综合征。由于这些肿瘤的罕见性，缺乏随机对照试验的数据，我们强调了国内和国际合作对这些患者进行最佳管理的必要性。

一、甲状腺肿瘤：甲状腺结节和甲状腺癌

约 2% 的儿童有可触及的甲状腺结节。多数为良性，包括炎性病变和滤泡性腺瘤，但少数为恶性。甲状腺癌是最常见的儿科内分泌恶性肿瘤，也是第三常见的儿科实体瘤，占所有儿童癌症的 1%～1.5%，年发病率为 0.5/100 万。女性比男性更常受累，女性患者与男性患者比例随年龄增加而稳定增加。

（一）流行病学

75% 的儿童甲状腺结节随年龄增长而消失。在 1.8% 的 11—18 岁学龄儿童中触诊检测到甲状腺结节，但在 20 年后进行的随访检查中，仅 0.45% 的受试者可检测到结节。甲状腺结节可通过对比增强计算机断层扫描检测，但由于暴露在放射照射下，这项研究目前并不受欢迎，在 1.4% 无可疑甲状腺疾病的儿童中可以检测到。大多数为良性，但在上述研究中，通过增强 CT 偶然检测到的甲状腺结节中 5.7% 为恶性。这种高百分比可能是由于“转诊偏倚”[1]。根据 1973—2004 年的监测、流行病学和最终结果（SEER）登记研究的分析显示，约 180 个孤立性结节中仅 1 个的为甲状腺癌（0.5%）。

（二）发病机制

1. 放射疗法

放射疗法是甲状腺癌公认的风险因素，风险与累积剂量密切相关。儿童恶性肿瘤的外放射治疗史增加了发生甲状腺癌的风险，强烈建议每年对甲状腺进行超声检查以进行终生监测。放射与甲状腺癌出现之间的潜伏期可能长达 40 年。

2. 遗传疾病

多种遗传综合征与患甲状腺癌风险增加相关。

- Gardner 综合征是一种常染色体显性遗传病，由 *APC* 基因变异引起，与胃肠道家族性腺瘤性息肉和甲状腺乳头状癌有关。
- Cowden 和 Bannayan–Riley–Ruvalcaba 综合征均与 *PTEN* 基因的生殖细胞变异相关，是常染色体显性遗传的 *PTEN* 错构瘤 – 肿瘤综合征，其特征为皮肤和其他组织中的错构瘤和甲状腺癌易感性增加。
- Carney 综合征是一种多发性肿瘤综合征，与蛋白激酶 A 调节亚基 1α 基因变异（*PRKAR1A*）相关。其特征为原发性色素结节性肾上腺皮质增生（primany pigmented nodular adrenocortical disease，PPNAD）、其他内分泌肿瘤（包括乳头状或滤泡性甲状腺癌）和非内分泌肿瘤（如黏液瘤和乳腺腺瘤）。
- 多发性内分泌腺瘤病 2 型（MEN2）与甲状腺髓样癌相关，由 *RET* 原癌基因种系变异引起。MEN2 有三种不同的亚型，即 MEN2A、MEN2B 和家族性甲状腺髓样癌（familial medullary thyroidcancer，FMTC），均与甲状腺髓样癌（*MTC*）相关。
- 儿童甲状腺癌还与 Werner 综合征、生殖系 *DICER* 缺陷和 *HABP-2* 变异（透明质酸结合蛋白 2，一种肿瘤抑制基因）及甲状舌管囊肿和其他甲状腺正常发育中缺陷相关。

（三）临床表现和诊断评估

83% 的儿童甲状腺癌为乳头状癌，10% 为滤泡状癌，5% 为髓样癌，2% 为其他类型的甲状腺癌[2]。无痛性肿块是甲状腺癌最常见的表现，通常在常规检查中偶然发现或由儿童或父母发现。

头颈部放射治疗史、生长迅速的坚硬或固定

肿块、颈部淋巴结（lymph node，LN）肿大和声嘶或吞咽困难症状会增加癌症诊断可能性。大多数儿童没有这些在成人甲状腺恶性肿瘤中常见的体征和症状。肿块大小和甲状腺激素状态均不能提示肿瘤的恶性程度，但大多数恶性肿瘤的直径超过 1.5mm，80%～90% 的患者就诊时甲状腺功能正常。

甲状腺激素测定、核素显像和超声及细针穿刺常用于评价甲状腺结节，鉴别恶性者。诊断与成人相似，但结节在儿童中更可能为恶性。

1. 生化评估

甲状腺激素评估在所有表现为甲状腺结节的儿童中至关重要。大多数甲状腺功能检查正常，下一步进行颈部超声成像。对于 TSH 水平低的患者，最常见的诊断是高功能结节，除颈部超声外，还应进行甲状腺核素显像。

2. 影像学检查

(1) 颈部超声：甲状腺超声应评估甲状腺结节和颈部淋巴结。首先需评估结节是单发还是多发，以及结节大小。超声检查对恶性肿瘤的特异性不高，但微钙化、边界模糊、低回声、缺乏包膜及血管增生均提示恶性肿瘤。囊性病变很少为恶性。

(2) 甲状腺核素显像：这项检查提供了碘摄取的信息。如果血清 TSH 较低（提示功能亢进或“热”结节），通常使用 ^{123}I 作为示踪剂进行甲状腺核素显像。大多数结节表现为摄取减低，摄取增高者很少为恶性。核素显像的灵敏度相对较低，对于经超声检查发现的结节，约有 20% 无法通过核素显像识别。核素显像主要用于评估甲状腺毒症患者和自主功能性结节患者的转诊手术。

(3) 细针穿刺细胞学检查（fine needle aspiration，FNA）：FNA 是区分良恶性结节和转诊患者进行甲状腺切除术的金标准。儿童期 FNA 的诊断准确率为 77%～90.4%，敏感性为 89%～100%，特异性为 63%～83%[1]。当经验丰富的团队进行手术时，并发症（如出血、纤维化或脓肿形成）是罕见的。选择 FNA 通常基于临床特征和超声上的结节特征。对于具有以下特征的结节，建议进行 FNA 活检。

- ＞ 1cm 的实性成分（纯实性或实性 / 囊性混合）。
- ＜ 1.0cm，如果存在微钙化或异常（增大）的局部颈部淋巴结 [3]。
- 再次超声检查并证实为进行性增大。

3. 基因检测

建议对体格检查、内镜检查异常和有家族史的儿童进行遗传咨询和检测。应特别评价非甲状腺髓样癌儿童 *PTEN* 错构瘤综合征的临床特征，包括大头畸形、发育迟缓、脂肪瘤和其他良性皮肤病变。具有任何这些特征，特别是大头畸形的儿童，应检测 *PTEN* 变异。如果存在胃肠道息肉，应考虑家族性腺瘤性息肉病，建议进行 *APC* 基因检测。强烈建议在 MTC 中进行 *RET* 原癌基因分析。

（四）治疗

1. 良性甲状腺结节

对于 FNA 诊断为良性结节，需要观察等待，定期行颈部触诊和超声检查。考虑到癌症可能存在于这些“良性结节”的一小部分中，结节增大者应重复 FNA 或手术切除（通常为甲状腺腺叶切除术）。当细胞学标本不能诊断或提示非典型细胞或意义不明的病变时，立即重复 FNA 是一种合理的选择。手术适用于有显著癌症风险（高达 25%）的滤泡性肿瘤。

2. 甲状腺乳头状癌（PTC）

儿童倾向于患有多灶性疾病，局部或附近颈部淋巴结肿瘤复发风险较高。鉴于这些观察结果，选择的手术是甲状腺全切术或近全切术和颈

表 12-1A 甲状腺癌 T 分期

原发性肿瘤（T）		
T_X		大小未评估，局限于甲状腺
T_1	T_{1a}	≤ 1cm，局限于甲状腺
	T_{1b}	＞1cm 但≤ 2cm，局限于甲状腺
T_2		＞2cm 但≤ 4cm，局限于甲状腺
T_3		＞4cm，仅局限于甲状腺或任何微小甲状腺外侵犯
T_4	T_{4a}	肿瘤延伸超过甲状腺被膜侵入皮下软组织、喉、气管、食管或喉返神经
	T_{4b}	肿瘤侵犯椎前筋膜或包绕颈动脉或纵隔血管

表 12-1B 甲状腺癌 N 分期

淋巴结（N）		
N_X		区域淋巴结无法评估
N_0		无区域淋巴结转移
N_1	N_{1a}	转移至Ⅵ区（气管前、气管旁和喉前 /Delphian 淋巴结）
	N_{1b}	转移至单侧，双侧或对侧颈部Ⅰ、Ⅱ、Ⅲ、Ⅳ或Ⅴ区，或咽后或上纵隔淋巴结（Ⅶ区）

表 12-1C 甲状腺癌 M 分期

远处转移（M）		
M_X		远处转移无法评估
M_0		无远处转移
M_1		远处转移

译者注：因版权问题，重新制表

部淋巴结清扫术。这些儿童应在有大量丰富经验的外科医生的医疗中心接受治疗。

广泛用于描述成年人疾病程度和预后的 AJCC TNM 分类系统（表 12-1A～C），对于描述儿童的疾病程度、分层评价和治疗非常有效。使用 TNM 分类系统，尤其是区域淋巴结和远处转移分期，美国甲状腺协会（ATA）将儿童患者分为三个风险组[4]。

如果发现远处转移（M_1），则认为儿童患者为Ⅱ期疾病；否则，认为所有儿童患者均为Ⅰ期疾病。

低风险：疾病仅局限于甲状腺，有 N_0 或 N_X 疾病或偶发 N_{1a} 转移的患者，其中“偶发”定义为在少量颈部中央淋巴结中存在显微镜下转移。这些患者发生远处转移的风险最低，但仍可能存在颈部残留病变的风险，尤其是如果初次手术不包括颈部淋巴结清扫。

中风险：广泛 N_{1a} 或最小的 N_{1b} 转移。这些患者发生远处转移的风险较低，但发生淋巴结切除不完全和颈部病变持续存在的风险较高。

高风险：局部肿瘤广泛转移（广泛 N_{1b}）或局部侵袭性病变（T_4 肿瘤），伴或不伴远处转移。该组患者切除不彻底、病变持续和远处转移的风险最高。

对于中危和高危患者，术后应查 ^{123}I 扫描和血清甲状腺球蛋白浓度（低危患者在甲状腺激素治疗期间测量，中危和高危患者在 TSH 刺激间期测量）。如果血清甲状腺球蛋白水平升高（通常＞2ng/ml），患者可能存在显微镜下残留病变。如果 ^{123}I 扫描显示甲状腺外摄取，需要进一步成像以检测异常淋巴结。细致的超声检查是第一步，但如果无法识别残留病变，则增强 CT 成像或磁共振成像是合理的选择。如果残留病灶可切除（如异常淋巴结），手术切除是最佳方法。放射性碘治疗适用于广泛远处转移或局部疾病不适合手术的儿童。

^{131}I 治疗不推荐用于低风险儿童，即癌症局限于甲状腺，少数颈部中央区淋巴结没有或仅有显微镜下转移，血清甲状腺球蛋白＜ 2ng/ml[4]。这种治疗适用于中危或高危儿童，以尝试根除残留病变。辅助放射性碘治疗与局部复发的相关性较低。如果需要使用放射性碘进行诊断或治疗，则需要升高 TSH 浓度。已证明甲状腺激素停药和重组人促甲状腺素给药在实现这些目标方面同样有效[5]。

应在给予 ^{131}I 后 3 天开始甲状腺素替代治疗。目的应是使儿童维持在临床甲状腺功能正常状态，血清 T_4 和 T_3 在接近正常范围，同时抑制 TSH。ATA 指南根据 DTC 风险水平推荐 TSH 目标值：低风险目标值 0.5～1.0mU/L、中风险目标值 0.1～0.5mU/L 和高风险目标值＜ 0.1mU/L[4]。

尽管患者终生都有复发风险，但复发最常发生在术后前 10 年。因此，治疗后监测适用于所有接受甲状腺癌治疗的儿童，以尽早发现复发性疾病，并诊断和治疗超生理剂量甲状腺素和 ^{131}I 晚期毒性导致的并发症（如肺纤维化、肺淋巴结炎、慢性唾液腺炎、骨髓抑制、白血病和卵巢损伤）。通过甲状腺球蛋白、颈部超声和 ^{131}I 或 ^{123}I 诊断性全身扫描可补充甲状腺包块和颈部淋巴结病的病史和体格检查。内分泌科医生、甲状腺外科医生和核医学医生之间的密切合作至关重要，在从儿科护理过渡到成人医院后应保持联系。最佳护理需要仔细计划，临床医生和患者之间需要进行良好沟通，并在可能的情况下，在青春期进行一段时间的联合咨询。

对于可触及的病灶和侵犯骨质的体积较大的病灶及部分纵隔病灶，如有可能，应通过活检证实疾病复发，手术切除是首选的治疗方法。如果病变不适合手术，应每月 6 次给予 100～270Ci 剂量的 ^{131}I 治疗。

3. 滤泡性甲状腺癌（FTC）

儿童 FTC 的临床特点与 PTC 不同，其侵袭性可能较低，通常与疾病较少处于晚期、远处转移较少和复发率较低相关。除侵袭性变体外，FTC 通常为单灶性，即使无颈部淋巴结受累，且很少扩散至局部淋巴结，并且可能具有自主功能性，但仍易发生早期血行转移。其预后极佳[2]。在诊断为 FTC 的儿童中，应考虑遗传咨询和胚系 *PTEN* 变异检测，特别是在大头畸形或有提示 *PTEN* 错构瘤 – 肿瘤综合征家族史的儿童中。

根据侵犯范围不同，FTC 分为微小侵袭型和广泛侵袭型。仅有显微镜下包膜浸润和（或）血管浸润非常有限的肿瘤被归类为微小侵袭型，而显示广泛浸润血管和（或）邻近甲状腺组织且通常缺乏完整肿瘤包膜的肿瘤被认为是广泛侵袭性。有血管浸润证据（超过 3 根受累血管）、已知远处转移和（或）肿瘤大小＞4cm 的患者应行甲状腺全切术并在术后接受 ^{131}I 治疗。尺寸＜ 4cm 且无血管浸润或血管浸润极小（3 条或更少的受累血管）的微小侵袭型 FTC 应根据具体情况进行治疗，但甲状腺叶切除术联合 ^{131}I 治疗可能已足够 [4]。

二、副神经节瘤和嗜铬细胞瘤

嗜铬细胞瘤（phaeochromocytoma，PHEO）和副神经节瘤（paraganglioma，PGL）是一种罕见的神经内分泌肿瘤（neuroendocrine tumour，NET），起源于神经嵴来源的细胞或器官被称为副神经节。2004 年，世界卫生组织将 PHEO 定义为肾上腺内 PGL，而肾上腺外交感神经或副交感神经副神经节肿瘤被归类为肾上腺外 PGL[6]。肾上腺髓质和 Zuckerkand 体是典型的交感神经副神经节。副交感神经副神经节主要沿迷走神经和舌咽神经的腸上支走行。典型的副交感神经副神经节是颈动脉体。交感神经 PHEO/PGL 通常分泌儿茶酚胺（肾上腺髓质肿瘤）。副交感神经 PGL 被认为不分泌儿茶酚胺，直到最近，研究发现多达 20% 的头颈部 PGL 也产生大量的儿茶酚胺。PGL 位于颅底至骨盆的任何部位。一般而言，所有这些肿瘤中约 80% 位于肾上腺髓质（PHEO），而肾上腺外 PGL 最常见于头颈部或腹部肠系膜下动脉（Zuckerkandl 器官）和主动脉分叉周围。较少见的是位于椎前区、骨盆或胸廓。

（一）流行病学

在一般人群中，PHEO 的年发病率为（3～8）/100 万。10%～20% 的病例在儿童期确诊，平均确诊年龄为 11 岁，男孩略多，特别是 10 岁以下。在儿童中，40% 的 PHEO 为家族性患病，8%～43% 为肾上腺外，7%～53% 为双侧或多灶性 [7]。

（二）病理学

嗜铬细胞瘤由病理学家 Ludwig Pick 提出，Ludwig Pick 注意到当与含有铬酸盐的固定剂接触时，肿瘤细胞呈深棕色。PHEO 和 PGL 的大体和显微镜下表现具有特征性：肿瘤由大的多边形上皮样细胞组成，呈巢状排列，有梭形细胞的侵入（通常不连续）。细胞巢周围的基质特征性地有丰富的血管成分。然而，经典的巢状排列模式通常不明显，相反可以观察到弥漫性结构、梭形细胞、大小细胞混合物和明显的细胞异型性。

目前在病理学实践中使用的唯一最具特异性和可靠性的神经内分泌标志物是嗜铬粒蛋白 A（chromograninA，CgA），是含儿茶酚胺分泌颗粒的主要成分。CgA 的免疫反应性将很容易区分 PHEO 和其他 PGL 与非神经内分泌肿瘤，如肾上腺皮质肿瘤。突触素和神经丝蛋白也有免疫阳性，而 S100 染色见于环形支持细胞。最近，酪氨酸羟化酶（tyrosine hydroxylase，TH）、儿茶酚胺生物合成的限速酶，已被添加到可用于区分 PHEO 和 PGL 与其他也表达 CgA 的 NET 的标志物组中。副交感神经 PGL 的 CgA 和 TH 染色可能比交感神经肾上腺 PGL 弱且变化更大。

根据组织病理学特征很难（几乎是不可能）区分恶性和良性 PHEO。采用肾上腺嗜铬细胞瘤量表评分（PASS）以区分 PHEO 的良恶性。PASS ≥ 4 与恶性肿瘤的概率较高相关。此外，还使用免疫组织化学评估恶性潜能。增殖标志物 Ki-67（用单克隆抗体 MIB-1 检测）可能与 PHEO 的恶性肿瘤密切相关。Kimura 等 [8] 提出了一个评分系统，最高分为 10 分，包括 Ki-67 免疫反应性以及儿茶酚胺和表型。评分为 7～10 分，100% 的患者被发现患有恶性肿瘤。

（三）发病机制

PHEO/PGL 可能散发或作为遗传性综合征的一部分。最新研究表明，约 25% 的明显散发性或非综合征性 PHEO 或 PGL 可能具有遗传性。

其中一个可能的原因是，关键基因的低外显率分子变异可能导致散发的 PHEO 或 PGL，至少在某些情况下，通过潮汐空气中的低氧浓度会是如此。这些肿瘤起源的组织（如颈动脉体的血管球细胞、肺中的神经上皮小体、胎儿肾上腺髓质的嗜铬细胞和血管平滑肌细胞）可感知局部氧分压。暴露于慢性缺氧的秘鲁高原居民颈动脉体的解剖学变化提供了支持该假设的证据，研究发现其颈动脉体显著大于海平面生活受试者。2000 年，通过识别编码琥珀酸脱氢酶（succinate dehydrogenase，SDH）亚基 A、B、C 和 D（*SDHA*、*SDHB*、*SDHC*、*SDHD*，统称为 *SDHx*）或其辅因子的基因变异，揭示了低氧与 PHEO/PGL 出现之间的直接联系 [9]。

（四）与 PHEO/PGL 相关的遗传综合征

PHEO/PGL 相关的综合征见于多发性内分泌腺瘤病 2（MEN2A 或 MEN2B）、神经纤维瘤病 1 型（NF1）、VHL 综合征和家族性 PGL，家族性 PGL 是编码线粒体复合体Ⅱ的 *SDHx* 的 4 个亚基（*SDHA*、*SDHB*、*SDHC* 和 *SDHD*）的基因种系变异所致。

在易患各种错构瘤或肉瘤的罕见遗传疾病背景下也发现了 PGL，如 Carney 三联征和 Carney–Stratakis 综合征（表 12–2）。将在此讨论与 PHEO/PGL 相关的主要综合征。

1. 多发性内分泌腺瘤病 2 型（MEN2）

MEN2 是一种常染色体显性遗传综合征，由位于染色体 10q11.2 的 *RET* 原癌基因的胚系激活变异引起，其编码神经胶质细胞系衍生神经营养因子蛋白家族配体的跨膜酪氨酸激酶受体，该蛋白家族参与细胞增殖和凋亡的调节 [11]。MEN2 综合征包括 MEN2A、MEN2B 和 FMTC。在每种亚型中，MTC 之前均有 C 细胞增生，并进展为多中心肿瘤。MEN2A 和 MEN2B 患者也会发生 PHEO，但几乎从不发生 PGL。甲状旁腺增生 / 腺瘤发生在 MEN2A 中，但在 MEN2B 中罕见。MEN2B 还表现为多发性黏膜神经节细胞瘤，且大多数患者有马方综合征体型的骨骼疾病。在大多数情况下，尤其是在 MEN2B 的背景下，MTC 是 MEN2 的首发表现。

在超过 95% 的 MEN2A 或 MEN2B 临床表型患者和约 85% 的 FMTC 个体中发现致病性功能获得胚系 *RET* 变异。MEN2A 患者几乎所有的 *RET* 变异都涉及错义变异，取代靠近 *RET* 蛋白跨膜结构域的 6 个胞外半胱氨酸残基中的 1 个。密码子 634 变异，特别是 p.C634R，与 MEN2A 高度相关 [12]。

虽然 MEN2 中存在明确的基因型 – 表型相关性，但相关性并不完全。例如，一个相同的胚系 *RET* 变异可能在一个家族中产生 FMTC，在另一个家族中产生 MEN2A。其机制尚不清楚，但可能是由于 *RET* 基因本身及其他基因位点中的其他遗传修饰因子的影响。＞98% 的 MEN2B 表型似乎是由 *RET* 原癌基因酪氨酸激酶结构域中的两种特定错义变异产生的，p.M918T（＞95%MEN2B）和 p.A883F（2%～3%）[13]。

识别 MEN2 家族中的 *RET* 基因变异对受累者极为有益，因为 MTC 可以通过早期预防性甲状腺切除术预防或治愈，PHEO 的生化监测允许其早期检测和治疗。很明显，任何有或无 PHEO 的遗传性 MTC 家系都需要检测，还应检测明显散发的 MTC 患者，因为该组 MTC 患者中胚系 *RET* 变异发生率为 5%～10%，但无明显家族史。

与 MEN2 相关的 PHEO 通常在 30—40 岁时确诊，在超过 50% 的病例中通常为良性和双侧性 [11, 14]。恶性 PHEO 罕见，但 MEN2B 相关 PHEO 儿童的恶性肿瘤风险高于 MEN2A 或散发性 PHEO 儿童 [14]。任何有 MEN2 风险的儿童，如果出现 PHEO 的体征和症状，如头痛、易怒或高血压，应评估是否存在肿瘤。每年通过检测甲氧基肾上腺素（尿液或血浆）进行筛查，即使一些 PHEO 患者在检测到儿茶酚胺排泄增加之前表现出影像学异常。

表 12–2 表现为 PHEO/PGL 的家族性综合征及其特征

综合征	基因 / 位点	遗传方式	临床表现	特殊特征
MEN2	*RET*–10q11.2	常染色体显性遗传	• MEN2A：MTC、甲状旁腺功能亢进、PHEO • MEN2B：MTC、PHEO、马方综合征样体型、黏膜神经节细胞瘤	• 诊断：30—40 岁 • 良性、双侧（50%） • 几乎完全分泌甲氧基肾上腺素
NF1	*NF1*–17q11.2.	常染色体显性遗传	• 咖啡牛奶斑、擦烂红斑、Lisch 结节、神经纤维瘤、视神经胶质瘤，蝶骨发育不良，PHEO	• 诊断：50 岁 • 单侧 • 产生肾上腺素、去甲肾上腺素
VHL	*VHL*–3p25～26	常染色体显性遗传	• CNS 血管母细胞瘤；视网膜血管瘤；肾细胞癌；肾、胰腺、附睾和肝囊肿；肾上腺、肝和肺血管瘤；PHEO（Ⅱ型）；罕见 PGL	• 双侧（50%） • 几乎完全分泌去甲肾上腺素 • 恶性率：＜ 7%
PGL1	*SDHD*–11q23	常染色体显性遗传	• 副交感神经头 / 颈 PGL，交感神经 PGL（罕见），单侧 / 双侧 PHEO（罕见）	• 诊断：35 岁（平均） • 分泌去甲肾上腺素，多巴胺 • 恶性肿瘤风险：低 • 母本印记
PGL2	*SDH5*–11q13.1.（SDHAF2）	常染色体显性遗传	• 头颈部副交感神经 PGL，尚未患 PHEO	• 诊断时年龄：33 岁 • 恶性肿瘤发生率：不详 • 母本印记
PGL3	*SDHC*–1q21	常染色体显性遗传	• 头颈部 PGL，交感神经 PGL 和 PHEO	• 平均发病年龄：50 岁 • 恶性肿瘤风险：非常罕见 • 不受起源亲本的影响
PGL4	*SDHB*–1p35～p36	常染色体显性遗传	• 交感神经和副交感神经 PGL/PHEO；肾细胞癌、乳腺癌和甲状腺乳头状癌风险增加	• 平均诊断年龄：30 岁 • 恶性肿瘤发生率：34%～70% • 分泌去甲肾上腺素、肾上腺素、多巴胺、甲氧基酪胺
Carney triad	未知 –1p，1qdeletions Other	未知	• 肺软骨瘤、GIST、功能性 PGL/PHEO • 其他肿瘤：肾上腺皮质腺瘤、食管、十二指肠和胰岛细胞肿瘤	• 平均诊断年龄：25 岁 • 交感神经和副交感神经 PGL • PHEO（多为单侧） • 恶性肿瘤发生率：10%
Carney–Stratakis 综合征	*SDHB*、*SDHC* 和 *SDHD*	常染色体显性遗传	PGL/GIST	多灶性、功能性和非功能性 PGL

改编自 Xekouki and Stratakis[10]

CNS. 中枢神经系统；GIST. 胃肠道间质瘤；MEN. 多发性内分泌瘤病；MTC. 甲状腺髓样癌；NF1. 神经纤维瘤病 1 型；PGL. 副神经节瘤；PHEO. 嗜铬细胞瘤；VHL. VHL 综合征

这可能反映了肾上腺髓质增生，这是 MEN2 综合征背景下 PHEO 的先兆[14, 15]。MEN2 相关嗜铬细胞瘤过表达苯乙醇胺 N- 甲基转移酶（phenylethanolamine N-methyltransferase，PNMT），PNMT 是将去甲肾上腺素转化为肾上腺素的酶。在这些病例中，检测到大量肾上腺素及其儿茶酚氧位甲基转移酶（COMT）代谢物甲氧基肾上腺素，可用于 VHL 和家族性 PGL 综合征背景下 MEN2 综合征和分泌儿茶酚胺的肿瘤之间的鉴别诊断[11]。

2. 神经纤维瘤病 1 型

神经纤维瘤病 1 型（neurofibromatosistype1，NF1）是一种常染色体显性遗传疾病，几乎完全外显，但表达多样。它是由位于 17q11.2 的 *NF1* 基因失活变异或缺失引起的，该基因作为肿瘤抑制因子发挥作用。

本病发病率为 1/2600～1/3000。约 50% 的病例是家族性的，而其余的则为新生变异。

大多数新变异发生在父系来源的染色体中。神经纤维蛋白是一种长 2818 个氨基酸的细胞质蛋白，作为细胞生长抑制剂发挥作用。对 NF1 预测的神经纤维蛋白序列的分析显示，它可能作为 RAS 的负调控因子发挥作用，RAS 是调节细胞生长和存活的关键细胞内信号蛋白，通过加速 Ras-GTP 转化为 Ras-GDP。神经纤维蛋白的缺失导致 Ras 活性的失控，导致几个重要的下游信号中间体的激活，包括哺乳动物雷帕霉素靶蛋白（mTOR），并增加细胞生长。

NF1 的临床诊断是基于 1987 年共识会议制定的标准，1997 年更新。应存在以下任意两种临床特征：①咖啡牛奶斑；②雀斑；③ Lisch 结节（良性虹膜错构瘤）；④神经纤维瘤；⑤视路胶质瘤；⑥独特的骨病变；⑦与 NF1 相关的一级家族史。

其他肿瘤也可能更常见于 NF1，包括胃肠道肿瘤、MTC、恶性胶质瘤、幼年慢性髓系白血病和恶性外周神经鞘瘤。可在＜ 2% 的 NF1 患者中发现 PHEO。在大多数病例（90%）中，它们是良性的，通常发生在成年人群中。与其他综合征不同，NF1 相关 PHEO 似乎与散发性 PHEO 具有许多相同的特征，包括平均年龄较大（诊断年龄在 50 岁）、肾上腺外罕见、单侧出现和恶性肿瘤发生率与散发性 PHEO 相似（12%）。NF1 相关 PHEO 通常同时产生肾上腺素和去甲肾上腺素。由于 NF1 背景下 PHEO 的发生率较低，通常不建议对 NF1 患者进行常规筛查，但如果 NF1 患者发生高血压或任何其他提示儿茶酚胺过量的症状，应排除 PHEO。

3. 希佩尔 – 林道病

希佩尔 – 林道病（von Hippel-Lindau disease，VHL）呈常染色体显性遗传，发病率为 1/36000 活产，至 60 岁外显率为 97%。*VHL* 基因位于 3 号染色体（3p25～26），作为肿瘤抑制基因发挥作用。与 NF1 相同，根据 Knudson 的 2 次打击假设，疾病发展需要 *VHL* 的遗传性胚系变异和野生型等位基因的功能丧失。

疾病的最初表现可发生在儿童期、青春期或成年期，初次就诊时的平均年龄约为 26 岁。*VHL* 相关肿瘤包括脑（小脑）和脊柱血管母细胞瘤，视网膜血管瘤，透明细胞肾癌（RCC），PHEO，中耳内淋巴囊肿瘤，肾脏、胰腺、附睾和肝脏囊肿，以及肾上腺、肝脏和肺血管瘤。

存在明显的基因型 – 表型相关性，尤其是在 PHEO 的发生中。Ⅰ型 VHL 病家族中的患者发生 PHEO 的风险显著较低，但其发生其他 *VHL* 相关病变的风险较高。患有Ⅱ型 VHL 病的家族是发生 PHEO 的高风险人群。

Ⅱ型 VHL 病按发生 RCC 的风险进行细分。Ⅱ a 型家系 RCC 发病率低，Ⅱ b 型发病率高，而Ⅱ c 型家系仅以发生 PHEO 为特征，无 RCC 或血管母细胞瘤。可发现额外的肾上腺交感神经

PGL 和副交感神经头颈部 PGL，但不常见。不到 30% 的 VHL 胚系变异患者发生 PHEO。这些肿瘤主要位于肾上腺，约 50% 的病例为双侧性，恶变频率低于散发性 PHEO（＜ 7%）。与 MEN2 一样，VHL PHEO 发生在肾上腺髓质增生的背景下，高达 40% 的明显散发 PHEO 年轻人群是 PHEO 遗传形式基因之一胚系变异的携带者。VHL 是该组患者中最常见的遗传性疾病。

高血压是患有 PHEO 的 VHL 患者最常见的症状，其次是头痛和出汗。约 30% 的 VHL 患者血压可正常，无症状，无儿茶酚胺生成增加的证据。在因家族性疾病而接受基因筛查的儿童中，在有或无高血压的患者中均可检测到肿瘤。VHL 患者的 PHEO 由于苯乙醇胺 -N- 甲基转移酶的低表达，98% 的病例仅产生去甲肾上腺素。

VHL 基因的生理作用在过去几年中有了重大进展。VHL 蛋白是一种 E_3 泛素连接酶，以蛋白酶体降解的底物为靶点。最著名的 VHL 底物是转录因子低氧诱导因子 1（HIF1）及其三个 α 亚基 HIF1α、HIF2α 和 HIF3α。只有羟基化 HIF1 可以被 VHL 靶向降解。这种翻译后修饰是通过被称为脯氨酰羟化酶（PHDs）1、2 和 3（也称为 Egln2、Egln1 和 Egln3）的氧依赖性酶家族在两个特定的脯氨酰残基上进行的。在低氧条件下，非羟基化的 HIF1α 和 HIF2α 转移到细胞核，在那里它们与 HIF1β 合成二聚体，并与靶基因的特异性启动子元件结合。

在变异的 VHL 靶组织中，由于在缺乏功能性 VHL 的情况下降解减少，HIF 活性增强，从而导致几个 HIF 靶基因的转录激活，包括关键的血管生成因子如血管内皮生长因子、参与葡萄糖代谢和细胞存活的酶和许多其他酶。通过抑制 PHD 或 VHL 以激活 HIF1，为所谓的假缺氧提供了部分分子解释，这一现象于 20 世纪 20 年代由 Otto Warburg 首次描述。Warburg 效应描述了肿瘤细胞在氧浓度正常的情况下，糖酵解和乳酸生成的显著速率。Warburg 提出这可能与线粒体呼吸缺陷或其他一些机制有关，这些机制允许肿瘤细胞在正常氧的条件下发挥缺氧功能。Warburg 效应已在广泛的肿瘤中得到证实，是使用功能成像策略如 ^{18}F- 脱氧葡萄糖正电子发射断层扫描诊断 PHEO/PGL 的基础。

4. 家族性 PGL

家族性 PGL（遗传性 PGL 综合征）是一种常染色体显性遗传。它们是由编码呼吸链线粒体复合体Ⅱ（SDH）组分的基因变异所致 [9]。SDH 是三羧酸循环和呼吸链之间的限速步骤，催化琥珀酸氧化为延胡索酸，电子直接转移至辅酶 Q 池。它由四个亚基组成，两个亲水性亚基 [黄素蛋白（SDHA）和铁 – 硫蛋白（SDHB）] 和两个疏水性膜锚定亚基 SDHC 和 SDHD。SDHA 作为琥珀酸盐的底物结合位点，与 SDHB 一起形成酶的催化部分。SDHC 和 SDHD 作为膜锚定和辅酶 Q 位点。

发现编码亚基 SDHB、SDHC 和 SDHD 的基因变异与可能共存的副交感神经和交感神经 PGL 和 PHEO 的形成相关 [9]，导致 Bravo 于 1984 年提出的嗜铬细胞瘤的 10 规则公理。在此之前，有人认为 10% 的 PHEO 为双侧性，10% 为恶性，10% 为血压正常，10% 为肾上腺外和 10% 为遗传来源。2002 年，Neumann 等 [16] 报道 25% 明显散发的 PHEO 病例存在胚系变异。在儿童和年轻人中，这一百分比可能高达 40%，甚至更高。目前已发现 4 个 PGL 位点，家族性 PGL 分为 PGL1、PGL2、PGL3 和 PGL4 综合征。

PGL1 是由位于染色体 11q23 上的 *SDHD* 基因失活变异引起的，占遗传性 PHEO/PGL 病例的 50%。主要表现为头颈部副交感神经 PGL，较少表现为交感神经 PGL，很少表现为单侧或双侧 PHEO。诊断的平均年龄约为 35 岁，到 40 岁时外显率为 68%。PGL1 恶变的风险通常较低。变异分析揭示了错义、无义和大片段缺失。基因型 – 表型相关性已有报道，无义变异和剪接变异除与头颈部 PGL 相关外，还与早期疾病发展和 PHEO 的存在相关。通常可检测到去甲肾上腺素、多巴胺或两者浓度同时升高。因此，甲氧基酪胺（多巴胺的代谢产物）水平升高是该肿瘤亚群中有价值的生化标志物。

当第一个 PGL1 综合征家系被报道时，很明显高外显率依赖于父系传递。这表明了 *SDHD* 的母本印记。目前尚不清楚是否是这种情况，因为 *SDHD* 在各种组织中存在双等位基因表达，*SDHD* 所在的区域（11q23）不是遗传印记，*SDHD* 启动子在正常肾上腺髓质和 PHEO 中均未发现甲基化，如果母体等位基因完全失活，肿瘤应发生在无杂合性缺失（LOH）的情况下，事实并非如此。Hensen 等[17]假设其他印记基因，尤其是 H19，在 11 号染色体短臂（11p15）的印记区域失活，其功能是作为胰岛素样生长因子 2（IGF–2）表达的阴性对照。这种假设的肿瘤抑制因子如果是母源性的，将是有活性的；如果是父源性的，将是无活性的。在 11 号染色体母体拷贝完全或部分缺失的情况下，活性 H19 缺失，导致 IGF–2 父系拷贝过度表达和肿瘤形成。

Müller[18]反对该假设，并提出了另一个模型。他认为母系来源的 *SDHD* 通过一种未知的机制存在部分失活。*SDH* 的一些残留活性存在于父系来源突变的细胞中，这足以维持副神经节细胞的正常功能。然而，*SDHD* 的慢性功能障碍会导致活性氧（reactive oxygen species，ROS）、HIF1 和琥珀酸盐的蓄积。如果这种慢性细胞缺氧高于临界阈值，则母体 11 号染色体发生染色体不分离现象和部分或完全丢失。这一系列事件最终可能导致肿瘤形成。

PGL2 综合征不如 PGL1 普遍，但它具有相同的亲本传播模式，暗示了一种类似于 PGL1 的机制。其特征仅为头颈部副交感神经 PGL，尚未发现 PHEO 病例。直到最近，才发现该综合征是由 *SDH5* 基因（现称为 *SDHAF2*）的杂合功能缺失变异所致，*SDHAF2* 编码 SDH 组装因子 2，其在 SDH 功能中具有至关重要的作用。该基因位于染色体 11q13.1。*SDHAF2* 的缺失导致 SDH 功能的丧失和 SDH 复合物稳定性的降低，导致所有亚基的水平降低。发病时平均年龄 33 岁（16—80 岁）。PGL 的生长速率较低，中位每年增加 1mm，倍增时间为 4.2 年。恶性肿瘤的发生率仍未知。

由于位于染色体 1q21 的 *SDHC* 基因功能缺失变异，PGL3 也以常染色体显性方式遗传。*SDHC* 编码复合物Ⅱ细胞色素 b 的大（cybL）亚基，当变异时，导致头颈部 PGL 及交感神经 PGL 和 PHEO 的形成。发病年龄 17—70 岁，平均年龄与散发性疾病（约 50 岁）相似。一般而言，SDHC 相关 PGL 的临床行为似乎与良性散发性 PGL 相似。然而，在剪接变异患者中报道了颈动脉分叉处产生恶性儿茶酚胺的 PGL。亲代的来源不影响 SDHC 表达。

该疾病亚群中的 PGL 通常较大且单发，转移扩散风险较高（恶性肿瘤发生率通常在 34%～70% 变化）。据估计，到 70 岁时，恶性肿瘤的风险＞30%。基于这些观察结果，即使既往无家族性疾病史，所有转移性 PGL 患者也应筛查 *SDHB* 变异。大多数 *SDHB* 相关 PGL 分泌过多儿茶酚胺。然而，这些肿瘤中有 10% 可以在生化反应上沉默或产生多巴胺。因此，与 PGL1 一样，甲氧基酪胺水平升高可区分 *SDHB* 变异患者与 *VHL*、*RET* 和 *NF1* 变异患者。最近，PHEO 和 PGL 肿瘤的 *SDHB* 染色被证明是诊断 SDH 相关 PHEO/PGL 的一种具有成本效益的方法。作者对 220 例肿瘤进行了 *SDHB* 的免疫组织化学染色。

SDHB 蛋白在所有 102 例 *SDHB*、*SDHC* 或 *SDHD* 变异的 PHEO 和 PGL 中均不表达，但在所有 65 例与 MEN2、VHL 疾病和 NF1 相关的副神经节肿瘤中均存在。在携带 SDHB 变异的肿瘤中发现完全不存在 *SDHB* 染色，而在携带 *SDHD* 变异的肿瘤中经常发生弥漫性弱染色 [19]。

直到目前，*SDHA* 的变异从未在遗传性 PHEO/PGL 中描述过。双等位基因 *SDHA* 变异显示可导致被称为 Leigh 综合征的早发性脑病。2010 年，Burnichon 等 [20] 描述了 1 例因 *SDHA* 功能丧失的胚系变异导致肾上腺外 PGL 的患者。作者发现肿瘤中 *SDHA* 位点的 *LOH*，*SDHA* 变异确实导致 HIF 稳定和随后低氧途径的激活。该变异存在于 4.5% 的 PHEO/PGL 家系中。

在该研究之后，在明显散发的副交感神经 PGL 和 PHEO 患者中，有 3% 检测到 *SDHA* 变异。PGL 形成的分子机制与 VHL 疾病的描述类似。研究表明，在 HIF 羟基化过程中，α- 酮戊二酸（2-OG）发生氧化脱羧生成琥珀酸。在 SDH 变异细胞中，琥珀酸盐蓄积，导致 PHD 活性失活。SDH 功能障碍也可能导致 ROS 的生成。研究表明，琥珀酸盐可诱导 ROS 产生，ROS 本身直接导致 HIF1 的稳定。

（五）临床表现

PHEO/PGL 的诊断通常由有症状患者的病史、偶然发现肾上腺 / 肾上腺外肿块或 PHEO/PGL 家族史提示。PHEO 患者的典型三联征包括发作性头痛、出汗和心动过速。血压可升高，而多汗、视力障碍、体重减轻、恶心、呕吐、多尿和多饮等常见于儿童，可引起脱水 [7]。PHEO 仅占儿童高血压病例的 1%～2%，因此应排除肾脏疾病、肾动脉狭窄等其他较常见的病因 [7]。

（六）诊断

用于检测儿茶酚胺及其代谢物水平增加的检测方法不断进展，影像学研究可以检测较小的肾上腺、肾上腺外和转移性病变的成像研究，简化了 PHEO/PGL 的诊断。

1. 生化诊断

PHEO 的生化诊断需要通过几种检测进行确认，最重要的是肿瘤产生过量儿茶酚胺的生化证据。这通常是通过测定尿液或血浆中的儿茶酚胺和特定代谢物来实现的。由于许多 PHEO 间歇性分泌儿茶酚胺，却能持续分泌甲氧基肾上腺素类，包括甲氧基肾上腺素（MN）和甲氧基去甲肾上腺素（NMN）因此分离后血浆和尿液的 MN 和 NMN 可作为诊断的首选实验室检查。血浆和尿液测量的灵敏度相似（96%～100%），但血浆游离的 MN 的特异性优于尿分馏后的 MN（89% vs. 69%），因此通过该检测方式除外 PHEO 而免去非必要性检查，但若检测结果高于参考值 4 倍以上，确诊 PHEO 的可能性几乎为 100%。同样，在无 PHEO 的患者中，尿 NMN 水平升高＞1500μg/d 和 MN 水平升高＞600μg/d 的情况很少见 [7]。

采集血液或尿液样本的条件对于检测结果的可靠性和解释至关重要。采样前，患者应仰卧至少 15～20min 采集血样。为避免与静脉穿刺相关的压力，应通过之前插入的静脉导管采集样本。用于测量分馏后 MN 的 24 小时尿液采集应包括测量尿肌酐，以验证尿液充分采集。

血浆甲氧基酪胺的测定可用于评估肿瘤是否过度分泌多巴胺，因为血浆中去甲氧基肾上腺素不是多巴胺的直接代谢产物。甲氧基酪胺被认为是区分 *SDHB* 和 *SDHD* 突变患者与 MEN2、NF1 或 VHL 患者的良好生化标志物，最近被认为是转移性 PPGL 的新型生物标志物，但该检测尚未在市场上广泛使用。

产生的儿茶酚胺和代谢物的类型可能有助于肿瘤的定位和评估恶性肿瘤的可能性。PHEO 同时产生肾上腺素和去甲肾上腺素，而 PGL 几乎只产生去甲肾上腺素。恶性 PHEO 通常产生去甲肾上腺素及血浆和尿液中多巴胺水平升高[7]。应该注意的是，几种药物和状况会干扰用于测量儿茶酚胺和代谢物的测定（表 12–3）。嗜铬粒蛋白 A（CgA）是用于诊断 PHEO 和术后随访的另一种标志物，但其并非 PHEO 的特异性标志物，而是从其他组织（如垂体、甲状旁腺、中枢神经系统和胰岛 β 细胞）中释放的。

2. 影像

一旦儿茶酚胺过量的生化诊断已经确定，应进行影像学检查以定位肿瘤。儿童首选的初始检查是造影或非造影的 MRI，因为它不涉及辐射暴露。MRI 是可靠的，对于心内、心旁或血管旁 PGL 及邻近腔静脉的 PGL 检测血管浸润特别有用。PHEO 的 T_1 加权图像具有肝脏、肾脏和

表 12–3　可能干扰儿茶酚胺测定的药物和情况

分　类	化合物	影　响
兴奋药	• 咖啡因（咖啡、茶） • 尼古丁（烟草） • 茶碱	增加
拟交感神经药	• 安非他明 • 减充血剂（去氧肾上腺素或伪麻黄碱） • 沙丁胺醇	增加
α 受体拮抗药	• 酚苄明 • 多沙唑嗪 • 特拉唑嗪 • 哌唑嗪	增加
β 受体拮抗药	• 阿替洛尔 • 美托洛尔 • 普萘洛尔 • 拉贝洛尔	增加
钙通道拮抗药	• 硝苯地平 • 氨氯地平 • 地尔硫䓬 • 维拉帕米	增加
单胺氧化酶抑制药	• 苯乙肼 • 苯环丙胺 • 司来吉兰	增加
其他	• 左旋多巴 • 甲基多巴 • 卡比多巴 • 可卡因	增加
其他	• 可乐定 • 双硫仑 • 水杨酸盐 • 胍乙啶	减少

引自 Xekouki and Stratakis[10]

肌肉等信号，将其与含有脂肪的皮质腺瘤区分开来，因此具有强烈的高信号。PHEO 的富血供使其在 T_2 加权图像上显示明亮，在反相位成像中无信号丢失，但其他肾上腺恶性肿瘤、肾上腺腺瘤和出血也可能显示明亮，可能需要进一步的成像研究。

PHEO 和 PGL 具有特定的细胞和细胞内特征，有利于使用功能成像模式。间碘苄胍显像（MIBG）由于其良好的亲和力和去甲肾上腺素转运蛋白的摄取，已用于 PHEO 的诊断成像。同时，它选择性地聚集在神经分泌颗粒中，不被代谢。使用 ^{131}I-MIBG 或 ^{123}I-MIBG 进行核素显像用于定位和确认 PHEO 并排除转移性疾病。MIBG 的特异性为 95%～100%，但该技术对 ^{131}I 标记药物的灵敏度欠佳（77%～90%）[7]。^{123}I-MIBG 的灵敏度为 83%～100%。

^{123}I 同位素的其他优点是图像质量更优、γ 辐射更低、单光子发射 CT 的能力和半衰期更短（13 小时与 8.2 天），因此可以使用更大的剂量。然而，两种同位素对转移性疾病的灵敏度均较低。

MIBG 扫描对良性、单侧、肾上腺和散发性 PHEO 更敏感，对双侧、恶性、肾上腺外及 MEN2 和 VHL 相关 PHEO 不太敏感。阻断甲状腺摄取游离 ^{123}I 或 ^{131}I 非常重要，因此给予碘化钾饱和溶液（SSKI，注射前和注射后 4 天口服 5 滴，每日 2 次）。值得注意的是，使用几种药物可能发生假阴性扫描（表 12-4）。所有此类药物应在 MIBG 闪烁显像前停用至少 2 周。

正电子发射化合物 [^{18}F] 可与作为去甲肾上腺素转运蛋白相关底物的几种载体化合物联合使用。与去甲肾上腺素相比，多巴胺化合物是去甲肾上腺素转运蛋白的更好底物，因此 18F- 多巴胺（^{18}F-FDA）在美国国立卫生研究院（NIH）被开发为 PHEO/PGL 的显影剂。Dopa 是另一种药物，基于 18F- 二羟基苯丙氨酸（^{18}F-FDOPA）转化为 ^{18}F-FDA 的能力，已被用于创建另一种成像化合物 ^{18}F-FDOPA，随后储存在细胞内囊泡中。

最常用的 PET 显影剂是 ^{18}F- 脱氧葡萄糖（^{18}F-FDG）。该药物的使用是基于肿瘤通过 GLUT-1 受体过度摄取葡萄糖。尽管它对 PHEO/PGL 无特异性，但研究表明，它可用于这些肿瘤患者，尤其是具有恶性肿瘤潜力的患者，这些患者逐渐变为未分化状态，并失去积累更多特异性药物的能力。研究已经阐述了与潜在突变相关的功能成像模式的性能。研究表明，在 MEN2 相关 PHEO^{123}I-MIBG 核素显像患者中，^{18}F-FDA PET 和 ^{18}F-FDOPA PET 可同等检测肿瘤的存在。相比之下，在 *VHL* 相关 PHEO/PGL 患者中，^{18}F-FDA PET 对肿瘤的定位优于 ^{123}I-MIBG 核素显像。

在 ^{18}F-FDA、^{18}F-FDOPA PET、^{18}F-FDG PET/CT 和 ^{123}I-MIBG 定位良性和恶性交感神经 PGL 的比较中发现，CT 和（或）MRI（100%）定位非转移性 PGL 的灵敏度，^{18}F-FDG PET/CT 为 88%，^{18}F-FDOPA PET 为 81%，^{18}F-FDA PET 为 78%，^{123}I-MIBG 核素显像为 78%。对于转移性 PGL CT/MRI，^{18}F-FDA PET 的灵敏度（76%）高于 ^{18}F-FDG PET/CT（74%）、^{18}F-FDOPA PET（45%）和 ^{123}I-MIBG（57%）。因此，定位原发性交感神经 PGL 和排除转移的首选技术是 ^{18}F-FDA PET。如果不可用，可使用 ^{18}F-FDOPA PET 或 ^{123}I-MIBG。对于已知患有转移性 PGL 的患者，建议在基因型未知的患者中使用 ^{18}F-FDA PET，在 *SDHB* 突变携带者中使用 ^{18}F-FDG 或 ^{18}F-FDA PET，在非 *SDHB* 患者中使用 ^{18}F-FDOPA PET 或 ^{18}F-FDA PET。转移性 PGL 患者使用 ^{123}I-MIBG 核素显像应仅限于评价患者是否有资格接受 ^{131}I-MIBG 治疗。

考虑到遗传表型，^{18}F-FDA PET 和 ^{123}I-MIBG

表 12-4 可能影响间碘苄胍（MIBG）摄取的药物

药物分级	药 物	
中枢神经系统兴奋药（去甲肾上腺素 / 多巴胺再摄取抑制药）	• 可卡因 • 右哌醋甲酯 • 哌醋甲酯 • 苯丙胺	• 安非拉酮 • 苯环己哌啶 • 芬特明 • 西布曲明
单胺氧化酶抑制药	• 异卡波肼 • 利奈唑胺	• 苯乙肼 • 环苯丙胺
中枢型单胺氧化酶药	• 利血平	
非选择性 β 受体拮抗药	• 拉贝洛尔	
阿片类镇痛药	• 曲马多	
拟交感神经药	• 伪麻黄碱 • 安非他明 • 右旋安非他明 • 麻黄素 • 苯肾上腺素 • 甲基苯丙胺 • 苯丙醇胺	• 多巴胺 • 异丙肾上腺素 • 沙丁胺醇 • 特布他林 • 非诺特罗 • 赛洛唑啉
三环类抗抑郁药（5- 羟色胺 / 去甲肾上腺素再摄取抑制药）	• 阿米替林及其衍生物 • 丙咪嗪及其衍生物 • 阿莫沙平	• 洛沙平 • 奥克西平
抗精神病药（再摄取抑制药）	• 氯丙嗪 • 苯哌利多 • 氟哌啶醇 • 氟奋乃静 • 氟哌啶醇 • 左旋丙嗪 • 奋乃静 • 吡莫唑 • 丙氯哌嗪	• 异丙嗪 • 舒必利 • 硫利达嗪 • 三氟拉嗪 • 氯氮平 • 奥氮平 • 奎硫平 • 利培酮

引自 Xekouki and Stratakis[10]

核素显像无法检测 *SDHB* 变异患者的肿瘤，而 ^{18}F-FDG PET/CT 可检测所有 *SDHD* 变异患者和仅 1 例 *SDHB* 变异患者的肿瘤。作者得出结论，^{18}F-FDOPA PET 可能是定位 *SDHx* 相关头颈部 PGL 的潜在一线功能显影剂。

（七）治疗

分泌型 PHEO/PGL 的主要治疗方法是由经验丰富的外科医生进行手术切除。伴家族综合征的非分泌型 PGL，可定期行影像学检查随访。生化筛查和影像学检查的频率和种类各不相同，取决于疾病、变异（在某些情况下）和（或）患者及病变的大小和位置。应向所有证实为胚系变异的疾病和（或）临床诊断为可识别的综合征患者（及其家属）提供遗传咨询。

1. 药物治疗和术前管理

术前管理应在术前 1～2 周开始，以避免麻醉诱导和肿瘤手术期间儿茶酚胺急性激增引起的高血压危象和心律失常。交感神经 PGL（罕见副交感神经）可能分泌儿茶酚胺，因此应像经典 PHEO 一样进行适当的术前准备。在充分的药物准备下，手术死亡率低于 1%。尚无通用的方法，但大多数作者倾向于将 α 肾上腺素受体拮抗药与 β 肾上腺素受体拮抗药联合使用。α 受体拮抗药的作用对于扩大血容量同样至关重要，因为这些患者经常出现血容量不足。正常血压患者在手术过程中通常会出现高血压，因此这些患者在术前也应给予 α 受体拮抗药。

2. 手术和术后治疗

手术作为首选的治疗方法，很少是紧急的。患者接受 α 受体拮抗药治疗数周比在诊断后数天内立即手术更安全。由于遗传性 PHEO 双侧肾上腺病变的发病率高，主张行肾上腺部分切除术（腹腔镜下切除小的 PHEO，保留肾上腺皮质），以避免肾上腺激素替代治疗相关的并发症。在可能不使用终生糖皮质激素和盐皮质激素替代治疗的幼儿中，保留皮质的方法尤其有优势，但这种保留肾上腺皮质的手术可能导致肿瘤复发，复发率为 24%。

由于高儿茶酚胺血症的消退，切除后即刻可能发生重度休克和心血管系统衰竭。必须用静脉输液进行容量替代。在前 24～48 小时内，可能需要大量液体，通常是患者血容量的 0.5～1.5 倍。术后高血压通常由容量超负荷、疼痛、自主神经不稳定或残留肿瘤引起。

至少在术后 2 周收集 24 小时尿液，以提取儿茶酚胺和 MN，因为儿茶酚胺排泄量通常在术后 10 天内保持较高水平。此后，在术后第 1 年每 3 个月采集 1 次尿液，然后每年或半年采集 1 次，持续至少 5 年，尤其是对于＞5cm 的肿瘤。建议术后第 1 年每周进行家庭血压监测，此后每月进行 1 次。血压升高或症状复发可能提示疾病复发或转移，需要全面检查。颈部、胸部、腹部和骨盆的年度 MRI 或 CT 应无限期持续进行。CgA 作为随访标志物的价值一直存在争议，它可能对诊断时基线升高的患者有用。

对于确定有易发生 PHEO/PGL 的基因变异的儿童，建议每年进行 1 次筛查。初次筛查的年龄由特定的基因变异决定。在 MEN2A 和 MEN2B 中，推荐 5—10 岁；在 *SDHD*、*SDHC* 或 *SDHAF2* 变异所致的家族性 PGL 综合征中，推荐 10 岁。对于 *SDHB* 变异引起的综合征，建议在 5 岁时进行初步筛查，VHL 疾病也建议在 5 岁时进行初步筛查。

3. 恶性肿瘤的治疗

恶性 PHEO 在儿童中罕见，儿童患者治疗的证据基础主要来自成人文献。约 10% 的 PHEO 和近 50% 的 *SDHB* 变异 PGL 为恶性。PHEO/PGL 病例中的恶性肿瘤定义是通过存在转移至通常不存在副神经节组织的部位（如肝脏或骨骼）来确定的。远处转移可通过血行或淋巴途径发生至淋巴结、骨、肺和肝。肝或肺转移患者被视为短期存活者（＜2 年）。出现骨病变的患者被视为长期存活者（诊断后超过 20 年）[7]。最常累及的骨骼包括椎骨、骨盆、坐骨、锁骨、股骨近端和肱骨。*SDHB* 变异的 PHEO 和 PGL 特别容易发生骨转移，通常发生在颅骨，特别是额骨。

恶性 PHEO/PGL 的激素特点类似于良性病变，加上肿瘤包块而引起的其他症状。在良性和恶性肿瘤中均可发现儿茶酚胺和 MN 浓度升高，但由于肿瘤体积更大和去分化作用，后者通常可发现血浆和尿液 MN 浓度和多巴胺浓度更高 [7]。

转移性 PHEO/PGL 的治疗不能治愈，主要目标是使疾病保持稳定。应始终考虑切除原发肿块或转移灶，因为其可缓解肿瘤占位效应引起的症状，并降低心血管系统的激素活性。它也可能促进其他治疗方式的疗效，但没有证据表明它延长转移性肿瘤患者的生存期。开放性手术是首选。建议行肾上腺全切术或 PGL 完全切除，切除局部淋巴结或远处转移灶。肝脏病变可进行冷冻消融、射频消融或动脉栓塞治疗。

^{131}I–MIBG 治疗是 MIBG 显像阳性肿瘤中的恶性 PHEO 的一线系统治疗。该治疗通常耐受良好，毒性极小，包括恶心、偶见涎腺炎、轻度骨髓抑制（最常见的血小板减少）、轻度肝酶升高和肾毒性。存在一些需要考虑的长期毒性风险，包括不育（建议在治疗前冷冻保存精子 / 卵母细胞）和继发性恶性肿瘤的终生风险增加，尤其是骨髓增生异常和白血病。^{131}I–MIBG 治疗不应视为治愈性治疗，但可作为减瘤术后的辅助治疗，促使病变保持稳定。

对快速进展的病变，建议进行化疗而不是 ^{131}I–MIBG 治疗。最有效的方案是环磷酰胺、长春新碱和达卡巴嗪（CVD）的联合治疗，每 21 天在 12 例患者中给药，57% 的患者完全或部分缓解。在另一项研究中，对 18 例转移性肿瘤患者随访 22 年：11% 的患者完全缓解，44% 的患者部分缓解。缓解者的中位总生存期为 3.8 年，而非缓解者为 1.8 年。CVD 治疗与手术一样，可在给药的前几个小时内导致高血压危象，尤其是在肿瘤体积较大的患者中，建议在化疗前给予甲基 –p– 酪氨酸以抑制儿茶酚胺合成。外照射仅用作慢性疼痛和局部转移引起的局部压迫症状的姑息治疗。

随着导致内分泌肿瘤发生的遗传疾病的确定，开发了被称为靶向治疗的新型药物。这些细胞抑制疗法靶向特定的细胞信号分子，当发生变异时，导致细胞生长增强或不能发生正常的细胞死亡。例如编码酪氨酸激酶受体的基因变异，如 *RET*、*PDGFR*、*KIT* 和表皮生长因子受体。酪氨酸激酶抑制药（TKI）是一种有机小分子，可干扰激酶结构域与 ATP 之间的相互作用或抑制激酶和下游底物 [如大鼠肉瘤（RAS）和丝氨酸 / 苏氨酸蛋白激酶 B–raf（BRAF）] 的磷酸化。舒尼替尼和索拉非尼是强效口服 TKI，可抑制 PDGFRA、KIT、VEGF 受体 2 和 3 及 *RET* 的磷酸化。缺乏这些药物在儿科患者中作用的数据，考虑到相关毒性，其使用应仅限于签署临床协议后。

三、肾上腺皮质癌

肾上腺皮质癌（ACC）在儿童中罕见。1865 年报道了首例病例，直至 1937 年，大多数因功能性 ACC 而接受肾上腺切除术的儿童都会死于肾上腺皮质功能不全。当应用可的松后，愈后显著改善。儿童 ACC 具有与其他儿童癌症不同的临床和生物学特征。大多数儿童癌症的发病率随年龄增长而增加，而 65% 的 ACC 发生在 5 岁以下的儿童。事实上，这种年龄分布类似于胚胎起源的肿瘤。而且，大多数 ACC 患儿表现健康，通常发育正常。最后，体积较小的 ACC 可引起严重的内分泌综合征，经常掩盖或延误诊断。

（一）流行病学

ACC 临床罕见。在 SEER 项目报道中，1973—1987 年报道了 28 例 20 岁以下的肾上腺皮质癌患者。根据这些数据，估计美国该年龄组每年有 19 例肾上腺皮质癌新发病例，但肾上腺皮质癌的真实发病率可能更高。估计的数字不包括那些被误诊为腺瘤的肾上腺皮质癌病例，因此没有报道。如果假定 ACC 中有 1/3 为腺瘤，估计美国每年有 25～30 例 20 岁以下 ACC 患者。

特别值得注意的是巴西南部 ACC 的发病率。据估计，该地区 15 岁以下儿童 ACC 的年发病率为（3.4～4.2）/100 万。相比之下，全球 15 岁以下儿童 ACC 的年发病率仅为（0.3～0.38）/

100 万。目前缺乏对巴西南部病例明显过多的解释。该地区位于热带地区，无已知的地方性传染病。人口主要是欧洲血统地区（意大利、波兰和德国）儿童 ACC 的发病率没有异常增加。此外，与巴西其他地区相比，南部各州在殖民期间受到印第安土著的影响最小。癌症的遗传易感性似乎在许多儿童肿瘤中发挥作用，但在巴西南部 ACC 儿童家族中并不常见，但在一些家族中观察到了多例儿童 ACC，表明该疾病可能具有遗传基础[21]。

（二）发病机制

在约 50% 的 ACC 儿童中发现了易感性遗传因素。两种遗传综合征与 ACC 明显相关：Li–Fraumeni 综合征与染色体 17p 上肿瘤抑制基因 *TP53* 的变异相关[22, 23]，Beckwith–Wiedemann 综合征与 11p15 区域的变异相关。

在 Li–Fraumeni 综合征家系中，ACC 的频率是普通人群的 10 倍。Li–Fraumeni 综合征是一种罕见的常染色体显性遗传病，外显率不全，受累成员发生多种不同类型的肿瘤。除儿童肉瘤和绝经前期乳腺癌外，这些家族成员发生其他恶性肿瘤的风险增加，包括白血病、脑肿瘤、骨肉瘤和肾上腺皮质癌。

Beckwith—Wiedemann 综合征的患病率为 1/1300。遗传方式多样。可能的模式包括具有常染色体显性遗传的表达变异、母源的印记基因表达缺陷和 11p15 缺失和重复。主要特征是脐疝、中线腹壁缺损、巨舌、新生儿高胰岛素血症和巨大儿，还经常观察到耳凹和耳部折痕。除 ACC 外，患者发生其他恶性和良性肿瘤的风险增加，包括肾母细胞瘤、肝母细胞瘤、神经母细胞瘤和横纹肌肉瘤。

早期发现 TP53 在 ACC 发生中的作用后，关于肾上腺皮质癌的研究没有更多的进展，同时也没有更多的分子设计疗法。早在 2003 年，就有人提出肾上腺皮质癌的形成和进展与其他实体瘤没有区别，但无法获得增生 – 腺瘤 – 癌序列明显的样本，阻碍了对这一假说的进一步研究。2013 年，Custodio 等[24]检验了肾上腺皮质癌中腺瘤 – 癌序列的假设，他们在临床前检测到携带最常见的低外显率 *TP53* 变异等位基因 p.Arg337His。在这项有史以来首次对新生儿遗传筛查癌症易感遗传缺陷进行的研究中，2005—2010 年对巴西巴拉那州的 171 649 例新生儿进行了筛查，该变异尤其常见。共有 461 名婴儿携带 p.Arg337His 等位基因（0.27%），其中 11 名在研究期间发生肿瘤，而其余 171 188 名儿童中仅有 2 名发生肿瘤。

仅有 1 例患者术中病理诊断为良性肾上腺皮质腺瘤，多数患者的病理诊断为 I 期癌变。这些发现提示肾上腺皮质癌中存在腺瘤 – 癌序列，2013 年发表的单核苷酸多态性（SNP）阵列研究进一步支持了这一过程，Ronchi 等[25]发现恶性肿瘤的基因组畸变多于良性肿瘤。SNP 阵列的发现也证实了 IGF–2 参与晚期肾上腺皮质癌，并显示了研究样本的异质性。Ronchi 等[25]进行的基因网络分析确定 Wnt 信号转导是肾上腺皮质癌中最相关的网络，表现为 *WNT5A* 信号转导和许多相关基因（*APC2*、*AXIN1*、*NKD2* 和其他）参与肾上腺皮质癌。这项研究和其他一些研究的证据表明，β 连环蛋白通路和 Wnt 信号的失调可能通过固有干细胞导致肾上腺皮质癌的肿瘤形成或进展。这些研究表明，Wnt 信号通路抑制药可用于肾上腺皮质癌的治疗。任何药物治疗想要取得成功，必须为获得分子生物学诊断的具有基因和表现遗传学特征的肾上腺皮质癌患者[26]。

（三）临床表现

ACC 的临床表现主要取决于肿瘤分泌的肾上

腺皮质激素（表 12–5）[22]。激素分泌性肿瘤和相关的典型内分泌综合征（男性化、女性化、库欣综合征和 Conn 综合征）是该年龄组最常见的表现。ACC 通常分泌多种激素，从而呈现多种综合征（混合型）的体征和症状。非功能性肿瘤是成人中最常见的类型，约占儿童 / 青少年病例的 10%。

男性化综合征（声音低沉、痤疮、多毛症、肌肉增加和皮脂腺的分泌和增生，具有特征性成人气味）是该年龄组最常见的表现，占所有患者的 80%。可观察到性别特异性变化：在女性中，可见阴蒂增大、面部和阴毛呈男性特征、闭经和罕见的暂时性秃顶；在男性中，阴茎增大，同性假性性早熟是最常见的情况。

约 1/3 的患者发生库欣综合征 [满月脸、体重增加、脂肪向心分布（腹部和上背部）、多血貌、高血压和皮肤紫纹]，但仅 8% 的患者发生孤立性肾上腺皮质功能亢进。大多数有与男性化综合征混合的体征和症状。

Conn 综合征或原发性醛固酮增多症常见于双侧皮质增生。产生醛固酮的腺瘤在儿童中非常罕见（占所有 ACC 的＜ 2%）。头痛、近端肌群无力、多尿、心动过速伴或不伴心悸、低钙血症和高血压是最常见的临床特征。与库欣综合征一样，Conn 综合征的体征和症状可被其他表现所掩盖。女性化是一种罕见的表现形式，占病例的 2.2%。最常见的体征是男子乳房发育。

患有功能性 ACC 的儿童和青少年受到生长障碍的影响。单纯的雄激素和雌激素过量最常导致生长速率增加和骨骺过早闭合。目前尚不清楚这种肾上腺激素的异常暴露是否会影响最终成人身高。一些研究者认为，它将导致最终成年身高小于预期，但另一些研究者发现，在通过手术切除 ACC 治疗的 9 名儿童中，有身高增高而不是身材矮小的趋势。在许多情况下，这些儿童的生长发育、普遍健康的外观和缺乏可触及的腹部肿块使儿科医生易发生漏诊。从 ACC 首次临床表现与其诊断之间的中位间隔时间较长（10 个月，范围 3 天～61 个月），可以认识到由此导致的诊断延误 [22]。为了避免延误 ACC 的诊断，任何＜ 4 岁的阴毛早现的儿童都应被认为患有 ACC，除非有其他导致该症状的疾病确诊。此外，婴儿痤疮的存在可被认为是肾上腺皮质病变的特异性表现。最后，由于库欣综合征在儿童中非常罕见，10 岁以下库欣综合征儿童应高度警惕 ACC 的可能。

表 12–5　58 例儿童肾上腺皮质肿瘤的体征和症状

特　征	数　量	%
阴毛	53	91
肥大：阴蒂 / 阴茎	36/13	62/22
痤疮	42	72
声音低沉	32	55
高血压	32	55
面部毛发	29	50
多血貌	28	48
可触及肿瘤	28	48
体重增加	22	38
多毛	21	36
满月脸	19	33
生长速度加快	17	29
向心性脂肪分布	14	24
水牛背	11	19
癫痫发作	7	12

（四）诊断

ACC 起源于三个肾上腺皮质层之一，即球状带、束状带和网状带。它通常被认为是一种上皮性肿瘤，因此被归类为癌或腺瘤。ACC 的诊断基于手术标本的大体和组织学检查。

即使对于最有经验的病理学家，儿科 ACC 的病理分类也很困难。Bugg 等[23]应用 Weiss 及其同事的改良标准分析了大量小儿 ACC。在本研究中，肾上腺肿瘤分为肾上腺皮质腺瘤和高级别或低级别癌。该分类基于有丝分裂指数、融合坏死、非典型有丝分裂和核分级。高级别癌和肿瘤重量是疾病预后最可靠的预测因素。

尿 17– 酮类固醇（17–KS）的测量常为 ACC 的诊断提供关键线索。大多数患者 17–KS 水平升高。约 90% 的病例血浆硫酸脱氢表雄酮（DHEA–S）浓度升高，表明血浆 DHEA–S 水平升高是第二可靠的肿瘤标志物。尿 DHEA 浓度异常敏感性较低，仅发生于 2/3 的患者。在有糖皮质激素过量临床体征的病例中，尿 17– 羟基皮质类固醇（17–OH）水平升高。很少需要进行地塞米松抑制试验。糖皮质激素和雄激素浓度升高是肾上腺肿瘤的强指征。

疑似 ACC 患者的常规实验室评价包括测定尿 17–KS、17–OH 孕酮和游离皮质醇，以及血浆皮质醇、DHEA–S、睾酮、雄烯二酮、17– 羟孕酮、醛固酮、肾素活性、DOC 和其他 17– 脱氧类固醇前体。这一全面的检测不仅有助于诊断，而且为根治性治疗后肿瘤复发的监测提供了有效的标志物。

多种影像学检查已被用于确定 ACC 的诊断，包括超声、CT 和 MRI。超声是定义肿瘤位置、大小和特征，以及评价肿瘤扩展至下腔静脉和右心房的首选方法。所有疑似患有肾上腺肿瘤的患者均应接受 CT 或 MRI 检查。在大多数机构中，MRI 检查数量稳步增加，因为它比 CT 有几个优势，包括无电离辐射、能够多个平面成像和改善组织对比度分化。而且，MRI 可以区分良恶性病变。

（五）治疗

1. 手术治疗

手术是 ACC 治疗中最重要的治疗方法。由于肿瘤的脆弱性，包膜破裂和肿瘤溢出很常见（初次手术期间约 20% 的病例发生，局部复发后 43% 的病例发生）。在某些情况下，腔静脉浸润会使根治性手术变得困难，尽管在接受体外循环的患者中有成功完全切除瘤栓的报道。手术需要周密精确的围手术期计划。通常认为所有功能性肿瘤患者对侧肾上腺功能受抑制，必须进行类固醇替代治疗。应特别注意电解质平衡、血压、伤口护理和感染并发症。

2. 化疗

化疗在儿童 ACC 管理中的作用尚未确定。米托坦 [1，1– 二氯 –2–（0– 氯苯基）–2–（p– 氯苯基）乙烷，或 o，p'–DDD] 是一种可导致肾上腺皮质坏死的杀虫剂衍生物，已广泛用于成人 ACC，但其在儿童中的疗效尚不清楚。

低剂量米托坦抑制糖皮质激素的生物合成，高剂量米托坦诱导束状带细胞死亡。球状带也受到影响，但程度较轻。米托坦可加速糖皮质激素、甲状腺和甲状旁腺激素的代谢清除，因此所有患者均需要糖皮质激素和盐皮质激素替代治疗，许多患者还需要补充甲状腺激素。

米托坦在 ACC 治疗中的作用尚不确定。高达 30% 的晚期疾病患者达到客观缓解，但通常为一过性，对生存期的影响未知。在晚期或转移性疾病儿童中报道了完全缓解，但仿佛并不常见。最重要的毒性是胃肠道和神经系统毒性，包括恶心、呕吐、腹泻和高比例患者的腹痛。不太常见的反应包括嗜睡、昏迷、共济失调步态、抑郁和眩晕。有趣的是，所有青春期前患者均出现男子女性型乳房或乳房早发育。

米托坦治疗的另一个缺点是显著改变类固醇

激素代谢，因此血液和尿液中的类固醇检测不能作为肿瘤复发的标志物。因此，由于缺乏疗效数据并且伴有大量毒性，米托坦应被认为是治疗 ACC 患儿的试验性药物。

其他抗肿瘤药物，包括顺铂与依托泊苷、5- 氟尿嘧啶与亚叶酸钙和异环磷酰胺联合及卡铂与依托泊苷联合，临床已很少使用，无法得出有意义的结论。辅助放射治疗在儿童 ACC 中尚未得到评价。

3. 分期和预后

ACC 的分期系统见文中（表 12-6）。预后与诊断时的肿瘤分期密切相关，91% 的Ⅰ期儿童和 53% 的Ⅱ期儿童在诊断后 5 年无复发。极少数患儿表现为Ⅲ期或Ⅳ期，其预后极差。

来自国际儿童肾上腺皮质肿瘤研究的数据报道显示，44.1% 的儿童在诊断时为Ⅰ期疾病，31.5% 为Ⅱ期疾病，诊断前症状的平均持续时间为 5 个月[27]。3 岁以下、肿瘤重量＜ 80g 和孤立的男性化特征的儿童预后更好。

四、卵巢肿瘤

卵巢肿瘤（良性和恶性）约占儿童和青少年所有肿瘤的 1%。大多数为生理性或良性，少于 5% 的卵巢恶性肿瘤发生在该年龄组。必须评估卵巢增大（囊性或实性）以排除恶性肿瘤，因为 10%～20% 发生在儿童和青少年期间的卵巢肿块为恶性。生殖细胞肿瘤（GCT）占 18 岁以下女孩卵巢肿瘤的 1/2～2/3，卵巢性索间质肿瘤（SCST）占另外 15%，而上皮性肿瘤罕见，尤其是在青春期前年龄组，此处将不进行综述。

（一）卵巢生殖细胞肿瘤

这些肿瘤约占 GCT 的 30%，占所有卵巢肿瘤的 70%，是儿童和青少年最常见的卵巢肿瘤。发病高峰在青春期早期[28]。

1. 病理学

GCT 的所有组织学亚型均可在卵巢中出现。良性和未成熟畸胎瘤约占卵巢 GCT 的 80%，5% 的病例为双侧性，而恶性畸胎瘤的发生率约占 20%，并在青春期增加。年轻人群中最常见的恶性实体瘤是卵黄囊瘤（YST）；无性生殖细胞瘤是青春期最常见的卵巢恶性 GCT，10% 的病例可能是双侧的。性腺母细胞瘤是一种罕见的 GCT，见于 46, XY 性发育异常女孩。虽然肿瘤表现为良性，但可能与恶性组织类型相关。因此，对性腺发育异常的病例建议行双侧性腺切除术，以防止发生恶性改变[28]。

2. 临床表现

恶性肿瘤和良性肿瘤的临床表现可能相似，腹痛（70%～80%）和下腹部肿块是最常见的症状。便秘、闭经和阴道出血不太常见，肿瘤通常无症状，直至达到非常大的体积。有滋养细胞的肿瘤可能产生 β-hCG，引起性早熟乳房增大和阴毛早现。具有恶性成分的肿瘤局部扩散形式通常包括腹水和腹膜转移。约 10% 的患者因卵巢蒂扭转、梗死或自发性破裂而表现为急腹症。

表 12-6 肾上腺皮质肿瘤的分期

Ⅰ期	肿瘤全切，肿瘤体积＜ 200cm^3 且无转移，术后激素浓度正常
Ⅱ期	显微镜下残留肿瘤，肿瘤体积＞200cm^3，术后肾上腺皮质激素浓度持续升高
Ⅲ期	大体残留或无法手术的肿瘤
Ⅳ期	远处转移

改编自本书前一版

3. 诊断评估

包括腹部超声，通常显示实性 / 囊性病变。腹部 CT/MRI 扫描对于确定肿块的大小、结构和邻近结构的侵犯是必要的。良性和恶性病变可能具有与实性和囊性成分相似的影像学特征，但囊性成分在良性肿瘤中更常见。

血清标志物的评价对于这些肿瘤的诊断和监测都是必不可少的。超过 90% 的恶性 GCT 儿童的甲胎蛋白（AFP）升高，30% 的病例 β–hCG 升高。其他标志物，如乳酸脱氢酶和上皮细胞肿瘤的特征性标志物（CEA、CA125）在混合瘤患者中可能略微升高 [12]。

4. 卵巢 GCT 的手术治疗

良性和未成熟 GCT 唯一有效的疗法是完全切除。如果初次手术时未达到完全切除，建议再次手术。由于肿块的大小或诊断的不确定性，该手术常需切除卵巢。在选定的肿瘤较小的病例中，病变剜除术可能是可行的，许多外科医生倾向于保留卵巢的手术，尤其是单侧病变。应尽一切努力保护双侧良性 GCT 患者的激素分泌和生殖功能。如果恶性肿瘤的可能性较小，并且外科医生是微创手术的专家，则在小肿块或囊性肿块的病例中可以考虑腹腔镜手术 [29]。

手术对于恶性 GCT 女孩的治疗至关重要。手术入路可通过下腹横切口或脐下横切口或中线入路进行，取决于病变大小和肿瘤恶性程度。无论采用何种方法，外科医生都应准备好进行肿瘤手术，包括明确定义的术中分期 [30]。

- 采集腹腔液进行细胞学检查（如果没有液体，则进行冲洗）。
- 对侧卵巢视诊和触诊，切除可疑病灶。
- 完整切除卵巢，不破坏肿瘤包膜。
- 网膜、腹膜表面和肝脏触诊，去除任何异常区域。腹膜植入物（腹膜胶质瘤病）可能与成熟或未成熟畸胎瘤相关。
- 髂动脉和主动脉 – 腔静脉淋巴结触诊及任何异常淋巴结活检。

5. 恶性 GCT 的分期

儿童卵巢恶性肿瘤主要采用两个系统：儿童肿瘤组（COG）建议的分期系统总结见文中（表 12–7），国际妇产科联盟（FIGO）针对成人和儿童患者进行标准化的分期系统总结见文中（表 12–8），两者都基于影像学和手术病理结果。

（二）卵巢性索间质肿瘤（SCST）

这些肿瘤与 GCT 不同，约占总体卵巢肿瘤的 7%，约占儿童卵巢肿瘤的 15%。在胚胎早期，性索起源于原始生殖嵴或体腔上皮。在女性中，性索发育为皮质索，随后发育为卵巢卵泡。SCST 起源于性索或发育性腺的卵巢基质 / 间充质，包括幼年型和成人型颗粒细胞瘤、睾丸支持 – 间质细胞瘤、睾丸支持细胞和睾丸间质细胞瘤及卵泡膜和卵泡膜瘤、硬化性间质瘤，伴有环形小管的 SCST 和伴有睾丸支持和颗粒细胞分化的男性胚

表 12–7　根据美国儿科肿瘤协助组和儿童癌症协助组的小儿卵巢生殖细胞肿瘤分期

Ⅰ期	仅限于卵巢（双侧卵巢）– 腹腔冲洗液恶性肿瘤细胞阴性；除卵巢外无其他临床、放射学或组织学疾病证据；肿瘤标志物在半衰期后正常（AFP，5 天；β–hCG，16 天）
Ⅱ期	显微镜下残留疾病或淋巴结疾病＜ 2cm；腹腔冲洗液阴性；肿瘤标志物阳性或阴性
Ⅲ期	仅大体残留病灶或活检；淋巴结＞2cm；连续扩散至其他器官；腹腔冲洗液阳性
Ⅳ期	远处转移

改编自本书前一版

表 12–8 原发性卵巢癌的 FIGO 分期系

Ⅰ期	生长限于卵巢
ⅠA	生长限于一侧卵巢，外表面无肿瘤；包膜完整
ⅠB	生长限于双侧卵巢，外表面无肿瘤；包膜完整
ⅠC	ⅠA 或ⅠB 但有腹水或腹腔冲洗液含有恶性肿瘤细胞；表面肿瘤或包膜破裂
Ⅱ期	生长累及一侧或双侧卵巢，盆腔
ⅡA	扩展至子宫或输卵管
ⅡB	扩展至其他盆腔结构
ⅡC	肿瘤ⅡA 或ⅡB，但有腹水或腹腔冲洗液含有恶性肿瘤细胞；表面或包膜上的肿瘤破裂
Ⅲ期	肿瘤累及一侧或双侧卵巢，盆腔外有腹膜种植或腹膜后或腹股沟淋巴结阳性；浅表肝转移等于Ⅲ期；肿瘤仅限于真正的盆腔，但经组织学证实恶性扩展至小肠或网膜
ⅢA	肿瘤仅限于真正的盆腔，淋巴结阴性，但经组织学证实为腹膜表面的显微镜下种植
ⅢB	一个或两个卵巢的肿瘤，经组织学证实为腹部肿瘤种植转移。腹膜表面，直径不超过 2cm
ⅢC	腹部种植转移直径＞2cm 或腹膜后或腹股沟淋巴结阳性
Ⅳ期	生长累及一侧或双侧卵巢伴远处转移；如果存在胸腔积液，必须有阳性细胞学检查结果才能将病例归至Ⅳ期；肝实质转移相当于Ⅳ期

改编自本书前一版

细胞瘤（表 12–9）。在儿童中，青少年颗粒细胞瘤最常见，其次是睾丸支持－间质细胞瘤。在成人中，成人颗粒细胞瘤最常见。最近描述的卵巢微囊性间质肿瘤也可能属于该类别，但迄今为止报道该诊断的最年轻患者为 26 岁[32]。

1. 病理学

卵巢 SCST 的组织病理学诊断可能具有挑战性，建议会诊。大多数（约 95%）卵巢 SCST 染色局灶性抑制素阳性，但一些颗粒细胞瘤和最近描述的微囊性间质肿瘤可能抑制素阴性[30]。抑制素阳性的发现可能有助于鉴别 SCST 与高钙血症型小细胞癌和其他上皮性肿瘤。由于有丝分裂活性可能具有预后影响，因此应评估有丝分裂计数。这应辅以 Ki–67 等增殖标志物的免疫组化评估，仍需前瞻性评估。

SCST 通常同时表达细胞角蛋白和波形蛋白。通常上皮膜抗原阴性，钙视网膜蛋白阳性。此外，几乎所有性索肿瘤均为 CD56 阳性，染色通常为弥漫性，主要为膜性[33]。Charcot–Bottcher 细丝是支持细胞的一个显著特征，可能存在于支持细胞肿瘤或支持－间质细胞肿瘤中。睾丸支持－间质细胞肿瘤的组织病理学评估应包括分化等级的描述、网状亚型的存在和异源成分的记录，所有这些都被认为是预后不利的。

2. 临床表现

SCST 可能出现在具有 GCT 体征和症状的年轻女孩中，如腹痛或腹胀、胃肠道症状或腹部肿块。这些患者通常有性激素产生的临床体征，并可能表现为同性性早熟，包括乳房肿胀和阴道出血、原发性或继发性闭经和（或）男性化。

幼年型颗粒细胞瘤见于幼儿，可表现为性早熟。大多数幼年型颗粒细胞瘤在诊断时为局限性（即Ⅰ期），预后良好。幼年型颗粒细胞瘤很少复

表 12-9 卵巢 SCST 亚型比较[31]

	典型年龄	临床表现	并发症	肿瘤标志物
幼年型颗粒细胞瘤	青春期前	性早熟	软骨发育不良 *PJS*，*DICER1*	可能分泌雌激素、抑制素、MIS
“成人型”颗粒细胞瘤	青春期后	性早熟或月经不调	无	可能分泌雌激素、抑制素、MIS
睾丸支持 – 间质细胞瘤	任何年龄	男性化	*MNG*，*DICER1*	睾酮、雄烯二酮
SCST 伴环形小管	青少年或之后	性早熟或男性化	*PJS*	孕酮、雌二醇、睾酮、雄烯二酮

MIS. 米勒抑制物质；MNG. 多结节性甲状腺肿；PJS.Peutz–Jeghers 综合征；SCST. 性索基质肿瘤

发，如果复发，通常发生在诊断后的前 2～3 年内[34]。成人颗粒细胞瘤在儿童中非常罕见。两种类型的颗粒细胞瘤均可分泌抑制素。

睾丸支持 – 间质细胞肿瘤通常发生于青少年和年轻女性。在极少数情况下，发生纯支持细胞肿瘤，可能主要是雌激素，并可能产生肾素导致高血压。纯睾丸间质细胞瘤罕有报道，当它们发生时，主要分泌雄激素。

儿童 I 期卵巢 SCST 复发并不常见。当其发生时，复发在诊断后几年内（中位 2.8 年），最常见于腹盆腔区域或区域淋巴结。很少出现血行播散至胸部、肝脏或骨骼，最常见于初次手术时淋巴结阳性的患者和成人颗粒细胞瘤组织学患者。在就诊时有局部病变的儿童中，后期不太可能发生腹部 / 骨盆外转移性病变[35]。

与任何疑似卵巢肿瘤患者一样，应获得血清肿瘤标志物、AFP、hCG、CEA、CA125 和 LDH。尤其是对于 SCST 患者，血清钙可能有助于区分高钙血症型小细胞癌，这是一种可能存在于儿童期或青少年期的非间质卵巢癌。卵巢颗粒细胞瘤通常会产生抑制素 A 和抑制素 B，两者在诊断和随访中均可能有用，但这些测量指标的作用尚未得到充分评价。抑制素 B 的测量比抑制素 A 更具有特异性，可能更容易获得。青春期前儿童的广泛正常范围可能导致一些不确定性，但当抑制素 A 和 B 升高时，可能是随访的有用标志物。卵巢 SCST 也可能产生米勒管抑制因子。当出现男性化体征或症状时，应测量睾酮和雄烯二酮，即使没有明显的临床症状，也应考虑检测[36]。

3. 遗传综合征

卵巢 SCST 与多发性内生软骨瘤病(Ollier 病）和黑色素斑 – 胃肠多发性息肉综合征（Peutz—Jeghers 综合征，PJS）有关。内生软骨瘤病患者可发生颗粒细胞瘤。PJS 中的卵巢肿瘤通常具有组织学特征：具有环形小管的 SCST。PJS 患者的肿瘤往往在较年轻时出现，可能是双侧的。PJS 患者也可能发生颗粒细胞瘤。PJS 与位于染色体 19p13.3 上的 *STK11/LKB1* 肿瘤抑制基因的种系变异相关。在 1 个系列中 41% 的散发性 SCST 中观察到该位置的杂合性缺失，但在这些肿瘤中未观察到 *STK11* 变异或启动子甲基化[37]。

卵巢 SCST，特别是支持 – 间质细胞瘤，幼年颗粒细胞瘤和男性胚细胞瘤也可见于有胸膜肺母细胞瘤病史的家系中。*DICER1* 变异常见于有胸膜肺母细胞瘤病史的儿童和家族中，已在卵巢支持 – 间质细胞瘤儿童和青少年中观察到，幼年颗粒细胞瘤和（或）男性成纤维细胞瘤及胸膜肺母细胞瘤个人史或家族史或该家族综合征中的其他疾病，如肾肿瘤、肺囊肿、其他卵巢肿瘤、肉瘤或结节性甲状腺疾病[38]。已知卵巢支持 – 间质肿瘤也与甲状腺疾病相关，并且已报道这种相关

性与 *DICER1* 变异相关。应仔细筛查所有患有卵巢肿瘤的儿童和青少年是否有发育异常或肿瘤疾病的个人史或家族史。

4. SCST 的手术和分期

局部治疗和分期原则与卵巢 GCT 相同。

5. 化疗

大多数研究者不建议在无腹膜内播散和肿瘤标志物降低（Ⅰ期）的情况下，完全切除卵巢生殖细胞或 SCST 后进行进一步治疗。对于清除不彻底或复发或转移的患者，建议全身化疗。COG 使用的治疗建议Ⅱ～Ⅲ期患者（中等风险肿瘤）使用 PEB（顺铂、依托泊苷、博来霉素）×3 个周期，Ⅳ期患者使用 PEB×4 个周期。局部病变患者（Ⅰ～Ⅲ期）以及治愈率可能为 50%～90% 的转移性肿瘤患者的预后较好[39]。

五、睾丸肿瘤

睾丸肿瘤占所有儿科实体瘤的 1%，发病率为（0.5～2.0）/10 万男孩。观察到两个就诊高峰，第一个在出生后 2 岁，第二个在 10 岁后。

影响青春期前男孩的睾丸肿瘤在肿瘤类型和肿瘤表现方面与在年长男孩和成年男性中观察到的明显不同。GCT 占儿童肿瘤的 60%～70%，而成人 95% 的睾丸肿瘤为生殖细胞瘤。在青春期前男孩中未观察到精原细胞瘤和胚胎癌，而在青春期前男孩中良性畸胎瘤在成人中常为恶性。SCST 占儿童肿瘤的 7%～8%。根据细胞系来源对青春期前睾丸肿瘤进行分类，文中（表 12-10）给出了 WHO 青春期前睾丸肿瘤分类的修订版。

（一）睾丸生殖细胞肿瘤（GCT）

睾丸 GCT 约占所有儿童 GCT 的 10%，但约占恶性 GCT 的 30%。双侧型极为罕见。睾丸 GCT 有两个年龄高峰：3 岁以下儿童可能会出现成熟畸胎瘤和恶性 GCT，几乎只表现为卵黄囊瘤（YST），而青少年也可能会出现精原细胞瘤或其他混合瘤，通常会延迟诊断且疾病更严重[40]。

睾丸未降患者的 GCT 发生率增加，腹内睾丸的风险更高。最常见的组织学亚型是精原细胞瘤，好发于青少年或青壮年。睾丸固定术对睾丸癌的影响尚不清楚。

1. 临床表现

主要临床特征是无痛性阴囊肿块，但肿瘤可出现疼痛、炎症特征和鞘膜积液。鉴别诊断包括睾丸扭转、附睾睾丸炎或创伤后血肿。在诊断检查中应考虑睾丸旁横纹肌肉瘤。

在睾丸肿块患者中，血清标志物检测应为评估恶性 GCT 的第一个诊断步骤。阴囊超声是评价病灶的首选影像学检查方法。有时睾丸肿块与

表 12-10　青春期前睾丸肿瘤的分类

生殖细胞肿瘤	卵黄囊、畸胎瘤、精原细胞瘤和混合性生殖细胞性腺间质肿瘤
性腺间质肿瘤 性腺母细胞瘤	睾丸间质细胞、支持细胞、颗粒细胞和混合性腺基质细胞
支持组织肿瘤 白血病和淋巴瘤	纤维瘤、纤维肉瘤、平滑肌瘤、血管瘤
肿瘤样病变 转移性肿瘤	表皮样囊肿、睾丸肾上腺静止性肿瘤（TART）
附件肿瘤	横纹肌肉瘤、纤维瘤、纤维肉瘤、平滑肌瘤、平滑肌肉瘤、血管瘤、脂肪瘤

改编自本书前一版

睾丸旁组织的病变可能难以鉴别。畸胎瘤通常为囊性或部分实性和多囊性，而 YST 为实性。如果根据体格检查和初步检查极有可能诊断为睾丸肿瘤，则不建议进行其他影像学检查或活检。下一步是尽快手术切除肿瘤。在诊断检查时疑似恶性 GCT 的患者中，建议进行胸腹 CT 以评价可能的转移扩散，尤其是肺和腹膜后淋巴结。

2. 手术

手术是治疗睾丸 GCT 的基础。正在进行的方案建议在游离睾丸之前采用腹股沟入路进行血流阻断。如果冰冻切片检查证实为恶性 GCT，则需要整体切除睾丸和精索结构，并在腹股沟内环处结扎精索。在大多数情况下，完全切除肿瘤是可行的，术后 AFP 降低表明无转移扩散。阴囊皮肤受累及经阴囊入路手术或活检者，应行单侧阴囊切除术，以保证局部控制。当诊断为远处转移时，也建议进行睾丸切除术。不建议对青春期前男孩进行原发性腹膜后淋巴结清扫，因为恶性 GCT 对化疗高度敏感 [41]。当影像学上不确定腹膜后淋巴结受累时，可能需要有限的活检来确定分期。化疗后仍有肿大淋巴结时，可能需要行腹膜后淋巴结清扫术 [30]。

如果主要诊断为良性 GCT，基于肿瘤标志物和成像，应考虑通过腹股沟入路进行保留睾丸的手术。保守切除的可行性取决于肿瘤大小和在性腺中的部位。如果标本病理学检查显示大体残留病变且切缘阳性，强烈建议再次切除并进行腹股沟睾丸切除术。

3. 分期和全身化疗

根据儿童睾丸 GCT 的 COG 分期系统，可以在初次手术后进行分期（表 12-11）。据报道，Ⅰ期患者单纯手术生存率极佳。通过临床和 AFP 监测对其进行管理。约 15% 出现复发，主要发生在腹膜后淋巴结，进一步多学科治疗可成功治疗。初次手术不彻底或诊断时有远处转移的患者建议化疗。建议的联合治疗与卵巢 GCT 推荐的联合治疗相同，主要基于含顺铂的治疗方案。COG 提示Ⅱ～Ⅳ期患者 PEB × 3 个周期 [30]。

（二）睾丸间质细胞瘤

青春期前睾丸肿瘤约占儿科实体瘤的 1%。其中，11% 为 SCST。对青春期前睾丸肿瘤登记研究（之前通过美国儿科学会泌尿学部分进行的开放性研究）数据的审查表明，除卵黄囊瘤（YST）和未分化间质瘤外，大多数儿童睾丸肿瘤表现为良性。年龄较大的儿童也可能患有表现为恶性的支持细胞肿瘤 [42]。

在另一份 51 例青春期前睾丸肿瘤患者的报道中，3 例为间质肿瘤。组织学均提示睾丸间质细胞瘤，表现为性早熟，血清睾酮、雄烯二酮浓度升高，Ⅰ期行根治性腹股沟睾丸切除术。未观察到复发。

表 12-11　根据美国儿科肿瘤协作组和儿童癌症协作组，儿童睾丸生殖细胞肿瘤的分期

Ⅰ期	仅限于睾丸，通过高位腹股沟睾丸切除术完全切除；除睾丸外，没有临床、放射学或组织学证据表明存在疾病；半衰期下降后肿瘤标志物正常（AFP，5 天；β-hCG，16）
Ⅱ期	经阴囊睾丸切除术；阴囊或精索高位显微疾病（近端＜ 5m）；腹膜后淋巴结受累（＜ 2m）和（或）肿瘤标志物适当下降后增加
Ⅲ期	肿瘤阳性的腹膜后淋巴结直径＞2m，无内脏或腹外受累
Ⅳ期	远处转移

改编自本书前一版

1. 临床表现

几乎所有睾丸间质瘤患者均表现为无痛性肿块。肿块通常容易触及，超声可见，可有不均匀表现。患者可有男性乳房发育或性早熟体征。睾丸颗粒细胞瘤的幼年型患者，通常发生在出生后 6 个月内，通常缺乏激素分泌相关症状。睾丸间质细胞瘤患儿可表现为性早熟或男子女性型乳房和 17-KS 增高，当考虑睾丸肿瘤的诊断时，AFP 测定是必不可少的，应考虑抑制素测定。

在接近青春期或青春期后的患者中，还应检测量 β-hCG 浓度。睾丸颗粒细胞瘤可能分泌抑制素，但抑制素作为肿瘤标志物的应用尚未确定。睾丸间质瘤的免疫组织化学染色已被充分描述。研究发现抑制素 A 染色可区分睾丸的间质细胞瘤（stromal cell tumour，SCD）和 GCT。高达 39% 的恶性睾丸间质细胞瘤中也可能存在雌激素和孕激素受体[43]。

2. 临床遗传学

睾丸颗粒细胞瘤幼年型可能与 Y 染色体结构异常或 DSD 患者相关。此外，Carney 综合征除性腺间质肿瘤外，还可出现皮肤雀斑样痣、心房黏液瘤、库欣综合征、肢端肥大症和（或）乳头状瘤和滤泡状甲状腺癌。PJS 的特征为皮肤雀斑样痣、肠息肉和胃肠道和肠外恶性肿瘤倾向。两者均可能与大细胞钙化性支持细胞瘤有关。Carney 综合征也与单侧或双侧睾丸间质细胞瘤相关。在 PJS 和 Carney 综合征中，病变通常产生激素，并可能导致儿童或成人男性乳房发育。

3. 诊疗管理

根据其个体管理策略，将分别考虑各种睾丸肿瘤。

幼年型的睾丸颗粒细胞瘤，通常发生于 6 个月以下的婴儿期。通过免疫组化，它们抑制素呈特异性阳性，被认为是良性的，几乎没有复发或转移的证据。如果剩余一定量的正常睾丸组织，通常建议进行睾丸保留的手术。对 I 期睾丸幼年颗粒细胞瘤患者不推荐进行辅助治疗。在这些肿瘤中，血清 AFP 预计在正常年龄范围内，婴儿期 AFP 生理范围大，可能使该测定具有挑战性。手术切除可治愈幼年型的睾丸颗粒细胞瘤。

支持细胞肿瘤在 5 岁以下儿童中通常被认为是良性的，单纯根治性睾丸切除术是足够的。在年长儿童中，通过胸部、腹部和盆腔 CT 进行评估以排除转移性疾病至关重要。在转移性疾病的情况下，建议进行积极的手术和辅助治疗。

在较大年龄儿童和青少年中，大细胞钙化性支持细胞瘤的治疗比其他支持细胞瘤更类似良性疾病的治疗过程。在 Carney 综合征中观察到的大细胞钙化支持细胞瘤转移可能性小，睾丸切除术可能治愈。该组还描述了保留睾丸的手术[44]。

睾丸间质细胞瘤见于青春期前男童，预后良好。单纯睾丸切除术或保留睾丸的手术可能治愈。激素症状可能与 17-KS 升高有关，可能需要咨询儿科内分泌科医生。睾丸支持 - 间质细胞瘤相当罕见。最后，未分化基质肿瘤具有恶性潜能，患有这些肿瘤的青春期前和青春期后男性应接受转移评估。

青春期前睾丸肿瘤研究描述了 43 例记录为间质瘤的患者。其中 10 例患有未确定的间质肿瘤，1 例发生转移。其余 32 例包括 10 例支持细胞瘤、5 例睾丸间质细胞瘤、9 例幼年型颗粒细胞瘤和 8 例混合 / 未分化间质瘤。1 例诊断为转移性混合 / 未分化间质肿瘤的患者死亡。睾丸支持、睾丸间质或幼年型颗粒细胞瘤患者在诊断时均无转移，但文献报道了 4 例青春期前男性恶性睾丸支持细胞瘤[31]。

分期和辅助化疗遵循与 GCT 相同的原则。

参考文献

[1] Niedziela, M. (2006). Pathogenesis, diagnosis and management of thyroid nodules in children. *Endocr. Relat. Cancer* 13: 427–453.

[2] Hogan, A.R., Zhuge, Y., Perez, E.A. et al. (2009). Pediatric thyroid carcinoma: incidence and outcomes in 1753 patients. *J. Surg. Res.* 156: 167–172.

[3] Al Nofal, A., Gionfriddo, M.R., Javed, A. et al. (2016). Accuracy of thyroid nodule sonography for the detection of thyroid cancer in children: systematic review and meta-analysis. *Clin. Endocrinol. (Oxf)* 84 (3):423–430.

[4] Francis, G., Waguespack, S., Bauer, A. et al. (2015). Management guidelines for children with thyroid nodules and differentiated thyroid cancer: The American Thyroid Association Guidelines task force on0 pediatric thyroid cancer. *Thyroid* 25: 716–759.

[5] Luster, M., Handkiewicz-Junak, D., Grossi, A. et al. (2009). Recombinant thyrotropin use in children and adolescents with differentiated thyroid cancer: a multicenter retrospective study. *J. Clin. Endocrinol. Metab.* 94 (10): 3948–3953.

[6] Chen, H., Sippel, R.S., O'Dorisio, M.S. et al. (2010). The North American Neuroendocrine Tumor Society consensus guideline for the diagnosis and management of neuroendocrine tumors: pheochromocytoma, paraganglioma, and medullary thyroid cancer. *Pancreas* 39: 775–783.

[7] Kantorovich, V. and Pacak, K. (2010). Pheochromocytoma and paraganglioma. *Prog. Brain Res.* 182: 343–373.

[8] Kimura, N., Watanabe, T., Noshiro, T. et al. (2005). Histological grading of adrenal and extra-adrenal pheochromocytomas and relationship to prognosis: a clinicopathological analysis of 116 adrenal pheochromocytomas and 30 extraadrenal sympathetic paragangliomas including 38 malignant tumors. *Endocr. Pathol.* 16 (1): 23–32.

[9] Baysal, B.E., Ferrell, R.E., Willett-Brozick, J.E. et al. (2000). Mutations in SDHD, a mitochondrial complex II gene, in hereditary paraganglioma. *Science* 287:848–851.

[10] Xekouki, P. and Stratakis, C.A. (2011). *Transl. Endocrinol. Metab.* 2: 77–127.

[11] Karasek, D., Frysak, Z., and Pacak, K. (2010). Genetic testing for pheochromocytoma. *Curr. Hypertens. Rep.* 12: 456–464.

[12] von Allmen, D. (2005). Malignant lesions of the ovary in childhood. *Semin. Pediatr. Surg.* 14: 100–105.

[13] Mulligan, L.M., Marsh, D.J., and Robinson, B.G. (1995). Genotype-phenotype correlation in multiple endocrine neoplasia type 2: report of the International RET Mutation Consortium. *J. Intern. Med.* 238: 343–346.

[14] Wohllk, N., Schweizer, H., Erlic, Z. et al. (2010). Multiple endocrine neoplasia type 2. *Best Pract. Res. Clin. Endocrinol. Metab.* 24: 371–387.

[15] Machens, A. and Dralle, H. (2006). Multiple endocrine neoplasia type 2 and the RET protooncogene: from bedside to bench to bedside. *Mol. Cell. Endocrinol.* 247:34–40.

[16] Neumann, H.P., Bausch, B., McWhinney, S.R. et al. (2002). Freiburg-Warsaw-Columbus Pheochromocytoma Study Group. Germ-line mutations in nonsyndromic pheochromocytoma. *N.Engl. J. Med.* 346: 1459–1466.

[17] Hensen, E.F., Jordanova, E.S., van Minderhout, I.J. et al. (2004). Somatic loss of maternal chromosome 11 causes parent-of-origin-dependent inheritance in SDHD-linked paraganglioma and phaeochromocytoma families. *Oncogene.* 23 (23): 4076–4083.

[18] Müller, U. (2011). Pathological mechanisms and parent-of-origin effects in hereditary paraganglioma/ pheochromocytoma (PGL/PCC). *Neurogenetics.* 12 (3):175–181. doi: 10.1007/s10048-011-0280-y.

[19] van Nederveen, F.H., Gaal, J., Favier, J. et al. (2009). An immunohistochemical procedure to detect patients with paraganglioma and phaeochromocytoma with germline SDHB, SDHC, or SDHD gene mutations: a retrospective and prospective analysis. *Lancet Oncol.* 10: 764–771.

[20] Burnichon, N., Brière, J.J., Libé, R. et al. (2010). SDHA is a tumor suppressor gene causing paraganglioma. *Hum. Mol. Genet.* 19 (15): 3011–3020.

[21] Figueiredo, B.C., Stratakis, C.A., Sandrini, R. et al. (1999). Comparative genomic hybridization analysis of adrenocortical tumors of childhood. *J. Clin. Endocrinol. Metab.* 84: 1116–1121.

[22] Ribeiro, R.C., Michalkiewicz, E.L., Figueiredo, B.C. et al. (2000). Adrenocortical tumors in children. *Braz. J. Med. Biol. Res.* 33: 1225–1234.

[23] Bugg, M.F., Ribeiro, R.C., Roberson, P.K. et al. (1994). Correlation of pathologic features with clinical outcome in pediatric adrenocortical neoplasia. A study of a Brazilian population. Brazilian Group for Treatment of Childhood Adrenocortical Tumors. *Am. J. Clin. Pathol.* 101: 625–629.

[24] Custódio, G., Parise, G.A., Kiesel Filho, N. et al. (2013). Impact of neonatal screening and surveillance for the TP53 R337H mutation on early detection of childhood adrenocortical tumors. *J. Clin. Oncol.* 31 (20): 2619–2626.

[25] Ronchi, C.L., Sbiera, S., Leich, E. et al. (2013). Single nucleotide polymorphism array profiling of adrenocortical tumors--evidence for an adenoma carcinoma sequence? *PLoS One* 8 (9): e73959.

[26] Stratakis, C.A. (2014). Adrenal cancer in 2013. Time to individualize treatment for adrenocortical cancer? *Nat. Rev. Endocrinol.* 10: 76–78.

[27] Michalkiewicz, E., Sandrini, R., Figueiredo, B. et al. (2004). Clinical and outcome characteristics of children with adrenocortical tumors: a report from the International Pediatric Adrenocortical Tumor Registry. *J. Clin. Oncol.* 22: 838–845.

[28] Talerman, A. (1994). Germ cell tumours of the ovary. In: *Blaustein's Pathology of the Female Genital Tract* (ed. R.J. Kurman). New York: Springer Verlag.

[29] Cass, D.L., Hawkins, E., Brandt, M.L. et al. (2001). Surgery for ovarian masses in infant, children, and adolescents: 102 consecutive patients treated in a 15-year period. *J. Pediatr. Surg.* 36: 693–699.

[30] Billmire, D.F. (2006). Malignant germ cell tumors in childhood. *Semin. Pediatr. Surg.* 15: 30–36.

[31] Schultz, K.A., Schneider, D.T., Pashankar, F. et al. (2012). Management of ovarian and testicular sex cord-stromal tumors in children and adolescents. *J. Pediatr. Hematol. Oncol.* 34 (Suppl 2): S55–S63.

[32] Irving, J.A. and Young, R.H. (2009). Microcystic stromal tumor of the ovary: report of 16 cases of a hitherto uncharacterized distinctive ovarian neoplasm. *Am. J. Surg. Pathol.* 33: 367–375.

[33] McCluggage, W.G., McKenna, M., and McBride, H.A. (2007). CD56 is a sensitive and diagnostically useful immunohistochemical marker of ovarian sex cordstromal tumors. *Int. J. Gynecol. Pathol.* 26: 322–327.

[34] Leyva-Carmona, M., Vazquez-Lopez, M.A., and Lendinez-Molinos, F. (2009). Ovarian juvenile granulosa cell tumors in infants. *J. Pediatr. Hematol. Oncol.* 31: 304–306.

[35] Brown, J., Sood, A.K., Deavers, M.T. et al. (2009). Patterns of metastasis in sex cord-stromal tumors of the ovary: can routine staging lymphadenectomy be omitted? *Gynecol. Oncol.* 113:

86–90.

[36] Schneider, D.T., Calaminus, G., and Göbel, U. (2004). *J. Clin. Oncol.* 22: 2033–2035.In Reply

[37] Kato, N., Romero, M., Catasus, L. et al. (2004). The STK11/LKB1 Peutz-Jegher gene is not involved in the pathogenesis of sporadic sex cord-stromal tumors, although loss of heterozygosity at 19p13.3 indicates other gene alteration in these tumors. *Hum. Pathol.* 35: 1101–1104.

[38] Hill, D.A., Ivanovich, J., Priest, J.R. et al. (2009). DICER1 mutations in familial pleuropulmonary blastoma. *Science* 325: 965.

[39] Rogers, P.C., Olson, T.A., Cullen, J.W. et al. (2004). Pediatric Oncology Group 9048; Children's Cancer Group 8891. Treatment of children and adolescents with stage II testicular and stages I and II ovarian malignant germ cell tumors: A Pediatric Intergroup Study–Pediatric Oncology Group 9048 and Children's Cancer Group 8891. *J. Clin. Oncol.* 22: 3563–3569.

[40] Göbel, U., Schneider, D.T., Calaminus, G. et al. (2000). Germ-cell tumors in childhood and adolescence. GPOH MAKEI and the MAHO study groups. *Ann. Oncol.* 11: 263–271.

[41] Haas, R.J., Schmidt, P., Göbel, U., and Harms, D. (1999). Testicular germ cell tumors, an update. Results of the German cooperative studies 1982–1997. *Klin. Pediatr.* 211: 300–304.

[42] Ross, J.H., Rybicki, L., and Kay, R. (2002). Clinical behavior and a contemporary management algorithm for prepubertal testis tumors: a summary of the Prepubertal Testis Tumor Registry. *J. Urol.* 168 (pt 2): 1675–1678. discussion 1678–1679.

[43] Iczkowski, K.A., Bostwick, D.G., Roche, P.C. et al. (1998). Inhibin A is a sensitive and specific marker for testicular sex cord-stromal tumors. *Mod. Pathol.* 11: 774–779.

[44] Gourgari, E., Saloustros, E., and Stratakis, C.A. (2012). Large-cell calcifying Sertoli cell tumors of the testes in pediatrics. *Curr. Opin. Pediatr.* 24: 518–522.

第13章 癌症治疗的远期内分泌影响

Endocrine Late Effects of Cancer Treatments

Wassim Chemaitilly　Melissa M. Hudson　著
陈佳蕙　译　梁学军　巩纯秀　校

学习重点

- 在儿童期癌症存活者中，高达50%的个体出现了远期的内分泌影响。
- 肿瘤生长、手术、直接或散射治疗和（或）烷化剂进行的化疗，都可能导致内分泌器官发生损伤。
- 儿童癌症幸存者（CCS）的内分泌器官损害可能涉及下丘脑/垂体、甲状腺和性腺，以及负责调控骨骼健康和代谢的系统。
- 存在特定内分泌远期效应的风险会因肿瘤的部位、治疗方式和各种宿主因素的不同而存在差异。
- 系统性地基于风险的筛查路径有助于易感CCS的早期诊断和治疗，进而可有效改善患者的远期预后。

随着治疗学的进展，人们在儿童癌症治疗方面已经取得了巨大成功。在美国，10—14周岁的患癌儿童的5年存活率已经超过了80%。例如，作为儿童群体中最为常见的恶性肿瘤，儿童急性淋巴细胞性白血病患者的存活率从1961年的20%提高到2009年的93.5%。随着相关技术的发展，越来越多的接受相关治疗的患癌儿童能够活到中年。据统计，目前在20—39周岁的年轻群体中，每530人中就有一名儿童癌症存活者（childhood cancer survivor，CCS）[1]。

这种成功离不开联合应用了手术、多药化疗和放疗及相关支持性治疗方案的不断发展。癌症治疗可能会对包括内分泌腺体在内的多种器官产生持久的有害影响，这种负面影响可能出现在数年甚至数十年后，在癌症治疗完成后的效应，被称为癌症治疗相关的远期效应。而在这类远期效应中以内分泌并发症最常见，1/2的生存患者经历过至少1种激素的缺乏或者有生殖障碍[2]。

这种治疗相关的远期表现可能是未得到良好的治疗造成的功能障碍，会导致个体整体健康状况结局变差，因此当给予CCS个体医疗护理时，应全面的考虑该类患者的情况[3]。目前一种基于风险的筛查方法，即根据患者的癌症和治疗史，每隔一定的时间使用特定的诊断工具对患者进行个体化特定评估，这已成为该类患者的标准治疗。目前，来自北美（儿童肿瘤学组，COG，www.survivorshipguidelines.org）、英国（儿童癌症和白血病学组，http：//www.cclg.org.uk/dynamic_files/LTFU-full.pdf）、苏格兰（苏格兰校际指南网络，http：//sign.ac.uk/pdf/sign132.pdf）和荷兰（荷兰儿童肿瘤学组）的联盟已经提出了长期随访指南，而人们亦正致力于就上述指南（或建议）进行整合和统一。

尽管表 13-1 和表 13-2 已对 CCS 中最常见的内分泌系统远期效应进行了概述，但由于癌症治疗方案正处于不断变化之中，并且基于早期癌症治疗方案的资料依旧能够为在几十年前接受治疗的 CCS 提供治疗和咨询的重要指导，因此需要对其进行不断的评估。本章将在单独一节中就与一些先进的癌症治疗方法（如针对肿瘤生长途径的化疗药物和质子射线放射治疗）相关的内分泌并发症进行介绍。

一、内分泌系统远期并发症的患病率及其危险因素

（一）儿童中枢神经系统肿瘤生存者

儿童中枢神经系统肿瘤生存者通常会出现下丘脑-垂体轴功能障碍，这一功能性障碍在肿瘤病灶位于下丘脑或垂体附近接受颅脑放疗（CRT）的患者中尤为常见。其中，已知原发性甲状腺和性腺功能障碍是颅脑脊髓照射（CSI）后直接放疗或散射放疗的后遗症。除此之外，从表 13-3 可以看出，性腺生殖细胞损伤也可能由患者接触了烷化剂化疗引起。

1. 生长障碍与 HPA 功能障碍

对于存在中枢神经系统肿瘤患者而言，在接受肿瘤病灶直接解剖或手术切除时，患者通常会很快出现 HPA 功能障碍，并可能会影响包括垂体前叶和（或）垂体后叶的多种内分泌激素。与此相反的是，由于不同的垂体前叶分泌激素的剂量阈值存在差异，经放疗诱导的 HPA 功能障碍很可能会在接受 CRT 治疗后的数月或数年后出现，且不会涉及垂体后叶，同时也可能不会对所有 HPA 激素产生影响[3, 4]。一项对 748 名儿童阶段接受 CRT 治疗的长期成年生存者进行的研究显示，在平均随访 27.3 年内，个体出现 1 种或者 1 种以上垂体前叶激素缺乏症的概率分别为 51.4% 和 10.9%[3]。不过，截至目前，人们尚未确定由放疗辐射所引起损伤的性质（神经血管损伤与直接神经损伤）和部位（下丘脑与垂体）。但相关研究显示，这种后遗症应起源于下丘脑而不是垂体，例如，相关研究在该类患者中观察到高催乳素血症，这是因为在放疗辐照剂量>50Gy 后下丘脑对多巴胺抑制功能的丧失，以及 CRT 治疗个体的 GH 分泌对生长激素释放激素的保留反应[5]。相关研究认为，下丘脑对垂体激素的分泌细胞具有重要的营养作用，而这种营养作用会导致下丘脑-垂体功能对放疗辐照具有不同的敏感性[6]。而且这种下丘脑-垂体功能障碍有剂量和时间依赖性，其中，放射剂量越高，治疗时间越长，患者发生 HPA 功能障碍的风险就越高[3, 4]。由放疗辐照引起的 HPA 功能障碍可能在治疗完成数年甚至数十年后发生，因此应对高危患者进行终身监测（表 13-1）。

2. 生长激素缺乏症

在 CCS 个体中，生长激素缺乏症是一种最常见也是唯一一种由放疗辐照引起的 HPA 功能性障碍[3]。一项针对 88 例儿童髓母细胞瘤和其他胚胎性肿瘤的存活者进行 CRT、CSI 和大剂量清髓性化疗，然后进行自体干细胞挽救的研究显示，在初诊癌症的 4 年后，GHD 的累积发生率

表 13–1 癌症治疗引起的内分泌远期效应：下丘脑 – 垂体功能障碍

	儿童生长激素缺乏症[μ]	CPP	高催乳素血症	TSH 缺乏	LH/FSH 缺乏症	ACTH 缺乏症
1. 高危人群						
与肿瘤和治疗相关的危险因素						
肿瘤因素	位于下丘脑 – 垂体或经手术治疗	位于下丘脑 / 丘脑区 / 视路肿瘤（NF–1），其他，如脑积水	位于下丘脑 – 垂体或颅脑手术后	位于下丘脑 – 垂体或颅脑手术后	位于下丘脑 – 垂体或颅脑手术后	位于下丘脑 – 垂体或颅脑手术后
放疗剂量[a]	≥ 18Gy	≥ 18Gy	≥ 40Gy	≥ 30Gy	≥ 30Gy	≥ 30Gy
全身辐照（TBI）	• ≥ 10Gy/ 次，多次放射治疗 • ≥ 12Gy 分多次分割放射治疗	一次性治疗无影响	单纯放射治疗无影响	单纯放射治疗无影响	单纯放射治疗无影响	单纯放射治疗无影响
高发的宿主因素						
确诊时是否年轻	是	是	否	否	否	否
女性	否	是	否	否	否	否
2. 监测方式						
病史	营养状况，显著的青春期或生长发育情况	营养状况，显著的青春期或生长发育情况	青春期变化、月经史、溢乳	甲状腺功能减退的症状，生长迟缓	青春期变化、月经史、耐受性	疲劳、体重减轻、感染、不适、头晕
体检	身高、坐高[b]、生长速度、青春期分期、体重、BMI	身高、坐高[b]、生长速度、青春期分期、体重、BMI	身高、青春期分期、体重、BMI	身高、生长速度、青春期、体重、BMI、头发 / 皮肤、颈部触诊	身高、生长速度、青春期分期、体重、BMI	身高、体重、BMI、血压
实验室筛查	系统评估[c]	系统评估[s]	催乳素	TSH[d]，无 T_4	LH、FSH、早晨睾酮（男性）或雌二醇（女性）	8AM 皮质醇
3. 筛查频率						
最低频率（根据临床提示异常需进行更频繁的评估）	每 6 个月 1 次，直至达终身高	每 6 个月 1 次，直至青春期	每年 1 次	每 6 个月 1 次，直至达终身高，之后每年 1 次	基线 14 岁（男性）或 13 岁（女性），然后至少每年 1 次	每年 1 次

（续表）

	儿童生长激素缺乏症[μ]	CPP	高催乳素血症	TSH 缺乏	LH/FSH 缺乏症	ACTH 缺乏症
4. 如果筛查呈阳性，则进行确认性或附加检测						
实验室	生长激素激发试验	LH、睾酮或雌二醇 GnRH 试验	无 无	无 无	多次晨起睾酮测定 减肥后对男性肥胖患者的重新评估	小剂量 ACTH 试验
诊断成像	骨龄 X 线片	骨龄 X 线片、骨盆超声（女孩）[e]	CNS 成像（如有指征）	无	无	无
5. 治疗						
疗法	GH 替代治疗	GnRH 激动药	多巴胺受体激动药	左甲状腺素	性激素替代	氢化可的松
特别注意事项	合并性早熟者需重视	合并生长激素缺乏者需重视	存在原发性性腺功能减退症患者不评	如合并 ACTH 缺乏优先治疗肾上腺素皮质激素缺乏	如有需要，请咨询妇科内分泌医生	注意应激时特殊剂量

μ. 已达到最终身高及成年后的儿童癌症生存者的生长激素缺乏筛查和管理指南正在制定中

a. 包括对以下区域的辐照：颅耳 / 颞下耳、鼻咽部、眼眶 / 眼和 Waldeyer 淋巴环。b. 脊柱暴露于创伤性脑损伤或颅骨脊髓放疗的患者。c. 睾丸体积对于接受促性腺毒性化疗或睾丸放疗的男性，非青春期发育的可靠指标 – 如果怀疑这些患者在青春期时出现异常，应考虑对黄体生成素和睾酮进行测定。d. TSH 测量对于筛查是有用的，但不应用于已知 TSH 缺乏症患者的随访。筛查建议改编自北美儿童肿瘤学组长期随访指南 4.0 版 (www.survivorshipguidelines.org)。e. 考虑对临床和实验室特征不同的女孩的子宫长度和卵巢体积进行测量

表 13-2 癌症治疗引起内分泌远期效应：常见的原发性甲状腺、性腺、骨骼和糖脂代谢紊乱

	原发性甲状腺功能减退症	甲状腺癌	睾丸间质细胞衰竭	男性生殖细胞衰竭	卵巢功能不全	骨密度降低	超重、肥胖、葡萄糖不耐受
1. 高危人群							
与肿瘤和治疗相关的危险因素							
肿瘤或手术因素	甲状腺切除术	可能存在癌症易感综合征	双侧睾丸切除术	双侧睾丸切除术	双侧卵巢切除术	白血病	下丘脑肿瘤或颅脑手术
器官放射剂量	≥ 10Gy[a]	风险随着放射剂量增至 30Gy 而增加，然后降低[a]	≥ 20Gy[b]	可能≥ 0.15Gy[b] 高危≥ 2Gy[b]	>0Gy[b]	颅骨 / 脊柱全身	颅骨 / 全身？腹部
造血干细胞移植	是	是	是	是	是	是	是
化疗	单纯放射治疗无影响[c]	单纯放射治疗无影响	烷化剂	促性腺激素药[d]	促性腺激素药[d]	糖皮质激素	糖皮质激素
其他	放射性碘 ^{131}I–MIBG	^{131}I–MIBG	–	–	^{131}I–MIBG	氨甲蝶呤、环孢素、他克莫司	GvHD
宿主因素							
最大风险所对应的确诊年龄	年老	年轻	无相关性	无相关性	年老	年轻	可变
女性	是	是	不适用	不适用	不适用	否	否
2. 监视模式							
病史	甲状腺功能减退，生长缓慢	甲状腺结节或颈淋巴结	青春期变化，耐力	生育问题（成年男性）	青春期变化，月经史，耐力	营养、青春期、骨折、药物	营养、体力活动
体检	身高、生长速度、青春期、体重、BMI、头发 / 皮肤、颈部	有经验的提供者对颈部进行触诊	身高、生长速度、青春期分期、体重、BMI	生殖器检查，睾丸体积	身高、生长速度、青春期分期、体重、BMI	身高、生长速度、青春期分期、体重、BMI	身高、青春期分期、体重、BMI、腰围 / 身高比
实验室筛查	TSH，无 T_4	关于超声检查尚未达成共识	LH、FSH、晨起睾酮	FSH、AM、睾酮、精液分析	FSH、雌二醇	骨密度（DXA 或 qCT）	空腹血糖和血脂，HbA1c

（续表）

	原发性甲状腺功能减退症	甲状腺癌	睾丸间质细胞衰竭	男性生殖细胞衰竭	卵巢功能不全	骨密度降低	超重、肥胖、葡萄糖不耐受
3. 筛查频率							
最低频率及根据临床提示评估	每 6 个月 1 次，直达终身高后每年 1 次	每年 1 次	基线 14 岁，然后至少每年 1 次	应成年患者的要求	基线 13 岁，然后至少每年 1 次	长期随访，依据临床提示进行	每年 1 次[e]
4. 如果筛查呈阳性，则进行确认性或附加检测							
实验室	无	超声引导下细针穿刺活检	多次晨起睾酮	无	无	维生素 D_{25} 水平	口服葡萄糖耐量试验
诊断成像	无	颈部超声	无	无	无	无	无
5. 治疗							
疗法	左甲状腺素片	• 外科 ± 消融术 • 放射性碘	性激素替代	精子库（预防性）	• 性激素替代疗法 • 成熟卵母细胞冷冻保存	维生素 D、体力活动、饮食干预	饮食和生活方式调整
特别注意事项	先治疗 ACTH 缺乏症	首选甲状腺全切除术	如有需要，请咨询妇科内分泌医生	如有需要，请咨询妇科内分泌医生	如有需要，请咨询妇科内分泌科医生	治疗相关的内分泌疾病	适应证药物治疗

DXA. 双能 X 线吸收测定法；qCT. 定量计算机断层扫描。筛查建议改编自北美儿童肿瘤学组长期随访指南 4.0 版 (www.survivorshipguidelines.org)

a. 潜在影响甲状腺的放射范围包括颈部、脊柱（颈部或全脊柱）、锁骨上、颅骨、鼻咽、口咽、Waldeyer 淋巴环、次全淋巴照射、全淋巴照射、套管（包括小型或扩展视野）、纵隔和创伤性脑损伤。b. 可能影响性腺的放射范围包括侧腹、全腹、倒 Y 野、骨盆、膀胱、髂骨、全淋巴照射、全身放射治疗、全腰椎 / 骶骨（女性）、阴道（女性）、前列腺（男性）、腹股沟（男性）、股骨（男性）和阴囊 / 睾丸（男性）。c. 表中不包括新的靶向治疗方法，如酪氨酸激酶抑制药或免疫调节剂。d. 见表 13.3。e. 实验室建议每两年进行一次

为（93±4）%[4]。这种由放疗引起 GHD 的风险会随着放疗剂量及随访时间的延长而呈增大趋势。并且相关研究显示，对于在更小的年龄段接受 CRT 治疗的患者，他们更容易发生 GHD[3]。

(1) 中枢性性早熟（CPP）：位于下丘脑和视交叉附近的肿瘤（如低级别胶质瘤）通常属于 1 型神经纤维瘤病（NF-1），该区域对放疗（剂量 18～50Gy）是中枢或促性腺激素依赖型中枢性性早熟的危险因素。一项针对 500 名高危儿童中枢神经系统肿瘤生存者进行的前瞻性研究显示，该类患者的 CPP 总体患病率为 15.2%[7]。并且在该研究中，中枢神经系统肿瘤患者在确诊后平均 3.5±2.4 年出现 CPP。因此，CPP 是该人群中最常见的 HPA 功能障碍之一[7]。此外，由肿瘤部位引起的 CPP 的患病率（29.2%）显著高于与 CRT 有关的 CPP 的患病率（6.6%）[3, 7]。CPP 的其他危险因素包括脑积水、女性、年龄小于 5 岁和高 BMI。

(2) 促性腺激素减退症：由于下丘脑 – 垂体刺激不足，低促性腺素性功能减退症（LH/FSH 缺乏症，LH/FSHD）患者主要表现为性激素分泌减少。根据发病年龄的不同，LH/FSHD 患者可能表现为青春期延迟、青春期中断或成人性激素缺乏症状。在接受 CRT 治疗的 CCS 中，LH/FSHD 患病率为 5%～10%，并且与放射剂量之间存在相关性（这种相关性在≥ 30Gy 的放射剂量下尤为明显[3, 5]）。值得注意的是 CPP 病史的患者，在接受放疗的几年后反而也可能会出现 LH/FSHD，并且需要接受性激素替代治疗[7]。

(3) 中枢性甲状腺功能减退：相关研究显示，对于 CCS 个体而言，其中枢性甲状腺功能减退（TSH 缺乏）的患病率为 3.4%～7.5%[3, 4]。在一项关于儿童胚胎（如髓母细胞瘤）CNS 肿瘤生存者暴露于 CRT 和 CSI 的长期内分泌结果的研究中，TSHD 的 4 年累积发病率达到（28±8）%。其中，CRT 辐照剂量≥ 30Gy 是 TSHD（远期效应）的主要危险因素[3, 5]。

(4) 中枢性肾上腺皮质功能不全：由于下丘脑 – 垂体刺激不足，存在中枢性肾上腺功能不全（促肾上腺皮质激素缺乏症，ACTHD）患者主要表现为皮质醇分泌不足。由于患者群体和检测方式的不同，CCS 中 ACTHD 的报道患病率为 4%～43%。在接受 CRT 和 CSI 治疗的胚胎中枢神经系统肿瘤的儿童研究中，ACTHD 的累积患病率为（38±6）%[4]。CRT 辐照剂量≥ 30Gy 是 ACTHD（远期效应）的主要危险因素[3, 5]。

(5) 高催乳素血症：高催乳素血症可能是由 CRT 剂量＞30Gy 后，下丘脑对催乳素分泌的抑制消失所致[5]。高催乳素血症通常无症状，很少需要治疗。

3. 甲状腺疾病

在接受 CSI 或全脑 CRT 治疗时，甲状腺可能会受到散射辐照的影响。相关研究显示，对于接受过放疗的患者而言，他们更有可能出现包括原发性甲状腺功能减退症和甲状腺癌在内的甲状腺疾病。一项针对接受 CRT 和 CSI 治疗的 CNS 胚胎性肿瘤患者进行分析的队列研究中，患者 4 年后原发性甲状腺功能减退的累积发生率为（65±7）%[4]。相关研究发现，对于儿童 CNS 肿瘤存活者而言，在接受 CSI 后，其有可能出现甲状腺功能亢进症，但与原发性甲状腺功能减退症（作为远期效应）相比，甲状腺功能亢进症的发生率要低得多，并且这种情况往往具有一过性的特征。目前，人们已经发现，年轻时接受 CSI 治疗是甲状腺癌的危险因素，在 455 名儿童髓母细胞瘤生存者中，甲状腺癌是除 CNS 以外的第二常见恶性肿瘤，其潜伏期平均为 25 年[8]。

4. 性腺功能紊乱

(1) 男性：相关研究已经证实，烷化剂化疗治疗（表 13-3）和 CSI 散射辐照治疗与儿童

表 13-3　与潜在性腺毒性相关的化疗药物

分　类	烷化剂	铂　类	非经典烷化剂
药　物	• 白消安 • 卡莫司汀（BCNU） • 苯丁酸氮芥 • 环磷酰胺 • 异环磷酰胺 • 洛莫司汀（CCNU） • 氮芥 • 美法仑 • 丙卡巴嗪 • 硫代替巴	卡　铂 顺　铂	达卡巴嗪 替莫唑胺

CNS 肿瘤生存者的原发性睾丸功能障碍之间存在密切相关性。暴露于高剂量烷化剂后，间质细胞功能可能会发生受损，但似乎不受 CSI 散射辐射的影响 [9]。而生殖细胞功能更容易受到烷化剂和散射放射治疗的影响，因此与间质细胞功能相比，接受该方案治疗的 CCS 更容易出现生殖系统方面的障碍。

(2) 女性：卵巢很容易会受到化疗（表 13-3）和与 CSI 相关的散射辐照的损害。在儿童髓母细胞瘤的生存者中，原发性卵巢功能不全的患病率估计为 26%；考虑到患者在随后几年可能会经历提前绝经，而且所需的随访时间更长，因此其发病率可能被低估 [12]。

5. 骨密度降低

治疗药物毒性（糖皮质激素、CRT、CSI）、激素缺乏（GHD 和性腺功能减退）及体力活动减少等多种因素，均可导致儿童 CNS 肿瘤生存者有发生骨密度（BMD）降低的风险。

6. 超重和肥胖

相关研究显示，与普通人群相比，儿童 CNS 肿瘤生存者的肥胖率和超重率总和并无显著差异，但对于存在下丘脑 – 垂体损伤，特别是由于肿瘤和（或）手术造成的损伤的患者，肥胖症的发生风险要高得多，而且是严重的下丘脑型或称中枢性的肥胖。对于颅咽管瘤患者而言，在所有激素缺乏都已得到补充的情况下，仍有高达 55% 的患者会出现下丘脑肥胖症 [13]。在现代医疗条件下，针对颅咽管瘤患者的治疗策略已不再是病灶清扫术，而是通过高精度放射治疗（最近通过质子束技术）与保留下丘脑的手术相结合可以更好地实现患者的长期无进展生存 [13]。该新型方法有望减少围手术期患者的下丘脑损伤，并有效改善代谢和整体长期健康预后。

（二）接受造血干细胞移植治疗恶性血液病的生存者

患者可以通过造血干细胞移植（HSCT）来治疗各种癌症、非恶性血液病（如范可尼贫血和先天代谢性疾病）。在自体 HSCT 中，首先需要从患者体内获取正常造血干细胞，并在清髓性治疗后重新注入该患者体内。而接受异基因 HSCT 治疗的患者则需要输入从另一个有或无血缘关系的理想 HLA 配型捐赠者获得的健康造血干细胞，以取代恶性或异常干细胞。而异基因 HSCT 移植的受者，预先接受包括大剂量化疗联合（或）全身放射治疗（TBI）的清髓性治疗。HSCT 已经成功的患者，可能会出现长期并发症，这不仅是因为患者曾暴露于化疗和 TBI，还会受到（异基因造血干细胞移植受者）移植物抗宿主病（GvHD）及其治疗过程的影响。由于内分泌器官易受放疗和化疗的影响，内分泌后遗症是 HSCT 后最常见的远期影响之一。在一项研究关于异基因 HSCT 远期影响的研究中，59% 的 10 岁前接受过治疗的患者均发生了 1 种以上激素功能障碍 [14]。

1. 生长障碍与 HPA 功能性障碍

在接受 HSCT 的儿童中，有 20%～84% 个体存在发育受损。造成患者在接受 HSCT 后发生生长受损的原因有很多，其中包括移植物抗宿主病（GvHD）、慢性疾病、营养不良、辐射导致的骨骼生长板损伤、GHD、甲状腺功能减退和青春期多种紊乱。儿童 HSCT 存活者在 HSCT 后达到终身高后测量其身高，发现这些患儿身高可能会损失 1～2SD。接受 TBI 治疗、既往接触 CRT、接受 HSCT 治疗时的年龄较小和男性性别是损伤的危险因素。生长潜力的丧失在青春期加重，并造成上下部量不成比例。这些观察性结果表明，辐射诱导的骨骼生长板损伤在一部分患者中起重要作用，这些患者即使无生长激素缺乏症，也很难会有正常的青春期猛长能力。

考虑到其他危险因素的多样性和重要性，很难确定 GHD 对 HSCT 后生长障碍的影响。与 HPA 对辐射的易感性一致，GHD 的主要危险因素是 TBI。相关研究显示，在接受 TBI 治疗的患者中，GHD 的患病率为 20%～40%。并且剂量小于 8Gy 的放疗很少导致患者出现 GHD，而接受 HSCT 时的较小年龄和单次放射治疗方案者发生 GHD 的风险可能更高 [15]。而对于没有接受 CRT 但接受 TBI 治疗的儿童 HSCT 的受试者而言，发生非下丘脑 – 垂体功能障碍的风险非常低。由于相关研究分别使用了复杂的动态测试模型（TSH 夜间分泌高峰和 11– 脱氧皮质醇对甲羟孕酮的反应），而不是更常用的测试，因此接受 HSCT 治疗的 CCS 中 TSHD 和 ACTHD 的患病率可能被高估。

2. 甲状腺疾病

在接受 HSCT 后，患者可能发生的甲状腺疾病主要包括原发性甲状腺功能减退、自身免疫性疾病和肿瘤。相关研究显示，其中原发性甲状腺功能减退的患病率为 14%～52%。与甲状腺疾病相关的主要危险因素包括 TBI 治疗，并且接受单次放射治疗的患者发生该类疾病的风险更高。接受 HSCT 并单独使用白消安和环磷酰胺化疗的患者可能会发生代偿性的一过性的原发性甲状腺功能减退症状。较小的年龄及较长的随访时间与 HSCT 后原发性甲状腺功能减退的风险较高密切相关。在少数表现为甲状腺功能减退或甲亢的患者中，HSCT 后观察到自身免疫性甲状腺疾病。而供者 T 淋巴细胞或 B 淋巴细胞异常克隆的获得被认为是最有可能解释这一现象的原因。一般短暂的甲状腺功能亢进症后可能会出现原发性甲状腺功能减退症，只有少数患者需要抗甲状腺药物或放射性碘治疗。接受 TBI 治疗的患者发生继发性甲状腺癌的风险增加 [16]。移植时年龄较小、慢性移植物抗宿主病病史和女性性别是该人群甲状腺癌的额外危险因素 [17]。

3. 性腺功能紊乱

(1) 男性：相关研究已经证实，烷化剂化疗（表 13–3）和 TBI 治疗与接受 HSCT 治疗的 CCS 患者的原发性睾丸功能障碍之间存在密切相关性。不过，只要睾丸的累积辐射剂量＜ 20Gy，标准剂量的环磷酰胺或 TBI 通常不会对睾丸间质细胞的功能产生不利影响。然而，经 HSCT 治疗的 CCS 个体的生殖细胞功能更容易受到损伤。相关研究已经证实，环磷酰胺（尤其是累积剂量＞200mg/kg）和白消安的联合使用与生殖细胞功能受损密切相关 [18]。接受治疗时年龄较小、无慢性移植物抗宿主病和较长的疗程，与更多留存生殖细胞功能的机会之间存在正相关关系 [18]，而接受 TBI 治疗的男性中只有少数具备生殖能力。“睾丸屏障”措施可能有助于保护接受 TBI 治疗的患者的睾丸功能，然而对于在接受 HSCT 之前能够产生精液的性成熟青少年男性而言，建立精子库绝对是一个可行的方法。

(2) 女性：相关研究显示，接受 HSCT 治疗的女性 CCS 患者发生卵巢早衰的风险很高(其中，卵巢功能不全的发病率高达 84%)。大多数接受环磷酰胺和白消安联合治疗的 HSCT 患者需要长期的性激素替代治疗。此外，TBI 治疗方案对女性患者卵巢功能的影响似乎主要取决于患者治疗时的年龄。在青春期前接受 TBI 治疗的女孩中，高达 50% 的女孩可能会经历青春期发育的自发开始，并在正常年龄达到月经初潮。而在 10 岁后接受 TBI 治疗的女性 CCS 个体中，卵巢早衰却非常普遍 [19]。卵巢组织冻存技术可能有助于保护接受 TBI 治疗的患者，但是证据性的长期效果非常有限。对于具有 TBI 治疗史的女性而言，其流产率较高，这是因为 TBI 对子宫体积和（或）血液供应具有明显的不良影响 [20]。

4. 骨密度缺乏症

由于疾病相关损害、治疗毒性和移植并发症，接受异基因 HSCT 的患者发生骨密度缺陷的风险增加。在一项对 49 名接受造血干细胞移植的儿童进行的前瞻性研究中，中度（根据年龄和性别调整的骨密度 Z 评分在 -1～1.9）和重度（Z 评分≤ -2）骨密度缺失的患病率在基线时分别为 18% 和 16%，在 HSCT 后 1 年分别增加到 33% 和 19%[21]。BMD 缺失的危险因素包括接受 HSCT 的年龄较小、接受 TBI 治疗和既往 CRT，后者可能是由于 GHD 和（或）性激素缺乏。HSCT 后持续性骨密度降低的病理生理学机制尚不清楚。间充质干细胞向成骨细胞分化的障碍及其向成脂（而不是成骨）的优先性是潜在的机制，如骨髓和内脏脂肪增加所证明的那样 [22]。在理解这种疾病的病理生理学方面的进展，这种疾病似乎与 HSCT 后的代谢并发症奇怪地交织在一起，可能为未来更具体、更有针对性的干预奠定基础。

5. 胰岛素抵抗与糖尿病

接受过儿童时期 HSCT 的患者发生胰岛素不敏感、糖耐量异常和（或）代谢综合征（如高血压和血脂异常）的发生率高于预期。儿童时期接受 HSCT 治疗的患者糖尿病患病率为 4%～17%。胰岛素不敏感似乎更为普遍和持久，可能会长期影响高达 52% 的被评估个体。TBI 治疗是造血干细胞移植后胰岛素不敏感和（或）糖尿病的主要危险因素。这些并发症似乎与体重指数无关，其病理生理可能涉及体脂分布的改变和（或）一定程度的胰岛 β 细胞损伤 [23]。

（三）无须接受HSCT治疗的儿童期白血病生存者个体的内分泌远期效应

在儿童癌症中，急性淋巴细胞白血病（ALL）约占 25%。在过去的 50 年里，治疗技术的不断发展和风险分层策略的开展已经显著提高了存活率，降低了治疗毒性。自 20 世纪 80 年代以来，鞘内化疗和强化全身化疗导致预防性中枢神经系统照射的使用明显减少，这是内分泌延迟效应的主要原因。急性髓细胞性白血病（AML）在儿童中较少见，其治疗进展遵循儿童癌症改善的总趋势，目前存活率超过 70%。

1. 生长障碍与 HPA 功能障碍

儿童期白血病生存者（包括那些单独接受化疗的患者）可能不会完全恢复诊断前的生长潜力。虽然儿童期起病的生长激素缺乏症是所有接受 CRT 治疗的生存者身材矮小的决定因素，但在所有接受目前化疗方案的生存者中，无论生长激素状况如何，身高潜力都有中度下降（-0.59 ± 0.86SD）[24]。在没有 CRT 或 CSI 的情况下导致生长障碍，可能与治疗相关的青春期来临时间的改变和治疗对生长板的直接毒性有关。

儿童白血病在 CRT 之后的中枢性性早熟已被描述[7]。考虑到 CRT 的剂量和时间依赖性，在童年时期接受预防性 CRT 治疗的儿童白血病生存者在成年期间发生成人型 GHD 和低 LH/FSH 的风险增加，而 TSH 和 ACTHD 较少[3]。

2. 甲状腺功能紊乱

未接受 HSCT 治疗的儿童期 ALL 生存者个体随后可能会因为 CSI 和（或）CRT 治疗而发展成甲状腺疾病。儿童期预防性 CRT（无 CSI 或 TBI）ALL 与原发性甲状腺功能减退的风险无关。相关研究显示，少数接受预防性 CRT 治疗的甲状腺乳头状癌患者是由于甲状腺受到散射辐射所致。值得注意的是，几十年前接受这种方式治疗的患者并没有明显从多年来放射治疗精确度的显著提高中受益。

3. 性腺功能紊乱

(1) 男性：在烷化剂化疗（表 13-3）和直接睾丸放疗（用于治疗睾丸病变复发）后，接受儿童期白血病治疗的男性发生间质细胞和生殖细胞衰竭的风险高于预期。烷化剂化疗后间质细胞功能障碍的患病率估计为 10%～57%。然而，间质细胞功能障碍通常是亚临床症状，大多数受影响的患者血浆睾酮浓度正常，但 LH 升高。睾丸放射剂量＞20Gy 的患者发生睾丸间质细胞衰竭的风险最高，超过 80% 的患者在儿童期和青春期需要睾酮替代治疗。生殖细胞比间质细胞对癌症治疗的易感性更高。用烷化剂化疗，累积剂量相当于环磷酰胺≥ 4000mg/m^2 的治疗与精子发生受损有关[25]。睾丸辐射剂量达 0.15Gy 时，患者会出现精液生成障碍，2～3Gy 后不太可能恢复生精功能。

(2) 女性：尽管卵巢对烷化剂化疗很敏感，但接受儿童白血病标准剂量化疗的女性通常能够正常进入青春期，此后经历规律的月经。关于接受现代方案治疗的女性儿童白血病生存者的长期生殖结果的数据仍然有限。考虑到过早绝经的风险，需要进一步的研究才能真正了解这一人群的生殖风险[12]。

4. 骨密度降低

儿童白血病有明显的中短期骨病。作为疾病过程的结果，高达 70% 的儿童在 ALL 确诊时发现了骨病，包括骨量减少和骨折。化疗的急性毒性，最主要的原因是长期大剂量的全身糖皮质激素应用导致其他并发症，包括非创伤性脊椎骨折和骨坏死。相关前瞻性和纵向评估的数据表明，BMD 的恢复在 ALL 患者的治疗完成后不久就已出现[26]。尽管如此，BMD 不足仍可能持续中长期，这取决于基线损伤的严重程度、愈合所需的时间、是否存在合并症和选择不恰当的生活方式。

5. 超重、肥胖和糖耐量异常

超重和肥胖是儿童期 ALL 生存者的常见并发症。最近发表的一项 Meta 分析汇编了对 1742 名儿童 ALL 生存者的 47 项研究的数据，在随访时间小于 5 年的患者中，超重或肥胖的患病率超过 40%，5—9 年为 29%～69%，此后保持在 34%～46%[27]。虽然肥胖的风险在女性和接受预防性 CRT 治疗的患者中最高，但来自使用现代单纯化疗方案的患者的更新数据表明，肥胖仍然是 ALL 生存者中经常出现的、潜在的主要健康问题[27]。大剂量糖皮质激素治疗似乎是肥胖和胰岛素抵抗的主要风险因素。早期干预改善这些风险的可行性代表了未来研究的一个重要焦点。

（四）儿童期霍奇金淋巴瘤存活者内分泌远期效应

在发达国家，霍奇金淋巴瘤（hodgkin's lymphoma，HL）是治愈率很高的恶性肿瘤，它主要发生在年龄较大的青少年（≥ 15 岁）和年轻人中，5 年存活率超过 90%。HL 患者会出现内分泌后遗症，是因为在接受烷化剂化疗和放射治疗后，淋巴瘤将这些制剂带到这些与颈部、胸部、腹部或骨盆的内分泌腺相邻区域。而现代治疗方案旨在减少或放射治疗的发散，因为它与心血管疾病、继发性肿瘤和内分泌并发症等后遗症显著相关。

1. 甲状腺功能紊乱

接受颈部放疗的儿童期 HL 生存者发生甲状腺疾病的风险显著增加，包括原发性甲状腺功能减退、甲状腺功能亢进和甲状腺肿瘤[28]。正如经常观察到的与放射治疗相关的其他激素缺乏一样，儿童期 HL 生存者甲减的风险随着放射剂量和时间的增加而增加，对于接受≥ 45Gy 剂量治疗的患者，在确诊后 20 年患病可能超过 50%[28]。儿童期 HL 生存者甲状腺功能减退的其他危险因素包括女性和确诊时年龄较大[28]。在 HL 生存者中，甲状腺功能亢进的报道比甲状腺功能减退要少，其风险明显高于普通人群，在接受超过 35Gy 剂量的放射治疗的患者中风险最高。甲状腺肿瘤和癌症是接受放射治疗的儿童 HL 生存者的主要担忧来源。在一大组长期存活的儿童 HL 患者中（确诊后的中位数为 15.5 年），甲状腺癌的诊断频率是预期的 18.4 倍[28]。甲状腺癌的风险随着辐射剂量达到 20～30Gy 范围而增加，然后在较高剂量下呈“倒 U”形曲线下降，这可能是因为最高剂量对腺体造成了严重损害。烷化剂可能会增加颈部放疗患者患甲状腺癌的风险。其他风险因素可能包括在 10 岁之前接受癌症治疗。

2. 性腺功能紊乱

(1) 男性：大多数男性 HL 患者维持正常的间质细胞功能，而那些异常的人大多为亚临床型，LH 升高，睾酮水平正常。大多数接受烷化剂化疗（表 13–3）或辐射治疗可能影响性腺的生存者被诊断为无精子症[29]。几乎所有接受膈下放疗的患者都报道了生殖细胞衰竭的间接证据，而在仅接受烷化剂化疗的儿童 HL 生存者中，高达 70% 的患者有无精子症或少精子症的证据[29]。在诊断 HL 时，所有烷化剂的睾丸毒性似乎与年龄或青春期无关。现代儿科 HL 治疗方案建议降低烷化剂、化疗和放疗的强度，以降低性腺毒性的潜在风险；然而只要可行，男性患者仍应通过建立精子库保存生育能力。

(2) 女性：女性 HL 生存者可能会因为烷化剂化疗（表 13–3）和（或）盆腔放疗而发生卵巢早衰。而且，治疗时年龄较大是一个额外的危险因素，而卵巢固定术在接受盆腔放疗的患者中可能对其生育功能具有保护作用[11]。尽管当前治疗结束后，相当比例的女性的月经会自然恢复，且未经盆腔照射治疗的女性具备自然怀孕的可能，但根据当代方案治疗的生存者的生殖结局的长期随访数据仍然相当缺乏[29]。

3. 线性生长和身体成分异常

由于脊柱照射对椎体生长板的不利影响，儿童期 HL 生存者可能会遭受生长潜力损失的情况，但即使在接受放射治疗的患者中，这些损失一般也不严重（–0.36SD）。儿童期 HL 生存者不会增加发生显著骨密度降低的风险。有关儿童 HL 存活者的其他身体成分变化的数据有限，一些报道提示体脂相对增加，肌肉容量减少[29]。

（五）儿童期恶性颅外实体瘤存活者的内分泌远期远期效应

儿童颅外最常见的恶性实体瘤包括神经母细胞瘤、肾母细胞瘤、骨肉瘤（骨肉瘤和尤文肉瘤）、软组织肉瘤（横纹肌肉瘤和胚胎肉瘤）和视网膜母细胞瘤。对于 CCS 而言，因治疗此类肿瘤而发生内分泌功能障碍的风险会因肿瘤位置和治疗方案的不同而存在显著差异。

1. 生长障碍与 HPA 功能障碍

由于病情本身所具有的严重性，很多高危神

经母细胞瘤生存者在经过高强度的治疗（可能包括 TBI）之后会出现生长潜力的丧失。由于使用大剂量局部照射，部分患者的骨骺生长板可能出现直接损伤。相关研究显示，在针对该类患者使用 13- 顺式维甲酸进行治疗时，生长板会加速关闭[30]。GHD 可能会导致一部分接受高危神经母细胞瘤治疗的患者出现生长障碍，而肌肉骨骼后遗症（如脊柱侧凸）可能会进一步影响青春期的线性生长。接受放疗的头部颅外肿瘤（如横纹肌肉瘤、鼻咽癌或视网膜母细胞瘤）的患者可能会出现放射诱导的 GHD，但较少出现其他 HPA 缺陷，不过同样应对这些功能障碍进行密切监测。

2. 甲状腺疾病

原发性甲状腺功能减退是儿童恶性颅外实体瘤生存者最常见的内分泌后遗症之一（患病率约为 10%）[31]。^{131}I-MIBG 是一种治疗神经母细胞瘤的常用方案，众所周知，由于放射性碘引起的腺体损伤，其与甲状腺功能障碍之间存在密切相关性。尽管使用碘化钾预防治疗，原发性甲状腺功能减退仍有可能发生，接受 ^{131}I-MIBG 治疗的患者应仔细观察儿童期或临床上更频繁地每 6 个月测定 1 次血浆游离 T_4 和促甲状腺激素[32]。接受外部放射线照射治疗（包括 TBI）可能会增加原发性甲状腺功能减退和自身免疫性疾病的发病风险。相关研究显示，在接受横纹肌肉瘤、鼻咽癌、神经母细胞瘤和其他颅外头颈部实体瘤放射治疗的患者中，亦有可能出现原发性甲状腺功能减退症。在神经母细胞瘤患者中，^{131}I-MIBG 治疗与发生甲状腺结节的风险增加之间具有密切相关性[32]。研究人员发现，接受 ^{131}I-MIBG 治疗的儿童头颈部横纹肌肉瘤和其他实体肿瘤患者，在没有额外外部放射线照射治疗和使用 KI 预防性治疗的情况下，都可能出现乳头状甲状腺癌。

3. 原发性性腺功能衰竭

原发性性腺功能衰竭是儿童恶性颅外实体瘤后最常见的内分泌并发症（患病率为 9%～11%）[31]。与其他儿童癌症一样，性腺损伤可能是因为存在性腺毒性的化疗，如烷化剂（表 13-3）或包括 TBI 在内的放射治疗。最近的相关实践显示，在神经母细胞瘤患者中，^{131}I-MIBG 治疗可能导致患者出现原发性卵巢功能不全。性腺内或性腺附近有实体肿瘤的患者可能会因为肿瘤浸润、手术切除或性腺化疗毒性或放射治疗而发展为原发性性腺功能低下症。因此在可行的情况下，应帮助高危患者保留生育能力。

4. 超重、肥胖、糖耐量异常与原发性肾上腺皮质功能不全

儿童恶性颅外实体肿瘤生存者的肥胖率并不高于普通人群。但是由于 TBI 治疗和（或）腹部放疗，患者出现糖耐量异常和代谢综合征的风险可能会增加[30, 31]。仅切除一个肾上腺的肾母细胞瘤或神经母细胞瘤生存者似乎不会出现原发性肾上腺皮质功能不全这一远期效应[33]。

二、常见内分泌远期并发症的诊断与管理

（一）HPA 功能紊乱

由于该类肿瘤位于 HPA 区域内或附近，或者在对此类肿瘤进行手术切除时，患者在诊断时可能存在下丘脑 - 垂体轴（HPA）功能障碍（表 13-1）。由于直接或射散射放疗对下丘脑 / 垂体的影响，肿瘤治疗的远期效应也可能导致 HPA 功能障碍[3, 4]。对于接受放疗治疗的患者，其发生 HPA 功能障碍的风险会以剂量和时间依赖的方式增加，因此这类高危患者应该接受终生监测和随访。

1. 生长激素缺乏症

经性别和年龄调整后的慢性胰腺炎患者，无论他们是否身材矮小，在 1 年以上的线性生长速度＜ -2SD 或在 2 年以上的线生长速度＜ -1.5SD，

都应被怀疑为生长激素缺乏症。CCS 的线性生长可能会受到其他内分泌和非内分泌疾病的影响，这些情况需要特别注意。脊椎放射治疗可以直接损伤脊椎生长板，导致一种特殊形式的骨骼发育不良，脊椎生长受到的影响比下肢更严重[34]。这可以通过测量坐高，并将其与站立高度和上、下部量进行比较来检测。

必须强调的是，整个儿童期和青春期密切监测 CCS 的青春期状况非常必要。在下丘脑附近发生肿瘤的患者和接受 CRT 治疗的患者可能同时发生 CPP。CPP 患者尽管同时患有生长激素缺乏症，但由于性激素分泌，可能会表现为假性的、容易被忽视的、看似生长速率正常的生长激素缺乏的情况。如果对以上情况不及时诊断和治疗，这些患者可能会因为快速融合生长板而导致其生长潜力的不可逆转的损失[5]。相反，患有生长激素缺乏症和性腺功能减退的青少年需要早期诊断和治疗，以实现对重组人生长激素治疗的最佳反应，并经历青春期快速生长。此外，肥胖还可能影响线性生长、骨骼成熟和生长激素分泌。

对于 CCS 个体而言，关于 GHD 的实验室诊断依赖于 GH 动态检测，这与其他人群相比并无什么不同。然而，生长激素研究的共识指南规定，对于有中枢神经系统病变或 CRT 病史的个体，未能通过一项测试（而不是普通人群要求的两项测试）就足以诊断。值得注意的是，有 CRT 病史的患者不能联合使用 GHRH 和精氨酸，因为这些患者可能是由于下丘脑原因引起的 GHD。IGF-1 和 IGFBP-3 的血浆浓度经常被用作 GH 分泌的替代标志物，但对于有 CRT 治疗史的个体来说，这两项指标并不可靠，使用它们可能会导致 GHD 在高危 CCS 中被低估[36]。

重组人生长激素治疗可以显著改善 GHD 儿童和青少年的生长潜力。接受 CSI 或 TBI 治疗的个体可能不会完全恢复癌症治疗前的生长预测，但 rhGH 似乎可以限制生长潜力的进一步劣化。考虑到 GH 和 IGF-1 的体外增殖和促有丝分裂的特性，rhGH 在有癌症病史的个体中的安全性已经成为几项研究的主题。在 CCS 中，rhGH 治疗与原发肿瘤复发或死亡的风险不相关[37]。关于 rhGH 治疗与继发性实体瘤（尤其是接受 CRT 治疗的脑膜瘤）的高风险之间的关联，存在相互矛盾的数据[37]。北美儿科内分泌学会（PES）最近发表的一份声明支持在所有癌症治疗完成后，如果 GHD 儿童 CCS 没有活动性肿瘤疾病的迹象，并告知患者及其照顾者可能会增加继发肿瘤的风险，就可以在 GHD 的儿科 CCS 中使用 rhGH[38]。

尽管缺乏循证数据表明在开始 rhGH 之前需要监测患者多长时间，但中文（PES）实践指南建议在癌症治疗完成后等待 1 年，没有针对颅咽管瘤患者的具体建议[38]。rhGH 在身体成分、血脂、骨量和生活质量方面的潜在益处已扩大到甲状腺功能低下的成年人。目前还没有专门评估线性生长完成后和成人 CCS 中使用 rhGH 的益处和长期风险的研究，这仍然是一个热门的研究领域。

2. 中枢性性早熟

与普通儿科人群相比，对 CCS 中 CPP 的诊断和治疗并无什么差异。应考虑特定于 CCS 的其他因素。临床医生不应该依赖睾丸体积测量数据来诊断接受高剂量烷化剂或直接睾丸放射治疗的男孩的青春期状况，因为这些患者可能会因为治疗引起的生殖细胞损伤而产生较小的睾丸，但不会失去产生睾酮的能力[38]。而包括阴蒂、阴囊变薄和阴茎大小在内的其他症状则具有一定程度的诊断价值，并且医生应注意测量早上睾酮和促黄体生成素的血浆浓度以确认这一点。此外，临床医生应意识到，CPP 和生长激素缺乏症及其他垂体缺陷和内分泌后遗症之间可能存在密切相关性[7]。

目前关于具有 CPP 史的 CCS 个体的长期随访数据越来越多。尽管相关的激素缺乏能够得到早期诊断、治疗和替代，但是由于中枢神经系统肿瘤或 CRT 导致的 CPP 患者可能无法完全恢复生长潜力。相关研究显示，这类患者的最终身高之所以会平均下降 0.9SD，更有可能是因为肿瘤负担，而不是 CPP 的存在。对于存在 CPP 病史的患者而言，在接受 CRT 治疗后，其可能会在数年后出现 LH/FSHD 这一辐射诱导后遗症，因此需要接受性激素替代治疗[7]。此外，这类患者也可能经历高肥胖率和性腺功能障碍（女性），据可靠的 CCP 的长期随访数据，这些也更有可能与肿瘤和治疗因素有关，而不是由于 CPP 和青春期受抑制[7]。

3. 低促性腺激素性性腺功能减退症

青春期应用性激素替代治疗可以有效治疗 LH/FSHD 继发性性腺功能衰竭。而继发于 LH/FSHD 的生殖功能障碍的治疗，则需要专业的生殖医学护理提供者，对男性的生殖细胞或女性的卵泡生长进行刺激[39, 40]。

4. 中枢性甲状腺功能减退

TSHD 的症状与原发性甲状腺功能减退症相类似，当血浆 FT_4 浓度低于正常水平且 TSH 值低或不适当时，应怀疑 TSHD。左甲状腺素对 TSHD 的治疗有效，该药物能够将血浆 FT_4 值维持在正常范围的中上部。在确诊为 TSHD 的患者中，测定血浆 TSH 不适合作为调整左甲状腺素的治疗的依据。在多种垂体激素缺乏的情况下，临床医生应注意在 TSHD 之前开始治疗 ACTHD，因为甲状腺素替代会增加内源性皮质醇的清除，并可能导致明确未诊断的肾上腺功能不全患者的肾上腺危象。

5. 中枢性肾上腺功能不全

ACTHD 患者可能会出现典型的肾上腺功能不全症状，如果在严重疾病发作期间不及时接受较高剂量的糖皮质激素紧急输注治疗，他们可能会增加癫痫、低血糖和休克的风险。早上 8 点血浆皮质醇浓度低于正常值和动态检测，小剂量 ACTH 刺激试验是最常用的检查方法。对于有多种激素缺乏的患者（如在 CRT 和 CSI 之后），临床医生应注意在原发性甲状腺功能减退或 TSHD 之前开始治疗 ACTHD。ACTHD 的治疗包括使用维持量的氢化可的松，并指导患者及其家人如何在疾病情况下升级治疗。ACTHD 患者应该携带某种形式的文件（通过卡片、项链、手镯等）以显示他们具有肾上腺功能不全问题。

（二）甲状腺功能紊乱

1. 原发性甲状腺功能减退症

儿童期中枢神经系统肿瘤生存者的原发性甲状腺功能减退的诊断和治疗与普通人群的诊断和治疗相似，同样具有两个具体建议（表 13-2）。考虑到 TSH 升高和甲状腺肿瘤之间的潜在联系，对于具有放射史的患者的亚临床、代偿性原发性甲状腺功能减退症（表现为 TSH 升高而 FT_4 水平正常），可通过左甲状腺素进行治疗[41]。同样需要注意的是，具有 CRT 或 CSI 病史的患者可能会并发 TSHD，在这种混合形式的甲状腺功能减退中，血浆 TSH 浓度被抑制更有可能表明下丘脑 – 垂体功能障碍，而不是过量使用左甲状腺素的结果。对于存在多种激素缺乏风险的患者，医疗提供者应该对下丘脑 – 垂体 – 肾上腺轴进行评估，如果需要应在原发性甲状腺功能减退之前开始关于 ACTHD 的治疗。此外，还应为高危患者进行终生甲状腺功能监测，这是因为原发性甲状腺功能减退症可能在癌症治疗完成后数十年发生。

2. 甲状腺肿瘤

筛查指南在对 CCS 进行甲状腺癌风险筛选方面仍存在争议[42, 43]。中文（COG）目前建议由有经验的提供者每年进行临床颈部触诊来筛查高危患者（www.survivorshipguidelines.org）。考虑到较高的假阳性率和在改善长远期预后方面的不确定益处，使用甲状腺超声进行筛查仍然存在争议[42]。一些专家主张对高风险的患者进行超声波筛查，理由是早期诊断可以减少疾病负担和治疗相关发病率[43]。其他专家小组明确不支持或不鼓励使用超声波筛查有甲状腺肿瘤风险的患者[44]。

儿童恶性肿瘤治疗后的甲状腺癌应作为普通人群中遇到的原发性甲状腺癌进行调查和治疗[44]。甲状腺癌似乎不会表现为第二种恶性肿瘤，或者表现得比被诊断为原发性癌症时更具侵袭性[42]。对于有颈部放射史的患者，考虑到照射残留物上有肿瘤的风险，全甲状腺切除术是治疗甲状腺癌的首选手术方式[44]。

（三）性腺功能紊乱

1. 男性

CCS 中睾丸间质细胞衰竭的诊断和处理类似于普通人群中的诊断和处理（表 13–2）。与睾酮的产生相反，精子发生可能会受到化疗和 CSI 方案的影响[9]。考虑到 FSH 和抑制素 B 等血浆标志物的可靠性有限，诊断生精发生异常，需要精液分析。有生殖细胞衰竭风险的患者应该在接受性腺激素治疗之前选择建立精子库[10]。

2. 女性

CSS 对原发性卵巢功能不全的诊断和处理与普通人群相似。患有原发性卵巢功能不全的女性应该接受性激素替代治疗，否则她们将面临骨密度不足、心血管疾病和生活质量下降的风险[40]。通过成熟卵母细胞冷冻保存生育能力不再被认为是实验性的，对于有原发性卵巢功能不全风险的青春期 CCS 来说，这可能是一种可行的选择[10]。卵巢组织冷冻保存有肿瘤细胞污染和再次种植癌细胞的风险，这一过程仍处于实验阶段，不推荐用于治疗血液恶性肿瘤的女性 CCS[10]。即使能够怀孕，接受盆腔放疗或 TBI 的女性 CCS 早产、流产或生下低出生体重新生儿的风险也会增加，这可能是因为辐射对子宫及其血管供应的影响[20]。关于出生结果的研究表明，女性 CCS 的后代并不会经历比预期更高的先天畸形或染色体异常[45]。

（四）骨密度降低

COG 筛查指南支持通过双能 X 骨密度仪（DXA）或 qCT 骨密度测量手段对高危患者进行骨密度评估，在进入长期随访后，可根据临床指示进行评估（www.survivorshipguidelines.org）（表 13–2）。CCS 低 BMD 的管理包括健康生活习惯的一般咨询（充足的膳食钙摄入量、定期体育活动、戒烟 / 减少饮酒），并确保激素缺乏（包括维生素 D 不足）得到充分筛查和补充。

（五）超重、肥胖和糖耐量异常

超重和肥胖应该像在普通儿科人群中一样使用辅助指标（身高、体重和 BMI）来检测（表 13–2）。然而，值得注意的是，相较于 BMI 的整体增加，体脂分布异常与那些接受 HSCT 治疗 CCS 的心血管风险增加有关。无论 BMI 是否属于超重 / 肥胖范围，有接受 TBI 治疗的 HSCT 病史的患者都需要定期进行筛查（根据 COG，在没有额外危险因素的情况下每 2 年筛查 1 次），使用空腹血糖、血脂和血红蛋白 A1c 的实验室测量。尽管这些患者的表现不典型，但目前还没有具体的指南来处理他们的代谢紊乱。鉴于 HSCT 存活者因心血管原因过早死亡的比例很高，需要进一步的研究来提供治疗胰岛素不敏感和糖尿病的最佳临床方法。

副交感神经张力增加及随之产生的高胰岛素血症被描述为 CNS 肿瘤生存者下丘脑或向心性肥胖的潜在机制，奥曲肽治疗已被认为是一种可能的治疗方法[46]。刺激性药物如右旋苯丙胺，也被证明可以稳定下丘脑肥胖者的 BMI[47]。由于支持其长期安全性和有效性的数据有限，这些药物治疗尚未被广泛采用。

（六）向成人医院转诊过渡准备

有计划有质量地将患者从儿科转诊过渡到成人医院已得到广泛认可。许多关于儿童慢性疾病的研究都强调了有计划的转诊带来的治疗改善，如联邦政府支持的美国国家医疗保健过渡中心（NHTC），一直在大力倡导一整套系统的方法（www.gottransition.org）。这与 CCS 人群特别相关，因为儿童时期诊断的许多内分泌并发症都属于慢性疾病，需要对 CCS 进行终身随访和监测。

关于 CCS 内分泌治疗转诊现状的现有数据涉及患者离开儿科治疗机构后未诊断和（或）未治疗情况的高患病率及对身体健康和心血管健康的潜在影响[3]。过渡过程应由儿科护理提供者至少提前 1 年启动，以便分配足够的时间完成患者教育，安排成人护理实践的初始预约，并传输必要的信息和文件。NHTC 鼓励儿科护理提供者在预定的转移日期后 3 个月内，通过直接联系他们的患者被转介的诊所来核实过渡过程的完成。

（七）内分泌并发症与癌症治疗新方法

1. 化疗药物

与更传统的细胞毒性化疗不同，癌症的新治疗策略包括靶向药物，旨在通过干扰特定的分子途径来抑制肿瘤生长。酪氨酸激酶抑制药（TKI）和免疫调节剂，如干扰素和免疫检查点抑制药，越来越多地用于儿童癌症治疗方案。例如，甲磺酸伊马替尼，一种针对 Bcr-Abl 突变的 TKI，已经成为治疗儿童慢性粒细胞白血病（CML）的一线药物。尽管这些药物旨在针对被认为对肿瘤生长至关重要的途径，但与使用它们相关的内分泌和骨骼生长障碍已经被报道。其中一些药物作为维持疗法的长期使用产生了筛查和管理与其使用相关的内分泌紊乱的需要。

相关研究发现，在使用伊马替尼治疗慢性粒细胞白血病期间，儿童出现生长障碍，推测生长激素抵抗或 IGF-1 抵抗和直接骨骼毒性对这一不良结果的各自作用。即使在服用伊马替尼的同时患有 GHD 的儿童，目前对活动性恶性肿瘤患者也禁止使用 GH 治疗。更多的研究可能会进一步阐明 TKI 对线性增长的全部影响，并有助于确定诸如改变给药方案等可能避免对内分泌功能产生不利影响的策略。相关临床实践结果显示，服用伊马替尼的患者存在其他 HPA 缺陷，包括 ACTHD，因此应临床上监测患者是否存在这些缺陷。

免疫检查点抑制药是另一类可能导致 HPA 缺陷的靶向药物。这些药物可能会通过破坏免疫系统对肿瘤细胞的耐受性来增强对内分泌腺的自身免疫力。例如，越来越多的抗 CTLA4 单克隆抗体（如 Ipilimumab）被越来越多地用于治疗不可切除的黑色素瘤。据报道，根据使用的剂量和方案，有相当数量的患者会诱发垂体炎。患者可能在开始使用 Ipilimumab 后的几周内出现 ACTHD、LH/FSHD、TSHD 或 GHD，其中超过 50% 的病例在停止治疗后仍存在缺陷。临床医生需要特别意识到肾上腺皮质功能不全的风险，患者应该按照临床指示进行筛查和治疗。其他靶向药物，如维甲酸，可能会直接干扰骨骼生长。为了了解在儿童中使用这种疗法的益处和危害，继续研究显得至关重要。

原发性甲状腺疾病在接受 TKI 治疗的患者中被广泛描述，假想的机制包括甲状腺炎、碘摄取的改变和腺体毛细血管形成。原发性甲状腺功能减退与几种 TKI 的使用有关，尤其在接受伊马替尼、舒尼替尼和索拉非尼治疗的患者中尤为常见。接受免疫调节剂治疗的患者，包括聚乙二醇化干扰素和抗 CTLA4 单克隆抗体，如 Ipilimumab 和贝伐单抗，也增加了自身免疫性甲状腺炎和原发性甲状腺功能减退的风险。接受这些治疗的患者应在入选方案时通过测量血浆甲状腺自身抗体、FT_4 和 TSH 浓度来筛查自身免疫性甲状腺炎，此后应定期重复甲状腺功能测试。建议在每个化疗周期的第 1 天进行筛查，如果患者自身抗体阳性，筛查的频率更高。有症状或失代偿性甲状腺功能减退的患者应开始使用左甲状腺素治疗。与辐射诱发的原发性甲状腺功能减退不同，由于暴露于靶向药物而导致的亚临床甲状腺功能减退（孤立性 TSH 升高）患者的治疗是有争议的。

人们已经在接受 TKI 治疗的患者中发现了其他激素功能障碍（如低血糖和高血糖、骨密度降低、原发性肾上腺皮质功能不全、女性乳房发育及原发性性腺功能衰竭）的存在。由于这些药物相对较新，TKI 及其他靶向治疗对内分泌系统的长期影响尚未完全阐明。随着对患者的持续监测以及长期和前瞻性的随访，这些数据将变得越来越多。

2. 质子束放射治疗

为尽可能地减少包括内分泌腺在内的正常器官受到放疗辐射散射的负面影响，人们已经进行了大量的工作。目前，质子束放射疗法在取代基于共形光子的技术方面似乎具有巨大潜力。关于接受这两种方式治疗的儿童内分泌结果进行比较的长期数据十分有限。相关中短期数据显示，位于下丘脑－垂体区域以外的脑肿瘤的患者接受质子射线治疗发生内分泌功能障碍的风险似乎比接受光子放射治疗的患者要低，考虑到这些远期效应的时间和剂量依赖性，长期随访数据十分必要[51]。关于颅咽管瘤和其他鞍区或鞍上肿瘤患者的预后还需要更多的数据，因为与肿瘤和（或）手术相关的直接损伤会使病情复杂化。对于各种非中枢系统恶性肿瘤和实体瘤，在接受 CSI 或局部放射治疗的患者中，使用质子放射治疗，是否限制了与放射相关的脊椎生长板、甲状腺和性腺损伤，需要进一步研究。

三、结论

在 CCS 群体中，内分泌系统远期效应是一种几乎最为常见的长期并发症。基于风险的前瞻性和系统性筛查技术能够及早对内分泌疾病做出诊断，并能够及时做出治疗方案并付诸实施，以避免这些原本就已衰弱的患者出现其他健康问题。无论如何，都必须对存在内分泌远期效应风险的患者进行终生随访，因为即使是使用靶向化疗药物或质子放射治疗的治疗新策略也不能消除激素功能障碍的风险。未来有必要进行更多的前瞻性、多中心和国际合作，以跟上该领域的发展节奏。

参考文献

[1] Ward, E., DeSantis, C., Robbins, A. et al. (2014). Childhood and adolescent cancer statistics, 2014. *CA Cancer J. Clin.* 64 (2): 83–103.

[2] Brignardello, E., Felicetti, F., Castiglione, A. et al. (2013). Endocrine health conditions in adult survivors of childhood cancer: the need for specialized adultfocused follow-up clinics. *Eur. J. Endocrinol.* 168 (3):465–472.

[3] Chemaitilly, W., Li, Z., Huang, S. et al. (2015). Anterior hypopituitarism in adult survivors of childhood cancers treated with cranial radiotherapy: a report from the st jude lifetime cohort study. *J. Clin. Oncol.* 33 (5):492–500.

[4] Laughton, S.J., Merchant, T.E., Sklar, C.A. et al. (2008). Endocrine outcomes for children with embryonal brain tumors after risk-adapted craniospinal and conformal primary-site irradiation and high-dose chemotherapy with stem-cell rescue on the SJMB-96 trial. *J. Clin. Oncol.* 26 (7): 1112–1118.

[5] Constine, L.S., Woolf, P.D., Cann, D. et al. (1993). Hypothalamic-pituitary dysfunction after radiation for brain tumors. *N. Engl. J.*

Med. 328 (2): 87–94.
[6] Robinson, I.C., Fairhall, K.M., Hendry, J.H., and Shalet, S.M. (2001). Differential radiosensitivity of hypothalamo-pituitary function in the young adult rat. *J. Endocrinol.* 169 (3): 519–526.
[7] Chemaitilly, W., Merchant, T.E., Li, Z. et al. (2016). Central precocious puberty following the diagnosis and treatment of paediatric cancer and central nervous system tumours: presentation and long-term outcomes. *Clin. Endocrinol. (Oxf)* 84 (3): 361–371.
[8] Ning, M.S., Perkins, S.M., Dewees, T., and Shinohara, E.T. (2015). Evidence of high mortality in long term survivors of childhood medulloblastoma. *J. Neurooncol* 122 (2): 321–327.
[9] Schmiegelow, M., Lassen, S., Poulsen, H.S. et al. (2001). Gonadal status in male survivors following childhood rain tumors. *J. Clin. Endocrinol. Metab.* 86 (6):2446–2452.
[10] Anderson, R.A., Mitchell, R.T., Kelsey, T.W. et al. (2015). Cancer treatment and gonadal function: experimental and established strategies for fertility preservation in children and young adults. *Lancet Diabetes Endocrinol.* 3 (7): 556–567.
[11] Chemaitilly, W., Mertens, A.C., Mitby, P. et al. (2006). Acute ovarian failure in the childhood cancer survivor study. *J. Clin. Endocrinol. Metab.* 91 (5): 1723–1728.
[12] Sklar, C.A., Mertens, A.C., Mitby, P. et al. (2006). Premature menopause in survivors of childhood cancer: a report from the childhood cancer survivor study. *J. Natl. Cancer Inst.* 98 (13): 890–896.
[13] Muller, H.L. (2014). Craniopharyngioma. *Endocr. Rev.* 35 (3): 513–543.
[14] Hows, J.M., Passweg, J.R., Tichelli, A. et al. (2006). Comparison of long-term outcomes after allogeneic hematopoietic stem cell transplantation from matched sibling and unrelated donors. *Bone Marrow Transplant.* 38 (12): 799–805.
[15] Brauner, R., Fontoura, M., Zucker, J.M. et al. (1993). Growth and growth hormone secretion after bone marrow transplantation. *Arch. Dis. Child.* 68 (4):458–463.
[16] Sklar, C., Boulad, F., Small, T., and Kernan, N. (2001). Endocrine complications of pediatric stem cell transplantation. *Front. Biosci.* 6: G17–G22.
[17] Cohen, A., Rovelli, A., Merlo, D.F. et al. (2007). Risk for secondary thyroid carcinoma after hematopoietic stem-cell transplantation: an EBMT Late Effects Working Party Study. *J. Clin. Oncol.* 25 (17):2449–2454.
[18] Grigg, A.P., McLachlan, R., Zaja, J., and Szer, J. (2000). Reproductive status in long-term bone marrow transplant survivors receiving busulfancyclophosphamide (120 mg/kg). *Bone Marrow Transplant.* 26 (10): 1089–1095.
[19] Sarafoglou, K., Boulad, F., Gillio, A., and Sklar, C. (1997). Gonadal function after bone marrow transplantation for acute leukemia during childhood. *J. Pediatr.* 130 (2): 210–216.
[20] Bath, L.E., Critchley, H.O., Chambers, S.E. et al. (1999). Ovarian and uterine characteristics after total body irradiation in childhood and adolescence: response to sex steroid replacement. *Br. J. Obstet. Gynaecol.* 106(12): 1265–1272.
[21] Petryk, A., Bergemann, T.L., Polga, K.M. et al. (2006). Prospective study of changes in bone mineral density and turnover in children after hematopoietic cell transplantation. *J. Clin. Endocrinol. Metab.* 91 (3):899–905.
[22] Mostoufi-Moab, S., Magland, J., Isaacoff, E.J. et al. (2015). Adverse fat depots and marrow adiposity are associated with skeletal deficits and insulin resistance in long-term survivors of pediatric hematopoietic stem cell transplantation. *J. Bone Miner. Res.* 30 (9):1657–1666.
[23] Wei, C., Thyagiarajan, M., Hunt, L. et al. (2015). Reduced beta-cell reserve and pancreatic volume in survivors of childhood acute lymphoblastic leukaemia treated with bone marrow transplantation and total body irradiation. *Clin. Endocrinol. (Oxf)* 82(1): 59–67.
[24] Vandecruys, E., Dhooge, C., Craen, M. et al. (2013). Longitudinal linear growth and final height is impaired in childhood acute lymphoblastic leukemia survivors after treatment without cranial irradiation. *J. Pediatr.* 163 (1): 268–273.
[25] Green, D.M., Liu, W., Kutteh, W.H. et al. (2014). Cumulative alkylating agent exposure and semen parameters in adult survivors of childhood cancer: a report from the St Jude Lifetime Cohort Study. *Lancet Oncol.* 15 (11): 1215–1223.
[26] Mostoufi-Moab, S. and Halton, J. (2014). Bone morbidity in childhood leukemia: epidemiology, mechanisms, diagnosis, and treatment. *Curr. Osteoporos. Rep.* 12 (3): 300–312.
[27] Zhang, F.F., Kelly, M.J., Saltzman, E. et al. (2014). Obesity in pediatric ALL survivors: a meta-analysis. *Pediatrics* 133 (3): e704–e715.
[28] Sklar, C., Whitton, J., Mertens, A. et al. (2000). Abnormalities of the thyroid in survivors of Hodgkin's disease: data from the Childhood Cancer Survivor Study. *J. Clin. Endocrinol. Metab.* 85 (9): 3227–3232.
[29] van Dorp, W., van Beek, R.D., Laven, J.S. et al. (2012). Long-term endocrine side effects of childhood Hodgkin's lymphoma treatment: a review. *Hum. Reprod. Update* 18 (1): 12–28.
[30] Cohen, L.E., Gordon, J.H., Popovsky, E.Y. et al. (2014). Late effects in children treated with intensive multimodal therapy for high-risk neuroblastoma: high incidence of endocrine and growth problems. *Bone Marrow Transplant.* 49 (4): 502–508.
[31] Shalitin, S., Laur, E., Lebenthal, Y. et al. (2014). Endocrine complications and components of the metabolic syndrome in survivors of childhood malignant non-brain solid tumors. *Horm. Res. Paediatr.*81 (1): 32–42.
[32] van Santen, H.M., de Kraker, J., and Vulsma, T. (2005). Endocrine late effects from multi-modality treatment of neuroblastoma. *Eur. J. Cancer* 41 (12): 1767–1774.
[33] van Wass, M., Neggers, S.J., van Eck, J.P. et al. (2012). Adrenal function in adult long-term survivors of nephroblastoma and neuroblastoma. *Eur. J. Cancer* 48(8): 1159–1166.
[34] Clayton, P.E. and Shalet, S.M. (1991). The evolution of spinal growth after irradiation. *Clin. Oncol. (R. Coll. Radiol.)* 3 (4): 220–222.
[35] Growth Hormone Research Society (2000). Consensus guidelines for the diagnosis and treatment of growth hormone (GH) deficiency in childhood and adolescence: summary statement of the GH Research Society. GH Research Society. *J. Clin. Endocrinol. Metab.* 85 (11): 3990–3993.
[36] Sklar, C., Sarafoglou, K., and Whittam, E. (1993). Efficacy of insulin-like growth factor binding protein 3 in predicting the growth hormone response to provocative testing in children treated with cranial irradiation. *Acta Endocrinol.* 129 (6): 511–515.
[37] Ergun-Longmire, B., Mertens, A.C., Mitby, P. et al. (2006). Growth hormone treatment and risk of second neoplasms in the childhood cancer survivor. *J. Clin. Endocrinol. Metab.* 91 (9): 3494–3498.
[38] Raman, S., Grimberg, A., Waguespack, S.G. et al. (2015). Risk of neoplasia in pediatric patients receiving growth hormone therapy – a report from the Pediatric Endocrine Society Drug and Therapeutics Committee. *J. Clin. Endocrinol. Metab.* jc20151002.
[39] Kenney, L.B., Cohen, L.E., Shnorhavorian, M. et al. (2012). Male reproductive health after childhood, adolescent, and young adult cancers: a report from the Children's Oncology Group. *J. Clin. Oncol.* 30 (27): 3408–3416.
[40] Metzger, M.L., Meacham, L.R., Patterson, B. et al. (2013). Female reproductive health after childhood, adolescent, and young adult cancers: guidelines for the assessment and management of female reproductive complications. *J. Clin.*

Oncol. 31 (9): 1239–1247.
[41] de Vathaire, F., Haddy, N., Allodji, R. et al. (2015). Thyroid radiation dose and other risk factors of thyroid carcinoma following childhood cancer. *J. Clin. Endocrinol. Metab.* jc20151690.
[42] Acharya, S., Sarafoglou, K., LaQuaglia, M. et al. (2003). Thyroid neoplasms after therapeutic radiation for malignancies during childhood or adolescence. *Cancer* 97 (10): 2397–2403.
[43] Rivkees, S.A., Mazzaferri, E.L., Verburg, F.A. et al. (2011). The treatment of differentiated thyroid cancer in children: emphasis on surgical approach and radioactive iodine therapy. *Endocr. Rev.* 32 (6): 798–826.
[44] Francis, G.L., Waguespack, S.G., Bauer, A.J. et al. (2015). Management guidelines for children with thyroid nodules and differentiated thyroid cancer. *Thyroid* 25 (7): 716–759.
[45] Green DM, Sklar CA, Boice JD, Jr., Mulvihill JJ, Whitton JA, Stovall M et al. Ovarian failure and reproductive outcomes after childhood cancer treatment: results from the Childhood Cancer Survivor Study. *J. Clin. Oncol.* 2009; 27(14):2374–2381.
[46] Lustig, R.H., Hinds, P.S., Ringwald-Smith, K. et al. (2003). Octreotide therapy of pediatric hypothalamic obesity: a double-blind, placebo-controlled trial. *J. Clin. Endocrinol. Metab.* 88 (6): 2586–2592.
[47] Mason, P.W., Krawiecki, N., and Meacham, L.R. (2002). The use of dextroamphetamine to treat obesity and hyperphagia in children treated for craniopharyngioma. *Arch. Pediatr. Adolesc. Med.* 156 (9): 887–892.
[48] Lodish, M.B. (2013). Clinical review: kinase inhibitors: adverse effects related to the endocrine system. *J. Clin. Endocrinol. Metab.* 98 (4): 1333–1342.
[49] Corsello, S.M., Barnabei, A., Marchetti, P. et al. (2013). Endocrine side effects induced by immune checkpoint inhibitors. *J. Clin. Endocrinol. Metab.* 98 (4):1361–1375.
[50] Hobbie, W.L., Mostoufi, S.M., Carlson, C.A. et al. (2011). Prevalence of advanced bone age in a cohort of patients who received cis-retinoic acid for high-risk neuroblastoma. *Pediatr. Blood Cancer* 56 (3):474–476.
[51] Eaton, B.R., Esiashvili, N., Kim, S. et al. (2015). Endocrine outcomes with proton and photon radiotherapy for standard risk medulloblastoma. *Neuro Oncol.*

第14章 水平衡失调性疾病

Disorders of Water Balance

Natascia Di Iorgi　Flavia Napoli　Giovanni Morana　Mohamad Maghnie　著
客建新　译　陈佳佳　巩纯秀　校

学习重点

- 尿崩症大量稀释尿（多尿）是血管加压素缺乏［中枢性尿崩症（CDI）］、血管加压素抵抗［肾源性尿崩症（NDI）］或过量饮水（原发性多饮症）所致。
- 健康人体维持水平衡有三个决定因素，即渴感、血管加压素和肾脏功能。肾素－血管紧张素－醛固酮和利钠肽也调节水和电解质平衡。
- 垂体后叶加压素及其蛋白载体 NP Ⅱ 在轴突受渗透受体或压力受体刺激去极化时，通过钙依赖性细胞外分泌被释放。
- 水通过水通道进入细胞膜。AVP 激活水通道蛋白 2 囊泡插入集合管细胞膜。
- 中枢性尿崩症可能是由于颅内生殖细胞肿瘤、朗格汉斯细胞组织细胞增生症、炎症/自身免疫性因素、血管疾病、手术或意外所致的创伤、转移瘤、脑中线和颅骨畸形等其他罕见情况所致视上核和室旁核的神经元损坏引起的。另外，基因缺陷所致 AVP 合成或其他遗传病也是潜在病因。
- 肾性尿崩症继发于 AVP 受体 2 基因突变或编码水通道蛋白 2 基因异常。
- 病史、患者发病年龄和临床检查可为潜在病因提供重要线索。
- 多尿症必须通过限水试验进行评估，并检测血浆和尿液渗透压。在确诊尿崩症后，则应进行 DDAVP 刺激试验。
- 使用电流高场效应系统的磁共振成像是中枢性尿崩症评估下丘脑－垂体轴的首选方法，应监测垂体柄大小的变化。其他重要的诊断信息可以通过临床、放射学、生化和内分泌随访获得。
- 特发性中枢性尿崩症和垂体柄增粗的患者可能出现垂体前叶激素缺乏。
- 治疗中枢性尿崩症的首选治疗是口服、鼻内或肠外给予去氨加压素。去氨加压素长期过量使用，可出现稀释性低钠血症。
- 限制入量和噻嗪类利尿剂、阿米洛利及吲哚美辛是治疗肾源性尿崩症的间接方法。
- 抗利尿激素不适当分泌综合征和脑性耗盐综合征是低钠血症的病因。临床症状评估、细胞外液容量状态评估、测量尿电解质和输注生理盐水后反应可以鉴别这两个疾病。在确定低钠血症的原因后，必须仔细选择治疗方法（限水/口服尿素/加压素受体拮抗药或生理盐水输注）。

细胞外液张力维持在正常水平（287±7mOsm/kg）的 1%～2% 内对细胞功能至关重要，因此通过调节水的摄入和排泄来维持体液平衡对所有哺乳动物至关重要。这需要下丘脑及其周围脑组织、分泌精氨酸加压素（arginine vasopression pepticle，AVP）的垂体后叶和肾脏功能正常。AVP 是一个九肽激素，由视上核和室旁核（paraventricular nuclei，PVN）的大细胞神经元产生，由垂体后叶与其结合的转运蛋白（运载蛋白，NP Ⅱ）通过钙胞外分泌释放。抗利尿激素是正常情况下尿量和尿浓度的主要调节激素，是水稳态的控制因子。抗利尿激素的分泌障碍和在肾脏的作用异常，造成水代谢紊乱，进而导致尿崩症。

一、水平衡的调节

（一）下丘脑 – 垂体后叶轴的解剖

垂体后叶由产生抗利尿激素和（或）催产素的大细胞神经元组成。这些细胞胞体位于下丘脑的室旁和视上核（supraoptic nuclei，SON），轴索投射到神经垂体，即激素储存和分泌的所在地。这些轴突储存大量的加压素足够维持 30～50 天的基础释放或允许最大的抗利尿作用 5～10 天[1]。

垂体前叶的血供来自垂体上动脉通过下丘脑 – 垂体 – 门静脉系统，而垂体后叶的血管来自垂体下动脉，垂体下动脉是后交通动脉和颈内动脉的分支，引流到海绵窦和颈内静脉。成年神经垂体平均重 120mg，随年龄增加略有增加。

在胚胎形成过程中，第三脑室内层神经上皮细胞迁移到第三脑室壁，在那里发育成熟为 PVN。一些细胞继续向视神经交叉的侧面和上方迁移，形成 SON。无髓鞘轴突穿过下丘脑基底部，形成垂体柄，末端形成垂体后叶。SON 细胞只含有分泌催产素和血管加压素的神经元，而 PVN 细胞含有能分泌促肾上腺素释放激素、促 TSH 释放激素、生长抑素和控制自主神经系统的神经递质[2]。

通过阐明转录因子在下丘脑发育中的作用，这些细胞谱系的早期分化变得更加清晰。Sim1、Arnt2、Otp 和 Brn2 似乎是这一系列级联的转录因子，参与了下丘脑神经内分泌的发育，促使脑垂体后叶在妊娠早期的末期完成发育，此时神经垂体组织中可检测到抗利尿激素和催产素[3]。ARNT2 功能丧失对中枢神经系统的正常发育有着深远的影响，特别是下丘脑和垂体[4]。观察沙特阿拉伯血统的近亲家族中出生的 6 名患有多发性垂体激素缺乏的儿童，他们在新生儿期表现出的中枢性尿崩症（central diabetes insipidus，CDI）继发性高钠血症，证实了 ARNT2 对下丘脑特定神经元的发育有重要作用。

垂体后叶是由第三脑室底的神经组织外折形成。它由形成神经垂体的下丘脑巨细胞神经元的远端轴索组成。向下迁移后，它被上升的 Rathke 囊的外胚层细胞包裹，形成 AP。最近的一项研究发现，与对照组相比 Hes1 缺失的垂体体积缩小，但形态正常。在 Hes1～Hes5 双突变小鼠中，与野生型和 Hes1 缺失小鼠相比，漏斗部的外折部分受到影响，神经垂体缺失，说明这两个 Hes 基因对神经垂体的形成至关重要[5]。

许多转录因子参与了下丘脑 – 神经垂体系统（hypothalamo-neurohypophyseal system，HNS）的发育，这些因子的无义突变导致早期胚胎发生过程中严重的增殖、迁移和存活缺陷[6, 7]。在脱水后的大鼠 HNS 神经组织中发现了大量的基因。HNS 转录物的模式和基因表达显著差异性，表明这些基因是 HNS 活性和重塑的候选调控因子和效应因子[8]。

（二）渴感中枢的神经元、外周和调节

口渴喝水是本能。体液稳态调节体内盐水

平衡，这种平衡改变时，大脑感知变化并触发特定的目标导向的摄入行为[9]。对哺乳动物中渗透稳态的中枢调控的分子、细胞和网络机制的最新进展表明[10]，一些下丘脑脑室周围器官（cicumventricular organ，CVO）的神经元在口渴情况下被诱导激活：脱水的动物有强烈的饮水欲[11]。颅内注射血管紧张素，这是一种刺激饮水的血管激活激素，可激活几个物种的 CVO 神经元，并且电刺激 CVO 核可增加啮齿动物的液体摄入。

在穹窿下器官（subfornical organ，SFO）中已经确定了两种不同的触发或抑制口渴的神经群。当一组 SFO 神经元被激活时，即使是在水饱和的动物中，也会有强烈的饮水欲。相反，另一组 SFO 神经元的激活时，即使缺水的动物，也会极大的抑制饮水。这个研究结果揭示，一个先天的大脑回路可以控制动物饮水的欲望，而 SFO 可能是哺乳动物的口渴控制中心[12]。

在动物和人类中，在消化道的上部和血管都有外周渗透压感受器，可从肠壁吸收溶质[10]。这些受体分布于口咽腔、胃肠道、内脏肠系膜、肝门静脉和肝脏，哺乳动物大脑和外周的渗透调节回路如文中（图 14–1）所示。由渗透感受器收集的信息通过迷走神经纤维到达中枢神经系统[10]。

（三）加压素生物合成

AVP- 神经垂体转运蛋白 Ⅱ 基因（AVP-NP Ⅱ）位于 20 号染色体短臂（20p13）上。它包含 2.5kb 碱基，由三个外显子组成。外显子 1 编码 19 个氨基酸残基组成的信号肽、九肽 AVP 和 NP Ⅱ 的 N 端区域（9 个氨基酸残基）；外显子 2 编码 NP Ⅱ 肽的中央高度保守区（67 个氨基酸残基）；外显子 3 编码 NP Ⅱ 的 C 端区域（17 个氨基酸残基）和一种被称为肽素的 39 个氨基酸的糖肽[13]。

AVP-NP Ⅱ 基因产物，即 AVP 前体，翻译于内质网内，并被信号肽酶切割，产生的共肽被核心糖基化。血管加压素与 NP Ⅱ 联合体裂解后形成四聚体，增加了血管加压素与 NP Ⅱ 的结合力。在 NP Ⅱ 内形成 7 个二硫键，并在 AVP 内形成 1 个二硫键，并经过联合肽的糖基化后，原 – 前体物质被包装成神经分泌颗粒，然后在轴索，被裂解成肽类产物，运输到脑垂体后叶[13]。

后叶激素运转蛋白在其运输和储存过程中起到稳定激素的作用，但和肽素对 AVP 前体的正确结构形成也很重要，是其有效的蛋白水解成熟[14]的先决条件。事实上，和肽素已经成为诊断 AVP 依赖的水平衡异常的一种有价值的标志物[15]。

当轴突在渗透压感受器或压力感受器刺激下去极化时，垂体后叶通过钙依赖性胞吐释放抗利尿激素和 NP Ⅱ（图 14–1）。抗利尿激素一旦进入循环，由于被血管加压素酶降解，其半衰期只有 5～10 分钟。妊娠期间，即使渗透压较低 AVP 也可分泌和口渴可也会发生。此外，胎盘抗利尿酶 / 催产素酶，即一种使 AVP、催产素和其他小肽类失活的亮氨酸氨基肽酶，在妊娠 7 周时由滋养母细胞产生，并在妊娠晚期达到最高水平。清除率在妊娠 22～24 周时达到平台期的 4 倍，并一直保持在这个水平，直到分娩，从而促进了 AVP 合成和分泌的代偿性增加。血清抗利尿酶活性与胎盘重量相关，在多于一个胎儿的妊娠中其活性较高。抗利尿酶活性的增加有时会导致短暂的妊娠期尿崩症，在分娩后缓解[16]。

（四）水稳态生理学机制

维持水平衡是通过渴感、抗利尿激素和肾功能来实现的。此外，已经从牛胃 – 乙酰胆碱提取物中分离出一种生物活性肽，爱帕琳肽（如胃饥饿素，即另一种胃 – 下丘脑相关物质）。它在视上核 SON 和 PVN 中表达，并对位于血管加压素能神经元的特定受体发挥作用。爱帕琳肽是一种强有

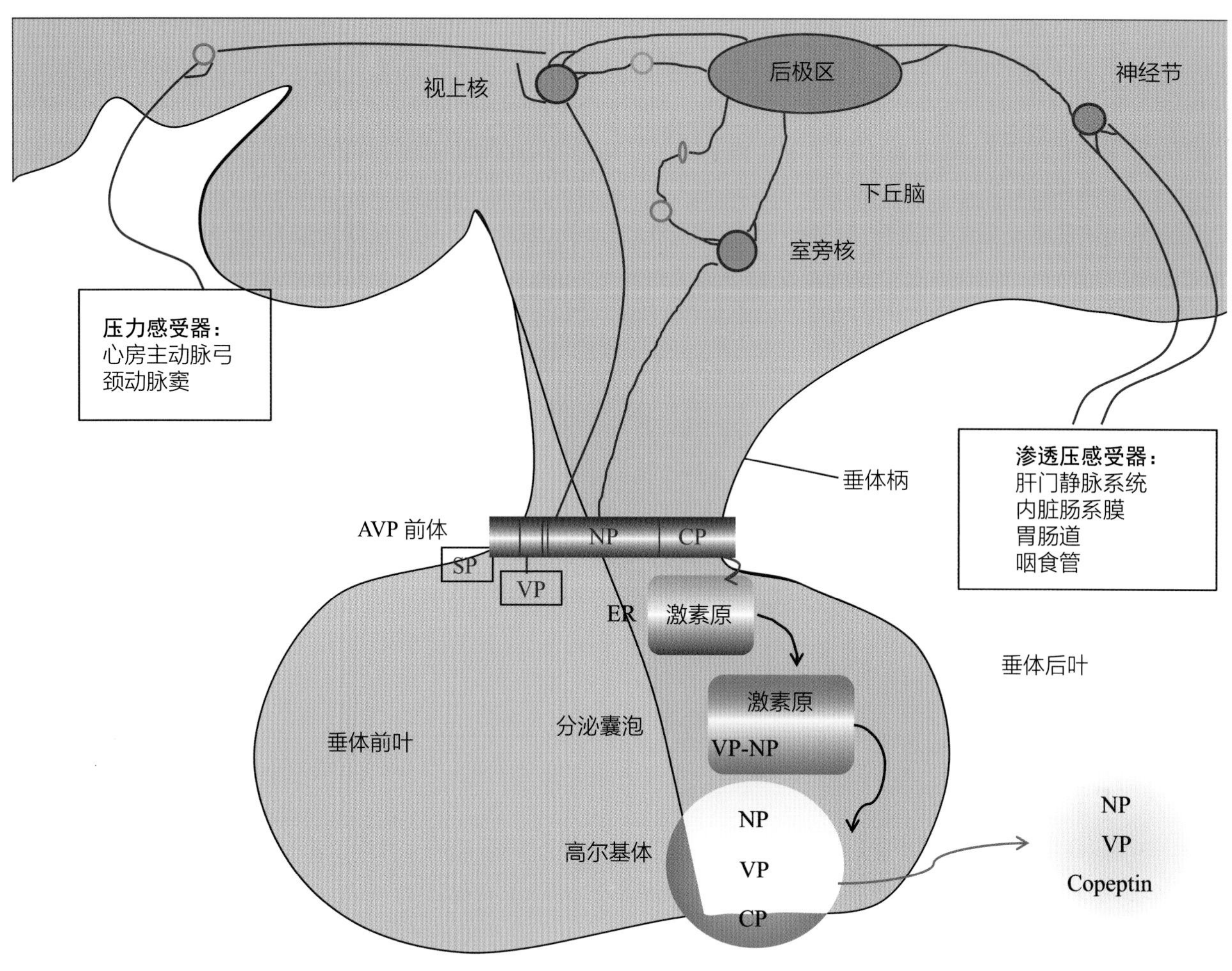

▲ 图 14–1 哺乳动物的渗透压感受器和压力感受器回路及 AVP 的合成和分泌

SP. 信号肽；VP. 加压素；NP. 神经激素；CP. 肽素；ER. 内质网

效的利尿神经肽，通过抑制 AVP 神经元的活性和 AVP 的释放来对抗加压素的抗利尿作用。大细胞神经元中，爱帕琳肽和 AVP 共存及其相反的生物学效应和调控可能在体液稳态中发挥关键作用[17]。

早在 19 世纪中期，人们就提出了这样一个问题：水是如何通过细胞膜的脂质双分子层的？过去的答案是“细胞膜上有小孔”，但在 1988 年，一种被称为水通道蛋白的膜蛋白被描述成为这种寻找已久的水通道[18]。这一发现使一系列在细菌、植物和哺乳动物中的水通道的生化、生理和遗传学的研究成为可能，这些研究解释了水分子如何通过细胞膜，以及为什么只有水能通过细胞膜，而其他小分子或离子不能通过细胞膜。2000 年，Agre 报道了第一张水通道蛋白高分辨率的三维结构图，使水通道功能的详细地图被构建。

抗利尿激素作用于主要靶器官肾脏，增加尿渗透压（图 14–2）。AVP 与集合小管基底外侧膜上的 V2 受体结合，激活 Gs- 腺苷酸环化酶系统，增加细胞内环 3′ 和 5′ 腺苷单磷酸（cAMP）的水平。cAMP 激活蛋白激酶 A，进而磷酸化细胞内囊泡中的水通道蛋白 –2（AQP2）形成水通道。磷酸化同时促进囊泡运输到顶侧膜，然后胞外 AQP2 囊泡插入细胞膜。AQP2 的插入使集合管具有渗透性，使水从肾单位腔内沿渗透性梯度自由进入集合管细胞，从而浓缩尿。AQP2 通道的合成及其运动受 AVP 的刺激调控，而负责水

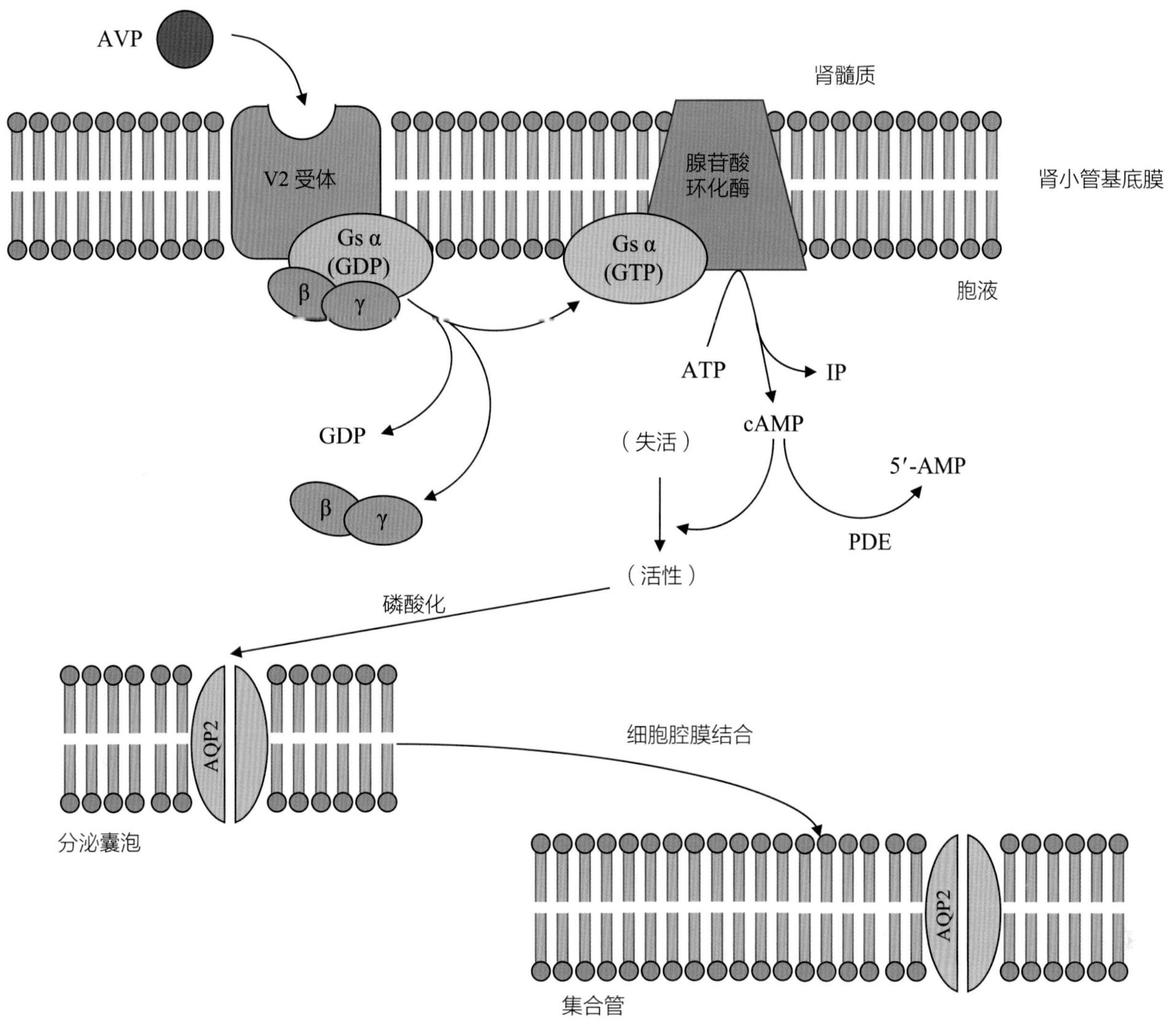

▲ 图 14-2　**AVP 对肾集合管细胞的作用**

从细胞进入肾间质的水通道蛋白 -3 和水通道蛋白 -4 结构性地位于基底外侧膜中 [19]。

（五）抗利尿激素分泌的调节

1. 渗透性调节

维持体液平衡始于感应以血浆钠浓度为代表的血浆渗透性。这种感应机制是由下丘脑前外侧特异的神经渗透压受体控制的，这些受体负责 AVP 的产生和分泌。当血浆渗透压阈值低于 280mOsm/kg · H_2O 时，渗透压感受器是静止的。当血浆渗透压高于这个阈值时，渗透压感受器细胞逐渐被刺激从而释放 AVP。

血浆渗透压的微小改变可调节 AVP 从垂体后叶释放。当水分丢失，血浆渗透性仅升高 1% 时，AVP 分泌增加，刺激肾脏保留水分。升高的血浆渗透压与分泌增加的 AVP 之间存在敏感的线性关系，增加的血浆 AVP 与升高的尿渗透压有相似的线性关系。在一般人群中，渗透压的正常值严格控制在（280～295mOsm/kg · H_2O）[20]。血浆 AVP 浓度在 2～5pmol/L 可达到最大抗利尿作用。

当个体大量失水时，血浆渗透压可能会升高到 300mOsm/kg · H_2O 以上，但 AVP 分泌增加超过 5pmol/L 则无法进一步浓缩尿液（1000～1200mOsm/kg · H_2O）。在尿渗透压巨大

表 14-1 抗利尿激素的分泌调节

机 制	受 体	原 因
渗透性	• 下丘脑渗透压感受器	• 血浆渗透压 • 高血糖 • 高渗 / 低渗溶液输注 • 水衡变化
血流动力学（肾素 – 血管紧张素 – 醛固酮系统，利钠肽系统）	• 高压动脉感受器（颈动脉窦 / 主动脉弓） • 低压容量感受器（心房和肺静脉系统）	• 血容量 / 低血容量 • 血压 • 血管迷走神经的反应 • 充血性心力衰竭 • 肝硬化 • 肾病 • 怀孕
催吐剂	• 髓质后部区域"化学感受器触发区"	• 恶心
其他		• 药物（吗啡、长春新碱、环磷酰胺、尼古丁、卡马西平、糖皮质激素、乙醇等） • 温度 • 应激

变化直到尿渗透压达到最大浓度和血浆 AVP 作用被完全抑制之前，尿量不会显著变化。随后尿量有显著的指数增长，成人可达到每天约 18L。肾小球滤液在肾脏亨氏降袢被大量重新吸收，只有约 18L 的稀释尿进入集合管。

2. 非渗透性调节

抗利尿激素也可在非渗透性刺激下释放，包括低血容量、低血压、应激、恶心和药物（表 14–1）[21]。有效循环容量控制 AVP 释放。负责控制交感神经系统的压力感受器系统也控制 AVP 的分泌。这些神经通路既来源于主要位于心房的低压感受器，也来源于主要位于主动脉弓和颈动脉窦的高压感受器。传入刺激由迷走神经和舌咽神经传递，初级突触位于孤束核。次级投射依次接力传递，将循环容量充足的信号传递给下丘脑核团中控制 AVP 的合成和分泌的神经元。

3. 肾素 – 血管紧张素 – 醛固酮系统

肾素 – 血管紧张素 – 醛固酮系统是控制水盐平衡和动脉血压的中枢[22]。该系统的活性由肾素控制，肾素由肾小球旁上皮样细胞释放入血。肾素受多种局部激素或机制及长反馈互作的复杂调节，其中一个反馈回路即是盐的摄入。急性盐负荷或慢性高盐摄入抑制血浆肾素活性，而减少盐摄入量可刺激肾素活性。因为该系统的激活保存盐含量，在盐摄入量 / 机体盐含量和肾素之间建立了一个经典的反馈回路。

尽管它对维持体液稳态有重要作用，但对连接盐摄入及肾素合成和释放的精确信号通路还不完全了解。4 种盐依赖性的肾素 – 血管紧张素 – 醛固酮系统调节的控制器被提出。

- 致密斑机制，根据肾小管盐浓度的变化调节肾素释放。
- 动脉血压的变化依赖盐浓度。
- 循环盐依赖性激素，特别是心房利钠肽（AVP）。
- 肾交感神经活性，受细胞外容积和动脉血压调节[22]。

4. 利钠肽系统

利钠肽（natriuretic peptide，NP）是哺乳动

物心脏合成和分泌的一组蛋白质[23, 24]。所有 NP 都是由激素原合成的，它是含有 17 个氨基酸的环形结构，包含两个半胱氨酸残基，由内部二硫键连接而成。它们主要通过膜受体发挥很多作用。NP 通过其利尿、利钠作用和引起血管平滑肌松弛来调节水电解质平衡和血压，还会影响内分泌和神经系统。神经激素调节血液循环的结果主要基于肾素 – 血管紧张素 – 醛固酮系统的拮抗。

血管收缩 / 保钠系统和血管扩张 / 排钠系统之间的平衡对于维持体液和电解质稳态至关重要。NP，如 ANP、脑利钠肽（BNP）和 C 型利钠肽（CNP），属于血管舒张 / 利钠系统，参与盐和水平衡。另外，ANP 是由 ANP 前体通过蛋白水解酶转化产生的。在肾脏，ANP 与利钠肽受体 –A 结合，增强鸟苷酸环化酶活性，从而增加细胞内环鸟苷单磷酸的产生，促进利钠和肾脏保护反应。在肾小球，ANP 增加肾小球的通透性和滤过率，并拮抗肾素 – 血管紧张素 – 醛固酮系统激活的有害作用[23, 24]。

二、尿崩症

（一）尿崩症的定义

在尿崩症（diabetes insipidus，DI）中，大量稀释尿（多尿）是由于血管加压素缺乏（CDI）、血管加压素抵抗 [肾性尿崩症（nephrogenic diabates insipidus，NDI）] 或过量饮水（原发性多饮）而引起。多尿是指出生时尿量超过 2L/（m^2·24h）或约 150ml/（kg · 24h），0—2 岁儿童超过 100ml/（kg · 24h），年长儿童和成人超过 40～50mL/（kg · 24h）。烦渴多尿的诊断很困难，在确定原因之前，DI 的治疗是个挑战[25–31]。

（二）流行病学

CDI 是罕见病，据报道发病率约为 1 : 25000[20]，其中＜ 10% 的病例是遗传性的[32]。丹麦 CDI 的国家监测系统对 5 年 1285 例患者的去氨加压素处方登记分析表明，每 10 万居民中有 23 例 CDI 患者，儿童和老年人的患病率更高[33]。新诊断 CDI 患者的年发病率为（3～4）/10 万，先天性 CDI 的发生率（推测）为 2/10 万。继发于 X 连锁 AVP 受体 2 基因突变，占 NDI 病例的 90%，即每 100 万活产男婴儿有 4～8 例，其余是常染色体基因突变所致 NDI，占 10%[32]。位于 12 号染色体 12q13 的 *AQP2* 基因异常，是家族性常染色体隐性和显性遗传 NDI 的原因。

Wolfram 综合征（尿崩症、糖尿病、视神经萎缩和耳聋）的发病率在（1～9）/100 万（www.orpha.net）。因 AVP– 神经垂体转运蛋白 Ⅱ（AVP–NP Ⅱ）基因突变导致的常染色体显性遗传 CDI 的发生频率尚不清楚，AVP 合成中的遗传缺陷作为常染色体隐性遗传或 X 连锁隐性遗传是罕见的[31, 34]。

（三）中枢性尿崩症

当 80% 以上的 AVP 分泌神经元受损时，多尿症就会发生。广泛的损伤可由包括遗传因素在内的多种病理过程引起。创伤后垂体柄的解剖研究显示，在 4～6 周内下丘脑核内的大神经分泌细胞丢失；在漏斗或[21]以上水平病损后，毁坏性更大。家族型尿崩症患者 PVN 中表现出巨细胞神经元选择性丧失，伴有胶质细胞中度增生，小的神经分泌细胞[35]相对保存，提示该疾病是由下丘脑神经元的退行性变引起的。

病因学

CDI 的许多患者是由视上核神经元和 PVN 神经元破坏或变性所致。这些病变的原因包括生殖细胞肿瘤、朗格汉斯细胞组织细胞增生症、炎症 / 自身免疫性疾病、血管疾病、手术或意外造成的创伤、转移瘤、中线脑和颅骨畸形[25–31, 36–38]。AVP 合成的遗传缺陷表现为常染色体显性遗传、常染色体隐性遗传或 X 连锁隐性遗传很少见[33]。

继发于 AVPR2 突变的 X 连锁（Xq28）NDI 导致肾脏 AVP 受体 2 功能丧失或调节异常[32]。位于 12 号染色体 12q13 处的 AQP2 水通道基因的异常解释了 NDI 家族性常染色体隐性遗传和显性遗传形式（表 14-2）[32]。

在发病年龄上，无颅内肿瘤的患者比有颅内肿瘤的患者诊断年龄明显偏小，6 岁之前患肿瘤比较特殊[25]。

（四）遗传性中枢性尿崩症

家族性神经垂体性 CDI 中，有超过 60 种变异导致激素原缺陷和 AVP 缺乏[13, 29, 33, 39–42]。除少

表 14-2　尿崩症的病因

中枢性尿崩症	**基因变异** • 常染色体显性 / 隐性（OMIM 125700），AVP 突变（OMIM 192340） • X 连锁（OMIM 304900） • 先天性垂体功能低下伴中枢性尿崩症（OMIM 241540） • Wolfram（DIDMOAD）综合征（OMIM 222300），Wolframin（WFS1）突变（OMIM 606201） • 未知基因（？） **先天性** • 中线脑发育缺陷 – 视中膈发育不良 – 前脑无裂畸形 – 颈内动脉缺失 – 神经垂体动脉损伤 • 与异位垂体后叶，垂体前叶发育不良和先天性垂体功能减退并存 **获得性** • 特发性 • 颅内肿瘤 – 生殖细胞瘤，颅咽管瘤，胶质瘤 • 朗格汉斯细胞组织细胞增生症 • 自身免疫：淋巴细胞性垂体炎 / 淋巴细胞性漏斗 – 神经垂体炎 / 淋巴细胞性漏斗 – 下垂体炎 • 自身免疫性疾病（抗血管加压素细胞的抗体，T 细胞损伤） • 肉芽肿病（肺结核※、结节病※、韦格纳※） • 先天性 / 产后感染 / 病毒感染后（水痘、先天性 CMV 和弓形虫病、脑炎、脑膜炎） • 中枢神经系统手术 • 创伤性脑损伤 • 血管损害 / 缺氧缺血性 • 转移瘤[a]/ 白血病复发
肾性尿崩症	**基因变异** • X 连锁（OMIM 304800），AVPR2 突变（OMIM 300538）（90%） • 常染色体隐性 / 显性（OMIM 125800），AQP2 突变（OMIM 107777）（10%） • 肾源性尿崩症合并智力低下和颅内钙化（OMIM 221995） **获得性** • 低钾血症，高钙血症 / 高尿钙症，碱中毒 • 多囊肾，其他 • 肾盂肾炎，梗阻后 • 药物
原发性多饮症	• 心因性 • 致渴的

a. 儿童罕见

数变异外，几乎所有都是常染色体显性遗传。11 例患者中，10 例来自近亲家庭，表现为常染色体隐性遗传[43-46]。尽管与显性遗传形式临床有一些相似之处，但这些病例的症状似乎是由突变体 AVP 肽的生物活性降低引起的。高循环浓度的突变激素、纯合子状态下正常 AVP 激素的缺乏，以及杂合子携带者不存在临床或亚临床异常支持了这一假说。

在一个具有 CDI 常染色体显性遗传模式的中国家族中，未发现 AVP-NP Ⅱ基因编码区、内含子区和起始转录位点 1.5kb 上游区发生变异[47]。连锁分析表明，该家族的常染色体显性基因位于 20 号染色体上的两个短串联重复序列标记所确定的 7cm 区间内。这表明常染色体显性 CDI 的位点异质性，并暗示了 CDI 病因的遗传多样性。该疾病的常染色体显性遗传可能通过多种机制发生，包括突变体和野生型（WT）前体的相互作用导致显性的负活性，突变体前体在内质网中的积累导致应激蛋白反应，以及自噬和细胞毒性，途径尚不完全明确。体外对突变体加压素前激素的转运和加工的研究表明，该突变破坏了 ER 出口和加压素前激素的加工，导致异常的内质形态，并可能导致细胞功能障碍和死亡。胞质自噬的存在提示存在非凋亡细胞死亡[48-50]，但也不能排除程序性细胞死亡[50]。

涉及信号肽的变异降低了其启动正确处理 pre-pro-AVP-NP Ⅱ[46] 的能力，突变体前体也会通过形成异源二聚体削弱 WT 前体在细胞内的转运，从而通过一种“无毒机制”降低活性 AVP 的生物利用度，即一种显性的负面效应[49, 51]。通过 ER 管腔和直接从包含 WT 和突变的原激素细胞质中降解的两种降解途径表明，细胞毒性效应可能来自于数量上，但与表达 WT 蛋白的细胞中发生的过程没有本质上的区别。在表达突变 NPII 的缺乏 AVP 神经元的基因敲除小鼠中，多尿症进展，此基因突变在人类导致家族性神经垂体性 CDI，表明细胞死亡不是该疾病的主要原因。在内质网和 AVP 细胞胞质中积累的聚集物可能参与了导致进行性多尿的 AVP 神经元功能障碍，提示 CDI 可能与累积的突变蛋白而不是直接的神经毒性引起的[52, 53]。

已发现早发 CDI 与 AVP-NP Ⅱ 基因新发突变和遗传性 Wolfram1 基因改变有关，3 例患者出现早发多尿、烦渴、孤立的 AVP 缺乏，没有 CDI 家族史，没有头颅 MRI 异常，伴或不伴垂体后叶增强[54]。此发现主要是一方面鉴定了 AVP 基因的两个新发显性突变，另一方面描述了位于信号肽（C.52_54delTCC）处的新 AVP 突变位点。迄今为止报道的大多数突变都是基因编码 NP Ⅱ的部分，NP Ⅱ是 AVP 的细胞内结合蛋白，而在信号肽或 AVP 编码序列中发现的突变很少，甚至在人类基因突变数据库中没有发现此类突变。

所有报道的突变都是替代或缺失一个或者多个已知的或被合理的认为对内质网中血管加压素前体的正确加工、二聚化、二硫键形成和折叠至关重要的氨基酸。在常染色体显性 CDI 中，视上核和 PVN 中加压素前体异常加工，以及突变型 AVP 前体通过形成异二聚体损害细胞内 WT 前体从内质网到高尔基体的细胞内转运，从而降低了活性 AVP 的生物利用度[49, 51, 52]。

MRI 提示的垂体后叶高信号的缺失可以解释为与下丘脑核团内血管加压素前体的异常导致细胞内运输的损害，其机制类似[29, 49, 51, 52]。在两名患者中，CDI 的体征和症状在 4 岁时变得明显，这表明这两种突变都是完全外显性的，早发 CDI 的儿童即使在亲属中没有 AVP 突变，也必须进行 AVP 突变的评估。虽然目前最常见的家族性 CDI 形式是常染色体显性遗传[33]，但 AVP 基因的新发显性变异已在三个家族中被报道[55]。

（五）获得性特发性中枢性尿崩症

尽管 20%～50% 的病例被认为是特发性的，抗利尿激素细胞 [28] 抗体的认识和最近影像学技术的进展为 CDI 提供了新的线索，使得特发性变得非常罕见。各种临床观察表明自身免疫在 CDI 发病机制中有重要作用。确实，自身免疫性多内分泌病和伴有垂体柄增粗 MRI 图像的 CDI 提示，CDI 患者和垂体柄增粗可能有共同的病因 [25, 56]。在 75% 的儿童和青年特发性 CDI 患者中，发现了循环中血管加压素细胞自身抗体（AVPc-Ab），表明下丘脑 – 神经垂体的自身免疫反应在儿童和青年特发性 CDI 患者中比通常认为的更常见 [57]。AVPc-Ab 在儿科患者中的发生频率较高，而在病程相同的成年患者中出现的频率为 1/3，表明特发性 CDI 由自身免疫引起相当常见。AVPc-Abs 已在约 77% 的联合垂体后叶和 AP 功能障碍患者中被发现，这一发现远远超出了此前报道的高达 23% 的单纯血管加压素缺乏患者中同时有 AP 功能障碍。这表明 AP 参与特发性 CDI 的过程，高度提示自身免疫性神经垂体基础，并与淋巴细胞浸润垂体柄的表现非常吻合 [58]。

在约 1/4 的特发性 CDI 患者中，病毒感染(触发）与 CDI 的发生之间存在暂时的关系 [25]。这一假设得到了以下事实的支持：垂体对细胞特异性自身抗原触发的 CD8T 细胞介导的自身免疫反应敏感 [59]，也可能通过免疫雌性 SJL/J 小鼠的垂体提取物 [60] 诱导发展成垂体炎。然而，患有特发性 CDI、LCH 或生殖细胞瘤的受试者中 AVPc-Ab 的鉴定表明，这一发现不能被认为是完全可靠的自身免疫性 CDI 的标志物 [28]。所以为明确诊断，需要密切临床随访和 MRI 监测，因为 AVPC-Ab 可能会掩盖生殖细胞瘤或 LCH。

“特发性”CDI 中垂体柄增粗（PST）的过程尚不清楚。关于垂体柄增粗与自身免疫性疾病或炎症性疾病（淋巴细胞性垂体炎 [61, 62]、坏死性漏斗状垂体炎 [61, 62] 或淋巴细胞性漏斗部 – 神经垂体炎）[63] 相关的报道主要集中在具有淋巴细胞和浆细胞浸润、纤维化和坏死组织学特征的成人。淋巴细胞性垂体炎是一种罕见的慢性炎症过程，对垂体的影响各不相同。值得强调的是，儿童和青少年缺乏明确诊断标准，只有 20%～25% 的垂体柄增粗的患者存在 CDI。

提出淋巴细胞性漏斗 – 垂体炎这个诊断 [25]，以区别儿童和青少年的 CDI、AP 激素缺乏、AP 缩小和短暂或持续性垂体柄（PS）增粗，与成人患者在 MRI 上有类似的垂体后叶（PP）和 PS 表现，但 AP 大小和功能正常 [61]。成年患者中，GHD 被定义为药物激发试验后 GH 低于 10μg/L，而不是 3μg/L。在这样的成人病例中，诊断淋巴细胞性漏斗部 – 神经垂体炎更合适 [61]。

1. 血管性 CDI

CDI 可能是由脑血管损伤引起的，但其病理生理学机制尚不清楚。在一组特发性 CDI 和 AP 功能正常的患者中，标准 MRI 显示 PS 和 AP 大小是正常的 [26]，在注射造影剂后动态 MRI 研究显示垂体后叶高信号缺失，而 AP 正常增强存在。后叶增强的高信号缺乏提示选择性垂体下动脉血管损伤可能与 CDI 有关系。影响垂体后叶血管供应的机制尚不明确，但即使没有 MRI 上宏观形态异常的证据，也不能排除垂体后叶血管系统先天缺乏或发育不良，或因局部炎症过程导致血管供应继发性改变的可能性。

2. 朗格汉斯细胞组织细胞增生症

CDI 是 LCH 最常见的中枢神经系统表现，发病率为 10%～50%[64, 65]。经诊断和特异性治疗后，5 年发生 CDI 的风险为 16%，15 年发生 CDI 的风险为 20%，这是典型的多系统疾病，伴有颅面部病变 [64]。

一些 CDI 和内分泌疾病患者似乎有中枢神经系统神经退行性疾病的风险，尽管 CDI 发病后不久就可以诊断出大脑和松果体受累[66]。生长激素缺乏症是另外一个最常见的缺乏症，占 CDI 和 LCH 病例的 42%。法国一项 LCH 调查显示，CDI 患者中 GHD 的 10 年累计发病率约为 54%[67]。在 LCH 患者中发现循环 AVPc-Ab 及其自发清除的趋势[28, 56]表明，这些自身抗体可能是 LCH 相关免疫的附带现象。

50%～70% 的 LCH 患者发病时或随访时发现 PST[25, 68]，并可能在 CDI 发病前出现。AP 大小正常、缩小或少数增大[25, 64, 69]。建议 PST 患者进行皮肤和骨骼检查、胸部 X 线检查和耳、鼻、喉检查来寻找提示 LCH 的除了颅内病变以外的表现，这样可以减少颅内活检。

3. 结节病

结节病是一种病因不明的多系统疾病，5%～15% 的患者累及中枢神经系统[70]，25%～30% 的患者出现其他症状[71, 72]。尸检研究表明结节性肉芽肿多发于下丘脑，较少累及 PS 或垂体[71]。因此，神经内分泌结节病患者通常伴有下丘脑功能障碍、下丘脑功能紊乱和 AP 激素缺乏。多尿 / 烦渴是 25%～33% 的成人神经结节病患者最常见的症状，内分泌病相对少见[70, 72]。在儿科患者中，垂体功能障碍的发生率为 21%，其中 66% 患 CDI。儿童神经鞘瘤与成人不同，更容易表现为癫痫，较少发生脑神经麻痹，眼病如葡萄膜炎可能发生在小年龄儿童中[73]。

脑 MRI 研究显示多样化的特征，包括脑室周围白质灶、软脑膜增强、积水和 PS 增大[72]，Bullmann 等报道的 5 例患者中有 4 例描述了后者[71]。只有少数而儿童 CDI 继发于神经结节病的报道[72]。

4. 生殖细胞瘤

颅内生殖细胞肿瘤占儿童原发脑肿瘤的 8%。MRI 显示鞍上和神经垂体生殖细胞瘤起源于垂体后叶至漏斗部[74]。78%～100% 的病例中可以发现部分或完全的垂体柄增粗，并且垂体柄增粗可能是小生殖细胞肿瘤患者唯一的发现[74]，它的存在使恶性肿瘤的风险增加 15%～17%，而垂体柄正常大小使恶性肿瘤的风险降低到 3%。

患有 CDI 的 PST 患者连续对比头颅 MRI 增强扫描（前 2 年每 3～6 个月 1 次），可将诊断生殖细胞肿瘤的时间提前 1 年[25]，但是 CDI 发病 5 年后出现的垂体柄增粗和这之前出现的作为宿主反应的淋巴细胞组织浸润可能掩盖了生殖细胞瘤的诊断[75]。有时，生殖细胞瘤可与多系统 LCH 非常相似，伴有椎体受压、反复的耳部感染、PS 增粗、松果体增大及血清和脑脊液生殖细胞肿瘤标志物阴性，这些表现出现在一名 9 岁的女孩身上[76]。

hCG 和其他肿瘤标志物在生殖细胞瘤早期诊断中的作用尚不清楚。脑脊液阴性结果不能排除生殖细胞瘤[25]。这些患者在治疗前[28]，血循环中的 AVPc-Ab 可以掩盖生殖细胞肿瘤的诊断。当垂体柄进行性增粗超过 6.5mm 和（或）AP 增大，必须进行垂体柄活检。生长停滞和多种垂体激素缺乏是垂体生殖细胞瘤常见的早期表现（随访中几乎 100% 的病例）。但是激素缺乏并不能预测生殖细胞肿瘤的存在。

5. 颅咽管瘤和手术治疗后 CDI

颅咽管瘤是一种良性肿瘤，起源于 Rathke 囊内鳞状细胞巢，占儿童颅内肿瘤的 6%～9%，是儿童最常见的鞍上肿瘤（占 54%）[27]。主要表现为视交叉压迫引起的视觉损害和双侧视神经萎缩，60%～75% 的病例全身症状与颅内压升高有关。在各种大型儿科队列研究中，20%～70% 的病例发生 AP 功能障碍的体征和症状[27]。CDI 和多发性垂体激素缺乏是常见的并发症。术前 CDI 的发生率为 16%～55%，术后永久 CDI 的发生率高达 80%，已报道暂时性 CDI 病例为 13%[77]。

下丘脑 – 垂体后叶功能受损是完全切除 PS 后常见且可预测性的结果，其特征是典型的尿量三期反应。最初的利尿期（1～4 天）；之后是第二阶段的少尿期，这可能反映了神经分泌神经元的变性和死亡，储存的 AVP 释放进入血循环（4～7 天）；随后是永久性 CDI。

AVP 分泌和体液平衡的异常往往在术中就开始了，但诊断 CDI 往往在术后数小时内完成[77]。经蝶窦入路目前广泛应用于垂体和一些鞍上肿瘤，术后 CDI 的发生率较低。有报道称，正位入路后的 CDI 与高的血浆血管加压素免疫反应有关，但血浆显示无抗利尿生物活性或对标准 AVP 的抗利尿反应明显减弱，这表明循环存在抗利尿激素拮抗药影响了肾脏内源性和外源性 AVP 作用。这一发现尚未得到其他研究的证实。

6. 转移瘤

由于垂体后叶的直接动脉血管化，弥散性癌的垂体后叶转移是众所周知的。垂体转移瘤的发生率占所有脑转移的 0.14%～28.1%，并且在成人尸检中更高[78]。它们最常见的来源是肺癌、乳腺癌和胃肠道癌和白血病 / 淋巴瘤，症状在晚期尤其明显[79]。约 20% 转移至下丘脑 – 垂体轴的肿瘤是临床诊断的，CDI 是主要症状。一项文献综述显示，在 5778 名儿童中有 39 名（0.6%）CDI 患者与白血病相关，其中 4 例年龄在 10 岁以下[79]。

MRI 可观察到鞍内及鞍上破坏性、非均匀增强病变累及邻近结构，可累及垂体柄，并出现完全或部分增粗。PS 进行性增粗一直是各种小儿原发性中枢神经系统淋巴瘤或髓系白血病的主要症状。CDI 和多种 AP 激素缺乏可先于恶性肿瘤确诊 1 年或 1 年以上[80, 81]。

7. 其他实体瘤

有报道称韦格纳肉芽肿病可发生 CDI，这种疾病以坏死性血管炎和上下呼吸道的肉芽肿性炎症及肾小球肾炎为主要特征[82]，MRI 显示鞍上等信号肿块及漏斗部扩大。糖皮质激素治疗 2 个月后，MRI 显示垂体病变几乎完全消退，临床症状明显改善。

暂时性 CDI 与肺结核相关是已知的。中枢神经系统结核是儿童最严重的并发症，占发达国家未治疗结核病例的 3%～4%[83]。它通常起源于原发性感染经淋巴、血源性播散时大脑皮质或脑膜的干酪样病变。少数报道提到结核性脑膜炎继发的急性 CDI 与癫痫发作和（或）交通性脑积水有关，在这些病例中，MRI 显示 PST[84]。其他感染原因包括 B 群链球菌引起的脑膜炎。

85 例遭受了中至重度脑损伤的患者中有 22 例发生急性创伤后 CDI[85]，其中 5 例患者在脑创伤后 17 个月的中位时间进行了加长限水试验，表现为永久性部分 CDI，其余患者 PP 功能完全恢复。在本研究中[85]，永久性 CDI 与较低的格拉斯哥昏迷评分相关，但与年龄、性别、基底颅骨骨折或手术肿块清除无关。创伤后 DI 可能由下丘脑或垂体后叶周围炎性水肿引起，随着肿胀消退而消退，也可能是因为室旁核和视上核神经元、垂体柄或垂体后叶轴索末端的直接损伤[85]。

（六）中枢性尿崩症的诊断

1. 临床表现

临床可为基础诊断提供重要指标[29]。症状发生的年龄和液体摄入模式可能会影响随后的调查。主要症状为持续性多尿烦渴，幼儿可能有严重的脱水、呕吐、便秘、发热、易怒、睡眠障碍、夜尿、发育不良和生长迟缓。严重脱水的男性提示 NDI，一些智力减退可能由慢性和未被发现的脱水引起。

在不同病因的 CDI 患者队列中[25]，40% 的患者在发病时表现出多尿和多饮以外的症状，头痛是最常见的，但并不是特异性的与颅内肿瘤相关，而视觉缺陷与之相关。生长迟缓在中枢神经系统肿瘤患者中并不常见，这与以前的报道相反，这些延迟强烈表明是颅内肿瘤。无颅内肿瘤的患者明显比有颅内肿瘤的患者年轻，无颅内肿瘤的患者年龄＜ 6 岁（图 14–3）。为了鉴别多器官受累的 LCH，需要注意其他症状，如反复发作的中耳炎、皮肤病变、胆管炎、呼吸困难或骨痛 / 骨损害。

在常染色体显性遗传 CDI 中，发病年龄为 1—6 岁，但也有早发或晚发病例的报道 [86]。早发患者特别是在 10 岁之前诊断的患者，多饮多尿的症状通常随时间逐渐加重，但也有新生儿期就表达完全的 CDI[37, 69]。在我们研究队列的 8 个家庭中，出现多饮多尿的发病年龄的中位数是 27 个月（12～72 个月，未公布的数据）。

同一突变的不同患者的发病年龄和 AVP 缺乏严重程度的变异性很大，可归因于这些患者的个体差异，如突变前体的产生速率、神经垂体刺激的强度、突变前体毒性效应的个体易感性、降解突变前体的能力及分泌储备能力或腺体本身发育。

在 Wolfram 综合征 1 的患者中，CDI 的发病率为 48%～78%[87, 88]。糖尿病被描述为第一症状中位年龄 6 岁，随后视神经萎缩出现在 11 岁 [89, 90]。多尿和（或）遗尿的进展可提示尿崩症，其发病时间差异很大，一般不会出现在 10—30 岁 [68, 91]。CDI 可能最早是部分性的。CDI 的诊断流程图如文中（图 14–3）所示。

2. 实验室检查

CDI 的诊断可以很简单，但鉴别多尿和多饮的生化检测存在局限性和准确性差，可能导致错误的处理 [31, 92]。

首先是确定多尿多饮。多尿定义为尿量＞2L/（m^2·24h）或出生时尿量 150ml/（kg·24h）[＞6ml/（kg·h）]，2 岁后 100～110ml/（kg·24h）[＞4ml/（kg · h）]，年龄较大的儿童和成人 40～50ml/（kg · 24h）。24 小时评估水平衡是必须的，并且在没有溶质性利尿（葡萄糖、钙）的情况下的多尿应怀疑尿崩症可能 [28]。

婴幼儿在午夜停止饮水后，随机晨起血浆渗透压＞295mOsm/kg H_2O 和（或）血清钠＞143～145mmol/L，尿渗透量＜ 300mOsm/kg 或尿 / 血浆渗透压比＜ 1，可以诊断为尿崩症。

医院实验室常规采用冰点降低法测定血浆渗透压的精度通常不能满足质控要求（在 290mOsm/kg H_2O 下的变异系数不超过 1%），特别是在测定血清或冷冻血浆渗透压时。当没有渗透压计时，可以使用公式很好地估计血浆渗透压，通常精确到直接测定的 1%～3%（即 9mOsm/kg 以内）[22]：

$$POsm=2\,[Na^+]+\text{血糖浓度（mg/dl）}/18+BUN\text{（mg/dl）}/2.8$$

18 和 2.8 分别表示葡萄糖和尿素氮的分子量，如浓度用 mg/dl 表示。

3. 限水试验和 DDAVP 试验

在没有直接诊断的情况下，需要限水试验和 1– 脱氨基 8–D– 精氨酸加压素（DDAVP）激发试验 [93–95]。必须提前与实验室安排好合作，以确保及时报告结果。

通常 7h（或更短）的限水试验就足够了，除非原发性多饮症需要更长时间的限水。患者必须在持续的监护下进行，如果减重超过开始体重的 5%，和（或）血钠浓度高于 143mmol/L，和（或）血浆渗透压高于 295～300mOsm/kg H_2O，和（或）尿液渗透性恢复至正常，则停止试验。限水试验后测定血浆 AVP[92] 或高渗盐水输注 [38] 对诊断没有帮助。

虽然测定基础的或者不同实验过程中的血浆和肽素可作为一个可靠稳定的替代血浆 AVP 的

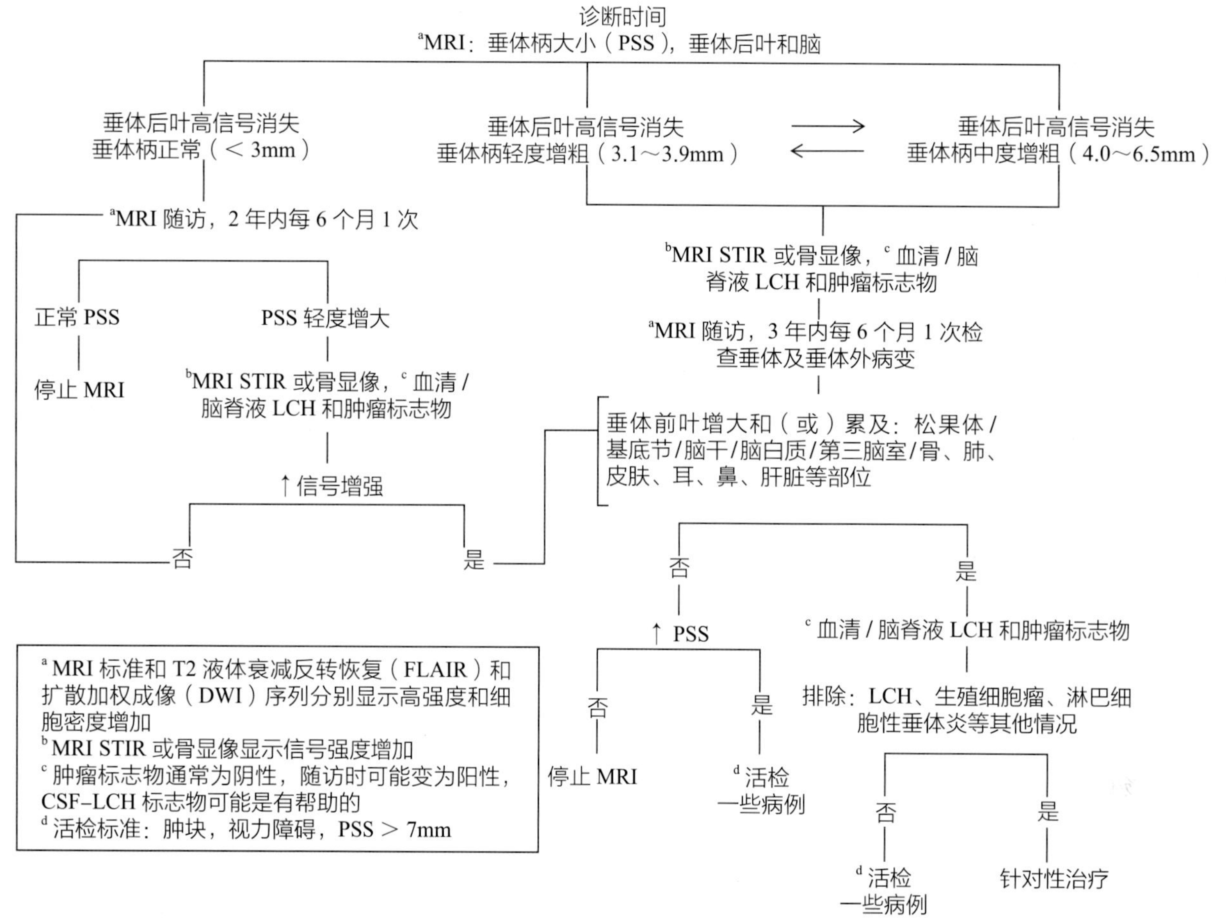

▲ 图 14-3　中枢性尿崩症的临床和放射学随访流程

指标[27, 96]，但是其诊断值还有待确认。20 年前尿 AQP2 值用于 CDI 和 NDI 鉴别诊断[97]，但它在日常实践中的使用非常有限。

鼻内给 5～10μg 去氨加压素将有助于鉴别 CDI 和 NDI。另外，去氨加压素也可以皮下注射或者口服，只要做适当的剂量调整。

4. 肿瘤标志物

一旦 CDI 诊断，生殖细胞肿瘤标志物包括血清和脑脊液人绒毛膜促性腺激素，癌胚抗原和甲胎蛋白必须要检测。CDI 和垂体柄受累患者可能是阴性，但随时间发展可能转成阳性[98]。

5. 血管加压素分泌细胞抗体和垂体抗体

抗血管加压素分泌细胞抗体和垂体抗体对 CDI 发病机制的认识有了曙光[4, 99–101]，但 AVPc-Ab 的诊断作用仍有问题[28]。特发性 CDI、LCH 或生殖细胞瘤患者检测到 AVPc-Ab，提示其不能作为身免疫性 CDI 的可靠指标，只是免疫反应的替代物[28]。因此，明确诊断仍需要临床随访和 MRI 监测，因为 AVPc-Ab 可能掩盖了生殖细胞瘤或 LCH。

自身免疫性多发内分泌疾病和垂体柄增粗的 CDI[25]，以及淋巴细胞性漏斗 - 垂体炎组织学相关的 CDI[58, 63]，提示这些患者可能有共同的病因[25, 56, 102]。事实上，垂体易受由细胞特异性自身抗原触发的 CD8 T 细胞介导的自身免疫的影响[59]，以及易于发展为自身免疫性垂体炎，在雌性免疫 SJL/J 小鼠用小鼠垂体提取物可支持这一理论[60]。换句话说，诱导原发性垂体炎已经确定了两种不同的潜在致病机制：一种是针对自身抗原（T 辅助细胞优势），另一种是针对非自身抗原

（感染后）[25, 103]。

随着时间的推移，与生殖细胞瘤患者相比[25, 30]，CDI 和自限性垂体柄增粗患者的 AP 细胞会减小，这提示了这些患者存在炎症 / 自身免疫状况。同样，淋巴细胞性垂体炎，可表现为垂体肿大，随后垂体萎缩，或出现空蝶鞍现象，已经在垂体蛋白免疫的小鼠模型中证实了[104]。

6. 基因检测

*AVP-NP Ⅱ*基因在三个家族中发现了新的、重复发生的突变[55]，早发 CDI 近期被报道与 *AVP-NP Ⅱ* 基因的新发突变和遗传性 Wolfram1 基因的变异有关，3 例 Wolfram1 基因的变异患者表现出早发多尿多饮、孤立的 AVP 缺乏，无 CDI 家族史，脑 MRI 正常，伴或不伴垂体后叶高信号[54]。

7. 影像学技术

高场磁共振成像是检查下丘脑 – 垂体轴疾病的首选检查。标准的评估包括矢状位和冠状位的自旋回波（SE）T_1 加权图像和涡轮增压 / 快速自旋回波（TSE）T_2 加权图像，层厚为 2～3mm。使用 T_1 加权序列（螯合钆）对比成像，应始终在矢状位和冠状位进行。强烈推荐高 T_2 加权图像（即驱动平衡，结构性干涉稳态或采用稳态获得的快速成像）在矢状面获得亚毫米厚度成像，这是由于脑脊液与邻近实质结构之间的良好对比，可以提供更详细的鞍上腔隙信息[105]。我们常在轴向平面对全脑进行液体衰减反转恢复（FLAIR）、弥散加权成像（DWI）和对比 T_1 加权序列检查，以筛查其他的颅脑异常。在先进的 MR 技术中，MR 光谱学可以在特定的病例中用于评估和描述出鞍上肿块病变[106]。

完整的神经放射学评估，包括覆盖全脑的轴向 DWI、FLAIR 和造影后 T_1，以及聚焦于蝶鞍区的造影前矢状位 T_1、冠状位 T_2、矢状位 T_2–DRIVE 或等效成像、造影后矢状位和冠状位 T_1 加权成像，约需要 30 分钟，是所有 CDI 患者的推荐基线检查（表 14–3）。MRS 可以根据个案选择。

额外的影像学检查包括脊柱 MRI 和（或）全身放射扫描。当肿物有可能扩散或需排除椎体是否受累时，应进行脊柱 MRI。标准的全身成像包括骨骼检查和胸部 X 线检查。可以使用 ^{18}F– 氟脱氧葡萄糖（^{18}F–FDG）或氨基酸类似物的正电子发射断层扫描（PET）和全身 MRI，它们可以在一次检查中使用一个或多个序列进行全身成像。对于垂体外相关病变，全身 MRI 最常用的是在冠状平面内短暂的钛反转恢复（STIR）。这些技术正在评估中，尽管 MRI STIR 技术应用广泛并且辐射暴露少，用于儿童检查很有吸引力，但仍然被认为不能代替标准骨骼检查方式[31, 107]。

（七）CDI 的影像学表现

CDI 患者的典型神经影像学表现包括垂体后叶高信号缺失和垂体柄增粗，包括近端（>3.0mm），远端（>2mm）或整个垂体柄增粗，但这一发现并不具有特异性，它也可以出现在淋巴细胞性垂体炎、生殖细胞瘤、组织细胞增多症或继发于其他罕见病因（如结节病、淋巴瘤等），并且可以出现在特发性病例中[108]。

脑垂体后叶高信号持续存在提示家族性 CDI。在常染色体显性遗传的 CDI 中，识别的垂体后叶高信号不一定表明下丘脑 – 神经垂体轴功能保留完整[29]，即使它最初存在，随诊复查时也会消失。由于神经影像学表现缺乏特异性，强烈建议寻找鞍外病变来指导病因诊断。

累及松果体或基底神经节高度提示生殖细胞瘤。下丘脑和松果体区域同时病变约占颅内生殖细胞瘤（所谓的双病灶生殖细胞瘤）总数的 10%。生殖细胞瘤在 MRI 上 T_1 加权像一般与灰质呈等信号，T_2 加权像上一般为等信号至低信号。造影后增强通常为中等强度至明显，钙化和囊坏死改变较罕见[109]。

DWI 可能表现为弥散受限，反映了肿瘤内高浓度的淋巴细胞成分，而质子 MRS 表现为胆碱峰占优势，肌酸峰残留，NAA 缺失或明显减少，可能出现乳酸和脂质峰[110]。DWI 有助于辨别其他常见的儿童鞍上肿瘤病变，如颅咽管瘤、胶质瘤，但是不能鉴别鞍上生殖细胞瘤和淋巴细胞性垂体炎或 LCH。对于非特异 MRI 表现的病例，额外的信息可通过氨基酸类似物 PET 成像收集，如 11C- 蛋氨酸（MET）。据报道，MET-PET 对没有明显肿块形成的基底节生殖细胞瘤非常有价值，可用于精确定位活检目标并监测治疗效果[111, 112]，生殖细胞瘤有扩散的倾向，往往伴有室管膜下或软脑膜扩散增强。在这种情况下，必须要评估脊髓 MRI。

寻找鞍外病变也可以帮助诊断 LCH。脑 MRI 可显示其典型的皮下软组织或颅骨病变。在这种情况下，脑部 CT 可帮助更好地明确骨骼受累，并显示其他病变。如果怀疑有 LCH，也必须要寻找颅外病变（骨骼检查、胸部 X 线），这可显著减少颅内活检的需要。

新的影像学检查，如全身 MRI 和 ^{18}F-FDG PET 比普通放射线检查和骨显像有更高的准确性[113, 114]。本文还比较了 ^{18}F-FDG PET 与 MRI 对 LCH 患者在诊断初期和疾病随访期的诊断价值。^{18}F-FDG PET 在评估化疗后疾病活动性方面更准确，但 MRI 的整体敏感性优于 PET[115]。

T_2/FLAIR 高信号局灶的或融合区通常累及小脑白质和齿状核，有时累及脑桥被盖，偶尔累及基底神经节，是提示诊断 LCH 的一个鞍外线索。这些病变是 LCH 第二常见的颅内表现，也被解释为神经退行性变的提示，因为组织病理学检查发现神经元丢失和轴突退行性变同时伴有突出的 T 细胞炎症[116]。据报道，LCH 患者松果体囊肿和肿大的发生率很高。这一发现是非特异性的，可能反映了 LCH 直接浸润松果体或腺体增生[117]。

通过系列成像可以获得其他的和非常重要的诊断信息。随访时垂体柄体和 AP 的体积增加，支持浸润性 / 肿瘤性疾病的诊断，特别是生殖细胞瘤和 LCH。另一方面，AP 激素缺乏与 MRI 上 AP 进行性缩小提示炎症性病因，如淋巴细胞性漏斗状垂体炎[25, 30]。

（八）随访和疾病长期结局

对于没有明确病因的 CDI 患者需进行临床、

表 14-3　CDI 的神经放射学方案

基线检查	矢状位 SE T_1	垂体前叶形态、高度和长度。亮点的评估。出血 / 高蛋白浓度病变
	矢状位 T_2-DRIVE	垂体柄基线和随访评估。视交叉神经形态。松果体评估。描述鞍上肿块病变与周围结构关系
	冠状 TSET_2	垂体宽度和形态评估。垂体柄方向。描述视交叉
	轴向 FLAIR	筛选序列评估全脑。2 岁以下的儿童建议轴位 T_2 加权，取代轴位 FLAIR
	轴向 DWI	筛选序列。评估细胞密度和组织结构差异（例如鞍外肿块病变）
	冠状面，矢状面和轴向对比后 T_1	垂体柄评估。肿块病变特征。二次弥散
补充研究（按个案进行）	MRS	检测和评估正常和异常的大脑代谢物
	脊柱磁共振	继发性软脑膜传播（生殖细胞瘤）。椎体受累（LCH）

SE. 自旋回波；DRIVE. 驱动平衡；TSE. 快速自旋回波；FLAIR. 流动衰减反转恢复；DWI. 扩散加权成象；MRS. 磁共振波谱学

放射学、生化和内分泌随访。初诊时垂体柄大小的表现各异，且可随时间改变[24, 29]。两个大儿童特发性 CDI 系列研究发现 50%～60% 患者中可发生 PST[30, 69]。两份报道中垂体柄的自然演变类似，从垂体柄无变化（30%）至缩小（30%～50%）或进一步增大（10%～20%）。当垂体柄增粗时，可排除生殖细胞瘤或 LCH，尽管其他罕见的情况可能是潜在病因，如神经结节病或肉芽肿伴多血管炎[118, 119]。

应该重视 LCH，因为骨或肺部受累的长期预后不良，并且高度提示原发性垂体柄病变相关的 LCH 导致 CDI[30]。这就提出了一个关于特发性 CDI 与 LCH 单一神经系统受累的靶器官之间可能存在关系的问题。出现多尿多饮表现后不久，一些自限性的孤立性 CDI 作为 LCH 的首发症状，可能会误诊。这强调了需要仔细检测，早期识别 LCH 多脏器累及的体征和症状，避免延误诊断，增加发病率和死亡率[30, 66, 120, 121]。

对所有垂体柄增粗的患者，在 CDI 诊断的前 2 年，建议每 6 个月复查 1 次 MRI。有生殖细胞瘤高危因素的患者，MRI 复查可个体化（如每 3 个月 1 次），如果 MRI 显示垂体柄增粗（＞6.5mm）或 AP 增大或第三脑室受累[25, 58, 69, 74, 122-124]，无论有或没有肿瘤标志物阳性，建议做垂体柄活检。

在特发性 CDI 和垂体柄增粗患者中，90%～94% 患者出现 AP 激素缺陷，60% 患者出现孤立 GHD。30%～50% 的患者存在多种垂体激素缺陷，而在 19 例垂体柄正常的患者中，只有 10% 患者有其他激素缺陷[25]。已报道 39%～80% 不同病因的 CDI 患者中有 AP 缺陷[25, 30, 31, 69, 122]。

系统的诊断方法和适当的长期随访方案使得 78 例患者中有 75 例（96%）得到精确诊断[30]。24 个患者（28.2%）在初诊时得到了病因诊断，8 例患有 LCH，累及骨骼和（或）皮肤，6 例咽鼓管瘤，3 例中线缺陷，3 例家族性显性遗传 CDI，2 例为双部位生殖细胞瘤（松果体和垂体柄同时发生），其余 2 例为创伤后 CDI。在 61 名患者（71.8%）考虑为特异性 CDI，7 例（8.2%）2 年后失访，11 例（13.0%）在表现出 DCI 的 2.5 年内获得确切诊断。7 例有生殖细胞瘤，11 例中有 4 例诊断 LCH。其余 43 例（50.2%）被认为是特发性的 CDI，并接受了临床、内分泌和影像学随访。诊断时的中位年龄为 7.4 岁，他们随访的中位年龄为 10.1 岁。根据患者诊断时的 MRI 垂体柄大小结果显示，9 例（20.9%）垂体柄正常，27 例（62.8%）垂体柄轻度增粗，以及 7 例（16.3%）初诊时垂体柄适中度增粗。

头颅 MRI 序列性评估 5 年，在达到成年身高的时候，9 例垂体柄正常的患者中 6 例在随访中脑垂体柄轻度增大，并在随访的第 2 年正常化并维持不变直至达到成人的身高。27 例垂体柄轻度增粗的患者中有 15 例在第二次 MRI 检查时出现增粗。其中 5 例在 5 年的评估中仍然有轻度 PST（18.5%），但是复查时所有患者垂体柄正常。在 7 例垂体柄中度增粗的患者中，有 4 例在诊断为 CDI2 年内垂体柄增大。虽然随后的观察提示垂体柄体积缩小，但没有人达到正常垂体柄大小。因此，43 例患者中有 40 例（93%）在诊断特发性 CDI 后 6 个月内表现出垂体柄部分受累。

研究期间进行 AP 功能试验检查的结果，并根据诊断时垂体柄大小分组，显示，35 例（81.4%）患者在诊断的前 2 年内至少有 1 个 AP 功能缺陷，以及诊断初期垂体柄厚度与发生垂体功能缺陷可能性之间存在明确的相关性。45.6% 的患者发生了垂体功能恢复，表明随着时间垂体功能的抢救是可能的，故重新评估垂体功能是必要的。

三、中枢性尿崩症和渴感缺失

尽管对大脑如何协调全身渗透调节的机制知

之甚少，但在了解调节体内稳态的中央控制的分子、细胞和网络机制方面已取得一些进展[10]。颅内中枢渗透压感受器在渗透调节控制中起决定性作用，外周渗透压感受器也有助于体液平衡，在具有复杂的中线 CNS 异常如视中隔发育不良患者，主要是引起 AVP 渗透调节受损，而不是单纯的 CDI[38]，这表明渗透压感受器的破坏是引起体液稳态紊乱的主要病因。

渴感缺失的特征是不适当的缺乏口渴感，不能通过饮水纠正高渗；患有 CDI 的渴感异常患者在高渗盐水输注中，口渴评分异常低，对明显的血浆高渗没有口渴反应[38]。约 20% 的颅咽管瘤患者发生术后 CDI 和口渴异常[125, 126]，但是 159 例鞍上肿瘤患者中只有 2 例出现渴感异常[127]，这提示高钠血症很少是因为肿瘤本身引起，而主要原因是侵袭性手术。

出现失渴综合征和术后 CDI 的颅咽管瘤患者，当药物诱导出现低血压时血清 AVP 无反应性增加，并且他们在血压下降或高渗盐水输注时也不会感到口渴，这表明渗透作用和非渗透途径都参与其中[77]。在低血压或低血量时不能分泌 AVP 分泌可能会增加脱水和危及生命的高钠血症的风险，高钠血症与住院患者的高死亡率相关[128]。当有感染[129]和未认识到的潜在继发性肾上腺功能不全的情况，死亡率会进一步增加。渴感异常的 CDI 患者还会表现为血栓栓塞[130]、行为障碍、嗜睡、昏迷和横纹肌溶解导致的肌无力[131]，一些患者在相对年轻的年龄死于呼吸衰竭。在一个 149 例 CDI 患者的大队列研究中，23 例患者伴渴感异常的 CDI 患者较非渴感异常的 CDI 患者有较高的发病率和死亡率[129]。

四、原发性多饮症

过多饮水会抑制抗利尿激素分泌[93]，所以摄入的水会增加体液量，血清渗透性适度稀释。原发性多饮症的病因包括心因性多饮和致渴的原发性多饮，但是单纯的精神性多饮在儿童中并不常见。当根本的潜在病因改善时，多尿、多饮是可逆的。患者虽然摄入大量液体，但其血浆钠离子浓度和渗透压通常是正常或者轻微偏低的。

五、肾性尿崩症

NDI 可能与肾脏缺陷同时存在，或可能是获得性的，继发于高钙血症和低血钾症，它们使血管加压素对远端的肾单位的作用受到损害。NDI 的遗传形式包括 X 连锁 NDI，为肾脏的血管加压素 V2 受体（AVPR2）基因异常，引起肾小管对抗利尿激素作用的抵抗；以及常染色体隐性或常染色体显性 NDI，为 AQP2 水通道蛋白的异常所致[9, 29, 92]。目前已报到了一些位于 Xq28 上，编码抗利尿激素 V2 受体的基因变异和缺失。V2 受体是有 7 个结构域的跨膜蛋白，其基因异常位于跨膜结构域及受体的内外节段。超过 180 多种不同的 AVPR2 基因的失活突变已被报道，所有这些突变导致了不同水平的受体功能缺陷导致先天性 NDI，例如在细胞表面受体表达减少，或激素结合和 G 蛋白耦联紊乱。常染色体隐性遗传占家族性 NDI 患者的 10%。

六、抗利尿激素分泌不当综合征

儿童低钠血症的原因包括抗利尿激素分泌适当综合征（syndrome of appropnate antidiunetic hormone secretion，SAADH）和抗利尿激素分泌不当综合征（syndrome of inappropriate antidiuretic hormone，SIADH）。虽然 SAADH 比 SIADH 研究讨论的比较少，但目前小儿低钠血症最常见的原因仍然是 SAADH[132]。脑性耗盐综合征（cerebral salt-wasting syndrome，CSWS）作为低钠血症的病因是存在的，但经常在缺乏大量证据时诊断。虽然心脏是循环中 NP 的主要来源，但脑损伤可直接导致钠利素分泌，从而导致肾盐丢失、体液丢失和 AVP 分泌。临床症状、细胞外液容量的评估、尿电解质检测和输注生理盐水可以鉴别。

经典 SIADH 诊断需排除其他引起低钠血症的原因，包括无低血容量、不伴有水肿的其他疾病，无内分泌功能障碍包括肾上腺功能不全和甲状腺功能减退，无肾衰竭和无引起水平衡破坏的用药[133]。

一种具有 SIADH 样表现的水平衡失调称为“肾性抗利尿激素不当综合征”[134]。两个无血缘关系的男性婴儿，有正常血容量性低钠血症和血清低渗透压，尿渗透压和尿钠浓度明显升高。表面上看，男孩的症状类似 SIADH，SIADH 的特征是与低渗透压程度相关的 AVP 分泌抑制不足，但这两男孩血清 AVP 浓度低到无法测出。我们推测持续性激活的 V2 受体可能是该病的病因，并且 AVPR2 测序显示半合子点突变。体外功能试验分析显示，这些突变产生持续性激活的 V2 受体。结果是不依赖 AVP，而是不适当激活的 V2 受体介导肾脏尿液浓度。值得注意的是，由于尚未明确的一些原因，两名患者均未表现出肾脏以外 V2 受体结构性激活导致的临床症状或者生化异常。众所周知，它介导凝血和纤溶因子增加及 AVP 刺激后舒张压的降低。

七、中枢性尿崩症的治疗

CDI 的治疗首选药物是去氨加压素（dDAVP），属于精氨酸加压素的一种合成类似物，其作用较精氨酸加压素低 2～3000 倍。去氨加压素可以口服、鼻内或肠外给药，每种给药方式各有优缺点。口服去氨加压素片似乎比鼻内给药更安全，低钠血症的发生率更低[135, 136]。

口服或者鼻内给药后 40～55min 后可达最大血浆浓度。药物半衰期为 3.5h。一般来说，给药后 1 或 2h 尿量会减少，持续时间 6～24h[137]。控制尿量所需的剂量因人而异。开始时应使用低剂量，必要时增加剂量。每日口服剂量（比鼻腔给药低 20 倍）10～120μg，分 3 次给药；鼻内给药剂量为 2～40μg，每天 1 次或 2 次；肠外给药为 0.1～1μg。

在婴儿早期，仅予液体治疗可能更合适。婴儿接受 DDAVP 治疗时，通常是低剂量稀释的口服制剂。在两次给药之间允许短时间的多尿[138]。DDAVP 的稳定性会因稀释而减低，故这些制剂的使用时间不应超过 1 周。实际上，最好的方法是将一片 DDAVP 压碎，溶解在少量水中，然后按照需要的量给药。去氨加压素、低溶质负荷配方奶粉和噻嗪类利尿剂都被用于治疗婴儿期尿崩症[139]。

较大的儿童，鼻内喷雾（2.5～10μg，每日 1 次或 2 次）或口服给药是 CDI 的首选治疗。口服去氨加压素对儿童特别有利。由于给药途径简单，其好的方面包括吸收更好、更少的并发症和良好的儿童和青少年依从性。口服冻干去氨加压素最近才被引入，虽然它的生物利用度比片剂高 60%，但与片剂相比，其剂量调整有限[135, 140, 141]。

有症状的稀释性低钠血症是一个潜在的危险，如果长期过量应用去氨加压素，症状包括头痛、恶心、呕吐和癫痫，可导致昏迷和死亡。此外，也可能出现无症状性低钠血症。需要特别注意多种药物联合治疗的情况，因为有脑桥外髓鞘溶解的风险[142]。在开始 DDAVP 治疗后，必须定期监测电解质。

鼻内给 DDAVP 的不良反应罕见，包括眼睛刺激、头痛、头晕、鼻炎或鼻衄、咳嗽、潮红、恶心、呕吐、腹痛、胸痛、心悸和心动过速[143]。妊娠期 DDAVP 治疗对母亲和胎儿都是安全的[144]。

在出现渴感缺失或渴感减退的情况下，DI 的治疗比较困难，需要住院治疗调整 DDAVP 剂量和液体摄入量。渴感缺失的患者应保持规律使用

DDAVP 并定期饮水。应建立与体重相适应的固定的每日液体摄入量，维持“个体化”的血清钠浓度，在确立患者是“正常的血钠浓度”和“正常的血容量”。按固定的剂量和频率给去氨加压素药物，以确定适当的尿量和液体平衡，允许不显性失水。必须定期监测体重和血钠浓度。当患者不能饮水时，可能需要静脉或鼻饲补充液体。

八、肾性尿崩症的治疗

目前没有针对恢复突变 V2 受体功能来治疗 X 连锁 NDI 的特异性治疗方法[145]。限水、噻嗪类利尿剂、氨氯地平和吲哚美辛可通过减少远端肾小管的液体量间接发挥作用[146, 147]。据报道，联合用药治疗是成功的，阿米洛利 [20mg/（$1.73m^2$·d）或 0.3mg/（kg·d），每天 3 次口服）] 联合氢氯噻嗪 [（1～3mg/（kg·d），每天 2～3 次口服）] 和（或）吲哚美辛 [1～3mg/（kg·d），每天 2～3 次口服）]。这种治疗方法对于轻至中度的 X 连锁 NDI 部分功能丧失的患者最有效，但是轻到中度患者很少见，多数患者对 AVP 或者 DDAVP 无反应。化学分子伴侣代表了一类导致错误折叠的膜蛋白运输的救援物质，特别是从后内质膜室，使得 NDI 获得功能救援。以药物性分子伴侣为基础的治疗有可能成为严重的 NDI 的一般治疗方法[148]。

九、抗利尿激素分泌不当综合征的治疗

有效治疗低钠血症的关键是确定类型及其病因，这样才能消除病因，适当给药[149]。明确低钠血症是否发展迅速（超过几天），是急性的；还是在几天到几周内发展起来的，是慢性的，这一点非常重要。血清钠浓度的校正速度应与怀疑低钠血症进展的时间密切相关。如果患者有轻度低钠血症症状（头痛、嗜睡、眩晕）或无症状，以及轻度低钠血症（钠浓度＞125mmol/L），建议保守治疗。停止所有可能的引起低钠血症的药物是非常重要的。

SIADH 或有水肿的患者，可实施试验性限水，＜1～1.25L/d（取决于低钠血症的程度和年龄），应定期监测血清钠浓度观察是否改善。如果血清钠水平持续下降，患者则可能需要进行静脉输注生理盐水试验以明确诊断。如果患者出现与 CSWS 一样的 ECF 容积减少（临床上可能不明显），生理盐水试验会提高血清钠离子水平[150]，而在 SIADH 中，低钠血症会恶化。试验使用 3%～5% 的盐水，剂量为 0.1ml/（kg·mim）[不超过 1～2ml/（kg·h）]，需谨慎进行。快速纠正低钠血症可能导致渗透性脱髓鞘综合征，导致严重脑损伤和死亡。口服尿素成功治疗儿童慢性抗利尿分泌不当综合征已被报道，即使用 30% 的尿素溶液，起始剂量为 0.1g/（kg·d），分 4 次口服，逐渐增加至 2g/（kg·d）[142]。

2005 年 12 月，考尼伐坦获 FDA 批准用于治疗正常血容量的低钠血症。2007 年 2 月，FDA 将适应证扩展到高血容量低钠血症[151]。已有成人 SIADH 患者口服托伐普坦治疗的报道[152]，并且最近开始了儿童患者的药物临床试验。

十、挑战

目前在许多情况下 DI 治疗仍然是一个挑战。早期诊断 CDI 潜在的病因是可取的，未来对自身免疫 CDI 中特异抗原和自身抗体的作用的识别是必要的。此外，还需要研究新的早期血清和脑脊液肿瘤标志物来鉴别生殖细胞肿瘤和 LCH。需要进一步的成像技术经验来更好地定义全身 STIR 成像的诊断效率，^{18}F–FDG PET 和氨基酸性示踪剂 PET 检查值得进一步研究，以评估这种成像方式的潜在前景。全身 DWI 和混合 PET/MRI 系统的未来发展，有望揭示更多的见解。

十一、结论

体内水平衡对所有哺乳动物都至关重要，维持细胞外液的张力对于细胞正常功能至关重要。健康人保持体内水平衡是通过渴感、抗利尿激素和肾功能达到的。肾素－血管紧张素－醛固酮系统和 NP 也调节水和电解质的平衡。当轴突被渗透压感受器或压力感受器刺激去极化，垂体后叶释放血管加压素及蛋白载体 NP Ⅱ。AVP 激活水通道蛋白 2（一种水通道囊泡）插入集合管的细胞膜。尿崩症患者由于抗利尿激素分泌不足（CDI）、抗利尿激素抵抗（NDI）或过度进水（原发性多饮），排出大量稀释尿。原发性多饮症包括心因性和致渴的，其特征是过量饮水抑制血管加压素分泌。单纯精神性多饮在儿童中并不常见。患者尽管大量摄入液体，但通常仍能保持正常血钠。

多尿症必须通过限水试验评估，同时检测血浆和尿液渗透压，如果已确诊尿崩症，应进行去氨加压素试验。CDI 可能是由于颅内生殖细胞肿瘤、LCH、炎性 / 自身免疫性疾病、血管疾病、手术或意外创伤、转移瘤、中线脑和颅骨畸形及其他罕见疾病，如肺结核和神经肉瘤病，引起室上核和 PVN 神经元损伤。在其他病例中，AVP 合成中的遗传缺陷或其他遗传疾病是潜在病因。CDI 伴渴感缺失的患者发病率和死亡率明显高于无渴感缺失的尿崩症。NDI 继发于 AVP 受体 -2 基因突变、水通道蛋白异常或其他的肾脏疾病。

患者病史、发病年龄和临床检查为潜在的病因诊断提供重要线索。当前增强 MRI 是评估 CDI 患者下丘脑－垂体的首要方法。应注意监测垂体柄的大小。通过临床、放射、生化和内分泌科的随访监测，可获得其他重要的诊断信息。特发性 CDI 和垂体增粗的患者很可能会出现前垂体激素缺乏。

治疗 CDI 的首选药物是口服、鼻内或肠外用去氨加压素。如果去氨加压素长期过量使用，出现稀释性低钠血症是一个潜在的风险。NDI 可通过限液和噻嗪类利尿剂、阿米洛利和吲哚美辛治疗。

SIADH 和 CSWS 是低钠血症的病因。临床症状评估，细胞外液状态、尿电解质检测和静脉输注盐水试验可鉴别这些疾病，在确定低钠血症的病因后，需谨慎选择治疗方法（限水 / 口服尿素 / 抗利尿激素拮抗药 / 盐水输注）。

十二、临床指南

- 多尿是指出生时尿量超过 2L/（m^2・24h）或 150ml/（kg・24h），出生后 2 岁尿量超过 100～110ml/（kg・24h），较大儿童和成人尿量超过 40～50ml/（kg・24h）。

必须在 24 小时内准确评估水的摄入量和尿量，在没有溶质利尿（葡萄糖、钙）的情况下出现多尿，应怀疑尿崩症。对于婴幼儿或儿童，半夜停止饮水后随机晨起血浆渗透性（>295mOsm/kg H_2O）和（或）血清钠（>143～145mEq/L）同时尿低渗透性（<300mOsm/L 或尿 / 血浆渗透压比<1），可诊断完全或部分（尿渗透性 300～500mOsm/L）尿崩症。当不能直接测定渗透压时，可通过下面的公式得到血渗透压的估算，算式中 18 和 2.8 分别表示葡萄糖和尿素氮的分子量，浓度用 mg/dl 表示。

$$POsm=2[Na^+]+\frac{\text{血糖浓度 (mg/dlL)}}{18}+\frac{\text{BUN(mg/dlL)}}{2.8}$$

在缺乏直接诊断的情况下，需要进行限水试验和 DDAVP 试验。7 个小时（或更少）的限水时间通常足以帮助诊断，但原发性多饮症例外，可能需要更长时间限水。如果体重减轻超过开始时的 5% 和（或）发现血浆 Na^+ 高于 143～145mEq/L，和（或）血浆渗透压高于

295～300mOsm/kg H_2O，和（或）尿液渗透性升高至正常，则需停止试验。

鼻内给予 5～10μg 的去氨加压素将有助于在鉴别中枢性尿崩症和肾性尿崩症。

- 病史、患者发病年龄和临床检查可能提供重要的诊断尿崩症病因的线索。
- 当前强磁场下的磁共振成像是评估 CDI 中下丘脑 - 垂体轴的首选。垂体磁共振应当监垂体柄的大小演变。其他重要的诊断信息可以通过以下方式获得：临床、放射、生化和内分泌科的随访研究。血清和脑脊液中的肿瘤细胞标志物，如人绒毛膜性腺激素、胎盘碱性磷酸酶和甲胎蛋白，可在生殖细胞肿瘤中检测到。为排除累及多器官系统的朗格汉斯细胞组织细胞增生症，需密切注意其他症状，如复发性中耳炎、皮肤病变、胆管炎、呼吸困难或骨痛 / 骨病。抗血管加压素分泌细胞抗体和垂体抗体的诊断意义仍不确定。
- 特发性 CDI 和垂体增粗的患者可能会现垂体前叶激素缺乏，因此 CDI 患者必须监测垂体前叶功能。
- 治疗 CDI 的首选药物是口服，鼻内或肠外的去氨加压素，即一种内源性精氨酸加压素的合成类似物，但具有较低的加压素作用。如果长期过量使用去氨加压素，稀释性低钠血症是一个潜在的危害。
- 限液和噻嗪类利尿剂，阿米洛利和吲哚美辛是治疗 NDI 的间接方法。
- 抗利尿激素分泌不当综合征和脑性盐耗综合征是低钠血症的病因，临床症状评估、细胞外液状态、测尿液电解质和输注盐水的反应可以区分这些情况。在确定低钠血症的病因后，需谨慎选择治疗方法（限水 / 口服尿素 / 抗利尿激素拮抗药或生理盐水输注）。

参考文献

[1] Robinson, A. and Verbalis, J. (2008). Posterior pituitary. In: *Williams Textbook of Endocrinology*, 11e (ed. H. Kronenberg, S. Melmed, K. Polonsky and P. Reed- Larsen), 263–295. Philadelphia: Saunders, Elsevier.

[2] Swaab, D.F. (2004). Neuropeptides in hypothalamic neuronal disorders. *Int. Rev. Cytol.* 240: 305–375.

[3] Xu, C. (2007). Fan CM Allocation of paraventricular and supraoptic neurons requires Sim1 function: a role for a Sim1 downstream gene PlexinC1. *Mol. Endocrinol.* 21(5): 1234–1245.

[4] Webb, E.A., AlMutair, A., Kelberman, D. et al. (2013). ARNT2 mutation causes hypopituitarism, post-natal microcephaly, visual and renal anomalies. *Brain* 136(Pt 10): 3096–3105.

[5] Kita, A., Imayoshi, I., Hojo, M. et al. (2007). Hes1 and Hes5 control the progenitor pool, intermediate lobe specification, and posterior lobe formation in the pituitary development. *Mol. Endocrinol.* 21 (6): 1458–1466.

[6] Caqueret, A., Yang, C., Duplan, S., and Boucher, F. (2005). Michaud JL Looking for trouble: a search for developmental defects of the hypothalamus. *Horm. Res.* 64 (5): 222–230.

[7] Caqueret, A., Boucher, F., and Michaud, J.L. (2006). Laminar organization of the early developing anterior hypothalamus. *Dev. Biol.* 298 (1): 95–106.

[8] Hindmarch, C., Yao, S., Beighton, G. et al. (2006). A comprehensive description of the transcriptome of the hypothalamoneurohypophyseal system in euhydrated and dehydrated rats. *Proc. Natl. Acad. Sci. U. S. A.* 103(5): 1609–1614.

[9] Sternson, S.M. (2013). Hypothalamic survival circuits: blueprints for purposive behaviors. *Neuron* 77 (5):810–824.

[10] Bourque, C.W. (2008). Central mechanisms of osmosensation and systemic osmoregulation. *Nat. Rev. Neurosci.* 9 (7): 519–531.

[11] McKinley, M.J. and Johnson, A.K. (2004). The physiological regulation of thirst and fluidintake. *News Physiol. Sci.* 19: 1–6.

[12] Oka, Y., Ye, M., and Zuker, C.S. (2015). Thirst driving and suppressing signals encoded by distinct neural populations in the brain. *Nature* 520 (7547): 349–352.

[13] Christensen, J.H. and Rittig, S. (2006). Familial neurohypophyseal diabetes insipidus – an update. *Semin. Nephrol.* 26 (3): 209–223.

[14] Barat, C., Simpson, L., and Breslow, E. (2004). Properties of human vasopressin precursor constructs: inefficient monomer folding in the absence of copeptin as a potential contributor to diabetes insipidus.*Biochemistry* 43 (25): 8191–8203.

[15] Christ-Crain, M. and Fenske, W. (2016). Copeptin in the diagnosis of vasopressin-dependent disorders of fluid homeostasis. *Nat. Rev. Endocrinol.* 12 (3): 168–176.

[16] Wallia, A., Bizhanova, A., Huang, W. et al. (2013). Acute diabetes insipidus mediated by vasopressinase after placental abruption. *J. Clin. Endocrinol. Metab.* 98(3): 881–886.

[17] De Mota, N., Reaux-Le Goazigo, A., El Messari, S. et al. (2004). Apelin, a potent diuretic neuropeptide counteracting vasopressin actions through inhibition of vasopressin neuron activity and vasopressin release. *Proc. Natl. Acad. Sci. U. S. A.* 101 (28): 10464–10469.

[18] Agre, P. (2004). Nobel Lecture. Aquaporin water channels.

Biosci. Rep. 24 (3): 127–163.

[19] Engel, A., Fujiyoshi, Y., and Agre, P. (2000). The importance of aquaporin water channel protein structures. *EMBO J.* 19 (5): 800–806.

[20] Hensen, J. and Buchfelder, M. (2001). The posterior pituitary and its disease. In: *Endocrinology and Metabolism* (ed. A. Pinchera, X. Bertagna and J. Fischer), 99–115. New York: McGraw-Hill UK.

[21] Robertson, G. (2001). Posterior pituitary. In: *Endocrinology and Metabolism*, 4e (ed. P. Felig and L. Frohman), 217–257. The McGraw Hill.

[22] Ramkumar, N. and Kohan, D.E. (2016). Role of the collecting duct renin angiotensin system in regulation of blood pressure and renal function. *Curr. Hypertens. Rep.* 18 (4): 29.

[23] Theilig, F. and Wu, Q. (2015). ANP-induced signaling cascade and its implications in renal pathophysiology. *Am. J. Physiol. Renal Physiol.* 308 (10): F1047–F1055.

[24] Gupta, D.K. and Wang, T.J. (2015). Natriuretic peptides and cardiometabolic health. *Circ. J.* 79 (8): 1647–1655.

[25] Maghnie, M., Cosi, G., Genovese, E. et al. (2000). Central diabetes insipidus in children and young adults. *N. Engl. J. Med.* 343: 998–1007.

[26] Maghnie, M., Altobelli, M., Di Iorgi, N. et al. (2004). Idiopathic central diabetes insipidus is associated with abnormal blood supply to the posterior pituitary gland caused by vascular impairment of the inferior hypophyseal artery system. *J. Clin. Endocrinol. Metab.* 89: 1891–1896.

[27] Ghirardello, S., Scagnelli, P., and Maghnie, M. (2005). Current perspective on the pathogenesis of central diabetes insipidus. *J. Pediatr. Endocrinol. Metab.* 18:631–645.

[28] Maghnie, M., Ghirardello, S., De Bellis, A. et al. (2006). Idiopathic central diabetes insipidus in children and young adults is commonly associated with vasopressincell antibodies and markers of autoimmunity. *Clin. Endocrinol. (Oxf)* 65: 470–478.

[29] Di Iorgi, N., Napoli, F., Allegri, A.E. et al. (2012). Diabetes insipidus – diagnosis and management. *Horm. Res. Paediatr.* 77: 69–84.

[30] Di Iorgi, N., Allegri, A.E., Napoli, F. et al. (2014). Central diabetes insipidus in children and young adults: etiological diagnosis and long-term outcome of idiopathic cases. *J. Clin. Endocrinol. Metab.* 99:1264–1272.

[31] Di Iorgi, N., Morana, G., Napoli, F. et al. (2015). Management of diabetes insipidus and adipsia in the child. *Best Pract. Res. Clin. Endocrinol. Metab.* 29 (3):415–436.

[32] Bichet, D.G. (2008). Vasopressin receptor mutations in nephrogenic diabetes insipidus. *Semin. Nephrol.* 28 (3): 245–251.

[33] Juul KV, Schroeder M, Riitig S, Nørrgard JP. National Surveillance of Central Diabetes Insipidus (CDI) in Denmark: results from 5 years registration of 9309 prescriptions of desmopressin to 1285 CDI patients. *J. Clin. Endocrinol. Metab.* 2014;99:2181–2187.

[34] Babey, M., Kopp, P., and Robertson, G.L. (2011). Familial forms of diabetes insipidus: clinical and molecular characteristics. *Nat. Rev. Endocrinol.* 7: 701–714.

[35] Braverman, L.E., Mancini, J.P., and McGoldrick, D.M. (1965). Hereditary idiopathic diabetes insipidus. A case report with autopsy findings. *Ann. Intern. Med.* 63:503–508.

[36] Werny, D., Elfers, C., Perez, F.A. et al. (2015). Pediatric central diabetes insipidus: brain malformations are common and few patients have idiopathic disease. *J. Clin. Endocrinol. Metab.* 100 (8): 3074–3080.

[37] Djermane, A., Elmaleh, M., Simon, D. et al. (2016). Central diabetes insipidus in infancy with or without hypothalamic adipsic hypernatremia syndrome: early identification and outcome. *J. Clin. Endocrinol. Metab.*101 (2): 635–643.

[38] Secco, A., Allegri, A.E., di Iorgi, N. et al. (2011). Posterior pituitary (PP) evaluation in patients with anterior pituitary defect associated with ectopic PP and septo-optic dysplasia. *Eur. J. Endocrinol.* 165 (3):411–420.

[39] Bichet, D.G. (2012). Genetics and diagnosis of central diabetes insipidus. *Ann. Endocrinol. (Paris)* 73 (2):117–127.

[40] Birkegaard, C., Christensen, J.H., Falorni, A. et al. (2013). A novel variation in the AVP gene resulting in familial neurohypophyseal diabetes insipidus in a large Italian kindred. *Pituitary* 16 (2): 152–157.

[41] Koufaris, C., Alexandrou, A., Sismani, C., and Skordis, N. (2015). Identification of an AVP-NPII mutation within the AVP moiety in a family with neurohypophyseal diabetes insipidus: review of the literature. *Hormones (Athens)* 14 (3): 442–446.

[42] Ilhan M, Tiryakioglu NO, Karaman O, Coskunpinar E, Yildiz RS, Turgut S, et al. A novel AVP gene mutation in a Turkish family with neurohypophyseal diabetes insipidus. *J. Endocrinol. Invest.* 2016;39(3):285–290.

[43] Willcutts, M.D., Felner, E., and White, P.C. (1999). Autosomal recessive familial neurohypophyseal diabetes insipidus with continued secretion of mutant weakly active vasopressin. *Hum. Mol. Genet.* 8 (7):1303–1307.

[44] Abu Libdeh, A., Levy-Khademi, F., AbdulhadiAtwan, M. et al. (2010). Autosomal recessive familial neurohypophyseal diabetes insipidus: onset in early infancy. *Eur. J. Endocrinol.* 162: 221–226.

[45] Bourdet K, Vallette S, Deladoëy J, Van Vliet G. Early-onset central diabetes insipidus due to compound heterozygosity for AVP mutations. *Horm. Res. Paediatr.* November 14, 2015. [Epub ahead of print]

[46] Christensen, J.H., Siggaard, C., Corydon, T.J. et al. (2004). Differential cellular handling of defective arginine vasopressin (AVP) prohormones in cells expressing mutations of the AVP gene associated with autosomal dominant and recessive familial neurohypophyseal diabetes insipidus. *J. Clin. Endocrinol. Metab.* 89 (9): 4521–4531.

[47] Ye, L., Li, X., Chen, Y. et al. (2005). Autosomal dominant neurohypophyseal diabetes insipidus with linkage to chromosome 20p13 but without mutations in the AVP-NPII gene. *J. Clin. Endocrinol. Metab.* 90(7): 4388–4393.

[48] Davies, J. and Murphy, D. (2002). Autophagy in hypothalamic neurones of rats expressing a familial neurohypophysial diabetes insipidus transgene. *J. Neuroendocrinol.* 14 (8): 629–637.

[49] Russell, T.A., Ito, M., Ito, M. et al. (2003). A murine model of autosomal dominant neurohypophyseal diabetes insipidus reveals progressive loss of vasopressin-producing neurons. *J. Clin. Invest.* 112 (11):1697–1706.

[50] Wahlstrom, J.T., Fowler, M.J., Nicholson, W.E., and Kovacs, W.J. (2004). A novel mutation in the preprovasopressin gene identified in a kindred with autosomal dominant neurohypophyseal diabetes insipidus. *J. Clin. Endocrinol. Metab.* 89 (4):1963–1968.

[51] Ito, M., Yu, R.N., and Jameson, J.L. (1999). Mutant vasopressin precursors that cause autosomal dominant neurohypophyseal diabetes insipidus retain dimerization and impair the secretion of wild-type proteins. *J. Biol. Chem.* 274 (13): 9029–9037.

[52] Friberg, M.A., Spiess, M., and Rutishauser, J. (2004). Degradation of wild-type vasopressin precursor and pathogenic mutants by the proteasome. *J. Biol. Chem.* 279 (19): 19441–19447.

[53] Hayashi, M., Arima, H., Ozaki, N. et al. (2009). Progressive polyuria without vasopressin neuron loss in a mouse model for familial neurohypophysial diabetes insipidus. *Am. J. Physiol. Regul. Integr. Comp. Physiol.* 296 (5): R1641–R1649.

[54] Perrotta, S., Di Iorgi, N., Ragione, F.D. et al. (2015). Early-onset

central diabetes insipidus is associated with de novo arginine vasopressin-neurophysin II or Wolfram syndrome 1 gene mutations. *Eur. J. Endocrinol.* 172 (4): 461–472.

[55] Rutishauser, J., Kopp, P., Gaskill, M.B. et al. (2002). Clinical and molecular analysis of three families with autosomal dominant neurohypophyseal diabetes insipidus associated with a novel and recurrent mutations in the vasopressin-neurophysin II gene. *Eur. J. Endocrinol.* 146 (5): 649–656.

[56] Pivonello, R., De Bellis, A., Faggiano, A. et al. (2003). Central diabetes insipidus and autoimmunity: relationship between the occurrence of antibodies to arginine vasopressin-secreting cells and clinical, immunological, and radiological features in a large cohort of patients with central diabetes insipidus of known and unknown etiology. *J. Clin. Endocrinol. Metab.* 88 (4): 1629–1636.

[57] Scherbaum, W.A. and Bottazzo, G.F. (1983). Autoantibodies to vasopressin cells in idiopathic diabetes insipidus: evidence for an autoimmune variant. *Lancet* 1 (8330): 897–901.

[58] Maghnie, M., Genovese, E., Sommaruga, M.G. et al. (1998). Evolution of childhood central diabetes insipidus into panhypopituitarism with a large hypothalamic mass: is 'lymphocytic infundibuloneurohypophysitis' in children a different entity? *Eur. J. Endocrinol.* 139 (6): 635–640.

[59] De Jersey, J., Carmignac, D., Le Tissier, P. et al. (2004). Stockinger B Factors affecting the susceptibility of the mouse pituitary gland to CD8 T-cell-mediated autoimmunity. *Immunology* 111 (3): 254–261.

[60] Tzou, S.C., Lupi, I., Landek, M. et al. (2008). Autoimmune hypophysitis of SJL mice: clinical insights from a new animal model. *Endocrinology* 149 (7):3461–3469.

[61] Ahmed, S.R., Aiello, D.P., Page, R. et al. (1993). Necrotizing infundibulo-hypophysitis: a unique syndrome of diabetes insipidus and hypopituitarism. *J. Clin. Endocrinol. Metab.* 76 (6): 1499–1504.

[62] Thodou, E., Asa, S.L., Kontogeorgos, G. et al. (1995). Clinical case seminar: lymphocytic hypophysitis: clinicopathological findings. *J. Clin. Endocrinol. Metab.* 80 (8): 2302–2311.

[63] Imura, H., Nakao, K., Shimatsu, A. et al. (1993). Lymphocytic infundibuloneurohypophysitis as a cause of central diabetes insipidus. *N. Engl. J. Med.* 329 (10):683–689.

[64] Grois, N., Potschger, U., Prosch, H. et al. (2006). Risk factors for diabetes insipidus in langerhans cell histiocytosis. *Pediatr. Blood Cancer* 46 (2): 228–233.

[65] Maghnie, M., Bossi, G., Klersy, C. et al. (1998). Dynamic endocrine testing and magnetic resonance imaging in the long-term follow-up of childhood langerhans cell histiocytosis. *J. Clin. Endocrinol. Metab.* 83 (9): 3089–3094.

[66] Marchand, I., Barkaoui, M.A., Garel, C. et al. (2011). Central diabetes insipidus as the inaugural manifestation of Langerhans cell histiocytosis: natural history and medical evaluation of 26 children and adolescents. *J. Clin. Endocrinol. Metab.* 96 (9): E1352–E1360.

[67] Donadieu, J., Rolon, M.A., Pion, I. et al. (2004). Incidence of growth hormone deficiency in pediatriconset Langerhans cell histiocytosis: efficacy and safety of growth hormone treatment. *J. Clin. Endocrinol. Metab.* 89 (2): 604–609.

[68] Maghnie, M., Villa, A., Arico, M. et al. (1992). Correlation between magnetic resonance imaging of posterior pituitary and neurohypophyseal function in children with diabetes insipidus. *J. Clin. Endocrinol. Metab.* 74 (4): 795–800.

[69] Leger, J., Velasquez, A., Garel, C. et al. (1999). Thickened pituitary stalk on magnetic resonance imaging in children with central diabetes insipidus. *J. Clin. Endocrinol. Metab.* 84 (6): 1954–1960.

[70] Konrad, D., Gartenmann, M., Martin, E., and Schoenle, E.J. (2000). Central diabetes insipidus as the first manifestation of neurosarcoidosis in a 10-year-old girl. *Horm. Res.* 54 (2): 98–100.

[71] Bullmann, C., Faust, M., Hoffmann, A. et al. (2000). Five cases with central diabetes insipidus and hypogonadism as first presentation of neurosarcoidosis. *Eur. J. Endocrinol.* 142 (4): 365–372.

[72] Loh, K.C., Green, A., Dillon, W.P. Jr. et al. (1997). Diabetes insipidus from sarcoidosis confined to the posterior pituitary. *Eur. J. Endocrinol.* 137 (5): 514–519.

[73] Baumann, R.J. and Robertson, W.C. Jr. (2003). Neurosarcoid presents differently in children than in adults. *Pediatrics* 112 (6 Pt 1): e480–e486.

[74] Mootha, S.L., Barkovich, A.J., Grumbach, M.M. et al. (1997). Idiopathic hypothalamic diabetes insipidus, pituitary stalk thickening, and the occult intracranial germinoma in children and adolescents. *J. Clin. Endocrinol. Metab.* 82 (5): 1362–1367.

[75] Bettendorf, M., Fehn, M., Grulich-Henn, J. et al. (1999). Lymphocytic hypophysitis with central diabetes insipidus and consequent panhypopituitarism preceding a multifocal, intracranial germinoma in a prepubertal girl. *Eur. J. Pediatr.* 158 (4): 288–292.

[76] Prosch, H., Grois, N., Bokkerink, J. et al. (2006). Central diabetes insipidus: Is it Langerhans cell histiocytosis of the pituitary stalk? A diagnostic pitfall. *Pediatr. Blood Cancer* 46 (3): 363–366.

[77] Ghirardello, S., Hopper, N., Albanese, A., and Maghnie, M. Diabetes insipidus in craniopharyngioma: postoperative management of water and electrolyte disorders. *J. Pediatr. Endocrinol. Metab.* 19 (Suppl 1):413–421.

[78] Koshimoto, Y., Maeda, M., Naiki, H. et al. (1995). MR of pituitary metastasis in a patient with diabetes insipidus. *AJNR Am. J. Neuroradiol.* 16 (4 Suppl): 971–974.

[79] Kimmel, D.W. and O'Neill, B.P. (1983). Systemic cancer presenting as diabetes insipidus. Clinical and radiographic features of 11 patients with a review of metastatic-induced diabetes insipidus. *Cancer* 52 (12):2355–2358.

[80] Frangoul, H.A., Shaw, D.W., Hawkins, D., and Park, J. (2000). Diabetes insipidus as a presenting symptom of acute myelogenous leukemia. *J. Pediatr. Hematol. Oncol.* 22 (5): 457–459.

[81] Silfen, M.E., Garvin, J.H. Jr., Hays, A.P. et al. (2001). Primary central nervous system lymphoma in childhood presenting as progressive panhypopituitarism. *J. Pediatr. Hematol. Oncol.* 23 (2):130–133.

[82] Czarnecki, E.J. and Spickler, E.M. (1995). MR demonstration of Wegener granulomatosis of the infundibulum, a cause of diabetes insipidus. *AJNR Am. J. Neuroradiol.* 16 (4 Suppl): 968–970.

[83] Stalldecker, G., Diez, S., Carabelli, A. et al. (2002). Pituitary stalk tuberculoma. *Pituitary* 5 (3): 155–162.

[84] Tien, R., Kucharczyk, J., and Kucharczyk, W. (1991;). MR imaging of the brain in patients with diabetes insipidus. *AJNR Am. J. Neuroradiol.* 12 (3): 533–542.

[85] Agha, A., Thornton, E., O'Kelly, P. et al. (2004). Posterior pituitary dysfunction after traumatic brain injury. *J. Clin. Endocrinol. Metab.* 89 (12): 5987–5992.

[86] Repaske, D.R., Medlej, R., Gultekin, E.K. et al. (1997). Heterogeneity in clinical manifestation of autosomal dominant neurohypophyseal diabetes insipidus caused by a mutation encoding Ala-1-->Val in the signal peptide of the arginine vasopressin/neurophysin II/copeptin precursor. *J. Clin. Endocrinol. Metab.* 82 (1):51–56.

[87] Medlej, R., Wasson, J., Baz, P. et al. (2004). Diabetes mellitus and optic atrophy: a study of Wolfram syndrome in the Lebanese population. *J. Clin. Endocrinol. Metab.* 89 (4): 1656–1661.

[88] Aloi, C., Salina, A., Pasquali, L. et al. (2012). Wolfram

syndrome: new mutations, different phenotype. *PLoS One* 7: e29150–e29155.

[89] Barrett, T.G., Bundey, S.E., and Macleod, A.F. (1995). Neurodegeneration and diabetes: UK nationwide study of Wolfram (DIDMOAD) syndrome. *Lancet* 346:1458–1463.

[90] Smith, C.J., Crock, P.A., King, B.R. et al. (2004). Phenotype-genotype correlations in a series of wolfram syndrome families. *Diabetes Care* 27 (8):2003–2009.

[91] Finken, M.J., Zwaveling-Soonawala, N., Walenkamp, M.J. et al. (2011). Frequent occurrence of the triphasic response (diabetes insipidus/hyponatremia/diabetes insipidus) after surgery for craniopharyngioma in childhood. *Horm. Res. Paediatr.* 76 (1): 22–26. https://doi.org/10.1159/000324115. Epub 2011 Jun 23.

[92] Fenske, W. and Allolio, B. (2012). Clinical review: current state and future perspectives in the diagnosis of diabetes insipidus: a clinical review. *J. Clin. Endocrinol. Metab.* 97 (10): 3426–3433.

[93] Robertson, G.L. (2001). Antidiuretic hormone. Normal and disordered function. *Endocrinol. Metab. Clin. North Am.* 30 (3): 671–694. vii.

[94] Baylis, P.H. and Cheetham, T. (1998). Diabetes insipidus. *Arch. Dis. Child.* 79 (1): 84–89.

[95] Czernichov, P. and Polak, M. (2011). Testing water regulation. In: *Diagnostics of Endocrine Function in Children and Adolescents*, 2nde (ed. M.B. Ranke and P.-E. Mullis), 194–209. Basel: Karger.

[96] Fenske, W., Quinkler, M., Lorenz, D. et al. (2011). Copeptin in the differential diagnosis of the polydipsiapolyuria syndrome – revisiting the direct and indirectwater deprivation tests. *J. Clin. Endocrinol. Metab.* 96 (5): 1506–1515.

[97] Kanno, K., Sasaki, S., Hirata, Y. et al. (1995). Urinary excretion of aquaporin-2 in patients with diabetes insipidus. *N. Engl. J. Med.* 332 (23): 1540–1545.

[98] Sethi, R.V., Marino, R., Niemierko, A. et al. (2013). Delayed diagnosis in children with intracranial germ cell tumours. *J. Pediatr.* 163 (5): 1448–1453.

[99] Bellastella, A., Bizzarro, A., Colella, C. et al. (2012;). Subclinical diabetes insipidus. *Best Pract. Res. Clin. Endocrinol. Metab.* 26 (4): 471–483.

[100] Ricciuti, A., De Remigis, A., Landek-Salgado, M.A. et al. (2014). Detection of pituitary antibodies by immunofluorescence: approach and results in patients with pituitary diseases. *J. Clin. Endocrinol. Metab.* 99(5): 1758–1766.

[101] Falorni, A., Minarelli, V., Bartoloni, E. et al. (2014). Diagnosis and classification of autoimmune hypophysitis. *Autoimmun. Rev.* 13 (4–5): 412–416.

[102] Bellastella, G., Rotondi, M., Pane, E. et al. (2010). Predictive role of the immunostaining pattern of immunofluorescence and the titers of antipituitary antibodies at presentation for the occurrence of autoimmune hypopituitarism in patients with autoimmune polyendocrine syndromes over a five-year follow-up. *J. Clin. Endocrinol. Metab.* 95 (8): 3750–3757.

[103] Mirocha, S., Elagin, R.B., Salamat, S., and Jaume, J.C. (2009). T regulatory cells distinguish two types of primary hypophysitis. *Clin. Exp. Immunol.* 155 (3):403–411.

[104] Lupi, I., Zhang, J., Gutenberg, A. et al. (2011). From pituitary expansion to empty sella: disease progression in a mouse model of autoimmune hypophysitis. *Endocrinology* 152: 4190–4198.

[105] Di Iorgi, N., Morana, G., Gallizia, A.L., and Maghnie, M. (2012). Pituitary gland imaging and outcome. *Endocr. Dev.* 23: 16–29.

[106] Rossi, A., Gandolfo, C., Morana, G. et al. (2010). New MR sequences (diffusion, perfusion,spectroscopy) in brain tumours. *Pediatr. Radiol.* 40 (6): 999–1009.

[107] Haupt, R., Minkov, M., Astigarraga, I. et al. (2013). Langerhans cell histiocytosis (LCH): guidelines for diagnosis, clinical work-up, and treatment for patients till the age of 18 years. *Pediatr. Blood Cancer* 60:175–184.

[108] Di Iorgi, N., Morana, G., and Maghnie, M. (2015). Pituitary stalk thickening on MRI: when is the best time to re-scan and how long should we continue rescanning for? *Clin. Endocrinol. (Oxf)* 83 (4): 449–455.

[109] Morana, G., Maghnie, M., and Rossi, A. (2010). Pituitary tumours: advances in neuroimaging. *Endocr. Dev.* 17: 160–174.

[110] Chernov, M.F., Kawamata, T., Amano, K. et al. (2009). Possible role of single-voxel (1)H-MRS in differential diagnosis of suprasellar tumours. *J. Neurooncol* 1 (2):191–198.

[111] Sudo, A., Shiga, T., Okajima, M. et al. (2003). High uptake on 11C-methionine positron emission tomographic scan of basal ganglia germinoma with cerebral hemiatrophy. *AJNR Am. J. Neuroradiol.* 24:1909–1911.

[112] Kawai, N., Miyake, K., Nishiyama, Y. et al. (2008). Targeting optimal biopsy location in basal ganglia germinoma using (11) C-methionine positron emission tomography. *Surg. Neurol.* 70: 408–413.

[113] Goo, H.W., Yang, D.H., Ra, Y.S. et al. (2006). Wholebody MRI of Langerhans cell histiocytosis: comparison with radiography and bone scintigraphy. *Pediatr. Radiol.* 36: 1019–1031.

[114] Phillips, M., Allen, C., Gerson, P., and McClain, K. (2009). Comparison of FDG-PET scans to conventional radiography and bone scans in management of Langerhans cell histiocytosis. *Pediatr. Blood Cancer* 52: 97–101.

[115] Mueller, W.P., Melzer, H.I., Schmid, I. et al. (2013). The diagnostic value of 18F-FDG PET and MRI in paediatric histiocytosis. *Eur. J. Nucl. Med. Mol. Imaging* 40: 356–363.

[116] Gabbay, L.B., Leite Cda, C., Andriola, R.S. et al. (2014). Histiocytosis: a review focusing on neuroimaging findings. *Arq. Neuropsiquiatr.* 72 (7):548–558.

[117] Grois, N., Prosch, H., Waldhauser, F. et al. (2004). Pineal gland abnormalities in Langerhans cell histiocytosis. *Pediatr. Blood Cancer* 43: 261–266.

[118] Jomaa, R., Sfar, M.H., Mhenni, S.Y. et al. (2009).Isolated neurosarcoidosis revealed by diabetes insipidus, visual loss and diplopia in a child patient: a diagnostic problem. *Clin. Pediatr. Endocrinol.* 18 (1):51–54.

[119] Kapoor, E., Cartin-Ceba, R., Specks, U. et al. (2014). Pituitary dysfunction in granulomatosis with polyangiitis: the Mayo Clinic experience. *J. Clin. Endocrinol. Metab.* 99 (11): 3988–3994.

[120] Grois N, Fahrner B, Arceci RJ, Henter JI, McClain K, Lassmann H, et al. Central nervous system disease in Langerhans cell histiocytosis. *J. Pediatr.*. 2010;156(6):873–881, 881.e1.

[121] Donadieu, J., Rolon, M.A., Thomas, C. et al. (2004). Endocrine involvement in pediatric-onset Langerhans' cell histiocytosis: a population-based study. *J. Pediatr.* 144 (3): 344–350.

[122] Al-Agha, A.E., Thomsett, M.J., Ratcliffe, J.F. et al. (2001). Acquired central diabetes insipidus in children: a 12-year Brisbane experience. *J. Paediatr. Child Health* 37 (2): 172–175.

[123] Ghirardello, S., Garre, M.L., Rossi, A., and Maghnie, M. (2007). The diagnosis of children with central diabetes insipidus. *J. Pediatr. Endocrinol. Metab.* 20(3): 359–375.

[124] Alter, C.A. and Bilaniuk, L.T. (2002). Utility of magnetic resonance imaging in the evaluation of the child with central diabetes insipidus. *J. Pediatr. Endocrinol. Metab.* 15 (Suppl 2): 681–687.

[125] Smith, D., McKenna, K., Moore, K. et al. (2002). Baroregulation of vasopressin release in adipsic diabetes insipidus. *J. Clin. Endocrinol. Metab.* 87 (10):4564–4568.

[126] Smith, D., Finucane, F., Phillips, J. et al. (2004). Abnormal

regulation of thirst and vasopressin secretion following surgery for craniopharyngioma. *Clin. Endocrinol. (Oxf)* 61 (2): 273–279.

[127] González Briceño, L., Grill, J., Bourdeaut, F. et al. (2014). Water and electrolyte disorders at long-term post-treatment follow-up in paediatric patients with suprasellar tumours include unexpected persistent cerebral salt-wasting syndrome. *Horm. Res. Paediatr.* 82 (6): 364–371.

[128] Mandal, A.K., Saklayen, M.G., Hillman, N.M., and Markert, R.J. (1997). Predictive factors for high mortality in hypernatremic patients. *Am. J. Emerg. Med.* 15 (2): 130–132.

[129] Arima, H., Wakabayashi, T., Nagatani, T. et al. (2014). Adipsia increases risk of death in patients with central diabetes insipidus. *Endocr. J.* 61 (2): 143–148. Epub 2013 Nov 9.

[130] Crowley, R.K., Sherlock, M., Agha, A. et al. (2007). Clinical insights into adipsic diabetes insipidus: a large case series. *Clin. Endocrinol. (Oxf)* 66 (4): 475–482.

[131] Zantut-Wittmann, D.E., Garmes, H.M., Panzan, A.D. et al. (2007). Severe rhabdomyolysis due to adipsic hypernatremia after craniopharyngioma surgery. *Arq. Bras. Endocrinol. Metabol.* 51 (7): 1175–1179.

[132] Palmer, B.F. (2003). Hyponatremia in patients with central nervous system disease: SIADH versus CSW. *Trends Endocrinol. Metab.* 14 (4): 182–187.

[133] Rivkees, S.A. (2008). Differentiating appropriate antidiuretic hormone secretion, inappropriate antidiuretic hormone secretion and cerebral salt wasting: the common, uncommon, and misnamed. *Curr. Opin. Pediatr.* 20 (4): 448–452.

[134] Feldman, B.J., Rosenthal, S.M., Vargas, G.A. et al. (2005). Nephrogenic syndrome of inappropriate antidiuresis. *N. Engl. J. Med.* 352 (18): 1884–1890.

[135] Robson, W.L., Leung, A.K., and Norgaard, J.P. (2007). The comparative safety of oral versus intranasal desmopressin for the treatment of children with nocturnal enuresis. *J. Urol.* 178 (1): 24–30.

[136] Oiso, Y., Robertson, G.L., Nørgaard, J.P., and Juul, K.V. (2013). Clinical review. Treatment of neurohypophyseal diabetes insipidus. *J. Clin. Endocrinol. Metab.* 98: 3958–3967.

[137] Richardson, D.W. and Robinson, A.G. (1985). Desmopressin. *Ann. Intern. Med.* 103 (2): 228–39.9.

[138] Ooi, H.L., Maguire, A.M., and Ambler, G.R. (2013). Desmopressin administration in children with central diabetes insipidus: a retrospective review. *J. Pediatr. Endocrinol. Metab.* 26 (11–12): 1047–1052.

[139] Rivkees, S.A., Dunbar, N., and Wilson, T.A. (2007). The management of central diabetes insipidus in infancy: desmopressin, low renal solute load formula, thiazide diuretics. *J. Pediatr. Endocrinol. Metab.* 20:459–469.

[140] Korkmaz, H.A., Demir, K., Kılı? F.K. et al. (2014). Management of central diabetes insipidus with oral desmopressin lyophilisate in infants. *J. Pediatr. Endocrinol. Metab.* 27: 923–927.

[141] Arima, H., Oiso, Y., Juul, K.V., and Nørgaard, J.P. (2013). Efficacy and safety of desmopressin orally disintegrating tablet in patients with central diabetes insipidus: results of a multicenter open-label dosetitration study. *Endocr. J.* 60 (9): 1085–1094. Epub 2013 Jun 28.

[142] Maghnie, M., Genovese, E., Lundin, S. et al. (1997). Iatrogenic [corrected] extrapontine myelinolysis in central diabetes insipidus: are cyclosporine and 1- desamino-8-D-arginine vasopressin harmful in association? *J. Clin. Endocrinol. Metab.* 82 (6):1749–1751.

[143] Vande Walle, J., Stockner, M., Raes, A., and Norgaard, J.P. (2007). Desmopressin 30 years in clinical use: a safety review. *Curr. Drug Saf.* 2 (3): 232–238.

[144] Kim, R.J., Malattia, C., Allen, M. et al. (2004). Vasopressin and desmopressin in central diabetes insipidus: adverse effects and clinical considerations. *Pediatr. Endocrinol. Rev.* 2 (Suppl 1): 115–123.

[145] Bockenhauer, D. and Bichet, D.G. (2015). Pathophysiology, diagnosis and management of nephrogenic diabetes insipidus. *Nat. Rev. Nephrol.* 11(10): 576–588.

[146] Kirchlechner, V., Koller, D.Y., Seidl, R., and Waldhauser, F. (1999). Treatment of nephrogenic diabetes insipidus with hydrochlorothiazide and amiloride. *Arch. Dis. Child.* 80 (6): 548–552.

[147] Soylu, A., Kasap, B., Ogun, N. et al. (2005). Efficacy of COX-2 inhibitors in a case of congenital nephrogenic diabetes insipidus. *Pediatr. Nephrol.* 20 (12):1814–1817.

[148] Cheong, H.I., Cho, H.Y., Park, H.W. et al. (2007). Molecular genetic study of congenital nephrogenic diabetes insipidus and rescue of mutant vasopressin V2 receptor by chemical chaperones. *Nephrology(Carlton)* 12 (2): 113–117.

[149] Spasovski, G., Vanholder, R., Allolio, B. et al. (2014). Clinical practice guideline on diagnosis and treatment of hyponatraemia. *Eur. J. Endocrinol.* 170 (3): G1–G47.

[150] Yeates, K.E., Singer, M., and Morton, A.R. (2004). Salt and water: a simple approach to hyponatremia. *CMAJ* 170 (3): 365–369.

[151] Verbalis, J.G., Goldsmith, S.R., Greenberg, A. et al. (2007). Hyponatremia treatment guidelines 2007: expert panel recommendations. *Am. J. Med.* 120 (11Suppl 1): S1–S21.

[152] Verbalis, J.G., Adler, S., Schrier, R.W. et al. (2011). Efficacy and safety of oral tolvaptan therapy in patients with the syndrome of inappropriate antidiuretic hormone secretion. *Eur. J. Endocrinol.* 164(5): 725–732.

第15章 糖尿病

Diabetes Mellitus

G.R. Amblr F.J. Cameron K. Joshi D.K. Wherrett 著
任潇亚 靳景路 李 川 译 孟 曦 巩纯秀 校

学习重点

- 虽然在儿童和青少年期有多种类型糖尿病，但1型糖尿病仍是最常见的分型。因此除非有充分的原因，否则糖尿病最初应予胰岛素治疗。
- 尽管治疗上发生了许多变化，1型糖尿病的急性严重并发症（糖尿病酮症酸中毒、低血糖）仍较常见。然而，较低的糖化血红蛋白与严重低血糖发生率增加的联系似乎已不再存在。
- 1型糖尿病有多种胰岛素治疗方案。
- 1型糖尿病的良好管理及达到代谢控制目标将显著降低微血管和大血管疾病的风险，并延长寿命。
- 尽管儿童肥胖多见，但儿童和青少年的2型糖尿病多发生于高危人群，与其他类型的糖尿病相比在大多数种族人群中仍然不常见。在确诊糖尿病时糖尿病相关并发症可能已经出现。
- 单基因糖尿病不常见，但有多种类型，在没有自身免疫标志物，且有家族史或早发糖尿病的患者中应怀疑该病可能。
- 改善临床治疗的研究领域主要集中在机械/技术解决方案，如闭环胰岛素输送系统和生物解决方案，如再生B细胞或设计不受免疫系统损害的葡萄糖传感/胰岛素输送细胞。

一、1型糖尿病

（一）流行病学

糖尿病的发病率因地理区域的不同而存在显著差异，并且每年以2%～4%的速度上升。国际糖尿病联合会（IDF）的最新估计显示，全世界有54.2万名儿童患有1型糖尿病（T1DM），每年新诊断8.6万例病例，发病率每年增加3%[1]。多中心开展的大型糖尿病登记研究（如DIaMonD、EURODIAB和SEARCH）提供了大部分流行病学数据，但由于存在卫生基础设施和监测系统较差的国家，使研究数据存在偏差。

世界卫生组织于 1990 年设立了儿童糖尿病多国项目（DIaMonD），监测 57 个国家 112 个中心的 114 个种族中每 10 万人中 14 岁以下儿童的 T1DM 发病率模式[2]。各地区之间存在显著差异，地理区域差异达 400 倍；中国和委内瑞拉的年发病率仅为 0.1/10 万，而芬兰为 40.9/10 万。斯堪的纳维亚半岛和英国的糖尿病发病率在欧洲最高，中欧居中，南欧最低。该组织提出发病率由北向南逐渐增加的梯度，但撒丁岛是例外，它的发病率居世界第二位。除科威特外，大多数亚洲人口的发病率较低，科威特的年发病率为 22/10 万。在大洋洲，年发病率为（14～22）/10 万。南美洲人群的发病率从低到高不等。非洲的数据很少，但似乎显示发病率较低，但由于儿童死亡率较高，估计数据可能不准确。

青少年糖尿病研究协会（SEARCH）旨在通过类型、年龄、性别和种族评估 20 岁以下年轻人的糖尿病患病率和发病率[3]。2001 年，在 330 万人口中，4958 例诊断为 T1DM，患病率为 1.48/1000；2009 年，患病率为 1.93/1000（6666 例中有 340 万例）。研究发现，患病率存在明显的种族差异，2009 年患病率最高的是白种人中的年轻人，为 2.55‰，最低的为美洲印第安人，为 0.35‰。

儿童期 T1DM 的发病率没有性别差异，但在成人中男性居多，这与大多数其他自身免疫性疾病相反[4]。儿童期 T1DM 的发病率在青春期左右达到高峰。

发病率随时间变化的趋势

儿童期 T1DM 的发病率在全球范围内呈上升趋势，据世界卫生组织 DIaMonD 项目估计，1990—1994 年和 1995—1999 年的总体年增长率分别为 2.4% 和 3.4%[2]。欧洲糖尿病协会研究小组的数据显示，1989—2008 年，19 个国家的 23 个中心登记的 15 岁之前确诊的新发 T1DM 患者为 49 969 例。研究表明，在报道的 10 岁前和 10—20 岁期间，发病率较稳定，分别为每年 3.4% 和 3.3%。但这一增长速率并不一致，瑞典和芬兰等国的 T1DM 发病率在过去 20 年中迅速上升，但最近却呈现出平稳增长的趋势。中欧和东欧的发病率增长最为显著，这表明发病率最低的国家通常增长率最高。5 岁以下儿童的发病率呈上升趋势[5, 6]。

造成这些变化的原因尚不清楚，但变化的迅速性表明环境因素起了重要作用[7]。基因变化的原因基本很小，因为儿童期 T1DM 发病率的上升发生在低风险 HLA 基因型的病例中[8]。

低年龄段病例数量的增加具有重要的流行病学影响。小年龄 T1DM 的临床表现更重，其中糖尿病酮症酸中毒起病会导致住院人数增加并增加死亡风险[9, 10]。T1DM 发病年龄的降低意味着这些儿童也将长期暴露于高血糖环境中，增加他们发生微血管和大血管并发症的风险。所有这些因素都会影响医疗成本。

（二）病理生理学

T1DM 是一种在遗传易感因素上，由环境因素诱发的慢性自身免疫性疾病（即“爱森堡”模型：在遗传的基础上，遗传易感性使胎儿在子宫内可能发生突发事件，导致免疫异常。出生后环境可诱发糖尿病，并影响整个病史，在此期间儿童出现显著免疫异常，但胰岛素释放是正常的。在这个过程中 B 细胞的损伤可能是线性下降，但可能存在复发和缓解的情况。随后儿童可能存在两种或两种以上胰岛自身抗体，出现无症状 T1DM，此时胰岛素释放下降，但血糖可维持正常。随着时间推移，血糖逐渐升高，糖尿病临床症状逐渐明显，此时仍可检测到 C 肽水平。一些患者在发病后很长时间内持续存在低水平 C 肽，一些长期住院患者也并不完全丧失胰岛细胞功能）。临床上在出现糖尿病临床表现之前可能已经出现病理学异常。自身反应性 T 细胞浸润在胰腺中形成反应性自身抗体，导致 B 细胞凋亡 [11]。

1. 基因学

T1DM 具有多基因遗传特点，疾病的发展是由遗传易感性和环境诱因的相互作用决定的。尽管 85% 以上的病例是散发的，但与一般人群相比，有糖尿病家族史的人群中患病风险更高 [12]。与一般人群患病率 0.4% 的风险相比，患者兄弟姐妹患糖尿病的风险为 6%。这种风险也因父母性别而异，T1DM 母亲后代患病风险为 3%～4%，而 T1DM 父亲的后代患病风险可能高达 6%～9%[13]。

研究 T1DM 易感基因的两个主要方法是连锁研究（使用成对的患病亲属，通常是兄弟姐妹）和关联研究（使用病例对照或基于家庭的设计）。连锁研究是在寻找的基因少见但有很大影响时使用的方法。关联研究用于研究在人群中更常见但影响较小的基因 [14]。对 T1DM 易感基因的研究大多集中在单个候选基因的研究上。已经确定了几个明确的基因座（表 15–1），但随着全基因组关联研究的出现，已经鉴定出 40 多个其他易感基因座。但这些基因的最好的优势比也＜ 1.3。大多数基因座与免疫调节有关 [15]。

(1) 人类淋巴细胞抗原（*HLA*）基因：T1DM 连锁的最有力证据是染色体 6p21 上的 HLA 区域，这解释了 50% 以上的遗传易感性。没有其他单一基因区域具有类似的遗传易感性。90% 的 T1DM 患儿中至少有一种 HLA Ⅱ类单倍型 DR4–DQ8 和 DR3–DQ2[13]。风险最高的是 DR3/DR4–DQ8 基因型，其次是 DR3 和 DR4 纯合型 [16]。在新生儿筛查中，这种高风险基因型仅在 2.4% 的普通白种人中被发现 [17]。DRB1*1501–DQA1*0102–DQB1*0602 单倍型在约 20% 的人群中发现，但仅在 1% 的患者中发现，其对 T1DM 发挥主要的保护作用 [18]。

来自年轻人糖尿病自身免疫研究（DAISY）的数据显示，与糖尿病先证者有相同的 HLA 单倍型 DR3/DR4–DQ8 的同胞（7 岁时为 63%，15 岁时为 85%），与没有糖尿病先证者相同 HLA 单倍型的同胞（15 岁时为 20%）相比，胰岛自身免疫破坏的风险显著增加。在那些与糖尿病同胞有相同 HLA 单倍体型的儿童中，55% 在 12 岁时患上了 T1DM，而那些无单倍型或一个单倍型的糖尿病的同胞儿童中患病率只有 5%[19]。

来自 1 型糖尿病遗传学联合会（T1DMGC）的纵向数据显示，随着时间的推移，最高风险的 HLA–DR3/DR4–DQB1*0302 基因型在减少，在 T1DMGC 新发病例中，其他 HLA 基因型（除了 HLA–DR3 或 –DR4）的比例增加 [20]。这一趋势可能表明低风险 HLA 基因型个体的疾病外显率增加和（或）高风险基因型个体的疾病外显率降低。2 类等位基因与 MHC 1 类等位基因有着一致的联系，也可以独立起作用。MHC 1 类产物在抗原处理和呈递给 CD8+ 细胞毒性 T 细胞中起着重要作用，因此可能在 T1DM 发病风险中起到了

表 15–1 T1DM 易感基因座

基因座	染色体定位	基因与功能
IDDM1	6p21.31	HLA DR/DQ region
IDDM2	11p15.5	Insulin–VNTR
IDDM12	2q33	CTLA4
	1p13	PTPN22

作用。最重要的发现是 1 型糖尿病相关等位基因 B*5701（保护性）和 B*3906 和 HLA-A*02（易感）[21]。

(2) 胰岛素（*INS*）基因：T1DM 与染色体 11p15.5 上的胰岛素（*INS*）基因区域（胰岛素依赖的 2 型糖尿病，IDDM2）之间存在相关性。IDDM2 包含一段 INS 基因转录起始位点上游 365bp 处 14～15bp 长高度多态性的重复序列。胰岛素基因中有三类可变数量的串联重复序列（VNTR）：第一类（26～63 个重复）、第二类（约 80 个重复）和第三类（140～200 个重复）[22]。INS-VNTR 的等位基因变异导致对 T1DM 的不同易感性。Ⅰ型 VNTR 的纯合性决定了 T1DM 的高风险，而Ⅲ型 VNTR 提供了主要的保护作用。目前假设重复序列大小的等位基因变异通过影响 AIRE 与其启动子区域的结合来改变胸腺中胰岛素的表达水平。因此，VNTR Ⅰ型诱导胰岛素及其前体在胸腺中的转录降低，导致耐受性降低和 T1DM 的发生发展[23]。

(3) 蛋白酪氨酸磷酸酶，非受体 22 型（*PTPN22*）基因：淋巴细胞特异性磷酸酶 LYP 由染色体 1p13 上的 *PTPN22* 基因编码，参与阻止 T 细胞自发激活。该基因由 620 个密码子，1858 核苷酸组成，一个非同义单核苷酸多态性（SNP）导致氨基酸替换（Arg620Trp）。推测 620Trp 降低了 LYP 对负性调节激酶 Csk 的亲和力。PTPN22 基因中的 C1858T 单核苷酸多态性与几种自身免疫性疾病有关，包括白种人中的 T1DM[24, 25]。

(4) 细胞毒性 T 淋巴细胞相关蛋白 4（CTLA4）基因：*CTLA4* 基因只在活化的 T 淋巴细胞上表达并下调 T 细胞功能。通过抑制活化 T 细胞的进一步增殖，限制活化和扩张[26]。导致 *CTLA4* 活性降低的突变或多态性被认为在自身免疫中起着重要作用[27]。目前已证实基因敲除小鼠模型会发展成致命的淋巴增生性疾病[27]。*CTLA4* 基因的多态性也与其他自身免疫性疾病有关，如毒性弥漫性甲状腺肿和艾迪生病[28, 29]。

(5) 其他遗传位点：其他与 T1DM 易感性独立相关的基因座是 IL2RA 和 IFIH1，它们都与免疫应答有关[30]。

2. 血清学研究

自身抗体是 T1DM 的标志物，可以在临床疾病发生很长时间之前检测到（图 15-1）。主要的自身抗体是胰岛细胞抗体（ICA）、胰岛素瘤相关抗原 2（I-A2, ICA512）、胰岛素自身抗体（IAA）、谷氨酸脱羧酶 65（GAD65）和锌转运体 8（ZnT8）（表 15-2）[30, 32]。这些自身抗体用于疾病预测模型，其 90% 以上的新发 T1DM 病例至少 1 种自身抗体呈阳性[33, 34]。

首次发现的抗体是 ICA，在人 O 型血胰腺中通过免疫荧光技术检测到的[35]。ICA 在 70%～80% 的新发糖尿病患者中呈阳性，但在确诊后水平下降[36]。这项检测是耗费劳动力的，而且容易发生变化，因此在糖尿病自身抗体检测中并没有普遍使用。胰岛素是唯一已知的 B 细胞特异性自身抗原，5 岁以下儿童的 IAA 滴度较高。这一模式也与该年龄组儿童疾病进展速度更快相一致[37, 38]。

50%～60% 的新发幼儿 T1DM 存在 IAA。在开始胰岛素给药前，应收集用于检测 IAA 的样本。胰岛素治疗的患者经常会产生针对外源性胰岛素的胰岛素抗体，而检测分析无法将其与 IAA 区分开来[36]。GAD 抗体与 ICA 相似，在 70%～80% 的新发 T1DM 患者中呈阳性；它们的阳性持续时间较长，因此有助于成人 LADA 的诊断[39]。IA-2A 在 T1DM 发病时的阳性率（约 60%）低于 ICA 或 GAD[36]。近期考虑 ZnT8 为一种主要的 T1DM 自身抗体[40]。在 60%～80% 的新诊断患者中发现 ZnT8 自身抗体阳性[32]，在诊断后的最初几年内水平迅速下降[41]。26% 的 GAD、IA2、IAA 和胰岛细胞自身抗体阴性的

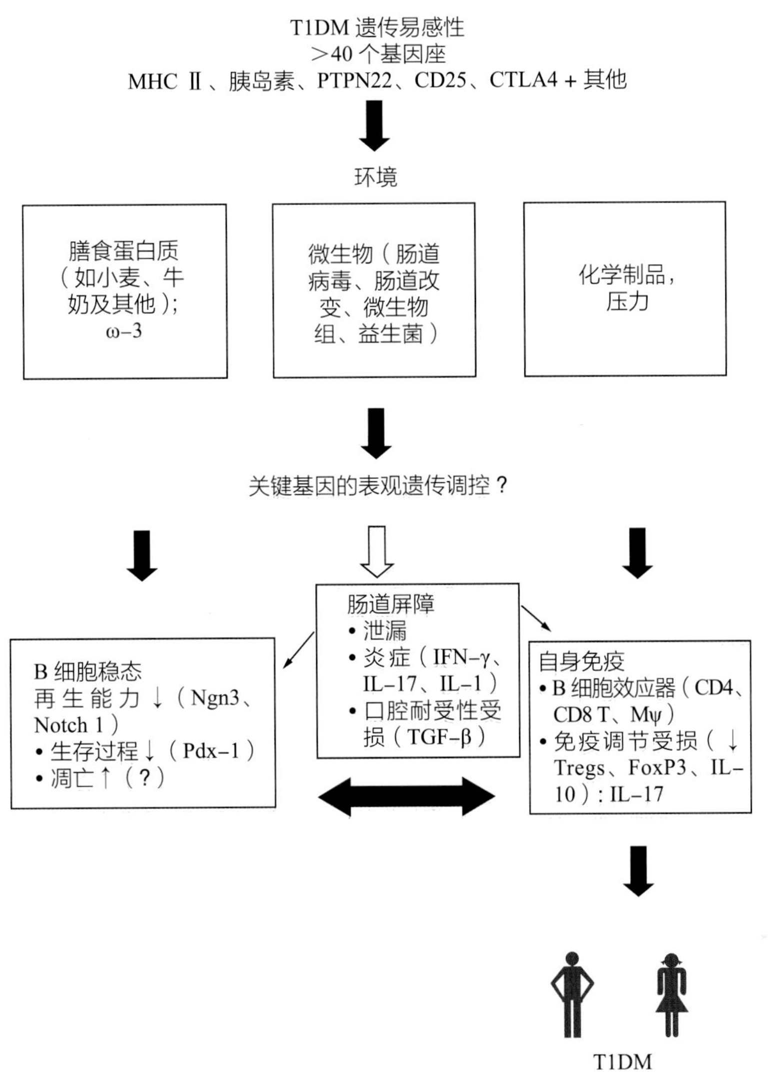

▲ 图 15-1　表观遗传在环境影响 T1DM 发病风险中的可能作用 [31]

表 15-2　主要胰岛自体抗体对新发 T1DM 诊断的敏感性

自身抗体	敏感性（%）
ICA	70～80
GADA	70～80
IA - 2A	60
IAA	60～80
ZnT8	60

受试者检测到 ZnT8 阳性。联合检测 ZnT8A、GADA、IA-2A 和 IAA 可使发病时的自身免疫检测率提高到 98%。

(1) 自身抗体与糖尿病风险预测：许多预防性试验，如欧洲烟酰胺糖尿病干预试验（ENDIT）[42]、糖尿病预防试验 -1 型（DPT-1）[43] 和 DAISY[37] 都表明，多种自身抗体的存在显著增加了 10 年内发展为临床糖尿病的风险。最近对来自美国 DAISY、芬兰 1 型糖尿病预测和预防（DIPP）及德国 BABYDIAB 和 BABYDIET 研究的汇总数据进行的分析表明，10 年后，血清中有多种自身抗体的儿童发展为 T1DM 的比例为 70%，只有一种自身抗体的儿童发病率为 14.5%[44]。在没有自身抗体的儿童中，发病的风险只有 0.4%。研究发现，在 3 岁之前就产生自身抗体的儿童，其发病明显更快 [44]。

(2) 自身抗体和 B 细胞在发病机制中的作用：目前认为自体抗体是自身免疫的标志物，而不是糖尿病主要的致病性。对 NOD 小鼠的最新研究表明，B 细胞是 T1DM 发病机制中的一个重要组成部分，因为 B 细胞能够作为高效扩增糖尿病性 CD4+T 细胞所需的优先抗原呈递细胞群 [45]。

(3) 其他自身免疫性血清学标志物：一些代谢标志物可以作为自身免疫的替代标志物。特异性代谢紊乱可先于胰岛自身抗体的出现，从而作为疾病的早期标志物。糖尿病患者出生时血清琥珀酸和磷脂酰胆碱（PC）水平降低，甘油三酯和抗氧化乙醚磷脂浓度降低，在整个随访过程中，在血清中检测到出现自身抗体的前几个月，促炎性溶血素浓度增加 [46]。与自身抗体阴性的儿童相比，自身抗体阳性儿童的单链甘油三酯和多不饱和脂肪酸（含磷脂）浓度更高，蛋氨酸浓度更低 [47]。

3. 环境因素

环境因素被认为是 B 细胞破坏的触发因素和增强因子。有各种证据支持外部原因诱导发生自身免疫反应，包括同卵双胞胎的一致率＜ 50%，有相当比例携带 HLA 的易感人群没有患病，全球发病率的快速上升，疾病地理性的差异，以及移民研究发现低发病率人群迁移到高发病率国家获得当地疾病风险率 [48]。可能引发 T1DM 的特定环境因素一直是研究的重点。大多数研究都集中在感染、饮食和毒素的作用上。

(1) 病毒感染：病毒被认为是导致遗传易感个体糖尿病发病的可能诱因。肠道病毒是最常见的病因。病毒可能引发自身免疫的潜在机制是直接破坏 B 细胞、肠道病毒蛋白与 GAD65 抗原之间的分子结合、旁路激活、持续感染和炎症导致自身反应性 T 细胞募集和免疫耐受丧失。支持感染与 B 细胞自身免疫之间联系的证据包括糖尿病患者血清中较高的抗肠道病毒抗体、T1DM 患者胰腺中病毒 RNA 的检测、T1DM 患者外周血中病毒 RNA 的检测及小肠黏膜的持续性肠道病毒感染 [48]。DIPP 研究的数据显示肠道病毒感染与新发糖尿病自身抗体的出现之间存在时间相关性 [49]，但 BABYDIAB 研究 [50] 和 DAISY 研究的数据均未显示肠道病毒感染与 T1DM 的发展存在关联 [51]。青少年糖尿病的环境决定因素（TEDDY）研究也没有发现病毒感染与快速发病 T1DM 患儿血清自身抗体出现之间存在时间关系的证据 [52]。

尽管围绕病毒潜在作用的争论仍在继续，但有证据表明，在肠道病毒感染率随时间显著降低的发达国家，T1DM 的发病率更高。卫生假说解释了这一悖论，该假说指出，儿童时期的病毒感染可能会降低个体发展为 T1DM 的风险或延缓疾病的发病。来自肠道病毒感染高风险环境的儿童可能已经对这些药物建立了强大的免疫反应，从而使他们不易受到感染的有害影响 [53, 54]。尽管病毒感染与胰岛自身免疫有关联性，但并没有证实其有直接的因果关系。病毒在自身免疫过程是调节剂 / 加速剂，还是实际的触发因素，仍有待确定。

(2) 饮食：饮食因素，如牛奶蛋白、麸质蛋白暴露和维生素 D，长期以来一直与 T1DM 的发病有关。

母乳喂养的持续时间和（或）早期接触牛奶蛋白可导致 T1DM 患者的自身免疫。牛奶中的各种成分，如牛胰岛素、牛血清白蛋白和酪蛋白，可能是触发胰岛自身免疫的候选分子因素 [48]。支持牛乳作为触发因素的数据一直存在争议，研究结果有认为牛奶可能具有更高的风险，也有提示更低的风险或风险没有差异 [55]。然而，来自前瞻性队列研究（如 DAISY 和 BABY-DIAB 研究）的数据并未发现早期接触牛奶或缩短母乳喂养时间与 B 细胞自身免疫的发生有关 [56, 57]。

DAISY 研究表明，HLA 风险基因型可能会改变牛奶对 T1DM 的影响和 T1DM 的发生风险：在低 / 中等风险 HLA–DR 基因型的儿童中，更多的牛奶蛋白摄入与胰岛自身免疫风险增加相关，而在高风险基因型的儿童中不相关[58]。TRIGR 研究旨在通过评估 6—8 月龄前断奶食用广泛水解配方奶粉或传统牛奶配方奶粉是否会影响胰岛自身免疫的发展，从而最终解决牛奶蛋白和导致 T1DM 风险的问题。TRIGR 试验在芬兰儿童中的研究结果表明，那些断奶食用广泛水解配方奶粉的儿童在 10 岁时 B 细胞自身免疫的累积发病率降低了 50%[59]。TRIGR 团队最近发表的一篇文章报道了更大的多中心队列研究的结果，并没有显示出类似的关联：使用广泛水解的配方奶粉并没有降低 7 年后糖尿病相关自身抗体的发生率[60]。牛奶蛋白与胰岛自身免疫风险的潜在联系仍存在争议。

植物蛋白被认为是胰岛自身免疫的潜在环境诱因。DAISY 研究的数据表明，早期（＜ 4 月龄）和晚期（≥ 6 月龄）首次接触固体食物和麸质蛋白都会影响胰岛自身抗体的产生和发展为 T1DM 的风险[12, 62]。来自婴儿糖尿病研究的数据也表明，3 月龄内早期接触麸质蛋白会增加胰岛自身免疫的风险[57]。这些研究表明，坚持传统的婴儿喂养指南可能会降低发展为临床糖尿病的风险。德国 BABYDIET 前瞻性研究探讨了延迟接触麸质蛋白对胰岛自身免疫风险的影响，并发现在晚接触麸质蛋白（＞12 月龄）组与 6—12 月龄的麸质蛋白暴露组相比，胰岛自身抗体的发展进程没有差异[63]。

维生素 D 由于其免疫调节特性与胰岛自身免疫有关。一项早期的芬兰出生队列研究发现，与补充低剂量维生素 D 的儿童相比，补充 4000 单位高剂量维生素 D 的儿童患 T1DM 的风险更低[64]。最近的 Meta 分析发现，与未补充维生素 D 的婴儿相比，补充维生素 D 的婴儿患 T1DM 的风险较低，但这些相关性在不同的研究中有所不同。大多数最近的研究未能证明补充维生素 D 可以降低发病风险，或者维生素 D 浓度与疾病发病风险之间存在关联[65, 66]。维生素 D 受体多态性已被证明与 T1DM 的发生有一定关联[67]，同时也提出维生素 D 结合蛋白浓度与 T1DM 有一定联系[68]。

有一些强有力的论据反对维生素 D 作为 T1DM 自身免疫过程的潜在触发因素，最重要的是 T1DM 发病风险最高的发达国家，几乎所有的儿童（至少在婴儿期）都补充维生素 D。维生素 D 和 T1DM 的因果关系仍然是一个悬而未决的问题[55]。

4. 表观遗传学研究

表观遗传学是指基因表达的遗传性变化，不涉及潜在 DNA 序列的改变，即表型的变化而不涉及基因型的改变。表观遗传调控是哺乳动物对环境暴露做出反应的过程[31]。表观遗传机制包括 DNA 甲基化、小 RNA 激活或组蛋白翻译后修饰[69]。表观遗传修饰是 T1DM 表现和发病机制异质性及疾病发病率增加的潜在解释（图 15–3）。表观遗传修饰和基因表达谱的改变也可能影响 B 细胞的发育、功能和修复反应。免疫反应如 T 细胞成熟、细胞因子基因表达和 Treg 反应也需要适当的表观遗传调控。高血糖已被证明会导致组蛋白修饰[70]。

(1) DNA 甲基化：对来自 T1DM 异卵双生子的 CD14+ 单核细胞表观基因组关联的研究发现，T1DM 相关甲基化可变位置（T1DM–MVP）与糖尿病状态和早期临床疾病显著相关。已知的 T1DM 相关基因中显示差异甲基化的基因有 *HLA*、*GAD2*、*INS*、*IL-2RB* 和 *CD226*[71, 72]。

(2) 激活小 RNA（miRNA）：miRNA 参与翻译后基因表达的调节。它们可以通过翻译抑制来调节基因功能，并影响细胞过程和疾病发病机制的控制。miRNA 的这种特性可能是正常 B 细胞发育和功能所必需的。细胞死亡后，miRNA 释放到细胞外，可能作为 B 细胞破坏的生物标志物[69]。在 NOD 小鼠高血糖发生前可发现，在胰岛细胞中高水平表达的 miR-375 的循环水平升高，其可作为 B 细胞死亡的标志物和糖尿病的潜在预测因子[73]。Human 研究发现 T1DM 患者的 Treg 细胞中 mir-326 水平升高，且存在 miRNA 的差异表达[74, 75]。

(3) 组蛋白修饰：组蛋白修饰可导致染色质结构的改变，从而影响基因的表达和抑制[69]。高血糖已经被证明会影响组蛋白甲基化[70]。研究发现，HLA Ⅱ类基因位点的组蛋白乙酰化状态在正常单核细胞和 T1DM 患者单核细胞中存在显著差异，目前认为这种差别会影响对外界刺激的反应，并改变 T1DM 易感风险[76]。另一个 T1DM 易感基因 CTLA4 也被发现存在组蛋白甲基化差异[77]。

(4) 表观遗传的干预与发现未来标志物：最近一项在小鼠模型中的试验测试了表观遗传修饰剂 I-BET151 的使用，并证明可以预防 NOD 小鼠的胰岛炎，还可以促进 B 细胞增殖和改善 B 细胞功能。发现该药物通过影响核因子 κB 通路中基因的表达，并将巨噬细胞转换为抗炎表型来改变巨噬细胞功能[78]。表观遗传学的进一步研究可能有助于阐明环境因素对 T1DM 易感性的调节作用。表观遗传学改变也可以作为疾病的早期生物标志物，表观遗传靶点可以接受药物干预并用于 T1DM 的预防研究。

（三）预防性干预

预防策略的目标人群是进展为临床疾病的高危人群。因此，在应用这些策略之前，充分的疾病预测是至关重要的。T1DM 的预测可以通过结合遗传易感位点和自身抗体的出现来实现。很明显，在疾病临床表现出现之前存在一段时间的亚临床胰岛自身免疫，可以通过检测自身抗体来评估。而这一段时间为在发展为临床疾病的高风险个体中开展预防策略提供了一个机会窗口。预防可以是一级预防，目的是预防遗传高危个体自身免疫的发生；二级预防，目的是延缓有自身免疫抗体个体的临床疾病进展；三级预防，目的是保护或再生 T1DM 患者的 B 细胞功能。

1. 一级预防试验

由于一级预防试验是在只有患病风险的健康个体中进行的，因此干预必须是安全的。大多数试验都是以饮食干预为基础的，试图改变可能引发胰岛自身免疫的环境危险因素。

饮食目标已在前面讨论过（表 15-3）。避免喝牛奶尚未被证明是有效的[60]，但芬兰饮食干预预防 T1DM 试验（FINDIA）的初步证据表明，从饮食中去除牛胰岛素可降低糖尿病高危儿童 3 岁前胰岛自身抗体的发生率[79]。延迟麸质蛋白接触似乎不能降低 T1DM 自身抗体的风险[64]。营养干预预防（NIP）1 型糖尿病研究的早期研究数据表明，补充 ω-3 脂肪酸二十二碳六烯酸（DHA）的结果确定[80]。目前正在进行补充维生素 D 的试验[81]。

Pre-POINT 试验正在研究黏膜胰岛素暴露对胰岛自身抗体形成风险的影响。其目的是研究胰岛素给药（口服或鼻腔）的最佳剂量和途径，以便在高危儿童中开展更大规模的Ⅱ / Ⅲ期一级预防试验[82]。研究发现，调节性 T 细胞对口服 67.5mg 胰岛素有反应。

2. 二级预防试验

二级预防试验并没有显示对预防 T1DM 有效。

非特异性抗原：烟酰胺，一种维生素 B_3 代谢物，在 T1DM 动物模型中对 B 细胞损伤具有保护作用。欧洲烟酰胺糖尿病干预试验（ENDIT）

表 15-3　T1DM 的一级预防试验

因素 / 研究	干　预	主要发现	参考文献
牛奶蛋白，TRIGR	断奶时食用大量水解酪蛋白配方奶粉	来自芬兰队列的 TRIGR 初步试验研究证实自身抗体产生减少，但已完成的研究并未显示对 B 细胞自身免疫的发展有任何影响	[59, 60]
牛奶牛胰岛素，FINDIA	断奶婴儿无胰岛素牛奶配方	初步研究显示自身抗体形成减少	[79]
麸质蛋白，BABYDIET	在大于 1 岁的儿童中推迟麸质蛋白接触时间	对胰岛自身免疫无影响	[63]
二十二碳六烯酸(DHA)，NIP	妊娠晚期或婴儿早期补充 DHA	初步试验显示红细胞 DHA 水平增加，对细胞因子水平没有影响	[80]
维生素 D	常规补充（400U）与高剂量补充（2000U）	结果等待中	[81] NCT00141986

评估了补充烟酰胺对 T1DM 患者高危亲属的影响，但未发现任何保护作用[83]。

特异性抗原：胰岛素已被确定为 T1DM 的关键自身抗原，一些研究已在干预试验中使用胰岛素。据推测，持续暴露于抗原可能导致一种自我耐受的状态。糖尿病预防试验 1 型（DPT-1）研究了皮下注射和口服胰岛素对高危人群糖尿病发展的影响，发现口服和皮下胰岛素暴露均不能减少 T1DM 的发展[84, 85]。事后分析显示，基线水平时胰岛素自身抗体滴度高的个体发病时间延迟约 5 年，干预组停止口服胰岛素后，T1DM 发病率增加[86]。这一观察结果促使 1 型糖尿病 TrialNet 联合会资助另一项研究，研究口服胰岛素对 T1DM 患者亲属糖尿病进展风险的影响（NCT00419562），目前正在等待研究结果。芬兰糖尿病预测和预防项目（DIPP）未能发现胰岛素鼻腔给药对糖尿病进展的影响[87]。在澳大利亚进行的 INIT Ⅱ研究正在测试鼻内注射胰岛素对有进展为 T1DM 风险的儿童和年轻人的影响（NCT00336674）。

免疫调节药：TrialNet 目前正在用抗 CD3 单克隆抗体替普利珠单抗进行一项随机安慰剂对照试验，以研究其在自身抗体阳性的血糖异常患者中预防 T1DM 发病的疗效（NCT01030861）。TrialNet 的另一项研究是观察 Abatacept(CTLA-4 Ig）的作用及其在高危亲属中预防 T1DM 发生的作用（NCT01773707）。

3. 三级预防试验

三级预防试验是在新诊断的个体中进行的，以试图保留残余的 B 细胞功能。大多数研究的终点是混合餐后的残存 C 肽浓度。自身免疫过程在 T1DM 的患者中是明确的，因此大多数初始药物是免疫抑制药，包括泼尼松龙、环孢霉素和硫唑嘌呤。这些药物确实诱导了缓解期，但缓解期很短，停药后效果就消失了。这些药物显著的不良反应限制了其使用[88]。

抗原特异性治疗：GAD 是一种重要的自身抗原。据推测，服用 GAD 明矾可能会改变糖尿病患者的免疫反应。一项针对 70 名 T1DM 儿童的初始Ⅱ期研究显示，服用该药后 C 肽的下降率有所下降[89]，但随后两项更大的研究并未显示出服药的益处[90, 91]。

一项随机对照试验研究了胰岛素肽配体 NBI-6024 的改变对自身反应性 T 细胞的抑制作用，该试验未显示 B 细胞功能的保留[92]。另一种胰岛素原疫苗也在试验中[93]。

免疫调节剂：为了下调主要由 T 细胞介导的胰岛免疫反应，人们研究了抗 CD3 单克隆抗体。人源化抗 CD3 抗体 hOKT3gl（Ala-Ala/Teplizumab）和 chaglycid3（TRX4/Otelixizumab）已经在人体中进行了测试。替利珠单抗最初是在 T1DM 患者发病后 6 周内进行的一项随机对照试验中研究的，即使经过 2 年的治疗，糖化血红蛋白（HbA1c）降低，胰岛素需要量减少，也能保持 C 肽水平 [94]。最近完成的 Protégé 研究主要结果显示未能达到 HbA1c＜6.5% 和胰岛素每天使用＜0.5U/kg，但完整研究的数据显示，与安慰剂组相比，接受足剂量 14 天方案治疗的患者 C 肽水平相对保持平稳 [95, 96]。一项Ⅱ期试验报道了 80 名新发 T1DM 患者使用奥特利昔单抗的情况，结果表明，在单疗程治疗 48 个月后，治疗组的胰岛素需要量也降低 [97]。从而进行一个更大的Ⅲ期研究 Defense-1，但该试验未能观察到 C 肽变化，后续研究 Defense-2 已暂停。为了避免不良反应，该研究中使用的剂量明显较低，这可能是疗效不佳的原因之一 [98]。

利妥昔单抗（antiCD20）是一种强效的 B 细胞消耗抗体，已经在新诊断的 T1DM 患者的Ⅱ期临床试验中进行了测试。尽管 1 年的数据令人鼓舞，显示治疗组的 C 肽下降率降低，HbA1c 改善，胰岛素需要量减少，但 2 年的随访显示，两组 C 肽曲线下面积没有差异 [99, 100]。

Abatacept（细胞毒性 T 淋巴细胞抗原 -4）确实显示初始状态 B 细胞下降的减少，但 6 个月后 Abatacept 组和对照组的 C 肽下降率是平行的。长期静脉注射试验药物限制了其广泛的应用 [101, 102]。

抗胸腺细胞球蛋白（ATG，一种多克隆抗人 T 细胞抗体）、Anakinra（抗 IL-1Ra）和 Canakinumab（抗 IL-1b 抗体）在保护 B 细胞功能方面尚未被证明有效 [103, 104]。dipep277 是一种与热休克蛋白 60 相关的合成肽，具有免疫调节特性，已被证明可减少成人新发 T1DM 患者 C 肽的下降 [105]。甲磺酸伊马替尼是一种酪氨酸激酶抑制药，目前试验对象是新发 T1DM（NCT01781975）。

简而言之，在干预试验中使用的免疫抑制药没有保存 B 细胞功能。尽管研究表明短期内降低了 C 肽的下降，但结果是暂时的。使用免疫调节剂的安全性问题仍然是最重要的，在考虑广泛使用这些药物之前，必须确定这些药物的安全性。

（四）诊断

1. 诊断标准

糖尿病诊断的定义是由美国糖尿病协会和世界卫生组织制定的。糖尿病的诊断依据如下。

- 典型的高血糖或高血糖危象症状加上随机血糖浓度≥ 11.1mmol/L（200mg/dl）。
- 空腹（至少 8 小时）血糖≥ 7.0mmol/L（126mg/dl）。
- 口服葡萄糖耐量试验（OGTT），2 小时血糖≥ 11.1mmol/L（200mg/dl）（使用 1.75g/kg 溶解在水中的无水葡萄糖，最大量为 75g [106]）。

糖化血红蛋白 HbA1c ≥ 6.5%（48mmol/mol）是成人糖尿病的另一诊断标准。支持这一标准的研究是在成人中进行的，因此不建议在儿童中使用 [106]。糖化血红蛋白 HbA1c ≥ 6.5% 在青年早期 T1DM 的诊断中敏感性较差，但特异性较高 [107]。如果没有糖尿病酮症酸中毒等临床症状或典型的高血糖症状，则需要进行第二次检查以确认诊断。血糖（BG）仪和尿检试纸（测尿糖和尿酮）是办公室或诊所筛查的有效工具，但诊断必须通过实验室测量血浆葡萄糖浓度来确认。

2. 临床表现

症状包括多尿、多饮、夜尿症、继发性遗尿症、体重减轻或体重增加不足（伴随身高增长缓慢)、多食、疲劳和视物模糊。念珠菌尿布疹在婴幼儿中很常见，而学龄期和青少年女童通常有外阴 / 阴道念珠菌感染。症状通常会持续几天到几周，但也可能持续几个月。据报道，糖尿病酮症酸中毒（DKA）在世界各地发病率差异很大，有 13%～80% 的儿童发病。这种差异与 T1DM 的发病率背景、地理环境纬度有关，与国内生产总值（GDP）成反比[108]。发病年龄越小和社会经济地位越低，诊断时 DKA 的发生率越高[109]。

（五）管理和治疗

1. 概述

新诊断的 T1DM 需要紧急处理。临床表现可能从危及生命的糖尿病酮症酸中毒到轻度的高血糖、酮症和脱水。即使在病情较轻的情况下，因为存在快速失代偿的风险，尤其是年轻患者，所以应在确诊数小时内进行专科治疗，包括胰岛素替代。

最初的优先的管理治疗如下。

- 纠正急性代谢紊乱，包括糖尿病酮症酸中毒。
- 根据个人需求和当地情况，住院治疗管理。
- 建立胰岛素替代疗法，这是 T1DM 患者持续需要的治疗。
- 制定初步的营养计划。
- 向年轻人及其家人 / 护理人员教授最基本的生存技能，包括胰岛素注射、自我血糖监测（SBGM)、酮体测试和低血糖管理。
- 评估心理社会功能，协助应对急性心理反应。
- 与多学科团队建立持续护理关系。
- 通过实验室检测（1 型糖尿病相关抗体和 C 肽）及诊断和治疗腹腔疾病或自身免疫性甲状腺功能减退等并发症，确认糖尿病的分型。如果糖尿病的分型不确定，可能需要额外的检查，如单基因糖尿病的基因检测。

长期目标和优先管理如下。

- 优化胰岛素替代，最大限度地达到正常血糖，减少低血糖和高血糖的发作。
- 避免或尽量减少严重低血糖事件（抽搐或昏迷）和糖尿病酮症酸中毒。
- 针对家庭需求个体化继续教育，优化自我管理技能，包括血糖监测、胰岛素调整、营养计划和运动管理、病假、低血糖和旅行。
- 定期到由培训和专业人员组成的 T1DM 多学科管理团队进行随访，包括医学专家（儿科内分泌学家或儿科医生)、营养师、糖尿病护理教育者和心理健康专家（社会工作者或心理学家)。初级保健医生（全科医生）是团队的积极成员。
- 通过电话或电子通讯适当联系糖尿病小组，以获得额外的紧急或特别建议。
- 避免或尽量降低长期微血管和大血管并发症的风险，包括遵循推荐的糖尿病并发症筛查时间表。
- 保障正常生长和青春期发育。
- 优化个人和家庭的心理健康和心理社会功能，根据需要采取预防和干预策略。
- 根据当地惯例，通常在 16—19 岁，实现儿童向成年护理的协调和有效过渡。

共识和循证指南：国内和国际在以共识及循证为基础的各项指南中对儿童和青少年 T1DM 的治疗进行了综述。最重要的是《ISPAD 临床实践共识指南》(2018 版)[110]，美国糖尿病协会《糖尿病医疗护理标准》(2015 版)[111]，英国 NICE 指南《儿童和青少年糖尿病（1 型和 2 型)：诊断和治疗》[112]，澳大利亚《儿童、青少年和成人 1 型糖尿病循证临床护理指南》(2011 版)[113]，加拿大《糖尿病临床实践指南》(2018 版)(https：//guidelines.diabetes.ca/cpg）和 1 型糖尿病儿童和青少年的护理，美国糖尿病协会的声明[114]。这些都是很好的参考资料和信息，除非另有说明，否则本章中的信息与这些指南一致。还有各种资源可用于患者教育[115–119]。

2. 胰岛素疗法

胰岛素皮下注射是治疗 T1DM 必不可少的治疗。理想的替代方法是通过可调节的基础胰岛素和快速作用的餐后胰岛素（起效和降糖）来模拟胰岛素的生理分泌，并根据血糖水平的变化进行精确调节[120]。现代胰岛素疗法试图通过每日多次注射（MDI）或胰岛素泵治疗（持续皮下胰岛素治疗，CSII）来接近生理分泌模式，两者都通过皮下输注胰岛素。以目前的技术不能完全模拟正常生理分泌，然而应用良好仍可以获得较为满意的代谢控制。希望通过改进胰岛素泵技术、连续血糖监测（CGM）和自动化反馈改善血糖的控制。

针对 T1DM 儿童和青少年的胰岛素治疗方案主要有 3 类[112]。

- 每日多次注射治疗（MDI）。
- 胰岛素泵治疗（也称为持续皮下胰岛素输注，CSII）。
- 简化注射治疗。

考虑到年龄、家庭和孩子偏好、生活方式、活动和心理社会因素，每个患者和家庭的选择都应该是个性化的[112, 113]。

(1) 胰岛素剂量：胰岛素剂量在不同时间和个体的差异很大，这取决于糖尿病的持续时间、活动、饮食、生长和青春期状态及胰岛素敏感性。适当的胰岛素每日总剂量是在没有过度低血糖的情况下获得优化血糖控制。通常在诊断时，按如下所述的注射方案分配，儿童和年轻人开始每日胰岛素总剂量为 0.5～1U/kg。年龄较小的儿童往往需要较低剂量，而青春期患者、酮症酸中毒恢复期患者或应用类固醇药物的患者需要较高剂量[114]。

在最初的 1～3 周内，通常会出现明显的胰岛素抵抗，在达到部分缓解期之前，短期内可能需要高达每日 2U/kg 或更多的胰岛素剂量。缓解期在外源性胰岛素支持下，胰腺的胰岛素分泌会有一定程度的恢复，并且在某段时间，每日总胰岛素需求量可能＜ 0.5U/kg。然而，最终因为残余胰岛分泌功能丧失，胰岛素长期需要量通常在每日 0.7～1U/kg 的范围内。青春期是生理性胰岛素抵抗的时期，可能需要高达每日 1.5U/kg 或更高的胰岛素剂量，直到完成大部分生长和青春发育。在相同或更好的代谢控制下，CSII 治疗的胰岛素剂量通常比间断注射更低（最多减少 15%）[121]。

(2) 胰岛素应用：目前有一系列具有不同吸收曲线的胰岛素类型可供选择[122]。重组人胰岛素和胰岛素类似物已在很大程度上取代了动物源性胰岛素。可用的标准浓度为 U100（即 100U/ml）。其他浓度的胰岛素，如 U40 或 U500，只有在特殊情况下才考虑使用[123]。同样（在可能的情况下），动物源性胰岛素的应用也非常有限。

表 15–4 显示了儿童和青少年临床实践中常用的胰岛素，其基本特征符合制造商的数据[115, 119]。这是一个通用的数据，每个人的反应会有所不同。

胰岛素的不同作用模式通常与胰岛素从皮下结合物和天然六聚体结构到活性单体的解离速率的变化有关。制造商通过改变氨基酸结构、pH 值和结合添加剂（如锌和鱼精蛋白）来控制和改变从皮下吸收到血液循环的速度。例外是长效胰岛素类似物地特胰岛素[123]，它从皮下迅速吸收，但与白蛋白形成复合物，减缓胰岛素单体向循环的释放。一旦游离单体胰岛素进入循环，所有的胰岛素都是相同的。

新的研究进展旨在改善胰岛素的吸收 / 作用

表 15-4 广泛用于 T1DM 儿童中的重组和模拟人胰岛素制剂及其近似作用曲线 [120]

胰岛素剂型	起效时间（h）	达峰时间（h）	持续时间（h）
速效胰岛素类似物： • 门冬胰岛素（诺和锐，诺和诺德） • 赖脯胰岛素（优泌乐，礼来） • 赖谷胰岛素（Apidra，赛诺菲）	0.25～0.5	1～3	3～5
短效胰岛素（常规或可溶性）： • 中性常规胰岛素（Actrapid，诺和诺德） • 中性胰岛素（优泌林 R，礼来）	0.5～1	2～4	5～8
低精蛋白锌胰岛素： • 低精蛋白锌胰岛素（鱼精蛋白，诺和诺德） • 低精蛋白锌胰岛素（优泌林 NPH，礼来）	2～3	4～12	8～24
长效胰岛素类似物： • 地特胰岛素（Levemir，诺和诺德） • 甘精胰岛素（Lantus、赛诺菲）	1～2 2～4	6～12 相对无高峰	20～24 20～24
混合胰岛素（不常用）快效 / 长效混合物： • 30% 可溶性门冬胰岛素，70% 结晶鱼精蛋白（NovoMix30，诺和诺德） • 25% 赖脯胰岛素加 75% 赖脯鱼精蛋白胰岛素混悬液（Humalog Mix25，礼来） • 50% 赖脯胰岛素加上 50% 赖脯鱼精蛋白胰岛素悬浮液（Humalog Mix50，礼来）	0.5	4～12	8～24
短效 / 长效混合物： • 中性胰岛素 30%，低精蛋白锌胰岛素 70%（Mixtard 30/70，诺和诺德） • 中性胰岛素 50%，低精蛋白锌胰岛素 50%（Mixtard 50/50，诺和诺德） • 中性胰岛素 30%，低精蛋白锌胰岛素 70%（优泌林 30/70，礼来）	0.5	4～12	8～24

经 John wiley and sons 许可转载

特性，并减少吸收的变化和剂量依赖性动力学（意味着更大剂量的胰岛素具有更长的作用持续时间和更明显的效果）。现代胰岛素类似物在这些方面得到了改进，但胰岛素的每日吸收仍然受到注射技术、注射部位、局部注射部位变化（脂肪增生或脂肪萎缩）、运动和温度的影响。所有胰岛素在一定程度上都表现出剂量依赖性动力学，但现有数据表明，这种趋势在胰岛素类似物中较少 [120]。

- 速效类似物（如赖脯胰岛素、门冬胰岛素和赖谷胰岛素）：这些是胰岛素的类似物，由少量的氨基酸取代产生，导致六聚键变弱，更快地分解为胰岛素单体。与普通人胰岛素相比，这缩短了吸收时间，从而缩短了作用开始的时间和作用持续时间。在多种每日注射方案中用作餐前胰岛素是最合适的，目前被广泛使用。它们也适合作为纠正高血糖的额外追加的胰岛素，并用于胰岛素泵。速效类似物是否比常规胰岛素具有临床优势，数据结果不一致，目前尚缺乏高质量的研究 [113]。更速效的胰岛素正在开发和测试中 [如速效门冬胰岛素（Fiasp，Novo Nordisk）]。
- 短效 / 常规重组人胰岛素（如短效胰岛素和优泌林 R）：这些胰岛素也适合用作餐前和校正剂量的胰岛素，但与速效类似物相比，其起效较慢，作用持续时间较长。它们在儿童胰岛素治疗方案中发挥着重要的作用，特别是当餐时胰岛素剂量需要涵盖一顿正餐和下一顿餐间零食时。短效胰岛素已用于胰岛素泵，但速效类似物具有优越的特性[124]。常规（可溶性）人胰岛素是静脉注射胰岛素的首选。

- 长效胰岛素类似物（如甘精胰岛素、地特胰岛素和德谷胰岛素）：开发这些类似物是为了改善基础胰岛素特性[123]。在 T1DM 注射方案中，它们与速效或短效餐时胰岛素联合使用。在甘精胰岛素中，氨基酸结构的微小变化改变了等电点，使其在生理 pH 值下不易溶解，吸收更慢。作用时间长达 24h，没有明显的峰值，但效果因个体而异。据报道，在注射 U300 甘精胰岛素后，20h[125] 会出现减弱效应，但不太明显。甘精氨酸常用作每日 1 次的基础胰岛素，但如果需要大剂量的话，最好分 2 次使用。据报道，与 U100 甘精胰岛素相比，U300 型甘精胰岛素的作用持续时间更长，但缺乏儿童和年轻人的数据[123]。

地特胰岛素在 α 链上有一个单一的氨基酸改变，并且在 β 链的 N 端增加了一个肉豆蔻酸侧链。它可以从血液循环中被迅速吸收，但在循环中与白蛋白形成平衡，从而减缓游离单体胰岛素的释放。地特胰岛素最常用的是作为每日 2 次的基础胰岛素治疗[120]，据报道与甘精胰岛素相比，地特胰岛素的作用更具可重复性，低血糖更少，减重效果更好[123]。地特胰岛素和甘精胰岛素不是单位等效的，数据表明，要达到相同的血糖控制所需的地特胰岛素剂量要增高 27%～38%[126, 127]。

甘精胰岛素和地特胰岛素在降低低血糖风险方面均优于 NPH 胰岛素，尽管现有（有限）研究并未在代谢控制方面显示出一致的优势。临床医生通常倾向于应用基础胰岛素类似物而不是 NPH 胰岛素。

德谷胰岛素是另一种在某些国家可用的基础胰岛素，其作用持续时间较长，建议每天基础给药 1 次[123]。目前缺乏年轻人的数据。

- 中效低精蛋白锌（NPH）胰岛素：低精蛋白锌胰岛素已被广泛使用，并且在许多国家仍在使用，在 MDI 方案中作为每日 1 次的基础胰岛素，或在 MDI 或简化注射方案中作为每日 2 次基础胰岛素。但其一个主要的缺点是混悬液，每次给药前需要彻底的混匀，而患者通常没能这样做。数据显示，低精蛋白锌胰岛素的应用与胰岛素作用的变异性，并和低血糖风险的增加有关[128]。除非缺乏替代方案，否则不建议 T1DM 患者使用此类胰岛素方案。
- 预混胰岛素：包括基础胰岛素和餐时胰岛素的各种预混胰岛素见文中（表 15-4）。这些药物可用于简化的每日 2 次的胰岛素治疗方案，但失去了分别改变两种成分剂量的灵活性。如果需要最简单的胰岛素方案来帮助坚持治疗，可以使用这些胰岛素，但通常不能达到接近生理胰岛素替代的目的。

(3) 使用皮下胰岛素注射方案：任何胰岛素治疗计划的目的都是提供充足的基础胰岛素水平，包括白天和晚上，并包括适当的剂量涵盖食物摄入（主食和零食）。胰岛素方案和给药方式的选择需要个体化，进而出现了一些常用的方案。

- 每日多次注射（MDI）或基础 – 大剂量胰岛素治疗：目前指南建议在临床上合适的情况下，应使用每日多次注射方案，餐前速效或短效胰岛素和基础胰岛素结合使用[112, 130]。许多儿科中心将 MDI 方案作为首选的治疗方案。

在典型的 MDI 方案中，在每顿正餐前（通常是早餐、午餐和晚餐）给予速效或短效胰岛素，并通过 1 次或 2 次注射长效胰岛素类似物提供基础胰岛素。尽管存在个体差异，但基础胰岛素通常占每日总剂量的 30%～50%，剩余的剂量由餐前胰岛素构成。对于基础胰岛素，通常使用每天 1 次的甘精胰岛素（U100）注射，青少年在晚上注射，学龄前儿童在早上注射。这意味着，对于青少年来说，在黎明前有良好的基础胰岛素作用，而甘精胰岛素的作用在傍晚减弱，这时可以用餐前胰岛素进行补偿。在学龄前儿童中，甘精胰岛素的作用减退发生在黎明前，此时基础胰岛素需求量最低。数据表明甘精胰岛素可以在一天中任何合适的时间使用 1 次 [125, 130]。基础胰岛素也可用地特胰岛素，通常在儿童和青少年每天使用 2 次 [120]。数据表明，与甘精胰岛素相比，地特胰岛素需要更高单位剂量（约高 27%）才能实现类似的血糖控制水平 [126]。

MDI 方案中餐前胰岛素的选择可根据个人情况而有所不同，尤其是食物摄入模式。速效胰岛素类似物在主餐摄入碳水化合物最多，餐间零食最少的情况下作用效果最好。如果年轻人正在吃大量的餐间零食（如上午或下午），那么在早餐前和（或）午餐前使用常规胰岛素可能会有更好的作用效果。一些青少年选择每天使用 3 次以上的餐前胰岛素，以覆盖额外数量的碳水化合物的摄入，但坚持这样的方式比较困难。

- 简化的注射胰岛素方案：以下是胰岛素每天分为 2～3 次注射的方案。

每日两次方案：早餐前和晚餐前使用速效或短效胰岛素和中效或长效胰岛素（NPH 或地特胰岛素或甘精胰岛素）。通常，约 2/3 的总胰岛素是在早餐前给予的，每次剂量的 2/3 是中效或长效胰岛素。这种方案通常因为会出现中午和下午高血糖而受到限制。

这种方案可以使用定制的混合或单独的胰岛素笔或预混胰岛素。值得注意的是，制造商不建议将长效胰岛素类似物与短效或速效胰岛素混合，因为后者可能部分转化为基础胰岛素。

每日 3 次方案：早餐前给予速效或短效胰岛素和中效或长效胰岛素（NPH 或地特胰岛素或甘精胰岛素），午后或晚餐前单独给予速效或短效胰岛素，睡前或晚餐前给予中效或长效胰岛素。剂量分布类似于每日 2 次的方案。

考虑到现有胰岛素的作用特点和患者的个体需要，其他胰岛素方案也是可以的，但这些方案可能只在特殊的情况下使用。

- 持续皮下胰岛素输注（CSII 或胰岛素泵疗法）：胰岛素泵是目前儿童青少年 *TIDM* 的常规使用的治疗方法，在临床上被大多数患者所采用。CSII 适用于任何患者，前提是家庭和个人能够接受充分的教育并遵守推荐的日常活动。共识指南建议，对于反复严重低血糖、血糖波动大、糖尿病控制不佳、有微血管和（或）大血管并发症的危险因素或注射方案影响生活方式的患者需要考虑使用胰岛素泵。CSII 也被认为对幼儿和婴儿、高强度运动员、妊娠和饮食障碍患者特别有帮助 [131]。

胰岛素泵的目的是通过提供持续的胰岛素输注来更紧密地模拟胰岛素的生理分泌，可以精细调节基础率以满足生理需要，并添加餐前胰岛素剂量以覆盖碳水化合物的摄入，并将血葡萄糖浓度校正到目标水平。其额外的功能，如临时基础率设置和不同的餐时大剂量模式，满足用户灵活地调整胰岛素的需求。速效胰岛素最适用于泵，在大多数情况下胰岛素通过导管和插入皮下的合成或不锈钢套管输送到皮下，管路需要每隔几天更换 1 次。在一些国家，可以使用 pod 或贴片泵，其中胰岛素贮药器和套管位于一个装置中，与控制器通过无线通信连接 [132]。大多数泵的数据可以上传到临床软件，以帮助用户和医疗团队管理。

泵的功效：个别研究的数据表明，泵治疗与儿童和青少年的注射治疗相比，HbA1c 的确略有改善（为 0.2%～0.6%）[133, 134]，但最近的 Meta 分析数据显示，泵治疗后 HbA1c、严重低血糖发生率或生活质量几乎没有改善[135, 136]。这些 Meta 分析和随后的评论强调了已发表的结果数据的次优质量[137, 138]。

不良事件：一些研究表明，CSII 使用者可能会增加糖尿病酮症酸中毒的发生率，因为有中断胰岛素输送而无皮下基础胰岛素注射的风险[139, 140]，但其他研究表明，在受过良好 CSII 使用教育的患者 / 家庭中，DKA 的发生率可能与其他治疗方案相似或更低[133, 134]。

其他潜在的不良反应是装置皮下植入部位的问题（刺激、感染、脂肪增生）、装置意外断开、阻塞或机械泵故障。对所有这些问题的处理进行教育是至关重要的。

胰岛素泵设置：与皮下注射相比，CSII 的胰岛素输注更有效，许多研究报道泵治疗胰岛素剂量需要降低（范围为 5%～20%）。当从 MDI 切换到 CSII 时，泵的初始设置通常的做法是将胰岛素的每日总剂量（TDD）减少 10%～20%[141]。如果总剂量大于每日 1U/kg，则考虑减少 30% 的剂量或减至 1U/kg（此为最低剂量）。基础率每日需要量为 TDD 的 40%。

目前已报道了胰岛素泵剂量设置和要求的细节[119, 142–144]，并确立了一些常规原则。使用诸如年龄、体重、青春期状况、营养摄入、运动模式和既往的胰岛素剂量等因素来估计建立胰岛素泵所需的每日总胰岛素剂量（TDD）。

基础胰岛素通常开始剂量为 TDD 的 40% 左右（范围为 35%～50%），基础率的调整应在胰岛素作用效果达峰前 2～3h 进行。并且可以在 24h 内平均分配（固定基础率），或者更常见的是，设置两段模式[142, 145, 146]。根据年龄和青春期状况的不同，这种情况略有不同：婴儿和幼儿在夜间的胰岛素基本需求往往较低，从早上 6—10 点钟增加了 10%～20%，中午后减少，午夜早时段增加 10%～20%。在青少年中也观察到类似的模式，但他们经常有更明显的黎明现象，即黎明前（凌晨 3—4 点钟开始）胰岛素需求增加，这可能是因为激素周期导致。

通过使用“经验法则”，可以从估计的 TDD 计算设置大剂量胰岛素[119]。“500 法则”用于计算初始的胰岛素与碳水化合物的比率（ICR），如下所示：1U 胰岛素将覆盖（500/TDD）克的碳水化合物。“100 法则”用于计算初始的胰岛素敏感性系数（ISF）或校正系数，如下所示：1U 胰岛素将使血糖降低（100/TDD）mmol/L。还有人建议，对于儿童和青少年，规则应在计算 ICR 时使用＜ 500 的数字（如 450），在计算 ISF 时使用＞ 100 的数字（如 120），至少在某些年龄组是这样建议的[142, 144, 147]。需要强调的是，这些规则旨在提供一个基点，在此基础上根据 BG 监测和临床变化进行微调。需要注意的是患者不一定符合理论因素。许多年轻人通常需要更高的碳水化合物系数来覆盖早餐，因为此时胰岛素敏感性较低，而较年幼的儿童夜间则需要更低的校正系数。

胰岛素泵中需要设置的其他关键参数还包括作用时间（通常设置为 3～5h，年轻人通常设置为 3h）、目标葡萄糖（通常设置为 5～6mmol/L）及各种警报和输注限制。

这只是一个常规的指导，临床需要根据个人情况调整。糖尿病小组需要通过密切随访，对初始设置进行个别调整。其他人建议根据成人数据在 ICR 中使用 500 法则，在 ISF 中使用 100 法则[119, 120, 142]。

(4) 胰岛素输注装置和储存：胰岛素可以用胰

岛素笔或注射器皮下注射。胰岛素笔因为方便、灵活和准确通常是首选。某些胰岛素给药剂量为0～5U 范围时，胰岛素笔可满足 0.5U 增量。最近一项 Meta 分析的证据表明，与注射器相比，胰岛素笔更具有临床益处，且患者也更偏好[148]。

喷射式注射器通过高压空气喷射迫使胰岛素穿过皮肤，相当于皮下注射胰岛素。它们可能对严重的针恐惧症有用[120]，但通常不推荐使用，因为数据表明该方法对胰岛素吸收的变异性和组织瘀伤的可能性增加[149]。对针恐惧的患者，可使用皮下留置导管间断注射胰岛素来帮助初始适应[150]，但基础胰岛素类似物不能与速效或短效胰岛素共同注射。导管应每 2～4 天更换 1 次，以避免局部皮肤和胰岛素吸收问题。大多数人出于各种实际原因并不坚持这样做。

根据制造商的建议胰岛素储存温度应为2～8℃，这样可以保证长期储存[120]。胰岛素也可在常温或室温下保存 4 周而不明显失效。胰岛素绝对不能暴露在阳光直射下，不能放在封闭的车辆中或冷冻。作为糖尿病教育计划的一部分，家庭成员应该接受有关这些实际问题的教育。

(5) 胰岛素注射部位与吸收：一般建议皮下注射胰岛素的部位是腹部、大腿的前侧和外侧、臀部的上外侧象限和手臂的外侧。腹部是餐前胰岛素吸收最快的首选部位。大腿或臀部对胰岛素的吸收往往较慢，因此更倾向于注射基础胰岛素[120]。年轻或瘦弱的儿童上臂的皮下组织通常很少，这会增加注射疼痛或注射到肌肉的风险，因此通常避免这个部位注射。除非皮肤有明显污染，否则注射胰岛素前一般不需要进行皮肤清洁或消毒。

通过注射技术和选择注射针的长度使胰岛素可以皮下吸收，注射太浅（皮内）或太深（肌肉内）均不利于胰岛素吸收。针的长度选择为4～12.7mm。年轻人应根据个人需要和注射技术选择 4mm、5mm 或 6mm 针头。比较瘦的人和那些需要四肢注射的人可能需要提起皮肤皱褶，特别是使用 5mm 或 6mm 的针头时[151]。糖尿病教育需要包括注射技术和注射部位的详细培训。

(6) 胰岛素剂量调节：调整胰岛素剂量需要了解胰岛素作用特征和足够的血糖监测数据，并且需要结合个人的血糖目标、生长、青春期、生活方式和营养计划来进行。胰岛素调量的教学是糖尿病教育的重要组成部分。

在 MDI 模式中，午夜和早晨空腹 BG 对基础胰岛素调节、餐后 2 小时 BG 对餐时胰岛素剂量调整最有意义。餐前剂量应根据整体的方案模式和当天的情况（如食物摄入、运动、当前血糖水平等）进行积极地调整[129]。应强调基于整体方案模式和进行前瞻性的胰岛素调整，而回顾性调整方法则不适用。加量或减量通常按当前剂量的10%～20% 进行调整，并以足够的时间来评估改变的效果。

一些人通过一种“模糊逻辑”方法调整餐前胰岛素剂量，即根据周围环境调整餐前胰岛素剂量。或者，根据胰岛素与碳水化合物比率（ICR）和胰岛素敏感性（校正）系数（ISF）调整餐前剂量，就像胰岛素泵一样。某些 BG 测量设备支持此功能。胰岛素也需要根据病假、运动和旅行等情况进行调整。患者和家属经常发现胰岛素调节具有挑战性，这与当前治疗方案下出现的大量随机和无法解释的血糖变异有关。

根据临床回顾和 BG 模式来调整胰岛素泵的设置，通常由下载泵数据和分析软件提供的数据进行辅助[152]。胰岛素总剂量需要随着年龄增长、生长和青春期发育而增加，重要的是，即使随着时间的推移，基础与餐时剂量的比例仍符合生理状况[119]。家庭和个人需要广泛接受泵调节教育，有些人在调节过程中从来没有达到很好效果，通常依赖于医疗专业人员的定期调节。在进行调整时，通常进行 10%～20% 的反复更改，直到达到预期的血糖目标范围。

(7) 疾病管理：T1DM 在并发疾病期间需要特别护理和注意，因为有发生脱水、高血糖、酮症酸中毒或低血糖的风险。应进行并发疾病管理的教育，包括明确的管理计划和如何随时寻求紧急援助的细节。有人提出，糖尿病患者可能发生了免疫功能改变，因而增加了感染易感性和疾病延迟恢复，但目前尚缺乏证据[153]。

并发的疾病可能与高血糖或低血糖有关，这取决于疾病类型。因为反调节激素的释放和胰岛素抵抗，发热和非胃肠道感染相关的疾病通常与 BG 升高有关。胰岛素缺乏和酮症如果管理不当与发展为 DKA 有关。另一方面，主要表现为呕吐和腹泻的胃肠道疾病（最常见的是病毒性肠胃炎）与碳水化合物吸收减少有关，易增加低血糖风险。

以下管理原则适用于 T1DM 的疾病管理[115, 117, 153]。

- 一般护理：对潜在疾病的诊断和治疗，任何严重疾病的诊断和治疗请咨询医生。适用于儿童的简单解热镇痛药，如对乙酰氨基酚或布洛芬，可用于缓解症状。如果身体不适，应避免剧烈运动。当自主管理的青少年和年轻的糖尿病患者出现身体不适时，父母或护理人员应恢复更多的护理和监督，因为青少年出现身体不适时，可能无法做出适当的决定。
- 患者需更频繁地监测 BG，最初每 2 小时测量 1 次，但如果 BG 有下降趋势，则需更频繁地测量。
- 在任何疾病期间患者都需要监测酮体，尤其是当 BG 高于 15mmol/L 时。血液酮体检测是首选，但尿液酮体检测是另一种选择。
- 保持水分摄入。在高血糖、糖尿、酮尿和（或）发热的情况下，体液流失会增加。如果 BG ≤ 10mmol/L，则应给予含有葡萄糖或其他碳水化合物的液体[153]。常见的选择是儿科口服补液盐、运动饮料或稀释果汁或软饮料。如果 BG＞10mmol/L，则优选无碳水化合物液体以避免进一步的高血糖，如无糖软饮料和肉汤。
- 不要停止使用胰岛素或忽视常规剂量。如果出现高血糖和酮症，则需要额外的胰岛素；如果 BG 过低，则需要减少胰岛素剂量（表 15-5）。

文中（表 15-5）显示了不同 BG 和酮体水平时适当的胰岛素和碳水化合物液体摄入的调整[153]。一般原则是，如果血糖升高伴有血或尿酮体阴性或少量阳性，应额外给予全日总剂量 5%～10% 的速效或短效胰岛素。根据需要，每 2～4 小时重复 1 次。对于高血糖伴酮体中到高水平升高的情况，通常建议给予额外 10%～20%TDD 的速或短效胰岛素，根据需要每 2～4 小时可以重复 1 次，并频繁监测 BG 指导胰岛素调整。

对于血糖偏低的患者，可以考虑根据频繁血糖监测进行指导，将常规剂量的胰岛素减少 25%～50%。然而，仍需要给予足够的胰岛素和碳水化合物的摄入以避免胰岛素缺乏导致酮症和 DKA。在并发疾病期间的严重低血糖需要给予按年龄推荐剂量的胰高血糖素。对于轻度持续性或反复低血糖，小剂量胰高血糖素方案已被证明在维持血糖稳定和降低住院风险方面有效。具体使用方法是根据胰高血糖素标准说明（浓度为 1mg/ml 或 1000μg/ml）制备，然后将胰高血糖素按如下剂量装入胰岛素注射器：2 岁以下儿童，胰岛素注射器上 2U（相当于 20μg 胰高血糖素）；2—15 岁儿童，每增加 1 岁在胰岛素注射器上增加 1U（相当于剂量范

表 15-5 根据血糖和酮体水平适当调整胰岛素和碳水化合物液体摄入量 [153]

如何计算疾病期间额外的胰岛素量				[E] 临床试验没有数据		
酮体				血糖		
血酮体 mmol/L	尿酮体	• < 5.5mmol/L • < 100mg/dl	• 5.5～10mmol/L • 100～180mg/dl	• 10～14mmol/L • 180～250mg/dl	• 14～22mmol/L • 250～400mg/dl	• >22mmol/L • >400mg/dl
< 0.6	阴性或微量	• 不要给额外的胰岛素。如果血糖 < 4mmol（70mg/dl），可能需要考虑予小剂量胰高血糖素（表 15-2）	• 不用担心	• 如果血糖仍然升高，增加下一餐的胰岛素剂量	• 额外提供 5% 的 TDD 或 0.05U/kg	• 额外提供 10% 的 TDD 或 0.1U/kg。如果需要，重复上述步骤
0.6～0.9	微量或轻度	• 饥饿酮体。需要额外的碳水化合物和液体	• 饥饿酮体。需要额外的碳水化合物和液体	• 额外提供 5% 的 TDD 或 0.05U/kg	• 额外提供 5%～10% 的 TDD 或 0.05～0.1U/kg	• 额外提供 10% 的 TDD 或 0.1U/kg。如果需要，重复上述步骤
1.0～1.4	轻度或中度	• 饥饿酮体。需要额外的碳水化合物和液体	• 饥饿酮体。需要额外的碳水化合物和液体 • 予普通剂量胰岛素	• 需要额外的碳水化合物和液体。给予 5%～10% 的 TDD 或 0.05～0.1U/kg	• 额外提供 10% 的 TDD 或 0.1U/kg	• 额外提供 10% 的 TDD 或 0.1U/kg。如果需要，重复上述步骤
1.5～2.9	中度或重度	• 高水平的饥饿酮体。检查 BG 仪。复查 BG 和酮体。需要额外的碳水化合物和液体	• 高水平的饥饿酮体。需要额外的碳水化合物和液体。给予 5% 的 TDD 或 0.05U/kg。当 BG 升高时重复	• 需要额外的碳水化合物和液体。额外提供 10% 的 TDD 或 0.1U/kg	• 额外提供 10%～20% 的 TDD 或 0.1U/kg。如果 2 小时后酮体没有减少，重复给药	• 额外提供 20% 的 TDD 或 0.1～0.2U/kg。如果需要，重复上述步骤
		• 如果孩子不能进食或饮水，可能需要静脉注射葡萄糖。有发展成酮症酸中毒的危险！				
>3.0	重度	• 非常高水平的饥饿酮体。检查 BG 仪。复查 BG 和酮体。需要额外的碳水化合物和液体	• 非常高水平的饥饿酮体。需要额外的碳水化合物和液体。给予 5% 的 TDD 或 0.05U/kg。当 BG 升高时重复	• 需要额外的碳水化合物和液体。额外提供 10% 的 TDD 或 0.1U/kg	• 额外提供 10%～20% 的 TDD 或 0.1U/kg。如果 2 小时后酮体没有减少，重复给药	• 额外提供 20% 的 TDD 或 0.1～0.2U/kg。如果需要，重复上述步骤
	• 如果血酮水平 ≥ 3.0mmol/L，有立即发生酮症酸中毒的危险。 • 急需胰岛素治疗！需考虑急诊就诊					

经 John Wiley and Sons 许可转载

BG. 血糖；TDD. 每日总剂量

[E]. 为了计算每日总剂量，将正常 1 天给予的胰岛素(即速/短效+中/长效)或泵中基础率和大剂量总和，但不包括对意外高血糖给予的额外胰岛素剂量。高血糖和酮体升高表明缺乏胰岛素。"饥饿酮体"通常< 3.0mmol/L。当儿童感到不适或出现呕吐，血糖< 10～14mmol/L（180～250mg/dl），必须尝试补充少量含糖液体以使血糖升高。当酮体水平升高时，优先考虑给予额外的胰岛素，如果血糖值较低，这将会非常困难。额外的胰岛素可以作为速效胰岛素类似物或短效常规胰岛素，但如果有速效胰岛素，则作为治疗的首选。短效胰岛素可以通过肌肉注射的方式加速吸收。在给予额外的胰岛素后的第 1 个小时内，酮体水平可能会略有上升（10%～20%），但之后应该会下降

围为 20～150μg）；15 岁以上儿童，胰岛素注射器的最大剂量 15U（150μg 胰高血糖素）。同时增加 BG 监测频率：如半小时 2 次，第 1 小时 2 次，第 2 小时 2 次，第 3 小时 2 次直至稳定，令人满意的反应是在 30 分钟内将葡萄糖升高到 5.5mmol/L 或以上；如果没有达到令人满意的效果，第二次应给予 2 倍的初始剂量；如果后来复发低血糖（在最初满意的效果后），可以给予第 2 次，对第 2 次 / 双倍剂量无反应需要转移到医院进行评估，可能需要静脉输液。在任何时候出现严重的低血糖症，肌内注射胰高血糖素并叫救护车[154, 155]。

如果孩子很小（5 岁以下），家长无法或不愿意继续家庭护理（例如供应不足，精疲力尽，不知道该怎么办），存在反复或持续呕吐（超过 2 小时，特别是年幼的儿童），液体摄入量不能维持，BG 不能维持在 3.5mmol/L 以上，酮体持续存在或不断上升且无法清除的情况时，建议家长不要坚持家庭管理，应向专家小组寻求紧急医疗帮助，表明患儿状况正在恶化或有其他复杂的医学诊断。如果有明确和适当的教育和指导，许多较轻的疾病可以在家里得到成功的治疗，这有助于提高家庭自主积极性。

(8) 疾病期间胰岛素泵的特殊调整：以上概述的一般原则也适用于胰岛素泵患者。泵使用者发生高血糖 / 酮症的最常见原因是泵管堵塞或机械故障导致胰岛素输送中断。教育需要包括泵使用者如何应对高血糖的方法。泵的使用者应该提倡酮体监测，而不是尿检。一般来说，在高血糖的情况下，泵使用者应按以下步骤操作。

- 检查输注部位、插管、导管、胰岛素贮药器和泵是否有异常，如有异常，应更换泵装置。
- 如果血酮体为阴性或较少（＜ 0.6mmol/L），且泵和输药装置正常工作，可使用泵给予校正剂量。
- 如果酮体量为中等或高，患者则不能只依靠调整泵。应通过胰岛素笔给予额外的胰岛素注射，或者使用泵计算的校正剂量。一旦情况得到控制，可以恢复对泵的使用，包括额外的校正剂量。在因胰岛素抵抗而并发疾病期间，通常需要比平时更大的校正剂量（如 20%～50% 以上）。所有泵的使用者都需要随身携带一只速效胰岛素笔。

大多数胰岛素泵都可以设定临时基础率，可以在指定的时间内按指定的百分比降低或增加基础率，以协助疾病期间管理。例如，在病毒阳性胃肠疾病期间，通常可以按照基础率的 70% 持续给药 6 小时，直到病情好转，并不断进行重新评估。在伴有高血糖的发热性疾病时，150% 的基础率在几个小时内可以帮助应对胰岛素不敏感。同样，这一过程需要通过不断的重新评估来指导，包括频繁的 BG 和酮体监测。

(9) 运动管理：参加运动和锻炼对所有儿童都很重要，包括糖尿病儿童。运动对身体健康、心血管健康、体重控制、社会融合和生活质量都很重要。应鼓励青少年糖尿病患者参加体育活动，并教育他们如何根据各种体育活动调整糖尿病管理。规律的锻炼可以增加胰岛素敏感性，有助于心血管健康和减轻体重，改善血脂状况，降低血压[156]。

在非糖尿病个体中，运动与胰岛素分泌减少和反调节激素增加相关，导致肝脏葡萄糖生成增加，以提高骨骼肌葡萄糖摄取[157]，从而使葡萄糖水平维持在一个狭窄的范围内。然而，T1DM 的胰岛素分泌的浓度不受胰腺的调节，血糖调节功能明显受损，因此低血糖或高血糖非常常见。在运动期间和运动后数小时内都有发生低血糖的风险，特别是剧烈或长时间的运动（迟发性低血糖[158]）。年轻糖尿病患者和他们的家人需要意识到在短时间、高强度运动期间或运动后即刻会出现的反调节或应激激素产生的高血糖。关于是否给予额外胰岛素剂量的决定应推迟到运动后休息、补水和 BG 的重新评估后，因为 BG 通常会自行下降，除非当时存在明显的胰岛素缺乏。

运动对患有糖尿病的年轻人的影响是复杂多变的，这取决于运动的持续时间和强度、运动的类型（有氧运动与无氧运动）、运动的时间、个人的健康状况、应激水平、基础血糖、整体代谢控制、胰岛素方案和食物模式[157]。教育需要包括运动时调整食物和胰岛素的一般原则，让个人有机会与糖尿病团队的成员合作，计划具体的活动和事件，特别是那些更高强度的运动活动和事件。如果出现高血糖和酮症，应避免剧烈运动。

管理运动的一般原则是降低胰岛素剂量，增加碳水化合物摄入或两者兼而有之。年幼的孩子通常在增加体育活动期间只需要一些额外的碳水化合物（不需要额外的胰岛素），因为他们的运动通常不是剧烈或持续的。对于较大的儿童和青少年，他们可能从事更高强度的体育活动，胰岛素减少可能是必要的。在运动期间和运动后进行额外的 BG 检测从而监测调整胰岛素剂量后的反应，CGM 具有重要作用，特别是对于那些运动强度更大的人。

对于使用皮下注射方案的年轻人，可能需要根据个人情况将运动时最活跃的速效或短效胰岛素剂量降低 25%～75%（表 15-6）。当进行长时间有氧运动时长效胰岛素也可能需要减少（如全天徒步旅行时减少 30%～50%）或大量运动后减少 10%～20% 的长效胰岛素，以避免夜间低血糖。个人需要了解，长效胰岛素的显著减少将对 BG 产生长达 24 小时的影响，因此第 2 天可能需要补充速效或短效胰岛素。由于胰岛素介导的葡萄糖摄取受损，可能引发高血糖、酮症和脱水，因此运动时过度减少胰岛素存在潜在风险。据报道，参加夏令营的糖尿病儿童需要降低 10%～25% 的胰岛素剂量，但根据他们个人运动模式和健康状况，降低胰岛素水平差异很大[159, 160]。

另外，给予快速吸收或缓慢吸收的碳水化合物是运动管理的关键组成部分。根据活动类型，可以指导年轻人摄入额外的碳水化合物的量[156]。剧烈运动可能需要高达 1.5g/（kg・h）的碳水化合物。在运动中保持水分摄入也很重要。

对于使用胰岛素泵的个体，运动时胰岛素管理的一般原则是相似的。对于短期剧烈的、接触水或水中运动，泵可以在运动前或运动过程中移除 2 小时[157]，可仅通过错过的基础率剂量来减少胰岛素。给予额外的碳水化合物也是泵使用者的一个重要方法，个人决定在摄入碳水化合物（非餐时碳水化合物）时是否部分给予大剂量胰岛素。胰岛素泵对于运动时非常有用的特性是临时基础率，使用者可以在运动前、运动中或运动后的一段时间内按照需要降低基础率。这对于减少长期或晚间运动后夜间低血糖的风险特别有用。泵联合 CGMS 的预测性低血糖暂停功能有望协助运动和运动后的血糖管理[161]。

(10) 胰岛素治疗的局部并发症：间断注射或持续输注胰岛素可能会出现一系列局部并发症，已有基于循证的注射时建议[151]。可能的并发症包括疼痛、不适、出血、瘀伤、感染、对胰岛素或输药系统的过敏反应及皮下脂肪的变化（脂肪增生或脂肪萎缩）。

对于间断注射的患者，不建议定期对皮肤进行清洁或消毒，除非该部位不干净或住院治疗[151]。插入胰岛素泵装置或其他留置套管时，需要对插入部位进行消毒。在一项横断面研究

表 15–6 T1DM 运动管理指南

注意事项
• 运动时间和强度 • 运动期间的活性胰岛素 • 运动前血糖 • 近期碳水化合物摄入量
运动
• 如有可能，根据持续时间和强度，运动前将速效胰岛素减少 25%～75% • 如果不能减少胰岛素剂量，根据持续时间和强度，每小时摄入碳水化合物 0.5～1.5g/kg • 对于泵使用者，运动前 60～90 分钟减少基础胰岛素或移除泵 • 下午 / 晚上适度运动后，晚上胰岛素减少 10%～20% • 运动前、运动中和运动后监测血糖 • 避免在锻炼肌肉的部位注射胰岛素 • 记录结果并修改计划

中，年轻人插管部位感染的发生率[162]高达 25%，目前尚不清楚原因，但这是糖尿病团队的常见管理问题。感染通常是轻微的，可以局部治疗，但更严重的感染需要全身抗生素。感染或炎症可能与血糖控制较差、较早的泵设置失败和患者治疗满意度降低有关。

发生在皮下脂肪的物理和免疫介导的炎症变化与胰岛素给药相关。脂肪萎缩在以前使用纯化程度较低的胰岛素和动物胰岛素时更为常见，现在使用人胰岛素和胰岛素类似物时罕见（< 1% 的 T1DM 受试者）[163]。脂肪增生更常见，据报道在 T1DM 患者中高达 48%。脂肪主要表现为坚硬如橡胶状的瘢痕样病变，常很容易看到或需要触诊发现[151]。其影响胰岛素吸收和增加 BG 的波动，而且不美观[164]。主要诱发因素是重复注射或泵管插入同一部位，未充分轮换注射部位；重复使用针头也可能是一个诱发因素。其治疗包括 2～3 个月内避免受影响的部位再次注射，教育患者多部位轮换注射，避免重复使用针头[165]。

3. T1DM 中应用的其他药物

胰岛素替代治疗是儿童和青少年 T1DM 患者的治疗方法。磺酰脲类药物或 α– 葡萄糖苷酶抑制药（阿卡波糖）是没有作用的。数据显示这些药物不能有效控制血糖却增加低血糖的风险[112]。糊精类似物、GLP–1 激动药或 SGLT2 受体抑制药对 T1DM 也没有治疗作用。尽管有关这些药物的临床实验在进行中，缺乏它们有效性和安全性的相关证据。

(1) 胰岛素增敏剂：二甲双胍是一种增加胰岛素敏感性的双胍类药物，是 2 型糖尿病治疗的一线药物。既往曾在胰岛素治疗的同时应用二甲双胍，尤其是在治疗那些明显胰岛素抵抗的患者。有关超重 / 肥胖的 T1DM 青少年患者的数据提示，尽管胃肠道不良反应增加，加用二甲双胍不能改善血糖控制情况但能够少量减少胰岛素应用剂量并降低 BMI[166]。不推荐常规应用二甲双胍，但在特殊情况下可以考虑。格列酮类药物是另一种胰岛素增敏剂，但同样不推荐或不批准该类药物在儿童或青少年中应用[167]。

(2) 降压药物：已证实在成人糖尿病患者中有效控制高血压可以减少肾脏疾病的进展并减少血管事件，有证据表明血管紧张素转化酶抑制药（ACEI）和血管紧张素受体拮抗剂（ARB）是有效的[168]。应当考虑使用这些药物治疗儿童和青少年的高血压。考虑到潜在的致畸作用，女性患者需首先进行生殖咨询[169]。也应当考虑在证据明确的持续性蛋白尿的儿童和青少年中应用ACEI[169]。有关这类药物早期应用的研究正在进行中[170]。

(3) HMG Co-A 还原酶抑制药（他汀类）：他汀类药物可减少成年糖尿病患者的主要心血管事件[171]。如果 T1DM 儿童和青少年在改善代谢控制和生活方式后血脂异常未能有效纠正，在超过10 岁的儿童中应考虑应用他汀类药物[129, 172]。尽管缺乏长期用药的数据，研究表明儿童应用他汀类药物的短期疗效和安全性与成人相当。因为有致畸的危险，生殖咨询是必不可少的。

4. 血糖（BG）监测

自我监测血糖（SMBG）是 T1DM 护理的重要组成部分，有如下功效。

- 识别 BG 变化规律以促进日常和长期胰岛素剂量的调整。
- 及时发现 BG 异常（低血糖或高血糖）并立即采取措施。
- 在疾病或运动等特殊情况下，有效的进行糖尿病管理。

血糖监测可以通过便携式 BG 仪间断的测定指尖血糖或连续血糖监测（CGM）系统实现。使用 CGM 系统的用户还必须有便携式 BG 仪，在必要时进行血糖确认。而实现非侵入性（如经皮）的测定血糖或长期植入式 BG 监测系统是长久以来的目标，但尚未成为现实。

(1) 间断指尖血糖测定：BG 监测应每天进行4～6 次，根据个人情况及日常情况进行额外测定[112, 173]。有很好的证据表明，BG 监测的频率与更好的血糖控制和降低低血糖风险相关[174–176]。

常规 BG 测量最有价值的时间是在夜间空腹醒来时，餐前及饭后 2 小时[173]。建议定期在午夜至凌晨 4 点定期进行血糖监测，尤其是在调整胰岛素剂量后或日间活动增加时。建议在运动、驾驶或操作机器[177]之前检测血糖。建议在疾病期间增加监测 BG 频率来指导调节方案。胰岛素泵使用者有时应更多的 BG 监测，尤其在摄入碳水化合物之前。

大多数血糖仪是基于葡萄糖氧化酶法的电化学方法测定血糖。很多都有数据储存功能并可下载 BG 分析结果。BG 仪有多种型号和品牌，行业标准要求 95% 的血糖读数误差需在参考标准的15% 以内[173]。常规测定部位是手指（指尖的侧面），尽管测其他部位的血糖（如前臂）也已被证明是可行的，并能够得出相似的结果[178]，但除非在 BG 快速变化的情况下不作为替代。有各种各样可调节针刺深度的采血针可供选择。应选择可以获得足够血量所需的最小针刺深度，以使组织损伤最小，且每次选择的指尖测定部位应频繁改变以避免老茧形成和失去指尖感觉。应经常更换采血针（建议每次，或至少每天更换）以减少组织损伤和感染的风险[115]。使用 BG 仪的培训很重要：技术差和操作失误可能导致极大的血糖误差[179]。

儿童或青少年（尤其年幼或坚持困难的人）应当在成人的监督下监测并记录 BG。在 T1DM 复杂的管理中，存在一个共同的问题趋势是有些患者可能会忽略、减少或伪造 BG 测定或记录，造成不良后果[180]。

(2) 连续和快速血糖监测：连续血糖监测系统（CGMS）已被广泛应用，可使用皮下放置的探针频繁测量皮下组织液中的葡萄糖水平，原理是用葡萄糖氧化酶电化学法将葡萄糖转化为等量的血糖值[135]。探头（传感器）可在局部保留 7 天。可以使用 CGMS 回顾性分析 BG 变化模式或用于即时告知糖尿病的治疗。虽然技术在不断发展，但仍有局限性，与传感器滞后、绝对测定点可靠性、耐久性及患者的接受程度有关。CGM

设备不能替代 SMBG，仍需应用 SMBG 进行检查、校准或确定关键的 BG 值。

既往数据显示 CGMS 在改善血糖控制及低血糖的检测和管理方面具有应用的前景，对皮下胰岛素或胰岛素泵治疗都适用。目前在儿科人群中应用有一定障碍，原因包括成本、植入疼痛、皮肤刺激及警报错误 [135, 140]。希望未来的技术能够克服这些问题。

已经得到证实，胰岛素泵与 CGMS 系统的联合应用是实现胰岛素注射全自动化闭环系统的第一步，决策由系统做出。目前在某些国家 / 地区市场上销售的闭环系统仪器可以在出现低血糖且用户对警报无反应时（可疑出现低血糖）暂停胰岛素输注 2 小时，或可以通过预测算法在低血糖发生前暂停胰岛素（预测可疑低血糖时）。研究表明应用这些系统可减少低血糖的发生，尤其是在夜间 [181, 182]。正在对许多具有闭环胰岛素输送功能的系统进行临床研究，结果令人鼓舞 [186]。一个主要的挑战是闭环系统控制餐后血糖升高的能力有限，这与血糖传感器性能和皮下胰岛素吸收的滞后有关 [184]。显示出应用前景的另一种方法是双激素泵（能够输送胰岛素和胰高血糖素）与 CGMS 系统配合使用，以实现全自动算法的血糖控制 [185]。

瞬感血糖监测系统依赖类似于 CGM 的技术，主要区别在于血糖信息仅在需要时提供。这系统目前没有报警功能，并且不会自动连接到胰岛素泵。

5. 酮体测定

酮体测量是 T1DM 管理必不可少的组成部分。在正常生理情况下，当能量代谢从依赖糖原 / 葡萄糖转变为游离脂肪酸和酮体替代的能量来源时，在空腹时血液和尿液中会出现酮体。在 T1DM，血液中大量的酮体表明胰岛素缺乏，这通常是在高血糖的情况下，如果处理不当，则有糖尿病酮症酸中毒的风险。

在以下这些情况下建议测定尿酮体或血酮体 [173]。

- 在不受控制的高血糖时（如连续 2 次 BG 浓度超过 15mmol/L），即使不伴有不适表现。
- 在任何并发疾病中，尤其是有高血糖和出现酮症酸中毒的症状时，如腹痛、呕吐、脱水、嗜睡或呼吸急促。

血酮检测的是 β- 羟基丁酸的浓度，β- 羟基丁酸是与糖尿病相关的主要血酮体。可以使用家用测定试纸，该试纸使用与血糖测定的试纸不同。尿酮检测的是乙酰乙酸，虽然没那么有用，但如果无法进行酮体测量，仍可提供有用的信息。尿液中反映出的酮体的变化存在滞后性，血酮的测定更有效 [186, 187]。

T1DM 患者和家庭需要接受有关酮体测量及如何通过额外胰岛素注射和补液治疗的特殊教育（表 15–5）[115]。

6. 新疗法

(1) 生物系统：由于 T1DM 的特征是胰岛细胞数量的损失，因此细胞治疗专注于替代胰岛细胞的缺乏，保留剩余胰岛细胞和帮助胰岛细胞再生。这些疗法中的大多数挑战都在于对抗先天性自身免疫和抵御胰岛细胞受到免疫攻击风险 [30]。

- 干细胞：干细胞具有无限自我更新的能力，并具有分化为多种类型细胞的能力。它们提供了以再生新的胰岛细胞替代因免疫破坏而损失的胰岛细胞的希望。干细胞的免疫调节特性也已被用来对抗先天性免疫反应，帮助保留残余的胰岛细胞并允许胰岛细胞再生 [188]（图 15–2）。干细胞有多种类型。

第一，胚胎干细胞（ESC）是从人类囊胚的内细胞团（ICM）中分离出来的。ESC 可以分化为任何细胞类型。这种在体内和体外分化为成熟细胞的能力用于尝试产生功能性胰岛素分泌细

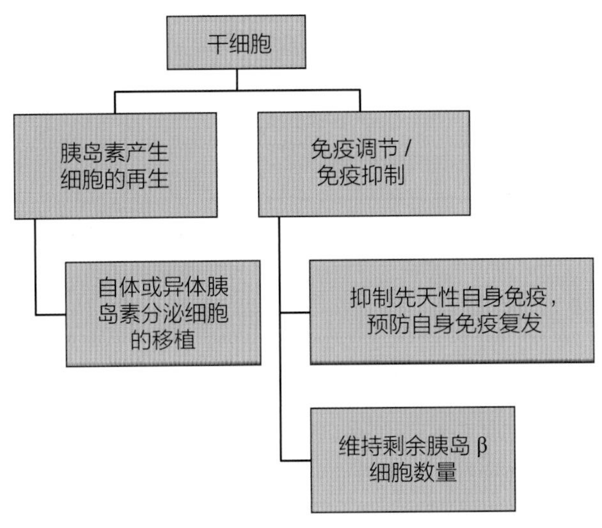

▲ 图 15-2　1 型糖尿病的干细胞策略

胞（IPC）。大多数成功的方案都试图在体外模拟胰腺在胚胎中发育的正常过程。这可以通过使用生长因子来指导细胞达成胰腺分化的中间阶段[189]。主要的问题是生成具有葡萄糖感应能力的成熟胰岛细胞[190]。最近的研究描述了 IPC 形成的更有效方案的进展，该方案可以在小鼠模型上实现类似人类胰岛的方式释放胰岛素且逆转糖尿病[191-193]。使用 ESC 的主要限制包括道德问题，导致肿瘤的潜在风险和易受免疫攻击[194]。后两个问题可以通过封装设备来解决（图 15-3），这种封装设备可以在肿瘤形成时监测和回收这些细胞，并使它们不被免疫系统发现受攻击[195]。

第二，诱导多能干细胞（iPSC）是通过对体细胞进行重新编程而生成的另一种多能干细胞，其特性与 ESC 相似。iPSC 是通过对 T1DM 患者的皮肤成纤维细胞重新编程产生的[196]。从小鼠 iPSC 发育而来的产生胰岛素的细胞已显示可逆转 NOD 小鼠的糖尿病[197]。有效 IPC 的产生远未实现，这些细胞也存在变异和肿瘤形成的风险。

第三，脐带血干细胞（CB-SC）具有免疫调节功能，可诱导 Treg 细胞，从而维持自身耐受性。已对新发病的 T1DM 患者中输注自体脐带血以保留残留的胰岛细胞功能进行了研究。尽管研究显示 Treg 水平有所改善，但未能证明 C 肽水平改善或胰岛素需求减少[198-200]。

第四，造血干细胞（HSC）诱导免疫耐受。T1DM 中造血干细胞移植的第一篇报道中，在诱导过程中使用了 G-CSF、动员自体 HSC 与环磷酰胺、高剂量环磷酰胺和兔抗胸腺细胞球蛋白（ATG）[201]。最新分析报道对 23 位患者进行了 30 个月的随访，其中 12 位可持续不应用外源胰岛素。据报道有严重的不良反应，如院内感染肺炎和少精症，限制了其作为安全治疗的使用。墨西哥最近的一项试验报道了使用氟达拉滨的一种更简单、毒性更小的方案。超过平均 34 个月的随访中有 44% 的患者不依赖外源性胰岛素的治疗，且相关不良事件极少。虽然是唯一的基于干细胞的有效疗法，但短暂性骨髓抑制相关的风险仍然很大，并限制了 HSC 的广泛应用[188]。

第五，间充质干细胞（MSC）是位于多种组织中的多能细胞，这些组织包括脐带血、骨髓和脂肪组织。它们通过下调 T、B 和 NK 细胞独特

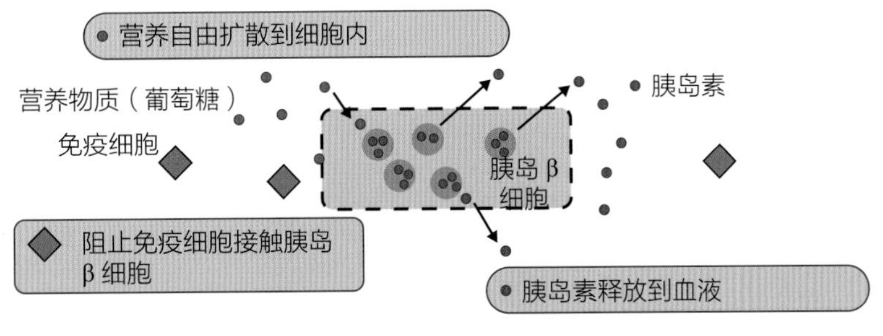

▲ 图 15-3　封装设备[192-194]

的免疫调节能力，通过 Treg 刺激增强免疫耐受性，并具有释放抗炎细胞因子的能力[188]。已经证明，向 NOD 小鼠中注射 MSC 可以降低胰岛炎症的程度并预防糖尿病的发展[202]。一项随机对照研究评估了 MSC 输注对新诊断的 T1DM 患者的 B 细胞功能的影响，结果显示随访 1 年时治疗组的 C 肽水平相对稳定，对照组的 C 肽的峰值和 AUC 降低[203]。

需要进一步研究以确定干细胞治疗的安全性和致癌性，尤其是与使用 ESC 和 iPSC 有关的致癌性。尽管使用 CB-SC 和 HSC 似乎是安全的，但需要阐明 SC 的免疫机制，以了解 SC 效应背后的机制。总之，在大多数研究中观察到的作用是少量的，在作为常规临床应用之前需要进行更大规模且更长期的研究[188]。

• 胰腺移植：胰腺移植旨在替代损失的胰岛细胞并恢复正常血糖。它需要终生免疫抑制，因此目前仅在某些特定条件下提供给患有 T1DM 的成年人。美国糖尿病协会（ADA）已规定了胰腺移植的条件[204]。

存在三种移植类型[204]。

第一，胰腺和肾脏（SPK）同时移植：已经或计划进行肾脏移植的终末期糖尿病肾脏疾病患者。

第二，肾脏（APK）移植后胰腺移植：已经或计划进行肾脏移植的终末期糖尿病肾脏疾病患者。

第三，单独的胰腺移植（PTA）：①尽管有最佳的医疗管理方法，但糖尿病患者经常发生严重代谢并发症，如低血糖、酮症酸中毒、不稳定的糖尿病；②使用外源性胰岛素治疗无法解决临床和情绪问题的患者；③持续采用胰岛素治疗失败的患者用于预防急性并发症。

在大多数情况下，SPK 适用于 T1DM 和糖尿病相关性终末期肾脏疾病的患者，但 PTA 也可用于“脆性糖尿病”、无意识的严重的低血糖和高风险继发糖尿病并发症的情况[204, 205]。

国际胰腺移植注册中心的最新报告显示，1966—2011 年，全球已进行了 26000 例胰腺移植。约 80% 的患者进行了 SPK 移植和 8% 的 PTA[206, 207]。SPK 移植更为常见，因为这些患者在肾脏移植后已经应用免疫抑制药。因此，双重手术只会额外增加手术风险。泵和 CGM 等新技术似乎减少了患有严重低血糖症的患者人数，从而减少了可能需要 PTA 的患者人数。

由于手术技术的改进，更好的免疫抑制和移植后监测，胰腺移植的半衰期已延长至 7～14 年。患者的生存率也大大提高（移植后 1 年>96%，5 年>80%）[208]。IPTR 报道[5]，胰腺移植 5 年存活率（不依赖外源性胰岛素）为 71%（同时进行胰腺和肾脏移植）、65%（进行肾脏移植后的胰腺）和 58%（仅胰腺移植）[208]。超过 80% 的胰脏接受者使用他克莫司和霉酚酸酯进行维持治疗，而大多数方案已不再使用基于激素类药物的治疗[209]。

数据表明糖尿病患者移植前的糖尿病相关微血管并发症可能改善。视网膜病变最初会随着血糖的恢复正常而恶化，但从长期来看似乎会有所改善。糖尿病肾病，神经病变和大血管疾病也已被证明可以得到改善[208, 210]。

• 胰岛细胞移植：尽管胰腺移植可以改善预后，但它仍然是一项复杂的外科手术，并伴随着风险和死亡。胰岛细胞移植是大量替代胰岛细胞的一种更简单且侵入性更小的方法。胰岛细胞移植的一项重大进展来自于 2000 年发布的 Edmonton 方案，该方案使用了无激素的免疫抑制，并在随访 1 年后显示出 100% 无须依赖外源性胰岛素结果[211]。而 5 年随访结果和使用相同方案的大型多中心试验的结果并不那么令人鼓舞，只有 10% 的患者保持无须依赖外源性胰岛素治疗[212, 213]。但是，大多数参与者仍然持续产生一些 C 肽，从而改善了血糖并减少了严重的低血糖事件。因此，可以将胰岛细胞移植提供给特殊的 T1DM 患者，这些患者的血糖控制不稳定，且代谢并发症（如无意识低血糖）的风险较高。

通过导管内注射胶原酶从胰腺分离胰岛细胞。接下来是密度梯度胰岛细胞纯化，可获得体积小、高浓度的胰岛细胞提取液。在临床移植之前，将这种胰岛细胞提取液培养 24～72 小时，然后经肝穿刺途径注入门静脉[214, 215]。

胰岛移植合作登记中心（CITR）报道了 1999—2010 年进行的 677 例移植，其中 575 例仅是胰岛细胞移植，而 100 例是联合肾移植。移植后 3 年无须依赖外源性胰岛素的比例从早期的 27% 提高到中期的 37%，最近的时期提高到 44%[216]。现在，大多数主要研究中心报告的 5 年无须依赖外源性胰岛素比例为 50%～70%，而死亡率很低，仅为 1.3%[217]。这些改进的结果归因于更好的胰岛分离和纯化程序及改进的移植方案。现在，大多数中心已将抗炎药（如依那西普和阿那白滞素）纳入其治疗方案。胰岛细胞凋亡抑制药和 GLP1 激动药（包括艾塞那肽和利拉鲁肽）也正在研究中。随着时间的推移，免疫抑制方案通过使用 T 细胞免疫抑制药（如抗 CD3 和 ATG）及添加维持的霉酚酸酯而不断发展[214]。供体仍然是关键的限制因素，通常每位患者需要 2～4 个供体胰腺。新型封装技术有可能保护移植的胰岛细胞免受受体免疫系统的影响，并提高胰岛细胞的成活率。ADA 指南建议胰岛细胞移植作为即使采取了最佳药物治疗仍持续存在严重低血糖症患者的最后治疗手段[217]。

- 智能胰岛素：智能胰岛素治疗是基于在 BG 浓度增加时而自动释放胰岛素方法。该系统旨在模拟生理胰岛素的释放，因此必须通过生物相容性胰岛素的释放对葡萄糖变化具有快速反应[218]。这将有助于更严格的血糖控制，同时将低血糖的风险降至最低。

智能胰岛素由两部分组成：葡萄糖感测颗粒和胰岛素输送装置。已经设计了使用葡萄糖反应分子的纳米颗粒制剂，该制剂可以检测 BG 浓度的波动，并通过降解、分解或膨胀释放胰岛素[219]（图 15-4）。

已经用于这种组合的三种最常见的葡萄糖传感机制是葡萄糖氧化酶、葡萄糖结合蛋白和葡萄糖结合小分子。葡萄糖氧化酶系统是最常用于葡萄糖感测的系统，并且已通过结合基于壳聚糖的微凝胶中而使用。机制是葡萄糖到葡萄糖酸的酶促转化。此过程导致复合物微环境的 pH 值下降，胰岛素溶解增加，进而导致胰岛素释放，但发现胰岛素释放动力学有些缓慢且不可预测[218, 220]。

Concalvin A 是最常用的葡萄糖结合蛋白，并用作可注射的耦联物，可在葡萄糖浓度增加时解离并导致葡萄糖介导的胰岛素释放。在使用时应关注宿主的免疫反应[219]。

苯硼酸（PBA）是一个小的葡萄糖感应分子，通过改变其在葡萄糖结合时的物理性质而起作用。高血糖时会将导致其膨胀并在释放胰岛素后转变为可溶性形式。血糖恢复到正常可重新建立分子的凝胶状态并停止胰岛素释放。使用 PBA 的主要问题是其需要较高的 pH 值（＞8.4）才能起作用，远远高于生理 pH 值[219]。该学科的大多数研究仅限于体外实验，然而，最近在动物模型中的体内试验已经发表[221]。

(2) 机械系统：闭环胰岛素输送系统正在迅速发展。这是基于连续葡萄糖监测（CGM）联合持续皮下胰岛素输送（泵）。外周组织间液葡萄糖传感和皮下胰岛素输送所造成的生理滞后要求所使用的算法要有预测性，而不仅仅是对葡萄

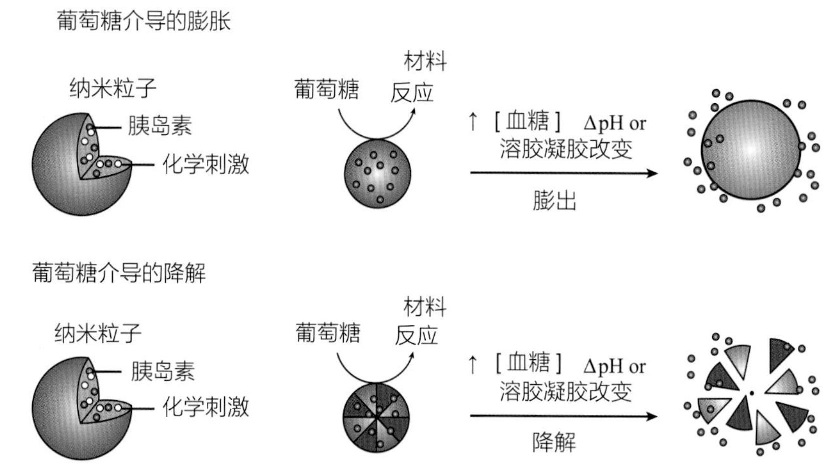

▲ 图 15-4 葡萄糖反应性胰岛素输送设备[219]（经 Springer 许可改编）

糖变化的反应。有各种各样的闭环系统正在Ⅲ期试验中且即将投入商业生产。该领域的进展有几个方面：药理学，超速效胰岛素；软件开发，更好的预测算法，可学习和适应个体患者；硬件开发，如与胰岛素输送导管装置和葡萄糖传感探针。

7. 饮食

胰岛素是一种膳食激素。在生理条件下的第一阶段胰岛素反应与摄入的碳水化合物和糖异生底物对门脉葡萄糖水平的影响有关。在 T1DM 中，胰岛素与饮食的匹配是良好的代谢控制的最重要因素。胰岛素非生理性皮下输送所带来的复杂性意味着，即使在最佳条件下，胰岛素峰值浓度和门静脉葡萄糖峰值浓度之间也始终存在显著的延迟（胰岛素释放与胰岛素受体结合的延迟，门脉胰岛素输送和葡萄糖转运系统之间的非生理延迟，腹腔内或皮下速效胰岛素输送的非生理延迟。B 细胞胰岛素释放正常生理延迟时间为 30 分钟。腹腔胰岛素释放联合静脉葡萄糖传感系统延迟为 70 分钟。最常见皮下注射胰岛素时，延迟 90～100 分钟）。为了减轻这些延迟，人们一直在强调摄入低血糖指数的复合碳水化合物的饮食，这会导致门脉的餐后血糖升高较慢，但通过皮下注射胰岛素控制餐后血糖仍然很难。

儿童期和青少年期控制糖尿病的主要目的是实现最佳生长发育。因此，饮食建议与该目标一致，并与其他健康的儿童人群相一致。其中包括总能量摄入的 50%～55% 来自碳水化合物，15%～20% 来自蛋白质，脂肪少于 35%[222]。而在糖尿病的背景下，许多重点都集中在碳水化合物的摄入上。

(1) 测量碳水化合物摄入量：糖尿病护理有各种评估碳水化合物摄入量的方法。这些指标包括 10g 交换份、15g 交换份、血糖指数、血糖负荷及最近的食物胰岛素指数[223]。所有方法都有不同程度的作用，但是由于一直存在使用不同的胰岛素类型和方案，因此很难进行直接比较效果。在随机对照试验中，低血糖指数饮食与 12 个月内 HbA1c 降低 0.55% 相关，这可能是血糖指数的最可靠的研究[224]。

MDI 和 CSII 方案治疗的增加，导致人们越来越喜欢不严格限制或“自由”饮食。这需要动态评估碳水化合物摄入量以进行胰岛素调节，碳水化合物计数与 CSII 或 MDI 灵活剂量相关。在 20 世纪 80 年代[225]，来自德国的一项有关根据碳水化合物摄入量调整短 / 速效胰岛素剂量的项目在欧洲推广，然后在英国命名为 DAFNE（即正常饮食的剂量调整）。DAFNE 干预最初在成人患者中显示出一些效果（*HbA1c* 从 9.4% 的基线水平，在 12 个月内平均降低 0.5%[226]），这些结果尚未在儿童中得到重复。大型的多中心儿科 KICk-OFF 研究表明，儿童队列研究中 DAFNE 干预对 HbA1c 没有影响[227, 228]。对成年人和儿童 T1DM 碳水化合物计数的最新 Meta 分析得出的结论是，碳水化合物计数并不能显著改善 *HbA1c*[229]。

自动化在这方面似乎也不是特别有帮助。很少有"高级"血糖仪可以在 MDI 方案中进行碳水化合物计数。最近的一项系统性评价显示，只有四项研究将使用 MDI 方案患者的 *HbA1c* 和大剂量胰岛素自动计算器作为评估结果。尽管有些人的 *HbA1c* 有所改善，但没有儿童[230]。最近的两项针对儿童和成人的研究表明，*HbA1c* 的改善仅 0.16%～0.17%[231, 232]，这种改善在临床上没有意义，并且低于大多数胰岛素试验的霍桑效应[233, 234]。

一些中心通过多种方法获得了持续良好的临床效果，其中包括饮食方面更严格的限制[235]或半限制碳水化合物方法[236]。显然，对于所有方法，患者的能力和依从性始终是最决定性的因素[226]，不能长期保持依从性仍然是常态[237]。

(2) 蛋白质和脂肪摄入：蛋白质和脂肪传统上被认为是不需要胰岛素的"自由食品"。一些研究表明使用 CSII 的患者在注射大剂量胰岛素时摄入蛋白质和脂肪改善餐后血糖[238]，这一观点已受到挑战。这些餐后血糖改善是否会导致整体代谢长期改善仍然是一个悬而未决的问题。

另一种方法是采用低碳水化合物，高脂肪/蛋白质饮食[239]。既往报道了很多关于此种方法控制 BG 效果的有趣报告，但迄今为止尚无系统研究，采取这类饮食是否增加大血管病变风险尚不清楚。

(3) 特殊饮食：乳糜泻发生在 0.6%～16.4% 的糖尿病儿童中，通常是无症状的。唯一公认的乳糜泻治疗方法是无麸质饮食[222]。不含麸质的碳水化合物可能比含麸质的碳水化合物具有更高的血糖指数，同时增加控制餐后血糖的难度。有一些初步证据提示在同时患有乳糜泻时，无麸质饮食可能会降低与糖尿病相关肾脏疾病的风险[240, 241]。

8. *体育运动*

体育活动被认为是儿童健康生活的重要组成部分。许多国家已经制定了体育锻炼准则，以指导最佳健康所需的运动量，并建议 5—18 岁的儿童每天至少进行 60 分钟的中高强度运动。这些建议同样适用于糖尿病儿童，他们有可能从常规体育锻炼中获得更大的收益。许多研究发现，许多患有 T1DM 的儿童和青少年没有达到活动目标[242]。参加体育锻炼可以使孩子的生活正常化，增强自尊心，改善体质，帮助控制体重并可能改善血糖控制。定期运动会增加胰岛素敏感性，心血管健康和降低体重，改善血脂状况并降低血压。最近的一项关于对患有 T1DM 的儿童和青少年进行的体育锻炼干预的 Meta 分析显示，包括 HbA1c、体重指数和血脂水平在内的许多因素均有一定程度的改善[243]。不幸的是，担心活动引起的低血糖症可能会限制一些儿童充分参与运动。

骨骼肌最初消耗局部葡萄糖，然后在运动过程中使用肌糖原作为能源。葡萄糖通过葡萄糖转运蛋白 GLUT4 转运到肌肉细胞中。胰岛素和运动均可增加 GLUT4 的表达和转运，从而降低 BG。在没有糖尿病的患者中，胰岛素分泌会被下调，但是在糖尿病患者中，外源性胰岛素不能被下调，因此低血糖的风险会增加[244]。葡萄糖对运动的反应随活动的强度和持续时间而变化。轻度至中度的有氧运动会急剧降低 BG，如果持续时间＞30 分钟，则会增加夜间低血糖的风险，尤其是在下午或晚上进行运动。间断、剧烈和长时间的中等强度运动均可导致儿茶酚胺产生增加，从而瞬时增加 BG[157]。对这些反应的了解及对间断性或连续性运动时血糖反应的分析有助于提供指导意见，旨在最大程度地减少运动引起的低血糖和高血糖[157, 245, 246]。

9. 护理提供模式

在儿科糖尿病文献中人们对糖尿病护理的个人方面的关注度较高，而对包括教育、医疗护理和社会心理支持在内的整体综合护理模式的关注却较少。在儿科患者的护理过程中，重点将从早期教育转移到后续的社会心理支持。在儿科背景下，整个家庭都需要得到支持，有时主要照顾者和患者需要同样多的支持。糖尿病导致的困扰和心理健康损害的发生率在患者及其护理人员中均显著存在，特别是母亲[247]。

(1) 团队架构：大多数对糖尿病儿童和青少年的护理是在一个多学科团队的背景下进行的，该团队包括医疗、护理、饮食、社会工作和心理专业知识[248]。这些团队大多是在集中的三级儿科医疗保健的机构内。一些团队专注于最初的住院护理，而另一些团队则维持门诊护理[249]。急性危重情况（如糖尿病酮症酸中毒和严重的低血糖症）需要获得住院治疗。与其他可能涉及无关健康问题的医学专科建立正式的沟通渠道至关重要。

与传统医疗的控制模式相比，各个团队成员自主行动的程度因国家和文化而异。没有任何一种多学科团队护理的模式可以证明是优越的，集中控制的模式可能会受到关注范围狭窄的限制，而团队成员具有更大自主权的模式可能在向患者及其家人提供协调和信息的一致上出现潜在问题。在许多团队中，团队成员之间的界限是模糊的，团队成员在从胰岛素调整到社会心理支持等许多领域分享专业知识。这样的交叉在专业知识的深度方面可能是有益的，而在角色混乱方面则是有问题的。无论形式如何，团队的成功普遍取决于结构的透明性和团队成员个人目标的明确性[250]。

(2) 团队理念：对于许多家庭来说，诊断的最初时期可能是令人痛苦和困惑的时期。家庭非常重视获得的最初信息，许多年后，人们对最初的咨询有充分的回忆。因此，任何教育信息明显的不一致和不协调都可能被过度认识和过度强调，尤其是当家庭接收到来自多个具有各自背景和概念框架的专家关于共享内容的信息时。

虽然医生、护士和营养师可能认为他们提供的信息是一致的，但家庭可能会专注于传递和解释该信息的方式上的细微差别。为了最大程度地减少困扰和困惑，至关重要的是，团队内部必须就其关键信息及如何进行沟通达成共识。这样的协调是基于相互尊重和对不同专业相关观点的理解。特别是需要达成的临床目标。

Hvidovre 集团对各种国际糖尿病护理中心的研究表明，在那些目标一致尤其是在代谢目标方面，这些中心取得了最佳的临床效果[250]。这种一致意见需要积极的团队管理、定期的会议、专业发展和对临床实践的审查。即使在这种理想化的环境中，也需要认识到并非所有团队成员都是同等有效的沟通者，也不是所有家庭成员都具有同等的接受力，尤其是在父母分居的情况下。在遇到问题后，可能会责怪被沟通者未能良好接受信息。如果患者及其家属处于社会心理压力状态或同时存在的心理健康问题，他们可能不会注意到，但是医疗服务提供者通常是无效沟通者，同样应受责备[251]。限制一次讨论的问题数量，确保信息的一致性和重复性及后续的跟进都是改善沟通的有用策略。

最终，人们常常对“教育”本身过分强调(“依从性差的青少年需要接受更多的教育……”)。在某些情况下，需要更多的教育，但在大多数情况下，不当行为并不是由于缺乏知识导致的。此类行为的发生是由于知识理解的差异（如青少年关注眼前并极少重视长期风险）、社交混乱、精神健康状况不佳或健康观念不合理（如父母对低血糖极度的恐惧）。近年来，血糖异常导致的情绪和认知受损已得到重视[252]。临床医生和护理人员试图支持儿童和青少年参与到患者认为痛苦、混乱、约束和不符合年龄的日常行为中。因此，在儿科应用行为的背景下考虑对儿童和青少年进行糖尿病的持续管理才是有效，而不是纠正表面上的知识缺陷。

10. 年龄和阶段以及治疗方案

糖尿病治疗中有多种胰岛素类型和给药方案。大多数已经在过去的10～20年进化了，但是代谢方面的重大进展出现更早。来自随机对照试验和大量随机的患者的重复队列观察未能证明任何一种胰岛素类型或方案始终优于其他胰岛素类型或方案[253]。糖尿病护理中心已经显示出使用相同方案的临床预后[254]和使用不同方案的临床预后相似[255, 256]。而且，即使在一个中心内，也并非所有患者都能对所有治疗方法达到同样的反应和适应[257]。当代糖尿病管理中的技能是在特定情况下为单个患者选择最佳胰岛素类型和治疗方案。公平护理和获得有限资源也是要考虑的因素。

要考虑的患者最大变化是患者的发育年龄和阶段。幼儿与青少年所需治疗资源有巨大差异。尽管所有儿科年龄组的代谢目标均相同，但实现这些目标的方式却大不相同。在年轻患者中，初始糖尿病教育的重点将放在他们的照料者身上。随后的重点可能放在学校的饮食和支持上。随着年龄的增长，儿童将需要自己接受教育。随着对体育和社交活动方面的需求日益增加，年龄较大的儿童可能会更加重视学校。青少年通常会自己成为初级教育的重点，可能在学校中需要的支持较少，但在运动、社交活动和冒险行为方面的需要更多教育。一些孩子发现一种特定的治疗方案始终适合他们的需要，而另一些孩子则发现随着生活影响的不断变化，需要改变。

11. 过渡期治疗

从儿科到成人护理的过渡治疗差异很大。一些中心在一所机构中同时护理成人和儿科患者，因此不会发生过渡。其他人则可能会在青春期初期相对较早地过渡到“青年”诊所。最普遍的做法可能是完成中学教育和（或）年满18岁过渡。所有模型都承认保持适当的护理标准对获取中期和长期健康非常重要。令人不安的报道是，从儿科过渡后的2年内，多达25%的患者停止了成人医疗。尽管如此，目前尚无公认的过渡医疗最佳管理形式，共享护理和截断模型都在报道中。基于互联网的支持策略也已被描述[258]。

12. 治疗目标

Hvidovre小组在一项具有里程碑意义的研究中评估了多国背景下临床结局的医学、社会心理和环境决定因素，其中两个方面占主导地位。这就是父母与孩子之间交流的有效性及确定的代谢控制目标[247]。尽管Hvidovre研究是第一个对目标和目标设定的重要性进行分层分析的研究，但代谢目标本身的关键性已被认识很多年[258-261]。患者/家庭和糖尿病护理团队达成代谢目标的重要性是家庭和团队显示出最大程度的目标和“目标有最好的结果”的一致性[262]。

(1) 代谢目标：糖化血红蛋白。当葡萄糖与成熟的血红蛋白的*B*多肽链一个或两个N末端缬氨酸发生非酶促反应时，形成席夫碱，其随后被转化为1-脱氧果糖。此时血红蛋白分子被糖基化。糖基化血红蛋白的一种形式是血红蛋白A1C（HbA1c）[263]。红细胞的平均寿命为120天；因此HbA1c反映了过去3个月的血糖控制，正常值范围为4.0%～6.0%（20～42mmol/mol）。如果由于血红蛋白病或其他因素（如失血、输血、贫血或与慢性肝病或肾病有关的高红细胞更新率）而使红细胞寿命减少，则糖基化发生的时间减少而 HbA1c 可能会被低估[263]）。“高糖化因子”和“低糖化因子”等术语用于描述干扰平均血糖浓度和 HbA1c 关系的遗传、环境或体质因素[264]。

测量 HbA1c 的各种方法包括免疫测定，高效液相色谱，毛细管电泳和酶促方法。所有方法都可能受混杂因素的影响。认证的实验室针对糖尿病控制与并发症试验（DCCT）的结果进行了标准化。美国，欧洲和国际主要糖尿病机构已决定将 *HbA1c* 的报告更改为国际临床化学和检验医学联合会（IFCC）单位，该单位以 mmol/mol 而非百分比表示。

DCCT[265] 强调了 HbA1c 与中期微血管病变风险之间的关系，当 HbA1c 浓度超过 7.5% 时，视网膜病变的进展速度越来越快[265]。几乎没有证据表明与年龄相关的特定 HbA1c 目标，国际儿科和青少年糖尿病协会目前的建议是将 HbA1c 目标值控制在＜ 7.5%（58mmol/mol）以下（表 15–7）。DCCT 指出，微血管病变风险与 HbA1c 之间的关系是连续的，没有可识别的拐点。因此，一些

表 15–7　国际儿童和青少年糖尿病学会 2014 年代谢指南[173]

控制水平	理想水平（非糖尿病）	最　佳	次佳（建议采取措施）	高风险（需要采取措施）
临床评估				
血糖升高	不升高	无症状	多饮、多尿和遗尿	视力模糊、体重不增、生长不佳、青春期延迟、升学率低 皮肤或生殖器感染、血管并发症迹象
低血糖	不低	无严重低血糖	严重低血糖发作 [昏迷和（或）抽搐]	严重的低血糖发作 [昏迷和（或）抽搐]
生化评估 ª				
SMBGPG[b]mmol/L（mg/dl）				
AM 空腹或餐前	3.6～5.6（65～100）	4～7（70～126）	>8（>145）	>9（>162）
餐后	4.5～7.0（80～126）	5～10（90～180）	10～14（180～250）	>14（>250）
睡前	4.0～5.6（80～100）	4.4～7.8（80～140）	＜ 4.2 或>9（＜ 75 或>162）	＜ 4.4 或>11（ ＜ 80 或>200）
夜间	3.6～5.6（65～100）	4.5～9（80～162）	＜ 4.2 或>9（＜ 75 或>162）	＜ 4.0 或>11（ ＜ 70 或>200）
HbA1c(%)(DCCT 标准)	＜ 6.5	＜ 6.0[b]	7.5～9.0[b]	>9.0[c]

经 John Wiley and Sons 许可转载

单位为 mmol/L 或（mg/dl）。BG. 血糖；DCCT. 糖尿病控制及并发症试验；SMBG. 自我监测血糖水平

a. 这些基于人口的目标指标必须根据个体情况进行调整。不同的目标将适用于不同的人，如经历过严重低血糖或低血糖意识不清的人

b. 这些数字是基于临床研究和专家意见，但没有严格的循证建议。给出的 PG 水平，因为血糖仪是通过内部校准来反映血糖水平的

c. DCCT 常规成人组平均 HbA1c 值为 8.9%，DCCT 和 EDIC 均显示该水平的不良预后；因此，建议低于此值应谨慎

最新的指南，例如英国国家卫生与临床优化研究所（NICE），已选择将 HbA1c 的目标降低至 6.5%（47mmol/mol）[266]。尽管其他临床指标，例如避免急性代谢紊乱（如低血糖症和 DKA），最小化血糖波动和最大程度的生活质量也很重要，但 HbA1c 水平是突出重要的血糖控制指标 [267]。

(2) 代谢目标：自我监测血糖浓度。HbA1c 水平相关指南多数推荐保持餐前 SMBG 浓度在 4～8mmol/L。SMBG 目标的局限性应被认识到：首先，BG 仪不如基于实验室的分析方法检测的准确。国际标准化组织（ISO: 15197：2013）为 BG 仪的精度设定了当前准则，即对于葡萄糖浓度＜ 4.2mmol/L 的实验室结果 ±0.83mmol/L，葡萄糖浓度≥ 4.2mmol/L 的为实验室结果的 ±20%。其次，临界值“4”和“8”是任意设定的。可以通过多种方式定义低血糖症：根据症状的存在，激素的变化或认知的变化（BG 低至 4.4～4.7mmol/L 时，血胰岛素浓度开始下降；BG 低至 3.6～3.9mmol/L 时，机体开始产生反调节的“应激反应”，包括胰高血糖素、皮质醇和肾上腺素浓度的上升；BG 低至 2.8～3.1mmol/L 时，因低血糖产生饥饿、认知受损的症状；BG ＜ 2.6mmol/L 时，是生化诊断低血糖的临界值）。试图将 BG 浓度维持在 4～8mmol/L 的目标应被视为有用的准则，而不是一成不变的数值。

（六）急性并发症

1. 低血糖症

低血糖症是 T1DM 最常见的急性并发症，被认为是实现改善血糖控制的主要生理和心理障碍 [177, 268]。后果从轻度不适到癫痫发作、昏迷或死亡 [269]。低血糖症或对低血糖症的恐惧是个人及其家庭焦虑症的常见原因，并经常改变糖尿病的行为，导致对高血糖症的耐受及代谢控制不佳 [270]。

年轻人低血糖的常见定义通常是 BG 浓度≤ 3.9mmol/L[177, 268]，但是低血糖症状的阈值随时间的推移在个体之间和同一个体中会有所不同，因此实际定义需要包括接近此水平伴有低血糖症状，表明需要干预。

当 BG 下降时，反调节反应包括胰高血糖素、儿茶酚胺、皮质醇和生长激素的释放。在 T1DM 的早期，胰高血糖素的反应常常受损或丧失 [271]。儿童和青少年经常在 BG 浓度高于成人时显示出反调节反应 [272]。在慢性高血糖症或控制不佳的情况下，可能会在血糖浓度比通常认为的低血糖更高时出现症状。另一方面，在反复发生低血糖的情况下，由于交感肾上腺的适应性，直到降低至更低的 BG 浓度才可能发生反调节反应，从而导致低血糖意识不清 [273]。

低血糖的症状如下。

- 自主神经或肾上腺素能亢进，包括颤抖、震颤、面色苍白、出汗、饥饿、心动过速和心悸。
- 血糖降低相关的神经系统症状，包括疲劳、头痛、嗜睡、注意力不集中、精神错乱、语言障碍、行为失常、视力障碍、癫痫发作和昏迷。

最初的症状通常是肾上腺素能亢进，随着血糖进一步下降而出现神经系统症状。儿童对低血糖的反应取决于年龄。婴幼儿常常无法自我报告，因此观察体征更为重要。

已经显示，与自主神经反应迟钝有关的低血糖意识受损和此前的单次或多次低血糖发作相关 [274]。这会导致自主神经警告症状消失或受损，并且主要症状和体征是血糖异常相关的神经系统症状。这降低了预警作用并增加了严重低血糖事件的风险。通过在数周内严格避免低血糖发生，可以恢复低血糖症的自我认知能力 [275]。

夜间低血糖是个人和家庭焦虑的一个特殊来

源，最近的研究报道说，儿童和青少年夜间低血糖发生率高得惊人，夜晚高达 40%（综述 [268]）。这些数据是在广泛应用胰岛素泵和胰岛素类似物之前，最近的数据表明这些技术降低了夜间低血糖症的发生率 [123, 135, 276]。睡眠期间反调节反应下降，据报道，近一半的低血糖发作未被父母或个人发现 [277]，严重或长期发作可能导致癫痫、昏迷或死亡。

夜间低血糖可能发作的表现是 BG 浓度低，思维受损，醒来时嗜睡或头痛，睡眠不安或噩梦 [278]。睡前血糖浓度≤ 5.5mmol/L 或睡醒血糖浓度＜ 7mmol/L 已被证明有夜间低血糖预测作用，但由于食物摄入、运动方式和胰岛素治疗方案的不同，个体差异很大。含碳水化合物和蛋白质的睡前零食 [279] 已被建议用于降低低血糖风险，未煮熟的玉米淀粉也被认为具有一定的益处 [280]。预防措施包括定期监测夜间的 BG 浓度，应用包括带有低血糖警报和低血糖时暂停功能的 CGMS[181, 182]。

儿童的严重低血糖症通常被定义为伴有昏迷或癫痫发作的低血糖事件，但在成人中也包括发作时需要他人协助的情况。由于儿童在大多数低血糖发作中都需要帮助，这使得区分轻度、中度和严重低血糖更加困难 [268]。

近年来，严重低血糖的发生率似乎有所下降，这可能是由胰岛素类型、治疗方案和给药方式的改变所致。数据回顾表明，在过去的 20 年中，年轻人的严重低血糖发生率已从每 100 个患者每年 27 次发作降至 17 次，再降至每年的 6 次发作 [268, 267]。轻度低血糖的发生率是未知的，因为这种发作在许多 T1DM 患者中几乎每天都频繁发生。它们通常是自限性的，易于治疗。

低血糖的发作诱因包括任何使胰岛素作用过度的情况。这些包括运动、碳水化合物摄入不足、胰岛素过量注射和酒精摄入。酒精会损害肝糖原异生，这是维持 BG 水平（尤其是夜间）的机制之一。对于低血糖时无意识并缺少自我护理能力、糖尿病病程较长、急性病期间，以及年龄较小的儿童，低血糖的风险更大。早期的研究表明，HbA1c 水平较低的强化治疗患者的低血糖发生率增加，但是现代治疗方法似乎并非如此 [173, 281]。

低血糖症的治疗

(1) 轻度或中度低血糖：在轻度或中度低血糖时，如果儿童足够机警能够口服或进食时，应通过摄入葡萄糖或含碳水化合物的食物来进行治疗，其中纯葡萄糖是首选的治疗方法 [177]。通常，以葡萄糖片剂或凝胶、葡萄糖饮料或软糖的形式提供 10～20g 葡萄糖 [115]。据报道，成人 20g 葡萄糖或儿童中约 0.3g/kg 葡萄糖可使 BG 浓度提高 2.5～3.6mmol/L[268]，但这将受到其他变量的影响，包括低血糖的诱因、年龄和体型、胰岛素作用高峰。

用果汁（含果糖）、蔗糖或含脂肪的食品（如牛奶或巧克力）治疗低血糖症则需要的量大，因为吸收和转化为葡萄糖的速度较慢。如果儿童在摄入过程中没有足够的能力咀嚼、吞咽，则不应口服治疗低血糖。理想的情况应是，初次治疗后 15～20 分钟检查 BG 浓度，如果血糖上升不满意，应重复治疗。通常，在葡萄糖治疗后，应给予含有复合碳水化合物和蛋白质的零食或餐食以维持 BG 浓度，尽管这还取决于可获得的胰岛素量。由于低血糖会强烈刺激食欲，如果不控制碳水化合物的摄入，则低血糖的过度治疗很常见，尤其是在青少年和成年人中。胰岛素泵使用者常常需要较少的低血糖治疗 [282]，从而避免了过度治疗和高血糖的风险。

(2) 严重低血糖：严重低血糖需要紧急治疗。在医院外，通过肌内或皮下注射胰高血糖素进行治疗。≤ 20kg（或 6 岁以下）儿童建议剂量为

0.5mg，20kg（或 6 岁）以上者 1mg，或者可以给儿童 10～30μg/kg 的剂量 [268]。昏迷的患者应接受标准的急救，包括置于复苏体位。应该呼叫急救治疗，但胰高血糖素仍应由家人或其他有能力的人立即进行应用。

父母需要进行胰高血糖素的配药和给药的专门教育和指导，因为目前的制剂需要将药物粉末和溶媒混合。稳定的液体形式的胰高血糖素正在开发中 [283]，但尚未商业化。胰高血糖素给药后，常有恶心和呕吐，需要密切注意液体摄入和 BG 监测，有时需要住院静脉注射。应当始终考虑严重低血糖的诱因，并需要在与医疗服务提供者进行沟通时考虑调整治疗。

在医院中，也可以使用胰高血糖素，但另一种方法是静脉注射葡萄糖，剂量为 0.25g/kg（最大量 25g），可使用 10%～25% 的葡萄糖溶液（10～25g/100ml）静脉注射（如果有静脉注射通路和训练有素的工作人员随时可用）[284]。由于渗透压变化和脑水肿的潜在风险，应避免高浓度葡萄糖或快速输入葡萄糖治疗。

2. 糖尿病猝死

据报道，在 40 岁以下的糖尿病患者中，突发性猝死是普通人群的 4～10 倍 [285, 286]，原因不明的占 8%～14%，被称为“床上死亡”综合征。HbA1c 较高，每日胰岛素剂量较高，BMI 较低，控制较差和低血糖史较多的男性白种人风险更大。

床上死亡综合征是一种发生在糖尿病患者中罕见但令人恐惧的事件，尤其是青少年患者，表现为上床睡觉前情况良好而第 2 天早晨就死于床上 [287, 288]。可能的病因是严重的低血糖症和自主神经病变及其对心律的影响。

年轻的糖尿病患者猝死的其他公认原因包括药物或酒精中毒、意外死亡（与低血糖可能有关）及糖尿病酮症酸中毒及其并发症 [285]。

3. 糖尿病酮症酸中毒

DKA 是一种严重的威胁生命的疾病。最近的优秀综述和指南已经涵盖了其病理生理学和管理 [112, 289–291]。

(1) 病理生理学：DKA 是绝对或相对胰岛素缺乏及随后的继发的代谢后果。反调节激素明显增加，包括胰高血糖素、皮质醇、儿茶酚胺和生长激素，导致分解代谢状态。这会形成新陈代谢恶化的循环，从而导致脱水、酸中毒和死亡增加。

关键的代谢紊乱如下 [289]。

- 葡萄糖利用受损导致葡萄糖生成增加（糖异生和糖原分解），导致不断恶化的高血糖和高渗透压。
- 脂肪分解和生酮增加，导致酮症和代谢性酸中毒。
- 高血糖（超过肾脏的葡萄糖阈值 10mmol/L）和酮血症可引起渗透性利尿，并导致细胞内和细胞外的水和电解质严重丢失。呕吐可能会进一步加剧脱水。
- 进一步增加胰岛素的不敏感性。调节性激素的释放导致高血糖和高血酮的加剧恶化。
- 组织灌注减少和（或）败血症引起的乳酸性酸中毒可加剧酸中毒。

个体代谢紊乱的严重程度取决于疾病的持续时间，患者维持液体和电解质摄入的情况，以及出现症状前液体和食物的摄入量。

(2) 发生率和危险因素：DKA 可能是 T1DM 的最初表现，也可能发生在已患糖尿病的人群中，因胰岛素遗漏或并发疾所致。糖尿病患者 DKA 的发生率存在很大的地理差异，波动在 15%～70%，在年幼患者的家庭和获得医疗服务有限的家庭中风险增加 [292]。T1DM 识别失败或延迟通常也是一个 DKA 发生的因素，因此鼓励社区和卫生专业公共健康教育计划的发展，以减少 DKA 的发生[293]。

据报道，患有 T1DM 的儿童每年发生 DKA 的风险为 1%～10%[289]，危险因素是胰岛素遗漏、既往代谢控制不良或 DKA、精神病和进食紊乱、不利的社会环境、获得的医疗服务机会有限及未遵循并发症管理指南[292]。一些报道表明，仅使用速效胰岛素会增加胰岛素泵使用者的风险，但最近的数据[139, 140]表明，这并非最佳实践现代管理和教育的情况。新发 2 型糖尿病时也可发生 DKA，据报道，其发生率为 5%～25%[294]。

据报道，儿童DKA的死亡率为0.15%～0.3%，并且可能正在降低[395]，脑水肿占所有 DKA 死亡的 60%～90%。

(3) DKA 的定义：诊断 DKA 的生化标准如下[289]。

- 高血糖（BG 浓度＞11mmol/L）。
- 静脉 pH ＜ 7.3 或碳酸氢盐＜ 15mmol/L。
- 酮血症和酮尿症。

严重的 DKA 的特征是 pH ＜ 7.1 和碳酸氢盐＜ 5mmol/L。

(4) 管理：治疗的目标是纠正循环血容量和脱水，将 BG 恢复至正常浓度，纠正酸中毒和酮症并避免治疗中发生并发症。治疗流程图（图 15-5）。

4. 初步评估和调查

- 评估气道，呼吸和循环（ABC）。
- 评估意识水平（格拉斯哥昏迷量表）。
- 评估脱水程度。实际脱水程度这可能比临床表现更严重，因为由于高渗状态，水从细胞内移至细胞外，部分掩盖了脱水的严重性。最好在评估脱水时保持保守，并经常回顾进展情况。数据表明，DKA 患者的细胞外液缺失量约为 5%～10%，临床评估有困难性和主观性：中度 DKA 临床评估认为有 5%～7% 的失水；对于重度 DKA 认为有 7%～10% 的失水[290]。最近的一项研究报道，基于体重计算的 DKA 恢复前后脱水率中位值为 8.7%[296]。
- 使用床边仪器测量 BG 和血酮，并分析尿液中的酮体和葡萄糖。健康禁食个体的血酮水平最高为 0.9mmol/L，而 DKA 患者的血酮水平通常超过 3mmol/L[297]。血酮是定量的，可以测量 β 羟基丁酸（DKA 中的主要酮体成分），因此是首选[298]。尿液检测只能检测到乙酰乙酸，而不能检测到 β- 羟基丁酸，并且延迟估计了酮体情况，如果试纸长时间暴露于空气中，可能会产生假阴性结果，或者某些药物（如卡托普利）也会产生假阳性结果。
- 安全的静脉通路，最好有两条静脉通路。重症监护中的危重患者应保留动脉导管。
- 快速分析基线血液样本中的葡萄糖、电解质、碳酸氢盐、尿素、肌酐、钙、镁、磷酸盐、渗透压、静脉 pH 和 CO_2 及全血细胞计数。在新诊断的糖尿病（如果有足够的血液）中，增加针对胰岛素 /GAD/IA-2/ZnT8、甲状腺抗体、TSH 和乳糜泻的筛查。尽管很少见，但如果临床怀疑肾上腺功能不全，应首先通过 ACTH 和皮质醇测量评估肾上腺功能。
- 需要考虑感染诱发 DKA 的情况。白细胞计数通常由于 DKA 的应激和脱水而升高，并不一定表示感染[299]。如果怀疑感染，请获取适当的微生物标本，如血液培养、尿培养和拭子。
- 获得患者的体重。
- 持续或频繁监测生命体征，包括心电图。
- 必要时应根据一般管理和儿科高级生命支持指南采取其他措施，具体如下。

-气道管理。

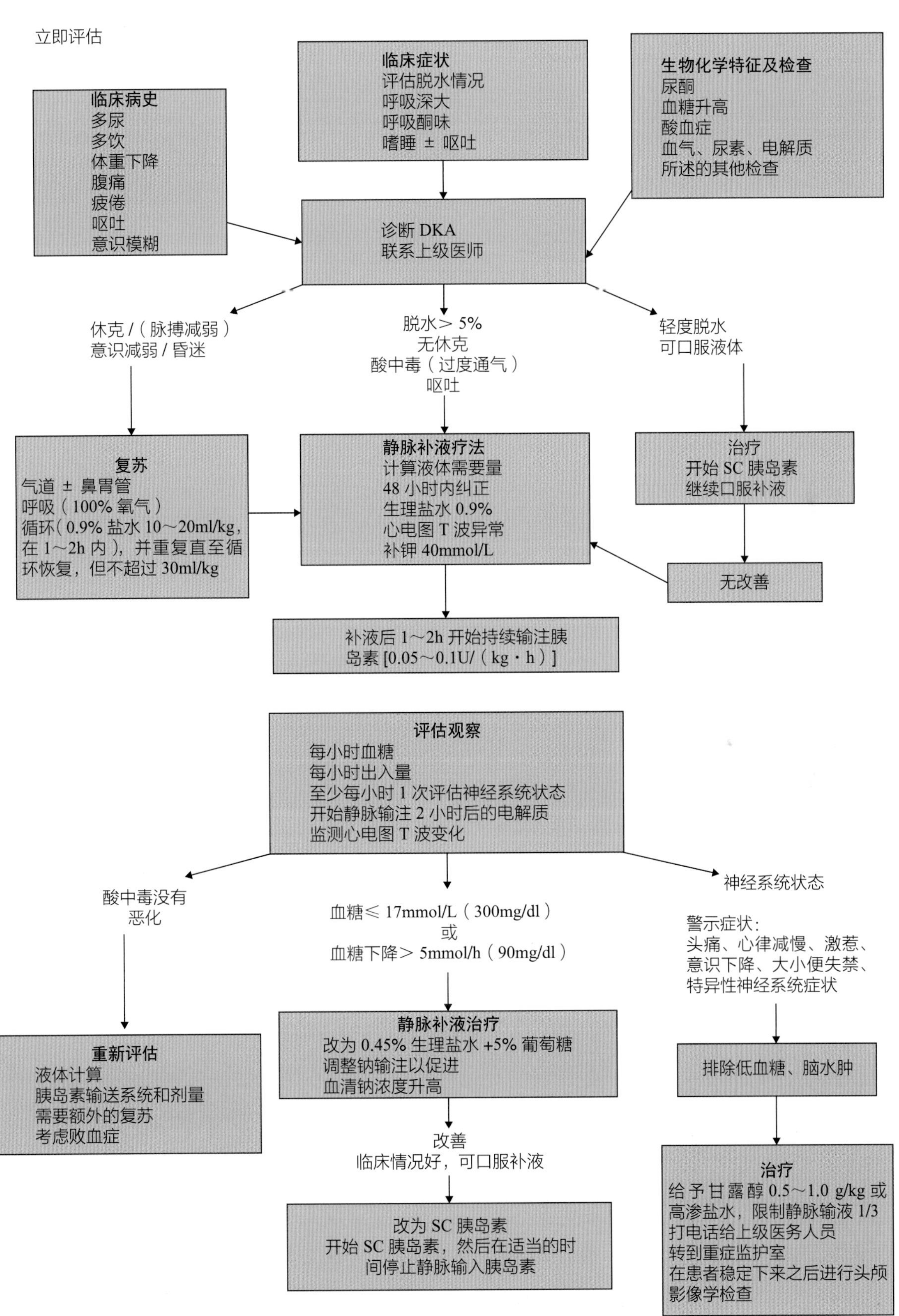

▲ 图 15-5　**糖尿病酮症酸中毒的治疗流程图** [289]
经 John Wiley and Sons 许可转载

- 严重不适或休克的患者应吸氧。
- 鼻胃管进行胃排空 / 排气。患者不应经口摄入，直到酸中毒得到明显纠正为止，尽管可以喝水或吮冰以保持口唇湿润。
- 留置导尿管（考虑在婴儿和重病儿童中使用）。
- 收集适当的微生物标本后，对可疑败血症患者使用抗生素。

5. 液体和电解质管理

(1) 初始液体选择和静脉输液：DKA 患者的细胞外液丢失量通常为 5%～10%，钠平均缺乏 6mmol/kg，钾缺乏 5mmol/kg，氯为 4mmol/kg，磷酸盐约为 1.5mmol/kg。DKA 中液体治疗的目标是恢复循环容量、补充钠、补充 ECF 和 ICF，以恢复 GFR（增强血液中葡萄糖和酮的清除率）并避免脑水肿 [289]。

如果存在严重的容量消耗或休克，应给予 10ml/kg 的 0.9% 氯化钠，必要时再重复 1 次。避免重复 2 次以上，因为这可能会增加脑水肿的风险。酸中毒是导致外周灌注减少的原因，随着酸中毒的逆转，这种现象将逐渐纠正。如果已经进行过多的液体复苏（＞20ml/kg），则应考虑降低补液率。患有轻度 DKA 的患者通常不需要静脉输液。

至少在最初的 4～6 小时内，应使用等渗的液体溶液（0.9% 氯化钠、乳酸盐林格溶液或 PlasmaLyte）补液，并在 48 小时内纠正估计的液体不足。尿量不应常规添加到补液计算中，但如果尿量很大，则可能有必要。

(2) 维持钾稳态：在起病时，血清钾浓度可能正常、升高或偶尔降低。由于胰岛素促进细胞摄取葡萄糖和钾、酸中毒的纠正、促进钾返回细胞内，因此一旦开始胰岛素，血清钾浓度可能会急剧下降，因此必须尽早补钾。

初始大剂量快速补液后，应将氯化钾添加到补液中以增加补充量。例外情况是患者尿少或已知有肾衰竭，在这种情况下，应延迟钾治疗，直到已知电解质结果并放置留置导管。

最初的 KCl 补充量为 4～5mmol/（kg·d），通常相当于每 1000ml 静脉液体有 30～40mmol KCl。如果患者患有高钾血症，则应停止 KCl 补充，直至血钾降至＜ 5.0mmol/L。电解液的结果应首先每 1～2 小时重新评估 1 次，然后每 2～4 小时重新评估 1 次。仔细监测血清钾水平并补充充足的钾对于预防低血钾症和危及生命的心律失常至关重要。

建议合并使用磷酸二氢钾和氯化钾，以降低高氯代谢性酸中毒的风险，这有时可能会延迟酸中毒的纠正 [300]。如果使用磷酸钾有降低血钙的风险，因此需要连续监测血清钙。另一种方法是使用平衡的电解质溶液，如 PlasmaLyte，已证明可以降低高氯代谢性酸中毒的风险 [301]。

(3) 持续的液体管理：持续进行补液和胰岛素管理的目的是使 BG 每小时下降 2～5mmol/L [289]。例外情况是在最初的几个小时内，单独补液通常会导致血糖水平降低快，尤其是在进行静脉输液的情况下。

在最初的 4～6h 后，应使用渗透压≥ 0.45% 氯化钠的液体添加钾，通常应添加 5% 葡萄糖。更换为低渗液体的决定将取决于补液后状态和生化参数。

当 BG 降至约 15mmol/L（或迅速接近 15mmol/L）时，或者如果 BG 的下降速率超过 4mmol/L，则应向静脉补液中添加葡萄糖（最初为 5%）。在某些情况下，可能需要静脉补液中加入更高的葡萄糖浓度（如 7.5 或 10%），以防止低血糖，同时维持胰岛素输注以纠正酸中毒。在纠正酸中毒和清除酮之前，不应将胰岛素输注速率降低到每小时 0.05U/kg 以下。

(4) 校正血清钠：血清钠值需要校正 BG 的升

高程度。这是因为细胞外液中的葡萄糖吸引水而引起细胞外溶质（包括钠）的稀释。

校正后的钠 = 测得的钠 +0.3 ×（血糖值 –5.5）。也就是说，对于高于 5.5mmol/L 的血糖每增加 1mmol/L，测得的钠增加 0.3mmol/L。

高脂血症是胰岛素缺乏的另一个后果，可能会错误地降低所测钠水平。在这种情况下，实验室通常会从宏观角度评价血清钠。

测得的钠浓度应随葡萄糖的下降而上升。测得的钠未能合理回升，与校正钠下降有关，通常表明过量的补液，与脑水肿的风险增加有关[302]。如果校正钠降至＜ 140mmol/L，则应使用 0.9% 的氯化钠注射液替代 0.45% 的氯化钠注射液作为静脉补液盐，并且如果校正钠持续下降，应当将补液的速率降低 30%。

如果校正钠＞145mmol/L，那么高钠血症可能会加剧由高血糖症引起的高渗状态。如果校正钠＞150mmol/L，请考虑将静脉输液改为 0.45% 氯化钠，并减慢补液速度。

阴离子间隙也可用于监测，并且应与酮症、酸中毒和脱水的改善同时改善。

阴离子间隙 =Na^+–（Cl^-+HCO^-）mmol/L（正常范围：10～14mmol/L）

在 DKA 中，阴离子间隙通常为 20～30mmol/L，增加的主要原因是酮体。阴离子间隙＞35mmol/L，表明存在严重乳酸酸中毒[289]。

6. 胰岛素管理

- 胰岛素输注的开始应延迟至给予液体 1～2 小时后[303]，因为这可能有助于降低脑水肿的风险。通常，通过增加肾清除率，BG 浓度在单独补液时就开始下降。
- 以每小时 0.05～0.1U/kg 开始连续输入胰岛素。一项随机试验[304]和 2 项非随机研究[305-307]发现，每小时 0.05U/kg 的剂量和 0.1U/kg，在 BG 降低和酸中毒缓解方面无差别，而 0.05U/（kg·h）可使有效血浆渗透压逐渐降低。在补液治疗开始时无须静脉输注胰岛素，这可能会增加脑水肿和低钾血症的风险[303]。
- 胰岛素的剂量应保持在每小时 0.05～0.1U/kg，直到 DKA 基本上消失（pH＞7.30 或碳酸氢盐＞15mmol/L）[308]。如果初始快速补液后血浆葡萄糖的下降速度过快（每小时≥ 5mmol/L），则应向静脉输液中添加额外的葡萄糖。

7. 治疗的其他方面

(1) 诊疗地点：在初步的紧急处理和开始治疗后，需要考虑对患者进行最佳管理的地方。这将取决于当地的机构程序，但是需要具有 DKA 管理培训和专业知识并有儿科护理经验的专业儿科医生。需要实验室进行频繁的生化测量。

通常，高度可信任的单位是首选，在以下情况时应考虑在专门的儿科重症监护室进行治疗。

- 初始 pH ＜ 7.1 的严重酸中毒。
- 严重的电解质紊乱（校正钠＞150mmol/L 或 ＜ 130mmol/L， 或 钾＞5.5mmol/L 或 ＜ 3mmol/L）。
- 血糖＞50mmol/L。
- 神经或血流动力学不可预知的损害程度或年龄＜ 2 岁。

对于最初在儿科专科设施外接受治疗的患者，需要与儿科专家密切联系，如果可以的话，应考虑转到三级儿科专科病房治疗。

(2) 监测内容：具体如下。

- 每小时脉搏、呼吸频率、血压、神经症状观察和 2～4 小时体温。在临床中，通常使用连续的床旁监护仪，包括 ECG 仪。
- 床边监测血糖，静脉输注胰岛素时每小时 1 次。
- 每小时测床旁血酮。如果没有血酮条，请检查尿酮（直到阴性）。
- 准确的出入量记录。

- 每 2～4 小时（最初 2 小时）静脉 pH、电解质（计算校正钠和阴离子间隙）、血糖和渗透压。
- 每隔几个小时重新评估一次脱水程度。

(3) 如果在治疗的前 3 个小时内 pH 值没有改善：具体操作如下。

- 检查胰岛素输注是否有问题。
- 如果需要可以增加胰岛素的输注速度至每小时 0.075U/kg 或 0.1U/kg。由于危重症的影响及长时间的高血糖症和酮症，一些患者胰岛素的抵抗非常严重。
- 如果可以，请考虑将补液从氯化钠改为 PlasmaLyte。PlasmaLyte 的氯浓度明显低于 0.9% 的氯浓度（98mEq/L vs.154mEq/L）且 pH 值更高（7.4 vs. 5.5），从而防止了 0.9% 的氯化钠引起高氯酸中毒的趋势。在一项随机试验中，与 0.9% 的氯化钠相比 PlasmaLyte 补液血清氯较低，碳酸氢盐浓度较高 [301]。

据报道，氯胺酮滥用会导致严重的酸中毒，其程度与酮症的程度不成比例 [309]，因此考虑对患有 T1DM 无明显诱因发生 DKA 的青少年进行尿液筛查。

8. 识别和处理任何并发症

脑水肿：在 DKA 管理中，脑水肿是 DKA 和死亡的最常见原因。据报道，明显的脑水肿高达 0.9%，死亡率为 21%～24%[290]，但是更多的儿童患有亚临床脑水肿，主要表现在 GCS 评分较低并且在脑成像方面 [310]。

脑水肿的指标包括头痛、烦躁不安、神经系统状态变化（包括意识下降）、体温不稳定、特异的神经系统症状、心动过缓和高血压（晚期症状）。迹象可能不易察觉，需要高度怀疑。据报道，诊断或治疗过程中脑水肿的危险因素是：表现为低碳酸血症或血清尿素增加，酸中毒更严重，使用碳酸氢盐纠正酸中毒，血清有效渗透压浓度早期显著降低，血钠增加减缓，血清钠浓度或治疗期间校正钠早期下降，在前 4h 内输液量大，以及在第 1h 内注射胰岛素 [289, 310]。

脑水肿需要重症监护中紧急处理。应将输液速率降低 1/3，根据当地诊疗规范管理应用甘露醇（通常在 10～15min 内静脉输注 0.5～1g/kg）或高渗盐水（通常在 10～15min 内输 2.5～5ml/kg）[289, 295]。支持措施可能包括插管和通气，应尽快进行头颅 CT 检查。

现在，碳酸氢钠很少用于 DKA 治疗，因为碳酸氢钠过快地纠正酸中毒会导致大脑酸中毒和低钾血症，没有益处 [311]。仅在由于酸中毒引起的心源性休克或有症状的高钾血症时才应考虑使用。

过渡至皮下胰岛素治疗：虽然 DKA 计划在 48 小时内进行补液治疗，但实际上大多数儿童康复得更快，并且可以更早的恢复口服并过渡至皮下胰岛素治疗 [312]。一旦临床有了显著改善并且脱水和酸中毒得到很大程度的缓解，就可以恢复口服。

一旦患者意识恢复并病情稳定，BG ＜ 12mmol/L，pH＞7.3，HCO_3^- ＞ 15mmol/L 并可以就餐，则可以停止胰岛素输注。根据所选的方案（基础剂量和餐前剂量）给予皮下胰岛素，并继续输注胰岛素 1～2 小时再停止以防止血糖反弹。

对于初发糖尿病的患者，患者和家人已充分康复以吸收信息时，便可以开始糖尿病教育。对于已有糖尿病的年轻人 DKA 发作，需要探索 DKA 的诱因，以及进行进一步教育、支持和预防的策略。

（七）慢性并发症

1. 自身免疫并发症

(1) 乳糜泻：T1DM 患者的乳糜泻比普通人

群更为普遍，据报道其患病率为 1.6%～10%[313]。同时，筛查还是发现有症状的病例会使发病率在统计上变得复杂。许多临床实践指南已建议对乳糜泻进行常规筛查，并已被世界各地许多中心所采用，尽管这仍存在争议。筛查呈阳性的儿童中，有多达 85% 无症状，尽管筛查时发现一些儿童有症状。目前的筛查是通过 IgA 组织转谷氨酰胺酶抗体（TTG）进行的。

由于 IgA 缺乏症在 T1DM 和乳糜泻的患者中更为常见，因此如果 TTG 为阴性且怀疑有乳糜泻，则需要通过 IgA 测定来排除 IgA 缺乏[314]。在 TTG 阳性的患者中，建议通过上消化道内镜及小肠黏膜活检进行确诊[314]。

最近一项针对乳糜泻筛查的纵向队列研究的 Meta 分析报道说，在从诊断糖尿病后中位随访时间为 10 年的儿童中，有 40% 的患者在患糖尿病的 1 年内被诊断患有乳糜泻，其中 55% 在 2 年内确诊，79% 在 5 年时确诊[313]。无麸质饮食对糖尿病患者的治疗效果是不稳定的，据报道减少了低血糖症和与乳糜泻相关的症状，但是对代谢控制益处小且无麸质饮食对患者也是一种挑战[315]。发现该饮食在有症状的患者中有降低骨质疏松症和胃肠道恶性肿瘤风险的长期益处，但对无症状患者的影响尚不清楚。

(2) 自身免疫性甲状腺疾病：T1DM 儿童的自身免疫性甲状腺疾病也比普通人群更常见。抗甲状腺抗体阳性（抗甲状腺过氧化物酶和抗甲状腺球蛋白）更为普遍，据报道在 12 岁以下的人群中占 11.4%，在 12—18 岁的人群中占 22.6%[316]。亚临床甲状腺功能异常（TSH 异常）或明显的甲状腺功能减退症的发生率为 3%～8%[165]。在筛查时间方面没有强有力的指南建议，但是在诊断后使用 TSH 和抗甲状腺过氧化物酶抗体进行筛查，如果出现甲状腺功能减退的症状，则每隔 2 年进行更频繁的筛查，建议甲状腺抗体阳性的患者每年复查[165]。抗体存在的患者发展为甲状腺功能障碍的风险高得多，风险比为 25[317]。在最初诊断时进行的甲状腺功能检查常会显示轻度异常，在接下来的 1～2 个月中，大多数患者都会恢复正常，尤其是在诊断时处于 DKA 的患者[318]。据报道，毒性弥漫性甲状腺肿在糖尿病儿童中更为常见，但在一般人群中，其发生率低于甲状腺功能减退症。

(3) 艾迪生病：据报道，多达 2% 的 T1DM 儿童具有抗肾上腺抗体，其中＜ 0.5% 被诊断为临床肾上腺功能不全[163, 319, 320]。糖尿病患者有典型的肾上腺功能不全症状，另外可能伴有低血糖发生频率增加和胰岛素需求减少。由于艾迪生病的发生率较低，不建议进行筛查，但有症状应进行诊断评估。检查和治疗与普通人群相同。

(4) 自身免疫性多腺综合征：自身免疫性多腺体综合征的两种主要形式，即 APS1 和 APS2，是由内分泌和其他自身免疫性疾病的同时存在所定义的。APS1 是由自身免疫调节因子（AIRE）基因突变引起的，是一种常染色体隐性疾病。经典特征是慢性皮肤黏膜念珠菌病、甲状旁腺功能低下和艾迪生病，还有许多其他较不常见的特征，如自身免疫性甲状腺疾病、慢性活动性肝炎、牙釉质和指甲营养不良、外胚层发育不良、原发性性腺功能低下、T1DM 和角膜炎[321]。疾病表现可能会随着时间推移而发展变化，因此有必要进行监测。与疾病相关的自身抗体的测定可以帮助患者识别有高发风险的疾病。

APS2（也称为施密特综合征）的特征是至少存在自身免疫性甲状腺疾病、艾迪生病和 T1DM 中的两种。它是一种与 HLA 有明显关联的多基因疾病。与 APS-1 一样，疾病特点可能会随着时间推移而发展变化[322]。

2. 微血管并发症

糖尿病视网膜病变、肾病和神经病变的微血

管并发症与血糖控制紧密相关。在 DCCT 中，将 HbA1c 降至 7.2% 的强化治疗可显著降低这些微血管并发症的风险 [265]。这项研究包括一个青少年队列，在强化控制下其 HbA1c 达到 8.1%，并发症减少了 53%～60%[323]。改善血糖控制的效果持久。DCCT 参与者的长期随访表明，平均 6.5 年改善血糖控制与 18 年后并发症发生率降低相关，尽管两组间的 A1c 差异在治疗结束后的 4 年内已经消失 [324]。

(1) 视网膜病变：糖尿病视网膜病变是视网膜的微血管疾病，分为非增生性（背景）和增生性。这是失明的主要原因，其原因是视网膜血管壁受损，导致渗出和肿胀，如果进行性发展，还会导致脆弱的新血管形成，容易出血或视网膜脱离。在 1987—1992 年被诊断为糖尿病的患者中，19 年后有 82% 患有轻度非增生性视网膜病，有 10.5% 患有增生性或治疗性视网膜病。这一患病率较早期有所改善（诊断于 1958 年和 1979 年），当时 64.3% 的患者有非增生性视网膜病变，35.7% 的患者患有增生性视网膜病变 [325]。

视网膜病变的筛查是通过标准七视野、立体彩色眼底照相、直接镜检或间接裂隙灯眼底检查（通过散瞳或数字眼底照相）进行的。建议每年进行 1 次筛查，从确诊后 5 年，和青春期或青春期以后开始，因为视网膜病在青春期之前非常罕见。一些小组建议在诊断时和较年轻时开始筛查 [106, 172, 326]。严重的视网膜病变可用激光光凝和眼内抗血管内皮生长因子疗法治疗。早期发现严重的视网膜病变可以在视力受到损害之前进行治疗。

(2) 肾病：糖尿病肾病是西方国家终末期肾病（ESRD）最常见的病因，发生于 30%～40% 的 T1DM 患者。最近的研究报道 ESRD 的发生率降低。糖尿病 18 年后 ESRD 的患病率从 20 世纪 60 年代的 12% 下降到 70 年代的 4%[327]。在芬兰，一项针对 30 岁诊断为糖尿病的患者的研究发现，其 ESRD 发生率在糖尿病 20 年时为 2.5%，在 30 年时为 7.8%[328]。改善血糖控制和治疗高血压（如果存在）会延迟肾病的发生并减慢其进展。

糖尿病继发的肾脏疾病最初表现为微量白蛋白尿，定义为≥ 30mg/d 或尿液中白蛋白≥ 20μg/min。随后是持续的微量白蛋白尿发展为明显的肾病（大量白蛋白尿），定义为≥ 300mg/24h 或尿液中白蛋白≥ 200μg/min。最近的美国指南建议仅使用“白蛋白尿”一词，以反映白蛋白排泄的增加是一个连续的过程 [329]。蛋白尿定义为尿白蛋白与肌酐的比值＞30mg/g（2.5mg/mmol）。

对无蛋白尿的患者肾功能显著下降的认识日益增加 [330]。微量白蛋白尿在儿科中的预测性较差，在 5 年的随访中，71% 儿童微量白蛋白尿消失，持续存在微量白蛋白尿的儿童为 29%[331]。明显的蛋白尿常伴有高血压和肾小球滤过性进行性损害，通常在 ESRD 发生的 10 年内就出现。

可以通过改善血糖控制，控制高血压和使用血管紧张素转化酶抑制药或血管紧张素受体拮抗药来延缓肾病的进展。仅对持续性白蛋白尿患者推荐使用 ACEI 治疗。ACEI 和 ARB 的重要不良反应包括正在发育的胎儿的先天缺陷，因此在治疗年轻女性时需要谨慎。从诊断后约 5 年开始，检测随机抽取尿液中白蛋白与肌酐的比值来筛查肾病 [172, 332]。如果 6 个月内三次样本中有两次异常，则诊断为蛋白尿。高血压的认识和治疗对于预防进行性肾脏疾病很重要。

(3) 神经病变：具有明显临床症状的糖尿病性神经病变在儿童中很少见。一项基于美国人群的研究发现，筛查平均年龄为 15.7 岁，糖尿病持续时间为 6.2 年的 T1DM 患者中 8.2% 有周围神经病变的迹象 [333]。早期症状包括踝反射丧失和振动感降低，或大脚趾单股尼龙丝的触感下降。

正规的心血管检查可以在一些青少年糖尿病

中发现轻微自主神经异常，但其临床重要性尚不清楚[334]。HbA1c 的改善可降低神经病变发生的风险。通常建议在青春期和糖尿病患病 5 年后进行筛查，评估足部脉搏和反射，确定本体感受、振动和感觉，并评估神经性疼痛症状，尽管推荐的起始年龄和筛查频率尚不明确[172, 332]。

3. 大血管并发症

心血管疾病是 T1DM 患者的主要死亡原因。平均年龄 36 岁，糖尿病病程 20 年，心血管死亡的危险比是 4.6[335]。糖尿病始于儿童期的男性和女性患大血管疾病的风险很高，而女性则失去了性别的保护作用。T1DM 心血管事件的发生频率比一般人群要高，且早 10～15 年[336]。患有肾脏并发症的人的风险特别高。大血管并发症发生风险和（或）进展的其他预测因素包括血脂异常、高血压和吸烟。降低糖尿病患儿终生大血管疾病风险的策略包括避免吸烟，及早有效地治疗高血压和血脂异常，以及加强血糖控制。目前尚无他汀类药物治疗降低青年 T1DM 患者的血脂和减少心血管疾病的试验。指南建议筛查空腹血脂，如果 LDL＞2.6mmol/L，则进行干预，首先应进行饮食干预，如果未见到足够的改善，再使用他汀类药物[172, 332]。

4. 生殖并发症

除非血糖控制非常差，患有 T1DM 的青少年通常青春期发育正常。研究尚未显示糖尿病导致男孩性腺功能减退或影响女孩排卵，但女孩初潮略有延迟[337–339]。由于控制不佳的糖尿病会显著增加发育中胎儿出生缺陷的风险，因此必须让患有糖尿病的年轻女性接受有关产前糖尿病控制和避孕的重要性的咨询[340, 341]。许多研究表明这种咨询是缺乏的，但是改善教育的干预措施是成功的[331]。

5. 糖尿病的非血管并发症

(1) 白内障：白内障很少在糖尿病儿童中发生，但是在诊断时如果出现，在开始治疗糖尿病后可能会消退。

(2) 关节活动受限：关节活动受限（LJM）是手关节病，是由皮肤和肌腱的结缔组织中胶原蛋白的糖基化引起的。它表现为由于皮肤弹性丧失和肌腱收缩而无法伸展手指和（或）手腕。LJM 是慢性血糖控制不良的标志，并与微血管并发症风险增加有关。

(3) 生长发育：即使血糖控制只达到平均水平，但糖尿病儿童的生长落后并不常见。但 GH–IGF–1 轴的异常很常见。在平均 BG 控制下，GH 分泌增加，而 IGF–1 和 IGFBP–3 的血清浓度趋于降低。青春期延迟和生长缓慢通常发生在血糖控制长期非常差的儿童或青少年（莫里亚克合征）。据认为，这是由于充足的胰岛素血症与不足的胰岛素血症交替而引起的。

(4) 皮肤：糖尿病类脂质渐进性坏死是一种鲜为人知的并发症，通常在胫骨前区域出现病变。病灶内注射皮质醇激素通常可以改善病情。

(5) 大脑发育：最近，研究人员强调了 T1DM 对大脑发育的有害影响[252, 342]。是经过多年的前瞻性研究后才发现的，但这似乎是不言而喻的。葡萄糖是大脑的主要代谢底物，而 T1DM 是破坏血糖稳定性的疾病，极端血糖与意识状态的变化有关。关于 T1DM 对大脑发育影响的实验性证据逐渐明显。儿科研究中枢神经系统受限，而且只有功能性 MRI 和正电子发射光谱技术才能检测到脑形态和生物化学的变化。T1DM 的认知影响是累积性的，并且微妙表现在执行功能任务中。这些可以通过病前认知能力得到部分缓解。总体的脑功能变化，尤其受到心理健康状况变化的影响，这是 T1DM 常见且复杂的共病[247]。生存率的提高和寿命的延长提示了加速的认知退化的比率[342]，并且这也增加了在糖尿病早期对大脑的个体发育的重视。

严重的低血糖发作使 MRI 显示颞叶和顶叶的白质体积变化，即使在早期且发生较少的 T1DM 患儿中也影响灰质体积[343, 344]。到儿童中期（平均糖尿病病程为 7 年），大脑的额叶、颞叶、顶叶和枕叶区域的灰质和白质体积变化明显。严重低血糖或长期高血糖的病史与预后较差有关[345–348]。到后期（平均糖尿病持续时间为 12 年后），白质和灰质的体积仍然变化，神经元密度 / 活性的生化标志物减少，而神经元损伤标志物的增加[349, 350]。与意识丧失相关的急性代谢危象，如糖尿病酮症酸中毒和低血糖症，与急性脑容量变化和（或）神经元活动标志物减少有关。

血糖似乎对发育中的大脑影响更大。血糖异常对中枢神经系统的影响与年龄和病程相关，年龄越小病程越长就越不利。因此，对患有糖尿病的学龄前儿童的研究表明，总体上认知功能与健康对照组相似，但在有严重低血糖和（或）高 HbA1c 病史的儿童的一些认知领域中发现了特定的缺陷[343, 344, 351]。到了儿童中期，糖尿病组和非糖尿病组在认知能力方面的差异变得更加明显。在这些较早的研究病例中，不良因素包括 5 岁以下的低血糖抽搐发作和 DKA 病史[352, 353]。

到了青春期和成年早期，这种情况变得越来越明显。正在进行的一项纵向前瞻性病例对照研究表明，尽管 T1DM 队列在基线与对照组智力水平相匹配，但在疾病持续 12 年后，全量表 IQ 值下降了 0.3 个标准差。Meta 分析反映了这一变化，显示全量表 IQ 值下降了 0.3～0.8SD，特别是在执行能力方面。瑞典和芬兰的人口登记数据显示，小学和中学的教育成绩都不理想[354–356]；在澳大利亚的一个队列中，未完成中学学业的比例更高[357]。

6. 精神健康

心理健康疾病可以说是儿童期和青少年 T1DM 的主要并发症。尽管微血管和自身免疫并发症的发生率在 6% 或以下，但情感障碍的临床（主要是抑郁、焦虑、进食障碍）发生率高达 37%[247, 358, 359]。这些疾病经常持续成年[360, 361]。潜在的原因包括糖尿病困扰的生存问题，以及更直接的糖尿病血糖异常的神经病理学影响[362, 363]。

（八）预后

自 DCCT 以来，人们已经认识到，通过 HbA1c 衡量的慢性高血糖仍然是 1 型糖尿病长期并发症的主要可调节因素[267]。这使 HbA1c 目标水平不断降低，代谢控制得到改善。最初，这导致严重低血糖发生率增加，但现代糖尿病治疗方案降低了低血糖发生率[276]。尽管 DCCT 加速了改善代谢控制的过程，但自 20 世纪中期以来，T1DM 患者的预后已有改善。糖尿病相关疾病的发病率和预期寿命也是如此。来自多个登记的数据显示，糖尿病病程为 30 年的患者的终末期肾衰竭的比例从 1950 年的 31% 下降至 1980 年的 ＜ 1%[253]。即使使用更敏感的筛查方法，与糖尿病有关的视网膜病变的发生率也下降了 5 倍。

在后 DCCT 的管理时代，HbA1c 水平持续下降[364, 365]。EDIC 研究强调了“代谢记忆”的重要性及早期良好的代谢控制的遗留效应[366]。这些影响包括在微血管病变风险方面的持续益处。很难将自诊断后就改善控制的当代年轻人的并发症风险和预后与 DCCT 研究前（25 年前）诊断的人群进行比较。希望在当前成年人群中看到的与糖尿病相关的并发症的发生率明显高于在当前儿科患者中看到的并发症。

心血管和癌症相关的死亡是成年人 T1DM 死亡的主要原因。瑞典登记处的数据显示，校正后的死亡率危险比为 3.52[335]。在没有肾脏疾病的情况下，尽管最近的苏格兰数据显示没有肾脏疾病并不能保证预期寿命[369]，但随访 7 年和 20 年死亡率似乎与非糖尿病人群相似[367, 368]。高血压和微量白蛋白尿是糖尿病相关死亡、心肌梗死、重要的大血管疾病、晚期肾病、失明或截肢的重要可改变的预测指标 [327]。与 1950—1964 年诊断的患者相比，1965—1980 年诊断的患者的预期寿命增加了约 15 年 [370]。DCCT 队列的最新数据表明，与普通人群相比，T1DM 患者死亡率没有增加，平均年龄为 55 岁 [371]。

在儿童和年轻成人队列中，DKA 是导致死亡的主要原因，突发性意外死亡（"床上死亡"）仍然是一种罕见但神秘的令人担忧的现象 [372]。据报道，在 18—38 岁，澳大利亚的标准死亡率（SMR）总体为 3.3，女性风险更大（SMR=10.1）。最大风险期在 25—29 岁 [373]。这些发现与英国类似，在英国，成年早期突然意外死亡的主要危险因素是独居、吸毒和精神疾病 [374]。

心理健康问题可以说是青少年期 T1DM 的重要并发症，糖尿病青少年 10 岁和终生精神疾病患病率为 37%～47%[247]。青春期结束前的心理功能异常会导致预后不佳的长期结局。前瞻性研究表明，1/3 的 T1DM 青少年可能无法完成中等教育 [357]。较低的社会经济地位和未受过大学教育反过来又会增加患终末期肾病和大血管疾病的风险 [375]。青春期抑郁症可能持续到中年 [376]，与代谢综合征有关 [374, 377]，并作为心血管疾病和糖尿病相关死亡率的预测因子 [378]。在大多数糖尿病中心中 [379]，非危机性心理干预仍然罕见，人们呼吁将心理健康筛查与其他身体疾病同等重视 [247]。

二、2 型糖尿病

（一）流行病学

T1DM 仍然是全世界儿童中最常见的糖尿病形式，但是 2 型糖尿病（T2DM）的发病率与小儿超重和肥胖症的流行同时上升。全世界的患病率、发病率和患者特征都有很大差异 [167]。

T2DM 最常见于 11—20 岁的人群，并且在青春期之前很少见，这与生理性青春期胰岛素抵抗的高峰相吻合。大多数孩子有糖尿病家族史或二级亲属患有糖尿病 [380]。社会经济特征因地区而异，大多数发达国家（如美国）患儿属于较低的社会经济和教育类别 [381]，而来自发展中国家（如中国和印度）患儿属于富裕阶层 [382]。

在非裔美国人、美洲印第安人、拉美裔和东南亚人群中患病率最高，但根据年龄、种族和地理环境存在很大差异。年发病率为(0～330)/10 万，儿童和青少年的年发生率为（0～5300）/10 万。在欧洲国家中，荷兰和奥地利的发病率最低；最高的是美国的皮马印第安人和其他美国少数民族。在美国上述少数族裔人群中，T2DM 的患病率最高 [383]。发展中国家的报道不全面及不同研究方法的差异，使数据变得复杂。

有关糖尿病的大多数流行病学数据都来自美国的 SEARCH 研究。2009 年的最新患病率数据显示，T2DM 仅占所有诊断出的糖尿病病例的 10%，但在少数族裔人群中患病率更高，而 15—19 岁的美国印第安 / 阿拉斯加土著居民群体占所有患病率的 80%[384]。

长期随访显示，T2DM 的患病率已从 2001 年的 0.34/1000 增加到 2009 年的 0.46/1000，在 8 年中增长了 30%。15—19 岁女孩的患病率较高。在黑人和西班牙裔群体及白人青年中，患病率的统计显著增加。随着时间的流逝，亚太岛民和美洲印第安人的青年患病率一直保持不变。预测表明，2010—2050 年 T2DM 的患病率将增加 4 倍 [385]，这对青年人的医疗保健费用和长期健康具有重要影响。

据日本和中国台湾等亚洲国家及地区报道，T2DM 的发病率也很高，这表明儿童中所有新发糖尿病病例中有 50% 以上被诊断为 T2DM，尤其是在青春期年龄组 [167, 386] 中。这归因于全世界肥胖的增加 [387]。SEARCH 研究证实了这一点，表明 79% 的 T2DM 青年肥胖[388]；即使发达国家的肥胖率处于平稳期[389]，T2DM 的发病率仍在上升，这可以用少数族裔的增加及环境的作用来解释。

（二）病理生理学

T2DM 的发病为葡萄糖稳态的逐步失衡。众所周知，胰岛素抵抗是首先出现的特征，但临床上糖尿病同样存在胰岛细胞功能不足。胰岛素抵抗之间的关系最好用双曲线函数来描述，并且可以通过葡萄糖敏感性指数（胰岛素敏感性和胰岛细胞功能的乘积）来量化（图 15–6）。如果胰岛素抵抗增加，则代偿性胰岛细胞功能亢进，维持血糖正常。当这些参数之间不平衡并且胰岛细胞功能障碍无法跟上需求增加时，就会导致血糖异常[390]。

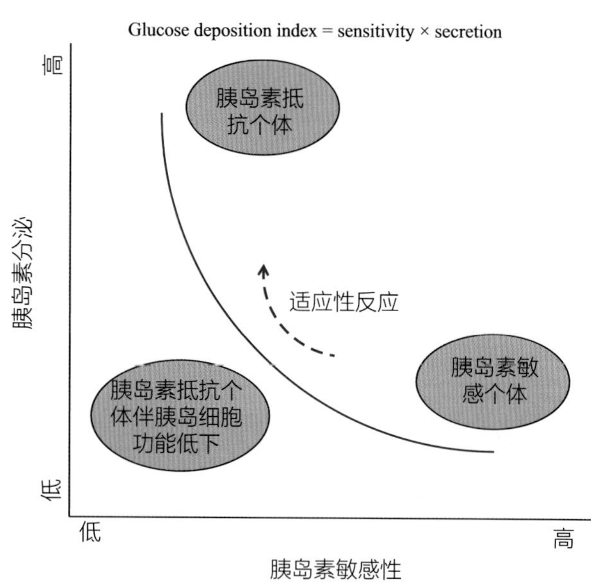

▲ 图 15–6 胰岛素敏感性与分泌之间的双曲线关系[395]

胰岛素抵抗最重要的相关因素之一是肥胖[391]。肥胖儿童比非肥胖儿童血中胰岛素增高，且胰岛素刺激的葡萄糖代谢降低 40%[392]。并非所有肥胖儿童都会出现胰岛素抵抗。脂肪分布模式在胰岛素抵抗中起着重要作用，内脏脂肪在胰岛素抵抗中的作用高于皮下脂肪[393]。

青春期和种族会影响胰岛素抵抗和发展为糖尿病的风险。青春期对胰岛素抵抗的影响很大，与青春期前的儿童和年轻人相比，青少年的胰岛素介导的葡萄糖处理能力降低了 30%[394]。这种变化是短暂的，青春期后胰岛素敏感性会恢复。青春期胰岛素抵抗的激素介质被认为是生长激素。该时期的特征是胰岛细胞的代偿性功能亢进，维持正常的葡萄糖稳态。肥胖、种族和遗传易感性的存在可能会使天平倾斜，导致血糖异常。非裔美国人和西班牙裔青少年在青春期增加胰岛素分泌的能力有限，因此发展为 T2DM 的风险更高[390]。

胰岛细胞功能缺陷是糖耐量异常（IGT）发展的重要原因。肥胖青少年的纵向随访研究表明，那些进展为 IGT 的人甚至在基线时都已经损害了胰岛细胞功能[395]。最近在肥胖青少年中进行的高血糖钳夹研究表明，即使在葡萄糖耐量正常的人群中，胰岛素分泌也会明显受损[396]。

1. 遗传因素

T2DM 具有很高的遗传性，单卵细胞的遗传率为 50%～92%，而双卵细胞的遗传率为 37%～42%。有一个父母患糖尿病会增加患 T2DM 的风险，即增加 30%～40%。而父母双方均患糖尿病会把患糖尿病的风险增加 70%。已显示常见突变在糖尿病的遗传易感性中增加 10% 的风险[397, 398]。全基因组关联研究增加了与 T2DM 遗传力相关的风险基因座的知识，并且发现 75 个独立基因座（包括 *NOTCH*、*PROX*、*IRS1*、*THADA*、*RBMS1/ITGB6*、*BCL11A*、*GCKR*、*IGF2BP2*、*PPARG*、*ADCY5*、*ADAMTS9*、*WFS1*、*ZBED3*、*CDKAL1*、*JAZF1*、*GCK*、*KLF14*、*DGKB/TMEM195*、*SLC30A8*、*TP53INP1*、*CDKN2A/B*、*TLE4*、*TCF7L2*、*HHEX*、*CDC123/CAMK1D*、*KCNQ1*、*KCNJ11/ABCC8*、*CENTD2*、*MTNR1B*、*KCNQ1*、*HMGA2*、*TSPAN8/LGR5*、*OASL/HNF1A*、*PRC1*、*ZFAND6*、*FTO*、*HNF1B*、*DUSP9*） 与 T2DM

相关[399, 400]。

(1) 过氧化物酶体增殖物激活受体 γ(PPARG) 基因：PPARG 基因的编码变体是第一个被发现与 T2DM 紧密相关。PPARG 是在脂肪细胞分化中起重要作用的转录因子。脯氨酸在位置 12 取代丙氨酸与改善胰岛素敏感性有关，更常见的脯氨酸等位基因携带者患糖尿病的可能性增加 20%[401]。

(2) 钾内向整流通道，亚家族 J，成员 11（*KCNJ11*）基因：*KCNJ11* 基因的错义多态性编码 Kir6.2 ATP 敏感性钾通道，已显示出增加 T2DM 风险的概为 1.2 倍。该等位基因还与胰岛素分泌减少有关。

(3) 转录因子 7 样 2（*TCF7L2*）基因：已确定的最重要的 T2DM 易感性基因是编码 *TCF7L2* 的基因，这种效应已在大多数人群中得到重复验证[402]。*TCF7L2* 编码一种转录因子，该转录因子是 Wnt 信号通路的成员，已知在胰岛细胞中有活性。风险等位基因与胰岛素分泌减少相关，可能是由于肠促胰岛素作用减弱，从而影响肠岛轴[403]。

(4) 其他基因：已经描述了与引起单基因糖尿病的基因如 *WFS*（导致 Wolfram 综合征）和 MODY 基因如肝细胞核因子 *HNF1A*、*HNF1B* 和 *HNF4A* 的关联，但是它们的作用一直是较轻的。胰岛素受体底物 *IRS-1* 和 *IRS-2* 基因的多态性与胰岛素抵抗增加和 T2DM 风险有关。与胰岛素分泌有关的褪黑素受体基因 *MTNR1B* 也与 T2DM 风险有关[397]。全基因组关联研究已将与 T2DM 相关的基因座增加到 *KCNQ1*、*SLC30A8*（编码锌转运蛋白 ZnT-8）、*HHEX*、细胞周期蛋白依赖性激酶抑制药 2A/B（*CDKN2A/B*）和 *IGF2BP2* 基因[400]。这些研究大多数表明，T2DM 的易感基因位点与胰腺发育、胰岛细胞功能和胰岛素分泌有关，表明胰岛细胞功能障碍在发病机制中的作用可能比胰岛素抵抗更大（表 15-8）[398]。

2. 环境与表观遗传因素

T2DM 患病率在全球范围内的增长突显了环境因素的重要性，因为基因库的变化不太可能引起如此迅速的变化。T2DM 病例的增加与肥胖症流行同时发生，这突显出环境的快速变化导致代谢疾病的风险增加。

节俭表型假设解释说，在人类进化的早期阶段，节俭基因型是起源于食物短缺和饥荒时期的适应行为，但在当今的食物供应和热量过剩的时期，这种行为已变得适应不良[404]。根据 Barker 的开创性观察，成人疾病假说的胎儿起源（FOADH）指出，胎儿的关键时期营养不良可能导致内分泌代谢单位的永久性变化，尽管这在短期内有利，但会增加成人代谢的风险暴露于产后营养过剩状态的疾病[405]。胎儿时期的基因编码会由于过度激活下丘脑－垂体－肾上腺轴导致

表 15-8　2 型糖尿病的易感基因

基　因	影响功能
减少胰岛素分泌	
CDKAL1、*CDKN2A*、*CDKN2B*	胰岛细胞量减少
MTNR1B、*TCF7L2*、*KCNJ11*	胰岛细胞功能异常
胰岛素抵抗	
FTO	与胰岛素抵抗相关的肥胖
IRS1、*PPARG*	胰岛素抵抗不合并肥胖

转载自 [398]

皮质醇浓度增加，从而引起胰岛素抵抗。胰腺器官的分化发生也受到影响，导致胰岛细胞数量减少。文中（图 15–7）总结了由于围产期重新编码而导致 T2DM 风险增加的机制。

出生后的环境和热量状况在改变生命后期代谢综合征发展的风险中起着重要作用。匹配 – 不匹配理论指出，如果适应性反应符合出生后的状况，则表型是正常的，但是如果出生后的状况是过度状况之一，则必然会导致疾病。目前已经清楚地证明，快速追赶生长和体重增加的 IUGR 儿童在青春期容易出现胰岛素抵抗、PCOS 和肾上腺早衰，成年后容易出现高血压、糖尿病和心血管疾病 [407]。

胎儿营养过度和孕妇血糖过高也会增加未来代谢性疾病的风险。患有妊娠期糖尿病的母亲生出的出生体重正常的婴儿，比没有妊娠期糖尿病母亲生出的出生体重正常的婴儿，患糖尿病的风险更高。产妇营养过剩也有深远的影响。饮食结构高碳水化合物与蛋白质比例高的产妇在日后发生糖耐量异常的风险增高 [406]。产前营养与随后的代谢疾病之间的关系可能是 U 型曲线，在体重过轻和超重状态下患病风险增加。早产是与 T2DM 发生相关的独立危险因素，这一点已在赫尔辛基出生队列和其他研究中显示 [408]。早产儿会更早的发生胰岛素抵抗 [409]。

婴儿早期营养在罹患糖尿病的风险中起着重要作用。与人工喂养相比，母乳喂养的婴儿代谢相关指标更好。人工喂养会引起更高的热量摄入和体重增加，导致肥胖和胰岛素抵抗的风险增加 [407, 410]。

充当环境破坏者的化学物质与 T2DM 的发展有关。可能的药剂包括砷、持久性有机污染物、产妇吸烟 / 尼古丁、有机锡、邻苯二甲酸盐、双酚 A 和农药 [411]。有一些数据将这些因素的环境暴露和 T2DM 风险联系起来，但是这些需要验证 [412]。

最近的研究兴趣集中在肠道微生物组的作用及其与肥胖、胰岛素抵抗和 T2DM 的关系 [413]。全基因组关联研究表明，T2DM 患者可能具有肠道特征，其特征是普遍产生丁酸的细菌减少，各种机会性病原体增加 [414]。这样的差异可能成为高危患者 T2DM 发生的早期生物标志物 [415]。来

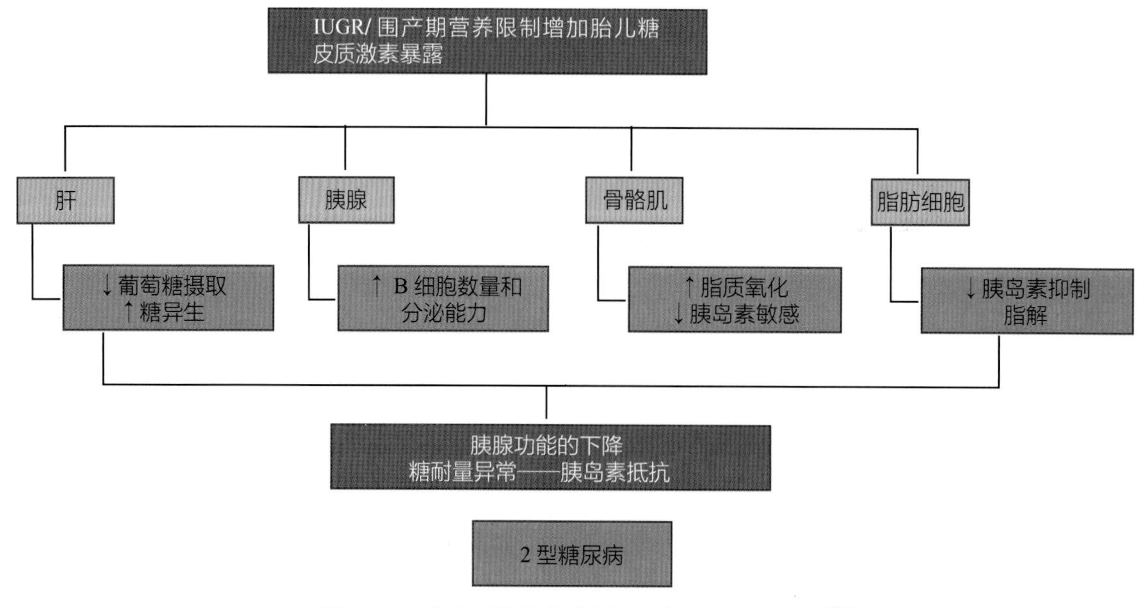

▲ 图 15–7　宫内环境导致成人糖尿病的一系列事件 [406]

自瘦人的肠微生物群输注后 6 周，代谢综合征患者的胰岛素敏感性有所改善[416]。图 15-8 总结了产后对肥胖和 T2DM 继发发展的各种可能的影响。

除了遗传变异在 T2DM 病因中的作用外，表观遗传学是环境变化与营养之间的重要纽带，可能改变 T2DM 疾病发展的风险。表观遗传学包括 DNA 甲基化和组蛋白修饰等过程[418]。此外，microRNA 越来越多地牵涉到如 T2DM 等疾病的病因。成人疾病假说的胎儿起源表明，短期暴露于不利的子宫内环境会影响长期的代谢性疾病。这种改变不太可能是由基因组的变化和宫内发生的不良事件引起的。生命，尤其是在发育可塑性的特定关键窗口期间，可能会导致各种基因的表观遗传修饰，从而在以后的生活中导致不良的代谢特征[406]。已经描述了这些代谢变化的跨代转移。

表观遗传学是影响成人疾病胎儿基因编码的关键因素，这一研究的进一步证实来自一项研究，该研究检查了孕妇减肥手术前后出生的孩子的甲基化特征。减肥手术后出生的后代肥胖较少，心脏代谢特性更好。作者报道了糖调节基因和与糖尿病有关的心脏代谢途径相关基因的甲基化差异[419]。

肥胖、能量代谢、营养、运动和表观遗传修饰：PPAR 的低甲基化和差异甲基化已经发现了一种启动子和糖皮质激素受体，它们在蛋白质限制和总体卡路里限制的动物模型中导致葡萄糖耐量降低和肥胖症[420]。胎盘功能不全引起的宫内生长迟缓与 Pdx1 的进行性表观遗传沉默、B 细胞功能受损和 T2DM 有关。在表观基因组范围内的关联研究中，发现脂肪和肥胖相关（FTO）基因中 CpG 位点的甲基化与 T2DM 的风险显著相关[421]。*TXNIP*（与骨骼肌葡萄糖摄取和糖毒性诱导的胰岛细胞凋亡相关的基因）在 CpG 位点的甲基化差异与 T2DM 有关[396]。肥胖男性和 T2DM 个体也被发现参与肝糖酵解和胰岛素抵抗的基因发生甲基化不足[422]。

运动通过组蛋白乙酰化诱导许多调节骨骼肌中葡萄糖摄取的基因的表达，包括通过组蛋白乙酰化作用的葡萄糖转运蛋白亚型 4（*GLUT4*），并增强转录活性和基因表达。急性运动会导致启动子甲基化过高，并伴有 *PGC1α*、*PDK4* 和 *PPAR-δ*（与骨骼肌葡萄糖摄取有关的基因）的表达增加。

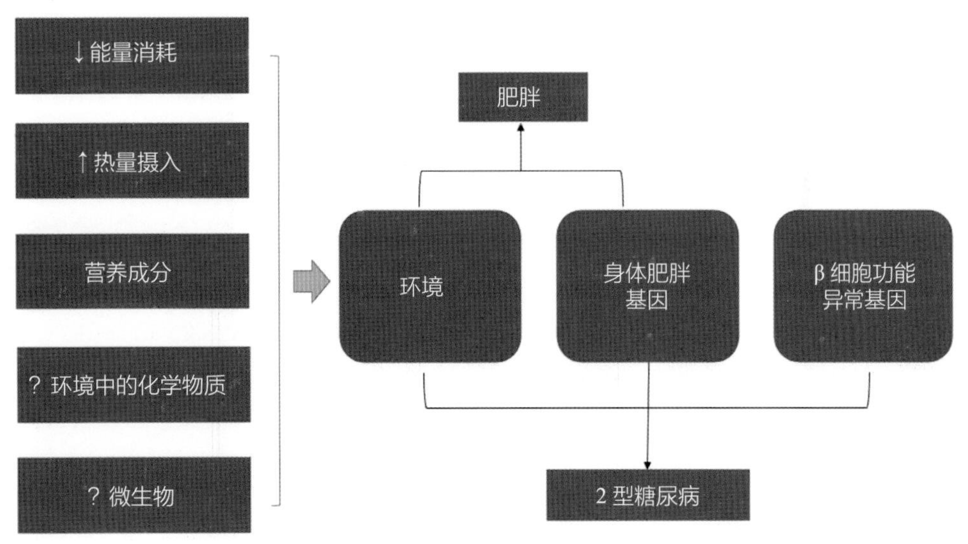

▲ **图 15-8　基因及环境在 2 型糖尿病进展中的作用**[417]

一个为期 6 个月的培训计划还导致了脂肪组织基因（如 *RALBP1*、*HDAC4* 和 *NCOR2*）中的差异 DNA 甲基化，这可能会影响脂肪细胞的功能 [399]。这样锻炼诱导的表观遗传修饰可能在 T2DM 易感性和疾病风险修饰中起作用。

（三）预防干预

肥胖病的流行是最近导致儿童和青少年患上 T2DM 的主要原因，因此，预防策略应着重于预防和治疗少数民族青年的肥胖症。美国预防服务工作队建议对 6 岁及以上的儿童进行肥胖检查，并向肥胖儿童提供全面的中等至高强度方案，内容包括饮食、身体活动和行为咨询 [423]。家庭参与针对饮食和身体活动的行为干预措施的低成本和有效性已证明可以预防儿童肥胖 [424]。健康研究是一项干预类的大型研究，对以校园为基础的干预项目对 T2DM 危险因素的影响进行了一项为期 3 年的评估。干预学校和对照学校的主要结局，即超重和肥胖的合并患病率相似，但干预学校 BMI 的 Z 指数、肥胖患病率和空腹胰岛素浓度的降低幅度更大 [425]。

西布曲明、奥利司他和二甲双胍等药物已用于治疗小儿肥胖症。当与行为干预相结合时，西布曲明和奥利司他都可以降低 BMI，但是严重的不良反应限制了它们的使用 [426]。在短期内，二甲双胍对严重肥胖的儿童和青少年具有中等程度的减肥功效，但尚无长期研究 [427]。

在成年人中，二甲双胍可将发生 T2DM 的风险降低 31%，且无重大不良反应。阿卡波糖和奥利司他也已经显示出可以减缓 T2DM 的进展。噻唑烷二酮类抗糖尿病药在成人研究中已显示出显著降低风险的作用，但具有明显的不良反应 [417]。目前尚无有关 T2DM 作为年轻儿童临床终点的数据，但已证明二甲双胍可改善 IGT 肥胖儿童的高胰岛素血症 [428]。

（四）诊断

ISPAD 指南（2014 版）遵循 ADA 诊断糖尿病的标准 [283, 429]，这些是基于血糖测量和症状的存在。在没有明确症状的情况下，协会建议在第 2 天进行重新测试。压力时期出现的暂时性高血糖症与症状无关，不能诊断为糖尿病。纳入成人指南的 HbA1c 标准尚未在儿科研究中得到验证，ISPAD 建议不要仅依靠 A1C 进行诊断。

表 15-9 汇总了无症状儿童 T2DM 筛查的 ADA 标准。建议对所有临床诊断为 T2DM 的患者进行自身抗体检测，因为在其他典型的临床定义为 T2DM 的患者中发现了高频率的胰岛细胞自身免疫。在临床诊断为具有阳性自身抗体的 T2DM 病例中描述了自身免疫性 T2DM，但最好将这些病例描述为在具有潜在胰岛素抵抗的超重或肥胖个体中出现自身免疫性 T1DM。抗体阳性预示着胰岛素依赖性的快速发展 [167]。

特征性表现

肥胖是 T2DM 的主要特征，超过 85% 的 T2DM 儿童超重或肥胖。大多数儿童在青春期达到生理性胰岛素抵抗顶峰。74%～100% 的患者在一级家庭成员中证实有 T2DM 的家族史。与

表 15-9　无症状儿童 T2DM 或糖尿病前期筛查的 ADA 标准

- 超重（大于年龄和性别对应的 BMI 第 85 百分位，大于身高对应的体重第 85 百分位或大于身高对应理想体重的 120%）
- 加上一个或多个的糖尿病风险因素，包括
- 母亲患有糖尿病或妊娠期糖尿病病史
- 一级或二级亲属糖尿病家族史
- 种族 / 民族（美洲原住民、非洲裔美国人、拉丁美洲人、亚裔美国人、太平洋岛民、东南亚人）
- 胰岛素抵抗症状或与胰岛素抵抗相关的疾病（黑棘皮病、高血压、血脂异常、多囊卵巢综合征、小于胎龄儿）

T1DM 相比，T2DM 的呈现通常更加隐蔽。在 1/3 的患者中，诊断是对无症状个体进行筛查。对严重的症状认知并不清楚，多达 25% 的 T2DM 儿童可能出现 DKA。酮症和 DKA 在以少数民族儿童中更常见。最初可能出现高血糖高渗状态（HHS）。

阴道念珠菌病是常见的表现特征，在大多数患者中可见黑棘皮病。与 T1DM 相比，其他并发症，如高血压、多囊卵巢综合征、脂肪肝和睡眠呼吸暂停可在诊断时出现 [167, 426, 430, 431]。

T1DM 与 T2DM 的区别：儿童 T2DM 发病率的增加及当前超重和肥胖的高发率给评估新发 DM 的患者带来了临床挑战。由于表现重叠，将 T1DM 与 T2DM 区分可能很困难，并且某些患者具有两种类型的临床和生化特征。酮尿症在成人 T2DM 患者中不常见，但许多患有 T2DM 的青少年表现为酮尿症甚至 DKA。T2DM 治疗数周后，胰岛素需求量下降，这可能类似于 T1DM 的缓解期或“蜜月期”。在诊断时测量胰腺自身抗体有助于区分肥胖患者中的 T1DM 与 T2DM。

在急性期，糖尿病亚型之间的血浆 C 肽浓度可能重叠，可能对分类没有帮助，但诊断后 12～24 个月 C 肽持续升高在 T1DM 中并不常见 [432]。空腹胰岛素样生长因子结合蛋白 -1（IGFBP-1）的水平被胰岛素急性抑制，是胰岛素化的标志物，IGFBP-1 的浓度非常低，提示 T2DM[433]。SEARCH 研究提出了一种基于自身抗体状态、胰岛素敏感性和腰围的简单的糖尿病分类算法 [434]。自身抗体如 GADA、IA-2A、ZnT8 和 IAA 的鉴定高度提示了 T1DM 的诊断。自身抗体滴度缺乏阳性更暗示糖尿病的另一种形式。对于具有正常腰臀比的胰岛素敏感性正常的患者，鉴别诊断包括 MODY、继发于其他疾病（如囊性纤维化）和其他罕见形式的糖尿病的糖尿病。另一方面，对胰岛素不敏感的腰臀比增加提示 T2DM[434]。

（五）管理与疗法

1. 共识和循证指南

对于年轻人中的 T2DM 护理，存在许多基于共识和证据的指南。ADA 每年都会更新“糖尿病医疗保健标准”中的指南，其中有专门针对儿童和青少年章节 [332]。ISPAD 在 2018 年发布了专门针对 T2DM 的指南 [167]。在 ADA、PES、美国家庭医师学会和营养与营养学会的支持下，由美国儿科学会领导的联合系统审查和指南于 2013 年探讨了新诊断患者的管理 [435]。加拿大糖尿病协会在 2018 年发布了最新的循证医学指南 [436]。所有文件都强调缺乏证据，特别是在药物治疗领域。

2. 生活方式、活动和饮食

生活方式干预是 T2DM 治疗的基石。当前的指南建议每天至少 60 分钟的中度到剧烈运动，并将与学校无关的屏幕时间限制为小于每天 2 小时 [435, 437]。肥胖儿童的研究表明，通过强化生活方式干预，导致适度的体重减轻，身体成分和心血管危险因素得到了显著改善 [438]。不幸的是，与单独使用二甲双胍相比，添加到二甲双胍中的生活方式干预不能改善血糖控制 [439]。患有 T2DM 的年轻人定期进行体育锻炼与改善 HbA1c 和降低 BMI 有关 [440]。

在患有 T2DM 的年轻人中营养方法尚未得到很好的研究，因此建议从肥胖青年和普通人群的研究中获得建议。一般原则包括减少卡路里消耗以诱导逐渐的体重减轻，避免摄入甜味饮料，水果和蔬菜的摄入增加，加工食品和简单碳水化合物摄入的减少，低血糖指数食品的增加和分量的减少 [437]。饮食咨询需要针对家庭而定，并且由于肥胖经常涉及其他家庭成员，因此应鼓励改变整个家庭的生活方式。生活方式的改变很难实施，因此教育和咨询应旨在逐步改善生活方式的选择。家庭应该参与这个过程，并鼓励他们为孩子所做的任何改善提供积极的帮助。现实的减肥目标应针对每个孩子量身定制，并辅以咨询，以提供知识和动力来完成这项艰巨的任务。注意心理健康问题和心理压力是支持改变生活方式的关键[438]。

3. 药物治疗

(1) 药物治疗：由于大多数患有 T2DM 的年轻人仅靠改变生活方式无法实现代谢控制的目标，因此经常需要药物治疗。在大多数国家 / 地区，唯一批准用于糖尿病儿童的药物是胰岛素和二甲双胍。如果有酮症，随机葡萄糖＞14mmol/L 或 HbA1c＞9.0%，建议在诊断时使用胰岛素[437]。酮症解决后，可以添加二甲双胍。高血糖在诊断后的最初几周内改善并不少见，从而可以减少剂量甚至停止胰岛素治疗。在诊断后，许多青年仅用二甲双胍就能达到代谢控制的目标水平。对二甲双胍的反应通常不会持久，并且经常需要其他疗法。在今天的一项针对糖尿病持续时间短的青年的研究中，二甲双胍治疗的人中有 50% 在 6 个月的时间内 HbA1c＞8%[439]。

(2) 非胰岛素药物治疗：口服降血糖药可使 HbA1c 产生中等程度的改善（1%～2%）。二甲双胍是一种双胍类药物，可减少肝脏葡萄糖的产生，对减少肠道葡萄糖的吸收及改善葡萄糖的摄取和使用的影响较小。它不能改善胰岛素敏感性[441]，但它是患有 T2DM 的年轻人的第一线口服降血糖药，可改善血糖，而不会增加体重或降低血糖。一项为期 16 周的双盲随机临床试验表明，与安慰剂相比，二甲双胍具有更高的疗效和安全性，HbA1c 的改善略高于 1%[442]。二甲双胍具有良好的安全性，但有乳酸酸中毒的特殊风险，因此不建议用于肾功能不全、心脏和呼吸功能不全、胃肠道疾病或接受放射线造影的患者[437]。常见的不良反应包括轻度腹泻、恶心、消化不良、肠胃气胀和腹痛，随着时间的推移会减轻。为了最大程度地减少不良反应，进餐的起始剂量为每天 500mg。可以耐受的方式每周增加 500mg 的剂量，最高每天 2000mg。

尽管批准了成人使用大量药物，但在 18 岁以下人群中对其他非胰岛素糖尿病药物的研究仍然有限。在一项为期 26 周的随机对照研究中，磺酰脲类药物格列美脲在改善高血糖方面与二甲双胍一样有效，但格列美脲治疗的患者 BMI 的 Z 指数较二甲双胍治疗的患者降低[443]。磺酰脲类药物很少用于患有 T2DM 的年轻人，因为这会引起体重增加、血糖过低及进行性胰岛功能衰竭，但它们确实为不能耐受二甲双胍和（或）胰岛素的患者提供了另一种选择。

在 TODAY 的研究中，与单独使用二甲双胍相比，在二甲双胍中添加罗格列酮可将进行胰岛素治疗的风险降低 25%[435]，但不良反应限制了其使用。如果二甲双胍不能有效地实现良好的代谢控制或不能耐受，二线治疗是胰岛素，尽管其他药物，如胰高血糖素样肽 1（GLP1）受体激动药、二肽基肽酶 4（DPP4）抑制药和葡萄糖共转运蛋白 2 抑制药（SGLT2）也正在开发中。在成年人中，不建议在口服中添加二甲双胍以外的药物作为补充疗法，建议单独使用二甲双高[444]。文中（表 15–10）根据对成年人的研究和使用情况，介绍了目前最常用的 T2DM 药物类别。

(3) 胰岛素疗法：如果通过改变生活方式和二甲双胍或在更严重的高血糖情况下无法获得最佳的代谢控制，则需要胰岛素。在睡眠时在二甲双胍基础上加用长效基础胰岛素（如甘精胰岛素或地特米尔）（每天 0.25～0.5U/kg）或每天 1 次 NPH 可能足以使 BG 浓度得到控制[437, 445]，然后增加基础胰岛素剂量以达到目标水平。随着糖尿病的进展，经常需要在进餐时添加速效胰岛

表 15-10 用于治疗成人 2 型糖尿病的非胰岛素药物

药物分类	主要功能	HbA1c 降低	低血糖的风险	对体重的影响	其 他
GLP-1 受体激动药	• 葡萄糖刺激胰岛素释放 • 胃排空减慢 • 餐后胰高血糖素减少 • 减少食物摄入	约 1%	低	降低 2～5kg	• 每天或每周皮下注射、昂贵
DDP-4 抑制药	• 防止 GIP 和 GLP-1 分解 • 与 GLP-1 受体激动药作用相似	0.5%～0.75%	低	无变化或稍降低	• 口服、昂贵
磺酰脲类	胰岛素促泌药	1%～2%	有	稍增加	• 价格适中
格列奈类	胰岛素促泌药	与磺酰脲类类似	有	稍增加	• 稍昂贵、餐前服用
噻唑烷二酮类	增加脂肪、肝脏和肌肉中的胰岛素敏感性	与二甲双胍类似	低	增加 2～5kg	• 稍昂贵 • 与液体潴留、心力衰竭有关，骨密度降低
$SGLT_2$ 抑制药	尿糖丢失	0.5%～0.8%	低	降低 2～3kg	• 昂贵 • 泌尿道感染的不良反应，外阴阴道念珠菌病，正常血糖糖尿病酮症酸中毒

素以达到目标血糖。尚无针对青少年 T2DM 中胰岛素治疗的研究，因此必须使用 T1DM 胰岛素治疗概述的原则。如果需要坚持治疗，则首选简单的胰岛素治疗方案，预混胰岛素制剂可能有用。

(4) 血糖监测：T2DM 中的家庭血糖监测是评估对治疗反应的关键组成部分，但是监测频率的个体化很重要[437]。那些生活方式和（或）二甲双胍单独控制血糖的效果良好的患者，除了发生治疗改变或并发疾病时，不需要常规监测。那些使用引起低血糖的药物（如胰岛素或胰岛素促分泌剂）的患者需要更频繁地监测。如果需要餐前和基础胰岛素，则需要增加监测，可以采用 T1DM 的监测方案。

(5) 减肥手术：在患有严重肥胖症和严重合并症（如 T2DM）的青少年中，常规的胃旁路手术和袖式胃切除术可以改善许多预后。一项最大的青少年研究报道称，3 年后 95% 的肥胖青少年 T2DM 缓解[446]。参与者的体重减轻了 27%，13% 的人需要进一步的腹腔内手术，57% 的人缺乏微量营养素和（或）维生素。

4. 护理模式

据报道，患有 T2DM 的青年人情绪低落和生活质量受损的发生率较高[447, 448]，但由于患者可能来自社会经济条件不发达的少数民族，随访率很低[449, 450]也不足为奇，并且小儿糖尿病中心存在的 T1DM 护理模式需要针对 T2DM 青少年进行调整。成功的生活方式改变计划必须在文化上适当，以家庭为中心并以社区为基础。对治疗依从性和门诊就诊障碍的认识需要单独评估和解决。

5. 治疗目标

ISPAD 建议患有 T2DM 的年轻人 HbA1c 的目标＜ 6.5%[437]，ADA 目标是＜ 7.5%[332]。两项建议均基于共识。

（六）急性并发症

高血糖高渗状态和糖尿病酮症酸中毒

虽然患有 T2DM 的人发生严重疾病的风险较低，高血糖事件较 T1DM 者高，HHS 和 DKA 均发生在 T2DM 青年中。酮症酸中毒的新发 T2DM 患者中有 5%～25%[289]。T2DM 中的 DKA 诊断和治疗同 T1DM 中的 DKA。有关治疗的详细解释和指南已经出版[289]。由于某些 DKA 儿童也具有明显的高渗性，因此这两种综合征之间存在一些重叠。

T2DM 中 HHS 的发生率没有得到很好的描述，但是 T2DM 中 HHS 的风险似乎比 T1DM 中更高[451]。HHS 的标准包括血浆葡萄糖浓度＞33.3mmol/L，静脉 pH＞7.25，动脉 pH＞7.30，血清碳酸氢盐＞15mmol/L，轻度或不伴酮症，有效血清渗透压＞320mOsm/kg 且已改变意识（如迟钝、易怒）或癫痫发作[289]。主要特征是严重的容量消耗和电解质流失。呈现的症状通常不似 DKA 具有多尿症和多饮症，而更加的不典型。由于血栓栓塞事件、横纹肌溶解和恶性高热样综合征，HHS 可能危及生命，发病率很高。脑水肿似乎很少见[451]。

治疗的目标是最初以 20ml/kg 等渗盐水补充容量损失，然后在 48 小时内更缓慢地纠正容量损失。由于酮症并不明显，因此当因补液而导致的葡萄糖下降缓慢且幅度较低 [0.025～0.05U/(kg·h)] 时，胰岛素的开始时间要比 DKA 晚。钾和磷酸盐的替代也很重要[289]。使用中央静脉导管会增加血栓形成的风险，一旦获得稳定的外周静脉通路，应避免使用或将其移除。可以使用预防性肝素。

（七）慢性并发症

T2DM 儿童常见合并症和并发症（表 15–11）。由于该病可能多年没有症状，因此筛查应从诊断开始。其中一些疾病可归因于胰岛素抵抗而不是高血糖，并且可能早于糖尿病的临床发作。血脂异常和高血压应根据现行指南进行治疗。

1. 非酒精性脂肪肝病

需要常规评估肝体积和测量血清氨基转移酶浓度。丙氨酸氨基转移酶（ALT）升高在 T2DM 儿童中很常见，通常是由于非酒精性脂肪肝疾病（NAFLD），其特征是 ALT 和天门冬氨酸转氨酶（AST）浓度高于正常上限的 2～5 倍，而 ALT 大于 AST[454]。NAFLD 经常病程缓慢，但炎症会加速其发展，成为慢性肝病和肝硬化。典型的 NAFLD、AST 和 ALT 浓度升高，在排除肝炎的其他常见病因后，通过保守治疗手段渐进地减轻体重、改善血糖、控制和监测则 ALT 浓度。ALT 轻度升高不是使用二甲双胍的禁忌证。ALT 升高或对保守治疗无反应的 ALT 升高应转诊至适当的专家[455]。

2. 多囊卵巢综合征

应评估青春期女性的月经不调、闭经、痤疮和多毛症。通过减轻体重来改善生活方式可以改善症状。二甲双胍有助于改善月经规律和减少雄激素过多症[456]。可以考虑使用抗雄激素药，如螺内酯或氟他胺，但需要考虑其不良反应。

3. 微血管并发症

微血管并发症的筛查方法和治疗建议与 T1DM 中相同。并发症风险高于持续时间相似的 T1DM[457]。

(1) 肾病：青年人诊断为 T2DM 时微量白蛋白尿的患病率为 7%～22%，并随糖尿病持续时间的增加而增加。5～10 年后，7%～17% 的患者发生白蛋白尿。这些比例在青少年时期显著高于其他 T1DM 人群，且与 HbA1c 较高有关[452]。与 T1DM 患者相比，T2DM 患者更可能患有微量蛋白尿，HbA1c 浓度较低，糖尿病病程较短。诊断微量白蛋白尿需要确认在不同日期采集的三个样本中两个样本的异常值。用血管紧张素转化酶（ACE）抑制药治疗[437]。

(2) 视网膜病变：在诊断时还发现了轻度非增生性视网膜病，并随着糖尿病持续时间和 HbA1c 升高而加重。在 TODAY 的研究中，14% 的患者在糖尿病 5 年后患有早期视网膜病[453]。筛选是通过受过训练的眼保健专业人员或眼底照相的散瞳评估完成。视网膜病变的治疗指南与成人相同。

表 15-11　青少年 2 型糖尿病合并症及并发症糖尿病[437, 452, 453]

合并症	流　行	筛　选
视网膜病变（多为轻度非增殖性）	• 5 年 14% • 7 年 42%	每年通过散瞳检查或眼底摄影术确诊
肾病（微量白蛋白尿）	10 年之内 18%～72%	每年由白蛋白诊断：肌酐比在斑点尿
高血压	10%～65%	适当大小的袖带常规测量血压
PCOS	12%～23%	病史和体格检查
血脂异常	4%～40%	一旦糖尿病确诊后血脂水平稳定
NAFLD	25%～50%	每年测量谷丙转氨酶
睡眠呼吸暂停	6%	有打鼾、白天嗜睡、呼吸暂停的病史
抑郁 / 抑郁情绪	15%～20%	病史

NAFLD. 非酒精性脂肪肝病；PCOS. 多囊卵巢综合征

(3) 神经系统病变：临床上症状性神经病在青春期非常罕见，但从 SEARCH 研究中筛选发现，糖尿病 7.6 年后，平均年龄 21.7 岁的 T2DM 患者中有 25% 有神经病变的征兆[333]。

4. 大血管并发症

诊断时发现的最显著的大血管危险因素是高血压和血脂异常。高血压在确诊后的头 4 年内发生率约为 35%[458]。对年龄、性别、身高＞第 90 百分位的高血压患者，建议生活方式干预；如果生活方式干预后血压＞第 90 百分位，则应考虑使用 ACEI；如果血压＞第 95 百分位，则应同时使用生活方式和 ACEI。

胰岛素不敏感与甘油三酯浓度增加、高密度脂蛋白降低和小密度低密度脂蛋白颗粒有关。70%～80% 的 2 型糖尿病青年高密度脂蛋白水平较低，10%～60% 的高甘油三酯。血脂目标是：低密度脂蛋白胆固醇＜ 2.6mmol/L，高密度脂蛋白胆固醇＞0.9mmol/L，甘油三酯＜ 1.7mmol/L。如果低密度脂蛋白胆固醇保持在 3.4mmol/L 以上，饮食和他汀类药物治疗是一线疗法[437]。在年轻的 2 型糖尿病患者中发现动脉僵硬，提示早期动脉粥样硬化[452]。

（八）预后

诊断后的前 2～3 年，代谢控制通常是良好的，但通常会迅速恶化。在一项对来自西太平洋 11 个国家的 331 名 T2DM 青年的研究中，HbA1c 的中位数为 7%，而 60% 的人的 HbA1c 水平＜ 7.5%，糖尿病的平均病程为 2.3 年。1/4 的患者仅接受生活方式治疗，1/2 接受口服降糖药治疗，另外 1/4 接受胰岛素治疗。更为频繁的 BG 监测可预测结果的改善。美国 SEARCH 研究的数据显示，平均持续 2 年后，平均 HbA1c 为 7.9%[459]。今日的研究发现表明，到 2005 年，尽管参与者接受二甲双胍治疗、二甲双胍和生活方式干预或二甲双胍和罗格列酮治疗，但随访 3.9 年后 45%HbA1c＞8%[439]。

对患者的长期随访很重要。澳大利亚对诊断年龄为 15—30 岁的人群进行的一项研究表明，有 11% 的人在平均 40 岁时死亡，其中最常见的原因是心血管死亡[457]。一项加拿大研究显示，与 T1DM 相比，T2DM 并发症风险增加（HR=1.47）。诊断后 10 年开始出现严重并发症（透析、失明或截肢）[460]。

三、囊性纤维化相关糖尿病

在许多中心，第二常见的糖尿病类型与囊性纤维化（CFRD）有关。对糖尿病团队来说，管理很有挑战性。因为除了维持健康外，许多迫切的要求与 T1DM 中所看到的完全相反。例如，与 T1DM 不同，CFRD 是由影响 A 和 B 细胞的内分泌胰腺的进行性非自身免疫破坏引起。这导致了一种相对的而不是绝对的胰岛素缺乏，并在慢性炎症和感染继发的胰岛素抵抗时加剧。

因基础能量消耗升高、吸收不良、肝病、糖皮质激素治疗和胰高血糖素不足，碳水化合物代谢在 CFRD 中进一步复杂化[461]。在 CFRD 中，为了增加肌肉质量和改善肺功能，胰岛素作为降糖剂用量跟同化性药物一样，因此最好使用尽可能大的剂量[461]。这与 T1DM 治疗时需要最低有效胰岛素剂量相反。跟 T1DM 不一样，CFRD 推荐高能、高盐和高脂肪饮食[462]。

在 CFRD 中，由于红细胞更新时间长，HbA1c 浓度可能假性偏低。在 CFRD 中，更多地强调餐后而不是空腹血糖[461]。在 CFRD 中，主要的长期不良预后不是大血管并发症，肺部疾病和呼吸衰竭是其发病和死亡的主要原因[462]。微血管并发症确实有发生，但患病率低[461]。因此，与 T1DM 治疗的主要目的是良好的血糖控制不同，CFRD 治疗的主要目标是保持肺功能和最佳营养状态。HbA1c 的监测是治疗的次要目标[461]。

（一）发病率

囊性维化（CF）的存活率在过去的几十年里有了明显的改善，大多数患者生命可以有望达到 31—50 岁或更长[458]。随着 CF 患者寿命的延长，他们患 CFRD 的风险增加，据报道与年龄相关的 CFRD 发病率每年增加 4%～9%[463]。据报道，在筛查的 CF 人群中，CFRD 在儿童晚期的患病率为 9%，在青春期的患病率为 26%，30 岁时的患病率为 50%[464]。

20 世纪 50 年代首次被描述时，CFRD 被认为是由外分泌胰腺的梗阻性损伤引起的，随后胰腺内胰酶破坏和胰岛纤维化。虽然这一进程有参与其中，但也是微弱的。在尸检中，CFRD 患者的胰腺纤维化程度并不比非 CFRD 的 CF 患者严重[462]。此外，囊性纤维化跨膜电导调节因子（CFTR）基因的缺陷在 A 细胞和 B 细胞中均有表达。新的“CFTR- 校正器”药物 Ivacaftor 已被证明能改善几乎所有患者的第一阶段胰岛素反应[465]。

有 2 型糖尿病家族史的患者进展至 CFRD 的风险增加 3 倍[466]，原因与炎症反应、肿瘤坏死因子、热休克蛋白和钙蛋白酶相关的基因有关[467]。这些发现表明，可能存在导致 CFRD 的双重机制，一种是 B 细胞分子缺陷的直接作用，再加上胰岛破坏和外周胰岛素抵抗的间接影响。

（二）诊断

共识声明强调了积极主动筛查和诊断的重要性，以避免分解代谢晚期导致病情危重[468]。ISPAD 和北美 CFRD 指导委员会都建议使用口服葡萄糖耐量试验作为筛查方法[467, 468]。空腹血糖浓度和 HbA1c 不能很好的预测 CFRD。葡萄糖耐量试验重复性差，因而远未达到作为筛选工具金标准的要求。由于 CFRD 可以多年无症状，指南建议从 10 岁开始每年进行 1 次筛查[467, 468]。结合基线、60 分钟和 120 分钟血糖结果进行分析可以确定四类患者（表 15-12）。

与 T1DM 患者不同，患者可以根据营养、健康状况和药物治疗等因素在这些类别之间进行好转和恶化的改变，CFRD 一旦诊断并开始胰岛素治疗，除非有令人信服的理由，否则停胰岛素的行为是不明智的。对于血糖异常不确定或受损、不明原因的体重减轻或肺功能恶化的患者，胰岛素治疗的阈值应该偏低[467]。持续性葡萄糖监测在 CFRD 诊断中的作用尚不清楚。

（三）管理和治疗

CFRD 根本的问题是胰岛素缺乏且指南普遍建议胰岛素替代治疗[467, 468]，但最近的 Cochrane 综述结论则表明没有任何一种胰岛素方案或口服胰岛素促泌剂（瑞格列奈）是更优的[469]。各种胰岛素方案已经被报道，从每天单次注射长效胰岛素类似物到每天多次胰岛素注射及胰岛素泵治疗。每日胰岛素总剂量通常远低于 T1DM 患者。治疗选择取决于个人情况（如生活方式、胃瘘口喂养等）。然而，患有 CF 的年轻患者（尤其是肠外治疗时）在接受另一种治疗时会感到负担过重，

表 15-12　不同类型糖代谢障碍的口服葡萄糖耐量试验结果

	正　常	不确定的	糖耐量受损	囊性纤维化相关糖尿病
基线血糖（mmol/L）	＜7.0	＜7.0	＜7.0	≥7.0
60 分钟血糖（mmol/L）		≥11.1		
120 分钟血糖（mmol/L）	＜7.8	＜7.8	7.8～11.1	>11.1

这种情况并不少见。最简单的并能达到预期结果的方案是最明智的选择。提前使用胰岛素以改善明确或不确定的糖耐量受损的青少年 CF 患者的体重和肺功能已显示了前景[462]。

（四）预后

CFRD 与死亡率增加有关，尽管这种风险正在下降。1992—2008 年[470]，美国与 CFRD 相关的死亡率从 13.4 倍下降到 3.5 倍。死亡的原因仍然是 CFRD 合并肺衰竭，分解代谢（肌肉分解消失）和细菌导致的促炎环境加剧肺功能的下降[467]。CFRD 病程大于 10 年的患者确实存在微血管并发症。与同年龄、性别和糖尿病病程 T1DM 患者相比，微量白蛋白尿在 CFRD 患者中更常见，视网膜病变则不常见[461]。

（五）囊性纤维化中的其他血糖紊乱

在糖耐量受损、营养不良、肝病和胃肠动力障碍的情况下，没有接受治疗的 CFRD 患者中有观察到低血糖的发生。一篇系统性综述并未能找到此血糖紊乱的状况、发病率或定义的一致性，因此，其机制和病因仍然是未知的[471]。

四、单基因糖尿病

（一）成年起病的青少年糖尿病

成年起病的青少年糖尿病（MODY）是一组以年轻起病、非酮症糖尿病为特征的疾病，通常是非胰岛素依赖的，具有常染色体显性遗传模式。它是由影响 B 细胞功能的单基因缺陷引起的[472, 473]。ADA 将 MODY 分类基于 B 细胞功能基因缺陷，并根据所涉及的基因进行亚分类（表 15–13）[474]。由于潜在的分子遗传缺陷不同，不同亚型间的起病年龄、高血糖程度、治疗反应、并发症和预后有显著差异[475]。

虽然已经有人建议不再使用“MODY”一词，但 OMIM 仍描述了 14 种类型的 MODY。最常见的是肝细胞核因子（HNF）1A 和葡萄糖激酶（GCK）突变，而不常见的有 HNF4A、HNF1B 和 INS[476]。下列是诊断 MODY 的标准[477]。

- 至少一个，最好是两个家庭成员在 25 岁前出现高血糖。
- 常染色体显性遗传模式，糖尿病垂直传播至少三代。
- 非胰岛素依赖或显著存在的 C 肽水平（即使在胰岛素治疗中的患者）。
- 胰岛素水平通常在正常范围内，尽管与高血糖程度不匹配，这表明主要是 B 细胞功能缺陷。

在 MODY 患者中，很少有超重或肥胖，它们也不是病情发展所必需的。

1. MODY 亚型（表 15–13）

(1) GCK MODY：葡萄糖激酶在肝脏和胰岛 β 细胞中高浓度表达，是催化葡萄糖磷酸化到葡萄糖 –6– 磷酸的限速酶。*GCK* 基因的杂合失活突变提高了血糖升高时胰岛素相应分泌增加的阈值。大多数 *GCK* 杂合突变的个体表现为无症状的空腹血糖升高（5.5～8.0mmol/L）[478]。患者有足够的胰岛素反应且大多数患者在口服葡萄糖 2h 后血糖略有增加（70% 患者＜3mmol/L）[479]。*HbA1c* 值很少＞7.5%[480]，微血管或大血管并发症也罕见[481]。大多数儿童是无症状的，发现于偶然的高血糖[482]。大多数病例中，患者的父母并未被诊断或确诊为早发型 T2DM。

一般来说，GCK MODY 不需要治疗，降糖措施对血糖没有影响。*GCK* 基因突变可导致妊娠糖尿病，并影响胎儿生长。如果婴儿没有从母亲遗传 *GCK* 突变，就会有巨大儿的风险[483, 484]。如果发现巨大胎儿，在怀孕期间可能需要胰岛素治疗。

(2) HNF1A 和 HNF4A 型 MODY：*HNF1A* 和 *HNF4A* 基因编码对胰腺发育和 B 细胞分化和

表 15–13　成年起病的青少年糖尿病的分类

类型（MIM）	MODY1	MODY2	MODY3	MODY4	MODY5	MODY6	MODY7	MODY8	MODY9	INS 相关糖尿[a]
基因	*HNF4A*	*GCK*	*HNF1A*	*IPF-1*	*HNF1B*	*NeuroD1*	*KLF11*	*CEL*	*PAX4*	*INS*
发病频率	少见	常见	常见	罕见	罕见	罕见	罕见	罕见	罕见	罕见
相关特征	糖尿，血脂下降，巨大儿和高胰岛素血症，婴儿期的低血糖	稳定的轻度高血糖			肾脏发育不良，肾囊肿			胰腺外分泌功能障碍		
常见治疗方法	磺胺类	饮食及运动	磺胺类	口服降糖制剂、胰岛素	胰岛素	胰岛素	口服降糖制剂、胰岛素	口服降糖制剂、胰岛素	饮食、口服降糖制剂	胰岛素

a. 到目前为止还不知名

功能有重要意义的转录因子。任一基因突变导致进行性 B 细胞功能障碍而引起糖尿病。大多数病例出现在 25 岁之前且 OGTT 时血糖明显增加（>5mmol/L）。*HNF1A* 突变携带者空腹血糖水平可以正常。发生长期微血管、大血管并发症的风险与 T1DM 或 T2DM 相似，与长期血糖控制有关。这两种类型的 MODY 都对磺酰脲类药物治疗有反应[481]。

一个大型的英国队列研究中，*HNF1A* 基因的突变被证明是 MODY 的最常见原因[476]。该疾病有很高的外显率，63% 的携带者在 25 岁前出现糖尿病，79% 在 35 岁前，而 96% 在 55 岁前出现糖尿病[481]。携带者的肾葡萄糖阈值较低，在临床糖尿病之前先出现尿糖阳性[485]。与 T2DM 的 HDL 浓度较低相反，*HNF1A* MODY 的 HDL 浓度高于正常，而 T1DM 患者的 HDL 浓度正常[481]。载脂蛋白 M 在 *HNF1A* MODY 中的浓度较低，是与 T1DM 区别的一个有价值的标记[486]。高灵敏度 C- 反应蛋白（HSCRP）浓度在 *HNF1A* 病例中明显低于其他形式的糖尿病，可能是一种有用的筛选检测[487]。

HNF4A 突变约占 MODY 病例的 10%[473-476]。其临床特征与 HNF1A MODY 非常相似，大多数病例在 25 岁时被检出，尽管一些家庭成员可能在较大的年龄发现。在 *HNF4A* 杂合突变携带者中，有观察到巨大胎儿和二氮嗪治疗有效的新生儿高胰岛素性低血糖[488, 489]。

大多数 HNF1A 和 HNF4A MODY 患者对磺酰脲类药物非常敏感[490]，该药也被推荐作为一线治疗[491]，可以长期小剂量维持。Meglitinide 已经被研究用于青少年 HNF1A MODY 中，在相同血糖控制的情况下出现低血糖发生率更低[492]。GLP1 激动药低血糖发生率低于磺酰脲类药物[493]。

(3) HNF1B（肾囊肿和糖尿病综合征）：HNF1B 是一种表达于胰腺、肾脏、肝脏、生殖道和肠道的转录因子，其突变导致以胰腺外病变为特征的单基因糖尿病。HNF1B 突变很少引起 MODY[476]，最常见的表型是肾脏发育性疾病。最常见的是肾囊肿，但肾发育不良、肾道畸形和（或）家族性肾发育不良肾小球囊性肾病也可能发生[493]。约半数的病例有糖尿病，一般发生在青春期[494]。还可发生生殖道畸形（特别是子宫异常）、高尿酸血症、智力低下和痛风，以及肝功能异常[491]。胰腺发育不良和胰腺外分泌功能不全已被描述为 *HNF1B* 基因变异谱系疾病的一部分[495]。患者可有胰岛素抵抗，对磺酰脲类药物反应不良因此需要早期胰岛素治疗[491]。

2. MODY 与其他类型糖尿病鉴别

MODY 占所有糖尿病的 1%～2%[481]，但是很大比例的 MODY 可能仍然未被识别或被错误地归类为 T1DM 或 T2DM[479, 481]。鉴别 MODY 与 T1DM 和 T2DM 是有困难的，在非典型特征的 T1DM 和 T2DM 患者中需要考虑（图 15-9）。

指南建议在明显的 T1DM 并存在下列情况时进行 MODY 的检测：①有父母一方或一级亲属中有糖尿病家族史；②没有胰岛自身抗体；③诊断后 5 年不需要胰岛素或需要量低。根据这些标准，在 *GCK* 和 *HNF1A* 基因的遗传筛查中，有多种非典型特征的患者 MODY 的检出率为 50%[497]。

鉴别 MODY 和 T2DM 可能更为困难，因为在 T2DM 中存在阳性家族史的可能性很高。没有肥胖，缺乏胰岛素抵抗的特征，如黑棘皮病或代谢综合征及 T2DM 患病率低的种族（如欧洲白种人）应提示寻找单基因糖尿病[496]。来自德国和奥地利的 DPV-Wiss 数据库的观察数据发现，与 T2DM 患者相比，MODY 儿童的诊断年龄更小，BMI 更低。同时发现，虽然血脂异常和高血压等大血管危险因素在 T2DM 中更常见，但在 MODY 患者中也有相当比例发生。MODY 出现长远微血管和大血管并发症的风险类似于

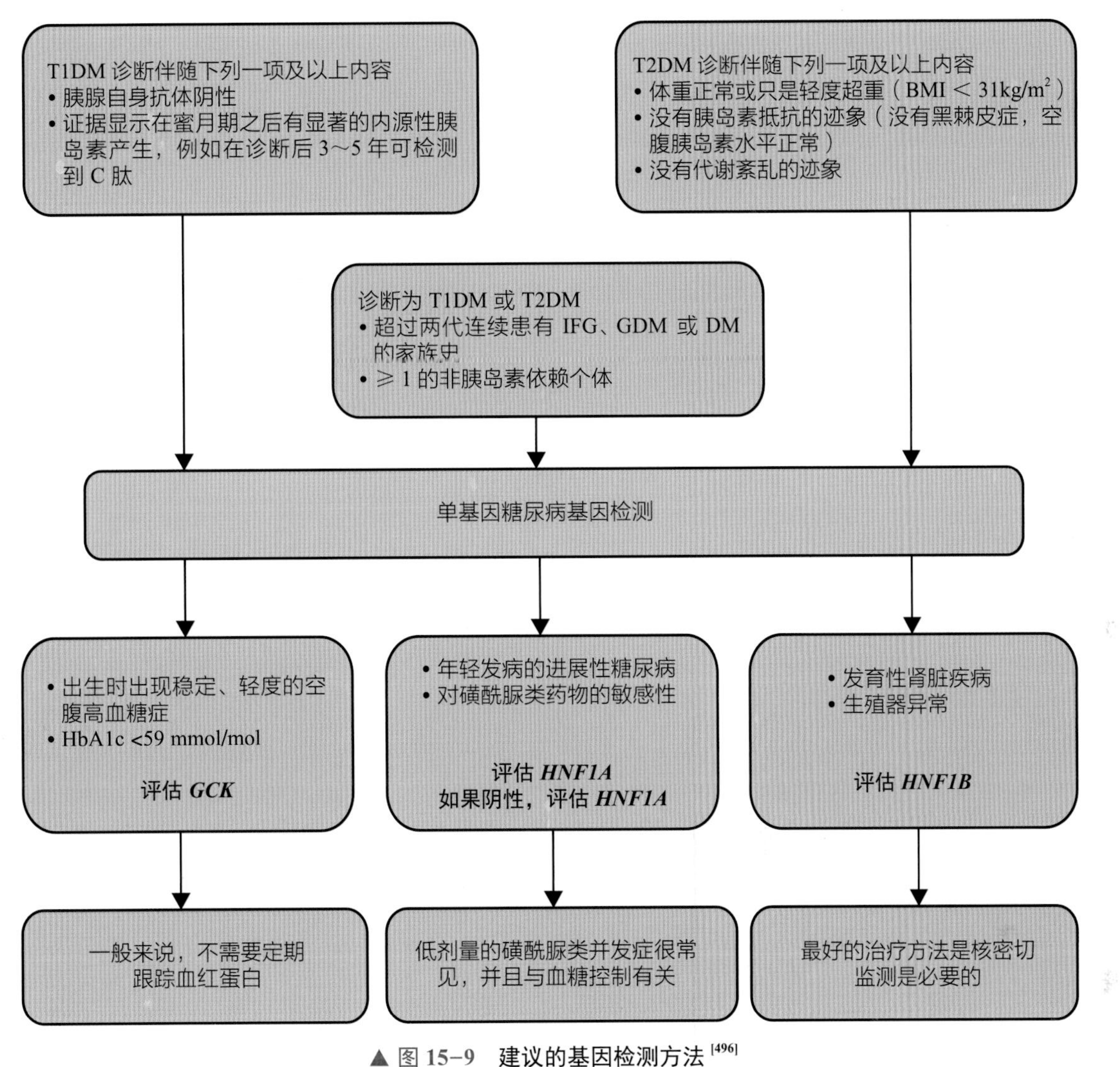

▲ 图 15-9 建议的基因检测方法 [496]
经 John Wiley & Sons 许可转载

T1DM，并与远期血糖控制有关。

（二）新生儿糖尿病

新生儿糖尿病（neonatal diabete mellitus，NDM）是一种罕见的糖尿病，在生后早期出现，在大多数情况下可归因于胰岛素分泌或合成的遗传缺陷。传统上，它被定义为在生后第 1 个月内发生的高血糖，因此被称为新生儿糖尿病，但年龄限制已经逐渐增加到 6 月龄（有一些报道的发病年龄高达 9—12 月龄），因为越来越明确自身免疫性糖尿病在这个年龄组是罕见。例外的是 X 连锁免疫失调、多内分泌病和肠病综合征（IPEX），这是由 *FOXP3* 基因突变引起 T 调节细胞功能丧失，进而导致新生儿糖尿病，属于自身免疫性糖尿病 [491]。

一些人认为新生儿糖尿病用词不当，并提出了用婴儿期单基因糖尿病替代 [498]。新生儿糖尿病仍然是最常见的叫法。它可以分为暂时性新生儿糖尿病及永久性新生儿糖尿病，前者占到半数病例，在数周或数月内恢复，后者需要终身治疗 [499]。

据报道，新生儿糖尿病在新生儿中的发生率为 1∶（30 万～40 万）。在所有新生儿糖尿病病例中，45% 为暂时性新生儿糖尿病，45% 为永久性新生儿糖尿病，10% 为综合征型或胰腺发育不良[500]。SEARCH 的研究发现，在 15829 名糖尿病患者中，39 人是在生后 6 月龄前被确诊。在这 39 人中，35 人是永久性新生儿糖尿病，3 人是暂时性新生儿糖尿病，在生后 18 月龄恢复。据估计，在 20 岁以下人群中，新生儿糖尿病的患病率为 1/252 000[501]。

由于严重的胰岛素缺乏，大多数儿童出生时存在宫内生长迟缓。临床表现可以从生长迟缓和脱水至危及生命的酮症酸中毒和昏迷[502]。大多数儿童是孤立的糖尿病，有部分儿患者合并胰腺外特征，这往往可以提供遗传病因的线索，并有助于诊断检测[498]。

（三）暂时性新生儿糖尿病

70% 的暂时性新生儿糖尿病（transident neonatal diabetes mellitus，TNDM）病例可归因于 6q24 区域印记基因异常导致的父系 ZAC 和 *HYMAI* 基因过表达。这种异常现象背后的分子机制是父源重复、父源单亲二倍体和母源等位基因的异常甲基化。单亲二倍体通常是散发的，占到 50% 的病例；在父源重复的情况下，父亲有 50% 的风险将疾病传给子女。

一些继发于多个甲基化缺陷的 TNDM 病例是由 6 号染色体短臂 DNA 甲基化区域的 *ZFP57* 基因突变引起的，呈隐性遗传[491]。6q24 相关的 NDM 的分子机制尚不清楚，但 *ZAC* 基因调节细胞周期阻滞和凋亡，因此过表达可导致胎儿 B 细胞减少，以及继发于胰岛素分泌减少的 IUGR。

YMAI 的功能目前并不是很清楚[499]。受累患儿的典型表现通常是在生后头几天至几周出现 IUGR 和非酮症高血糖。

KCNJ11 基因（11%）和 *ABCC8* 基因（15%）的激活突变导致余下的 TNDM 病例。与导致 PNDM 的突变相比，引起 TNDM 的突变对通道的功能影响不那么明显。ATP 在关闭通道的能力与新生儿糖尿病的严重程度有关。在一项对 97 例 TNDM 病例的研究中，我们注意到，与 KATP 通道突变的新生儿相比，6q24 异常的新生儿平均出生体重较低，更早被诊断和缓解[503]。

（四）永久性新生儿糖尿病

1. KATP 通道基因突变导致的永久性新生儿糖尿病（permanent neonatal diabetes mellitus，RNDM）

KATP 通道是由四个 Kir6.2（ATP 敏感的钾内流通道）和四个 SUR1（磺酰脲受体 1）亚基组成的八聚体复合物。摄入碳水化合物后，葡萄糖通过 GLUT2 转运体转运到胰岛 β 细胞。葡萄糖激酶将葡萄糖转化为葡萄糖 –6– 磷酸，随后通过糖酵解和三羧酸循环途径代谢生成 ATP。细胞内 ATP/ADP 比值的增加导致 KATP 通道的关闭和 B 细胞膜的去极化，这是允许钙离子通过电压门控 Ca^{2+} 通道内流，以及含胰岛素的颗粒胞吐分泌[499]。

编码 Kir6.2 的 *KCNJ11* 基因（31% 的 PNDM）和编码 SUR1 的 *ABCC8* 基因（13% 的 PNDM）激活突变可以防止 ATP 反应时通道关闭，从而导致胰岛素分泌受损。*KCNJ11* 突变在 PNDM 中更常见，90% 的病例通常是新发突变，其他病例则为常染色体显性遗传。ABCC8 突变更容易导致 TNDM，该基因的突变可以以显性、隐性或复合杂合的方式遗传[491]。

Kir6.2 通道在神经元、大脑和肌肉中也有表达，约 20% 的 *KCNJ11* 突变患者存在神经受累。最严重的形式为发育延迟、癫痫和新生儿糖尿病（DEND）综合征。一种没有那么严重的 DEND，即 IDEND，发育迟延不明显，同时没有癫痫。神经特征表现也被认为与 *ABCC8* 突变有关，但它们不太常见，通常症状更轻（语言迟缓和运动障碍）[504]。在所有 KATP 通道突变的患者的详细检测中，可以发现如视觉 – 空间障碍或注意力缺陷等轻微的神经心理功能障碍 [505]。

2. INS 基因突变引起的 PNDM

INS 基因的显性突变是 PNDM 的第二大病因（16%）。INS 基因编码前胰岛素原分子，突变导致分子折叠错误。异常分子在内质网中积累，导致内质网应激和 B 细胞凋亡。大多数儿童由于宫内胰岛素缺乏而存在 IUGR。糖尿病通常出现晚于 KATP 通道突变的患者，并需要胰岛素治疗。在 80% 的病例中，杂合突变是新发的。此外，也存在纯合和复合杂合的遗传方式。在该疾病的纯合形式中，由于胰岛素生物合成减少，表型更为严重，儿童症状出现更早，IUGR 程度也更严重 [491]。

INS 基因突变也存在于生后 6 个月的患儿，因也需要胰岛素治疗，很难与 T1DM 区分。因为大多数 *INS* 突变是新发的，可能缺乏家族史。青少年儿童糖尿病胰腺自身抗体的检测可能有助于确定需要基因检测的候选对象 [498]。

3. PNDM 期到 GCK 突变

GCK 基因纯合或复合杂合突变致葡萄糖激酶完全缺乏可导致 PNDM，因 B 细胞对高血糖反应的胰岛素分泌受损（3% 的 PNDM）。由于宫内存在胰岛素缺乏，大多数儿童出生时患有严重的 IUGR。由于出生后胰岛素分泌障碍，大多数儿童可在早期诊断并需要外源性胰岛素。由于这种类型的 PNDM 是隐性遗传的，因此近亲家庭要怀疑。检测无症状父母中的空腹葡萄糖有助于诊断 [491]。

（五）综合征性新生儿糖尿病

这些类型占新生儿糖尿病的 10%。45% 的病例已经确定了分子基础（如 *PTF1A*、*FOXP3*、*EIF2AK3*、*HNF1B*、*IPFL*）。

1. 沃尔科特 – 拉利森综合征（WRS）

WRS 是由编码真核翻译起始因子 2-α 激酶 3 的 *EIF2AK3* 基因突变引起，并以隐性方式遗传。典型特征包括 NDM 和脊椎骨骺发育不良及反复肝和（或）肾功能障碍、认知功能障碍、甲状腺功能减退、胰腺外分泌功能不全和中性粒细胞减少伴反复感染 [506]。EIF2AK3 蛋白在内质网应激反应中非常重要，其突变可导致内质网中异常折叠蛋白的积累，导致内质网功能障碍和 B 细胞凋亡。新生儿糖尿病最早在临床不表现并在婴儿早期出现，晚发的病例也存在并在生命的前 1～2 年出现明显的骨骺发育不良。WRS 是近亲家族中 PNDM 最常见的遗传原因 [507]。

2. 免疫失调、多内分泌病、肠病 X 连锁（IPEX）综合征

IPEX 综合征是一种由 *FOXP3* 基因突变引起的 X 连锁疾病，*FOXP3* 基因是一种 CD4 调节 T 细胞转录调节因子，其突变导致 Treg 细胞功能障碍，导致多器官自身免疫。男婴表现为早发糖尿病、湿疹和肠病。糖尿病是自身免疫性的，与 B 细胞自身抗体有关。肠病表现为顽固性腹泻伴绒毛萎缩。许多婴儿由于免疫缺陷而死于危及生命的感染。后期表现可包括原发性甲减、肾炎、肝炎、肠炎和脱发。免疫抑制药，如西罗莫司和类固醇被用于治疗。骨髓移植提供了一种潜在的治疗 [476, 491, 504]。

新生儿糖尿病的其他病因详见表 15-14，大多数是由于参与胰腺发育的转录因子的突变。当一种在胰腺发育早期表达的转录因子受到影响时，会导致内分泌和外分泌均受到影响，而如果一种内分泌的特异性转录因子受到影响，胰腺的外分泌功能是正常的。胰腺外分泌功能的检测对于评估胰腺发育不良或发育不良（如粪便弹性蛋白酶和粪便脂肪）是必要的，婴儿期的胰腺影像学检测可能是不可靠的 [491, 497]。

（六）诊断

寻找新生儿糖尿病儿童的遗传诊断是非常可

表 15-14　新生儿和婴儿期糖尿病的单基因亚型

基　因	位　点	遗传模式	其他临床特征
导致异常胰腺发育的基因			
PLAGL1	6q24	变异的（印记）	暂时性新生儿糖尿病、巨舌、脐疝
ZFP57	6p22.1	隐性	暂时性新生儿糖尿病（多低甲基化综合征）、巨舌、发育迟缓、脐疝、先天性心脏病
PDX1	13q12.1	隐性	永久性新生儿糖尿病、胰腺发育不良
PTF1A	10p12.3	隐性	永久性新生儿糖尿病、胰腺发育不良、小脑发育不良 / 发育不良、中枢呼吸功能障碍
HNIFB	17cen–q21.3	显性	暂时性新生儿糖尿病
RFX6	6q22.1	隐性	永久性新生儿糖尿病、肠道闭锁、胆囊发育不良
GATA6	18q11.1～q11.2	显性	永久性新生儿糖尿病、先天性心脏病、胆道异常
GLIS3	9q24.3～23	隐性	永久性新生儿糖尿病、先天性甲状腺功能减退症、肝纤维化、肾囊肿
NEUROG3	10q21.3	隐性	肠内内分泌病、
NEUROD1	2q32	隐性	永久性新生儿糖尿病、小脑发育不良 / 发育不良、视觉缺陷、耳聋
PAX6	11p13	隐性	永久性新生儿糖尿病、小眼、大脑畸形
与胰岛 β 细胞功能异常有关的基因			
KCNJ11	11p15.1	新发变异 / 显性	永久性新生儿糖尿病 / 暂时性新生儿糖尿病、发育迟缓、癫痫和新生儿糖尿病综合征（DEND）
ABCC8	11p15.1	新发变异 / 显性 / 隐性	永久性新生儿糖尿病 / 暂时性新生儿糖尿病、发育迟缓、癫痫和新生儿糖尿病综合征（DEND）
INS	11p15.1	显性 / 隐性	孤立性暂时性新生儿糖尿病 / 永久性新生儿糖尿病
GCK	7p15～p23	显性	孤立性永久性新生儿糖尿病
SLC2A2（*CLUT*$_2$）	3q26.1～26.3	显性	Fanconi-Bickel 综合征、永久性新生儿糖尿病、高半乳糖血症、肝功能异常
SLC19A2	1q23.3	隐性	永久性新生儿糖尿病、硫胺素反应性巨红细胞性贫血、
与胰岛 β 细胞结果有关的基因			
INS	11p15.1	新发变异 / 隐性	孤立性永久性新生儿糖尿病
EIF2AK3	2p12	隐性	Wolcott-Rallison 综合征、永久性新生儿糖尿病、骨骼发育异常、复发性肝功能异常
IER3IP1	18q12	隐性	永久性新生儿糖尿病、小头畸形、无脑回畸形、癫痫脑病
FOXP3	Xp11.23～p13.3	X 连锁、隐性	IPEX 综合征（自身免疫性脑病、湿疹、自身免疫性甲状腺、升高的 IgE）
WFS1	4p16.1	隐性	永久性新生儿糖尿病、视神经萎缩、尿崩症、耳聋

改编自参考文献 [498]

取的，因为它对治疗、预后和兄弟姐妹疾病复发的风险有重要意义。对于出生不到 6 月龄就出现糖尿病的儿童，应寻求分子诊断。检测 KATP 通道突变已经被证明是具有成本效益的[508]。

对 *KCNJ11*、*ABCC8*、*INS* 和 *6q24* 的异常测序将识别大多数 NDM 病例。如果这些基因被发现是正常的，可能需要更有针对性的检测。详细的病史和查体可以帮助指导检查。近亲家族史表明这是常染色体隐性遗传。在 *GCK* 突变中可以发现轻度糖尿病或无症状高血糖的病史。发现有自身抗体的男性新生儿糖尿病婴儿应进行 IPEX 综合征检查。存在胰腺外特征也可以指向特定的基因突变，如 *HNF1β*、*GATA6*、*EIF2AK3* 和 *WFS1*[498]。

二代测序可以有助于以低成本同时分析多个基因，并可能成为未来检测的选择。

图 15-10 提出了传统遗传检测的建议方法。

（七）治疗

大多数新生儿糖尿病在等待分子诊断期间需要胰岛素治疗，防止急性失代偿，并维持正常生长发育。胰岛素可以通过注射或泵给予。开始时一般予小剂量，并且可能需要稀释胰岛素。随着经口喂养的增加，进餐时需要大剂量胰岛素[498, 509]。超过 90% 的 KATP 通道基因突变病例可以从胰岛素治疗转换到磺酰脲类药物。磺酰脲类化合物与 SUR1 的结合引起高血糖时非 ATP 依赖的通道关闭，以导致胰岛素分泌[510]。与胰岛素治疗相比，磺酰脲类药物治疗可以餐时刺激胰岛素分泌并减少了低血糖的风险[504]。每千克体重所需的磺酰脲类药物剂量远高于成人 T2DM 所需的剂量，0.5mg/kg 是普遍起始剂量[498]。传播协议可在 http：//www.diabetesgenes.org 上查阅。患有 iDEND 综合征的患者在磺酰脲类药物治疗后表现出神经功能的改善[511]。

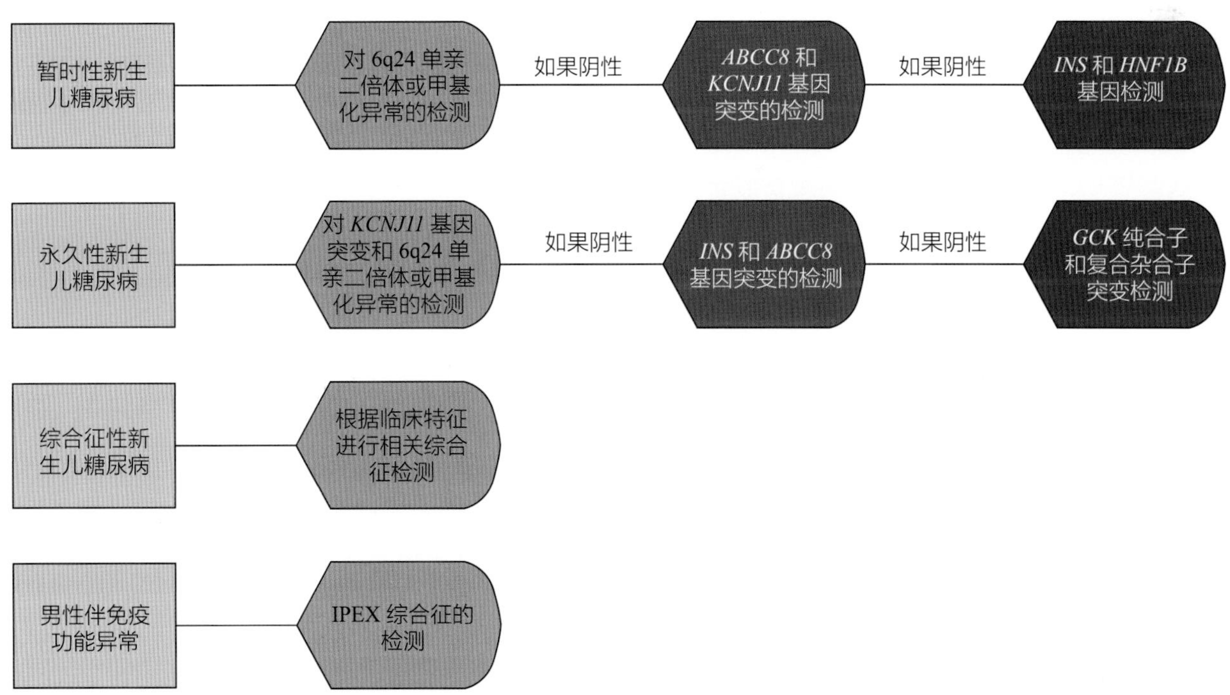

▲ **图 15-10 新生儿糖尿病基因检测方法**

如果不清楚糖尿病是永久性的还是暂时性的，KCNJ11 是永久性新生儿糖尿病最常见的致病基因，而 6q24 染色体异常是暂时性新生儿糖尿病最常见病因，针对两者的基因检测是要进行的[504]。经 John Wiley and Sons 许可转载

五、罕见类型糖尿病

胰岛素分泌缺陷

1. 线粒体糖尿病

糖尿病可能是由线粒体 DNA 突变引起的综合征表现。母系遗传的糖尿病和耳聋（MIDD）综合征可以出现在儿童中。最常见的突变发生在 tRNA 亮氨酸基因的 3243 位点，导致 A–G 转变 [512]。这种突变及相关 tRNA 线粒体基因的其他突变也可能与许多其他特征有关，包括肌病、脑病、乳酸酸中毒和肌阵挛性癫痫。Kearns–Sayre 综合征也是由线粒体基因突变引起，以眼肌麻痹、视网膜色素变性和心肌病为特征，约 13% 的糖尿病病例可能包括几种激素缺乏。糖尿病可以通过饮食和磺酰脲类药物治疗，但也可能需要胰岛素。线粒体功能受损的患者容易发生乳酸酸中毒，因此不应使用二甲双胍 [513]。

2. 其他分子疾病

硫胺素反应性巨幼细胞贫血综合征是由硫胺素转运基因（*SLC19A2*）突变引起的，常伴有糖尿病和（或）感音神经性耳聋。硫胺素治疗可以纠正贫血，有时还可以改善糖尿病，但通常需要胰岛素 [514]。常染色体显性遗传的激素原转化酶活性的罕见缺陷导致胰岛素原加工受损和轻度葡萄糖不耐受。一些家族已经被证实分泌的突变胰岛素与胰岛素受体结合能力受损。这些个体的糖代谢可能正常或仅轻微受损。

3. 胰岛素敏感性受损

(1) 胰岛素信号的遗传缺陷：一些罕见的胰岛素抵抗综合征是由胰岛素受体或其细胞信号装置的遗传缺陷引起的。

矮妖精综合征（Donohue 综合征）是最严重的，出生时表现为低出生体重、特殊面容、几乎完全缺乏脂肪组织、黑棘皮病和极严重的胰岛素抵抗。尽管有一些病例报道使用 IGF–1 治疗 [515]，但该病在婴儿期通常是致死性的。

Rabson–Mendenhall 综合征的特点是极严重的胰岛素抵抗，伴有黑棘皮病，骨骼、牙齿和指甲异常，生长迟缓，生殖器肿大，松果体增生。

A 型胰岛素抵抗综合征通常出现在瘦小的年轻女性中，表现为极度高胰岛素血症、黑棘皮病、男性化伴高雄激素血症和 PCOS[516]。

(2) 遗传性脂肪萎缩性糖尿病：脂肪萎缩性糖尿病与脂肪组织的广泛丢失和严重的胰岛素抵抗有关。高脂血症、肝大、黑棘皮病和基础代谢率升高是常见的。该疾病的几种形式是由基因缺陷引起的，Seip–Berardinelli 综合征是一种常染色体隐性遗传疾病，通常在出生后的第 1 年起病，缺乏皮下脂肪组织。胰岛素抵抗、黑棘皮病和青春期前糖尿病；家族性部分脂肪萎缩（Dunnigan 综合征）是由层粘连蛋白 A/C 基因或过氧化物酶增殖物激活受体基因的常染色体显性遗传突变引起，表现为青春期躯干和四肢皮下脂肪组织丢失，但面部和颈部脂肪组织过剩。

(3) 获得性胰岛素抵抗：严重的全身性获得性脂肪萎缩可出现在儿童时期。糖尿病是在脂肪组织丢失的几年内发生的。某些获得性脂肪营养性糖尿病是由免疫介导的脂肪细胞破坏引起的，通常与其他自身免疫性疾病有关。一些用蛋白酶抑制药治疗的获得性免疫缺陷综合征患者发生部分脂肪萎缩。由于胰岛素受体的抗体引起的 B 型胰岛素抵抗综合征是糖尿病的罕见病因 [517]。

(4) 糖尿病是特殊遗传综合征的组成部分：在 Wolfram 综合征（DIDMOAD、尿崩症、糖尿病、视神经萎缩和耳聋）中，出现胰岛素缺乏性糖尿病的临床特征的中位年龄通常为 6 岁 [518]。大多数病例存在可识别的常染色体隐性遗传的 Wolframin 基因突变。其他与糖尿病风险增加有关的综合征包括 Alstrom 综合征、Prader–Willi 综合征和 Bardet–Biedl 综合征，这些综合征为严重肥胖联合胰岛素抵抗性糖尿病。

六、与糖尿病相伴的生活

儿童和青少年糖尿病的管理目标是在保持代谢控制的同时尽可能正常地生活，以避免短期和长期并发症。良好的控制与更好的生活质量有关 [250]，但患者及其家属需要接受全面的糖尿病教育以获得日常管理疾病的技能和知识。持续的教育应解决如学龄期、青春期和成年期等过渡期糖尿病护理问题。糖尿病的出现给孩子和家庭带来了沉重的负担。医疗专业人员需要警惕患儿和家庭成员出现倦怠和抑郁情绪的迹象。可以通过糖尿病小组成员、心理健康专业人员、糖尿病儿童的家庭、同龄人、支持团体、在线社区、糖尿病营地和协会获得支持。

（一）教育

由于儿童一周里有大部分时间都在学校，糖尿病护理需要学校支持。父母需要制定明确的计划，对学校和培训人员有合理的期望，具体如下 [249]。

- 认识对血糖有影响的因素，如摄食和体育活动。
- 与家长沟通治疗计划。
- 协助患儿进行血糖检测。
- 低血糖的识别和治疗，包括如何使用胰高血糖素治疗严重低血糖，紧急呼叫的时机。
- 针对运动调整饮食或胰岛素。
- 确保低血糖时能随时进食。
- 核实紧急情况下能通过皮下注射或胰岛素泵的给药剂量。
- 发生低血糖时能随时做检查。

许多国家糖尿病组织已经发布了学校护理指导方针，以在学校协助糖尿病儿童的诊疗。

（二）就业

许多兼职和暑期工作的青少年，在面临向主管和同事解释病情时感到困难和不舒服。他们可以自己进行葡萄糖检测、胰岛素用药和低血糖治疗。糖尿病健康专业人员可以提供支持。

许多国家为有健康问题的雇员提供保护，使其免受歧视，并制定了符合医疗需要的规则 / 法律。患者及其家属可以从他们的国家糖尿病组织中找到有关糖尿病员工权利的详细信息。过去糖尿病患者被认为不适合从事某些类型的工作，但最近许多宣传团体努力使人们认识到，糖尿病患者应该根据职位的要求和个人健康状况、治疗方案和病史考虑就业 [519]。研究发现，儿童期糖尿病患者的成年期就业率略低，原因可能是糖尿病并发症的影响。只要没有健康问题的影响，他们事业成就与兄弟姐妹相似 [520]。

（三）驾驶

大多数患有糖尿病的司机不会遇到困难，但由于胰岛素或胰岛素促泌剂的治疗而导致的低血糖是一个持续的危险。当血糖＜ 3.8mmol/L 时，驾驶能力开始受损，而司机可能并不能意识到这种危险 [528]。

已有报道糖尿病患者驾驶的事故发生率略高，尤其是 T1DM、无症状低血糖、严重低血糖的病史、驾驶前较少检测血糖的患者中发生率更高 [520]。许多国家已经制定了驾驶建议。

- 随身携带血糖仪和血糖试纸。
- 开车前检查血糖，开车时每 2～4 小时检查 1 次。
- 如果血糖为 4.0～5.0mmol/L 时，开车前吃点零食。
- 如果葡萄糖＜ 4.0mmol/L 或司机有低血糖症状，不要开车。等血糖恢复 45 分钟后再开车。
- 如果驾驶时出现低血糖，应尽快停车。
- 始终保持车内可以获得快速升糖的碳水化

合物。

患者一旦达到可以取得驾驶执照资格的年龄，就应接受上述建议的教育。许多管辖区要求对司机的健康状况进行医学评估，并要求报告那些可能不适合开车的人，如无症状低血糖或严重低血糖的人。糖尿病健康专业人员应熟悉当地的指导方案和法律。国家组织已经制定了详细的指导方案[521]。

参考文献

[1] International Diabetes Federation (2015). *IDF Diabetes Atlas eB*. Belgium: International Diabetes Federation.

[2] DIAMOND Project Group (2006). Incidence and trends of childhood type 1 diabetes worldwide 1990-1999. *Diabet. Med.* 23 (8): 857–866.

[3] Dabelea, D., Mayer-Davis, E.J., Saydah, S. et al. (2014). Prevalence of type 1 and type 2 diabetes among children and adolescents from 2001 to 2009. *JAMA* 311 (17):1778–1786.

[4] Kyvik, K.O., Nystrom, L., Gorus, F. et al. (2004). The epidemiology of type 1 diabetes mellitus is not the same in young adults as in children. *Diabetologia* 47 (3): 377–384.

[5] Patterson, C.C., Dahlquist, G.G., Gyurus, E. et al. (2009). Incidence trends for childhood type 1 diabetes in Europe during 1989-2003 and predicted new cases 2005-20: a multicentre prospective registration study. *Lancet* 373(9680): 2027–2033.

[6] Harjutsalo, V., Sjoberg, L., and Tuomilehto, J. (2008). Time trends in the incidence of type 1 diabetes in Finnish children: a cohort study. *Lancet* 371 (9626): 1777–1782.

[7] Soltesz, G., Patterson, C.C., Dahlquist, G., and EURODIAB Study Group (2007). Worldwide childhood type 1 diabetes incidence – what can we learn from epidemiology? *Pediatr. Diabetes* 8 (Suppl 6): 6–14.

[8] Fourlanos, S., Varney, M.D., Tait, B.D. et al. (2008). The rising incidence of type 1 diabetes is accounted for by cases with lower-risk human leukocyte antigen genotypes. *Diabetes Care* 31 (8): 1546–1549.

[9] Rewers, A., Klingensmith, G., Davis, C. et al. (2008). Presence of diabetic ketoacidosis at diagnosis of diabetes mellitus in youth: the Search for Diabetes in Youth Study. *Pediatrics* 121 (5): e1258–e1266.

[10] Usher-Smith, J.A., Thompson, M.J., Sharp, S.J., and Walter, F.M. (2011). Factors associated with the presence of diabetic ketoacidosis at diagnosis of diabetes in children and young adults: a systematicreview. *BMJ* 343: d4092.

[11] Foulis, A.K., Liddle, C.N., Farquharson, M.A. et al. (1986). The histopathology of the pancreas in type 1 (insulin-dependent) diabetes mellitus: a 25-year review of deaths in patients under 20 years of age in the United Kingdom. *Diabetologia* 29 (5): 267–274.

[12] Hamalainen, A.M. and Knip, M. (2002). Autoimmunity and familial risk of type 1 diabetes. *Curr. Diab. Rep.* 2 (4): 347–353.

[13] Redondo, M.J. and Eisenbarth, G.S. (2002). Genetic control of autoimmunity in type I diabetes and associated disorders. *Diabetologia* 45 (5): 605–622.

[14] Concannon, P., Rich, S.S., and Nepom, G.T. (2009). Genetics of type 1A diabetes. *N. Engl. J. Med.* 360 (16):1646–1654.

[15] Barrett, J.C., Clayton, D.G., Concannon, P. et al. (2009). Genome-wide association study and meta-analysis find that over 40 loci affect risk of type 1 diabetes. *Nat. Genet.* 41 (6): 703–707.

[16] Noble, J.A. and Valdes, A.M. (2011). Genetics of the HLA region in the prediction of type 1 diabetes. *Curr. Diab. Rep.* 11 (6): 533–542.

[17] Rewers, M., Bugawan, T.L., Norris, J.M. et al. (1996). Newborn screening for HLA markers associated with IDDM: diabetes autoimmunity study in the young (DAISY). *Diabetologia* 39 (7): 807–812.

[18] Erlich, H., Valdes, A.M., Noble, J. et al. (2008). HLA DR-DQ haplotypes and genotypes and type 1 diabetes risk: analysis of the type 1 diabetes genetics consortium families. *Diabetes* 57 (4): 1084–1092.

[19] Aly, T.A., Ide, A., Jahromi, M.M. et al. (2006). Extreme genetic risk for type 1A diabetes. *Proc. Natl. Acad. Sci. U. S. A.* 103 (38): 14074–14079.

[20] Steck, A.K., Armstrong, T.K., Babu, S.R., and Eisenbarth, G.S. (2011). Stepwise or linear decrease in penetrance of type 1 diabetes with lower-risk HLA genotypes over the past 40 years. *Diabetes* 60 (3): 1045–1049.

[21] Noble, J.A., Valdes, A.M., Varney, M.D. et al. (2010). HLA class I and genetic susceptibility to type 1 diabetes: results from the type 1 diabetes genetics consortium. *Diabetes* 59 (11): 2972–2979.

[22] Bennett, S.T., Lucassen, A.M., Gough, S.C. et al. (1995). Susceptibility to human type 1 diabetes at IDDM2 is determined by tandem repeat variation at the insulin gene minisatellite locus. *Nat. Genet.* 9 (3): 284–292.

[23] Pugliese, A., Zeller, M., Fernandez, A. Jr. et al. (1997). The insulin gene is transcribed in the human thymus and transcription levels correlated with allelic variation at the INS VNTR-IDDM2 susceptibility locus for type 1 diabetes. *Nat. Genet.* 15 (3): 293–297.

[24] Bottini, N., Musumeci, L., Alonso, A. et al. (2004). A functional variant of lymphoid tyrosine phosphatase is associated with type I diabetes. *Nat. Genet.* 36 (4): 337–338.

[25] Smyth, D., Cooper, J.D., Collins, J.E. et al. (2004). Replication of an association between the lymphoid tyrosine phosphatase locus (LYP/PTPN22) with type 1 diabetes, and evidence for its role as a general autoimmunity locus. *Diabetes* 53 (11): 3020–3023.

[26] Ueda, H., Howson, J.M., Esposito, L. et al. (2003). Association of the T-cell regulatory gene CTLA4 with susceptibility to autoimmune disease. *Nature* 423(6939): 506–511.

[27] Waterhouse, P., Penninger, J.M., Timms, E. et al. (1995). Lymphoproliferative disorders with early lethality in mice deficient in Ctla-4. *Science* 270 (5238): 985–988.

[28] Donner, H., Braun, J., Seidl, C. et al. (1997). Codon 17 polymorphism of the cytotoxic T lymphocyte antigen 4 gene in Hashimoto's thyroiditis and Addison's disease. *J. Clin. Endocrinol. Metab.* 82 (12): 4130–4132.

[29] Donner, H., Rau, H., Walfish, P.G. et al. (1997). CTLA4 alanine-17 confers genetic susceptibility to Graves' disease and to type 1 diabetes mellitus. *J. Clin. Endocrinol. Metab.* 82 (1): 143–146.

[30] van Belle, T.L., Coppieters, K.T., and von Herrath, M.G.

(2011). Type 1 diabetes: etiology, immunology, and therapeutic strategies. *Physiol. Rev.* 91 (1): 79–118.

[31] MacFarlane, A.J., Strom, A., and Scott, F.W. (2009). Epigenetics: deciphering how environmental factors may modify autoimmune type 1 diabetes. *Mamm. Genome* 20 (9–10): 624–632.

[32] Wenzlau, J.M., Juhl, K., Yu, L. et al. (2007). The cation efflux transporter ZnT8 (Slc30A8) is a major autoantigen in human type 1 diabetes. *Proc. Natl. Acad. Sci. U. S. A.* 104 (43): 17040–17045.

[33] Bingley, P.J. (2010). Clinical applications of diabetes antibody testing. *J. Clin. Endocrinol. Metab.* 95 (1):25–33.

[34] Knip, M., Korhonen, S., Kulmala, P. et al. (2010). Prediction of type 1 diabetes in the general population. *Diabetes Care* 33 (6): 1206–1212.

[35] Bottazzo, G.F., Florin-Christensen, A., and Doniach, D. (1974). Islet-cell antibodies in diabetes mellitus with autoimmune polyendocrine deficiencies. *Lancet* 2(7892): 1279–1283.

[36] Winter, W.E. and Schatz, D.A. (2011). Autoimmune markers in diabetes. *Clin. Chem.* 57 (2): 168–175.

[37] Steck, A.K., Johnson, K., Barriga, K.J. et al. (2011). Age of islet autoantibody appearance and mean levels of insulin, but not GAD or IA-2 autoantibodies, predict age of diagnosis of type 1 diabetes: diabetes autoimmunity study in the young. *Diabetes Care* 34 (6):1397–1399.

[38] Parikka, V., Nanto-Salonen, K., Saarinen, M. et al. (2012). Early seroconversion and rapidly increasing autoantibody concentrations predict prepubertal manifestation of type 1 diabetes in children at genetic risk. *Diabetologia* 55 (7): 1926–1936.

[39] Zimmet, P.Z., Tuomi, T., Mackay, I.R. et al. (1994). Latent autoimmune diabetes mellitus in adults (LADA): the role of antibodies to glutamic acid decarboxylase in diagnosis and prediction of insulin dependency. *Diabet. Med.* 11 (3): 299–303.

[40] Wenzlau, J.M., Moua, O., Sarkar, S.A. et al. (2008). SlC30A8 is a major target of humoral autoimmunity in type 1 diabetes and a predictive marker in prediabetes. *Ann. N. Y. Acad. Sci.* 1150: 256–259.

[41] Wenzlau, J.M., Walter, M., Gardner, T.J. et al. (2010). Kinetics of the post-onset decline in zinc transporter 8 autoantibodies in type 1 diabetic human subjects. *J. Clin. Endocrinol. Metab.* 95 (10): 4712–4719.

[42] Bingley, P.J. and Gale, E.A. (2006). Progression to type 1 diabetes in islet cell antibody-positive relatives in the European Nicotinamide Diabetes Intervention Trial: the role of additional immune, genetic and metabolic markers of risk. *Diabetologia* 49 (5): 881–890.

[43] Sosenko, J.M., Krischer, J.P., Palmer, J.P. et al. (2008). A risk score for type 1 diabetes derived from autoantibody-positive participants in the diabetes prevention trial-type 1. *Diabetes Care* 31 (3): 528–533.

[44] Ziegler, A.G., Rewers, M., Simell, O. et al. (2013). Seroconversion to multiple islet autoantibodies and risk of progression to diabetes in children. *JAMA* 309 (23):2473–2479.

[45] Silveira, P.A. and Grey, S.T. (2006). B cells in the spotlight: innocent bystanders or major players in the pathogenesis of type 1 diabetes. *Trends Endocrinol. Metab.* 17 (4): 128–135.

[46] Oresic, M., Simell, S., Sysi-Aho, M. et al. (2008). Dysregulation of lipid and amino acid metabolism precedes islet autoimmunity in children who later progress to type 1 diabetes. *J. Exp. Med.* 205 (13):2975–2984.

[47] Pflueger, M., Seppanen-Laakso, T., Suortti, T. et al. (2011). Age- and islet autoimmunity-associated differences in amino acid and lipid metabolites in children at risk for type 1 diabetes. *Diabetes* 60 (11):2740–2747.

[48] Atkinson, M.A. (2012). The pathogenesis and natural history of type 1 diabetes. *Cold Spring Harb. Perspect. Med.* 2 (11): a007641.

[49] Lonnrot, M., Korpela, K., Knip, M. et al. (2000). Enterovirus infection as a risk factor for beta-cell autoimmunity in a prospectively observed birth cohort: the Finnish Diabetes Prediction and Prevention Study. *Diabetes* 49 (8): 1314–1318.

[50] Hummel, M., Fuchtenbusch, M., Schenker, M., and Ziegler, A.G. (2000). No major association of breastfeeding, vaccinations, and childhood viral diseases with early islet autoimmunity in the German BABYDIAB Study. *Diabetes Care* 23 (7): 969–974.

[51] Graves, P.M., Rotbart, H.A., Nix, W.A. et al. (2003). Prospective study of enteroviral infections and development of beta-cell autoimmunity. Diabetes autoimmunity study in the young (DAISY). *Diabetes Res. Clin. Pract.* 59 (1): 51–61.

[52] TEDDY Study Group (2008). The environmental determinants of diabetes in the young (TEDDY) study. *Ann. N. Y. Acad. Sci.* 1150: 1–13.

[53] Bach, J.F. (2005). Infections and autoimmune diseases. *J. Autoimmun.* 25 (Suppl): 74–80.

[54] Viskari, H., Ludvigsson, J., Uibo, R. et al. (2005). Relationship between the incidence of type 1 diabetes and maternal enterovirus antibodies: time trends and geographical variation. *Diabetologia* 48 (7): 1280–1287.

[55] Knip, M. and Simell, O. (2012). Environmental triggers of type 1 diabetes. *Cold Spring Harb. Perspect. Med.* 2 (7): a007690.

[56] Norris, J.M., Beaty, B., Klingensmith, G. et al. (1996). Lack of association between early exposure to cow's milk protein and beta-cell autoimmunity. Diabetes autoimmunity study in the young (DAISY). *JAMA* 276 (8): 609–614.

[57] Ziegler, A.G., Schmid, S., Huber, D. et al. (2003). Early infant feeding and risk of developing type 1 diabetesassociated autoantibodies. *JAMA* 290 (13): 1721–1728.

[58] Lamb, M.M., Miller, M., Seifert, J.A. et al. (2015). The effect of childhood cow's milk intake and HLA-DR genotype on risk of islet autoimmunity and type 1 diabetes: the diabetes autoimmunity study in the young. *Pediatr. Diabetes* 16 (1): 31–38.

[59] Knip, M., Virtanen, S.M., Seppa, K. et al. (2010). Dietary intervention in infancy and later signs of beta-cell autoimmunity. *N. Engl. J. Med.* 363 (20): 1900–1908.

[60] Knip, M., Akerblom, H.K., Becker, D. et al. (2014). Hydrolyzed infant formula and early beta-cell autoimmunity: a randomized clinical trial. *JAMA* 311 (22): 2279–2287.

[61] Norris, J.M., Barriga, K., Klingensmith, G. et al. (2003). Timing of initial cereal exposure in infancy and risk of islet autoimmunity. *JAMA* 290 (13): 1713–1720.

[62] Frederiksen, B., Kroehl, M., Lamb, M.M. et al. (2013). Infant exposures and development of type 1 diabetes mellitus: the diabetes autoimmunity study in the young (DAISY). *JAMA Pediatr.* 167 (9): 808–815.

[63] Hummel, S., Pfluger, M., Hummel, M. et al. (2011). Primary dietary intervention study to reduce the risk of islet autoimmunity in children at increased risk for type 1 diabetes: the BABYDIET study. *Diabetes Care* 34 (6):1301–1305.

[64] Hypponen, E., Laara, E., Reunanen, A. et al. (2001). Intake of vitamin D and risk of type 1 diabetes: a birthcohort study. *Lancet* 358 (9292): 1500–1503.

[65] Simpson, M., Brady, H., Yin, X. et al. (2011). No association of vitamin D intake or 25-hydroxyvitamin D levels in childhood with risk of islet autoimmunity and type 1 diabetes: the diabetes autoimmunity study in the young (DAISY). *Diabetologia* 54 (11):2779–2788.

[66] Makinen, M., Mykkanen, J., Koskinen, M. et al. (2016). Serum 25-hydroxyvitamin D concentrations in children progressing to autoimmunity and clinical type 1 diabetes. *J. Clin. Endocrinol. Metab.* 101 (2): 723–729.

[67] Frederiksen, B.N., Kroehl, M., Fingerlin, T.E. et al. (2013).

Association between vitamin D metabolism gene polymorphisms and risk of islet autoimmunity and progression to type 1 diabetes: the diabetes autoimmunity study in the young (DAISY). *J. Clin. Endocrinol. Metab.* 98 (11): E1845–E1851.

[68] Kodama, K., Zhao, Z., Toda, K. et al. (2016). Expression-based genome-wide association study links vitamin D binding protein with autoantigenicity in type 1 diabetes. *Diabetes* 65 (5): 1341–1349.

[69] Dang, M.N., Buzzetti, R., and Pozzilli, P. (2013). Epigenetics in autoimmune diseases with focus on type 1 diabetes. *Diabetes Metab. Res. Rev.* 29 (1): 8–18.

[70] Stankov, K., Benc, D., and Draskovic, D. (2013). Genetic and epigenetic factors in etiology of diabetes mellitus type 1. *Pediatrics* 132 (6): 1112–1122.

[71] Rakyan, V.K., Beyan, H., Down, T.A. et al. (2011). Identification of type 1 diabetes-associated DNA methylation variable positions that precede disease diagnosis. *PLoS Genet.* 7 (9): e1002300.

[72] Stefan, M., Zhang, W., Concepcion, E. et al. (2014). DNA methylation profiles in type 1 diabetes twins point to strong epigenetic effects on etiology. *J. Autoimmun.* 50: 33–37.

[73] Erener, S., Mojibian, M., Fox, J.K. et al. (2013). Circulating miR-375 as a biomarker of beta-cell death and diabetes in mice. *Endocrinology* 154 (2): 603–608.

[74] Sebastiani, G., Grieco, F.A., Spagnuolo, I. et al. (2011). Increased expression of microRNA miR-326 in type 1 diabetic patients with ongoing islet autoimmunity. *Diabetes Metab. Res. Rev.* 27 (8): 862–866.

[75] Hezova, R., Slaby, O., Faltejskova, P. et al. (2010). microRNA-342, microRNA-191 and microRNA-510 are differentially expressed in T regulatory cells of type 1 diabetic patients. *Cell. Immunol.* 260 (2): 70–74.

[76] Miao, F., Chen, Z., Zhang, L. et al. (2012). Profiles of epigenetic histone post-translational modifications at type 1 diabetes susceptible genes. *J. Biol. Chem.* 287(20): 16335–16345.

[77] Miao, F., Smith, D.D., Zhang, L. et al. (2008). Lymphocytes from patients with type 1 diabetes display a distinct profile of chromatin histone H3 lysine 9 dimethylation: an epigenetic study in diabetes. *Diabetes* 57 (12): 3189–3198.

[78] Fu, W., Farache, J., Clardy, S.M. et al. (2014). Epigenetic modulation of type-1 diabetes via a dual effect on pancreatic macrophages and beta cells. *elife* 3: e04631.

[79] Vaarala, O., Ilonen, J., Ruohtula, T. et al. (2012). Removal of bovine insulin from cow's milk formula and early initiation of beta-cell autoimmunity in the FINDIA pilot study. *Arch. Pediatr. Adolesc. Med.* 166(7): 608–614.

[80] Chase, H.P., Boulware, D., Rodriguez, H. et al. (2015). Effect of docosahexaenoic acid supplementation on inflammatory cytokine levels in infants at high genetic risk for type 1 diabetes. *Pediatr. Diabetes* 16 (4): 271–279.

[81] Wicklow, B.A. and Taback, S.P. (2006). Feasibility of a type 1 diabetes primary prevention trial using 2000 IU vitamin D3 in infants from the general population with increased HLA-associated risk. *Ann. N. Y. Acad. Sci.*1079: 310–312.

[82] Achenbach, P., Barker, J., and Bonifacio, E. (2008). Modulating the natural history of type 1 diabetes in children at high genetic risk by mucosal insulin immunization. *Curr. Diab. Rep.* 8 (2): 87–93.

[83] Gale, E.A., Bingley, P.J., Emmett, C.L., and Collier, T. (2004). European Nicotinamide Diabetes Intervention Trial (ENDIT): a randomised controlled trial of intervention before the onset of type 1 diabetes. *Lancet* 363 (9413): 925–931.

[84] Diabetes Prevention Trial–Type 1 Diabetes Study Group (2002). Effects of insulin in relatives of patients with type 1 diabetes mellitus. *N. Engl. J. Med.* 346 (22): 1685–1691.

[85] Skyler, J.S., Krischer, J.P., Wolfsdorf, J. et al. (2005). Effects of oral insulin in relatives of patients with type 1 diabetes: the diabetes prevention trial–type 1. *Diabetes Care* 28 (5): 1068–1076.

[86] Vehik, K., Cuthbertson, D., Ruhlig, H. et al. (2011). Long-term outcome of individuals treated with oral insulin: diabetes prevention trial-type 1 (DPT-1) oral insulin trial. *Diabetes Care* 34 (7): 1585–1590.

[87] Nanto-Salonen, K., Kupila, A., Simell, S. et al. (2008). Nasal insulin to prevent type 1 diabetes in children with HLA genotypes and autoantibodies conferring increased risk of disease: a double-blind, randomised controlled trial. *Lancet* 372 (9651): 1746–1755.

[88] Wherrett, D.K. (2014). Trials in the prevention of type 1 diabetes: current and future. *Can. J. Diabetes* 38 (4):279–284.

[89] Ludvigsson, J., Faresjo, M., Hjorth, M. et al. (2008). GAD treatment and insulin secretion in recent-onset type 1 diabetes. *N. Engl. J. Med.* 359 (18): 1909–1920.

[90] Ludvigsson, J., Krisky, D., Casas, R. et al. (2012). GAD65 antigen therapy in recently diagnosed type 1 diabetes mellitus. *N. Engl. J. Med.* 366 (5): 433–442.

[91] Wherrett, D.K., Bundy, B., Becker, D.J. et al. (2011). Antigen-based therapy with glutamic acid decarboxylase (GAD) vaccine in patients with recentonset type 1 diabetes: a randomised double-blind trial. *Lancet* 378 (9788): 319–327.

[92] Walter, M., Philotheou, A., Bonnici, F. et al. (2009). No effect of the altered peptide ligand NBI-6024 on betacell residual function and insulin needs in new-onset type 1 diabetes. *Diabetes Care* 32 (11): 2036–2040.

[93] Lernmark, A. and Larsson, H.E. (2013). Immune therapy in type 1 diabetes mellitus. *Nat. Rev. Endocrinol.* 9 (2): 92–103.

[94] Herold, K.C., Gitelman, S.E., Masharani, U. et al. (2005). A single course of anti-CD3 monoclonal antibody hOKT3gamma1(Ala-Ala) results in improvement in C-peptide responses and clinical parameters for at least 2 years after onset of type 1 diabetes. *Diabetes* 54 (6): 1763–1769.

[95] Sherry, N., Hagopian, W., Ludvigsson, J. et al. (2011). Teplizumab for treatment of type 1 diabetes (protege study): 1-year results from a randomised, placebocontrolled trial. *Lancet* 378 (9790): 487–497.

[96] Hagopian, W., Ferry, R.J. Jr., Sherry, N. et al. (2013). Teplizumab preserves C-peptide in recent-onset type 1 diabetes: two-year results from the randomized, placebo-controlled protege trial. *Diabetes* 62 (11):3901–3908.

[97] Keymeulen, B., Walter, M., Mathieu, C. et al. (2010). Four-year metabolic outcome of a randomised controlled CD3-antibody trial in recent-onset type 1 diabetic patients depends on their age and baseline residual beta cell mass. *Diabetologia* 53 (4): 614–623.

[98] Staeva, T.P., Chatenoud, L., Insel, R., and Atkinson, M.A. (2013). Recent lessons learned from prevention and recent-onset type 1 diabetes immunotherapy trials. *Diabetes* 62 (1): 9–17.

[99] Pescovitz, M.D., Greenbaum, C.J., Krause-Steinrauf, H. et al. (2009). Rituximab, B-lymphocyte depletion, and preservation of beta-cell function. *N. Engl. J. Med.* 361 (22): 2143–2152.

[100] Pescovitz, M.D., Greenbaum, C.J., Bundy, B. et al. (2014). B-lymphocyte depletion with rituximab and beta-cell function: two-year results. *Diabetes Care* 37(2): 453–459.

[101] Orban, T., Bundy, B., Becker, D.J. et al. (2011). Costimulation modulation with abatacept in patients with recent-onset type 1 diabetes: a randomised, double-blind, placebo-controlled trial. *Lancet* 378 (9789): 412–419.

[102] Orban, T., Bundy, B., Becker, D.J. et al. (2014). Costimulation modulation with abatacept in patients with recent-onset type 1 diabetes: follow-up 1 year after cessation of treatment. *Diabetes Care* 37 (4):1069–1075.

[103] Gitelman, S.E., Gottlieb, P.A., Rigby, M.R. et al. (2013).

Antithymocyte globulin treatment for patients with recent-onset type 1 diabetes: 12-month results of a randomised, placebo-controlled, phase 2 trial. *LancetDiabetes Endocrinol.* 1 (4): 306–316.

[104] Moran, A., Bundy, B., Becker, D.J. et al. (2013). Interleukin-1 antagonism in type 1 diabetes of recent onset: two multicentre, randomised, double-blind, placebo-controlled trials. *Lancet* 381 (9881): 1905–1915.

[105] Schloot, N.C., Meierhoff, G., Lengyel, C. et al. (2007). Effect of heat shock protein peptide DiaPep277 on ß-ell function in paediatric and adult patients with recent-onset diabetes mellitus type 1: two prospective, randomized, double-blind phase II trials. *Diabetes Metab. Res. Rev.* 23 (4): 276–285.

[106] American Diabetes Association (2016). (2) Classification and diagnosis of diabetes. *Diabetes Care* 39 (Suppl 1): S13–S22.

[107] Vehik, K., Cuthbertson, D., Boulware, D. et al. (2012). Performance of HbA1c as an early diagnostic indicator of type 1 diabetes in children and youth. *Diabetes Care* 35 (9): 1821–1825.

[108] Usher-Smith, J.A., Thompson, M., Ercole, A., and Walter, F.M. (2012). Variation between countries in the frequency of diabetic ketoacidosis at first presentation of type 1 diabetes in children: a systematic review. *Diabetologia* 55 (11): 2878–2894.

[109] Dabelea, D., Rewers, A., Stafford, J.M. et al. (2014). Trends in the prevalence of ketoacidosis at diabetes diagnosis: the SEARCH for diabetes in youth study. *Pediatrics* 133 (4): e938–e945.

[110] Codner, E., Acerini, C.L., Craig, M.E. et al. (2018). ISPAD Clinical Practice Consensus Guidelines 2018: What is new in diabetes care? *Pediatr. Diabetes* 19 (Suppl 27): 5–6.

[111] American Diabetes Association (2018). Summary of revisions: Standards of medical care in diabetes. *Diabetes Care* 41 (Suppl 1): S4–S6.

[112] (NICE) NIfHaCE (2015). *NICE Guideline: Diabetes (Type 1 and Type 2) in Children and Young People: Diagnosis and Management.* NICE.

[113] Craig, M.E.T.S., Donaghue, K.C., Cheung, N.W. et al. (2011). *National Evidence-Based Clinical Care Guidelines for Type 1 Diabetes in Children, Adolescents and Adults: Australian Government Department of Health and Ageing.* Canberra.

[114] Silverstein, J., Klingensmith, G., Copeland, K. et al. (2005). Care of children and adolescents with type 1 diabetes: a statement of the American Diabetes Association. *Diabetes Care* 28 (1): 186–212.

[115] Ambler, G. and Cameron, F. (2010). *Caring for Diabetes in Children and Adolescents*, 3e. Sydney: Children's Diabetes Services.

[116] Hanas, R. (2015). *Type 1 Diabetes in Children and Young Adults*, 6e. Class Legal.

[117] Chase, H.P. and Maahs, D.M. (2011). *Understanding Diabetes*, 12e. Children's Diabetes Foundation.

[118] Kaufman, F. (2011). *Insulin Pumps and Continuous Glucose Monitoring*. American Diabetes Association.

[119] Walsh, J. and Roberts, R. (2012). *Pumping Insulin*, 5e. Torrey Pines Press.

[120] Danne, T., Phillip, M., Buckingham, B.A. et al. (2018). ISPAD Clinical Practice Consensus Guidelines 2018: Insulin treatment in children and adolescents with diabetes. *Pediatr. Diabetes* 19 (Suppl 27): 115–135.

[121] Brorsson, A.L., Viklund, G., Ortqvist, E., and Lindholm, O.A. (2015). Does treatment with an insulin pump improve glycaemic control in children and adolescents with type 1 diabetes? A retrospective case-control study. *Pediatr. Diabetes* 16 (7): 546–553.

[122] Malik, F.S. and Taplin, C.E. (2014). Insulin therapy in children and adolescents with type 1 diabetes. *Paediatr. drugs* 16 (2): 141–150.

[123] Pettus, J., Santos Cavaiola, T., Tamborlane, W.V., and Edelman, S. (2016). The past, present, and future of basal insulins. *Diabetes Metab. Res. Rev.* 32: 478–496.

[124] Danne, T., Battelino, T., Jarosz-Chobot, P. et al. (2008). Establishing glycaemic control with continuous subcutaneous insulin infusion in children and adolescents with type 1 diabetes: experience of the PedPump Study in 17 countries. *Diabetologia* 51 (9):1594–1601.

[125] Hamann, A., Matthaei, S., Rosak, C. et al. (2003). A randomized clinical trial comparing breakfast, dinner, or bedtime administration of insulin glargine in patients with type 1 diabetes. *Diabetes Care* 26 (6):1738–1744.

[126] Abali, S., Turan, S., Atay, Z. et al. (2015). Higher insulin detemir doses are required for the similar glycemic control: comparison of insulin detemir and glargine in children with type 1 diabetes mellitus. *Pediatr. Diabetes* 16 (5): 361–366.

[127] Wallace, J.P., Wallace, J.L., and McFarland, M.S. (2014). Comparing dosing of basal insulin analogues detemir and glargine: is it really unit-per-unit and dose-per-dose? *Ann. Pharmacother.* 48 (3): 361–368.

[128] Lepore, M., Pampanelli, S., Fanelli, C. et al. (2000). Pharmacokinetics and pharmacodynamics of subcutaneous injection of long-acting human insulin analog glargine, NPH insulin, and ultralente human insulin and continuous subcutaneous infusion of insulin lispro. *Diabetes* 49 (12): 2142–2148.

[129] American Diabetes Association (2015). (7) Approaches to glycemic treatment. *Diabetes Care* 38 (Suppl): S41–S48.

[130] Simsek, D.G., Yildiz, B., Asar, G., and Darcan, S. (2008). A randomized clinical trial comparing breakfast and bedtime administration of insulin glargine in children and adolescents with type 1 diabetes. *J. Clin. Res. Pediatr. Endocrinol.* 1 (1): 15–20.

[131] Phillip, M., Battelino, T., Rodriguez, H. et al. (2007). Use of insulin pump therapy in the pediatric agegroup: consensus statement from the European Society for Paediatric Endocrinology, the Lawson Wilkins Pediatric Endocrine Society, and the International Society for Pediatric and Adolescent Diabetes, endorsed by the American Diabetes Association and the European Association for the Study of Diabetes. *Diabetes Care* 30 (6): 1653–1662.

[132] Jahn, L.G., Capurro, J.J., and Levy, B.L. (2013). Comparative dose accuracy of durable and patch insulin infusion pumps. *J. Diabetes Sci. Technol.* 7 (4):1011–1020.

[133] Pankowska, E., Blazik, M., Dziechciarz, P. et al. (2009). Continuous subcutaneous insulin infusion vs. multiple daily injections in children with type 1 diabetes: a systematic review and meta-analysis of randomized control trials. *Pediatr. Diabetes* 10 (1): 52–58.

[134] Johnson, S.R., Cooper, M.N., Jones, T.W., and Davis, E.A. (2013). Long-term outcome of insulin pump therapy in children with type 1 diabetes assessed in a large population-based case-control study. *Diabetologia* 56 (11): 2392–2400.

[135] Golden, S.H., Brown, T., Yeh, H.C., et al. (2012). Methods for insulin delivery and glucose monitoring: comparative effectiveness. *Report No. 12-EHC036-EF.*Rockville, MD: Agency for Healthcare Research and Quality (US). AHRQ Comparative Effectiveness Reviews.

[136] Yeh, H.C., Brown, T.T., Maruthur, N. et al. (2012). Comparative effectiveness and safety of methods of insulin delivery and glucose monitoring for diabetes mellitus: a systematic review and meta-analysis. *Ann.Intern. Med.* 157: 336–347.

[137] Garvey, K. and Wolfsdorf, J.I. (2015). The impact of technology

on current diabetes management. *Pediatr. Clin. N. Am.* 62 (4): 873–888.

[138] Acerini, C. (2016). The rise of technology in diabetes care. Not all that is new is necessarily better. *Pediatr. Diabetes* 17: 168–173.

[139] Hanas, R., Lindgren, F., and Lindblad, B. (2009). A 2-yr national population study of pediatric ketoacidosis in Sweden: predisposing conditions and insulin pump use. *Pediatr. Diabetes* 10: 33–37.

[140] Maahs, D.M., Hermann, J.M., Holman, N. et al. (2015). National Paediatric Diabetes Audit and the Royal College of Paediatrics and Child Health, the DPV Initiative, and the T1DM Exchange Clinic Network. Rates of diabetic ketoacidosis: international comparison with 49,859 pediatric patients with type 1 diabetes from England, Wales, the U.S., Austria, and Germany. *Diabetes Care* 38: 1876–1882.

[141] Colino, E., Alvarez, M.A., Carcavilla, A. et al. (2010). Insulin dose adjustment when changing from multiple daily injections to continuous subcutaneous insulin infusion in the pediatric age group. *Acta Diabetol.* 47(Suppl 1): 1–6.

[142] Lau, Y.N., Korula, S., Chan, A.K. et al. (2016). Analysis of insulin pump settings in children and adolescents with type 1 diabetes mellitus. *Pediatr. Diabetes* 17:319–326.

[143] Danne, T., von Schutz, W., Lange, K. et al. (2006). Current practice of insulin pump therapy in children and adolescents – the Hannover recipe. *Pediatr. Diabetes* 7 (Suppl 4): 25–31.

[144] Cemeroglu, A.P., Thomas, J.P., Zande, L.T. et al. (2013). Basal and bolus insulin requirements in children, adolescents, and young adults with type 1 diabetes mellitus on continuous subcutaneous insulin infusion (CSII): effects of age and puberty. *Endocr. Pract.* 19 (5): 805–811.

[145] Danne, T., Battelino, T., Kordonouri, O. et al. (2005). A cross-sectional international survey of continuous subcutaneous insulin infusion in 377 children and adolescents with type 1 diabetes mellitus from 10 countries. *Pediatr. Diabetes* 6 (4): 193–198.

[146] Bachran, R., Beyer, P., Klinkert, C. et al. (2012). Basal rates and circadian profiles in continuous subcutaneous insulin infusion (CSII) differ for preschool children, prepubertal children, adolescents and young adults. *Pediatr. Diabetes* 13 (1): 1–5.

[147] Andersen, A.J., Ostenfeld, A., Pipper, C.B. et al. (2016). Optimum bolus wizard settings in insulin pumps in children with type 1 diabetes. *Diabet. Med.* 33: 1360–1365.

[148] Lasalvia, P., Barahona-Correa, J.E., Romero-Alvernia, D.M. et al. (2016). Pen devices for insulin selfadministration compared with needle and vial: systematic review of the literature and meta-analysis. *J. Diabetes Sci. Technol.* 10: 959–966.

[149] Houtzagers, C.M., Visser, A.P., Berntzen, P.A. et al. (1988). The Medi-Jector II: efficacy and acceptability in insulin-dependent diabetic patients with and without needle phobia. *DiabetMed* 5 (2): 135–138.

[150] Hanas, R., Adolfsson, P., Elfvin-Akesson, K. et al. (2002). Indwelling catheters used from the onset of diabetes decrease injection pain and pre-injection anxiety. *J. Pediatr.* 140 (3): 315–320.

[151] Frid, A., Hirsch, L., Gaspar, R. et al. (2010). New injection recommendations for patients with diabetes. *Diabetes Metab.* 36 (Suppl 2): S3–S18.

[152] Shalitin, S., Ben-Ari, T., Yackobovitch-Gavan, M. et al. (2014). Using the Internet-based upload blood glucose monitoring and therapy management system in patients with type 1 diabetes. *Acta Diabetol.* 51 (2):247–256.

[153] Laffel, L.M., Limbert, C., Phelan, H. et al. (2018). ISPAD Clinical Practice Consensus Guidelines 2018: Sick day management in children and adolescents with diabetes. *Pediatr. Diabetes* 19 (Suppl 27): 193–204.

[154] Haymond, M.W. and Schreiner, B. (2001). Mini-dose glucagon rescue for hypoglycemia in children with type 1 diabetes. *Diabetes Care* 24 (4): 643–645.

[155] Hartley, M., Thomsett, M.J., and Cotterill, A.M. (2006). Mini-dose glucagon rescue for mild hypoglycaemia in children with type 1 diabetes: the Brisbane experience. *J. Paediatr. Child Health* 42 (3): 108–111.

[156] Riddell, M.C. and Iscoe, K.E. (2006). Physical activity, sport, and pediatric diabetes. *Pediatr. Diabetes* 7 (1): 60–70.

[157] Adolfsson, P., Riddell, M.C., Taplin, C.E. et al. (2018). ISPAD Clinical Practice Consensus Guidelines 2018: Exercise in children and adolescents with diabetes. *Pediatr. Diabetes* 19 (Suppl 27): 205–226.

[158] MacDonald, M.J. (1987). Postexercise late-onset hypoglycemia in insulin-dependent diabetic patients. *Diabetes Care* 10 (5): 584–588.

[159] Miller, A.R., Nebesio, T.D., and DiMeglio, L.A. (2011). Insulin dose changes in children attending a residential diabetes camp. *Diabet. Med.* 28 (4):480–486.

[160] Gunasekera, H. and Ambler, G. (2006). Safety and efficacy of blood glucose management practices at a diabetes camp. *J. Paediatr. Child Health* 42 (10): 643–648.

[161] Buckingham, B.A., Raghinaru, D., Cameron, F. et al. (2015). Predictive low-glucose insulin suspension reduces duration of nocturnal hypoglycemia in children without increasing ketosis. *Diabetes Care* 38 (7): 1197–1204.

[162] Jarosz-Chobot, P., Nowakowska, M., and Polanska, J. (2007). Seeking the factors predisposing to local skin inflammatory state development in children with type 1 diabetes (T1DM) treated with continuous subcutaneous insulin infusion (CSII). *Exp. Clin. Endocrinol. Diabetes* 115 (3): 179–181.

[163] Sawatkar, G.U., Kanwar, A.J., Dogra, S. et al. (2014). Spectrum of cutaneous manifestations of type 1 diabetes mellitus in 500 South Asian patients. *Br. J. Dermatol.* 171 (6): 1402–1406.

[164] Johansson, U.B., Amsberg, S., Hannerz, L. et al. (2005). Impaired absorption of insulin aspart from lipohypertrophic injection sites. *Diabetes Care* 28 (8):2025–2027.

[165] Mahmud, F.H., Elbarbary, N.S., Fröhlich-Reiterer, E. et al. (2018). ISPAD Clinical Practice Consensus Guidelines 2018: Other complications and associated conditions in children and adolescents with type 1 diabetes. *Pediatr. Diabetes* 19 (Suppl 27): 275–286.

[166] Libman, I.M., Miller, K.M., DiMeglio, L.A. et al. (2015). Effect of metformin added to insulin on glycemic control among overweight/obese adolescents with type 1 diabetes: a randomized clinical trial. *JAMA* 314 (21): 2241–2250.

[167] Zeitler, P., Arslanian, S., Fu, J. et al. (2018). ISPAD Clinical Practice Consensus Guidelines 2018: Type 2 diabetes mellitus in youth. *Pediatr. Diabetes* 19 (Suppl 27): 28–46.

[168] American Diabetes Association (2016). (8) Cardiovascular disease and risk management. *Diabetes Care* 39 (Suppl 1): S60–S71.

[169] American Diabetes Association (2015). (11) Children and adolescents. *Diabetes Care* 38 (Suppl): S70–S76.

[170] Marcovecchio, M.L., Woodside, J., Jones, T. et al. (2014). Adolescent Type 1 Diabetes Cardio-Renal Intervention Trial (AdDIT): urinary screening and baseline biochemical and cardiovascular assessments. *Diabetes Care* 37 (3): 805–813.

[171] Cholesterol Treatment Trialists Collaborators, Kearney, P.M., Blackwell, L. et al. (2008). Efficacy of cholesterol-lowering therapy in 18,686 people with diabetes in 14 randomised trials of statins: a metaanalysis. *Lancet* 371 (9607): 117–125.

[172] Donaghue, K.C., Marcovecchio, M.L., Wadwa, R.P. et al. (2018). ISPAD Clinical Practice Consensus Guidelines 2018:

Microvascular and macrovascular complications in children and adolescents. *Pediatr. Diabetes* 19 (Suppl 27): 262–274.

[173] DiMeglio, L.A., Acerini, C.L., Codner, E. et al. (2018). ISPAD Clinical Practice Consensus Guidelines 2018: Glycemic control targets and glucose monitoring for children, adolescents, and young adults with diabetes. *Pediatr. Diabetes* 19 (Suppl 27): 105–114.

[174] Haller, M.J., Stalvey, M.S., and Silverstein, J.H. (2004). Predictors of control of diabetes: monitoring may be the key. *J. Pediatr.* 144 (5): 660–661.

[175] Miller, K.M., Beck, R.W., Bergenstal, R.M. et al. (2013). Evidence of a strong association between frequency of self-monitoring of blood glucose and hemoglobin A1c levels in T1DM exchange clinic registry participants. *Diabetes Care* 36 (7):2009–2014.

[176] Ziegler, R., Heidtmann, B., Hilgard, D. et al. (2011). Frequency of SMBG correlates with HbA1c and acute complications in children and adolescents with type 1 diabetes. *Pediatr. Diabetes* 12 (1): 11–17.

[177] American Diabetes Association (2015). (6) Glycemic targets. *Diabetes Care* 38 (Suppl): S33–S40.

[178] Lucidarme, N., Alberti, C., Zaccaria, I. et al. (2005). Alternate-site testing is reliable in children and adolescents with type 1 diabetes, except at the forearm for hypoglycemia detection. *Diabetes Care* 28 (3): 710–711.

[179] Bergenstal, R., Pearson, J., Cembrowski, G.S. et al. (2000). Identifying variables associated with inaccurate self-monitoring of blood glucose: proposed guidelines to improve accuracy. *Diabet. Edu.* 26 (6):981–989.

[180] Hood, K.K., Peterson, C.M., Rohan, J.M., and Drotar, D. (2009). Association between adherence and glycemic control in pediatric type 1 diabetes: a metaanalysis.*Pediatrics* 124 (6): e1171–e1179.

[181] Ly, T.T., Nicholas, J.A., Retterath, A. et al. (2013). Effect of sensor-augmented insulin pump therapy and automated insulin suspension vs standard insulin pump therapy on hypoglycemia in patients with type 1 diabetes: a randomized clinical trial. *JAMA* 310 (12):1240–1247.

[182] Bergenstal, R.M., Klonoff, D.C., Garg, S.K. et al. (2013). Threshold-based insulin-pump interruption for reduction of hypoglycemia. *N. Engl. J. Med.* 369 (3): 224–232.

[183] Nimri, R., Yakoob, H., Schoenberg, B., and Dassau, E. (2016). Closing the Loop. *Diabetes Technol. Ther.* 18 (Suppl 1): S29–S42.

[184] Tauschmann, M., Allen, J.M., Wilinska, M.E. et al. (2016). Day-and-night hybrid closed-loop insulin delivery in adolescents with type 1 diabetes: a freeliving, randomized clinical trial. *Diabetes Care* 39:1168–1174.

[185] Russell, S.J. (2015). Progress of artificial pancreas devices towards clinical use: the first outpatient studies. *Curr. Opin. Endocrinol. Diabetes Obes.* 22 (2):106–111.

[186] Guerci, B., Benichou, M., Floriot, M. et al. (2003). Accuracy of an electrochemical sensor for measuring capillary blood ketones by fingerstick samples during metabolic deterioration after continuous subcutaneous insulin infusion interruption in type 1 diabetic patients. *Diabetes Care* 26 (4): 1137–1141.

[187] Klocker, A.A., Phelan, H., Twigg, S.M., and Craig, M.E. (2013). Blood beta-hydroxybutyrate vs. urine acetoacetate testing for the prevention and management of ketoacidosis in type 1 diabetes: a systematic review. *Diabet. Med.* 30(7): 818–824.

[188] Fiorina, P., Voltarelli, J., and Zavazava, N. (2011). Immunological applications of stem cells in type 1 diabetes. *Endocr. Rev.* 32 (6): 725–754.

[189] Best, M., Carroll, M., Hanley, N.A., and Piper, H.K. (2008). Embryonic stem cells to beta-cells by understanding pancreas development. *Mol. Cell. Endocrinol.* 288 (1–2): 86–94.

[190] D'Amour, K.A., Bang, A.G., Eliazer, S. et al. (2006). Production of pancreatic hormone-expressing endocrine cells from human embryonic stem cells. *Nat. Biotechnol.* 24 (11): 1392–1401.

[191] Kroon, E., Martinson, L.A., Kadoya, K. et al. (2008). Pancreatic endoderm derived from human embryonic stem cells generates glucose-responsive insulinsecreting cells in vivo. *Nat. Biotechnol.* 26 (4):443–452.

[192] Rezania, A., Bruin, J.E., Arora, P. et al. (2014). Reversal of diabetes with insulin-producing cells derived in vitro from human pluripotent stem cells. *Nat. Biotechnol.* 32 (11): 1121–1133.

[193] Rezania, A., Bruin, J.E., Riedel, M.J. et al. (2012). Maturation of human embryonic stem cell-derived pancreatic progenitors into functional islets capable of treating pre-existing diabetes in mice. *Diabetes* 61 (8):2016–2029.

[194] Tan, G., Elefanty, A.G., and Stanley, E.G. (2014). Beta-cell regeneration and differentiation: how close are we to the 'holy grail'? *J. Mol. Endocrinol.* 53 (3):R119–R129.

[195] Agulnick, A.D., Ambruzs, D.M., Moorman, M.A. et al. (2015). Insulin-producing endocrine cells differentiated in vitro from human embryonic stem cells function in macroencapsulation devices in vivo. *Stem Cells Transl. Med.* 4 (10): 1214–1222.

[196] Maehr, R., Chen, S., Snitow, M. et al. (2009). Generation of pluripotent stem cells from patients with type 1 diabetes. *Proc. Natl. Acad. Sci. U. S. A.* 106(37): 15768–15773.

[197] Jeon, K., Lim, H., Kim, J.H. et al. (2012). Differentiation and transplantation of functional pancreatic beta cells generated from induced pluripotent stem cells derived from a type 1 diabetes mouse model. *Stem Cells Dev.* 21 (14): 2642–2655.

[198] Haller, M.J., Wasserfall, C.H., Hulme, M.A. et al. (2011). Autologous umbilical cord blood transfusion in young children with type 1 diabetes fails to preserve C-peptide. *Diabetes Care* 34 (12): 2567–2569.

[199] Haller, M.J., Wasserfall, C.H., Hulme, M.A. et al. (2013). Autologous umbilical cord blood infusion followed by oral docosahexaenoic acid and vitamin D supplementation for C-peptide preservation in children with type 1 diabetes. *Biol. Blood Marrow Transplant.* 19 (7): 1126–1129.

[200] Haller, M.J., Wasserfall, C.H., McGrail, K.M. et al. (2009). Autologous umbilical cord blood transfusion in very young children with type 1 diabetes. *Diabetes Care* 32 (11): 2041–2046.

[201] Voltarelli, J.C., Couri, C.E., Stracieri, A.B. et al. (2007). Autologous nonmyeloablative hematopoietic stem cell transplantation in newly diagnosed type 1 diabetes mellitus. *JAMA* 297 (14): 1568–1576.

[202] Madec, A.M., Mallone, R., Afonso, G. et al. (2009). Mesenchymal stem cells protect NOD mice from diabetes by inducing regulatory T cells. *Diabetologia* 52 (7): 1391–1399.

[203] Carlsson, P.O., Schwarcz, E., Korsgren, O., and Le Blanc, K. (2015). Preserved beta-cell function in type 1 diabetes by mesenchymal stromal cells. *Diabetes* 64(2): 587–592.

[204] Robertson, R.P., Davis, C., Larsen, J. et al. (2006). Pancreas and islet transplantation in type 1 diabetes. *Diabetes Care* 29 (4): 935.

[205] White, S.A., Shaw, J.A., and Sutherland, D.E. (2009). Pancreas transplantation. *Lancet* 373 (9677): 1808–1817.

[206] Gruessner, A.C., Sutherland, D.E., and Gruessner, R.W. (2012). Long-term outcome after pancreas transplantation. *Curr. Opin. Organ Transplant.* 17 (1):100–105.

[207] Gruessner, R.W. and Gruessner, A.C. (2013). Pancreas transplant alone: a procedure coming of age. *Diabetes Care* 36 (8): 2440–2447.

[208] Gruessner, R.W. and Gruessner, A.C. (2013). The current state of pancreas transplantation. *Nat. Rev. Endocrinol.* 9 (9):

555–562.
[209] Gruessner, A.C. (2011). 2011 Update on pancreas transplantation: comprehensive trend analysis of 25,000 cases followed up over the course of twentyfour years at the International Pancreas Transplant Registry (IPTR). *Rev. Diabet. Stud.* 8 (1): 6–16.
[210] Fioretto, P. and Mauer, M. (2012). Reversal of diabetic nephropathy: lessons from pancreas transplantation. *J. Nephrol.* 25 (1): 13–18.
[211] Shapiro, A.M., Lakey, J.R., Ryan, E.A. et al. (2000). Islet transplantation in seven patients with type 1 diabetes mellitus using a glucocorticoid-free immunosuppressive regimen. *N. Engl. J. Med.* 343 (4): 230–238.
[212] Ryan, E.A., Paty, B.W., Senior, P.A. et al. (2005). Five-year follow-up after clinical islet transplantation. *Diabetes* 54 (7): 2060–2069.
[213] Shapiro, A.M., Ricordi, C., Hering, B.J. et al. (2006). International trial of the Edmonton protocol for islet transplantation. *N. Engl. J. Med.* 355 (13): 1318–1330.
[214] McCall, M. and Shapiro, A.M. (2012). Update on islet transplantation. *Cold Spring Harb. Perspect. Med.* 2 (7): a007823.
[215] Shapiro, A.M. (2012). Islet transplantation in type 1 diabetes: ongoing challenges, refined procedures, and long-term outcome. *Rev. Diabet. Stud.* 9 (4): 385–406.
[216] Barton, F.B., Rickels, M.R., Alejandro, R. et al. (2012). Improvement in outcomes of clinical islet transplantation: 1999-2010. *Diabetes Care* 35 (7): 1436–1445.
[217] Choudhary, P., Rickels, M.R., Senior, P.A. et al. (2015). Evidence-informed clinical practice recommendations for treatment of type 1 diabetes complicated by problematic hypoglycemia. *Diabetes Care* 38 (6):1016–1029.
[218] Veiseh, O. and Langer, R. (2015). Diabetes: a smartinsulin patch. *Nature* 524 (7563): 39–40.
[219] Veiseh, O., Tang, B.C., Whitehead, K.A. et al. (2015). Managing diabetes with nanomedicine: challenges and opportunities. *Nat. Rev. Drug Discov.* 14 (1):45–57.
[220] Wu, W. and Zhou, S. (2013). Responsive materials for self-regulated insulin delivery. *Macromol. Biosci.* 13 (11): 1464–1477.
[221] Yu, J., Zhang, Y., Ye, Y. et al. (2015). Microneedle-array patches loaded with hypoxia-sensitive vesicles provide fast glucose-responsive insulin delivery. *Proc. Natl.Acad. Sci. U. S. A.* 112 (27): 8260–8265.
[222] Smart, C.E., Annan, F., Higgins, L.A. et al. (2018). ISPAD Clinical Practice Consensus Guidelines 2018: Nutritional management in children and adolescents with diabetes. *Pediatr. Diabetes* 19 (Suppl 27):136–154.
[223] Bell, K.J., Bao, J., Petocz, P. et al. (2015). Validation of the food insulin index in lean, young, healthy individuals, and type 2 diabetes in the context of mixed meals: an acute randomized crossover trial. *Am. J. Clin. Nutr.* 102 (4): 801–806.
[224] Gilbertson, H.R., Brand-Miller, J.C., Thorburn, A.W. et al. (2001). The effect of flexible low glycemic index dietary advice versus measured carbohydrate exchange diets on glycemic control in children with type 1 diabetes. *Diabetes Care* 24 (7):1137–1143.
[225] Muhlhauser, I., Jorgens, V., Berger, M. et al. (1983). Bicentric evaluation of a teaching and treatment programme for type 1 (insulin-dependent) diabetic patients: improvement of metabolic control and other measures of diabetes care for up to 22 months. *Diabetologia* 25 (6): 470–476.
[226] DAFNE Study Group (2002). Training in flexible, intensive insulin management to enable dietary freedom in people with type 1 diabetes: dose adjustment for normal eating (DAFNE) randomised controlled trial. *BMJ* 325 (7367): 746.
[227] Waller, H., Eiser, C., Knowles, J. et al. (2008). Pilot study of a novel educational programme for 11-16 year olds with type 1 diabetes mellitus: the KICk-OFF course. *Arch. Dis. Child.* 93 (11): 927–931.
[228] Price, K.J., Knowles, J.A., Fox, M. et al. (2016). Effectiveness of the Kids in Control of Food (KICk-OFF) structured education course for 11-16 year olds with type 1 diabetes. *Diabet. Med.* 33 (2): 192–203.
[229] Bell, K.J., Barclay, A.W., Petocz, P. et al. (2014). Efficacy of carbohydrate counting in type 1 diabetes: a systematic review and meta-analysis. *Lancet Diabetes Endocrinol.* 2 (2): 133–140.
[230] Ramotowska, A., Golicki, D., Dzygalo, K., and Szypowska, A. (2013). The effect of using the insulin pump bolus calculator compared to standard insulin dosage calculations in patients with type 1 diabetes mellitus – systematic review. *Exp. Clin. Endocrinol. Diabetes* 121 (5): 248–254.
[231] Niel, J.V. and Geelhoed-Duijvestijn, P.H. (2014). Use of a smart glucose monitoring system to guide insulin dosing in patients with diabetes in regular clinical practice. *J. Diabetes Sci. Technol.* 8 (1):188–189.
[232] Rabbone, I., Scaramuzza, A.E., Ignaccolo, M.G. et al. (2014). Carbohydrate counting with an automated bolus calculator helps to improve glycaemic control in children with type 1 diabetes using multiple daily injection therapy: an 18-month observational study. *Diabetes Res. Clin. Pract.* 103 (3): 388–394.
[233] Gale, E.A., Beattie, S.D., Hu, J. et al. (2007). Recruitment to a clinical trial improves glycemic control in patients with diabetes. *Diabetes Care* 30(12): 2989–2992.
[234] Cummins, E., Royle, P., Snaith, A. et al. (2010). Clinical effectiveness and cost-effectiveness of continuous subcutaneous insulin infusion for diabetes: systematic review and economic evaluation. *Health Technol. Assess.* 14 (11): iii–iv, xi–xvi, 1–181.
[235] Dorchy, H. (2010). Management of type 1 diabetes (insulin, diet, sport): 'Dorchy's recipes'. *Rev. Med. Brux.* 31 (2 Suppl): S37–S53.
[236] Ludvigsson, J. (2013). Update on treatment of type 1 diabetes in childhood. *Curr. Pediatr. Rep.* 1 (2): 118–127.
[237] Sawyer, L. and Gale, E.A. (2009). Diet, delusion and diabetes. *Diabetologia* 52 (1): 1–7.
[238] Bell, K.J., Smart, C.E., Steil, G.M. et al. (2015). Impact of fat, protein, and glycemic index on postprandial glucose control in type 1 diabetes: implications for intensive diabetes management in the continuous glucose monitoring era. *Diabetes Care* 38 (6):1008–1015.
[239] Unwin, D. and Tobin, S. (2015). A patient request for some 'deprescribing'. *BMJ* 351: h4023.
[240] Malalasekera, V., Cameron, F., Grixti, E., and Thomas, M.C. (2009). Potential reno-protective effects of a gluten-free diet in type 1 diabetes. *Diabetologia* 52 (5):798–800.
[241] Gopee, E., van den Oever, E.L., Cameron, F., and Thomas, M.C. (2013). Coeliac disease, gluten-free diet and the development and progression of albuminuria in children with type 1 diabetes. *Pediatr. Diabetes* 14(6): 455–458.
[242] Pivovarov, J.A., Taplin, C.E., and Riddell, M.C. (2015). Current perspectives on physical activity and exercise for youth with diabetes. *Pediatr. Diabetes* 16 (4):242–255.
[243] Quirk, H., Blake, H., Tennyson, R. et al. (2014). Physical activity interventions in children and young people with type 1 diabetes mellitus: a systematic review with meta-analysis. *Diabet. Med.* 31 (10):1163–1173.
[244] Bally, L., Laimer, M., and Stettler, C. (2015). xerciseassociated glucose metabolism in individuals with type 1 diabetes mellitus. *Curr. Opin. Clin. Nutr. Metab. Care* 18 (4): 428–433.
[245] Diabetes Research in Children Network Study Group, Tsalikian,

E., Kollman, C. et al. (2006). Prevention of hypoglycemia during exercise in children with type 1 diabetes by suspending basal insulin. *Diabetes Care* 29(10): 2200–2204.

[246] Adolfsson, P., Nilsson, S., and Lindblad, B. (2011). Continuous glucose monitoring system during physical exercise in adolescents with type 1 diabetes. *Acta Paediatr.* 100 (12): 1603–1609.

[247] Cameron, F.J., Northam, E.A., Ambler, G.R., and Daneman, D. (2007). Routine psychological screening in youth with type 1 diabetes and their parents: a notion whose time has come? *Diabetes Care* 30 (10):2716–2724.

[248] Phelan, H., Lange, K., Cengiz, E. et al. (2018). ISPAD Clinical Practice Consensus Guidelines 2018: Diabetes education in children and adolescents. *Pediatr. Diabetes* 19 (Suppl 27): 75–83.

[249] Pihoker, C., Forsander, G., Fantahun, B. et al. (2018). ISPAD Clinical Practice Consensus Guidelines 2018: The delivery of ambulatory diabetes care to children and adolescents with diabetes. *Pediatr. Diabetes* 19(Suppl 27): 84–104.

[250] Cameron, F.J., de Beaufort, C., Aanstoot, H.J. et al. (2013). Lessons from the Hvidoere International Study Group on childhood diabetes: be dogmatic about outcome and flexible in approach. *Pediatr. Diabetes* 14 (7): 473–480.

[251] Skinner, T.C., Barnard, K., Cradock, S., and Parkin, T. (2007). Patient and professional accuracy of recalled treatment decisions in out-patient consultations. *Diabet. Med.* 24 (5): 557–560.

[252] Cameron, F.J. (2015). The impact of diabetes on brain function in childhood and adolescence. *Pediatr. Clin. N. Am.* 62 (4): 911–927.

[253] Cameron, F.J. and Wherrett, D.K. (2015). Care of diabetes in children and adolescents: controversies, changes, and consensus. *Lancet* 385 (9982): 2096–2106.

[254] Maahs, D.M., Hermann, J.M., DuBose, S.N. et al. (2014). Contrasting the clinical care and outcomes of 2,622 children with type 1 diabetes less than 6 years of age in the United States T1DM Exchange and German/Austrian DPV registries. *Diabetologia* 57 (8):1578–1585.

[255] Doggen, K., Debacker, N., Beckers, D. et al. (2012). Care delivery and outcomes among Belgian children and adolescents with type 1 diabetes. *Eur. J. Pediatr.* 171 (11): 1679–1685.

[256] Dovc, K., Telic, S.S., Lusa, L. et al. (2014). Improved metabolic control in pediatric patients with type 1 diabetes: a nationwide prospective 12-year time trends analysis. *Diabetes Technol. Ther.* 16 (1): 33–40.

[257] Neylon, O.M., O'Connell, M.A., Skinner, T.C., and Cameron, F.J. (2013). Demographic and personal factors associated with metabolic control and self-care in youth with type 1 diabetes: a systematic review. *Diabetes Metab. Res. Rev.* 29 (4): 257–272.

[258] White, M., O'Connell, M.A., and Cameron, F.J. (2015). Transition to adult endocrine services: what is achievable? The diabetes perspective. *Best Pract. Res. Clin. Endocrinol. Metab.* 29 (3): 497–504.

[259] Anderson, B.J., Miller, J.P., Auslander, W.F., and Santiago, J.V. (1981). Family characteristics of diabetic adolescents: relationship to metabolic control. *Diabetes Care* 4 (6): 586–594.

[260] Brink, S.J. (1997). How to apply the experience from the diabetes control and complications trial to children and adolescents? *Ann. Med.* 29 (5): 425–438.

[261] Anderson, B.J., Vangsness, L., Connell, A. et al. (2002). Family conflict, adherence, and glycaemic control in youth with short duration type 1 diabetes. *Diabet. Med.* 19 (8): 635–642.

[262] Swift, P.G., Skinner, T.C., de Beaufort, C.E. et al. (2010). Target setting in intensive insulin management is associated with metabolic control: the Hvidoere childhood diabetes study group centre differences study 2005. *Pediatr. Diabetes* 11 (4): 271–278.

[263] Freeman, V.S. (2014). Glucose and hemoglobin A1c. *Lab. Med.* 45 (1): e21–e24.

[264] Kilpatrick, E.S., Rigby, A.S., and Atkin, S.L. (2007). Variability in the relationship between mean plasma glucose and HbA1c: implications for the assessment of glycemic control. *Clin. Chem.* 53 (5): 897–901.

[265] (1993). The effect of intensive treatment of diabetes on the development and progression of long-term complications in insulin-dependent diabetes mellitus. The Diabetes Control and Complications Trial Research Group. *N. Engl. J. Med.* 329 (14): 977–986.

[266] National Institute for Health and Care Excellence (NICE) (2015). NICE guidelines: Diabetes (type 1 and type 2) in children and young people: diagnosis and management 2015. http://www.nice.org.uk/guidance/ng18.

[267] Cefalu, W.T. and Ratner, R.E. (2014). The diabetes control and complications trial/epidemiology of diabetes interventions and complications study at 30 years: the 'gift' that keeps on giving! *Diabetes Care* 37(1): 5–7.

[268] Abraham, M.B., Jones, T.W., Naranjo, D. et al. (2018). ISPAD Clinical Practice Consensus Guidelines 2018: Assessment and management of hypoglycemia in children and adolescents with diabetes. *Pediatr. Diabetes* 19 (Suppl 27): 178–192.

[269] Tanenberg, R.J., Newton, C.A., and Drake, A.J. (2010). Confirmation of hypoglycemia in the 'dead-in-bed' syndrome, as captured by a retrospective continuous glucose monitoring system. *Endocr. Pract.* 16 (2):244–248.

[270] Clarke, W.L., Gonder-Frederick, A., Snyder, A.L., and Cox, D.J. (1998). Maternal fear of hypoglycemia in their children with insulin dependent diabetes mellitus. *J. Pediatr. Endocrinol. Metab.* 11 (Suppl 1):189–194.

[271] Siafarikas, A., Johnston, R.J., Bulsara, M.K. et al. (2012). Early loss of the glucagon response to hypoglycemia in adolescents with type 1 diabetes. *Diabetes Care* 35 (8): 1757–1762.

[272] Jones, T.W., Boulware, S.D., Kraemer, D.T. et al. (1991). Independent effects of youth and poor diabetes control on responses to hypoglycemia in children. *Diabetes* 40 (3): 358–363.

[273] Cryer, P.E. (2002). Hypoglycaemia: the limiting factor in the glycaemic management of type I and type II diabetes. *Diabetologia* 45 (7): 937–948.

[274] Cryer, P.E. (2002). The pathophysiology of hypoglycaemia in diabetes. *Diabetes Nutr. Metab.* 15 (5): 330–333. discussion 62.

[275] Cranston, I., Lomas, J., Maran, A. et al. (1994). Restoration of hypoglycaemia awareness in patients with long-duration insulin-dependent diabetes. *Lancet* 344 (8918): 283–287.

[276] O'Connell, S.M., Cooper, M.N., Bulsara, M.K. et al. (2011). Reducing rates of severe hypoglycemia in a population-based cohort of children and adolescents with type 1 diabetes over the decade 2000-2009. *Diabetes Care* 34 (11): 2379–2380.

[277] Porter, P.A., Keating, B., Byrne, G., and Jones, T.W. (1997). Incidence and predictive criteria of nocturnal hypoglycemia in young children with insulindependent diabetes mellitus. *J. Pediatr.* 130 (3):366–372.

[278] Clarke, W., Jones, T., Rewers, A. et al. (2008). Assessment and management of hypoglycemia in children and adolescents with diabetes. *Pediatr. Diabetes* 9 (2): 165–174.

[279] Kalergis, M., Schiffrin, A., Gougeon, R. et al. (2003). Impact of bedtime snack composition on prevention of nocturnal hypoglycemia in adults with type 1 diabetes undergoing intensive insulin management using lispro insulin before meals: a randomized, placebo-controlled, crossover trial. *Diabetes Care* 26(1): 9–15.

[280] Kaufman, F.R., Halvorson, M., and Kaufman, N.D. (1995). A randomized, blinded trial of uncooked cornstarch to diminish nocturnal hypoglycemia at diabetes camp. *Diabetes Res. Clin. Pract.* 30 (3): 205–209.

[281] Chiang, J.L., Kirkman, M.S., Laffel, L.M., and Peters, A.L. (2014). Type 1 diabetes sourcebook A. Type 1 diabetes through the life span: a position statement of the American Diabetes Association. *Diabetes Care* 37 (7): 2034–2054.

[282] Walsh, J. and Roberts, R. (2002). *Pumping Insulin. Everything You Need for Success With An Insulin Pump*. San Diego, CA: Torry Pines Press.

[283] Jackson, M.A., Caputo, N., Castle, J.R. et al. (2012). Stable liquid glucagon formulations for rescue treatment and bi-hormonal closed-loop pancreas. *Curr. Diab. Rep.* 12 (6): 705–710.

[284] Shann, F. (2014). *Drug Doses*, 16e. Royal Children's Hospital Melbourne.

[285] Tu, E., Twigg, S.M., Duflou, J., and Semsarian, C. (2008). Causes of death in young Australians with type 1 diabetes: a review of coronial postmortem examinations. *Med. J. Aust.* 188 (12): 699–702.

[286] Secrest, A.M., Becker, D.J., Kelsey, S.F. et al. (2011). Characterizing sudden death and dead-in-bed syndrome in type 1 diabetes: analysis from two childhood-onset type 1 diabetes registries. *Diabet. Med.* 28 (3): 293–300.

[287] Hsieh, A. and Twigg, S.M. (2014). The enigma of the dead-in-bed syndrome: challenges in predicting and preventing this devastating complication of type 1 diabetes. *J. Diabetes Complicat.* 28 (5): 585–587.

[288] Edge, J.A., Ford-Adams, M.E., and Dunger, D.B. (1999). Causes of death in children with insulin dependent diabetes 1990-96. *Arch. Dis. Child.* 81 (4):318–323.

[289] Wolfsdorf, J.I., Glaser, N., Agus, M. et al. (2018). ISPAD Clinical Practice Consensus Guidelines 2018:Diabetic ketoacidosis and the hyperglycemic hyperosmolar state. *Pediatr. Diabetes* 19 (Suppl 27):155–177.

[290] Wolfsdorf, J., Glaser, N., Sperling, M.A., and American Diabetes Association (2006). Diabetic ketoacidosis in infants, children, and adolescents: a consensus statement from the American Diabetes Association. *Diabetes Care* 29 (5): 1150–1159.

[291] Dunger, D.B., Sperling, M.A., Acerini, C.L. et al. (2004). ESPE/LWPES consensus statement on diabetic ketoacidosis in children and adolescents. *Arch. Dis. Child.* 89 (2): 188–194.

[292] Rewers, A., Chase, H.P., Mackenzie, T. et al. (2002). Predictors of acute complications in children with type 1 diabetes. *JAMA* 287 (19): 2511–2518.

[293] Vanelli, M., Chiari, G., Ghizzoni, L. et al. (1999). Effectiveness of a prevention program for diabetic ketoacidosis in children. An 8-year study in schools and private practices. *Diabetes Care* 22 (1): 7–9.

[294] Chase, H.P., Garg, S.K., and Jelley, D.H. (1990). Diabetic ketoacidosis in children and the role of outpatient management. *Pediatr. Rev.* 11 (10):297–304.

[295] Decourcey, D.D., Steil, G.M., Wypij, D., and Agus, M.S. (2013). Increasing use of hypertonic saline over mannitol in the treatment of symptomatic cerebral edema in pediatric diabetic ketoacidosis: an 11-year retrospective analysis of mortality*. *Pediatr. Crit. CareMed.* 14 (7): 694–700.

[296] Koves, I.H., Neutze, J., Donath, S. et al. (2004). The accuracy of clinical assessment of dehydration during diabetic ketoacidosis in childhood. *Diabetes Care* 27(10): 2485–2487.

[297] Wallace, T.M., Meston, N.M., Gardner, S.G., and Matthews, D.R. (2001). The hospital and home use of a 30-second hand-held blood ketone meter: guidelines for clinical practice. *Diabet. Med.* 18 (8): 640–645.

[298] Arora, S. and Menchine, M. (2012). The role of point-of-care beta-hydroxybutyrate testing in the diagnosis of diabetic ketoacidosis: a review. *Hosp. Pract.* 40 (2): 73–78.

[299] Flood, R.G. and Chiang, V.W. (2001). Rate and prediction of infection in children with diabetic ketoacidosis. *Am. J. Emerg. Med.* 19 (4): 270–273.

[300] Oh, M.S., Carroll, H.J., and Uribarri, J. (1990). Mechanism of normochloremic and hyperchloremic acidosis in diabetic ketoacidosis. *Nephron* 54 (1): 1–6.

[301] Mahler, S.A., Conrad, S.A., Wang, H., and Arnold, T.C. (2011). Resuscitation with balanced electrolyte solution prevents hyperchloremic metabolic acidosis in patients with diabetic ketoacidosis. *Am. J. Emerg.Med.* 29 (6): 670–674.

[302] Harris, G.D., Fiordalisi, I., Harris, W.L. et al. (1990). Minimizing the risk of brain herniation during treatment of diabetic ketoacidemia: a retrospective and prospective study. *J. Pediatr.* 117 (1 Pt 1): 22–31.

[303] Edge, J.A., Jakes, R.W., Roy, Y. et al. (2006). The UK case-control study of cerebral oedema complicating diabetic ketoacidosis in children. *Diabetologia* 49 (9):2002–2009.

[304] Nallasamy, K., Jayashree, M., Singhi, S., and Bansal, A. (2014). Low-dose vs standard-dose insulin in pediatric diabetic ketoacidosis: a randomized clinical trial. *JAMA Pediatr.* 168 (11): 999–1005.

[305] Al Hanshi, S. and Shann, F. (2011). Insulin infused at 0.05 versus 0.1 units/kg/hr in children admitted to intensive care with diabetic ketoacidosis. *Pediatr. Crit. Care Med.* 12 (2): 137–140.

[306] Puttha, R., Cooke, D., Subbarayan, A. et al. (2010). Low dose (0.05 units/kg/h) is comparable with standard dose (0.1 units/kg/h) intravenous insulin infusion for the initial treatment of diabetic ketoacidosis in children with type 1 diabetes-an observational study. *Pediatr. Diabetes* 11 (1):12–17.

[307] Marcin, J.P., Kuppermann, N., Tancredi, D.J., and Glaser, N.S. (2011). Insulin administration for treatment of pediatric diabetic ketoacidosis: are lower rates of infusion beneficial? *Pediatr. Crit. Care Med.* 12 (2): 217–219.

[308] Soler, N.G., FitzGerald, M.G., Wright, A.D., and Malins, J.M. (1975). Comparative study of different insulin regimens in management of diabetic ketoacidosis. *Lancet* 2 (7947): 1221–1224.

[309] Lee, P., Greenfield, J.R., and Campbell, L.V. (2008). 'Mind the gap' when managing ketoacidosis in type 1 diabetes. *Diabetes Care* 31 (7): e58.

[310] Glaser, N.S., Marcin, J.P., Wootton-Gorges, S.L. et al. (2008). Correlation of clinical and biochemical findings with diabetic ketoacidosis-related cerebral edema in children using magnetic resonance diffusion-weighted imaging. *J. Pediatr.* 153 (4): 541–546.

[311] Lever, E. and Jaspan, J.B. (1983). Sodium bicarbonate therapy in severe diabetic ketoacidosis. *Am. J. Med.* 75 (2): 263–268.

[312] Fiordalisi, I., Novotny, W.E., Holbert, D. et al. (2007). An 18-yr prospective study of pediatric diabetic ketoacidosis: an approach to minimizing the risk of brain herniation during treatment. *Pediatr. Diabetes* 8(3): 142–149.

[313] Pham-Short, A., Donaghue, K.C., Ambler, G. et al. (2015). Screening for celiac disease in type 1 diabetes: a systematic review. *Pediatrics* 136 (1): e170–e176.

[314] Rubio-Tapia, A., Hill, I.D., Kelly, C.P. et al. (2013). ACG clinical guidelines: diagnosis and management of celiac disease. *Am. J. Gastroenterol.* 108 (5):656–676. quiz 77.

[315] Taler, I., Phillip, M., Lebenthal, Y. et al. (2012). Growth and metabolic control in patients with type 1 diabetes and celiac disease: a longitudinal observational casecontrol study. *Pediatr. Diabetes* 13 (8): 597–606.

[316] Warncke, K., Frohlich-Reiterer, E.E., Thon, A. et al. (2010).

Polyendocrinopathy in children, adolescents, and young adults with type 1 diabetes: a multicenter analysis of 28,671 patients from the German/Austrian DPV-Wiss database. *Diabetes Care* 33 (9): 2010–2012.

[317] Shun, C.B., Donaghue, K.C., Phelan, H. et al. (2014). Thyroid autoimmunity in type 1 diabetes: systematic review and meta-analysis. *Diabet. Med.* 31 (2):126–135.

[318] Joseph, J., Saroha, V., Payne, H. et al. (2011). Thyroid function at diagnosis of type I diabetes. *Arch. Dis. Child.* 96 (8): 777–779.

[319] Babiker, A., Leach, E.R., and Datta, V. (2011). Should we screen children with type 1 diabetes for Addison's disease? *Arch. Dis. Child.* 96 (7): 700–701.

[320] Barker, J.M. (2006). Clinical Review: type 1 diabetesassociated autoimmunity: natural history, genetic associations, and screening. *J. Clin. Endocrinol. Metab.* 91 (4): 1210–1217.

[321] Cutolo, M. (2014). Autoimmune polyendocrine syndromes. *Autoimmun. Rev.* 13 (2): 85–89.

[322] Cheng, M.H. and Anderson, M.S. (2013). Insights into type 1 diabetes from the autoimmune polyendocrine syndromes. *Currents* 20 (4): 271–278.

[323] Anonymous (1994). Effect of intensive diabetes treatment on the development and progression of longterm complications in adolescents with insulindependent diabetes mellitus: diabetes control and complications trial. Diabetes Control and Complications Trial Research Group. *J. Pediatr.* 125 (2): 177–188.

[324] Nathan, D.M. and DCCT/EDIC Research Group (2014). The diabetes control and complications trial/epidemiology of diabetes interventions and complications study at 30 years: overview. *Diabetes Care* 37 (1): 9–16.

[325] LeCaire, T.J., Palta, M., Klein, R. et al. (2013). Assessing progress in retinopathy outcomes in type 1 diabetes: comparing findings from the Wisconsin Diabetes Registry Study and the Wisconsin Epidemiologic Study of Diabetic Retinopathy. *Diabetes Care* 36 (3): 631–637.

[326] Canadian Diabetes Association Clinical Practice Guidelines Expert Committee, Wherrett, D., Huot, C. et al. (2013). Type 1 diabetes in children and adolescents. *Can. J. Diabetes* 37 (Suppl 1): S153–S162.

[327] Miller, R.G., Secrest, A.M., Ellis, D. et al. (2013). Changing impact of modifiable risk factors on the incidence of major outcomes of type 1 diabetes: the Pittsburgh Epidemiology of Diabetes Complications Study. *Diabetes Care* 36 (12): 3999–4006.

[328] Finne, P., Reunanen, A., Stenman, S. et al. (2005). Incidence of end-stage renal disease in patients with type 1 diabetes. *JAMA* 294 (14): 1782–1787.

[329] American Diabetes Association (2015). (9) Microvascular complications and foot care. *Diabetes Care* 38 (Suppl 1): S58–S66.

[330] Krolewski, A.S. (2015). Progressive renal decline: the new paradigm of diabetic nephropathy in type 1 diabetes. *Diabetes Care* 38 (6): 954–962.

[331] 336 Galler, A., Haberland, H., Näke, A. et al. (2012). Natural course of untreated microalbuminuria in children and adolescents with type 1 diabetes and the importance of diabetes duration and immigrant status: longitudinal analysis from the prospective nationwide German and Austrian diabetes survey DPV. *Eur. J. Endocrinol.* 166 (3): 493–501.

[332] American Diabetes Association (2016). (11) Children and adolescents. *Diabetes Care* 39 (Suppl 1): S86–S93.

[333] Jaiswal, M., Lauer, A., Martin, C.L. et al. (2013). Peripheral neuropathy in adolescents and young adults with type 1 and type 2 diabetes from the SEARCH for Diabetes in Youth follow-up cohort: a pilot study. *Diabetes Care* 36 (12): 3903–3908.

[334] Jaiswal, M., Urbina, E.M., Wadwa, R.P. et al. (2013). Reduced heart rate variability among youth with type 1 diabetes: the SEARCH CVD study. *Diabetes Care* 36(1): 157–162.

[335] Lind, M., Svensson, A.M., Kosiborod, M. et al. (2014). Glycemic control and excess mortality in type 1 diabetes. *N. Engl. J. Med.* 371 (21):1972–1982.

[336] de Ferranti, S.D., de Boer, I.H., Fonseca, V. et al. (2014). Type 1 diabetes mellitus and cardiovascular disease: a scientific statement from the American Heart Association and American Diabetes Association. *Diabetes Care* 37 (10): 2843–2863.

[337] Codner, E., Eyzaguirre, F.C., Iniguez, G. et al. (2011). Ovulation rate in adolescents with type 1 diabetes mellitus. *Fertil. Steril.* 95 (1): 197–202.

[338] Rocha, A., Iniguez, G., Godoy, C. et al. (2014). Testicular function during adolescence in boys with type 1 diabetes mellitus (T1DM): absence of hypogonadism and differences in endocrine profile at the beginning and end of puberty. *Pediatr. Diabetes* 15 (3): 198–205.

[339] Schweiger, B.M., Snell-Bergeon, J.K., Roman, R. et al. (2011). Menarche delay and menstrual irregularities persist in adolescents with type 1 diabetes. *Reprod. Biol. Endocrinol.* 9: 61.

[340] Chiang, J.L., Kirkman, M.S., Laffel, L.M.B., and Peters, A.L. (2014). Type 1 diabetes through the life span: a position statement of the American Diabetes Association. *Diabetes Care* 37 (7): 2034–2054.

[341] Codner, E., Soto, N., and Merino, P.M. (2012). Contraception, and pregnancy in adolescents with type 1 diabetes: a review. *Pediatr. Diabetes* 13 (1): 108–123.

[342] McCrimmon, R.J., Ryan, C.M., and Frier, B.M. (2012). Diabetes and cognitive dysfunction. *Lancet* 379 (9833): 2291–2299.

[343] Aye, T., Reiss, A.L., Kesler, S. et al. (2011). The feasibility of detecting neuropsychologic and neuroanatomic effects of type 1 diabetes in young children. *Diabetes Care* 34 (7): 1458–1462.

[344] Aye, T., Barnea-Goraly, N., Ambler, C. et al. (2012). White matter structural differences in young children with type 1 diabetes: a diffusion tensor imaging study. *Diabetes Care* 35 (11): 2167–2173.

[345] Perantie, D.C., Wu, J., Koller, J.M. et al. (2007). Regional brain volume differences associated with hyperglycemia and severe hypoglycemia in youth with type 1 diabetes. *Diabetes Care* 30 (9): 2331–2337.

[346] Perantie, D.C., Koller, J.M., Weaver, P.M. et al. (2011). Prospectively determined impact of type 1 diabetes on brain volume during development. *Diabetes* 60 (11):3006–3014.

[347] Barnea-Goraly, N., Raman, M., Mazaika, P. et al. (2014). Alterations in white matter structure in young children with type 1 diabetes. *Diabetes Care* 37 (2):332–340.

[348] Marzelli, M.J., Mazaika, P.K., Barnea-Goraly, N. et al. (2014). Neuroanatomical correlates of dysglycemia in young children with type 1 diabetes. *Diabetes* 63 (1):343–353.

[349] Pell, G.S., Lin, A., Wellard, R.M. et al. (2012). Agerelated loss of brain volume and T2 relaxation time in youth with type 1 diabetes. *Diabetes Care* 35 (3):513–519.

[350] Northam, E.A., Rankins, D., Lin, A. et al. (2009). Central nervous system function in youth with type 1 diabetes 12 years after disease onset. *Diabetes Care* 32(3): 445–450.

[351] Patino-Fernandez, A.M., Delamater, A.M., Applegate, E.B. et al. (2010). Neurocognitive functioning in preschool-age children with type 1 diabetes mellitus. *Pediatr. Diabetes* 11 (6): 424–430.

[352] Hershey, T., Perantie, D.C., Warren, S.L. et al. (2005). Frequency and timing of severe hypoglycemia affects spatial

memory in children with type 1 diabetes. *Diabetes Care* 28 (10): 2372–2377.

[353] Shehata, G. and Eltayeb, A. (2010). Cognitive function and event-related potentials in children with type 1 diabetes mellitus. *J. Child Neurol.* 25 (4):469–474.

[354] Dahlquist, G., Kallen, B., and Swedish Childhood Diabetes Study Group (2007). School performance in children with type 1 diabetes – a population-based register study. *Diabetologia* 50 (5): 957–964.

[355] Persson, S., Dahlquist, G., Gerdtham, U.G., and Steen, C.K. (2013). Impact of childhood-onset type 1 diabetes on schooling: a population-based register study. *Diabetologia* 56 (6): 1254–1262.

[356] Hannonen, R., Komulainen, J., Riikonen, R. et al. (2012). Academic skills in children with early-onset type 1 diabetes: the effects of diabetes-related risk factors. *Dev. Med. Child Neurol.* 54 (5): 457–463.

[357] Northam, E.A., Lin, A., Finch, S. et al. (2010). Psychosocial well-being and functional outcomes in youth with type 1 diabetes 12 years after disease onset. *Diabetes Care* 33 (7): 1430–1437.

[358] Reynolds, K.A. and Helgeson, V.S. (2011). Children with diabetes compared to peers: depressed? Distressed? A meta-analytic review. *Ann. Behav. Med.* 42 (1): 29–41.

[359] Ducat, L., Philipson, L.H., and Anderson, B.J. (2014). The mental health comorbidities of diabetes. *JAMA* 312 (7): 691–692.

[360] Lustman, P.J., Anderson, R.J., Freedland, K.E. et al. (2000). Depression and poor glycemic control: a meta-analytic review of the literature. *Diabetes Care* 23 (7): 934–942.

[361] Anderson, R.J., Freedland, K.E., Clouse, R.E., and Lustman, P.J. (2001). The prevalence of comorbid depression in adults with diabetes: a meta-analysis. *Diabetes Care* 24 (6): 1069–1078.

[362] Lyoo, I.K., Yoon, S.J., Musen, G. et al. (2009). Altered prefrontal glutamate-glutamine-gamma-aminobutyric acid levels and relation to low cognitive performance and depressive symptoms in type 1 diabetes mellitus. *Arch. Gen. Psychiatry* 66 (8): 878–887.

[363] McIntyre, R.S., Kenna, H.A., Nguyen, H.T. et al. (2010). Brain volume abnormalities and neurocognitive deficits in diabetes mellitus: points of pathophysiological commonality with mood disorders? *Adv. Ther.* 27 (2): 63–80.

[364] Chase, H.P., Lockspeiser, T., Peery, B. et al. (2001). The impact of the diabetes control and complications trial and humalog insulin on glycohemoglobin levels and severe hypoglycemia in type 1 diabetes. *Diabetes Care*24 (3): 430–434.

[365] Bulsara, M.K., Holman, C.D., Davis, E.A., and Jones, T.W. (2004). The impact of a decade of changing treatment on rates of severe hypoglycemia in a population-based cohort of children with type 1 diabetes. *Diabetes Care* 27 (10): 2293–2298.

[366] Diabetes Control and Complications Trial (DCCT)/Epidemiology of Diabetes Interventions and Complications (EDIC) Research Group, Lachin, J.M., White, N.H. et al. (2015). Effect of intensive diabetes therapy on the progression of diabetic retinopathy in patients with type 1 diabetes: 18 years of follow-up in the DCCT/EDIC. *Diabetes* 64 (2): 631–642.

[367] Groop, P.H., Thomas, M.C., Moran, J.L. et al. (2009). The presence and severity of chronic kidney disease predicts all-cause mortality in type 1 diabetes. *Diabetes* 58 (7): 1651–1658.

[368] Orchard, T.J., Secrest, A.M., Miller, R.G., and Costacou, T. (2010). In the absence of renal disease, 20 year mortality risk in type 1 diabetes is comparable to that of the general population: a report from the Pittsburgh Epidemiology of Diabetes Complications Study. *Diabetologia* 53 (11): 2312–2319.

[369] Livingstone, S.J., Levin, D., Looker, H.C. et al. (2015). Estimated life expectancy in a Scottish cohort with type 1 diabetes, 2008-2010. *JAMA* 313 (1): 37–44.

[370] Miller, R.G., Secrest, A.M., Sharma, R.K. et al. (2012). Improvements in the life expectancy of type 1 diabetes: the Pittsburgh Epidemiology of Diabetes Complications study cohort. *Diabetes* 61 (11):2987–2992.

[371] The Diabetes Control and Complications Trial (DCCT)/Epidemiology of Diabetes Interventions and Complications (EDIC) Study Research Group (2016). Mortality in type 1 diabetes in the DCCT/EDIC versus the general population. *Diabetes Care* 39:1378–1383.

[372] Dunger, D.B., Sperling, M.A., Acerini, C.L. et al. (2004). European Society for Paediatric Endocrinology/Lawson Wilkins Pediatric Endocrine Society consensus statement on diabetic ketoacidosis in children and adolescents. *Pediatrics* 113 (2):e133–e140.

[373] Cooper, M.N., de Klerk, N.H., Jones, T.W., and Davis, E.A. (2014). Clinical and demographic risk factors associated with mortality during early adulthood in a population-based cohort of childhood-onset type 1 diabetes. *Diabet. Med.* 31 (12): 1550–1558.

[374] Laing, S.P., Jones, M.E., Swerdlow, A.J. et al. (2005). Psychosocial and socioeconomic risk factors for premature death in young people with type 1 diabetes. *Diabetes Care* 28 (7): 1618–1623.

[375] Secrest, A.M., Costacou, T., Gutelius, B. et al. (2011). Associations between socioeconomic status and major complications in type 1 diabetes: the Pittsburgh epidemiology of diabetes complication (EDC) Study. *Ann. Epidemiol.* 21 (5): 374–381.

[376] Bryden, K.S., Dunger, D.B., Mayou, R.A. et al. (2003). Poor prognosis of young adults with type 1 diabetes: a longitudinal study. *Diabetes Care* 26 (4): 1052–1057.

[377] Ahola, A.J., Thorn, L.M., Saraheimo, M. et al. (2010). Depression is associated with the metabolic syndrome among patients with type 1 diabetes. *Ann. Med.* 42 (7):495–501.

[378] Thorn, L.M., Forsblom, C., Waden, J. et al. (2009). Metabolic syndrome as a risk factor for cardiovascular disease, mortality, and progression of diabetic nephropathy in type 1 diabetes. *Diabetes Care* 32 (5):950–952.

[379] Skinner, T.C. and Cameron, F.J. (2010). Improving glycaemic control in children and adolescents: which aspects of therapy really matter? *Diabet. Med.* 27 (4):369–375.

[380] D'Adamo, E. and Caprio, S. (2011). Type 2 diabetes in youth: epidemiology and pathophysiology. *Diabetes Care* 34 (Suppl 2): S161–S165.

[381] Copeland, K.C., Zeitler, P., Geffner, M. et al. (2011). Characteristics of adolescents and youth with recentonset type 2 diabetes: the TODAY cohort at baseline. *J. Clin. Endocrinol. Metab.* 96 (1): 159–167.

[382] Ramachandran, A., Snehalatha, C., Satyavani, K. et al. (2003). Type 2 diabetes in Asian-Indian urban children. *Diabetes Care* 26 (4): 1022–1025.

[383] Fazeli Farsani, S., van der Aa, M.P., van der Vorst, M.M.et al. (2013). Global trends in the incidence and prevalence of type 2 diabetes in children and adolescents: a systematic review and evaluation of methodological approaches. *Diabetologia* 56 (7): 1471–1488.

[384] Pettitt, D.J., Talton, J., Dabelea, D. et al. (2014). Prevalence of diabetes in U.S. youth in 2009: the SEARCH for diabetes in youth study. *Diabetes Care* 37 (2): 402–408.

[385] Imperatore, G., Boyle, J.P., Thompson, T.J. et al. (2012).

Projections of type 1 and type 2 diabetes burden in the U.S. population aged <20 years through 2050: dynamic modeling of incidence, mortality, and population growth. *Diabetes Care* 35 (12): 2515–2520.

[386] Tajima, N. and Morimoto, A. (2012). Epidemiology of childhood diabetes mellitus in Japan. *Pediatr. Endocrinol. Rev.* 10 (Suppl 1): 44–50.

[387] Kim, G. and Caprio, S. (2011). Diabetes and insulin resistance in pediatric obesity. *Pediatr. Clin. N. Am.* 58 (6): 1355–1361. ix.

[388] Liu, L.L., Lawrence, J.M., Davis, C. et al. (2010). Prevalence of overweight and obesity in youth with diabetes in USA: the SEARCH for diabetes in youth study. *Pediatr. Diabetes* 11 (1): 4–11.

[389] Ogden, C.L., Carroll, M.D., Kit, B.K., and Flegal, K.M. (2014). Prevalence of childhood and adult obesity in the United States, 2011-2012. *JAMA* 311 (8): 806–814.

[390] Arslanian, S.A. (2005). Clamp techniques in paediatrics: what have we learned? *Horm. Res.* 64 (Suppl 3): 16–24.

[391] Levy-Marchal, C., Arslanian, S., Cutfield, W. et al. (2010). Insulin resistance in children: consensus, perspective, and future directions. *J. Clin. Endocrinol. Metab.* 95 (12): 5189–5198.

[392] (2000). Type 2 diabetes in children and adolescents. American Diabetes Association. *Diabetes Care* 23 (3): 381–389.

[393] Taksali, S.E., Caprio, S., Dziura, J. et al. (2008). High visceral and low abdominal subcutaneous fat stores in the obese adolescent: a determinant of an adverse metabolic phenotype. *Diabetes* 57 (2): 367–371.

[394] Goran, M.I. and Gower, B.A. (2001). Longitudinal study on pubertal insulin resistance. *Diabetes* 50 (11): 2444–2450.

[395] Cali, A.M., Man, C.D., Cobelli, C. et al. (2009). Primary defects in beta-cell function further exacerbated by worsening of insulin resistance mark the development of impaired glucose tolerance in obese adolescents. *Diabetes Care* 32 (3): 456–461.

[396] Burns, S.F., Bacha, F., Lee, S.J. et al. (2011). Declining β-cell function relative to insulin sensitivity with escalating OGTT 2-h glucose concentrations in the nondiabetic through the diabetic range in overweight youth. *Diabetes Care* 34 (9): 2033–2040.

[397] Badaru, A. and Pihoker, C. (2012). Type 2 diabetes in childhood: clinical characteristics and role of beta-cell autoimmunity. *Curr. Diab. Rep.* 12 (1): 75–81.

[398] McCarthy, M.I. (2010). Genomics, type 2 diabetes, and obesity. *N. Engl. J. Med.* 363 (24): 2339–2350.

[399] Kwak, S.H. and Park, K.S. (2016). Recent progress in genetic and epigenetic research on type 2 diabetes. *Exp. Mol. Med.* 48: e220.

[400] Billings, L.K. and Florez, J.C. (2010). The genetics of type 2 diabetes: what have we learned from GWAS? *Ann. N. Y. Acad. Sci.* 1212: 59–77.

[401] Stumvoll, M. and Haring, H. (2002). The peroxisome proliferator-activated receptor-gamma2 Pro12Ala polymorphism. *Diabetes* 51 (8): 2341–2347.

[402] Grant, S.F., Thorleifsson, G., Reynisdottir, I. et al. (2006). Variant of transcription factor 7-like 2 (TCF7L2) gene confers risk of type 2 diabetes. *Nat. Genet.* 38 (3): 320–323.

[403] Florez, J.C. (2008). Clinical review: the genetics of type 2 diabetes: a realistic appraisal in 2008. *J. Clin. Endocrinol. Metab.* 93 (12): 4633–4642.

[404] Neel, J.V. (1962). Diabetes mellitus: a 'thrifty' genotype rendered detrimental by 'progress'? *Am. J. Hum. Genet.* 14: 353–362.

[405] Barker, D.J. (2007). The origins of the developmental origins theory. *J. Intern. Med.* 261 (5): 412–417.

[406] Kanaka-Gantenbein, C. (2010). Foetal origins of adult diabetes. *Ann. N. Y. Acad. Sci.* 1205: 99–105.

[407] Gluckman, P.D., Hanson, M.A., Cooper, C., and Thornburg, K.L. (2008). Effect of in utero and earlylife conditions on adult health and disease. *N. Engl. J. Med.* 359 (1): 61–73.

[408] Kajantie, E., Osmond, C., Barker, D.J., and Eriksson, J.G. (2010). Preterm birth – a risk factor for type 2 diabetes? The Helsinki birth cohort study. *Diabetes Care* 33 (12): 2623–2625.

[409] Hofman, P.L., Regan, F., Jackson, W.E. et al. (2004). Premature birth and later insulin resistance. *N. Engl. J. Med.* 351 (21): 2179–2186.

[410] Harder, T., Bergmann, R., Kallischnigg, G., and Plagemann, A. (2005). Duration of breastfeeding and risk of overweight: a meta-analysis. *Am. J. Epidemiol.* 162 (5): 397–403.

[411] Thayer, K.A., Heindel, J.J., Bucher, J.R., and Gallo, M.A. (2012). Role of environmental chemicals in diabetes and obesity: a National Toxicology Program workshop review. *Environ. Health Perspect.* 120 (6): 779–789.

[412] Kuo, C.C., Moon, K., Thayer, K.A., and Navas-Acien, A. (2013). Environmental chemicals and type 2 diabetes: an updated systematic review of the epidemiologic evidence. *Curr. Diab. Rep.* 13 (6):831–849.

[413] Diamant, M., Blaak, E.E., and de Vos, W.M. (2011). Do nutrient-gut-microbiota interactions play a role in human obesity, insulin resistance and type 2 diabetes? *Obes. Rev.* 12 (4): 272–281.

[414] Qin, J., Li, Y., Cai, Z. et al. (2012). A metagenome-wide association study of gut microbiota in type 2 diabetes. *Nature* 490 (7418): 55–60.

[415] Tilg, H. and Moschen, A.R. (2014). Microbiota and diabetes: an evolving relationship. *Gut* 63 (9): 1513–1521.

[416] Vrieze, A., Van Nood, E., Holleman, F. et al. (2012). Transfer of intestinal microbiota from lean donors increases insulin sensitivity in individuals with metabolic syndrome. *Gastroenterology* 143 (4):913–6.e7.

[417] Kahn, S.E., Cooper, M.E., and Del Prato, S. (2014). Pathophysiology and treatment of type 2 diabetes: perspectives on the past, present, and future. *Lancet* 383 (9922): 1068–1083.

[418] Ling, C. and Groop, L. (2009). Epigenetics: a molecular link between environmental factors and type 2 diabetes. *Diabetes* 58 (12): 2718–2725.

[419] Ruiz-Hernandez, A., Kuo, C.C., Rentero-Garrido, P. et al. (2015). Environmental chemicals and DNA methylation in adults: a systematic review of the epidemiologic evidence. *Clin. Epigenetics* 7 (1): 55.

[420] Fernandez-Twinn, D.S., Constancia, M., and Ozanne, S.E. (2015). Intergenerational epigenetic inheritance in models of developmental programming of adult disease. *Semin. Cell Dev. Biol.* 43: 85–95.

[421] Toperoff, G., Aran, D., Kark, J.D. et al. (2012). Genome-wide survey reveals predisposing diabetes type 2-related DNA methylation variations in human peripheral blood. *Hum. Mol. Genet.* 21 (2): 371–383.

[422] Kirchner, H., Sinha, I., Gao, H. et al. (2016). Altered DNA methylation of glycolytic and lipogenic genes in liver from obese and type 2 diabetic patients. *Mol. Metab.* 5 (3): 171–183.

[423] US Preventive Services Task Force and Barton, M. (2010). Screening for obesity in children and adolescents: US Preventive Services Task Force recommendation statement. *Pediatrics* 125 (2):361–367.

[424] Wang, Y., Wu, Y., Wilson, R.F., et al. (2013). Childhood obesity prevention programs: comparative effectiveness review and meta-analysis. AHRQ Comparative Effectiveness Reviews. Rockville, MD: Agency for Healthcare Research and Quality.

[425] HEALTHY Study Group, Foster, G.D., Linder, B. et al. (2010). A school-based intervention for diabetes risk reduction. *N.*

Engl. J. Med. 363 (5): 443–453.

[426] Pulgaron, E.R. and Delamater, A.M. (2014). Obesity and type 2 diabetes in children: epidemiology and treatment. *Curr. Diab. Rep.* 14 (8): 508.

[427] Brufani, C., Crino, A., Fintini, D. et al. (2013). Systematic review of metformin use in obese nondiabetic children and adolescents. *Horm. Res.Paediatr.* 80 (2): 78–85.

[428] Quinn, S.M., Baur, L.A., Garnett, S.P., and Cowell, C.T. (2010). Treatment of clinical insulin resistance in children: a systematic review. *Obes. Rev.* 11 (10):722–730.

[429] American Diabetes Association (2016). Classification and diagnosis of diabetes. *Diabetes Care* 39 (Suppl 1): S13–S22.

[430] Pinhas-Hamiel, O. and Zeitler, P. (2007). Clinical presentation and treatment of type 2 diabetes in children. *Pediatr. Diabetes* 8 (Suppl 9): 16–27.

[431] Reinehr, T. (2005). Clinical presentation of type 2 diabetes mellitus in children and adolescents. *Int. J. Obes.* 29 (Suppl 2): S105–S110.

[432] Writing Team for the Diabetes Control and Complications Trial/Epidemiology of Diabetes Interventions and Complications Research Group. (2003). Sustained effect of intensive treatment of type 1 diabetes mellitus on development and progression of diabetic nephropathy: the epidemiology of diabetes interventions and complications (EDIC) study. *JAMA* 290 (16): 2159–2167.

[433] Katz, L.E., Jawad, A.F., Ganesh, J. et al. (2007). Fasting c-peptide and insulin-like growth factor-binding protein-1 levels help to distinguish childhood type 1 and type 2 diabetes at diagnosis. *Pediatr. Diabetes* 8 (2): 53–59.

[434] Hamman, R.F., Bell, R.A., Dabelea, D. et al. (2014). The SEARCH for diabetes in youth study: rationale, findings, and future directions. *Diabetes Care* 37 (12):3336–3344.

[435] Copeland, K.C., Silverstein, J., Moore, K.R. et al. (2013). Management of newly diagnosed type 2 diabetes mellitus (T2DM) in children and adolescents. [Erratum appears in Pediatrics. 2013 May;131(5):1014]. *Pediatrics* 131 (2): 364–382.

[436] Diabetes Canada Clinical Practice Guidelines Expert, Committee, Wherrett, D. K., Ho, J. et al. (2018). Type 1 diabetes in children and adolescents. *Can J Diabetes* 42 (Suppl 1): S234–S246.

[437] Zeitler, P., Fu, J., Tandon, N. et al. (2014). Type 2 diabetes in the child and adolescent. *Pediatr. Diabetes* 15 (Suppl 20): 26–46.

[438] McGavock, J., Dart, A., and Wicklow, B. (2015). Lifestyle therapy for the treatment of youth with type 2 diabetes. *Curr. Diab. Rep.* 15 (1): 568.

[439] Today Study Group, Zeitler, P., Hirst, K. et al. (2012). A clinical trial to maintain glycemic control in youth with type 2 diabetes. *N. Engl. J. Med.* 366 (24):2247–2256.

[440] Herbst, A., Kapellen, T., Schober, E. et al. (2015). Impact of regular physical activity on blood glucose control and cardiovascular risk factors in adolescents with type 2 diabetes mellitus – a multicenter study of 578 patients from 225 centres. *Pediatr. Diabetes* 16 (3): 204–210.

[441] Foretz, M., Guigas, B., Bertrand, L. et al. (2014). Metformin: from mechanisms of action to therapies. *Cell Metab.* 20 (6): 953–966.

[442] Jones, K.L., Arslanian, S., Peterokova, V.A. et al. (2002). Effect of metformin in pediatric patients with type 2 diabetes: a randomized controlled trial. *Diabetes Care* 25 (1): 89–94.

[443] Gottschalk, M., Danne, T., Vlajnic, A., and Cara, J.F. (2007). Glimepiride versus metformin as monotherapy in pediatric patients with type 2 diabetes: a randomized, single-blind comparative study. *Diabetes Care* 30 (4): 790–794.

[444] (2016). Pharmacologic Management of Type 2 Diabetes: 2016 Interim Update. *Can. J. Diabetes* 40: 193–195.

[445] Flint, A. and Arslanian, S. (2011). Treatment of type 2 diabetes in youth. *Diabetes Care* 34 (Suppl 2): S177–S183.

[446] Inge, T.H., Courcoulas, A.P., Jenkins, T.M. et al. (2016). Weight loss and health status 3 years after bariatric surgery in adolescents. *N. Engl. J. Med.* 374(2): 113–123.

[447] Anderson, B.J., Edelstein, S., Abramson, N.W. et al. (2011). Depressive symptoms and quality of life in adolescents with type 2 diabetes: baseline data from the TODAY study. *Diabetes Care* 34 (10):2205–2207.

[448] Lawrence, J.M., Standiford, D.A., Loots, B. et al. (2006). Prevalence and correlates of depressed mood among youth with diabetes: the SEARCH for Diabetes in Youth study. *Pediatrics* 117 (4): 1348–1358.

[449] Amed, S., Nuernberger, K., Reimer, K. et al. (2014). Care delivery in youth with type 2 diabetes – are we meeting clinical practice guidelines? *Pediatr. Diabetes* 15 (7): 477–483.

[450] Reinehr, T., Schober, E., Roth, C.L. et al. (2008). Type 2 diabetes in children and adolescents in a 2-year follow-up: insufficient adherence to diabetes centers. *Horm. Res.* 69 (2): 107–113.

[451] Rosenbloom, A.L. (2010). Hyperglycemic hyperosmolar state: an emerging pediatric problem. *J. Pediatr.* 156 (2): 180–184.

[452] Hannon, T.S. and Arslanian, S.A. (2015). The changing face of diabetes in youth: lessons learned from studies of type 2 diabetes. *Ann. N. Y. Acad. Sci.* 1353: 113–137.

[453] Tryggestad, J.B. and Willi, S.M. (2015). Complications and comorbidities of T2DM in adolescents: findings from the TODAY clinical trial. *J. Diabetes Complicat.* 29 (2): 307–312.

[454] Hudson, O.D., Nunez, M., and Shaibi, G.Q. (2012). Ethnicity and elevated liver transaminases among newly diagnosed children with type 2 diabetes. *BMC Pediatr.* 12: 174.

[455] Mann, J.P., Goonetilleke, R., and McKiernan, P. (2015). Paediatric non-alcoholic fatty liver disease: a practical overview for non-specialists. *Arch. Dis. Child.* 100 (7):673–677.

[456] Hecht Baldauff, N. and Arslanian, S. (2015). Optimal management of polycystic ovary syndrome in adolescence. *Arch. Dis. Child.* 100 (11): 1076–1083.

[457] Constantino, M.I., Molyneaux, L., Limacher-Gisler, F. et al. (2013). Long-term complications and mortality in young-onset diabetes: type 2 diabetes is more hazardous and lethal than type 1 diabetes. *Diabetes Care* 36 (12): 3863–3869.

[458] TODAY Study Group (2013). Rapid rise in hypertension and nephropathy in youth with type 2 diabetes: the TODAY clinical trial. [Erratum appears in Diabetes Care. 2013 Aug;36(8):2448]. *Diabetes Care* 36 (6): 1735–1741.

[459] Badaru, A., Klingensmith, G.J., Dabelea, D. et al. (2014). Correlates of treatment patterns among youth with type 2 diabetes. *Diabetes Care* 37 (1): 64–72.

[460] Dart, A.B., Martens, P.J., Rigatto, C. et al. (2014). Earlier onset of complications in youth with type 2 diabetes. *Diabetes Care* 37 (2): 436–443.

[461] O'Shea, D. and O'Connell, J. (2014). Cystic fibrosis related diabetes. *Curr. Diab. Rep.* 14 (8): 511.

[462] Ode, K.L. and Moran, A. (2013). New insights into cystic fibrosis-related diabetes in children. *Lancet Diabetes Endocrinol.* 1 (1): 52–58.

[463] Lanng, S., Hansen, A., Thorsteinsson, B. et al. (1995). Glucose tolerance in patients with cystic fibrosis: five year prospective study. *BMJ* 311 (7006): 655–659.

[464] Brennan, A.L. and Beynon, J. (2015). Clinical updates in cystic fibrosis-related diabetes. *Semin. Respir. Crit. Care Med.* 36 (2): 236–250.

[465] Bellin, M.D., Laguna, T., Leschyshyn, J. et al. (2013). Insulin secretion improves in cystic fibrosis following ivacaftor

correction of CFTR: a small pilot study. *Pediatr. Diabetes* 14 (6): 417–421.

[466] Blackman, S.M., Hsu, S., Ritter, S.E. et al. (2009). A susceptibility gene for type 2 diabetes confers substantial risk for diabetes complicating cystic fibrosis. *Diabetologia* 52 (9): 1858–1865.

[467] Moran, A., Pillay, K., Becker, D.J. et al. (2018). ISPAD Clinical Practice Consensus Guidelines 2018: Management of cystic fibrosis-related diabetes in children and adolescents. *Pediatr. Diabetes* 19 (Suppl 27): 64–74.

[468] Moran, A., Brunzell, C., Cohen, R.C. et al. (2010). Clinical care guidelines for cystic fibrosis-related diabetes: a position statement of the American Diabetes Association and a clinical practice guideline of the Cystic Fibrosis Foundation, endorsed by the Pediatric Endocrine Society. *Diabetes Care* 33 (12):2697–2708.

[469] Onady, G.M. and Stolfi, A. (2016). Insulin and oral agents for managing cystic fibrosis-related diabetes. *Cochrane Database Syst. Rev.* 4: CD004730.

[470] Moran, A., Dunitz, J., Nathan, B. et al. (2009). Cystic fibrosis-related diabetes: current trends in prevalence, incidence, and mortality. *Diabetes Care* 32 (9): 1626–1631.

[471] Armaghanian, N., Brand-Miller, J.C., Markovic, T.P., and Steinbeck, K.S. (2016). Hypoglycaemia in cystic fibrosis in the absence of diabetes: a systematic review. *J. Cyst. Fibros.* 15 (3): 274–284.

[472] Fajans, S.S., Bell, G.I., and Polonsky, K.S. (2001). Molecular mechanisms and clinical pathophysiology of maturity-onset diabetes of the young. *N. Engl. J. Med.* 345 (13): 971–980.

[473] Fajans, S.S. and Bell, G.I. (2011). MODY: history, genetics, pathophysiology, and clinical decision making. *Diabetes Care* 34 (8): 1878–1884.

[474] American Diabetes Association (2014). Diagnosis and classification of diabetes mellitus. *Diabetes Care* 37 (Suppl 1): S81–S90.

[475] Hattersley, A.T. (1998). Maturity-onset diabetes of the young: clinical heterogeneity explained by genetic heterogeneity. *Diabet. Med.* 15 (1): 15–24.

[476] Shields, B.M., Hicks, S., Shepherd, M.H. et al. (2010). Maturity-onset diabetes of the young (MODY): how many cases are we missing? *Diabetologia* 53 (12):2504–2508.

[477] Vaxillaire, M. and Froguel, P. (2008). Monogenic diabetes in the young, pharmacogenetics and relevance to multifactorial forms of type 2 diabetes. *Endocr. Rev.* 29 (3): 254–264.

[478] Byrne, M.M., Sturis, J., Clement, K. et al. (1994). Insulin secretory abnormalities in subjects with hyperglycemia due to glucokinase mutations. *J. Clin. Invest.* 93 (3): 1120–1130.

[479] Stride, A., Vaxillaire, M., Tuomi, T. et al. (2002). The genetic abnormality in the beta cell determines the response to an oral glucose load. *Diabetologia* 45 (3):427–435.

[480] Steele, A.M., Wensley, K.J., Ellard, S. et al. (2013). Use of HbA1c in the identification of patients with hyperglycaemia caused by a glucokinase mutation: observational case control studies. *PLoS One* 8 (6): e65326.

[481] Murphy, R., Ellard, S., and Hattersley, A.T. (2008). Clinical implications of a molecular genetic classification of monogenic beta-cell diabetes. *Nat. Clin. Pract. Endocrinol. Metab.* 4 (4): 200–213.

[482] Lorini, R., Klersy, C., d'Annunzio, G. et al. (2009). Maturity-onset diabetes of the young in children with incidental hyperglycemia: a multicenter Italian study of 172 families. *Diabetes Care* 32 (10):1864–1866.

[483] Spyer, G., Hattersley, A.T., Sykes, J.E. et al. (2001). Influence of maternal and foetal glucokinase mutations in gestational diabetes. *Am. J. Obstet. Gynecol.* 185 (1): 240–241.

[484] McDonald, T.J. and Ellard, S. (2013). Maturity onset diabetes of the young: identification and diagnosis. *Ann. Clin. Biochem.* 50 (Pt 5): 403–415.

[485] Stride, A., Ellard, S., Clark, P. et al. (2005). Beta-cell dysfunction, insulin sensitivity, and glycosuria precede diabetes in hepatocyte nuclear factor-1alpha mutation carriers. *Diabetes Care* 28 (7): 1751–1756.

[486] Mughal, S.A., Park, R., Nowak, N. et al. (2013). Apolipoprotein M can discriminate HNF1A-MODY from type 1 diabetes. *Diabet. Med.* 30 (2): 246–250.

[487] Owen, K.R., Thanabalasingham, G., James, T.J. et al. (2010). Assessment of high-sensitivity C-reactive protein levels as diagnostic discriminator of maturityonset diabetes of the young due to HNF1A mutations. *Diabetes Care* 33 (9): 1919–1924.

[488] Pearson, E.R., Boj, S.F., Steele, A.M. et al. (2007). Macrosomia and hyperinsulinaemic hypoglycaemia in patients with heterozygous mutations in the HNF4A gene. *PLoS Med.* 4 (4): e118.

[489] Kapoor, R.R., Locke, J., Colclough, K. et al. (2008). Persistent hyperinsulinemic hypoglycemia and maturity-onset diabetes of the young due to heterozygous HNF4A mutations. *Diabetes* 57 (6): 1659–1663.

[490] Shepherd, M., Shields, B., Ellard, S. et al. (2009). A genetic diagnosis of HNF1A diabetes alters treatment and improves glycaemic control in the majority of insulin-treated patients. *Diabet. Med.* 26 (4): 437–441.

[491] Hattersley, A.T., Greeley, S.A.W., Polak, M. et al. (2018). ISPAD Clinical Practice Consensus Guidelines 2018: The diagnosis and management of monogenic diabetes in children and adolescents. *Pediatr. Diabetes* 19 (Suppl 27): 47–63.

[492] Becker, M., Galler, A., and Raile, K. (2014). Meglitinide analogues in adolescent patients with HNF1A-MODY (MODY 3). *Pediatrics* 133 (3): e775–e779.

[493] Ostoft, S.H., Bagger, J.I., Hansen, T. et al. (2014). Glucose-lowering effects and low risk of hypoglycemia in patients with maturity-onset diabetes of the young when treated with a GLP-1 receptor agonist: a double-blind, randomized, crossover trial. *Diabetes Care* 37 (7): 1797–1805.

[494] Edghill, E.L., Bingham, C., Ellard, S., and Hattersley, A.T. (2006). Mutations in hepatocyte nuclear factor-1beta and their related phenotypes. *J. Med. Genet.* 43 (1): 84–90.

[495] Haldorsen, I.S., Vesterhus, M., Raeder, H. et al. (2008). Lack of pancreatic body and tail in HNF1B mutation carriers. *Diabet. Med.* 25 (7): 782–787.

[496] Naylor, R. and Philipson, L.H. (2011). Who should have genetic testing for maturity-onset diabetes of the young? *Clin. Endocrinol.* 75 (4): 422–426.

[497] Gandica, R.G., Chung, W.K., Deng, L. et al. (2015). Identifying monogenic diabetes in a pediatric cohort with presumed type 1 diabetes. *Pediatr. Diabetes* 16(3): 227–233.

[498] Rubio-Cabezas, O. and Ellard, S. (2013). Diabetes mellitus in neonates and infants: genetic heterogeneity, clinical approach to diagnosis, and therapeutic options. *Horm. Res. Paediatr.* 80 (3): 137–146.

[499] Aguilar-Bryan, L. and Bryan, J. (2008). Neonatal diabetes mellitus. *Endocr. Rev.* 29 (3): 265–291.

[500] McCarthy, M.I. and Hattersley, A.T. (2008). Learning from molecular genetics: novel insights arising from the definition of genes for monogenic and type 2 diabetes. *Diabetes* 57 (11): 2889–2898.

[501] Kanakatti Shankar, R., Pihoker, C., Dolan, L.M. et al. (2013). Permanent neonatal diabetes mellitus: prevalence and genetic diagnosis in the SEARCH for Diabetes in Youth Study. *Pediatr. Diabetes* 14 (3):174–180.

[502] Polak, M. and Cave, H. (2007). Neonatal diabetes mellitus: a disease linked to multiple mechanisms. *Orphanet J. Rare Dis.* 2: 12.

[503] Flanagan, S.E., Patch, A.M., Mackay, D.J. et al. (2007).

Mutations in ATP-sensitive K+ channel genes cause transient neonatal diabetes and permanent diabetes in childhood or adulthood. *Diabetes* 56 (7): 1930–1937.

[504] Naylor, R.N., Greeley, S.A., Bell, G.I., and Philipson, L.H. (2011). Genetics and pathophysiology of neonatal diabetes mellitus. *J. Diabetes Investig.* 2 (3): 158–169.

[505] Busiah, K., Drunat, S., Vaivre-Douret, L. et al. (2013). Neuropsychological dysfunction and developmental defects associated with genetic changes in infants with neonatal diabetes mellitus: a prospective cohort study [corrected]. *Lancet Diabetes Endocrinol.* 1 (3): 199–207.

[506] Julier, C. and Nicolino, M. (2010). Wolcott-Rallison syndrome. *Orphanet J. Rare Dis.* 5: 29.

[507] Rubio-Cabezas, O., Patch, A.M., Minton, J.A. et al. (2009). Wolcott-Rallison syndrome is the most common genetic cause of permanent neonatal diabetes in consanguineous families. *J. Clin. Endocrinol. Metab.* 94 (11): 4162–4170.

[508] Greeley, S.A., John, P.M., Winn, A.N. et al. (2011). The cost-effectiveness of personalized genetic medicine: the case of genetic testing in neonatal diabetes. *Diabetes Care* 34 (3): 622–627.

[509] Karges, B., Meissner, T., Icks, A. et al. (2012). Management of diabetes mellitus in infants. *Nat. Rev. Endocrinol.* 8 (4): 201–211.

[510] Pearson, E.R., Flechtner, I., Njolstad, P.R. et al. (2006). Switching from insulin to oral sulfonylureas in patients with diabetes due to Kir6.2 mutations. *N. Engl. J. Med.* 355 (5): 467–477.

[511] Mlynarski, W., Tarasov, A.I., Gach, A. et al. (2007). Sulfonylurea improves CNS function in a case of intermediate DEND syndrome caused by a mutation in KCNJ11. *Nat. Clin. Pract. Neurol.* 3 (11): 640–645.

[512] Naing, A., Kenchaiah, M., Krishnan, B. et al. (2014). Maternally inherited diabetes and deafness (MIDD): diagnosis and management. *J. Diabetes Complicat.* 28 (4): 542–546.

[513] Karaa, A. and Goldstein, A. (2015). The spectrum of clinical presentation, diagnosis, and management of mitochondrial forms of diabetes. *Pediatr. Diabetes* 16 (1): 1–9.

[514] Mozzillo, E., Melis, D., Falco, M. et al. (2013). Thiamine responsive megaloblastic anemia: a novel SLC19A2 compound heterozygous mutation in two siblings. *Pediatr. Diabetes* 14 (5): 384–387.

[515] Weber, D.R., Stanescu, D.E., Semple, R. et al. (2014). Continuous subcutaneous IGF-1 therapy via insulin pump in a patient with Donohue syndrome. *Journal of pediatric endocrinology & metabolism* 27 (11–12):1237–1241.

[516] Dominguez-Garcia, A., Martinez, R., Urrutia, I. et al. (2014). Identification of a novel insulin receptor gene heterozygous mutation in a patient with type A insulin resistance syndrome. *Journal of pediatric endocrinology & metabolism* 27 (5–6): 561–564.

[517] Prieur, X., Le May, C., Magre, J., and Cariou, B. (2014). Congenital lipodystrophies and dyslipidemias. *Curr. Atheroscler. Rep.* 16 (9): 437.

[518] Urano, F. (2016). Wolfram syndrome: diagnosis, management, and treatment. *Curr. Diab. Rep.* 16 (1): 6.

[519] (2014). Diabetes and employment. *Diabetes Care* 37 (Suppl 1): S112–S117.

[520] Inkster, B. and Frier, B.M. (2013). Diabetes and driving. *Diabetes Obes. Metab.* 15 (9): 775–783.

[521] American Diabetes, A., Lorber, D., Anderson, J. et al. (2014). Diabetes and driving. *Diabetes Care* 37 (Suppl 1): S97–S103.

第16章 儿童低血糖相关疾病

Disorders Associated with Hypoglycaemia in Children

Pratik Shah　Emma Footit　Ritika Kapoor　著

潘丽丽　丁　圆　译　苏畅　巩纯秀　校

学习重点

- 正常血糖是通过控制葡萄糖合成和利用来实现的，这是一个复杂的内分泌激素与代谢适应过程。
- 葡萄糖是胰岛素分泌的主要触发因素，与其他营养素和胃肠激素一起，在进餐阶段为胰岛素释放提供信号。
- 单次血浆葡萄糖值异常不能定义为低血糖。
- 低血糖是一个生化诊断，可在多种情况下发生。
- 全面评估临床情况，测量激素反应和中间代谢产物，对于确定潜在病因及指导临床干预和管理至关重要。
- 高胰岛素血症性低血糖症（hyperinsulinaemic hypoglycaemia，HH）是一种在发病年龄、临床表现、持续时间、严重程度、分子生物学、组织学和治疗反应方面存在异质性的疾病。
- 由于缺乏替代性供能物质，HH的脑损伤风险更高。建议将血糖浓度维持在＞3.5mmol/L，这一阈值被广泛接受。
- 基因分析联合 ^{18}F-DOPA PET/CT扫描彻底改变了先天性高胰岛素血症（CHI）的管理。
- 较新的治疗方法，如mTOR抑制药和长效奥曲肽/兰瑞肽，已在小型研究中被证明对常规药物治疗无反应的弥漫性CHI的管理有益，并有望成为未来可能的治疗选择。
- 多种遗传代谢缺陷可表现为低血糖。
- 充分询问病史和检查可指导鉴别诊断。
- 低血糖时采集样本很重要，但大多数有低血糖发作的代谢病因可以用血糖正常时的样本检测出结果。
- 由遗传代谢缺陷引起的低血糖的急症治疗与其他任何原因引起低血糖的治疗相同。
- 许多遗传代谢缺陷导致低血糖的患者在疾病发作期，紧急处理采用的急救方案（ER）为频繁给予多聚葡萄糖饮料来预防或最大限度地减少低血糖。
- 在治疗因遗传性代谢缺陷引起的低血糖患者时，应寻求专业代谢中心的专家建议。

一、概述

低血糖是一种常见疾病，最近在理解其病因和改善管理方面取得了相当大的进展。然而，关于低血糖的定义、引起并发症的血糖值、预防和干预措施仍存在争议。

低血糖将导致葡萄糖供应减少，而葡萄糖是大多数哺乳动物细胞及其代谢需求的主要燃料。大脑在正常情况下以葡萄糖作为必须底物，但内源性葡萄糖和糖原的供应是有限的，它依赖于血液中持续不断的葡萄糖供应[1]。因此，维持正常血糖对于大脑的正常功能至关重要，特别是在婴儿和儿童生长和发育的活跃期。引起低血糖的疾病会导致大脑永久性受损，并伴有长期的神经发育缺陷，这对儿童和照护者有重大的影响。

二、血糖调控的生理学

血糖浓度是通过维持葡萄糖产生和利用之间的平衡来严格控制的，这是通过葡萄糖、胰岛素和反调节激素，包括胰高血糖素、儿茶酚胺、生长激素和皮质醇的复杂相互作用实现的。胰岛素减少葡萄糖产生和增加葡萄糖利用，而胰高血糖素、儿茶酚胺、皮质醇和生长激素则增加葡萄糖的产生和降低葡萄糖的利用[2]。

（一）葡萄糖生成

葡萄糖主要来自进食的碳水化合物；在禁食状态下，血糖浓度是通过动员肝脏中储存的糖原（糖原分解）或从称为糖异生（肝脏和肾脏）的非碳水化合物所产生的葡萄糖来维持的[3]。

1. 糖原分解

糖原分解是产生葡萄糖的过程，发生于对胰高血糖素和（或）肾上腺素分泌的反应。这个过程在禁食期间维持血糖浓度，并为大脑提供葡萄糖。第一步是激活糖原磷酸化酶，使糖原链中的葡萄糖分子磷酸化，形成葡萄糖 –1– 磷酸，它被转化为葡萄糖 –6– 磷酸，然后葡萄糖 –6– 磷酸酶将其转化为葡萄糖。

肝脏、肾脏和肌肉储存糖原。由于高糖原含量和葡萄糖 –6– 磷酸酶的存在，相较于仅储存少量糖原的肌肉和肾脏，肝脏是促进糖原分解的主要器官。此外，肌肉缺乏将葡萄糖释放到循环中所需的葡萄糖 –6– 磷酸酶。

当有足够的能量（ATP）时，多余的葡萄糖被糖原合成酶转化为糖原并储存起来（糖原生成）。糖原生成和糖原分解之间的平衡由胰岛素（主司糖原生成）和胰高血糖素（主司糖原分解）调节。胰岛素激活糖原合成酶[4]，并使引起糖原分解的糖原磷酸化酶失活[5]。

2. 糖异生

糖异生是从非碳水化合物产生葡萄糖的过程，主要底物是丙酮酸、乳酸、甘油，以及生糖氨基酸丙氨酸和谷氨酰胺。

在健康成年人禁食过夜后，糖异生作用贡献了 50% 的葡萄糖，42h 后几乎所有的葡萄糖都由糖异生产生[6]，但儿童的糖原储备有限，只能维持 12～16h 的血糖浓度。此后，糖异生就变得重要了[7, 8]。

（二）肾脏在血糖稳态中的作用

传统意义上，肝脏被认为是糖异生的关键部位，肾脏的作用很小。目前已知，在隔夜禁食之后，肾脏提供了释放到循环中葡萄糖的 20%～25%[9, 10]。

在餐后状态下，存在肝肾葡萄糖互惠性，肝葡萄糖产量减少，并通过肾糖异生增加 2 倍来补偿[11]。这种互惠作用使肝糖原储存得以补充，并在长期禁食、肝移植和酸中毒等病理和生理条件下维持葡萄糖稳态[12]。肾脏还可以通过钠葡萄糖转运体（SGLT）从近端小管重新吸收葡萄糖，从而促进葡萄糖稳态[13]。

（三）葡萄糖利用

所有组织都使用葡萄糖。胰岛素通过促进外周葡萄糖的摄取和糖原生成、抑制脂肪分解和酮体生成来发挥作用。胰岛β细胞感知餐后血糖浓度升高，引起胰岛素分泌增加。胰岛素与其外周组织中的受体结合使得葡萄糖转运子（GLUT）上调（合成和动员到细胞表面）[14]，并使组织能够摄取葡萄糖。

餐后，胃排空率影响血液循环中葡萄糖浓度。混合膳食（碳水化合物、蛋白质和脂肪混合）减少胃排空，刺激肠促胰岛素（肠道产生的激素）的产生，从而降低餐后葡萄糖浓度[15, 16]。

葡萄糖通过载体介导的易化扩散作用转运到细胞中。该载体是一组被称为 GLUT 的蛋白质，在人类中已发现了 14 个[17]，但葡萄糖转运子 1～5 研究最深，对葡萄糖的利用至关重要，它们中的每一个都有特定的组织分布和功能。葡萄糖转运子 1 和葡萄糖转运子 3 分布在包括神经系统在内的所有组织中，为非胰岛素依赖性[14]。它们对葡萄糖有很高的亲和力，容易运输葡萄糖，这对于确保大脑持续的葡萄糖供应至关重要。

葡萄糖转运子 2 是一种低亲和力的葡萄糖转运子，主要在胰岛β细胞、肝脏、肾脏和小肠中表达。由于其在肠腔葡萄糖吸收、肾脏葡萄糖重吸收、胰岛β细胞葡萄糖感知及肝细胞葡萄糖摄取和释放中的作用，其在维持血糖浓度中发挥重要作用。葡萄糖转运子 2 的动力学特性允许它在高血糖浓度下也可以在这些组织中转运葡萄糖。因此，葡萄糖在这些组织中的利用不依赖于葡萄糖转运子的数量和活性，而是取决于血糖浓度[18]。

葡萄糖转运子 4 是存在于肌肉、心脏和脂肪组织中的胰岛素依赖性葡萄糖转运子，葡萄糖转运子 5 是空肠刷状缘的果糖转运子[14]。

另一个钠依赖型葡萄糖转运子家族（SGLT）主要位于小肠腔表面（SGLT1）和肾脏近端肾小管（SGLT2），能够实现能量依赖型葡萄糖摄取[13]。摄取后，葡萄糖通过糖酵解产生 ATP 和（或）作为糖原（糖原生成）或脂肪储存，或转化为乳酸盐。这些过程取决于血糖浓度、禁食时间和激素水平。

总之，胰岛素的作用是通过抑制糖原分解和糖异生及激活糖原生成和糖酵解来降低血糖浓度。另一方面，包括胰高血糖素、肾上腺素、皮质醇和生长激素在内的各种反调节激素具有相反的作用。血糖浓度通过胰岛素和反调节激素之间的作用维持平衡（图 16-1）。

三、胃肠激素在葡萄糖体内平衡中的作用

在发现肠道释放的几种激素并阐明它们对血糖浓度的影响后，出现了葡萄糖调节的多模式机制。

肠促胰岛素胰高血糖素样肽 1（GLP-1）和胃抑制多肽（GIP）是餐后肠黏膜细胞（L 和 K 细胞）产生的主要肠促胰岛素激素。它们刺激胰岛素分泌，与静脉葡萄糖负荷相比，口服葡萄

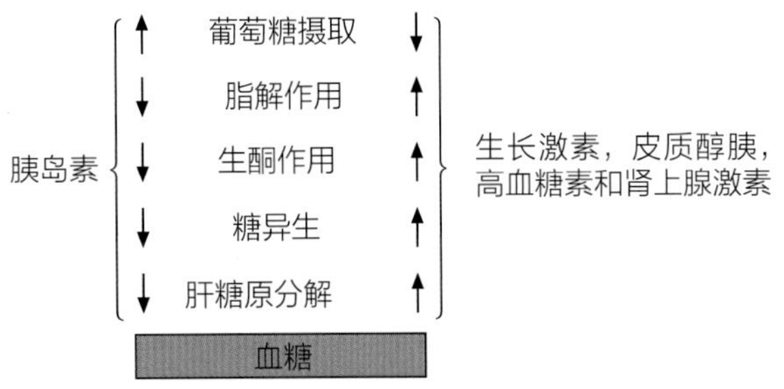

▲ 图 16-1　胰岛素和反调节激素的作用总结

胰岛素通过抑制糖原分解、糖异生、脂肪分解和酮体生成及促进胰岛素敏感组织对葡萄糖的摄取来降低血糖浓度。皮质醇、生长激素（GH）、胰高血糖素和肾上腺素具有相反的作用，导致血糖浓度升高

糖负荷的血浆胰岛素反应是肠促胰岛素效应 [19]。GLP-1 还能延迟胃排空，抑制胰高血糖素分泌，促进饱腹感和帮助减肥 [20]。

饥饿素由胃底细胞分泌，通过生长激素促分泌素受体（GHSR）发挥作用 [21]。饥饿素浓度在饭前增加，饭后降低 [22, 23]。它是强的促生长激素分泌因子 [24]，通过对下丘脑的作用增加促肾上腺皮质激素、皮质醇和肾上腺素分泌 [24, 25]，并且刺激食欲 [26]。静脉输注饥饿素可直接诱导糖原分解 [27]。

胰淀素是一种与胰岛素共同由胰岛 β 细胞分泌的神经内分泌激素。它通过抑制餐后胰高血糖素分泌来增强胰岛素作用 [28]。它还减缓胃排空 [29]，并减少模式动物的食物摄入和体重 [30]。

四、出生后的代谢适应

在子宫内，胎儿通过载体介导的跨胎盘易扩散暴露在持续的葡萄糖中 [31]。胎儿葡萄糖浓度是母体葡萄糖浓度的直接反映 [32]。在生理条件下，胎儿只产生最少量的葡萄糖，胎儿葡萄糖稳态的特征是刺激合成代谢和糖原沉积的高血浆胰岛素浓度和低胰高血糖素浓度。然而，动物研究表明，在长期葡萄糖供应减少的情况下，胎儿有能力以牺牲生长为代价，通过启动糖原分解和糖异生来维持葡萄糖稳态 [33]。胎儿大脑通过增加葡萄糖转运子 1 和减少葡萄糖转运子 3 来适应慢性低血糖，以促进大脑对葡萄糖的摄取 [34]。

出生后，当葡萄糖的持续供应中断时，新生儿经历一段代谢和内分泌适应期，以适应独立的宫外环境。血糖在最初的 2～4h 立即降至最低点，并在 48～72h 逐渐恢复正常（3.5～5.5mmol/L）。“生理”下降刺激了反调节激素反应，在出生后几分钟至几小时内，胰高血糖素、儿茶酚胺、生长激素和皮质醇都有所增加。胰高血糖素的升高与胰高血糖素受体的上调、胰岛素浓度的降低和胰岛素受体的下调有关。由此引起胰岛素 - 胰高血糖素比值降低，减少了糖原合酶的活性，并刺激糖原磷酸化酶，从而抑制糖原合成并促进糖原分解 [35]，这是葡萄糖产生的最初主要途径，且在几小时内会耗尽。胰岛素 - 胰高血糖素比值降低会激活磷酸烯醇丙酮酸羧化激酶（PEPCK），这种糖异生酶在生后 4～6h 提供葡萄糖，尽管酶活性达到成人水平可能需要 2 周时间 [36, 37]。脂肪分解和脂肪酸氧化是由儿茶酚胺、促甲状腺激素 [38] 和皮质醇浓度升高及胰岛素浓度降低诱导的。

这些激素变化增加了生酮作用，提供酮体作为大脑葡萄糖缺乏时替代燃料。肝的生酮作用在出生时受到限制，在新生儿低血糖的过渡阶段保持低水平。几项研究表明，出生后 24 小时内极低的酮体与低血糖相关。足月人工喂养的婴儿比足月母乳喂养的婴儿血糖浓度更高，后者的酮体水平反而更高，但这种调试可能需要 24～48h。新生儿低酮症性低血糖的过渡期可能与胰岛素分泌的短暂失调有关，抑制胰岛素的葡萄糖阈值较低 [39]。

葡萄糖转运子在生后适应中也起着关键作用。在刚出生时，所有组织中 GLUT1 占优势。由于 GLUT1 是一种高亲和力的葡萄糖转运子，它增加了葡萄糖的组织利用率 [40]。GLUT1 在出生后逐渐减少，并被每个组织中的特定同型体所取代 [41]。

正常足月婴儿中，喂养 - 禁食周期的转换几乎没有影响，但早产儿或 SGA 婴儿常受损害。

由于代谢适应可能需要长达 72 小时，在此期间很难区分低血糖的生理原因和持续原因。在最初的 72 小时内，管理的重点应该是稳定血糖浓度，特别是考虑到酮体较低，如果低血糖持续存在，确定潜在病因的调查应该推迟 3 天。

五、进食和禁食的代谢适应

餐后血糖浓度升高，高血糖症及神经轴和肠轴的刺激导致胰岛素分泌增加，从而通过抑制糖原分解和糖异生来增加葡萄糖利用并减少葡萄糖产生（图 16-2）。在餐后阶段，胰岛素抑制酮体生成和脂肪分解。血浆葡萄糖浓度在 15min 内上升，30～60min 达到峰值，然后下降，直到吸收完成，这通常在 4～5h 后。血浆胰岛素浓度遵循类似的时间过程。

进食后的 4～6h 称为吸收后状态。在此期间血糖达到稳定状态，葡萄糖产生等于葡萄糖消耗，并且血浆葡萄糖浓度保持在正常范围内。葡萄糖周转率（葡萄糖产生和利用）约为 10μmol/（kg · min）。80% 的葡萄糖利用为非胰岛素依赖性，其中主要为大脑利用，占总量的 50%，其他为红细胞、肾脏和胃肠系统。葡萄糖浓度通过胰岛素和胰高血糖素、皮质醇、生长激素和儿茶酚胺之间的相互作用来维持。胰高血糖素允许从肝脏中有控制性地释放储存的糖原，胰岛素通过防止脂肪分解和蛋白水解加速来抑制胰高血糖素的作用，皮质醇和生长激素在设定外周组织对胰高血糖素和胰岛素的敏感性方面发挥容许作用。

随着禁食的延长，胰岛素分泌减少，胰高血糖素和其他反调节激素的分泌增加，降低了组织对葡萄糖的利用率，增加了糖异生、脂肪分解和酮体生成。糖原分解随着糖原储备耗尽而减慢，糖异生成为产生葡萄糖的主要过程。胰高血糖素分泌和胰岛素减少使储存的脂肪转化为甘油，脂肪酸和蛋白质转化为氨基酸用于糖异生。释放的游离脂肪酸被转运到肝脏与白蛋白结合，在那里它们可以在线粒体中进行 β 氧化，产生酮体，或者被重新酯化为三酰基甘油和磷脂。

随着禁食延长，肌肉和其他组织的持续能量需求越来越依赖游离脂肪酸和酮体。肝脏中脂肪酸氧化产生的酮体作为能量来源输出到周围组织。它们对大脑尤其重要，因为大脑没有其他非葡萄糖的能量来源。酮体取代葡萄糖作为神经组织的主要燃料，从而降低了大脑对葡萄糖的强制性需求。

六、胰岛素分泌调节和 K_{ATP} 通道的作用

由于胰岛素是控制血糖浓度的主要激素，其分泌的调节在维持正常血糖中起着关键作用。胰岛素释放由营养、激素和神经因素的复杂相互作用调节。葡萄糖是主要的触发因素，与其他营养物质（氨基酸和游离脂肪酸）和胃肠激素一起，

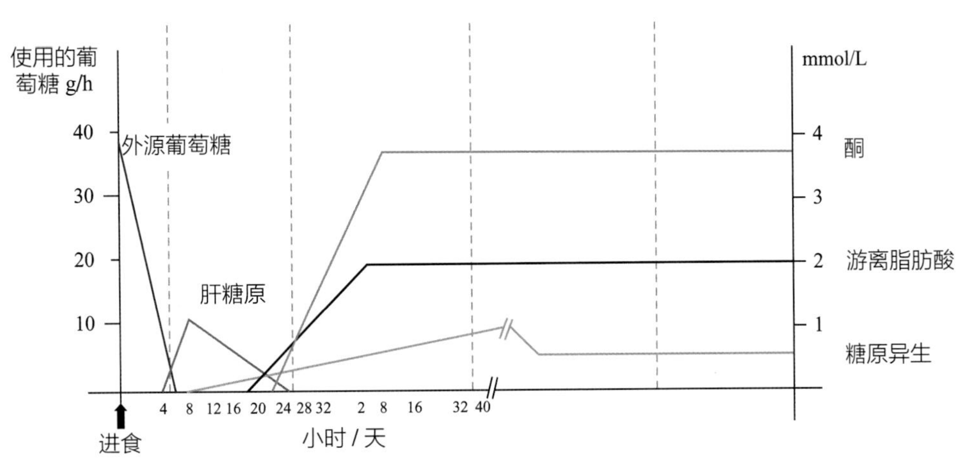

▲ 图 16-2 进食和禁食的代谢调节

为进食阶段的胰岛素释放提供信号。

葡萄糖刺激的胰岛素分泌

葡萄糖诱导胰岛素释放的双相模式。第一阶段胰岛素释放发生在葡萄糖浓度升高后的最初几分钟内，随后是更持续的第二阶段胰岛素释放。

在胰岛 β 细胞中，葡萄糖通过葡萄糖转运子进入细胞质，尤其是葡萄糖转子 2(GLUT2)[42, 43]。葡萄糖转运蛋白 2 对葡萄糖有很高的 Km（约 40mmol/L），主要在肝脏、肾脏、胰腺的 β 细胞和肠黏膜细胞中表达。葡萄糖转运蛋白 2 对葡萄糖的高 Km 允许胰岛 β 细胞和肝细胞的葡萄糖转运与血糖浓度成比例 [42, 44]。葡萄糖进入细胞后，被一种高葡萄糖特异性酶葡萄糖激酶磷酸化。葡萄糖激酶作为葡萄糖传感器，由于其高 Km，在生理基础葡萄糖水平下不会饱和。这使得 β 细胞能够调节胰岛素分泌速率，这被认为是胰岛素分泌的限速步骤 [45]。磷酸化后，葡萄糖代谢为丙酮酸（糖酵解），然后进入三羧酸循环产生 ATP。ATP 触发位于 β 细胞膜上的 ATP 敏感钾通道（K_{ATP}）关闭，从而导致胰岛素释放。

K_{ATP} 通道是异八聚体复合物，由四个内向整流钾通道（Kir6.2）和四个磺酰脲受体 1（SUR1）亚单位组成。Kir6.2 形成通道的孔隙，SUR1（一种 ATP 结合盒转运体）作为调节亚单位 [46]。K_{ATP} 通道由腺嘌呤核苷酸调节，将细胞代谢水平的变化转化为膜兴奋性。

K_{ATP} 通道只有正确组装和运输到细胞膜表面（转运）才能发挥作用。K_{ATP} 通道的组装和转运有着错综复杂的联系。只有八聚体 K_{ATP} 通道复合物能够在细胞膜表面表达。例如，Kir6.2 和 SUR1 都具有内质网滞留信号（RKR），在没有另外一个亚单位的情况下，防止每个亚单位向质膜转运 [47]。两个亚单位的共同表达覆盖了这些滞留信号，使它们能够移动到质膜。滞留信号存在于 Kir6.2 的 C 端、SUR1 跨膜结构域 1（TMD1）和核苷酸结合结构域 1（NBD1）之间的细胞内环路中。截断 Kir6.2 C 端的截短删除了它的滞留信号，允许 Kir6.2 在缺乏 SUR1 亚基的情况下进行功能性表达 [48]。除了这些逆行信号之外，SUR1 的 C 端还有一个顺行信号，由部分二亮氨酸基序和下游苯丙氨酸组成，这是 KATP 通道离开 ER/顺式高尔基体并转运到细胞表面所必需的 [49]。从 SUR1 中删除 7 个氨基酸，包括苯丙氨酸，会显著降低 K_{ATP} 通道在细胞表面表达 [50]。因此，SUR1 的一个功能是作为伴侣蛋白促进 Kir6.2 在细胞表面表达。

有一些证据表明 Kir6.2 为 SUR1 提供互作 [51]。SUR1 蛋白对磺酰脲格列本脲显示出高亲和力结合能力，表明 SUR1 可与磺酰脲结合 [52]。磺酰脲类药物（格列本脲和甲苯磺丁脲）抑制 K_{ATP} 通道，用于治疗非胰岛素依赖型（2 型）糖尿病。另一类药物，称为钾通道开放剂（如二氮嗪），激活通道，用于抑制胰岛素分泌。在正常血糖条件下，K_{ATP} 通道是开放的，这允许钾从胰岛 β 细胞外流。这使 β 细胞膜保持负电位，此时电压门控钙（Ca^{2+}）通道关闭。血糖浓度的增加会导致 ATP 的产生。ATP/ADP 比值的增加触发 K_{ATP} 通道的关闭，导致 β 细胞膜的去极化，进而导致电压门控钙通道的开放和钙离子内流。钙离子的进入触发胰岛素的胞吐（图 16–3）。

除了上述 K_{ATP} 通道依赖途径外，葡萄糖还通过 K_{ATP} 通道非依赖途径刺激胰岛素分泌 [54]。K_{ATP} 通道非依赖性途径协同作用增强细胞内钙离子升高的反应，并导致葡萄糖刺激的胰岛素分泌的第二阶段和更持久的阶段。然而，这些通路的机制还不是很清楚。

七、低血糖的定义

除了生后前 72 小时，正常情况下空腹血糖

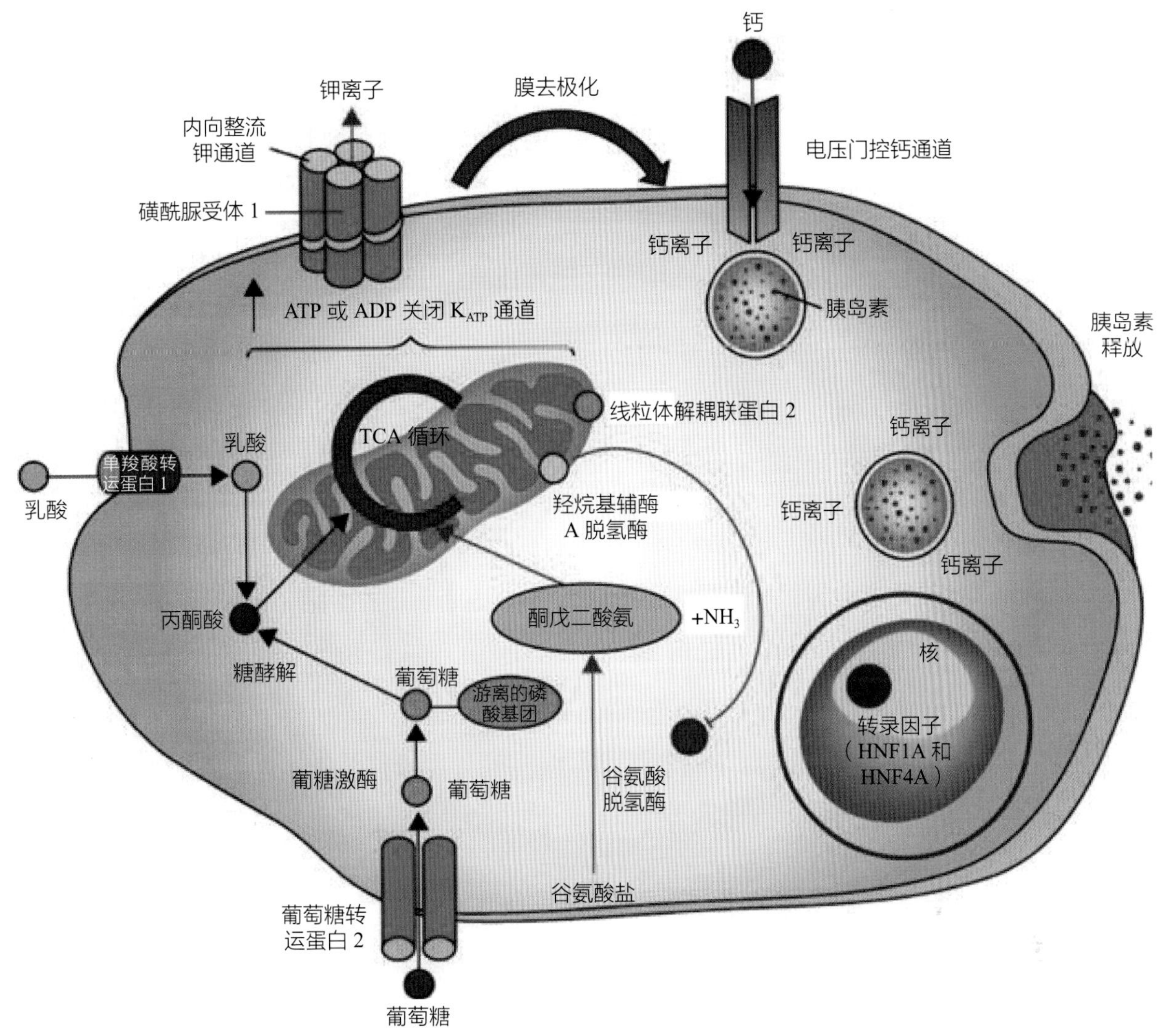

▲ 图 16-3　胰岛 β 细胞的轮廓显示 K_{ATP} 通道在调节胰岛素分泌中的作用

β 细胞 K_{ATP} 通道在将葡萄糖代谢产生的代谢信号转换为质膜电活动变化的过程和胰岛素分泌的变化中起着关键作用（改编自 Shah P et al.[53]）

维持在 3.5～5.5mmol/L。在餐后阶段，血糖可能会短暂升高，但很快就会恢复到这个范围。在健康成年人中，低血糖症状出现在平均血糖值为 3mmol/L 时，低血糖被定义为血糖浓度低到足以引起神经性或自主神经症状，在血糖正常化后缓解（惠普尔三联征）。这一定义适用于能够可靠地识别和交流症状的年龄较大的儿童，年龄较小的儿童和新生儿则不适用[55]。

首先，新生儿和婴儿低血糖的体征和症状可能是非特异性的，如喂养不良、嗜睡、呼吸暂停和易激惹，而且是可变的。当低血糖是某些过程的一部分（如缺氧性缺血性脑病、败血症）时，临床症状可能与潜在疾病的症状无法区分。如果要将低血糖定义为导致神经损害的血糖，必须记住，脑损伤不仅与血糖值有关，还与替代燃料的存在或缺乏及并存疾病有关。在高胰岛素血症和脂肪酸氧化缺陷等情况下，大脑损伤的风险更高，这些情况下大脑新陈代谢的替代燃料的产生受到抑制。共病状态，如脓毒症、缺氧和癫痫等增加大脑对葡萄糖的需求，对脑损伤具有叠加作用[56]，因此在不同的情况下，相同的血糖值可能满足代谢需求，也可能不满足。神经系统反应的血糖阈值在不同的血糖值范围内各不相同，也取决于低血糖的持续时间和频率。因此，没有单一的血糖值可以定义低血糖。

最后，出生后 48 小时内的一过性低血糖是常见的，可能代表一种生理适应过程。几项研究表明，低血糖（被广泛接受为＜ 2.6mmol/L）在足月健康婴儿中并不少见，特别是在出生后的前 2～3h[57-65]。紧随其后的是血糖浓度的自发升高，即使在缺乏营养的情况下也是如此。

因此，使用任何数值界限来定义新生儿低血糖是不科学的，定义必须根据婴儿的个体和临床情况而定。

在解释血糖值时，考虑假性低血糖的可能性也很重要。医疗测量仪是一种方便的筛查工具，但诊断必须通过临床实验室方法确认。动脉血糖值高于静脉血糖值，血浆 / 血清血糖值高于全血血糖值。最后，由于红细胞糖酵解，样品分析的延迟给出了较低的检测结果。应使用氟草酸采集管收集样品，及时测量，以阻止采样后的葡萄糖代谢。

（一）低血糖筛查

对于正常妊娠和分娩后出生的足月健康婴儿，不建议进行常规的血糖浓度筛查和监测。建议对问题婴儿，或有与低血糖相应临床表现，或存在低血糖危险因素的婴儿，监测血糖浓度。关于葡萄糖监测的时间和间隔的数据有限，但是由于血糖监测的目的是确定最低的测量值，因此应在喂养前测量。临床问题婴儿和有低血糖征兆的婴儿必须立即测量血糖。对无症状高危婴儿的筛查应在出生后前几个小时内进行并持续多个喂养 – 禁食周期。

（二）临床实践中的诊断阈值

在一项对 178 名儿科医生的调查中，他们查阅了 36 本教科书，低血糖的定义从低于 1mmol/L 到低于 4mmol/L[66]，对理想血糖阈值的探索仍在继续。既然识别和治疗低血糖的目的是为了维持大脑代谢，那么将低血糖定义为与大脑功能有关的阈值是最合适的。一项对 17 名儿童（仅 5 名新生儿）的研究发现，当血糖浓度降至 2.6mmol/L（47mg/dl）以下时，部分儿童的脑干听觉或体感诱发电位出现异常 [67]。这些效应不仅在听觉诱发反应上观察到，而且在脑电信号和视觉诱发电位上也能观察到，但在其他研究中没能重现 [68]。另一项以其大样本量和统计能力为标志的研究报道称，记录的血糖浓度＜ 2.6mmol/L 的天数（超过 5 天）与 18 月龄时较低的 Bayley 发育评分之间存在很强的相关性 [69]。然而，该研究只对早产儿进行了研究，不成熟的反调节反应可能会使他们更容易受到低血糖的影响。这些结果不能推论到其他婴儿群体。此外，在后来 7.5—8 岁 [69] 的评估中，研究结果并未继续存在。这些研究的结果经常被误解为确定了一个可能发生脑损伤的数值阈值（＜ 2.6mmol/L）。为了支持 2.6mmol/L 的血糖阈值，最近进行了一项针对高危足月儿和晚期早产儿（404 名参与者）的大型前瞻性研究 [70]。在这项研究中，新生儿低血糖与治疗阈值为 2.6mmol/L 的 2 年后的不良神经发育结局无关。本文得出结论，在主要的高危婴儿组，以维持血糖浓度至少为 2.6mmol/L 为目标的频繁筛查和干预对预防高危足月和晚期早产儿的神经元损伤是有效的。那些经历过低血糖的人（33%）的神经发育迟缓率高于那些没有经历过低血糖的人（36%），这为更高的葡萄糖浓度阈值提供了论据。健康足月儿童的对照数据将有助于证实这些说法。

在缺乏对低血糖的明确定义的情况下，仅有少数指南推荐了进行干预的操作阈值 [71]。对血糖＜ 2.5mmol/L 的有症状婴儿建议进行干预，对血糖浓度＜ 2.0mmol/L 的无症状婴儿建议进行干预，葡萄糖浓度在 1.1～1.4mmol/L 时建议静脉输注葡萄糖。儿科内分泌学会（PES）最近的共识研讨会[55]一致认为，仍然缺乏证据来明确定义显著低血糖的血糖浓度范围，并建议提高血糖目标阈值以防止脑损伤和随之而来的残疾。在出生后 48 小时内，目标阈值是 2.8mmol/L（50mg/dl）；出生 48h 后，血糖目标被提高到＞3.3mmol/L（＞60mg/dl）；对于怀疑患有先天性低血糖障碍（如高胰岛素血症）的新生儿和确诊患有低血糖障碍的较大婴儿和儿童，建议将治疗目标维持在血糖浓度＞3.9mmol/L（70mg/dl）[55]。

所有定义的数字阈值不是固定不变的，仅作为参考。干预和维持特定血糖浓度的决定应基于个体的临床情况。

八、低血糖的病因及临床探讨

尽管迫切需要治疗低血糖，但对病史、检查及采集关键的血液和尿液样本进行初步评估是至关重要的。治疗应持续口服或静脉注射葡萄糖。低血糖经常被忽视，特别是在新生儿和婴儿中因为病史和体征可能是模糊的和非特异性的，如喂养不良、嗜睡和易激惹。出现窒息事件、抽搐或其他细微体征的新生儿需要高度怀疑，但许多低血糖婴儿没有症状，因此对高危婴儿进行常规筛查，如糖尿病母亲的婴儿、出生时患有极端宫内发育迟缓的婴儿和体温过低的婴儿。

在成人的研究已经清楚地描述了高胰岛素诱导低血糖时低血糖症状和体征的进展过程。当血糖浓度被人为降低时，典型过程为从饥饿和寻找食物到交感神经系统开始激活，伴随着出汗、震颤和心动过速的特征。随着葡萄糖浓度的进一步下降，认知功能受损会出现意识混乱、反应迟钝、行为异常、意识丧失、全身抽搐和死亡。

引起低血糖的原因很多（表 16-1）。完整的病史和检查对于描述潜在病因和计划进一步的检查与管理至关重要。病史应集中于低血糖发作、发作时间与食物关系，以及诱因和相关因素。从最后一餐到低血糖发作的时间是确定潜在原因的重要因素。与年龄匹配的空腹耐受性差可能意味着由于胰岛素浓度过高导致的葡萄糖利用率增加，先天性高胰岛素血症（CHI）或某型 GSD。而餐后 2～3h 出现低血糖可能提示餐后高胰岛素血症（蛋白敏感型或倾倒综合征）、遗传性果糖不耐受或半乳糖血症。在最后一餐后超过 4 小时出现症状提示糖原分解、糖异生、游离脂肪酸和酮体的产生缺陷或反调节激素缺乏。罕见的情况，如与细胞内能量缺乏相关的线粒体功能紊乱，可能会出现血糖浓度正常的低血糖症状（假性低血糖）。

（一）发病年龄

严重的新生儿低血糖伴＞8mg/（kg · min）高糖速需求通常提示胰岛素释放存在先天缺陷，相反在出生后第 1 天和第 2 天低血糖，并通过增加喂养进行管理，则是生后反调节激素如皮质醇或生长激素缺陷的典型特征。垂体功能低下的婴儿也可能出现黄疸持续时间延长。断奶后婴儿首次出现低血糖，禁食时间延长至 8 小时出现低血糖，提示糖异生或脂肪代谢途径缺陷的可能性。儿童首次出现低血糖提示常见问题，如饮酒或极其罕见的疾病，以及胰岛素瘤或运动诱导的低血糖。

（二）既往史

回顾可能会揭示遗漏的事件，低血糖持续时间可能比最初想象的更长。孩子可能会在清晨经常出汗、发抖、寒冷和潮湿，早餐后情绪和一般认知能力会有所改善。随着低血糖的发现，特发性癫痫的诊断可能需要纠正。

（三）孕产史和新生儿史

与足月儿相比，早产儿低血糖的发生率更

表 16-1 低血糖的原因

高胰岛素血症	• 短暂 糖尿病母亲的新生儿 围产期窒息 Rhesus 溶血病 胎儿宫内生长受限（IUGR）/ 胎龄过大 • 永久（表 16-5） ABCC8/KCNJ11/GCK/GLUD1/HADH/HNF4A/HNF1A/UCP2/SLC16A1 • 胰岛素瘤 • 与高胰岛素血症相关的其他综合征（表 16-4）
低酮、低胰岛素性低血糖	• *AKT2* 激活突变 • 胰岛素样生长因子 - Ⅱ - 非胰岛细胞瘤低血糖（NICTH）的异常处理 • 人为低血糖
反调节激素缺乏	• 生长激素缺乏 • 肾上腺功能不全 • 全垂体功能减退
糖原合成和分解障碍 [糖原贮积症（GSD）]	• GSD Ⅰ a（葡萄糖 -6- 磷酸酶缺乏症） • GSD Ⅰ b（葡萄糖 -6- 磷酸转运蛋白缺陷或 GSD Ⅰ型非 a） • GSD Ⅲ（淀粉 -1，6- 葡萄糖苷酶缺乏症） • GSD Ⅸ（磷酸化酶激酶缺乏症） • GSD0（糖原合成酶缺乏症）
脂肪酸氧化和酮合成的紊乱	• 中链酰辅酶 A 脱氢酶缺乏症（MCADD） • 长链羟酰辅酶 A 脱氢酶缺乏症（LCHADD） • 超长链酰辅酶 A 脱氢酶缺乏症（VLCADD） • 线粒体三功能蛋白缺乏症 • 多发性酰基辅酶 A 脱氢酶缺乏症 • 肉碱转运体与肉碱循环障碍 • HMG（3- 羟基 -3- 甲基戊二酰基）辅酶 A 合成酶缺乏症 • HMG（3- 羟基 -3- 甲基戊二酰基）辅酶裂解酶缺乏症
糖异生障碍	• 果糖 -1，6- 二磷酸酶缺乏症 • 磷酸烯醇式丙酮酸羧激酶（PEPCK）缺乏症 • 丙酮酸羧化酶缺乏症
葡萄糖转运蛋白缺陷	• GLUT（葡萄糖转运蛋白）1/2/3 缺陷 • Fanconi Bickel 综合征（$GLUT_2$ 缺乏症）
线粒体呼吸链疾病	
支链有机酸尿症	• 甲基丙二酸尿症 • 丙酸尿症
其他代谢异常	• 半乳糖血症、果糖血症、酪氨酸血症、戊二酸尿 2 型、枫糖尿症、丙酸血症
其他原因	• 突然停止葡萄糖输注 • 无葡萄糖补充的换血 • 药物（如 THAM[1]，一种母体 β 受体拮抗药） • 特发性酮症低血糖（排除诊断 - 儿童不适记录） • 糖尿病后低血糖（糖尿病低血糖）

1. THAM. 氨丁三醇，三羟甲基氨基甲烷

高，小于胎龄儿也是如此。妊娠受到任何类型糖尿病的影响，特别是如果血糖控制不佳，会增加新生儿低血糖和巨大儿的风险，可能导致难产或延长分娩。伴有缺氧的创伤和（或）难产的婴儿有低血糖的风险。新生儿期红细胞增多症与低血糖有关，通常通过换血解决。在新生儿期，低血糖的症状和体征是模糊的和非特异性的，如易惊、呼吸暂停、发绀、乏力和黄疸。

（四）家族史

在某些人口中，遗传性低血糖患病率有所增加。易感因素，如肾上腺功能障碍，也可以遗传，需要注意。

（五）饮食和药物史

低血糖与最后一餐时间之间的关系很重要。低血糖可能是由某些食物引起的，如高蛋白负荷、高果糖含量、食用未成熟的西非荔枝的毒素（如牙买加呕吐病）和高血糖指数食物，可能导致反跳性低血糖。许多药物和化学品（如酒精、阿司匹林、口服降糖药、胰岛素注射、β 受体拮抗药和奎宁）可能会干扰中间代谢，导致低血糖发作。

（六）检查

初步检查应记录身高、体重、体重指数，并在新生儿中记录提示巨大儿、小于胎龄儿和早产儿的特征。畸形特征可能提示先天代谢障碍，中线缺陷，如唇腭裂和视神经发育不良与垂体功能减退相关，器官肿大与 Beckwith–Wiedemann 综合征相关。其他相关发现如过度换气，提示代谢性酸中毒与代谢紊乱有关，色素沉着与促肾上腺皮质激素过量有关，在新生儿中，生殖器模糊与皮质醇缺乏有关；小阴茎伴双侧睾丸未降和（或）高结合胆红素血症可能提示先天性垂体功能减退症的诊断；肝脏肿大是某些糖原储存障碍的线索。

迟发性低血糖的孩子有如下证据可证明既往低血糖发作的有害作用，如发育迟缓、行为障碍、偏瘫或失明等表现。

九、低血糖的检查

生命最初 2～3 天的低血糖是常见的，在这一过渡阶段的管理重点应该是维持血糖浓度，而不是调查潜在的病因。

（一）紧急状态下检查项目

低血糖筛查（表 16–2）或低血糖时的“关键样本”在低血糖的评估中是至关重要的。在可能的情况下，应在就诊时和治疗前进行检查，以确定低血糖的病因，具体包括葡萄糖、胰岛素、皮质醇、C 肽、生长激素、游离脂肪酸、酮体（β- 羟基丁酸）、乳酸、血气分析、血斑或血浆酰基肉碱图谱、血浆氨基酸、血氨、尿酮和有机酸（最好是低血糖发作后的首次尿标本），后 4 种筛查可以在低血糖治疗后取样。关键样本应至少包括血糖、胰岛素 /C 肽、酮体（β- 羟基丁酸酯）、脂肪酸（非酯化脂肪酸）和乳酸。低血糖期间低浓度的皮质醇和（或）生长激素不能排除或确认

表 16–2　调查不明原因的低血糖，低血糖筛查 [92]

葡萄糖	胰岛素	皮质醇	C 肽	生长激素	游离脂肪酸	酮（β– 羟基丁酸酯）	乳酸盐	血　气
血斑或血浆脂酰肉碱 [a]	血浆氨基酸 [a]	氨 [a]	尿酮和有机酸（低血糖发作后最好先排尿）[a]					

a. 在治疗低血糖症后，可以抽取样本

缺乏症，需要生长测量和进一步的测试来证实。

如果低血糖时的血液样本很难获得，应该快速纠正低血糖，稍后可以计划进行快速激发试验，以了解低血糖的原因。

（二）快速激发试验

如果儿童有未受损的糖原分解、脂肪分解、糖异生和酮体生成途径，他们就能够禁食。他们的内分泌激素调节对禁食的适应有助于维持血糖，并产生替代的能量底物。因此，人们可以研究在受控禁食期间影响激素调节和代谢途径的条件。

测试前必须建立良好的静脉通路[93]。因为有毒代谢物可能在低血糖发生之前积累，应该在开始快速激发试验之前，用酰基肉碱谱排除脂肪酸氧化紊乱。仔细监控这项试验是必不可少的，特别是对于疑似 CHI 的婴儿，因为他们可能会突然迅速地出现低血糖。

在测试过程中只允许摄入水，禁止所有的喂养和（或）静脉输液。反复监测血糖，并在出现低血糖（许多中心使用毛细血管血糖＜ 3.0mmol/L 或 53mg/dl）或出现症状时采集血样（低血糖筛查）（表 16–2），然后纠正低血糖。

禁食的时间取决于孩子的年龄。一般来说，足月新生儿最多 6 小时被认为是合适的，6 月龄的 8 小时，1 岁的 12 小时，1.5—2 岁的 18 小时，2—8 岁的 20 小时和 8 岁以上的 24 小时是合适的。

进一步的调查详见表 16–3。

（三）其他筛查项目

在一些儿童中，可能需要进行进一步的激发试验，以了解或确认低血糖的潜在诱因。由于存在严重低血糖的风险，这些检测应该在监护下和在三级医院进行。

在疑似蛋白质敏感的儿童中，蛋白质 / 亮氨酸负荷可能证实怀疑，并有助于制订治疗方案。这是 *GLUD1* 和 *HADH* 的突变导致的 CHI 的一个重要特征，但也可能出现在一些 *ABCC8* 基因变异的患者中[94]。

运动耐量测试可以帮助揭示由 *SLC16A1* 基因突变引起的运动性低血糖[95]。*SLC16A1* 编码单羧酸转运蛋白 1，它是丙酮酸和乳酸运输所必需的（表 16–5）。*SLC16A1* 的显性激活变异增加了剧烈无氧运动中丙酮酸的摄取和丙酮酸刺激的胰岛素分泌[95]。低血糖发作可以通过避免剧烈运动来预防。

餐后高胰岛素血症（PPHH）指的是在进食几个小时内发生低血糖。这与进餐时胰岛素分泌不当有关。最常见的原因是接受了尼森胃底折叠术或胃旁路手术的婴儿的倾倒综合征[96]。据观察，尼森胃底折叠术后 PPHH 患儿胰高血糖素样肽 –1（GLP–1）的分泌异常过度，这可能是导致胰岛素激增和由此引起的低血糖的原因之一[97, 98]。

十、低血糖的紧急处理

及时处理低血糖对避免其并发症至关重要。立即的治疗包括口服葡萄糖凝胶（新生儿 1/3 管，年长儿童 1 管，1 管含 25g 糖）。年长儿童神志清醒时也可口服含糖饮料或葡萄糖片（1～3 片，每片 4g）。在意识改变的情况下，肌内注射胰高血糖素 1mg 或 10% 葡萄糖 2ml/kg 静脉输液可迅速提高血糖水平（表 16–6）。重要的是，在 15min 后测量血糖，以确认恢复正常。

十一、低血糖症的病因学

（一）高胰岛素血症性低血糖症

高胰岛素血症性低血糖（HH）是一种临床、病理和遗传异质性的疾病，其特征是胰岛 β 细胞分泌胰岛素失调。HH 发生在新生儿、儿童和成人，但潜在的机制不同。它是新生儿持续低血糖最常见的原因，并与血清胰岛素、C 肽和胰岛素

表 16-3　更详细的调查（取决于怀疑的病因）

疑似先天性高胰岛素血症	遗传学、^{18}F-DOPA PET/CT 扫描和特异性激发试验可根据临床表型而定
疑似胰岛素样作用（低酮症、低血胰岛素、低血糖）	激活 *AKT2* 突变；*AKT2* 外显子测序；*IGF-2* 亚型异常
疑似激素原因	生长激素：生长激素刺激试验，血清 IGF-1 和 IGFBP3；ACTH/ 皮质醇：快速 ACTH 兴奋试验，ACTH；极长链脂肪酸（X 连锁肾上腺脑白质营养不良的肾上腺功能不全）
疑似糖原沉积病（GSD）	胆固醇 / 甘油三酯；尿酸盐；肝功能；*GSD* 外显子组测序
疑似脂肪酸氧化障碍	脂肪酸通量研究（皮肤活检进行成纤维细胞培养）
疑似糖异生缺陷	果糖 -1，6- 二磷酸酶活性；肝脏磷酸化酶
疑似肝糖原合成病	餐前和餐后乳酸
疑似线粒体呼吸链疾病	乳酸升高、肌酸激酶正常或升高；超声检查心肌病；肾小管功能；线粒体疾病的外显子组测序
疑似酮体合成或利用障碍	*HMG-CoA* 突变分析；肝活检
疑似其他代谢原因	红细胞半乳糖 -1- 磷酸尿苷转移酶活性；血浆氨基酸；甘油；转铁蛋白等电聚焦（CDG 综合征）；丙酮酸 / 乙酰乙酸酯
病因不明	• 尿毒物检测 • 胰岛素原 / 前胰岛素原 • 检查胰岛素受体突变（多诺霍综合征或矮妖综合征）

原浓度的不适当升高有关[99]。

在正常生理状态下，胰岛 β 细胞分泌维持正常血糖浓度所需的胰岛素。HH 患者胰岛素分泌不受调节，葡萄糖进入胰岛素敏感组织（骨骼肌和脂肪组织），导致低血糖，而胰岛素通过抑制糖原分解、糖异生、脂肪分解和酮体生成来抑制葡萄糖的生成，加剧了低血糖。因此，大脑被剥夺了主要和次要的能量来源（葡萄糖和酮体）。如果不及时治疗，HH 可导致脑损伤，发生如癫痫、脑瘫和神经损伤等并发症，或低血糖引起的死亡[100]。HH 的发病条件和病因多种多样（表 16-1）。HH 与宫内发育迟缓、围产期窒息、RH 溶血和妊娠糖尿病有关。这些情况二氮嗪治疗有效而且通常是暂时性的，但一些伴有宫内发育迟缓（IUGR）和围产期窒息的 HH 婴儿可能有更持久的 HH，需要二氮嗪治疗数月。此外，还有一些综合征可导致 HH（表 16-3）。HH 的一个罕见原因是胰岛素瘤，偶发的或与 MEN1 有关。HH 也可能出现在餐后阶段，如胃食管手术后的儿童（倾倒综合征）或罕见的胰岛素受体基因缺陷。

HH 可能是由胰岛素分泌途径的基因突变先天性的（CHI），目前发现有 9 个相关基因[101]。表 16-5 总结了这些遗传原因的表型特征。临床上，CHI 分为二氮嗪反应型和无反应型。组织学上，CHI 主要表现为弥漫型、局灶型和非典型 [局限性胰岛核增大（LINE）]。弥漫型，呈常染色体隐性遗传或显性遗传，是 CHI 更常见的形式，并影响整个胰腺[102]。在 HH 的非典型 / LINE 型中，组织学异常可能呈弥漫性，伴有正常和异常胰岛组织[103]。局灶型通常是散发性的，HH 是胰腺某一部位胰岛素分泌异常的结果。与医学上无反应的弥漫型（需要胰腺大部切除术）相比，局灶性病变可以通过切除受损伤区域而治愈。

表 16-4　与高胰岛素血症性低血糖症相关的综合征 [86–91]

产前和产后过度生长综合征	• Beckwith-Wiedemann 综合征：11p15.5，11p15.4 • Sotos 综合征：*NSD1*（5q35） • Simpson-Golabi-Behmel 综合征：*GPC3*（Xq26），*GPC4*（Xp22） • Perlman 综合征：*DIS3L2*（2q37）
染色体异常综合征	• Patau 综合征：13 三体 • Turner 综合征（在某些细胞中丢失 X 染色体）
产后生长衰竭综合征	• Kabuki 综合征：*KMT2D*（12q13），*KDM6A*（Xp11.3） • Costello 综合征：*HRAS*（11p15）
影响 ***ABCC8*** 基因的相邻基因缺失	• Usher 综合征：*USH1C*（11p15.1）
导致钙水平异常的综合征	• Timothy 综合征：*CACNA1C*（12p13.33）
先天性糖基化异常综合征（CDG）	• 先天性糖基化 1a、1b、1d 障碍：*PMM2*（16p13.2），*MPI*（15q24.1），*ALG3*（3q27.1）
胰岛素抵抗综合征（胰岛素受体突变）	• Donohue 综合征（矮妖精）：*INSR*（19p13）
其他	• 先天性中枢性低通气综合征：*PHOX2B*（4p13） • 腺苷酸激酶缺乏症 • 钙电压门控通道亚基 α1 D 突变：*CACNA1D*（3p21.1） • 叉头框蛋白 A2（*FOXA2*）突变：*FOXA2*（20p11.21） • 磷酸甘露糖变位酶 2 突变：*PMM2*（16p13.2） • 葡萄糖磷酸变位酶 1 突变：*PGM1*（1p31.3）

1. 高胰岛素性低血糖症（HH）的诊断

HH 的诊断是基于临床表现和特异性生化检测，即低酮症性、低脂血症性低血糖，这是由低血糖时过度胰岛素分泌致合成代谢增加效应。诊断 HH 的临床线索包括巨大儿或严重 IUGR 和维持正常血糖的高葡萄糖需求 [糖速＞8mg/（kg · min），正常范围 4～6mg/（kg · min）]。

在自发性低血糖或由激发试验引起的低血糖中（如禁食、运动或蛋白质摄入时），可发现特征性代谢结果。激发试验应在受控条件下进行，密切监测血糖，因为激发试验可能危及生命。低血糖时的实验室检查结果将包括可检测到的胰岛素伴异常低的脂肪酸和酮体。文中（表 16-6）显示了帮助诊断 HH 的生化指标。在正常生理条件下，低血糖时胰岛素产生应停止。由于胰岛素释放的性质是脉冲的，半衰期短，测量半衰期较长的 C 肽反映内源性胰岛素的产生，当诊断有疑问时，测 C 肽有所帮助。

其他支持性证据如下。

- 肌内注射胰高血糖素对血糖呈阳性反应（＞1.5mmol/L 或 27mg/dl）[104]。
- 皮下注射奥曲肽血糖反应阳性。
- 低血清浓度的 IGFBP1（胰岛素负调控 IGFBP1 的表达）[105]。

2. 高胰岛素性低血糖症的治疗

需要及时诊断和立即治疗 HH，以防止严重的脑损伤和永久性神经系统损害（表 16-7）。治疗的目的是避免低血糖（一般定义为血糖＜ 63mg/dl 或＜ 3.5mmol/L），维持正常血糖，并恢复酮体生成能力，因为葡萄糖和酮体提供大脑的主要和替代能量原料。治疗包括内科和外科，有时联合治疗。

通常 *ABCC8/KCNJ11* 基因的隐性突变 CHI 导致的低血糖口服喂养难以纠正，需要静脉注射

表 16-5　CHI 的遗传病因

ABCC8（*SUR1*）[a]/ *KCNJ11*（*Kir6.2*）[a]	• *ABCC8*- 磺酰脲受体（SUR1）基因与 *KCNJ11* 内向整流钾通道（Kir6.2）基因。K_{ATP} 通道是至少由两个明确的蛋白质组成的多聚体，即 SUR1（*ABCC8* 基因）和 Kir6.2（*KCNJ11* 基因）。Kir6.2 和 SUR1 亚基由基因 *KCNJ11* 和 *ABCC8* 编码（这两个基因定位于染色体 11p15.1），突变导致 CHI[72] • *ABCC8* 和 *KCNJ11* 基因的隐性失活突变是临床无反应的弥漫型 CHI 最常见的原因[72, 73]。*ABCC8* 和 *KCNJ11* 中的显性失活突变通常会引起具有较温和表型的 CHI，尽管最近有临床无反应型的报道[74]
GCK	• 葡萄糖激酶（*GCK*）基因 - 葡萄糖激酶是胰岛 β 细胞中的关键酶，被称为胰岛 β 细胞感应器[75]。*GCK* 突变可导致多种表型，从对常规药物治疗有反应的症状性低血糖，到药物无反应的严重 HH
GLUD1	• 谷氨酸脱氢酶是一种由 *GLUD1* 编码的位于染色体 10q23.3 上的线粒体内酶。这与高胰岛素血症 / 高氨血症（HI/HA）综合征有关。HI/HA 综合征通常对二氮嗪有反应[76]
HADH	• 线粒体氧化酶短链 L-3- 羟酰基辅酶 A 脱氢酶（SCHAD）由 *HADH*（羟酰基辅酶 A 脱氢酶）编码，催化线粒体脂肪酸 β 氧化的倒数第二步。SCHAD 的缺陷可导致蛋白敏感的 HH[77]。患者可能有血浆羟基丁酰肉碱和尿 3- 羟基戊二酸水平升高[78]。*HADH* 突变引起的 CHI 通常对二氮嗪有反应
HNF4A	• *HNF4A* 肝细胞核因子 4A 核受体家族转录因子中的一员。*HNF4A* 基因在肝脏、肾脏、肠道和胰岛高度表达。据报道，*HNF4A* 杂合子突变可致显性遗传，新生儿期为 HH，成年期为 MODY1 双重表型[79]。*HNF4A* 突变也可能导致肾范可尼综合征[80]，通常对二氮嗪有反应
HNF1A	• HNF1A 肝细胞核因子 1α 是另一个被认为参与葡萄糖刺激的胰岛素分泌的几个基因的表达中发挥重要作用的转录因子[81]
SLC16A1	• SLC16A1 指溶质载体家族 16，成员 1。运动诱导高胰岛素血症（EIHI）是一种常染色体显性遗传病，剧烈运动可导致高胰岛素血症。编码单羧酸转运体 1 的 SLC16A1（MCT1；丙酮酸和乳酸跨膜转运所必需的）引起 EIHI[82–84]。大多数患者可以通过避免剧烈运动和用二氮嗪治疗来控制
UCP2	• UCP2 线粒体解耦联蛋白 2（mitochondrial uncoupling protein 2，UCP2）是 UCP 家族成员之一，广泛表达于包括胰岛在内的组织中。该蛋白在调节 TCA 循环和负调控 β 细胞胰岛素分泌方面发挥着重要作用[85]。UCP2 的失活突变导致胰岛素分泌异常

a. *ABCC8* 和 *KCNJ11* 作为胰岛 β 细胞 K_{ATP} 通道的重要组成部分，在调节胰岛素分泌中发挥关键作用。这些基因的突变占婴儿先天性高胰岛素血症的 50%

表 16-6　有助于诊断 HH 的生化指标 [当血糖＜ 3mmol/L（53mg/dl），葡萄糖输注速率＞8mg/（kg · min）时][92, 99]

血液样本	**确诊 HH** • 可检测到血清胰岛素和（或）C 肽（内源性 HH） • 受抑制 / 低血清酮体 • 受抑制 / 低血清游离脂肪酸 **低血糖期间的其他检查可能会显示** • 低支链氨基酸（亮氨酸、异亮氨酸和缬氨酸） • 血浆羟丁酰肉碱升高（*HADH* 突变） • 血氨升高（*GLUD1* 突变） • 低酮体 • C 肽升高
尿液样本	• 尿 3- 羟基戊二酸升高（*HADH* 缺乏时升高）

高浓度葡萄糖来维持正常血糖，但在轻症患者，口服喂养也可能维持正常血糖。表 16–7 总结了 HH 管理中治疗策略。

3. 药物治疗

(1) 二氮嗪：二氮嗪是所有类型和所有年龄组 HH 的一线治疗方法（表 16–8）。二氮嗪结合到 K_{ATP} 通道的 SUR1 亚基，打开并激活通道，从而减少胰岛素分泌 [108]，但它只有在完整的 K_{ATP} 通道存在的情况下才会起作用，所以由于 *ABCC8* 和 *KCNJ11* 失活突变而导致弥漫性病变的儿童和大多数局灶性病变患者通常无反应。

(2) 硝苯地平：硝苯地平是一种钙通道阻滞药，通过使电压门脉性钙通道失活抑制胰岛素分泌。已有报道一些儿童和成人患有硝苯地平反应型 HH[109]，但临床中，这种药物并不是治疗 HH 的首选和长期治疗的选择。

(3) 奥曲肽：奥曲肽是生长抑素的类似物，对胰岛 β 细胞中胰岛素的释放具有强大的抑制作用。生长抑素受体 2（SSTR2）是人类胰岛中主要的生长抑素受体 SSTR，对胰岛素分泌有抑制作用，而小鼠胰岛中 SSTR5 主要抑制胰岛素分泌 [110]。生长抑素及其类似物通过激活 SSTR2 和 SSTR5 抑制胰岛素的分泌，而 SSTR2 和 SSTR5 是通过刺激 Gi/Go 蛋白介导的 [111]。在胰岛 β 细

表 16–7　HH 患者治疗总结 [92, 106, 107]

急性期治疗	• 口服葡萄糖凝胶 / 葡萄糖片或口服葡萄糖汁（葡萄糖饮料） • 频繁进食（口服或胃内进食） • 肌内注射胰高血糖素 • 静脉输液葡萄糖（糖浓度＞10% 可能需要中心静脉给药）
药物治疗	• 二氮嗪 ± 氢氯噻嗪 • 硝苯地平 • 胰高血糖素输注（静脉或皮下） • 奥曲肽输注（皮下） • 阿卡波糖（餐后 HH） • 新药物 – mTOR 抑制药（西罗莫司、依维莫司） – 长效奥曲肽 / 长效生长抑素类似物（醋酸兰瑞肽） – 胰高血糖素样肽 1 拮抗药 – 胰岛素样类似物（9～39）
外科治疗	通过遗传分析 ± ^{18}F–DOPAPET/CT 扫描鉴别组织分型及手术治疗 • 局灶型病灶切除术（腹腔镜或开腹手术）或弥漫型次全或大部胰腺切除术（腹腔镜或开腹手术）——切除高达 95%～98% 的胰腺 • 胰岛素瘤手术（腹腔镜或开腹手术）：摘除或切除肿瘤 • 餐后高胰岛素血症性低血糖（PPHH）：胃分流术引起倾倒综合征 • 有助于治疗低血糖的外科手术：Nissen 胃底折叠术和经皮内镜胃造口术（PEG）
喂养管理	• 高热量和富含碳水化合物的喂养（如高能素或 vitajul）：大剂量或连续胃内喂养（基于禁食耐受性） • 使用玉米淀粉（通常夜间提供） • 如果蛋白质不耐受或餐后 HH，则更改饮食内容
随访	• 神经发育评估 • 监测身高和体重 • 血糖水平和饥饿耐受：药物的影响和必要时改变剂量 • 手术后并发症管理（糖尿病和胰腺分泌功能不足） • 恶性胰岛素瘤复发的影像学检查

胞中，SSTR 的激活抑制钙动员和乙酰胆碱活性，并降低胰岛素基因启动子活性，导致胰岛素生物合成降低 [112, 113]。虽然奥曲肽初始剂量有快速、急剧升高血糖的作用，但在随后的 2～3 次剂量后，可观察到对其作用的快速耐受性，这通常是短暂的，可以通过调整剂量来控制。

(4) 胰高血糖素：在有症状的低血糖、低血糖惊厥和无法获得静脉通路等紧急情况下，肌内注射胰高血糖素可在几分钟内使血糖升高，从而挽救生命。胰高血糖素通过诱导糖原分解，立即释放肝脏储备的葡萄糖。胰高血糖素还能促进糖异生、生酮和脂肪分解，可以单独使用，也可以皮下注射，也可以静脉输注，也可以在严重 HH 时与奥曲肽联合输注以达到正常血糖。一些研究报道了输注胰高血糖素至 33μg/（kg・h）[114]，但高剂量 [＞20μg/（kg・h）] 可刺激胰岛素分泌，引起反弹性低血糖 [115]。

(5) 阿卡波糖：阿卡波糖是肠道酶系统葡萄糖苷酶的抑制药，在小肠内参与复合碳水化合物水解为葡萄糖的过程。肠道葡萄糖苷酶的抑制降低了碳水化合物对葡萄糖分子的分解速率，从而降低了葡萄糖的吸收。虽然它通常被认为是一种治疗 2 型糖尿病的药物，但在餐后低血糖患者中，其效果是防止餐后血糖浓度的快速升高（餐后高血糖），从而减少胰岛 β 细胞快速释放胰岛素引起的低血糖 [116]。

(6) 喂养：在一些患者中，频繁的大容量、富含高热量和葡萄糖的经口喂养和持续的肠内喂养有助于药物治疗的成功。儿童可能需要胃造口术和抗反流手术，以便允许频繁的大剂量和连续的夜间喂养。有报道称，皮下注射或静脉输注奥曲肽和胰高血糖素，结合频繁喂养，可以长期成功地管理低血糖患者。

4. HH 新的药物治疗及未来前景

据报道，这些药物在 HH 是有效的，但在广泛使用之前需要进一步的研究，目前它们应该在三级 / 四级转诊中心谨慎使用。

(1) mTOR 抑制药（西罗莫司、依维莫司）：西罗莫司，又称雷帕霉素，是一种 mTOR（哺乳动物雷帕霉素靶蛋白）抑制药，用于预防肾移植排斥反应。众所周知，它会引起高血糖。mTOR 通路在弥漫型 CHI 患者胰岛 β 细胞过度生长中的作用已被报道 [117]，有报道称 4 例药物治疗无效的 CHI 患者已接受胰腺切除术 [118]。西罗莫司口服，起始剂量为 0.5～1mg/（m^2·d），分 2 次服用。通过定期监测西罗莫司的浓度来滴定剂量。还需要监测儿童的不良反应，包括潜在的免疫抑制引起的反复感染及少见的糖尿病。

(2) LAR– 奥曲肽 / 醋酸兰瑞肽：醋酸兰瑞肽是一种合成的八肽生长抑素类似物，已广泛用于成人肢端肥大症的治疗。它与人生长抑素受体 2 和 5[（SSTR2）和（SSTR5）] 的结合亲和力高，而与人 SSTR1、SSTR3 和 SSTR4 的结合亲和力低。SSTR2 和 SSTR5 的活性被认为是 GH 抑制的主要机制 [119]。目前，两种缓释制剂，即 LAR– 奥曲肽和醋酸兰瑞肽，已成功地用于少数 HH 患者的肌内注射或深层皮下注射 [120–122]。4 周注射已被证明可以提高患者及其家属的依从性和生活质量，但需要更多的研究来评估这种药物的长期疗效。

(3) GLP–1 受体拮抗药 Exendin（9～39）：GLP–1 是肠内 L 细胞在摄取食物后分泌的一种促胰岛素激素。儿童餐后 HH 与 GLP–1 的作用有关。GLP–1 受体拮抗药 Exendin（9–39）可以阻断 GLP–1，已被认为是倾倒综合征和 K_{ATP} 通道突变患者的潜在治疗药物 [123]。小规模研究表明，该药物可以提高空腹血糖和餐后血糖浓度，但其作为治疗小儿 HH 治疗的一种选择的疗效、安全性和药代动力学方面还需要进一步的临床验证。

5. 手术治疗

(1) 区分 HH 的组织学亚型：区分弥漫性和局灶性 HH 对于外科治疗很重要，因为局灶性可以通过切除治愈，而临床上二氮嗪无反应的弥漫性可能需要胰腺大部切除术 [102, 124, 125]。它们在临床表现和生化特征上无法区分。对 *ABCC8/KCNJ11* 突变进行基因分析，结合 ^{18}F-DOPA PET/CT 扫描，可以对局灶性和弥漫性进行高灵敏和特异性的鉴别 [107]。^{18}F-DOPA PET/CT 最初被描述为一种诊断婴幼儿局灶性高胰岛素血症的非侵入性技术 [126]。胰腺有明显（^{18}F）热点且胰腺示踪剂浓度最大摄取值（标准摄取值）高于其他地方最大摄取值 1.5 倍以上的患者被定义为局灶性 HH[127, 128]。这种影像技术的原理是胰岛吸收左旋多巴，并通过多巴脱羧酶将其转化为多巴，而多巴脱羧酶在胰岛细胞中表达 [129]。^{18}F- 多巴是多巴的类似物，因此正电子发射化合物有助于追踪多巴胺前体的吸收。弥漫性和局灶性 HH 都有高的多巴脱羧酶活性。

(2) HH 的外科处理：具体如下。

- 局灶性的手术治疗：局灶性病变的定位和胰腺部分切除术可以使大多数患者治愈，而不会出现糖尿病和胰腺外分泌不足的术后并发症。完全切除局灶性病变需要术中活检，以寻找边缘的异常细胞。为了确保完全切除和避免重复手术，可能需要切缘周围额外的切除。对于不能切除的胰头大病灶，胰头切除联合胰肠 Roux-en-Y 吻合是一种安全有效的手术方法 [130]，但也有报道称，胰腺头部局灶性病变患者行胰头切除术，保留主胰管以避免胰肠吻合术 [131]。
- 弥漫性的手术治疗：药物无反应的弥漫性 CHI 需要 95%～98% 的胰腺切除术，但高达 50% 的患者继续出现低血糖或术后发展为糖尿病和外分泌性胰腺功能不全 [132, 133]。腹腔镜胰腺切除术（部分或接近全部）是一种新的治疗 CHI 的方法 [134]，可减少住院时间和术后并发症。

（二）低酮体性低胰岛素血症性低血糖症

1. AKT2 突变

AKT2 是一种丝氨酸 / 苏氨酸激酶，在胰岛素敏感的组织中高度表达，是胰岛素诱导 GLUT4 转运到质膜所必需的 [135, 136]。在 AKT2 中一个错义突变 p.R274H 导致了严重的胰岛素抵抗、显著的高胰岛素血症和糖尿病 [137]。然而，激活 AKT2 突变引起的相反表型导致低血糖 [138]。最近有报道称，AKT2 新发突变导致低胰岛素血症性低血糖症，MORFAN 综合征（智力迟缓、产前和产后过度生长、粗大面容和黑棘皮征）已经被报道 [139]。

2. IGF-2 的异常加工

在非常罕见的情况下，非胰岛细胞肿瘤低血糖（NICTH）可导致持续性低酮、低脂血症、低胰岛素血症性低血糖 [140]。在这种情况下，肿瘤细胞会产生大量未完全加工的、高分子量的 IGF-2 前体蛋白，并在体内具有胰岛素样活性 [141]。

（三）医源性低血糖

医源性低血糖可以通过药物诱导，用于诊断糖尿病，治疗糖尿病过程中的偶然并发症及胰岛素或刺激胰岛素释放的药物（如磺酰脲类药物）过量的结果 [142]。在使用胰岛素的情况下，生化反应将是胰岛素浓度升高，C 肽正常（胰岛素 /C 肽的比值＞1）。

（四）反调节激素缺乏

反调节激素的缺乏可引起低血糖。缺乏胰高血糖素或肾上腺素很少见，这两种激素对血糖浓度的立即恢复很重要。只有 1 例报道描述胰高血糖素缺乏[143]。然而，生化指标提示先天性高胰岛素血症，现在已知血清胰高血糖素对低血糖的反调节作用在先天性高胰岛素血症中减弱[144]。在同一研究中发现，尽管胰高血糖素反应减弱，但患有 CHI 的儿童的肾上腺素和去甲肾上腺素浓度有适当上升。胰高血糖素反应减弱的可能机制是由于高胰岛素血症对 α 细胞有长期抑制作用。更常见的是由生长激素和（或）皮质醇缺乏引起的低血糖，这是由于糖异生底物减少（脂肪和蛋白质动员减少）和由于生长激素和皮质醇缺乏时组织的胰岛素敏感性增加导致的葡萄糖利用增加而引起的。成人生长激素和皮质醇释放的阈值在生理血糖浓度之内或略低于生理血糖浓度，这意味着生长激素和皮质醇在正常血糖范围内随着血糖浓度的升高而开始升高，这些升高可能与血糖的最低点成反比[145]。生长激素和皮质醇对自发性低血糖的反应与胰岛素输注诱导的低血糖不同（胰岛素耐量试验）[146]。这可能与血糖浓度下降的速度有关，这就是为什么在自发性低血糖时 GH 值较低不一定意味着 GH 缺乏。

1. 垂体功能障碍

生长激素和促肾上腺皮质激素缺乏见于先天性或后天性垂体功能障碍。先天性垂体功能低下可伴有危及生命的低血糖、血钠浓度异常、休克、高胆红素血症、小阴茎和生长发育落后。全垂体功能低下中低血糖的发生率可高达 20%，低血糖伴垂体功能低下可能是猝死的一个原因[147]。虽然氢化可的松的剂量需在应激期间增加，但常规替代剂量的氢化可的松和生长激素即可预防低血糖。先天性垂体功能低下可能是分娩并发症或垂体发育不良的结果，有时与特定的遗传异常有关，如 *POU1F1*、*PROP1*、*LHX3*、*LHX4*、*SOX3*、*OTX2*、*GLI2* 和 *HESX1* 突变。Bardet–Biedl 综合征和 Prader–Willi 综合征也与垂体激素缺乏有关。获得性垂体功能低下可能由肿瘤（最常见的是颅咽管瘤）、辐射、感染、脑积水、血管异常和创伤引起（见第 5 章）。

2. 肾上腺疾病

肾上腺功能不全的常见症状是疲劳、站立时头晕、肌肉无力、发热、体重减轻、焦虑、恶心、呕吐、腹泻、头痛、出汗、情绪或性格改变及关节和肌肉疼痛。一些患者因为尿液中钠的流失而嗜盐或咸的食物。当患者描述色素沉着增加，并证实存在低皮质醇浓度和促肾上腺皮质激素浓度显著增加时，应考虑肾上腺疾病。继发和三发肾上腺功能减退症不会发生皮肤改变。高胰岛素血症的婴儿可能导致皮质醇对低血糖反应差，其结果的解释可能不易。在这些情况下，基础 ACTH 浓度检测可能是有用的。肾上腺疾病可分为肾上腺发育不良、类固醇生成障碍和肾上腺破坏[148]（见第 9 章）。

3. 肾上腺发育不良或发育不良

肾上腺发育不良或发育不良的临床形式可能继发于下丘脑 – 垂体轴缺陷或 ACTH 抵抗综合征的一部分，或者由于肾上腺发育的关键基因突变导致的原发性肾上腺缺陷（包括编码 SF1 的基因 *NR5A1*；编码 DAX–1 的 *CDKN1C* 基因突变，导致 IMAGe 综合征；*SAMD9* 造成 MIRAGE 综合征，一种病因未明的常染色体隐性遗传病）。肾上腺发育不良也可能与罕见综合征有关，如 Pallister–Hall 综合征、Meckel–Gruber 综合征、Pena–Shokeir 综合征和 Galloway–Mowat 综合征。染色体 9q33 上的类固醇因子 1（SF–1）缺乏可引起肾上腺功能低下睾丸发育不良和 XY 性反转。虽然 SF1 突变可能与卵巢早衰有关，但女性的卵巢发育可能正常。先天性 X 连锁肾上腺发育不良是由剂量敏感的性逆转肾上腺发育不良基因 1（*DAX-1*）突变引起的，症状在男性出生后的前几个月会随着胎儿肾上腺皮质萎缩而出现。Xp21.3 上的基因编码核激素受体，DAX–1 的表达对性腺、肾上腺皮质、下丘脑和垂体的发育非常重要[149]。这种情况与低促性腺激素性性腺功能减退有关。该基因的缺失可能是 DAX-1、甘油激酶缺乏症和杜氏肌营养不良症相邻基因综合征的一部分。家族性糖皮质激素缺乏症（FGD）是一种罕见的常染色体隐性遗传综合征，其特征是由于肾上腺 ACTH 抵抗导致皮质醇生成障碍。几个基因的突变已经被证实与 FGD 有关，这些在第 9 章中有更详细的介绍。AAA 综合征发生于男性和女性，当糖皮质激素缺乏并伴有贲门失弛缓症、无泪和与色素沉着相关的自主神经病变等其他特征时，应考虑 AAA 综合征。

4. 类固醇生成障碍

21- 羟化酶缺乏引起的先天性肾上腺增生症（CAH）是人类最常见的常染色体隐性遗传疾病之一。21- 羟化酶由 *CYP21A2* 编码，估计 CYP21 有害突变的携带者频率为 1/50。CAH 表型反映了 21- 羟化酶缺陷的程度。完全的酶缺乏伴随着皮质醇和醛固酮合成的缺陷，导致以胎儿期女性男性化为特征的失盐状态和新生儿期的肾上腺危象。部分酶缺陷导致简单的男性化 CAH，其特征仅为胎儿期女性男性化及男性和女性的假性性早熟。CAH 的活产婴儿发病率为 1/15 000。男性婴儿出现这种疾病的首发症状是在出生后 1～8 周内昏迷并伴有低血糖、低血压和高钾血症[150]。其他导致类固醇生成障碍的原因不那么常见了。

5. 肾上腺的破坏

原发性肾上腺功能减退是由自身免疫引起的，在多腺体综合征中，约 50% 的病例伴随其他内分泌器官功能减退。男性肾上腺脑白质营养不良可以通过测定血浆长链脂肪酸来确诊，并可导致低血糖[151]。在严重的全身性疾病（如新生儿缺氧或脑膜炎球菌败血症）中，大出血或缺血可造成肾上腺损害。

（五）以低血糖为表现的先天性代谢病

1. 糖原合成和分解障碍

糖原是一种大而复杂的分子，在进食状态下形成，并大量储存在肝脏和肌肉组织中。糖原分解为葡萄糖是维持正常血糖的必要条件，尽管这因年龄而异，但在餐后 4 小时内非常重要（图 16-4）。

一些遗传性的糖原降解、合成和葡萄糖释放异常会引起疾病。它们统称为糖原累积症（GSD）或糖原贮积症。临床表现为肝脏和肌肉两种表型，尽管不同的病理生理机制下的每一种疾病不同。在本章的讨论范围内，我们将考虑引起低血糖的肝性 GSD，更完整的回顾见参考文献 [152]。

(1) Ⅰa 型糖原累积症（Von gierke 病、葡萄糖 6- 磷酸酶缺乏症、G6PC 基因）和Ⅰb 型糖原累积症（葡萄糖 -6- 磷酸酶转运体缺陷、SLC37A4 基因）：这种疾病通常出现在婴儿早期（4—6 月龄）或有时在新生儿期。低血糖是一个突出的特征，患者通常有很短的饥饿耐受性，严重的低血糖在进食后 3～4h 发生，出现出汗和烦躁的症状。首发症状可能是一夜禁食后出现的低血糖性抽搐发作。查体会发现腹部膨隆伴肝大（4 周后出现），呈娃娃脸，生长发育落后。除此之外，GSD Ⅰb 患者还可能因中性粒细胞减少、白细胞功能障碍和炎症性肠病而出现反复感染。

葡萄糖 6- 磷酸酶（GSD Ⅰa）或其微粒体转运系统（GSD Ⅰb）的基因缺陷对葡萄糖代谢产生了双重不利影响。该酶是肝糖原释放葡萄糖的最后一步，也是通过糖异生途径生产葡萄糖的基本步骤。因此，糖原分解和糖异生作用都影响了葡萄糖的生成。继发性代谢紊乱也可出现在 GSD Ⅰ中。

(2) 糖原累积症Ⅲ型（Debrancher、淀粉酶 -1，6- 葡萄糖苷酶缺乏症、*AGL* 基因）：糖原脱支酶

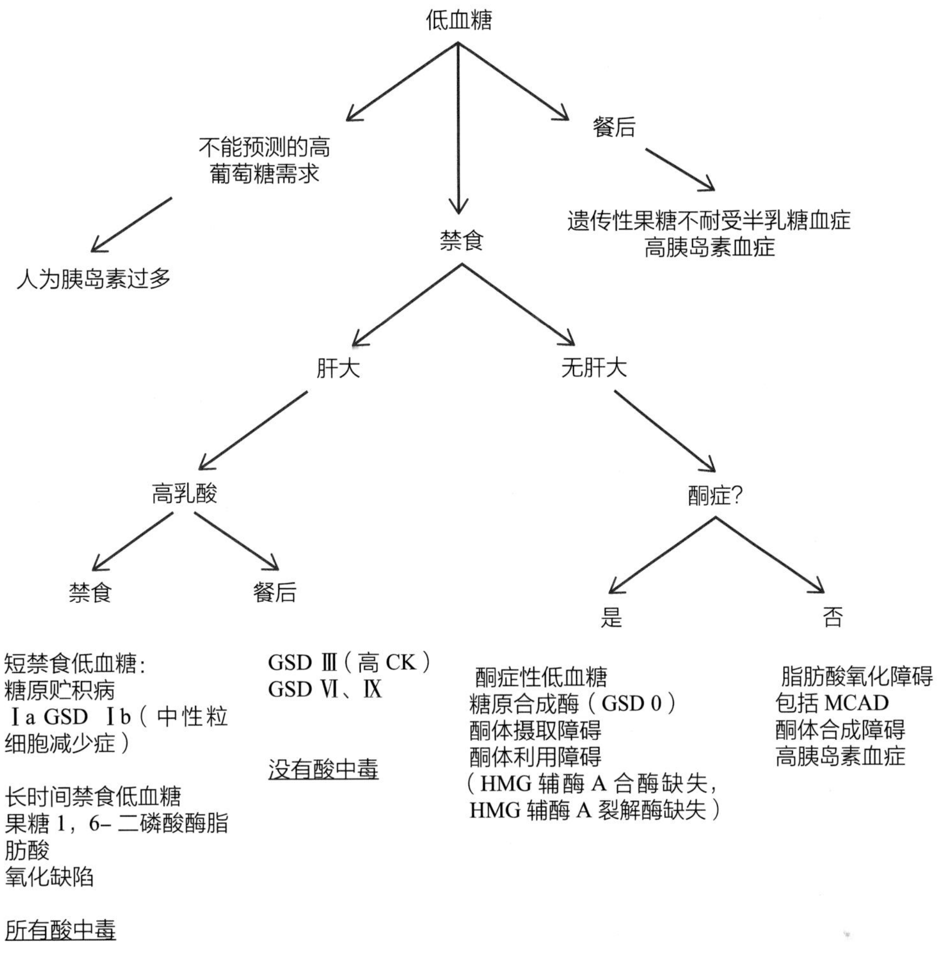

▲ 图 16-4　低血糖诊断检查

的缺陷导致糖原在肝脏和肌肉组织中过量储存。这种疾病通常发生在儿童早期，临床上Ⅲ型 GSD 与Ⅰ型 GSD 非常相似，伴有特征性的低血糖、肝大、高脂血症和生长发育落后。检查时也可发现脾大和肾瘤。骨骼肌病和心肌病往往会随着时间的推移而发展，在年龄较大的儿童和成人中更为突出。

与 GSD Ⅰ相比，空腹酮症、CK 升高和肝酶升高可能是 GSD Ⅲ的特征。虽然这些是有用的生化线索，但最终需要分子遗传分析和淋巴细胞中的酶活性检测来明确诊断。

虽然原则是相同的，但 GSD Ⅲ患儿的管理比 GSD Ⅰ患儿更简单。通常需要一个喂养管（鼻饲或胃造口术）进行常规的白天喂食和持续的夜间喂食。

(3) 怀疑 GSD 患儿的常规实验室检查：具体如下。

- 实验室检查：空腹低血糖时的高乳酸血症是 GSD Ⅰ的标志，继发的生化改变包括重度高脂血症、高甘油三酯血症、CK 升高（GSD Ⅲ）和高尿酸。需通过分子遗传学检查作出明确诊断。
- 临床治疗：治疗的目的是维持正常血糖，预防继发代谢紊乱和促进正常生长。这包括频繁喂养，通常在早期通过鼻胃管和夜间连续输注。年长儿可以使用吸收缓慢的碳水化合物，如生玉米淀粉。患病期间的精心管理对于避免严重的低血糖至关重要。为患者提供

"紧急预案"（ER），以便在患病期间使用，并根据年龄和体重的增加而调整。这种 ER 是在生病期间持续使用的，包括由葡萄糖聚合物饮料。在不能耐受的情况下，应静脉输液葡萄糖高达 8mg/（kg·min）糖速的葡萄糖（www.BIMDG.org）。

GSD Ⅰ b 的中性粒细胞减少可予粒细胞集落刺激因子（G-CSF）治疗。在一些病例中，肝移植已经被证明在一些患者中有良好的效果。

2. 糖原累积症和糖原合酶缺乏症

严格来说，这种疾病并不属于 GSD，因为酶缺乏症实际上会导致糖原缺乏症[153]。糖原合酶的缺乏或活性降低导致肝脏中储存的糖原减少，其结果是在禁食状态下出现低血糖。患儿在婴儿期通常表现为清晨疲劳，有时伴有酮症性低血糖抽搐，但无肝大或高脂血症。诊断的线索是短暂的餐后高血糖和乳酸升高，这可能反映了在没有糖原合成的情况下葡萄糖转化为乳酸。诊断通常使用分子遗传技术。

治疗是对症治疗，旨在避免饥饿。患者全天有规律的、富含蛋白质的膳食，并需要夜间服用生玉米淀粉等复杂碳水化合物，以防止晨起出现低血糖。

3. 线粒体脂肪酸氧化和酮体合成障碍

在禁食期间，当循环中的葡萄糖和糖原储备减少时细胞的主要燃料来源是脂肪组织中的脂肪酸氧化。遗传代谢病往往在长期禁食后、疾病状态下或新生儿时期，特别是在喂养不当的情况下诱发。

心肌优先利用脂肪酸而不是葡萄糖，在持续运动中，脂肪酸是骨骼肌的主要燃料。肝脏脂肪酸氧化除了释放能量外，还为酮体合成提供乙酰辅酶 A。通过使用酮体，大脑也可以间接从脂肪酸中获得能量。

脂肪酸线粒体 β- 氧化是一种复杂的途径，目前已经明确了几种相关的遗传代谢病。循环脂肪酸从甘油三酯中释放出来，激活酯酰辅酶 A 并进入细胞。长链脂肪酸不能穿过线粒体膜，而是通过肉碱转运体进入线粒体基质。在肉碱转运体中，脂肪酸通过一系列的酶促反应依次缩短，从极长链脂肪酸到短链脂肪酸。每一步都以电子的形式产生能量，电子进入电子传递链。最终乙酰辅酶 A 在肝脏中转化为酮体，它可以直接被大脑用作能量来源，也可以作为能量来源从肝脏运输到其他组织。个别疾病根据特定的酶缺陷来命名，另一些则以更普通的方式影响该通路（表 16-1）。

中链酰基辅酶 A 脱氢酶缺乏症（MCADD）值得特别提及，因为它是最常见的脂肪酸氧化障碍疾病（在英国的发病率估计为 1/10 000），自 2009 年以来，MCADD 已列入英国新生儿筛查计划。这种情况突出了 β- 氧化"肝脏表型"的许多典型特征，即患者出现因禁食和（或）疾病引起的阵发性低酮性低血糖。虽然这些发作可能威胁生命，而且在新生儿筛查出现之前往往是致命的，但在发作间歇期儿童是完全正常和无症状的[154]。

由于脂肪酸在肌肉中是一种特别重要的能量形式，一些患者出现骨骼肌和（或）心肌无力，如极长链酰基辅酶 A 脱氢酶缺乏症（VLACDD）。

肌肉表型的临床谱多种多样，儿童可能出现肌病、肌肉疼痛、横纹肌溶解或相对轻微的运动不耐受。在一些患者中，危及生命的心肌病是主要特征。生化指标异常可能并不明显，因此低血糖并不总是这些患者的特征[152]。

4. 疑似脂肪酸氧化障碍患者的一般处理方法

脂肪酸氧化障碍的生化指标是低酮症性低血糖。然而应该记住，尽管临床上不多见，但酮体在某些情况下可能存在。其他生化紊乱包括高乳酸血症、肝功能异常、肌酸激酶升高和轻度高氨血症。低血糖通常是失代偿的晚期症状，应立即治疗。在血液和尿液中可以检测到脂肪酸中间产物的升高。特异性的酰基肉碱谱分析通常有助于诊断。在某些情况下，诊断并不简单，可能需要动态检测患者成纤维细胞中的脂肪酸含量，还应寻求分子遗传学诊断。

脂肪酸氧化障碍的主要管理是避免长时间禁食。这样身体就不需要使用储备的脂肪来产生能量，也避免了循环的失代偿。为了达到这个目的，碳水化合物可以作为替代燃料提供，可以口服，也可以必要时静脉注射。

在实际操作中，这需要为患者提供一个根据年龄和体重调整的 ER，在患病期间持续使用，由葡萄糖聚合物饮料组成，以防止脂肪分解代谢。在某些严重疾病或不能耐受肠内液体的情况下，可能需要静脉注射 10% 葡萄糖和电解质液，以提供 6～8mg/（kg·min）的葡萄糖（www.BIMDG.org.uk）。儿童在全麻禁食期间应提供静脉葡萄糖输液。高血糖时应通过低剂量胰岛素输注来维持合成代谢，而不应减少葡萄糖供给。

一些有严重缺陷的患者不能安全地耐受一夜禁食，因此需要连续夜间喂食或使用复合碳水化合物，如玉米淀粉。

那些在运动中出现剧烈疼痛和横纹肌溶解（长链和极长链缺陷）的人通常应在运动前食用富含碳水化合物的零食或食物来减轻症状。

5. 特发性酮症性低血糖（IKH）

IKH 是 1—5 岁儿童低血糖最常见的原因，只有在排除了其他低血糖原因的情况下才可以进行除外性诊断。被误诊为 IKH 并在酮血症存在时导致低血糖的疾病包括 GSD Ⅸ、GSD 0、GH 缺乏症、肾上腺功能不全和果糖 -1，6- 二磷酸酶缺乏症，在诊断 IKH 之前必须进行彻底的排查。

在 IKH 中没有已知的酶缺陷，尽管某些病例可能还没有做出正确诊断。IKH 可能代表了儿童禁食耐受性的高斯分布曲线左尾 [155]，有时被称为“加速禁食”。

患有 IKH 的儿童在 1—8 岁出现低血糖，伴有良好的酮体反应，可以在血液或尿液中检测到。低血糖通常由疾病继发，通常有摄入不良和呕吐史。在 IKH 的情况下，儿童出现低血糖性抽搐发作并不罕见，但这是一种良性的情况，往往在 8 岁后会自然改善 [152]。

6. 特发性酮症性低血糖患者的治疗

全面的“低血糖筛查”（表 16-2 和表 16-3）将排除已知的代谢和内分泌原因的酮症性低血糖，但在某些情况下可能需要快速激发试验。

其主要的处理方法是在生病或禁食期间用高热量的 ER 食物（葡萄糖聚合物饮料），预防低血糖。如果不能缓解，建议患者到医院，可能需要静脉注射葡萄糖。一些体弱的患者可能需要复合碳水化合物，如生玉米淀粉过夜，以防止清晨低血糖，但大多数人在身体健康时可以轻松过夜。一般建议患者禁食时间不要超过 12 小时。

7. 糖异生障碍

糖异生途径通过非糖物质转变为葡萄糖或糖原维持正常血糖，这一过程在禁食期间是必需的。这不是简单的糖酵解的逆转，因为有些步骤需要特定的酶来完成通路上的可逆反应。

先天性糖异生途径代谢缺陷的儿童通常会在乳酸酸中毒的情况下出现反复发作的低血糖，酮症是可变的。两种最常见的原因是果糖 -1，6- 二磷酸酶缺乏和葡萄糖 -6- 磷酸酶缺乏 [151]。

果糖 -1，6- 二磷酸酶是糖异生途径的关键酶，缺乏会损害所有葡萄糖生成的前体，包括果糖。空腹或新生儿时期储存的糖原耗尽，导致糖异生底物（乳酸、甘油）堆积导致低血糖 [156]。幼儿时期出现症状，约 50% 的患儿在刚出生的时候就会出现症状。

典型的儿童会因乳酸酸中毒和低血糖而出现

呼吸窘迫和过度换气。常伴肝大，但肝功能检查（转氨酶）正常。如不及时干预，患儿病情可能会迅速恶化，导致肌张力降低迅速进展为昏迷和死亡。在确诊之前，患者常有几次相同的发作。与许多遗传代谢病一样，因疾病导致的禁食或分解代谢是失代偿的诱发因素，患者在发病前血糖正常，酸碱状态正常。

禁食后或患病期间摄入大量果糖（摄入或静脉注射）可能导致失代偿，甚至是致命的。急性发作间期，儿童身体健康时，长期摄入果糖并不会产生有害影响[152]。

果糖 -1，6- 二磷酸酶缺乏症患者的常规治疗，常见低血糖和高乳酸血症，但不总伴有酮血症和尿酮。尿内可见特征性代谢产物如乳酸、丙酮酸、酮体和 2- 酮戊二酸。血浆氨基酸谱显示出高丙氨酸。对果糖 -1，6- 二磷酸酶的白细胞酶测定可明确诊断，并经分子遗传学（*FBP1* 基因）证实。

急性代谢紊乱通常对口服或静脉注射葡萄糖治疗反应迅速。短期内可能需要碳酸氢钠来纠正酸中毒，但不需要常规使用。

应该避免长时间的禁食，一些孩子如果不能耐受整晚的禁食，则需要夜间喂食或食用生玉米淀粉。发病时应及时处理，使用口服葡萄糖复合物 ER。如果不能缓解，应静脉注射葡萄糖。

8. Fanconi Bickel 病和 GLUT2 转运体缺乏（GLUT2）

低血糖可能是 Fanconi Bickel 综合征（FBS）的表现特征，FBS 是由肝细胞、近端肾小管和肠上皮细胞基底外侧膜缺乏葡萄糖和半乳糖转运蛋白（GLUT2）引起的[157]，为常染色体隐性遗传方式。患者在 3—10 月龄时，由于糖原积累症而出现肝大，随着时间的推移而进展。超声可以发现肾肿大。在空腹状态下有低血糖的倾向，在喂养状态下有葡萄糖和半乳糖不耐受的倾向，可以在 24 小时葡萄糖谱或葡萄糖负荷实验中检测到。范可尼肾病是导致尿糖和低磷血症性佝偻病的一个显著特征。发育落后是常见的，神经发育可在正常范围内[152]。

Fanconi Bickel 患者的治疗：在进食状态下，餐后高血糖是明显的，因为肝脏对葡萄糖的摄取受损。相反，在禁食期间，当细胞外葡萄糖下降时，肝细胞中的葡萄糖和葡萄糖 -6- 磷酸盐水平过高，刺激糖原合成，抑制糖异生和糖原分解，导致低血糖。尿液分析显示有糖尿、磷酸盐和碳酸氢盐流失。尿中的大量葡萄糖丢失也是 Fanconi Bickel 低血糖的原因之一。

治疗是对症治疗，补充足够的热量和碳水化合物，以弥补肾脏损失。肾小管病继发的电解质紊乱应予对症处理，通常需要补充磷酸盐、碳酸氢盐和维生素 D。

诊断是通过典型的生化检查和 *GLUT2* 基因突变分析。

9. 肝脏疾病

任何疾病引起的急性肝衰竭都可能由于糖原消耗和糖异生受损而导致空腹低血糖。一些与肝脏疾病特别相关的遗传代谢病，如酪氨酸血症 Ⅰ 型、线粒体病和半乳糖血症等，可能导致低血糖[158]。

参考文献

[1] Jones, M.D., Burd, L.I., Makowski, E.L. et al. (1975). Cerebral metabolism in sheep: a comparative study of the adult, the lamb, and the fetus. *Am. J. Physiol.* 229 (1):235–239.

[2] Bolli, G.B. and Fanelli, C.G. (1999). Physiology of glucose counterregulation to hypoglycemia. *Endocrinol. Metab. Clin. North Am.* 28 (3): 467–493.

[3] Cersosimo, E., Garlick, P., and Ferretti, J. (2000). Renal substrate metabolism and gluconeogenesis during hypoglycemia in humans. *Diabetes* 49 (7):1186–1193.
[4] Larner, J. (1988). Insulin-signaling mechanisms. Lessons from the old testament of glycogen metabolism and the new testament of molecular biology. *Diabetes* 37 (3):262–275.
[5] Cohen, P. (1985). The role of protein phosphorylation in the hormonal control of enzyme activity. *Eur. J. Biochem.* 151 (3): 439–448.
[6] Landau, B.R., Wahren, J., Chandramouli, V. et al. (1996). Contributions of gluconeogenesis to glucose production in the fasted state. *J. Clin. Invest.* 98 (2): 378–385.
[7] Chaussain, J.L., Georges, P., Calzada, L., and Job, J.C. (1977). Glycemic response to 24-hour fast in normal children: III. Influence of age. *J. Pediatr.* 91 (5):711–714.
[8] Jahoor, F., Peters, E.J., and Wolfe, R.R. (1990). The relationship between gluconeogenic substrate supply and glucose production in humans. *Am. J. Physiol.* 258(2 Pt 1): E288–E296.
[9] Moller, N., Rizza, R.A., Ford, G.C., and Nair, K.S. (2001). Assessment of postabsorptive renal glucose metabolism in humans with multiple glucose tracers. *Diabetes* 50 (4): 747–751.
[10] Ekberg, K., Landau, B.R., Wajngot, A. et al. (1999). Contributions by kidney and liver to glucose production in the postabsorptive state and after 60 h of fasting. *Diabetes* 48 (2): 292–298.
[11] Meyer, C., Stumvoll, M., Welle, S. et al. (2003). Relative importance of liver, kidney, and substrates in epinephrine-induced increased gluconeogenesis in humans. *Am. J. Physiol. Endocrinol. Metab.* 285 (4):E819–E826.
[12] Gerich, J.E. (2002). Hepatorenal glucose reciprocity in physiologic and pathologic conditions. *Diabetes Nutr. Metab.* 15 (5): 298–302. discussion -3.
[13] Wright, E.M. (2001). Renal Na(+)-glucose cotransporters. *Am. J. Physiol. Renal Physiol.* 280 (1):F10–F18.
[14] Thorens, B. (1996). Glucose transporters in the regulation of intestinal, renal, and liver glucose fluxes. *Am. J. Physiol.* 270 (4 Pt 1): G541–G553.
[15] Rayner, C.K., Samsom, M., Jones, K.L., and Horowitz, M. (2001). Relationships of upper gastrointestinal motor and sensory function with glycemic control. *Diabetes Care* 24 (2): 371–381.
[16] Horowitz, M., Edelbroek, M.A., Wishart, J.M., and Straathof, J.W. (1993). Relationship between oral glucose tolerance and gastric emptying in normal healthy subjects. *Diabetologia* 36 (9): 857–862.
[17] Thorens, B. and Mueckler, M. (2010). Glucose transporters in the 21st Century. *Am. J. Physiol. Endocrinol. Metab.* 298 (2): E141–E145.
[18] Brown, G.K. (2000). Glucose transporters: structure, function and consequences of deficiency. *J. Inherit. Metab. Dis.* 23 (3): 237–246.
[19] Perley, M.J. and Kipnis, D.M. (1967). Plasma insulin responses to oral and intravenous glucose: studies in normal and diabetic subjects. *J. Clin. Invest.* 46 (12): 1954–1962.
[20] Baggio, L.L. and Drucker, D.J. (2007). Biology of incretins: GLP-1 and GIP. *Gastroenterology* 132 (6):2131–2157.
[21] Kojima, M., Hosoda, H., Date, Y. et al. (1999). Ghrelin is a growth-hormone-releasing acylated peptide from stomach. *Nature* 402 (6762): 656–660.
[22] Ariyasu, H., Takaya, K., Tagami, T. et al. (2001). Stomach is a major source of circulating ghrelin, and feeding state determines plasma ghrelin-like immunoreactivity levels in humans. *J. Clin. Endocrinol. Metab.* 86 (10): 4753–4758.
[23] Cummings, D.E., Purnell, J.Q., Frayo, R.S. et al. (2001). A preprandial rise in plasma ghrelin levels suggests a role in meal initiation in humans. *Diabetes* 50 (8):1714–1719.
[24] Takaya, K., Ariyasu, H., Kanamoto, N. et al. (2000). Ghrelin strongly stimulates growth hormone release in humans. *J. Clin. Endocrinol. Metab.* 85 (12): 4908–4911.
[25] Nagaya, N., Kojima, M., Uematsu, M. et al. (2001). Hemodynamic and hormonal effects of human ghrelin in healthy volunteers. *Am. J. Physiol. Regul. Integr. Comp. Physiol.* 280 (5): R1483–R1487.
[26] Kamegai, J., Tamura, H., Shimizu, T. et al. (2001). Chronic central infusion of ghrelin increases hypothalamic neuropeptide Y and Agouti-related protein mRNA levels and body weight in rats. *Diabetes* 50 (11): 2438–2443.
[27] Broglio, F., Arvat, E., Benso, A. et al. (2001). Ghrelin, a natural GH secretagogue produced by the stomach, induces hyperglycemia and reduces insulin secretion in humans. *J. Clin. Endocrinol. Metab.* 86 (10): 5083–5086.
[28] Gedulin, B.R., Rink, T.J., and Young, A.A. (1997). Dose-response for glucagonostatic effect of amylin in rats. *Metabolism* 46 (1): 67–70.
[29] Samsom, M., Szarka, L.A., Camilleri, M. et al. (2000). Pramlintide, an amylin analog, selectively delays gastric emptying: potential role of vagal inhibition. *Am. J. Physiol. Gastrointest. Liver Physiol.* 278 (6):G946–G951.
[30] Bhavsar, S., Watkins, J., and Young, A. (1998). Synergy between amylin and cholecystokinin for inhibition of food intake in mice. *Physiol. Behav.* 64 (4): 557–561.
[31] Hay, W.W. (2006). Placental-fetal glucose exchange and fetal glucose metabolism. *Trans. Am. Clin. Climatol. Assoc.* 117: 321–39;. discussion 39–40.
[32] Mitanchez, D. (2007). Glucose regulation in preterm newborn infants. *Horm. Res.* 68 (6): 265–271.
[33] Carver, T.D., Quick, A.A., Teng, C.C. et al. (1997). Leucine metabolism in chronically hypoglycemic hypoinsulinemic growth-restricted fetal sheep. *Am. J. Physiol.* 272 (1 Pt 1): E107–E117.
[34] Das, U.G., Schroeder, R.E., Hay, W.W., and Devaskar, S.U. (1999). Time-dependent and tissue-specific effects of circulating glucose on fetal ovine glucose transporters. *Am. J. Physiol.* 276 (3 Pt 2): R809–R817.
[35] Ktorza, A., Bihoreau, M.T., Nurjhan, N. et al. (1985). Insulin and glucagon during the perinatal period: secretion and metabolic effects on the liver. *Biol. Neonate* 48 (4): 204–220.
[36] Girard, J. (1986). Gluconeogenesis in late fetal and early neonatal life. *Biol. Neonate* 50 (5): 237–258.
[37] Girard, J. (1990). Metabolic adaptations to change of nutrition at birth. *Biol. Neonate* 58 (Suppl 1): 3–15.
[38] Marcus, C., Ehrén, H., Bolme, P., and Arner, P. (1988). Regulation of lipolysis during the neonatal period. Importance of thyrotropin. *J. Clin. Invest.* 82 (5): 1793–1797.
[39] Stanley, C.A., Rozance, P.J., Thornton, P.S. et al. (2015). Re-evaluating "transitional neonatal hypoglycemia": mechanism and implications for management. *J. Pediatr.* 166 (6): 1520–1525.e1.
[40] Nualart, F., Godoy, A., and Reinicke, K. (1999). Expression of the hexose transporters GLUT1 and GLUT2 during the early development of the human brain. *Brain Res.* 824 (1): 97–104.
[41] Postic, C., Leturque, A., Printz, R.L. et al. (1994). Development and regulation of glucose transporter and hexokinase expression in rat. *Am. J. Physiol.* 266 (4 Pt 1):E548–E559.
[42] Scheepers, A., Joost, H.G., and Schürmann, A. (2004). The glucose transporter families SGLT and GLUT: molecular basis of normal and aberrant function. *JPEN. J. Parenter. Enteral Nutr.* 28 (5): 364–371.
[43] Johnson, J.H., Newgard, C.B., Milburn, J.L. et al. (1990). The high Km glucose transporter of islets of Langerhans is functionally similar to the low affinity transporter of liver and has an identical primary sequence. *J. Biol. Chem.* 265 (12): 6548–6551.

[44] Gould, G.W., Thomas, H.M., Jess, T.J., and Bell, G.I. (1991). Expression of human glucose transporters in Xenopus oocytes: kinetic characterization and substrate specificities of the erythrocyte, liver, and brain isoforms. *Biochemistry* 30 (21): 5139–5145.
[45] Matschinsky, F.M. (2002). Regulation of pancreatic beta-cell glucokinase: from basics to therapeutics. *Diabetes* 51 (Suppl 3): S394–S404.
[46] Inagaki, N., Gonoi, T., Clement, J.P. et al. (1995). Reconstitution of IKATP: an inward rectifier subunit plus the sulfonylurea receptor. *Science* 270 (5239): 1166–1170.
[47] Zerangue, N., Schwappach, B., Jan, Y.N., and Jan, L.Y. (1999). A new ER trafficking signal regulates the subunit stoichiometry of plasma membrane K(ATP) channels. *Neuron* 22 (3): 537–548.
[48] Tucker, S.J., Gribble, F.M., Zhao, C. et al. (1997). Truncation of Kir6.2 produces ATP-sensitive K+ channels in the absence of the sulphonylurea receptor. *Nature* 387 (6629): 179–183.
[49] Sharma, N., Crane, A., Clement, J.P. et al. (1999). The C terminus of SUR1 is required for trafficking of KATP channels. *J. Biol. Chem.* 274 (29): 20628–20632.
[50] Babenko, A.P., Aguilar-Bryan, L., and Bryan, J. (1998). A view of sur/KIR6.X, KATP channels. *Annu. Rev. Physiol.* 60: 667–687.
[51] Clement, J.P., Kunjilwar, K., Gonzalez, G. et al. (1997). Association and stoichiometry of K(ATP) channel subunits. *Neuron* 18 (5): 827–838.
[52] Inagaki, N., Gonoi, T., Clement, J.P. et al. (1996). A family of sulfonylurea receptors determines the pharmacological properties of ATP-sensitive K+channels. *Neuron* 16 (5): 1011–1017.
[53] Shah P., Rahman, S., Demirbilek, H. et al. (2017). Hyperinsulinaemic hypoglycaemia in children and adults. *Lancet Diabetes Endocrinol.* 5 (9): P729–742. doi: https://doi.org/10.1016/S2213-8587(16)30323-0
[54] Gembal, M., Gilon, P., and Henquin, J.C. (1992). Evidence that glucose can control insulin release independently from its action on ATP-sensitive K+ channels in mouse B cells. *J. Clin. Invest.* 89 (4): 1288–1295.
[55] Thornton, P.S., Stanley, C.A., De Leon, D.D. et al. (2015). Recommendations from the pediatric endocrine society for evaluation and management of persistent hypoglycemia in neonates, infants, and children. *J. Pediatr.* 167 (2): 238–245.
[56] Basu, P., Som, S., Choudhuri, N., and Das, H. (2009). Contribution of the blood glucose level in perinatal asphyxia. *Eur. J. Pediatr.* 168 (7): 833–838.
[57] Güemes, M., Rahman, S.A., and Hussain, K. (2016). What is a normal blood glucose? *Arch. Dis. Child.* 101 (6): 569–574.
[58] Hoseth, E., Joergensen, A., Ebbesen, F., and Moeller, M. (2000). Blood glucose levels in a population of healthy, breast fed, term infants of appropriate size for gestational age. *Arch. Dis. Child. Fetal Neonatal Ed.* 83 (2): F117–F119.
[59] Hawdon JM, Ward Platt MP, Aynsley-Green A. Patterns of metabolic adaptation for preterm and term infants in the first neonatal week. *Arch. Dis. Child.* 1992;67(4 Spec No):357–365.
[60] Sweet, D.G., Hadden, D., and Halliday, H.L. (1999). The effect of early feeding on the neonatal blood glucose level at 1-hour of age. *Early Hum. Dev.* 55 (1): 63–66.
[61] ACHARYA, P.T. and PAYNE, W.W. (1965). Blood chemistry of normal full-term infants in the first 48 hours of life. *Arch. Dis. Child.* 40: 430–435.
[62] Srinivasan, G., Pildes, R.S., Cattamanchi, G. et al. (1986). Plasma glucose values in normal neonates: a new look. *J. Pediatr.* 109 (1): 114–117.
[63] Heck, L.J. and Erenberg, A. (1987). Serum glucose levels in term neonates during the first 48 hours of life. *J. Pediatr.* 110 (1): 119–122.
[64] Dollberg, S., Bauer, R., Lubetzky, R., and Mimouni, F.B. (2001). A reappraisal of neonatal blood chemistry reference ranges using the Nova M electrodes. *Am. J. Perinatol.* 18 (8): 433–440.
[65] Diwakar, K.K. and Sasidhar, M.V. (2002). Plasma glucose levels in term infants who are appropriate size for gestation and exclusively breast fed. *Arch. Dis. Child. Fetal Neonatal Ed.* 87 (1): F46–F48.
[66] Koh, T.H., Eyre, J.A., and Aynsley-Green, A. (1988). Neonatal hypoglycaemia – the controversy regarding definition. *Arch. Dis. Child.* 63 (11): 1386–1388.
[67] Koh, T.H., Aynsley-Green, A., Tarbit, M., and Eyre, J.A. (1988). Neural dysfunction during hypoglycaemia. *Arch. Dis. Child.* 63 (11): 1353–1358.
[68] Greisen, G. and Pryds, O. (1989). Neonatal hypoglycaemia. *Lancet* 1 (8650): 1332–1333.
[69] Lucas, A., Morley, R., and Cole, T.J. (1988). Adverse neurodevelopmental outcome of moderate neonatal hypoglycaemia. *BMJ* 297 (6659): 1304–1308.
[70] McKinlay, C.J., Alsweiler, J.M., Ansell, J.M. et al. (2015). Neonatal glycemia and neurodevelopmental outcomes at 2 years. *N. Engl. J. Med.* 373 (16): 1507–1518.
[71] Cornblath, M., Hawdon, J.M., Williams, A.F. et al. (2000). Controversies regarding definition of neonatal hypoglycemia: suggested operational thresholds. *Pediatrics* 105 (5): 1141–1145.
[72] Thomas, P.M., Cote, G.J., Wohllk, N. et al. (1995). Mutations in the sulfonylurea receptor gene in familial persistent hyperinsulinemic hypoglycemia of infancy. *Science* 268 (5209): 426–429.
[73] Flanagan, S.E., Kapoor, R.R., and Hussain, K. (2011). Genetics of congenital hyperinsulinemic hypoglycemia. *Semin. Pediatr. Surg.* 20 (1): 13–17.
[74] Flanagan, S.E., Kapoor, R.R., Banerjee, I. et al. (2011). Dominantly acting ABCC8 mutations in patients with medically unresponsive hyperinsulinaemic hypoglycaemia. *Clin. Genet.* 79 (6): 582–587.
[75] Glaser, B., Kesavan, P., Heyman, M. et al. (1998). Familial hyperinsulinism caused by an activating glucokinase mutation. *N. Engl. J. Med.* 338 (4): 226–230.
[76] Stanley, C.A., Lieu, Y.K., Hsu, B.Y. et al. (1998). Hyperinsulinism and hyperammonemia in infants with regulatory mutations of the glutamate dehydrogenase gene. *N. Engl. J. Med.* 338 (19): 1352–1357.
[77] Kapoor, R.R., James, C., Flanagan, S.E. et al. (2009). 3-Hydroxyacyl-coenzyme A dehydrogenase deficiency and hyperinsulinemic hypoglycemia: characterization of a novel mutation and severe dietary protein sensitivity. *J. Clin. Endocrinol. Metab.* 94 (7):2221–2225.
[78] Flanagan, S.E., Patch, A.M., Locke, J.M. et al. (2011). Genome-wide homozygosity analysis reveals HADH mutations as a common cause of diazoxide-responsive hyperinsulinemic-hypoglycemia in consanguineous pedigrees. *J. Clin. Endocrinol. Metab.* 96 (3):E498–E502.
[79] Kapoor, R.R., Locke, J., Colclough, K. et al. (2008). Persistent hyperinsulinemic hypoglycemia and maturity-onset diabetes of the young due to heterozygous HNF4A mutations. *Diabetes* 57 (6):1659–1663.
[80] Improda, N., Shah, P., Güemes, M. et al. (2016). Hepatocyte nuclear factor-4 Alfa mutation associated with hyperinsulinaemic hypoglycaemia and atypical renal fanconi syndrome: expanding the clinical phenotype. *Horm. Res. Paediatr.* 86 (5): 337–341.
[81] Stanescu, D.E., Hughes, N., Kaplan, B. et al. (2012). Novel presentations of congenital hyperinsulinism due to mutations in the MODY genes: HNF1A and HNF4A. *J. Clin. Endocrinol. Metab.* 97 (10):E2026–E2030.

[82] Meissner, T., Otonkoski, T., Feneberg, R. et al. (2001). Exercise induced hypoglycaemic hyperinsulinism. *Arch. Dis. Child.* 84 (3): 254–257.

[83] Ishihara, H., Wang, H., Drewes, L.R., and Wollheim, C.B. (1999). Overexpression of monocarboxylate transporter and lactate dehydrogenase alters insulin secretory responses to pyruvate and lactate in beta cells. *J. Clin. Invest.* 104 (11): 1621–1629.

[84] Otonkoski, T., Kaminen, N., Ustinov, J. et al. (2003). Physical exercise-induced hyperinsulinemic hypoglycemia is an autosomal-dominant trait characterized by abnormal pyruvate-induced insulin release. *Diabetes* 52 (1): 199–204.

[85] González-Barroso, M.M., Giurgea, I., Bouillaud, F. et al. (2008). Mutations in UCP2 in congenital hyperinsulinism reveal a role for regulation of insulin secretion. *PLoS One* 3 (12): e3850.

[86] Kapoor, R.R., James, C., and Hussain, K. (2009). Hyperinsulinism in developmental syndromes. *Endocr. Dev.* 14: 95–113.

[87] Tegtmeyer, L.C., Rust, S., van Scherpenzeel, M. et al. (2014). Multiple phenotypes in phosphoglucomutase 1 deficiency. *N. Engl. J. Med.* 370 (6): 533–542.

[88] Cabezas, O.R., Flanagan, S.E., Stanescu, H. et al. (2017). Polycystic kidney disease with hyperinsulinemic hypoglycemia caused by a promoter mutation in phosphomannomutase 2. *J. Am. Soc. Nephrol.* 28 (8):2529–2539.

[89] Giri, D., Vignola, M.L., Gualtieri, A. et al. (2017). Novel FOXA2 mutation causes hyperinsulinism, hypopituitarism with craniofacial and endodermderived organ abnormalities. *Hum. Mol. Genet.* 26 (22):4315–4326.

[90] Vajravelu, M.E., Chai, J., Krock, B. et al. (2018). Congenital hyperinsulinism and hypopituitarism attributable to a mutation in FOXA2. *J. Clin. Endocrinol. Metab.* 103 (3): 1042–1047.

[91] Flanagan, S.E., Vairo, F., Johnson, M.B. et al. (2017). A CACNA1D mutation in a patient with persistent hyperinsulinaemic hypoglycaemia, heart defects, and severe hypotonia. *Pediatr. Diabetes* 18 (4): 320–323.

[92] Roženková K., Güemes, M., Shah, P., and Hussain, K. (2015). The diagnosis and management of hyperinsulinaemic hypoglycaemia. *J. Clin. Res. Pediatr. Endocrinol.* 7 (2): 86–97.

[93] Morris, A.A., Thekekara, A., Wilks, Z. et al. (1996). Evaluation of fasts for investigating hypoglycaemia or suspected metabolic disease. *Arch. Dis. Child.* 75 (2):115–119.

[94] Hsu, B.Y., Kelly, A., Thornton, P.S. et al. (2001). Protein-sensitive and fasting hypoglycemia in children with the hyperinsulinism/hyperammonemia syndrome. *J. Pediatr.* 138 (3): 383–389.

[95] Otonkoski, T., Jiao, H., Kaminen-Ahola, N. et al. (2007). Physical exercise-induced hypoglycemia caused by failed silencing of monocarboxylate transporter 1 in pancreatic beta cells. *Am. J. Hum. Genet.* 81 (3): 467–474.

[96] Bufler, P., Ehringhaus, C., and Koletzko, S. (2001). Dumping syndrome: a common problem following Nissen fundoplication in young children. *Pediatr. Surg. Int.* 17 (5–6): 351–355.

[97] Mathavan, V.K., Arregui, M., Davis, C. et al. (2010). Management of postgastric bypass noninsulinoma pancreatogenous hypoglycemia. *Surg. Endosc.* 24 (10):2547–2555.

[98] Brun, J.F., Fedou, C., and Mercier, J. (2000). Postprandial reactive hypoglycemia. *Diabetes Metab.* 26 (5): 337–351.

[99] Kapoor, R.R., Flanagan, S.E., James, C. et al. (2009). Hyperinsulinaemic hypoglycaemia. *Arch. Dis. Child.* 94 (6): 450–457.

[100] Avatapalle, H.B., Banerjee, I., Shah, S. et al. (2013). Abnormal neurodevelopmental outcomes are common in children with transient congenital hyperinsulinism. *Front Endocrinol. (Lausanne)* 4: 60.

[101] Rahman, S.A., Nessa, A., and Hussain, K. (2015). Molecular mechanisms of congenital hyperinsulinism. *J. Mol. Endocrinol.* 54 (2): R119–R129.

[102] Kapoor, R.R., James, C., and Hussain, K. (2009). Advances in the diagnosis and management of hyperinsulinemic hypoglycemia. *Nat. Clin. Pract. Endocrinol. Metab.* 5 (2): 101–112.

[103] Snider, K.E., Becker, S., Boyajian, L. et al. (2013). Genotype and phenotype correlations in 417 children with congenital hyperinsulinism. *J. Clin. Endocrinol. Metab.* 98 (2): E355–E363.

[104] Finegold, D.N., Stanley, C.A., and Baker, L. (1980). Glycemic response to glucagon during fasting hypoglycemia: an aid in the diagnosis of hyperinsulinism. *J. Pediatr.* 96 (2): 257–259.

[105] Levitt Katz, L.E., Satin-Smith, M.S., Collett-Solberg, P. et al. (1997). Insulin-like growth factor binding protein-1 levels in the diagnosis of hypoglycemia caused by hyperinsulinism. *J. Pediatr.* 131 (2):193–199.

[106] Shah, P., Demirbilek, H., and Hussain, K. (2014). Persistent hyperinsulinaemic hypoglycaemia in infancy. *Semin. Pediatr. Surg.* 23 (2): 76–82.

[107] Banerjee, I., Avatapalle, B., Padidela, R. et al. (2013). Integrating genetic and imaging investigations into the clinical management of congenital hyperinsulinism. *Clin. Endocrinol. (Oxf)* 78 (6): 803–813.

[108] Doyle, M.E. and Egan, J.M. (2003). Pharmacological agents that directly modulate insulin secretion. *Pharmacol. Rev.* 55 (1): 105–131.

[109] Baş, F., Darendeliler, F., Demirkol, D. et al. (1999). Successful therapy with calcium channel blocker (nifedipine) in persistent neonatal hyperinsulinemic hypoglycemia of infancy. *J. Pediatr. Endocrinol. Metab.* 12 (6): 873–878.

[110] Singh, V., Brendel, M.D., Zacharias, S. et al. (2007). Characterization of somatostatin receptor subtypespecific regulation of insulin and glucagon secretion: an in vitro study on isolated human pancreatic islets. *J. Clin. Endocrinol. Metab.* 92 (2): 673–680.

[111] Braun, M. (2014). The somatostatin receptor in human pancreatic β-cells. *Vitam. Horm.* 95: 165–193.

[112] Tirone, T.A., Norman, M.A., Moldovan, S. et al. (2003). Pancreatic somatostatin inhibits insulin secretion via SSTR-5 in the isolated perfused mouse pancreas model. *Pancreas* 26 (3): e67–e73.

[113] Chan, M.M., Mengshol, J.A., Fish, D.N., and Chan, E.D. (2013). Octreotide: a drug often used in the critical care setting but not well understood. *Chest* 144 (6): 1937–1945.

[114] Mohnike, K., Blankenstein, O., Pfuetzner, A. et al. (2008). Long-term non-surgical therapy of severe persistent congenital hyperinsulinism with glucagon. *Horm. Res.* 70 (1): 59–64.

[115] Moens, K., Berger, V., Ahn, J.M. et al. (2002). Assessment of the role of interstitial glucagon in the acute glucose secretory responsiveness of in situ pancreatic beta-cells. *Diabetes* 51 (3): 669–675.

[116] Salvatore, T. and Giugliano, D. (1996). Pharmacokinetic-pharmacodynamic relationships of Acarbose. *Clin. Pharmacokinet.* 30 (2): 94–106.

[117] Senniappan, S., Brown, R.E., and Hussain, K. (2016). Genomic and morphoproteomic correlates implicate the IGF-1/mTOR/Akt pathway in the pathogenesis of diffuse congenital hyperinsulinism. *Int. J. Clin. Exp. Pathol.* 9 (2): 548–562.

[118] Senniappan, S., Alexandrescu, S., Tatevian, N. et al. (2014). Sirolimus therapy in infants with severe hyperinsulinemic hypoglycemia. *N. Engl. J. Med.* 370(12): 1131–1137.

[119] Sun, L. and Coy, D.H. (2014). Somatostatin and its analogs. *Curr. Drug Targets*.

[120] Kühnen, P., Marquard, J., Ernert, A. et al. (2012). Long-term lanreotide treatment in six patients with congenital hyperinsulinism. *Horm. Res. Paediatr.* 78(2): 106–112.

[121] Le Quan Sang, K.H., Arnoux, J.B., Mamoune, A. et al. (2012). Successful treatment of congenital hyperinsulinism with long-acting release octreotide. *Eur. J. Endocrinol.* 166 (2): 333–339.

[122] Shah, P., Rahman, S.A., McElroy, S. et al. (2015). Use of long-acting somatostatin analogue (lanreotide) in an adolescent with diazoxide-responsive congenital hyperinsulinism and its psychological impact. *Horm. Res. Paediatr.* 84 (5): 355–360.

[123] Calabria, A.C., Li, C., Gallagher, P.R. et al. (2012). GLP-1 receptor antagonist exendin-(9-39) elevates fasting blood glucose levels in congenital hyperinsulinism owing to inactivating mutations in the ATP-sensitive K+ channel. *Diabetes* 61 (10): 2585–2591.

[124] Zani, A., Nah, S.A., Ron, O. et al. (2011). The predictive value of preoperative fluorine-18-L-3,4- dihydroxyphenylalanine positron emission tomography-computed tomography scans in children with congenital hyperinsulinism of infancy. *J. Pediatr. Surg.* 46 (1): 204–208.

[125] Arnoux, J.B., Verkarre, V., Saint-Martin, C. et al. (2011). Congenital hyperinsulinism: current trends in diagnosis and therapy. *Orphanet J. Rare Dis.* 6: 63.

[126] Otonkoski, T., Näntö-Salonen, K., Seppänen, M. et al. (2006). Noninvasive diagnosis of focal hyperinsulinism of infancy with [18F]-DOPA positron emission tomography. *Diabetes* 55 (1): 13–18.

[127] Mohnike, K., Blankenstein, O., Minn, H. et al. (2008). [18F]-DOPA positron emission tomography for preoperative localization in congenital hyperinsulinism. *Horm. Res.* 70 (2): 65–72.

[128] Kapoor, R.R., Gilbert, C., Mohnike, K. et al. (2009). Congenital hyperinsulinism: [F]DOPA PET/CT scan of a focal lesion in the head of the pancreas. *BMJ Case Rep.* 2009: bcr2007121178.

[129] Ribeiro, M.J., Boddaert, N., Delzescaux, T. et al. (2007). Functional imaging of the pancreas: the role of [18F]fluoro-L-DOPA PET in the diagnosis of hyperinsulinism of infancy. *Endocr. Dev.* 12: 55–66.

[130] Laje, P., Stanley, C.A., Palladino, A.A. et al. (2012). Pancreatic head resection and Roux-en-Y pancreaticojejunostomy for the treatment of the focal form of congenital hyperinsulinism. *J. Pediatr. Surg.* 47(1): 130–135.

[131] Obatake, M., Mochizuki, K., Taura, Y. et al. (2012). Pancreatic head resection preserving the main pancreatic duct for congenital hyperinsulinism of infancy. *Pediatr. Surg. Int.* 28 (9): 935–937.

[132] Arya, V.B., Senniappan, S., Demirbilek, H. et al. (2014). Pancreatic endocrine and exocrine function in children following near-total pancreatectomy for diffuse congenital hyperinsulinism. *PLoS One* 9 (5): e98054.

[133] Beltrand, J., Caquard, M., Arnoux, J.B. et al. (2012). Glucose metabolism in 105 children and adolescents after pancreatectomy for congenital hyperinsulinism. *Diabetes Care* 35 (2): 198–203.

[134] Pierro, A. and Nah, S.A. (2011). Surgical management of congenital hyperinsulinism of infancy. *Semin. Pediatr. Surg.* 20 (1): 50–53.

[135] Cho, H., Mu, J., Kim, J.K. et al. (2001). Insulin resistance and a diabetes mellitus-like syndrome in mice lacking the protein kinase Akt2 (PKB beta). *Science* 292 (5522): 1728–1731.

[136] Garofalo, R.S., Orena, S.J., Rafidi, K. et al. (2003). Severe diabetes, age-dependent loss of adipose tissue, and mild growth deficiency in mice lacking Akt2/PKB beta. *J. Clin. Invest.* 112 (2): 197–208.

[137] George, S., Rochford, J.J., Wolfrum, C. et al. (2004). A family with severe insulin resistance and diabetes due to a mutation in AKT2. *Science* 304 (5675): 1325–1328.

[138] Hussain, K., Challis, B., Rocha, N. et al. (2011). An activating mutation of AKT2 and human hypoglycemia. *Science* 334 (6055): 474.

[139] Garg, N., Bademci, G., Foster, J. et al. (2015). MORFAN syndrome: an infantile hypoinsulinemic hypoketotic hypoglycemia due to an AKT2 mutation. *J. Pediatr.* 167 (2): 489–491.

[140] Teale, J.D. (1999). Non-islet cell tumour hypoglycaemia. *Clin. Endocrinol. (Oxf)* 51 (2): 147.

[141] Baxter, R.C. and Daughaday, W.H. (1991). Impaired formation of the ternary insulin-like growth factorbinding protein complex in patients with hypoglycemia due to nonislet cell tumors. *J. Clin. Endocrinol. Metab.* 73 (4): 696–702.

[142] Hussain, K., Mundy, H., Aynsley-Green, A., and Champion, M. (2002). A child presenting with disordered consciousness, hallucinations, screaming episodes and abdominal pain. *Eur. J. Pediatr.* 161 (2): 127–129.

[143] Kollee, L.A., Monnens, L.A., Cecjka, V., and Wilms, R.M. (1978). Persistent neonatal hypoglycaemia due to glucagon deficiency. *Arch. Dis. Child.* 53 (5): 422–424.

[144] Hussain, K., Bryan, J., Christesen, H.T. et al. (2005). Serum glucagon counterregulatory hormonal response to hypoglycemia is blunted in congenital hyperinsulinism. *Diabetes* 54 (10): 2946–2951.

[145] Santiago, J.V., Clarke, W.L., Shah, S.D., and Cryer, P.E. (1980). Epinephrine, norepinephrine, glucagon, and growth hormone release in association with physiological decrements in the plasma glucose concentration in normal and diabetic man. *J. Clin. Endocrinol. Metab.* 51 (4): 877–883.

[146] Hussain, K., Hindmarsh, P., and Aynsley-Green, A. (2003). Spontaneous hypoglycemia in childhood is accompanied by paradoxically low serum growth hormone and appropriate cortisol counterregulatory hormonal responses. *J. Clin. Endocrinol. Metab.* 88(8): 3715–3723.

[147] Nanao, K., Anzo, M., and Hasegawa, Y. (1999). Morning hypoglycemia leading to death in a child with congenital hypopituitarism. *Acta Paediatr.* 88 (10): 1173.

[148] Gazarian, M., Cowell, C.T., Bonney, M., and Grigor, W.G. (1995). The 4A syndrome: adrenocortical insufficiency associated with achalasia, alacrima, autonomic and other neurological abnormalities. *Eur. J. Pediatr.* 154 (1): 18–23.

[149] Achermann, J.C., Meeks, J.J., and Jameson, J.L. (2001). Phenotypic spectrum of mutations in DAX-1 and F-1. *Mol. Cell. Endocrinol.* 185 (1-2): 17–25.

[150] 152 Odenwald, B., Nennstiel-Ratzel, U., Dörr,, H.G. et al. (2016). Children with classic congenital adrenal hyperplasia experience salt loss and hypoglycemia: evaluation of adrenal crises during the first 6 years of life. *Eur. J. Endocrinol.* 174 (2): 177–186.

[151] Levasseur, K.A., Tigchelaar, H., and Kannikeswaran, N. (2013). Persistent hypoglycemia. *Pediatr. Emerg. Care* 29 (7): 838–841.

[152] Saudubray J-M, Berghe Gvd, Walter JH. (2012). *Inborn Metabolic Diseases. Diagnosis and Management*, 5e. Springer.

[153] Aynsley-Green, A., Williamson, D.H., and Gitzelmann, R. (1978). Asymptomatic hepatic glycogen-synthetase deficiency. *Lancet* 1 (8056): 147–148.

[154] Clayton, P.T., Doig, M., Ghafari, S. et al. (1998). Screening for medium chain acyl-CoA dehydrogenase deficiency using electrospray ionisation tandem mass spectrometry. *Arch. Dis. Child.* 79 (2): 109–115.

[155] Huidekoper, H.H., Duran, M., Turkenburg, M. et al. (2008). Fasting adaptation in idiopathic ketotic hypoglycemia: a mismatch between glucose production and demand. *Eur. J.*

Pediatr. 167 (8): 859–865.
[156] van den Berghe, G. (1996). Disorders of gluconeogenesis. *J. Inherit. Metab. Dis.* 19 (4): 470–477.
[157] Santer, R., Steinmann, B., and Schaub, J. (2002). Fanconi-Bickel syndrome – a congenital defect of facilitative glucose transport. *Curr. Mol. Med.* 2 (2):213–227.
[158] Saudubray, J.M., Narcy, C., Lyonnet, L., and Bonnefont, J.P. (1990). Poll The BT, Munnich A. Clinical approach to inherited metabolic disorders in neonates. *Biol. Neonate* 58 (Suppl 1): 44–53.

第17章 肥胖

Obesity

Wieland Kiess 著
李 禾 译 曹冰燕 巩纯秀 校

学习重点

- 肥胖的鉴别诊断。
- 肥胖的病因学。
- 肥胖的遗传背景。
- 饥饿和饱腹感的神经生物学。
- 脂肪组织生物学。
- 营养和营养不良在肥胖中的作用。
- 发达国家和发展中国家肥胖的流行病学。
- 肥胖的并发症。
- 肥胖的多学科治疗方法。

一、概述

在大多数发达国家和发展中国家，儿童和青少年超重和肥胖的患病率为20%～35%。尽管在一些国家超重和肥胖的患病率趋于稳定甚至有所下降，但在全球范围内青少年和成人肥胖的数量仍在急剧增加。超重和肥胖与长期健康问题，如心血管疾病（如导致心肌梗死和脑卒中）、2型糖尿病和癌症之间的密切联系，是大家重点关注的问题。

大多数人的体重增加是在进化和文化适应带来的遗传易感的基础上暴露于“致肥胖”因素的结果（表17-1）。40%～70%个体间体重和脂肪含量的差异被认为是由于遗传变异，因此导致生物多样性。通过全基因组关联研究（GWAS）和候选基因方法，已经发现大量与调节食欲、食物摄入量和体重相关的基因。基于此的治疗与预防策略需要遵循复杂与多因素的原则，而这常常既没有效率也没有效果。

表 17-1 导致儿童肥胖发展并可能构成体重和脂肪量增加的危险因素

遗传因素

下列任何一种可能的多态性和（或）突变：

- 肾上腺素受体、瘦素、瘦素受体（Ob-R）、细胞因子信号传导抑制蛋白 -3（SOCS-3）、肿瘤坏死因子（TNF）、阿黑皮素原（POMC）、黑色素聚集激素（MCH）、黑素皮质素 4 受体（MC4R）、神经肽 Y（NPY）、NPY 受体、促肾上腺皮质激素释放激素（CRH）、促甲状腺激素释放激素（TRH）、尿皮质激素、促食欲素 A 和 B、甘丙肽、神经降压素、5- 羟色胺及其他激素
- 多基因原因

环境 / 外界因素

- 久坐增加（使用电子屏幕的时间等）
- 体力活动减少
- 饮食向快速 / 便携 / 高脂肪高卡路里食品转变，包括含糖饮料
- 内分泌干扰物
- 孤独和社会孤立
- 社会心理 / 家庭问题
- 父母低收入
- 父母教育程度低

二、肥胖的定义、鉴别诊断、评估和测量

儿童与青少年肥胖的定义和诊断十分困难并且富有争议。增加发病率和死亡率的脂肪水平是在精算基础上确定的。儿童和青少年的体脂量取决于种族和遗传背景、性别、发育阶段和年龄。腰围、颈围、皮褶厚度、体重指数是确定体脂量和定义肥胖的最有用的无创临床指标。腰围（WC）和腰臀比有助于评估上半身脂肪沉积，但不能测量腹内脂肪堆积及其他器官的脂肪堆积。

在某些人群中，关于 WC 的规范性数据有限，但关于皮褶厚度的数据更为全面。BMI 已成为体脂的替代指标，并成为年轻人超重和肥胖最常用的诊断工具，但令人惊讶的是，与其他体重指数如皮褶测量和 WC 相比，BMI 的敏感性和特异性均较低。需使用与种族、性别、青春发育阶段和年龄相关的可进行比较的数据和参考值，并且计算出百分位数或标准差才能更好地表示个体的脂肪和瘦体重。

BMI 在诊断儿童肥胖方面相对不可靠，部分原因是男孩在青春期早期体重增加是由于肌肉和骨量增加，而女孩在青春期早期也有脂肪组织增加。必须强调确定内脏肥胖和器官内脂肪沉积的临床重要性，WC、中上臂围和颈围确实能反映内脏和器官的脂肪组织，并与肥胖者的大多数共病相关 [卡路里溢出假说：摄入过多的能量导致溢出部分以脂肪的形式转化为皮下脂肪组织、内脏脂肪组织及其他器官（如肝脏、心脏及胰腺）]。有时生物阻抗法（BIA）或 DEXA 法也在临床研究中用来测量或监测体脂，但 BIA 方法可能不可靠，而 DEXA 法被认为是有侵入性的，因此这两种方法都不应用于常规临床实践。

直接测量身体脂肪含量（水密度测量法、BIA 法或 DEXA 法）固然很好，但 BMI 很容易计算，并且能够直接测量，因此 BMI 经常被用来定义肥胖。在成人，BMI＞28kg/m^2 与脑卒中、缺血性心脏病、睡眠呼吸暂停综合征、骨科疾病或 2 型糖尿病（DM）的发病率风险增加有关。

BMI 在 25～29.9kg/m^2 为 1 级超重，＞30kg/m^2 为 2 级超重，＞40kg/m^2 为 3 级超重（WHO 分类）。中心脂肪分布与发病率和死亡率风险增加相关，而且已发现在青少年时 BMI＞第 75 百分位数的成年人，死亡风险增加与心血管疾病、心肌梗死和脑卒中相关。因此，无论儿童期肥胖是否持续到成年期，儿童期肥胖都增加了随后发病率和死亡率的风险。

之前比较实用的对儿童超重的定义是 BMI＞第 85 百分位数，病态或重度肥胖有时被定义为 BMI＞第 99 百分位数（同年龄同性别）。当前将第 90 百分位数＜ BMI ＜第 97 百分位数的儿童定义为超重，BMI＞第 97 百分位数的儿童定义为肥胖（欧洲儿童肥胖专家工作组）。国际肥胖症工作组提出应将成人 BMI 截点值（25 和 30kg/m^2）与儿童 BMI 百分位数结合起来，从而提供 2—18 岁儿童年龄性别特异性的 BMI 截点值。这些截点值既不武断也不局限于特定人群，并且可以通过这些截点值比较不同国家儿童超重和肥胖患病率。

肥胖的鉴别诊断可能很困难。除了许多单基因突变导致的病态肥胖外，“外源性肥胖”（也称为单纯性或原发性肥胖）仍是最常见的诊断，此外还有许多罕见病在生命早期会表现为肥胖。这些疾病包括遗传综合征和各种潜在疾病，如下丘脑肿瘤、其他脑损伤和内分泌疾病（表 17–2）（见第 18 章）。在常规的临床实践中，通过家族史和个人史及仔细的体格检查很容易诊断原发性、单纯性或外源性肥胖，很少需要更多的实验室检验与分子遗传分析。除非怀疑存在其他伴随疾病，如高胆固醇血症或肝脏疾病等，否则不建议进行实验室检查，但在欧洲和美国的大多数中心会常规测定血清促甲状腺激素、游离 T_3 和 T_4 及血脂水平。

表 17–2 儿童期可伴发肥胖的疾病 – 肥胖症的鉴别诊断

内分泌失调
- 库欣综合征 / 疾病
- 甲状腺功能减退
- 生长激素缺乏症
- 高胰岛素血症
- 假性甲状旁腺功能减退症（Albright 遗传性骨营养不良综合征）

中枢神经系统紊乱 / 脑损伤相关
- 下丘脑肿瘤
- 神经外科疾病
- 创伤
- 炎症后（脑膜脑炎）
- 化疗后
- 皮质类固醇治疗
- 抗癫痫治疗
- 中枢神经系统放疗

三、肥胖的病因学

肥胖是多种基因、表观遗传学、脂肪组织因子（炎症分子、脂肪细胞因子和免疫细胞）、信号分子、食物成分、代谢产物、微生物和环境化学物质之间相互作用的结果。此外，社会文化传承、致肥胖环境、城市化和社会人口因素（收入、贫困和教育）在个人和社会的肥胖发展中都发挥着重要作用。营养与营养不良、缺乏体育活动、久坐行为、使用媒体及文化习惯和信仰都增加了致肥胖风险（图 17–1 和图 17–2）。最后，人类进化导致人类近代史上肥胖的流行率增加。

1. 单基因肥胖

单基因肥胖非常罕见，但却较常发现于早期发病的极端肥胖的患者中。单基因肥胖儿童的诊断十分重要的，因为某些类型的单基因肥胖是可以治疗的，并且可以根据明确的诊断向家庭提供咨询及作出适当的有关护理和上学的决定。单基因肥胖病例中发现的大多数基因（编码黑皮质素 4 受体、阿黑皮素原或瘦素和瘦素受体的基因）似乎都参与了能量摄入的中枢调节。参与能量利

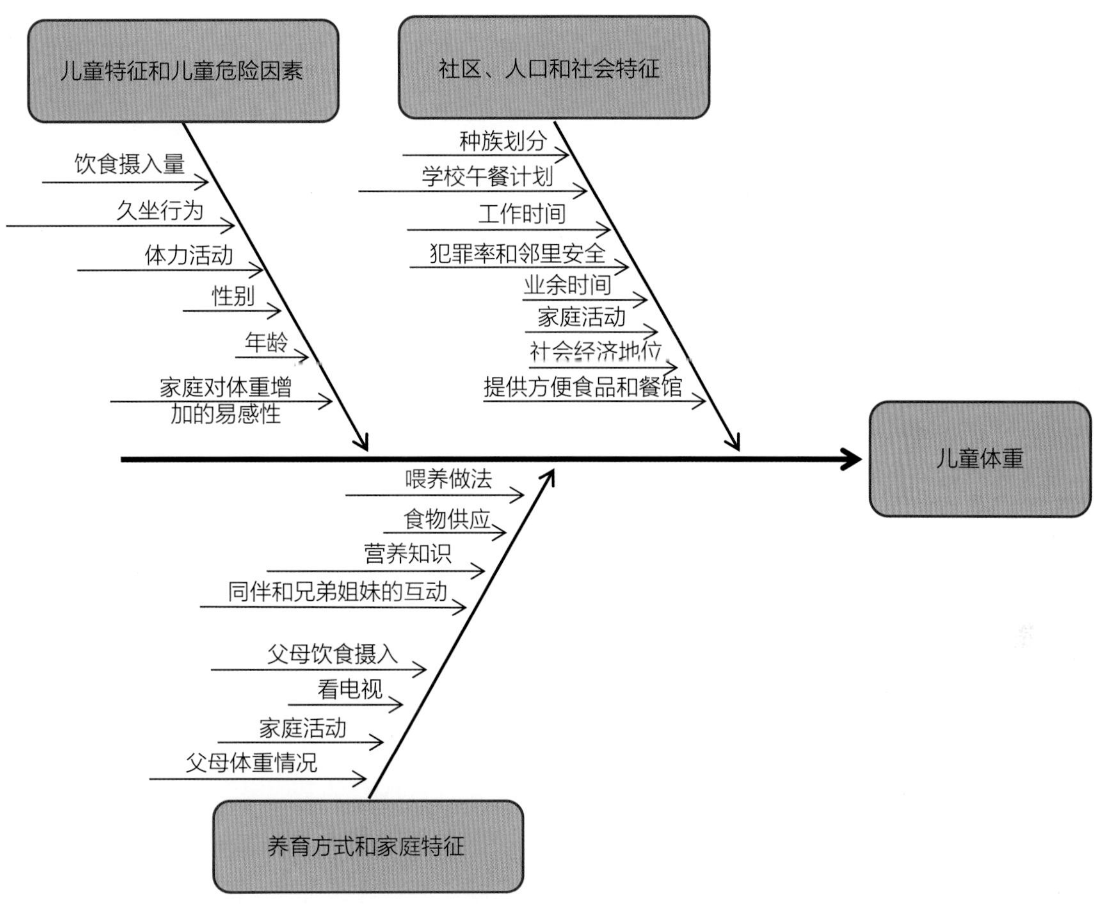

▲ 图 17-1 **儿童和青少年超重增加的原因**

儿童特征和危险因素，养育方式和家庭特征及社区、人口和社会特征都与超重的发展有关儿童和青少年

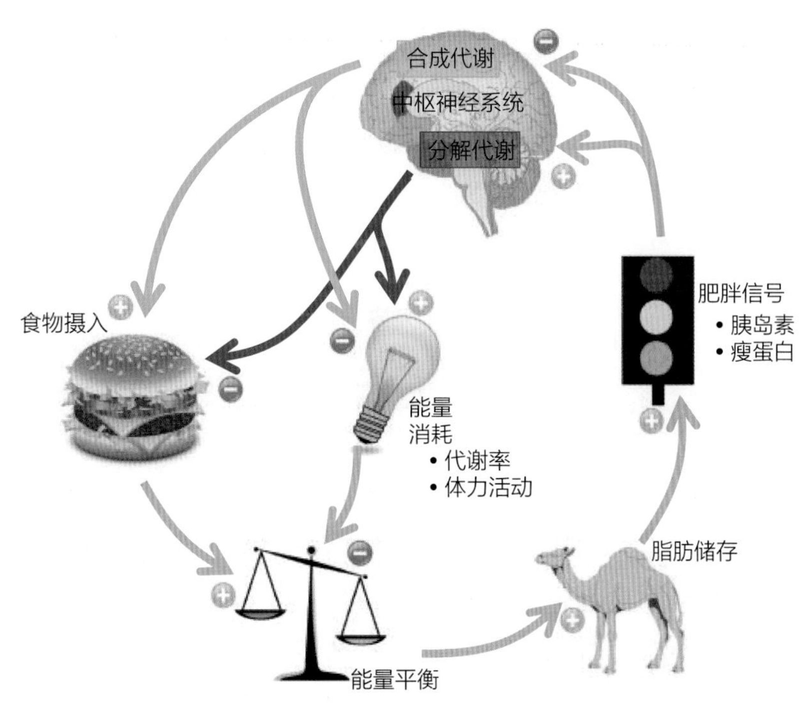

▲ 图 17-2 **摄食量的相互作用和能源体内平衡**

中枢神经系统、食物摄取、脂肪储存、肥胖信号、能量消耗平衡之间存在密切的相互作用

用的基因变异（编码β肾上腺素能受体 2 和 3、激素敏感脂肪酶和线粒体解耦联蛋白 1、2 和 3 的基因）也与普通肥胖有关。在导致肥胖的单基因缺陷中，MC4R 缺陷较为常见，约占儿童早期肥胖病例的 4%。染色体大片段缺失和拷贝数变异也与早发肥胖有关。例如，约 0.7% 的病态肥胖患者有 16p11.2 号染色体的大片段缺失。

2. 综合征型肥胖（表 17–3）

许多综合征疾病与严重的多数早发型肥胖有关。这些综合征型的肥胖通常包括轻至中度智力低下等其他临床特征。许多综合征型的肥胖是通过干扰中枢神经系统神经元的纤毛功能 [如穆 – 比综合征（Bardet–Biedl syndrome）] 或干扰下丘脑功能 [如普拉德 – 威利综合征（Prder–Willi synrome）]，从而导致调节饥饿和饱腹感的神经内分泌信号回路的改变引起的。文中（表 17–3）对最常见的综合征型肥胖进行了概述。

3. 多基因因素（表 17–1）

与儿童肥胖发病率高有关。遗传 / 内源性和环境 / 外源性因素在生命早期就促进了肥胖的发生。双胞胎研究表明，至少 50% 的肥胖有遗传倾向。越来越多的证据表明对饮食干预的反应是由基因决定的。

40%～70% 的个体间体重和身体成分的差异被认为是由遗传变异引起的。通过全基因组关联分析（GWAS）和候选基因方法发现许多可能与体重调节有关的基因。根据节俭基因假说，进化选择已经选择了能让个体在食物匮乏时期生存的基因，但在一个致肥胖环境中，这些特征就变得有害了。

瘦素及其受体的发现在很大程度上促进了肥胖的研究。很明显，瘦素及其受体将身体脂肪反馈到下丘脑，并调节啮齿动物的食物摄入量。肥胖人群中血清瘦素浓度较高这一事实导致了瘦素不敏感，促进超重人群向肥胖进一步发展的假设。另一方面，给瘦素缺乏症的儿童使用瘦素会导致食物摄入量显著减少、食欲下降、体重持续下降和内分泌紊乱的恢复。

在肥胖人群中发现编码其他神经肽及调节食欲和控制体重的激素的基因突变和多态性，已证实编码 POMC 的基因突变和肾上腺素能受体和黑素皮质素 4 受体（MC4R）多态性与严重的病态肥胖有关。这些遗传缺陷是最早发现的关于体重控制的单基因疾病，将来无疑会发现更多导致肥胖的单基因疾病。然而，大多数患者仍是由于多种因素导致的肥胖。

四、常见或多因素肥胖和胎儿编程

不到 5% 的儿童肥胖病例可归因于特定的原因和外源性因素，如食用过多高脂饮食、过度使

表 17–3　可能与儿童肥胖相关的遗传综合征

- Albright 遗传性骨营养不良（假性甲状旁腺功能减退症 1a 型）
- 普拉德 – 威利综合征（Prader–Willi syndrome）
- MOMO 综合征（大头畸形、视力障碍、精神发育迟滞、肥胖）
- Alstrom 综合征
- 穆 – 比综合征（Bardet–Biedl syndrome）
- 尖头多趾并趾畸形（Carpenter syndrome）
- 博尔杰森 – 福斯曼 – 莱曼综合征（Börjeson–Forssman–Lehman syndrome）
- 11p 缺失综合征（肾母细胞瘤、无虹膜、泌尿生殖系统畸形、精神发育迟滞）
- 科恩综合征（Cohen syndrome）
- ROHHAD 综合征（快速起病的肥胖伴下丘脑功能障碍、低通气和自主神经功能障碍）
- 原发（单纯 /“外源”）性肥胖（多因素、多基因易感性）

用现代媒体（特别是电视）和久坐不动的生活方式（表 17–1，图 17–1 和图 17–2），所有这些都极大促进了儿童和青少年及成年期肥胖的发展。婴儿早期的营养和饮食被认为会影响婴儿期以后的生长速度和体脂含量。一些学者认为，宫内发育迟缓易导致日后肥胖和代谢综合征的发生。事实上，宫内环境和生命早期的生长都会影响肥胖、2 型糖尿病和高血压的发生，这就是所谓的胎儿编程（Barker 假说）。

此外，还发现了两代之间的代谢编程。例如父亲的饮食决定了后代的体重发展，如果蝇模型所示，受孕前父亲的高糖饮食会导致后代肥胖，这是父亲饮食诱导 / 两代之间编程的一个例子。虽然普遍认为肥胖的易感性在很大程度上取决于遗传因素，但环境决定了个体的表型表达。

五、饱腹和饥饿的神经生物学

下丘脑弓状核中的神经元协调控制能量稳态的行为和自主神经功能。许多与单基因或多基因肥胖病因有关的基因（如编码黑皮质素 4 受体的基因、POMC、ART、神经肽 Y、刺豚鼠相关蛋白、瘦素受体、SIM1、脑源性神经营养因子、TrkB 或 FTO）都在下丘脑中表达（图 17–3）。它们参与了能量摄入、饱腹感、饥饿感以及与控制食物摄入相关的行为特征的中枢调节。

NPY/AgRP 神经元提供促进食欲和抑制产热的信号，POMC/CART 神经元提供抑制食欲和促进产热的信号。这些神经元也能感知身体的能量储存，并连接效应神经元来调节热量的摄入和能量的消耗。参与能量利用的基因的变异（如编码β 肾上腺素能受体 2 和 3、激素敏感脂肪酶和线粒体解耦联蛋白 1、2 和 3）也通过下丘脑功能而导致肥胖。其他调节能量平衡的神经内分泌因素包括去甲肾上腺素、5– 羟色胺和食欲素 A 和 B。

在正常情况下，下丘脑的神经网络可随着时间推移维持体重的稳定，防止饥饿和体重过度增加。下丘脑功能障碍已成为肥胖及其共存疾病发病的重要机制之一，如下丘脑创伤后的肥胖（如颅咽管瘤等肿瘤手术后）。此外，还有一种罕见情况，即 ROHHAD 综合征，肥胖的快速发生与下丘脑和自主神经功能障碍有关。虽然饱腹感、觅食行为、肥胖和热量摄入通常与下丘脑信号有关，但下丘脑肥胖必须被视为一种特殊而独特的存在，它通常由下丘脑的直接损伤引起，并很难治疗。

六、欣快感和成瘾性

选择可口的饭菜，食物摄入和饱腹感会产生愉悦感及积极的情绪，即享乐主义信号。我们已经知道四氢大麻酚能刺激食物摄取。大脑中的内源性阿片肽系统与积极的、激发性的情绪信号有关。中枢阿片肽系统长期以来一直被认为通过调节饱腹感来调节食物摄入和能量平衡，它还参与情感和应激反应，因此被定位为食物摄入、享乐反应及其情绪调节之间的中介。据推测，肥胖、暴饮暴食和觅食行为有成瘾和依赖的特征。中枢阿片肽系统调节人的情绪和食物摄入及短期暴饮暴食的机制尚不清楚。在长期过量进食或肥胖的状态下，阿片肽系统反应受损的原因大部分不清楚。关于阿片类药物系统是否可能在长期维持减肥或破坏体重减轻中发挥作用这一问题也不清楚。

正电子发射断层扫描研究表明，与体重正常的受试者相比，慢性肥胖的人在接受标准餐时，受体介导的阿片样物质结合潜力及阿片肽系统的激活都会减少，这表明中枢阿片系统不仅与情绪状态和应激有关，而且与慢性肥胖和体重减轻有关。胰岛素和瘦素改变了能量平衡，也改变了享乐主义信号，即对食物的愉悦和激励反应，这和中枢神经系统对滥用药物如吗啡和尼古丁的反应途径是一样的。机体为享乐及产生愉悦感通过阿

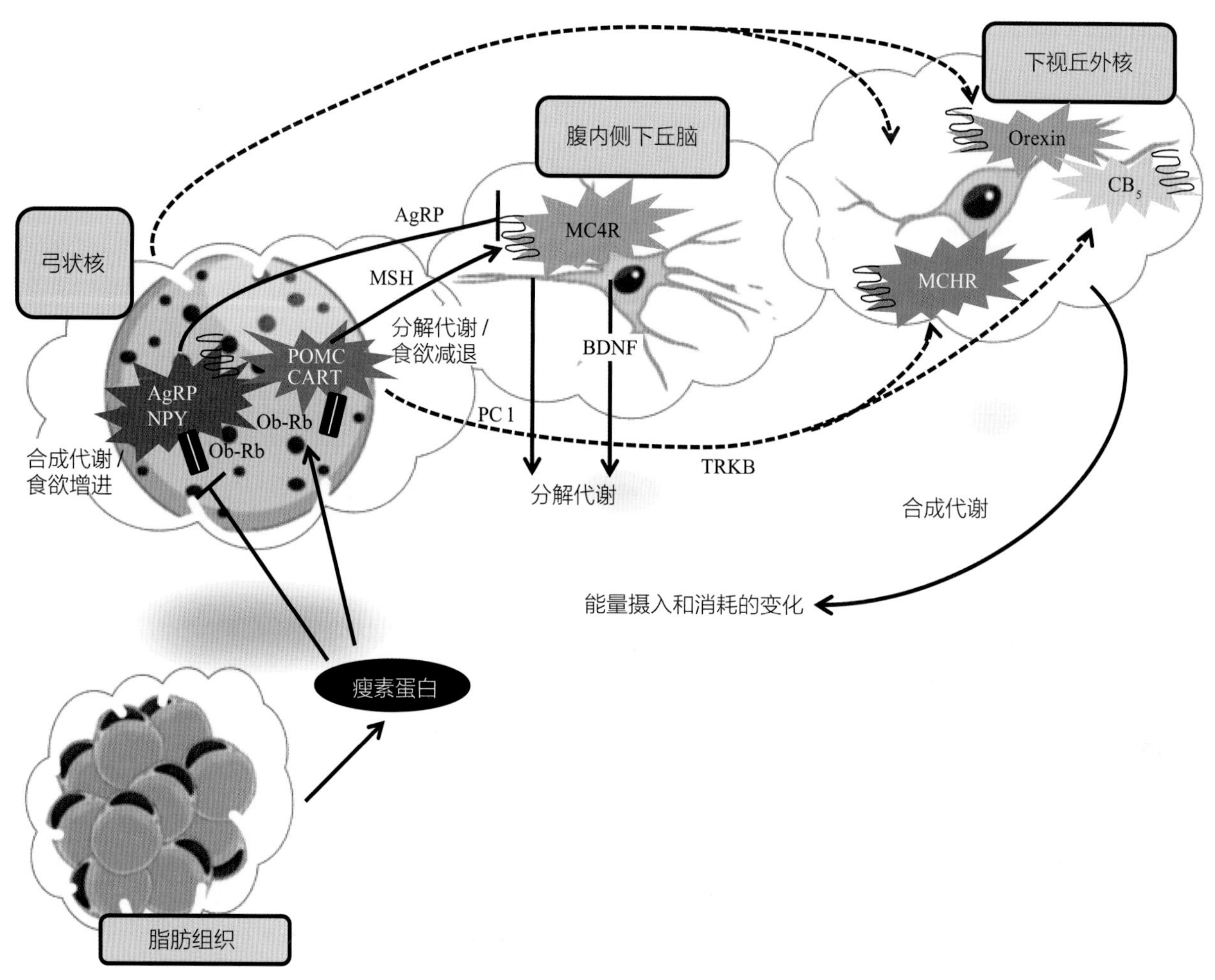

▲ 图 17-3 与体重调节有关的人类突变

瘦素在大脑中调节进食行为。突变的信号通路改变进食行为。AgRP. 刺豚鼠相关的蛋白；BDNF. 脑源性神经营养因子；CART. 可卡因 – 安非他明检测监管记录；CB_5. 细胞色素 b5；MCHR. 黑色素浓缩激素受体；MC4R. 黑素皮质素 4 受体；NPY. 神经肽 Y.POMC. 阿黑皮素原；TRKB. 酪氨酸受体激酶 B；MSH. 促黑激素

片肽系统摄入食物：当阿片肽系统功能正常时，将有助于减少食物摄入；而当阿片肽系统功能失调时，则会增加食物摄入。

七、行为、下丘脑和致肥胖环境

个体之间饮食行为、对饱腹感的反应、能量补偿、进食率、用餐频率、对食物和食品广告的反应、食物奖励、口味及饮食偏好存在很大差异，从而导致儿童的行为多样性，包括对致肥胖环境的多种多样的反应。因此，行为方面应成为儿童肥胖研究和干预的重点。但很明显，目前没有任何一种特定的行为疗法在减肥和维持体重方面取得成功。研究表明，不仅是行为障碍，精神疾病如注意力缺陷障碍、抑郁症及暴饮暴食，都可能在很小的时候导致儿童肥胖。行为特征的相互作用，如对挫折的耐受性降低和致肥胖环境，都可能导致食物摄入增加和肥胖。

八、脂肪组织和脂肪细胞生物学

脂肪组织包括皮下、内脏和器官脂肪组织。胎儿脂肪组织分布受转录因子、许多营养物质和称为脂肪细胞因子的信号分子之间复杂的相互作用调节。母体、内分泌和旁分泌因子也影响血管生成、脂肪生成和代谢的特定变化。在胚胎形成

和胎儿时期，两种重要的脂肪细胞因子——瘦素和脂联素，在循环和组织中均以高浓度存在。在肥胖受试者中，血清中脂联素水平降低，而瘦素水平升高。通过对肥胖和糖尿病孕妇后代的检查，在动物模型怀孕后期使用激素及细胞培养，已发现发育阶段和代谢过程受特定激素和旁分泌因子的影响。总的来说，这些研究结果在旁分泌/自分泌水平上描绘了印记或调节胎儿前脂肪细胞，以及胎儿脂肪组织发育和代谢的基础。

脂肪细胞因子是由脂肪组织产生和分泌的激素。瘦素最初被认为是一种很有前景的"抗肥胖"激素，但在人类中，瘦素及其可溶性受体可能在能量缺乏状态中更为重要，而不是作为代谢综合征的预测因子。另一方面，脂联素不仅与肥胖和胰岛素抵抗有关，而且似乎是代谢综合征最强的预测因子，甚至在儿童中也是如此。在新生儿和婴儿中，这两种脂肪细胞因子的浓度都很高，尽管这不能完全解释在生命后期代谢性疾病的风险增加的原因（图 17-4）。

脂肪组织低度系统性炎症和巨噬细胞侵袭可能是代谢危险因素聚集的基础，但它们在儿童中的作用仍有待阐明。总的来说，来自脂肪组织的因素可能不仅是肥胖的标志物，而且可能是代谢和心血管事件结局的中介。最近的研究表明，棕色脂肪细胞存在于儿童、青少年甚至成年人体内，而不是只存在于婴儿体内。在 0.3—10.7 岁瘦儿童中，约 10% 的儿童可通过组织学、免疫组织化学和表达分析方法发现散在分布于肾周、内脏和皮下的白色脂肪组织中的棕色脂肪样细胞和 UCP1（一种棕色脂肪的标志物）阳性脂肪细胞。在肥胖的儿童和成人身上都没有发现棕色脂肪细胞。棕色样脂肪细胞许多基因的表达增加，如 *UCP1*、*PRDM16*、*PGC1α* 和 *CIDEA* 等，这些基因都参与调节细胞能量代谢。

许多信号分子和代谢物是从棕色脂肪组织中

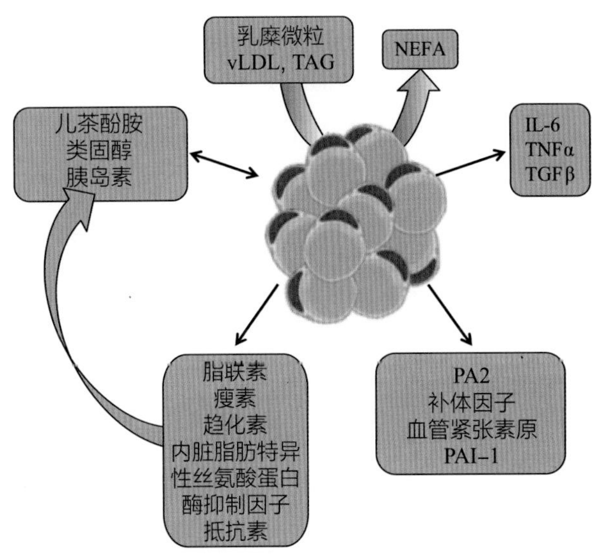

▲ **图 17-4 脂肪组织的调节因子**

外在和内在调节脂肪组织功能的物质。IL-6. 白介素 6；NEFA. 非酯化脂肪酸；PAI-1. 纤溶酶原激活物抑制药；TAG. 三酰基甘油酯；TGFβ. 肿瘤坏死因子 β；TNFα. 肿瘤坏死因子 α；vLDL. 极低密度脂蛋白

释放出来的，有些是在棕色脂肪细胞分化和（或）热激活过程中诱导产生的，有些可能具有自分泌或旁分泌作用。例如，神经生长因子（NGF）和成纤维细胞生长因子 2（FGF2）可能增加棕色脂肪组织（BAT）中交感神经和前脂肪细胞的数量。BAT 还分泌非肽信号分子，如前列腺素，可能在甲状腺激素功能、前脂肪细胞分化为白色脂肪细胞和一氧化氮合成中起作用。缺乏 BAT 的肥胖个体可能会减少能量消耗，增强白色脂肪组织中的能量储存。

九、微生物

目前有一项研究表明，将瘦人的粪便菌群转移到胖人体内，可使肥胖个体的体重减轻。在啮齿动物和人类中，胖和瘦的肠道菌群不同。肠道菌群从出生开始获得，然后由一系列关键微生物发展成一个稳定的微生物群落。在成熟过程中低剂量的抗生素暴露会破坏微生物群落，从而改变宿主的代谢和肥胖。例如，出生时的低剂量青霉素（LDP）暴露会导致代谢改变，并影响回肠免疫相关基因的表达。LDP 仅限于在早期生命可短暂地扰乱微生物群落，但这足以对身体成分造成持久影响，表明婴儿期微生物群落的相互作用可能是决定宿主远期代谢效应的关键因素。此外，LDP 可增强高脂饮食诱导肥胖的作用。因此，生命早期微生物与宿主的代谢相互作用与生命后期的代谢变化始终是相关联的。

婴儿期黏膜组织的微生物定殖在宿主哺乳动物免疫系统的开发和培育中起着重要作用。这些生命早期事件通过促进对环境暴露的耐受性或在以后生活中促进包括炎症性肠病、过敏和哮喘等疾病的发展，从而产生长期持久性的影响。最近的研究已经开始在生命早期发育定义一个关键的时期，在此时期，宿主与肠道菌群之间的最佳相互作用遭到破坏，会导致特异性免疫亚群发育和训练过程中出现持续的甚至在某些情况下发生不可逆转的缺陷。当微生物定植对人类健康和疾病产生潜在的关键影响时，很可能存在一个窗口期。

健康人群粪便微生物多样性仍在研究中。在一项研究中，从 14 个核心菌属中鉴定出了 644 个亚属，但仍低估了粪便微生物的多样性。基于临床和问卷调查，共发现 69 种不同组合的影响粪便微生物的协变量，其重复率达 92%。粪便微生物种群的一致性能显示最大效应，但药物因素能最大限度上解释总体菌群的多样性。生命的早期事件，如分娩方式，并没有在成年期的微生物群组成中反映出来。最后，研究发现疾病标志物与宿主协变量相关，强调了微生物群对维持健康的重要性。

胰岛素抵抗与缺血性心血管疾病和 2 型糖尿病有关。目前已经阐明人类肠道微生物群如何影响血清代谢物并与胰岛素抵抗相关：胰岛素抵抗个体的血清代谢物的特征是支链氨基酸（BCAA）水平升高，这与肠道微生物群相关，该微生物群对 BCAA 具有丰富的生物合成潜力，并且缺乏编码 BCAA 细菌内向转运蛋白的基因，如普氏菌可能会诱导胰岛素抵抗，加重葡萄糖耐受不良并增加循环中支链氨基酸的浓度。这表明微生物可能成为降低胰岛素抵抗和降低常见代谢和心血管疾病发病率的潜在靶标。

无热量人造甜味剂（NAS）是全球使用最广泛的食品添加剂之一，瘦人和肥胖者都经常食用。尽管支持数据很少并且有争议，有研究已经表明，使用 NAS 可以通过诱导肠道微生物的组成和功能改变，从而导致葡萄糖不耐受，但 NAS 的使用仍被认为是安全和有益的，因为它的卡路里含量很低。NAS 介导的这些有害的代谢效应可通过抗生素治疗得以消除，并可通过粪便移植从摄入 NAS 的小鼠或在 NAS 存在的条件下厌氧培养的微生物菌群完全转移到无菌小鼠。NAS 改变的微生物代谢途径与宿主对代谢性疾病的易感性有关。在健康人群中，NAS 诱导生态失调与葡萄糖耐受不良有关。

十、肥胖的内分泌学

为了了解肥胖共存疾病的发病机制，并区分在代谢和心血管方面健康和不健康的肥胖个体许多替代标志物，如脂肪细胞因子、脂蛋白、脂类或生长因子及各种激素已经被研究，并发现与肥胖、肥胖进展或肥胖共存疾病有关，如血清骨钙素水平与身体肥胖标志物和瘦素水平呈负相关，提示肥胖与骨骼健康之间存在关系。胰岛素样生长因子 1（IGF-1）与 IGF 结合蛋白、骨转换和肥胖之间的关系也得到了研究。

脂肪细胞似乎是卵巢外雌激素合成的主要部位。一项纵向研究发现，与 BMI 在正常范围内的女孩相比，BMI 较大的女孩在乳房开始发育时的血清雌二醇浓度较低。前期研究已经发现在肥胖女孩中促性腺激素会受到抑制。这些发现表明通过增加体脂含量和芳香化酶活性的增加，使雄激素在外周转化为雌激素。研究还注意到，肥胖与激素的生物利用度增加也有关联。研究表明，肥胖与性激素结合球蛋白（SHBG）的减少及雄激素产量的增加呈正相关。降低 SHBG 浓度将导致性类固醇的生物利用度增加，再加上芳香化酶活性的增加，肾上腺雄激素增加可能导致从外周向雌激素的转化增加，而不依赖于下丘脑－垂体－卵巢轴。

在大多数个体中，体重增加是“致肥胖”环境加上进化适应造成的遗传易感性共同叠加的结果：这种与生活方式相关的肥胖儿童在整个童年时期往往身高较高，并且骨龄会提前，这一过程被认为与营养驱动的胰岛素样生长因子 1 的增加有关。这些儿童通常能达到他们正常的预测成人身高，这可能与提前进入青春期和（或）青春期生长发育加速有关。

十一、表观遗传学

肥胖似乎以有利于糖尿病和心血管疾病发展方式改变了基因的表达，并且这些改变可能会传递给下一代。基因控制一个人的表型，但外力可以使基因表达或沉默，即控制基因表达的表观遗传机制。表观遗传修饰可能参与肥胖和 T2DM 的发展。表观遗传学在不改变 DNA 序列的前提下，通过对染色质结构进行可逆性修饰，在基因表达调控中起着关键作用。表观遗传修饰包括 DNA 甲基化、翻译后组蛋白修饰和 miRNA 干扰。已知肥胖相关基因的许多表观遗传变化会增加糖尿病的风险。

在胃旁路手术前后采集的肥胖受试者样本中，我们发现肥胖受试者的甲基化模式在胃旁路手术后可以恢复到瘦型的甲基化模式。运动可以改变影响脂肪储存的基因的表观遗传模式，初步证据表明，精子的表观遗传机制可以使孩子体重增加和肥胖，这可以部分解释非 DNA 介导的肥胖的跨代传递。

十二、社会文化传承

体脂量、体重和体重控制的社会文化传承也在很大程度上促进了当今社会肥胖的显著流行，如作为 Framingham 心脏研究（1971—2003 年）的一部分，在 12067 人形成的紧密联系的社交网络进行反复评估，对人口的肥胖传播（可能是导致肥胖流行的一个因素）进行了定量分析。在这项研究中，一个人的体重增加与他（她）的朋友、兄弟姐妹、配偶和邻居的体重增加有关。如果他（她）的一个朋友在一定时间内变胖，那么他（她）变胖的概率会增加 57%；如果一对成年兄弟姐妹中有一个变胖，那么他（她）变胖的概率会增加 40%。因此，网络现象似乎与肥胖的生物和行为特征有关，并且肥胖似乎可以通过社会联系传播。因此，内在的遗传因素和外在的社会经济文化因素对人类肥胖的发展有同等重要的贡献。由于大多数儿童和青少年都是在家庭中长大的，所以父母有能力促进和支持儿童体重管理，在他们成年之前预防或控制肥胖。

父母对孩子体重的认知和看法及影响其体重管理策略的因素可能会影响青少年的体重发展。父母对自己体重的关注为理解他们对孩子体重的态度或行动提供了一定的依据。经常有人对向儿童和青少年提出有关体重管理的建议感到挫败，一些家长担心，如果他们直接提出对体重的担忧，会给正在成长中的孩子带来“问题”。父母 / 青少年的伙伴关系及父母需要营造一个健康家庭，以便于他们的子女能够作出更健康的选择，这是我们的体重干预措施建议。在制订以家庭为基础的干预措施以解决青少年超重和肥胖问题时，将父母的看法考虑在内是非常重要的。

十三、社会人口学

在工业化国家，儿童肥胖症的流行与收入低和父母教育程度低密切相关，但在低收入国家（如巴西、印度、阿拉伯半岛国家），情况正好相反，高收入人群的儿童比贫困家庭的儿童更容易超重和肥胖。城市环境是否比农村环境更容易导致儿童肥胖还存在争议：2003—2008 年，我们对中国城市化程度较高的上海的儿童和青少年肥胖患病率的变化，进行了横断面研究。在研究期间，超重的标准化患病率从 12.75% 增加到 14.2%（$P < 0.01$），肥胖的患病率从 3.35% 增加到 3.94%（$P < 0.01$），但与发达国家的数据相比，男孩和女孩的肥胖患病率都随着年龄的增长而下降。城市地区超重和肥胖患病率显著高于郊区（$P < 0.01$）。在小年龄段人群中，超重和肥胖的高患病率尤其令人担忧，城市化可能是上海地区儿童肥胖患病率上升的一个原因。

十四、营养和营养不良

可能促进超重和肥胖早期发展的饮食因素包括总热量、脂肪、蛋白质和纤维摄入量。在最近的综述中，总热量摄入与超重和肥胖之间没有一致的联系，喂给恒河猴高热量饮食会导致瘦素和 IGF-1 的浓度较高，这表明可能存在某些机制导致对体重增加和激素稳态产生微妙的影响。尽管数据不一致，饮食中脂肪的总摄入量可能会导致体重增加更快，以及脂肪的类型（动物脂肪、多不饱和脂肪等）可能很重要。饮食中的蛋白质与早期体重增加和青春期生长突增、生长高峰速度年龄和月经初潮或变声有关，并可能与 IGF 分泌增强有关。

膳食纤维、体重、脂肪堆积与青春期启动的关系引起了人们极大的兴趣。膳食纤维对心血管疾病、胰岛素抵抗、糖尿病和一些癌症的影响也得到了承认。在内分泌系统方面，膳食纤维被认为可以延缓初潮和乳房发育的年龄，尽管其他研究表明纤维摄入总量减少并不会引起初潮提前。膳食纤维可以通过多种机制降低雌激素的浓度，包括通过改变肠肝循环增加粪便排泄，降低雌激素的生物利用度和抑制促性腺激素的产生。考虑到传统的高纤维饮食会伴随低热量或高蛋白含量的食物摄入，一些研究人员认为，较高的纤维摄入量与较低的雌激素生物利用度之间的关系可能代表了在进化上的适应，即在饮食情况不理想时推退生育时间。另一方面，低纤维可能增加脂肪积累并导致生殖潜能更早的出现。由于以植物为基础的饮食摄入与植物雌激素和纤维的摄入有关，因此研究常常面临将植物雌激素的影响与食物中的其他成分（如纤维）区分开来的挑战。

许多队列和流行病学研究中都缺乏热量摄入与肥胖的关联，可能与许多评估工具无法准确测量食物摄入和食物偏好有关，但尽管总热量摄入与儿童超重无关，但是零食与儿童超重有关。这突出了一个事实，即食物摄入行为是复杂的，单一的测量方法，如卡路里摄入量，可能不能反映过度喂养的复杂情况。

在许多社会群体中，营养过剩与营养不良有关，因为缺乏维生素和微量元素及纤维不足加剧了营养的不平衡，最终会导致体重增加。不仅在发展中国家，美国的肥胖和饥饿也会同时出现在同一人群中，这反映了这些社会群体中存在的社会不平等现象。

20 世纪初，糖提取工艺的自动化降低了成本，并增加了糖的产量，导致糖的消费量急剧上升，并在 20 世纪 70 年代达到顶峰。对于食物中不是天然存在的糖有不同的定义，而游离糖是世界卫生组织使用的术语。流行病学证据表明糖，特别是成人饮用含糖饮料，与肥胖和 2 型糖尿病之间有相当强且一致的关联，但碳水化合物饮料行业及碳水化合物行业已经很成功地引导公众相信含糖饮料与随着糖消费的增加而出现的肥胖症的流行之间没有密切关系。

在美国，主要用从玉米淀粉中提取的果糖作为许多食品中添加的甜味剂。研究指出高果糖摄入可能会加速体重增加，也会直接导致非酒精性肝病和肝纤维化。由于这一科学证据，英国和许多其他国家的卫生部更新了对游离糖的建议。在英国，目前建议的游离糖摄入量＜总能量的 5%（原来是＜ 10%），但这是很难做到的，并且与目前英国的饮食模式有很大的不同。

减少游离糖的摄入是一项挑战，需要采取一系列不同的行动和政策。英国公共卫生部门提出了八项建议，但根据现有证据，最有可能改善饮食行为的四项建议是社会营销、减少向儿童销售高糖食品和饮料、重新制定糖的消费税和减少配方中糖的分量。需要对所采取的任何行动进行评估，以防止不平等现象扩大。新的儿童肥胖策略已经纳入了其中一些策略，但不是所有策略，而且可能还不够深入。单靠政府的政策是不够的，要想取得真正的进展，就必须改变饮食文化。不幸的是，没有多少国家效仿英国的做法。

十五、体育活动

体育活动在预防儿童和青少年超重和肥胖及降低成年期肥胖风险方面发挥着重要作用。许多人由于身体活动减少，青春期和随后的青年期特别容易发生肥胖。在许多西方国家，很大比例的儿童和青少年都没有达到指南推荐的活动量，与那些不太运动的人相比，体育活动较多的人身体脂肪含量更低。由于超重青少年成为肥胖成年人风险很高，儿童和青少年在生命早期参与体育活动和运动是预防肥胖的一个基本目标。

有研究显示，在许多国家，对于低收入家庭的年轻人，邻居和父母在饮食和体育活动方面的影响都是增加肥胖流行率的重要因素。例如，在几项研究中探讨了低收入非裔美国人和西班牙裔幼儿（2—5 岁）中邻里特征与照顾者偏好与饮食和体育活动行为之间的关系。邻里对期望行为的限制、照顾者对邻里的应对策略及照顾者面对邻里的束缚感，对儿童的运动和体育活动至关重要。

为了解决幼儿中的肥胖差异，初级保健行为干预措施必须鼓励和支持照顾者对邻居的限制做出响应，以解决幼儿肥胖症方面的种族、民族和社会经济差异。一些研究发现（不是所有研究），日常体育活动与肥胖呈负相关，周末的体育活动少可能与肥胖、家庭收入和教育水平较低有关。与中、高收入家庭相比，低收入家庭更倾向于不支持子女参加体育活动和加入体育俱乐部。

十六、久坐行为

久坐行为与健康指标有关，但很少有针对儿童的研究，尤其是与心理因素相关的研究。一项来自日本的研究，在小学生中对久坐行为与肥胖和心理健康指标之间的独立关系进行了客观的评估。该研究在 967 名儿童中展开了一项横断面调查，连续 7 天用加速度计对久坐行为进行测量，并收集了焦虑和行为问题有关的心理健康数据。该研究评估了每天中等到剧烈的体育活动量、佩戴加速度计的持续时间和肥胖程度，发现久坐行为与行为 / 情绪问题显著相关，久坐行为与焦虑之间显著相关。然而，没有发现久坐行为与肥胖程度有显著关联。

十七、内分泌 – 干扰化学物质和毒理学

环境因素，如内分泌干扰物（EDC），在青春期启动时间的作用引起了人们很大的兴趣。这方面的证据来自最近青春期开始时年龄的变化和不同国家间的分布模式，以及移民后的性早熟发

生。然而，人类青春期开始时间的早晚与暴露于 EDC 之间的关联证据薄弱。反馈增加了调控的复杂性，因此由 EDC 引起的青春期时间变化可能涉及中枢和外周机制。

EDC 可能会引起能量平衡紊乱，并导致肥胖的流行，这给理解 EDC 在青春期发生时间上所扮演的角色增加了另一层复杂性。这一系统与生殖轴有几个方面的联系，导致神经内分泌和外周效应并存，并依赖于胎儿 / 新生儿编程。交叉连接这两个系统的许多因素已经被发现，包括瘦素、脂联素和刺豚鼠相关肽（AgRP）。

EDC 常被视为致肥胖物质，代表了几类可能通过调节过氧化物酶体增殖因子激活受体 γ（PPARγ）或通过调节芳香化酶来影响早期体重增加、生命后期代谢后果和青春期启动时间的化学物质。已经有研究指出，这些化学物质通过调节信号通路或通过刺激间充质干细胞分化为前脂肪细胞，以及刺激前脂肪细胞成熟为脂肪细胞来促进脂肪生成 [脂肪细胞数量和（或）大小]。例如，在动物模型中发现杀菌剂氟咪唑可以上调 PPARγ 的水平并诱导间充质干细胞表达脂肪细胞标志物，产前暴露于三丁基锡可导致脂肪组织质量增加、脂肪细胞大小和数量增加，以及间充质干细胞中脂肪细胞标志物表达增加。

十八、媒体使用

当今的儿童和青少年都沉浸在传统和新形式的数字媒体中。对电视等传统媒体的研究发现，观看时间和内容与健康方面的问题成负相关。看电视、每天观看的时间及特别是晚上饭后看电视，都与体重增加和肥胖的发展有关，甚至在幼儿中也是如此。数字媒体，包括互动媒体和社交媒体的使用不断增加，研究证据表明，这些媒体对儿童和青少年的健康既有好处，也有风险。有证据显示，看电视的益处包括早期学习、接触新思想和知识、增加社会接触和支持的机会及获得健康促进信息的新途径。风险包括对睡眠、注意力和学习的负面健康影响，较高的肥胖和抑郁发病率，接触不正确、不适宜或不安全的内容和联系方式，以及隐私和个人隐私受到损害。

十九、文化方面

在一些国家和社会，吃得好、超重甚至肥胖都意味着财富和繁荣，并可能意味着生育能力和长寿。文化和健康信仰是一个社会繁荣和长治久安的有力指标。许多饮食干预措施对家庭烹饪饮食、健康和社会影响具有积极作用，但证据仍然不一致。

二十、进化医学

进化医学可能会引发医学上的概念革命，但该领域没有像许多其他医学领域一样具有严格的理论严谨性，也没有直接而明显的临床意义。从节俭基因假说开始，肥胖症和 2 型糖尿病的进化思维经历了多次转变、修改和完善。根据这一假说，在远古时代帮助人们在饥饿中生存下来的基因，在今天这个食物丰富的世界里将会导致脂肪积累和肥胖。

也有人提出了与节俭无关的另外一种学说，但大多数假设都只看部分现象，并选择性地使用支持性数据，而忽略了与其假设不一致的事实。大多数人只看表面的现象，而不去深入理解其复杂的潜在的分子、神经元和生理过程。目前没有人指出这种假设的临床意义，也没有相关的随机临床试验。

为什么肥胖在某些人群中较其他人群更普遍，目前仍缺乏相关解释。尽管普遍认为肥胖是基因 – 环境相互作用的结果，而且肥胖的易感性主要存在于我们的进化史中（节俭基因），但关于我们过去的进化如何导致肥胖的确切机制，仍有很多争论。“漂移基因”假说表明，节俭基因的流行并不是能量储存基因的积极选择的结果，而是由于捕食选择压力的消除而产生的遗传改变。

这两种理论都是基于生活在西方社会的现代人的祖先所面临的压力是相同的假设建立的。尽管有明确证据表明，肥胖易感性和代谢紊乱相关性疾病存在种族差异，这两种理论都不能充分解释现代全球化和不断变化的人口统计学对发达国家肥胖遗传基础的影响。据推测，现代肥胖症的流行是现代人的祖先不同程度地暴露于环境因素的结果，这种环境因素始于约 7 万年前现代人离开非洲并迁移到全球各地，约 2 万年前到达美国。对肥胖和代谢综合征（MetS）基因易感性的种族差异的理解如何能被用于治疗发达国家的肥胖，仍需进一步的研究。

肥胖进化的另一个备选解释是保险假说，该假说认为储存脂肪的功能是为食物短缺提供一种缓冲。对人类而言，这意味着肥胖的一个重要直接驱动因素应该是食物不充足，而不是食物丰富。已经提出一个理论模型，该模型指出，当食物获取不确定时，储存更多脂肪是最佳的。来自动物研究的证据表明，当对食物的获取受到限制时，脂肪储备会增加。在人类食物获取受限和脂肪储存之间也存在显著的正相关，但仅限于高收入国家的成年女性。虽然仅凭保险假说无法解释肥胖在人口中的分布，但它可能代表了多元化解释的一个重要组成部分。

二十一、流行病学

目前美国成年人肥胖率（BMI ≥ 30kg/m^2）在 2000 年为 20%，2015 年为 30%，在 2025 年预计＞40%。Bogalusa 心脏研究发现，1980 年 BMI＞第 85 百分位数的儿童有 22% 在 1990 年接受调查时发现体重增加，BMI ＜第 50 百分位数的儿童群体几乎没有变化，因此肥胖儿童随着时间的推移体重有增加的倾向，在大多数发达国家和发展中国家儿童超重和肥胖现象普遍存在，患病率为 20%～35%。

二十二、发达国家

在瑞典、法国、德国和澳大利亚等许多工业化国家，幼儿肥胖的流行率处于稳定状态，甚至略有下降，但全世界青少年的肥胖流行率仍在增加。研究人员对 1999—2008 年 272 826 名 4—16 岁的德国儿童的数据进行了分析。超重和肥胖的患病率在 1999—2003 年呈显著上升趋势，而在 2004—2008 年呈显著下降趋势。大多数年龄亚组的超重和肥胖患病率在 2004 年之前有所上升，但在 4—7.99 岁的儿童中出现了下降趋势，而在大多数其他亚组中则稳定下来。通过对 93 028 名儿童进行横断面调查的数据进行分析，与 2000 年相比，2004 年 12—16 岁女孩和 8—16 岁男孩肥胖的患病率显著升高，但 4—7.99 岁儿童肥胖患病率显著降低。

二十三、发展中国家

在发展中国家和贫穷国家，儿童超重和肥胖的患病率急剧上升。在不同社会阶层的同一群体中，甚至在某些国家的同一社会阶层中，肥胖与营养失调和营养不足同时存在。这些研究表明，受教育程度低、缺乏对健康食品和体育活动重要性的认识都对儿童身体发育有一定的影响。缺乏产前保健和出生体重过低可能会增加生命早期脂肪的积累。

二十四、并发症与后果

儿童原发性肥胖的常见并发症包括高血压、血脂异常和社会心理问题。表 17–4 显示了更完整的并发症列表。这些疾病是由超重倾向和随后的生化变化引起的，实际上容易引起其他的并发

表 17-4 儿童期和青春期肥胖的并发症

心理—精神疾病
• 自我形象差
• 社交孤立
• 自身攻击
• 自杀
• 滥交
• 吸毒和酗酒
• 暴饮暴食
• 暴食症
• 吸烟
•（遗尿）
心血管和呼吸系统
• 加速性动脉粥样硬化
• 高血压
• 肺换气不足
• 睡眠呼吸暂停
• 打鼾
• 阻塞性肺疾病
• 阻塞性睡眠呼吸暂停综合征，匹克威克综合征
• 肺活量降低
内分泌、代谢和妇科
• 高胰岛素血症
• 胰岛素抵抗
• 性早熟
• 多囊卵巢
• 痛经
• 血脂异常
整形外科
• 股骨头滑脱
• 髋内翻
• 布朗特病
• 莱格 - 卡尔夫 - 佩尔特斯病（Legg-Calve-Perthes 病）
• 背痛
皮肤病
• 甲沟炎
• 黑棘皮症
• 紫纹

症，如成年早期的心血管疾病。60%～85% 的学龄期肥胖儿童在成年后仍然肥胖，肥胖的并发疾病是工业化社会的一个主要健康负担。无论儿童期肥胖在成年期是否持续存在，其似乎都增加了随后发病的风险。因此，即使在很小的时候，也必须检查肥胖儿童是否存在并发症。这些检查应包括血压监测和血脂状况检查，应该更频繁地征求骨科医生和儿童精神科医生的意见。最重要的是，2 型糖尿病直到最近仍被认为是老年人口的一种疾病，但在儿童和青少年中，尤其是在非裔美国人和西班牙裔儿童中，已经得到越来越多的关注。这些儿童的临床表现及大多数患病儿童都来自 2 型糖尿病患者的家庭，这一事实导致医生得出结论，患 2 型糖尿病的儿童可使用与成人一样的治疗方法，并且其临床过程也与成人中描述的相似。但大部分在成人用于血糖管理的药物，在儿童中没有相应已发表的经验数据。在大多数国家，只有二甲双胍被批准用于治疗青少年 2 型糖尿病。

（一）碳水化合物代谢

据报道，不论采用何种定义，肥胖儿童中 MetS 的患病率为 30%。胰岛素抵抗通常会导致 2 型糖尿病，并且是肥胖临床上最常见的并发症之一，长期以来一直是肥胖症研究的焦点。约 30% 的肥胖儿童和青少年中发现高胰岛素血症，提示胰岛素抵抗和葡萄糖耐受不良。心肺适应性和胰岛素敏感性指标之间存在密切联系。维持和（或）改善心肺适应性可以防止胰岛素抵抗的发展，因此身体活动对代谢健康非常重要。

也有报道发现，甲状腺功能、肥胖和胰岛素不敏感之间也存在联系。例如 HOMA-IR 所示，TSH 浓度较高的儿童胰岛素不敏感程度较高。

在亚裔、西班牙裔和非裔美国儿童中，肥胖相关的 2 型糖尿病已成为最常见的糖尿病形式，但在白人中，肥胖相关的 2 型糖尿病通常只在 10 岁后，而不是青春期前发生。青春期导致胰岛素浓度增加，可能会促进胰岛素抵抗的发展。2 型糖尿病发生时可能没有任何症状，而与该疾病相关的健康问题即使在生命早期也很严重。然而，筛查试验可以早期诊断该疾病，方法虽然可行，但仍存在争议。在一项纳入 4848 名

（2668 名女性）7—17 岁前未发现有糖尿病的超重和肥胖儿童的多中心观察性分析研究中发现，以 HbA1c 和 OGTT 作为诊断标准，2.4%（n=115，55 名女性）被归类为患有糖尿病。在这一组中，68.7% 的患者 HbA1c 浓度 ≥ 48mmol/mol（≥ 6.5%）。46.1% 的患者空腹血糖≥ 126mg/dl（≥ 7.0mmol/L）和（或）餐后 2h 葡萄糖浓度≥ 200mg/dl（≥ 11.1mmol/L）。在 115 例符合 OGTT 和（或）HbA1c 标准的糖尿病患者中，有 43.5% 确诊为糖尿病。

对于 HbA1c，最佳截点值为 42mmol/mol（6.0%），其诊断的灵敏度为 94%，特异性为 93%。用于超重和肥胖儿童和青少年的糖尿病筛查，HbA1c 似乎比 OGTT 更可靠。

在一个大型的多中心儿童肥胖登记系统，通过发展口服糖耐量试验（OGTT）对糖代谢受损的纵向过程进行了评估。通过对多中心（n=84）、横断面（n=11156）和纵向（n=1008）肥胖儿童的 OGTT 数据进行分析，根据美国糖尿病协会的标准，将患者分为空腹血糖受损（IFG）、糖耐量受损（IGT）和 2 型糖尿病（T2DM）。12.6% 儿童出现糖代谢异常（空腹血糖受损 5.99%，糖耐量受损 5.51%，2 型糖尿病 1.07%）。BMI 与餐后 2h 血糖呈正相关（r=0.04，$P < 0.001$）。在 1008 例随访 OGTT 患者中，代谢参数改善，糖代谢异常百分比从 18.7% 下降到 14.2%。最初患有 IGT 的儿童中，70.6% 恢复到正常的糖耐量，该改善与 BMI SD 评分的降低有关，但不完全依赖于 BMI SD 评分的降低。

（二）脂质代谢

超重和肥胖与心血管和（或）代谢疾病的风险增加有关。心血管疾病通常在 40 岁后出现，但动脉粥样硬化在早期就开始了，血脂异常是其关键的危险因素。在一个基于德国儿童和青少年队列（生命 – 儿童队列）的研究中，0—16 岁儿童的血脂异常患病率为 6%～22%。在本研究中，总胆固醇或低密度脂蛋白胆固醇与社会阶层或家庭财富之间没有显著的相关性，但 BMI 和体重 SDS 与血脂水平密切相关。来自巴西的一项针对 23—25 岁的年轻人的研究表明，社会地位对总胆固醇、低密度脂蛋白和高密度脂蛋白胆固醇有显著的影响（$P < 0.05$），但芬兰的一项研究报道显示，社会地位较高的儿童和青少年的高密度脂蛋白浓度较高，这意味着社会地位较低的儿童患心血管疾病的风险较高，事实上发现，他们的甘油三酯水平较高。这种反比关系在其他研究中也有报道。

载脂蛋白 B 是预测近 5 年内发生高胆固醇血症的重要因子之一，已发现随着社会地位的提高，ApoB 的浓度会降低，这反过来又降低了心血管疾病的发生风险。除外其他因素，肥胖患者通过增加 ApoB 浓度和降低 ApoA1 的水平来增加冠心病风险。具有较高社会经济地位（SES）或家庭富裕的受试者，ApoA1 浓度显著增高，这突出了这一社会阶层的心脏保护优势，但受过良好教育和获得良好营养和体育锻炼机会的较贫穷的人可能与较富裕的人具有相同的健康前景。

（三）心血管系统

青少年肥胖与高血压有关，并与心血管风险、颈动脉内膜中层厚度和可能影响心脏动力学的心肌结构改变有关。在一项纳入 61 例肥胖（13.5 ± 2.7 岁，男性占 46%，BMI 的 SD 评分为 2.52 ± 0.60）和 40 例非肥胖（14.1 ± 2.8 岁，男性占 50%，BMI 的 SD 评分为 –0.33 ± 0.83）的白种儿童和青少年的研究中，进行了标准化二维超声心动图及斑点追踪和血脂、血糖分析。肥胖儿童血压、低密度脂蛋白胆固醇和糖代谢参数均显著升高，而高密度脂蛋白胆固醇显著降低。与非肥胖儿童相比，肥胖儿童左右心室增大，左心室壁增厚，因此左心室质量增加。尽管肥胖儿童的左心室射血分数与非肥胖儿童相当，但其组织多普勒成像显示的心肌收缩峰值速度和局部基底动脉张力均有所降低。肥胖儿童的二维斑点追踪检测左心室纵向和圆周应变降低，舒张功能也受损。心肌的纵向和圆周应变都与肥胖独立相关。简而言之，儿童肥胖与心肌几何形状和功能的显著变化有关，这表明心肌中这些潜在的不利改变在早期就开始了。

（四）骨骼系统

在超重和肥胖儿童中，关节痛和腰背疼痛等骨科疾病的患病率较高。由于体育活动与身体素质、骨骼健康和代谢状况的改善直接相关，因此鼓励进行更高水平的体育活动，并在儿童肥胖的治疗和管理中应把体育锻炼作为常规。目前没有研究将骨科疾病与体育活动的减少联系起来，但超重的儿童通常表现出一种更慢、更试探性的“正常”步行方式，并且对髋、膝和踝关节的应力增加，这表明超重的儿童缺乏进行某些形式的体育活动的能力。

最近的证据表明，由于骨矿物质含量降低和骨骼结构受损，肥胖和肌肉骨骼疼痛及骨折的风险增加有关。体重增加所带来的限制似乎直接反映在儿童的活动水平和肌肉骨骼系统的整体功能上。现有数据表明，肥胖可以在功能和结构上影响儿童的运动系统。

（五）非酒精性脂肪性肝病

尽管非酒精性脂肪性肝病（non-alcoholic fatty liver disease，NAFLD）与代谢综合征密切相关，但到目前为止，很少将其作为代谢综合征的一个组成部分进行讨论。不到 5% 的肝脏由脂质组成，经组织学证实肝脏脂肪浸润水平超过 5%，并且排除过量酒精摄入、病毒感染、自身免疫性和药物性肝病的情况下被定义为 NAFLD。

NAFLD 从单纯性肝脂肪变性到伴或不伴纤维化的非酒精性脂肪性肝炎（non-alcoholic steatohepatitis，NASH），并可发展为肝硬化及其并发症，如肝细胞癌和门静脉高压症。肥胖引起的 NAFLD 是 2—19 岁儿童最常见的肝病形式。在过去 20 年中，NAFLD 的患病率增加了 1 倍以上。儿童和青少年 NAFLD 的患病率在 3%～11%，并且年龄、性别、种族和民族等因素对其影响很大。在肥胖儿童中，NAFLD 患病率为 38%～80%。NAFLD 患病率随着年龄的增长而增加，2—4 岁时的患病率为 0.7%，15—19 岁患病率增长到 17.3%。男孩脂肪肝的发病率是女孩的 2 倍，有些研究认为，NAFLD 患病率在美国西班牙裔中发病率最高（45%），在白种人中发病率居中（33%），在非洲裔美国人中发病率最低（24%）。在欧洲、澳大利亚和中东，NAFLD 患病率为 20%～30%，与日本、中国、拉丁美洲和印度报道的数据相当。可以得出结论，西班牙裔的肥胖男孩在早期发展为 NAFLD 的风险更高。

NAFLD 的发病机制被认为是一个多重打击的过程，涉及胰岛素抵抗、氧化应激、细胞凋亡和脂肪细胞因子作用。虽然 NAFLD 的病理生理学尚不完全清楚，但对 NAFLD 和 NASH 的发展提出了“双重打击假说”。首先，肝脏甘油三酯的积累增加了肝损伤的易感性，然后“第二次打击”可能涉及炎症、线粒体功能障碍和氧化应激，最终导致脂肪性肝炎和纤维化。

（六）代谢综合征

2004 年，国际糖尿病联合会（IDF）发布了成人代谢综合征的定义，其中包括高血压、血脂异常、糖耐量异常和腹型肥胖。这些危险因素都与心血管疾病和 2 型糖尿病的发展相关。儿童和青少年的 MetS 在其中也有述及，但没有给出儿童 MetS 的一致定义，特别是缺乏 MetS 各个组分在生命早期的参考值。然而近年来，许多组织和学术团体提出了儿童 MetS 的定义。

每一种定义都有其优点和缺点，但所有的定义都认为，如果一个孩子有腹型肥胖、高血压、血脂异常和葡萄糖 / 胰岛素代谢紊乱 4 种情况，那么 MetS 的诊断就适用。每个定义对于 MetS 的各个组分都有其各自的参数和截点参考值，还有一种倾向就是把具备 MetS 上述四种组分中三种的儿童也归类为 MetS。

显然，MetS 在儿童中的患病率因所使用的定义而异。在 IDEFICS（儿童和婴儿中识别和预防由饮食和生活方式引起的健康影响）队列中，一个以 2—9 岁欧洲儿童为样本的大型人群研究中，女孩 MetS 的患病率为 0.3%～1.5%，男孩为 0.4%～1.3%。为了避免这些差异，根据 IDEFICS 队列的研究结果提出了一个新的定义，对每个组分使用年龄和性别特定的百分位值，并同意使用两个不同的截点值以帮助儿科医生决定儿童是否需要密切监测或干预。

如果儿童代谢综合征的 4 种成分中至少有 3 种的百分位值超过第 90 百分位或低于 HDL 胆固醇的第 10 百分位，这就需要监测，但是如果值超过第 95 百分位或低于 HDL 胆固醇的第 5 百分位，则需要干预。IDEFICS 研究用于诊断 MetS 的参数包括 WC 这一指标，用其来表示肥胖水平。WC 似乎是内脏脂肪组织的最佳预测指标。WC 似乎也是收缩压（SBP）升高和胰岛素抵抗的一个可靠指标。通常用 HOMA 指数来定义胰岛素抵抗。测量收缩压和舒张压，并评估包括甘油三酯（TG）、总胆固醇、低密度脂蛋白（LDL）和高密度脂蛋白（HDL）胆固醇在内的血脂水平。血糖（空腹血糖）和胰岛素测定也包括在内，以评估是否存在 MetS。

最近提出了评分系统，用于在生命早期评判是否存在 MetS 及其严重程度。该评分系统结合用于定义成人 MetS 的成分，总结了 WC、收缩压和舒张压、TG、HDL 和 HOMA 数据的年龄和性别标准化 Z 评分。将 MetS 评分计算为 zWC+（zSBP+zDBP）/2+（zTRG-zHDL）/2+zHOMA，得分越高，代谢状况越差。

（七）泌尿生殖系统

肥胖人群泌尿生殖系统感染的患病率增加，包括肾脏的细菌感染和非特异性膀胱炎、龟头炎和外阴阴道炎，肥胖和超重儿童的肾脏疾病预后较差。多囊卵巢综合征的特征是卵巢囊肿，肥胖和雄激素过多。肥胖女孩会被误诊为假性性早熟，对 8 岁前出现第二性征的女孩进行盆腔超声检查可以有助于将性早熟与乳房早发育、功能性卵巢囊肿和肥胖区分开来。然而，虽然真性性早熟的女孩的子宫和卵巢的测量值明显高于对照组，但正常青春期前和青春期早期的值有明显重叠。

（八）青春期和生育

许多横断面分析和纵向研究都对体重、身高、BMI、脂肪量、皮褶厚度与青春期发育之间的关系进行了研究。此外，还在肥胖男性和雄性肥胖动物的模型中研究了肥胖对生殖和生育能力的影响。已经证明，肥胖的男孩和女孩青春期发育和性成熟都有更早的趋势，而以前认为肥胖男孩进入青春期的速度可能比他们的非肥胖同龄人较慢的观点将不再被认可。

在肥胖人群和肥胖动物模型中均观察到生育指标受损和生殖功能下降，瘦素缺乏的小鼠有中枢性性腺功能减退，有报道指出肥胖男性存在生育力降低、精子数量减少和精子功能下降。已证明脂肪细胞因子和炎性细胞因子都对生殖功能有影响，并可直接与男性生殖系统相互作用。例如，烟酰胺磷酰基转移酶（NAMPT）是烟酰胺腺嘌呤二核苷酸代谢的关键酶，它不仅可以从脂肪细胞中释放，还可以在睾丸中表达（表 17-5）。目前认为，NAMPT 可能在调节人类精子功能中起到关键作用。

据推测，在男孩和女孩，儿童肥胖的流行可能均可导致较早的性成熟。多年来，比利时一项针对 5 岁以上儿童的研究发现，儿童的身高和体重都呈现出正增长。男孩成人身高中位数增加了 1.2cm/10 年，体重中位数增加了 0.9kg/10 年，体重分布也变得更加倾斜。然而，G_2 青春期阶段的开始（阴囊和睾丸的增大）与其他西欧国家的报道相当。

关于儿童肥胖对男孩睾丸发育的真正影响，目前仍存在很多争议。已经有研究提出生育能力和睾丸功能与肥胖或脂肪质量之间的联系，但没有得到证实。脂肪质量与精子功能之间联系的分子机制尚不清楚。内分泌干扰物很可能会导致体重增加，同时减少精子数量、活力，从而降低男性的生育能力。肾上腺雄激素可能是身体脂肪和青春期发育时间之间的联系的关键，但肾上腺功能早现是否影响青春期发育的时间仍存在争议。

一项对健康白种人儿童（*n*=109）的前瞻性队列研究探讨了独立于饮食中动物蛋白质摄入的潜在影响，青春早期和晚期标志物与肾上腺所分泌的雄激素的关系。该研究年龄选取在青春期生长激增之前的 1～2 年的生物年龄，收集被试者 24h 尿液样本和 3 天称重饮食记录，对雄激素（C19）代谢物的 24h 排泄率进行了量化。以上结果显示，较高的动物蛋白质摄入量可能与较早达到的青春期生长陡增并促发生长速度高峰年龄提前有关，而急进型的肾上腺功能发育可能会导致青春期生长陡增缩短，以及女孩和男孩各自较早开始明显的乳房和生殖器发育。

遗传变异也可以解释肥胖和青春期启动的联系。LIN28B 是人类 micro-RNA 基因调控过程的同源基因，最近有报道称其变异与人类青春期的时间有关。LIN28B 的遗传变异与男孩变声和阴毛发育更早有关。此外，在此位点有等位基因变异的女孩和男孩身高突增的时间更早，而成年后身高较矮，这与较早的生长停止一致。这些数据表明，与环境对青春期的影响相比，遗传对青春期的影响可能更重要和更强，并且这种影响可能更加难以评估。

表 17-5　肥胖影响青春发育和性功能开始和发生的假想机制

- 连接能量代谢和青春期的常见基因
- 营养因素（蛋白质、糖）
- 能量供应（卡路里）
- 脂肪细胞因子（信号传导）
- 胰岛素 / 类胰岛素生长因子的作用（如卵巢）
- 为性腺提供更多能量的烟酰胺磷酸核糖基转移酶（NAMPT）和其他酶

许多其他的研究表明，青春期开始的时间受到强大的遗传控制，但在一般人群中尚未发现控制青春期启动的基因。全基因组关联扫描检测到体质发育延迟与染色体 2p13～2q13 和 2 号染色体着丝粒周围区域相关联。因此，这个位点可能代表控制青春期开始时间的内部时钟的一个组成部分。

肠道、脂肪、中枢神经系统激素和多肽类的相互关系是身体成分促进青春期调节的另一重要机制（图 17-5）。人们对激素和肠肽如何影响脂肪组织中的能量摄入和储存及它们如何与中枢神经系统相互作用以控制能量平衡有了更深入的了解，其中一些肽在调节促性腺轴中发挥着重要作用，它们的缺失或分泌的不平衡可能会干扰青春期的发生或进展。

越多越多的来自啮齿动物和人类研究的证据表明，瘦素可能是身体脂肪和青春期早发育之间的关键联系。瘦素缺乏的小鼠和人类除非给予瘦

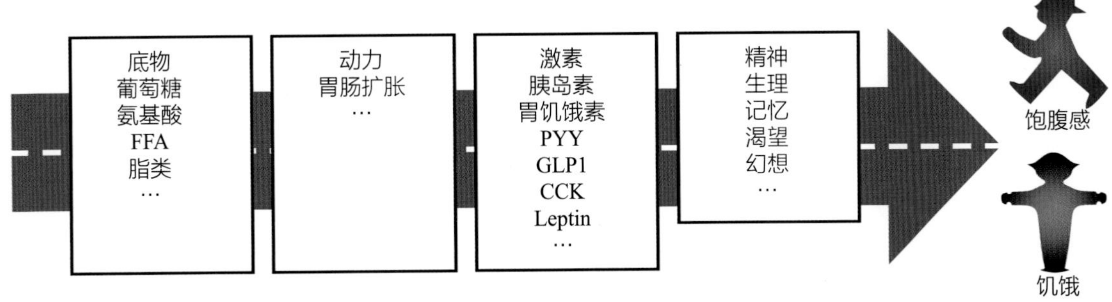

▲ 图 17-5 对食物的生理反应

底物、激素、胃肠动力和心理生理分量都会影响饱腹感或饥饿。CCK. 缩胆囊素；FFA. 游离脂肪酸；GLP1. 胰高糖素的类肽；PYY. 肽 YY

素，否则无法进入青春期，而且啮齿动物研究表明，极低浓度的瘦素会刺激下丘脑和垂体促性腺激素的分泌。然而，目前的证据表明，瘦素似乎发挥了一种允许作用，而不是作为启动青春期的关键代谢信号。目前越来越多的研究发现胃饥饿素（消化道产生的唯一一种促进食欲的和促生长肽）在性发育中的作用，其他来自消化道的肽可能也参与了能量稳态和性发育之间的调节联系。

（九）精神和心理疾病

肥胖儿童有很多常见的心理状况。在 MEDLINE、Web of Science 和 Cochrane 上的图书馆系统搜索的研究表明，童年时期超重和肥胖与抑郁、健康生活质量得分较低、情绪和行为障碍及自卑有关。由于不同研究的结果存在很多矛盾，注意力缺陷 / 多动障碍（ADHD）与肥胖之间联系的证据仍然不能令人信服。

与健康体重的同龄人相比，超重儿童更容易出现心理社会问题，超重儿童会因肥胖遭受羞辱、戏弄、欺负这些不利影响，这些现象普遍存在，并可能对情绪和身体的健康及表现产生严重后果。精神障碍和心理问题与儿童肥胖的因果关系，以及在易感儿童和青少年中，常见因素是否共同促进了肥胖和精神障碍的发展，目前尚不清楚。

二十五、社会参与

据推测，肥胖儿童在与同龄人或社区中参与社会互动的积极性较低。已有研究用社交网络来分析受试者社交网络的同伴是否影响了肥胖预防计划及促成一些肥胖相关的健康或不健康行为，结果表明同伴接触与受试者个人行为呈正相关。肥胖预防计划的参与效果可能会受到同伴的不利影响，他们的影响可能会减少或（有希望）扩大预防方案。在肥胖预防方面，未来的方案应考虑同伴主导的组成部分，以促进同伴对行为和方案的有益影响，需要注意的是，它们的影响是由社交网络调节的。

二十六、死亡率

与全因死亡率相关的主要社会人口风险因素和行为危险因素之间存在许多相互作用。危险因素之间有两种相互作用形式：加性关系和乘性关系。通常对社会人口变量之间相互作用的期望及其与行为变量的关系用加性关系来表示，但用于估计危险因素与死亡率之间关系的统计模型通常用乘性关系来假定危险因素的作用。因此，与全因死亡率相关的五大危险因素，即吸烟、肥胖、种族、性别和教育程度之间存在复杂的多方面相互作用。已发现，肥胖与这些危险因素存在叠加效应。据推测，其叠加性反映了肥胖通常在后期发生的事实。

对于所有配对的社会人口变量，风险都是乘性关系的。就生存机会而言，如果一个人是黑人或男性，受教育程度低得多，如果一个人是黑人，则成为男性的风险就更大。这些在出生时或童年时期就形成的特征，实际上会导致致命的组合。

关于儿童体重和成人健康之间关系的研究较少，而且结果并不一致。在苏格兰的一个有代表性的样本（1947 年的苏格兰心理调查）中，研究了 11 岁时测量的 BMI 与 77 岁时特定原因死亡率之间的关系。在这项长达 67 年的队列研究中，对 3839 名研究对象进行了随访，共有 1568 人死亡（758 人死于心血管疾病，610 人死于恶性肿瘤）。校正协变量后，有一些证据表明，儿童 BMI 升高与全因死亡率之间存在相关性 [体重指数每增加 1SD，风险比和置信区间（HR=1.09，95% CI 1.03～1.14)]，包括心血管疾病(HR=1.09，95% CI 1.01～1.17）、所有合并癌症（HR=1.12，95% CI 1.03～1.21）、吸烟相关癌症（HR=1.13，95% CI 1.03～1.25）和女性乳腺癌（HR=1.27，95% CI 1.04～1.56）。

此外，对青春期晚期 BMI 与中年糖尿病死亡率之间的关系研究显示，根据美国疾病控制和预防中心的年龄 / 性别百分位数和 BMI 值，对 1967—2010 年测量的 2 294 139 名以色列青少年（17.4 ± 0.3 岁）的 BMI 值进行分组，通过与国家官方记录联系得到的结果是，糖尿病是死亡的根本原因。在对 42 297 007 人若干年的随访中（中位 18.4 年，范围为 1—44 年），有 481 人死于糖尿病（平均死亡年龄 50.6 ± 6.6 岁）。随着 BMI 从 20.0kg/m^2 增加到 22.4kg/m^2，以及从第 25 百分位增加到第 49 百分位，DM 死亡率显著增加。在校正性别、年龄、出生年份、身高和社会人口变量后，与第 5～24 百分位相比，超重（第 85～94 百分位）和肥胖（≥第 95 百分位）DM 死亡率（HR=8.0，95%CI 5.7～11.3） 和（HR=7.2，95% CI 11.9～24.8）。BMI 第 50～74 百分位，DM 死亡率（HR=1.6，95%CI 1.1～2.3）。经过一系列敏感性分析，上述研究结果仍存在。据估计，1967—1977 年 17 岁超重和肥胖患病率的 DM 死亡率为 31.2%（95%CI 26.6～36.1），2012—2014 年预计会上升至 52.1%（95%CI 46.4～57.4）。

青少年体重指数包括目前公认的“正常”范围内的数值，可以很好地预测 70 岁的糖尿病死亡率。儿童和青少年超重和肥胖患病率的日益上升表明，未来成人糖尿病负担大大增加。

鉴于全球范围内儿童肥胖率的增加，在以色列的研究中也调查了青春期晚期 BMI 与成年期心血管疾病死亡率的关系。该研究的主要结局事件是截至 2011 年中旬，冠心病、脑卒中、不明原因猝死或合并这三类疾病（心血管原因）的死亡人数。在对 42297007 人的随访中，32127 例死亡中有 2918 例（9.1%）是由心血管原因造成的，包括冠心病 1497 例，脑卒中 528 例，猝死 893 例。在多变量分析中，从 BMI 第 50～74 百分位起，随着受试者 BMI 百分位数的增加，心血管和全因死亡的风险也会增加。校正性别、年龄、出生年份、社会人口特征和身高后，与 BMI 第 5～24 百分位对照组相比，肥胖组（BMI ≥第 95 百分位）的冠心病原因（HR=4.9，95%CI 3.9～6.1）、脑卒中原因（HR=2.6，95%CI 1.7～4.1）、猝死原因（HR=2.1，95%CI 1.5～2.9）、心血管原因（HR=3.5，95%CI 2.9～4.1）。同一 BMI 百分位组因心血管原因死亡从随访 0—10 年的（HR=2.0，95%CI 1.1～3.9）增加到随访 30—40 年(HR=4.1，95%CI 3.1～5.4）。在这两个时期，冠心病死亡的 HR 一直很高。在敏感性分析中也发现了一致的结果，如青春期时 BMI 在第 50～74 百分位，即 BMI 在公认的正常范围内，在 40 年的随访中，也与心血管和全因死亡率增加有关。超重和肥胖与成年期心血管死亡率增加密切相关。

据推测，儿童肥胖可能与儿童重症监护室的死亡率有关。通过使用一个大型多中心 PICU 数据库，并对疾病的初始严重程度进行校正后，对肥胖和 PICU 死亡率的关系进行了评估。并且还研究了与仅基于体重的肥胖分类相比，基于身高和体重的肥胖分类是否可能改变 PICU 的死亡率分布。根据疾病预防控制中心和世界卫生组织的生长曲线，用身高、体重、年龄和性别来计算 Z 分值组。采用随机混合效应 Logistic 回归模型，在校正医院、疾病初始严重程度和并发症之后，评估肥胖与 PICU 死亡率的关系。

共有 127 607 名患者可纳入其中，死亡率为 2.48%。通过儿科死亡率指数评分 2 校正疾病的严重程度并校正既存的合并症后，超重与 PICU 死亡率增加独立相关。根据年龄或身高 / 体重对 BMI 进行分类时，死亡率呈 U 型分布。当使用体重和年龄而不考虑身高对患者进行分类时，死亡率曲线的最低点发生了偏移，这可能错误地暗示了轻度肥胖对死亡率的益处。

随着身高别体重 /BMI 增加到超重和肥胖范围，经过校正的 PICU 死亡风险也显著增加。身高被认为是体质正确分类的必要条件，如果没有这些信息，轻度肥胖的保护益处可能会被错误地推断出来，甚至会掩盖肥胖的负面影响。

二十七、卫生经济学

儿童肥胖对工业化社会造成的经济负担只能通过估计得到。在美国，每年因成人肥胖并发症而导致的医疗费用和收入损失而造成的经济成本约有 700 亿美元，至少还有 300 亿美元被用于制造减肥食品、产品和计划。如果从小就开始计算肥胖的预期成本，成本甚至更高。另一方面，肥胖治疗行业的销售和利润十分可观。儿童和青少年的肥胖已经成为医疗保健规划系统和医疗保健行业的一个主要因素。除健康状况下降以外，肥胖者在社会及工作岗位上往往会受到侮辱，这会以一种未知且几乎无法估量的方式增加肥胖的经济成本。

二十八、治疗

（一）医疗管理

任何关于治疗效果的 Meta 分析，甚至更多关于在早期预防超重和肥胖的 Meta 分析都没有显示任何大的治疗效果。参与及获得治疗和预防方案存在一定的障碍是一个原因，但有肥胖儿童的家庭往往缺乏教育和社会经济资源，有时甚至完全不了解治疗的重要性和（或）相关性。患病儿童的家庭成员往往肥胖，其肥胖环境和生活方式会影响孩子的环境和生活方式。由于在许多情况下，肥胖的共存疾病在年轻时并没有表现出来，所以很少有自己或他人激励来改变习惯和（或）不健康的生活方式。最后，如果与肥胖的同伴一起生活，减肥或改变自己不健康行为的动机将是非常有限的。

（二）多学科治疗

由于肥胖是许多共存疾病的危险因素，因此需要开发有效的治疗方法并广泛使用。治疗策略包括心理和家庭治疗干预、生活方式 / 行为改变和营养教育。应强调定期锻炼和锻炼方案的作用。间歇性运动（高强度运动接着低强度运动）可能会更好地降低体重和体脂含量。这类方法增加了年轻肥胖人群的依从性 / 坚持率。

多学科门诊治疗被认为是最有效的策略。在大多数国家，初级保健医生、公共卫生 / 学校医疗机构、儿科和青少年医学专家、社会工作者、儿童心理学家和营养师及体育教育者之间可以建立网络。医疗保险提供者和政策制定者应大力支持这种联网概念。在儿童小样本的研究中，已报道该方法的成功率很高，并且可以长期减轻体重，但是目前缺乏大型、随机、有针对性的试验。

（三）营养治疗与节食

反复节食及其伴随的轻度体重增加或减少并不会导致显著的体重减轻和持续的体重维持，而且可能对最终的体重和共存疾病的增加都是有害的。减少高果糖和高蔗糖的摄入确实可以保持健康的体重，因此减少含糖软饮料的摄入量被认为是有用的。许多国家出台了减少此类饮料销售的法律法规，但食品行业有能力和财力来抵制科学家和医生提出的任何明智的建议。

吃零食与个人和社会的肥胖发展有关，因此要组织婴儿期和学龄期的儿童进食，以便与家庭一起吃早餐、午餐和晚餐，并在上午和下午进食少量水果或蔬菜作为零食，或者社区帮助安排饮食结构及远离零食。

（四）体育活动训练

为了减肥，必须开始和保持大量的体育活动。许多国家和社会都对学龄儿童提出了建议，但必须明确的是，除了在学校举行体育活动外，每天步行或骑自行车上学、走楼梯，而不是乘电梯上楼，都能提供有益的体育活动。将体育锻炼作为一种减肥手段，需要在私人教练或老师的监督下进行有组织的、高强度的体育锻炼，并且必须长期坚持。没有多少家庭或社会能够保证对大量儿童和青少年这样做。

（五）行为疗法

以多层面干预为目标的预防肥胖的环境方法可能对减少社会中肥胖个体的数量有效，但单一的行为或环境干预本身不可能有效。已经有许多人试图确定治疗肥胖的最佳心理干预和行为改变技术，但没有任何行为疗法能够干预儿童肥胖的环境、社会、社会人口、遗传和生物原因，因此这些尝试都以失败告终。目前尚未发现阻止家庭和肥胖儿童参与行为和多学科治疗项目的障碍，但有小规模的心理学实验研究已经开发了有助于鼓励年轻患者及其家庭成员改变生活方式和过上健康生活的技术。

（六）基于家庭的治疗和基于社区的治疗

以家庭和社区为目标的方法是最有希望的治疗和预防策略。个人需要同伴或家庭的支持来改变肥胖的生活方式，但是治疗儿童肥胖综合的、多专业的、跨学科的方法既繁琐又昂贵，而且在大多数研究中，BMI 的 SDS 的变化不超过 –0.2，收效不大。如果父母和兄弟姐妹参与肥胖儿童的治疗，成功率会更高，但低收入和低教育水平仍然是主要障碍。

（七）减肥手术

减肥手术已成为治疗成人重度肥胖的最后一种有效选择，减肥疗法现已成为美国最常见的外科手术。在青少年和年轻人中，关于减肥手术安全性和有效性的数据很少。在 2005 年 1 月开始实施的一个前瞻性的纵向登记中，在德国接受减肥手术的患者被招募参加了一项“肥胖手术质量保证研究”。在登记的患者中，2005 年 1 月—2010 年 12 月，共有 345 名 21 岁以下的青少年和年轻人在 58 家医院接受了手术，但只有 51 名 18 岁以下的患者。有 48%（*n*=167）的患者有随访信息，平均观察时间为 544 ± 412 天（中位数：388 天）。

最常见的术式是胃束带手术（*n*=118，34.2%）、胃旁路手术（*n*=116，33.6%）和袖状胃切除术（*n*=78，22.6%），并发症发生率较低，但有一定的相关性。与胃旁路手术（1.7%～5.2%）或袖状胃切除术（7.7%～9.0%）相比，胃束带手术短期并发症较低（0.8%～8.0%）；与胃旁路手术（–50kg；–16.4kg/m^2）（$P < 0.001$）或袖状胃切除术（–46kg；–15.4kg/m^2）（$P < 0.001$）相比，胃束带手术（–28kg；9.5kg/m^2）的体重和 BMI 降低较低。手术结局在< 18 岁和≥ 18 岁的患者中没有差异。目前需要关于手术持久功效和安全性的最终结论。

在重度肥胖的成年人，腹腔镜可调节胃束带术越来越被认可。这类干预术式的早期并发症和重大的晚期并发症，如囊袋扩张、胃滑脱很少见，但在一个系列中，146 例手术中有 7.5% 需要再次手术。关于成人肥胖胃束带的国际研讨会的建议表明：①必须仔细选择患者；②必须遵守标准的手术操作；③没有包括内科医生、心理学家和营养师在内的跨学科团队的支持，不得进行手术。在儿童中是否会考虑这种侵入性治疗方案，这一问题仍有待讨论。目前在儿童中还没有这方面经验。

（八）药物治疗

对于大多数重度肥胖的青少年，可能还需要长期治疗，包括长期的药物治疗。表 17–6 列出了成人肥胖管理中使用的一些药物。目前，奥利司他在成人肥胖治疗中的应用越来越多。奥利司他与胃肠道脂肪酶结合，并能部分抑制肠道脂肪的重吸收。当与低热量饮食相结合时，它会在 6 个月内导致体重轻度减少，但当给儿童开减肥药物时，需要格外小心。由于已知在成年人中的不良反应，一些以前广泛使用的药物已经退出市场。这些药物中很少有关于在儿童和青少年的疗效、安全性和长期结果方面的研究，令人担忧的是，这些药物中的一些是由初级保健医生根据父母的要求向青少年开具处方的，没有科学的随访研究，也没有详细和系统的随访。

患有严重 2 型糖尿病儿童使用胰岛素治疗，但有一些儿童之后会改用口服降糖药，其安全性和有效性尚未在儿童和青少年中确定。目前唯一被批准用于治疗儿童糖尿病的药物是胰岛素。对于伴有 2 型 DM 的合并症儿童的治疗知之甚少。对于高脂血症和高血压等重要合并症，目前尚无相关治疗的指导方针，并且正在考虑对儿童进行联合治疗的建议。

表 17–6 可能用于儿童和青少年肥胖管理的药物

一些国家批准在某些时候用于成人肥胖的药物：

- 西布曲明
- 芬特明
- 马吲哚
- 安非拉酮
- 奥利司他

正在开发的药物：

- 瘦素和瘦素类似物
- 脑和肠肽激动剂或拮抗剂
- MC4 受体肽激动剂
- NPY–Y1 或 –Y5 拮抗剂
- 甘丙肽（Galanin）受体拮抗剂
- 食欲素（Orexin）受体拮抗药激动剂
- α_1 受体激动剂
- β_2 受体激动剂

大多数不推荐 / 不允许用于儿童

（九）预防

由于肥胖治疗困难，预防肥胖很重要，在计划或实施干预措施时，不能只关注个人特征。复杂的问题需要复杂的解决方案，由于肥胖的原因是多方面的，因此需要制定以个人、家庭和即时的更广阔环境为重点的多维战略（表 17–7）。

环境变化是可能的、有效的和可持续的。从长远来看，基于个人的教育计划很难改变个人或家庭的特征，如社会经济地位、家庭习惯和健康行为。环境层面的改变（如学校的食物供应、更多的身体活动）比较容易实施，并有可能改变个人行为和更广泛的态度。

环境或社区方法可以帮助那些真正需要帮助

表 17-7　针对超重和肥胖儿童和青少年的预防策略

一般来说，干预措施可能在不同的层面上起作用（2007 年 Whitehead）：
• 加强个人运用以人为本的教育方法
• 通过建立社会凝聚力和相互支持来加强交流
• 通过减少接触有害健康的环境和改善健康环境条件，改善生活和工作条件
• 促进健康的宏观政策

的人。注重个人行为的传统干预措施未能惠及风险最高的人群（社会经济地位较低的人）。因此，多年来已经从以个人为基础的干预策略转变为以社区为基础的方法。

改变个人生活环境的最简单方法是搬到另一个街区。2011 年公布了一项在巴尔的摩、波士顿、芝加哥、洛杉矶与纽约进行的名为“走向机遇”的大型社会实验。该研究将 1788 名女性随机地与子女一起从高贫困地区的公共住房迁移到低贫困地区，研究这些女性体重和糖化血红蛋白的变化。随机分组 10～15 年后，干预组中超重和糖化血红蛋白升高的患病率较低。作者无法解释这些效应的潜在机制，但这项研究显示了改善环境因素在改善公共健康的潜力。

由于预防必须在生命早期开始，甚至可能在出生之前开始，因此人群和社区的预防方法似乎是有效的和合理的，但是在大多数社会中，初级预防已被证明是困难或不可能的。此外，一个多学科团队的方法旨在制定和确保预防策略。

孕妇必须有良好的营养和适度的运动并监测胎儿宫内生长情况。出生后，应避免体重迅速增加，并应在所有年龄段遵守良好营养和体育活动的原则。应该强烈推荐母乳喂养。一项研究发现，从未接受过母乳喂养的儿童的肥胖患病率为 4.5%，而母乳喂养的儿童肥胖患病率为 2.8%。

早期干预和指导可以影响儿童的食物选择。应该鼓励父母为孩子提供容易获得的健康食物，并在正餐时提供这些食物，以帮助他们的孩子养成健康的饮食习惯。与治疗策略一样，这也需要多学科团队。他们应包括一名医生、一名营养专家和一名心理学家，但主要由学校护士、教师和幼儿园教师组成。为了实施全国性的预防方案，需要医生、卫生当局和政界人士在社区内及利用现代和社会媒体采取联合行动，并考虑到在食品制备和饮食习惯方面的文化和种族偏好和态度。食品行业必须履行其责任，停止销售不健康食品，停止向儿童和青少年宣传这些食品。

（十）社区和社会

致肥胖环境是指周围环境、机会或生活条件对促进个体或人群肥胖所产生的影响的总和。它们包括一个居民的社会经济总值及他们的社会和物质环境的各个方面。有证据表明，生活在低社会经济地位地区的儿童更容易超重或肥胖。社会环境的各个方面（社会凝聚力、集体社会化和信任）都似乎与儿童和青少年的不健康体重增加有关。

对于物理环境，可能从三个主要的方面影响肥胖：①进行体育活动的设施（即公园、游乐场、体育俱乐部）；②土地利用和交通（即混合土地利用、可步行性、可以使用公共交通工具或步行 / 骑自行车的路径，以方便上学 / 上班途中通勤）；③美食（提供健康或不健康的食物）。娱乐资源（如公园、游乐场）、运动或通勤（街道连接、土地使用 – 混合）减少及快餐店密集与儿童和青少年超重和肥胖有关。

最近的研究还表明，空气污染可能导致 2 型糖尿病患者死亡率升高，增加儿童胰岛素抵抗的风险，增加儿童（尤其是超重儿童）患哮喘的风险。然而，这有可能表明，生活在公园和娱乐场所附近的孩子体重增加的可能性更小。此外，在邻近地区提供适当的食品渠道并不一定与不健康的饮食有关，但可能与水果消费增加有关。

二十九、微生物区组

肠道菌群在人类许多疾病病因学中的潜在作用已引起了人们的广泛关注。有人认为肠道菌群是肥胖和肥胖相关的代谢功能障碍发展的重要因素。人类远端肠道代表一个厌氧生物反应器，有大量的细菌和较少的菌株，并在菌株 / 亚种水平上非常多样化。这种微生物区组及其总体基因组（微生物群）为我们提供了遗传和代谢特征，我们不需要依靠自身发展这些特征，包括消化和利用原本不可获取的养分的能力。新的研究揭示了肠道微生物区组是如何与人类物种共同进化的，以及它是如何以互利的方式操纵和补充人类生物学的。现在已经部分了解了微生物区组的某些成员如何发挥作用，从而维持微生物器官的稳定性和功能适应性。动物模型实验已经证明肠道微生物在肥胖和胰岛素抵抗的病因学中起因果作用，但除了少数例外，人类中仍然缺乏这种因果关系。到目前为止，大多数报道仅仅描述了肠道微生物组成和代谢紊乱（如肥胖症和 2 型糖尿病）之间的关系。因此，细菌与这些代谢紊乱之间的相互关系仍然是一个有争议的问题。

肠道微生物影响代谢、营养和免疫过程，并与多种不良健康结局相关，包括哮喘、肥胖和 2 型糖尿病。生命早期暴露可能改变肠道微生物定植的过程，导致整个生命过程中代谢和免疫调节的差异。例如，尽管在加拿大出生的低风险足月婴儿中有 50% 在分娩时接触过抗生素，但这种常见的预防性治疗对发育中的新生儿肠道菌群的影响尚不清楚。在一项关键的研究中，对低风险孕妇在足月妊娠时出生的健康母乳喂养婴儿的肠道微生物群进行了分析，以确定在 1 岁时，暴露于产时抗生素的婴儿的肠道微生物群在类型和数量上是否与未暴露的婴儿不同。

该前瞻性随访队列在加拿大安大略省纳入了 240 对母婴。参与者被随访到 3 岁。对所有受试者进行了问卷调查、人体测量，并留取了生物学标本，其中获得了包括 8 例 3 日龄—3 岁婴儿的粪便样本。研究清楚地表明，早期抗生素的使用会对婴儿微生物区组的发育产生长期的影响。经验还表明，有助产师的群体可能有较高的母乳喂养率和较低的干预率，使人们能够在相对健康和同质人群中研究微生物群的发展情况。

就早期肥胖信号而言，肥胖小鼠成功节食后，肠道微生物群特征似乎持续存在，这有助于小鼠再次暴露于促肥胖条件下更快地恢复体重和代谢异常，动物间转移时传递加速体重恢复的表型。在动物研究中，还发现微生物群有助于降低节食后黄酮浓度和减少能量消耗。这一发现可能表明，基于黄酮类化合物的“后生物”干预可能会改善过度的继发性体重增加。这些数据强调了微生物可能对体重增加的发展和节食后体重反弹的加速有作用。这可能意味着，微生物靶向方法可能有助于预防甚至治疗早期肥胖。

三十、城市生活

如果要认真地大规模预防儿童肥胖，就应该考虑到游乐场准入、限制儿童食品的销售、健康食品的低定价和自助餐厅中食品供应的变化、居住区的宜居性及城市的规划。绿化区应穿插在生活区中，并应确保可以自由进入步行区。有大量研究表明应该如何发展城市以支持健康的生活方式，特别是在年轻人中，但是由于在大多数国家没有法律保障这种发展，大多数城市住宅的开发是基于投资者的经济激励，而不是科学推理。

三十一、广告行业

在一些国家，针对儿童和青少年的食品广告已经被禁止，这些广告可能会受到法律的惩罚，但在世界许多地区仍然有针对儿童的食品广告。

在许多情况下，食品行业投入大量资金，发明最聪明和最有吸引力的方式来引诱儿童。含糖饮料只是一个例子，说明儿童如何被错误地教育摄入太多的卡路里和太多的碳水化合物。此外，食品工业擅长淡化用以证明富含糖的饮料和食品确实是不利于健康的证据，并通过在医生的期刊和其他媒体上刊登广告来助长肥胖的流行。烟草广告为食品工业指明了前进的方向，在大规模禁止烟草广告和对香烟收取重税之后，吸烟者的人数和肺癌的发病率已经下降。丹麦和英国现在已经在实施对不健康的食物（无论是高脂肪还是高糖）收税的政策。

三十二、结论

导致儿童和（或）晚年发病率增加的脂肪组织的数量和性质是根据精算确定的。对体脂的直接测量，如水密度测定法、生物阻抗法或 DEXA，多在研究中使用。BMI 易于计算，在临床上和实际应用中被广泛用于定义儿童和青少年的肥胖。在体重指数超过第 75 百分位的青少年中发现，其成年期因心血管疾病而死亡的风险增加。无论肥胖是否持续到成年期，儿童肥胖都增加了随后发病的风险（表 17–8 至表 17–10）。

通过瘦素的发现、对 POMC、NPY 和黑素细胞刺激激素受体（如 MC4R）等神经肽作用的越来越多的了解、FTO 作为肥胖风险等位基因的发现，阐明了儿童肥胖的遗传基础。然而，环境 / 外源性因素在很大程度上促进了生命早期身体高度肥胖的发展。双胞胎研究表明，50% 的肥胖倾向是遗传的，而 50% 与社会经济和生活方式因素有关。

许多疾病，包括内分泌疾病（库欣综合征、甲状腺功能减退等）和遗传综合征（普拉德 – 威利综合征、科恩和 Alstrom 综合征、穆 – 比综合征）与体脂增加有关。通常，一个简单的临床诊

表 17–8 肥胖研究中未解决的问题

- 为什么人们继续吃超出他们生理需要的东西?
- 为什么人们吃不健康的食物，又不经常锻炼？
- 为什么人们不坚持健康生活方式?
- 为什么人们不参加肥胖项目?
- 为什么很多人拒绝药物治疗?

表 17–9 超重和肥胖儿童和青少年的肥胖研究和临床实践未解决的问题

- 住院患者护理的组织与目标
- 门诊护理的组织与目标
- 社区保健服务
- 预防各方面的问题
- 临床相关性、可负担性、诊断的成本效益比
- 工具
- 行为科学问题
- 社会、文化和社会经济影响
- 参与壁垒
- 心理学、心理生物学
- 护理
- 管理
- 生活质量
- 人道主义
- 政策和政治参与

表 17–10 儿童超重和肥胖的多种决定因素总结

- 政策
- 标准
- 文化
- 社会
- 可行性
- 娱乐 / 体育设施
- 空气污染
- 邻居
- 食物景观
- 社会准则
- 社会资本
- 食物
- 体育活动
- 健康
- 行为
- 儿童的社会经济地位（SES）
- 基因
- 家庭
- 学校 / 幼儿园

断算法可以区分原发性和继发性肥胖。

原发性儿童肥胖最常见的后遗症是高血压、血脂异常、胰岛素敏感性受损、腰背痛和心理社会问题。治疗策略包括心理和家庭治疗、生活方式 / 行为改变和营养教育。应强调定期锻炼和锻炼方案的作用。对于肥胖儿童和青少年来说，一般不推荐使用成人肥胖的外科手术和药物。

由于肥胖是工业化社会中最常见的慢性疾病，它对个人生活及对健康经济学的影响应得到更广泛的认识，并应引起公众对儿童肥胖日益增加的健康负担和经济影响的认识。需要加强对个人和社会都有效的预防和干预措施的研究工作。

延伸阅读

[1] Ahmed, M.L., Ong, K.K., and Dunger, D.B. (2009). Childhood obesity and the timing of puberty. *Trends Endocrinol. Metab.* 20 (5): 237–242.

[2] Aksglaede, L., Juul, A., Olsen, L.W., and Sørensen, T.I. (2009). Age and puberty and the emerging obesity epidemic. *PLoS One* 4 (12): e8450.

[3] Alff, F., Markert, J., Zschaler, S. et al. (2012). Reasons for (non) participating in a telephone-based intervention program for families with overweight children. *PLoS One* 7 (4): e34580.

[4] Belachew, M., Legrand, M., Vincent, V. et al. (1998). Laparoscopic adjustable gastric banding. *World J. Surg.* 22 (9): 955–963.

[5] Bereket, A., Kiess, W., Lustig, R.H. et al. (2012). Hypothalamic obesity in children. *Obes. Rev.* 13 (9): 780–798.

[6] Blüher, S., Meigen, C., Gausche, R. et al. (2011). Age-specific stabilization in obesity prevalence in German children: a cross-sectional study from 1999 to 2008. *Int. J. Pediatr. Obes.* 6 (2-2): e199–e206.

[7] Bray, G.A. and Tartaglia, L.A. (2000). Medical strategies in the treatment of obesity. *Nature* 404 (6778): 672–677.

[8] Calle, E.E., Thun, M.J., Petreli, J.M. et al. (1999). Body-mass index and mortality in a prospective cohort of U.S. adults. *N. Engl. J. Med.* 341 (15): 1097–1105.

[9] Cohen-Cole, E. and Fletcher, J.M. (2008). Is obesity contagious? Social networks vs. environmental factors in the obesity epidemic. *J. Health Econ.* 27 (5):1382–1387.

[10] Colditz, G.A. (1999). Economic costs of obesity and inactivity. *Med. Sci. Sports Exerc.* 31 (11 Suppl): S663–S667.

[11] Cole, T.J., Bellizzi, M.C., Flegal, K.M., and Dietz, W.H. (2000). Establishing a standard definition for child overweight and obesity worldwide. *BMJ* 320 (7244):1240–1243.

[12] Ebbeling, C.B., Pawlak, D.B., and Ludwig, D.S. (2002). Childhood obesity: public-health crisis, common sense cure. *Lancet* 360 (9331): 473–482.

[13] Farooqi, I.S., Jebb, S.A., Langmack, G. et al. (1999). Effects of recombinant leptin therapy in a child with congenital leptin deficiency. *N. Engl. J. Med.* 341 (12):879–884.

[14] Farpour-Lambert, N.J., Baker, J.L., Hassapidou, M. et al. (2015). Childhood obesity is a chronic disease demanding specific health care – a position statement from Childhood Obesity task Force (COTF) of the European association for the Study of Obesity (EASO).*Obes. Facts* 8 (5): 342–349.

[15] Flechtner-Mors, M., Thamm, M., Wiegand, S. et al. (2012). APV initiative and the BMBF Competence Network Obesity. Comorbidities related to BMI category in children and adolescents: German/Austrian/Swiss Obesity Register APV compared to the German KiGGS Study. *Horm. Res. Paediatr.* 77 (1):19–26.

[16] Friedmann, J.M. (2000). Obesity in the new millennium. *Nature* 404 (6778): 632–634.

[17] Garcia-Arevalo, M., Alonso-Magdalena, P., Rebelo Dos Santos, J. et al. (2014). Exposure to pisphenol-A during pregnancy partially mimics the effects of a high-fat diet altering glucose homeostasis and gene expression in adult male mice. *PLoS One* 9 (6): e100214.

[18] Gelbrich, G., Reich, A., Muller, G., and Kiess, W. (2005). Knowing more by fewer measurements: about the (in) ability of bioelectric impedance to enhance obesity research in children. *J. Pediatr. Endocrinol. Metab.* 18(3): 265–273.

[19] Grow, H.M. et al. (2010). Child obesity associated with social disadvantage of children's neighbourhoods. *Soc. Sci. Med.* 71 (3): 584–591.

[20] Grow, H.M., Cook, A.J., Arterburn, D.E. et al. (2010). Child obesity associated with social disadvantage of children's neighborhoods. *Soc. Sci. Med.* 71 (3):584–591.

[21] Heymsfield, S.B., Grenneberg, A.S., Fujioka, K. et al. (1999). Recombinant leptin for weight loss in obese and lean adults: a randomized, controlled, dose-escalation trial. *JAMA* 282 (16): 1568–1575.

[22] Horikoshi, M., Yaghootkar, H., Mook-Kanamori, D.O. et al. (2013). New loci associated with birth weight identify genetic links between intrauterine growth and adult height and metabolism. *Nat. Genet.* 45 (1):76–82.

[23] Huang, T.T., Cawley, J.H., Ashe, M. et al. (2015). Mobilisation of public support for policy actions to prevent obesity. *Lancet* 385 (9985): 2422–2431.

[24] Ichimura, A., Hirasawa, A., Poulain-Godefroy, O. et al. (2012). Dysfunction of lipid sensor GPR120 leads to obesity in both mouse and human. *Nature* 483 (7389):350–354.

[25] Juul, A., Magnusdottir, S., Scheike, T. et al. (2007). Age at voice break in Danish boys: effects of pre-pubertal body mass index and secular trend. *Int. J. Androl.* 30(6): 537–542.

[26] Juul, A., Teilmann, G., Scheike, T. et al. (2006). Pubertal development in Danish children: comparison of recent European and US data. *Int. J. Androl.* 29 (1): 247–255.

[27] Kiess, W., Galler, A., Reich, A. et al. (2001). Clinical aspects of obesity in childhood and adolescents. *Obes. Rev.* 2 (1): 29–36.

[28] Kindblom, J.M., Lorentzon, M., Norjavaara, E. et al. (2006 Nov). Pubertal timing is an independent predictor of central adiposity in young adult males: the Gothenburg osteoporosis and obesity determinants study. *Diabetes* 55 (11): 3047–3052.

[29] Klenov, V.E. and Jungheim, E.S. (2014). Obesity and

reproductive function: a review of the evidence. *Curr. Opin. Obstet. Gynecol.* 26 (6): 455–460.

[30] Koivisto Hursti, U.K. (1999 Apr). Factors influencing childrens food choice. *Ann. Med.* 31 (Suppl 1): 26–32.

[31] Kopelmann, P.G. (2000). Obesity as a medical problem. *Nature* 404 (6778): 635–643.

[32] Körner, A., Kiess, W., Stumvoll, M., and Kovacs, P. (2008). Polygenic contribution to obesity: genome-wide strategies reveal new targets. *Front. Horm. Res.* 36:12–36.

[33] Körner, A., Kratzsch, J., Gausch, R. et al. (2007). New predictors of metabolic syndrome in children – role of adipocytokines. *Pediatr. Res.* 61 (6): 640–645.

[34] Körner, A., Wiegand, S., Hungele, A. et al. (2013). Longitudinal multicenter analysis on the course of glucose metabolism in obese children. *Int. J. Obes.(Lond)* 37 (7): 931–936.

[35] Krude, H., Biebermann, H., Luck, W. et al. (1998). Severe early-onset obesity, adrenal insufficiency and red hair pigmentation caused by POMC mutations in humans. *Nat. Genet.* 19 (2): 155–157.

[36] Lennerz, B.S., Wabitsch, M., Lippert, H. et al. (2014). Bariatric surgery in adolescents and young adults – safety and effectiveness in a cohort of 345 patients. *Int. J. Obes. (Lond)* 38 (3): 334–340.

[37] Livingstone, M.B., McCaffrey, T.A., and Rennie, K.L. (2006). Childhood obesity prevention studies: lessons learned an to be learned. *Public Health Nutr.* 9 (8A):1121–1129.

[38] Lobstein, T., Jackson-Leach, R., Moodie, M.L. et al. (2015). Child and adolescent obesity: part of a bigger picture. *Lancet* 385 (9986): 2510–2520.

[39] Ludwig, J., Sanbonmatsu, L., Gennetian, L. et al. (2011). Neighborhoods, obesity, and diabetes – a randomized social experiment. *N. Engl. J. Med.* 365 (16): 1509–1519.

[40] Mangner, N., Scheuer, K., Winzer, E. et al. (2014). Childhood obesity impact on cardiac geometry and function. *JACC Cardiovasc. Imaging* 7 (12): 1198–1205.

[41] Miller, K. and Hell, E. (1999). Laparoscopic adjustable banding: a prospective 4-years follow-up study. *Obes. Surg.* 9 (2): 183–187.

[42] Morrison, C.D. and Brannigan, R.E. (2015). Metabolic syndrome and infertility in men. *Best Pract. Res. Clin. bstet. Gynaecol.* 29 (4): 507–515.

[43] Reich, A., Müller, G., Gelbrich, G. et al. (2003). Obesity and blood pressure – results from the examination of 2365 schoolchildren in Germany. *Int. J. Obes. Relat. Metab. Disord.* 27 (12): 1459–1464.

[44] Sabin, M.A., Clemens, S.L., Saffery, R. et al. (2010). New directions in childhood obesity research: how a comprehensive biorepository will allow better prediction of outcomes. *BMC Med. Res. Methodol.* 10: 100.

[45] Schwartz, M.W., Woods, S.C., Porte, D. et al. (2000). Central nervous system control of food intake. *Nature* 404 (6778): 661–671.

[46] Scott, R.A., Lagou, V., Welch, R.P. et al. (2012). Large-scale association analyses identify new loci influencing glycemic traits and provide insight the underlying biological pathways. *Nat. Genet.* 44 (9):991–1005.

[47] Sørensen, K., Aksglaede, L., Petersen, J.H., and Juul, A. (2010). Recent changes in pubertal timing in healthy Danish boys: associations with body mass index. *J. Clin. Endocrinol. Metab.* 95 (1): 263–270.

[48] Sunblom, E., Petzold, M., Rasmussen, F. et al. (2008). Childhood overweight and obesity prevalences levelling off in Stockholm but socioeconomic differences persist. *Int. J. Obes. (Lond)* 32 (10):1525–1530.

[49] Swerissen, H. and Crisp, B.R. (2004). The sustainability of health promotion interventions for different levels of social organization. *Health Promot. Int.* 19 (1): 123–130.

[50] Swinburn, B., Egger, G., and Raza, F. (1999). Dissecting obesogenic environments: the development and application of a framework for identifying and prioritizing environmental interventions for obesity. *Prev. Med.* 29 (6 Pt 1): 563–570.

[51] Swinburn, B., Egger, G., and Raza, F. (1999). Dissection obesogenic environments: the development and application of a framework for identifying and prioritizing environmental interventions for obesity. *Prev. Med.* 29 (6 Pt 1): 563–570.

[52] Toppari, J. and Juul, A. (2010). Trends in puberty timing in humans and environmental modifiers. *Mol. Cell. Endocrinol.* 324 (1–2): 39–44.

[53] Veldhuis, J.D., Roemmich, J.N., Richmond, E.J. et al. (2005). Endocrine control of body fat composition in infancy, childhood, and puberty. *Endocr. Rev.* 26 (1):114–146.

[54] von Kries, R., Koletzko, B., Sauerwald, T. et al. (1999). Breast feeding and obesity: cross sectional study. *BMJ* 319 (7203): 147–150.

[55] Votruba, S.B., Horwitz, M.A., and Schoeller, D.A. (2000). The role of exercise in the treatment of obesity. *Nutrition* 16 (3): 179–188.

[56] Wagner, I.V., Sabin, M.A., Pfäffle, R.W. et al. (2012). Effects of obesity on human sexual development. *Nat. Rev. Endocrinol.* 8 (4): 246–254.

[57] Walther, C., Gaede, L., Adams, V. et al. (2009). Effect of increased exercise in school children on physical fitness and endothelial progenitor cells: a prospective randomized trial. *Circulation* 120 (22): 2251–2259.

[58] Weiss, R. and Caprio, S. (2005). The metabolic consequences of childhood obesity. *Best Pract. Res. Clin. Endocrinol. Metab.* 19 (3): 405–419.

[59] Zhang, M., Guo, F., Tu, Y. et al. (2012). Further increase of obesity prevalence in Chinese children and adolescents – cross-sectional data of two consecutive samples from the city of Shanghai from 2003 to 2008. *Pediatr. Diabetes* 13 (7): 572–577.

第18章 遗传性肥胖综合征

Genetic Obesity Syndromes

Tinh-Hai Collet　I. Sadaf Farooqi　著
刘美娟　译　曹冰燕　巩纯秀　校

学习重点

- 儿童期出现的肥胖是高度遗传的。
- 目前10%的儿童重度肥胖可以用遗传性肥胖综合征来解释。
- 目前所有已知的遗传性肥胖综合征都会导致食欲增加和觅食行为过度。
- 某些遗传疾病除了影响食欲外，还可影响基础代谢率。
- 重组瘦素可有效治疗瘦素缺乏症。
- 最近，黑素皮质素4受体激动药的出现为治疗某些肥胖综合征（如POMC缺乏症）提供了治疗前景。

一、概述

儿童肥胖率的上升是由多种因素导致的，包括能量摄入增加的因素，如大量廉价、易购、高热量、美味食物的增加；以及能量消耗减少的因素，如久坐的生活方式（看电视）及在学校和闲暇时间体育活动减少。然而，同样处于容易导致肥胖的环境中，个体之间的体重和体脂含量存在很大的差异，一些儿童更容易增加体重。这种变异受到环境和生物（遗传、发育和行为）因素之间复杂的相互作用的影响，进而影响个体的体重指数（BMI）[1]。随着人群中平均BMI的增加，处于体重指数分布上层，即重度肥胖儿童的比例也增加了[2, 3]。由于接受临床评估的儿童数量不断增加，儿科医生需要一种系统的方法对儿童期起病的重度肥胖进行评估，并考虑遗传原因。

二、肥胖遗传因素的证据

遗传因素对体重影响的证据来自于双胞胎研究，揭示了遗传度的影响依据。遗传度定义为在特定环境中遗传变异导致的表型变异占总变异的比例。很多双胞胎研究估算的BMI遗传度为0.71～0.86[4]。一项纳入了5000多对8—11岁（这一年龄段肥胖率急剧上升）英国双胞胎研究支持，BMI的遗传潜能（约77%），同时显示出了相同的环境因素对BMI的影响轻微，可能夸大遗传度估计值，剩余的其他环境差异，大多是不共享的[5]。

同卵双胎一起抚养和分开抚养的研究[6]及对被收养儿童的大型研究中，也发现类似的情况。这些被收养儿童的体重通常与其亲生父母而不是与其养父母的体重相似[7]。基于家庭的研究报道的估计遗传度总体较低，并且遗传度的估计经常受共处环境影响的干扰。

三、遗传性肥胖综合征的概述

重度肥胖儿童的遗传学研究发现了很多罕见的、高度外显的导致肥胖的基因变异[8-12]。虽然这些变异在个体上很罕见，但累积起来，至少 10% 的重度肥胖儿童存在罕见的染色体异常和（或）导致肥胖的高度外显的基因变异[13]。随着临床实践中基因检测的应用越来越普及，以及从外显子组和基因组测序中不断发现新的基因，这一数字可能会不断增加。

一些遗传性肥胖综合征与学习困难、发育迟缓（PWS）和严重的临床症状有关，这意味着这些儿童在很小的时候就开始接受医疗照护。在 15 年之前，人们识别了越来越多的遗传疾病，而重度肥胖即是某些遗传疾病的表现特征[14, 15]。这些儿童通常被证实有早期体重的显著增加，但因缺乏其他临床特征大部分未被考虑基因诊断，只有在他们达到二级护理时才会进行基因诊断。

评估重度肥胖的儿童和成人应直接筛查有潜在的可治疗的内分泌和神经疾病，并明确患儿的遗传病因，以便能够开展适当的遗传咨询和制定治疗方案（图 18-1）。采集家族史确定家庭成员的血缘关系，其他家庭成员是否存在严重早发性肥胖，以及家庭成员的种族和祖籍。病史和体格检查有助于选择合适的诊断试验。临床评估的目的就是利于将遗传性肥胖综合征分为存在畸形和（或）发育迟缓特征和没有这些特征，但每种类型的临床特征谱可能会有很大的差异。

四、肥胖伴发育迟缓

（一）普拉德 – 威利综合征

普拉德 – 威利综合征（Prader-Willi syndrome，PWS）（发病率约为 1/25 000）是由于父源染色体 15q11.2～q12 上的关键片段缺失或父源 15 号染色体丢失，即母源 15 号染色体的 2 个拷贝（母源单亲二倍体）所致。PWS 主要特征包括肌张力低下和婴儿期生长落后、学习困难、身材矮小、贪吃肥胖和低促性腺激素性性腺功能减退症[16]。患有 PWS 的儿童瘦体重减少，脂肪量增加，类似于患有生长激素（GH）缺乏症的儿童。GH 治疗能够降低体脂，增加线性生长、肌肉含量、脂肪氧化和能量消耗[17, 18]。

PWS 的儿童和成人与肥胖和其他遗传性肥胖综合征患者相比，胃源性生长激素骨饥饿素的血浆浓度显著升高。这一发现的意义及骨饥饿素在 PWS 患者食欲旺盛机制中的作用尚不清楚。

PWS 的大多数染色体异常是散发的，通过常规核型分析即可确定。父母等位基因的 DNA 甲基化存在明显差异，DNA 甲基化是产后诊断的一个可靠工具。据报道，仅包含 HBII-85 snoRNA 家族的小缺失与 PWS 的主要特征（包括肥胖）有关[19, 20]，表明这些非编码 RNA 及其调控的基因可能在 PWS 的病因中发挥重要作用。

（二）Albright 遗传性骨营养不良症

GNAS1 基因编码 Gas 蛋白，Gas 蛋白通过多个 G 蛋白耦联受体（GPCR）介导信号传导。这个位点的印迹可以导致携带 *GNAS1* 位点失活性突变的患者出现一系列 Albright 遗传性骨营养不良症（AHO）相关的临床表型。母系遗传的 *GNAS1* 突变不仅可以出现 AHO 病的一系列典型表现（身材矮小、肥胖、骨骼畸形和嗅觉受损），

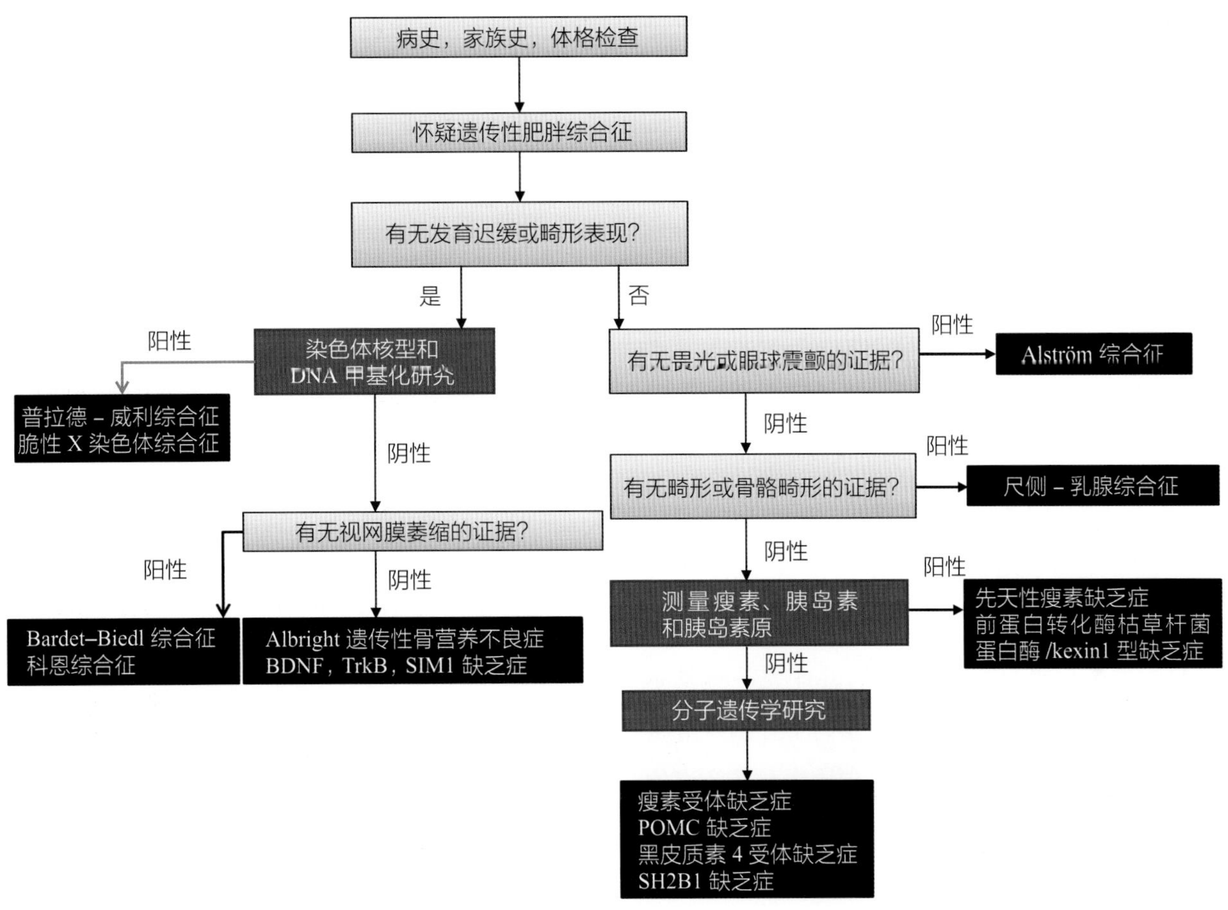

▲ 图 18–1　遗传性肥胖综合征的诊断方法

并可以对多种激素（如甲状旁腺激素）产生抵抗（假性甲状旁腺功能减退症 1A 型），这些激素引起靶组织 Gas 的激活。而父系遗传仅导致 AHO 病，不存在抵抗(假 – 假性甲状旁腺功能减退症)。

一些携带 *GNAS1* 突变的患者仅表现为肥胖，而没有其他的特征。*GNAS1* 的印记表达具有组织特异性，在某些组织中仅表达母源等位基因，而在其他组织中由双等位基因表达。因此，对多种激素存在抵抗只发生在母系遗传的 *Gas* 突变 [21]。

（三）穆 – 比综合征

穆 – 比综合征（Bardet–Biedl syndrome，BBS）综合征是一种罕见的（患病率＜ 1/100 000）常染色体隐性遗传病，其特征为肥胖、学习障碍、四肢畸形（并指、短指或多指）、视网膜营养不良或色素性视网膜病、性腺功能减退及肾脏结构性或功能性损害。BBS 是一种遗传异质性疾病，目前至少已发现 16 个基因位点突变，有时 2 种及以上致病变异会导致更严重的临床表现。

许多 BBS 基因可能会影响定位于基体的蛋白质，基体是纤毛的关键组分，对包括神经元在内的哺乳动物细胞的细胞间传感非常重要 [22]。其他纤毛功能障碍，如 Alström 综合征（视网膜营养不良、严重的胰岛素抵抗、耳聋）和 Carpenter 综合征也与肥胖有关。瘦素反应神经元上的纤毛参与能量平衡的调节，动物实验也发现纤毛破坏会导致肥胖，这些都表明纤毛功能、瘦素传导和能量稳态之间存在联系，然而具体联系还有待进一步探索 [23]。

（四）BDNF 和 TrkB 缺乏症

据报道，少数患有重度多食、肥胖、短时记

忆受损、多动和学习障碍的儿童会出现脑源性神经营养因子（brain-derived neurotrophic factor，BDNF）基因及 BDNF 的酪氨酸激酶受体原肌球蛋白相关激酶 B 基因（TrkB）突变或染色体缺失[24]。11p12 染色体上包含 BDNF 基因座的部分缺失会导致早发性肥胖[25]。考虑到这些患者严重的发育异常表型，这些基因突变应该是新发突变，因此在父母体重和智商正常的情况下也应该考虑本病的可能。

（五）SIM1 缺乏症

染色体缺失引起的 SIM1 异常及 *SIM1* 基因本身的杂合性的失活突变会导致严重肥胖，该病呈显性遗传而外显率不同[10]。SIM1 是一种基本的螺旋 – 环 – 螺旋转录因子，参与下丘脑室旁核的发育和功能，并可能参与黑皮质素和催产素的信号传导。SIM1 缺乏的患者存在多食和自主神经功能障碍（以低收缩压为特征），黑皮质素受体 4（melanocortin 4 receptor，MC4R）缺乏患者也有这些表现。SIM1 突变携带者可能存在言语和语言发育延迟，且会出现神经行为异常，包括孤独症谱系。这些特征不是 MC4R 缺乏症的公认特征，但与 PWS 中的行为表型有些重叠。催产素是一种参与情绪调节和社交活动的神经递质，动物实验发现通过脑室内注射催产素，可以部分减轻 *sim1* 单倍体不足小鼠的食欲亢进[26]，表明催产素信号传导受损可能是导致 SIM1 缺乏症肥胖和行为异常表型相关机制之一。

五、不伴发育迟缓的肥胖

严重的儿童期起病的肥胖可能是由涉及瘦素 – 黑皮质素传导途径的遗传突变导致的。瘦素是一种来源于脂肪细胞的激素，其循环浓度与脂肪量密切相关，并通过瘦素受体的长异构体发出信号，以调节能量稳态（图 18–2）。瘦素刺激下丘脑弓状核表达促黑素皮质激素（POMC），POMC 翻译后经过修饰可产生黑皮质素肽 [ACTH 和 α、β、γ 黑素细胞刺激激素（MSH）]，从而激活皮肤中的黑皮质素 1 受体（MC1R）调节色素沉着，激活肾上腺中的黑皮质素 2 受体（MC2R），调节糖皮质激素合成，激活大脑中的受体（MC3R 和 MC4R）以减少能量摄入并增加能量消耗。同时，瘦素会通过表达黑皮质素拮抗药 Agouti 相关蛋白（AgRP）和神经肽 Y（NPY）的神经元抑制刺激食物摄取的信号传导（促进食欲）。这两套主要的瘦素反应神经元投射到在下丘脑室旁核和其他大脑区域表达 MC4R 的二阶神经元，并形成调节人体能量平衡的关键环路。

（一）瘦素和瘦素受体缺乏症

瘦素和瘦素受体基因纯合的移码、无义、错义突变都可以导致隐性遗传的重度肥胖。已在一些非近亲结婚的家庭中发现瘦素受体基因突变，其父母双亲之间无血缘关系，但正好都以杂合子的形式携带罕见的等位基因。

患儿出生时体重正常，但在生后前几个月体重迅速增加，导致重度肥胖 [平均体重指数标准偏差积分（BMI SDS）：+5.8～7.8]。患儿早期发育通常是正常的。最显著的特征是严重摄食过多和剥夺其食物时的攻击行为。据报道，成年患者摄食过多的行为会持续到晚年[27]。

患有瘦素缺乏症的儿童存在显著的 T 细胞数量和功能异常[28]，因此儿童期感染发生率和感染死亡率高[27]。存活下来的瘦素缺乏症的儿童，肥胖持续到成年，并出现与肥胖严重度一致的肝脏脂肪变性[29]和高胰岛素血症。一些成年人在 30—40 岁时会出现 2 型糖尿病[30]。

瘦素和瘦素受体缺乏与下丘脑性甲状腺功能减退症和低促性腺激素性性腺功能减退症有关，但有证据表明，在一些瘦素和瘦素受体缺乏的成

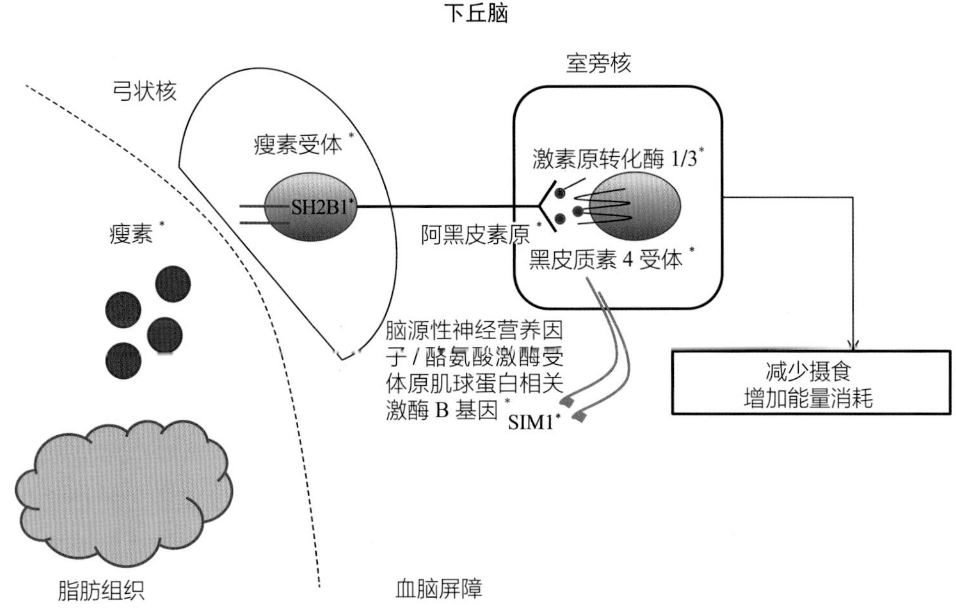

▲ 图 18-2 下丘脑瘦素 – 黑素皮质素通路示意图

*. 提示遗传性肥胖综合征

人中，会出现延迟但是自发的月经。瘦素和瘦素受体缺乏症在儿童期线性生长正常，IGF-1 浓度正常，但由于缺乏青春期生长突增，最终成年终身高低。

瘦素缺乏症很罕见，该病可通过每天皮下注射重组人瘦素 [28] 来治疗，目前该治疗方法已在世界少数几个中心中的特定患者身上使用过，有 1 例先天性瘦素缺乏症的 3 岁男童，接受重组瘦素治疗 4 年，治疗前体重 42kg，治疗后体重为 32kg。瘦素治疗的主要作用是对食物摄入的影响，包括降低食物摄入、增加餐后饱腹感 [28, 31]。重要的是，瘦素对青春期的发育也有影响，在儿童早期使用瘦素治疗，线性生长正常。

血清瘦素检测在重度早发性肥胖患者中很有意义，因为血清瘦素浓度过低甚至检测不出高度提示先天性瘦素缺乏。某些非常罕见的 *LEP* 基因突变会导致瘦素生物活性丢失但血清瘦素浓度正常 [32]。瘦素受体缺乏症患者血清瘦素浓度增加（与其肥胖程度相一致），但血清瘦素水平不能当作瘦素受体缺乏症的预测指标 [15]。然而，某些 *LEPR* 突变导致 LEPR 胞外域瘦素结合蛋白断裂，所以导致血清瘦素水平会显著升高 [33]。

（二）影响阿黑皮素原的基因的疾病

由于 POMC 是垂体 ACTH 的前体，如果编码 *POMC* 的基因发生纯合突变或复合杂合突变，则患者会在新生儿期因 ACTH 缺乏发生肾上腺危象，这些患儿需要长期皮质激素替代治疗 [34]。这类儿童由于皮肤缺乏 MSH 诱导激活 MC1R 功能导致皮肤白皙，白种高加索人经常有红头发。来自不同民族背景的儿童表型有可能不太明显。

POMC 缺乏症由于黑皮质素 –MC4R 信号传导异常，导致多食和早发型肥胖。其临床特征与已报道的 POMC 衍生配体受体 MC4R 突变患者的特征相同。目前选择性黑皮质素受体激动药正在临床试验中，将来可能成为此类患者有效的治疗方法 [35]。

（三）PC1/3（PCSK1）缺乏症

前蛋白转化酶枯草杆菌蛋白酶 /kexin1 型和 2 型（PCSK1 和 PCSK2）在神经内分泌组织中表达，

切割众多的激素原，包括 POMC、促甲状腺素释放激素原（TRH）、胰岛素原、胰高糖素原和促性腺激素释放激素原（GnRH），以释放生物活性肽。编码 PC1/3 的 *PCSK1* 基因的复合杂合或纯合突变会导致小肠病变，患者可能在新生儿期或婴儿早期出现持续性腹泻，并需要胃肠外营养支持。其他重要的临床特征包括由于未能切割一些前激素原而未能转化为有活性的肽所致的低血糖和复杂的神经内分泌异常（包括尿崩症）。多食和重度肥胖往往在 2—3 岁时较明显 [11, 36]。测量未成熟胰岛素原与成熟胰岛素的比值是 PC1/3 缺乏症一种有用的诊断方法。

（四）MC4R 缺乏症

MC4R 基因功能丧失性杂合突变是肥胖最常见的遗传形式，并且 *MC4R* 基因测序也被越来越多的人认为是重度肥胖儿童临床评估的必要组成部分 [14]。在英国 BMI＞30kg/m^2 的人群中，*MC4R* 基因致病性突变的发生率为 0.5%～2.5%，在欧洲重度肥胖儿童患者中致病性 *MC4R* 基因突变的发生率为 5%[14, 37]。大多数患者都是杂合突变，共显性遗传，即表达及表型外显的调节模式是最恰当遗传模式的描述。已在近亲婚配的家庭的儿童中发现 *MC4R* 纯合突变。

MC4R 缺乏症的临床特征包括在儿童早期多食和线性生长加速，这可能是早期高胰岛素血症的结果 [38]。MC4R 缺陷患者交感神经系统活性降低可能是成人高血压患病率低及收缩压和舒张压较低的原因 [39]。因此，瘦素 – 黑皮质素信号可能在血压和体重调节中起着重要作用。

许多研究表明，携带 *MC4R* 杂合突变的青少年和成人 RYGB 手术有效 [40]。由于大多数患者是杂合突变，即有一个功能完整的等位基因，因此通过小分子 MC4R 激动药或药物伴侣改善受体向细胞表面转运，可能成为该病有效的治疗方法。一些化合物正在开发中，其中一种可能在不久的将来进入Ⅲ期临床试验（www.mc4r.org.uk）。

（五）SH2B1 缺乏症

不伴发育迟缓的重度肥胖与罕见的、典型的单一拷贝数变异（缺失 / 重复）相关 [41]。16p11.2 的 220kb 片段微缺失高度外显，与家族性严重的早发性肥胖和严重胰岛素抵抗相关 [13]。该缺失包括少数基因，含 *SH2B1*，该基因参与瘦素和胰岛素信号传导。这些患者在生后的前几年体重增加，并且与年龄和体重匹配的对照组相比，这些患者存在多食和空腹血浆胰岛素浓度不成比例地升高。据报道，*SH2B1* 基因的一些突变与早发性肥胖、严重的胰岛素抵抗和行为异常（包括攻击性）有关 [42]。

（六）KSR2 缺乏症

目前，大多数遗传性肥胖综合征多以多食为肥胖的主要驱动因素。编码 Ras2 激酶抑制因子（KSR2）的基因的杂合突变与儿童期觅食行为增加和甲状腺功能正常时基础代谢率（BMR）低（甲状腺功能正常）有关。临床报道表明，某些 *KSR2* 突变携带者在儿童时期服用抗糖尿病药物二甲双胍（治疗严重的胰岛素抵抗）后体重明显下降。这些发现仍需要在正式的临床试验观察是否可以验证，以及其潜在的细胞机制仍需进一步的研究。

六、结论

遗传性肥胖综合征的诊断可以为接受遗传咨询的家庭提供具有诊断价值的信息。与其他临床疾病不同，一些卫生保健专业人员和教育工作者往往不认为重度肥胖是一种疾病，因此重度肥胖的患者的基因诊断具有特殊的价值，基因诊断可以帮助儿童及他们的家庭应对重度肥胖带来的社会性歧视。但在某些情况下，即使给予了医疗指导意见，持续存在的重度肥胖也被认为是父母忽视对患儿照顾。所以基因诊断已经可以防止儿童得到不当的照顾。

基因诊断可以为治疗提供信息（许多此类患者对通过改变饮食和锻炼来减肥难以接受），并可以为减肥手术提供临床决策（在某些情况下可行，在其他情况下风险较高）。重要的是，一些遗传性肥胖综合征是可以治疗的[28, 31]。在Ⅰb/Ⅱ期临床试验中，有许多专门针对遗传性肥胖综合征患者的药物（www.rhythmtx.com）。

参考文献

[1] Bray, G.A. (2015). From farm to fat cell: why aren't we all fat? *Metabolism* 64: 349–353. https://doi.org/10.1016/j. metabol. 2014.09.012.
[2] Skinner, A.C. and Skelton, J.A. (2014). Prevalence and trends in obesity and severe obesity among children in the United States, 1999–2012. *JAMA Pediatr.* 168:561–566. https://doi.org/10.1001/jamapediatrics.2014.21.
[3] Garnett, S.P., Baur, L.A., Jones, A.M., and Hardy, L.L. (2016). Trends in the prevalence of morbid and severe obesity in Australian children aged 7–15 years, 1985–2012. *PLoS One* 11: e0154879. https://doi.org/10.1371/journal.pone.0154879.
[4] Silventoinen, K., Magnusson, P.K., Tynelius, P. et al. (2008). Heritability of body size and muscle strength in young adulthood: a study of one million Swedish men. *Genet. Epidemiol.* 32: 341–349. https://doi.org/10.1002/gepi.20308.
[5] Wardle, J., Carnell, S., Haworth, C.M., and Plomin, R. (2008). Evidence for a strong genetic influence on childhood adiposity despite the force of the obesogenic environment. *Am. J. Clin. Nutr.* 87: 398–404.
[6] Allison, D.B., Kaprio, J., Korkeila, M. et al. (1996). The heritability of body mass index among an international sample of monozygotic twins reared apart. *Int. J. Obes. Relat. Metab. Disord.* 20: 501–506.
[7] Sorensen, T.I., Price, R.A., Stunkard, A.J., and Schulsinger, F. (1989). Genetics of obesity in adult adoptees and their biological siblings. *BMJ* 298:87–90.
[8] Montague, C.T., Farooqi, I.S., Whitehead, J.P. et al. (1997). Congenital leptin deficiency is associated with severe early-onset obesity in humans. *Nature* 387:903–908.
[9] Yeo, G.S., Farooqi, I.S., Aminian, S. et al. (1998). A frameshift mutation in MC4R associated with dominantly inherited human obesity [letter]. *Nat. Genet.* 20: 111–112.
[10] Ramachandrappa, S., Raimondo, A., Cali, A.M. et al. (2013). Rare variants in single-minded 1 (SIM1) are associated with severe obesity. *J. Clin. Invest.* 123: 3042–3050. https://doi.org/10.1172/JCI68016.
[11] Jackson, R.S., Creemers, J.W., Ohagi, S. et al. (1997). Obesity and impaired prohormone processing associated with mutations in the human prohormone convertase 1 gene [see comments]. *Nat. Genet.* 16: 303–306.
[12] Krude, H., Biebermann, H., Luck, W. et al. (1998). Severe early-onset obesity, adrenal insufficiency and red hair pigmentation caused by POMC mutations in humans. *Nat. Genet.* 19: 155–157.
[13] Bochukova, E.G., Huang, N., Keogh, J. et al. (2010). Large, rare chromosomal deletions associated with severe early-onset obesity. *Nature* 463: 666–670.https://doi.org/10.1038/nature08689.
[14] Farooqi, I.S., Keogh, J.M., Yeo, G.S. et al. (2003). Clinical spectrum of obesity and mutations in the melanocortin 4 receptor gene. *N. Engl. J. Med.* 348:1085–1095.
[15] Farooqi, I.S., Wangensteen, T., Collins, S. et al. (2007). Clinical and molecular genetic spectrum of congenital deficiency of the leptin receptor. *N. Engl. J. Med.* 356: 237–247. https://doi.org/10.1056/NEJMoa063988.
[16] Goldstone, A.P. (2004). Prader–Willi syndrome: advances in genetics, pathophysiology and treatment. *Trends Endocrinol. Metab.* 15: 12–20.
[17] Carrel, A.L. and Allen, D.B. (2001). Prader–Willi syndrome: how does growth hormone affect body composition and physical function? *J. Pediatr. Endocrinol. Metab: JPEM* 14 (Suppl 6): 1445–1451.
[18] Coupaye, M., Tauber, M., Cuisset, L. et al. (2016). Effect of genotype and previous growth hormone treatmenton adiposity in adults with Prader-Willi syndrome. *J. Clin. Endocrinol. Metab.*, jc20162163, doi:https://doi.org/10.1210/jc.2016-2163.
[19] de Smith, A.J., Purmann, C., Walters, R.G. et al. (2009). A deletion of the HBII-85 class of small nucleolar RNAs (snoRNAs) is associated with hyperphagia, obesity and ypogonadism. *Hum. Mol. Genet.* 18: 3257–3265.https://doi.org/10.1093/hmg/ddp263.
[20] Sahoo, T., del Gaudio, D., German, J.R. et al. (2008). Prader–Willi phenotype caused by paternal deficiency for the HBII-85 C/D box small nucleolar RNA cluster. *Nat. Genet.* 40: 719–721. https://doi.org/10.1038/ng.158.
[21] Weinstein, L.S., Chen, M., and Liu, J. (2002). Gs(alpha) mutations and imprinting defects in human disease. *Ann. N. Y. Acad. Sci.* 968: 173–197.
[22] Ansley, S.J., Badano, J.L., Blacque, O.E. et al. (2003). Basal body dysfunction is a likely cause of pleiotropic Bardet–Biedl syndrome. *Nature* 425: 628–633.
[23] Seo, S., Guo, D.F., Bugge, K. et al. (2009). Requirement of Bardet-Biedl syndrome proteins for leptin receptor signaling. *Hum. Mol. Genet.* 18: 1323–1331. https://doi.org/10.1093/hmg/ddp031.
[24] Yeo, G.S., Connie Hung, C.C., Rochford, J. et al. (2004). A de novo mutation affecting human TrkB associated with severe obesity and developmental delay. *Nat. Neurosci.* 7: 1187–1189. https://doi.org/10.1038/nn1336.
[25] Han, J.C., Liu, Q.R., Jones, M. et al. (2008). Brainderived neurotrophic factor and obesity in the WAGR syndrome. *N. Engl. J. Med.* 359: 918–927. https://doi. org/10.1056/NEJMoa0801119.
[26] Kublaoui, B.M., Gemelli, T., Tolson, K.P. et al. (2008). Oxytocin deficiency mediates hyperphagic obesity of Sim1 haploinsufficient mice. *Mol. Endocrinol.* 22:1723–1734. https://doi.org/10.1210/me.2008-0067.
[27] Ozata, M., Ozdemir, I.C., and Licinio, J. (1999). Human leptin deficiency caused by a missense mutation: multiple endocrine defects, decreased sympathetic tone, and immune system

dysfunction indicate new targets for leptin action, greater central than peripheral resistance to the effects of leptin, and spontaneous correction of leptin-mediated defects. *J. Clin. Endocrinol. Metab.*84: 3686–3695.

[28] Farooqi, I.S., Matarese, G., Lord, G.M. et al. (2002). Beneficial effects of leptin on obesity, T cell hyporesponsiveness, and neuroendocrine/metabolic dysfunction of human congenital leptin deficiency. *J. Clin. Invest.* 110: 1093–1103.

[29] von Schnurbein, J., Heni, M., Moss, A. et al. (2013). Rapid improvement of hepatic steatosis after initiation of leptin substitution in a leptin-deficient girl. *Horm. Res. Paediatr.* 79: 310–317. https://doi.org/10.1159/000348541.

[30] Strobel, A., Issad, T., Camoin, L. et al. (1998). A leptin missense mutation associated with hypogonadism and morbid obesity. *Nat. Genet.* 18: 213–215.

[31] Farooqi, I.S., Jebb, S.A., Langmack, G. et al. (1999). Effects of recombinant leptin therapy in a child with congenital leptin deficiency. *N. Engl. J. Med.* 341:879–884.

[32] Wabitsch, M., Funcke, J.B., Lennerz, B. et al. (2015). Biologically inactive leptin and early-onset extreme obesity. *N. Engl. J. Med.* 372: 48–54. https://doi. org/10.1056/NEJMoa1406653.

[33] Clement, K., Vaisse, C., Lahlou, N. et al. (1998). A mutation in the human leptin receptor gene causes obesity and pituitary dysfunction [see comments]. *Nature* 392: 398–401.

[34] Krude, H., Biebermann, H., Schnabel, D. et al. (2003). Obesity due to proopiomelanocortin deficiency: three new cases and treatment trials with thyroid hormone and ACTH4-10. *J. Clin. Endocrinol. Metab.* 88: 4633–4640.

[35] Kuhnen, P., Clément, K., Wiegand, S. et al. (2016). Proopiomelanocortin deficiency treated with a melanocortin-4 receptor agonist. *N. Engl. J. Med.* 375:240–246. https://doi. org/10.1056/NEJMoa1512693.

[36] Jackson, R.S., Creemers, J.W., Farooqi, I.S. et al. (2003). Small-intestinal dysfunction accompanies the complex endocrinopathy of human proprotein convertase 1 deficiency. *J. Clin. Invest.* 112: 1550–1560.

[37] Stutzmann, F., Tan, K., Vatin, V. et al. (2008). Prevalence of melanocortin-4 receptor deficiency in Europeans and their age-dependent penetrance in multigenerational pedigrees. *Diabetes* 57: 2511–2518. https://doi.org/10.2337/db08-0153.

[38] Martinelli, C.E., Keogh, J.M., Greenfield, J.R. et al. (2011). Obesity due to melanocortin 4 receptor (MC4R) deficiency is associated with increased linear growth and final height, fasting hyperinsulinemia, and incompletely suppressed growth hormone secretion. *J. Clin. Endocrinol. Metab.* 96: E181–E188. https://doi. org/10.1210/jc.2010-1369.

[39] Greenfield, J.R., Miller, J.W., Keogh, J.M. et al. (2009). Modulation of blood pressure by central melanocortinergic pathways. *N. Engl. J. Med.* 360: 44–52. https://doi.org/10.1056/NEJMoa0803085.

[40] Hatoum, I.J., Stylopoulos, N., Vanhoose, A.M. et al. (2012). Melanocortin-4 receptor signaling is required for weight loss after gastric bypass surgery. *J. Clin. Endocrinol. Metab.* 97: E1023–E1031. https://doi.org/10.1210/jc.2011-3432.

[41] Wheeler, E., Huang, N., Bochukova, E.G. et al. (2013). Genome-wide SNP and CNV analysis identifies ommon and low-frequency variants associated with severe early-onset obesity. *Nat. Genet.* 45: 513–517.https://doi.org/10.1038/ng.2607.

[42] Doche, M.E., Bochukova, E.G., Su, H.W. et al. (2012). Human SH2B1 mutations are associated with maladaptive behaviors and obesity. *J. Clin. Invest.* 122: 4732–4736. https://doi. org/10.1172/JCI62696.

青春期过渡至青年期的内分泌治疗

Endocrine Care During Adolescence into Young Adulthood

第19章

Helena Gleeson 著

李 川 秦 淼 译 曹冰燕 巩纯秀 校

学习重点

- 青少年和青年的内分泌护理应包括所有有利于他们生物－心理－社会发展的医疗保健服务。
- 医疗保健专业人员需要全面了解青少年的生物－心理－社会发展特点，才能有效地为青少年群体提供医疗服务。
- 有新证据支持青少年和青年向成人过渡和转诊期间需要内分泌服务。
- 虽然青少年多囊卵巢综合征的诊断缺乏共识，但对于表现出多囊卵巢综合征症状的青少年应该进行治疗。
- 无症状性男性乳房发育在青春期很常见，有症状性的男性乳房发育与严重的心理社会问题有关。
- 所有在儿童期接受 rhGH 治疗的 GHD 患儿，在线性生长结束后都需要重新检测和评估是否继续使用 rhGH。
- 雌激素缺乏与预期寿命降低有关，主要与心血管疾病的发病增加有关。
- 先天性肾上腺皮质增生症（CAH）患儿在青春后期需要制定个性化的糖皮质激素替代治疗方案，对于经典型 CAH 要更高地控制病情，非经典型 CAH 则可能停药。

一、概述

青少年和青年向成人过渡和转诊的医疗保健服务日益受到重视。青春期相关的生物－心理－社会发展既可受内分泌疾病的影响，也可影响其参与医疗保健服务的积极性。医疗保健专业人员不仅需要具有青少年和青年内分泌疾病诊断和管理的理论知识，还应具备提供适于青少年和青年生物－心理－社会发展的医疗服务能力和沟通技能。

二、青少年和青年

青少年可以有不同的定义，虽然青少年的生理变化是相当普遍的，但是这一时期的心理和社会变化可能因时间、文化、社会经济状况，以及健康和疾病而有所不同。世卫组织将青少年定义为 10—19 岁，将青年的定义延长至 24 岁[1]。这反映出人们已经接受了这样一种观点，即发育时期会从青春期延伸到青年期（有时被心理学家称为“成年初显期”[2]）。青年人可能具有与成年人相近的逻辑能力，但在受到不同的社会和情感因素影响时，在制定决策和承担风险方面会表现出与成人的差异。这一时期的心理社会发展也反映出了大脑发育的变化，这一变化一直持续到 25 岁左右[3]。

伴有内分泌疾病的生物 – 心理 – 社会发展与成长

患有内分泌疾病的青年人，在体格迅速生长发育的同时，其社会心理也发生着快速变化。青春期发育和内分泌疾病是相互影响的[4]。内分泌疾病不仅影响青少年的身体发育，还会影响其青春斯发育的其他方面，如人际关系和学习成绩。青春期发育会影响青年人自我身体管理和参与医疗保健服务和积极性，进而影响内分泌疾病的管理效果。这对其个人、家庭和医疗保健团队都构成了重大挑战。充分理解患内分泌疾病的青少年，其生物 – 心理 – 社会发展特点，是为其提供有效医疗服务的必要条件。表 19–1 表明了青少年青春期生物 – 心理 – 社会发展特点[5]。

1. 体格生长发育

正常的青春期发育过程伴随着生长速度增加、达到成人身高、第二性征发育和生殖能力的成熟。然而，青春期发育时间异常、身材矮小和生育能力低下在患有内分泌疾病的年轻人中很常见，并可能影响社会心理的发展[6–8]。例如，青春期发育延迟可能会导致自尊心低下，特别是在男孩身上，由于不成熟，他们很难与父母分离和

表 19–1　青少年生物 – 心理 – 社会发展特点

方　面	青春早期	青春中期	青春晚期
生物学	• 出现第二性征 • 体格生长加速	• 体格生长速度达到峰值 • 体型和成分变化 • 痤疮和异味 • 初潮或遗精	• 身体成熟 • 生长速度放缓
认知情感发育	• 具象思维期 • 无法感知当前决策的长期后果 • 机械性学习	• 出现抽象思维（形式运思阶段） • 可以感知行为对未来的影响，但可能无法运用到决策中 • 更多质疑	• 对未来有远见 • 理想主义 • 专制主义 • 能独立思考
自我认知、自尊和自我效能	• 关注身体的变化 • 自我认知（外表、吸引力） • 幻想和现实导向	• 关注吸引力 • 不断反省 • “刻板青少年”	• 身体形象趋于稳定 • 可能仍关注吸引力 • 自我天性完全释放 • 更坚定的自我认同
性	• 对性解剖的兴趣增加 • 对生殖器的变化和大小产生焦虑和疑问 • 与异性约会或建立亲密关系的机会有限	• 测试对同伴的吸引力 • 开始恋爱关系及性行为 • 性取向的问题	• 巩固性别认知 • 注重亲密及稳定关系的形成 • 承诺和规划未来
家庭	• 对隐私保护的需求增加 • 对独立的渴望增加	• 控制和独立的冲突 • 争取更多的自主权	• 情感和身体与家庭父母分离 • 自主性增加
同伴	• 寻求同性同伴的从属关系来对抗不稳定性	• 积极参与同龄人的组织活动 • 专注于同龄人的文化 • 同伴提供榜样行为	• 同龄人活动组织和评价的重要性下降 • 亲密关系或承诺优先
教育和职业	• 适应中学	• 衡量技能和机会	• 职业决定（如大学、工作）

找到工作[9]。另一方面，女孩青春发育提前可能会增加其过早发生性关系、未成年怀孕、青春期心理障碍的风险[10-13]。

2. 情绪控制

关注情绪和心理健康问题，在青春期显得十分重要。约 75% 的终身精神疾病在 18 岁之前发病，大多数精神疾病的发病高峰在 8—15 岁。在一生中的任何时期都有约 10% 的青少年存在心理健康问题[14]。对于在儿童时期长期患病的儿童，其在儿童期、青春期以及成年以后更容易出现情绪问题 (即抑郁和焦虑)，此外，患内分泌疾病的青年和成人也同样如此[15]。

3. 认知发展

青春期认知发展的关键是从具体运思期（具体思维期）向形式运思（抽象思维）期的过渡阶段，即儿童从不能清楚认知某一决策的长期效应阶段，过渡至能在决策过程中逐渐认知其长期效应的阶段。Knopf 等报道，1/3 患有慢性疾患的青少年仍处于认知发展的具体运思期，另有 1/3 处于过渡阶段，尚未达到较成熟的形式运思期[16]。

一些患有内分泌疾病的青年人由于先天性 / 遗传性疾病，或因接受放疗等治疗，会存在一定的认知困难。因此，年轻人就诊时医生需要考虑他们的认知发展水平，如患内分泌疾病的年轻人可能由于抽象思维发育差而依从性差，具体可能表现为使用抽象概念针对不同情况规划和准备的能力低下，这与他们预测未来结果的能力不足以及认为自己“无所不能”的想法有关[4]。认知发展的早期阶段意味着远期并发症预防不能激励依从性差的年轻人提高依从性。

4. 自我认知、自尊和自我效能感

青少年自我认知的发展可以影响自尊和自我效能，反之又受到自尊和自我效能的影响。自我认知是指一个人认为自己是谁的总体想法，而自尊是指一个人对自己的自我认知所做的判断和评价。自我效能是指相信自己在特定背景下具有完成一项任务的能力的信念。因此，关注自我认知会影响自尊和自我效能，自我效能会影响自尊，从而影响自我认知。患有慢性疾病可以对年轻人的自我认知、自尊和自我效能产生影响，这可能会影响他们在医疗保健过程中的沟通和参与，并且会更广泛的影响到他们的社会发展和情绪健康。身体形象和吸引力是自我认知的几个方面。一项 Meta 分析表明，患有一系列慢性疾病的青少年比健康的青少年会对身体产生更多的不满[17]。

5. 家庭

减少对父母和其他成年人的依赖是青少年发展的一个关键部分，长期患病的青少年会更加依赖父母来寻求支持。然而父母的过度保护无法帮助青少年承担起管理自己健康的责任。有报道称，相比于健康的同龄人，患慢性疾病的青少年的社会心理健康状况较差，并且父母之间、父母与子女之间的相处也存在更多的问题[18]。此外有报道称长期患病的孩子会影响家庭的正常运转[4]。

6. 同伴

同伴关系对儿童来说很重要，并在儿童从青春期过渡到成年的过程中同伴关系变得越来越重要[19]。

最近的一项 Meta 分析比较了患有慢性疾病和健康青年的社交功能，发现患有慢性疾病的青年比健康同龄人的社交功能差[20, 21]。功能损害严重的疾病（如脑瘫、脊柱裂）对社交功能的影响大于功能障碍较小的疾病（如糖尿病）。在所有疾病中，基于父母报告的对社交功能影响比基于儿童报告的对社交功能的影响大。

同伴关系与健康结局的关系更为复杂。即使已经有明确的证据支持同伴关系对健康的积极影响，但仍然可以导致负面的健康结果，这可能由于分散了对自我护理的注意力，增加了融入同龄群体的担忧所致[19]。

从长期来看，有证据表明，患有慢性疾患[22]或内分泌疾病的年轻人[23-26]离开父母或结婚的比率较低。

7. 教育和职业

青春期是教育和做好职业准备的关键阶段。长期患病，尤其在青春发病可能会影响教育，例行的预约诊疗或因健康问题会导致缺课或很长一段时间不能接受教育。同样，这一年龄段的患儿及家属会优先考虑学业而忽略健康管理，如错过预约。

有证据表明，慢性疾病可能会影响教育程度，导致成年后的职场受挫和丧失经济独立性[22, 27]。与患有其他慢性疾病的人相比，患有神经系统疾病和感觉障碍的年轻人受教育程度特别是对于那些病情严重或由疾病导致残疾的患儿，教育程度的差异更大[22]。两项关于儿童生长激素缺乏症的长期影响研究发现，他们成年后教育程度和收入水平较低[24]，特别是那些过去被诊断为脑瘤的人[23]。其他在儿童期发病的内分泌疾病中，也发现了与一般人群在教育和就业方面的差异[25, 26]。

三、冒险与不良行为造成的健康伤害

冒险与不良行为造成的健康伤害是正常青少年发展的一部分，青少年经常被贴上“冒险”的标签。世卫组织全球疾病负担研究中确定的 10 个成人疾病负担的关键危险因素中，有 5 个（烟草、体育活动、超重、不安全的性行为和酒精使用）通常是在青春期出现或加重[24, 28]。这些行为对青少年的健康产生影响，并延伸至成人生活[29]，因此强调了在青春期进行干预以减轻医疗负担的重要性。

与健康同龄人相比，慢性疾病的青年人表现出相似甚至更频繁的探索性行为，包括药物滥用、早期性行为、暴力或反社会行为。同时，与健康同龄人相比，他们也更容易报告 3 或 4 种以上的风险行为[30]。患慢性疾病的年轻人进行这些探索行为的后果，相较于健康的同龄人更加严重，被描述为“双重打击”[31]。这种行为也可能与治疗依从性差或就诊次数减少有关。当年轻人探索未来行为的后果和可能的模式时，不遵守原则本身可能就是一种探索性行为。

（一）适于发育的医疗保健

由于这一时期的复杂性，医疗服务必须支持年轻人参与内分泌医疗；适于这一年龄组的医疗目前被称为“适于发育的医疗保健”。近期的文献综述和调查研究确定了下列需要给予医疗保健的几个方面，具体如下[32, 33]。

①生物 – 心理 – 社会发育和全面医疗照护。

②认同青年人是一个独特的群体。

③随着年轻人的发展调整医疗服务。

④通过纳入健康教育和健康促进，增加青年人的参与感。

⑤跨学科和跨组织的工作。

（二）满足年轻人需求的定制服务

医疗服务想要满足年轻人的需要，最有效的方法就是让他们参与进来。有研究明确了年轻人和与他们密切接触的成年人之间观点的差异，表明成年人不能作为其代理人。年轻人也从这些活动中受益，因为它促进了公民身份和社会包容，这对社区的健康很重要。此外，它还提供了促进参与及提升自尊和个人发展的策略。指导意见中提出来如何通过有意义的方式让青年人参与医疗保健服务[34]。

英国一项纳入 200 多名就诊于内分泌诊所的年轻人的全国性调查中，发现在诊疗方面的最大差距是环境，其次是过程，最后是医疗保健提供者[35]。从环境的角度来看，青少年建议减少在诊所候诊浪费的时间以及有一个与年龄相适应的体检环境是最需要改进的。从诊疗过程的角度来看，他们希望提供更多可以给予他们支持的人和组织的信息，并让其他人了解他们的状况是如何影响他们。对于医疗保健的提供者来说，他们希望能够跟医务人员谈论敏感或困难的问题（即使与他们的疾病无关），并希望医务人员能够理解年轻人的现实处境。

在一项有关青年友好型医疗保健的系统性文献综述中，Ambresin 等发表的文章提出了提高年轻人参与医疗服务积极性至关重要的八个方面[36]，具体建议如下。

- **医疗的可获得性** 这是青年友好型医疗保健的关键，在低收入国家该问题可能更加突出。可获得性可能与地区或经济负担能力有关。可获得性还包括年轻人可以轻松地与团队联系以获得建议或信息。
- **医疗服务者的态度** 青年友好型医疗保健的提供者应具备专业的知识，能够提供全面的医疗保健服务，并具有尊重、乐于助人、诚实、值得信赖和友好的特质，其中最关键的特质是尊重。青年人认为医务人员对他们生活中的非医疗方面感兴趣是友好的一方面。如果有持续性医疗护理，更有可能建立信任并能够讨论敏感问题，青年人对提供医疗服务者产生安全感，并能够告诉他们任何相关事情。以上医务人员所需的特质，也适用于非医务人员，如接待员。
- **交流** 青年人强调的交流要点主要是提供信息的清晰度和信息量。医疗保健提供者的倾听技能是一个良好的门诊会谈的重要组成部分。年轻人更喜欢非讲课式的直接交流方式，而不是说教。
- **医疗能力** 对于就诊内分泌科的年轻人来说，可能需要接受静脉穿刺成静脉注射。对于其他年轻人来说，疼痛管理已经被认为是优质医疗的一个重要方面。
- **指南指导下的治疗** 年轻人希望得到全面的治疗，这不仅与他们的疾病有关，而且与发育水平、生活事件和个人愿望有关。对于患慢性疾病而住院治疗的年轻人，过渡期是一个问题，同时确定了自主性或促进独立自主的必要性。关于保密（及其局限性）的常规讨论，也是全方位医疗保障服务的关键，特别是在心理社会评估方面。
- **适合年龄的环境** 就诊时间和就诊方式要更加灵活，以尽量减少对教育的干扰。关于在年轻人中使用视频咨询的文献越来越多。已发现越来越多的非正式就诊方式。其他条件包括为年轻人提供单独的体检空间，在候诊室、电视或游戏中提供不同形式的适合于年轻人的前沿信息。另外清洁也是年轻人关注的问题。年轻人认为长时间的等待是缺乏尊重的一种表现，在诊所称重会泄露他们的隐私。
- **参与医疗保健** 年轻人强调他们需要参与医疗保健。这与他们更好地了解疾病状况和治疗效果直接相关。让年轻人参与进来和增进了解的另一个方法是将诊所信件发送或复制给年轻人，而不是给他们的父母。
- **健康结局** 控制理想的患内分泌疾病的年轻人，在短期可以减少入院次数，同时，其生活质量、中期的生育、怀孕，以及远期发病率和死亡率等可以与正常人接近。

（三）培训医疗保健提供者

英国一项对在内分泌就诊的年轻人及其父母的调查中发现，医疗保健服务提供者的特征被认为是优质医疗护理中最重要的部分之一[35]；然而，据报道，医务人员缺乏关于青少年健康和（或）过渡期医疗方面的培训，是提供服务的主要障碍[37, 38]。英国的一项对儿童和成人的受训人员调查中发现，65% 的受训者认为针对青少年和年轻人在健康和过渡期方面的培训很少或根本不存在，这种情况在内分泌患者（76%) 中比糖尿病患者 (42%）更严重[39]。

有证据表明，青少年的健康培训是有益的。一项随机对照试验发现，通过培训，青少年的知识、技能和自我感知能力持续改善[40]，同时筛查风险行为的能力得到提高[41]。对青少年健康和过渡期医疗方面的培训，应突出强调医疗保健方面的内容，如医生、父母和年轻人的三方沟通、交叉和多学科合作、知情同意和保密伦理或全面护理。在线资源支持教师访问 http://www.euteach.com，和可以在线或在小组内应用过渡模块 <http://www.e-lfh.org.uk>。

（四）临床咨询

临床咨询是内分泌科医生与年轻人及其父母有效合作的主要且唯一可用的措施。良好的沟通是核心，但对医疗保健专业人员来说可能是一项挑战，特别是引导父母在照顾孩子时角色的变化。可通过学习有效的沟通改善健康结果。与年轻人沟通时的关键问题包括以下几方面[42]。

- 年轻人应该是沟通的核心，讨论主要集中在他 / 她身上。
- 应该提供年轻人和临床医生单独一起讨论时间。
- 应当适当时保密同时不降低信息公开率。
- 矛盾心理是正常的，可以通过学习激励性面试等技巧，帮助年轻人解决矛盾心理和改变行为[43]。
- 社会心理筛查是青少年咨询的关键部分，应该包括保护性因素和风险因素——HEEADSSS 就是这样的心理社会筛查工具[44, 45]（表 19-2）。
- 健康促进和教育是青少年咨询的另一个关键部分，简短干预策略可能有用[46]，如简要干预的“5As”，即询问、评估、建议、帮助和安排。

即使年轻人不愿意回答问题，也不应低估提出正确问题的重要性。Brown 等报道[47]，如果咨询包含敏感健康话题的讨论，年轻人更有可能对医疗保健提供者有积极的看法，让他们的忧虑减轻，被允许做出决定，年轻人的忧虑会减轻，允许医生作出医疗决策，并说明所需要承担的治疗责任。

临床咨询应当满足有学习障碍青年的需要。虽然发展的里程碑可能不同，但应鼓励年轻人在咨询中充分发挥潜力，包括合理情况下进行单独咨询。

四、解决依从性

坚持治疗方案需要适当的认知能力和个人组织能力，以及对治疗必需性和有益性的个人信念[48]。根据患者的健康信念和个人目标，由专业人员和患者合作决定管理策略时，依从性会达到最大化。在关于依从性的讨论中，重要的是思考患有内分泌疾病的年轻人每天面对的是什么。他们通常需要终身激素的替代治疗，其获益可能不会立即显现出来。他们可能认为药物是他们参与休闲、与同伴互动的潜在障碍。依从性差可能是年轻人表达不满的一种渠道，这可能是年轻人简单地希望被倾听及在决策中发挥积极作用的一个愿望。

在临床中解决依从性问题绝不是去发现“不佳”的依从性。最重要的策略是使不依从合理化，给年轻人吐露他们所经历的困难的机会。“你最后一次忘记带……是什么时候”是一个比“你记得每天……吗？”更有效的问题。依从性是多因素的，需要根据健康理念、以往经验（第一手或第二手）、病程和成熟度进行评估。

在处理依从性不佳问题时的一个常见误解是，认为对治疗原理做出解释就足够了。例如，在假设情况下，解释说如果年轻人没有服用氢化

表 19-2　内分泌门诊青少年 HEEADSSS 评估

主　题	相关性	时　机
家庭	• 确定一个年轻人在家里是否感到快乐和安全，是否有一个可以与之沟通且支持他们的家庭，这是一个保护性因素	• 确保保障的问题
教育和就业	• 有内分泌疾病的年轻人可能由于各种内在和外在原因，导致受教育程度和职业素养水平较低 • 确定一个年轻人是否接受过教育或培训，以及在他们离开时是否有就业计划，这是一个保护性因素	• 评估和解决内分泌疾病对教育、培训和就业的影响 • 评估和解决职业准备情况，包括年轻人的意愿，受教育程度；之前的工作经验；对资源、责任和权利的了解；自尊心理等方面问题；年轻人及他们的家庭、老师的期望 • 解决学校、学院、大学、职业介绍所和工作的信息需求，以支持年轻人 • 与年轻人讨论向合适的人透露他们的状况，以支持教育和职业 • 为一些年轻人提供神经心理学，例如接受脑肿瘤治疗的年轻人，引导他们发挥自己的优势
锻炼和饮食	• 患有内分泌疾病的年轻人，有患有或发展成肥胖症的风险，这与自卑以及潜在的远期后果有关，如糖尿病、心血管疾病、生育能力下降和睡眠呼吸暂停 • 童年时期的癌症幸存者，并接受过蒽环类化疗药物治疗的年轻人，需要如举重等运动的建议	• 利用 5As 可以帮助年轻人变得更积极，使其饮食更健康
活动（包括同伴）	• 患内分泌疾病的年轻人，由于内在或外在因素，可能会有社交功能障碍 • 确定年轻人有良好的同伴关系，并参与团体活动是一个保护因素	• 询问有关取笑和欺凌的情况，可能会找出危险因素和需要支持的年轻人 • 通过患者支持团体和青年团体，或青年工作者的帮助，探索同龄人互动的可能性 • 询问使用公共交通工具和自驾的情况，以支持独立
药物（吸烟、酒精、其他物质）	• 患有内分泌疾病的年轻人和他们的健康同龄人一样有可能探索药物的使用 • 一些患有内分泌疾病的年轻人，特别是儿童癌症幸存者，有罹患心血管和（或）呼吸系统疾病的风险 • 服用氢化可的松或去氨加压素的年轻人饮酒可能会分别增加他们发生肾上腺危象或低钠血症的风险	• 询问家人或同龄人是否吸烟、饮酒或使用药物，即使年轻人否认使用药物 • 利用 5As 可以帮助年轻人改变他们的用药习惯 • 教育年轻人使用氢化可的松或去氨加压素，让他们在饮酒时保持安全
性方面	• 患有内分泌疾病的年轻人和他们的健康同龄人一样，在青春期变得性生活活跃，并面临意外怀孕或性传播感染的风险 • 患有内分泌疾病的年轻人可能会对性、性能力和生育能力产生疑问 • 应建议患有多囊卵巢综合征的年轻人避免怀孕 • 患有由遗传疾病导致的内分泌问题或心脏相关方面问题的年轻人，应接受孕前咨询	• 对年轻人进行性健康和避孕教育，并向他们提供相关服务 • 关注论对性能力的讨论，特别是对性发育障碍的年轻人，并在适当的时候进行进一步的评估 • 讨论他们的情况对生育的影响，并酌情提供进一步的评估 • 告知年轻人孕前基因咨询和心脏评估的重要性，并且服用抗雄激素的患者应避免怀孕
自杀、抑郁和自我形象	• 心理健康问题在青少年中很常见 • 保护因素包括：压力大时能和成年人交谈，良好的同伴关系和应对技巧，积极的自我尊重和形象	• 让他们给自己的总体幸福感打分并鼓励讨论 • 询问关于自残和自杀的问题 • 在需要的情况下，提供适当的心理咨询服务
睡眠	• 青少年的睡眠问题很常见，可能是焦虑和抑郁的迹象	• 询问睡眠和讨论睡眠卫生
安全	• 关于独自或与朋友一起开车的安全 • 关于上网的安全 • 关于一般情况下和离家时氢化可的松和去氨加压素的安全	• 询问有关行车安全的事宜和互联网的使用 • 教育医生注意事项，病假规则，紧急氢化可的松注射和尿崩症的安全 • 与年轻人讨论向合适的人（朋友、同事）透露他们的状况，并为他们提供教育 • 使他们能够坚持在医疗保健环境中获得最佳护理

可的松，他们可能会变得严重不适，但到目前为止还没有发生这种情况，这不会提高依从性。有证据表明，仅靠教育不足以改善依从性情况，很可能更需要行为方面的引导[49]。

（一）涉及父母

青少年时期，特别是在过渡时期，家庭是青少年护理的基础之一。据报道，父母在过渡期间的问题很明显，部分报道提到，父母比年轻人遇到的问题更困难。如果父母做好了准备，并认为团队之间的协调是良好的，他们会发现过渡“容易”[50]。对父母参与过渡期的系统性回顾研究发现，父母可以成为儿童健康医疗保健过渡期的关键推动者，使他们成为孩子身体状况和护理方面的专家。但要做到这一点，他们需要明确自己的作用，并得到保健服务提供者的支持[51]。应鼓励家长采取共同领导方式，从儿童期早期家长提供所有护理管理，转变成儿童期后期与年轻人一起管理。随着孩子自我管理能力的增加，父母可以担任监督者的角色，当孩子最终成为他们自己的监督者时，父母的角色可以转变为顾问[52]。目前正在就确定有效的方法来支持父母履行这一角色转变进行研究。

（二）过渡和转诊至成人服务

所有年轻人都需要适合其生物 – 心理 – 社会发展特点的医疗保健，一些年轻人需要过渡和转诊至成人的服务。过渡的定义是，当青少年从以儿童为中心的护理医疗转向以成人为中心的护理医疗时，积极主动地关注他们的医疗、心理社会和教育 / 职业等多方面的需求[53]。过渡的目的包括以下几点。

- 能够提供高质量、协调、持续，以患者为中心，适应年龄和发育情况的医疗保健，并且符合人文、弹性灵活、反应灵敏而全面。
- 提高沟通、决策、自信和自我护理，自我决定和自我宣传等技能。
- 增强年轻人的控制感和相互依赖感。
- 在此过程中为年轻人的父母 / 监护人提供支持。
- 最大限度地发挥终身功能和潜力。

过渡是一个漫长的过程，从青春期早期开始，到成年期早期结束；转诊是其中的一个事件。在过渡和转诊过程中，事件发生的时间取决于许多变量，必须个体化处理（框 19–1）。

框 19–1　在过渡和转诊的时机上需考虑的因素

- 实际年龄
- 生理成熟度
- 认知成熟度
- 目前的医疗状况
- 治疗的依从性
- 医疗保健的独立性
- 准备
- 年轻患者的意愿
- 父母 / 照顾者的意愿
- 有可转诊的成人内分泌专科医生
- 成人内分泌学服务机构的意愿

（三）过渡和转诊的证据基础

有证据表明，对于一些患有内分泌疾病[54, 55]和其他长期疾病的年轻人来说，过渡和转诊是有益的，因为不能得到转诊，一些患者可能会失访、对诊治不满意及健康状况恶化[56]。关于提升内分泌疾病过渡和转诊的证据非常有限，但关于包括糖尿病在内的慢性疾病过渡和转诊的证据，仍在不断更新并适用于内分泌疾病[57–59]。由于证据基础极少，Delphi 研究[60]将现有的证据及专家意见综合起来，关键要素记录在框 19–2 中。

（四）监测过渡和转诊效果

由于缺乏证据表明年轻人过渡和转诊的最佳方式，因此对结局的监测则非常关键[56]。同样，Delphi 研究确定了下列提示成功过渡的指标，见框 19–3 中所示[60]。

框 19–2　过渡期医疗保健的关键要素

- 确保在儿科和成人专业之间的良好协调（如转诊时间、沟通、随诊、担任顾问等）
- 在早期开始计划过渡（至少在转诊前 1 年）
- 与患者和家人讨论自我管理
- 考虑年轻人对过渡计划的看法和偏好
- 如果条件允许，在咨询的一部分时间单独与青少年沟通
- 在转诊前确定一个愿意接受年轻患者的成人机构
- 根据患者和家庭的需要调整转诊计划
- 确定团队中负责转诊管理或协调的成员
- 在转诊前向患者和成人医疗机构提供书面的健康总结和生物心理社会概况总结
- 有一份可供患者、父母和成人医疗机构使用的书面转诊协议 / 计划
- 确保转诊后至少与成人接诊医生预约一次
- 儿科和成人诊所确保他们在青少年健康方面有足够的知识和技能
- 在过渡过程中应包括父母 / 法定监护人
- 通知转诊过程中的初级保健提供者（儿科医生、全科医生、家庭医生、护理实习生 / 高级执业护士）
- 建立机制 / 资源以联系失访的患者
- 与患者和家属讨论儿科和成人医疗之间的差异
- 与患者讨论危险行为及其对健康的影响

框 19–3　成功转诊的关键指标

- 患者未失访
- 定期于成人医疗机构就诊（除非事先取消并重新预约，否则不得错过任何咨询）
- 患者与成人接诊医生建立信任关系
- 持续关注自我管理
- 患者首次成人医疗机构就诊不得迟于转诊后 3～6 个月
- 过去 1 年中因常规医疗的急诊就诊次数（如果进行了常规医疗复诊则可避免）
- 患者和家属对转诊的满意度
- 疾病控制评估标准（如糖尿病的糖化血红蛋白）的维持 / 改进

五、患内分泌疾病的年轻人

内分泌科就诊的年轻人大致分为以下三类。

第一类，进入青春期后，由于体内激素环境的变化，对身高、发育状况产生担忧、女性月经不调和高雄激素血症，以及男性青春期乳房发育。

第二类，儿童时期患有先天性或后天性疾病，他们可能在早期即被确诊，并在儿科内分泌接受过治疗，以最大限度地促进生长，优化青春期开始时间，并筛查其他健康方面的因素，或者他们可能在青春期晚期首次出现症状且没有及时在儿科内分泌就诊。

第三类，出现成人常见的内分泌疾病，如影响甲状腺的自身免疫性疾病，垂体瘤（尽管在青春期仍然很罕见）以及常见的泌乳素瘤。

对患有内分泌疾病的年轻人的治疗方法，取决于其病情和发病的时间，治疗的目标如下。

- 确保儿童早期即确诊的年轻人，可以和他们的父母同等了解关于他们的诊断、既往检查及治疗的所有信息。
- 优先处理青春期后期起病的年轻人，特别是青春期延迟和身材矮小的患者。
- 与年轻人讨论心血管、骨骼、生殖健康，以及生活质量的管理。
- 提高服用氢化可的松和去氨加压素患者的安

全意识，如何识别健康状况不佳状态，以及该做什么和何时寻求帮助。

- 确定成人所需的内分泌医疗水平，以及家庭医生是否可以提供医疗，例如先天性甲状腺功能减退症，或是否需要转诊至成人机构。

此外，一些通用的方法也很重要，具体如下。

- 鼓励提高医疗保健的独立性，包括管理药物和处方，在适合他们的时间安排预约，在父母不在场的情况下来接受部分或全部的咨询，并在预约期间与医院联系，寻求信息和建议。
- 解决参与医疗保健的障碍，包括依从性。
- 讨论获取健康信息和支持，包括患者支持小组的有用资源。
- 解决有关静脉注射的问题，特别是转诊至成人医疗机构的问题。
- 强调向朋友、教师告知病情的好处和方式。
- 通过心理社会筛查（见表 19-2）识别风险和保护因素，以解决更广泛的问题，如心理问题，社会和教育 / 职业问题以及健康行为。

在这个时间段，多学科团队的参与非常重要。儿童和成人内分泌科医生和内分泌护士需要相互联络，临床遗传学家、心理学家、妇科医生和（或）泌尿科医生，以及生育专家的参与至关重要。

（一）青春期的内分泌医疗

青春期的内分泌医疗有一定的特殊性（见上文）。

（二）青春期多囊卵巢综合征的症状和体征

多囊卵巢综合征（PCOS）是女性最常见的内分泌疾病，许多女性首发表现出现在青春期。多囊卵巢综合征的发病机制是建立在遗传和环境相互作用的基础上。

成年女性出现以下 3 个标准中的 2 个即可诊断 PCOS，即慢性无排卵、高雄激素血症或高雄激素血症伴超声表现为多囊卵巢 [61, 62]。在青少年中，应谨慎采用这些标准。痤疮在青少年时期很常见，而多囊卵巢综合征的多毛症通常随着时间的推移进展。青少年雄激素的正常范围尚未确定。由于下丘脑 – 垂体 – 卵巢轴在月经初潮后的 2～3 年不成熟，因此月经不调在青少年女性中常见，卵泡增大、多囊卵巢也是一个常见的表现。

目前对于如何诊断青春期多囊卵巢综合征还没有完全统一的意见。一些研究者建议，青春期诊断 PCOS 需具备 Rotterdam 标准的所有三个要素 [63]，而另一些研究者则建议，青少年的诊断标准中应包含高雄激素血症或高雄激素血症伴持续性少经，而无排卵症状及超声表现不应成为该年龄组患者诊断标准的一部分 [61]。也有人建议在 18 岁之前不要诊断 PCOS[64]。

国际儿科和青少年专业协会合作回顾了既有关于 PCOS 的文献 [65]。结论表明子宫出血间隔 ＜ 19 天或＞ 90 天是不正常的，即使是在初潮后的第 1 年。在无内分泌异常临床证据的情况下，异常月经出血持续 1 年以上，有 50% 的风险出现持续性月经不调，约一半的病例将患有多囊卵巢综合征。如果有多囊卵巢综合征的临床证据，如多毛症，则持续性高雄激素血症性月经异常的风险很高。因此，他们建议在存在不能解释的合并症的情况下，应在青少年时期考虑诊断多囊卵巢综合征 [66]，具体如下。

第一，异常子宫出血（AUB）持续 1～2 年。

- 原发性闭经：15 岁后或乳房发育开始后 3 年内未出现月经初潮。
- 继发性闭经：月经初潮后 6 个月以上无月经。
- 月经过少（稀发 AUB）：
  - 月经初潮后第 1 年，平均周期长度 90 天（4 次月经周期 / 年）。

- 月经初潮后第 2 年，平均周期长度 60 天（6 次月经周期 / 年）。
- 月经初潮后第 3～5 年，平均周期长度 45 天（8 次月经周期 / 年）。
- 月经初潮后第 6 年，周期长度 38～40 天（9 次月经周期 / 年）。

- 过度无排卵性 AUB：月经出血频率高于每 21 天 1 次（第 1 年为 19 天）或经量过多（持续 7 天或每 1～2 小时浸湿 1 个卫生巾或棉条）。

第二，存在高雄激素血症的证据。

- 在有可靠参考范围的实验室中，睾酮持续高于成人标准是最好的证据。
- 严重多毛症是高雄激素血症的临床证据。
- 对局部治疗无效的中重度炎症性痤疮可以提示存在高雄激素血症。

对多囊卵巢综合征患者面临的社会心理问题了解有限。文献回顾显示，多囊卵巢综合征对青少年的HRQoL有负面影响[67]，并且会增加成年女性中重度抑郁和焦虑的风险[68]。体重和体重指数（BMI）似乎对青少年的 HRQoL 影响最大，一些研究报告调整 BMI 后 HRQoL 得分会趋于正常[67]；但是在成人中，HRQoL 得分与年龄、BMI、高睾酮、多毛症和胰岛素抵抗的相关性较弱[68]。

因此，青少年多囊卵巢综合征的诊断存在困难，但对于表现出多囊卵巢综合征症状的青少年，应进行咨询和治疗，以解决心理社会问题，预防该综合征的长期并发症，尤其是生育能力低下和心血管疾病。因此，建议在评估后对多囊卵巢综合征进行个体化治疗。

健康生活仍然是管理的基石，特别是对于肥胖或超重的青少年，但对于体重正常的人群来说，也应注意保持健康生活。另外，仍需对症治疗。青春期治疗的证据质量较低[69, 70]。应探索激光脱毛和其他方法。口服避孕药是改善月经异常和高雄激素血症的理想药物，除非有禁忌证，一般应考虑使用含或不含抗雄激素的周期性孕激素。如果考虑使用抗雄激素治疗，需讨论避孕的问题。二甲双胍可能适用于胰岛素抵抗或糖耐量受损的患者，以改善月经不调。

1. 男性青春期乳房发育

50%～60% 的青春期男性有无症状的男性乳房发育[71, 72]。病因可能与雌二醇浓度增加、游离睾酮生成延迟，以及组织对男性正常浓度雌激素的敏感性增加有关[73]；一项纵向研究还发现，IGF-1 升高可能是男性青春期乳房发育的一个原因[74]。

男性青春期乳房发育应在发病后 6～24 个月内消退。如果症状在 2 年后或超过 17 岁后持续存在，则应进一步评估非生理因素原因。

在一组年龄在 19—29 岁的男性青春期乳房发育患者中，42% 的患者存在非特发性的病因，即性腺功能减退（25%）、高催乳素血症（9%）、慢性肝脏疾病（4%）和药物引起的乳房发育（4%）[75]。睾丸或肾上腺肿瘤的可能性也应考虑。

尽管大多数青少年的这种情况是生理性的，但可能会产生重大的心理和社会后果，包括但不限于抑郁、焦虑、饮食紊乱、身体不满和自尊心下降[76, 77]。

因男性青春期乳房发育可能自行缓解，安抚可能就足够了，一般无须特殊治疗，但对于那些存在心理问题的患者，应讨论治疗方案。有证据表明，他莫昔芬可能是有效治疗男性青春期乳房发育的安全药物，但缺乏随机对照研究[78]。必要时也可以通过手术来改善外观[79]。

2. 儿童期诊断的先天性和获得性疾病的持续管理

从监测和优化激素替代的角度来看，青春期后期应关注与成人健康有关的心血管、骨骼和生殖健康。对于已经达到成年终身高的青少年，需要重新评估生长激素缺乏症（GHD）、雌激素缺乏、先天性肾上腺增生与糖皮质激素替代的治疗方案。

3. 儿童期诊断生长激素缺乏症的青少年

在 2003 年召开了一次共识会议，重点集中讨论了在儿童时期使用 rhGH 治疗 GHD 患者的管理问题 [80]。根据当时的现有证据，建议所有生长末期仍存在生长激素缺乏的青少年应持续生长激素治疗。持续治疗的目的是优化身体组分和骨量。

大多数研究表明，永久性生长激素缺乏症患者停止生长激素治疗 2 年后，身体组分发生了不利变化，包括瘦体重减少（8%）和脂肪增加（10%～17%）[81-84]。另一项使用外周骨定量计算机断层扫描（pQCT）的研究发现，在停止生长激素治疗 6 个月后出现了骨量的不良变化 [85]。在重新开始或继续使用 rhGH 治疗 2 年后，观察到身体成分的有利改善，包括瘦体重增加（14%）和脂肪减少（7%）[86, 87]。只有一项研究显示没有差异 [88]。关于 GHD 或 rhGH 对肌肉力量影响还没有定论 [89]。

关于生长激素对骨骼影响的研究结果不一致。在关于停药影响的研究中，有一项研究发现停药 2 年后骨骼参数没有变化 [90]，而另一项研究显示，在停止 rhGH 治疗 6～12 个月后股骨颈骨密度降低 [91]；一项使用 pQCT 的研究显示，停药 6 个月后骨皮质厚度减少 [85]。关于 rhGH 持续治疗的研究表明，在 1 年 [92] 或 2 年 [86, 93, 94] 时，TB-BMC 和 LS-BMD 增加，与正常人群的预期相似，持续治疗 2 年后观察到骨皮质厚度显著增加 [95]，尽管其他方面没有显示出任何益处 [81, 88]。研究数据显示儿童期 GHD 患者骨折风险无明显增加 [96]。使用更先进的非侵入性成像工具对骨质量进行评估，可以更深入地了解 GHD 和 rhGH 对骨的影响 [89]。

其他研究领域包括心血管风险和脂质代谢以及生活质量 [89]。虽然停药后出现了更为不利的血脂状况，但继续和重新开始 rhGH 的影响尚不清楚，也缺乏长期不良结果的证据。生长激素治疗可能改善成人 GHD 患者生活质量，但由于使用了不同的工具，并且缺乏一个适合该患者群体的有效工具，导致研究结果并不一致。

在这些研究中，GHD 和 rhGH 治疗作用的变异性是由研究人群的不同所致，包括 GHD 的持续时间和严重程度，以及是否有其他垂体激素的缺乏和 rhGH 治疗的持续和停止时间。

尽管证据有限，但建议重新检测 GHD，并推荐在确认持续性 GHD 后重新开始 rhGH 治疗。

由于儿童时期被诊断为 GHD 的患者，在青春期晚期和成年早期并不一定仍被诊断为 GHD，大量 GHD 患者完全恢复，故对 GHD 患者进行重新评估是必需的。在重新评估时，使用不同的 GH 切点值来诊断 GHD。GHD 完全恢复归因于长期暴露于性类固醇激素，可能增加了垂体大小和促进生长激素分泌，暂时性 GHD 或误诊可能是由于生化检测问题导致 [97]。超过 2/3 儿童期被诊断为 GHD 的患者，尤其是那些患有特发性、孤立性或部分 GHD 的儿童，在重新评估时是正常的 [98, 99]。对患有儿童生长激素缺乏症和异位垂体后叶的患者进行重新评估，使用生长激素＜ 5μg/L 为切点值，仅 61% 的患者仍然存在严重的生长激素缺乏 [100]。在儿童期接受头颅放疗的癌症幸存者中，整个队列中有 52% 的人在成年期需要生长激素治疗，在儿童期患有严重生长激素缺乏症（生长激素峰值＜ 3μg/L）的患者中，这一比例增加到 64%[101]。

这些信息建议在生长晚期对生长激素状态进行重新评估，将患者分为不需要重新评估（非常高的可能性存在持续性生长激素缺乏）和较高可能性存在持续性生长激素缺乏和较低可能性存在持续性 GHD。

欧洲儿科内分泌学会（ESPE）共识首次确定了全垂体功能减退症（定义为 4 或 5 种激素缺乏）不需要重新评估[80]，GH 研究协会与 ESPE 和其他协会联合提出了指南，确定已知转录因子或基因突变的患者不需要重新评估[102]。在这些患者群体中，如果年轻人同意，可以持续给予 rhGH 治疗。

在 ESPE 共识中[80]，由于器质性垂体异常[如影响下丘脑－垂体区域的中枢神经系统（CNS）肿瘤，接受大剂量头颅照射的患者，垂体结构异常的患者（例如垂体柄发育不良和垂体后叶异位）的患者]导致的 GHD 患儿，具有较高可能性存在永久性 GHD。这些患者需在停止 rhGH 治疗一月后重新进行线性生长评估，最初可能只需要测量 IGF-1 水平，只有当 IGF-1 在正常范围内时才进行激发试验。患有永久性 GHD 的可能性较低的患者，包括在儿童时期接受 rhGH 治疗的所有其他类型的 GHD 患者，尤其是那些患有特发性 GHD 且无器质性垂体异常的患者，这些患者需要进行 IGF-1 评估和激发试验。

对于永久性 GHD 可能性较高的患者，建议仅使用低水平 IGF-1 作为 GHD 的有效证据，而无须进一步的激发试验[80, 103]。对于较高可能患永久性 GHD，但 IGF-1 在正常范围内的患者和较低可能患永久性 GHD 的患者，所有一致性声明只推荐进行一种激发试验[80, 102, 103]，尽管内分泌指南强调，成人特发性 GHD 非常罕见，建议采用更严格的标准，包括进行两项激发试验，特别是当 IGF-1 处于正常范围时[103]。

胰岛素耐受试验（ITT）已被证实可用于诊断过渡期的永久性 GHD。两个共识文件提供了不同的 GH 临界值[80, 102]；最近的建议为 <6μg/L，但需要进一步评估[102]。这一数值是基于这样一个发现，即在 ITT 过程中，生长激素切点值为 5.6μg/L 对预测永久性 GHD 具有最高的准确性，敏感性为 77%，特异性为 93%，87% 的患者能够正确分类[104]。一项类似的研究表明，在 ITT 过程中，生长激素的切点值为 6.1μg/L，其敏感性为 96%，特异性为 100%[105]。最近，一项关于儿童和青少年切点值的研究表明，ITT 过程中的最佳切点值为 5.1μg/L，精氨酸刺激试验期间的最佳切点值为 6.5μg/L，可乐定为 6.8μg/L[106]。另一个在过渡期支持 GHD 诊断的试验是 GH 释放激素（GHRH）－精氨酸试验，与成人（19μg/L）相比，更高的切点值具有更佳的敏感性和特异性[107]。在下丘脑功能减退的个体中，GHRH－精氨酸检测结果可能出现假阴性。尽管 ITT 和 GHRH－精氨酸试验已被证实可用于诊断过渡期的永久性 GHD，但 GHRH 并不总是可用的，某些个体存在 ITT 禁忌证，在许多内分泌实践中并不实用。精氨酸试验可以使用，但体重指数可能会对结果产生影响，因此精氨酸试验适用于非肥胖的青少年。胰高血糖素刺激试验很有希望成为成人激发试验的替代方法，但尚未在过渡期进行评估。

对于有发展为垂体功能减退风险的患者，包括 GHD，无论初始评估结果如何，在生长结束时，可能需要进一步的重新评估。尤其是那些接受放射治疗的患者和垂体后叶异位的患者，尽管最初的检查正常，但他们可能在青春期晚期发展为 GHD。

在生长完成后（约 25 岁）可以考虑使用成人标准进行进一步评估，但可能取决于 GHD 的严重程度和当地的成年期 GH 替代的指征。对于上述永久性 GHD 可能性较低的患者，应在决定终身 GHD 替代之前对其进行重新评估。对于试验结果不一致（IGF-1 正常；激发试验提示 GHD 或 IGF-1 低；激发试验提示 GH 正常）的存在永久性 GHD 可能性较低的患者，也应在该时间点进行重新评估。

过渡期生长激素的最佳剂量尚不清楚。不同研究使用的生长激素剂量从 12.5～25μg/（kg·d）（基于体重）到 200μg/d（固定剂量）[86, 87, 93, 108]。关于骨骼健康和身体组分，一项研究表明没有剂量依赖性[87, 93]，而另一项研究发现，与低剂量相比，高剂量对脊柱骨密度的影响更大。尽管在治疗 6 个月时，两种剂量对 LBM 和 FM 影响相似，但更高剂量对 LBM 和 FM 影响时间更长[86]。这项研究还表明，随着 rhGH 剂量的增加，LDL-C 的改善程度也更大[86]。这两项研究均未证明剂量效应与生活质量有关[86, 108]。

内分泌学会关于成人生长激素缺乏症评估和治疗指南建议根据年龄调整 GH 剂量；对于 30 岁以下的患者，每天 0.4～0.5mg 的初始剂量可能有益（对于 30—60 岁患者，建议每天 0.2～0.3mg 的初始剂量），而那些从儿科过渡至成人的患者可能需要更高的替代剂量。接受口服（非经皮）雌激素治疗的女性相比其他患者可能需要更高的剂量。随后可酌情调整剂量，以使血清 IGF-1 浓度处在同年龄同性别正常范围内。

现有关于青春期晚期和青年期进行生长激素替代治疗的益处的证据有助于内分泌学家可以为患有永久性 GHD 的年轻人提供一个明确的选择，即更倾向于因为潜在的益处而选择在过渡期继续进行生长激素替代治疗，还是出于许多原因更倾向于暂停每日注射。

4. 青春期雌激素替代

患有促性腺激素缺乏或卵巢早衰（POI）的女孩，包括 Turner 综合征和一些儿童癌症幸存者，需要终身雌激素替代治疗。对于年轻人来说，无论他们是在青春期出现青春期延迟，还是已经完成了青春期诱导，且正在考虑他们在成年中首选的雌激素替代品，都有一些可供考虑的选择。已经出版的 POI[109] 和 Turner 综合征[110] 的指南详细说明了最合适的雌激素替代方法。

女孩青春期延迟需要个体化的方法，以确保优先满足达到成熟或最大限度地维持生长潜能。缩短青春期诱导期的方案通常是成功的，尽管现有的研究太少，尚无法确定出现如乳腺发育不良等青春期诱导不满意的原因[111]。目前还没有关于峰值骨量等长期结果的数据。

青春期诱导完成后，优化雌激素替代非常重要，因为雌激素缺乏，特别是在 POI 的情况下，与心血管疾病导致的预期寿命缩短有关[109]。雌激素缺乏还与骨密度（BMD）降低和晚年骨折风险增加有关[109, 110]。尽管缺乏纵向研究数据，但强烈建议尽早开始雌激素替代治疗，且至少应持续到平均绝经年龄，以降低心血管疾病的远期风险并优化骨密度。定期负重锻炼，避免吸烟，保持健康的体重和充足的钙和维生素 D 摄入等生活方式管理都是非常重要的。

不同国家、不同医生的雌激素青春期诱导方案可能不同。现在有一种趋势，在青春期诱导完成后，向雌激素缺乏的年轻女性提供生理性雌激素用于激素替代疗法（HRT），而不是联合口服避孕药，除非担心存在自然妊娠的可能。其原因是基于 HRT 更有利于骨骼健康和心血管健康，降低血压，改善肾功能，减少肾素 - 血管紧张素系统的激活[109]。

关于雌激素最佳给药方式（口服或经皮）的证据尚无定论。经皮雌二醇更符合生理性雌激素浓度，并且在患有肥胖、高血压、偏头痛和静脉血栓风险增加的年轻女性中更受欢迎[109]。周期性孕激素是维持子宫内膜健康所必需的。年轻女性和她们的父母，尤其是她们的母亲，应该放心，该年龄组患者进行激素替代疗法并不需担心乳腺癌风险增加[109]。

尽管有足够的雌激素替代，性功能改变和泌尿生殖系统症状仍可能发生[109]。应与年轻人讨论这些问题，使他们意识到可以在他们接下来的定期随诊中讨论这些问题。如果出现这些问题，可以考虑增加雌激素剂量或者使用润滑剂及局部雌激素。对于一些 POI 和性欲减退的女性，可以考虑补充睾酮，但应告知年轻女性目前尚缺乏关于长期有效性和安全性的数据，所以疗程应＜ 24 个月。

常规的年度评估应包括吸烟状况，BMI 和血压；在某些人群中，如 Turner 综合征患者和一些儿童癌症患者、脑瘤患者和骨髓移植后患者，还应每年评估血脂和 HbA1c。应考虑定期评估骨密度（BMD），特别是在有其他风险因素存在的情况下，如果发现骨质疏松症的证据，则在 5 年内再次评估 [109]。身材矮小者应注意监测骨密度。对于骨密度降低的患者，应注意回顾雌激素替代治疗和其他潜在因素。

4. 青春期先天性肾上腺皮质增生症的糖皮质激素替代治疗

青春期先天性肾上腺皮质增生症（CAH）的管理不仅存在挑战，而且也提供了让年轻人参与决策的机会 [112]。由于青春期的生理变化 [113] 和对药物治疗的依从性降低，青春期疾病控制可能会恶化。一旦线性生长完成，治疗重点将转移到预防长期不良后果，如睾丸肾上腺残余瘤或月经不调导致的生育能力低下、心血管风险增加和骨质疏松症。这些长期的不良后果在青春期已得到了证实 [114]。

对患有典型 CAH 的青少年进行如何避免和认识肾上腺危象的体征和症状的教育非常重要，因为有证据表明，青年 CAH 患者中的肾上腺危象的发生频率增加 [115]。虽然 CAH 需要终身的糖皮质激素治疗，但在生长发育和青春期完成后，尤其是那些努力达到最佳控制的患者，应重新评估糖皮质激素治疗方案。氢化可的松几乎只用于儿科治疗，来自英国和美国的研究表明，2/3 的成年人使用长效糖皮质激素制剂，如地塞米松或泼尼松 [116, 117]。目前尚缺乏比较不同治疗方案的随机对照试验；但是最近英国的一项研究确实发现，肥胖、胰岛素抵抗及使用泼尼松龙或地塞米松与成人 CAH 患者的生活质量受损有关 [118]。氢化可的松可能是最佳的糖皮质激素，但在某些情况下，需优先考虑简化糖皮质激素方案，并根据需要改用每日 1 次或 2 次长效糖皮质激素。长效氢化可的松制剂正在 CAH 患者中进行试验 [119]。长效糖皮质激素的选择可能取决于具体情况。在患有睾丸肾上腺残余瘤的青春期男性中，短期使用地塞米松可能会保留或恢复生育能力 [120]。在没有采取避孕措施的育龄女性中，应避免使用地塞米松，因为胎盘不能使地塞米松失活。除非她正在计划怀孕，并且临床遗传学家评估其胎儿有患病风险，这时需要讨论地塞米松的利与弊。治疗的目的是使用最低剂量的糖皮质激素维持雄烯二酮浓度正常，同时维持 17OHP 浓度保持在正常范围。长效糖皮质激素药物可减少盐皮质激素的影响，但仍需注意监测血浆肾素活性和血压。应注意调整氟氢可的松的剂量，以维持血浆肾素活性在正常范围内。

非典型 CAH 患者发生肾上腺危象的风险较低，因此可能不需要终身使用糖皮质激素替代治疗。指南建议患者可以选择停用糖皮质激素 [121]。一些作者建议非典型 CAH 的男性患者在青春期中期，女性患者在月经初潮 2～3 年后可考虑停用氢化可的松 [112]。对于青春期晚期确诊的患者，只需在某些特殊的情况下给予糖皮质激素治疗。对于女性患者，可能需要糖皮质激素来调节月经周期，以提高生育率和降低流产率 [122]；对于没有生育需求的患者，可以选择如联合使用口服避孕药和抗雄激素治疗其他症状 [123]。肾上腺功能的评估非常重要，因为约 1/3 的非典型 CAH 患者快速促肾上腺皮质激素激发试验结果提示肾上腺功能低下。尽管缺乏与肾上腺危象发生相关的证据，但建议在疾病状态下需使用氢化可的松治疗 [124, 125]。尽管缺乏关于非经典性 CAH 的长期预后的数据，但建议在成年期对其进行随访，特别是可能需要治疗高雄激素血症或辅助生育的女性。

六、结论

要解决患内分泌疾病的青少年及成年人的健康需求，需要适应于青春期发育的健康护理，以及有效和安全地过渡到成人内分泌服务。如何为这个年龄组患者提供有效的护理仍需要更多的证据。儿童和成人内分泌学家需要认识到内分泌状况对心理和社会发展的影响，且他们需要掌握青春期内分泌疾病常见临床表现和管理的相关知识，以便对患者的选择提供适当的建议，并让他们参与到疾病管理中。

参考文献

[1] World Health Organization. Adolescent Health [Internet]. http://www.who.int/maternal_child_ adolescent/topics/adolescence/en/. [cited August 15, 2015].

[2] Arnett, J.J. (2000). Emerging adulthood: a theory of development from the late teens through the twenties. *Am. Psychol.* 55 (5): 469–480.

[3] Kilford, E.J., Garrett, E., and Blakemore, S.-J. (2016). The development of social cognition in adolescence: an integrated perspective. *Neurosci. Biobehav. Rev.* 70: 106–120.

[4] Suris, J.-C., Michaud, P.-A., and Viner, R. (2004). The adolescent with a chronic condition. Part I: developmental issues. *Arch. Dis. Child.* 89 (10):938–942.

[5] Cromer, B. (2016). Adolescent development. In: *Nelson Textbook of Pediatrics*, 20e (ed. R. Kliegman, B. Stanton, J. St. Geme and N. Scho). Elsevier.

[6] Graber, J.A. (2013). Pubertal timing and the development of psychopathology in adolescence and beyond. *Horm. Behav.* 64 (2): 262–269.

[7] Voss, L.D. and Sandberg, D.E. (2004). The psychological burden of short stature: evidence against. *Eur. J. Endocrinol.* 151 (Suppl): S29–S33.

[8] Garrido Oyarzún, M.F. and Castelo-Branco, C. (2016). Sexuality and quality of life in congenital hypogonadisms. *Gynecol. Endocrinol.* 32 (12): 947–950.

[9] Zhu, J. and Chan, Y.-M. (2017). Adult consequences of self-limited delayed puberty. *Pediatrics* 139 (6): pii: e20163177. doi: 10.1542/peds.2016-3177.

[10] Deardorff, J., Gonzales, N.A., Christopher, F.S. et al. (2005). Early puberty and adolescent pregnancy: the influence of alcohol use. *Pediatrics* 116 (6):1451–1456.

[11] Chen, F.R., Rothman, E.F., and Jaffee, S.R. (2017). Early puberty, friendship group characteristics, and dating abuse in US girls. *Pediatrics* 139 (6): pii: e20162847.doi: 10.1542/peds.2016-2847.

[12] Mrug, S., Elliott, M.N., Davies, S. et al. (2014). Early puberty, negative peer influence, and problem behaviors in adolescent girls. *Pediatrics* 133 (1):7–14.

[13] Joinson, C., Heron, J., Araya, R. et al. (2012). Association between pubertal development and depressive symptoms in girls from a UK cohort. *Psychol. Med.* 42 (12): 2579–2589.

[14] Meltzer, H., Gatward, R., Goodman, R., and Ford, T. (2003). Mental health of children and adolescents in Great Britain. *Int. Rev. Psychiatry* 15 (1–2):185–187.

[15] Secinti, E., Thompson, E.J., Richards, M., and Gaysina, D. (2017). Research review: childhood chronic physical illness and adult emotional health – a systematic review and meta-analysis. *J. Child Psychol. Psychiatry* 58 (7):753–769.

[16] Knopf, J.M., Hornung, R.W., Slap, G.B. et al. (2008). Views of treatment decision making from adolescents with chronic illnesses and their parents: a pilot study. *Health Expect.* 11 (4): 343–354.

[17] Pinquart, M. (2013). Body image of children and adolescents with chronic illness: a meta-analytic comparison with healthy peers. *Body Image* 10 (2): 141–148.

[18] Christin, A., Akre, C., Berchtold, A., and Suris, J.C. (2016). Parent-adolescent relationship in youths with a chronic condition. *Child Care Health Dev.* 42 (1):36–41.

[19] Helgeson, V.S. and Holmbeck, G.N. (2015). An introduction to the special issue on peer relations in youth with chronic illness. *J. Pediatr. Psychol.* 40 (3):267–271.

[20] Pinquart, M. and Teubert, D. (2012). Academic, physical, and social functioning of children and adolescents with chronic physical illness: a metaanalysis. *J. Pediatr. Psychol.* 37 (4): 376–389.

[21] Martinez, W., Carter, J.S., and Legato, L.J. (2011). Social competence in children with chronic illness: a metaanalytic review. *J. Pediatr. Psychol.* 36 (8): 878–890.

[22] Pinquart, M. (2014). Achievement of developmental milestones in emerging and young adults with and without pediatric chronic illness – a meta-analysis. *J. Pediatr. Psychol.* 39 (6): 577–587.

[23] Mitra, M.T., Jönsson, P., Åkerblad, A.-C. et al. (2017). Social, educational and vocational outcomes in patients with childhood-onset and young-adult-onset growth hormone deficiency. *Clin. Endocrinol. (Oxf)* 86 (4):526–533.

[24] Stochholm, K., Berglund, A., Juul, S. et al. (2014). Socioeconomic factors do not but GH treatment does affect mortality in adult-onset growth hormone deficiency. *J. Clin. Endocrinol. Metab.* 99 (11):4141–4148.

[25] Stochholm, K., Hjerrild, B., Mortensen, K.H. et al. (2012). Socioeconomic parameters and mortality in Turner syndrome. *Eur. J. Endocrinol.* 166 (6):1013–1019.

[26] Strandqvist, A., Falhammar, H., Lichtenstein, P. et al. (2014). Suboptimal psychosocial outcomes in patients with congenital adrenal hyperplasia: epidemiological studies in a nonbiased national cohort in Sweden. *J. Clin. Endocrinol. Metab.* 99 (4): 1425–1432.

[27] Maslow, G.R., Haydon, A., McRee, A.-L. et al. (2011). Growing up with a chronic illness: social success, educational/vocational

distress. *J. Adolesc. Health* 49 (2): 206–212.

[28] WHO (2009). Global health risks: mortality and burden of disease attributable to selected major risks. *Bull. World Health Organ.* 87: 646–646.

[29] Mokdad, A.H., Forouzanfar, M.H., Daoud, F. et al. (2016). Global burden of diseases, injuries, and risk factors for young people's health during 1990–2013: a systematic analysis for the Global Burden of Disease Study 2013. *Lancet (London, England)* 387 (10036):2383–2401.

[30] Surís, J.-C., Michaud, P.-A., Akre, C., and Sawyer, S.M. (2008). Health risk behaviors in adolescents with chronic conditions. *Pediatrics* 122 (5): e1113–e1118.

[31] Sawyer, S.M., Drew, S., Yeo, M.S., and Britto, M.T. (2007). Adolescents with a chronic condition: challenges living, challenges treating. *Lancet (London, England)* 369 (9571): 1481–1489.

[32] Farre, A., Wood, V., JE, M.D. et al. (2016). Health professionals' and managers' definitions of developmentally appropriate healthcare for young people: conceptual dimensions and embedded controversies. *Arch. Dis. Child.* 628–633.

[33] Farre, A., Wood, V., Rapley, T. et al. (2014). Developmentally appropriate healthcare for young people: a scoping study. *Arch. Dis. Child.* 1–8.

[34] Wood D, Turner G, Straw F. Not just a phase : a guide to the participation of children and young people in health services. RCPCH; 2010. https://www.rcpch.ac.uk/sites/ default/files/ RCPCH-not-just-a-phase-2010.pdf

[35] 35 Gleeson, H., Mason, A., Shaikh, G., and Dimitri, P. (2015). National audit of transition in endocrinology:joint between society for endocrinology and the british society for paediatric endocrinology & diabetes. *Endocr. Abstr.* 38: P66 | DOI: 10.1530/endoabs.38.P66.

[36] Ambresin, A.-E., Bennett, K., Patton, G.C. et al. (2013). Assessment of youth-friendly health care: a systematic review of indicators drawn from young people's perspectives. *J. Adolesc. Health* 52 (6): 670–681.

[37] McDonagh, J.E., Minnaar, G., Kelly, K. et al. (2006). Unmet education and training needs in adolescent health of health professionals in a UK children's hospital. *Acta Paediatr.* 95 (6): 715–719.

[38] McDonagh, J.E., Southwood, T.R., Shaw, K.L., and Bristish Paediatric Rheumatology Group (2004). Unmet education and training needs of rheumatology health professionals in adolescent health and transitional care. *Rheumatology (Oxford)* 43 (6): 737–743.

[39] Wright, R.J. and Gleeson, H.K. Training needs in adolescent & young adult health and transition in uk paediatric and adult higher specialist trainees in endocrinology & diabetes. *Br. J. Diabetes* 15 (4): HTMLPDF 159-165.

[40] Sanci, L.A., Coffey, C.M., Veit, F.C. et al. (2000). Evaluation of the effectiveness of an educational intervention for general practitioners in adolescent health care: randomised controlled trial. *BMJ* 320 (7229): 224–230.

[41] Britto, M.T., Rosenthal, S.L., Taylor, J., and Passo, M.H. (2000). Improving rheumatologists' screening for alcohol use and sexual activity. *Arch. Pediatr. Adolesc. Med.* 154 (5): 478–483.

[42] White, B. and Viner, R.M. (2012). Improving communication with adolescents. *Arch. Dis. Child. Educ. Pract. Ed.* 97 (3): 93–97.

[43] Schaefer, M.R. and Kavookjian, J. (2017). The impact of motivational interviewing on adherence and symptom severity in adolescents and young adults with chronic illness: a systematic review. *Patient Educ. Couns.* 100 (12): 2190–2199. https://doi.org/10.1016/j.pec.2017.05.037.

[44] Klein D, Goldenring J, Adelman W. HEEADSSS 3.0: the psychosocial interview for adolescents updated for a new century fueled by media. *Comtemporary Pediatr.* 2014. http://www.contemporarypediatrics.com/modern-medicine-feature-articles/heeadsss-30-psychosocial-interview-adolescents-updated-newcentury-fueled-media

[45] Doukrou, M. and Segal, T.Y. (2018). Fifteen-minute consultation: communicating with young people -how to use HEEADSSS, a psychosocial interview for adolescents. *Arch. Dis. Child. Educ. Pract. Ed.* 103 (1):15–19.

[46] Beaton, A., Shubkin, C.D., and Chapman, S. (2016). Addressing substance misuse in adolescents: a review of the literature on the screening, brief intervention, and referral to treatment model. *Curr. Opin. Pediatr.* 28(2): 258–265.

[47] Brown, J.D. and Wissow, L.S. (2009). Discussion of sensitive health topics with youth during primary care visits: relationship to youth perceptions of care. *J. Adolesc. Health* 44 (1): 48–54.

[48] Michaud, P.-A., Suris, J.-C., and Viner, R. (2004). The adolescent with a chronic condition. Part II: healthcare provision. *Arch. Dis. Child.* 89 (10): 943–949.

[49] Dean, A.J., Walters, J., and Hall, A. (2010). A systematic review of interventions to enhance medication adherence in children and adolescents with chronic illness. *Arch. Dis. Child.* 95 (9): 717–723.

[50] Suris, J.-C., Larbre, J.-P., Hofer, M. et al. (2017). Transition from paediatric to adult care: what makes it easier for parents? *Child Care Health Dev.* 43 (1):152–155.

[51] Heath, G., Farre, A., and Shaw, K. (2017). Parenting a child with chronic illness as they transition into adulthood: a systematic review and thematic synthesis of parents' experiences. *Patient Educ. Couns.* 100 (1):76–92.

[52] Kieckhefer, G.M. and Trahms, C.M. (2000). Supporting development of children with chronic conditions: from compliance toward shared management. *Pediatr. Nurs.* 26 (4): 354–363.

[53] Blum, R.W., Garell, D., Hodgman, C.H. et al. (1993). Transition from child-centered to adult health-care systems for adolescents with chronic conditions. A position paper of the Society for Adolescent Medicine. *J. Adolesc. Health* 14 (7): 570–576.

[54] Gleeson, H., Davis, J., Jones, J. et al. (2013). The challenge of delivering endocrine care and successful transition to adult services in adolescents with congenital adrenal hyperplasia: experience in a single centre over 18 years. *Clin. Endocrinol. (Oxf)* 78 (1): 23–28.

[55] Downing, J., Gleeson, H.K., Clayton, P.E. et al. (2013). Transition in endocrinology: the challenge of maintaining continuity. *Clin. Endocrinol. (Oxf)* 78 (1):29–35.

[56] Prior, M., McManus, M., White, P., and Davidson, L. (2014). Measuring the "triple aim" in transition care: a systematic review. *Pediatrics* 134 (6): e1648–e1661.

[57] Crowley R, Wolfe I, Lock K, McKee M. Improving the transition between paediatric and adult healthcare: a systematic review. *Arch. Dis. Child.*. 2011;96(6):548–553.

[58] Campbell, F., Biggs, K., Aldiss, S.K. et al. (2016). Transition of care for adolescents from paediatric services to adult health services. *Cochrane Database Syst. Rev.* 4: CD009794.

[59] Gabriel P, McManus M, Rogers K, White P. Outcome evidence for structured pediatric to adult health care transition interventions: a systematic review. *J. Pediatr.* 2017 188:263–269.e15. doi: 10.1016/j. jpeds.2017.05.066.

[60] Suris, J.-C. and Akre, C. (2015). Key elements for, and indicators of, a successful transition: an international Delphi study. *J. Adolesc. Health* 56 (6): 612–618.

[61] Legro RS, Arslanian SA, Ehrmann DA, Hoeger KM, Murad MH, Pasquali R, et al. Diagnosis and treatment of polycystic ovary syndrome: an Endocrine Society clinical practice guideline. *J. Clin. Endocrinol. Metab.* 2013;98(12):4565–4592.

[62] Conway, G., Dewailly, D., Diamanti-Kandarakis, E. et al. (2014).

The polycystic ovary syndrome: a position statement from the European Society of Endocrinology. *Eur. J. Endocrinol.* 171 (4): P1–P29.

[63] Carmina, E., Oberfield, S.E., and Lobo, R.A. (2010). The diagnosis of polycystic ovary syndrome in adolescents. *Am. J. Obstet. Gynecol.* 203 (3): 201. e1–201.e5.

[64] Shayya, R. and Chang, R.J. (2010). Reproductive endocrinology of adolescent polycystic ovary syndrome. *BJOG* 117 (2): 150–155.

[65] Rosenfield, R.L. (2015). The diagnosis of polycystic ovary syndrome in adolescents. *Pediatrics* 136 (6): 1154–1165.

[66] Witchel, S.F., Oberfield, S., Rosenfield, R.L. et al. (2015). The diagnosis of polycystic ovary syndrome during adolescence. *Horm. Res. Paediatr.* 83: 376–389. https://doi.org/10.1159/000375530.

[67] Kaczmarek, C., Haller, D.M., and Yaron, M. (2016). Health-related quality of life in adolescents and young adults with polycystic ovary syndrome: a systematic review. *J. Pediatr. Adolesc. Gynecol.* 29 (6): 551–557.

[68] Cooney, L.G., Lee, I., Sammel, M.D., and Dokras, A. (2017). High prevalence of moderate and severe depressive and anxiety symptoms in polycystic ovary syndrome: a systematic review and meta-analysis. *Hum. Reprod.* 32 (5): 1075–1091.

[69] Al Khalifah, R.A., Florez, I.D., Dennis, B. et al. (2016). Metformin or oral contraceptives for adolescents with polycystic ovarian syndrome: a meta-analysis. *Pediatrics* 137 (5).

[70] Al Khalifah, R.A., Flórez, I.D., Dennis, B. et al. (2015). The effectiveness and safety of treatments used for polycystic ovarian syndrome management in adolescents: a systematic review and network metaanalysis protocol. *Syst. Rev.* 4: 125.

[71] Nordt, C.A. and AD, D.V. (2008). Gynecomastia in adolescents. *Curr. Opin. Pediatr.* 20 (4): 375–382.

[72] Georgiadis, E., Papandreou, L., Evangelopoulou, C. et al. Incidence of gynaecomastia in 954 young males and its relationship to somatometric parameters. *Ann. Hum. Biol.* 21 (6): 579–587.

[73] Braunstein, G.D. (1999). Aromatase and gynecomastia. *Endocr. Relat. Cancer* 6 (2): 315–324.

[74] Mieritz, M.G., Rakêt, L.L., Hagen, C.P. et al. (2015). A longitudinal study of growth, sex steroids, and IGF-1 in boys with physiological gynecomastia. *J. Clin. Endocrinol. Metab.* 100 (10): 3752–3759.

[75] Ersöz H önder, Onde ME, Terekeci H, Kurtoglu S, Tor H. Causes of gynaecomastia in young adult males and factors associated with idiopathic gynaecomastia. *Int. J. Androl.* 2002;25(5):312–316.

[76] Rew, L., Young, C., Harrison, T., and Caridi, R. (2015). A systematic review of literature on psychosocial aspects of gynecomastia in adolescents and young men. *J. Adolesc.* 43: 206–212.

[77] Ordaz, D.L. and Thompson, J.K. (2015). Gynecomastia and psychological functioning: a review of the literature. *Body Image* 15: 141–148.

[78] Lapid, O., van Wingerden, J.J., and Perlemuter, L. (2013). Tamoxifen therapy for the management of pubertal gynecomastia: a systematic review. *J. Pediatr. Endocrinol. Metab.* 26 (9–10): 803–807.

[79] Choi, B.S., Lee, S.R., Byun, G.Y. et al. (2017). The characteristics and short-term surgical outcomes of adolescent gynecomastia. *Aesthetic Plast. Surg.* 41 (5):1011–1021. doi: 10.1007/s00266-017-0886-z. Epub 2017 Apr 27.

[80] Clayton, P.E., Cuneo, R.C., Juul, A. et al. (2005). Consensus statement on the management of the GHtreated adolescent in the transition to adult care. *Eur. J. Endocrinol.* 152 (2): 165–170.

[81] Boot, A.M., van der Sluis, I.M., Krenning, E.P., and de Muinck Keizer-Schrama, S.M.P.F. (2009). Bone mineral density and body composition in adolescents with childhood-onset growth hormone deficiency. *Horm. Res.* 71 (6): 364–371.

[82] Johannsson, G., Albertsson-Wikland, K., and Bengtsson, B. (1999). a. Discontinuation of growth hormone (GH) treatment: metabolic effects in GHdeficient and GH-sufficient adolescent patients compared with control subjects. *J. Clin. Endocrinol. Metab.* 84 (12): 4516–4524.

[83] Nørrelund, H., Vahl, N., Juul, A. et al. (2000). Continuation of growth hormone (GH) therapy in GH-deficient patients during transition from childhood to adulthood: Impact on insulin sensitivity and substrate metabolism. *J. Clin. Endocrinol. Metab.* 85 (5): 1912–1917.

[84] Carroll, P.V., Drake, W.M., Maher, K.T. et al. (2004). Comparison of continuation or cessation of growth hormone (GH) therapy on body composition and metabolic status in adolescents with severe GH deficiency at completion of linear growth. *J. Clin. Endocrinol. Metab.* 89 (8): 3890–3895.

[85] Bechtold, S., Bachmann, S., Putzker, S. et al. Early changes in body composition after cessation of growth hormone therapy in childhood-onset growth hormone deficiency. *J. Clin. Densitom.* 14 (4):471–477.

[86] Underwood, L.E., Attie, K.M., and Baptista, J. (2003). Growth hormone (GH) dose-response in young adults with childhood-onset gh deficiency: a two-year, multicenter, multiple-dose, placebo-controlled study. *J. Clin. Endocrinol. Metab.* 88 (11): 5273–5280.

[87] Attanasio, A.F., Shavrikova, E., Blum, W.F. et al. (2004). Continued growth hormone (GH) treatment after final height is necessary to complete somatic development in childhood-onset GH-deficient patients. *J. Clin. Endocrinol. Metab.* 89 (10): 4857–4862.

[88] Mauras, N., Pescovitz, O.H., Allada, V. et al. (2005). Limited efficacy of growth hormone (GH) during transition of GH-deficient patients from adolescence to adulthood: a phase III multicenter, double-blind, randomized two-year trial. *J. Clin. Endocrinol. Metab.* 90 (7): 3946–3955.

[89] Ahmid, M., Perry, C.G., Ahmed, S.F., and Shaikh, M.G. (2016). Growth hormone deficiency during young adulthood and the benefits of growth hormone replacement. *Endocr. Connect* 5 (3): R1–R11.

[90] Fors, H., Bjarnason, R., Wirén, L. et al. (2001). Currently used growth-promoting treatment of children results in normal bone mass and density. A prospective trial of discontinuing growth hormone treatment in adolescents. *Clin. Endocrinol. (Oxf)* 55 (5):617–624.

[91] Tritos, N.A., Hamrahian, A.H., King, D. et al. (2012). A longer interval without GH replacement and female gender are associated with lower bone mineral density in adults with childhood-onset GH deficiency: a KIMS database analysis. *Eur. J. Endocrinol.* 167 (3): 343–351.

[92] Drake, W.M., Carroll, P.V., Maher, K.T. et al. (2003). The effect of cessation of growth hormone (GH) therapy on bone mineral accretion in GH-deficient adolescents at the completion of linear growth. *J. Clin. Endocrinol. Metab.* 88 (4): 1658–1663.

[93] Shalet, S.M., Shavrikova, E., Cromer, M. et al. (2003). Effect of growth hormone (GH) treatment on bone in postpubertal GH-deficient patients: a 2-year randomized, controlled, dose-ranging study. *J. Clin. Endocrinol. Metab.* 88 (9): 4124–4129.

[94] Conway, G.S., Szarras-Czapnik, M., Racz, K. et al. (2009). Treatment for 24 months with recombinant human GH has a beneficial effect on bone mineral density in young adults with childhood-onset GH deficiency. *Eur. J. Endocrinol.* 160 (6): 899–907.

[95] Hyldstrup, L., Conway, G.S., Racz, K. et al. (2012). Growth hormone effects on cortical bone dimensions in young adults with childhood-onset growth hormone deficiency. *Osteoporos.*

Int. 23 (8): 2219–2226.

[96] Högler, W. and Shaw, N. (2010). Childhood growth hormone deficiency, bone density, structures and fractures: scrutinizing the evidence. *Clin. Endocrinol. (Oxf)* 72 (3): 281–289.

[97] Murray, P.G., Dattani, M.T., and Clayton, P.E. (2016). Controversies in the diagnosis and management of growth hormone deficiency in childhood and adolescence. *Arch. Dis. Child.* 101 (1): 96–100.

[98] Tauber, M., Moulin, P., Pienkowski, C. et al. (1997). Growth hormone (GH) retesting and auxological data in 131 GH-deficient patients after completion of treatment. *J. Clin. Endocrinol. Metab.* 82 (2): 352–356.

[99] Maghnie, M., Strigazzi, C., Tinelli, C. et al. (1999). Growth hormone (GH) deficiency (GH deficiency) of childhood onset: reassessment of GH status and evaluation of the predictive criteria for permanent GH deficiency in young adults. *J. Clin. Endocrinol. Metab.* 84 (4): 1324–1328.

[100] Léger, J., Danner, S., Simon, D. et al. (2005). Do all patients with childhood-onset growth hormone deficiency (GHD) and ectopic neurohypophysis have persistent GHB in adulthood? *J. Clin. Endocrinol. Metab.* 90 (2): 650–656.

[101] Gleeson, H.K., Gattamaneni, H.R., Smethurst, L. et al. (2004). Reassessment of growth hormone status is required at final height in children treated with growth hormone replacement after radiation therapy. *J. Clin. Endocrinol. Metab.* 89 (2): 662–666.

[102] Ho, K. (2007). Consensus guidelines for the diagnosis and treatment of adults with GH deficiency II: a statement of the GH Research Society in association with the European Society for Pediatric Endocrinology, Lawson Wilkins Society, European Society of Endocrinology. *Eur. J. Endocrinol.* 157 (6):695–700.

[103] Molitch, M.E., Clemmons, D.R., Malozowski, S. et al. (2011). Evaluation and treatment of adult growth hormone deficiency: an endocrine society clinical practice guideline. *J. Clin. Endocrinol. Metab.* 96 (6):1587–1609.

[104] Secco, A., Di Iorgi, N., Napoli, F. et al. (2009). Reassessment of the growth hormone status in young adults with childhood-onset growth hormone deficiency: reappraisal of insulin tolerance testing. *J. Clin. Endocrinol. Metab.* 94 (11):4195–4204.

[105] Maghnie, M., Aimaretti, G., Bellone, S. et al. (2005). Diagnosis of GH deficiency in the transition period: accuracy of insulin tolerance test and insulin-like growth factor-I measurement. *Eur. J. Endocrinol.* 152(4): 589–596.

[106] Guzzetti, C., Ibba, A., Pilia, S. et al. (2016). Cut-off limits of the peak GH response to stimulation tests for the diagnosis of GH deficiency in children and adolescents: study in patients with organic GHD. *Eur. J. Endocrinol.* 175 (1): 41–47.

[107] Corneli, G., Di Somma, C., Prodam, F. et al. (2007). Cut-off limits of the GH response to GHRH plus arginine test and IGF-I levels for the diagnosis of GH deficiency in late adolescents and young adults. *Eur. J. Endocrinol.* 157 (6): 701–708.

[108] Attanasio, A.F., Shavrikova, E.P., Blum, W.F., and Shalet, S.M. (2005). Quality of life in childhood onset growth hormone-deficient patients in the transition phase from childhood to adulthood. *J. Clin. Endocrinol. Metab.* 90 (8): 4525–4529.

[109] European Society for Human Reproduction and Embryology (ESHRE) Guideline Group on POI, Webber, L., Davies, M. et al. (2016). ESHRE Guideline: management of women with premature ovarian insufficiency. *Hum. Reprod.* 31 (5): 926–937.

[110] Gravholt, C.H., Andersen, N.H., Conway, G.S. et al. (2017). Clinical practice guidelines for the care of girls and women with Turner syndrome: proceedings from the 2016 Cincinnati International Turner Syndrome Meeting. *Eur. J. Endocrinol.* 177 (3):G1–G70.

[111] Davenport, M.L. (2008). Moving toward an understanding of hormone replacement therapy in adolescent girls: looking through the lens of Turner syndrome. *Ann. N. Y. Acad. Sci.* 1135: 126–137.

[112] Merke, D.P. and Poppas, D.P. (2013). Management of adolescents with congenital adrenal hyperplasia. *Lancet Diabetes Endocrinol.* 1 (4): 341–352.

[113] Charmandari, E., Brook, C.G.D., and Hindmarsh, P.C. (2004). Classic congenital adrenal hyperplasia and puberty. *Eur. J. Endocrinol.* 151 (Suppl): U77–U82.

[114] Mooij, C.F., Webb, E.A., Claahsen van der Grinten, H.L., and Krone, N. (2017). Cardiovascular health, growth and gonadal function in children and adolescents with congenital adrenal hyperplasia. *Arch. Dis. Child.* 102 (6): 578–584.

[115] Reisch, N., Willige, M., Kohn, D. et al. (2012). Frequency and causes of adrenal crises over lifetime in patients with 21-hydroxylase deficiency. *Eur. J. Endocrinol.* 167 (1): 35–42.

[116] Arlt, W., Willis, D.S., Wild, S.H. et al. (2010). Health status of adults with congenital adrenal hyperplasia: a cohort study of 203 patients. *J. Clin. Endocrinol. Metab.* 95 (11): 5110–5121.

[117] Finkielstain, G.P., Kim, M.S., Sinaii, N. et al. (2012). Clinical characteristics of a cohort of 244 patients with congenital adrenal hyperplasia. *J. Clin. Endocrinol. Metab.* 97 (12): 4429–4438.

[118] Han, T.S., Krone, N., Willis, D.S. et al. (2013). Quality of life in adults with congenital adrenal hyperplasia relates to glucocorticoid treatment, adiposity and insulin resistance: United Kingdom Congenital adrenal Hyperplasia Adult Study Executive (CaHASE). *Eur. J. Endocrinol.* 168 (6): 887–893.

[119] Jones, C.M., Mallappa, A., Reisch, N. et al. (2017). Modified-release and conventional glucocorticoids and diurnal androgen excretion in congenital adrenal hyperplasia. *J. Clin. Endocrinol. Metab.* 102 (6):1797–1806.

[120] King, T.F.J., Lee, M.C., Williamson, E.E.J., and Conway, G.S. (2016). Experience in optimizing fertility outcomes in men with congenital adrenal hyperplasia due to 21 hydroxylase deficiency. *Clin. Endocrinol.(Oxf)* 84 (6): 830–836.

[121] Speiser, P.W., Azziz, R., Baskin, L.S. et al. (2010). Congenital adrenal hyperplasia due to steroid 21-hydroxylase deficiency: an Endocrine Society clinical practice guideline. *J. Clin. Endocrinol. Metab.* 95 (9):4133–4160.

[122] Bidet, M., Bellanné-Chantelot, C., Galand-Portier, M.-B. et al. (2010). Fertility in women with nonclassical congenital adrenal hyperplasia due to 21-hydroxylase deficiency. *J. Clin. Endocrinol. Metab.* 95 (3): 1182–1190.

[123] Carmina, E., Dewailly, D., Escobar-Morreale, H.F. et al. (2017). Non-classic congenital adrenal hyperplasia due to 21-hydroxylase deficiency revisited: an update with a special focus on adolescent and adult women. *Hum. Reprod. Update* 1–20.

[124] Nandagopal, R., Sinaii, N., Avila, N.A. et al. (2011). Phenotypic profiling of parents with cryptic nonclassic congenital adrenal hyperplasia: findings in 145 unrelated families. *Eur. J. Endocrinol.* 164 (6):977–984.

[125] Bidet, M., Bellanné-Chantelot, C., Galand-Portier, M.-B. et al. (2009). Clinical and molecular characterization of a cohort of 161 unrelated women with nonclassical congenital adrenal hyperplasia due to 21-hydroxylase deficiency and 330 family members. *J. Clin. Endocrinol. Metab.* 94 (5): 1570–1578.